严格依据新大纲及新教材编写 | 包含全部新增考点

2025

国家临床执业及助理医师资格考试

历年考点精析
（下册）

武汉大学
中南医院 | **贺银成** 编著

华中科技大学出版社
http://press.hust.edu.cn
中国·武汉

图书在版编目(CIP)数据

2025国家临床执业及助理医师资格考试历年考点精析：上、下册 / 贺银成编著. -- 武汉：华中科技大学出版社，2024.12(2025.2重印). -- ISBN 978-7-5772-1521-1

Ⅰ.R4-44

中国国家版本馆CIP数据核字第2024CF3573号

2025国家临床执业及助理医师资格考试历年考点精析(上、下册)　　　　贺银成　编著
2025 Guojia Linchuang Zhiye ji Zhuli Yishi Zige Kaoshi Linian Kaodian Jingxi

总策划：车　巍	
策划编辑：莫　愚　彭　斌	
责任编辑：丁　平　余　琼	
封面设计：MX DESIGN STUDIO　廖亚萍	
责任校对：李　琴	
责任监印：朱　玢	
出版发行：华中科技大学出版社(中国·武汉)	电话：(027)81321913
武汉市东湖新技术开发区华工科技园	邮编：430223
录　　排：华中科技大学惠友文印中心	
印　　刷：三河市龙大印装有限公司	
开　　本：787mm×1092mm　1/16	
印　　张：90	
字　　数：2788千字	
版　　次：2025年2月第1版第2次印刷	
定　　价：239.00元(全二册)	

本书若有印装质量问题，请向出版社营销中心调换
全国免费服务热线：400-6679-118　竭诚为您服务
版权所有　侵权必究

Contents 目录

下册——答案及精析

第一篇　解剖学试题答案及详细解答	(757)
第二篇　生物化学试题答案及详细解答	(760)
第三篇　生理学试题答案及详细解答	(787)
第四篇　医学微生物学试题答案及详细解答	(816)
第五篇　医学免疫学试题答案及详细解答	(825)
第六篇　病理学试题答案及详细解答	(834)
第七篇　病理生理学试题答案及详细解答	(859)
第八篇　药理学试题答案及详细解答	(861)
第九篇　内科学试题答案及详细解答	(876)
第十篇　外科学试题答案及详细解答	(1036)
第十一篇　妇产科学试题答案及详细解答	(1181)
第十二篇　儿科学试题答案及详细解答	(1260)
第十三篇　传染病学与皮肤性病学试题答案及详细解答	(1317)
第十四篇　神经病学试题答案及详细解答	(1331)
第十五篇　精神病学试题答案及详细解答	(1343)
第十六篇　医学心理学试题答案及详细解答	(1355)
第十七篇　医学伦理学试题答案及详细解答	(1369)
第十八篇　医学统计学试题答案及详细解答	(1378)
第十九篇　预防医学试题答案及详细解答	(1386)
第二十篇　卫生法规试题答案及详细解答	(1405)
第二十一篇　中医学基础试题答案及详细解答	(1418)

第一篇　解剖学试题答案及详细解答

（正确答案为绿色的选项）

1. **ABCDE**　①长骨分布于四肢，呈长管状，分为一体两端，如桡骨。②胸骨、肋骨、肩胛骨均属于扁骨。上颌骨属于不规则骨。

2. **ABCDE**　①踝关节的关节囊前、后壁薄而松弛，内、外两侧均有韧带增厚加强。内侧韧带为坚韧的三角形纤维索，起自内踝尖，向下呈扇形展开，止于足舟骨、距骨和跟骨。外侧韧带由不连续的3条独立的韧带（距腓前韧带、跟腓韧带、距腓后韧带）组成，3条韧带均起自外踝，分别向前、向下、向后止于距骨与跟骨，均较薄弱。②胫腓前韧带、胫腓后韧带主要参与胫腓骨的连结，故不答A、B。足底长韧带是连结跟骨与第2~5跖骨底的韧带，故不答E。

3. **ABCDE**　膈肌上有3个裂孔：食管裂孔有食管、迷走神经通过；主动脉裂孔有主动脉、胸导管通过；腔静脉孔有下腔静脉通过。膈神经经中心腱附近穿入膈肌。

4. **ABCDE**　舌体背面黏膜上有许多小突起，称为舌乳头。舌乳头分为丝状乳头、叶状乳头、菌状乳头、轮廓乳头4种。叶状乳头、菌状乳头、轮廓乳头以及软腭、会厌等处的黏膜上皮中含有味蕾，为味觉感受器，具有感受酸、甜、苦、咸等味觉的功能。由于丝状乳头中无味蕾，故无味觉功能。

5. **ABCDE**　食管分为颈部、胸部、腹部三部。胸部食管前面自上而下有气管、气管杈、左喉返神经、左主支气管、右肺动脉、迷走神经食管前丛、心包、左心房、膈等。A、B、C、D均属于食管胸部后方的毗邻结构。

6. **ABCDE**　食管从上至下有3个生理性狭窄。第1狭窄为食管的起始处，距中切牙15cm；第2狭窄为食管在左主支气管的后方与其交叉处，距中切牙25cm；第3狭窄为食管通过膈的食管裂孔处，距中切牙40cm。

7. **ABCDE**　①胃小弯最低处弯曲成角切迹。②幽门是指胃远端连续十二指肠处。贲门位于胃的最上部而不是最低点，故不答B、C。中间沟是指幽门部大弯侧一不甚明显的浅沟。

8. **ABCDE**　除直肠、肛管、阑尾外，结肠和盲肠均具有特征性的结肠带，空肠和回肠均属于小肠，无结肠带。

9. **ABCDE**　肝门静脉、肝固有动脉、肝胆管在肝内的走行、分支、配布基本一致，共同包绕在纤维囊（Glisson囊）内，称为Glisson系统，此为肝段划分的主要依据。

10. **ABCDE**　胆囊三角由胆囊管、肝总管和肝脏下缘围成，又称Calot三角。胆囊动脉常行经该三角，因此该三角是寻找和结扎胆囊动脉的标志。

11. **ABCDE**　①甲状软骨是最大的喉软骨，位于环状软骨与会厌软骨之间。左、右侧甲状软骨板在前缘融合形成前角，前角上端向前突出，称为喉结。②杓状软骨、会厌软骨、环状软骨均属于喉软骨，构成喉的支架。气管软骨环参与气管的组成。

12. **ABCDE**　①环甲膜是喉腔内呈圆锥形的弹性结缔组织膜，其前面中部弹性纤维增厚称环甲正中韧带。急性喉阻塞时，可在环甲正中韧带处行环甲膜穿刺，以建立暂时性通气道。②甲状舌骨膜、方形膜均参与喉的连结。会厌软骨、环状软骨都是形成喉支架的喉软骨。

13. **ABCDE**　①胸膜隐窝包括肋膈隐窝、肋纵隔隐窝、膈纵隔隐窝等。肋膈隐窝是指肋胸膜与膈胸膜返折形成的一个半环形间隙，是诸胸膜隐窝中位置最低、容量最大的部位，胸膜腔积液常积存于此。②肋胸膜与纵隔胸膜构成肋纵隔隐窝。纵隔胸膜与膈胸膜构成膈纵隔隐窝。

14. **ABCDE**　①立位时，胸膜顶、肺根、肺尖不可能位置最低，故可首先排除选项A、B、E。②肋膈隐窝是肋胸膜与膈胸膜返折形成的间隙，是胸膜隐窝中位置最低、容量最大的部位，因此胸膜腔积液常先积存于肋膈隐窝。

15. ABCDE ①肾门是肾的血管、神经、淋巴管及肾盂出入肾的门户。出入肾门的结构为结缔组织所包裹，称为肾蒂。肾蒂内包含肾静脉、肾动脉、肾盂末端等结构。②输尿管为肾外结构，故答 C。

16. ABCDE ①肾的表面自内向外有 3 层被膜包绕，即纤维囊、脂肪囊、肾筋膜。纤维囊由坚韧而致密的结缔组织和弹性纤维构成，肾部分切除时需缝合此膜。②脂肪囊是位于纤维囊外周，紧密包裹肾脏的脂肪层。肾筋膜分为肾前筋膜和肾后筋膜两层，其间有输尿管通过。

17. ABCDE 膀胱分为尖、体、底、颈四部。在膀胱底的内面，左、右侧输尿管口与尿道内口之间的三角形区域，称为膀胱三角，是肿瘤、结核的好发部位。

18. ABCDE ①乳腺癌侵犯悬韧带（Cooper 韧带），使其收缩可导致肿瘤表面皮肤凹陷，出现"酒窝征"。②铠甲状癌是指晚期乳腺癌累及胸大肌、胸小肌、筋膜、背部、对侧胸壁，融合成片。乳腺癌可累及皮下淋巴管，引起淋巴回流障碍，出现真皮水肿，皮肤呈现橘皮样变。

19. ABCDE ①脏器表面几乎全部被腹膜所覆盖的器官，称为腹膜内位器官。A、B、C、E 均属于腹膜内位器官。②脏器仅一面被腹膜所覆盖的器官，称为腹膜外位器官，如十二指肠降部、肾、肾上腺、输尿管等。

20. ABCDE 左心室腔以二尖瓣前尖（左房室瓣前瓣）为界，可分为左心室流入道、流出道两部分。左心室流入道位于二尖瓣前尖的左后方。左心室流出道为左心室的前内侧部分。

21. ABCDE 乳糜池位于第 1 腰椎体前方，呈囊状膨大，接受左、右腰干和肠干的淋巴液，最后汇入胸导管。

22. ABCDE ①与下肢本体感觉相关的传导束是薄束和楔束。肌腱、关节感受器接受的刺激，上传至脊髓神经节细胞，经薄束和楔束上传至薄束核和楔束核，此两核发出的纤维经内侧丘系至丘脑腹后外侧核，后者发出纤维至中央后回。②脊髓丘脑束主要传导痛温觉。皮质脊髓束、红核脊髓束、内侧纵束均属于下行传导束，为运动传导束，而不是感觉传导束，故不答 C、D、E。

23. ABCDE 舌下神经核位于延髓上部、舌下神经三角的深面，发出纤维组成舌下神经，支配舌内、外肌。

24. ABCDE ①躯干和四肢浅感觉（痛温觉、触压觉）传导通路第 3 级神经元胞体位于背侧丘脑的腹后外侧核，它们发出的纤维称丘脑中央辐射，经内囊后肢投射到中央后回和中央旁小叶后部。②丘脑腹前核主要接受苍白球的投射。腹外侧核主要接受小脑、苍白球、黑质的投射。腹后内侧核主要接受三叉丘系的投射。丘脑内侧核主要接受杏仁核、颞叶新皮质的投射。

25. ABCDE ①副神经为运动性神经，主要支配胸锁乳突肌、斜方肌，受损后常表现为头不能向患侧侧屈，患侧肩下垂。②膈神经运动纤维主要支配膈肌，损伤后多表现为腹式呼吸减弱或消失。迷走神经分布广泛，受损后可表现为多个脏器功能障碍。枕小神经、耳大神经受损后常表现为枕后、耳郭皮肤感觉障碍。

26. ABCDE ①脊髓的被膜由外向内为硬脊膜、脊髓蛛网膜和软脊膜。软脊膜在脊髓两侧，脊神经前、后根之间形成齿状韧带。该韧带呈齿状，其尖端附于硬脊膜。脊髓借齿状韧带和脊神经根固定于椎管内。②后纵韧带、黄韧带均为脊柱的连结韧带。

27. ABCDE ①甲状软骨、环状软骨、杓状软骨、会厌软骨都属于喉软骨，共同构成喉的支架，但只有环状软骨形成完整的软骨环，其作用是支撑呼吸道，保持其通畅，若损伤会造成喉狭窄。②麦粒软骨位于甲状舌骨外侧韧带中，参与喉的连结。

28. ABCDE 椎内静脉丛位于椎管内骨膜和硬脊膜之间的硬膜外隙内，可收集椎骨、脊膜、脊髓的静脉血。参阅第 3 版北京大学医学出版社《系统解剖学》P219。

29. ABCDE ①髋骨固有韧带主要参与下肢带的连结，不参与髋关节的组成，故可首先排除 D。②A、B、C、E 均参与髋关节囊的构成，其中髂股韧带位于关节囊的前方，坐股韧带位于关节囊的后部，耻股韧带位于关节囊的前下壁，只有股骨头韧带位于关节囊内，连结股骨头凹和髋臼横韧带，故答 B。

30. ABCDE ①奇静脉在右膈脚处起自右腰升静脉，沿食管后方和胸主动脉右侧上行，至第 4 胸椎体高度向前勾绕右肺根上面，注入上腔静脉。因此，右肺门上方的肿物最易压迫奇静脉。②头静脉位于前

第一篇　解剖学试题答案及详细解答

臂，头臂静脉、锁骨下静脉位于颈部，均不可能被右肺门肿块压迫。半奇静脉在左膈脚处起自左腰升静脉，沿胸椎体左侧上行，达第 8 胸椎体高度向右跨越脊柱，注入奇静脉。可见半奇静脉未达肺门高度，不会被右肺门肿块压迫。

31. **ABCDE**　踝关节由胫、腓骨下端与距骨滑车构成，可作背屈和跖屈运动。距骨滑车前宽后窄，当背屈时，较宽的滑车前部嵌入关节窝内，踝关节较稳定。当跖屈时，较窄的滑车后部进入关节窝内，足只能作轻微的侧方运动，关节不够稳定，故踝关节扭伤多发生在跖屈位，如下山、下坡、下楼梯时。

32. **ABCDE**　成人腹股沟管的长度为 4~5cm。

33. **ABCDE**　①Hesselbach 三角（直疝三角）是指腹壁下动脉、腹直肌外侧缘、腹股沟韧带围成的三角形区域。由 Hesselbach 三角突出的腹外疝称为腹股沟直疝。②股疝是由股管突出的。腹股沟斜疝是由腹股沟管突出的。脐疝是由脐环突出的。白线疝是由腹壁正中线（白线）处突出的。

34. **ABCDE**　①在心包腔内，浆膜心包脏、壁两层返折处的间隙，称为心包窦，主要包括心包横窦、心包斜窦和心包前下窦。心包横窦为心包腔在主动脉、肺动脉后方与上腔静脉、左心房前壁前方之间的间隙。在心直视手术时，可在心包横窦前后钳夹主动脉和肺动脉，以阻断其血流。②钳夹心包斜窦，可阻断下腔静脉的血流。心包前下窦为心包穿刺的常用部位。冠状窦为心大静脉、心中静脉和心小静脉的注入处。腔静脉窦位于右心房。

35. **ABCDE**　①鼻旁窦包括额窦、筛窦、蝶窦和上颌窦。上颌窦开口于中鼻道半月裂孔，窦口高于窦底，故站立位时窦内积液不易引流。②额窦开口于中鼻道。筛窦分前、中、后群，前、中群开口于中鼻道，后群开口于上鼻道。蝶窦开口于蝶筛隐窝。

36. **ABCDE**　①椎间盘由中央部的髓核和周围部的纤维环组成，其前方为前纵韧带，后方为后纵韧带。后纵韧带位于椎管内椎体的后面（即椎体的后方、椎管的前方），并且与椎体疏松联结。当椎间盘纤维环破裂，髓核突出时，髓核推挤后纵韧带向后方压迫脊髓或脊神经根引起牵涉痛，称为椎间盘突出症。②腰椎间盘突出症以后外侧突出多见，而前纵韧带位于椎间盘前方，故不答 A。黄韧带位于椎管后方，在严重椎间盘突出症患者也可受累。棘间韧带、横突间韧带在椎间盘突出症患者不会受累。

37. **ABCDE**　①颈外动脉的分支有 8 个：甲状腺上动脉、舌动脉、面动脉、颞浅动脉、上颌动脉、枕动脉、耳后动脉和咽升动脉，故答 D。②椎动脉、胸廓内动脉、甲状腺下动脉均属于锁骨下动脉的分支。肩胛下动脉属于腋动脉的分支。

38. **ABCDE**　①躯干、四肢痛温觉主要由脊髓丘脑束传导。脊髓丘脑束后部位于外侧索，前部延伸入前索，起自脊髓灰质Ⅰ和Ⅳ~Ⅷ层，其纤维经白质前连合交叉至对侧外侧索和前索上行，止于背侧丘脑。②内侧丘系交叉是薄束核和楔束核纤维的交叉部位。锥体交叉是皮质脊髓束纤维的交叉部位。灰质前连合是指中央管前的灰质。

第二篇 生物化学试题答案及详细解答

(正确答案为绿色的选项)

1. **ABCDE** 在组成人体蛋白质的20种氨基酸中,没有鸟氨酸。鸟氨酸是尿素循环的中间产物。
2. **ABCDE** 氨基酸是组成蛋白质的基本单位。组成人体的20种氨基酸,除甘氨酸外,均属于 L-α-氨基酸。
3. **ABCDE** 酸性氨基酸包括谷氨酸、天冬氨酸。记忆为三伏天(酸-谷-天)。
4. **ABCDE** 根据氨基酸的吸收光谱,含有共轭双键的色氨酸在280nm波长附近具有最大吸收峰。A、B、D、E 这4种氨基酸的最大吸收峰都不在280nm波长附近。
5. **ABCDE** 脯氨酸是亚氨基酸,在蛋白质合成加工时可被羟化修饰成羟脯氨酸。
6. **ABCDE** ①蛋白质分子中氨基酸的排列顺序属于蛋白质的一级结构,是高级结构的功能基础。蛋白质空间构象主要取决于氨基酸的排列顺序。②肽链中的氢键、二硫键、范德华力是蛋白质结构的维系键。α-螺旋和β-折叠是蛋白质分子二级结构的表现形式。
7. **ABCDE** ①肽键是肽或蛋白质多肽链中连接两个氨基酸的酰胺键。②疏水键是维持蛋白质分子三级结构的化学键。糖苷键是核酸分子中核糖与碱基结合的化学键。二硫键是维持蛋白质分子一级结构的化学键。3′,5′-磷酸二酯键是维持核酸分子一级结构的化学键。
8. **ABCDE** ①蛋白质分子的一级结构指从 N-端至 C-端的氨基酸排列顺序。维系一级结构的主要化学键是肽键,次要化学键是二硫键,故答 E 而不是 D。②氢键是维系二、三、四级结构的化学键。盐键和疏水键是维系三级结构的化学键。
9. **ABCDE** ①α-螺旋为蛋白质分子的二级结构,其维系键为氢键。②盐键和疏水键是维系三级结构的化学键。肽键和二硫键是维系一级结构的化学键。
10. **ABCDE** ①蛋白质二级结构的表现形式包括 α-螺旋、β-折叠、β-转角和 Ω 环。β-螺旋是错误的生化名称,故答 E。②在 α-螺旋结构中,多肽链的主链围绕中心轴作有规律的螺旋式上升,螺旋的走向为顺时针方向,即所谓的右手螺旋,也属于蛋白质分子的二级结构。请注意,不要与 DNA 的右手双螺旋结构混为一谈,很多医考参考书将答案错为 C。
11. **ABCDE** ①蛋白质二级结构是指蛋白质分子中某一段肽链的局部空间结构,其维系键是氢键。②盐键、疏水作用是蛋白质三级结构的维系键,肽键、二硫键是一级结构的维系键。
12. **ABCDE** 蛋白质分子分为一级、二级、三级和四级结构。一级结构是指蛋白质分子中从 N 端至 C 端的氨基酸排列顺序。二级结构是指蛋白质分子中某一段肽链的局部空间构象。三级结构是指整条肽链中所有原子在三维空间中的排布位置。四级结构是指蛋白质分子中各亚基间的空间排布。
13. **ABCDE** 正常人血红蛋白 β 亚基第6位氨基酸是谷氨酸,镰状细胞贫血患者血红蛋白分子中的谷氨酸被缬氨酸取代,使原本水溶性的血红蛋白聚集成丝状,导致红细胞变成为镰刀状而极易破碎,产生贫血。记忆为:镰刀的作用是割谷(谷)子,割累了,就歇(缬)会儿——镰状细胞贫血—谷氨酸—缬氨酸。
14. **ABCDE** 血红蛋白(Hb)是含有血红素辅基的蛋白质,有 4 个亚基,每个亚基可结合 1 个血红素并携带 1 分子氧,因此 1 分子 Hb 可结合 4 分子氧。Hb 能与氧可逆结合,其氧解离曲线呈 S 形。Hb 的主要生理功能是携带 O_2,而不是储存 O_2。具有储存 O_2 功能的是肌红蛋白,故答 C。
15. **ABCDE** 成人红细胞中的血红蛋白主要由两条 α 肽链和两条 β 肽链组成($\alpha_2\beta_2$)。α 链含 141 个氨基酸残基,β 链含 146 个氨基酸残基。胎儿期主要为 $\alpha_2\gamma_2$,胚胎期主要为 $\alpha_2\varepsilon_2$。

第二篇　生物化学试题答案及详细解答

16. ABCDE　疯牛病是由朊病毒蛋白(PrP)引起的一组人和动物神经退行性病变,其致病的生化机制是生物体内正常 α-螺旋形式的 PrP^C 转变成了异常的 β-折叠形式的 PrP^Sc。外源或新生的 PrP^Sc 可以作为模板,通过复杂的机制诱导含 α-螺旋的 PrP^C 重新折叠成为富含 β-折叠的 PrP^Sc,并可形成聚合体。PrP^Sc 对蛋白酶不敏感,水溶性差,而且对热稳定,可以相互聚集,最终形成淀粉样纤维沉淀而致病。

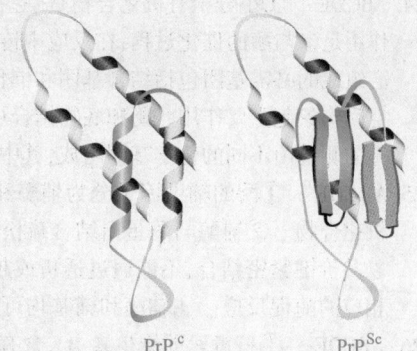

PrP^C　　　　PrP^Sc

17. ABCDE　①核糖核酸酶加入尿素和 β-巯基乙醇,可解除其分子中的 4 对二硫键和氢键,使空间构象破坏,丧失生物学功能。变性后如用透析方法去除尿素和 β-巯基乙醇,并设法使巯基氧化成二硫键,则核糖核酸酶可恢复原有的空间构象(高级结构)。②蛋白质一级结构(氨基酸的序列)是高级结构与功能的基础,氨基酸序列可提供重要的生物进化信息。通过比较生物界不同种系间的蛋白质一级结构,可以帮助了解物种进化间的关系,如细胞色素 c,物种间越接近,则一级结构越相似。③多肽链的正确折叠对其正确空间构象的形成和功能的发挥至关重要。若蛋白质的折叠发生错误,可导致蛋白质构象疾病,如疯牛病。④蛋白质的功能除取决于一级结构外,还与特定的空间构象有关,如尽管肌红蛋白和血红蛋白各亚基的一级结构极为相似,但两者的功能却不相同:肌红蛋白的主要功能是储存 O_2,血红蛋白的主要功能是携带 O_2,故答 D。⑤人血红蛋白 β 亚基第 6 位氨基酸由谷氨酸突变为缬氨酸后,将导致镰状细胞贫血,属于溶血性贫血。

18. ABCDE　蛋白质由氨基酸组成。蛋白质分子除两端的氨基和羧基可解离外,氨基酸残基侧链中的某些基团,在一定的溶液 pH 条件下,都可解离成带负电荷或正电荷的基团。当溶液 pH<pI 时,蛋白质解离成阳离子带正电荷;当溶液 pH>pI 时,蛋白质解离成阴离子带负电荷。当溶液 pH=pI 时,蛋白质解离成阴、阳离子的趋势相等,即成为兼性离子。

19. ABCDE　①蛋白质具有胶体性质,其颗粒表面电荷和水化膜两个稳定因素,使蛋白质不易从溶液中析出。乙醇是与水互溶的有机溶剂,可与蛋白质争夺水化膜,致使蛋白质脱去水化膜,而易于聚集形成沉淀,故答 A。参阅 8 年制 4 版《生物化学》P33。②盐析法沉淀蛋白的原理是中和蛋白质表面电荷并破坏水化膜。

20. ABCDE　①蛋白质变性后溶解度降低、黏度增加、结晶能力消失、生物学活性丧失。变性的蛋白质疏水侧链暴露在外,肽链融汇相互缠绕继而聚集,因而易于从溶液中析出而沉淀。②蛋白质变性只有二硫键和非共价键的破坏,不涉及一级结构的改变,因此不会发生肽链断裂,故答 D。

21. ABCDE　蛋白质变性后常表现为溶解度降低、黏度增加、结晶能力消失、生物学活性丧失、易被蛋白酶水解。

22. ABCDE　蛋白质颗粒在各种介质中,包括在聚丙烯酰胺凝胶中电泳时,它的迁移速度取决于它所带的净电荷、分子大小和形状等因素。如果在聚丙烯酰胺凝胶系统中加入阴离子去污剂十二烷基硫酸钠(SDS)和少量的巯基乙醇,由于 SDS 是阴离子,使多肽链覆盖上相同密度的负电荷,该电荷量远超过蛋白质分子原有的电荷量,因而掩盖了不同种类蛋白质间原有的电荷差别,而且改变了蛋白质单体分子的构象,所以在该体系中,蛋白质分子的电泳迁移速度主要取决于它的相对分子质量(分子量大小),而与原来所带电荷、分子性状无关。超教材内容,参阅第 3 版西北工业大学出版社《生物化学辅导与习题集》P46。

23. ABCDE　结合酶由酶蛋白和辅助因子组成,酶蛋白决定酶促反应的特异性,辅助因子决定酶促反应的种类和性质。酶在发挥作用之前,必须先与底物密切结合,只有能与酶蛋白结构相适应的底物才能与之结合,否则酶将不能发挥催化作用,因此酶蛋白决定了酶促反应的特异性。底物的类别是酶的选择对象,辅基、辅酶及金属离子都只是直接参加反应,或起稳定酶活性中心构象的作用。

24. **ABCDE** ①小分子有机化合物是一些化学稳定的小分子物质(如 NAD^+、$NADP^+$),称为辅酶。其主要作用是参与酶的催化过程,在反应中传递电子、质子或一些基团,即起运载体的作用。②参与酶活性中心组成的必需基团包括结合基团和催化基团。一些活性中心外的必需基团,对维持酶活性中心应有的空间构象起重要作用。酶和底物结合可形成中间复合物,但辅酶不能促进其形成。酶分子中氨基酸残基的侧链由不同的化学基团组成,其中一些与酶活性密切相关的化学基团称为酶的必需基团。

25. **ABCDE** ①酶的辅助因子分为辅酶和辅基。辅酶常为小分子有机物,辅基常为金属离子及小分子有机化合物。②辅酶与酶蛋白结合疏松,以非共价键相连,可以用透析或超滤方法去除。辅基与酶蛋白以共价键紧密结合,不能通过透析或超滤的方法将其去除。③辅酶和辅基均可与酶蛋白结合后参与相应的酶促反应。④辅酶和辅基均可含有维生素。

26. **ABCDE** ①核黄素即维生素 B_2,含有核黄素的辅酶包括 FMN(黄素单核苷酸)、FAD(黄素腺嘌呤二核苷酸)。②HS-CoA(辅酶 A)含有泛酸,NAD^+ 和 $NADP^+$ 含有维生素 PP,CoQ 是呼吸链中的递氢体。

27. **ABCDE** ①NAD^+ 和 $NADP^+$ 含有维生素 PP。②FAD 和 FMN 含维生素 B_2,FH_4 含维生素 B_{11}。CoQ 不含维生素。

28. **ABCDE** ①硫胺素为维生素 B_1,泛酸为维生素 B_5,生物素为维生素 B_7,叶酸为维生素 B_{11}。②抗坏血酸为维生素 C。

29. **ABCDE** 30. **ABCDE** 31. **ABCDE** 32. **ABCDE** ①FAD(黄素腺嘌呤二核苷酸)含维生素 B_2(核黄素),NAD^+ 含维生素 PP(尼克酰胺),TPP(焦磷酸硫胺素)含维生素 B_1(硫胺素),辅酶 A 含泛酸(维生素 B_5)。②转甲基酶的辅酶含有维生素 B_{12}(钴胺素)。

33. **ABCDE** ①转氨酶的辅酶是磷酸吡哆醛(维生素 B_6)。②焦磷酸硫胺素(维生素 B_1)是 α-酮酸氧化脱羧酶多酶复合体的辅酶,生物素是羧化酶的辅酶,四氢叶酸是一碳单位转移酶的辅酶,泛酸在体内转变为辅酶 A(CoA)和酰基载体蛋白(ACP)后构成酰基转移酶的辅酶。

34. **ABCDE** ①所有活化的酶均具有活性中心,否则,酶怎能参与生化反应?故 A 对。②酶能大大降低反应的活化能,故可加快反应速率。③并不是所有的酶都具有绝对特异性,即一种酶只催化一种专一的反应。一些酶具有相对特异性,即一种酶催化一类反应。④酶在催化反应的过程中,自身的质和量保持不变。⑤只有结合酶才含有辅基或辅酶。单纯酶由氨基酸残基构成,不含有辅酶或辅基。

35. **ABCDE** ①酶原无活化中心或活性中心未暴露,只有酶原被激活后才有能起催化作用的活性中心。②酶的必需基团在一级结构上可能相距很远,但在空间结构上彼此靠近,组成具有特定空间结构的区域,能和底物特异结合并将底物转化为产物,这一区域称为酶的活性中心。③必需基团既可存在于酶的活性中心内,也可存在于酶的活性中心外。④酶的活性中心多为氨基酸残基的疏水基团组成。⑤酶的活性中心含有必需基团,必需基团分为结合基团和催化基团两类(E 对)。

36. **ABCDE** 必需基团既可存在于酶的活性中心内,也可存在于酶的活性中心外。酶活性中心内的必需基团可有结合基团和催化基团之分,前者的作用是识别与结合底物和辅酶,形成酶-底物过渡态复合物,后者的作用是影响底物中的某些化学键的稳定性,催化底物发生化学反应,进而转变成产物。酶活性中心外的必需基团虽然不直接参与催化反应,却为维持酶活性中心的空间构象所必需。

37. **ABCDE** ①关键酶的活性是可以被调节的,通过调节,这些酶可在有活性和无活性、高活性和低活性两种状态之间转变。②Cl^- 是唾液淀粉酶的非必需激活剂,缺少 Cl^- 时唾液淀粉酶活性将降低。③人体内的酶最适 pH 多在 6.5~8.0 之间。④Taq DNA 聚合酶的最适温度为 72℃,而不是 25℃。⑤酶活性检测可用于疾病的诊断,如测定血、尿淀粉酶可用于急性胰腺炎的诊断。

38. **ABCDE** ①同工酶是指催化相同的化学反应,但酶蛋白的分子结构、理化性质、免疫学性质均不相同的一组酶,故答 E。②某种同工酶在同一个体的不同器官具有不同的同工酶谱,如心肌细胞以 LDH_1

含量最高,骨骼肌以 LDH_5 含量最高。同工酶常由多个亚基组成。

39. **ABCDE** ①同工酶是指催化相同的化学反应,但酶蛋白的分子结构、理化性质、免疫学性质均不相同的一组酶。②同工酶在一级结构上存在差异,但其活性中心的三维结构相同或相似,故不答 A。各种同工酶的氨基酸序列和构象并不相同,表现出对底物的亲和力不同。而酶的 K_m 值与酶对底物的亲和力成反比,因此,各同工酶的 K_m 并不相同,故不答 C。

40. **ABCDE** 乳酸脱氢酶同工酶有 5 种,LDH_1 主要存在于心肌(占 67%),LDH_5 主要存在于肝(占 56%)。

41. **ABCDE** 乳酸脱氢酶有 5 种同工酶,即 $LDH_1 \sim LDH_5$。

42. **ABCDE** ①既有在体内发挥作用的酶,也有在体外发挥作用的酶。②大多数酶的化学本质是蛋白质,少数酶(核酶)是核糖核酸。③酶只能缩短达到化学反应平衡的时间,但不能改变反应的平衡点。④酶能大大降低反应的活化能,因此可加快反应速率(D 对)。⑤有的酶只能与特定结构的底物分子结合,进行一种专一的反应,称为绝对特异性。但有的酶可与一类底物结合,呈相对特异性。

43. **ABCDE** ①许多酶的活性受体内代谢物或激素的调节,催化剂催化的反应则无调节性,故答 A。②B、D、E 为酶和催化剂催化反应的共同点。与催化剂相比,酶的催化效率更高,故不答 C。

44. **ABCDE** ①有些酶也可在体外发挥作用,如胃蛋白酶可作为助消化药物使用。②酶的催化作用与温度有关,随反应体系温度的升高,酶促反应加快,但温度升高到一定临界值时,可使酶变性,从而使酶促反应速率下降。③酶只能催化热力学上能进行的反应,不能改变反应的平衡点。④酶具有极高的催化效率,是因为酶能大大降低反应的活化能(D 对)。⑤酶的催化作用常受代谢物或激素的调控。

45. **ABCDE** ①酶只能催化热力学上能进行的反应。与一般催化剂相比,酶能更有效地降低反应的活化能,因此具有"催化高效性"。②酶只能缩短达到化学反应平衡的时间,但不能改变反应的平衡点。③酶对底物的选择性,决定了酶所催化反应的种类。

46. **ABCDE** ①酶促反应时,随着反应体系温度升高,底物分子的热运动加快,增加了分子碰撞的机会,酶促反应速率加快;但当温度升高到一定临界值时,温度升高反使酶变性,导致酶促反应速率下降。②根据米-曼氏方程式可知,底物浓度对酶促反应速率的影响呈矩形双曲线。③当底物饱和([S]远大于[E])时,酶浓度对酶促反应速率的影响呈直线关系。此时,随着酶浓度的增加,酶促反应速率增大,两者成正比关系。④酶浓度显然会影响酶促反应速率,故不答 D。

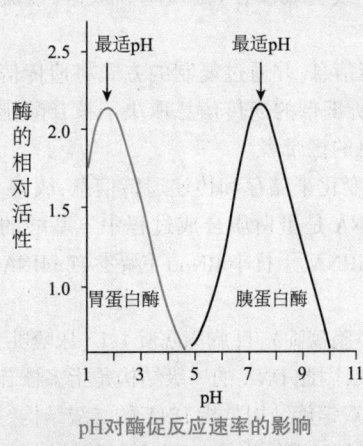
pH对酶促反应速率的影响

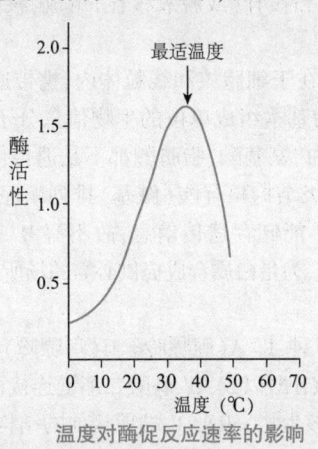
温度对酶促反应速率的影响

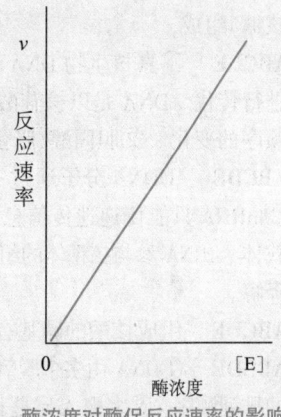
酶浓度对酶促反应速率的影响

47. **ABCDE** ①当底物足量,即[S]≥[E]时,反应中底物浓度的变化量可忽略不计。此时,随着酶浓度的增加,酶促反应速率增大,两者成正比关系。②虽然 B、C、D、E 均可影响酶促反应速率,但与题意无关。

48. **ABCDE** ①酶催化活性最高时(此时反应速率最快)反应体系的 pH,称为酶促反应的最适 pH。②最适 pH 不是酶的特征性常数,因为它还受底物浓度、缓冲液种类及酶纯度等因素的影响。酶的最适 pH

是酶活性最高时的溶液 pH，并不是酶最稳定时的 pH。酶的等电点虽然与酶蛋白的解离状态有关，也可影响酶的活性，但不作为判断酶最适 pH 的依据。

49. ABCDE　①K_m 值是指酶促反应速率为最大速率一半时的底物浓度（E 对）。②酶-底物复合物的解离常数称为 K_s，而不是 K_m。③K_m 是酶的特征性常数之一，与酶的结构、底物、温度、pH、离子强度有关，而与酶浓度无关。④K_m 表示酶的亲和力，K_m 值越小，表示酶与底物的亲和力越大。

50. ABCDE　①酶的竞争性抑制剂与底物结构相似，可与底物竞争酶的活性中心（即底物结合部位），从而阻碍酶和底物结合成中间产物。②由于抑制剂与酶是非共价结合（答 E），因此这种结合是可逆的结合。当增加底物浓度时，抑制剂的作用可减弱，反应速率可加快。当底物浓度远远大于抑制剂浓度时，几乎所有的酶均被底物夺取，此时可达最大反应速率。③竞争性抑制时，V_{max} 不变，表观 K_m 值变大。

51. ABCDE　在可逆性抑制中，酶竞争性抑制的特点是表观 K_m 增大，最大速率 V_{max} 不变；酶非竞争性抑制的特点是 K_m 不变，V_{max} 降低；酶反竞争性抑制的特点是 K_m 降低，V_{max} 降低。

52. ABCDE　有机磷农药可与胆碱酯酶活性中心上的必需基团以共价键结合，不可逆地抑制胆碱酯酶，造成乙酰胆碱降解减少，在体内大量堆积，从而引起 M 样、N 样中毒症状及中枢神经系统症状。

53. ABCDE　变构酶是指一些效应剂与酶的非催化部位可逆性结合，使酶发生变构而影响酶活性的一组酶。变构酶多是代谢途径的关键酶，催化的反应常是不可逆反应（即非平衡反应）。变构效应剂（变构激活剂或变构抑制剂）可与变构酶可逆性结合，引起酶的构象变化，分别使酶活性升高或降低。变构酶具有催化中心和调节中心。变构酶常由多亚基组成，但并非都有催化亚基和调节亚基，故答 D。

54. ABCDE　①有些酶分子的非催化部位与某些化合物可逆地非共价结合后发生构象改变，进而改变酶活性状态，这种酶称为别构酶。别构酶分子中常含有多个亚基，别构效应剂能与别构酶的调节亚基非共价结合，引起酶活性中心构象变化，改变酶活性，从而调节代谢。②结合酶是指由酶蛋白和辅因子组成的酶。同工酶是指催化相同的化学反应，但酶蛋白的分子结构、理化性质、免疫学特性各不相同的一组酶。核酶是具有催化活性的 RNA，又称催化性 RNA。活性酶是指具有酶活性的蛋白质。

55. ABCDE　①核酸的基本组成单位是核苷酸，包括核糖核苷酸和脱氧核糖核苷酸。DNA 是脱氧核糖核苷酸通过 3′,5′-磷酸二酯键聚合形成的线性大分子。RNA 是由核糖核苷酸通过 3′,5′-磷酸二酯键聚合形成的线性大分子。②核苷酸由磷酸和核苷（或脱氧核苷）组成，核苷（或脱氧核苷）由碱基和核糖（或脱氧核糖）组成。

56. ABCDE　①真核生物 DNA 存在于细胞核和线粒体内，携带遗传信息，并通过复制的方式将遗传信息进行传代。DNA 是以核苷酸为基本组成单位的生物信息分子，所携带的遗传信息取决于核苷酸排列顺序的变化。②胆固醇、脂蛋白、氨基酸、脂肪酸都不是遗传信息的携带者。

57. ABCDE　①DNA 分子通过一级结构核苷酸（碱基）排列顺序的变化来储存和传递遗传信息，故答 A。②mRNA 只能传递遗传信息，不能储存遗传信息，故不答 B。tRNA 是蛋白质合成过程中氨基酸的运载体。rRNA 参与核糖体的组成，为蛋白质合成提供必需的场所。siRNA（干扰小 RNA）主要参与 mRNA 的降解。

58. ABCDE　组成核酸的碱基有 5 种，即 A（腺嘌呤）、G（鸟嘌呤）、C（胞嘧啶）、T（胸腺嘧啶）、U（尿嘧啶）。

59. ABCDE　①DNA 由多个脱氧核苷酸以 3′,5′-磷酸二酯键连接而成，因此 DNA 的一级结构是指多核苷酸的排列顺序。②多聚 A 尾是真核生物 mRNA 3′-端剪接前的结构。双螺旋结构是指 DNA 的二级结构。核小体是真核生物染色质的基本组成单位，属于 DNA 的超螺旋结构。三叶草结构是 tRNA 的二级结构。

60. ABCDE　①DNA 是由多个脱氧核苷酸以 3′,5′-磷酸二酯键连接而成的多聚核苷酸。②DNA 两条脱氧核苷酸链之间的碱基以氢键相连。

61. ABCDE　DNA 双链之间的互补碱基对，严格按照 A=T、G≡C 配对存在，故 A+G 与 C+T 的比值为 1。

62. ABCDE　DNA 碱基组成遵守 Chargaff 规则：①腺嘌呤（A）与胸腺嘧啶（T）的摩尔数相等，鸟嘌呤（G）

与胞嘧啶(C)的摩尔数相等;②不同生物种属的 DNA 碱基组成不同;③同一个体不同器官、不同组织的 DNA 碱基组成相同。因 DNA 是遗传信息的传递者,故同一个体,不同时期、不同营养状态下,组成 DNA 的碱基不会改变。

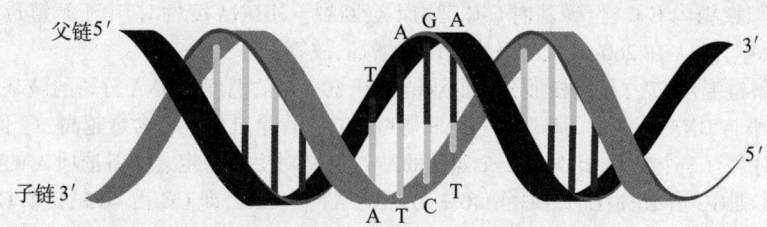

63. ABCDE ①DNA 的碱基组成规律具有种属特异性,即不同生物种属的 DNA 具有各自特异的碱基组成,如人、牛、大肠埃希菌的 DNA 碱基组成比例不一样。②DNA 碱基组成遵循 Chargaff 法则,即组成 DNA 的四种碱基,其腺嘌呤(A)与胸腺嘧啶(T)的摩尔数相等,鸟嘌呤(G)与胞嘧啶(C)的摩尔数相等(故答 B 不答 C)。③DNA 是遗传信息的携带者,其 DNA 碱基组成与遗传特性相关。④DNA 碱基组成无组织或器官特异性,不受年龄、营养状况、环境因素的影响。

64. ABCDE ①DNA 的二级结构是双螺旋结构。②α-螺旋、β-折叠、无规卷曲均属于蛋白质的二级结构。三叶草状为 tRNA 的二级结构。

65. ABCDE 按 DNA 右手螺旋结构模型,螺旋直径为 2.37nm,螺距为 3.54nm。每一螺旋有 10.5 个碱基对,每个碱基对之间的相对旋转角度为 36°。

66. ABCDE 组成 DNA 的碱基对包括 A—T、G—C,故可首先排除选项 A、D、E。互补碱基 A—T 形成两对氢键,G—C 形成三对氢键,故 DNA 聚合链中最稳定的碱基对是 G—C 互补碱基对。

67. ABCDE ①DNA 是反平行右手螺旋的双链结构,两条链的碱基位于双链的内侧,严格按 A=T(两个氢键)、G≡C(3 个氢键)配对存在而形成互补碱基对(A)。②核苷酸是核酸的基本组成单位,组成 DNA 的核苷酸是脱氧核糖核苷酸,核苷酸的连接键为 3′,5′-磷酸二酯键。脱氧核糖与碱基之间的结合键为糖苷键。肽键为蛋白质一级结构的维系键。疏水键为蛋白质三级结构的维系键。

68. ABCDE ①核酸是由核苷酸组成的多聚核苷酸链,其骨架由戊糖和磷酸基团组成。组成 RNA 和 DNA 的戊糖分别为 β-D-核糖及 β-D-2′-脱氧核糖。②DNA 双链中,配对互补的碱基之间由氢键相连,位于双链的内侧,不能形成骨架。DNA 骨架位于双链的外侧。

69. ABCDE ①DNA 双螺旋结构是脱氧核糖核酸的二级结构,DNA 是反平行、右手螺旋的双链结构,两条多聚核苷酸链在空间上的走向呈反向平行,一条链的走向为 5′→3′,另一条为 3′→5′,故答 D。②DNA 双链中,配对互补的碱基与碱基之间形成氢键相连,位于双链的内侧,维持双螺旋结构的横向稳定性。由脱氧核糖和磷酸基团组成的 DNA 骨架位于双链的外侧。

70. ABCDE ①核酸的最大吸收峰在 260nm 附近。②色氨酸、酪氨酸的最大吸收峰在 280nm 附近。

71. ABCDE ①DNA 在各种因素作用下,由双链解离为单链的过程称为 DNA 变性。DNA 变性时,维系碱基配对的氢键断裂,但并不破坏形成一级结构的 3′,5′-磷酸二酯键。②由于 DNA 变性不涉及一级结构的改变,因此核苷酸内的化学键,如 N-C 糖苷键、戊糖内 C-C 键、碱基内 C-C 键不会断裂。

72. ABCDE ①DNA 变性时,维系碱基配对的氢键断裂,但不涉及一级结构的改变,因此多聚核苷酸链不会水解成单核苷酸。②DNA 变性时,由于解链过程中更多的共轭双键得以暴露,DNA 在 260nm 处的吸光度随之增加(B 对),但最大光吸收峰波长不会发生转移。③DNA 变性时,由原来比较"刚硬"的双螺旋结构,分裂成两条比较柔软的单股多核苷酸链,从而引起溶液黏度降低。

73. ABCDE ①DNA 在各种因素作用下,由双链解离为单链的过程称为 DNA 变性(A 对)。②DNA 变性时,在 260nm 处的吸光度增加,生物学活性降低,理化性质会有相应改变。凝固是蛋白质的特性之一。

74. **ABCDE**　①DNA在各种因素(如加热)作用下,由双链解离为单链的过程称为DNA变性。②DNA变性不涉及一级结构的改变,但改变了空间结构,因此二级结构被破坏。③DNA共价键是指碱基与脱氧核糖1位碳原子形成的核苷键。由于DNA变性不涉及一级结构的改变,因此核苷酸内的化学键,如N-C糖苷键、戊糖内C-C键、碱基内C-C键均不会断裂。④DNA变性时,由于解链过程中更多的共轭双键得以暴露,DNA在260nm处的吸光度随之增加,故答E。

75. **ABCDE**　①解链温度(T_m)是指核酸分子内双链解开50%时的温度。DNA分子的碱基组成为A=T和G≡C。T_m大小与DNA分子中的鸟嘌呤(G)和胞嘧啶(C)含量有关,GC含量越高,T_m值越大,这是由于G≡C碱基对含有3个氢键,比只有2个氢键的A=T碱基对更为稳定。②备选项A的AT占15%,即GC占85%;B项GC占25%;C项GC占40%;D项的AT占60%,即GC占40%;E项GC占70%。可见5个备选项中GC含量最低的为B项,其T_m值最低。

76. **ABCDE**　①如果将不同种类的DNA单链或RNA单链混合在同一溶液中,只要这两种核酸单链之间存在着一定程度的碱基互补关系,它们就可能形成杂化双链(E错)。②这种双链可以在两条不同的DNA单链之间形成,也可以在一条RNA单链和一条DNA单链之间形成,这种现象称为核酸分子杂交。杂化双链可在DNA复性过程杂化形成。

77. **ABCDE**　①参与构成蛋白质合成场所的RNA是核糖体RNA(rRNA)。rRNA与核糖体蛋白共同构成核糖体,为蛋白质的生物合成提供必需的场所。②核内小RNA(snRNA)主要是参与mRNA前体hnRNA中内含子的剪接。催化性RNA(核酶)是具有催化功能的小分子RNA,属于生物催化剂,可降解特异的mRNA序列。转运RNA(tRNA)是蛋白质合成中氨基酸的载体。信使RNA(mRNA)是蛋白质生物合成的模板。

78. **ABCDE**　①生物体内的RNA以mRNA、tRNA和rRNA为主,故可首先排除A、D。②rRNA为细胞内含量最多的RNA,约占RNA总量的80%。mRNA占RNA的2%~5%,tRNA约占15%。

79. **ABCDE**　真核mRNA初级产物(hnRNA)的结构为5'-帽结构 + 5'-非翻译区 + 编码区 + 3'-非翻译区 + 3'-多聚腺苷尾。5'-帽结构是指 m⁷GpppN(7-甲基鸟嘌呤-三磷酸核苷),是由鸟苷酸转移酶加到转录后的 mRNA 分子上的。

真核生物mRNA的结构示意图

80. **ABCDE**　①mRNA多为线状单链结构,但也可通过链内的碱基配对形成局部双螺旋二级结构,其5'-端有帽结构,3'-端有多聚腺苷尾。②mRNA的主要功能是作为蛋白质合成的模板(B对)。③5'-帽结构和3'-多聚腺苷尾共同维系mRNA的稳定性。④mRNA上存在三个相连核苷酸组成的三联体密码子,并不是反密码子,反密码子存在于tRNA分子上。

81. **ABCDE**　①mRNA的5'-端有 m⁷GpppN(7-甲基鸟嘌呤-三磷酸核苷)帽结构,3'-端有多聚A尾(多聚腺苷尾)结构。②成熟的mRNA由编码区和非编码区组成。从成熟mRNA 5'-端起的第一个AUG(即起始密码)至终止密码之间的核苷酸序列,称为开放阅读框(ORF),决定多肽链的氨基酸序列。在mRNA开放阅读框的两侧,还有非翻译序列,5'-端和3'-端的非翻译序列分别称为5'-UTR和3'-UTR。③内含子为mRNA前体(hnRNA)的结构,成熟mRNA中只含外显子而不含内含子,故答A。

82. **ABCDE**　①mRNA的5'-端有帽结构,3'-端有多聚腺苷尾,这些结构共同维持着mRNA的稳定性(C对)。②内含子是mRNA中被转录但不被翻译的序列,是在剪接过程中被剪切的部分。双螺旋结构是DNA的二级结构。三叶草结构、茎环结构属于tRNA的二级结构。

83. **ABCDE**　①tRNA均呈三叶草样二级结构,从5'→3'-端依次为:DHU环 + 反密码子环 + TψC环 + 相同的CCA—OH结构。所有tRNA的3'-端的最后3个核苷酸均为CCA—OH。②5'-帽结构(m⁷Gppp)、

3′-端多聚腺苷酸、密码子均为 mRNA 的特点。有"大、小两个亚基"为 rRNA 的特点。

84. **ABCDE**　①所有 tRNA 的 3′-端的最后 3 个核苷酸均为 CCA—OH，这是氨基酸（不是糖类）的结合部位，称氨基酸接纳茎。活化的氨基酸连接于 3′-CCA—OH，用于蛋白质的合成（D 对）。②tRNA 分子上，反密码子环的功能是辨认 mRNA 上的密码子，TψC 环的功能是辨认与核糖体结合的组分，故不答 A、C。参与 tRNA 剪接修饰的是蛋白质，而不是 RNA，故不答 B。

85. **A**BCDE　86. **ABCDE**　①维生素 B_1 缺乏时，糖代谢中间产物丙酮酸的氧化脱羧反应发生障碍，血中丙酮酸和乳酸堆积。由于以糖有氧供能为主的神经组织供能不足及神经细胞膜髓鞘磷脂合成受阻，导致慢性末梢神经炎和其他神经肌肉变性病变，称为脚气病。②维生素 C 是胶原蛋白形成所必需的物质，有助于保持细胞间质物质的完整。当维生素 C 严重缺乏时可引起坏血病，表现为毛细血管脆性增加、易破裂、创伤不易愈合。③维生素 D 缺乏可导致佝偻病。碘缺乏可导致克汀病。

87. **A**BCDE　①维生素 D 是类固醇衍生物。天然维生素 D 有 D_2 和 D_3 两种。人体皮肤储存有从胆固醇生成的 7-脱氢胆固醇，即维生素 D_3 原，在紫外线的照射下，可转变为维生素 D_3。植物中含有麦角固醇，在紫外线照射下，可转化为维生素 D_2。进入血液中的维生素 D_3 主要与血浆中的维生素 D 结合蛋白（DBP）相结合而运输。在肝微粒体 25-羟化酶的催化下，维生素 D_3 被羟化为 25-OH-D_3。25-OH-D_3 在肾小管细胞线粒体 1α-羟化酶的作用下，生成 1,25-$(OH)_2$-D_3。1,25-$(OH)_2$-D_3 为维生素 D 的活性形式，作为激素，可经血液运输至靶细胞发挥作用，故答 A。②1,25-$(OH)_2$-D_3 可促进小肠对钙、磷的吸收，影响骨组织的钙代谢，从而维持血钙和血磷的正常水平，促进骨的钙化，维生素 D 缺乏时可导致成人骨软化症。

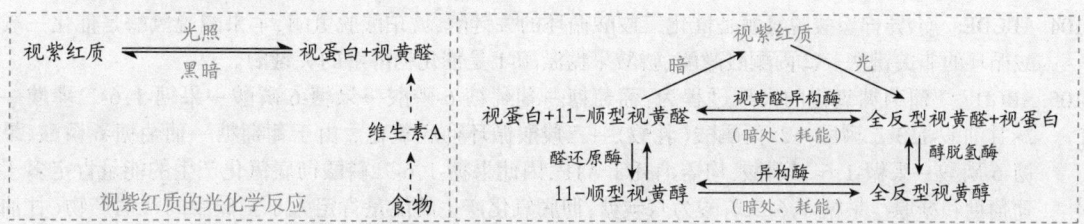

维生素D在体内的转变

88. **A**BCDE　①维生素 A 属于脂溶性维生素，长期过量摄入容易在体内蓄积，导致毒性反应。②维生素 C、维生素 B_1、维生素 B_2、叶酸均属于水溶性维生素，长期大量摄入不会在体内蓄积，导致毒性反应。

89. **A**BCDE　①维生素 A 缺乏时，视紫红质合成减少，对弱光敏感性降低，从明处到暗处看清楚所需的时间即暗适应时间延长，严重者会发生夜盲症。②维生素 B_1 缺乏可引起脚气病。维生素 B_2 缺乏可引起口角炎。维生素 B_{12} 缺乏可引起巨幼细胞贫血。维生素 C 缺乏可导致坏血病。维生素 D 缺乏可引起佝偻病。维生素 E 缺乏可引起轻度贫血。

90. **A**BCDE　①维生素 PP 的活性形式是 NAD^+、$NADP^+$，是多种脱氢酶的辅酶，参与生物氧化。因脱氢酶的辅酶以 NAD^+ 更多见，故最佳答案为 A。②CoA 主要参与体内酰基的转移。Cyt c 主要参与呼吸链的组成。$FADH_2$ 是黄素酶的辅酶，主要参与生物氧化。

91. **A**BCDE　视杆细胞的感光色素是视紫红质。视紫红质由视蛋白和视黄醛组成。在下述转换过程中，由于少量的视黄醛可被消耗掉，最终靠食物中的维生素 A 来补充，若长期缺乏维生素 A，则视紫红质的合成不足，会影响人的暗视觉，引起夜盲症。

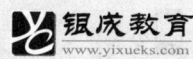　　　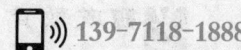

92. **A**BCDE　①硫胺素（维生素 B_1）是 α-酮酸脱羧酶多酶复合体的辅酶，当维生素 B_1 缺乏时，糖代谢中间产物丙酮酸的氧化脱羧反应发生障碍，血中丙酮酸、乳酸堆积。由于以糖有氧分解供能为主的神经

组织供能不足,以及神经细胞膜髓鞘磷脂合成受阻,导致慢性末梢神经炎和其他神经肌肉变性病变,称为脚气病。②叶酸缺乏可导致巨幼细胞贫血。维生素 D 缺乏可导致佝偻病、软骨病、骨质疏松症。维生素 A 缺乏可导致夜盲症。核黄素(维生素 B_2)缺乏可导致口角炎、唇炎、阴囊炎。

93. ABCDE　①维生素 A 缺乏时,视紫红质合成减少,对弱光敏感性降低,从明处到暗处看清楚所需的时间即暗适应时间延长,严重者会发生夜盲症。②维生素 C 缺乏可导致坏血病。维生素 D 缺乏可引起佝偻病。维生素 E 缺乏可引起轻度贫血。维生素 K 缺乏可引起凝血因子Ⅱ、Ⅶ、Ⅸ、Ⅹ缺乏,导致凝血障碍。

94. ABCDE　维生素 A、D、E、K 属于脂溶性维生素,维生素 C 属于水溶性维生素。

95. ABCDE　①在缺氧状态下,葡萄糖生成乳酸的过程称为糖酵解。糖的有氧氧化和无氧酵解有一段共同途径,即葡萄糖→丙酮酸。在供氧充足时进行有氧氧化,胞质中甘油醛-3-磷酸在甘油醛-3-磷酸脱氢酶的作用下,产生的 $NADH+H^+$ 进入线粒体氧化供能。②在供氧不足时进行无氧酵解,甘油醛-3-磷酸脱氢产生的 $NADH+H^+$,提供给乳酸脱氢酶,使丙酮酸在胞液中还原成乳酸,故答 A。③酮体产生过多的条件是糖供给不足。缺少辅酶则有些反应不易进行。糖原分解过快,将导致血糖升高。E 显然不是正确答案,因为没有强调什么酶的活性降低。

96. ABCDE　己糖激酶的同工酶有 4 型(Ⅰ~Ⅳ),只有肝细胞中存在的Ⅳ型才称为葡萄糖激酶。己糖激酶是催化糖酵解的 3 个关键酶之一,故催化的反应是不可逆的。葡萄糖在己糖激酶的催化下,生成葡萄糖-6-磷酸,使葡萄糖活化后,即可参与糖酵解反应(C 对)。

97. ABCDE　①糖酵解的关键酶有 3 个,即己糖激酶、磷酸果糖激酶-1、丙酮酸激酶。②葡萄糖-6-磷酸酶为糖异生的关键酶。柠檬酸合酶是糖有氧氧化的关键酶。苹果酸脱氢酶是柠檬酸循环的非关键酶。葡萄糖-6-磷酸脱氢酶为磷酸戊糖途径的关键酶。

98. ABCDE　99. ABCDE　①糖尿病患者易发生糖尿病酮症酸中毒,是由于糖代谢紊乱,酮体(乙酰乙酸、β-羟丁酸、丙酮)生成增多所致。②三羧酸循环中的草酰乙酸主要来自丙酮酸的直接羧化,也可通过苹果酸脱氢生成。糖原合成和分解、尿酸生成的生化过程不可能产生草酰乙酸。

100. ABCDE　在糖酵解过程中催化产生 NADH 和消耗无机磷酸的酶是 3-磷酸甘油醛脱氢酶。

$$3\text{-磷酸甘油醛} + NAD^+ + Pi \xrightarrow{3\text{-磷酸甘油醛脱氢酶}} 1,3\text{-二磷酸甘油酸} + NADH + H^+$$

101. ABCDE　磷酸果糖激酶-1 是糖酵解的关键酶,其变构抑制剂为柠檬酸、ATP,其变构激活剂为果糖-2,6-二磷酸、果糖-1,6-二磷酸、ADP。由于果糖-2,6-二磷酸是磷酸果糖激酶-1 最强的变构激活剂,果糖-1,6-二磷酸的激活作用远弱于果糖-2,6-二磷酸,因此最佳答案为 C 而不是 A。

102. ABCDE　丙酮酸进入线粒体氧化脱羧,生成乙酰 CoA 是糖有氧氧化的第二阶段。

$$\text{丙酮酸} + NAD^+ + HS\text{-}CoA \xrightarrow{\text{丙酮酸脱氢酶复合体}} \text{乙酰}CoA + NADH + H^+ + CO_2$$

103. ABCDE　三羧酸循环是指乙酰 CoA 与草酰乙酸缩合成柠檬酸→顺乌头酸→异柠檬酸→α-酮戊二酸→琥珀酰 CoA→琥珀酸→延胡索酸→苹果酸→草酰乙酸。可见,丙二酸不参与此循环。

104. ABCDE　①异柠檬酸脱氢酶是催化三羧酸循环的关键酶,琥珀酸脱氢酶、苹果酸脱氢酶是催化三羧酸循环的非关键酶。②丙酮酸激酶、磷酸果糖激酶-1 是催化糖酵解的关键酶。

105. ABCDE　葡萄糖氧化的大致过程为:葡萄糖→葡萄糖-6-磷酸→果糖-6-磷酸→果糖-1,6-二磷酸→2×甘油酸-1,3-二磷酸→2×丙酮酸(乳酸)→三羧酸循环彻底氧化。由于葡萄糖→葡萄糖-6-磷酸、糖-6-磷酸→果糖-1,6-二磷酸,均需消耗 1 ATP,因此果糖-1,6-二磷酸彻底氧化产生的能量肯定多于葡萄糖和糖原。果糖-1,6-二磷酸为六碳糖,彻底氧化产生的能量肯定大于三碳中间代谢产物(甘油酸-1,3-二磷酸、丙酮酸、乳酸),因此 1mol 物质彻底氧化后产生 ATP 最多的是果糖-1,6-二磷酸。

106. ABCDE　①三羧酸循环每循环 1 周有 4 次脱氢反应,1 次脱下的氢由 FAD 接受,生成 $FADH_2$;3 次脱下的氢由 NAD⁺ 接受,生成 NADH+H⁺,这是体内产生 NADH 的主要代谢途径。②糖酵解过程有 1 次脱氢,即甘油醛-3-磷酸脱下的氢,交给 NAD⁺ 产生 NADH+H⁺,但产生的量极少。糖原分解时,从糖原→葡萄糖-6-磷酸的反应不产生 NADH。磷酸戊糖途径是产生 NADPH(而不是 NADH)的主要途径。糖异生基本上是糖酵解的逆反应,不可能是产生 NADH 的主要途径。

107. **ABCDE**　①糖代谢产生能量的方式有两种,即偶联磷酸化和底物水平磷酸化。若将底物的高能磷酸基直接转移给 ADP 或 GDP,生成 ATP 或 GTP,称为底物水平磷酸化。在三羧酸循环中,经底物水平磷酸化是指第 5 步反应。当琥珀酰 CoA 的高能硫酯键水解时,它可与 GDP 的磷酸化偶联,生成高能磷酸键,其高能化合物是 GTP。这是三羧酸循环中,唯一直接生成高能磷酸键的反应。②葡萄糖→葡萄糖-6-磷酸、果糖-6-磷酸→果糖-1,6-二磷酸,均属于耗能反应,不可能是产能的底物水平磷酸化。③甘油醛-3-磷酸→甘油酸-1,3-二磷酸,若为无氧酵解,则此反应不产生 ATP;若为有氧氧化,则通过偶联磷酸化产能。④丙酮酸→乙酰 CoA 为偶联磷酸化产能。

$$琥珀酰CoA + GDP + Pi \xrightleftharpoons{琥珀酰CoA合成酶} 琥珀酸 + HSCoA + GTP$$

108. **ABCDE**　①三羧酸循环是糖、脂肪、氨基酸三大营养物质的最终代谢通路,三大营养物质在体内进行生物氧化都将产生乙酰 CoA,然后进入三羧酸循环进行降解产能。②三羧酸循环不能合成胆汁酸。提供 NADPH 为磷酸戊糖途径的生理功能。虽然三羧酸循环的中间产物与酮体、蛋白质代谢有联系,但不属于三羧酸循环的主要生理作用。

109. **ABCDE**　①三大营养物质的共同代谢途径是三羧酸循环。葡萄糖、脂肪和氨基酸分解代谢均可产生乙酰 CoA,进入三羧酸循环彻底氧化,为机体提供能量。②柠檬酸-丙酮酸循环是脂肪酸合成时,基本原料乙酰 CoA 由线粒体进入胞质的机制。丙氨酸-葡萄糖循环是体内氨由骨骼肌运往肝的转运形式。鸟氨酸循环是肝合成尿素的机制。乳酸循环是肌收缩产生的乳酸在肝内进行糖异生的途径。

110. **ABCDE**　①体内的核糖并不是从食物摄取,而是通过磷酸戊糖途径生成。葡萄糖经葡萄糖-6-磷酸脱氢、脱羧的氧化反应而产生核糖-5-磷酸,用于核苷酸的合成。②A、B、C、E 均不产生核糖。

111. **ABCDE**　①磷酸戊糖途径的主要生理意义在于将 NADP⁺ 还原成 NADPH。NADPH 与 NADH 不同,它携带的氢不是进入呼吸链氧化产能,而是参与多种代谢反应。②磷酸戊糖途径不能产生磷酸丙糖。糖代谢的枢纽是三羧酸循环。三羧酸循环可为氨基酸的合成提供各种原料。

112. **ABCDE**　①磷酸戊糖途径的主要产物是磷酸核糖和 NADPH,NADPH 可作为供氢体参与多种代谢反应。②磷酸戊糖途径不产生 ATP。FMN、CoQ 为呼吸链的组成成分。cAMP 为第二信使物质。

113. **ABCDE**　磷酸戊糖途径的主要生理意义在于将 NADP⁺ 还原成 NADPH,NADPH 可用于维持红细胞中谷胱甘肽的还原状态。蚕豆病患者体内先天性缺乏磷酸戊糖途径的关键酶葡萄糖-6-磷酸脱氢酶,红细胞不能得到充足的 NADPH,使谷胱甘肽难以保持还原状态,红细胞易于破裂,而发生急性血管内溶血。

114. **ABCDE**　①由非糖化合物转变为葡萄糖或糖原的过程,称为糖异生。糖异生的原料为乳酸、甘油、生糖氨基酸等。因为"丙酮酸→乙酰 CoA"这步反应不可逆,因此脂肪酸不能转变为葡萄糖,不能作为糖异生的原料。②糖异生的主要器官是肝,次要器官是肾。肌肉组织由于缺乏葡萄糖-6-磷酸酶,因此不能进行糖异生。③糖异生基本上是糖酵解的逆过程,但由于糖酵解 3 个关键酶催化的反应不可逆,因此只有越过这 3 个"能障",才能进行糖异生。④机体可以利用乳酸异生为葡萄糖。

115. **ABCDE**　①糖异生的主要生理作用是补充血糖,维持血糖浓度的稳态(B 对)。②事实上,大量非糖物质转变成葡萄糖,都不是利用脂肪合成的,因此长期饥饿的结果是脂肪分解而消瘦,故不答 A、D。C、E 与糖异生关系不大。

116. **ABCDE**　糖原的分解过程为:在糖原磷酸化酶的作用下,从糖原分子上分解下 1 个葡萄糖基,生成葡萄糖-1-磷酸。葡萄糖-1-磷酸再转变为葡萄糖-6-磷酸。经葡萄糖-6-磷酸酶催化,葡萄糖-6-磷酸水解成葡萄糖释放入血。由于葡萄糖-6-磷酸酶只存在于肝、肾组织,而不存在于肌肉中,因此肝、肾糖原分解可以转化为葡萄糖以补充血糖,但肌糖原不能分解为葡萄糖,只能进行糖酵解或有氧氧化供能,故答 B 而不是 D。A、C、E 产生的葡萄糖均可用于补充血糖。

117. ABCDE　118. ABCDE　119. ABCDE　120. ABCDE　121. ABCDE　①糖酵解的关键酶有 3 个,即己糖激酶、磷酸果糖激酶-1、丙酮酸激酶。②糖原分解的关键酶有 1 个,即糖原磷酸化酶。③糖异生的关键酶有 4 个,即葡萄糖-6-磷酸酶、果糖二磷酸酶-1、丙酮酸羧化酶、磷酸烯醇式丙酮酸羧激酶。④酮体和胆固醇合成的起始反应是相同的,即在肝乙酰乙酰硫解酶作用下,2 分子的乙酰 CoA 缩合成乙酰乙酰 CoA,然后在 HMG-CoA 合成酶作用下,生成 HMG-CoA（羟甲基戊二酸单酰 CoA）。HMG-CoA 在 HMG-CoA 裂解酶的作用下合成酮体。HMG-CoA 在 HMG-CoA 还原酶作用下,最终生成胆固醇,HMG-CoA 还原酶为胆固醇合成的关键酶。因此参与酮体和胆固醇合成的共同酶是 HMG-CoA 合成酶。

122. ABCDE　123. ABCDE　①核黄素（维生素 B_2）吸收后可在小肠黏膜黄素激酶的催化下转变为黄素单核苷酸（FMN）,FMN 在焦磷酸化酶催化下可进一步生成黄素腺嘌呤二核苷酸（FAD）。FAD 和 FMN 均为核黄素的活性形式。②糖原合成起始于糖酵解的中间产物葡萄糖-6-磷酸。首先葡萄糖-6-磷酸变构生成葡萄糖-1-磷酸,后者再与尿苷三磷酸（UTP）反应生成尿苷二磷酸葡萄糖（UDPG）。UDPG 为活性葡萄糖,是糖原合成的葡萄糖供体。③ADP 为 ATP 脱去高能磷酸键后转变生成。NAD^+ 和 $NADP^+$ 是维生素 PP 的活性形式。

葡萄糖 —葡萄糖激酶/ATP→ 葡萄糖-6-磷酸 ⇌变位酶⇌ 葡萄糖-1-磷酸 ←UDPG焦磷酸化酶/UTP→ 尿苷二磷酸葡萄糖（UDPG）

124. ABCDE　125. ABCDE　①糖原分解时,首先在糖原磷酸化酶作用下,分解下一个葡萄糖基,生成葡萄糖-1-磷酸,后者在变位酶作用下转变为葡萄糖-6-磷酸,再由葡萄糖-6-磷酸酶水解成葡萄糖释放入血。可见糖原分解首先生成的物质是葡萄糖-1-磷酸。②糖原合成时,葡萄糖首先在葡萄糖激酶的作用下,消耗 1 分子 ATP,生成葡萄糖-6-磷酸。后者再转变为葡萄糖-1-磷酸,进而合成 UDPG,最后在糖原合成酶作用下,延长糖原的葡萄糖残基。可见葡萄糖-6-磷酸的生成是一个耗能过程。

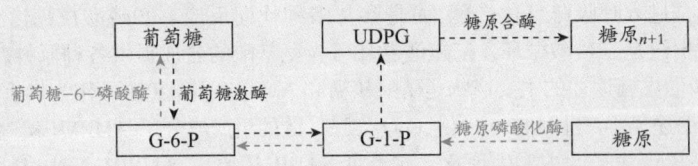

糖原合成（黑色所示）和糖原分解（绿色所示）

126. ABCDE　①持续剧烈运动后,需要葡萄糖无氧酵解产生能量,糖酵解增加会造成体内乳酸增多,乳酸可异生为葡萄糖。②鸟氨酸是尿素循环的中间产物。苹果酸、柠檬酸是柠檬酸循环的中间代谢产物。丙氨酸也属于糖异生的原材料,但持续剧烈运动后,不会产生大量的丙氨酸,故答 D 而不是 E。

127. ABCDE　①甘油异生为葡萄糖的生化过程为:甘油→甘油-3-磷酸⇌磷酸二羟丙酮⇌甘油醛-3-磷酸⇌果糖-1,6-二磷酸→果糖-6-磷酸→葡萄糖-6-磷酸→葡萄糖。可见甘油异生成糖时最主要的中间产物是磷酸二羟丙酮。②柠檬酸、草酰乙酸均为柠檬酸循环的中间代谢产物。糖异生的中间过程不可能涉及脂肪酸,故不答 B。乙酰乙酸为酮体的成分,故不答 C。

128. ABCDE　①在糖异生的代谢途径中,葡萄糖-6-磷酸在葡萄糖-6-磷酸酶的催化下,可水解为葡萄糖。②葡萄糖-6-磷酸脱氢酶是催化磷酸戊糖途径的关键酶。苹果酸脱氢酶主要参与三羧酸循环反应。丙酮酸脱氢酶可催化丙酮酸氧化脱羧生成乙酰 CoA。NADH 脱氢酶主要参与生物氧化反应。

129. ABCDE　①乳酸循环所需的 NADH 主要来自糖酵解过程中甘油醛-3-磷酸脱氢产生的 NADH。②三羧酸循环、脂肪酸β-氧化及谷氨酸脱氢产生的 NADH 主要进入呼吸链氧化产能,不参与乳酸循环。磷酸戊糖途径产生的 NADPH 主要用于提供还原当量,不能转化为 NADH。

130. **ABCDE**　①肾上腺素、糖皮质激素、胰高血糖素、生长激素均有升高血糖的作用。但肾上腺素主要在应激状态下发挥调节作用,对经常性,尤其是进食引起的血糖波动没有生理意义,故答 A。②血管加压素是调节水盐代谢的激素,不能调节血糖浓度。

131. **ABCDE**　胰岛素是降低血糖的激素。A、B、C、D 均可使血糖升高,只有 E 才可使血糖降低,故答 E。

132. **ABCDE**　①长期饥饿是指未进食 3 天以上,此时机体主要依靠甘油三酯氧化供能,释放的脂肪酸在肝内氧化生成大量酮体。②短期饥饿主要靠葡萄糖氧化供能。泛酸、磷脂、胆固醇均不产生能量。

133. **ABCDE**　激素敏感性甘油三酯脂肪酶(HSL)是脂肪动员的关键酶,该酶对激素敏感。肾上腺素、去甲肾上腺素、胰高血糖素、促肾上腺皮质激素均可激活 HSL 而促进脂肪动员,称为脂解激素。胰岛素可抑制 HSL 活性,抑制脂肪动员,为抗脂解激素。

134. **ABCDE**　脂肪动员是指储存于脂肪细胞中的甘油三酯,被脂肪酶逐步分解为游离脂肪酸和甘油,并释放入血的过程。脂肪在脂肪细胞内分解的第一步由脂肪组织甘油三酯脂肪酶(ATGL)催化,生成甘油二酯和脂肪酸;第二步由激素敏感性甘油三酯脂肪酶(HSL)催化,生成甘油一酯和脂肪酸;第三步由甘油一酯脂肪酶催化,生成甘油和脂肪酸。脂肪动员的产物为游离脂肪酸和甘油。

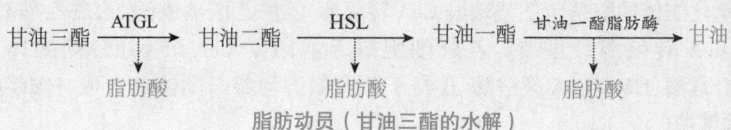

脂肪动员(甘油三酯的水解)

135. **ABCDE**　①脂类是脂肪和类脂的总称。脂肪的生理作用包括氧化供能、保持体温、保护内脏、协助脂溶性维生素吸收等。②磷脂分子具有亲水端和疏水端,在水溶液中可聚集成脂质双层,是构成生物膜的重要成分。③磷脂酰肌醇是第二信使的前体,在激素刺激下可分解为甘油二酯(DAG)、三磷酸肌醇(IP_3),参与细胞内信息传递。④脂类不参与电子传递,氧化呼吸链的主要功能是传递电子。

136. **ABCDE**　①脂肪酸β-氧化的关键酶是肉碱脂酰转移酶Ⅰ。②A、B、D、E 都是催化脂肪酸β-氧化的非关键酶。

137. **ABCDE**　①脂肪酸β-氧化是脂肪酸氧化分解的主要方式,进行β-氧化前脂肪酸首先需在胞液中活化生成脂酰 CoA,后者经肉碱脂酰转移酶Ⅰ转运进入线粒体内进行β-氧化。脂酰 CoA 进入线粒体后,从脂酰基的β碳原子开始,经脱氢(受氢体为 FAD)、加水、再脱氢(受氢体为 NAD^+)、硫解 4 步酶促反应,形成比原来少 2 个碳原子的脂酰 CoA 及 1 分子乙酰 CoA。再照此循环,直至最后完成β-氧化。②含 16 个碳原子的软脂酸只需经过 7 次循环即可完成β-氧化,故答 B。

138. **ABCDE**　肉碱脂肪酰转移酶Ⅰ是脂肪酸β-氧化的关键酶。当饥饿、高脂低糖膳食、糖尿病时,机体没有充足的糖供应,或不能有效利用葡萄糖,需脂肪酸供能,肉碱脂酰转移酶Ⅰ活性增加,脂肪酸氧化增强。相反,饱餐后脂肪酸合成加强,则肉碱脂酰转移酶Ⅰ活性受到抑制。低盐饮食对肉碱脂肪酰转移酶Ⅰ的活性无明显影响。

139. **ABCDE**　140. **ABCDE**　①酮体生成是以脂肪酸β-氧化生成的乙酰 CoA 为原料,在肝线粒体内由酮体合成酶系完成的:2 分子乙酰 CoA 缩合成乙酰乙酰 CoA,后者与乙酰 CoA 缩合成羟甲基戊二酸单酰 CoA(HMG-CoA),HMG-CoA 裂解产生乙酰乙酸,乙酰乙酸还原成β-羟丁酸,少量乙酰乙酸转变为丙酮。乙酰乙酸、β-羟丁酸和丙酮统称为酮体。可见,生成酮体的中间反应包括乙酰 CoA 缩合。②丙酮酸在丙酮酸羧化酶的作用下,可转变生成草酰乙酸。丙酮酸羧化酶的辅酶是生物素。生物素先与 CO_2 结合,需消耗 ATP。然后,活化的 CO_2 再转移给丙酮酸生成草酰乙酸。此为三羧酸循环中草酰乙酸的主要来源。③肝糖原分解主要用于补充血糖。黄嘌呤氧化可生成尿酸。

141. **ABCDE**　142. **ABCDE**　①三羧酸循环的中间产物包括柠檬酸、顺乌头酸、异柠檬酸、α-酮戊二酸、琥珀酰 CoA、琥珀酸、延胡索酸、苹果酸、草酰乙酸 9 个。②羟甲基戊二酸单酰 CoA（HMG-CoA）在 HMG-CoA 裂解酶的作用下，脱去乙酰 CoA，生成乙酰乙酸（酮体），故答 E。③乙酰乙酰 CoA 是酮体氧化的产物。丙二酰 CoA、丙酰 CoA 均不参与三羧酸循环和酮体的合成代谢。

143. **ABCDE** 脂肪酸在肝内 β-氧化产生的大量乙酰 CoA，部分可转变为酮体。酮体包括乙酰乙酸、β-羟丁酸和丙酮。饥饿时，胰高血糖素分泌增多，脂肪动员加强，脂肪酸 β-氧化和酮体生成增多。

144. **ABCDE** ①在脂肪代谢中产生的游离脂肪酸，进入肝细胞后主要有两条去路：一是在胞液中酯化合成甘油三酯及磷脂；二是进入线粒体进行 β-氧化，生成乙酰 CoA 和酮体。当饥饿或糖的供应不足时，糖代谢减弱，3-磷酸甘油及 ATP 不足，脂肪酸酯化减少；游离脂肪酸主要在肝细胞内进行 β-氧化，酮体生成增多。②正常代谢状态下，体内会产生少量酮体，因此酮体不是病理性代谢产物。只要糖供应充足，糖代谢正常，即使脂肪摄入过多，肝也不会产生过多的酮体。当糖代谢或脂代谢紊乱时，酮体产生过多，超过肝外组织的利用能力时，酮体才是病理性代谢产物。

145. **ABCDE** 氧化酮体的酶系包括琥珀酰 CoA 转硫酶、乙酰乙酸硫激酶等。在酮体氧化过程中需要辅助因子辅酶 A，而不需要维生素 B_1、维生素 B_6、生物素及 $NADP^+$。

$$乙酰乙酸 + 辅酶A + ATP \xrightleftharpoons{乙酰乙酸硫激酶} 乙酰乙酰CoA + AMP + Pi$$

146. **ABCDE** ①氧化酮体的酶系包括琥珀酰 CoA 转硫酶、乙酰乙酸硫激酶、乙酰乙酰 CoA 硫解酶等，其中以琥珀酰 CoA 转硫酶最重要。若肝细胞缺乏琥珀酰 CoA 转硫酶，则酮体不能氧化供能。②HMG-CoA 合成酶、HMG-CoA 裂解酶、β-羟丁酸脱氢酶均参与酮体的合成，HMG-CoA 还原酶为胆固醇合成的关键酶。

147. **ABCDE** 酮体包括乙酰乙酸、β-羟丁酸和丙酮。糖尿病酮症酸中毒患者血液丙酮含量增高，可通过呼吸道排出，产生特殊的"烂苹果气味"。

148. **ABCDE** 患者空腹血糖>11.1mmol/L，应考虑糖尿病。糖尿病患者由于糖代谢障碍，脂肪动员增强，酮体生成增加，可导致酸血症，故答 B。

149. **ABCDE** ①合成甘油三酯的基本原料是甘油和脂肪酸。合成甘油三酯的 3-磷酸甘油主要来源于糖代谢，其次来自游离甘油。②胆固醇、胆固醇酯均属于血浆脂质的主要成分。鞘氨醇是合成神经鞘磷脂的重要中间产物。胆碱是合成甘油磷脂的基本原料。

150. **ABCDE** ①乙酰 CoA 不能自由通过线粒体内膜，位于线粒体内的乙酰 CoA 只有通过柠檬酸-丙酮酸循环进入胞质，才能进行脂肪酸合成。所谓柠檬酸-丙酮酸循环，是指乙酰 CoA 首先在线粒体内与草酰乙酸缩合生成柠檬酸，然后经线粒体内膜上的三羧酸载体转运进入胞质。在胞质中，在柠檬酸裂解酶催化下，消耗 ATP，将柠檬酸裂解成乙酰 CoA 和草酰乙酸。进入胞质的乙酰 CoA 可用于脂肪酸合成，而草酰乙酸则在苹果酸脱氢酶的作用下，还原生成苹果酸。苹果酸又在苹果酸酶的催化下分解为丙酮酸，丙酮酸经线粒体内膜载体转运回线粒体，最终形成线粒体内的草酰乙酸，参与转运乙酰 CoA。②三羧酸循环是三大营养物质的最终代谢通路的代谢途径。糖醛酸循环的意义在于生成活化的葡萄糖醛酸。丙氨酸-葡萄糖循环可使肌肉中的氨以无毒的丙氨酸形式运送至肝。

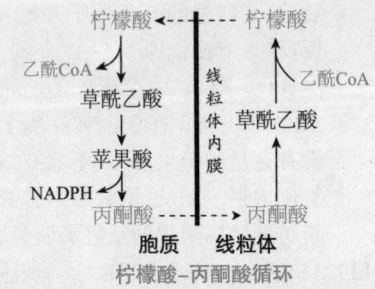

柠檬酸-丙酮酸循环

151. **ABCDE** ①乙酰 CoA 是合成脂肪酸的原料，主要来自葡萄糖的分解代谢。②用于脂肪酸合成的乙酰 CoA，不可能来自脂肪酸的分解代谢，否则就成了可逆反应。胆固醇分解代谢主要产生胆汁酸。氨基酸分解代谢主要产生氨和相应的 α-酮酸。这些代谢过程的主要产物都不是乙酰 CoA。

152. **ABCDE** 体内合成甘油三酯的主要部位是肝细胞、脂肪细胞、小肠黏膜细胞。

第二篇　生物化学试题答案及详细解答

153. **ABCDE**　154. **ABCDE**　①糖异生在肝细胞的线粒体及胞液中进行。三羧酸循环在肝线粒体内进行。②胆固醇合成在胞液及内质网中进行。磷脂合成在肝、肾、肠等组织细胞的内质网中进行。

155. **ABCDE**　156. **ABCDE**　胆固醇和脂肪酸合成的主要原料都是乙酰辅酶 A(CoA),主要来自糖的有氧氧化。

157. **ABCDE**　合成胆固醇的关键酶是 HMG-CoA 还原酶。胆固醇和酮体的合成原料都是乙酰 CoA,从下图可知,HMG-CoA 合酶、HMG-CoA 还原酶和 HMG-CoA 裂解酶之间的区别和联系。

$$2\times 乙酰CoA \rightarrow 乙酰乙酰CoA \xrightarrow{HMG-CoA合酶} HMG-CoA \begin{cases} \xrightarrow{HMG-CoA还原酶} MVA \rightarrow 鲨烯 \rightarrow 胆固醇 \\ \xrightarrow{HMG-CoA裂解酶} 乙酰乙酸 \rightarrow 酮体 \end{cases}$$

158. **ABCDE**　①胆固醇在肝中转化为胆汁酸是胆固醇在体内代谢的主要去路,约占 50%。②合成胆色素的原料是血红素,而不是胆固醇,故不答 A。胆盐是胆汁的主要固体成分,故不答 B。合成酮体的原料是乙酰 CoA,而不是胆固醇,故不答 D。胆固醇并不能直接从肾脏排出,故不答 E。

159. **ABCDE**　①胆固醇在体内主要转化为胆汁酸(约占 50%)。②胆固醇是合成类固醇激素的原料,如在肾上腺皮质可合成醛固酮、雄激素,在卵巢可合成雌激素等。③胆固醇脱氢可转化为 7-脱氢胆固醇,后者在日光照射下,可转变成为维生素 D_3。④胆色素是血红素的代谢产物,而不是胆固醇的分解产物。

$$胆固醇 \xrightarrow{7\alpha-羟化酶} 7\alpha-羟胆固醇 \rightarrow 初级游离胆汁酸 \xrightarrow{甘氨酸/牛磺酸} 初级结合胆汁酸 \xrightarrow{肠菌/水解脱羟} 次级游离胆汁酸$$

160. **ABCDE**　161. **ABCDE**　①胆固醇在肝中转化为胆汁酸,是胆固醇在体内代谢的主要去路。②血红素的主要代谢产物是胆色素。

162. **ABCDE**　人体内的不饱和脂肪酸主要包括油酸、软脂酸、亚油酸、亚麻酸和花生四烯酸等。前 2 种可自身合成;后 3 种人体不能合成,必须从食物中摄取,称必需脂肪酸。

163. **ABCDE**　①合成卵磷脂(磷脂酰胆碱)时,首先由 3-磷酸甘油与活化的脂肪酸生成磷脂酸,然后水解脱磷酸转变为甘油二酯。甘油二酯再与 CDP-胆碱经磷酸胆碱转移酶催化合成卵磷脂。可见,卵磷脂含有 CDP-胆碱。②乙醇胺、肌醇、丝氨酸分别是脑磷脂、磷脂酰肌醇、磷脂酰丝氨酸的组成成分。甘氨酸不是甘油磷脂的组成成分。左下图为甘油磷脂的通式,因取代基团—X 不同,组成的甘油磷脂不同。

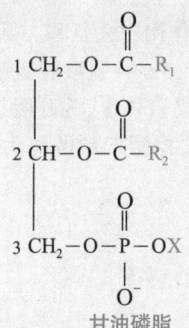
甘油磷脂的基本结构

取代基团—X	甘油磷脂的名称
—H	磷脂酸
—胆碱	磷脂酰胆碱（卵磷脂）
—乙醇胺	磷脂酰乙醇胺（脑磷脂）
—丝氨酸	磷脂酰丝氨酸
—甘油	磷脂酰甘油
—磷脂酰甘油	二磷脂酰甘油（心磷脂）
—肌醇	磷脂酰肌醇

164. **ABCDE**　165. **ABCDE**　①VLDL(极低密度脂蛋白)是运输内源性甘油三酯的主要形式。②HDL(高密度脂蛋白)可将肝外组织的胆固醇,通过血液循环转运至肝脏,转化为胆汁酸排出。③IDL 为中间密度脂蛋白。LDL(低密度脂蛋白)是运输内源性胆固醇的主要形式。CM(乳糜微粒)主要转运外源性甘油三酯和胆固醇。

166. **ABCDE**　①载脂蛋白(apo)是血浆脂蛋白的蛋白质部分,分为 apo A~E 5 类。其中,apo A I 是 LCAT(卵磷脂胆固醇脂酰转移酶)的激活剂,apo A II 是 LCAT 的抑制剂,apo B_{100} 是 LDL 受体配基,apo C II 是 LPL 激活剂。②肝脏、小肠分泌的 HDL,进入血浆后,经 LCAT 催化生成溶血性卵磷脂及胆固醇酯。

773

167. **ABCDE** ①高密度脂蛋白(HDL)的生理作用是逆向转运胆固醇,即将肝外组织合成的胆固醇转运至肝内降解,因此 HDL 是抗动脉粥样硬化的因素,故在各型高脂蛋白血症中不增高。②IDL 为中间密度脂蛋白,CM 为乳糜微粒,VLDL 为极低密度脂蛋白,LDL 为低密度脂蛋白。

168. **ABCDE** A、B、C、D、E 均是体内蛋白质的生理功能,但氧化供能只是蛋白质的次要功能。成人能量仅 18% 由蛋白质供给,82% 由脂肪和糖类供给,且蛋白质的供能作用可由脂肪和糖类代替。

169. **ABCDE** 蛋白质的营养价值是指食物蛋白质在体内的利用率,其高低主要取决于食物蛋白质中必需氨基酸的种类、数量和比例。营养价值较低的蛋白质混合食用,彼此间必需氨基酸可以得到相互补充,从而提高蛋白质的营养价值,这种作用称为食物蛋白质的互补作用。

170. **ABCDE** 蛋白质的营养价值是指食物蛋白质在体内的利用率,其高低主要取决于食物蛋白质中必需氨基酸的种类、数量和比例。营养价值较低的蛋白质混合食用,彼此间必需氨基酸可以得到相互补充,从而提高蛋白质的营养价值,这种作用称为食物蛋白质的互补作用。因此纠正偏食习惯,增加蛋白质膳食,可补充多种氨基酸,维持互补作用,促进生长。

171. **ABCDE** 蛋白质的营养价值主要取决于食物蛋白质中必需氨基酸的种类、数量和比例。营养价值较低的蛋白质混合食用,彼此间必需氨基酸可以得到相互补充,从而提高蛋白质的营养价值,这种作用称为食物蛋白质的互补作用。例如:谷类含赖氨酸较少而含色氨酸较多,豆类含赖氨酸较多而含色氨酸较少,两者混合食用即可提高蛋白质的营养价值。

172. **ABCDE** 营养必需氨基酸是指体内需要但不能自身合成,必须由食物提供的氨基酸,共 9 种,包括苯丙氨酸、蛋氨酸(甲硫氨酸)、赖氨酸、苏氨酸、色氨酸、亮氨酸、异亮氨酸、组氨酸、缬氨酸。记忆为笨蛋来宿舍晾一晾足(球)鞋(苯-蛋-赖-苏-色-亮-异亮-组-缬)。

173. **ABCDE** 生糖兼生酮氨基酸有 5 种,即异亮氨酸、苯丙氨酸、酪氨酸、色氨酸、苏氨酸,记忆为一本落色书——异-苯-酪-色-苏。

174. **ABCDE** ①氨基酸脱氨基后生成的 α-酮酸可经三羧酸循环彻底氧化成 CO_2 和 H_2O,并释放能量。②必需脂肪酸、必需氨基酸、维生素均不能在体内自身合成,必须由食物供给,故不答 B、C、D、E。

175. **ABCDE** 磷酸吡哆醛(维生素 B_6 的活性形式)是转氨酶的辅酶,可参与体内氨基酸的转氨基反应。一碳单位可以参与转甲基反应。

176. **ABCDE** ①联合脱氨基主要通过转氨酶和 L-谷氨酸脱氢酶的联合作用脱去氨基。氨基酸先与 α-酮戊二酸进行转氨基作用,生成相应的 α-酮酸及谷氨酸,然后谷氨酸在 L-谷氨酸脱氢酶作用下,脱去氨基生成原来的 α-酮戊二酸并释放出氨。②NADH-泛醌还原酶为复合体Ⅰ,为呼吸链的组分之一,主要参与生物氧化。HMG-CoA 还原酶为胆固醇合成的关键酶。葡萄糖-6-磷酸酶为糖异生的关键酶。丙酮酸脱氢酶复合体为糖有氧氧化的关键酶。

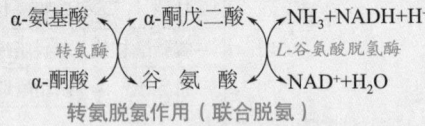
转氨脱氨作用(联合脱氨)

177. **ABCDE** ①谷氨酸和丙酮酸在丙氨酸转氨酶的作用下,可生成 α-酮戊二酸和丙氨酸。由于此反应属于可逆反应,A、C、D、E 均属于丙氨酸转氨酶的底物或产物。②精氨酸主要参与鸟氨酸循环,用于尿素的合成。

谷氨酸 + 丙酮酸 ⇌(丙氨酸转氨酶) α-酮戊二酸 + 丙氨酸
丙氨酸转氨酶催化的转氨基反应

178. **ABCDE** ①亮氨酸属于营养必需氨基酸,不能在体内由葡萄糖转化合成,必须由食物提供,故答 B。

②葡萄糖→乙酰 CoA→柠檬酸→α-酮戊二酸⇌谷氨酸。③葡萄糖→乙酰 CoA→三羧酸循环→草酰乙酸⇌天冬氨酸。④葡萄糖→乙酰 CoA→乙酰乙酰 CoA→HMG-CoA→乙酰乙酸。⑤葡萄糖→乙酰 CoA→柠檬酸→α-酮戊二酸⇌谷氨酸→谷氨酰胺。

179. ABCDE 180. ABCDE ①氨基酸(丙氨酸、天冬氨酸)分子中的氨基在转氨酶的催化下,转移给α-酮戊二酸,可生成谷氨酸,与 Na⁺结合生成谷氨酸钠。②酮体包括乙酰乙酸、β-羟丁酸、丙酮,故答 B。

$$\begin{matrix} R_1 \\ H-C-NH_2 \\ COOH \end{matrix} + \begin{matrix} R_2 \\ C=O \\ COOH \end{matrix} \xrightarrow{转氨酶} \begin{matrix} R_1 \\ C=O \\ COOH \end{matrix} + \begin{matrix} R_2 \\ H-C-NH_2 \\ COOH \end{matrix}$$

转氨酶催化的转氨基作用通式

谷氨酸+丙酮酸 $\underset{}{\overset{ALT}{\rightleftharpoons}}$ α-酮戊二酸+丙氨酸

谷氨酸+草酰乙酸 $\underset{}{\overset{AST}{\rightleftharpoons}}$ α-酮戊二酸+天冬氨酸

丙氨酸转氨酶和天冬氨酸转氨酶催化的转氨基反应

181. ABCDE 182. ABCDE 氨在血液中的运输形式主要是丙氨酸+谷氨酰胺;脑中氨的主要去路是合成谷氨酰胺;肌肉中氨的主要去路是合成丙氨酸;脑中的氨运输至肝的形式是谷氨酰胺;肌肉中的氨运输至肝的形式是丙氨酸+谷氨酰胺。

183. ABCDE ①鸟氨酸循环也称尿素循环,是尿素合成的途径。②柠檬酸-丙酮酸循环是脂肪酸合成时乙酰 CoA 由线粒体进入胞液的机制。嘌呤核苷酸循环是肌肉组织中氨基酸脱氨基的主要方式。

184. ABCDE 正常情况下,体内的氨主要在肝合成尿素。

185. ABCDE ①正常情况下,体内的氨主要在肝合成尿素。当肝功能严重受损时,尿素合成障碍,将使血氨浓度升高。②在肝功能正常的情况下,肠道氨吸收增加一般不会导致血氨增高。蛋白质摄入不足将导致体内蛋白质分解加强,严重影响体内代谢过程。肾衰竭将导致水、电解质平衡紊乱。血氨增高可引起脑组织供能不足,但不能说血氨升高的原因是脑组织供能不足。

186. ABCDE 半胱氨酸可氧化为磺酸丙氨酸,后者脱羧生成牛磺酸。体内经代谢可转变生成牛磺酸的氨基酸是半胱氨酸(形象地记忆为:牛和半相像)。

187. ABCDE 提供一碳单位的氨基酸是"施(丝)舍(色)竹(组)竽(甘)"(丝色组甘),一碳单位的运载体(辅酶)是四氢叶酸。

188. ABCDE ①酪氨酸在酪氨酸羟化酶的作用下,可转化为多巴。多巴在多巴脱羧酶的作用下,脱去羧基可生成多巴胺。多巴胺是一种神经递质。②组胺是组氨酸的衍生物;精胺、腐胺均属于鸟氨酸的衍生物;5-羟色胺为色氨酸的衍生物。

189. ABCDE 能经代谢转变提供一碳单位的氨基酸是丝氨酸、色氨酸、组氨酸、甘氨酸、甲硫氨酸。

190. ABCDE 在体内,苯丙氨酸可转变为酪氨酸,但酪氨酸不能转变为苯丙氨酸,故补充酪氨酸可节省体内的苯丙氨酸。

苯丙氨酸 $\xrightarrow{苯丙氨酸羟化酶}$ 酪氨酸
- 酪氨酸羟化酶→ 多巴 → 多巴胺 → 去甲肾上腺素 → 肾上腺素
- 酪氨酸酶→ 多巴 → 多巴醌 → 吲哚醌 → 黑色素
- 酪氨酸转氨酶→ 羟苯丙酮酸 → 尿黑酸 → 延胡索酸+乙酰乙酸

191. ABCDE 酪氨酸在酪氨酸羟化酶催化下,可最终转变为多巴、多巴胺、去甲肾上腺素和肾上腺素,后三者统称为儿茶酚胺。

192. ABCDE ①组氨酸由组氨酸脱羧酶催化,脱去羧基生成组胺,可导致过敏性支气管哮喘,故答 D。②色氨酸脱羧基生成的 5-羟色胺是一种抑制性神经递质。酪氨酸脱羧生成酪胺。赖氨酸脱羧生成尸胺。精氨酸脱羧生成䃼精胺。

193. ABCDE 在黑素细胞中,酪氨酸经酪氨酸酶作用,羟化生成多巴,后者经氧化、脱羧等反应转变生成吲哚醌,最后吲哚醌聚合为黑色素。若先天性缺乏酪氨酸酶,因不能合成黑色素,导致皮肤毛发变白,称为白化病。

194. ABCDE　患者自幼毛发、头发、皮肤苍白,应考虑白化病,为酪氨酸酶缺乏,不能合成黑色素,即酪氨酸代谢缺乏所致。

195. ABCDE　谷氨酸 $\xrightarrow{\text{谷氨酸脱羧酶}}$ γ-氨基丁酸 + CO_2。

196. ABCDE　197. ABCDE　①氨基酸的转氨基作用是指在转氨酶的催化下,可逆地把 α-氨基酸的氨基转移给 α-酮酸,结果是氨基酸脱去氨基生成相应的 α-酮酸,而原来的 α-酮酸则转变为另一种氨基酸。丙氨酸氨基转移酶(ALT)和天冬氨酸氨基转移酶(AST)的共同底物是谷氨酸。②在黑色素细胞中,酪氨酸经酪氨酸酶作用,羟化生成多巴,多巴经氧化、脱羧等反应转变成吲哚醌,最后吲哚醌聚合为黑色素。

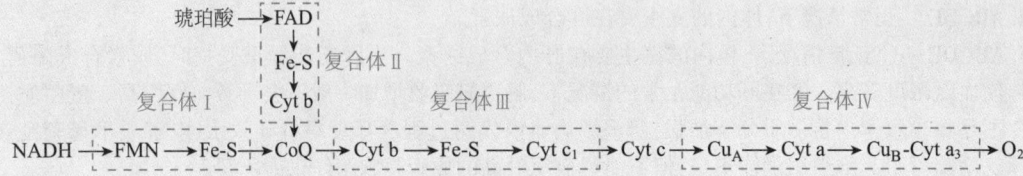

丙氨酸转氨酶和天冬氨酸转氨酶催化的转氨基反应

198. ABCDE　生物体内呼吸链有两条途径。①NADH 氧化呼吸链:NADH→FMN→Fe-S→CoQ→Cyt b→Fe-S→Cyt c_1→Cyt c→Cu_A→Cyt a→Cu_B-Cyt a_3→O_2。②$FADH_2$ 氧化呼吸链(琥珀酸氧化呼吸链):琥珀酸→FAD→Fe-S(Cyt b)→CoQ→Cyt b→Fe-S→Cyt c_1→Cyt c→Cu_A→Cyt a→Cu_B-Cyt a_3→O_2。

NADH氧化呼吸链和琥珀酸氧化呼吸链的组成及电子传递顺序

199. ABCDE　琥珀酸氧化呼吸链的组成及排列顺序为:琥珀酸→FAD→Fe-S(Cyt b)→CoQ→Cyt b→Cyt c_1→Cyt c→Cu_A→Cyt a→Cu_B-Cyt a_3→O_2,并不含有 FMN,FMN 为 NADH 呼吸链的组成成分。

200. ABCDE　①在氧化呼吸链中,能传递氢的酶或辅酶称为递氢体,能传递电子的酶或辅酶称为递电子体。铁硫蛋白和各种细胞色素为单电子传递体。②辅酶 Q 为递氢、递电子体,可传递 2H、2e。

201. ABCDE　①细胞色素 c(Cyt c)是单电子传递体,是呼吸链的组成成分之一,能直接参与生物氧化过程。②脂肪酸合成过程包括缩合、加氢、脱水、再加氢,由 NADPH 供氢,而与 Cyt c 无关。③糖酵解为无氧代谢过程,故无须 Cyt c 参与。④肽键形成为氨基酸的缩合过程,也无须 Cyt c 参与。⑤二氢叶酸在二氢叶酸还原酶的作用下,生成四氢叶酸的过程无须 Cyt c 的参与。

202. ABCDE　①一对电子通过氧化呼吸链传递给一个氧原子生成 1 分子 H_2O,其释放的能量可使 ADP 磷酸化合成 ATP,称为氧化磷酸化,故答案为 B。②UTP、CTP、GTP 等可为糖原、磷脂、蛋白质的合成提供能量,但它们一般不能在物质氧化过程中直接由 UDP、CDP、GDP 生成,只能在核苷二磷酸激酶的催化下,从 ATP 中获得高能磷酸键,故不答 A、C、E。

203. ABCDE　①一氧化碳可与氧化呼吸链的复合体Ⅳ中的还原型 Cyt a_3 结合,阻断电子传递给 O_2,从而抑制细胞氧化磷酸化。②胰岛素、磷酸激酶、磷酸戊糖与细胞氧化磷酸化无关。细胞色素 c 是氧化呼吸链的组成成分,不能抑制氧化磷酸化,故不答 C。

204. ABCDE　①细胞内的生物氧化常伴随呼吸链电子传递、偶联磷酸化及 ATP 的生成,故不答 A、B、D。ADP 是调节机体氧化磷酸化的主要因素。②蛋白激酶主要参与细胞信号转导,而不是氧化磷酸化。

205. ABCDE　①鱼藤酮是复合体Ⅰ的抑制剂,可阻断电子从铁硫中心向泛醌的传递,从而抑制氧化磷酸化过程。②萎锈灵是复合体Ⅱ的抑制剂,抗霉素 A 是复合体Ⅲ的抑制剂,CN^-、N_3^- 是复合体Ⅳ的抑制剂,寡霉素是复合体Ⅴ(ATP 合酶)的抑制剂。

206. **ABCDE**　三羧酸循环产生的 H⁺ 被 NAD⁺ 和 FAD 接受,进入氧化呼吸链,经电子传递给氧,伴随 ADP 的磷酸化生成 ATP。褐色脂肪组织的线粒体内膜富含解耦联蛋白(UCP),可解除其磷酸化过程,使 ATP 不能合成而增加代谢产热。

207. **ABCDE**　208. **ABCDE**　①ATP 合酶又称复合体(或复合物) V,由 F₁(亲水部分) 和 F₀(疏水部分) 组成。F₁ 在线粒体内膜的基质侧,由 α₃β₃γδε 亚基复合体及 OSCP、IF₁ 等组成,具有 ATP 合酶活性,可催化 ADP 磷酸化为 ATP。OSCP 为寡霉素敏感蛋白,IF₁ 可调节 ATP 合成。②F₀ 是镶嵌在线粒体内膜中的质子通道,由 a₁b₂c₉₋₁₂ 亚基组成。③单加氧酶主要存在于微粒体中,并不存于线粒体。"结合 GDP 后发生构象改变"为 GTP 酶的活性。

209. **ABCDE**　210. **ABCDE**　①氧化磷酸化的主要作用是产生 ATP,ATP 是体内最主要的直接能量供应体,脱去高能磷酸键后转变成 ADP,故 ADP 可促进氧化磷酸化,ATP 可抑制氧化磷酸化。②胆固醇合成是耗能过程,每合成 1 分子胆固醇,需要消耗 18 分子乙酰 CoA、36 分子 ATP、16 分子 NADPH,记忆为"三高",即高耗能(36 分子 ATP)、高耗料(原材料 18 分子乙酰 CoA)、高耗氢(16 分子 NADPH)。

211. **ABCDE**　212. **ABCDE**　①磷酸肌酸以高能磷酸键的形式储存能量。当 ATP 充足时,通过转移末端的高能磷酸键给肌酸,生成磷酸肌酸,储存于需能较多的骨骼肌、心肌、脑组织中。当 ATP 迅速消耗利用时,磷酸肌酸可将高能磷酸键转移给 ADP,生成 ATP,补充 ATP 的不足。可见,与 ADP 和 ATP 互变相关的过程是能量的贮存和利用。②ATP 是体内主要的供能物质,主要经氧化磷酸化生成,即由代谢物脱下的氢,经线粒体氧化呼吸链电子传递释放能量,偶联驱动 ADP 磷酸化生成 ATP,因此也称为偶联磷酸化。③CO 对电子传递的影响是 CO 中毒的生化机制。2H⁺ 与 1/2 O₂ 结合生成 H₂O,生成的 H₂O 通过亚基Ⅰ、Ⅲ间亲水通道排入膜间腔侧。乳酸脱氢酶催化的反应是丙酮酸还原生成乳酸。

$$肌酸 + ATP \xrightleftharpoons{肌酸激酶} 磷酸肌酸 + ADP$$

213. **ABCDE**　①高能磷酸键是指水解时有较大自由能释放的磷酸键。1,6-二磷酸果糖分子中第 1、6 位都是磷酸酯键,而不是高能磷酸键。②A、B、C、D 均含有高能磷酸键,故属于高能磷酸化合物。

214. **ABCDE**　患者,间断左侧第一跖趾关节疼痛,血尿酸>480μmol/L,应诊断为痛风。其发病与嘌呤核苷酸分解代谢异常有关,因为嘌呤代谢的产物是尿酸,故答 C。

215. **ABCDE**　①尿酸为嘌呤核苷酸分解代谢的终产物。体内嘌呤核苷酸首先在核苷酸酶的作用下脱去磷酸,生成嘌呤核苷。其中,腺嘌呤核苷经过脱氨、水解生成次黄嘌呤,然后在黄嘌呤氧化酶催化下氧化为黄嘌呤。鸟嘌呤核苷则被直接水解,生成鸟嘌呤,然后经脱氨基作用生成黄嘌呤。黄嘌呤在黄嘌呤氧化酶催化下生成尿酸。尿酸在体内堆积浓度过高可导致痛风症,与体内尿酸堆积相关的酶是黄嘌呤氧化酶。②A、C、E 均是嘌呤核苷酸合成所需的酶。四氢叶酸还原酶应为二氢叶酸还原酶。

```
AMP ──→ 次黄嘌呤  黄嘌呤氧化酶       黄嘌呤氧化酶
                 ─────────→ 黄嘌呤 ─────────→ 尿酸
GMP ──→ 鸟嘌呤
            嘌呤核苷酸的分解代谢
```

216. **ABCDE**　①尿酸是嘌呤核苷酸分解代谢的终产物。②尿素、NH₃ 是氨基酸代谢的产物。β-丙氨酸是胞嘧啶、尿嘧啶的分解代谢产物。β-氨基异丁酸是胸腺嘧啶的代谢产物。

217. **ABCDE**　①嘌呤核苷酸(AMP、GMP、IMP)的分解代谢产物是尿酸,故答 B。②胞嘧啶的分解代谢产物是 β-丙氨酸。阿糖胞苷是嘧啶核苷酸合成的抗代谢物。乳清酸是嘧啶核苷酸从头合成的中间代谢产物。

218. **ABCDE**　①痛风是指患者血中尿酸含量升高,尿酸盐晶体沉积于关节、软组织、软骨及肾脏等处,而导致关节炎、尿路结石等,可能与嘌呤核苷酸分解代谢异常有关。②β-氨基异丁酸、β-丙氨酸为嘧啶核苷酸的分解代谢产物,与痛风无关。

219. ABCDE 抗代谢药 5-氟尿嘧啶(5-FU)的化学结构与胸腺嘧啶相似,在体内可转变为一磷酸脱氧核糖氟尿嘧啶核苷(FdUMP)。FdUMP 与 dUMP 结构相似,是腺苷酸合酶的抑制剂,使 dTMP 合成受阻。

220. ABCDE 嘌呤碱从头合成的原料为天冬氨酸、谷氨酰胺、甘氨酸、CO_2、FH_4。嘧啶碱的合成原料为天冬氨酸、谷氨酰胺、CO_2。记忆为:①嘌呤碱合成的元素来源:"甘氨酸中间站,谷酰坐两边。左上天冬氨,头顶二氧化碳。"②嘧啶碱合成的元素来源:"天冬氨酸右边站,谷酰直往左上蹿,剩余废物二氧化碳。"说明左上 3 位 N 来源于谷氨酰胺、左下 C 来源于 CO_2。

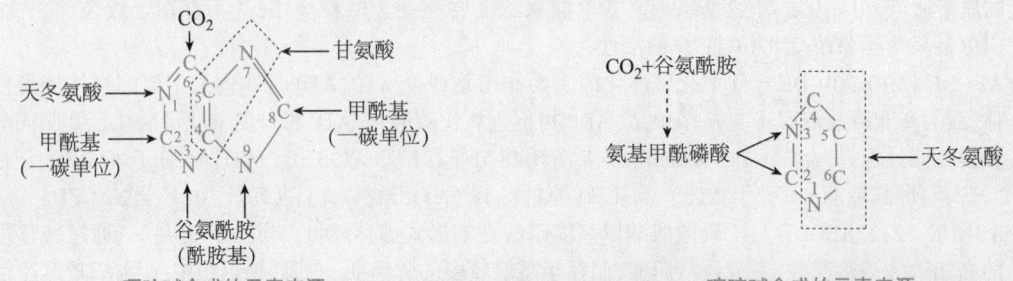

嘌呤碱合成的元素来源　　　　　　嘧啶碱合成的元素来源

221. ABCDE 嘌呤碱的合成原料为天冬氨酸、谷氨酰胺、甘氨酸、CO_2、FH_4,嘧啶碱的合成原料为天冬氨酸、谷氨酰胺、CO_2,因此嘌呤和嘧啶合成的共同原料是天冬氨酸。

222. ABCDE ①嘌呤核苷酸补救合成是指细胞利用现成的嘌呤碱重新合成嘌呤核苷酸。由 5′-磷酸核糖-1′-焦磷酸(PRPP)提供磷酸核糖,在 HGPRT(次黄嘌呤-鸟嘌呤磷酸核糖转移酶)的催化下,可生成 GMP、IMP。②HGPRT 不参与 A、B、D、E 项代谢过程。超纲题。

G+PRPP $\xrightarrow{HGPRT}$ GMP+PPi;　　I+PRPP $\xrightarrow{HGPRT}$ IMP+PPi

223. ABCDE ①AMP、GMP 的分解代谢产物是尿酸。CMP、UMP 的代谢产物是 β-丙氨酸(记忆为:丙酮→丙铜→丙 Cu→丙 CU)。②TMP 的分解代谢产物是 β-氨基异丁酸(记忆为:"T"和"丁"很相像)。

胞嘧啶(C) ⟶ 尿嘧啶(U) ⟶ ⟶ 二氢尿嘧啶 ⟶ β-丙氨酸 + CO_2 + NH_3
胸腺嘧啶(T) ⟶ ⟶ ⟶ β-脲基丁酸 ⟶ β-氨基异丁酸 + CO_2 + NH_3

嘧啶核苷酸的分解代谢

224. ABCDE 谷氨酰胺是嘌呤碱 N_3 和 N_9 的元素来源,因此谷氨酰胺是嘌呤核苷酸从头合成的原料之一。因氮杂丝氨酸与谷氨酰胺结构类似,故氮杂丝氨酸可干扰谷氨酰胺在嘌呤核苷酸中的合成。

$H_2N-\overset{O}{\overset{\|}{C}}-CH_2-CH_2-\overset{NH_2}{\overset{|}{CH}}-COOH$　　　$N^+-CH_2-\overset{O}{\overset{\|}{C}}-O-CH_2-\overset{NH_2}{\overset{|}{CH}}-COOH$

谷氨酰胺　　　　　　　　　　　氮杂丝氨酸

225. ABCDE　226. ABCDE ①dTMP 是由 dUMP 经甲基化生成的,此反应需要 N^5,N^{10}-甲烯 FH_4 提供甲基。N^5,N^{10}-甲烯 FH_4 提供甲基后生成 FH_2,FH_2 又可在二氢叶酸还原酶的作用下,重新生成 FH_4。甲氨蝶呤的结构与叶酸类似,能竞争性抑制二氢叶酸还原酶,使叶酸不能还原成 FH_2 和 FH_4,从而抑制 dUMP 转变生成 dTMP。②别嘌呤醇与次黄嘌呤结构类似,只是分子中 N_7 与 N_8 互换了位置,故可竞争性抑制黄嘌呤氧化酶,从而抑制尿酸的生成。③6-巯基嘌呤与次黄嘌呤结构类似,主要干扰嘌呤核苷酸的从头合成。链霉素主要干扰蛋白质的合成。

227. ABCDE ①合成 DNA 的原料是脱氧三磷酸核苷(dNTP),即 dATP、dGTP、dCTP、dTTP。②RNA 的合成原料为 NTP,即 ATP、GTP、CTP 和 UTP。

228. ABCDE ①DNA 聚合酶主要催化 DNA 的生物合成,DNA 链的生成需要 RNA 引物和 DNA 模板,遵照碱基互补规律,由模板指导合成子链。新链延长方向为 5′→3′,因为底物的 5′-P 是加到延长中的子链(或引物)3′-端核糖的 3′-OH 上生成磷酸二酯键。②DNA 合成原料是 dNTP,而不是 NTP,NTP 是 RNA 的合成原料,故答 D。③原核生物的三种 DNA 聚合酶均具有 3′→5′(核酸)外切酶活性。

229. **ABCDE**　　DNA 复制的原则是碱基互补和方向相反。碱基互补是指 DNA 双链的碱基A═T、G≡C配对,方向相反是指 DNA 模板链的方向为 5′→3′,其产物子代 DNA 的方向为 3′→5′。本题 DNA 模板为 5′-TAGA-3′,则子代互补链为 3′-ATCT-5′,转换为 5′→3′,即为 5′-TCTA-3′。

230. **ABCDE**　　DnaA 的作用是辨认复制起始点 oriC。DnaB(解螺旋酶)的作用为解开 DNA 双链。DnaC 的作用是运送和协同 DnaB。DnaG 也称引物酶,能催化 RNA 引物的生成。SSB 为单链 DNA 结合蛋白,能稳定已解开的 DNA 单链。

231. **ABCDE**　　引物酶是一种特殊的 RNA 聚合酶。在复制起始部位,因 DNA 聚合酶没有聚合 dNTP 的能力,引物酶先利用模板,游离 NTP,形成一段 RNA 引物,提供 3′-OH 末端,使 DNA 链延长。引物的合成方向是 5′→3′。在 DNA polⅢ 的催化下,引物末端与 dNTP 生成磷酸二酯键。新链每次反应后也留下 3′-OH 末端,DNA 复制就可进行下去。请注意:在 DNA 生物合成过程中,生成的是 RNA 引物。

232. **ABCDE**　　①因 DNA 聚合酶没有聚合 dNTP 的能力,在 DNA 复制的起始阶段,需要引物提供 3′-OH 末端,引物是由引物酶催化合成的短链 RNA 分子。②RNA 聚合酶具有聚合 NTP 的能力,因此 RNA 合成(转录)无须引物。翻译是活化的氨基酸形成肽链的过程,也无须引物。催化反转录过程的反转录酶,本身是依赖 RNA 的 DNA 聚合酶,能以病毒 RNA 为模板,合成宿主 DNA,也无须引物。

233. **ABCDE**　　①DNA 的复制是半不连续复制,前导链的子链沿 5′→3′方向连续延长,其延长方向与解链方向相同。后随链的子链延长方向与解链方向相反,需要等待复制叉解开足够长度,生成新的引物,然后再在引物 3′-OH 末端上延长。也就是说,前导链连续复制而后随链不连续复制。后随链上不连续的 DNA 片段称为冈崎片段。复制完成后,这些不连续片段经过去除引物,填补空隙,连接成完整的 DNA 链。②E. coli 上有一固定的复制起始点,在 82 等分位点上,称 oriC。oriC 的跨度为 245bp。

234. **ABCDE**　　DNA 复制既可为单向复制,也可为双向复制。DNA 复制是半保留复制,前导链为连续复制,后随链为不连续复制。DNA 复制有特定的起始点,原核生物有一个复制起始点 oriC,真核生物的复制起始点可多达千个(D 对)。"由遗传密码控制"为蛋白质合成的特点。

235. **ABCDE**　　真核生物的 DNA 复制与原核生物类似,如两者前导链的合成都是连续的,而后随链合成的都是不连续的冈崎片段,需在 DNA 连接酶的作用下重新合成一条长链,该过程需由 ATP 供给能量。真核生物的 DNA 合成也有许多特点,如 RNA 引物和冈崎片段的长度小于原核生物;复制速度较慢,仅为原核生物的 1/10;真核生物 DNA 复制具有多个复制起始点,故答 E。

236. **ABCDE**　　①以 RNA 为模板催化合成 DNA 的过程称为反转录,催化此过程的酶为反转录酶。②DNA 聚合酶Ⅰ、Ⅱ、Ⅲ为催化原核生物 DNA 合成的酶,参与以 DNA 为模板合成 DNA 的生化反应。③RNA 聚合酶为催化转录所需的酶,参与以 DNA 为模板合成 RNA 的生化反应。

237. **ABCDE**　　①紫外线对 DNA 损伤的机制主要是 DNA 链上相邻的 2 个嘧啶碱基发生共价结合形成嘧啶二聚体。②碱基缺失、碱基插入、碱基置换为 DNA 突变的分子改变类型。磷酸二酯键断裂为 DNA 分子的水解机制。

238. **ABCDE**　　①插入突变是指 DNA 链上某碱基的插入,造成的框移突变。由于有异常碱基的插入,因此新生成 DNA 子链的核苷酸数目将增多。②置换突变是指 DNA 链上某碱基的置换,不会引起子链 DNA 核苷酸数目的改变。③DNA 链间交联、链内交联是指 DNA 分子内部发生交联引起的严重 DNA 损伤,能够阻断 DNA 的复制和转录。

239. **ABCDE**　　240. **ABCDE**　　①镰状细胞贫血患者血红蛋白 β 基因链上 CTC 转变成 CAC,导致血红蛋白 β 亚基的第 6 位氨基酸由正常的谷氨酸变成了缬氨酸,使原来水溶性的血红蛋白,聚集成丝状,相互黏着,导致红细胞由双凹碟形变成了镰状而极易破碎,产生贫血。这种 DNA 链上一个碱基的置换,可引起氨基酸的改变,称为点突变。②重组修复系统能够修复 DNA 双链断裂损伤。重组蛋白 RecA 的核酸酶可将另一健康的母链与缺口部分进行交换,以填补缺口。所谓健康母链,是指同一细胞内已完成复制的链或来自亲代的一股 DNA 链。③插入和缺失可引起框移突变。

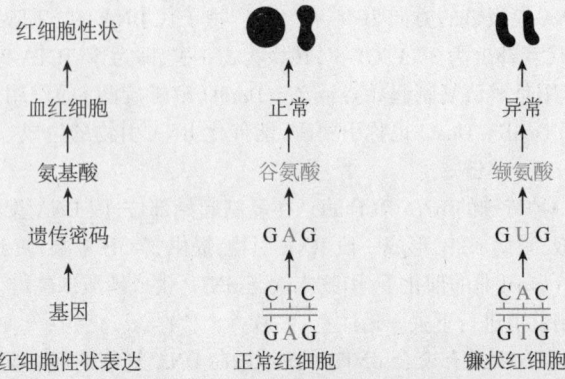

镰状细胞贫血发病机制图解

241. **ABCDE** ①真核生物 RNA 聚合酶分为 RNA pol Ⅰ、Ⅱ、Ⅲ 3 种。②原核(不是真核)生物 RNA 聚合酶是由 5 种亚基组成的六聚体蛋白质($α_2ββ'ωσ$),其中 $α_2ββ'ω$ 亚基称核心酶,$α_2ββ'ωσ$ 称为全酶。

242. **ABCDE** 真核生物 RNA pol 分 RNA pol Ⅰ、Ⅱ、Ⅲ。①RNA pol Ⅰ 转录产物为 45S-rRNA。②RNA pol Ⅱ 转录产生 hnRNA 及 mRNA,记忆为两(Ⅱ)个桥洞(hn 或 m)。③RNA pol Ⅲ 转录产生 tRNA、5S-rRNA、snRNA,记忆为 3 个三:Ⅲ(three→t)、三五香烟(Ⅲ→5)、汉语拼音的 san(san→sn→snRNA)。

243. **ABCDE** 244. **ABCDE** 245. **ABCDE** 催化原核生物转录的 RNA 聚合酶是由 5 种亚基组成的六聚体蛋白质($α_2ββ'ωσ$)。各亚基的功能为:α 亚基决定哪些基因被转录;β 亚基促进聚合反应中磷酸二酯键的生成,与转录全过程有关(催化);β' 亚基结合 DNA 模板(开链);ω 亚基与 β' 折叠及稳定性、σ 募集有关;σ 因子为辨认转录起始点的亚基。

246. **ABCDE** ①原核生物 mRNA 的转录终止因子是 Rho(ρ)因子。Rho 因子与 RNA 转录产物结合后使 RNA 聚合酶发生构象变化而停顿,解螺旋酶的活性使 DNA/RNA 杂化双链拆离,有利于产物从转录复合物中释放。②σ 因子是转录的起始因子。③原核释放因子(RF-1、RF-2、RF-3)主要参与肽链合成的终止。④信号肽是指各种新生分泌蛋白质 N 端的保守氨基酸序列,与转录无关。⑤DnaB(解螺旋酶)可解开 DNA 双链,是参与复制起始的蛋白质。

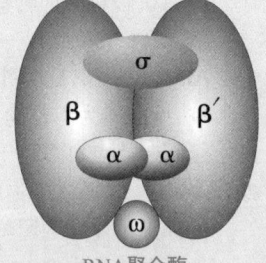

RNA 聚合酶

247. **ABCDE** 真核生物转录产物 mRNA 的加工包括:①5′-端加帽、3′-端加尾(多聚腺苷酸尾);②G 的甲基化;③剪除内含子、连接外显子;④RNA 的编辑等。加工过程中,并无磷酸化修饰。磷酸化修饰是酶的一种最常见的化学修饰,通过酶的磷酸化和去磷酸化使酶的活性升高或降低。

248. **ABCDE** ①mRNA 编辑是对基因的编码序列进行转录后加工的过程。②内含子剪除为 mRNA 的剪接,而不是 mRNA 的编辑。磷酸化修饰、乙酰化修饰为蛋白质合成的加工修饰,即翻译后加工。

249. **ABCDE** ①hnRNA(不均一核 RNA)是 mRNA 的未成熟前体(即 hnRNA→mRNA)。在 hnRNA 转变为成熟 mRNA 时,切除了内含子,保留的外显子重新合成 mRNA。②rRNA 主要参与组成核糖体,构成蛋白合成的场所。tRNA 主要参与蛋白质合成时氨基酸的转运。核内小 RNA(snRNA)主要参与 hnRNA 的剪接和转运。核仁小 RNA(snoRNA)主要参与 rRNA 的加工修饰。

250. **ABCDE** ①遗传密码共 64 个,除 3 个终止密码外,其余 61 个密码子代表 20 种氨基酸。大多数氨基酸均有 2 个或多个密码子,遗传密码的简并性是指多个密码子可代表同一种氨基酸。②起始密码为 AUG,mRNA 5′-端第 1 个 AUG 为起始密码,位于中间者为甲硫氨酸密码。③一个密码子只能代表一种氨基酸,但一种氨基酸可以有多个密码子。④密码子与反密码子之间不严格配对的现象,称为遗传密码的摆动性。⑤所有的生物都使用同一套密码,称为遗传密码的通用性。

251. **ABCDE**　①蛋白质的合成是以 mRNA 为模板进行的。②以 DNA 为模板的生物合成称为复制。tRNA 为蛋白质合成时氨基酸的运载工具,rRNA 为蛋白质合成的场所,hnRNA 为 mRNA 的前体。

252. **ABCDE**　tRNA 反密码子与 mRNA 密码子的配对原则为碱基配对(A—U、G—C)、方向相反。反密码子为 5′-CAG-3′,则 mRNA 密码子为 3′-GUC-5′,因为密码子的阅读方向规定为 5′→3′,故将答案变更为 5′-CUG→3′,正确答案为 B,而不是 A。很多医考参考书将答案错为 A,是因为没有注意其方向性。

253. **ABCDE**　①核糖体是由 rRNA 与核糖体蛋白共同构成的,是蛋白质合成的场所。②"有转运氨基酸作用"的是 tRNA,"遗传密码的携带者"是 mRNA。

254. **ABCDE**　①氨基酰-tRNA 合成酶催化氨基酸与 tRNA 特异结合为氨基酰-tRNA,此酶对底物氨基酸和 tRNA 均有高度特异性。该酶通过分子中相分隔的活性部分分别识别并结合特异氨基酸和携带简并密码的数种 tRNA,且该酶具有校正活性,可立即改正反应过程中出现的错配。因题干要求回答的是"氨基酸与 tRNA 特异结合",故答 E 而不是 B,很多医考参考书将答案错为 B。若题干要求回答的是"翻译准确性"的原因,则正确答案为 B。②tRNA 中的反密码子通过与 mRNA 的密码子配对,来保证翻译的准确性。氨基酸上没有密码子,密码子存在于 mRNA 上。tRNA 中的氨基酸臂为氨基酸的结合部位。tRNA 中的 TψC 环主要功能是识别核蛋白体。

255. **ABCDE**　蛋白质合成的起始阶段是指 mRNA 和起始氨基酰-tRNA 分别与核蛋白体大、小亚基结合而形成翻译起始复合物。可见,翻译起始复合物不包括 DNA。

256. **ABCDE**　257. **ABCDE**　①蛋白质的合成过程包括起始、延长和终止三个阶段。肽链延长是一个在核糖体上重复进行的进位、成肽和转位的循环过程,称为核蛋白体循环。转肽酶主要催化两个氨基酸之间肽键形成的反应。②应用逆转录酶作为获取基因工程目的基因的重要方法,称为 cDNA 法(c 是互补的意思)。用逆转录酶催化 dNTP 在 RNA 模板指引下聚合生成 RNA/DNA 杂化双链。用酶或碱把杂化双链上的 RNA 去除,剩下的 DNA 单链再作为第二条链合成的模板。第二次合成的双链 DNA,称为 cDNA。③RNA 聚合酶主要参与 RNA 的合成,引物酶、DNA 聚合酶主要参与 DNA 的合成。

258. **ABCDE**　259. **ABCDE**　①转录是指生物体以 DNA 为模板合成 RNA 的过程,催化 RNA 合成的主要是 RNA 聚合酶。②复制过程中合成的短链 RNA 分子,称为引物。催化引物合成的主要是引物酶(DnaG)。③DNA 聚合酶是 DNA 合成的主要酶。核酸内切酶是指可水解核酸分子链内部磷酸二酯键生成寡核苷酸的酶。DNA 连接酶是常参与 DNA 复制、切除修复过程的酶。

260. **ABCDE**　①以染色质形式组装在细胞核内的 DNA 所携带的遗传信息表达直接受到染色质结构的制约。转录活跃区域的染色质中组蛋白的化学修饰(如乙酰化、磷酸化、甲基化等)可引起染色质结构和功能的改变,从而直接影响基因转录,故答 C。②血浆白蛋白主要参与血浆胶体渗透压的形成、多种物质的运输。脂蛋白是血脂的运输形式及代谢形式。载脂蛋白是指血浆脂蛋白中的蛋白质。血红蛋白是红细胞中最重要的成分,参与氧的运输。

261. **ABCDE**　羟赖氨酸和羟脯氨酸在蛋白质合成后的修饰过程中分别由赖氨酸、脯氨酸羟化而成。磷酸丝氨酸为丝氨酸经磷酸化修饰而成。胱氨酸为 2 分子半胱氨酸通过脱氢后以二硫键结合修饰而成。只有甲硫氨酸(蛋氨酸)没经化学修饰。

262. **ABCDE**　①羟脯氨酸在蛋白质合成后由脯氨酸羟化修饰而成。②半胱氨酸经化学修饰后成为胱氨酸;甲硫氨酸不经化学修饰;丝氨酸和酪氨酸的残基经磷酸化修饰后成为磷酸丝氨酸、磷酸酪氨酸。

263. **ABCDE**　①链霉素能与原核生物核蛋白体小亚基结合,引起构象改变,致读码错误,使结核分枝杆菌蛋白失活。②红霉素、氯霉素均可与核蛋白体大亚基结合,抑制转肽酶,阻止肽链延长,抑制细菌蛋白质的合成。嘌呤霉素的结构类似酪氨酰-tRNA,可取代酪氨酰-tRNA 进入核蛋白体 A 位,终止真核生物和原核生物的肽链合成。放线菌酮可抑制真核生物核蛋白体转肽酶,阻止肽链合成的延长过程。

264. ABCDE　265. ABCDE　①嘌呤霉素结构与酪氨酰-tRNA 相似,在原核生物和真核生物翻译过程中可取代酪氨酰-tRNA 而进入核糖体 A 位,但延长中的肽酰-嘌呤霉素容易从核糖体脱落,从而中断肽链合成。②白喉毒素可使 eEF-2 发生 ADP 糖基化共价修饰,生成 eEF-2 腺苷二磷酸核糖衍生物,使 eEF-2 失活,从而抑制真核生物的蛋白质合成。③链霉素、氯霉素、林可霉素均可作用于原核生物核糖体,阻止原核生物蛋白质合成,而作为抗菌药物在临床上使用。

266. ABCDE　①在生物体内,有些基因在特定环境信号刺激下表达增强称为诱导,表达减弱称为阻遏(D对)。②DNA 损伤是指个别 dNMP 残基以至片段 DNA 在构成、复制或表型功能的异常变化。DNA 修复是使已发生分子改变的 DNA 恢复为原有的天然状态。DNA 表达是指基因转录及翻译的过程。

267. ABCDE　①管家基因在一个生物个体的几乎所有细胞中持续表达,这类基因表达只受启动程序或启动子与 RNA 聚合酶相互作用的影响,而不受其他机制的调节。②可诱导基因是一类在环境信号刺激下表达增强的基因。可阻遏基因是一类在环境信号刺激下表达降低的基因。操纵基因和启动基因都属于原核操纵子的结构。

268. ABCDE　在遗传信息传递的各个水平上(复制→转录→翻译→翻译后加工修饰)均可进行基因表达调控,但发生在转录水平,尤其是转录起始水平的调控,对基因表达起着至关重要的作用,即转录起始是基因表达的基本控制点。可见,A、B、C、D 水平均可进行基因表达调控,但不是基本控制点。

269. ABCDE　①启动子是指 RNA 聚合酶结合并启动转录的特异 DNA 序列。②外显子是 mRNA 上被转录也被翻译的序列。增强子是指远离转录起始点、决定基因的时间、空间特异性表达、增强启动子转录活性的 DNA 序列。密码子位于 mRNA 上。终止子又称释放因子,参与蛋白质合成的终止。

270. ABCDE　①绝大多数原核基因按功能相关性成簇地串联、密集在染色体上,共同组成一个转录单位,称为操纵子。操纵子是原核生物基因表达调控的基本结构单元,在原核基因表达调控中具有普遍意义。②密码子主要参与蛋白质合成,而不是基因表达调控。启动子、增强子、沉默子均属于顺式作用元件,主要参与真核基因表达调控。

271. ABCDE　一个操纵子通常含有一个启动序列和数个编码基因。如乳糖操纵子即由 3 个编码基因 Z、Y、A+操纵序列 O+启动序列 P+调节基因 I 组成。

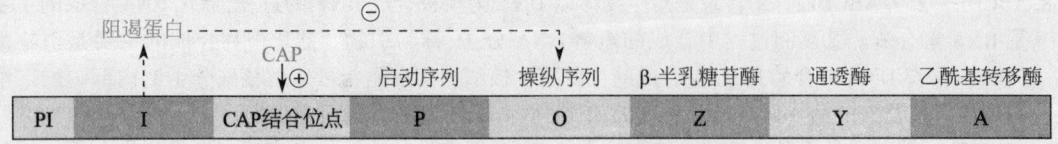

乳糖操纵子结构示意图

272. ABCDE　乳糖操纵子包括 3 个结构基因 Z、Y、A+操纵序列 O+启动序列 P+调节基因 I。结构基因 Z、Y、A 分别编码 β-半乳糖苷酶、通透酶和乙酰基转移酶。调节基因 I 编码的是一种阻遏蛋白,它与 O 序列结合,使操纵子受阻遏而处于关闭状态。

273. ABCDE　①顺式作用元件是指可影响自身基因表达活性的 DNA 序列,常见的顺式作用元件包括启动子、增强子、沉默子等。②转录抑制因子、转录激活因子均属于反式作用因子。σ 因子为原核转录起始因子,ρ 因子为原核转录终止因子,均不属于真核基因顺式作用元件。

274. ABCDE　反式作用因子是指通过 DNA-蛋白质相互作用激活另一基因转录的某一基因编码的蛋白质,是真核基因调节蛋白,也称反式作用蛋白。

275. ABCDE　276. ABCDE　①沉默子是可抑制基因转录的特定 DNA 序列,可与转录调节因子结合,抑制基因表达。②启动子是 RNA 聚合酶结合模板 DNA 的部位,也是控制转录起始的关键部位。③增

第二篇　生物化学试题答案及详细解答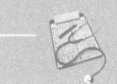

强子常介导真核生物转录的正性调节。密码子、反密码子主要参与蛋白质的合成而不是转录调节。

277. A**BCDE**　DNA 连接酶可催化 DNA 相邻的 3′-OH 和 5′-磷酸基团形成 3′,5′-磷酸二酯键,而将两段相邻的 DNA 片段连接起来。在 DNA 重组实验中,DNA 连接酶可将目的 DNA 与线性化载体连接起来。

278. A**BCDE**　克隆载体又称基因载体,是指为"携带"感兴趣的外源 DNA,实现外源 DNA 的无性繁殖或表达有意义的蛋白质所采用的一些 DNA 分子。可充当克隆载体的 DNA 分子有质粒 DNA、噬菌体 DNA 和病毒 DNA,它们经适当改造后仍具有自我复制的能力。为增加克隆载体插入外源基因的容量,还设计有柯斯质粒载体和酵母人工染色体载体。大肠埃希菌 DNA 一般不用作克隆载体。

279. A**BCD**E　①获取目的基因(特异性 DNA 片段)的方法包括化学合成法、基因克隆、利用反转录酶合成、聚合酶链反应(PCR)等。目前,以 PCR 最为常用。PCR 是一种在体外利用酶促反应获得特异序列基因组 DNA 或 cDNA 的专门技术。②目前,很少从外周血细胞制备而获取目的 DNA。

280. A**BCDE**　①DNA 重组的克隆载体包括质粒、噬菌体和病毒等。②限制性核酸内切酶是重组 DNA 技术中常用的工具酶,其作用是识别特异序列,切割 DNA。③目标 DNA(目的 DNA)与载体 DNA 连接在一起即为重组 DNA。④重组 DNA 分子通过转化、转染或感染等方式导入宿主细胞后,可随受体细胞生长、增殖,使重组 DNA 分子得以复制、扩增。⑤如果构建的表达载体不符合一定的条件,E. coli 就不能正确表达目标蛋白质,因此并不是所有进入细胞内的重组 DNA 均能表达目标蛋白质。

281. A**BCDE**　基因工程包括以下步骤,即"分"(目的 DNA 的分离获取)、"选"(载体的选择与准备)、"连"(目的 DNA 与载体的连接)、"转"(重组 DNA 转入宿主细胞)、"筛"(重组体的筛选与鉴定)、"表达"(克隆基因的表达)。

282. A**BCDE**　①cDNA 是指以 mRNA 为模板,利用反转录酶合成的与 mRNA 互补的单链 DNA。②反转录是以 RNA 为模板的生物合成过程。cDNA 合成的模板链主要为 mRNA 或病毒 RNA(而不是 RNA 病毒)。

283. A**BCDE**　284. A**BCDE**　①受体-G 蛋白-腺苷酸环化酶(AC)途径是膜受体介导的信号转导的主要途径,如果受体偶联的 G 蛋白被激活,则 G 蛋白可进一步激活腺苷酸环化酶(AC),后者可催化 AMP 生成 cAMP。cAMP 作为细胞内的第二信使,通过激活蛋白激酶 A(PKA)来实现信号转导。②IP$_3$(肌醇三磷酸)和 DAG(甘油二酯)可以激活蛋白激酶 C(PKC)。cGMP 可以激活蛋白激酶 G(PKG)。PIP$_2$ 为 3,4,5-三磷酸磷脂酰肌醇。

285. A**BCDE**　①依赖 cAMP 的蛋白激酶是 PKA(蛋白激酶 A),故答 D。②依赖 cGMP 的蛋白激酶是 PKG。依赖 DAG 和 IP$_3$ 的蛋白激酶是 PKC。在细胞信号转导过程中,受体型 PTK(酪氨酸蛋白激酶)和非受体型 PTK 均没有第二信使的参与,但均涉及 PTK 的激活。

286. A**BCDE**　①表皮生长因子受体是具有酪氨酸蛋白激酶(PTK)活性的生长因子受体,主要经受体型 PTK-Ras-MAPK 途径进行信号转导。②甲状腺激素受体、雄激素受体均为核受体,主要通过影响 DNA 转录发挥生物学效应。肾上腺素主要通过受体-G 蛋白-AC-cAMP-PKA 进行信号转导。

287. A**BCDE**　①蛋白激酶是催化 ATP 的 γ-磷酸基转移至靶蛋白的特定氨基酸残基上的一类酶,激活的蛋白激酶 C(PKC)能磷酸化的氨基酸残基为丝氨酸/苏氨酸,属于蛋白丝氨酸/苏氨酸激酶。②蛋白酪氨酸激酶能催化酪氨酸的酚羟基发生反应。蛋白组氨酸激酶能催化咪唑环发生反应。

288. ABCD**E**　G 蛋白也称鸟苷酸结合蛋白(guanylate binding protein),它是一类和 GTP 或 GDP 结合的、位于细胞膜内液面的外周蛋白,由 α、β、γ 三个亚基组成。G 蛋白的种类很多,不同的 G 蛋白能特异地将受体和与之相适应的效应酶偶联起来,使后者发挥相应的生物学效应。

289. A**BCDE**　ATP 在腺苷酸环化酶的作用下,去焦磷酸环化生成 cAMP。cAMP 在磷酸二酯酶的作用下,分解为 5′-AMP 而失活。腺苷酸环化酶活性增高,则 cAMP 生成增多;磷酸二酯酶活性增高,则 cAMP 降解加快。可见,与 cAMP 含量有关的酶是腺苷酸环化酶和磷酸二酯酶。

$$ATP \xrightarrow{\text{腺苷酸环化酶}} cAMP \xrightarrow{\text{磷酸二酯酶}} 5'\text{-AMP (失活)}$$

783

290. ABCDE ①第一信使是指细胞间的信息物质,如激素之类的胞外物质即为第一信使。第二信使是指在细胞内传递信息的小分子化合物(即细胞内信号分子),包括环磷酸腺苷(cAMP)、甘油二酯(DAG)、肌醇三磷酸(IP_3)、Ca^{2+}、环磷酸鸟苷(cGMP)等。第三信使是指负责细胞核内外信息传递的物质,即它们激活的核内蛋白。②可见,甘油二酯属于细胞内信号分子(第二信使),胰岛素、肾上腺素属于第一信使。甲状腺激素和类固醇激素可直接进入细胞核,形成第三信使进行信息转导。

291. ABCDE 生长因子是一类由细胞分泌的、类似于激素的信号分子,多数为肽类或蛋白质类物质。生长因子的受体多位于靶细胞膜上,生长因子通过受体介导的细胞信号转导而发挥作用。

292. ABCDE 肾上腺素与靶细胞受体结合后,主要通过受体-G蛋白-AC-cAMP-PKA途径进行信号转导,故有cAMP升高。

293. ABCDE A、B、C、D均属于核受体介导的信号转导分子,胰岛素为膜受体介导的信号转导分子。

294. ABCDE ①癌基因分为病毒癌基因和细胞癌基因。病毒癌基因是一类存在于肿瘤病毒(大多数是逆转录病毒)中的,能使宿主细胞(靶细胞)发生恶性转化的基因(D对)。②细胞癌基因是指存在于正常细胞基因组中的癌基因,一般情况下以非激活形式存在,故又称为原癌基因,是与病毒癌基因不同的概念。③原癌基因存在于正常细胞,其表达产物可调节细胞的正常生长与分化,为生命活动所必需。④"表达产物可抑制细胞恶性变"为抑癌基因的特点。

295. ABCDE ①病毒癌基因主要存在于逆转录病毒中,逆转录病毒感染宿主后,在宿主细胞内以病毒RNA为模板,在逆转录酶催化下合成双链DNA前病毒,以前病毒形式在宿主细胞中代代相传(A错)。随后病毒DNA随机整合于宿主细胞基因组中而致病(E对)。②病毒癌基因既可在体内使敏感宿主产生肿瘤,也可在体外使培养细胞转化为癌细胞。③原癌基因也称细胞癌基因,是与病毒癌基因不同的概念。④病毒癌基因主要通过整合于宿主细胞基因组而致病,并不是直接合成蛋白质。

296. ABCDE ①抑癌基因是一类抑制细胞过度生长、增殖,从而遏制肿瘤形成的基因,其编码产物的主要功能是诱导细胞分化、维持基因组稳定、诱导细胞凋亡,能抑制细胞的恶性生长。若抑癌基因发生突变,则不能表达正常产物,使细胞增殖调控失衡,导致肿瘤发生(A对)。②癌基因与抑癌基因相互制约,维持细胞增殖正负调节信号的相对稳定,癌基因的过量表达、过度激活,或抑癌基因的丢失、失活,均可导致肿瘤的发生。抑癌基因存在于正常细胞,起抑制细胞增殖的作用。

297. ABCDE ①抑癌基因是一类抑制细胞过度生长、增殖,从而遏制肿瘤形成的基因。目前发现的抑癌基因有10余种:如P53、RB、P16、APC、DCC等。②RAS、MYC、ALK、SIS均为癌基因。

298. ABCDE ①生物转化是指机体对非营养物质进行氧化、还原、水解以及各种结合反应,使其水溶性增高,极性增强,有利于从尿或胆汁排出体外的过程。生物转化可使大多数非营养物质生物活性降低,或使有毒物质的毒性减低或消除,也称为解毒作用,答案为A。②肌糖原磷酸化可使糖原分解供能。三羧酸循环是三大营养物质氧化供能的最后通路。乳酸循环既能回收乳酸中的能量,又可避免乳酸堆积而引起酸中毒。甘油三酯分解可提供能量。

299. ABCDE ①机体在排出非营养性物质之前,需对它们进行代谢转化,使其水溶性提高,极性增强,易于通过胆汁或尿排出,这一过程称为生物转化,故答E。②大多数物质经生物转化后毒性降低,但有些物质经生物转化后毒性反而增强,如苯并芘本身没有直接致癌作用,但经过生物转化后反而成为直接致癌物,故不答A、B、C、D并不是生物转化的主要作用。

300. ABCDE 生物转化是指机体对非营养物质进行氧化、还原、水解以及各种结合反应,使其水溶性增高,极性升高,有利于从尿或胆汁排出体外的过程。无论何种非营养物质,经生物转化后其极性均升高,具有普遍意义,因此最佳答案为D,而不是A。很多医考参考书将答案错为A。因为经生物转化后,有的生成物毒性降低,有的生成物毒性反而增强,毒性降低不具有普遍性。

301. ABCDE ①肝的生物转化分为两相反应(两个阶段):第一相反应(第一阶段)包括氧化、还原、水解反应;第二相反应(第二阶段)主要是各种结合反应,其中以葡萄糖醛酸结合反应最普遍、最重要。

第二篇 生物化学试题答案及详细解答

②酯化反应是指长链脂肪酸生成甘油酯的反应，与肝的生物转化无关。

302. ABCDE ①肝生物转化的第二相反应主要是结合反应。硫酸基转移酶参与硫酸结合反应；甲基转移酶参与甲基化反应；葡萄糖醛酸基转移酶参与葡萄糖醛酸结合反应；谷胱甘肽-S-转移酶参与谷胱甘肽结合反应。②肽基转移酶（转肽酶）主要参与肽链的生物合成，而不是生物转化。

303. ABCDE 患者慢性乙型肝炎病史多年，可能发展为肝硬化。患者胸前有蜘蛛痣，男乳发育，为雌激素水平增高所致。正常情况下，雌激素与活性硫酸根（PAPS）结合形成硫酸酯而被灭活，这一过程称为肝的生物转化。肝硬化患者肝功能受损，肝对雌激素的灭活作用减弱，导致体内雌激素水平增高而出现相关体征。

304. ABCDE 胆汁的主要固体成分是胆汁酸盐（习惯上胆汁酸、胆汁酸盐、胆盐三词混用），约占固体成分的50%，其次是无机盐、黏蛋白、磷脂、胆固醇、胆色素等。

305. ABCDE ①初级非结合胆汁酸是指肝脏中新合成、7位有羟基的胆汁酸，包括胆酸、鹅脱氧胆酸；若与甘氨酸、牛磺酸结合形成甘氨胆酸、牛磺胆酸、甘氨鹅脱氧胆酸、牛磺鹅脱氧胆酸，则称为初级结合胆汁酸。②初级胆汁酸进入肠道后，一部分在肠道细菌的作用下，7位脱去羟基，形成脱氧胆酸、石胆酸，称为次级非结合胆汁酸；若与甘氨酸、牛磺酸结合，则称为次级结合胆汁酸。

306. ABCDE ①胆固醇在肝细胞内转变为初级胆汁酸的过程非常复杂，需经多步酶促反应。胆固醇首先在7α-羟化酶的作用下，生成7α-羟胆固醇，后者经3α及12α羟化、加氢还原，最后侧链氧化断裂后生成24碳的胆烷酰CoA。24碳的胆烷酰CoA可水解生成游离型初级胆汁酸（胆酸和鹅脱氧胆酸），也可直接与甘氨酸或牛磺酸结合生成相应的结合型初级胆汁酸。胆固醇7α-羟化酶为胆汁酸合成的限速酶。②HMG-CoA还原酶为胆固醇合成的限速酶。

307. ABCDE 胆固醇7α-羟化酶是胆汁酸合成的关键酶，受终产物胆汁酸的负反馈调节。当胆汁酸浓度升高时，可负反馈抑制胆固醇7α-羟化酶的合成。

308. ABCDE ①铁卟啉化合物包括血红蛋白、肌红蛋白、细胞色素、过氧化物酶和过氧化氢酶等，其主要分解代谢产物是胆色素。胆色素包括胆绿素、胆红素、胆素原和胆素等。②胆汁是肝细胞分泌的，其主要有机成分是胆汁酸。酮体、胆固醇都是以乙酰CoA为原料合成的，故不答D、E。

血红蛋白 ⟶ 血红素 —血红素加氧酶→ 胆绿素 —胆绿素还原酶→ 胆红素 —还原→ 胆素原 —氧化→ 胆素

309. ABCDE ①红细胞的平均寿命约为120天，衰老的红细胞被单核吞噬细胞系统识别并吞噬，释放出血红蛋白，随后分解为珠蛋白和血红素。血红素则由单核吞噬细胞系统降解生成胆红素。②胆红素、胆素原虽是血红蛋白的分解代谢产物，但不是直接代谢产物，故不答A、E。血栓素主要是由血小板合成的二十碳多不饱和脂肪酸衍生物。Cyt c是含血红素样辅基的单电子传递体，主要参与生物氧化。

310. ABCDE ①在肝脏的滑面内质网，未结合胆红素在UDP-葡萄糖醛酸转移酶（UGT）的催化下，生成水溶性的葡萄糖醛酸胆红素（结合胆红素），易于随尿排出。苯巴比妥可诱导肝微粒体UGT的合成，增加结合胆红素的生成，从而减轻新生儿黄疸。②B、C、D、E均无此特殊药理作用。

311. ABCDE 在肝脾单核吞噬细胞系统内，血红素经代谢转变为胆红素，此胆红素未与葡萄糖醛酸结合，称为游离胆红素。游离胆红素是难溶于水的脂溶性物质，不易随尿液经肾排出，对细胞膜的通透性较大。游离胆红素分子内有氢键存在，不能直接与重氮试剂反应，只有在加入乙醇或尿素等破坏氢键后才能与重氮试剂反应，生成紫红色偶氮化合物，故游离胆红素与重氮试剂呈间接反应。与葡萄糖醛酸结合的胆红素称为结合胆红素或直接胆红素。

312. ABCDE ①血清总胆红素（TB）包括非结合胆红素（UCB，也称间接胆红素）和结合胆红素（CB，也称直接胆红素）。UCB在肝细胞内可与葡萄糖醛酸结合形成CB。肝细胞受损时，肝细胞对胆红素的摄取、结合能力降低，因此血清UCB增加；而未受损的肝细胞仍能将部分UCB转变为CB，因此肝细胞性黄疸患者血清 CB、UCB 均增加,故血清总胆红素增加。②肝细胞性黄疸患者血清直接胆红素(CB)/总胆红素(TB)=20%~40%,可见直接胆红素含量低于间接胆红素。③肝细胞性黄疸患者尿胆红素阳性,尿胆原正常或轻度增加,故答 D。

313. **ABCDE** 在肝细胞内,经胆红素-葡萄糖醛酸基转移酶催化,非结合胆红素与 UDP-葡萄糖醛酸结合,形成葡萄糖醛酸胆红素,即结合胆红素,故答 D。参阅 10 版《生物化学》P476。

314. **ABCDE** 315. **ABCDE** ①肝细胞性黄疸患者由于肝细胞严重受损,导致肝细胞对胆红素的摄取、结合功能降低,因此血清间接胆红素增加;而未受损的肝细胞仍能将部分间接胆红素转变为直接胆红素,因此血清直接胆红素升高。尿中胆红素定性试验阳性,尿胆原可因肝功能障碍而增高。②梗阻性黄疸患者胆汁排泄受阻,阻塞上方胆管内压力升高,可导致小胆管与毛细胆管破裂,胆汁中的胆红素反流入血,造成血清直接胆红素、间接胆红素均增加,尿胆红素阳性。因肠肝循环被阻断,故尿胆原缺如。

316. **ABCDE** 临床上常采用醋酸纤维素薄膜电泳分离血浆蛋白质,以 pH8.6 的巴比妥溶液作缓冲液,可将血浆蛋白质分为 5 条区带,即清蛋白、α₁ 球蛋白、α₂ 球蛋白、β 球蛋白和 γ 球蛋白。

317. **ABCDE** 血浆蛋白电泳分离时,清蛋白分子量小,所带电荷相对较多,在电场中最先向阳极泳动。γ 球蛋白分子量大,泳动速度最慢。从阳极至阴极为:清蛋白→α₁ 球蛋白→α₂ 球蛋白→β 球蛋白→γ 球蛋白。

318. **ABCDE** 血浆蛋白中,清蛋白含量最多,约占 50%,浓度达 38~48g/L。球蛋白浓度为 15~30g/L。

319. **ABCDE** 320. **ABCDE** ①铜蓝蛋白不是铜在血浆中的运输形式,而是一种含铜的氧化酶,除能氧化酚类、胺类、维生素 C 外,还可将 Fe^{2+} 氧化为 Fe^{3+},以利于 Fe^{3+} 与转铁蛋白结合而运输。②血浆清蛋白能与脂肪酸、Ca^{2+}、胆红素、磺胺等物质结合,起运输作用。③免疫球蛋白在体液免疫中起重要作用。肌红蛋白的主要功能是储存 O_2。脂蛋白是血浆脂类物质的运输形式。

321. **ABCDE** 合成血红素的原料是琥珀酰 CoA、甘氨酸、Fe^{2+} 等小分子化合物。

322. **ABCDE** ①合成血红素的第一步反应是由琥珀酰 CoA 与甘氨酸缩合生成 δ-氨基-γ-酮戊酸(ALA)。此反应由 ALA 合酶催化,此酶是合成血红素的关键酶,受血红素的反馈调节。②葡萄糖激酶、丙酮酸激酶为糖酵解的关键酶。HMG-CoA 裂解酶为合成酮体的酶。异柠檬酸脱氢酶为柠檬酸循环的关键酶。

323. **ABCDE** ①在线粒体内,通过亚铁螯合酶的催化,原卟啉Ⅸ与 Fe^{2+} 结合,生成血红素。②血红素在线粒体生成后,被转运到胞质,在骨髓的有核红细胞、网织红细胞中,与珠蛋白结合成为血红蛋白。胆色素是血红蛋白的分解代谢产物,包括胆绿素、胆红素、胆素原和胆素等。

324. **ABCDE** ①血红蛋白由珠蛋白和血红素组成。血红素的合成原料为琥珀酰 CoA、甘氨酸、Fe^{2+}。参与血红蛋白组成的血红素主要在骨髓的幼红细胞和网织红细胞中合成。②血红蛋白中珠蛋白的合成受血红素的调控。肾分泌的促红细胞生成素(EPO)可通过促进血红素的生成而调节血红蛋白的合成(D 对)。③血红蛋白中血红素的合成受多种因素的调节,如 ALA 合酶、ALA 脱水酶、亚铁螯合酶等均可调节其合成,ALA 合酶只是合成血红素的关键酶。

第三篇　生理学试题答案及详细解答

（正确答案为绿色的选项）

1. **A**BCDE　①排尿反射属于典型的正反馈调节。②B、C、E 均属于负反馈调节。屈肌反射属于神经调节。

2. A**B**CDE　①月经周期的中期，随着优势卵泡成熟，体内雌激素水平进一步升高，此时血中高浓度的雌激素对下丘脑、腺垂体都产生正反馈调节作用，刺激腺垂体分泌大量的黄体生成素（LH），在排卵前 16~24 小时达高峰，故答 B。②A、C、D、E 均属于负反馈调节。

3. ABC**D**E　①来自受控部分的输出信息反馈调整控制部分的活动，最终使受控部分的活动向其原先活动相反的方向改变，称为负反馈调节。体温在正常范围内的昼夜节律性波动正是机体负反馈调节的结果。②A、B、C、E 均属于正反馈调节。

4. **A**BCDE　①体液调节是指某些化学物质（如胰岛素）通过体液途径而影响生理功能（调节血糖）的调节方式，因此，A 属于体液调节。②神经调节是指通过反射活动而影响生理功能的调节方式。B、C 属于神经调节，D、E 属于神经-体液调节。

5. **A**BCDE　①Na^+ 通过离子通道的跨膜转运过程是经通道的易化扩散。②Na^+ 经钠泵的转运过程属于主动转运。单纯扩散为脂溶性物质的跨膜转运方式。出胞和入胞为大分子物质的跨膜转运方式。

6. ABC**D**E　①钠泵是镶嵌在细胞膜脂质双分子层中的一种特殊蛋白质，具有 ATP 活性，可以分解 ATP 获得能量，并利用能量逆浓度梯度或电位梯度进行 Na^+、K^+ 的主动转运。②钠泵每分解 1 分子 ATP，可将 3 个 Na^+ 移出细胞外，同时将 2 个 K^+ 移入细胞内，因此当细胞内 Na^+ 浓度增高或细胞膜外 K^+ 浓度增高时，钠泵被激活，故答 D。

7. ABCD**E**　经载体介导的易化扩散易发生饱和现象，是由于细胞膜中载体的数量和转运速率有限，当被转运的底物浓度增加到一定程度时，底物的扩散速度便达到最大值，不再随底物浓度的增加而增大。

8. A**B**CDE　①细胞膜内外 Na^+、K^+ 浓度差的维持是 Na^+-K^+ 依赖式 ATP 酶（Na^+-K^+ 泵）作用的结果。②A 为静息电位产生的机制。B 为动作电位的产生机制。D 为易化扩散的机制。

9. ABC**D**E　①出胞是指胞质内的大分子物质以分泌囊泡的形式排出细胞的过程，如神经纤维末梢释放神经递质乙酰胆碱即属于出胞。②A、B、D、E 均属于小分子物质跨膜转运的方式。

10. AB**C**DE　①葡萄糖从近端小管重吸收是通过 Na^+-葡萄糖同向转运体经继发性主动转运而实现的，钠泵活动造成的膜两侧 Na^+ 浓度差为继发性主动转运提供势能储备。②葡萄糖从近端小管的吸收不是原发性主动转运，因此不会直接利用钠泵水解 ATP 释放的能量，故不答 A。同向转运体本身不能水解 ATP 释放能量，故不答 B。膜内外两侧的电位差为静息电位，不能提供能量。与葡萄糖一起同向转入细胞的物质是 Na^+，Na^+ 本身不能提供能量，故不答 E。

11. A**B**CDE　①静息状态下，细胞膜两侧存在着外正内负的电位差，称为静息电位。生理学上常将这种外正内负的状态，称为极化。②静息电位是细胞膜两侧离子跨膜扩散所致，而不是 K^+ 内流形成的，因为静息状态下，各种离子的净内流或净外流为 0，故答 B。③静息时细胞膜对 K^+ 通透性大约是 Na^+ 的 10~100 倍。静息电位与细胞膜上 Na^+-K^+ 泵的活动有关。

12. **A**BCDE　①由于静息电位是细胞膜两侧离子跨膜扩散的结果，因此膜对哪一种离子的通透性越高，则该离子的跨膜扩散对静息电位的影响就越大。事实上，在静息时细胞膜对 K^+ 通透性是 Na^+ 的 10~100 倍，因此静息电位非常接近 K^+ 的平衡电位。②锋电位属于动作电位范畴。超射是指动作电位中

787

膜电位高于零电位的部分。

13. **ABCDE** 静息电位的绝对值越大，去极化时产生动作电位的幅度也就越大。静息状态下，细胞膜内 K^+ 浓度约为膜外30倍，膜外 Na^+ 浓度为膜内10倍。钠泵活动是维持细胞膜内外 Na^+ 和 K^+ 浓度差的基础，因此当低温、缺氧或代谢障碍使钠泵活动受抑制后，将导致这种浓度差减小，静息电位绝对值减小，去极化时产生动作电位的幅度也减小。

14. **ABCDE** 静息电位是指细胞膜未受刺激时，存在于细胞膜内外两侧的外正内负的电位差。静息电位产生的主要机制是 K^+ 外流。在静息状态下，细胞膜对 K^+ 的通透性较大，K^+ 因浓度梯度而向外流，导致细胞内的正电荷减少，而细胞外的正电荷相对增多，从而形成细胞膜外侧电位高而细胞膜内电位低的电位差，即静息电位。

15. **ABCDE** ①静息状态下，细胞膜两侧离子的分布是不均匀的，细胞膜内的 K^+ 浓度是膜外的30倍，而 Na^+ 的细胞膜外浓度是膜内的10倍。②当神经纤维受刺激时，膜上 Na^+ 通道开放，即对 Na^+ 通透性最大，当去极化达阈电位水平时，Na^+ 迅速内流引起动作电位的去极相。

16. **ABCDE** ①静息电位接近于 K^+ 的平衡电位，K^+ 平衡电位取决于细胞内、外 K^+ 浓度差，而这种浓度差的维持是钠泵活动的结果。因此，当低温、缺氧、酸中毒时，钠泵活动受到抑制，将导致细胞内外 K^+ 浓度差减小，静息电位绝对值变小。②细胞膜对 Cl^- 不存在原发性主动转运。Cl^- 在膜两侧的分布是被动的，因此静息电位与 Cl^- 浓度无关。③K^+ 浓度改变当然可影响静息电位。

17. **ABCDE** ①静息电位绝对值是动作电位上升支的负数部分，超射值是指去极化后膜电位>0直至最大值的部分，因此动作电位幅度应为静息电位绝对值与超射值之和。②静息电位接近 K^+ 平衡电位。

18. **ABCDE** ①动作电位幅度主要由动作电位上升支决定，而动作电位上升支是去极化达阈电位水平时，膜对 Na^+ 通透性增大，Na^+ 向膜内易化扩散的结果，因此细胞内、外 Na^+ 浓度差是影响动作电位幅度的主要因素。②刺激强度、刺激时间、阈电位水平都是引起动作电位的条件，而不是影响动作电位幅度的主要因素。神经纤维直径主要影响动作电位的传导速度，而不是影响动作电位的幅度。

19. **ABCDE** ①极化是指静息状态下，细胞膜电位外正内负的状态。②超极化是指细胞膜静息电位向膜内负值加大的方向变化（如膜电位从-90mV变为-100mV），故答C。③去极化是指细胞膜静息电位向膜内负值减小的方向变化（如膜电位从-90mV变为-70mV）。④反极化是指去极化至零电位后，膜电位进一步变为正值。⑤复极化是指细胞去极化后，再向静息电位方向恢复的过程。

20. **ABCDE** ①动作电位是以局部电流形式进行传导的，由于受刺激部位膜上电位差为内正外负，而未兴奋处仍为安静时内外正的极化状态，因此局部电流是双向流动的，即动作电位呈双向传导。②根据动作电位的"全或无"的原理，动作电位在细胞膜的某处产生后，其传导不衰减，无论传导距离多远，其幅度和形状均不改变。动作电位一经产生，其幅度就达最大，与传导距离无关。刺激强度只要超过阈值，就可产生动作电位，其传导与刺激强度无关。

21. **ABCDE** 动作电位在同一细胞上的传导，实际上是已兴奋的膜处，通过局部电流刺激未兴奋的细胞膜，使之出现可沿细胞膜传导到整个细胞的动作电位。由于动作电位的传导其实是沿细胞膜不断产生新的动作电位，因此它的形状和幅度在长距离传导中保持不变，其幅度不会随神经纤维直径增加而降低，故答B。有髓纤维是沿郎飞结的跳跃式传导，其传导速度比无髓纤维快得多。有髓纤维的跳跃式传导速度与其直径成正比。

22. **ABCDE** ①可兴奋细胞发生兴奋后，其兴奋性需要经过"绝对不应期→相对不应期→超常期→低常期→恢复正常"的过程。处于绝对不应期的细胞，阈值无限大，无论给予多强的刺激都不能使细胞再次兴奋，表明细胞已失去兴奋性，此时兴奋性为零。②可兴奋细胞兴奋性高于正常的是超常期，兴奋性低于正常的是相对不应期和低常期，各种可兴奋细胞的兴奋性不可能无限大。

23. **ABCDE** ①在动作电位的绝对不应期，细胞的兴奋性为零，无论施加多强的刺激也不能使细胞再次兴奋，因此动作电位不会因刺激频率增加而发生融合。②在绝对不应期后的一段时间，给予足够强的阈上刺激可以引起新的动作电位发生,称为相对不应期,故不答 E。③A、C 属于动作电位的传播特点。动作电位去极化超过 0mV 的部分称为超射。

24. **ABCDE** ①阈值是指能引起动作电位的最小刺激强度,是衡量细胞或组织兴奋性大小的最好指标。②阈电位是可兴奋细胞的一个重要参数,表示要引起组织兴奋,刺激所引起的膜的去极化至少需要达到这个程度。刺激强度变化率为刺激量的三个参数之一。③动作电位需要去极化达到阈值才能引发,此时钠通道开放,钠离子迅速内流。动作电位的阈值不是衡量组织兴奋性的指标。

25. **ABCDE** ①可兴奋细胞(心肌细胞)发生一次兴奋后,其兴奋性的周期性变化规律为:绝对不应期→相对不应期→超常期→低常期→恢复正常。在绝对不应期,无论施加多强的刺激均不可能再次引起兴奋。在相对不应期,若刺激强度大于阈值,可引起兴奋。在低常期,需阈上刺激才能引起细胞再次兴奋。②在超常期,电压门控钠(或钙)通道已基本复活,但膜电位尚未完全恢复到静息电位,由于距离阈电位水平较近,因而只需阈下刺激即可使膜去极化达到阈电位水平而再次兴奋。

26. **ABCDE**   27. **ABCDE** ①静息电位是指细胞在未接受刺激时,细胞膜两侧存在的外正内负的膜电位。②阈电位是造成细胞膜对 Na^+ 通透性突然增大的临界膜电位。③动作电位是指可兴奋细胞接受刺激后,产生的可传播的膜电位波动。在锋电位后出现的膜电位低幅、缓慢的波动,称为后电位。局部电位是指细胞接受阈下刺激时,细胞膜两侧产生的较小的膜去极化或超极化反应。

28. **ABCDE** 骨骼肌的神经-肌接头由接头前膜-接头间隙-接头后膜(终板膜)组成。在接头前膜上有许多乙酰胆碱(ACh)囊泡,在接头后膜上有 N_2 型 ACh 受体。当神经冲动到达神经末梢时,接头前膜的囊泡内乙酰胆碱大量释放,经接头间隙扩散至终板膜,引起终板膜去极化产生终板电位。可见在神经-肌接头处的化学递质是乙酰胆碱。

29. **ABCDE** ①在神经-骨骼肌接头的终板膜上,分布有乙酰胆碱酯酶,可将乙酰胆碱分解为胆碱和乙酸,使乙酰胆碱迅速消除。②腺苷酸环化酶是催化 ATP 裂解去除焦磷酸形成 cAMP 的酶。ATP 酶是一类能将 ATP 催化水解为 ADP 和磷酸根离子的酶。单胺氧化酶是催化单胺氧化脱氨反应的酶。Na^+-K^+ 依赖式 ATP 酶即为钠泵。

30. **ABCDE** 骨骼肌神经-肌接头处兴奋传递特点如下:①单向传递:兴奋只能由前一级神经元的轴突末梢向下一级神经元的树突或胞体传递,或由传出神经纤维末梢向肌或其他效应器传递,而不能作相反方向的传递。②化学传递:突触传递过程需化学性递质完成。③时间延搁:兴奋通过突触或神经效应器接头,一般最少需 0.3~0.5 毫秒,比相同距离的神经纤维传递所需时间长得多。④易受药物或其他环境因素的影响。⑤在正常情况下,一次神经冲动所引起的乙酰胆碱的释放量,超过引起肌细胞动作电位需要量的 3~4 倍,因此神经-肌接头处的兴奋传递通常是一对一的,即运动纤维每一次神经冲动到达末梢,都能引起一次肌肉收缩,这一点与神经元之间的兴奋传递明显不同,故答 E。

31. **ABCDE** 骨骼肌神经-肌接头由接头前膜、接头间隙、接头后膜(终板膜)组成。当神经纤维来的动作电位到达神经末梢时,神经兴奋→接头前膜去极化→前膜对 Ca^{2+} 通透性增加→Ca^{2+} 内流→ACh 囊泡破裂释放入接头间隙→ACh 与终板膜 ACh 受体结合→终板膜对 Na^+ 通透性增高→Na^+ 内流→产生终板电位→总和达阈电位时产生肌膜动作电位。可见,骨骼肌兴奋-收缩耦联的耦联因子是 Ca^{2+}。

32. **ABCDE** 根据肌丝滑行理论,横纹肌的缩短和伸长是粗、细肌丝在肌节内相互滑动的结果。粗肌丝由肌球蛋白(肌凝蛋白)组成。肌球蛋白分子头部有牵引肌丝滑动的横桥。细肌丝由肌动蛋白、原肌球蛋白和肌钙蛋白构成。当肌细胞上的动作电位引起胞质中 Ca^{2+} 浓度升高时,Ca^{2+} 与细肌丝上的肌钙蛋白结合,使原肌球蛋白分子发生改变,引发横桥与肌动蛋白结合,使肌丝滑动、肌肉收缩。

33. **ABCDE** 骨骼肌属于横纹肌,细胞内含有大量肌原纤维和肌管系统。肌原纤维由粗肌丝和细肌丝构成,其基本单位是肌节。肌管系统分为横管和纵管两种系统,主要进行信息传递。纵管是与肌原纤维走行方向平行的膜性管道,与横管膜相接触的末端膨大,称为终池。横管与其两侧的终池形成三联管结构,此为骨骼肌神经-肌接头兴奋-收缩耦联的关键部位。

34. **ABCDE** ①骨骼肌神经-肌接头由接头前膜、接头间隙和接头后膜组成，其兴奋传递过程：由运动神经纤维传到轴突末梢的动作电位触发接头前膜 Ca^{2+} 依赖性突触囊泡出胞，释放乙酰胆碱（ACh）至接头间隙，ACh 激活终板膜中 N_2 型 ACh 受体阳离子通道，造成 Na^+ 内流而产生终板电位，后者激活邻近肌膜中的电压门控钠通道，引起骨骼肌细胞动作电位。在 ACh 释放后几毫秒内，ACh 可被终板膜间隙侧的乙酰胆碱酯酶迅速分解而消除。有机磷农药可抑制乙酰胆碱酯酶，导致接头间隙 ACh 蓄积，机体出现 ACh 兴奋亢进的症状，故答 C 而不是 B、E。②有机磷农药中毒并不涉及儿茶酚胺的异常释放，故不答 A、D。

35. **ABCDE** 正常成年人的血液总量相当于体重的 7%～8%。体重 60kg 的人，血量为 4.2～4.8L。

36. **ABCDE** ①血细胞比容是指血细胞在血液中所占容积百分比，故血细胞比容可反映血液中红细胞在血浆中的相对浓度。②血液黏滞性是指血液内部分子或颗粒间的摩擦力。血浆渗透压主要反映血浆中晶体物质的数目多少。血液比重主要反映血液中红细胞数量与全血重量之间的关系。血红蛋白主要反映红细胞比重的情况。

37. **ABCDE** 溶液渗透压的高低取决于溶液中溶质颗粒（分子或离子）数目的多少，而与溶质的种类和颗粒大小无关。由蛋白质所形成的渗透压称为胶体渗透压。在血浆蛋白中，白蛋白分子量小，其分子数量远多于球蛋白，故血浆渗透压的 75%～80% 来源于白蛋白。球蛋白由于分子量大，分子数量少，所形成的胶体渗透压小。

38. **ABCDE** ①血浆 pH 正常值为 7.35～7.45，其相对恒定有赖于血液中的缓冲物质。血浆内的缓冲物质包括 $NaHCO_3/H_2CO_3$、蛋白质钠盐/蛋白质和 Na_2HPO_4/NaH_2PO_4 三个缓冲对，其中最重要的是 $NaHCO_3/H_2CO_3$，因血浆中 HCO_3^- 和 H_2CO_3 的量最多。②K_2HPO_4/KH_2PO_4 和 $KHCO_3/H_2CO_3$ 是红细胞内的缓冲对，虽然也参与维持血浆 pH 的恒定，但所起的作用远不如血浆缓冲对重要。

39. **ABCDE** ①正常红细胞在外力作用下具有变形的能力，称为可塑变形性。红细胞的可塑变形性使红细胞能通过口径比自身直径（6μm）小得多的微小血管和脾窦孔隙。衰老红细胞的变形能力降低，难以通过直径只有 0.5～3μm 的脾窦，而被脾窦中的巨噬细胞吞噬清除。②红细胞渗透脆性增加、细胞体积增大常见于遗传性球形红细胞增多症，红细胞体积增大，表面积和体积之比下降，其变形能力将减弱。红细胞悬浮稳定性下降，将导致血沉增快。红细胞内血红蛋白减少，可因红细胞黏度降低而使红细胞变形能力增强。

40. **ABCDE** 红细胞的生成需要足够的蛋白质、铁、叶酸及维生素 B_{12}。其中，蛋白质和铁是合成血红蛋白的重要原料；叶酸和维生素 B_{12} 是红细胞成熟所必需的物质。

41. **ABCDE** 促红细胞生成素（EPO）主要由肾皮质肾小管周围的间质细胞产生，可促进红细胞的生成。
    类似的：血小板生成素（TPO）主要由肝实质细胞产生。

42. **ABCDE** ①晚期红系祖细胞因存在较密集的促红细胞生成素（EPO）受体，主要接受 EPO 的调节，是 EPO 作用的主要靶细胞。②早期红系祖细胞因 EPO 受体稀疏较少受 EPO 的影响。造血干细胞主要受干细胞因子（SCF）的调节。幼红细胞、网织红细胞没有 EPO 受体，故不答 B、C。

43. **ABCDE** ①促红细胞生成素（EPO）可促进晚期红系造血祖细胞的分化、增殖和成熟，故答 E。②内因子的生理作用是促进维生素 B_{12} 的吸收，而维生素 B_{12} 是红细胞成熟所必需的物质。维生素 K 主要参与凝血因子 Ⅱ、Ⅶ、Ⅸ、Ⅹ 的合成。维生素 E 主要作为氧化剂发挥作用。

44. **ABCDE** 45. **ABCDE** ①血液由血浆和血细胞组成，因此血液中除去血细胞的液体是血浆。②血液凝固后，血凝块中的血小板收缩，可使血清析出。

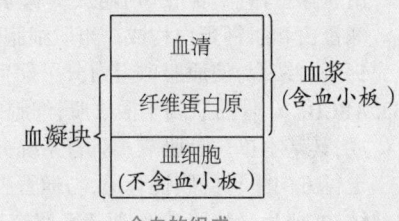

全血的组成

46. **ABCDE** 血液中除去血细胞的液体是血浆。血液凝固后，血凝块中的血小板收缩,可使血清析出。血清和血浆的主要不同点是血清不含纤维蛋白原。

47. **ABCDE** 使纤溶蛋白原转变成不溶性纤溶蛋白是凝血酶的生理作用,而不是血小板的作用,故答 E。

48. **ABCDE** 49. **ABCDE** ①血友病甲、乙是先天性缺乏凝血因子Ⅷ、Ⅸ所致。②肠切除术后肠瘘患者长期禁食,可造成体内维生素 K 缺乏,导致维生素 K 依赖的凝血因子Ⅱ、Ⅶ、Ⅸ、Ⅹ的缺乏。

50. **ABCDE** ①凝血过程分为凝血酶原酶复合物的形成、凝血酶原的激活、纤维蛋白的生成三个阶段。参与内源性凝血途径的凝血因子全部来自血液,由FⅫ发动;参与外源性凝血途径的凝血因子除来自血液外,还包括组织因子,由FⅢ发动,故答 E 而不是 C。②内源性凝血途径与外源性凝血途径均发生于体内的循环系统,故不答 A、B。内源性凝血途径与外源性凝血途径的凝血酶原酶复合物形成并不相同,但凝血酶原的激活、纤维蛋白的生成两条途径则相同。

51. **ABCDE** ①肝素具有很强的抗凝作用,它可使抗凝血酶与凝血酶的亲和力增强 100 倍。但在缺乏抗凝血酶的条件下,其抗凝作用很弱,故肝素主要是通过增强抗凝血酶的活性而发挥间接抗凝作用。②蛋白质 C、组织因子途径抑制剂、$α_2$-巨球蛋白均为生理性抗凝物质,均不能增强抗凝血酶的抗凝作用。

52. **ABCDE** ①血型是指红细胞膜上特异性抗原(凝集原)的类型。通常所说的血型是指红细胞血型。②凝集素是指能与红细胞膜上的凝集原起反应的特异性抗体。凝集素为 γ-球蛋白,存在于血浆中。

53. **ABCDE** ①红细胞膜上凝集原的本质是抗原,血清中凝集素的本质是抗体。根据特异性抗原-抗体反应可发生红细胞凝集的原理,一个人的血液中,不可能在红细胞膜上出现相应的凝集原,同时在血清中出现相应凝集素。若不区分 A_1、A_2 亚型,则 A 型血红细胞膜上含有 A 凝集原,血清中含有抗 B 凝集素。②B 型血的血清中存在抗 A 凝集素。AB 型血的血清中既不含抗 A 凝集素,也不含抗 B 凝集素。O 型血的血清中既含有抗 A 凝集素,也含有抗 B 凝集素。A_2B 型血的血清中含有抗 A_1 凝集素。

54. **ABCDE** ①将供血者的红细胞与受血者的血清进行血型配合试验,称为交叉配血主侧。将受血者的红细胞与供血者的血清作配合试验,称为交叉配血次侧。凝集原的本质是抗原,存在于红细胞膜上。凝集素的本质是抗体,存在于血清中。正常机体为了避免发生抗原-抗体凝集反应,不可能有特异性抗原、抗体同时存在。②已知供血者为 A 型,若受血者为 AB 型,则将供血者红细胞(膜上含 A 凝集原)与受血者的血清(无抗 A 和抗 B 凝集素)混合,主侧不会发生凝集反应;若将受血者的红细胞(膜上含 A、B 凝集原)与供血者的血清(含抗 B 凝集素)混合,次侧会发生凝集反应,符合题意,故受血者血型为 AB 型。

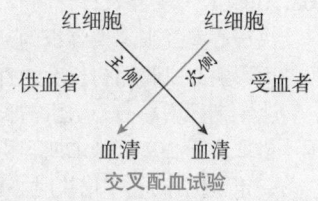
交叉配血试验

55. **ABCDE** ①与临床关系最为密切的血型系统是 ABO、Rh 血型系统。ABO 血型抗体分天然抗体和免疫性抗体两类:天然抗体属于 IgM,分子量大,可导致输血反应;免疫性抗体多属 IgG,分子量小,可通过胎盘,引起新生儿溶血病。②Rh 血型抗体多属不完全抗体 IgG,可通过胎盘引起胎儿溶血。

56. **ABCDE** 根据红细胞膜上是否存在 A 抗原和 B 抗原,可将血液分为 4 种 ABO 血型:只含 A 抗原者为 A 型,只含 B 抗原者为 B 型,含有 A 与 B 两种抗原者为 AB 型,A 和 B 两种抗原均无者为 O 型。A 抗原、B 抗原都是在 H 抗原基础上形成的,O 型红细胞虽然不含 A 抗原和 B 抗原,但含有 H 抗原。

57. **ABCDE** ①在心动周期中,左心室压力快速升高的时期,肯定出现于收缩期,舒张期压力会快速降低,故不答 D、E。当左心室开始收缩时,室内压升高,推动房室瓣关闭。从房室瓣关闭到主动脉瓣开启前的这段时间,心室容积不变,称为等容收缩期。由于心室继续收缩,但心室容积不变,因此室内压急剧升高,为心室内压力上升最快的阶段。②当心室压高于主动脉压时,主动脉瓣开放,进入快速射血期,左心室内压可继续缓慢升高至峰值。随后进入缓慢射血期,左心室内压下降。

58. **ABCDE** 在一个心动周期中,主动脉压最低的时期,是在心室射血之前,即等容收缩期末。

59. **ABCDE** 主动脉瓣关闭的开始,意味着左心室充盈血液的开始,可首先排除 A、D。从心动周期的几个时期来看,主动脉瓣关闭只能在等容舒张期初或减慢射血期末,故正确答案为 C。

60. **ABCDE** 左心室舒张时,靠心室舒张的抽吸作用使血液充盈左心室(占充盈量的 70%)。此后左心房收缩,将血液射入左心室,使左心室进一步充盈(占充盈量的25%)。因此,在心房收缩期末,左心室达最大充盈,此时左心室容积最大。

61. ABCDE 在等容舒张期,顾名思义,左、右心室的容积保持不变,因此房室瓣(二尖瓣及三尖瓣)与动脉瓣(主动脉瓣及肺动脉瓣)均应处于关闭状态。

62. ABCDE 心室的充盈主要依靠心室舒张的抽吸作用(占70%),其次为心房的收缩射血(占25%)。

63. ABCDE 心输出量是指一侧心室每分钟泵出的血液量,即心输出量=每搏输出量×心率。

64. ABCDE 心指数=心输出量/体表面积=每搏输出量×心率/体表面积。

65. ABCDE 高血压患者出现喘憋,左心房和左心室增大,左室射血分数(LVEF)<50%,应诊断为左心衰竭。LVEF是指左心室搏出量占左心室舒张末容积的百分比,是衡量左心室射血功能的重要指标。LVEF正常值>50%,若<50%应诊断为左心衰竭,轻度下降为40%~50%,中度下降为30%~40%,重度下降为<30%。按此标准,本例为中度左心衰竭,故答案为E。

66. ABCDE ①高血压患者未出现左心衰竭时,可通过自身调节维持心输出量不变,以满足各器官的血流需要。心脏每分功=心输出量×(平均动脉压-6)×13.6×9.807×(1/1000)。高血压患者心输出量不变,由于平均动脉压增高,心脏做功量增加。②射血分数=(每搏输出量/心室舒张末容积)×100%,故高血压患者当未出现心腔扩大时,射血分数不会下降。心指数=心输出量/体表面积,若心输出量不变,则心指数不变。心脏的效率是指心脏所做的外功占心脏总能量消耗的百分比。

67. ABCDE ①后负荷是指心肌开始收缩时所遇到的负荷,因此体循环(即主动脉)高压为左心室后负荷增加,肺循环高压为右心室后负荷增加。②回心血量增加,使右心室充盈量增加,舒张末期容积增大,将导致右心室前负荷增加。③主动脉瓣关闭不全时,左心室射入主动脉的血液可逆流回左心室,使左心室充盈量增加,前负荷增加。④血红细胞比容增大,将使全血黏度增加,心脏做功量增加。

68. ABCDE ①异长自身调节是指通过改变心肌细胞收缩的初长度来调节心输出量。心肌收缩初长度取决于心室舒张末期容积(心室舒张末期压)的大小。在一定范围内,心肌收缩强度与其初长度成正比,而影响心肌收缩初长度的直接因素是舒张末期的心室容积。按Starling定律,心脏前负荷增加→心室舒张末期压增高→心室肌初长度增加→心肌收缩力增强→心输出量增加。因此,根据异长自身调节,每搏量取决于心室舒张末期容积。②心力储备是指心输出量随机体代谢需要而增加的能力;心率储备指在一定范围内,心率增快时心输出量增加的能力,两者都是指心泵功能的储备能力,并不是异长自身调节。

69. ABCDE 判断等长调节和异长自身调节的方法,就是看调节过程中是否有心肌细胞初长度的改变,A、B、E均涉及心肌细胞初长度的改变,因此是异长自身调节。不同的初长度可改变心肌细胞粗细肌丝间横桥结合的数目,故C也是异长自身调节。只有通过改变心肌收缩力进行的调节才是等长调节。

70. ABCDE 正常成人的最佳心率为60~80次/分。当心率>180次/分时,心室充盈期缩短,造成心室充盈不足,导致每搏输出量明显减少。虽然心率增快,但心输出量(=每搏输出量×心率)仍减少。

71. ABCDE ①甲状腺功能亢进时机体代谢增强,心输出量增加。反之,甲状腺功能减退时心输出量减少。②妊娠、运动、贫血、焦虑时心输出量增加。

72. ABCDE 心室肌细胞动作电位平台期(2期)的离子流包括Ca^{2+}内流、K^+外流、少量Na^+负载。

73. ABCDE 74. ABCDE ①窦房结细胞是慢反应细胞,其动作电位0期去极化的原因是Ca^{2+}缓慢内流。②浦肯野细胞是快反应细胞,其动作电位0期去极化的原因是Na^+内流。

75. ABCDE 76. ABCDE 动作电位去极相有超射现象、复极时间长于去极时间,均是动作电位的普遍现象。心室肌细胞和窦房结细胞动作电位的总时间均长于骨骼肌,但心室肌细胞动作电位的主要特点是有复极2期(平台期),而窦房结细胞动作电位的主要特点是有明显的4期自动去极化。

77. ABCDE 心室肌细胞在一次兴奋过程中兴奋性的周期性变化为:有效不应期(绝对不应期+局部反应期)→相对不应期→超常期。心肌细胞兴奋性变化的特点是有效不应期特别长,达200~300毫秒,这是使心肌不会产生强直收缩的原因,答案为B。

第三篇　生理学试题答案及详细解答

78. **ABCDE**　刺激迷走神经(面部浸于冰水)可使心动过速突然终止,是室上性心动过速的特点,即本题的题意为"迷走神经兴奋使室上性心动过速终止的机制是什么?"。①迷走神经兴奋对心脏是负性效应,可导致窦房结自律性降低、房-室延搁时间增长,房室传导减慢,故 B、D 错。②"异常传导通路的兴奋性提高"为预激综合征的发生机制,迷走神经兴奋不涉及异常传导通路的兴奋性,故不答 C。③房室交界区不应期延长的意义是使心肌不产生强直收缩,故不答 A。房室交界区细胞 4 期自动去极化减弱,将导致心率减慢,故答 E。

79. **ABCDE**　①本例为窦性心动过缓,其心脏起搏点为窦房结。窦房结心率的快慢主要取决于 P 细胞 4 期自动去极化的速率,而 P 细胞 4 期自动去极化的离子机制是一种外向电流(K^+外流)逐渐减弱及两种内向电流(Na^+内流+Ca^{2+}内流)逐渐增强所致,故窦房结细胞 K^+外流衰减加快、内向离子流增强,将导致 4 期自动去极化加速,心率增快,故不答 B、E。窦房结细胞 T 型钙通道激活减少,Ca^{2+}内流减少,将导致窦房结 4 期自动去极化减慢,使心率减慢,故答案为 A。②"房-室延搁时间延长""房室交界区的前传不应期延长"的生理意义是使心房和心室不同步收缩,故不答 C、D。

80. **ABCDE**　①心电图示"提前出现的宽大畸形的 QRS 波群",应诊断为室性期前收缩。故本题的题意为"室性期前收缩完全性代偿间歇"的机制是什么?②期前收缩有自身的有效不应期,当紧接在期前兴奋后的一次窦房结兴奋传到心室时,如果正好落在期前兴奋的有效不应期内,则此次正常下传的窦房结兴奋将不能引起心室的兴奋和收缩,即形成一次兴奋和收缩的"脱失",须等待下一次窦房结的兴奋传来时才能引起兴奋和收缩。这样,在一次期前收缩之后往往会出现一段较长的心室舒张期,称为代偿间歇。可见,代偿间歇的产生主要是由于心肌有效不应期长。③房-室延搁的生理意义是使心房和心室不同步收缩,故不答 A。B、D 与心肌传导性有关,而与心肌兴奋性无关,故不答 B、D。自律细胞兴奋性增高将导致心率加快,而不是产生代偿间歇,故不答 C。

81. **ABCDE**　心肌细胞发生兴奋后,从动作电位 0 期开始到 3 期复极化至-60mV 这段时间内,心肌不能产生新的动作电位,这段时间称为有效不应期。当心肌正在收缩时,肯定不能接受新的刺激再次产生兴奋,因此有效不应期一定包含收缩期。与神经细胞和骨骼肌细胞相比,心肌细胞的有效不应期特别长,达 200~300 毫秒,一直延续到舒张早期。因此有效不应期应包括收缩期+舒张早期。

82. **ABCDE**　①心肌细胞的有效不应期相当长,达 200~300 毫秒,在此期间,心肌细胞处于不应期,任何强的刺激均不能引起心肌细胞的兴奋和收缩,这是使心肌不会产生强直收缩的原因。②心肌细胞之间存在缝隙连接,兴奋可以在细胞间迅速传播,因此心肌可以看作一个功能上的合胞体,这种特性可保证整个心室肌细胞几乎同时收缩。房-室延搁的生理意义是使心室和心房不发生同步收缩。窦房结对潜在起搏点有抑制作用,以使窦房结成为心脏正常的起搏点。

83. **ABCDE**　4 期自动去极化是自律细胞产生自动节律的基础。窦房结起搏细胞最大特点就是有明显的 4 期自动去极化,且自动去极化速度快。在每个心动周期中,窦房结细胞 4 期最先去极化达到阈电位水平,产生一个新的动作电位,使之成为心脏正常的起搏点。

84. **ABCDE**　心脏的兴奋传导系统由窦房结→心房肌→房室交界区→心室肌构成,但兴奋在心脏各部的传导速度不同,在心房内传导速度为 1.0~1.2m/s,心室浦肯野纤维的传导速度约为 4m/s,房室交界区的传导速度最慢,仅 0.02m/s。因此,兴奋在房室交界内的传导有一个时间延搁,称为房-室延搁。房-室延搁的生理意义是使心室的收缩必定发生在心房收缩之后,不会发生重叠收缩。

85. **ABCDE**　86. **ABCDE**　87. **ABCDE**　①兴奋在心脏各部的传导速度分别为:心房肌 1.0~1.2m/s,心室浦肯野纤维 4m/s,房室交界 0.02m/s。因此心脏内传导速度最慢的部位是房室交界,最快的部位是浦肯野纤维。②自律性是指心肌细胞自动兴奋的频率。窦房结 P 细胞、房室交界、房室束、浦肯野纤维的自律性分别为 100 次/分、50 次/分、40 次/分、25 次/分,可见窦房结 P 细胞的自律性最高,为心脏正常起搏点。

88. **ABCDE**　只有心房肌去极化(P 波)能在心电图中看到,其他各项均不能看到。心电图波形的意义如下。①P波:心房肌去极化的电位变化;②PR间期:心房开始去极化到心室开始去极化;③QRS波群:心室肌去极化全过程;④ST段:心室缓慢复极化过程;⑤T波:心室快速复极化时的电位变化;⑥QT间期:心室肌去极化和复极化全过程。

89. ABCDE　90. ABCDE　①血压的形成,首先是由于心血管系统内有血液充盈,其次是心脏射血。心室肌收缩时所释放的能量可分为两部分:一部分用于推动血液流动,是血液的动能;另一部分形成对血管壁的侧压,即血压。因此,动脉收缩压主要反映每搏输出量。②当血液从主动脉流向外周时,因不断克服血管对血流的阻力而消耗能量,血压逐渐降低。因此,动脉舒张压的高低主要反映外周血管阻力的大小。

91. ABCDE　92. ABCDE　93. ABCDE　①心室收缩时,主动脉压升高,在收缩期的中期达到最高值,此时的动脉血压值称收缩压。②脉压=收缩压−舒张压。③心室舒张时,主动脉压下降,在心舒末期动脉血压的最低值,称为舒张压。④一个心动周期中每一瞬间动脉血压的平均值,称为平均动脉压。

94. ABCDE　老年男性,胸痛4小时,心电图示Ⅱ、Ⅲ、aVF导联ST段抬高0.3mV,应考虑急性下壁心肌梗死。患者心率55次/分,窦性心律,可能合并房室传导阻滞。患者起搏治疗后,心率由55次/分增高至60次/分时,舒张期缩短,左心室充盈时间缩短,回心血量减少导致收缩压和舒张压降低。

95. ABCDE　①每搏量主要影响收缩压,心率主要影响舒张压。每搏量减少可导致收缩压降低,舒张压升高不明显。心率减慢可导致舒张压降低,对收缩压影响不明显。患者收缩压从130~150mmHg降至80mmHg,主要是每搏量降低所致;舒张压从60~70mmHg降至50mmHg,主要是心率减慢所致,故答D。②左心室后负荷是指主动脉压,目前患者主动脉压降低,故A错。左心室舒张功能损害将导致舒张期心力衰竭。心包内压力增加可导致脉压减小。左心室前负荷是指心室舒张末期的压力。

96. ABCDE　①大动脉硬化患者弹性贮器作用下降,对血压的缓冲作用减弱,造成收缩压增高而舒张压降低,导致脉压明显增大,故答C。②每搏量增大可使收缩压增大,而舒张压升高不明显,导致脉压轻度增大,故不答A。外周血管阻力增大可使舒张压增高,收缩压升高不明显,导致脉压减小,故不答B。前负荷、后负荷变化主要影响心输出量,故不答D、E。

97. ABCDE　98. ABCDE　①血量增加→回心血量增加→心输出量增加→动脉压升高(以收缩压升高为主)。血量增加→静脉回心血量增加→中心静脉压升高。②心脏射血能力增强→心肌收缩能力增强→每搏量增加→动脉压升高。心脏射血能力增强→能及时将回心血射入动脉→中心静脉压降低。

99. ABCDE　①冬天进入浴室后,因室温突然升高,皮肤血管舒张,皮肤血管中容纳的血量增多(即血管容量增加),故回心血量减少,从而导致心输出量减少、脑部供血不足,突然晕倒。②因为题干要求回答的是"原始因素",因"心输出量减少"是"血管容量增加"的结果,故答C而不是B。

100. ABCDE　①当人从卧位到站立位时,身体低垂部分的静脉可因跨壁压增大而充盈,容纳的血量增多,静脉回流减少。②注射肾上腺素,可使心肌收缩增强,使中心静脉压降低,有利于静脉回流。③在慢跑时,两下肢肌肉泵的挤压作用使静脉回流加速。④人浸泡在水中与站在空气中相比,由于前者静脉血管跨壁压减小,因此有利于下肢静脉回流。⑤吸气时,胸膜腔负压更低,有利于静脉血回流至右心房。

101. ABCDE　①组织液是由血浆经毛细血管壁滤过到组织间隙而形成的。正常情况下,组织液由毛细血管的动脉端不断滤出,同时约90%的组织液又经毛细血管静脉端返回毛细血管内,约10%的组织液则经毛细淋巴管回流入血液循环,以维持组织生成量与回流量的动态平衡。若毛细淋巴管回流减少,将造成组织液增多,导致局部水肿。②A为微循环中,调节毛细血管压的机制。B、D是微循环血流量调节的特点,并不是组织液维持平衡的机制。C是病理状态下,影响组织液生成的因素。

102. ABCDE　①右心衰竭可引起体循环静脉压增高,静脉回流受阻,使全身毛细血管后阻力增大,造成毛细血管内静水压增高,导致全身性组织水肿。②"血浆胶体渗透压降低"是营养不良、肝肾疾病导致组织水肿的主要机制。"毛细血管壁通透性增加"是感染、烧伤、过敏等导致组织水肿的主要机制。"淋巴回流受阻"是丝虫病等导致组织水肿的主要机制。"黏多糖在组织间隙内沉积"是甲状腺功能低下导致组织水肿的主要机制。

103. **ABCDE** 组织液是由血浆经毛细血管壁滤过到组织间隙而形成的,其有效滤过压=(毛细血管血压+组织液胶体渗透压)-(组织液静水压+血浆胶体渗透压)。血浆蛋白浓度降低,尤其白蛋白浓度降低,可造成血浆胶体渗透压降低,导致有效滤过压增大而发生水肿。

104. **ABCDE** ①组织液生成的有效滤过压=(毛细血管血压+组织液胶体渗透压)-(组织液静水压+血浆胶体渗透压)。②心力衰竭引起的静脉压升高可导致毛细血管血压升高;肾病引起的蛋白尿,使血浆蛋白降低,血浆胶体渗透压降低,均可使有效滤过压升高,组织液生成增多。③丝虫病引起的淋巴管阻塞,可造成组织液经淋巴管回流至血液循环减少,导致组织液生成增多。④毛细血管通透性降低,血浆蛋白滤入组织间液将减少,组织液胶体渗透压降低,组织液生成减少。

105. **ABCDE** ①组织液是血浆经毛细血管壁滤过形成的,其有效滤过压=(毛细血管血压+组织液胶体渗透压)-(组织液静水压+血浆胶体渗透压)。因此,静脉注射白蛋白,可提高血浆胶体渗透压,降低有效滤过压,促使组织液水分移至毛细血管内,导致组织液生成减少。②有效滤过压与血浆胶体渗透压有关,而与晶体渗透压无关,因此输入1.5%的氯化钠溶液,不会促使组织液水分移至毛细血管内。血浆胶体渗透压主要由白蛋白产生,丙种球蛋白主要参与机体免疫反应,故不答B。葡萄糖溶液主要功能是供给能量,而对血浆渗透压影响不大,故不答C、D。

106. **ABCDE** ①迷走神经兴奋引起心肌负性效应,即心率减慢、传导减慢、心肌收缩减弱、心输出量降低。静脉注射去甲肾上腺素可使全身血管收缩,引起动脉血压升高。动脉血压升高可刺激颈动脉窦压力感受器,引起减压反射,表现为心率减慢、心输出量减少、动脉血压回降。②肾上腺素与心脏β_1受体结合,可产生正性效应,使心输出量增加。

107. **ABCDE** ①肾素是肾脏近球细胞分泌的一种酸性蛋白酶,经肾静脉进入血液循环,以启动肾素-血管紧张素-醛固酮系统。②皮质醇是由肾上腺皮质束状带和网状带分泌的激素。醛固酮是由肾上腺皮质球状带分泌的激素。肾上腺素、去甲肾上腺素是由肾上腺髓质分泌的激素。

108. **ABCDE** ①患者3小时前呕吐咖啡样液体1000ml,应考虑上消化道出血。患者脉搏加快,血压降低,应考虑失血性休克,故本例应诊断为上消化道出血合并失血性休克。②失血性休克患者,交感-肾素-血管紧张素Ⅱ-醛固酮系统兴奋,将导致儿茶酚胺、血管紧张素Ⅱ大量分泌,故答E而不是B。③前列环素、白三烯、血栓烷A_2均属于组织激素,对炎症、心血管疾病、肿瘤等的发生有一定的意义,在交感神经兴奋时变化不大。参阅10版《生理学》P378。

109. **ABCDE** 等容收缩期时,左心室体积不变但左心室内压急剧升高。当左心室内压升高到超过主动脉压时,主动脉瓣开放,左心室血液射入主动脉,心脏进入快速射血期。高血压患者主动脉压升高,等容收缩期将延长。参阅10版《生理学》P80。

110. **ABCDE** ①肾上腺素对α和β受体都有很强的兴奋作用。在心脏,肾上腺素与β_1受体结合后,可产生正性变力、正性变时、正性变传导作用,导致心率增快、心排出量增加。②在血管,肾上腺素的作用取决于血管平滑肌上α和β_2受体的分布情况。静脉注射小剂量肾上腺素后可使α受体占优势的皮肤血管平滑肌收缩;而使β_2受体占优势的骨骼肌血管扩张,导致外周阻力变化不大,因此舒张压变化不大。参阅10版《生理学》P126。

111. **ABCDE** ①血管紧张素Ⅱ可直接促进全身微动脉收缩,使血压升高;也可促进静脉收缩,使回心血量增多(微动脉为阻力血管,静脉为容量血管)。②交感-肾素-血管紧张素-醛固酮系统是一个调节轴,因此血管紧张素Ⅱ可促进肾上腺皮质释放醛固酮。③血管紧张素Ⅱ还能刺激交感神经末梢释放肾上腺素和去甲肾上腺素。④下丘脑合成的血管升压素经轴浆运输到神经垂体并储存,在机体需要时释放入血。血管紧张素Ⅱ可促进神经垂体释放血管升压素,并不是促进下丘脑合成并释放血管升压素,答案为D。

112. ABCDE　肾上腺素可与α、β受体结合。①在心脏,肾上腺素与$β_1$受体结合,产生正性效应,使心率增快、心肌收缩力增强、心输出量增加。②在血管,肾上腺素的作用取决于血管平滑肌上α、β受体的分布情况。在皮肤、内脏血管平滑肌上,$α_1$受体在数量上占优势,肾上腺素可引起皮肤血管、内脏血管收缩;在骨骼肌血管上,$β_2$受体占优势,肾上腺素可引起血管舒张,故答 D。

113. ABCDE　①去甲肾上腺素主要与α受体结合,也可与心肌的$β_1$受体结合,但与血管平滑肌上$β_2$受体结合的能力较弱。静脉注射去甲肾上腺素后,可使全身血管广泛收缩,外周阻力增大,动脉血压升高。②理论上,去甲肾上腺素与心肌$β_1$受体结合,可使心率加快。但在完整机体中,注射去甲肾上腺素后,由于血压升高,可通过压力感受性反射使心率减慢,掩盖心肌$β_1$受体激活引起的效应。因此,总效应为心率减慢。③强心是洋地黄类药物的生理作用。④去甲肾上腺素可使收缩压升高,但同时又因收缩血管使外周阻力增大,舒张压增高,故增大脉压的效应并不明显。

114. ABCDE　①患者外伤后发生失血性休克,可导致交感神经兴奋,儿茶酚胺分泌增加,不重要脏器(如胃肠、肾脏)血管收缩,重要脏器(如脑、心脏)血管不收缩,以保证重要脏器血液供应。②儿茶酚胺分泌增加,可使外周小血管收缩,导致外周血管阻力增加。

115. ABCDE　①失血引起的生理反应取决于失血量的多少和失血速度。若失血量不超过总血量的10%(400ml),则机体不会出现心血管机能障碍和临床表现。若失血量达总血量的20%(800ml),则可引起休克。若失血量超过总血量的30%,则可能危及生命。②健康成人献血100ml,若不考虑交感神经兴奋的影响,通过血管的自身调节,则心率、血压无明显变化。

116. ABCDE　①患者阵发性心悸,突发突止,发作时心电图示 QRS 波正常,未见明显 P 波,应诊断为室上性心动过速,颈动脉窦按摩可反射性引起心率减慢、终止室上性心动过速发作。②减弱心迷走神经紧张、加强心交感神经紧张均可导致心率增快,不会终止室上性心动过速发作,故不答 A、C。颈动脉体主要感受动脉血 PaO_2、$PaCO_2$、H^+ 浓度变化,故颈动脉窦按摩不会兴奋颈动脉体感受器。颈动脉窦按摩不会刺激主动脉弓压力感受器,故不答 D。

117. ABCDE　老年患者突然从卧位转为立位时,出现体位性低血压,机体可通过心血管活动调节使血压恢复正常。窦神经是压力感受性反射的传入神经,当动脉血压突然降低时,窦神经传入冲动将减少,导致心迷走传出减弱,引起心率增快,心输出量增加,动脉血压升高。

118. ABCDE　119. ABCDE　120. ABCDE　①颈动脉窦压力感受性反射路径为:颈动脉窦压力感受器→窦神经→舌咽神经→延髓孤束核→迷走神经、交感神经→生理效应。压力感受性反射属于典型的负反馈调节,且具有双向调节能力。当发生直立性低血压时,压力感受器经窦神经传入冲动减少,使心迷走紧张减弱,交感紧张加强,于是心率加快,心输出量增加,外周血管阻力增高,血压回升。参阅5版《生理学》P121。家兔的主动脉弓压力感受器传入神经纤维单独成为一束,称为主动脉神经。人类不存在主动脉神经,故不答 D。②按摩颈动脉窦,可使颈动脉窦压力感受器传入冲动增加,颈动脉窦神经冲动增多,心迷走紧张加强,交感紧张减弱,可反射性引起心率减慢、终止室上性心动过速发作。③颈动脉窦灌注压升高,可使压力感受器传入冲动增加,引起心迷走紧张加强,交感紧张减弱,其效应为心率减慢,心输出量减少,外周血管阻力降低,动脉血压降低。

121. ABCDE　122. ABCDE　123. ABCDE　①甲状腺功能亢进患者主要表现为收缩压增高,舒张压变化不大,脉压增大。②老年人由于动脉管壁硬化,管壁弹性纤维减少而胶原纤维增多,导致血管可扩张性降低,大动脉的弹性储器作用减弱,对血压的缓冲作用减弱,因而收缩压增高而舒张压降低,导致脉压明显增大。③外周血管阻力主要受小动脉和微动脉的影响,而外周阻力以影响舒张压为主。当小动脉硬化,外周阻力增大时,心舒期内血液外流的速度减慢,因而舒张压明显升高。

124. ABCDE　①一般而言,心肌收缩时可压迫冠状动脉,使冠状动脉血流量减少,舒张期冠状动脉血流量增加,因此收缩期延长可使冠状动脉血量减少,舒张期延长、舒张压升高可使冠状动脉血量增加。②体循环外周阻力减小,将使舒张压降低,冠状动脉血流量减少。③心率增快,左心室充盈时间缩短,左心室舒张末期压降低,左心室射血减少,冠状动脉血流量减少。

125. ABCDE ①腺苷具有强烈舒张冠状动脉的作用。②交感神经兴奋冠状动脉α受体主要产生缩血管效应。迷走神经兴奋N受体对冠状动脉无作用。ATP、洋地黄对冠状动脉的舒缩无直接作用。

126. ABCDE 127. ABCDE ①肺通气的生理过程为:呼吸肌收缩和舒张→胸廓扩大和缩小→肺的舒缩→大气和肺泡间周期性压力差→通气。可见,肺通气的直接动力是外界环境与肺内压力差,肺通气的原动力是呼吸肌的收缩与舒张。②肺泡表面活性物质可降低肺泡表面张力,增加肺泡稳定性。

128. ABCDE 胸膜腔由脏层胸膜和壁层胸膜构成,是肺和胸廓之间一个潜在性的密闭腔隙,只有胸膜腔密闭,才能在肺弹性回缩力的作用下维持负压。

129. ABCDE ①因胸膜腔的密闭性及两层胸膜间液体分子的吸附力,使两层胸膜不能分开,胸膜腔不能增大,只有肺被动地随之扩张,故无论吸气还是呼气时,肺总是处于一定程度的扩张状态。②胸膜腔内负压作用于壁薄而可扩张性大的腔静脉,使之扩张而有利于静脉回流。③肺与外界环境之间的气体交换过程称为肺通气。肺通气的直接动力是外界环境与肺泡之间的压力差,而肺内压=胸膜腔内压+肺回缩压,因此胸膜腔负压对于维持正常肺通气具有重要意义。④中心静脉压是指右心房和胸腔内大静脉的血压。在吸气时,胸膜腔负压的绝对值进一步增大,使胸腔内的大静脉和右心房更加扩张,中心静脉压将降低。在呼气时,则中心静脉压将升高,因此不能笼统地说:胸膜腔负压使中心静脉压升高,故答D。⑤胸膜腔负压对维持肺的扩张状态具有重要意义,气胸患者胸膜腔负压消失,将导致相应部位的肺叶塌陷。

130. ABCDE 肺通气阻力包括弹性阻力和非弹性阻力,气道阻力占非弹性阻力的80%～90%。由于气道阻力与其管道半径的4次方成反比,因此气道口径的大小是影响气道阻力的主要因素。吸气时,胸膜腔内负压增大,因肺的扩展而使弹性成分对小气道的牵引作用增强,可使气道口径增大,气道阻力减小;呼气时则相反,气道口径变小,气道阻力增加。因此,支气管哮喘患者呼气比吸气更为困难。

131. ABCDE ①肺表面活性物质可降低肺泡液-气界面的表面张力,减小肺泡的回缩力,因此,肺表面活性物质减少将导致肺泡回缩,肺萎陷,肺难于扩张(A对)。②肺表面活性物质可使肺顺应性增大,减小肺的弹性阻力。③肺表面活性物质可降低肺泡表面张力,使小肺泡表面张力减小,大肺泡表面张力增大,从而维持大小肺泡内压的稳定。

132. ABCDE ①肺表面活性物质能降低肺泡表面张力,有助于肺泡的稳定性。当肺泡变大时,其密度减小,使肺泡表面张力增大,可防止肺泡过度膨胀;当肺泡变小时,其密度增大,使肺泡表面张力减小,可维持肺泡的扩张状态,防止肺泡塌陷。②肺泡表面张力是肺弹性阻力的主要组成部分,而肺弹性阻力与肺顺应性成反比,因此肺表面活性物质可降低肺泡表面张力,使肺顺应性增大,故答D。③肺表面活性物质可减少肺组织液生成,防止毛细血管内的液体流入肺泡内而导致肺水肿。

133. ABCDE ①用力肺活量(FVC)是指一次最大吸气后,尽力尽快呼气所能呼出的最大气体量。用力呼气量(FEV)是指一次最大吸气后尽力尽快呼气,在一定时间内所能呼出的气体量,通常以第1秒末的FEV所占FVC的百分数(FEV_1/FVC)表示。FEV_1/FVC是判断肺通气功能的较好指标,在临床上鉴别阻塞性肺疾病和限制性肺疾病中具有重要意义。②补吸气量是指平静吸气末,再尽力吸气所能吸入的气体量。潮气量是指每次呼吸时吸入或呼出的气体量。肺活量是指尽力呼气后,从肺内所能呼出的最大气体量。功能余气量是指平静呼气末尚存留在肺内的气体量。

134. ABCDE 肺总量是指肺所能容纳的最大气体量。肺总量=肺活量+余气量=深吸气量+功能余气量=补吸气量+潮气量+补呼气量+余气量。

135. ABCDE 由于肺活量=补吸气量+潮气量+补呼气量,故补呼气量=肺活量-补吸气量-潮气量=3600-2600-400=600(ml)。

136. ABCDE ①用力呼气量(FEV)是指一次最大吸气后尽力尽快呼气,在一定时间内所能呼出的气体量。由于肺的功能主要是从外界吸入 O_2 而呼出 CO_2，因此 FEV 能反映 CO_2 的呼出量。②肺泡通气量是反映气体交换量的指标。最大通气量是估计人体最大运动量的指标。肺通气量是指每分钟吸入或呼出的气体量，是反映吸入 O_2 或呼出 CO_2 量的指标。肺活量是反映一次通气最大能力的指标。

137. **ABCDE** ①老年患者反复咳嗽、咳痰 10 余年，$FEV_1/FVC<70\%$，应诊断为慢性阻塞性肺疾病（COPD）。肺弹性阻力主要来自肺的弹性成分，包括肺自身的弹力纤维和胶原纤维等结构，COPD 患者肺弹性成分大量破坏，肺弹性回缩力减小，弹性阻力减小，导致肺通气功能障碍。②非弹性阻力包括惯性阻力、黏滞阻力和气道阻力，其中气道阻力占 80%~90%，而气道阻力主要受气道口径的影响。COPD 患者气道口径缩小，气道阻力增大，导致非弹性阻力增大。③COPD 患者由于肺泡通气不良，导致肺内功能性分流增加。④COPD 患者由于肺泡周围毛细血管受膨胀肺泡的挤压而退化，致使肺毛细血管大量减少，肺泡间的血流量减少，此时肺泡虽有通气，但肺泡壁无血流灌注，导致肺泡无效腔增大。⑤COPD 患者由于肺泡及毛细血管大量丧失，弥散面积减小。

138. **ABCDE** ①用力肺活量（FVC）是指一次最大吸气后，尽力尽快呼气所能呼出的最大气体量。一秒量也称第 1 秒用力呼气量（FEV_1），是指最大吸气后尽力尽快呼气，在第 1 秒内所能呼出的气体量。一秒率是指 FEV_1/FVC。②胸腔积液为限制性通气功能障碍，以肺容量减少为主，表现为残气量（RV）、肺总量（TLC）、一秒量（FEV_1）、用力肺活量（FVC）下降，但一秒率（FEV_1/FVC）仍可基本正常。

139. **ABCDE** ①阻塞性通气功能障碍的特点是以流速（FEV_1）降低为主，限制性通气功能障碍则以肺容量（VC）减少为主。阻塞性肺气肿患者早期即可出现 FEV_1 降低。第 1 秒用力呼气量（FEV_1）是指尽力最大吸气后，再尽力尽快呼气，第 1 秒所能呼出的最大气体量。②肺活量（VC）、潮气量（TV）降低，肺总量（TLC）、功能残气量（FRC）增加，均为阻塞性肺气肿的晚期表现。

140. **ABCDE** ①深吸气量是指从平静呼气末做最大吸气时，所能吸入的气体量，是衡量最大通气潜能的指标。肺活量是指尽力吸气后，从肺内所能呼出的最大气体量，是反映肺一次通气最大能力的指标。用力呼气量是指最大吸气后再尽力尽快呼气时，在一定时间内所能呼出的气体量，是反映肺活量大小及呼吸阻力变化的指标。②功能余气量是指平静呼气末尚存留在肺内的气体量。因功能余气量的稀释作用，吸气时，肺内 PO_2 不致突然升得太高，PCO_2 不致降得太低；呼气时，则 PO_2 不致降得太低，PCO_2 不致突然升得太高，故功能余气量可缓冲呼吸过程中肺泡 PO_2 和 PCO_2 的变化幅度。

141. **ABCDE** ①用力肺活量（FVC）是指一次最大吸气后，尽力尽快呼气所能呼出的最大气体量，是测定呼吸道有无阻力的重要指标。支气管哮喘急性发作时，可有阻塞性通气障碍，常表现为 FVC 显著降低。②功能余气量主要是缓冲呼吸过程中肺泡气 PO_2 和 PCO_2 的变化幅度。支气管哮喘早期肺活量正常，晚期减低。补呼气量、补吸气量为肺容积的指标，主要反映呼气、吸气的储备量。

142. **ABCDE** ①由于生理无效腔的存在，每次吸入的新鲜空气不能全部到达肺泡与血液进行气体交换，因此，只有肺泡通气量才能真正反映肺的有效通气量。肺泡通气量是指每分钟吸入肺泡的新鲜空气量。肺泡通气量=（潮气量-无效腔气量）×呼吸频率。②补吸气量是指平静吸气末，再尽力吸气所能吸入的气体量。每分通气量=潮气量×呼吸频率，是指每分钟吸入或呼出的气体总量。肺活量是指尽力吸气后，从肺内所能呼出的最大气体量。生理无效腔包括肺泡无效腔和解剖无效腔。

143. **ABCDE** 肺泡通气量=（潮气量-无效腔气量）×呼吸频率。无效腔气量=150ml。若潮气量减少一半，而呼吸频率加快一倍，则每分肺通气量不变，肺泡通气量减少。

	潮气量（ml）	呼吸频率（次/分）	每分通气量（ml）	肺泡通气量（ml）
平静呼吸	500	16	500×16=8000	（500-150）×16=5600
浅快呼吸	250	32	250×32=8000	（250-150）×32=3200
深慢呼吸	1000	8	1000×8=8000	（1000-150）×8=6800

第三篇 生理学试题答案及详细解答

144. **ABCDE** ①肺泡与肺毛细血管血液之间的气体交换过程称为肺换气。肺换气必须通过呼吸膜(肺泡-毛细血管膜)才能进行。②肺通气是指肺与外界环境之间的气体交换过程,因此支气管、细支气管、肺泡小管都是肺通气时气体通过的部位,而不是肺换气时气体通过的部位。

145. **ABCDE** ①肺换气是指肺泡与肺毛细血管血液之间的气体交换过程,是以单纯扩散方式进行的,其动力是呼吸膜两侧的气体分压梯度(气压差)。气压差决定了气体的交换方向,因为气体总是从压力高的一侧向压力低的一侧净移动。②虽然呼吸膜通透性、气体分子溶解度、呼吸膜气体交换面积等均可影响肺部气体的交换量,但都不是最重要的因素。气体分子与血红蛋白亲和力主要影响气体在血液中的运输而不是肺换气,故不答 C。

146. **ABCDE** 147. **ABCDE** 血液由心脏→动脉→毛细血管→组织细胞→静脉→心脏。随着血液循环,心脏射出的含氧丰富的动脉血,经肺毛细血管与肺泡之间、组织液和细胞之间进行气体交换后,O_2 分压越来越低,CO_2 分压越来越高。①体内氧分压排序为:吸入气>肺泡气>动脉血>毛细血管血>静脉血>组织液>细胞内液,因此 O_2 分压最高的部位是肺泡气,最低的部位是细胞内液。②CO_2 分压由高到低的顺序通常为:组织细胞(细胞内液)>组织液>静脉血>肺泡气>呼出气。因为所有的代谢过程均在细胞内进行,所以细胞内液的 CO_2 分压最高,组织液次之。

148. **ABCDE** 通气/血流比值($\dot{V}_A/\dot{Q}$)是指每分钟肺泡通气量与每分钟肺血流量的比值。①$\dot{V}_A/\dot{Q}$增大说明$\dot{V}_A$增大(肺通气过度),或$\dot{Q}$降低(肺血流量减少),部分肺泡无法进行气体交换,相当于肺泡无效腔增大。②$\dot{V}_A/\dot{Q}$减小说明$\dot{V}_A$减小(肺通气不足),或$\dot{Q}$增大(肺血流量过剩),部分静脉血流经通气不良的肺泡,相当于发生了动-静脉短路。③因此,$\dot{V}_A/\dot{Q}$无论增大或减小都降低了肺的换气效率。④生理情况下,肺内各部位的$\dot{V}_A/\dot{Q}$也不相同。如直立时肺尖为 3.3,肺底部为 0.63,平均为 0.84。

149. **ABCDE** ①肺通气/血流比值是指每分钟肺泡通气量与每分钟肺血流量的比值,正常值约为 0.84。当肺血栓栓塞时,每分钟肺血流量减少,可导致肺通气/血流比值增大。②B、C、D、E 均可造成每分钟肺泡通气量降低,导致肺通气/血流比值减小。

150. **ABCDE** CO_2 在血液中的运输形式包括物理溶解和化学结合。物理溶解占总运输量的 5%。化学结合为主要运输形式,其中以碳酸氢盐(HCO_3^-)形式运输的占 88%,以氨基甲酰血红蛋白(HHbNHCOOH)形式运输的占 7%。因此 CO_2 在血液中运输的主要方式是形成碳酸氢盐。

151. **ABCDE** 酸中毒时,血浆 pH 降低,血红蛋白对氧的亲和力降低,P_{50} 增大,氧解离曲线右移,促进 HbO_2 解离,从而向组织释放氧增加(E 对)。

152. **ABCDE** ①当 2,3-二磷酸甘油酸(2,3-DPG)增加时,血红蛋白对氧的亲和力降低,氧解离曲线右移。②我们最熟悉的肺通气阻力增加的病因就是 COPD,COPD 患者易导致呼吸性酸中毒,pH 降低,氧解离曲线右移。因此肺通气阻力减少,将导致氧解离曲线左移。

氧解离曲线右移——$PCO_2\uparrow$、2,3-DPG$\uparrow$、温度$\uparrow$、pH$\downarrow$。
氧解离曲线左移——$PCO_2\downarrow$、2,3-DPG$\downarrow$、温度$\downarrow$、pH$\uparrow$。

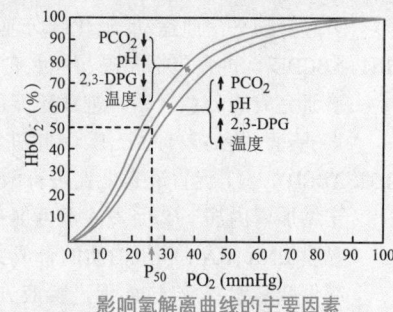

影响氧解离曲线的主要因素

153. **ABCDE** ①调节呼吸运动的化学感受器包括中枢化学感受器和外周化学感受器。低氧只能通过外周化学感受器对呼吸进行调节,故答 C。缺氧时 PaO_2 降低,可刺激颈动脉体、主动脉体化学感受器,冲动经窦神经和迷走神经传入延髓,反射性引起呼吸加深加快。②缺氧对中枢的直接作用是抑制,故不答 A、B、D、E。

154. **ABCDE** ①CO_2 是调节呼吸运动最重要的生理性化学因素。$PaCO_2$ 增高对呼吸的调节既可通过刺激外周化学感受器(颈动脉体和主动脉体),也可通过刺激中枢化学感受器进行,但中枢感受器的敏感性高于外周感受器,故答 B 而不是 C。②中枢感受器的生理性刺激是脑脊液中的 H^+,而不是 CO_2,

因此 CO_2 不能直接刺激中枢的呼吸神经元。颈动脉窦和主动脉弓为调节循环的减压反射感受器,心肺感受器为调节循环的容量感受器,D、E 均不参与呼吸运动的调节。

155. **ABCDE** 呼吸反射性调节的化学感受器包括中枢感受器和外周感受器,其中中枢感受器对 PaO_2 的变化不敏感,外周感受器感受的是 PaO_2,并不是 O_2 含量。贫血和 CO 中毒时,虽然血红蛋白氧含量降低,但由于溶解在血液中的氧所决定的 PaO_2 并不降低,而是仍处于正常水平,因此不能兴奋外周化学感受器,反射性引起呼吸加深加快。

156. **ABCDE** ①颈动脉体和主动脉体为外周化学感受器,延髓腹外侧浅表部位的头端和尾端为中枢化学感受器。H^+ 浓度变化既可通过外周感受器,也可通过中枢感受器对呼吸进行调节。然而由于 H^+ 难以通过血脑屏障,限制了它对中枢化学感受器的作用,因此,对于脑脊液,中枢感受器对 H^+ 的敏感性超过外周感受器;在动脉血中,中枢感受器对 H^+ 的敏感性低于外周感受器。题干要求回答的是"血液 H^+ 浓度变化对呼吸的调节",故答 E 而不是 C。②支气管壁内肺牵张感受器主要引起肺牵张反射。颈动脉窦和主动脉弓为心血管反射的感受器。肺毛细血管旁感受器(J 感受器)主要在肺毛细血管充血、肺泡壁间质积液时,引起反射性呼吸暂停。

157. **ABCDE** CO_2 是调节呼吸运动最重要的生理性化学因素。高碳酸血症时,血液中的 PCO_2 升高,可刺激呼吸运动增强,反射性使呼吸加深加快,答案为 A。

158. **ABCDE** ①CO_2 是调节呼吸运动最重要的生理性化学因素。正常人过度通气后,大量 CO_2 呼出,$PaCO_2$ 降低,可出现呼吸暂停。②虽然血 pH 升高、PaO_2 升高,均可使呼吸运动受到抑制,但与 $PaCO_2$ 比较,H^+ 浓度、PaO_2 变化都不是调节呼吸最重要的因素。题干并没有明确指出呼吸肌疲劳,故不答 C。$PaCO_2$ 降低并不会直接抑制呼吸中枢,故不答 E。

159. **ABCDE** ①支配消化道的神经包括内在神经系统和外来神经系统。内在神经系统包括黏膜下神经丛和肌间神经丛(A 对),广泛分布于消化道壁内,由大量神经元(总数约 10^8 个)和神经纤维组成神经网络。②内在神经系统释放的神经递质包括乙酰胆碱、血管活性肠肽(VIP)、P 物质等,去甲肾上腺素为交感神经释放的递质。③内在神经系统不仅参与消化道运动的控制,还含有感觉纤维的细胞体。感受器位于肠壁或黏膜上,能感受食糜成分(如 H^+)及牵张刺激等。④外来神经对内脏神经丛具有调制作用,如副交感神经兴奋可引起胃肠平滑肌收缩,交感神经兴奋可抑制胃肠运动。

160. **ABCDE** 交感神经兴奋可抑制胃肠运动,抑制消化腺分泌,使胃肠括约肌收缩。副交感神经兴奋可引起胃肠平滑肌运动,消化腺分泌增加,胃肠括约肌舒张。

161. **ABCDE** 进食包括咀嚼、吞咽、食管蠕动、胃容受性舒张、消化液分泌等过程。咀嚼是神经支配的咀嚼肌完成的随意运动。进食还能反射性引起胃、胰、肝、胆等的活动,还能促进各种激素(如促胃液素、胰酶、胰岛素)的分泌,因此进食调节是神经和体液共同作用的结果。

162. **ABCDE** ①促胃液素能促进胃酸和胃蛋白酶原的分泌。促胃液素能促进胃体和胃窦的收缩,有利于增加胃内压。②促胃液素可促进胰岛素的分泌。③促胃液素能刺激胃泌酸腺区黏膜和十二指肠黏膜 DNA、RNA 和蛋白质的合成,从而促进消化道黏膜的生长。④促胃液素通过促进胃酸分泌,引起促胰液素释放,进而促胰液分泌,但促胃液素对胆固醇的合成影响不大,故答 E。

163. **ABCDE** ①唾液中水分占 99%,有机物主要有黏蛋白、黏多糖、唾液淀粉酶、溶菌酶、免疫球蛋白、血型物质等。②凝乳酶原由主细胞分泌后活化为凝乳酶,主要存在于胃液中。③麦芽糖酶属于寡糖酶。肽酶是一种能够水解肽链的酶。蛋白水解酶包括胰蛋白酶、糜蛋白酶等,均存在于胰液中。

164. **ABCDE** ①唾液分泌的调节完全是神经反射性调节,因此最依赖迷走神经(副交感神经)。②胃液、胃蛋白酶原、胰液、胆汁的分泌均受神经及体液因素的调节。

165. **ABCDE** 胃液中的 H^+ 浓度为 150~170 mmol/L,比血浆 H^+ 浓度高 3×10^6 倍。因此,胃壁细胞分泌 H^+ 是逆巨大的浓度梯度而进行的原发性主动转运过程。

第三篇 生理学试题答案及详细解答

166. **ABCDE** ①胃黏膜表面的黏液可与非泌酸细胞分泌的 HCO_3^- 形成黏液-碳酸氢盐屏障,它能有效地保护胃黏膜免受胃内胃酸和胃蛋白酶的损伤。②内因子的作用是促进维生素 B_{12} 的吸收,而不是对胃黏膜起保护作用。胃黏膜非泌酸细胞分泌的 HCO_3^- 并不能直接进入胃内中和胃酸,故不答 B。胃液中的盐酸和胃蛋白酶对胃黏膜有损害作用。胃液中含有大量的糖蛋白,可在胃黏膜表面起润滑作用,以减少粗糙食物对胃黏膜的机械损伤。

167. **ABCDE** ①胃蛋白酶原在胃酸作用下被激活成胃蛋白酶,因此当胃酸分泌减少时,胃蛋白酶对蛋白质的消化会受到影响。②胃酸可杀灭随食物进入胃内的细菌,因此胃酸减少可导致这种杀菌作用减弱。③胃酸可促进促胰液素、缩胆囊素的释放,从而促进胰液和胆汁的分泌,当胃酸分泌减少时,胰液和胆汁的分泌将减少。④胃酸可与 Ca^{2+} 和 Fe^{2+} 结合,形成可溶性盐,从而促进它们在小肠内的吸收,当胃酸分泌减少时,将影响钙和铁的吸收。⑤壁细胞分泌的内因子可促进维生素 B_{12} 的吸收,因此胃酸减少不会影响维生素 B_{12} 的吸收,故答 E。

168. **ABCDE** ①壁细胞可分泌胃酸和内因子,内因子可促进维生素 B_{12} 的吸收。胃大部切除患者由于胃体壁细胞减少,胃酸和内因子分泌均减少,内因子减少可导致维生素 B_{12} 的吸收减少。②正常情况下,胃酸造成的酸性环境有利于铁的吸收,故胃酸减少将使铁的吸收减少。③胃酸可使食物中的蛋白质变性,有利于蛋白质的水解。若胃酸减少,胃液对食物蛋白的消化能力将减弱。④胃蛋白酶原由主细胞分泌,胃大部切除后主细胞减少,胃蛋白酶原分泌将减少。⑤胃酸随食糜进入小肠后,可促进胰液素的分泌,进而引起胰液中 HCO_3^- 的分泌。若胃酸减少,胰液中 HCO_3^- 的分泌将减少。

169. **ABCDE** ①患者乏力,面色苍白,Hb70g/L,应诊断为中度贫血。胰蛋白酶主要参与蛋白质食物的消化,与贫血无关。②手术可致叶酸缺乏,导致巨幼细胞贫血,故不答 A。胃大部切除患者壁细胞减少,胃酸及内因子分泌减少。内因子的作用是促进维生素 B_{12} 的吸收,内因子减少将导致维生素 B_{12} 缺乏,故不答 C。胃酸造成的酸性环境有利于小肠对铁的吸收,胃酸减少将造成铁的吸收障碍,导致铁的缺乏,引起缺铁性贫血,故不答 D、E。

170. **ABCDE** ①胃体分布有主细胞和壁细胞。当胃体萎缩时,主细胞减少,胃蛋白酶原分泌减少。②由于胃酸可促进铁的吸收,当胃体萎缩时壁细胞减少,胃酸分泌减少,铁吸收减少。③内因子是由壁细胞分泌的,可促进维生素 B_{12} 的吸收。当胃体萎缩时,由于壁细胞受损,内因子分泌减少,当然维生素 B_{12} 吸收减少。④胃体萎缩时,壁细胞分泌胃酸减少,对促胃液素的负反馈减弱,故血清胃液素增加。

171. **ABCDE** ①促胃液素由胃窦 G 细胞分泌,可促使壁细胞分泌胃酸,促进胃黏膜上皮的生长。②转化生长因子-α 由巨噬细胞、表皮细胞产生,可诱导上皮发育。促胰液素的主要功能是促胰液分泌。生长抑素可抑制 G 细胞分泌促胃液素。乙酰胆碱可促胃酸分泌。

172. **ABCDE** ①胃酸进入十二指肠后,可促进促胰液素、缩胆囊素的释放,进而促进胰液、胆汁和小肠液的分泌。②胃蛋白酶的作用是消化水解蛋白质,内因子的作用是促进维生素 B_{12} 的吸收,黏液和 HCO_3^- 共同构成黏液-碳酸氢盐屏障,保护胃黏膜免受胃内盐酸和胃蛋白酶的攻击。

173. **ABCDE** 胃液分泌分头期、胃期和肠期三个时相。将蛋白质类食物通过胃瘘直接放入胃内引起胃液分泌,属于胃期胃酸分泌。胃期胃酸分泌的特点是持续时间长,可达 3~4 小时;胃液分泌量最大,占整个消化期的 60%;胃液酸度高;所含胃蛋白酶原比头期少,消化能力比头期弱,但比肠期强,因此胃期胃液的消化能力较强,而不是最强,故答 B。

174. **ABCDE** 迷走神经兴奋刺激头期胃液分泌存在两种机制:①迷走神经释放乙酰胆碱直接作用于壁细胞分泌胃酸;②迷走神经释放铃蟾素(蛙皮素),刺激胃窦部 G 细胞释放胃泌素,后者促进壁细胞分泌胃酸,故答 C。

175. **ABCDE** 176. **ABCDE** 177. **ABCDE** ①胃蛋白酶原由主细胞分泌,并无活性,进入胃腔后,在盐酸的作用下,从酶原分子中脱去一个小分子肽段后,转变为有活性的胃蛋白酶。已被激活的胃蛋白酶

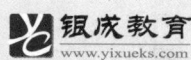

801

对胃蛋白酶原有正反馈激活作用。②盐酸是胃液的主要成分。消化期食物进入胃内后，可刺激盐酸分泌。当盐酸分泌过多时，可负反馈抑制胃酸的分泌。③当胃酸(盐酸)随食糜进入小肠后，可刺激小肠黏膜S细胞释放促胰液素。④内因子的作用是促进维生素 B_{12} 的吸收。黏液和碳酸氢盐共同构成黏液-碳酸氢盐屏障，保护胃黏膜免受胃酸破坏。

178. ABCDE 179. ABCDE ①促胃液素是由胃窦、十二指肠和空肠上段黏膜中的G细胞分泌的一种胃肠激素。②组胺是由肥大细胞、嗜碱性粒细胞、血小板分泌的一种炎症介质。此外，肠嗜铬样细胞(ECL)也可分泌组胺。③主细胞主要分泌胃蛋白酶原。壁细胞主要分泌胃酸和内因子。黏液细胞主要分泌黏液。

180. ABCDE 促胆囊收缩素(缩胆囊素)由小肠上部I细胞分泌,引起缩胆囊素分泌的因素,按由强至弱的顺序为蛋白质、脂酸钠、盐酸、脂肪。糖类没有刺激作用。

181. ABCDE 胃容受性舒张是指由进食动作和食物对咽、食管等处感受器的刺激,反射性引起胃底和胃体肌肉的舒张。其传入、传出神经都是迷走神经,故称迷走-迷走反射。在这个反射过程中,传出通路是抑制性的,其末梢释放的递质为血管活性肠肽(VIP)或一氧化氮(NO)。

182. ABCDE ①胃排空是指食糜由胃排入十二指肠的过程。一般在食物入胃后5分钟即开始有胃排空。②胃排空的速度与食糜的物理性状和化学组成有关：小颗粒食物比大块食物排空快；3种营养物质中，糖类排空最快，蛋白质次之，脂肪排空最慢；等渗溶液比高渗溶液排空快。混合性食物由胃完全排空的时间为4~6小时(E对)。

183. ABCDE 三种营养物质中,糖类胃排空最快,蛋白质次之,脂肪排空最慢。

184. ABCDE ①胃排空是指食糜由胃排入十二指肠的过程。大量食物进入胃内,对胃壁的机械和化学刺激,通过壁内神经丛反射和迷走-迷走反射促进胃排空。②进入十二指肠内的酸、脂肪、高渗溶液及食物本身的机械和化学刺激,均可通过肠-胃反射而抑制胃排空。

185. ABCDE ①在十二指肠壁上存在多种感受器,酸、脂肪、高渗溶液及机械扩张均可刺激这些感受器,反射性抑制胃的运动,从而抑制胃排空,称为肠-胃反射。②壁内神经丛反射、迷走-迷走反射、进入胃内的食物均可促进胃排空。组胺是刺激胃酸分泌的因素。

186. ABCDE 187. ABCDE ①胃容受性舒张是指由进食动作和食物对咽、食管等处感受器的刺激,反射性引起胃底和胃体肌肉的舒张,其传入、传出神经都是迷走神经,故称为迷走-迷走反射。②胃内食物,对胃壁的扩张刺激,通过迷走-迷走反射和壁内神经丛反射,可使胃运动加强,而促进胃排空。

188. ABCDE 正常情况下,大肠内的细菌能利用肠内较为简单的物质来合成维生素K,可被人体吸收利用。凝血因子2、7、9、10为维生素K依赖的凝血因子,其合成需要维生素K的参与。长期大量使用广谱抗生素,可造成肠道菌群失调,维生素K合成障碍,导致凝血因子2、7、9、10水平降低。

189. ABCDE 190. ABCDE 191. ABCDE ①胰蛋白酶、糜蛋白酶均以酶原形式存在于胰液中。当胰液分泌入十二指肠后,胰蛋白酶原首先被小肠液中的肠激酶激活,转变为有活性的胰蛋白酶。随后胰蛋白酶又可激活胰蛋白酶原(正反馈),也可激活糜蛋白酶原生成糜蛋白酶。②能将胰蛋白酶原转变为胰蛋白酶的物质很多,如肠激酶、胃酸、胰蛋白酶本身以及组织液等,其中最重要的是肠激酶。

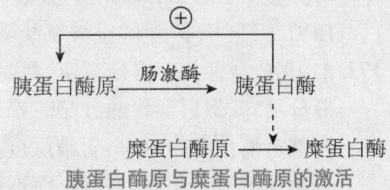
胰蛋白酶原与糜蛋白酶原的激活

192. ABCDE 胃蛋白酶原由胃的主细胞分泌,进入胃腔后,在盐酸的作用下,分离出1个小分子多肽,即可形成有活性的胃蛋白酶。已被激活的胃蛋白酶对胃蛋白酶原有正反馈激活作用。

193. ABCDE 194. ABCDE ①促胰液素可作用于胰腺小导管细胞,分泌富含水和碳酸氢盐,但含胰酶少的胰液。②胆囊收缩素可作用于胰腺腺泡细胞,分泌富含胰酶,但水分和碳酸氢盐少的胰液。③血管活性肠肽可抑制胃酸分泌、舒张胃肠平滑肌。去甲肾上腺素为交感神经兴奋时分泌的神经递质,可抑制胰液分泌,但作用不强。促胃液素可促进胃酸分泌。

195. **ABCDE**　①在非消化期,肝细胞持续分泌的胆汁大部分流入胆囊储存。②在消化期,胆汁可直接由肝脏和胆囊经胆总管排至十二指肠。③胆汁不含任何消化酶。④胆汁中起消化作用的成分主要是胆盐(D对)。胆盐、胆固醇和卵磷脂可作为乳化剂乳化脂肪,从而促进脂肪的消化分解;胆盐也可帮助脂肪酸、甘油一酯从小肠黏膜吸收。⑤胆汁中的胆盐主要是促进脂肪及脂溶性维生素的吸收,蛋白质的消化和吸收主要由胰液完成。

196. **ABCDE**　①胆汁中促进脂肪消化吸收的主要成分是胆盐。胆盐、胆固醇和卵磷脂可作为乳化剂乳化脂肪,从而促进脂肪的消化分解;胆盐也可帮助脂肪酸、甘油一酯从小肠黏膜吸收。②胰脂肪酶可帮助脂肪的消化,胆固醇可乳化脂肪,有利于脂肪的消化分解,但胰脂肪酶和胆固醇在消化吸收中的作用不及胆盐重要。故答D而不是A、E。胆红素、胆绿素均属于胆色素,与脂肪的消化吸收无关。

197. **ABCDE**　①胆汁的主要功能是促进脂肪及脂溶性维生素A、D、E、K的吸收。②胃酸可促进钙、铁的吸收。胰液可促进蛋白质及糖类的消化吸收。内因子可促进维生素B_{12}的吸收。

198. **ABCDE**　①胰脂肪酶对脂肪的分解需要辅脂酶的存在,辅脂酶对胆盐微胶粒具有较高的亲和力,可使胰脂肪酶、辅脂酶和胆盐形成复合物,有助于胰脂肪酶锚定于脂滴表面发挥其分解脂肪的作用。若胆汁排出障碍,则胆盐分泌减少,导致胰脂肪酶对脂肪的消化作用减弱。②肠激酶的主要作用是激活胰蛋白酶原。胰蛋白酶、糜蛋白酶主要帮助蛋白质的消化。胰淀粉酶主要帮助糖类的消化。

199. **ABCDE**　①脂肪泻是脂肪吸收不良所致的腹泻,而脂肪的吸收与胰脂肪酶的活性有关,胰脂肪酶主要存在于胰液之中,故不答A、C、D。②患者胃镜检查提示消化性溃疡,实验室检查提示基础胃酸分泌量、血清促胃液素显著增高,应诊断为胃泌素瘤。胃泌素瘤患者因胃酸分泌增加,促胰液素大量分泌,导致胰液分泌增加,故答E而不是B。

200. **ABCDE**　①患者胆囊萎缩,说明胆汁的浓缩和储存受到影响,而胆汁的主要功能是促进脂肪的吸收,因此患者脂肪分解产物吸收不良,可导致腹胀、便秘、食欲不振。②蛋白质的分解吸收主要与胃液、胰液中的消化酶有关,故不答A、B。单糖主要由小肠上皮细胞吸收,故不答C。淀粉样食物的消化分解主要与唾液(淀粉酶)、胰液(胰淀粉酶)等有关,故不答E。

201. **ABCDE**　①当小肠被食糜充盈时,肠壁的牵张刺激可引起该段肠管一定距离的环行肌同时收缩,将小肠分成许多小的节段;随后,原来收缩的部位发生舒张,而原来舒张的部位发生收缩。如此反复,使小肠内的食糜不断地被分割,又不断地混合。小肠的这种运动形式称为分节运动。分节运动的主要作用是使食糜和消化液充分混合,使食糜与肠壁紧密接触,有利于消化和吸收。②"将食糜不断向前推进"是蠕动的生理作用。刺激小肠内分泌细胞释放胃肠激素的因素为机械性刺激、温度和组织液、血液等局部环境的变化,而不是小肠的分节运动。

202. **ABCDE**　①小肠特有的运动形式是分节运动。②容受性舒张是胃特有的运动形式,袋状往返运动是大肠最常见的运动形式,蠕动、紧张性收缩是胃肠共有的运动形式。

203. **ABCDE**　小肠有利于吸收的因素包括:①小肠绒毛内部含有丰富的毛细血管、毛细淋巴管、平滑肌等结构,进食可引起绒毛产生律性的伸缩和摆动,加速绒毛内血液和淋巴流动,有助于吸收;②食物在小肠内停留时间较长,一般为3~8小时,有利于吸收;③小肠黏膜表面积巨大:成人小肠长4~5m,其黏膜具有许多环状皱襞,可使小肠黏膜的总面积达200~250m^2;④营养物质在小肠内已被消化为结构简单的可吸收物质。B为"小肠富含平滑肌",而不是小肠绒毛内富含平滑肌,由于小肠吸收主要通过小肠绒毛进行,故答B。

204. **ABCDE**　①小肠是营养物质的主要吸收部位。②食管一般不能吸收营养物质。在胃内,食物很少被吸收,仅有乙醇和少量水分可被吸收。③大肠主要吸收水分和无机盐。

205. **ABCDE**　铁的主要吸收部位在小肠上部。

206. ABCDE 胆盐、维生素 B_{12} 的主要吸收部位在回肠。

207. ABCDE ①食物的氧热价是指食物氧化消耗 1L 氧所产生的热量。②1g 食物氧化时所释放的热量，称为这种食物的热价。1g 食物体外燃烧时所释放的热量，称为这种食物的物理热价。

208. ABCDE A、B、C、D、E 均为影响能量代谢的因素，其中以肌肉活动对能量代谢的影响最为显著。

209. ABCDE ①进食能刺激机体额外消耗能量的作用，称为食物的特殊动力效应。由于食物的特殊动力效应，为维持机体的能量平衡，应适当增加能量摄入总量。②蛋白质的主要生理作用不是供能，因此增加蛋白质的摄入量，不能保证机体的能量平衡。"调整各种营养成分的摄入比例"只能提高食物的营养价值，并不能增加能量供给。"细嚼慢咽"只能利于食物的消化吸收，但不能增加能量供给。

210. ABCDE 食物的特殊动力效应是指人体进食后刺激机体额外消耗能量的作用。特殊动力效应为：蛋白质 30%（最强）、糖 6%、脂肪 4%、混合性食物 10%。维生素不产生特殊动力效应。

211. ABCDE ①基础代谢率是指基础状态下单位时间内的能量代谢。A、B、D、E 均会导致基础代谢率增高。②基础代谢率降低见于甲状腺功能减退症、垂体性肥胖症、肾病综合征、肾上腺皮质功能减低等。

212. ABCDE ①甲状腺激素是调节产热活动最重要的体液因素。甲状腺激素大量分泌，可使机体代谢率增加 20%~30%。甲状腺功能亢进时，由于甲状腺激素分泌增多，基础代谢率可比正常值高 25%~80%。②虽然肾上腺素也可刺激产热，提高基础代谢率，但维持时间较短，作用不强，故不答 B。

213. ABCDE 正常人体温在一昼夜之间有周期性波动，在清晨 2~6 时体温最低，午后 1~6 时最高。

214. ABCDE 正常体温呈昼夜周期性波动，在清晨 2~6 时最低，午后 1~6 时最高，昼夜间体温波动的幅度不超过 1℃。体温的这种昼夜周期性波动，称为日节律，是由下丘脑视交叉上核控制的。

215. ABCDE ①孕激素可作用于下丘脑体温调节中枢，使体温调定点上移，导致排卵后基础体温升高 0.2~0.5℃。②A、B、D、E 均无体温调节功能。

216. ABCDE ①虽然甲状腺激素、肾上腺素、去甲肾上腺素均可刺激产热，但甲状腺激素是调节产热活动最重要的体液因素，故答 A 而不是 B、C。1mg T_4 可使机体产热量增加约 4200kJ。②乙酰胆碱不能刺激产热。孕激素可使育龄妇女的基础体温呈双相曲线。

217. ABCDE ①肾上腺素和甲状腺激素均可引起机体发热。肾上腺素刺激产热的特点是作用迅速，但维持时间短。甲状腺激素刺激产热的特点是作用缓慢，但维持时间长，故答 B。②胰岛素、皮质醇也可刺激机体产热，参阅 4 版《人体生理学》P1764。醛固酮不能刺激产热。

218. ABCDE 安静状态下主要的产热器官是肝脏，运动时主要的产热器官是骨骼肌。褐色脂肪组织是新生儿在寒冷环境下的主要产热组织。肌紧张的生理意义在于维持姿势反射，不要误答 C。

219. ABCDE ①解答此类试题时，首先看给定的温度条件，然后决定散热方式。如皮肤温度>环境温度，则散热方式包括辐射、传导、对流、不感蒸发，其中辐射是机体在安静状态下的主要散热方式，占总散热量的 60%。如皮肤温度≤环境温度，则可感蒸发（发汗）为唯一散热方式。②本例给定的条件是环境温度低于 30℃，人体的正常体温为 37℃，故皮肤温度>环境温度，其主要散热方式为辐射。

220. ABCDE 221. ABCDE 222. ABCDE ①由于水的比热较大，导热性能较好，皮肤与冷水接触时因热传导带走的热量大，临床上常利用冰帽、冰袋给高热患者降温，此为传导散热。②由于酒精容易蒸发，因此给高热患者进行酒精擦浴可增加蒸发散热。③游泳时，既可通过皮肤与冷水接触而进行传导散热，又可通过皮肤表面水分的蒸发而散热，故答 E。

223. ABCDE 汗液中水分占 99%，固体成分不到 1%。在固体成分中，大部分为 NaCl，也有少量 KCl 和尿素。汗液中 NaCl 的浓度约为 0.25%，低于血浆。汗液不是简单的血浆滤出物，而是汗腺细胞主动分泌的。刚分泌出来的汗液与血浆是等渗的，但在流经汗腺管腔时，在醛固酮的作用下，汗液中的 Na^+ 和 Cl^- 被重吸收，因此最后汗液是低渗的，故答 B。

224. ABCDE 机体散热的方式包括蒸发散热、辐射散热、对流散热、传导散热 4 种形式。其中，蒸发散热包括不感蒸发和出汗两种形式，故答 A 而不是 E。

225. **ABCDE** ①在炎热环境中,发汗可以通过汗液蒸发带走大量体热,是人体一种十分有效的散热形式。②皮肤是机体散热的主要部位,机体可通过交感神经控制皮肤血管的口径,改变皮肤血管的舒缩状态,来调节皮肤血流量,从而调节体热的散失量。在炎热环境中,交感神经紧张性活动降低,皮肤小动脉舒张,动-静脉吻合支开放,皮肤血流量增多,散热量增加。③对于某一特定机体来说,皮肤的散热面积是一定的,机体不可能通过增加有效辐射面积来维持体热平衡。④由于正常体温为37℃,外界环境温度已定,机体也不可能通过增加皮肤与环境之间的温度差来调节体热平衡。

226. **ABCDE** ①体温调节的基本中枢在下丘脑,下丘脑的视前区-下丘脑前部(PO/AH)是体温调节中枢整合结构的中心部位。②大脑是各种高级活动的中枢。延髓是生命活动中枢。小脑与基底神经节都参与运动的设计和程序的编制、运动的协调、肌紧张的调节。

227. **ABCDE** ①根据体温调定点学说,当体温与调定点的水平一致时,机体的产热和散热取得平衡,这是由 PO/AH 温度敏感神经元的工作特性所决定的。疟疾所致的发热是由于致热原的作用,使体温调节的调定点上移,PO/AH 热敏神经元的温度反应阈值升高,而冷敏神经元的阈值下降。在开始发热时,先出现寒战等产热反应,直到体温升高到39℃以上时才出现散热反应。②高温环境也可引起机体体温升高,但不是体温调定点的上移,而是由于体温调节功能障碍所致。

228. **ABCDE** ①肾脏的泌尿活动,一方面可排出代谢终产物,另一方面又能调控体液中大多数晶体成分的浓度。因此,肾脏在维持机体内环境相对稳定的过程中,起着极其重要的作用。②排泄代谢终产物、调节水盐代谢、维持酸碱平衡都是肾脏泌尿功能的具体表现。另外,肾脏还可产生一些生物活性物质,如肾素、促红细胞生成素。可见,A、B、C、D 均属于肾脏的部分功能,不全面。

229. **ABCDE** ①肾小球滤过膜由毛细血管内皮细胞、基膜和足细胞的足突构成。这三层结构的裂孔分别为 70~90nm、2~8nm、4~11nm,此为滤过膜的机械屏障。此外,这三层结构均含有带负电荷的蛋白质,因此带负电荷的物质不易通过滤过膜,此为滤过膜的电荷屏障。由于血浆白蛋白分子量大,且带负电荷,因此受机械屏障和电荷屏障的阻碍,不能自由通过肾小球滤过膜。②A、B、C、D 由于分子量小,不带电荷或带正电荷,均容易通过滤过膜。

230. **ABCDE** 肾小球滤过膜主要由毛细血管内皮细胞、基膜和脏层足细胞的足突构成,三层结构的孔隙直径分别为 70~90nm、2~8nm 和 4~11nm,可见内皮细胞孔径>足细胞间隙>内皮下基膜的网孔,而对于带同等电荷的物质来说,是否能通过滤过膜主要取决于三层结构中孔隙直径最小的那层结构,此为滤过膜的机械屏障作用,因此滤过膜最主要的结构是毛细血管内皮下基膜。

231. **ABCDE** ①肾小球有效滤过压=肾小球毛细血管血压-血浆胶体渗透压-囊内压,因此当血浆胶体渗透压升高时,将导致肾小球有效滤过压降低,肾小球滤过率减小。②肾小球有效滤过压与血浆晶体渗透压无关。肾小球毛细血管血压升高可导致肾小球有效滤过压增高,肾小球滤过率增大。

232. **ABCDE** ①肾小球入球小动脉和出球小动脉血管平滑肌受交感神经支配。肾交感神经兴奋时,神经末梢释放去甲肾上腺素作用于血管平滑肌 α 受体,可使肾血管强烈收缩,肾血流量减少,肾小球毛细血管血压下降,肾小球有效滤过压降低,尿量减少(A 对)。②交感神经兴奋时,血浆白蛋白浓度不会改变,因此血浆胶体渗透压不变。交感-肾素-血管紧张素-醛固酮系统为一调节轴,当交感神经兴奋时,肾素、醛固酮分泌增加。交感神经兴奋时,血 Na⁺浓度不会改变,血浆晶体渗透压不变,因此不会刺激抗利尿激素的分泌。

233. **ABCDE** ①剧烈运动时,交感神经兴奋,肾小球入球小动脉强烈收缩,肾血流量减少,导致肾小球滤过率降低,尿量减少。②剧烈运动时,交感神经兴奋,入球小动脉收缩,肾小球毛细血管血流量和毛细血管血压降低,故不答 A。③剧烈运动时,血浆晶体渗透压不会升高,不会刺激抗利尿激素的分泌。交感神经兴奋,可刺激醛固酮的分泌,保水保钠排钾增加,尿量减少,但不是少尿的主要原因。④剧烈运动时,没有肾小球损害,其滤过膜面积不会减少。

234. **ABCDE** ①肾小球有效滤过压=肾小球毛细血管血压-血浆胶体渗透压-囊内压,故肾小囊内压升高、毛细血管血压降低、血浆胶体渗透压升高,均可导致肾小球有效滤过压降低,肾小球滤过率降低。②肾血浆流量增多并不是通过改变肾小球有效滤过压,而是通过改变平衡点,使肾小球滤过率增加。

235. **ABCDE**　正常人肾小球滤过率约为125ml/min,两肾每天生成超滤液(原尿)的量约180L,而每天的终尿量仅1.5L,表明原尿在肾脏被重吸收的比率约为99%。

236. **ABCDE**　正常情况下,从肾小球滤过的HCO_3^-几乎全部被肾小管和集合管重吸收,高达80%的HCO_3^-是由近端肾小管重吸收的。由于HCO_3^-带负电荷不易通过细胞膜,因此重吸收时首先与通过Na^+-H^+交换分泌到小管腔中的H^+结合生成H_2CO_3,H_2CO_3分解为CO_2和H_2O。CO_2具有高度脂溶性,很快以单纯扩散方式进入管腔上皮细胞内。在碳酸酐酶作用下,CO_2和H_2O重新合成H_2CO_3,H_2CO_3又很快解离为H^+与HCO_3^-。HCO_3^-与Na^+同时吸收入血;H^+则通过顶端膜上的Na^+-H^+交换逆向转运进入小管液。在近端小管前半段,HCO_3^-的重吸收伴Na^+-H^+交换,Cl^-不被重吸收。在近端小管后半段,有Na^+-H^+交换体和$Cl^--HCO_3^-$逆向转运体,转运结果是Na^+、Cl^-进入细胞内,H^+、HCO_3^-进入小管液。进入细胞内的Cl^-由基底侧膜上的K^+-Cl^-同向转运体转运到细胞间隙,再吸收入血。可见,近端小管重吸收HCO_3^-是以CO_2的形式,而不是以HCO_3^-形式进行的,且HCO_3^-的重吸收优先于Cl^-的重吸收(答E),且与H^+分泌相耦联。

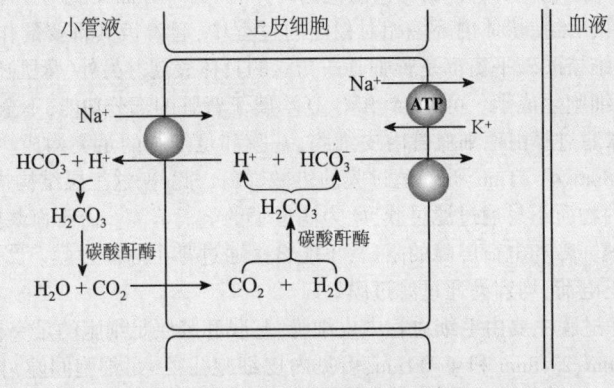

近端小管重吸收HCO_3^-的细胞机制示意图

237. **ABCDE**　①近端小管对Na^+和水的重吸收随肾小球滤过率的变化而改变,称为**球-管平衡**(B对),近端小管对Na^+和水的重吸收率总是占肾小球滤过量的65%~70%。②在近端小管前半段,Na^+的重吸收与葡萄糖的转运相耦联。在近端小管后半段,Na^+经细胞旁途径被重吸收,与葡萄糖的重吸收无平行关系。在整个近端小管,对水的重吸收是通过渗透作用进行的等渗性重吸收,也与葡萄糖的重吸收无平行关系。③远端小管(不是近端小管)对Na^+和水的重吸收,可根据机体的水、盐平衡状况进行调节。Na^+重吸收受醛固酮的调节,水的重吸收受血管升压素的调节。

238. **ABCDE**　①葡萄糖的重吸收是通过近端小管顶端膜中的Na^+-葡萄糖同向转运体(一种蛋白质载体),以继发性主动转运的方式被重吸收的,而不是经通道的易化扩散进行重吸收的,故答B。②正常情况下,肾小球滤过的葡萄糖,均在近端小管被重吸收。当血糖浓度达10mmol/L时,肾小管对葡萄糖的吸收已达极限,尿中开始出现葡萄糖,此时的血浆葡萄糖浓度称为肾糖阈,正常值为10mmol/L。

239. **ABCDE**　血管升压素有V_1和V_2两种受体。V_1受体分布于血管平滑肌。V_2受体主要分布于肾集合管上皮细胞,属于G蛋白耦联受体,其跨膜信号转导是通过V_2受体-Gs-AC-cAMP-PKA通路而实现的,最终使上皮细胞内含水孔蛋白AQP-2的小泡镶嵌到上皮细胞的顶端膜中,形成水通道,从而使顶端膜对水的通透性增加。小管液中的水在肾小管、集合管上皮细胞之间渗透压梯度的作用下,通过水通道而进入上皮细胞。进入上皮细胞内的水再经基底侧膜的水孔蛋白AQP-3、AQP-4进入细胞间液而被重吸收入血。血管升压素在高浓度情况下可促进AQP-2的合成。通过对AQP-2膜转位

第三篇 生理学试题答案及详细解答

和合成的调控,血管升压素能控制肾小管上皮细胞顶端膜对水的通透性,从而影响水的吸收。X 染色体连锁的肾性尿崩症患者,由于集合管上皮细胞 V_2 受体缺陷,导致血管升压素无法发挥正常的生理学功能,可使尿量增加、尿渗透压降低。

240. **ABCDE** 从肾小球滤过的 NaCl,65%~70% 在近端小管被重吸收,约 20% 在髓袢被重吸收,约 12% 在远曲小管和集合管被重吸收。

241. **ABCDE** 葡萄糖和氨基酸属于小分子物质,可以自由通过肾小球滤过膜,然后在近端小管几乎 100% 被重吸收。因此,正常情况下终尿中几乎不含葡萄糖和氨基酸,若尿中发现大量葡萄糖和氨基酸,说明近端小管的重吸收功能受损。

242. **ABCDE** ①肾对 K^+ 的排泄量受 K^+ 的肾小球滤过率、肾小管和集合管的重吸收量与分泌量三个因素的影响,但主要取决于远端小管和集合管主细胞 K^+ 的分泌量。②终尿中的 K^+ 是由远端小管和集合管分泌的,尿中 K^+ 的排泄量视 K^+ 的摄入量而定,高 K^+ 饮食可排出大量的 K^+,低 K^+ 饮食则尿中排 K^+ 减少,使机体的 K^+ 摄入量与排出量保持平衡,维持血浆 K^+ 浓度的相对恒定。

243. **ABCDE** 糖尿病患者血糖升高,当超过肾糖阈及肾小管的最大重吸收能力时,葡萄糖不能被肾小管完全重吸收,肾小管溶质浓度增高,形成渗透性利尿,导致尿量增多。因此,引起血糖增高的原因都可引起渗透性利尿,使尿量增多。

244. **ABCDE** 血管加压素也称抗利尿激素,由下丘脑视上核和室旁核合成,可增加肾集合管对水的通透性,从而使水的重吸收增加,尿量减少,血压升高。

245. **ABCDE** 汗液为低渗液,大量出汗将导致高渗性脱水。由于血浆晶体渗透压升高,刺激血管升压素(ADH)分泌增加,增加远曲小管和集合管对水的通透性,使水重吸收增加,导致尿量减少。

246. **ABCDE** 甘露醇静脉注射后,以原形从肾小球滤过,但不能被肾小管重吸收,造成肾小管甘露醇浓度增高,小管液渗透压升高,导致髓袢升支和近曲小管对水的重吸收减少,从而产生渗透性利尿。

247. **ABCDE** ①肾小球有效滤过压=肾小球毛细血管血压-血浆胶体渗透压-囊内压,因此,输入大量生理盐水后,可引起血浆白蛋白浓度稀释性降低,从而使血浆胶体渗透压降低,肾小球有效滤过压增高,导致尿量增加。②输入大量生理盐水后,由 Na^+、Cl^- 产生的血浆晶体渗透压不会改变,因此不会刺激血管升压素的分泌。

248. **ABCDE** ①大量饮清水后,体液被稀释,由于血浆晶体渗透压降低,血管升压素分泌减少,肾集合管对水的重吸收减少,尿量增多,这是大量饮清水后尿量增多(水利尿)的主要原因。②大量饮清水后,血浆容量增多,肾血浆流量会相应增加;因体液被稀释,血浆胶体渗透压会相应降低,但这都不是引起尿量增多的主要原因,故不答 C。③虽然肾小球滤过率增加、醛固酮分泌减少都可使尿量增多,但大量饮清水后,不会出现肾小球滤过率增加和醛固酮分泌减少的生理效应。醛固酮分泌主要受肾素-血管紧张素-醛固酮调节轴的控制。

249. **ABCDE** ①刺激醛固酮分泌的最强因素是血钠降低、血钾增高。②血糖浓度增高主要刺激胰岛素分泌。血钙浓度降低主要刺激甲状旁腺激素的分泌。循环血量增多主要刺激心房钠尿肽的分泌。

250. **ABCDE** ①刺激抗利尿激素(血管升压素)分泌的最强因素是血浆晶体渗透压增高,次要因素是血容量减少,故答 B 而不是 A。②刺激抗利尿激素分泌的是血浆晶体渗透压增高,而不是血浆胶体渗透压增高,故不答 C。③大量饮清水后,体液被稀释,因血浆晶体渗透压降低,抗利尿激素分泌将减少,故不答 D。④血钾浓度增高可刺激醛固酮的分泌,但不能刺激抗利尿激素的释放,故不答 E。

251. **ABCDE** ①肾对物质的排出是通过肾小球滤过、肾小管与集合管的重吸收和分泌而完成的。因此,若某物质可自由通过肾小球滤过膜,该物质在肾小管既不被重吸收,也被不分泌,则该物质的清除率等于肾小球滤过率。这种物质即为测定肾小球滤过率的理想物质,菊粉就是符合这一条件的物质。②肌酐可由肾小球全部滤出,但在肾小管有少量吸收、少量分泌,因此其清除率约等于肾小球滤过率。碘锐特或对氨基马尿酸(PAH)的清除率等于有效肾血浆流量。

252. **ABCDE** ①清除率是指两肾在1分钟内能将多少毫升血浆中的某一物质完全清除(排出)，这个被完全清除了该物质的血浆的毫升数，就称为该物质的清除率。肾小球滤过率的正常值为125ml/min。②若测得某物质的肾清除率为80ml/min，小于肾小球滤过率的正常值，则说明从肾小球滤过的该物质一定被肾小管部分吸收了，或者肾小管分泌的量小于吸收的量，故答案为A。

253. **ABCDE** ①内生肌酐指体内代谢所产生的肌酐，可被肾小球自由滤过。由于肾小管和集合管能分泌少量肌酐，也可重吸收少量肌酐，因此内生肌酐清除率可大致评估肾小球滤过率，由于操作简便，故临床上常用。血尿素氮、血肌酐、内生肌酐清除率都可用于肾小球滤过率的评估，但以内生肌酐清除率最敏感，故答D。②菊粉可被肾小球自由滤过，并在肾小管和集合管不被重吸收和分泌，因此菊粉清除率是评价肾小球滤过率最准确的方法，因操作不便，临床上少用。尿素清除率常用于推测肾小管的功能。

254. **ABCDE** 排尿反射是一种脊髓反射，其初级中枢位于骶髓。

255. **ABCDE** 256. **ABCDE** 257. **ABCDE** ①葡萄糖从肾小球自由滤过后，可被近端小管全部重吸收。②Na^+从肾小球自由滤过后，可被近端小管大部分(65%~70%)重吸收，20%被髓袢重吸收。③对氨基马尿酸随血流流经肾脏一次后，约90%被肾脏从血浆中清除。④肌酐既能被肾小管、集合管少量分泌，也能少量重吸收。菊粉可从肾小球自由滤过，在肾小管、集合管中既不被重吸收，也不被分泌。

258. **ABCDE** ①神经末梢能经常释放一些营养性因子，持续地调整所支配组织的内在代谢活动，影响其持久性的结构、生化和生理的变化，这一作用称为神经的营养性作用。当神经被切断后，它所支配的肌肉由于失去其营养作用，将导致糖原合成减慢，蛋白质分解加速，肌肉逐渐萎缩。②神经纤维的主要功能是传导兴奋。支持作用为胶质细胞的功能。允许作用为激素之间的相互作用。

259. **ABCDE** 260. **ABCDE** 经典的突触由突触前膜、突触间隙和突触后膜组成。当神经冲动传来时，神经末梢的动作电位使突触前膜去极化，突触前膜Ca^{2+}通道开放，Ca^{2+}进入突触前膜，引起神经递质的释放，经突触间隙扩散至突触后膜，使突触后膜对某种离子的通透性改变，引起突触后膜的去极化或超极化，从而形成突触后电位。可见影响神经末梢递质释放量的关键因素是进入突触前膜的Ca^{2+}数量。

261. **ABCDE** ①银环蛇毒可阻断胆碱能突触后膜的N_2型乙酰胆碱受体通道，影响骨骼肌神经-肌接头处兴奋的传递。②新斯的明、有机磷农药可抑制突触后膜上的乙酰胆碱酯酶，阻碍乙酰胆碱水解使其持续发挥作用。阿托品为乙酰胆碱的竞争性拮抗药。酚妥拉明为α肾上腺素受体阻断药。

262. **ABCDE** 突触前抑制的结构基础是轴突-轴突突触，表现为突触前膜被兴奋性递质去极化，使膜电位绝对值变小，当其发生兴奋时动作电位变小，释放的兴奋性递质减少，导致突触后兴奋性突触后电位(EPSP)减小，最终使突触后神经元兴奋性降低。

263. **ABCDE** ①突触后膜在某种神经递质作用下产生的局部超极化电位变化，称为抑制性突触后电位(IPSP)。其产生机制是抑制性中间神经元释放的抑制性递质(如γ-氨基丁酸)作用于突触后膜，使后膜上的递质门控Cl^-通道开放，引起Cl^-内流，导致突触后膜发生超极化。②虽然IPSP的形成还可能与突触后膜K^+外流有关，但不是主要因素，因此答D而不是E。

264. **ABCDE** 265. **ABCDE** 266. **ABCDE** ①经典的突触由突触前膜、突触间隙、突触后膜组成。当神经冲动传来时，神经末梢的动作电位使突触前膜去极化，突触前膜Ca^{2+}通道开放，Ca^{2+}进入突触前膜，引起神经递质的释放。②抑制性突触后电位的产生机制是抑制性中间神经元释放的抑制性递质作用于突触后膜，使后膜上的递质门控Cl^-通道开放，引起Cl^-内流，导致突触后膜发生超极化。③静息状态下，细胞膜对K^+的通透性最大，静息电位主要是K^+跨膜扩散的结果。

267. **ABCDE** ①兴奋性突触后电位(EPSP)是指突触后膜在某种神经递质作用下产生的局部去极化电位变化。EPSP属于局部电位，具有局部电位的特点。②锋电位、动作电位均具有"全或无"特点。终板电位是骨骼肌神经-肌接头终板膜上出现的局部电位。局部电流为动作电位的传导形式。

第三篇　生理学试题答案及详细解答

268. **ABCDE**　①经典的突触由突触前膜、突触间隙、突触后膜组成。突触后膜在神经递质作用下,对Na^+和K^+通透性增高,导致突触后膜去极化,使突触后神经元对刺激的兴奋性增高,而产生兴奋性突触后电位。②若突触后膜在神经递质作用下,发生超极化,将产生抑制性突触后电位。极化是指静息状态下细胞膜电位的外正内负状态。反极化是指动作电位上升支在到达零电位后继续上升的部分。复极化是指动作电位到达最高点后向静息电位方向恢复的过程。

269. **ABCDE**　①经典的突触由突触前膜、突触间隙和突触后膜组成。突触传递易发生疲劳,可能与神经递质的耗竭有关,故答 D。②突触传递特征包括:单向传递、突触延搁、兴奋的总和、兴奋节律的改变、易疲劳、对内环境变化敏感。

270. **ABCDE**　反射的结构基础是反射弧,由感受器、传入神经、神经中枢、传出神经和效应器 5 个部分组成。反射中枢的突触传递最易发生疲劳,可能与神经递质的耗竭有关。

271. **ABCDE**　"呼吸困难、多汗、流涎、瞳孔缩小"为毒蕈碱样症状(M 样症状),为胆碱能系统亢进,乙酰胆碱在体内堆积所致。

272. **ABCDE**　①筒箭毒可阻断 N_1 受体及 N_2 受体[记忆为:一箭双雕(N_1+N_2)]。②普萘洛尔(心得安)可阻断 $β_1$ 受体及 $β_2$ 受体。酚妥拉明可阻断 $α_1$ 受体及 $α_2$ 受体。阿托品可阻断 M 受体。烟碱可模拟 N 样作用。

273. **ABCDE**　①六烃季铵可阻断 N_1 受体,十烃季铵可阻断 N_2 受体。②阿托品可阻断 M 受体。酚妥拉明可阻断 $α_1$ 受体及 $α_2$ 受体。普萘洛尔(心得安)可阻断 $β_1$ 受体及 $β_2$ 受体。

274. **ABCDE**　①虹膜环形肌存在 M 受体,当其兴奋时可引起缩瞳效应。②虹膜辐射肌存在 $α_1$ 受体,当其兴奋时,可引起扩瞳效应。

275. **ABCDE**　①运动神经末梢与肌膜构成骨骼肌的神经-肌接头,在神经末梢内有许多突触囊泡,内含大量神经递质乙酰胆碱(ACh)。ACh 释放后可与终板膜上 ACh 受体结合产生终板电位,刺激肌膜产生动作电位,从而引起肌肉收缩。②多巴胺、去甲肾上腺素、肾上腺素、谷氨酸均为中枢性神经递质。

276. **ABCDE**　①大多数交感神经节前纤维释放的神经递质是乙酰胆碱,大多数交感神经节后纤维释放的神经递质是去甲肾上腺素。②肾上腺素和 5-羟色胺均为中枢性神经递质,去甲肾上腺素为中枢性及外周性神经递质,ATP 属于嘌呤递质。

277. **ABCDE**　去甲肾上腺素与冠状动脉、脑血管、皮肤黏膜血管、竖毛肌的 $α_1$ 受体结合后引起收缩效应,与小肠平滑肌的 $α_2$ 受体结合产生舒张效应。

278. **ABCDE**　279. **ABCDE**　①谷氨酸是脑、脊髓内主要的兴奋性氨基酸类神经递质,在大脑皮层、脊髓背侧部含量较高。②γ-氨基丁酸是脑内主要的抑制性氨基酸类神经递质,在大脑皮层浅层、小脑皮层浦肯野细胞含量较高。A、B、D 均不属于氨基酸类神经递质。超纲题,大纲不要求掌握氨基酸类神经递质。

280. **ABCDE**　281. **ABCDE**　282. **ABCDE**　①肾上腺素与心脏的 $β_1$ 受体结合,引起心率加快、传导加速、心肌收缩力加强。②肾上腺素与支气管平滑肌的 $β_2$ 受体结合,产生强大的舒张效应。③乙酰胆碱与胃肠平滑肌的 M 受体结合,产生收缩效应,从而促进胃肠运动。

283. **ABCDE**　284. **ABCDE**　①肾上腺素与肌细胞 $β_2$ 受体结合,加强糖酵解。②肾上腺素可激活甘油三酯酶,加速脂肪分解,使血液中游离脂肪酸浓度升高,可能与激动 $β_3$ 受体有关。

285. **ABCDE**　286. **ABCDE**　①分布于骨骼肌细胞膜(终板膜)上的受体为乙酰胆碱 N_2 受体,即 N_2 型乙酰胆碱受体阳离子通道。N_1 受体主要分布于自主神经节突触后膜上。M 受体主要分布于大多数副交感节后、少数交感节后。②心肌细胞膜上的肾上腺素能受体主要是 $β_1$ 受体。

287. **ABCDE**　288. **ABCDE**　①反射弧由感受器、传入神经、神经中枢、传出神经和效应器 5 个部分组成。肌梭是牵张反射的长度感受器,专门感受肌纤维长度的变化。②脊髓可完成一些简单的反射活动,如牵张反射、排便反射等,故脊髓为低位中枢。因此,脊髓的抑制性中间神经元属于神经中枢。

289. ABCDE 290. ABCDE ①牵张反射是指骨骼肌受到外力牵拉时引起受牵拉的同一肌肉收缩的反射活动,包括腱反射和肌紧张。腱反射是指快速牵拉肌腱时发生的牵张反射。其反射过程为:牵拉肌肉→肌梭感受→Ⅰa、Ⅱ类传入纤维→α运动神经元→α传出纤维→梭外肌收缩。可见在腱反射中,肌梭为感受器,梭外肌纤维属于效应器。②肌紧张是指缓慢牵拉肌腱时发生的牵张反射。在肌紧张反射中,感受器也是肌梭,效应器为慢肌纤维,神经中枢为脊髓前角运动神经元。

291. ABCDE 当肌肉受到外力牵拉而被拉长时,首先兴奋肌梭感受器而引发牵张反射,使牵拉的肌肉收缩以对抗牵拉。当牵拉力量加大时,腱器官可因牵拉力的增加而兴奋,使牵张反射受到抑制,这种由腱器官兴奋引起的牵张反射被抑制,称为反牵张反射,其生理意义是避免被牵拉的肌肉受到损伤。

292. ABCDE ①条件反射是指通过后天学习和训练而形成的反射,其中枢部位在大脑皮层。"叩击股四头肌肌腱引起小腿前伸"(膝反射)的反射中枢位于腰2~4,不在大脑皮层,因此不属于条件反射。②条件反射的建立要求在时间上把某一无关刺激与非条件刺激结合多次,因此只有多次闻到食物香味,才能形成分泌唾液的条件反射。③咀嚼、吞咽食物引起胃酸分泌,无须反复训练才能建立,这是非条件反射。④强光刺激视网膜引起瞳孔缩小、异物接触角膜引起眼睑闭合,都是正常的神经反射,属于非条件反射。

293. ABCDE ①反射分为条件反射和非条件反射。条件反射是指通过后天学习和训练而形成的反射(B对),是一种高级反射活动。条件反射可强化或消退,因此其反射弧并不是固定不变的。②非条件反射是指生来就有、数量有限、比较固定和形式低级的反射活动,是先天遗传的,为种族共有的反射,如防御反射、食物反射、性反射、吸吮反射等。

294. ABCDE ①感觉投射系统分特异性投射系统与非特异性投射系统。丘脑特异感觉接替核及其投射至大脑皮层的神经通路称为特异性投射系统,它们投向大脑皮层的特定区域,具有点对点的投射关系,其主要功能是引起特定感觉(B对)。②A、C、D、E均为非特异性投射系统的特点。

295. ABCDE ①非特异性投射系统的主要功能是维持大脑皮层的兴奋状态,切断该系统可使机体进入睡眠状态。②大多数痛觉、温度觉、触觉都是经特异性投射系统投射至大脑皮层的特定区域。

296. ABCDE 内脏痛的特点:①定位不精确(最主要);②发生缓慢、持续时间长;③对牵拉刺激、扩张性刺激敏感,对切割、烧灼刺激不敏感;④特别能引起不愉快的情绪活动。

297. ABCDE ①牵涉痛指内脏性疾痛牵涉到身体体表部位,即内脏痛觉信号传导至相应脊髓节段,引起该节段支配的体表部位疼痛。如胆石症常表现为右上腹绞痛,可放射至右肩区、右背部。②躯体痛指壁腹膜受到刺激产生的痛觉。

298. ABCDE ①牵张反射包括腱反射和肌紧张。肌紧张是指缓慢持续牵拉肌腱时发生的牵张反射,表现为受牵拉的肌肉发生紧张性收缩,阻止被拉长。肌紧张是维持躯体姿势最基本的反射活动,是姿势反射的基础。②骨骼肌收缩和舒张的主要功能是做外功,而不是维持躯体姿势。腱反射虽属姿势反射,但可引起明显的动作,容易疲劳,不能持久进行。屈肌反射具有保护意义,不属于姿势反射。

299. ABCDE ①牵张反射包括腱反射和肌紧张。肌紧张是维持躯体姿势最基本的反射。②跟腱反射、肱二头肌反射均属于腱反射。腱反射虽然属于姿势反射,但可引起明显的动作,容易疲劳,不能持久进行。对侧伸肌反射也是一种姿势反射,在保持躯体平衡中具有重要意义,但不是最基本的姿势反射。

300. ABCDE 牵张反射是指骨骼肌在受到外力牵拉时能引起受牵拉的同一肌肉收缩的反射活动。

301. ABCDE ①在动物中脑上、下丘之间切断脑干后,动物出现抗重力肌(伸肌)的肌紧张亢进,表现为四肢伸直,坚硬如柱,头尾昂起,脊柱挺硬,这一现象称为去大脑僵直。②肢体痉挛性麻痹属于硬瘫范畴,为上运动神经元受损的表现。在C_5离断的动物常出现脊髓休克。若大脑皮层和皮层下失去联系,可出现明显的下肢伸肌僵直及上肢半屈的状态,称为去皮层僵直。

302. ABCDE ①黑质和纹状体之间有许多往返的纤维联系,从黑质至纹状体的纤维是多巴胺能系统,从纹状体至黑质的纤维是γ-氨基丁酸(GABA)能系统。此外,在纹状体内部还有乙酰胆碱(ACh)能系统。多巴胺能系统的作用是抑制乙酰胆碱递质系统的功能。帕金森病患者黑质受损,脑内多巴胺含量下降,对ACh能系统的抑制作用减弱,机体出现ACh递质亢进的症状,常表现为全身肌张力增高、肌肉强直、随意运动减少、动作迟缓、表情呆板。②舞蹈病是由于纹状体受损,体内胆碱能神经元和γ-氨基丁酸(GABA)能神经元功能减退所致。

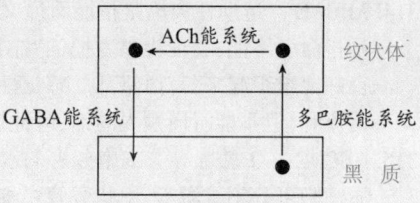

黑质-纹状体投射系统

303. **ABCDE** ①帕金森病的主要症状包括全身肌张力增高、肌肉强直、随意运动减少、动作缓慢、面部表情呆板、静止性震颤。②运动共济失调、骨骼肌张力降低、意向性震颤为脊髓小脑受损的表现。

304. **ABCDE** ①帕金森病是由于黑质受损,脑内多巴胺含量下降,对乙酰胆碱能系统的抑制作用减弱,机体出现的乙酰胆碱递质亢进症状,常表现为全身肌张力增高、肌肉强直、随意运动减少、动作迟缓、表情呆板等。临床上,给予多巴胺的前体(左旋多巴)或M受体拮抗剂(东莨菪碱、阿托品),可明显缓解这些症状。②帕金森病患者还可出现静止性震颤,此症状与中缝核5-羟色胺能系统受损有关,而与黑质受损无关,因此不能被左旋多巴或M受体拮抗剂缓解,而给予5-羟色胺酸(5-羟色胺的前体)治疗,可显著改善静止性震颤症状。

305. **ABCDE** ①根据小脑的传入、传出纤维联系,可将小脑分为前庭小脑、脊髓小脑和皮层小脑三个功能部分。前庭小脑由绒球小结叶组成,主要功能是控制躯体平衡和眼球运动。因此,绒球小结叶受损常表现为身体平衡功能障碍,如站立不稳、步基宽、步态蹒跚、容易跌倒,但随意运动的协调不受影响(D对)。②皮层小脑(半球外侧部)参与随意运动的设计和程序编制。脊髓小脑的功能是调节正在进行的动作,协调大脑皮层对随意运动的控制。

306. **ABCDE** ①根据小脑的传入、传出纤维联系,可将小脑分为前庭小脑、脊髓小脑和皮层小脑三个功能部分。肌张力下降、小脑性共济失调、意向性震颤均属于脊髓小脑受损的临床表现。位置性眼震颤为前庭小脑受损的临床表现。②柔软性麻痹为上运动神经元(脊髓或脑运动神经元)受损的临床表现。

307. **ABCDE** ①副交感神经兴奋时,神经末梢释放的乙酰胆碱与虹膜环行肌的M受体结合,使其收缩,导致瞳孔缩小;与膀胱逼尿肌的M受体结合引起逼尿肌收缩(C对);与胃肠括约肌的M受体结合使其舒张。②骨骼肌血管由交感胆碱能纤维支配,因此副交感神经兴奋不能使其舒张。糖原分解加强是由肾上腺素$β_2$受体介导的,因此副交感神经兴奋与糖原分解无关。

308. **ABCDE** 交感神经兴奋时,神经末梢释放的肾上腺素与虹膜辐射状肌的$α_1$受体结合,使其收缩,引起瞳孔扩大;与逼尿肌的$β_2$受体结合,使其舒张;与消化道括约肌的$α_1$受体结合,使其收缩;与有孕子宫的$α_1$受体结合,使子宫平滑肌收缩(D对);与支气管平滑肌的$β_2$受体结合,使其舒张。

309. **ABCDE** 310. **ABCDE** ①瞳孔对光反射的路径为:强光照射视网膜时,产生的冲动经视神经传到中脑顶盖前区更换神经元,然后到达双侧动眼神经缩瞳核,再沿动眼神经中的副交感纤维传出,使瞳孔括约肌收缩,瞳孔缩小。可见,瞳孔对光反射中枢位于中脑。②因为心血管活动、呼吸运动、胃肠运动、消化腺分泌等基本反射中枢均位于延髓,因此延髓被认为是基本生命中枢的所在部位。③脊髓是某些初级反射的中枢部位,如血管张力反射、发汗反射、排便反射等。下丘脑是参与体温调节、水平衡调节、生物节律控制的中枢。大脑为高级中枢。

311. **ABCDE** ①婴幼儿正常时、成人熟睡时脑电波应为δ波。②θ波见于少年正常时、成人困倦时。α波见于成人安静、闭眼、清醒时。β波见于成人活动时。

312. **ABCDE** 正常成人安静状态下出现的脑电波常为α波。

313. **ABCDE** ①大脑皮层中央前回底部前方的Broca区受损常导致运动失语症,表现为能看懂文字和听懂别人的谈话,但不能说话。②额中回后部接近中央前回的手部代表区受损常导致失写症。角回受损常导致失读症。颞上回后部受损常导致感觉性失语。弓状束受损常导致传导性失语。

314. **ABCDE**　运动性失语是指能看懂文字和听懂别人的谈话,但不能说话,发音器官正常。命名性失语是指命名不能,表现为患者把词"忘记",多数是物体的名称。传导性失语是指患者对部分词语不能很好地组织起来,言语错乱。感觉性失语是指患者能说话,但听不懂别人的谈话,听力正常。本例说话流利,但不能听懂别人的话,因此属于感觉性失语。

315. **ABCDE**　①胰腺导管细胞分泌的水和HCO₃⁻不是激素,为外分泌,不属于内分泌,故答A。②睾丸间质细胞可分泌雄激素,甲状旁腺主细胞可分泌甲状旁腺激素,肾上腺皮质细胞可分泌糖皮质激素、醛固酮等,胃黏膜的G细胞可分泌促胃液素,故B、C、D、E均属于内分泌细胞。

316. **ABCDE**　①肾上腺皮质激素属于类固醇类激素。②肾上腺髓质激素(儿茶酚胺)、甲状腺激素均属于胺类激素。促甲状腺激素(TSH)、促肾上腺皮质激素(ACTH)均属于蛋白质类激素。

317. **ABCDE**　下丘脑-垂体-靶器官对应轴为:①下丘脑(TRH)-腺垂体(TSH)-甲状腺(T₃、T₄);②下丘脑(CRH)-腺垂体(ACTH)-肾上腺皮质(糖皮质激素);③下丘脑(GnRH)-腺垂体(LH/FSH)-睾丸/卵巢(睾酮/抑制素)。可见除胰腺外,甲状腺、肾上腺皮质、睾丸、卵巢都是腺垂体的靶腺。

318. **ABCDE**　①下丘脑视上核和室旁核合成抗利尿激素和缩宫素后,经下丘脑-垂体束运送至神经垂体,故下丘脑和神经垂体之间的功能联系主要依靠下丘脑-垂体束。②垂体门脉系统为下丘脑和腺垂体之间的联系网络。下丘脑促垂体区是指神经元胞体所在的下丘脑内侧基底部(包括正中隆起),其肽能神经元可分泌下丘脑调节肽。

319. **ABCDE**　320. **ABCDE**　①腺垂体可分泌7种激素:生长激素(GH)、泌乳素(催乳素,PRL)、促甲状腺激素(TSH)、促肾上腺皮质激素(ACTH)、卵泡刺激素(FSH)、黄体生成素(LH)、促黑素(MSH)。答案为B。②神经垂体不含腺细胞,其自身不能合成激素。所谓的"神经垂体激素",实际上是由下丘脑合成后,由神经垂体储存的激素,包括血管加压素和缩宫素。答案为D。③皮质醇是肾上腺皮质分泌的。肾上腺素是肾上腺髓质分泌的。促甲状腺激素释放激素是下丘脑分泌的。

321. **ABCDE**　①生长激素可促进蛋白质代谢,总效应是合成大于分解,特别是促进肝外组织的蛋白质合成。②生长激素可激活激素敏感性脂肪酶,促进脂肪分解,增强脂肪酸的氧化分解,提供能量,故答B。③生长激素当然能促进生长发育。④生长激素可抑制外周组织摄取和利用葡萄糖,减少葡萄糖消耗,升高血糖水平。生长激素分泌过多时,可造成垂体性糖尿。⑤生长激素能促进氨基酸进入细胞,增强DNA、RNA的合成,减少尿氮排出,呈正氮平衡。

322. **ABCDE**　①生长激素可直接作用于肝、肌肉和脂肪组织,促进蛋白质合成,抑制蛋白质分解,使蛋白质代谢呈现正氮平衡。参阅北京大学医学出版社3版《生理学》P324。②糖皮质激素的生理作用是促进肝外组织(特别是肌肉)蛋白质分解,促进肝内蛋白质合成。肾上腺素主要调节糖、脂肪代谢,而不是蛋白质代谢。甲状旁腺激素、降钙素主要调节钙、磷代谢。

323. **ABCDE**　①生长激素的分泌呈日周期变化,进入深睡眠(慢波睡眠)1小时达分泌高峰,转入异相睡眠时分泌减少,觉醒时分泌更少。熟睡时生长激素分泌增多有利于机体的生长发育和体力的恢复。②饥饿、寒冷均可促进生长激素分泌,但不是最高水平,故不答C、D。

324. **ABCDE**　腺垂体、甲状腺、甲状旁腺、肾上腺、性腺、胰岛均属于内分泌腺,前列腺不属于内分泌腺。

325. **ABCDE**　甲状腺激素是促进胎儿和新生儿脑发育的关键激素。在胚胎期,甲状腺激素可促进神经元增殖、分化和突触形成等。如先天性甲状腺发育不全的患儿出生时,即可有脑发育障碍,一般出生后数周至3~4个月,即可有明显智力低下。

326. **ABCDE**　①甲状腺激素是胎儿和新生儿脑发育的关键激素。在胚胎期,甲状腺激素可促进神经元增殖、分化及突起和突触形成,促进胶质细胞生长和髓鞘形成,促进神经元骨架的发育。虽然甲状腺激素和生长激素都能促进生长发育,但前者可促进神经系统的生长发育,后者则不能。因此,影响神经系统发育最重要的激素是甲状腺激素。②胰岛素是蛋白质合成和储存不可缺少的激素

第三篇 生理学试题答案及详细解答

327. **ABCDE** 甲状腺激素可刺激骨化中心的发育成熟,使软骨骨化,促进长骨的生长。同时,甲状腺激素也是促进神经系统发育最重要的激素,因此甲状腺激素对促进骨和脑的生长发育最为重要。

328. **ABCDE** ①幼儿甲状腺激素分泌不足可导致呆小症,成人甲状腺激素分泌不足可导致黏液性水肿。②小儿麻痹是脊髓灰质炎的后遗症。幼儿生长激素分泌过多可导致巨人症,分泌过少可导致矮小症。成人生长激素分泌过多可导致肢端肥大症。

329. **ABCDE** 330. **ABCDE** ①甲状腺激素的分泌受"下丘脑(TRH)-垂体(TSH)-甲状腺(T_3、T_4)"轴的调节,TRH(促甲状腺激素释放激素)、TSH(促甲状腺激素)均可促进甲状腺激素的分泌。②皮质醇的分泌受"下丘脑(CRH)-垂体(ACTH)-肾上腺皮质(糖皮质激素)"轴的调节,CRH(促肾上腺皮质激素释放激素)、ACTH(促肾上腺皮质激素)均可促进皮质醇的分泌。③LH/FSH(黄体生成素/卵泡刺激素)可促进性激素的释放。GH(生长激素)的分泌受GHIH/GHRH的调节。

331. **ABCDE** ①降钙素是由甲状腺滤泡旁细胞分泌的肽类激素。②甲状旁腺主细胞分泌的是甲状旁腺激素。成骨细胞和破骨细胞相互协同,在骨骼的发育和形成过程中发挥重要作用。

332. **ABCDE** 甲状旁腺激素(PTH)的靶器官是肾和骨,可调节钙、磷代谢。PTH可促进近端小管对钙的重吸收,促进骨钙入血,而升高血钙。PTH可抑制近端小管对磷的重吸收,促进尿磷排出,使血磷降低。

333. **ABCDE** 甲状旁腺激素的主要生理功能是调节血钙、血磷浓度。

334. **ABCDE** ①降钙素可抑制破骨细胞的活动,减少溶骨反应,降低血钙,故答D。②A、B、C、E都不是降钙素的生理作用。

335. **ABCDE** 甲状旁腺激素(PTH)的作用是升血钙、降血磷。PTH可促进近端小管对钙的重吸收,也可促进骨钙入血,从而升高血钙。PTH可抑制近端小管对磷的重吸收,促进尿磷排出,使血磷降低。

336. **ABCDE** ①体内唯一可降低血糖的激素是胰岛素。胰岛素还可促进蛋白合成,抑制蛋白质分解。因此,胰岛素是降糖、升蛋白的激素。②生理量甲状腺激素、雄激素、雌激素、生长激素均可促进蛋白质合成,均为升蛋白激素,但都不能降低血糖。

337. **ABCDE** ①A、B、C、D、E 5种激素均可促进胰岛素的分泌,其中以抑胃肽的作用最强。小肠吸收的葡萄糖、氨基酸、脂肪酸等可刺激小肠黏膜分泌抑胃肽,进而直接刺激胰岛素分泌。②促胃液素、促胰液素、生长激素、皮质醇可能是通过升高血糖而间接刺激胰岛素分泌,因此刺激作用不及抑胃肽显著。

338. **ABCDE** ①在所有调节胰岛素分泌的因素中,血糖水平是调节胰岛素分泌的最重要因素。胰岛B细胞对血糖水平的变化十分敏感,血糖水平升高时,机体可立即分泌胰岛素使血糖水平降低。②许多氨基酸可刺激胰岛素分泌,其中以精氨酸和赖氨酸的作用最强。③脂肪酸对胰岛素分泌的刺激作用较弱。④迷走神经兴奋、胰高血糖素均可间接刺激胰岛素分泌。

339. **ABCDE** ①胰岛素能促进全身组织摄取、利用葡萄糖,促进肝糖原和肌糖原合成,抑制糖异生,从而降低血糖。②胰岛素可促进葡萄糖转变为脂肪酸。③抑胃肽可促进胰岛素分泌。④胰岛素可抑制脂肪酶的活性,减少脂肪分解;胰岛素能使氨基酸进入细胞的速度加快,并促进细胞内蛋白质合成,抑制蛋白质分解,故答D。⑤胰岛素与生长激素共同作用,能产生明显的促生长协同效应。

340. **ABCDE** ①糖皮质激素主要通过减少肝外组织对糖的利用、加速糖异生而升高血糖(B对)。②促进糖类转变为脂肪、促进葡萄糖氧化的结果肯定是降低血糖而不是升高血糖,故不答C、E。糖皮质激素可提高四肢脂肪酶的活性,促进脂肪分解,故不答D。

341. **ABCDE** 糖皮质激素受下丘脑(CRH)-腺垂体(ACTH)-肾上腺皮质(GC)轴的调节。CRH为促肾上腺皮质激素释放激素,ACTH为促肾上腺皮质激素,GC为糖皮质激素。患者长期使用糖皮质激素,可负反馈抑制腺垂体ACTH细胞和下丘脑CRH神经元的活动,导致ACTH、CRH合成和释放减少,肾上腺皮质功能减退。

342. **ABCDE** ①年轻女性,月经不规律,满月脸,水牛背,向心性肥胖,应诊断为库欣综合征,为皮质醇分泌过多所致。皮质醇可促进肾远曲小管和集合管保钠、排钾,因此皮质醇分泌过多可导致血钠升高、血钾下降。②皮质醇可促进脂肪分解,导致血浆中游离脂肪酸浓度增高。皮质醇可刺激骨髓造血,使血液中红细胞和中性粒细胞数量增多。

343. **ABCDE** ①应激时,机体启动下丘脑-腺垂体-肾上腺皮质系统,引起皮质醇、ACTH、儿茶酚胺、生长激素、催乳素、胰高血糖素、抗利尿激素、醛固酮分泌增加,但以皮质醇增加最为明显。当机体受到应激原刺激时,下丘脑 CRH 神经元分泌增强,刺激腺垂体 ACTH 分泌,导致血中皮质醇显著增高。②应激时血糖浓度应增高,因此胰岛素分泌应减少。雄激素主要促进男性的生长发育。

344. **ABCDE** ①机体处于应急状态下,交感-肾上腺髓质系统活动加强,分泌大量肾上腺髓质激素,引起中枢神经系统兴奋,表现为心率加快、心输出量增加,血压升高,全身血量重新分布,以保证心脑血液供应;呼吸加深加快,血糖升高,脂肪分解,以满足机体在应急状态下的能量需求。②机体在应激状态下,下丘脑-腺垂体-肾上腺皮质轴的活性增强。请注意应急反应与应激反应的区别。

345. **ABCDE** ①胰岛素是体内唯一的降糖激素。甲状腺激素、肾上腺素、去甲肾上腺素均可升高血糖。②醛固酮主要参与水盐代谢的调节,而与糖代谢的调节无关。

346. **ABCDE** ①男性性腺(睾丸)分泌的激素包括由间质细胞分泌的睾酮和由支持细胞分泌的抑制素、雌激素。睾酮为主要激素,属于类固醇激素;雌激素量少,也属于类固醇激素;抑制素属于蛋白质激素,量少,故最佳答案为 E。②儿茶酚胺是体内嗜铬组织分泌的激素。

347. **ABCDE** ①睾丸间质细胞分泌雄激素。②内皮细胞主要参与血管的构成。睾丸支持细胞主要分泌抑制素。生精细胞主要参与精子的发生。颗粒细胞位于卵巢,主要参与雌激素的合成。

348. **ABCDE** ①睾酮可刺激生殖器官的生长发育,促进男性副性征的出现,并维持正常性欲。②睾酮具有维持生精作用,睾酮自间质细胞分泌后,可进入支持细胞并转变为双氢睾酮,随后进入曲细精管,促进生精细胞的分化和精子的生成。③睾酮可促进骨骼生长,并不是具有溶骨作用,故答 C。④睾酮可促进肾脏合成促红细胞生成素,刺激红细胞生成。

349. **ABCDE** ①睾酮可刺激生殖器官的生长发育,促进男性副性征的出现,并维持正常性欲。②睾酮具有维持生精作用,可促进精子的生长发育。③睾酮可促进骨骼的生长发育。④睾酮能促进蛋白质的合成,特别是促进肌肉和生殖器官的蛋白质合成,故答 B。

350. **ABCDE** ①FSH 并不能直接作用于生精细胞,而是通过支持细胞产生雄激素结合蛋白,后者与睾酮结合后作用于生精细胞,从而促进生精过程。②精原细胞的主要作用是产生精子。间质细胞(Leydig 细胞)的主要作用是产生睾酮。生精细胞包括精原细胞、初级精母细胞、次级精母细胞、精子细胞和精子。

351. **ABCDE** ①雌激素可促进子宫和输卵管的发育;促进阴道黏膜上皮细胞增生角化;增强成骨细胞活动和骨中钙、磷沉积,促进骨的生长。②雌激素可促进肾小管对水和钠的重吸收,导致水钠潴留。

352. **ABCDE** ①孕激素可使增生期子宫内膜进一步增厚,并进入分泌期,为受精卵的生存和着床提供适宜的环境。②A、C、D 均为雌激素的生理作用。E 为催产素的生理功能。

353. **ABCDE** 正常女性基础体温在排卵后可升高 0.5℃,并在黄体期一直维持在此水平,临床上将这一基础体温的变化,作为判定排卵的指标之一。目前认为基础体温的升高与孕激素有关。

354. **ABCDE** 正常月经周期平均为 28 天,分为排卵前期(卵泡期)和排卵后期(黄体期),各激素水平随月经周期而变化。①卵泡刺激素(FSH)、黄体生成素(LH)浓度逐渐升高→雌激素分泌增加(排卵前 1 天达第 1 次高峰)→LH 高峰→排卵。②LH 升高,作用于黄体细胞分泌雌激素和孕激素→导致排卵后雌激素第 2 次高峰→促进黄体分泌孕激素→排卵后 5～10 天出现孕激素高峰→黄体退化,雌激素、孕激素降低。可见雌激素出现第 2 次高峰的直接原因为 LH 的作用。

355. **ABCDE** 黄体生成素(LH)在孕激素的配合下,可使卵泡壁溶解酶的活性增强,导致卵泡壁溶解破裂而排卵。排卵前会出现 LH 高峰,LH 高峰是控制排卵的关键因素,若消除这一高峰,则排卵被抑制。不要想当然地认为排卵是由卵泡刺激素(FSH)引起的。

356. **ABCDE** ①育龄期女性月经周期中,促进卵泡发育成熟的主要激素是卵泡刺激素(FSH)。在每个月经周期的黄体期向卵泡期转化时,由于垂体 FSH 分泌增加,一群 10~20 个小窦状卵泡进入 FSH 高度依赖的快速生长期,此为周期性募集。但在被募集的卵泡中,一般仅有一个成为优势卵泡,最后成熟并排卵。②黄体生成素是控制排卵的关键激素。人绒毛膜促性腺激素是促使黄体变成妊娠黄体的主要激素。雌激素、孕激素是维持育龄期女性月经周期的主要激素。

357. **ABCDE** ①子宫周期又称月经周期,一般为 28 天左右,月经期 3~5 天。②一个月经周期中,卵巢的大致过程为:FSH、LH 浓度逐渐升高→雌激素分泌增加(排卵前 1 天达第 1 次高峰)→LH 高峰→排卵。LH 升高,作用于黄体细胞分泌雌激素和孕激素→导致排卵后雌激素第 2 次高峰→促进黄体分泌孕激素→排卵后 5~10 天出现孕激素高峰→黄体退化,雌激素(E_2)、孕激素(P)显著降低,引起子宫内膜血管痉挛收缩、内膜脱落,月经来潮,答案为 E。

358. **ABCDE** D 属于雌激素的生理作用,A、B、C、E 均属于孕激素的生理作用。

359. **ABCDE** ①雌激素可促进输卵管平滑肌的收缩和运动。②高浓度雌激素可促进醛固酮的分泌,进而导致水钠潴留。③雌激素可加速蛋白质合成,促进生长发育。④下丘脑(GnRH)-腺垂体(FSH/LH)-卵巢(雌激素/孕激素)是一个功能轴,一般情况下雌激素对下丘脑和腺垂体具有负反馈调节作用,但在月经周期的中期,随着优势卵泡的成熟,雌激素分泌增加,此时血中高浓度的雌激素对下丘脑和腺垂体具有正反馈调节作用。参阅 10 版《生理学》P392。⑤可使基础体温上升的是孕激素而不是雌激素。

第四篇 医学微生物学试题答案及详细解答

（正确答案为绿色的选项）

1. AB**C**DE ①真菌属于真核细胞型微生物，分化程度高，有核膜和核仁，有完整细胞器。②立克次体、放线菌、细菌、衣原体均属于原核细胞型微生物，无核膜和核仁，细胞器很不完善，只有核糖体。

2. ABCD**E** ①原核细胞型微生物细胞核分化程度低，无核仁和核膜。除核糖体外，无其他细胞器，这类微生物包括细菌、支原体、衣原体、立克次体、螺旋体、放线菌。②真菌属于真核细胞型微生物。

3. **A**BCDE ①微生物分为非细胞型、原核细胞型、真核细胞型微生物三类，病毒属于非细胞型微生物。②细菌、支原体、衣原体、立克次体均属于原核细胞型微生物。

4. ABCD**E** ①细菌、支原体、衣原体、立克次体、螺旋体、放线菌均属于原核细胞型微生物。②真菌（念珠菌、隐球菌、小孢子菌、酵母菌）属于真核细胞型微生物。

5. ABC**D**E 6. AB**C**DE ①衣原体、支原体、立克次体均属于原核细胞型微生物，其中支原体缺乏细胞壁，体积最小，故答 D。衣原体、立克次体均有细胞壁，严格细胞内寄生。②真菌属于真核细胞型微生物，细胞核高度分化，有核仁和核膜，细胞器完整。③病毒属于非细胞型微生物。

7. **A**BCDE ①细菌细胞壁位于细菌细胞的最外层，其主要成分为肽聚糖，为细菌所特有。②外膜为 G^- 菌的特有结构，G^+ 菌的细胞壁无外膜。外膜由脂蛋白、脂质双层和脂多糖三部分组成。类脂 A 为脂多糖的成分之一。可见，B、C、D、E 均不是细菌细胞壁的特有成分。

8. ABCD**E** 青霉素能与细菌竞争合成肽聚糖过程中所需的转肽酶，抑制四肽侧链上 D-丙氨酸与五肽交联桥之间的联结，使细菌不能合成完整的肽聚糖，在一般渗透压环境中，可导致细菌死亡。

9. AB**C**DE ①细菌的遗传物质称为核质。"核质以外的遗传物质"包括质粒、噬菌体、转位因子，故答 C。质粒编码的细菌性状有菌毛、细菌素、毒素和耐药性的产生等。②mRNA、核蛋白体都不是遗传物质，只有 DNA 才是遗传物质，故不答 A、B。异染颗粒是细菌普遍存在的贮藏物，主要成分是 RNA 和多偏磷酸盐。性菌毛可通过接合作用传递 F 质粒，但它不是遗传物质，故不答 E。

10. **A**BCDE ①质粒是细菌染色体以外的遗传物质，存在于细胞质中，为闭合环状双链 DNA，带有遗传信息。质粒编码的细菌性状有菌毛、细菌素、毒素和耐药性的产生等。②性菌毛主要通过接合作用传递 F 质粒，也是某些噬菌体吸附于菌细胞的受体。细菌染色体为遗传物质。鞭毛为细菌的运动器官，具有抗原性，与致病性有关。异染颗粒是细菌普遍存在的贮藏物，主要成分是 RNA 和多偏磷酸盐。

11. AB**C**DE 12. ABC**D**E 13. **A**BCDE ①中介体多见于 G^+ 菌，是细菌部分细胞膜内陷、折叠、卷曲形成的囊状物。中介体的形成，有效地扩大了细胞膜的面积，相应地增加了酶的含量和能量的产生，而这些酶类主要参与细胞的呼吸和能量代谢，其功能类似于真核细胞的线粒体，也称拟线粒体。②异染颗粒是细菌普遍存在的贮藏物，主要成分是 RNA 和多偏磷酸盐，嗜碱性强，用亚甲蓝染色时着色较深。异染颗粒常见于白喉杆菌，位于菌体两端，有助于细菌鉴定。③某些受病毒感染的细胞内，光镜下可见到与正常细胞结构和着色不同的圆形或椭圆形斑块，称为包涵体。包涵体常于病毒大量增殖过程中。④吞噬体与吞噬细胞的杀菌作用有关。质粒是细菌染色体以外的遗传物质。

14. **A**BCDE ①荚膜是某些细菌在其细胞壁外包绕的一层黏液性物质，与细胞壁结合牢固，能抵抗宿主吞噬细胞的吞噬和消化作用，增强细菌的侵袭力，是病原菌的重要毒力因子。②芽胞主要与细菌对外界的抵抗力有关。肽聚糖是细菌细胞壁特有的成分，主要功能是保持菌体固有形态，维持菌体内外的

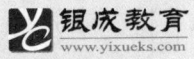

第四篇 医学微生物学试题答案及详细解答

渗透压。核糖体是细菌合成蛋白质的场所。异染颗粒可用于某些细菌的鉴定。

15. AB**C**DE ①肺炎链球菌无鞭毛，无芽胞，但有荚膜。荚膜有抗吞噬作用，是肺炎链球菌的主要毒力因子。②C-反应蛋白为炎症时相蛋白，与肺炎链球菌的致病性无关。肺炎链球菌的毒力因子还包括表面蛋白黏附素、分泌性IgA蛋白酶、溶血素、磷壁酸、肽聚糖，而不是自溶酶、内外毒素。

16. ABC**D**E ①细菌芽胞对外界不良环境抵抗力强，对热力、干燥、辐射、化学消毒剂等理化因素均有强大抵抗力。一般细菌繁殖体在80℃水中迅速死亡，而有的细菌芽胞可耐100℃数小时。临床上常以芽胞是否被杀死作为判断灭菌效果的指标。因此，细菌芽胞最显著的特性是耐热性。②抗吞噬性、黏附性是荚膜的特性。侵袭性是菌毛的特性。芽胞没有毒素活性。

17. ABCD**E** ①细菌一般以简单的二分裂方式进行无性繁殖。G^+菌的染色体与中介体相连，当染色体复制时，中介体一分为二，移向两端，细胞膜内陷形成横隔，同时细胞壁内陷，最终分裂为2个子代细菌。G^-菌无中介体，染色体直接连接在细胞膜上，复制产生的新染色体附着在邻近的一个点上，在两点之间形成的新细胞膜将各自的染色体分隔在两侧。最终细胞壁沿横隔内陷，整个细胞分裂成两个子代细胞。②有性繁殖为真菌的繁殖方式之一。放线菌主要以孢子形式进行无性繁殖，也可通过菌丝断裂繁殖。细胞出芽为单细胞生物常见的繁殖方式之一。核酸复制为病毒的繁殖方式。

18. AB**C**DE 幽门螺杆菌是一种单极、多鞭毛、螺旋形弯曲的细菌，革兰氏染色阴性，微需氧，生长时需要CO_2，营养要求高，培养时需动物血清或血液。

19. A**B**CDE ①细菌素是某些细菌产生的一类具有抗菌作用的蛋白质，对与产生菌有亲缘关系的细菌有杀伤作用，故可用于细菌分型和流行病学调查。②抗生素是指某些微生物代谢过程中产生的一类能抑制或杀死某些其他微生物的物质。抗生素多由放线菌和真菌产生，不能作为细菌分型的依据。热原质为细菌细胞壁的脂多糖，与细菌感染引起的发热有关。细菌可产生内毒素和外毒素，主要与细菌的致病力有关。有些细菌能产生色素，对细菌的鉴别有一定的意义，而与细菌分型和流行病学调查无关。故答B而不是E，很多医考参考书将答案错为E。

20. **A**BCDE ①波长240~300nm的紫外线具有杀菌作用。紫外线主要作用于细菌DNA，使DNA链上两个相邻的胸腺嘧啶以共价键结合，形成二聚体，干扰DNA的复制与转录，导致细菌变异或死亡。因紫外线的穿透力较弱，故一般用于空气消毒，或不耐热物品的表面消毒。②γ射线多以^{60}Co为放射源，常用于一次性医用塑料制品的消毒。微波主要依靠热效应进行消毒，多用于食品、非金属器械、食具、药杯等的消毒。红外线、可视线不能用于消毒。

21. ABC**D**E ①高压蒸汽灭菌法是目前应用最普遍的灭菌方法，灭菌效果最可靠。②高压蒸汽灭菌法适用于耐高温和耐湿物品的灭菌，如金属器械、玻璃、敷料、橡胶制品等的灭菌。当蒸汽压力达到104.0~137.3kPa，温度121~126℃，30分钟，即可杀灭包括芽胞在内的一切微生物，答案为D。

22. **A**BCDE ①高压蒸汽灭菌法是灭菌效果最好的方法，常用于耐高温、耐湿热物品的灭菌，如普通培养基、生理盐水等的灭菌。②巴氏消毒法常用于牛奶的消毒。煮沸法常用于剪刀、注射器等的灭菌。流通蒸汽灭菌法常用于日常餐具的消毒。间歇灭菌法适用于不耐高热培养基的灭菌。

23. **A**BCDE ①细菌通过性菌毛相互连通，将质粒从供菌转给受菌的方式，称为接合。能通过接合方式转移的质粒称为接合性质粒，如F质粒、R质粒。②转化是指供菌裂解释放的DNA片段被受菌直接摄取，使受菌获得新的性状。转导是指由噬菌体介导，将供菌的DNA片段转入受菌，使受菌获得供菌的部分遗传性状。易位是指染色体片段位置的改变。溶原性转换是指温和噬菌体感染宿主后，以前噬菌体形式与细菌基因组整合成为溶原性细菌，从而获得由噬菌体基因编码的某些性状。

24. ABC**D**E ①引起肠道菌群失调的原因是长期、大量使用抗生素后，大多数正常菌群被抑制或杀灭，而原处于劣势的菌群或外来耐药菌趁机大量繁殖而致病。②A、B、D、E是导致宿主感染的主要原因。

25. ABCDE ①致病菌能突破宿主皮肤、黏膜生理屏障，进入机体并在体内定植、繁殖扩散的能力，称为侵袭力。细菌的侵袭力包括黏附素、荚膜、侵袭素、侵袭性酶类、细菌生物被膜等。细菌首先通过黏附素黏附并定植在宿主黏膜上皮细胞表面,才能侵入细胞生长繁殖而致病。荚膜具有抗吞噬作用,能使细菌在宿主体内大量繁殖和扩散。细菌生物被膜是细菌在生长过程中,为了适应周围环境而形成的一种保护性生存方式。透明质酸酶可分解细胞间质的透明质酸,利于细菌及毒素的扩散。可见,A、B、C、E均与细菌的侵袭力有关。②外毒素只引起宿主细胞的功能损害,而与细菌的侵袭力无关。

26. **ABCDE** ①病原菌突破宿主的皮肤黏膜生理屏障后,可在黏附因子作用下,黏附并定植在宿主黏膜上皮细胞表面,然后侵入细胞生长繁殖而致病。②荚膜、微荚膜具有抗吞噬作用,能使病原菌在宿主体内大量繁殖和扩散而致病。③许多细菌可释放侵袭性胞外酶,有利于病原菌的抗吞噬作用并向周围组织扩散。④病原菌可产生内、外毒素,直接引起宿主细胞的功能损害而致病。可见,A、B、C、D 都与病原菌的致病机制有关。⑤感染的发生还与入侵宿主的细菌数量有关,如伤口污染细菌的数量若超过 10^5 个常引起感染,低于此数量则较少发生感染,故答 E。

27. **ABCDE** ①内毒素是革兰氏阴性菌细胞壁的脂多糖组分,其分子结构由 O 特异性多糖、非特异性核心多糖和脂质 A 三部分组成。②肽聚糖为细菌细胞壁的主要成分。外毒素的成分为蛋白质,内毒素的成分为脂多糖。脂蛋白为革兰氏阴性菌细胞壁外膜的组分之一。核酸为病原微生物的遗传物质。

28. **ABCDE** ①内毒素是革兰氏阴性菌的细胞壁成分,只能由革兰氏阴性菌产生,革兰氏阳性菌不能产生内毒素。请注意:外毒素既可由革兰氏阳性菌产生,也可由革兰氏阴性菌产生。②由于内毒素是革兰氏阴性菌的细胞壁成分,因此只能在细菌死亡、菌体裂解后释放出来。细菌在生活状态下即可释放出来的是外毒素。③内毒素抗原性较弱,耐热,加热至160℃ 2~4 小时才被破坏。

29. **ABCDE** ①菌血症是指致病菌由局部侵入血流,但未在血流中生长繁殖,只是短暂的一过性通过血液循环到达体内适宜部位后再进行繁殖而致病,如伤寒早期即为菌血症期。②霍乱弧菌引起的霍乱、肉毒梭菌引起的食物中毒、白喉棒状杆菌引起的白喉、破伤风梭菌引起的破伤风均为毒血症。

30. **ABCDE** ①医院感染分为内源性感染和外源性感染两类。内源性医院感染是指患者在医院内由于某种原因(如机体免疫功能低下),自身体内寄居的微生物(包括正常菌群和潜伏的致病性微生物)大量繁殖而导致的感染。住院患者长期使用免疫抑制剂,可导致内源性感染。②环境感染、交叉感染和医源性感染均属于外源性感染。

31. **ABCDE** 医院感染是指患者、陪护人员及医务工作者在医院环境内发生的感染。患者之间或患者与医务人员之间主要通过咳嗽、交谈,特别是经手等方式密切接触而发生直接感染;或通过生活用品等物质发生间接感染。

32. **ABCDE** ①直接凝集试验是利用已知的特异性抗体(诊断血清)来检测未知的病原菌,常采用玻片凝集法进行菌种鉴定。如将含有志贺菌抗体的血清与待检菌液各一滴在玻片上混匀,数分钟后若出现肉眼可见的凝集块,即为阳性反应,证明该菌是志贺菌。②中和试验、补体结合试验、间接凝集试验、间接凝集抑制试验均可用于病原菌的血清学诊断,但都不能在玻片上完成,故不答 A、B、D、E。

33. **ABCDE** ①金黄色葡萄球菌是烧伤感染的常见致病菌,可产生血浆凝固酶、杀白细胞素、肠毒素等致病物质。根据题干,本例应诊断为金黄色葡萄球菌感染。②A、B、C、D 均不能产生凝固酶。

34. **ABCDE** ①夏秋季节引起细菌性食物中毒最常见的致病菌为金黄色葡萄球菌。临床分离的金黄色葡萄球菌约 1/3 能产生肠毒素。肠毒素能引起急性胃肠炎即食物中毒。②溶血性链球菌主要引起感染性心内膜炎。肺炎链球菌主要导致大叶性肺炎。脑膜炎奈瑟菌主要导致化脓性脑膜炎。淋病奈瑟菌常引起淋病。

35. **ABCDE** ①食物中毒是由血浆凝固酶阳性的金黄色葡萄球菌肠毒素所致,而与血浆凝固酶阴性葡萄球菌无关。②B、C、D、E 均属于血浆凝固酶阴性葡萄球菌所致的疾病。

36. **ABCDE** 金黄色葡萄球菌可分泌毒性综合征毒素-1(TSST-1),引起发热、休克、脱屑性皮疹。TSST-1 能增加机体对内毒素的敏感性,感染产毒菌株后,可引起多个器官系统的功能紊乱或毒性休克综合征。

37. **ABCDE** ①患者术后第 7 天,高热,咳脓血痰,双肺湿啰音,应诊断为肺炎。②A 族链球菌引起皮肤

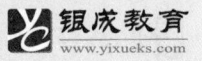
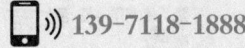

第四篇 医学微生物学试题答案及详细解答

及皮下组织化脓性感染、风湿热、急性肾小球肾炎,很少引起肺炎,故不答 A。D 族链球菌常引起皮肤、胆道、肠道感染,很少引起肺炎,故不答 B。脑膜炎奈瑟菌为 G^- 双球菌,故不答 C。③肺炎链球菌常导致社区获得性肺炎,咳铁锈色痰液,故不答 D。金黄色葡萄球菌常引起院内肺炎,咳脓血痰,故答 E。

38. **ABCDE** ①根据细胞壁中抗原结构的不同,可将链球菌分为 A~H、K~V20 群。对人致病的链球菌菌株,90%左右属 A 群,含有 M 蛋白,M 蛋白与其致病性有关。肺炎链球菌无群抗原,不含 M 蛋白,答案为 A。②B、C、D、E 均属于肺炎链球菌的致病物质。

39. **ABCDE** ①流行性脑脊髓膜炎是由脑膜炎奈瑟菌引起的急性化脓性脑膜炎。②念珠菌属、隐球菌属主要引起真菌感染。链球菌属、葡萄球菌属主要引起化脓性疾病。

40. **ABCDE** 淋病奈瑟菌为革兰氏染色阴性球菌,常呈双排列,两菌接触面平坦,似一对咖啡豆。

41. **ABCDE** 42. **ABCDE** 43. **ABCDE** ①肺炎链球菌有典型的荚膜结构,荚膜有抗吞噬作用,是肺炎链球菌的主要毒力因子,故答 C。淋病奈瑟菌虽有荚膜,但不典型,且不是其主要致病物质,故不答 E。②淋病奈瑟菌能产生 IgA1 蛋白酶,破坏黏膜表面存在的特异性 IgA1 抗体,使淋病奈瑟菌能黏附在尿道黏膜表面,引起泌尿生殖系感染。③引发猩红热的病原体是 A 组溶血性链球菌。

44. **ABCDE** 肠杆菌能分解多种糖和蛋白质,其中乳糖发酵试验可初步鉴别致病菌(志贺菌、沙门菌)和非致病菌,致病菌一般(注意:不是全部)不能发酵乳糖,而非致病菌大多能发酵乳糖。

45. **ABCDE** 吲哚试验阳性说明为肠杆菌科细菌,可首先排除选项 E。糖发酵试验能发酵葡萄糖和乳糖提示为大肠埃希菌。痢疾志贺菌、肠炎沙门菌、伤寒沙门菌均可发酵葡萄糖,但不能发酵乳糖。

46. **ABCDE** ①肠出血型大肠埃希菌(EHEC)为出血性结肠炎的病原体,血清型主要为 O157:H7。出血性结肠炎主要表现为严重腹痛、大量腹泻、血样便。②黏液脓血便见于溃疡性结肠炎、急性细菌性痢疾。米泔水样便见于霍乱。蛋花样便见于小儿轮状病毒肠炎。

47. **ABCDE** ①肠出血性大肠埃希菌 O157:H7 血清型可引起出血性结肠炎,常表现为反复出血性腹泻、严重腹痛。②伤寒沙门菌主要引起伤寒。金黄色葡萄球菌主要引起化脓性感染。霍乱弧菌主要引起霍乱。副溶血性弧菌主要导致食物中毒。

48. **ABCDE** 志贺痢疾杆菌产生的志贺毒素与肠出血型大肠埃希菌(EHEC)产生的毒素相同,由 1 个 A 亚单位和 5 个 B 亚单位组成,B 亚单位与宿主细胞糖脂受体结合,导入细胞内的 A 亚单位可裂解 60S 核糖体亚单位的 28S rRNA,阻止其与氨基酰-tRNA 结合,致使蛋白质合成中断。志贺毒素主要导致肠黏膜上皮损伤,还可介导肾小球内皮细胞损伤,导致溶血性毒素综合征。EHEC 为急性出血型结肠炎的病原体。

49. **ABCDE** ①患者有不洁饮食史,突发发热、腹痛腹泻、黏液脓血便,伴里急后重,应诊断为普通型痢疾,其致病菌为痢疾杆菌。可取粪便的脓血或黏液部分,接种于肠道选择培养基上,37℃孵育 18~24 小时,即可见无色半透明可疑菌落,然后进行菌群、菌型鉴定。②伤寒主要表现为持续高热、缓脉、脾大、玫瑰疹等,故不答 A。葡萄球菌食物中毒常于进餐后 1~6 小时发病,一般不会 3 天后发病,故不答 B。沙门菌食物中毒常于进餐后 6~24 小时发病,故不答 C。霍乱常为水样便,无里急后重,故不答 D。

50. **ABCDE** ①肥达试验(Widal test)是采用伤寒杆菌菌体抗原(O)、鞭毛抗原(H),使用凝集法分别测定患者血清中相应抗体的凝集效价。伤寒杆菌凝集价的正常值为:H 效价<1:160,O 效价<1:80。当间隔 1~2 周复查,若抗体效价比上次结果增高 2~4 倍,具有诊断价值。本例 H 效价>1:160,O 效价>1:80,即两者同时增高,且均较上次增高 4 倍,故应诊断为伤寒。②若抗 H 效价明显升高,抗 O 效价不高,提示伤寒预防接种或接种后的回忆反应。若 O 效价明显升高,抗 H 效价不高,提示伤寒早期或其他沙门菌感染。

51. **ABCDE** ①霍乱弧菌革兰氏染色阴性,有菌毛,无芽胞,在菌体一端有单鞭毛,运动非常活泼。取患者米泔水样便做悬滴观察,细菌呈穿梭样运动。霍乱弧菌为兼性厌氧菌,营养要求不高,耐碱不耐酸,在碱性蛋白胨培养基上生长良好。②El-Tor 生物型是 O_1 群霍乱弧菌的 1 个亚型,无芽胞,故答 D。

52. **ABCDE** ①霍乱弧菌有鞭毛和菌毛。其鞭毛运动有助于细菌穿过肠黏膜表面黏液层而接近肠壁上皮细胞。细菌的普通菌毛是细菌定居于小肠所必需的因子,只有黏附定居后方可致病。②霍乱弧菌分为两个生物型,即古典生物型和 El-Tor 生物型,两型弧菌均无荚膜,而 1992 年发现的新流行株 O139 群有荚膜。由于前两型是引起霍乱流行的主要致病菌,因此霍乱弧菌的致病因素不包括荚膜。③霍乱弧菌既可分泌内毒素,也可分泌外毒素。内毒素系脂多糖,耐热,存在于菌体内部,是制作菌苗引起抗菌免疫的主要成分。外毒素即霍乱肠毒素,可导致剧烈腹泻。

53. **ABCDE** ①副溶血性弧菌存在于近海的海水、海底沉积物和鱼类、贝壳等海产品中。在含有 35g/L NaCl 的培养基上最易生长,无盐则不能生长,故称为嗜盐弧菌。副溶血性弧菌主要引起食物中毒。注意:另外一个嗜盐弧菌为霍乱弧菌。②A、B、D、E 均不属于嗜盐弧菌。

54. **ABCDE** 幽门螺杆菌与胃黏膜相关 B 细胞淋巴瘤的发病密切相关,针对该菌的治疗可使淋巴瘤得到缓解。

55. **ABCDE** ①患者长期上腹胀痛,多为餐后痛,具有季节性,应考虑胃溃疡。患者胃黏膜活检示细菌感染,最可能为幽门螺杆菌(HP)。②HP 革兰氏染色阴性,是一种微需氧菌,营养要求较高,培养时需加入 5%~10% 羊血或马血,最适生长温度为 37℃,培养 2~6 天可长出针尖大小无色透明的菌落。HP 富含尿素酶,可迅速分解尿素释放氨,是鉴定该菌的主要依据之一。一种质子泵抑制剂(奥美拉唑)+2 种抗生素(羟氨苄青霉素+甲硝唑)联合使用,可根除 HP。

56. **ABCDE** ①患者右足被锈铁钉刺伤,6 天后出现张口困难,颈项强直,角弓反张,应诊断为破伤风,其致病菌为破伤风梭菌。②破伤风梭菌为厌氧芽胞杆菌,必须在厌氧的环境中才能生长繁殖,因此感染必须具有厌氧环境。③芽胞对热、干燥较耐受,通常 100℃1 小时才能破坏芽胞,在干燥的土壤和尘埃中可存活数年。破伤风梭菌革兰氏染色阳性,只能分泌外毒素,而不能分泌内毒素。

57. **ABCDE** ①破伤风是由破伤风梭菌引起的特异性感染,潜伏期约为 7 天。破伤风梭菌为革兰氏阳性厌氧菌,芽胞位于菌体顶端,厌氧培养菌落疏松,不规则,呈羽毛状为其特征,故答案为 A。②产气荚膜梭菌虽然厌氧培养阳性,但无羽毛样菌落,故不答 B。C、D、E 均不属于厌氧菌。

58. **ABCDE** ①产气荚膜梭菌为厌氧革兰氏阳性杆菌,不分泌内毒素,故答案为 D。②产气荚膜梭菌能产生 10 余种外毒素而致病,如卵磷脂酶、溶血素、透明质酸酶、胶原酶、DNA 酶等。

59. **ABCDE** ①2/3 的厌氧菌感染合并有需氧菌的混合感染。需氧菌消耗氧、破坏组织,为厌氧菌的生长繁殖创造了厌氧的条件。两类细菌的协同作用,使坏死组织增多,易于形成脓肿。②无芽胞厌氧菌可产生多种毒素、胞外酶,如肠毒素、胶原酶、蛋白酶、纤溶酶、溶血素、DNA 酶、透明质酸酶等,这些酶通过脱氮、脱氨、发酵作用而产生大量不溶性气体,如硫化氢、氮等,气体积聚在组织间,可散发出恶臭味。坏死组织分泌物可呈血性或棕黑色等。③无芽胞厌氧菌多为革兰氏染色阴性厌氧杆菌,因此分泌物直接涂片+革兰氏染色可见细菌存在。④无芽胞厌氧菌只有在厌氧的环境中才能生长,因此在普通肉汤培养基上(有氧环境中)不能生长,而在无氧环境下的血平板中可长出微小菌落,故答 D。

60. **ABCDE** 患者有足部外伤史,1 天后局部剧痛、肿胀,皮肤变黑,皮下有捻发音,血性浆液渗出,恶臭味,应诊断为气性坏疽,最可能的致病菌为梭状芽胞杆菌。

61. **ABCDE** ①结核分枝杆菌脂质占菌体干重的 20%~40%,占胞壁干重的 60%。因此,结核分枝杆菌化学组成最显著的特点是细胞壁含有大量脂质,与其染色特性、培养特性、抵抗力、致病性等密切相关。故答案为 B。②结核分枝杆菌体内含有多种蛋白质,其中最重要的是结核菌素,它可与蜡质 D 结合,引起迟发型超敏反应。多糖是结核分枝杆菌发生凝集反应的特异性表面抗原。结核分枝杆菌的 rRNA 能刺激机体产生特异性细胞免疫。磷壁酸是革兰氏阳性菌细胞壁的成分。

62. **ABCDE** ①结核分枝杆菌的胞壁含有大量脂质,难以用普通染料染色,需用助染剂并加温使之着色,着色后不宜用含有 3%HCl 的乙醇脱色,因此称为抗酸杆菌。若用齐-尼抗酸染色,结核分枝杆菌被染

第四篇 医学微生物学试题答案及详细解答

成红色,其他非抗酸性细菌则被染成蓝色。因此,抗酸染色常用于结核分枝杆菌的鉴别,为最常用的染色方法。②革兰氏染色常用于普通细菌的染色。亚甲蓝染色常用于检测细菌数量的多少。镀银染色常用于细菌鞭毛染色。因为荚膜含水分较多,不易着色,因此荚膜染色常采用负性染色法,即将菌体和背景着色而荚膜不着色,从而使荚膜在菌体周围呈现透明圈。

63. **ABCDE** ①年轻男性,腰痛、低热、L_1 棘突压痛,X 线片提示骨质破坏、腰大肌影增宽,脓肿穿刺涂片提示抗酸染色阳性,应诊断为腰椎结核,其病原体为结核分枝杆菌。为明确病原体,首选罗氏培养基进行细菌培养。②巧克力培养基主要用于奈瑟菌的分离培养。SS 琼脂培养基常用于沙门菌的分离培养。双糖铁培养基常用于大肠埃希菌的分离培养。疱肉培养基常用于厌氧菌的分离培养。

64. **ABCDE** ①鸟分枝杆菌的细胞壁含有大量脂质而不是磷壁酸,含大量磷壁酸是革兰氏阳性菌的特点。②鸟分枝杆菌属于机会性致病菌,在免疫力低下的人群可致病。③鸟分枝杆菌的治疗首选克拉霉素和阿奇霉素。④鸟分枝杆菌生长缓慢,抗酸染色阳性。

65. **ABCDE** ①布鲁菌引起的布鲁菌病是一类人畜共患传染病。②淋病奈瑟菌引起的淋病、梅毒螺旋体引起的梅毒均为性传播疾病。白喉棒状杆菌引起的白喉为呼吸道传染病。霍乱弧菌引起的霍乱为经消化道传播的甲类传染病。A、B、D、E 只传人不传畜,不引起人畜共患传染病。

66. **ABCDE** ①人类鼠疫的病原菌是鼠疫耶尔森菌,革兰氏染色阴性,主要通过被染疫的鼠蚤叮咬而感染。腺鼠疫以急性淋巴结炎为特点。鼠疫耶尔森菌能在吞噬细胞内生长繁殖,沿淋巴液到达局部淋巴结,多在腹股沟和腋下引起严重的淋巴结炎,局部肿胀、化脓和坏死。答案为 D。②伤寒杆菌主要引起肠伤寒,临床特点为高热、缓脉、脾大、玫瑰疹。大肠埃希菌引起急性淋巴结炎少见。奈瑟球菌多引起脑膜炎和泌尿生殖道感染。流感嗜血杆菌常引起上呼吸道感染。

67. **ABCDE** ①白喉棒状杆菌主要引起白喉,最主要的致病物质是白喉外毒素,此外还有索状因子、K 抗原。当 β 棒状杆菌噬菌体侵袭无毒白喉棒状杆菌时,其编码外毒素的 tox 基因与宿主菌染色体整合,无毒白喉棒状杆菌则成为产毒的白喉棒状杆菌而产生白喉毒素。此毒素是一种毒性和抗原性均很强的蛋白质。②白喉杆菌为革兰氏阳性杆菌,不分泌内毒素,故不答 A。白喉杆菌无荚膜,无鞭毛,无芽胞。

68. **ABCDE** ①白喉外毒素为白喉杆菌的主要致病物质。当 β 棒状杆菌噬菌体侵袭无毒白喉棒状杆菌时,其编码外毒素的 tox 基因与宿主菌染色体整合,无毒白喉棒状杆菌则成为产毒的白喉棒状杆菌而产生白喉毒素。②A、B、D、E 所产生的毒素与噬菌体无关。

69. **ABCDE** 放线菌病可累及全身任何系统和器官,其中以面颈部最为常见,约占 60%。临床表现为后颈面部肿胀,不断产生新结节、多发性脓肿和瘘管形成。

70. **ABCDE** ①钩端螺旋体病(钩体病)流行于夏秋季,接触疫水是主要感染方式。患者于流行季节发病,病前有疫水接触史,急性起病,发热、全身酸痛,腓肠肌压痛,腹股沟淋巴结肿大,应诊断为钩体病。其病原体为钩端螺旋体(钩体)而不是细菌,故不答 A、C、D、E。②钩体呈细长丝状,有 12～18 个螺旋,菌体弯曲成钩状,革兰氏染色阴性,在光镜下镀银染色呈黑色。钩体需氧,常用含兔血清培养基培养。

71. **ABCDE** ①衣原体在宿主细胞内才能生长繁殖,具有两种形态:一种是小而致密的颗粒结构,称为原体,为成熟状态,具有强感染性,但无繁殖能力;另一种是大而疏松的网状结构,称为网状体或始体,不具感染性,但具有繁殖能力。②原体进入宿主细胞后,宿主细胞膜围绕原体形成空泡,称为包涵体。内基小体为狂犬病的特征性病理改变。中介体是指细菌部分细胞膜内陷、折叠、卷曲形成的囊状物。

72. **ABCDE** 73. **ABCDE** ①解脲脲原体属于支原体,其黏附素能黏附于泌尿生殖道上皮细胞,导致宿主细胞损伤,引起非淋病性尿道炎。②肾综合征出血热的病原体以汉坦病毒最多见。③炭疽芽胞杆菌主要引起炭疽。柯萨奇 B 组病毒常引起病毒性心肌炎。伯氏疏螺旋体主要引起莱姆病。

74. **ABCDE** 75. **ABCDE** 76. **ABCDE** ①登革热病毒是登革热的病原体,埃及伊蚊和白纹伊蚊是登革热病毒的主要传播媒介。人类和其他灵长类动物是登革热病毒的自然宿主。②地方性斑疹伤寒是由莫氏立克次体引起,以鼠蚤为传播媒介的急性传染病。立克次体感染家鼠后,通过鼠蚤在鼠间传播。鼠

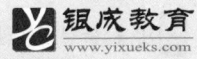 821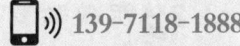

蚤叮咬人体后，可排出含病原体的粪便和呕吐物污染伤口，立克次体经抓破处进入人体。③流行性斑疹伤寒是由普氏立克次体引起，以人虱为传播媒介的急性传染病。

77. ABCDE　人和动物共患的最常见病毒形态是球形，少数为杆状、丝状、弹状和砖块状。

78. ABCDE　①病毒属于非细胞型微生物，无细胞核，只有一种核酸，即 DNA 或 RNA，故答 B。②病毒是形态最小，结构简单的微生物，其大小的测量单位为纳米（nm）。病毒缺乏增殖所需的酶系统，只能寄生于活细胞内进行增殖。病毒的增殖是以病毒核酸分子为模板进行的自我复制。

79. ABCDE　①病毒体的基本结构是由核心和衣壳构成的核衣壳。核心位于病毒体的中心，为核酸。包绕在核酸外面的蛋白质外壳，称为衣壳。因此病毒体＝核衣壳＝核酸＋衣壳（E 对）。②有的病毒在核衣壳外还有包膜，称为包膜病毒。有的病毒无包膜，称为裸露病毒。因此，包膜不可能是病毒体的基本组成单位，故不答 B、D。③在包膜的表面常有不同形状的突起，称为刺突。可见刺突是包膜外的结构之一，因此刺突也不可能是病毒体的基本组成单位，故不答 A。④有些包膜病毒在核衣壳外层和包膜内层之间存在基质蛋白质，可见基质蛋白质不属于核衣壳，因此不是病毒体的基本组成单位，故不答 C。

80. ABCDE　①病毒缺乏增殖所需的酶系统，只能寄生在活细胞内进行增殖。病毒增殖的方式是以其基因组为模板，在 DNA 聚合酶或 RNA 聚合酶作用下，经过复杂的生化合成过程，复制出病毒的基因组。病毒基因组则经过转录、翻译过程，合成大量的病毒结构蛋白，再经过装配，最终释放出子代病毒。这种以病毒核酸为模板进行复制的方式称为自我复制。②细菌、衣原体、立克次体都以二分裂方式进行繁殖。真菌是以孢子方式进行繁殖。

81. ABCDE　病毒寄生于活细胞内，以病毒核酸为模板进行自我复制。从病毒进入宿主细胞开始，经过基因组复制，到最后释放出子代病毒，称为一个复制周期。人和动物病毒的复制周期依次为吸附、穿入、脱壳、生物合成及组装、成熟和释放等步骤。可见，复制周期不包括扩散。

82. ABCDE　①妊娠早期（3 个月内）血胎屏障发育不完善，此时孕妇若感染风疹病毒、巨细胞病毒，可导致胎儿畸形或流产。②细菌性阴道炎、念珠菌性阴道炎主要造成局部感染，对胎儿的发育影响甚微，故不答 A、D。目前尚无证据表明沙眼衣原体感染与绒毛膜羊膜炎、剖宫产后盆腔感染有关，胎儿经污染产道可感染沙眼衣原体，主要引起新生儿肺炎和眼炎，对孕早期影响不大，故不答 C。尖锐湿疣有垂直传播的风险，但宫内感染极少见，故不答 E。

83. ABCDE　病毒感染机体后，在体内由局部向远处扩散的方式包括：①直接接触播散，病毒经过细胞-细胞接触播散；②经血流播散，有些病毒可从入侵部位直接进入血液，向全身播散；③经淋巴液播散；④经神经系统播散，病毒和感染部位的神经元接触，发生感染并向全身播散。经血行散的病毒首先在入侵机体的局部及其所属淋巴增殖，随后进入静脉引起第一次病毒血症。此时，若病毒未受到中和抗体的作用，则在肝脏、脾脏细胞内进一步增殖，再进入动脉引起第二次病毒血症，播散到全身。可见 B、C、D、E 均属于病毒的播散方式，故答 A。

84. ABCDE　①目前病毒分离培养的方法主要有动物接种、鸡胚培养和细胞培养。其中，动物接种为最早的病毒分离方法，细胞培养为分离病毒最常用的方法。②肉汤培养基培养为细菌的培养方法，故不答 A。病毒人体接种不符合医学伦理道德，显然不属于正确答案，故不答 E。

85. ABCDE　①副黏病毒包括副流感病毒、呼吸道合胞病毒、麻疹病毒、腮腺炎病毒、尼派病毒、人偏肺病毒等。②禽流感病毒是甲型流感病毒，属正黏病毒，不属于副黏病毒。

86. ABCDE　①甲型流感病毒是变异最为频繁的一个类型，每隔十几年就会产生一个新的毒株，这种变化称为抗原转换，可能与神经氨酸酶、血凝素的抗原结构改变有关。②包膜脂类、基质蛋白、核蛋白均不易变异。病毒的基本结构是衣壳蛋白，不易发生变异。

87. ABCDE　①风疹病毒可通过垂直传播导致胎儿畸形，尤其是妊娠前 3 个月胎儿畸形率可高达 80%，因此妊娠妇女严禁接种风疹减毒活疫苗。②临床上，风疹减毒活疫苗的接种对象主要是进入育龄期的女青年，尤其是结婚之前的育龄女性。

第四篇 医学微生物学试题答案及详细解答

88. **ABCDE** ①甲型流感病毒属于正黏病毒，其表面抗原 HA（血凝素）和 NA（神经氨酸酶）易于发生抗原性变异，从而造成流感大流行。②B、C、D、E 均属于副黏病毒，很少发生抗原变异。

89. **ABCDE** 90. **ABCDE** ①人类腺病毒分为 A~G 共 7 组，42 个血清型，多数可以引起人类呼吸道、胃肠道、泌尿道及眼部感染等。②风疹病毒可通过垂直传播引起胎儿先天性感染，导致先天性耳聋、先天性心脏病、白内障等。③麻疹病毒是麻疹的病原体。腮腺炎病毒是流行性腮腺炎的病原体。呼吸道合胞病毒是婴儿支气管炎、支气管肺炎的病原体。

91. **ABCDE** ①人类肠道病毒属于无包膜的小 RNA 病毒，主要经粪-口途径传播，隐性感染多见，故答 D。②病毒在肠道中增殖，却引起多种肠道外感染性疾病，如脊髓灰质炎、无菌性脑膜炎、心肌炎等。

92. **ABCDE** ①肠道病毒是指经消化道感染和传播，能在肠道中复制并引起人类相关疾病的胃肠道感染病毒，有些肠道病毒虽然经消化道感染，但主要引起肠道外疾病，如脊髓灰质炎、无菌性脑膜炎、心肌炎、手足口病等。②尿道炎主要由大肠埃希菌、淋病奈瑟菌等引起。

93. **ABCDE** ①丙型肝炎主要经输血或血制品传播，输血后肝炎 70% 以上是丙型肝炎。②甲型肝炎、戊型肝炎主要经粪-口传播。乙型肝炎、丁型肝炎也可经输血传播，但不如丙型肝炎常见，故答 C 而不是 B、D。

94. **ABCDE** ①患者，有不洁饮食史，发热，纳差，黄疸，ALT、AST 增高，应诊断为急性甲型肝炎。甲型肝炎最常见于青少年及儿童。②甲肝病毒（HAV）属于小 RNA 病毒科、单股线状正链 RNA 病毒。

95. **ABCDE** ①流行性乙型脑炎（乙脑）的病原体是乙型脑炎病毒，其传染源是带毒的猪、牛、马、羊等家畜和鸟类。幼猪是最重要的传染源和中间宿主。②乙脑病毒的主要传播媒介是三节吻库蚊。蚊子不仅是传播媒介，而且是重要的储存宿主。病毒通过蚊子在蚊子-动物-蚊子中不断循环，其间带毒蚊子若叮咬人类，则可引起人类感染。

96. **ABCDE** ①妊娠 3 个月以内，孕妇感染巨细胞病毒后，可通过垂直传播导致胎儿先天性感染，先天性感染率为 0.5%~2.5%。②沙眼衣原体主要引起沙眼、泌尿生殖道感染，但不引起胎儿先天性感染。淋病奈瑟菌常引起淋病，患淋病性阴道炎的母亲，在胎儿娩出时，可经产道感染导致婴儿淋球菌性结膜炎，但不会导致胎儿先天性感染。白假丝酵母菌常引起鹅口疮。人乳头瘤病毒（HPV）16、18 型主要引起宫颈癌，HPV6、11 型主要引起生殖器尖锐湿疣。

97. **ABCDE** ①EB 病毒为嗜 B 细胞的人类疱疹病毒，相关疾病包括传染性单核细胞增多症、Burkitt 淋巴瘤、鼻咽癌、淋巴组织增生性疾病等。②与宫颈癌有关的是高危型人乳头瘤病毒（HPV16、HPV18 型），故答 C。

98. **ABCDE** ①单纯疱疹病毒（HSV）有两种血清型，即 HSV-1 和 HSV-2。HSV-1 主要经飞沫传播，引起腰部以上部位的感染。HSV-2 主要经性途径传播，引起腰以下及生殖器感染。根据题意，本例应诊断为 HSV-2 感染。②原发感染后，HSV-1 多潜伏于三叉神经节和颈上神经节，HSV-2 多潜伏于骶神经节，故答 B。③水痘-带状疱疹病毒（VZV）是引起水痘和带状疱疹的病原体，好发于儿童。

99. **ABCDE** 100. **ABCDE** ①人类嗜 T 细胞病毒（HTLV）是成人 T 淋巴细胞白血病的病原体。②水痘-带状疱疹病毒（VZV）是水痘和带状疱疹的病原体。其中，水痘为原发感染，带状疱疹为复发感染。潜伏性感染是指急性或隐性感染后，病毒基因组潜伏在特定组织或细胞内，在某些情况下可被激活而急性发作。如 VZV 原发感染后，VZV 可潜伏于脊髓后根神经节或颅神经的感觉神经节中，当机体细胞免疫功能低下时，潜伏的 VZV 被激活可发生带状疱疹。③EB 病毒（EBV）主要引起 Burkitt 淋巴瘤。乙肝病毒（HBV）主要引起乙型肝炎。人乳头瘤病毒（HPV）16、18 型主要引起宫颈癌。

101. **ABCDE** 102. **ABCDE** ①人乳头瘤病毒（HPV）有很多类型，HPV6、11 型主要引起生殖道尖锐湿疣，HPV16、18 型主要引起宫颈癌。②单纯疱疹病毒（HSV）有两种血清型，HSV-1 主要通过密切接触感染，HSV-2 主要通过性接触引起生殖器疱疹，导致男女生殖器出现疼痛性水疱样损伤。③淋病奈瑟菌是淋病的病原体。苍白密螺旋体为梅毒的病原体。沙眼衣原体主要引起沙眼、包涵体结膜炎、非淋菌性尿道炎等。

103. ABCDE　人类免疫缺陷病毒(HIV)的受体分子是 CD4 分子，HIV 进入人体后，其包膜糖蛋白 gp120 首先与 CD4⁺ T 细胞表面的 CD4 分子结合，然后再与辅助受体结合，包膜糖蛋白产生分子构象改变，暴露 gp41 融合肽，介导病毒包膜与细胞膜融合，病毒核衣壳进入细胞内脱壳，释放出基因组 RNA 进行复制。

104. ABCDE　人类免疫缺陷病毒(HIV)与感染细胞膜上 CD4 分子结合的病毒刺突是 gp120。

105. ABCDE　①人乳头瘤病毒(HPV)16、18 型与宫颈癌的发生密切相关。②HAV、HBV、HEV 分别引起甲型肝炎、乙型肝炎、戊型肝炎。HIV 主要引起艾滋病。

106. ABCDE　①朊粒在人和动物中可引起朊粒病，即传染性海绵状脑病，其是一种中枢神经系统慢性退行性、致死性疾病。朊粒病包括羊瘙痒病、牛海绵状脑病(疯牛病)、库鲁病、克-雅病等。②类病毒是目前已知的只含 RNA 一种核酸的，专性细胞内寄生的分子病原体，主要引起植物疾病，如菊花矮缩病、菊花绿斑病、柑橘剥皮病等。拟病毒是一种环状 RNA 病毒，主要感染植物。对人致病的衣原体主要有沙眼衣原体、肺炎嗜衣原体、鹦鹉热嗜衣原体，分别导致沙眼、肺炎、鹦鹉热。

107. ABCDE　真菌由菌丝和孢子组成。孢子是真菌的生殖结构，以出芽方式繁殖。

108. ABCDE　新生隐球菌属于隐球菌属，是机会性致病真菌，主要引起隐球菌病。

109. ABCDE　①真菌由菌丝和孢子组成，从题干可知，该微生物由菌体和孢子组成，应属于真菌，故不答 A、B，A、B 均属于细菌。②白色念珠菌革兰氏染色阳性，以出芽方式繁殖，在普通琼脂、血琼脂、沙保弱琼脂培养基上均可长出厚膜孢子。毛癣菌在沙保弱培养基上可长出形态各异的菌落，如颗粒状、粉末状、绒毛状。可见，该微生物应为白色念珠菌而不是毛癣菌。③放线菌革兰氏染色阳性，但无芽胞，无荚膜。

110. ABCDE　①鸟是隐球菌病的主要传染源。墨汁染色是隐球菌的特异性染色方法。患者家中养鸽子，近期出现发热、咳嗽症状，病原体检查墨汁染色阳性，应诊断为隐球菌病。隐球菌的特殊培养基为沙保弱葡萄糖琼脂培养基(SDA 培养基)。②巧克力培养基常用于奈瑟菌属的培养。碱性培养基常用于霍乱弧菌的培养。牛乳培养基常用于产气荚膜梭菌的培养。罗氏培养基常用于结核分枝杆菌的培养。

111. ABCDE　112. ABCDE　①结核分枝杆菌感染可引起肺结核病。②肺孢子菌属于真菌，故真菌感染引起的疾病是肺孢子菌肺炎。③大叶性肺炎的常见致病菌是肺炎链球菌。小叶性肺炎的常见致病菌是葡萄球菌、肺炎球菌。病毒性肺炎常见的病原体是流感病毒、呼吸道合胞病毒、腺病毒等。

第五篇　医学免疫学试题答案及详细解答

（正确答案为绿色的选项）

1. **ABCDE**　免疫系统有三大功能。①免疫防御：机体防止外界病原体的入侵及清除已入侵的病原体及其他有害物质。②免疫自稳：机体通过自身免疫耐受和免疫调节达到免疫系统内环境的稳定。③免疫监视：机体随时发现和清除体内出现的"非己"成分。免疫应答是指免疫系统识别和清除抗原的整个过程，分为固有免疫和适应性免疫两大类。免疫记忆是适应性免疫的特征之一。

2. **ABCDE**　①机体的免疫系统随时发现和清除体内由基因突变而产生的肿瘤细胞，称为免疫监视。②免疫防御是指机体的免疫系统防止外界病原体的入侵、清除已入侵病原体及有害物质的现象。免疫调节是指免疫系统的各因素之间相互协调与制约，维持机体内环境的稳定。免疫耐受是指免疫系统对自身组织细胞不产生免疫应答的现象。免疫缺陷是指因遗传因素或其他原因造成的免疫系统先天发育障碍或后天损伤。

3. **ABCDE**　①完全抗原是指既有免疫原性又有抗原性的抗原。不完全抗原也称半抗原，是指只有抗原性，而无免疫原性的简单小分子抗原，不是蛋白质大分子。半抗原由于具有抗原性，因此可以引起免疫反应。②半抗原一旦与纯蛋白（载体）结合，就成为该蛋白的一个抗原决定簇，故 D、E 错。

4. **ABCDE**　①一般而言，抗原分子量越大，含有抗原表位越多，结构越复杂，则免疫原性越强，越有利于刺激机体免疫系统产生抗体。蛋白质分子量很大，故免疫原性最强。②多糖也是重要的抗原物质，但寡糖、单糖的免疫原性较弱。核苷酸多无免疫原性，但若与蛋白质结合成核蛋白则具有免疫原性。

5. **ABCDE**　①某些抗原刺激机体产生抗体时无须 T 细胞的辅助，称为非 T 细胞依赖性抗原，又称非胸腺依赖性抗原(TI-Ag)，如细菌脂多糖(LPS)。②绝大多数蛋白质抗原如病原微生物、大分子化合物、血清蛋白（类毒素、抗病毒血清）、血细胞（绵羊红细胞）等刺激 B 细胞产生抗体时，必须依赖 T 细胞的辅助，称为胸腺依赖性抗原。

6. **ABCDE**　①预先或与抗原同时注入体内，可增强机体对该抗原的免疫应答或改变免疫应答类型的非特异性免疫增强型物质，称为佐剂，故答 D。②佐剂可改变抗原的物理性状，延缓抗原降解和排除，延长抗原在体内的滞留时间。③佐剂可刺激淋巴细胞的增殖分化，从而增强免疫应答能力。

7. **ABCDE**　①佐剂是非特异性免疫增强剂，因此不可能作用于特异性的 T 细胞抗原受体，故答 A。②B、C、D、E 均属于佐剂的作用机制和功能。

8. **ABCDE**　①原发性免疫缺陷是由遗传因素、先天性免疫系统发育不全造成的免疫功能障碍，常导致反复感染。②原发性免疫缺陷也可造成自身免疫性疾病、肿瘤等，但由于反复感染的发生率远高于自身免疫性疾病和肿瘤，故答 E 而不是 A、B。白血病、艾滋病为单一性肿瘤，故不答 C、D。

9. **ABCDE**　①胸腺是 T 细胞分化、成熟的主要场所；胸腺基质细胞所产生的多种细胞因子，对外周免疫器官和免疫细胞具有调节作用。因此新生期切除动物的胸腺，将导致 T 细胞缺乏和细胞免疫缺陷；也可导致胸腺对外周免疫细胞的调节功能障碍，而出现体液免疫功能受损，故答案为 D。②骨髓具有造血功能，因此骨髓受损将表现为机体造血和细胞免疫、体液免疫功能均受损。

10. **ABCDE**　①胸腺属于中枢免疫器官，是 T 细胞发育成熟的主要场所。DiGeorge 综合征患者胸腺发育不全或缺失，可导致 T 细胞免疫缺陷，反复发生真菌性和病毒性感染，严重时可导致患儿死亡。参阅 8 版《医学免疫学》P6。②Bruton 病也称无丙种球蛋白血症，为体液免疫缺陷所致。编码 DNA 解旋酶

成分的 *MCM4* 基因突变,可导致 NK 细胞免疫缺陷。慢性肉芽肿病为吞噬细胞缺陷所致。补体成分(如 C3)缺乏可导致补体系统缺陷。

11. ABCDE　①胸腺是 T 细胞分化、成熟的主要场所,因此胸腺发育不全的患儿常表现为细胞免疫缺陷,容易导致病毒、真菌、细胞内寄生菌、原虫的感染。②原发性免疫缺陷病是指免疫系统先天性发育障碍引起的疾病。继发性免疫缺陷是指后天因素造成的免疫缺陷性疾病。患儿尸检发现其胸腺发育不全,应诊断为原发性免疫缺陷,故不答 A。先天性胸腺发育不全主要表现为细胞免疫缺陷和体液免疫受损,以细胞免疫缺陷为主,故答 B 而不是 C。③吞噬细胞缺陷、补体功能缺陷常表现为反复发生化脓性细菌感染,本例为真菌性感染,故不答 D、E。

12. ABCDE　①中枢免疫器官是免疫细胞发生、分化、发育和成熟的场所,包括骨髓和胸腺。②B、C、D、E 均属于外周免疫器官和组织。

13. ABCDE　①黏膜免疫系统也称黏膜相关淋巴组织(MALT),包括呼吸道、胃肠道、泌尿生殖道黏膜固有层和上皮细胞下散在的无被膜淋巴组织,如扁桃体、小肠派氏(Peyer)集合淋巴结、阑尾等。②胸腺和骨髓为中枢免疫器官。脾脏为外周免疫器官。肝脏不属于免疫器官。

14. ABCDE　①最早到达病原体感染局部的免疫细胞是中性粒细胞。中性粒细胞分泌防御素破坏尚未进入宿主细胞的胞内菌,从而控制早期感染。②随后,活化的巨噬细胞在吞噬、杀灭胞内菌的过程中起着重要作用。在巨噬细胞的协同下,NK 细胞被活化而杀伤宿主细胞。最后产生 T 细胞免疫应答。

15. ABCDE　①机体受外源性抗原刺激后,发生免疫应答的主要场所是淋巴结。②骨髓是造血的主要部位。胸腺是 T 细胞分化、成熟的主要场所。腔上囊是鸟类 B 细胞分化、发育成熟的中枢免疫器官。

16. ABCDE　①B 细胞表面有 CD19、CD20、CD21、CD22、CD29 等分化抗原。可见,CD20 为 B 细胞的表面标志。②CD3、CD4、CD8、CD28 为 T 细胞的表面标志。

17. ABCDE　细胞毒性 T 细胞(CTL)是抗肿瘤免疫的主要效应细胞,需要经过肿瘤抗原激活才能发挥作用。CTL 在识别和攻击靶细胞(肿瘤细胞)时都受 MHC Ⅰ类分子的约束,因此肿瘤细胞被 CTL 杀伤的关键条件是表达 MHC Ⅰ类分子,从而诱导 CTL 活化。

18. ABCDE　①CD40 组成性表达于成熟 B 细胞。CD40 的配体(CD40L)表达于活化的 T 细胞。CD40 与 CD40L 两者结合、相互作用可产生协同刺激信号(B 细胞活化第二信号),使 T 细胞激活。②CD4 为 T 细胞的表面标志,可与 MCH Ⅱ类分子结合,进行信号转导。CD19、CD21 为 B 细胞的表面标志,可调节 B 细胞发育、活化、分化。CD28 与 CD80、CD86 互为配体,提供 T 细胞协同刺激信号。

19. ABCDE　①膜表面免疫球蛋白(mIg)是 B 淋巴细胞的特征性表面标志,以单体形式存在,能结合特异性抗原。②B、C、D、E 均无特异性抗原受体。

20. ABCDE　天然血型抗体多为 IgM,分子量大,不能通过胎盘。

21. ABCDE　①抗原提呈细胞(APC)是指能够将抗原加工为抗原肽,并将其与细胞内的 MHC 分子组装为抗原肽-MHC 分子复合物,再将该复合物表达于细胞表面进而被 T 细胞识别的一类细胞。树突状细胞是体内功能最强的专职性抗原提呈细胞。②其他专职性抗原提呈细胞包括巨噬细胞、B 细胞。参阅 8 版《医学免疫学》P53。

22. ABCDE　①T 细胞和 B 细胞表面都有相应的识别抗原受体,故不答 A。②补体 C3 的受体,存在于多形核白细胞、巨噬细胞、B 细胞、人 O 型血的红细胞表面,故不答 B。③细胞因子有很多种,其受体存在于多种细胞表面,不是 T 细胞所特有,故不答 C。④TCR、CD3、CD4、CD8、CD28 都是 T 细胞主要的表面标志。⑤在 T 细胞和 B 细胞表面都存在有丝分裂原受体,故不答 E。

23. ABCDE　Th 细胞有 Th1、Th2、Th17 三个亚型。其中,Th1 细胞主要分泌白细胞介素-2(IL-2)、γ 干扰素(IFN-γ)、淋巴毒素 α(LTα);Th2 细胞主要分泌 IL-4、IL-5、IL-6、IL-10、IL-13;Th17 细胞主要分泌 IL-17。

24. ABCDE　①Th1 细胞主要分泌 IL-2、IFN-γ,刺激细胞毒性 T 细胞(CTL)、NK 细胞、巨噬细胞分化增殖,表达细胞毒效应。②B、C、D、E 均由 Th2 细胞分泌。

第五篇　医学免疫学试题答案及详细解答

25. **ABCDE**　①T 细胞能产生多种细胞因子,如 IL-2、IL-4、IL-5、IL-6、IL-10、IL-13、IFN-γ 等。②T 细胞产生的免疫应答是细胞免疫,T 细胞可与靶细胞特异性结合,破坏靶细胞膜,直接杀伤靶细胞。③抗体依赖的细胞介导的细胞毒作用(ADCC)是指 NK 细胞、巨噬细胞和中性粒细胞表面表达的 IgG Fc 受体,与靶细胞表面 IgG 的 Fc 段结合,杀伤肿瘤细胞、病毒感染细胞。可见,ADCC 无 T 细胞参与,故答 D。④辅助性 T 细胞(Th)可诱导抗体的类别转换。

26. **ABCDE**　①巨噬细胞不能产生抗体,抗体是浆细胞产生的。巨噬细胞也不表达 T 细胞受体(TCR),TCR 为 T 细胞表面的特征性标志。②巨噬细胞可产生多种细胞因子,如集落刺激因子(CSF)、IL-1、IL-3、IL-6、TNF-α、TNF-β 等(C 对)。③巨噬细胞不表达 CD3 分子,CD3 分子是 T 细胞的表面标志。④在免疫应答中,巨噬细胞不会发生基因重排,发生基因重排的是免疫球蛋白(Ig)基因。

27. **ABCDE**　①致敏 T 淋巴细胞、免疫球蛋白(Ig)是针对抗原的特异性免疫,故不答 A、B、C、D。②单核-巨噬细胞是非特异性免疫的效应细胞。

28. **ABCDE**　①巨噬细胞能在病原体等趋化因子的作用下,趋化至炎症部位,通过分泌多种炎症细胞因子(如 IL-1、IL-6、TNF-α),参与炎症反应过程。②IL-2、IL-4、IL-5、IL-10 均由 T 细胞产生。

29. **ABCDE**　①在免疫应答识别阶段,无论 T 细胞与抗原提呈细胞(APC)的结合,还是 T 细胞对靶细胞的裂解,都涉及一个重要的问题,即 T 细胞对细胞表面抗原的反应不仅是对抗原的特异性识别,而且还必须识别细胞上的自身抗原或 MHC 分子(主要组织相容性复合体),否则反应不会发生。可见,反应的发生受限于 MHC 分子,称为 MHC 限制性。②在病毒感染靶细胞后,细胞毒性 T 细胞(CTL)对带有抗原的靶细胞的杀伤过程受到 MHC 的限制,即 CTL 杀伤病毒感染细胞过程中,CTL 必须首先识别两类抗原,一类为特异性抗原(病毒),另一类为自身的 MHC 分子。③树突状细胞在摄取、加工、提呈抗原的过程中,针对不同的抗原,具有不同的 MHC 限制性。其中,对于外源性抗原具有 MHC Ⅱ 类限制性,对于内源性抗原具有 MHC Ⅰ 类限制性。注意:树突状细胞提呈抗原具有 MHC 限制性,但摄取抗原并无 MHC 限制性,故答 A 而不是 E,很多医考参考书将答案错写为 E。④NK 细胞表面不表达特异性抗原识别受体,故 NK 细胞杀伤肿瘤细胞不受 MHC 限制。巨噬细胞吞噬细菌无选择性,也不受 MHC 限制。抗体结合病毒也无 MHC 限制性。

30. **ABCDE**　所有有核细胞均表达 MHC Ⅰ 类分子,而通过内源性抗原加工提呈。A、B、D、E 均属于有核细胞,红细胞属于无核细胞,故答 C。

31. **ABCDE**　①自然杀伤(NK)细胞不表达特异性抗原识别受体,而是通过表面活化性受体和抑制性受体对"自身"与"非己"进行识别,并直接杀伤病毒感染的靶细胞。②中性粒细胞主要参与细菌感染所致的急性炎症反应,T 细胞主要参与适应性免疫应答,B 细胞主要参与体液性免疫应答,但都不能直接杀伤病毒感染的细胞。肥大细胞主要引起速发型过敏反应。

32. **ABCDE**　抗体依赖的细胞介导的细胞毒作用(ADCC)是指表达 IgG Fc 受体(FcγR Ⅲ)的 NK 细胞通过与结合在病毒感染细胞、肿瘤细胞等靶细胞表面的 IgG 抗体的 Fc 段结合,杀伤这些靶细胞。即 IgG 抗体+靶细胞抗原→FcγR(NK 细胞)结合→杀伤靶细胞。可见,介导 ADCC 的是 IgG,故答 B。

33. **ABCDE**　①抗体依赖的细胞介导的细胞毒作用(ADCC)是指表达 IgG Fc 受体的 NK 细胞,与病毒感染细胞、肿瘤细胞等靶细胞表面的 IgG 抗体的 Fc 段结合,活化后 NK 细胞通过分泌穿孔素、颗粒酶等杀伤这些靶细胞。②补体不参与 ADCC 过程,故答 C。

34. **ABCDE**　35. **ABCDE**　36. **ABCDE**　①TCR、CD3、CD4、CD8、CD28 都是 T 细胞主要的表面标志。②树突状细胞为专职抗原提呈细胞,其表面具有丰富的抗原提呈分子(MHC Ⅰ、MHC Ⅱ),内源性抗原主要通过 MHC Ⅰ 类分子途径提呈,外源性抗原主要通过 MHC Ⅱ 类分子途径提呈。③NK 细胞表面有两种不同的受体,即杀伤细胞活化受体(KAR)和杀伤细胞抑制受体(KIR),前者能激发 NK 细胞的杀伤作用,后者能抑制 NK 细胞的杀伤作用。

37. **ABCDE**　①抗体(Ab)是 B 细胞接受抗原刺激后增殖分化为浆细胞所产生的糖蛋白,通过与相应抗原特异性结合,发挥体液免疫功能。免疫球蛋白(Ig)是指具有抗体活性或化学结构与抗体相似的球蛋白。可见,抗体和免疫球蛋白的含义不同,但有相关性。②免疫球蛋白分为分泌型(sIg)和膜型(mIg)。sIg 主要存在于血液及组织液中,具有抗体的各种功能。mIg 构成 B 细胞膜上的抗原受体(BCR)。可见,mIg 属于免疫球蛋白,但不是抗体。故抗体均为免疫球蛋白,但免疫球蛋白并不一定都是抗体(D 对)。③抗体主要存在于血清中,免疫球蛋白的 sIg 主要存在于血液及组织液中,mIg 主要存在于 B 细胞膜上。

38. **ABCDE**　①IgM 是个体发育过程最早合成和分泌的抗体,在胚胎发育晚期的胎儿即可产生 IgM,故脐血中含量最高的免疫球蛋白是 IgM。②唯一能通过胎盘屏障的免疫球蛋白是 IgG。

39. **ABCDE**　①IgG 是唯一可通过胎盘屏障的免疫球蛋白,常于出生后 3 个月开始合成。出生 20 天的新生儿,不可能自己合成 IgG,其血清单纯疱疹病毒-1 型(HSV-1)IgG 阳性,只可能从母体胎盘中获得 HSV-1 IgG。②IgM 不能通过胎盘屏障,不可能从母体获得巨细胞病毒(CMV)-IgM,故不答 E。IgM 是个体发育过程中最早合成的免疫球蛋白,在胚胎发育晚期的胎儿即可产生 IgM。出生 20 天的新生儿,血清巨细胞病毒(CMV)-IgM 阳性常提示宫内感染 CMV,故答 A。

40. **ABCDE**　①免疫球蛋白单体呈"Y"形,由两条相同的重链(H 链)和两条相同的轻链(L 链)通过链间二硫键连接而成。可变区(V 区)是指轻链和重链中靠近 N 端氨基酸序列变化较大的区域,分别占轻链的 1/2 和重链的 1/4。恒定区(C 区)是指轻链和重链中靠近 C 端氨基酸序列相对恒定的区域,分别占轻链的 1/2 和重链的 3/4。根据其重链(H 链)恒定区抗原特异性的不同,可将重链分为 μ、γ、α、δ、ε 5 种,相应的免疫球蛋白(Ig)分为 5 类,即 IgM、IgG、IgA、IgD、IgE,故答 B。②Ig 轻链 C 区为 Ig 分型、细分亚型的依据。③根据同一类重链的抗原性及二硫键数目和位置的不同,可将 Ig 分为多个亚类。

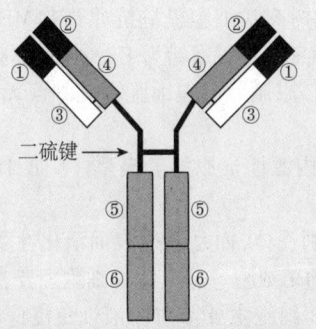

①轻链可变区（VL）
②重链可变区（VH）
③轻链恒定区（CL）
①③轻链（L 链）
②④⑤⑥重链（H 链）
④⑤⑥重链恒定区（CH1、CH2、CH3）

免疫球蛋白的基本结构示意图

41. **ABCDE**　免疫球蛋白的分类依据是 Ig 重链恒定区(C 区)所含抗原表位的不同。

42. **ABCDE**　①IgA 有血清型和分泌型两型,分泌型 IgA(sIgA)由黏膜上皮细胞分泌,主要参与黏膜局部免疫应答,通过与相应病原体结合,阻止病原体黏附到细胞表面,从而在局部抗感染中发挥重要作用。②IgM 是体液免疫应答中最早出现的抗体,IgG 是唯一可通过胎盘的抗体,IgE 主要与机体抗寄生虫免疫有关,IgD 功能不清。

43. **ABCDE**　补体的激活途径有 3 条。①经典激活途径:激活物与 C1q 结合,顺序活化 C1r、C1s、C2、C4、C3,形成 C3 转化酶与 C5 转化酶的级联酶促反应过程,其激活物为 IgG 或 IgM 与抗原形成的复合物。②旁路激活途径:不依赖于抗体,而由微生物或外源异物直接激活 C3,由 B 因子、D 因子和备解素(P 因子)参与,形成 C3 转化酶与 C5 转化酶的级联酶促反应过程,其激活物为细菌、内毒素、脂多糖(LPS)等。③MBL 激活途径:甘露糖结合凝集素(MBL)直接识别病原体表面的 N 氨基半乳糖或甘露糖,依次活化 MASP1、MASP2、C4、C2、C3,形成 C3 转化酶与 C5 转化酶的级联酶促反应过程。可见,IgM 参与经典途径的补体激活,LPS 参与旁路途径的补体激活,答案为 E。A、C、D 不参与补体激活。

第五篇　医学免疫学试题答案及详细解答

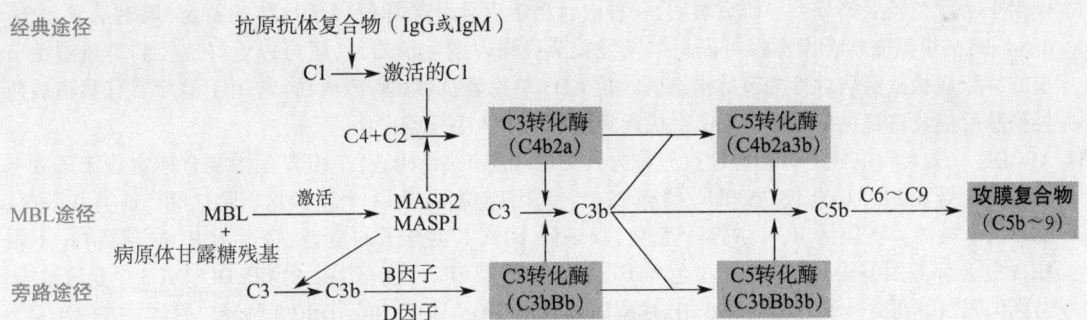

44. ABCDE　①参与替代途径(旁路途径)激活补体的物质是脂多糖(LPS)。②IgG 或 IgM 为补体经典途径的激活物,甘露糖结合凝集素(MBL)为补体 MBL 途径的激活物。

45. ABCDE　根据补体经典激活途径的原理,抗原与 IgG 或 IgM 结合,形成抗原抗体复合物,后者与 C1q 结合,顺序活化 C1r、C1s、C4、C2、C3,形成 C3 转化酶与 C5 转化酶的级联酶促反应过程,故答 C。

46. ABCDE　①补体激活后可产生攻膜复合物(MAC),形成穿膜的亲水性通道,破坏局部磷脂双层,最终导致细菌裂解。②A、B、C、D 均与补体的激活无关。

47. ABCDE　补体是存在于正常人血清和组织液中的一组经活化后具有酶活性的蛋白质。血清含有调理素,其与细菌及其他颗粒物质结合,可促进吞噬细胞对其吞噬,称为调理作用。补体激活过程中产生的 C3b、C4b 和 iC3b 均是重要的调理素,它们固定于细菌或其他颗粒型物质表面,可通过与吞噬细胞表面 CR1(C3b/C4bR)、CR3(iC3bR,CD11b/CD18)或 CR4(iC3bR,CD11c/CD18)结合而促进吞噬细胞的吞噬作用,答案为 B。

48. ABCDE　①遗传性血管神经性水肿为常见的补体缺陷病,由 *C1INH* 基因缺陷所致。这种补体调节蛋白缺乏引起 C2 裂解失控,C2a 产生过多,导致血管通透性增高。患者表现为反复发作的皮肤黏膜水肿。②急性肾小球肾炎属于Ⅲ型超敏反应性疾病。接触性皮炎属于Ⅳ型超敏反应性疾病。过敏性休克属于Ⅰ型超敏反应性疾病。桥本甲状腺炎属于自身免疫病。

49. ABCDE　①细胞因子是由免疫原、丝裂原或其他因子刺激细胞所产生的低分子量可溶性蛋白质,为生物信息分子,可以调节固有免疫应答和适应性免疫应答,促进造血,刺激细胞活化、增殖和分化。细胞因子包括白细胞介素(IL-2)、干扰素、肿瘤坏死因子、集落刺激因子、趋化因子、其他细胞因子(如血管内皮生长因子)等。②过敏毒素是指补体活化过程中产生的具有炎症介质作用的活性片段 C3a、C4a、C5a,它们作为配体能与肥大细胞和嗜碱性粒细胞表面相应受体结合,激发细胞脱颗粒,释放组胺类活性物质,引起血管扩张、通透性增高、平滑肌收缩、支气管痉挛等,故敏毒素不属于细胞因子。

50. ABCDE　①IL-2 的主要功能是刺激 T 细胞的生长和分化,激活 NK 细胞和巨噬细胞,促进 CTL 功能。干扰素具有干扰病毒感染和复制的能力。IL-4 的主要功能是刺激 B 细胞增殖,参与 Th2 细胞分化。IL-1 主要是参与 T 细胞、NK 细胞、巨噬细胞的活化,诱导急性反应蛋白和发热。②肿瘤坏死因子(TNF)分为 TNF-α 和 TNF-β,它们在调节适应性免疫、杀伤靶细胞和诱导细胞凋亡等过程中发挥重要作用。TNF-α 可直接杀伤肿瘤细胞或病毒感染细胞。

51. ABCDE　52. ABCDE　53. ABCDE　①1993 年美国食品药品监督管理局(FDA)批准重组 β 干扰素可用于治疗多发性硬化症。多发性硬化症是一种常见的中枢神经系统脱髓鞘病,好发于青壮年女性,呈慢性病程,特点为反复发作的视神经、脊髓、脑的局灶病变,可有不同程度的缓解。连续应用 β 干扰素可减少 1/3 的复发机会,目前常用的 β 干扰素有 3 种,即 Betaseron、Avonex 和 Rebif。②促红细胞生成素(EPO)由肾间质细胞产生,因此慢性肾功能衰竭患者常因 EPO 减少而导致肾性贫血。1989 年美国 FDA 批准重组 EPO 用于治疗肾性贫血。③1997 年,美国 FDA 批准肿瘤坏死因子-α(TNF-α)嵌合抗体用于治疗类风湿关节炎。研究表明,一种嵌合型单克隆肿瘤坏死因子抗体的新药(英利昔单抗 infliximab)与甲氨蝶呤合用不仅可提高类风湿关节炎患者的生活质量,还可以更好地控制类风湿关节炎的临床症状及疾病对骨关节的损害。④抗 CD3 单克隆抗体(莫罗单抗)常用于治疗器官移植后急性排斥反应及自身免疫性疾病。α 干扰素常用于治疗人毛细胞白血病。

54. **ABCDE** ①人的主要组织相容性抗原称为人类白细胞抗原(HLA)。HLA 基因复合体定位于第 6 号染色体短臂 6p21.31,全长 3600kb,共有 224 个基因座位,分为 3 个基因区,即 Ⅰ、Ⅱ、Ⅲ 类基因区。②HLA Ⅰ 类基因区包括 B、C、A 3 个座位,仅编码 HLA Ⅰ 类分子的重链;轻链为 β₂-微球蛋白,不由 HLA 复合体基因编码,而由 15 号染色体编码,故答 B。③HLA Ⅱ 类基因区由 DP、DQ、DR 3 个亚区组成,分别编码 HLA Ⅱ 类分子的 α 链和 β 链,形成 DPα-DPβ、DQα-DQβ、DRα-DRβ 3 种异二聚体。④HLA Ⅲ 类基因区介于 HLA Ⅰ 类和 HLA Ⅱ 类基因之间,编码补体成分 C2、C4、B 因子、肿瘤坏死因子的基因。

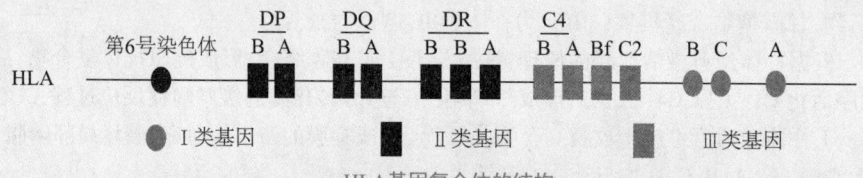

HLA基因复合体的结构

55. **ABCDE** ①HLA Ⅱ 类基因区由 DP、DQ、DR 3 个亚区组成,HLA Ⅰ 由 α 链和 β₂m 链组成。②HLA Ⅱ 类分子分布于抗原提呈细胞(APC)活化的 T 细胞表面,可识别和提呈外源性抗原,与辅助受体 CD4 结合,对辅助 T 细胞(Th)的识别起限制作用(B 对)。③HLA Ⅰ 类分子几乎表达于所有有核细胞表面,HLA Ⅱ 分子仅表达于专职 APC 表面。④HLA Ⅰ 类分子由 HLA A、B、C 等基因编码。⑤HLA Ⅰ 类分子的抗原是 CD8 分子的配体。

56. **ABCDE** ①HLA Ⅰ 类分子可识别和提呈内源性抗原肽,与共受体 CD8 结合,对 CTL 的识别起限制作用。②HLA Ⅱ 类分子可识别和提呈外源性抗原肽,与共受体 CD4 结合,对 Th 的识别起限制作用。BCR 为 B 细胞受体。HLA-B27 阳性常见于强直性脊柱炎。

57. **ABCDE** 58. **ABCDE** ①抗原提呈细胞(APC)将外源性抗原摄取、加工、处理后,可通过 MHC Ⅱ 类分子途径提呈给 CD4⁺T 细胞(主要是 Th 细胞)。②同样,内源性抗原可经 APC 摄取、处理后,通过 MHC Ⅰ 类分子途径提呈给 CD8⁺T 细胞(主要是 CTL)。

59. **ABCDE** 强直性脊柱炎与 HLA-B27 高度相关,阳性率为 58%～98%。

60. **ABCDE** ①同种异体器官移植的成败主要取决于供、受者之间的组织相容性,其中 HLA 等位基因的匹配程度尤为重要。组织相容程度的确定,有赖于对供受者分别作 HLA 分型测定和供受者之间的交叉配合试验。②供受者 ABO 血型相同是异基因造血干细胞移植(Allo-HSCT)的基本原则,若供受者 ABO 血型不符,则需对供者骨髓血细胞进行去红细胞和血浆处理,故不答 B。输注辐照血液主要是为了预防 GVHD。输注脐带血干细胞是 Allo-HSCT 的方式之一,故不答 D。应用免疫抑制药物可减少排斥反应。

61. **ABCDE** ①抗原初次刺激机体所引发的应答,称为初次免疫应答。初次免疫应答的潜伏期长,B 细胞产生的抗体以 IgM 为主,抗体数量少,滴度低,亲和力低,维持时间短。②再次免疫应答潜伏期短,以 IgG 为主,抗体滴度高,维持时间长。

62. **ABCDE** ①胎盘屏障由母体子宫内膜的基蜕膜和胎儿绒毛膜滋养层细胞共同组成,主要参与非特异性(固有)免疫应答。②B、C、D、E 均参与特异性免疫应答。

63. **ABCDE** 免疫耐受是指免疫活性细胞接触抗原性物质时所表现的特异性无应答状态。20 世纪 50 年代,英国免疫学家 Medawar 已通过实验证实,在胚胎或新生儿时期,引入外源性抗原,很容易诱导个体产生对该抗原的耐受。研究表明,抗原在胚胎期最易诱导免疫耐受,在新生儿期次之,成年期较难。

830

第五篇 医学免疫学试题答案及详细解答

64. **ABCDE** 中枢性免疫耐受是指胚胎期及出生后 T 细胞和 B 细胞发育过程中,遇到自身抗原形成的耐受。当 T 细胞在胸腺微环境中发育时,编码 TCR 的 V 区基因片段发生随机重排,会产生识别自身抗原的 TCR,发育至表达功能性抗原识别受体(TCR-CD3)阶段,这类 TCR 与微环境基质细胞表面表达的自身抗原肽-MHC 分子复合物呈高度亲和力,可启动凋亡程序被清除而发生阴性选择,至克隆消除。B 细胞发育到不成熟 B 细胞阶段,其细胞表达 mIgM-Igα/Igβ BCR 复合物,当它们在骨髓中与自身抗原呈高度亲和力结合时,也被克隆清除。表达对自身抗原识别的 B 细胞受体(BCR)的克隆,也可因受体编辑,形成新的 BCR 的 B 细胞克隆,不再对自身抗原应答。

65. **ABCDE** ①根据免疫耐受的原理,若诱导机体产生免疫耐受,使 T 细胞及 B 细胞在发育阶段经受克隆消除,则可显著减少自身免疫性疾病的发生。②若在慢性感染、肿瘤生长过程中,解除免疫耐受,则有利于消灭病原体及肿瘤,使疾病得到控制。

66. **ABCDE** ①超敏反应分为 Ⅰ、Ⅱ、Ⅲ、Ⅳ型。Ⅰ型超敏反应是指变应原与结合在肥大细胞和嗜碱性细胞上的 IgE 结合并交联,使细胞释放生物活性介质,引起平滑肌收缩、血管扩张、通透性增强、黏膜腺体分泌增加,常见于药物过敏性休克、血清过敏性休克、过敏性哮喘、过敏性鼻炎、过敏性胃肠炎、荨麻疹、特应性皮炎(湿疹)、血管神经性水肿。②血清病、免疫复合物性肾小球肾炎、类风湿关节炎均属于Ⅲ型超敏反应。感染性迟发型超敏反应属于Ⅳ型超敏反应。

67. **ABCDE** 68. **ABCDE** ①血清病属于Ⅲ型超敏反应,通常是在初次大量注射抗毒素后 1~2 周发生,表现为发热、皮疹、淋巴结肿大、关节肿痛、一过性蛋白尿等。这是由于患者体内新产生的针对抗毒素的抗体与大量未排出的抗毒素结合形成大量中等分子量免疫复合物所致。②自身免疫性溶血性贫血属于Ⅱ型超敏反应,某些病毒感染可使红细胞膜表面成分发生改变,刺激机体产生相应的抗体,这种抗体与改变的红细胞表面成分特异性结合,激活补体,溶解红细胞,可导致自身免疫性溶血性贫血。③支气管哮喘、荨麻疹均属于Ⅰ型超敏反应。接触性皮炎属于Ⅳ型超敏反应。

69. **ABCDE** Ⅱ型超敏反应又称溶细胞型超敏反应,特点是由 IgG 或 IgM 类抗体与靶细胞表面相应抗原结合后,在补体、吞噬细胞和 NK 细胞参与下,引起的以细胞溶解或组织损伤为主的病理性免疫反应。

70. **ABCDE** 患者输血 10 分钟后突发寒战高热,腰背部疼痛,无尿,血浆游离血红蛋白增高,应诊断为急性溶血性输血反应,多发生于 ABO 血型不符的输血,属于Ⅱ型超敏反应。为供血者红细胞表面的血型抗原与受血者血清中的天然抗体(IgM)结合后激活补体,而使红细胞溶解引起的溶血反应。

71. **ABCDE** Ⅳ型超敏反应是由于致敏 T 细胞与相应抗原作用,而引起的以单个核细胞(巨噬细胞、淋巴细胞)浸润和细胞变性坏死为主要特征的炎性反应。此型超敏反应发生缓慢,一般在接受相应抗原刺激 24~72 小时后发病,故又称迟发型超敏反应。此型反应无须抗体介导,也无须激活补体。

72. **ABCDE** ①Ⅳ型超敏反应是由于致敏 T 细胞与相应抗原作用而引起的以单个核细胞浸润和细胞变性坏死为主要特征的炎性反应。此型超敏反应是由 T 细胞介导的,CTL 直接识别细胞性抗原杀伤靶细胞。②Ⅰ型超敏反应由 IgE 介导,Ⅱ型超敏反应由 IgG/IgM 介导,Ⅲ型超敏反应由 IgG 介导。

73. **ABCDE** 74. **ABCDE** ①Ⅰ型超敏反应是指变应原与结合在肥大细胞、嗜碱性粒细胞上的 IgE 结合并交联,使细胞释放生物活性介质,引起的局部或全身反应。②题干要求回答的是 MHC"非限制性杀伤"的细胞,故只能选择 NK 细胞作为正确答案,因为只有 NK 细胞无须抗原预先致敏,即可通过抗体依赖细胞介导的细胞毒作用直接杀伤靶细胞。细胞毒性 T 细胞(CTL)受 MHCⅠ类分子限制。

75. **ABCDE** Ⅳ型超敏反应也称迟发型超敏反应,是 T 细胞介导的免疫应答,与抗体和补体无关。结核菌素试验通过皮内注射 PPD(结核分枝杆菌细胞壁的纯蛋白衍生物),48~72 小时后观察局部迟发型超敏反应的强度,以检测机体细胞免疫(Ⅳ型超敏反应)针对抗原的应答强度。

76. **ABCDE** 结核病属于Ⅳ型过敏反应,本质上为细胞免疫反应。

77. **ABCDE** 佩戴金属首饰引起的接触性皮炎属于Ⅳ型超敏反应,是一种由 T 细胞介导、环境中抗原所诱导的湿疹样皮肤病。引起本病的抗原主要是天然或合成的有机物和金属,如镍、染料、磺胺等。

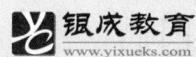

78. ABCDE ①新生儿溶血症属于Ⅱ型超敏反应性疾病。②荨麻疹、过敏性鼻炎、过敏性休克均属于Ⅰ型超敏反应性疾病,血清病属于Ⅲ型超敏反应性疾病。

79. ABCDE 患者输血后1小时,出现寒战、高热、心悸、酱油色尿,尿隐血强阳性,尿红细胞阴性,应考虑输血反应。输血反应多发生于ABO血型不符的输血,是由于供血者红细胞表面的血型抗原与受血者血清中的天然抗体(IgM)结合后,激活补体溶解红细胞,引起的溶血反应,属于Ⅱ型超敏反应。

80. ABCDE ①正常情况下,由于解剖学原因,精子作为隐蔽抗原,和血液循环系统是隔绝的,从来没有与淋巴细胞相遇,不会发生免疫反应。但在外伤、手术等情况下,精子可释放入血液和淋巴液,刺激免疫系统产生抗体,即抗精子抗体。②A、B、C、D均属于自身抗原改变的类型,均可导致自身免疫病。

81. ABCDE ①自身免疫性疾病分为自身抗体介导的和自身反应性T细胞介导的自身免疫性疾病。体内存在的针对自身反应性$CD8^+CTL$和Th1细胞都可造成自身细胞的免疫性损伤,从而引起自身反应性T细胞介导的自身免疫性疾病,如胰岛素依赖性糖尿病患者体内存在的自身反应性T细胞,可持续杀伤胰岛中的B细胞,而引起糖尿病。②A、B、C、D均属于自身抗体介导的自身免疫性疾病。

82. ABCDE 83. ABCDE ①有些微生物与人体的细胞或细胞外成分有类似的抗原表位,在感染人体后引发的针对微生物抗原的免疫应答,也能攻击含有相似表位的人体细胞或细胞外成分,这种现象称为分子模拟。如柯萨奇病毒感染诱发的免疫应答可攻击胰岛B细胞,引发糖尿病。②生物、物理、化学、药物等因素可使自身抗原发生改变,引起自身免疫病,如一些小分子药物青霉素可吸附到红细胞表面,使其获得免疫原性,刺激机体产生抗体,引起药物相关的溶血性贫血。③B淋巴细胞的多克隆激活可产生自身抗体,识别并结合自身抗原,造成人体的免疫损伤。一个抗原分子可能有多种表位,存在优势表位和隐蔽表位,免疫系统针对一个优势表位发生免疫应答后,可能对隐蔽表位相继发生免疫应答,这种现象称为表位扩展。隐蔽抗原的释放可导致自身免疫病。

84. ABCDE ①胸腺发育不全(DiGeorge征)是典型的T细胞缺陷所致的原发性免疫缺陷病,而不是获得性免疫缺陷病。②某些病毒(如HIV、麻疹病毒、巨细胞病毒)感染,可不同程度影响机体免疫系统,导致获得性免疫缺陷。肿瘤放疗和化疗、长期使用免疫抑制剂均可抑制机体免疫系统,引起获得性免疫缺陷病。营养不良是引起获得性免疫缺陷病最常见的因素。

85. ABCDE 慢性肉芽肿病是以皮肤、肺及淋巴结广泛肉芽肿损害为特征的遗传性粒细胞杀菌功能缺陷病,主要缺陷为宿主吞噬细胞系统产生的H_2O_2不足,不能杀灭过氧化酶阳性菌,致感染扩散。

86. ABCDE ①免疫缺陷病分为原发性和获得性免疫缺陷病。艾滋病为HIV感染所致的获得性免疫缺陷病。C、D、E均属于原发性免疫缺陷病,遗传性血管神经性水肿为补体缺陷所致,X-连锁慢性肉芽肿病为吞噬细胞功能缺陷所致,X-连锁无丙种球蛋白血症为抗体缺陷所致。②系统性红斑狼疮为自身免疫病,不属于免疫缺陷性疾病。

87. ABCDE ①遗传性血管神经性水肿是常见的补体缺陷病,由C1INH基因缺陷所致。这种补体调节蛋白缺乏引起C2裂解失控,C2a产生过多,导致血管通透性增高。②急性肾小球肾炎、过敏性休克、接触性皮炎分别属于Ⅲ型、Ⅰ型、Ⅳ型超敏反应所致的变态反应性疾病。桥本甲状腺炎属于自身免疫性疾病。

88. ABCDE ①肿瘤相关抗原是指肿瘤细胞和正常细胞均可表达的抗原,只是其含量在细胞癌变时明显增高,此类抗原只表现为量的变化而无严格肿瘤特异性,如癌胚抗原(CEA)、甲胎蛋白(AFP)等。②TNF为肿瘤坏死因子,LPS为脂多糖,IFN为干扰素,HBsAg为乙肝表面抗原。

89. ABCDE 肿瘤相关抗原是指既存在于肿瘤细胞,也可存在于正常细胞的抗原物质,只是在肿瘤细胞的表达量远超过正常细胞,仅表现为量的变化而无严格肿瘤特异性。因肿瘤相关抗原多为正常细胞的一部分,而且免疫原性较弱,故一般难以刺激机体产生有效抗体,发挥抗肿瘤免疫应答。

90. ABCDE 急性同种异基因移植排斥反应常于移植后数天至2周左右出现。受体$CD4^+T$细胞和$CD8^+$

第五篇　医学免疫学试题答案及详细解答

T细胞是参与该种排斥反应的主要细胞。$CD4^+$T细胞主要识别MHC Ⅱ类分子APC所提呈的抗原,介导针对移植物的迟发型超敏反应性炎症。$CD8^+$T细胞主要识别MHC Ⅰ类分子APC所提呈的抗原,介导对移植物细胞的特异性杀伤。

91. **A**BCDE　同种异体肾移植早期,异体肾作为异种抗原可能引发免疫排斥反应,但临床上免疫抑制剂的应用,使机体对异体肾的排斥反应显著减弱,长期适应以后,受者对移植物产生了免疫耐受。受者体内虽有供体HLA表达,但也不发生明显的排斥反应。

92. **A**BCDE　①超急性排斥反应是指移植器官与受者血管接通后数分钟至24小时内发生的排斥反应,常见于反复输血、多次妊娠、长期血液透析。该反应是由于受者体内预先存在抗供者组织抗原的抗体,包括抗供者ABO血型抗原、血小板抗原、HLA抗原的抗体。②异种移植是指不同种属个体间的移植。急性排斥反应常由细胞免疫应答引起,慢性排斥反应常由血管慢性排斥反应引起,故不答C、D。自体移植是指移植物取自受者自身,不会发生排斥反应。

93. **A**BCDE　①同种异体移植是指同种内遗传基因不同的个体间移植,如母子间的肾移植。②同基因移植也称同系移植,是指供受体基因完全相同(如同卵双生)的异体移植。异种移植是指不同种属个体间的移植。自体移植是指移植物取自受者自身。

94. **A**BCDE　①凝集反应分为直接凝集反应和间接凝集反应两类。直接凝集反应是指颗粒性抗原本身直接与相应的抗体反应,出现凝集现象。间接凝集反应是指将可溶性抗原或抗体先吸附在颗粒载体上,然后再与相应抗体或抗原进行反应,出现凝集现象。可见,直接凝集反应检测的是颗粒抗原,间接凝集反应检测的是可溶性抗原。②C、D、E检测的都是可溶性抗原。

95. **A**BCDE　A、B、C、D均属于直接凝集反应,免疫印迹试验不属于凝集试验。免疫印迹又称Western blotting,是将十二烷基磺酸钠(SDS)聚丙烯酰胺凝胶电泳(PAGE)分离得到的按分子量大小排列的蛋白质转移到固相载体膜上,再用标记的特异性抗血清或单克隆抗体对蛋白质进行定性或定量分析的技术。

96. **A**BCDE　①外周血单个核细胞(PBMC)包括淋巴细胞和单核细胞,是免疫学试验最常用的细胞。分离免疫细胞的方法有Ficoll-Hypaque离心(葡聚糖-泛影葡胺密度梯度离心法)、磁珠分离法、流式细胞术(FCM),其中以流式细胞术最常用。②B、C、D都不是免疫细胞的分离方法,而是抗体的检测方法。

97. **A**BCD**E**　疫苗是指用各类病原微生物制作的用于预防接种的生物制品,分为活疫苗和灭活疫苗两类。麻疹活疫苗由毒力弱的麻疹病毒制成,接种后能在体内繁殖一段时间,由于毒力弱不会使正常人致病,但可能使免疫缺陷患者致病,因此免疫缺陷患者不能接种活疫苗,但可接种灭活疫苗。灭活脊髓灰质炎疫苗、重组乙型肝炎疫苗、多糖疫苗、流行性出血热疫苗均属于灭活疫苗,故答D。

98. **A**BCDE　人工免疫分为人工主动免疫和人工被动免疫。人工主动免疫是指人为提供具有免疫原性的制剂,使机体主动产生特异性免疫力,如狂犬疫苗的接种。人工被动免疫是指人为提供免疫应答的特异性抗体,直接发挥免疫效应,如应用抗狂犬病免疫血清。

第六篇　病理学试题答案及详细解答

（正确答案为绿色的选项）

1. **A**BCDE　①组织适应性改变包括萎缩、肥大、增生、化生4种形式。②细胞内脂肪沉积（脂肪变）、玻璃样变性属于可逆性损伤，坏死、坏疽属于不可逆性损伤。

2. AB**C**DE　细胞和组织的适应性反应（改变）有4种，即萎缩、肥大、增生、化生。再生是指损伤周围的同种细胞完成修复的过程，不属于适应性改变。

3. A**B**CDE　①化生是指一种分化成熟的细胞或组织类型被另一种分化成熟的细胞或组织类型所取代的过程。②机化是指由肉芽组织逐渐取代血栓的过程。钙化是指血栓未能软化又未完全机化，发生的钙盐沉着。分化是指肿瘤组织在形态和功能上与某种正常组织的相似性。适应是指细胞、组织、器官对内外环境中有害因子和刺激作用而产生的非损伤性应答反应。

4. ABC**D**E　①由于功能增加，合成代谢旺盛，使细胞、组织或器官体积增大，称为肥大。高血压时心脏后负荷增大，健康心肌功能代偿，可导致左心室肥大。②再生属于组织损伤后的修复过程，故不答A。心肌细胞属于永久细胞，分裂增殖能力很弱，一般不会出现化生、增生，故不答B、D。变性属于细胞的可逆性损伤，而不是适应的形式，故不答E。

5. ABCD**E**　营养不良性萎缩首先发生于脂肪组织，其次为肌肉、肝、脾、肾等，心肌、脑发生萎缩最晚。通常相对不重要的器官先发生萎缩，一方面这些萎缩器官代谢降低可以减少能量消耗，另一方面萎缩过程中机体蛋白质分解为氨基酸等物质又可作为养料供应心、脑等生命重要器官。

6. ABCD**E**　①化生是指一种分化成熟的组织转变为另一种组织的过程。软组织中出现了另一种组织（骨组织），应考虑化生。②增生时没有组织类型的改变，均为同组织内实质细胞数量的增多，故不答A、B、C。癌前病变是指具有癌变倾向的病变。

7. **A**BCDE　①正常情况下，支气管被覆纤毛柱状上皮，现演变成为鳞状上皮，因此有从一种细胞类型（纤毛柱状上皮）转变为另一种细胞类型（鳞状上皮）的过程，故称为鳞状上皮化生（鳞化）。在鳞化的基础上可发生鳞癌，但活检结果未见癌细胞，因此本例只能诊断为鳞化，而不能诊断为鳞癌，故答A而不是D、E。②肥大、萎缩均不涉及细胞类型的转变，故不答B、C。

8. AB**C**DE　①化生是指一种分化成熟的组织转变为另一种分化成熟组织的过程。假复层纤毛柱状上皮转变为鳞状上皮，应属于化生。②变性是指细胞的可逆性损伤。机化是指坏死灶由肉芽组织所代。增生时没有组织类型的改变，故不答C。再生是指组织损伤后，由周围的同种细胞来完成修复的过程。

9. ABCD**E**　①变性现已改称可逆性损伤，是指细胞受损后，由于代谢障碍，使细胞内或细胞间质内出现异常物质或正常物质异常蓄积的现象。②坏死、坏疽属于不可逆性损伤。梗死是指器官或局部组织由于血管阻塞、血流停止导致缺氧而发生的坏死，不属于细胞损伤范畴。

10. A**B**CDE　①变性是指细胞受损后，细胞内或细胞间质内出现异常物质或正常物质异常蓄积的现象。②坏死属于不可逆性损伤。增生、化生均属于适应的表现形式。变质属于炎症的基本病变。

11. ABCD**E**　细胞水肿时镜下可见细胞肿大明显，线粒体和内质网肿胀，胞质高度疏松呈空泡状。

12. A**B**CDE　肝细胞是脂肪代谢的重要场所，最常发生脂肪变性。此外，心肌细胞、肾小管上皮细胞、骨骼肌细胞也可发生脂肪变性。

13. ABCD**E**　14. **A**BCDE　①脂肪变性的心肌呈黄色，正常心肌呈暗红色，形成黄红相间的斑纹，称为虎斑心。②病毒性肝炎时,肝细胞严重水肿,镜下表现为细胞明显肿胀如气球样,称为气球样变。③玻璃样变、黏液变性、淀粉样变均属于变性范畴,属于可逆性损伤。

15. **ABCDE**　①肝细胞水肿和脂肪变,在普通HE染色切片上均可表现为肝细胞体积增大,空泡状。前者是因为肝细胞内异常蓄积的水分在HE染色时,不易着色而呈空泡状;后者是因为制片过程中异常蓄积的脂肪被有机溶剂溶解而呈空泡状。为确定空泡的性质,常常采用苏丹Ⅲ染色,若能使脂肪特异染色为橘红色,则为肝细胞脂肪变,否则为肝细胞水肿。②普鲁士蓝染色常用于诊断缺铁性贫血。嗜银染色为区分类癌与腺癌的常用方法。免疫组化是应用抗原抗体特异性结合的原理,通过化学反应使标记抗体的显色剂显色来确定组织细胞内抗原的类型。电镜检查为常用的形态学检查方法。

16. **ABCDE**　玻璃样变性是指细胞内或间质中出现半透明状蛋白蓄积,好发于细胞内、纤维结缔组织和细动脉壁。血浆蛋白渗入细动脉壁称为细动脉壁玻璃样变,常见于缓进型高血压。

17. **ABCDE**　①"细胞质内出现大小不等、圆形、均质红染物质"为细胞内玻璃样变,常见于慢性肾炎的近端小管上皮细胞、浆细胞、酒精性肝病的肝细胞。所给5个选项中,符合题意的为E。慢性肾小球肾炎时,肾小球通透性增高,大量蛋白质滤过,被近端小管上皮细胞所吞饮,在胞质中与溶酶体融合,形成玻璃样小滴,HE染色呈圆形均质红染状。②A、B、D表现为纤维结缔组织的玻璃样变,C表现为细小动脉壁的玻璃样变,均不属于细胞内玻璃样变,故不答A、B、C、D。

18. **ABCDE**　19. **ABCDE**　20. **ABCDE**　①病毒性肝炎时,肝细胞严重水肿,表现为细胞体积增大,胞质高度疏松呈空泡状,称为气球样变。②酒精性肝病时,肝细胞胞质内细胞中间丝前角蛋白变性,形成Mallory小体,属于细胞内玻璃样变。③瘢痕组织的胶原蛋白交联、变性、融合,称为结缔组织玻璃样变。④脂质沉积为脂肪变的表现,血管壁玻璃样变常见于缓进型高血压。

21. **ABCDE**　①湿性坏疽多发生于与外界相通的内脏,如肺、肠、子宫、阑尾、胆囊等。②脾、肝、肾多发生凝固性坏死,四肢多发生干性坏疽。

22. **ABCDE**　①萎缩的心肌细胞内常出现脂褐素。②橙色血质为胆色素的成分之一(胆色素的主要成分为胆红素)。③间日疟或恶性疟的大滋养体内可出现疟色素。④慢性肺淤血时,肺泡腔内的巨噬细胞内有大量含铁血黄素颗粒。⑤黑色素主要存在于黑色素细胞、色素痣、基底细胞癌等。

23. **ABCDE**　①骨和牙齿外的软组织内固态钙盐的蓄积称为病理性钙化,分为营养不良性钙化和转移性钙化。转移性钙化是由于全身钙磷代谢异常(高钙血症)而致钙盐沉积于正常组织,常发生于排酸器官,如肺泡壁、肾小管、胃黏膜上皮。②营养不良性钙化常见于变性坏死的组织,如血栓内、干酪样坏死、动脉粥瘤内、死亡的血吸虫卵等。

24. **ABCDE**　①细胞坏死是以酶溶性变化为特点的活体内局部组织细胞的死亡。细胞坏死的形态学特征为细胞核的变化,即核固缩、核碎裂和核溶解。②核分裂象过多、细胞核异型为肿瘤细胞的特点。线粒体肿胀为细胞水肿的特点。细胞质脂质增多常见于脂肪变性。

25. **ABCDE**　①坏死分为凝固性坏死、液化性坏死、纤维蛋白样坏死、坏疽等类型。凝固性坏死是指蛋白质变性凝固且溶酶体水解作用较弱时,坏死区呈灰黄、干燥、质实状态,多见于心、肝、肾、脾等实质脏器。②脑常发生液化性坏死,肠、子宫、肺常发生湿性坏疽。

26. **ABCDE**　①湿性坏疽常发生于水分不易蒸发,且与外界相通的内脏,如肺、肠、子宫、阑尾、胆囊等。②脑常发生液化性坏死,肝、脾、肾常发生凝固性坏死。

27. **ABCDE**　①坏疽属于坏死的特殊类型,分为干性坏疽、湿性坏疽、气性坏疽3类。因阑尾动脉是终末动脉,故阑尾容易发生湿性坏疽。②心、肝、脾、肾实质性脏器,常发生凝固性坏死。

28. **ABCDE**　①坏疽是指局部组织大块坏死并继发腐败菌感染,分为干性坏疽、湿性坏疽、气性坏疽3类。②A、B、D均为局部血液循环障碍所致的病理改变,而不是组织细胞损伤的表现形式。干酪样改变为彻底的凝固性坏死,为结核病具有诊断意义的病理表现,不属于坏疽,故不答C。

29. **ABCDE**　①干酪样坏死是结核病具有诊断意义的病变,是特殊类型的凝固性坏死,因蛋白质变性凝固且溶酶体水解作用较弱,故坏死区干燥。②肉眼观颜色微黄,质地松软、细腻,状似奶酪而得名。③由于干酪样坏死属于特殊类型的凝固性坏死,故不易溶解液化,答案为C。

30. ABCDE　①软化灶常发生于液化性坏死过程,多见于含蛋白质少,而含磷脂及水分丰富的部位,如脑组织、胰腺等。在液化过程中,常形成羹状软化灶,故脑组织坏死又称脑软化。②萎缩属于细胞组织的适应性变化。变性、水肿属于细胞组织的损伤形式。脓肿属于局限性化脓性炎症。

31. ABCDE　①干性坏疽多发生于四肢。如血管闭塞性脉管炎时,由于动脉阻塞但静脉回流较通畅,病变部分干固皱缩呈黑色,且界限清楚。②湿性坏疽多发生于与外界相通的内脏。气性坏疽常发生于狭窄深长的厌氧伤口。干酪样坏死多见于结核病。液化性坏死多见于脑组织。

32. ABCDE　①纤维蛋白样坏死的病灶呈小灶状,肉眼不易辨认。镜下可见细丝状、颗粒状或小条块状无结构物质,由于其与纤维蛋白染色性质相似,故名纤维蛋白样坏死。②凝固性坏死肉眼可见坏死灶与健康组织界限明显。液化性坏死肉眼可见坏死组织呈液状,并可形成坏死腔。脂肪坏死肉眼可见灰白色的钙皂。干酪样坏死肉眼可见坏死灶呈黄色,状似奶酪。

33. ABCDE　①组织坏死后形成的只开口于皮肤黏膜表面的深在性盲管,称为窦道。②较深的组织缺损称为溃疡,较浅的组织缺损称为糜烂。肾、肺等器官的坏死组织液化后,经自然管道(输尿管、气管)排出,留下的空腔,称为空洞。连接两个内脏器官或从内脏器官通向体表的通道样缺损,称为瘘管。

34. ABCDE　①再生是指组织和细胞损伤后,由周围的同种细胞来完成修复的过程。②增生、化生和肥大都是细胞和组织的适应性反应。机化是指坏死灶被肉芽组织所取代的过程。

35. ABCDE　稳定细胞是指生理情况下,增殖不明显,但受到组织损伤刺激时,再生能力较强的细胞,如腺体实质细胞、肾小管上皮细胞、平滑肌细胞等。A、C为不稳定细胞,B、D为永久性细胞。

36. ABCDE　永久性细胞是指不能进行再生的细胞,如中枢神经细胞、骨骼肌细胞、心肌细胞。A、B、E均属于不稳定细胞,C属于稳定细胞。

37. ABCDE　肝脏损伤后主要靠肝细胞来完成修复,起再生作用的细胞主要是肝细胞,属于稳定细胞。

38. ABCDE　①骨组织的再生能力非常强,骨折后可完全再生修复,故答B而不是D。《病理学》上讲到的完全再生修复包括骨组织、肝细胞点状坏死、嗜酸性坏死,其余均为不完全再生修复。②心肌细胞和神经细胞属于永久性细胞,无再生能力,损伤后一般都是瘢痕修复。平滑肌组织的平滑肌细胞属于稳定细胞,再生能力弱。上皮组织的再生能力较强,但若基底膜破坏,则难以再生。

39. ABCDE　①肉芽组织由新生毛细血管、增生的成纤维细胞、炎症细胞组成。肉芽组织中一些成纤维细胞具有类似平滑肌细胞的收缩功能,称为肌成纤维细胞。②平滑肌细胞不属于肉芽组织的组成成分。

40. ABCDE　①肉芽组织由新生的毛细血管、增生的成纤维细胞和炎症细胞组成。其中发挥抗感染作用的成分当然是炎症细胞。②毛细血管内皮细胞增生形成扩张的毛细血管,主要功能是提供营养。肌成纤维细胞具有收缩功能。成纤维细胞主要产生基质和胶原。胶原纤维为瘢痕组织的主要成分。

41. ABCDE　①瘢痕组织是指肉芽组织经改建成熟形成的纤维结缔组织,因此完成瘢痕修复的物质基础是肉芽组织。②上皮组织主要起保护作用,毛细血管网主要提供营养。纤维蛋白网架主要见于血栓中。炎性渗出物多见于炎症反应。

42. ABCDE　①一期愈合的手术切口,表皮再生一般在1~2天内将伤口覆盖。肉芽组织在第3天从边缘将伤口填满。5~7天伤口两侧出现胶原纤维连接,此时伤口可以拆线。②1周后,肉芽组织中的毛细血管和成纤维细胞仍继续增生,胶原纤维不断积聚,形成瘢痕组织,第2周末瘢痕开始变白。

43. ABCDE　①发生淤血的器官和组织,可因血液淤积而引起淤血性水肿。②淤血时,血流减慢,有利于血栓形成。③长期慢性淤血可导致实质细胞萎缩、变性、坏死,而不是增生,故答E。④长期慢性淤血可导致间质纤维组织增生。

44. ABCDE　慢性肝淤血时,肝小叶中央区因严重淤血呈暗红色,肝小叶周边肝细胞因脂肪变性呈黄色,致使肝切面上出现红(淤血区)黄(肝脂肪变区)相间的状似槟榔切面的条纹,称为槟榔肝。

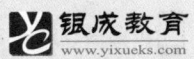　836　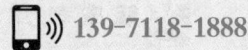

第六篇 病理学试题答案及详细解答

45. **ABCDE** ①槟榔肝镜下可见肝小叶中央肝血窦高度扩张淤血、出血、肝细胞萎缩,肝小叶周边部肝细胞脂肪变性。②肝小叶结构破坏常见于假小叶形成。肝细胞坏死常见于病毒性肝炎。门静脉分支扩张淤血常见于门静脉高压症。

46. **ABCDE** 慢性肺淤血时,由于肺泡壁纤维化,质地变硬,肉眼呈棕褐色,称为肺褐色硬化。慢性肺淤血时,肺泡毛细血管通透性增高,大量红细胞漏出,被巨噬细胞吞噬后释放出含铁血黄素,在巨噬细胞内出现棕黄色含铁血黄素颗粒。这种细胞常在左心衰竭等情况下出现,称为心衰细胞。

47. **ABCDE** ①心衰细胞是指吞噬了含铁血黄素的巨噬细胞,故答A。②细胞萎缩时,常含有脂褐素。组织钙化时常含有钙盐。细胞脂肪变性时,胞质内常有大量脂质沉积。肝细胞性黄疸时,细胞内有胆红素沉积。

48. **ABCDE** 慢性肺淤血时,大量红细胞淤滞在肺泡腔内,崩解后释放出血红蛋白,血红蛋白分解为含铁血黄素,后者被巨噬细胞吞噬,称为心衰细胞,此为慢性肺淤血的特征性病变。

49. **ABCDE** ①急性肺淤血时,肺泡壁毛细血管扩张充血,肺泡壁变厚,肺泡间隔水肿,部分肺泡腔内充满伊红色水肿液。②心力衰竭细胞主要见于慢性肺淤血。肺泡腔内充满纤维蛋白为大叶性肺炎的特点。肺泡腔内出现大量中性粒细胞为小叶性肺炎的特点。肺泡上皮细胞不会分泌黏液。

50. **ABCDE** ①肺严重淤血时,局部缺氧,毛细血管通透性增高,炎症细胞渗出增多,易致炎症。毛细血管通透性增高,可引起红细胞漏出,导致肺泡淤血性出血。毛细血管通透性增高,漏出液潴留在肺泡内,引起肺泡淤血性水肿。出血灶中的红细胞碎片被巨噬细胞吞噬,血红蛋白被溶酶体分解,析出含铁血黄素,并堆积在巨噬细胞胞质内,称为含铁血黄素细胞(心衰细胞)。②肺严重淤血不会导致透明膜形成,此为急性呼吸窘迫综合征的病理改变。

51. **ABCDE** ①循环血液中的异常物质随血液流动,阻塞血管腔,称为栓塞。栓子是指循环血液中,阻塞血管的异常物质。②B、C、D、E均属于栓子的物质类型。

52. **ABCDE** A、B、C、D、E均可作为栓子,临床上以血栓最常见。

53. **ABCDE** ①血管内皮细胞损伤是血栓形成最重要、最常见的原因。②新生血小板增多,其黏性增加,易于黏集形成血栓。③血流减慢和涡流形成有利于血栓的形成。④晚期肿瘤患者癌细胞可释放出组织因子,此为促凝因子,可导致血栓形成。⑤纤维蛋白溶酶可促使纤维蛋白溶解,清除沉着于血管内皮细胞表面的纤维蛋白,具有溶栓作用,不是血栓形成的条件。

54. **ABCDE** ①静脉血栓在形成过程中不断沿血管延伸而增长,称为延续性血栓。延续性血栓的头部、体部、尾部分别为白色血栓、混合性血栓、红色血栓。②透明血栓主要见于毛细血管。

55. **ABCDE** ①透明血栓主要见于毛细血管,如弥散性血管内凝血(DIC)的微血栓。②静脉血栓的头、体、尾部分别为白色血栓、混合性血栓、红色血栓。

56. **ABCDE** ①纤维蛋白性血栓主要由纤维蛋白构成,常发生于微循环的毛细血管内。②下肢深静脉、门静脉、心室壁瘤等发生的血栓多为混合性血栓。左心耳发生的血栓多为白色血栓。

57. **ABCDE** ①微血栓(透明血栓)主要由纤维蛋白构成,常见于弥散性血管内凝血。②由血小板和少量纤维蛋白构成的血栓称为白色血栓。由大量红细胞和少量白细胞构成的血栓称为红色血栓。

58. **ABCDE** ①在活体的心脏或血管内,血液发生凝固或血液中某些有形成分凝集形成固体质块的过程,称为血栓形成。所形成的固体质块,称为血栓。②在血液循环中出现的不溶于血液的异常物质,随血流运行阻塞血管腔的现象称为栓塞。阻塞血管的异常物质称为栓子。器官或局部组织静脉血液回流受阻,血液淤积于小静脉和毛细血管内,导致血量增加,称为淤血。血液由流动的液体状态变成不能流动的凝胶状态,称为凝血。

59. **ABCDE** 60. **ABCDE** ①静脉血栓的头部、体部、尾部分别为白色血栓、混合血栓、红色血栓。白色血栓主要由血小板及少量纤维蛋白构成。②红色血栓由纤维蛋白和红细胞构成。③混合血栓主要由血小板、纤维蛋白、红细胞构成。

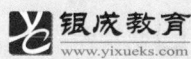

61. **ABCDE** ①混合性血栓主要见于静脉血栓的体部,但在动脉血栓下游形成的延续性血栓、心房颤动或二尖瓣狭窄时左心房内形成的球形血栓也属于混合性血栓。②白色血栓、红色血栓分别常见于静脉血栓的头部、尾部。透明血栓常见于毛细血管。延续性血栓多为静脉血栓。

62. **ABCDE** ①在血栓机化过程中,由于水分被吸收,血栓干燥收缩或部分溶解而出现裂隙,周围新生的血管内皮细胞长入并被覆于裂隙表面形成新的血管,并相互吻合沟通,使被阻塞的血管部分地重建血流,这一过程称为血栓再通。②血栓溶解、机化、再通、钙化均为血栓的常见结局。血栓脱落将造成血管栓塞,不属于血栓的结局,而属于血栓的并发症。

63. **ABCDE** 血栓的结局包括软化、溶解、吸收、机化、再通、钙化,不包括硬化。

64. **ABCDE** ①在血液循环中出现的不溶于血液的异常物质,随血流运行阻塞血管腔的现象,称为栓塞。②阻塞血管的异常物质,称为栓子。器官或局部组织血管阻塞、血流停止导致缺氧而发生的坏死,称为梗死。在活体的心脏和血管内,血液发生凝固或血液中某些有形成分凝集形成固体质块的过程,称为血栓形成。以酶溶性变化为特点的活体内局部组织中细胞的死亡,称为坏死。

65. **ABCDE** ①栓子随血流运行,可栓塞远端血管。体循环动脉栓塞的栓子 80% 来自左心。血流经左心房→左心室→主动脉→颈总动脉→颈内动脉→大脑中动脉,故答 A。②下肢股静脉→右心房→右心室→肺动脉,因此 B、C、D 血栓脱落常造成肺动脉栓塞。③肠系膜静脉回流入门静脉,因此肠系膜静脉血栓脱落常造成门静脉栓塞。

66. **ABCDE** ①血流经左心室→主动脉→颈总动脉→颈内动脉→大脑中动脉,因此左心室血栓脱落常造成大脑中动脉栓塞。②髂静脉、肝静脉→下腔静脉→右心房→右心室→肺动脉,因此肝静脉、髂静脉、右心房血栓脱落常造成肺动脉栓塞。③因为门静脉远端为肝内门静脉分支,因此门静脉血栓脱落后只能栓塞肝内门静脉分支。

67. **ABCDE** ①股静脉脱落的栓子经下腔静脉→右心房→右心室→肺动脉,可引起肺动脉主干栓塞。②骨折引起的脂肪栓塞、羊水栓塞、颈静脉破裂引起的空气栓塞在临床上少见,故不答 A、D、E。脱落的左心室壁附壁栓子常引起脑血管栓塞。

68. **ABCDE** ①右股深部巨大血管瘤术中可能损伤股静脉,加之术后长时间卧床,易造成股静脉血栓形成。拆线后下床活动,在下肢肌肉泵挤压作用下,股静脉血栓脱落,造成肺动脉栓塞可导致患者迅速死亡。②脑血管意外常发生于左心血栓脱落,心肌梗死多见于老年人动脉粥样硬化,脂肪栓塞多见于股骨干骨折等。本例没有休克征象,故不答 C。

69. **ABCDE** ①股骨骨折后,大量脂肪滴可经静脉入右心,再到达肺,引起肺动脉及其分支栓塞。②少量直径<20μm 的脂肪滴可经肺泡壁毛细血管→肺静脉→左心→体循环,引起全身多器官栓塞,但少见。

70. **ABCDE** ①动脉栓塞的血栓多为心源性(占 86%~91%),其次为血管源性(占 5%~10%),其他原因少见。②栓子可为血栓、动脉粥样斑块、空气、异物、羊水、脂肪等,但以左心房血栓最常见(D 错)。③周围动脉栓塞中,发生在下肢者占 90% 以上,远较上肢多见。

71. **ABCDE** ①减压病又称沉箱病,是气体栓塞的一种,是指潜水员若迅速从水底上浮,由于压力降低,原来溶于血液中的气体(包括 O_2、CO_2 和 N_2)迅速游离形成气泡。O_2 和 CO_2 由于弥散快,可迅速再溶于体液内被吸收,但 N_2 在体液内溶解缓慢,在血液和组织内形成气泡,引起气体栓塞(实质为氮气栓塞)。②B、C、D、E 均为栓塞的常见病理类型,其中以血栓栓塞最常见。

72. **ABCDE** 青年男性,潜水时发生呼吸器故障,快速出水后,出现眩晕、定向力障碍、恶心、呕吐、四肢肌肉痉挛、抽搐、疼痛,应考虑减压病,为血管腔内氮气栓塞所致。

73. **ABCDE** ①妊娠时母血呈高凝状态。羊水具有凝血致活酶作用。当发生羊水栓塞时,羊水进入母血易在血管内产生大量的微血栓,消耗大量凝血因子及纤维蛋白原,发生弥散性血管内凝血。②空气栓塞也可引起弥散性血管内凝血,但发生率较低,故答 D 而不是 C。③血栓栓塞主要引起血管支配器官的血供障碍。脂肪栓塞的后果取决于栓塞部位及脂滴数量的多少。化脓菌栓塞可引起所支配器官的血供障碍及感染中毒症状。

74. ABCDE　75. ABCDE　①梗死灶的形状取决于器官的血管分布方式。心脏的供血血管冠状动脉分支不规则,故心肌梗死灶的形状也不规则,呈地图状。②肾和肺的血管呈锥形分布,因此其梗死灶也呈锥形分布,切面呈扇形,其尖端位于血管阻塞处,常指向肾门和肺门,底部为器官表面。由于肾常发生贫血性梗死,而肺常发生出血性梗死,故答 C 而不是 A。③脑多发生贫血性梗死。肠多发生出血性梗死,呈节段性。

76. ABCDE　出血性梗死常发生于严重淤血、组织疏松的器官,如肺和肠。心、肾、脾、脑常发生贫血性梗死。

77. ABCDE　凡是能引起组织和细胞损伤的因子都能引起炎症,所列 A、B、C、D、E 均为炎症的病因,但以生物性因子(如细菌、病毒、立克次体感染)最常见。

78. ABCDE　①炎症的基本病理变化为变质、渗出和增生。②组织细胞的变性坏死属于变质范畴,组织的炎性充血水肿属于渗出范畴,都只是炎症的基本病理变化之一。③红、肿、热、痛、功能障碍为炎症的局部表现。周围血液中白细胞增多,为炎症的全身表现。炎区白细胞浸润,为炎症最重要的特征。

79. ABCDE　①以变质为主的炎症,实质细胞常出现的变质性变化包括细胞水肿、脂肪变性、凋亡、细胞凝固性坏死和液化性坏死等。间质细胞常出现的变质性变化包括黏液变性和纤维蛋白性坏死等。②萎缩、增生属于适应的表现形式。再生属于损伤的修复形式。

80. ABCDE　①由于炎症过程中所释放的炎症介质 IL-1 和 TNF 可导致白细胞从骨髓储存库释放加速,因此大多数细菌感染可引起外周血白细胞计数增高。但伤寒杆菌感染则引起白细胞计数减少,可能与骨髓的粒细胞系统受到细菌毒素的抑制、粒细胞的破坏增加和分布异常有关。②玫瑰疹、肝脾大、持续发热、相对缓脉,均为伤寒的典型临床表现。

81. ABCDE　①红肿热痛、功能障碍为炎症的局部表现。急性炎症时组织变红主要是由于局部血管扩张、血流加快所致。②组织间隙水肿为急性炎症时渗出的结果。炎症反应最重要的功能是将炎症细胞输送至炎症病灶,炎症细胞浸润是炎症反应的重要特点。由于急性炎症时局部血管扩张、血流加速,因此很少发生血栓形成。慢性炎症可见肉芽肿增生,而不是肉芽组织增生。

82. ABCDE　①急性炎症局部组织可发生一系列血管反应,包括充血和渗出。炎性充血的血流动力学变化为:在损伤后,立即发生细动脉短暂痉挛;然后细动脉和毛细血管扩张,引起动脉性充血;最后在炎症介质的作用下,毛细血管和细静脉因回流障碍而充血。②体液渗出、白细胞渗出(附壁),均属于炎性渗出范畴,均发生在炎性充血之后。

83. ABCDE　①炎症细胞自血管内游出后,沿浓度梯度向着化学刺激物作定向移动的现象,称为趋化作用。②炎症细胞由血管渗出到组织间隙内的现象,称为炎性浸润。炎性渗出是指炎症病灶内血管中的液体成分和细胞成分通过血管壁进入组织内的过程。漏出一般由单纯血液循环障碍引起,而不是炎症所致(C 错)。阿米巴样运动为炎症细胞游出血管的方式。

84. ABCDE　①炎症的基本病理变化包括变质、渗出和增生,其中渗出是炎症最具特征性的变化。白细胞的游出和趋化是炎症反应最重要的特征,因此白细胞渗出最支持炎症的诊断。②细胞变性坏死是坏死性炎的表现。毛细血管扩张充血是炎症过程中血流动力学的改变。纤维组织和实质细胞增生是慢性增生性炎的病理改变。

85. ABCDE　①急性炎症不同的阶段浸润的炎症细胞不同:在炎症早期(24 小时内)以中性粒细胞浸润为主,24~48 小时则以单核细胞浸润为主。②嗜酸性粒细胞浸润常见于寄生虫病。淋巴细胞和浆细胞无吞噬能力,主要见于慢性炎症。

86. ABCDE　白细胞渗出是炎症反应最重要的特征,致炎因子不同,渗出的白细胞也不同。葡萄球菌感染以中性粒细胞浸润为主。病毒感染以淋巴细胞浸润为主。寄生虫病以嗜酸性粒细胞浸润为主。急性炎症 24~48 小时以单核细胞浸润为主。

87. ABCDE 寄生虫感染以嗜酸性粒细胞浸润为主。

88. ABCDE 89. ABCDE ①组胺主要存在于肥大细胞和嗜碱性粒细胞的颗粒中,释放后作用于血管内皮细胞的 H_1 受体,可使细动脉扩张和细静脉通透性增加。②中性粒细胞、巨噬细胞受到微生物、免疫复合物、细胞因子等刺激后,可释放氧自由基,杀死和降解吞噬的微生物及坏死细胞。氧自由基的大量释放可加重组织损伤。③导致发热的炎症介质为 IL-1、IL-6 和 TNF。引起白细胞趋化的炎症介质包括可溶性细菌产物、C5a、白三烯、IL-8。引起疼痛的炎症介质为 PGE_2、缓激肽。

90. ABCDE 91. ABCDE ①浆液性炎是指以浆液渗出为主要特征的急性炎症。感冒初期的鼻黏膜炎、Ⅱ度烧伤的皮肤水疱均属于浆液性炎。②纤维蛋白性炎、化脓性炎、出血性炎分别是以纤维蛋白、中性粒细胞、红细胞渗出为主的急性炎症。变质性炎是以变质为主的炎症。

92. ABCDE ①以变质为主的炎症称为变质性炎。流行性乙型脑炎由乙型脑炎病毒感染引起,是以神经细胞变性坏死为主的变质性炎。②A 为浆液性炎,B、C 为纤维蛋白性炎,D 为化脓性炎。

93. ABCDE ①纤维蛋白性炎是以纤维蛋白渗出为主的急性炎症,好发于黏膜(如气管、结肠)、浆膜(如胸膜、心包)和肺组织。②皮肤属于上皮组织,常发生化脓性炎。

94. ABCDE ①蜂窝织炎是指疏松结缔组织的弥漫性化脓性炎,常发生于皮肤、肌肉和阑尾。②肉芽肿是由巨噬细胞局部增生构成的境界清楚的结节状病灶,见于慢性特异性炎症。浆液性炎是以浆液渗出为主的急性炎症。卡他性炎是指黏膜组织发生的一种较轻的渗出性炎症。纤维蛋白性炎是以纤维蛋白渗出为主的急性炎症。

95. ABCDE 蜂窝织炎是指疏松结缔组织的弥漫性化脓性炎,主要由溶血性链球菌感染引起,链球菌能分泌透明质酸酶和链激酶,透明质酸酶可降解疏松结缔组织中的透明质酸,链激酶能溶解纤维蛋白,因此细菌易于通过组织间隙和淋巴管扩散,表现为组织内大量中性粒细胞浸润。

96. ABCDE ①纤维蛋白性炎是以纤维蛋白渗出为主的炎症,常见于白喉、细菌性痢疾等。②浆液性炎、化脓性炎和出血性炎的渗出物分别为浆液、中性粒细胞、红细胞。③变质性炎是指以变质为主的炎症。

97. ABCDE ①发生于黏膜的纤维蛋白性炎,渗出的纤维蛋白、坏死组织、中性粒细胞共同形成假膜,称为假膜性炎。急性细菌性痢疾的特征性病变即为假膜性炎。②肠伤寒为急性增生性炎。肠结核、肠血吸虫病为慢性肉芽肿性炎。阿米巴痢疾为变质性炎。

98. ABCDE 发生于黏膜的纤维蛋白性炎,渗出的纤维蛋白、坏死组织、中性粒细胞共同形成假膜,称为假膜性炎。

99. ABCDE ①青年女性腹痛、发热、麦氏点压痛、反跳痛,外周血白细胞总数和中性粒细胞比例增高,应诊断为急性阑尾炎,故阑尾壁各层应弥漫性浸润中性粒细胞。②嗜酸性粒细胞大量浸润常见于寄生虫感染,巨噬细胞、淋巴细胞大量浸润常见于慢性炎症,嗜碱性粒细胞大量浸润常见于过敏性疾病、血液病。

100. ABCDE ①化脓性炎是指以中性粒细胞渗出为主,并伴有不同程度组织坏死和脓液形成为特点的急性炎症,包括表面化脓和积脓、蜂窝织炎、脓肿。转移性脓肿为金黄色葡萄球菌引起的迁徙性脓肿,属于化脓性炎。②嗜酸性脓肿是指急性血吸虫卵结节中嗜酸性粒细胞的大量浸润。阿米巴肝脓肿是由阿米巴溶组织酶所引起的液化性坏死。冷脓肿是指结核分枝杆菌引起的特异性感染。炎性肉芽肿为巨噬细胞增生构成的结节状病灶。A、B、C、E 均不属于化脓性炎。

101. ABCDE 102. ABCDE 103. ABCDE 104. ABCDE ①急性细菌性痢疾的特征性病变为假膜性炎。假膜性炎是纤维蛋白性炎的特例。②阿米巴肝脓肿是由阿米巴溶组织酶所引起的液化性坏死,为变质性炎。③急性化脓性阑尾炎应属于蜂窝织炎,不要误答为化脓性炎。④流行性乙型脑炎为主要累及脑实质的变质性炎。

105. ABCDE ①鼻息肉属于鼻黏膜的慢性炎症,而不是急性炎症。②急性细菌性痢疾为假膜性炎,肠伤寒为增生性炎,大叶性肺炎为纤维蛋白性炎,急性蜂窝织性阑尾炎为化脓性炎,均属于急性炎症。

106. **ABCDE**　①肉芽肿是由巨噬细胞局部增生构成的境界清楚的结节状病灶。从骨髓进入血液的单核细胞,在血液停留2~3天后迁入组织,继续发育成巨噬细胞,故常将两者合称为单核巨噬细胞。②中性粒细胞为化脓性炎的主要浸润细胞。淋巴细胞为慢性炎症的主要浸润细胞。嗜酸性粒细胞、嗜碱性粒细胞主要参与机体抗寄生虫的免疫应答。

107. **ABCDE**　①慢性肉芽肿性炎是以肉芽肿形成为特征的炎症,如结核病是以结核结节为肉芽肿的慢性肉芽肿性炎。②伤寒是以巨噬细胞增生为特征的急性增生性炎,伤寒小结为肉芽肿,伤寒为肉芽肿性炎。注意:增生性炎大多为慢性炎症,但伤寒为急性增生性炎。肠阿米巴病为变质性炎。慢性支气管炎、慢性阑尾炎均属于普通慢性炎症。

108. **ABCDE**　①血吸虫病、结核病、梅毒、伤寒都是肉芽肿性炎,其肉芽肿分别是血吸虫虫卵结节、结核结节、树胶样肿、伤寒小结。②淋病是淋病奈瑟菌引起的泌尿系统化脓性炎。

109. **ABCDE**　①人体感染日本血吸虫后,虫卵主要沉着于乙状结肠、直肠和肝,形成特征性虫卵结节,称为血吸虫肉芽肿,故答E。②A、B、C、D均属于急性炎症的病理类型。

110. **ABCDE**　①肿瘤性增殖一般都是单克隆性,即一个肿瘤中的肿瘤细胞群,是由发生了肿瘤性转化的单个细胞反复分裂繁殖产生的子代细胞组成的。非肿瘤性增殖一般为多克隆增殖,故答A。②增生细胞分化不一,分化程度高的肿瘤,恶性程度较低;分化程度低的肿瘤恶性程度较高。研究表明,肿瘤发生是一个多基因、多步骤的过程,肿瘤细胞的恶性转化和增生,一般需要多个基因的改变,如数个癌基因的激活、抑癌基因的失活等。肿瘤细胞有异型性,异型性越大,其恶性程度越高。

111. **ABCDE**　母细胞瘤是指来源于幼稚细胞的一类肿瘤,大部分为恶性肿瘤,如视网膜母细胞瘤、神经母细胞瘤、髓母细胞瘤、肾母细胞瘤、肝母细胞瘤等,但也有一部分是良性肿瘤,如肌母细胞瘤、骨母细胞瘤、软骨母细胞瘤、脂肪母细胞瘤等。

112. **ABCDE**　①内胚窦瘤(卵黄囊瘤)是起源于婴幼儿生殖细胞的高度恶性肿瘤。库肯伯格瘤是指原发于胃癌的卵巢转移癌。颗粒细胞瘤是起源于女性性索-间质细胞的低度恶性肿瘤。无性细胞瘤是由原始生殖细胞组成的恶性肿瘤。②卵泡膜细胞瘤为起源于女性性索-间质细胞的良性肿瘤。

113. **ABCDE**　114. **ABCDE**　①髓母细胞瘤为恶性肿瘤。②畸胎瘤是来源于性腺或胚胎附件中全能细胞的肿瘤,往往含两个以上胚层的多种组织成分。③骨母细胞瘤为良性肿瘤。间皮瘤分为腺瘤样间皮瘤、囊性间皮瘤、恶性间皮瘤三类。迷离瘤是指误位于异常部位的分化正常的组织。

115. **ABCDE**　116. **ABCDE**　117. **ABCDE**　①癌前病变是指具有发展为恶性肿瘤潜能的病变,家族性多发性腺瘤性息肉病,到青春期几乎均会发生癌变,为结直肠癌的癌前病变。②浸润黏膜层及黏膜下层的胃肠道癌,称为早期癌。突破了基底膜的癌,称为浸润癌。③未成熟型畸胎瘤又称恶性畸胎瘤,肿瘤由分化程度不同的未成熟组织构成。④交界性肿瘤是介于良性和恶性之间的肿瘤。

118. **ABCDE**　交界性肿瘤是指介于良性和恶性之间的肿瘤,可能形态上属良性,但有恶性的表现,如呈浸润性生长。

119. **ABCDE**　①本例病理检查已发现癌细胞,应确诊为癌,而不是上皮内瘤变和非典型增生,故不答A、B、C。②原位癌是指未突破基底膜的癌,突破基底膜的癌称为浸润癌,故本例应诊断为原位癌。

120. **ABCDE**　黏膜白斑常发生于口腔、外阴等处,可能转变为鳞状细胞癌,属于皮肤癌的癌前病变。溃疡性结肠炎为结肠腺癌的癌前病变。十二指肠溃疡不会癌变,故不属于癌前病变。乳腺导管上皮乳头状瘤样增生为乳腺癌的癌前病变。家族性腺瘤性肠息肉病为结直肠癌的癌前病变。

121. **ABCDE**　分化是指细胞从幼稚到成熟的过程,是功能的专职化。若肿瘤细胞与原来正常细胞非常相似,称为高分化;若不相似,则为低分化。分化程度是指肿瘤细胞与起源组织细胞的相似程度。

122. **ABCDE**　①分化程度是指肿瘤细胞与起源组织细胞的相似程度。若肿瘤细胞与原来正常细胞非常相似,称为高分化;若不相似,则为低分化。②肿瘤细胞分化程度越高,表明异型性越小,其恶性程度越低;肿瘤细胞分化程度越低,表明异型性越大,其恶性程度越高。

123. ABCDE　①良性肿瘤的异型性小,恶性肿瘤的异型性大。肿瘤细胞的异型性是鉴别良、恶性肿瘤的主要组织学依据。②A、B、D、E都只能作为鉴别良、恶性肿瘤的辅助参考。

124. ABCDE　125. ABCDE　①肿瘤分级主要依据肿瘤细胞的分化程度、异型性、核分裂象的数目,其中以分化程度最主要。②肿瘤的分期是指恶性肿瘤的生长范围和播散程度,对肿瘤进行分期还需考虑原发肿瘤的大小、浸润深度、浸润范围、淋巴结转移、远处转移情况等。

126. ABCDE　①肺癌可经支气管旁、肺门淋巴结,转移至锁骨上、颈部淋巴结。②所有淋巴结均可反应性增生。③颈部淋巴结是恶性淋巴瘤、淋巴结结核的好发部位。④肉瘤间质的结缔组织较少,但血管丰富,故肉瘤主要经血道转移,经淋巴转移少见。

127. ABCDE　①恶性肿瘤有很多特性,如细胞异型性明显、生长迅速、浸润生长、转移等,但最具特征性的表现是肿瘤转移。肿瘤一旦转移,则一定为恶性。②A、B、C、D良恶性肿瘤均可发生,并非恶性肿瘤特有。

128. ABCDE　①淋巴转移是胃癌常见的转移途径,胃癌易经胸导管转移至左锁骨上淋巴结,称为Virchow信号结。②肺癌常转移至右锁骨上淋巴结。颈部淋巴结是淋巴瘤的好发部位。

129. ABCDE　130. ABCDE　①结肠癌可经肠系膜上/下静脉→门静脉→肝脏,导致结肠癌肝转移。②经椎旁静脉系统转移到骨的肿瘤包括乳腺癌椎体转移、甲状腺癌颅骨转移、前列腺癌骨盆转移。

131. ABCDE　132. ABCDE　肿瘤的生长方式主要有3种:膨胀性生长、外生性生长和浸润性生长。良性肿瘤多呈膨胀性生长及外生性生长,恶性肿瘤多呈浸润性生长,也可为外生性生长。

133. ABCDE　良性肿瘤一般对机体的影响较小,主要表现为局部压迫和阻塞症状。其严重程度主要与肿瘤发生部位有关。如颅内的良性肿瘤,可压迫脑组织引起严重后果。

134. ABCDE　来源于上皮组织的恶性肿瘤称为癌,来源于间叶组织的恶性肿瘤称为肉瘤。间叶组织包括纤维组织、脂肪、肌肉、血管、淋巴管、骨、软骨组织等。故来源于纤维组织的恶性肿瘤称为纤维肉瘤。

135. ABCDE　①来源于上皮组织的恶性肿瘤称为癌,来源于间叶组织的恶性肿瘤称为肉瘤。因此区别癌与肉瘤的主要依据是组织来源。②癌和肉瘤均属于恶性肿瘤,均可浸润性生长,均可无包膜,均可有明显异型性,均可通过血道转移,在晚期体积均可很大,因此A、B、C、D、E不能作为癌和肉瘤的鉴别点。

136. ABCDE　①肿瘤细胞与相应正常细胞有不同程度的差异,称为肿瘤细胞的异型性。异型性是肿瘤细胞出现成熟障碍和分化障碍的表现,是区别良恶性肿瘤的重要指标。良性肿瘤异型性小,恶性肿瘤异型性明显,故答E。②细胞质出现空泡常见于脂肪变性。胞质黏液明显增多常见于黏液癌。细胞核大小一致、核仁清楚常见于正常细胞。

137. ABCDE　肉瘤是指来源于间叶组织的恶性肿瘤,其间质的结缔组织较少,但血管丰富,故肉瘤主要经血道转移,经其他途径转移少见。癌主要经淋巴道转移。

138. ABCDE　来源于上皮组织的恶性肿瘤称为癌,来源于间叶组织的恶性肿瘤称为肉瘤。软骨组织属于间叶组织,发生的恶性肿瘤称为肉瘤而不是癌。A、B、C、D均含有上皮细胞,发生的恶性肿瘤可称为癌。

139. ABCDE　①有的肿瘤实质由两种以上不同类型的组织构成,称为混合瘤。最复杂的混合瘤是畸胎瘤,其肿瘤实质由来源于3个胚层的各种类型的组织混杂在一起构成。②无性细胞瘤、内胚窦瘤是来源于生殖细胞的肿瘤;颗粒细胞瘤是来源于卵巢性索-间质细胞的肿瘤;绒毛膜癌是来源于滋养细胞的肿瘤。这些肿瘤均只有一个胚层成分。

140. ABCDE　①皮肤乳头状癌少见,恶性程度不高。②皮肤鳞状细胞癌恶性程度低,以局部浸润及转移为主。③恶性黑色素瘤为高度恶性的黑色素细胞肿瘤。④纤维肉瘤的恶性程度与分化程度有关,分化好者恶性程度低,分化差者恶性程度高。⑤基底细胞癌很少发生转移,为低度恶性的肿瘤。

141. ABCDE　①乳头状瘤多见于鳞状上皮、尿路上皮被覆的部位,称为鳞状细胞乳头状瘤。乳头状瘤呈外生性向体表或腔面生长,形成指状或乳头状突起。②A、B、D、E均属于间叶组织良性肿瘤。

第六篇 病理学试题答案及详细解答

142. **ABCDE** ①来源于上皮组织的恶性肿瘤称为癌,因此肺腺癌、宫颈鳞状细胞癌、基底细胞癌、胃胶样癌均属于上皮组织的恶性肿瘤。②胃淋巴瘤为间叶组织的恶性肿瘤。

143. **ABCDE** ①角化珠为鳞癌的特征性病理变化,故可首先排除选项 C、D、E。②高分化的鳞癌,癌巢中央可出现层状角化物,称为角化珠;细胞间可见细胞间桥。分化较差的鳞癌可无角化珠,细胞间桥少或无。

144. **ABCDE** ①血清碱性磷酸酶反映成骨活动,在成骨性肿瘤如骨肉瘤可有明显升高。女孩,左大腿下端肿痛,左股骨下端溶骨性改变,骨膜反应,血清碱性磷酸酶明显增高,应诊断为骨肉瘤。肿瘤性成骨为骨肉瘤的病理特征,故答 B。参阅 10 版《病理学》P333。②A 为类风湿关节炎的病理特点。C 为尤因肉瘤的病理特点。D 无特异性。E 为恶性肿瘤骨转移的病理改变。

145. **ABCDE** 146. **ABCDE** ①脂肪瘤是最常见的良性软组织肿瘤,多呈分叶状,好发于成人肩、背、颈、四肢。②乳腺纤维腺瘤瘤组织内的胶原纤维排成束状,外观呈结节状,与周围组织分界明显。

147. **ABCDE** ①神经母细胞瘤是起源于神经嵴的高度恶性的胚胎性肿瘤,好发于 3 岁以内的小儿(占 90%)。常见症状为腹胀、腹部肿块。腹部肿块位于腹膜后,呈结节状或圆球形,坚硬而固定。②错构瘤是指受累器官的正常组织在发育过程中出现错误的组合排列,多见于肝和肺。神经鞘膜肿瘤包括神经鞘瘤和神经纤维瘤。畸胎瘤是来源于多能胚胎细胞的肿瘤。平滑肌肉瘤多见于子宫。

148. **ABCDE** ①男孩,出生时左前额扁平红色突起,不痛不痒,持续增大,应考虑血管瘤。②血管瘤分为毛细血管瘤、海绵状血管瘤等类型。毛细血管瘤由增生的血管构成,海绵状血管瘤由扩张的血窦构成,故答 B。

149. **ABCDE** ①基底细胞癌多见于老年人面部,如眼睑、颊及鼻翼等处,生长缓慢,并可浸润破坏局部深层组织,很少发生转移,临床上呈低度恶性。②A、B、C、E 均是恶性程度较高的肿瘤,转移概率大。

150. **ABCDE** 151. **ABCDE** 152. **ABCDE** A 为鳞状细胞癌(鳞癌)的病理特点。B 为黏液癌的病理特点。C 为印戒细胞癌的病理特点。D 为实性癌的病理特点。E 为腺癌的病理特点。

153. **ABCDE** ①抑癌基因是一类抑制细胞过度生长、增殖,从而遏制肿瘤形成的基因,如 *RB*、*P53*、*P16*、*APC*、*DCC*、*VHL* 等,其中 *RB* 是最早发现的抑癌基因。②*RAS*、*MYC*、*C-ERBB2*、*SIS* 均为细胞癌基因。

154. **ABCDE** ①不对称的亚硝胺常引起食管癌,对称的亚硝胺常引起肝癌。在胃内酸性环境中,亚硝酸和食物中的二级胺作用合成亚硝胺而导致胃癌。亚硝胺是目前已知的导致大肠癌发生最强烈的致癌物质。②胆囊癌的发生与胆囊结石、胆汁中的胆蒽和甲基胆蒽有关,而与亚硝胺无关。

155. **ABCDE** 黄曲霉菌广泛存在于霉变食品中。黄曲霉毒素有多种,其中黄曲霉毒素 B_1 致癌性最强。黄曲霉毒素 B_1 属于异环芳烃,在肝脏代谢为环氧化物,诱发肝细胞癌,故答 B。

156. **ABCDE** ①胃黏膜相关淋巴样组织(MALT)淋巴瘤的发病与幽门螺杆菌(Hp)感染密切相关,几乎所有胃淋巴瘤患者的胃黏膜上均可发现 Hp 存在。②EBV(EB 病毒)与鼻咽癌的发病有关。HIV(艾滋病病毒)是艾滋病的病原体。HPV(人乳头瘤病毒)与子宫颈癌的发病有关。HTLV-1(人类嗜 T 细胞病毒 1 型)是成人 T 细胞白血病的病原体。

157. **ABCDE** ①人乳头瘤病毒(HPV)有多种,其中 HPV16、18 型与子宫颈癌的发生有关。其发生机制是 HPV 的 E6 和 E7 蛋白能与 Rb 和 P53 蛋白结合,抑制它们的功能,而 *Rb* 和 *P53* 都属于抑癌基因。②HIV 感染引起艾滋病,HAV、HBV、HCV 感染分别引起甲型、乙型、丙型病毒性肝炎。

158. **ABCDE** ①神经纤维瘤病 I 型为常染色体显性遗传性疾病。②Bloom 综合征、着色性干皮病、Fanconi 贫血和毛细血管扩张性共济失调症均属于常染色体隐性遗传性疾病。

159. **ABCDE** 肿瘤相关抗原是指既存在于肿瘤细胞,也存在于某些正常细胞的抗原,只不过在肿瘤细胞高表达,而在正常细胞低表达,如甲胎蛋白。

160. **ABCDE** 161. **ABCDE** ①肿瘤相关抗原是指既存在于肿瘤细胞,也存在于某些正常细胞的抗原,胚胎抗原是其中的典型代表,如甲胎蛋白既可见于胎肝细胞,也可见于肝细胞癌中,故属于肿瘤相关抗原。②自身抗原是指引起自身免疫应答的自身组织成分,如甲状腺球蛋白可刺激机体产生甲状腺球蛋白抗体,而导致自身免疫性甲状腺疾病。③异种抗原是指与宿主不同种属的抗原。异嗜性抗原是一类与种属特异性无关,存在于不同种系生物间的共同抗原。肿瘤特异性抗原是指肿瘤细胞特有的抗原,不存在于正常细胞中。

162. ABCDE　①高密度脂蛋白(HDL)可逆向转运胆固醇,清除动脉壁的胆固醇,防止动脉粥样硬化的发生。②甘油三酯、胆固醇、低密度脂蛋白(LDL)、极低密度脂蛋白(VLDL)均可导致动脉粥样硬化。

163. ABCDE　①低密度脂蛋白(LDL)被动脉壁细胞氧化修饰,生成氧化低密度脂蛋白(ox-LDL),后者是最重要的致粥样硬化因子。ox-LDL不能被正常LDL受体识别,而被巨噬细胞的清道夫受体识别且快速摄取,促进巨噬细胞吞噬脂质后生成泡沫细胞,导致动脉粥样硬化的发生。因此与动脉粥样硬化发生关系最密切的是ox-LDL,而不是LDL。②乳糜微粒、低密度脂蛋白、极低密度脂蛋白都是导致动脉粥样硬化的病因,但不是最重要的因素。高密度脂蛋白是抗动脉粥样硬化的因素。

164. ABCDE　①按动脉粥样硬化的损伤应答学说,多种病因可引起血管内皮细胞损伤。损伤的内皮细胞可分泌生长因子,吸引单核细胞进入血管内皮下间隙,转化为巨噬细胞,形成巨噬细胞源性泡沫细胞,这是动脉粥样硬化早期病变脂纹的主要成分。②动脉粥样硬化时,无红细胞、中性粒细胞、脂肪细胞进入动脉内膜,故不答A、C、D。可有少量T淋巴细胞浸润,功能不明,故不答B。

165. ABCDE　①脂纹是动脉粥样硬化肉眼可见的最早病变,由大量泡沫细胞聚集而成。②泡沫细胞来源于平滑肌细胞和单核细胞,故不答A、B。动脉粥样硬化不会有急性炎症发生,故无中性粒细胞浸润,但可有少量T淋巴细胞浸润,其功能不明。

166. ABCDE　①患者冠状动脉造影见前降支中段狭窄超过76%,应诊断为冠状动脉粥样硬化Ⅳ级。②按损伤-应答反应学说,血管内皮细胞受损及其功能失调是动脉粥样硬化发病的始动环节。只有血管内皮细胞受损,血浆脂蛋白才可能过量地融入动脉壁,导致单核细胞、平滑肌细胞吞噬发生氧化的脂质,形成泡沫细胞。晚期可导致内皮下脂质沉积、纤维帽破溃、血栓形成。

167. ABCDE　①萎缩是指发育正常的组织细胞或器官体积缩小。脑动脉粥样硬化后,血管腔变窄,脑组织缺乏足够的血液供应,可引起脑萎缩,为目前引起脑萎缩的最常见病因。②脑水肿、脑脓肿、脑外伤、脑结核等,常常导致颅内压增高。

168. ABCDE　冠状动脉粥样硬化的好发部位:左前降支>右主干>左主干或左旋支>后降支。

169. ABCDE　①心肌梗死约50%发生在左前降支供血的区域,如左心室前壁、心尖部及室间隔前2/3,其中以左心室前壁最常见。②约25%发生于右冠状动脉供血的区域,如左心室后壁、室间隔后1/3、右心室。其他部位少见。

170. ABCDE　急性心肌梗死于梗死后6小时肉眼可以辨认,梗死灶呈苍白色,8~9小时后呈土黄色。

171. ABCDE　①老年男性,胸前区疼痛1小时,心电图示病理性Q波,ST段上抬,应诊断为急性心肌梗死。②急性心肌梗死早期多为凝固性坏死。参阅10版《病理学》P146。③脂肪坏死多见于急性胰腺炎。干酪样坏死多见于结核病。液化性坏死多见于脑脓肿。坏疽是指局部组织大块坏死并继发腐败菌感染。

172. ABCDE　①细动脉硬化是高血压的主要病变特征,表现为细小动脉玻璃样变。高血压时,由于细动脉长期痉挛,加之血管内皮细胞受到长期高血压的刺激而受损,导致通透性增加,血浆蛋白渗入血管壁中,引起细动脉壁的玻璃样变。②肾入球小动脉壁纤维蛋白样坏死为恶性高血压的特征性表现。动脉壁脂质沉着为动脉粥样硬化的病理特点。高血压时,细动脉一般不出现动脉壁纤维化和水肿。

173. ABCDE　试题要求回答的是可逆性病变,当然是血管痉挛,A、B、D、E不可能是可逆性病变,故答C。

174. ABCDE　左心室肥大是高血压早期的病理改变,眼底出血、脑出血、颗粒性固缩肾为高血压晚期的病理改变。肝硬化不属于高血压的常见病理改变。

175. ABCDE　①高血压患者血压持续升高,心肌负荷增加,可导致左心室肥大(心脏体积变大)。肉眼

第六篇 病理学试题答案及详细解答

观，左心室壁肥厚，可达 1.5～2.0cm，故答 C。②A、B 为慢性肺源性心脏病的病理变化。D 为扩张型心肌病的病理变化。E 为心脏萎缩的病理变化。

176. ABCDE ①高血压患者由于左心室负荷过大，可致左心室肥大，胸部 X 线片表现为靴形心。②球形心常见于二尖瓣关闭不全。梨形心常见于二尖瓣狭窄。绒毛心常见于纤维蛋白性心包炎。虎斑心常见于心肌脂肪变性。

177. ABCDE ①原发性颗粒性固缩肾最常见于高血压肾病。高血压时，由于入球小动脉玻璃样变性和肌型小动脉硬化，使病变区的肾小球缺血发生纤维化和玻璃样变性，相应的肾小管因缺血而萎缩。病变相对较轻的肾小球代偿性肥大，相应的肾小管代偿性扩张。肉眼观双侧肾脏对称性缩小、质地变硬，肾表面凹凸不平，呈细颗粒状。肾脏以上的病变特点称原发性颗粒性固缩肾。类似的：慢性肾小球肾炎可导致继发性颗粒性固缩肾。②动脉粥样硬化可导致肾脏单发性贫血性梗死及多发性大凹陷瘢痕肾，称动脉粥样硬化性固缩肾。③高血压时极少发生肾动脉瘤，肾脏淤血不是特异性病理改变。

178. ABCDE 高血压脑出血常发生于基底节、内囊，其次为脑白质、脑桥和小脑。

179. ABCDE ①高血压脑出血多见于基底节区域，尤以豆状核区最多见，这是因为供应该区域的豆纹动脉从大脑中动脉呈直角分支，直接受到大脑中动脉压力较高的血流冲击和牵引，致豆纹动脉易破裂出血。②本题若选项中未出现豆纹动脉，则选大脑中动脉作为答案。

180. ABCDE ①恶性高血压最突出的受累器官为肾脏，其病理特征为肾小动脉壁纤维蛋白样坏死（E 对）。②肾小球微血管炎常见于Ⅲ型急进性肾小球肾炎。肾小球纤维化多见于晚期肾小球肾炎。大、中动脉粥样硬化常见于动脉瘤。

181. ABCDE ①风湿病主要累及全身结缔组织，早期表现为结缔组织基质的黏液变性和胶原的纤维蛋白样坏死。巨噬细胞吞噬纤维蛋白样坏死物质后形成风湿细胞（阿绍夫细胞）组成 Aschoff 小体，是风湿病的特征性病变，具有病理诊断意义。②风湿病主要累及心肌间质，很少累及心肌细胞。风湿性心内膜炎主要累及心瓣膜，风湿性心外膜炎主要表现为心外膜浆液性渗出，而不是纤维蛋白渗出。

182. ABCDE ①在风湿病变质渗出期，可有结缔组织的黏液变性和胶原的纤维蛋白样坏死，周围有少量淋巴细胞、浆细胞、单核细胞浸润。②在风湿病增生期，可有 Aschoff 小体形成。③风湿病属于变态反应性疾病，不会有脓肿形成。脓肿形成为急性化脓性感染的表现。

183. ABCDE ①巨噬细胞吞噬胶原的纤维蛋白样坏死物质后即为风湿细胞或 Aschoff 细胞，周围有少量淋巴细胞浸润，称为风湿小体。这是风湿病的特征性病变。②结核结节常见于结核病。假结核结节常见于血吸虫病。伤寒结节是伤寒的病理特点。小胶质细胞结节为乙脑的典型病变。

184. ABCDE ①风湿病是 A 组乙型溶血性链球菌感染引起的变态反应性疾病，病变主要累及全身结缔组织，最常侵犯心脏、关节等处，以心脏病变最为严重。②风湿性关节炎为浆液性及纤维蛋白性渗出，渗出物可完全吸收，一般不遗留关节畸形，故答 E。"遗留关节畸形"为类风湿关节炎的特点。

185. ABCDE 风湿病是 A 组乙型溶血性链球菌感染引起的变态反应性疾病，病变主要累及全身结缔组织。风湿性心肌炎并不累及心肌细胞，而是累及心肌间质结缔组织，常表现为灶状间质性心肌炎、间质水肿及少量 T 淋巴细胞浸润等。在心肌间质内，Aschoff 小体位于间质小血管旁。

186. ABCDE 风湿性心内膜炎主要侵犯心瓣膜，其中以二尖瓣最常受累，其次为二尖瓣和主动脉瓣同时受累，主动脉瓣、三尖瓣和肺动脉瓣单独受累少见。

187. ABCDE 疣状赘生物是指风湿性心内膜炎时发生在心瓣膜上的附壁血栓，它属于白色血栓，主要由血小板组成，其间黏附一些中性粒细胞、红细胞和少量纤维蛋白等。

188. ABCDE　189. ABCDE ①风湿性心内膜炎的发病与 A 组乙型溶血性链球菌感染引起的变态反应有关。②亚急性细菌性心内膜炎主要由毒力相对较弱的草绿色链球菌引起（约占 75%）。③金黄色葡萄球菌、肺炎链球菌为急性细菌性心内膜炎的常见致病菌。

190. ABCDE ①亚急性细菌性心内膜炎最常侵犯二尖瓣和主动脉瓣，病变特点是受累瓣膜赘生物形成，

845

且该赘生物容易破碎脱落形成血栓栓子,顺血流方向运行,经左心→主动脉瓣→主动脉→颈总动脉→颈内动脉→脑动脉,造成脑动脉栓塞,也可经体循环造成内脏动脉、四肢动脉栓塞等,但临床上以脑动脉栓塞最常见。患者下床活动后突然昏迷、偏瘫,应诊断为脑动脉栓塞。②肺动脉栓塞常表现为胸痛、呼吸困难、咯血三联征。冠状动脉栓塞常表现为急性心肌梗死。四肢动脉栓塞常表现为远端肢体缺血坏死。四肢静脉栓塞常表现为四肢肿胀。

191. ABCDE 二尖瓣狭窄时,心脏舒张期从左心房流入左心室的血流受阻,血液淤积在左心房,使左心房压力增大,久而久之,出现左心房代偿性肥大扩张。晚期升高的左心房压力逆引起肺淤血、肺动脉高压。长期肺动脉高压,可导致右心室代偿性肥大扩张,三尖瓣相对关闭不全,右心室部分血液反流回右心房,加重了右心房负担,最终引起右心房肥大。可见狭窄时,各心腔肥厚扩大的顺序为:左心房→右心室→右心房;左心室早期正常,晚期废用性萎缩。

192. ABCDE ①二尖瓣狭窄时,各心腔肥厚扩大的顺序为:左心房→右心室→右心房。左心室早期正常,晚期废用性萎缩。②二尖瓣狭窄时,X线片显示左心房增大,晚期左心室缩小,呈梨形。

193. ABCDE ①左心房增大合并明显肺动脉高压时心界呈梨形,常见于二尖瓣狭窄。②普大形心是指心影向两侧均匀增大,较对称,以心肌炎和全心衰竭最多见。三角烧瓶形心见于心包积液。球形心见于二尖瓣关闭不全。靴形心见于主动脉瓣关闭不全。

194. ABCDE ①患者胸闷、乏力20年,胸骨左缘第3肋间闻及递减型叹气样舒张期杂音,毛细血管搏动征阳性,应诊断为主动脉瓣关闭不全,常因瓣膜增厚、变硬、卷曲、缩短、穿孔或破裂所致。②心脏瓣膜相互粘连、弹性降低、瓣环硬化、钙化常导致瓣膜口狭窄。

195. ABCDE 大叶性肺炎是由肺炎球菌引起的以肺内弥漫性纤维蛋白渗出为主的纤维蛋白性炎。

196. ABCDE ①大叶性肺炎分为4期,即充血水肿期、红色肝样变期、灰色肝样变期、溶解消散期。灰色肝样变期肺叶肿大,但充血消退,质实如肝。镜下见肺泡腔内大量纤维蛋白渗出,纤维蛋白网中有大量中性粒细胞浸润,但红细胞少见。②肺泡腔内充满纤维蛋白和红细胞为红色肝样变期的表现。大叶性肺炎为纤维蛋白性炎,不会有大量浆液渗出。

197. ABCDE ①患者寒战、高热、咳铁锈色痰,应诊断为大叶性肺炎。患者发病3天,为红色肝样变期。镜下可见肺泡腔内充满纤维蛋白和大量红细胞,其间夹杂少量中性粒细胞和巨噬细胞。②肺泡腔内充满大量浆液、少量红细胞为充血水肿期的病理改变。肺泡腔内充满大量纤维蛋白为灰色肝样变期的病理改变。

198. ABCDE 大叶性肺炎的自然病程分为4期,即充血水肿期、红色肝样变期、灰色肝样变期和溶解消散期。充血水肿期,肺泡腔内充满浆液性渗出物。红色肝样变期,肺泡腔内充满纤维蛋白和红细胞。灰色肝样变期,肺泡腔内充满纤维蛋白。溶解消散期,肺泡腔内充满中性粒细胞。

199. ABCDE ①肺肉质变是由于大叶性肺炎时中性粒细胞渗出过少,释放的蛋白酶不足以溶解渗出物中的纤维蛋白,大量未被溶解吸收的纤维蛋白被肉芽组织机化取代而形成。②慢性左心衰竭、慢性肺淤血常导致肺褐色硬化。小叶性肺炎常导致肺脓肿。急性肺淤血导致肺泡内出现伊红色水肿液。

200. ABCDE ①小叶性肺炎是由化脓菌引起的,以肺小叶为病变单位的急性化脓性炎症,因此肺泡腔内的主要渗出物是中性粒细胞。②以纤维蛋白渗出为主的炎症是纤维蛋白性炎,以浆液为主的炎症是浆液性炎,以淋巴细胞渗出为主的炎症是非特异性慢性炎,以嗜酸性粒细胞渗出为主的炎症常见于寄生虫感染。

201. ABCDE ①小叶性肺炎的病理特点是肺小叶的急性化脓性炎,表现为肺泡腔内充满大量脓性渗出物,故答C。②慢性肺淤血常表现为肺泡壁毛细血管充血扩张,肺泡间隔水肿。大叶性肺炎灰色肝样变期常表现为肺泡腔内大量纤维蛋白及中性粒细胞浸润。大叶性肺炎溶解消散期常表现为渗出的纤维蛋白溶解消失。肺结核变质渗出期常表现为浆液性或浆液纤维蛋白性渗出。

202. ABCDE ①慢性支气管炎早期常局限于较大的支气管,随着病情进展逐渐累及较小的支气管和细支气管,表现为管壁充血、水肿、淋巴细胞、浆细胞浸润,故答 D。②巨噬细胞为晚期炎症细胞,中性粒细胞为早期炎症细胞,树突状细胞为抗原提呈细胞,嗜酸性粒细胞多见于支气管哮喘急性发作。

203. **ABCDE**　慢性支气管炎典型病变包括:①纤毛柱状上皮变性坏死脱落,杯状细胞增生,并伴鳞状上皮化生;②黏膜下腺体增生肥大,黏液增多;③管壁充血水肿,淋巴细胞、浆细胞浸润;④支气管软骨变性萎缩。慢性支气管炎时支气管内不会出现泡沫细胞,泡沫细胞为动脉粥样硬化的特征性细胞。

204. **ABCDE**　①慢性支气管炎反复发作,病情不断加重,受累的细支气管不断增多,炎症易向管壁周围组织及肺泡扩展,形成细支气管周围炎。细支气管炎和细支气管周围炎是引起慢性阻塞性通气功能障碍的病变基础。②A、B、C、D 均属于慢性支气管炎的病理变化,故不答 A、B、C、D。

205. **ABCDE**　①阻塞性通气功能障碍常见于慢性支气管炎、肺气肿和支气管哮喘,因此可直接排除 A、B、C、D,得出正确答案为 E。肺纤维化、气胸为限制性通气功能障碍,肺不张和支气管扩张为混合性通气功能障碍。②事实上,慢性支气管炎可造成细支气管及其周围炎、管腔狭窄,导致呼气时气流受阻,使肺内残气量增加,肺组织过度膨胀,肺泡扩张,形成肺气肿。

206. **ABCDE**　①α_1-抗胰蛋白酶可抑制弹性蛋白酶的水解活性,当 α_1-抗胰蛋白酶缺乏时,弹性蛋白酶活性增强,导致细支气管和肺泡壁弹力蛋白、IV型胶原降解,肺组织破坏,导致全腺泡型肺气肿。②间质性肺气肿是指肋骨骨折、胸壁开放伤等导致细支气管或肺泡间隔破裂,空气进入肺间质所致。瘢痕旁肺气肿是指出现在肺组织瘢痕灶周围,由肺泡破裂融合形成的局限型肺气肿。

207. **ABCDE**　慢性肺源性心脏病主要累及右心室,多表现为右心室壁增生、肥厚,心室腔扩大,扩大的右心室占据心尖部,导致外观钝圆。右心室前壁肺动脉圆锥显著膨隆,右心室内乳头肌、肉柱显著增粗(答 E),室上嵴增厚。

208. **ABCDE**　硅尘致病力与 SiO_2 尘粒的大小、接触时间、SiO_2 浓度等有关。SiO_2 尘粒>5μm 不易吸入肺内,不易致病。1～2μm 的硅尘致病性最强。硅结节内免疫球蛋白含量明显高于胶原蛋白含量。硅尘表面的 SiO_2 与 H_2O 聚合成硅酸,可破坏巨噬细胞膜的稳定性,使之发生自溶(B 对)。硅肺患者胸膜可因弥漫性纤维化而广泛增厚。硅肺的早期是细胞性硅结节,晚期为纤维性结节。

209. **ABCDE**　①硅肺的特征性病变是硅结节。早期为细胞性硅结节,晚期为纤维性硅结节。②相邻的硅结节可相互融合成大的结节状病灶,如中央区缺血坏死液化,可形成硅肺空洞。③类上皮肉芽肿、胸膜呈斑状增厚、肺间质纤维化,可见于多种疾病,不可能是硅肺的特征性病变。

210. **ABCDE**　①硅肺患者易并发肺结核,称硅肺结核病。I、II 期硅肺患者并发率 10%～30%,III 期高达 70% 以上。②其他常见并发症包括肺部感染、肺源性心脏病、肺气肿等,但 A、B、C、E 并发症很少发生。

211. **ABCDE**　①中央型肺癌是指发生于主支气管或叶支气管的肺癌,其病理类型以鳞癌最多见,肺鳞癌 80%～85% 为中央型。②肺腺癌多为周围型。小细胞癌、大细胞癌多为中央型肺癌,但因临床上少见,故答 D 而不是 C、E。肺类癌更少见。

212. **ABCDE**　①周围型肺癌是指肺段支气管开口以远,位于肺周围部分的肺癌,以腺癌最多见。②中央型肺癌是指肺段支气管开口以近,位置靠近肺门的肺癌,以鳞癌最多见。肺类癌少见,恶性程度最低。大细胞肺癌、小细胞肺癌临床上少见。

213. **ABCDE**　①中心型肺癌占肺癌总数的 60%～70%,以鳞状细胞癌(鳞癌)多见。②周围型肺癌以腺癌多见,较早可发生胸膜转移。较早发生血行转移、淋巴转移是小细胞肺癌的特点。

214. **ABCDE**　215. **ABCDE**　肺癌的恶性程度依次为:小细胞癌>大细胞癌>腺癌>鳞癌>类癌。

216. **ABCDE**　217. **ABCDE**　①肺小细胞癌镜下观,癌细胞小,常呈圆形或椭圆形,也可呈梭形或燕麦形,有时也可围绕小血管形成假菊形团结构。②肺高分化鳞癌癌巢中有角化珠形成,中低分化鳞癌无角化珠形成。③癌细胞呈列兵样排列常见于乳腺浸润性小叶癌。癌细胞形成管状结构常见于管状腺癌。癌细胞形成乳头状结构常见于浆液性乳头状囊腺癌。

218. **ABCDE**　胃镜见胃黏膜苍白、皱襞稀疏,提示为慢性萎缩性胃炎,表现为主细胞和壁细胞数量减少,固有层内有大量淋巴细胞和浆细胞浸润,常出现肠上皮化生。在肠上皮化生中,可有异型性增生。

219. ABCDE ①胃溃疡瘢痕底部小动脉因炎症刺激常有增殖性动脉内膜炎,使小动脉管壁增厚、管腔狭窄,伴有血栓形成及血栓机化。②溃疡组织不会释放凝血酶原,胃液不会促进凝血过程。

220. ABCDE 慢性胃溃疡的并发症:出血(占10%~35%),穿孔(5%),幽门梗阻(3%),癌变(<1%)。

221. ABCDE 胃溃疡的并发症:出血(占10%~35%),穿孔(5%),幽门梗阻(3%),癌变(<1%)。

222. ABCDE ①病毒性肝炎是由肝炎病毒引起的以肝实质细胞变性、坏死为主要病变的一种变质性炎症。②浆液性炎症、化脓性炎症、出血性炎症的渗出物分别为浆液、中性粒细胞、红细胞。增生性炎症是以组织细胞增生为主要特征的炎症。

223. ABCDE ①急性普通型肝炎镜下特点为肝细胞广泛变性,而坏死轻微。变性以肝细胞胞质疏松和气球样变为主;坏死轻微,肝小叶内可见点状坏死。急性普通型肝炎分黄疸型和无黄疸型两种,以无黄疸型多见。②题干要求作答"急性普通型肝炎的主要变化",而不是"坏死类型",故答 A 而不是 E。

224. ABCDE ①男性青年乏力、纳差、黄疸,剑突下轻压痛,血清总胆红素>17.1μmol/L,病史未超过半年,应诊断为急性黄疸型肝炎而不是慢性肝炎、肝硬化,其病理特点是肝大,肝细胞广泛变性、点灶状坏死。②A 为亚急性重型肝炎的病理特点。B 为慢性肝炎的病理特点。C 为淤胆性肝硬化的病理特点。E 无特异性。

225. ABCDE ①患者病程短,肝体积缩小(肝浊音界缩小),明显黄疸,肝酶和胆红素明显增高,意识改变,应诊断为急性重型肝炎,故典型病理改变为肝细胞弥漫性大块坏死。②因患者病程仅为3天,不可出现肝细胞脂肪变性、汇管区纤维化,故不答 A、B。肝脏淤血多见于慢性右心衰竭,急性肝炎肝脏淤血不严重。病毒性肝炎浸润的炎症细胞多为淋巴细胞,而不是中性粒细胞,故不答 E。

226. ABCDE 患者低热、纳差、黄疸,肝酶和胆红素明显增高,应诊断为急性黄疸型肝炎。可出现 B、C、D、E 病理改变,不会出现假小叶形成,答案为 A。假小叶形成为肝硬化的特征性病理改变。

227. ABCDE ①慢性重度肝炎常发生明显的碎片状坏死和大范围桥接坏死,故答 D 而不是 C。②慢性中度肝炎多为中度碎片状坏死及桥接坏死。急性重型肝炎、亚急性重型肝炎多为大片坏死。病理学分类依据不是有无黄疸,无论哪种类型的肝炎,只要有肝细胞损害,均可出现黄疸,故不答 A。

228. ABCDE ①肝细胞大片坏死,应考虑急性重型肝炎、亚急性重型肝炎。"肝细胞结节状再生"需要一定的时间,故不可能为急性重型肝炎,只能诊断为亚急性重型肝炎。②急性普通型肝炎多为点状坏死,重度慢性肝炎多为碎片状坏死及桥接坏死,门脉性肝硬化以假小叶形成为特点,故不答 A、B、E。

229. ABCDE ①急性普通型肝炎和轻度慢性肝炎均可出现点状坏死,但因急性普通型肝炎病程短,不可能出现"纤维组织增生",故本例应诊断为轻度慢性肝炎。②中、重度慢性肝炎多为碎片状及桥接坏死,故不答 C、D。肝硬化以假小叶形成为特点,故不答 E。

230. ABCDE 急性重型病毒性肝炎的肝细胞坏死广泛而严重,表现为弥漫性大片坏死。

231. ABCDE 232. ABCDE 233. ABCDE ①急性普通型肝炎变性重,坏死轻。变性以细胞水肿(严重者呈气球样变)为主,坏死以点状坏死多见。②慢性活动性肝炎多为碎片状坏死及桥接坏死,慢性持续性肝炎的肝小叶界板无破坏,故无碎片状坏死。③急性、亚急性重型肝炎均可有肝细胞大片坏死,但因前者病程短,不可能有肝细胞结节状再生,故仅后者表现为大片坏死及结节状再生。

234. ABCDE ①本题的考点就是"毛玻璃样肝细胞"。毛玻璃样肝细胞并非指肝细胞的"玻璃样变性",而是指肝细胞内含有 HBsAg,免疫酶标显示 HBsAg 反应阳性。组织学上表现为胞质内充满嗜酸性细颗粒状物,不透明,似毛玻璃样。电镜显示其胞质滑面内质网增生,HBsAg 颗粒积存于此。②肝细胞玻璃样变时,前角蛋白细丝可在肝细胞胞质内堆积,称 Mallory 小体,故不答 D。

235. ABCDE ①毛玻璃样肝细胞镜下可见胞质内充满嗜酸性细颗粒状物,不透明,似毛玻璃样,常见于乙型病毒性肝炎。②气球样变肝细胞是肝细胞严重水肿所致。嗜酸性变肝细胞、嗜酸性小体常见于肝细胞生理性死亡。肝细胞玻璃样变是肝细胞损伤的形式之一。

第六篇　病理学试题答案及详细解答

236. **ABCDE**　　病毒性肝炎是肝硬化最常见的病因,多由乙肝和丙肝引起,其中以乙肝最常见。
237. **ABCDE**　　①患者 HBsAg 阳性 20 年,蜘蛛痣,肝掌,血清 AFP 正常,B 超提示肝脏缩小,多发性结节,应诊断为乙型肝炎肝硬化。最可能的病理改变是假小叶形成和纤维组织再生,假小叶形成是肝硬化的特征性病理改变。②亚大块坏死伴结节再生常见于亚急性重型肝炎。桥接坏死及碎片状坏死常见于慢性肝炎。异型细胞聚集常见于肝细胞肝癌。肝小叶内浸润多种炎症细胞常见于急性病毒性肝炎。
238. **ABCDE**　　假小叶是指广泛增生的纤维组织分割原来的肝小叶并包绕成大小不等的圆形或类圆形的肝细胞团。假小叶内肝细胞排列紊乱,可变性、坏死、再生。再生的肝细胞体积大,核大且深染,可有双核。假小叶内中央静脉常缺如、偏位或有两个以上,可有慢性炎症细胞浸润,并可见小胆管增生,故答 D。
239. **ABCDE**　　①中年男性长期乙肝病史,可能发展为肝硬化。患者超声检查示肝脏回声不均匀,脾大,门静脉增宽,腹水,应诊断为肝硬化,其特征性病理改变为假小叶形成。②A、C、D、E 均属于慢性肝炎的病理改变。
240. **ABCDE**　　肝硬化合并门静脉高压时,可导致慢性淤血性脾大,红细胞淤滞。镜下见脾窦扩张,窦内皮细胞增生、肿大,脾小体萎缩,红髓内纤维组织增生,部分可见含铁结节。
241. **ABCDE**　242. **ABCDE**　243. **ABCDE**　244. **ABCDE**　　①肝硬化可引起门静脉高压。当门静脉压力增高时,侧支循环开放,门静脉血经胃冠状静脉、食管静脉丛、奇静脉入上腔静脉,导致胃底食管下端静脉曲张。②体内的氨通过肝脏合成尿素排出体外。当肝脏解毒功能下降时,尿素合成减少,血氨增高造成氨中毒。③雌激素主要在肝脏内灭活。当肝功能减退时,雌激素灭活障碍致体内雌激素水平升高,男性乳腺发育。④大多数凝血因子在肝脏合成。当肝功能减退时,凝血因子合成减少,导致出血。⑤黄疸是肝细胞受损的表现。
245. **ABCDE**　　Barrett 食管是指正常食管的鳞状上皮被腺上皮所取代。
246. **ABCDE**　　食管癌以中段最多见(占 50%),其次为下段(30%),上段最少见(10%~20%)。
247. **ABCDE**　　①患者长期反酸、烧心,应考虑胃食管反流病,长期慢性病例可形成 Barrett 食管。Barrett 食管是指食管下段黏膜的鳞状上皮被化生的腺上皮所取代。Barrett 食管是食管下段癌的癌前病变,其癌变率较正常人高 30~40 倍。②根据胃镜检查结果,本例应诊断为食管下段癌,可能为 Barrett 食管癌变所致。③虽然普通食管癌好发于中段,以鳞癌最多见(约占 95%),但 Barrett 食管所致的食管癌好发于下段,以腺癌最多见,故答 E 而不是 D。
248. **ABCDE**　　食管中段癌以鳞癌多见(占 90%),食管下段癌以腺癌多见。
249. **ABCDE**　　食管癌的淋巴道转移:上段食管癌转移至颈淋巴结、上纵隔淋巴结;中段食管癌转移至食管旁淋巴结、肺门淋巴结;下段食管癌转移至食管旁淋巴结、贲门旁淋巴结、腹腔上部淋巴结。参阅 10 版《病理学》P216。
250. **ABCDE**　　胃癌好发于胃窦小弯侧(约占 50%),其次为贲门部,胃体及全胃相对较少。
251. **ABCDE**　　大肠癌好发于直肠(占 50%),其余依次为乙状结肠(20%)、盲肠及升结肠(16%)、横结肠(8%)、降结肠(6%)。
252. **ABCDE**　253. **ABCDE**　　①早期胃癌大体分 3 型,即隆起型、表浅型、凹陷型,其中以凹陷型最多见。②中晚期胃癌肉眼形态可分为 3 型,即息肉型或蕈伞型(占 3%~5%)、溃疡型(约占 50%)、浸润型(占 30%~40%),其中以溃疡型最多见。
254. **ABCDE**　255. **ABCDE**　　在早期胃癌中,直径<0.5cm 的称为微小胃癌,直径 0.6~1.0cm 的称为小胃癌。
256. **ABCDE**　　①早期胃癌是指病变仅局限于黏膜或黏膜下层,未侵犯肌层的癌,无论病灶大小,无论有无淋巴结转移。②肿瘤直径 0.6~1.0cm 为小胃癌。肿瘤直径小于 0.5cm 为微小胃癌。
257. **ABCDE**　　印戒细胞为印戒细胞的特征性病理变化,印戒细胞癌属于腺癌的特殊类型。
258. **ABCDE**　　①正常胃黏膜为腺上皮,具有腺腔样结构。胃腺癌的癌细胞分化程度越高,与正常细胞就

849　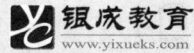　139-7118-1888

越相似,越接近,恶性程度就越低;反之分化程度越低,则与正常细胞相差越大。因此病理检查结果"无腺管形成"提示未分化癌。②胃印戒细胞癌属于特殊类型的腺癌,因此B、C、D、E都属于腺癌,均可或多或少出现"腺管",故不答。

259. ABCDE ①胃癌是来源于胃黏膜上皮、腺上皮的恶性肿瘤,最常见的病理类型是腺癌。②胃癌也可有鳞状细胞癌、未分化癌、印戒细胞癌等病理类型,但少见。

260. ABCDE ①老年男性,长期乙肝病史,血清 AFP 显著增高,应考虑肝癌,故不答 D、E。②经皮肝穿刺活检显示癌细胞巢状排列,体积大,胞浆丰富,核大,核仁明显,核分裂象易见,血窦丰富,间质少,应诊断为肝细胞癌。③胆管细胞癌镜下可见癌细胞呈腺管状排列,间质少。混合细胞型肝癌含有肝细胞癌、胆管细胞癌的成分,极少见。

261. ABCDE ①肝癌大体病理分为 3 型,即块状型、结节型、弥漫型。小肝癌、大肝癌均属于临床分型,而不是病理分型,故不答 D、E。结节型肝癌呈大小、数目不等的癌结节,直径<5cm,常伴肝硬化。②小肝癌是指癌肿直径<3cm,大肝癌是指癌肿直径>5cm。巨块型肝癌是指癌肿直径>10cm。弥漫型肝癌是指米粒至黄豆大小的癌结节,弥漫分布于整个肝脏。

262. ABCDE ①约 90%的胰腺癌患者可出现 *KRAS* 点突变,也可出现 *CMYC* 过度表达和 *TP53* 突变。参阅 10 版《病理学》P222。②*VHL* 突变常见于肾细胞癌,*RB* 突变常见于视网膜母细胞瘤。

263. ABCDE 胰体尾癌经门静脉肝内转移最为常见,进而侵入腹腔神经丛周淋巴间隙,远处转移至肺和骨等。

264. ABCDE 慢性非特异性淋巴结炎常表现为:①淋巴滤泡增生,常由刺激 B 细胞增生的免疫反应引起,如类风湿关节炎、艾滋病早期;②副皮质区增生,常见于病毒感染,如传染性单核细胞增多症、接种病毒性疫苗后、药物引起的过敏反应等;③窦组织细胞增生,多见于癌肿引流区的淋巴结。

265. ABCDE ①猫抓病是由汉赛巴通体属立克次体感染引起的自限性淋巴结炎。病理变化是由组织细胞演变的上皮样细胞形成肉芽肿,肉芽肿中央可见中性粒细胞浸润,形成化脓性肉芽肿,有较多 B 细胞浸润。②结节病、结核病镜下可见大量巨噬细胞浸润形成的特异性肉芽肿,而不是中性粒细胞浸润,故不答 A、D。反应性淋巴结炎镜下可见中性粒细胞浸润,但无肉芽肿形成,故不答 C。组织细胞坏死性淋巴结炎镜下可见片状或灶状坏死,中性粒细胞稀少或缺如,故不答 E。

266. ABCDE CD3、CD4 为 T 细胞的免疫标记。CD19 为 B 细胞的免疫标记。CD34 为髓系细胞的免疫标记。CD56 为 NK 细胞的免疫标记。

267. ABCDE ①弥漫性大 B 细胞淋巴瘤表达成熟 B 细胞分化抗原,如 CD19、CD20、CD79a,故答 C。②CD10$^+$ 为滤泡生发中心的免疫标记,虽然弥漫性大 B 细胞淋巴瘤也可阳性,但不是最佳答案。

268. ABCDE 肿瘤细胞免疫表型 CD20 阳性,提示 B 细胞肿瘤。间变性大细胞淋巴瘤为 T 细胞淋巴瘤,A、C、D、E 均为 B 细胞肿瘤,故答 B。

269. ABCDE 黏膜相关淋巴组织(MALT)是黏膜免疫系统的主要组成部分,包括位于肠道的肠相关淋巴组织、位于鼻腔及呼吸道的鼻咽相关淋巴组织和支气管相关淋巴组织。MALT 淋巴瘤好发于胃肠道,其次为眼附属器、皮肤、甲状腺、肺、唾液腺、乳腺等。

270. ABCDE 淋巴瘤分为霍奇金淋巴瘤(HL,占 10%~20%)和非霍奇金淋巴瘤(NHL,占 80%~90%)。NHL 中,弥漫性大 B 细胞淋巴瘤占 30%~40%,是最常见的 NHL,也是临床上最常见的淋巴瘤。

271. ABCDE 急性弥漫性增生性肾小球肾炎简称急性肾炎,镜下可见肾小球弥漫性肿胀,以毛细血管内皮细胞和系膜细胞增生肿胀为主,伴有中性粒细胞和单核细胞浸润,基底膜无明显改变。

272. ABCDE ①急性链球菌感染后肾小球肾炎也称急性肾炎,光镜下表现为毛细血管内皮细胞和系膜细胞增生,电镜特点为"驼峰"样电子致密物沉积于上皮下。②A 为微小病变性肾病的特点。B 为 Ⅱ 型膜增生性肾炎的特点。C 为系膜增生性肾炎的特点。E 为急性肾炎早期的一般病理改变。

273. ABCDE ①新月体性肾炎的特征性病变是新月体形成,新月体由增生的壁层上皮细胞和渗出的单核

第六篇　病理学试题答案及详细解答

细胞构成,可有中性粒细胞、淋巴细胞浸润。②肾小球系膜细胞和内皮细胞增生为急性肾炎的特点。

274. ABCDE　①男性患者,发热,少尿,蛋白尿,水肿,高血压,肾衰竭,应考虑急进性肾炎。抗中性粒细胞胞质抗体阳性常见于Ⅲ型急进性肾小球肾炎,其特征性病理变化是大量新月体形成。②A为慢性肾小球肾炎的特点。C为膜性肾小球肾炎的特点。

275. ABCDE　①弥漫性新月体性肾小球肾炎也称急进性肾炎,临床特点为肾功能急剧衰竭,患者迅速出现少尿、无尿、氮质血症。②蛋白尿、血尿为其早期表现,无特异性,故不答A、B。管型尿由蛋白质、细胞或碎片在肾小管、集合管中凝固而成。乳糜尿是指尿中混有淋巴液而呈稀牛奶状。急进性肾炎很少出现管型尿、乳糜尿。

276. ABCDE　①慢性肾小球肾炎是各种肾小球肾炎的终末阶段,其病理特点是大量肾小球发生玻璃样变和硬化,故又称慢性硬化性肾小球肾炎,肉眼观两侧肾体积缩小,表面呈弥漫性细颗粒状,故称为继发性颗粒性固缩肾。②高血压肾病表现为原发性颗粒性固缩肾(9版《病理学》P161)。动脉粥样硬化表现为动脉粥样硬化性固缩肾(9版《病理学》P161)。慢性肾盂肾炎表现为不规则瘢痕肾(9版《病理学》P276)。新月体性肾小球肾炎和膜性肾小球肾炎表现为大白肾。急性弥漫性增生性肾小球肾炎也称急性肾炎,表现为大红肾、蚤咬肾。

277. ABCDE　278. ABCDE　①弥漫性毛细血管内增生性肾小球肾炎表现为双肾充血肿胀,肾脏表面有散在粟粒大小的出血点,称为大红肾。②弥漫性膜性增生性肾小球肾炎的病理特点是肾小球基膜增厚、系膜细胞增生和系膜基质增多,增生的系膜细胞突起插入邻近毛细血管袢,形成车轨征(双轨征、分层状),为其特征性病理表现。③轻微病变性肾小球肾炎表现为电镜下弥漫性肾小球脏层上皮细胞足突消失。系膜增生性肾小球肾炎表现为弥漫性系膜细胞增生及系膜基质增多。新月体性肾小球肾炎的特点是大量新月体形成。

279. ABCDE　①膜性肾小球肾炎表现为肾小球基底膜上皮细胞侧出现免疫复合物沉积,致基底膜显著增厚,基底膜伸出钉状突起,插入沉积物之间,此为特征性病理改变。②毛细血管内增生性肾小球肾炎的特点是驼峰状电子致密物沉积。膜性增生性肾小球肾炎的特点是车轨征。轻微病变性肾小球肾炎的特点是脏层上皮细胞足突消失。新月体性肾小球肾炎的特点是新月体形成。

280. ABCDE　①膜性增生性肾小球肾炎的病理特点是肾小球基膜增厚、系膜细胞增生和系膜基质增多。系膜增生性肾炎的特点为系膜细胞增生和基质增多。虽然膜性增生性肾炎和系膜增生性肾炎均有系膜细胞增生和基质增多,但膜性增生性肾炎还有另一特点为基底膜增厚,故答D而不是C。②壁层细胞增生形成新月体是急进性肾炎的特点。

281. ABCDE　膜性增生性肾小球肾炎根据免疫病理和电镜表现分为Ⅰ、Ⅱ型。其中Ⅱ型可见大量电子致密物(C3)沿基底膜呈带状沉积,故称为致密沉积物病。

282. ABCDE　283. ABCDE　①链球菌感染后急性肾小球肾炎表现为毛细血管内增生性肾小球肾炎。②轻微病变性肾病(脂性肾病)是儿童原发性肾病综合征的最常见病因。老年人最常见的肾病综合征类型为膜性肾病。

284. ABCDE　①微小病变型肾病的发病与T细胞功能紊乱,造成细胞免疫功能异常有关。免疫功能异常导致细胞因子释放和脏层上皮细胞损伤,引起蛋白尿。②肾小球毛细血管内微血栓形成常见于弥散性血管内凝血。微小病变型肾病的肾小球内无免疫复合物沉积,故不答C。补体C3异常多见于急性肾小球肾炎。抗基底膜抗体形成常见于Ⅰ型急进性肾炎。

285. ABCDE　①慢性肾盂肾炎是肾小管和肾间质的慢性化脓性炎症,表现为慢性间质性炎症、纤维化和瘢痕形成。②慢性肾盂肾炎主要累及肾间质,而肾小球肾炎主要累及肾小球,肾间质受累少,两者不属于同一种类型的疾病,故不答A。肾小球免疫复合物性肾炎常见于肾小球肾炎,而不是肾盂肾炎,故不答B。化脓性炎症属于渗出性炎症范畴,并不属于以增生、变质为主的炎症,故不答C、D。

286. ABCDE　肾盂肾炎是肾小管和肾间质的化脓性炎症,一般不累及肾小球,因此肾小球病变最轻。A、

851

B、C、D均属于肾小管-肾间质范畴,因此病变较重。

287. ABCDE 慢性肾盂肾炎多由上行性感染引起,因此肾脏瘢痕两侧不对称,数量多少不等,分布不均,称为不规则凹陷性瘢痕肾。慢性肾小球肾炎两侧肾脏病变对称,颗粒细小,分布均匀,称为继发性颗粒性固缩肾。此为两者肉眼观的主要鉴别点。

288. ABCDE ①慢性肾盂肾炎的特征是两肾不对称性缩小,出现不规则瘢痕。②慢性肾小球肾炎常表现为两肾对称性弥漫性颗粒状改变,称为继发性颗粒性固缩肾。膜性肾病常表现为双肾肿大、苍白,称为大白肾。急性肾小球肾炎常表现为双肾弥漫性肿大,肾表面充血,散在出血点。

289. ABCDE 肾细胞癌多见于肾脏上、下极,以上极更常见。常表现为单个圆形肿物。切面呈淡黄色或灰白色。肿瘤界限清楚,可有假包膜形成。

290. ABCDE ①肾细胞癌好发于肾上极,切面淡黄色或灰白色,表现为红、黄、灰、白等多种颜色相交错的多彩特征,故本例应诊断为肾细胞癌,可首先排除A、E。②肾细胞癌分为透明细胞肾癌、嫌色细胞肾癌、乳头状肾癌等类型。其中,透明细胞肾癌最常见,镜下,肿瘤细胞呈圆形或多边形,胞质丰富、透明,胞核大小一致,间质有丰富的毛细血管和血窦。根据题干,本例应诊断为透明细胞肾癌。③乳头状肾癌镜下见肿瘤细胞呈立方形,乳头状排列,间质内可见砂粒体。嫌色细胞肾癌镜下见肿瘤细胞体积较大,胞质浅染,略呈网状,或呈嗜酸性。参阅4版8年制《病理学》P343。

291. ABCDE ①肾母细胞瘤是起源于后肾胚基组织的恶性肿瘤,镜下具有肾脏不同发育阶段的组织学结构,细胞成分包括间叶细胞、上皮样细胞和幼稚细胞三种。②胞质丰富且透明,是肾透明细胞癌的特点。C为腺癌的特点,D为高分化鳞癌的特点。

292. ABCDE 若异型增生的细胞累及子宫颈黏膜上皮全层,但未超过基底膜,则称为子宫颈原位癌。若癌细胞突破了基底膜,则称为浸润癌。

293. ABCDE ①非典型增生是指异型细胞取代部分上皮,但未达上皮全层。原位癌是指异型细胞侵犯上皮全层,而未突破基底膜。浸润癌是指癌细胞突破了基底膜。"子宫颈黏膜上皮全层异型增生",说明病变已达上皮全层,应诊断为原位癌而不是非典型增生,故不答A。"病变未突破基底膜",不能诊断为浸润癌,故不答D、E。②"子宫颈黏膜上皮全层异型增生并延伸到腺体",故答C而不是B。

294. ABCDE ①患者宫颈上皮病理活检镜下可见异型细胞局限于宫颈上皮的下1/3黏膜下,应诊断为子宫颈上皮异型增生Ⅰ级,相当于CINⅠ级,按9版《病理学》新的分类标准应归入低级别鳞状上皮内病变(LSIL)。②患者宫颈上皮异型细胞未突破基底膜,不能诊断为浸润癌,故不答A。患者宫颈上皮可见异型细胞,故不能诊断为慢性宫颈炎、慢性宫颈炎伴鳞状上皮化生。宫颈高级别鳞状上皮内病变相当于CINⅡ、Ⅲ级,故不答C。

295. ABCDE 子宫颈鳞癌分早期浸润(性)癌和浸润(性)癌。早期浸润癌指癌细胞突破基底膜向固有层浸润,但浸润深度不超过基底膜下5mm。浸润癌指癌细胞浸润深度超过基底膜下5mm。

296. ABCDE ①淋巴道转移是子宫颈癌最常见和最重要的转移途径。癌组织首先转移至子宫颈旁淋巴结,然后依次至闭孔、髂内、髂外、髂总、腹股沟及骶前淋巴结,晚期可转移至锁骨上淋巴结,转移至腹腔淋巴结少见。②子宫颈癌经直接蔓延、血道转移、腹腔种植较淋巴道转移少见。

297. ABCDE ①绒毛膜癌是起源于绒毛膜滋养层上皮的高度恶性肿瘤。②来源于腹膜间皮细胞的恶性肿瘤为恶性间皮瘤。来源于子宫颈上皮细胞的恶性肿瘤为子宫颈癌。来源于子宫内膜上皮细胞的恶性肿瘤为子宫内膜癌。来源于输卵管黏膜上皮的恶性肿瘤为原发性输卵管癌。

298. ABCDE ①肿瘤的组织成分包括实质和间质两个部分。肿瘤实质是指肿瘤细胞,肿瘤间质由结缔组织、血管、淋巴管等组成。绒毛膜癌是来源于滋养层细胞的恶性肿瘤,只有滋养层肿瘤细胞,而无肿瘤间质结构,由于没有间质血管,因此只能从宿主细胞获得营养。②乳腺纤维腺瘤由增生的腺体和纤维间质组成。印戒细胞癌癌细胞分泌的黏液聚集在癌细胞内,将核挤向一侧,使该细胞呈印戒状。恶性黑色素瘤是能产生黑色素的高度恶性肿瘤,癌细胞可呈巢状、条索状、腺样排列。横纹肌肉瘤由各种不同分化阶段的横纹肌细胞组成。这些肿瘤均有间质成分。

299. ABCDE　①侵蚀性葡萄胎的特点是：有绒毛，且绒毛侵入子宫肌层；有间质，且间质高度水肿；无间质血管。绒毛膜癌的特点是三无——无绒毛、无间质、无间质血管。因此，侵蚀性葡萄胎与绒毛膜癌的最主要区别是镜下有无绒毛结构。②两种滋养层肿瘤细胞侵袭血管的能力都很强，都可造成子宫反复出血、阴道流血。两者的肿瘤细胞均可坏死脱落，排出葡萄状坏死物。两者均属于滋养层细胞肿瘤，均可产生大量hCG，使尿hCG增高。两者都可因肿瘤生长，使子宫明显增大。故不答A、B、C、D。

300. ABCDE　①子宫颈癌、子宫内膜癌都不是滋养层细胞肿瘤，不可能出现异型的滋养层细胞团，故不答B、D。②绒毛膜癌的镜下特点是无绒毛，侵蚀性葡萄胎、水泡状胎块均有绒毛，故答C而不是A、E。

301. ABCDE　①子宫内膜癌、子宫颈癌均不属于滋养层细胞肿瘤，不可能出现异型的滋养层细胞。②绒毛膜癌的镜下特点是无绒毛，水泡状胎块（葡萄胎）、侵蚀性葡萄胎均有绒毛，故不答D。③因肿瘤细胞可"浸润子宫壁深肌层"，故应诊断为侵蚀性葡萄胎，而不是水泡状胎块，因属于良性病变，无侵袭性。

302. ABCDE　①绒毛膜癌无肿瘤间质，必须从宿主细胞获得营养，故侵袭破坏血管的能力很强，极易经血道转移，以肺转移最常见，其次可转移至脑、胃肠道、肝、阴道壁等处。②葡萄胎为良性病变，不会发生转移。③侵蚀性葡萄胎为交界性肿瘤，恶性程度较低，以局部浸润为主。子宫内膜癌以直接蔓延为主。子宫颈癌以淋巴道转移为主。B、D、E都很少经血道转移。

303. ABCDE　颗粒细胞瘤属于卵巢性索-间质肿瘤。卵黄囊瘤、畸胎瘤属于卵巢生殖细胞肿瘤。卵巢黏液性囊腺瘤属于上皮性肿瘤。卵巢黄素化囊肿见于葡萄胎，并不属于肿瘤。

304. ABCDE　①前列腺增生多发生在前列腺的中央区和移行区，故易导致患者排尿困难。②前列腺癌多发生于前列腺的周围区，故排尿困难常在病程晚期出现。

305. ABCDE　乳腺硬化性腺病的主要特征为小叶中央或小叶间纤维组织增生使小叶腺泡受压而扭曲变形。镜下可见腺泡数目增加，小叶轮廓尚存，病变部位纤维组织增生，腺泡受压而扭曲。在偶然情况下，腺泡明显受挤压，管腔消失，成为细胞条索，组织图像与浸润性小叶癌相似。腺泡外层的肌上皮细胞明显可见，这是区别于浸润性小叶癌的主要特征。

306. ABCDE　5%～10%的乳腺癌患者有家族遗传，研究表明，抑癌基因 *BRCA1* 点突变或缺失与具有遗传倾向的乳腺癌发病相关。

307. ABCDE　①乳腺特殊类型癌包括小管癌、黏液癌、典型髓样癌、乳头Paget病伴导管浸润癌。②B、E为浸润性癌，C、D为非浸润癌。

308. ABCDE　①乳腺导管内癌属于原位癌，当然预后最好。②乳腺髓样癌、单纯癌、黏液腺癌、硬癌均属于乳腺浸润癌，预后均较原位癌差。

309. ABCDE　①癌细胞未突破基底膜称为原位癌。癌细胞突破了基底膜称为浸润性癌。本例"癌细胞分布于乳腺导管内，未突破基底膜"，应诊断为原位癌，而不是浸润性癌，故不答A、E。湿疹样乳腺癌、黏液癌均属于特殊类型的浸润性癌，故不答B、D。②粉刺癌属于导管原位癌，故答C。切面可见扩张的乳腺导管内含灰黄色膏样坏死物质，挤压时可由导管内溢出，状如皮肤粉刺，此为粉刺癌的特点。

310. ABCDE　①原位癌是指未突破基底膜的癌。突破了基底膜的癌称为浸润癌。乳腺导管内癌的癌细胞局限于扩张的导管内，导管基底膜完整，属于原位癌。②小肝癌、胃黏膜内癌和大肠黏膜下癌都属于早期癌，早期癌包括原位癌，但并不是所有的早期癌都是原位癌。

311. ABCDE　粉刺癌属于导管原位癌，切面可见扩张的导管内含有灰黄色软膏样坏死物质，挤压时可由导管内溢出，状如皮肤粉刺，故称为粉刺癌。

312. ABCDE　①乳腺Paget病也称湿疹样乳腺癌，常表现为乳头乳晕区湿疹样改变，局部皮肤脱屑、结痂，在表皮下可见大而异型、胞质透明的肿瘤细胞，称为Paget细胞。这些细胞可孤立散在，或成簇分布。②A、B、C、E均属于淋巴瘤的肿瘤细胞。

313. ABCDE　①患者术后病理检查可见癌细胞已浸润乳腺间质，应诊断为浸润癌，而不是原位癌，故不答

B、C。②乳腺小叶浸润癌的病理特点是癌细胞小,大小一致,呈单行串珠状排列(列兵样排列),故答E。③导管浸润癌的病理特点是癌细胞大小形态各异,呈巢状、团索状排列。乳腺髓样癌少见。

314. **ABCDE**　①根据题干,本例应诊断为乳腺癌。淋巴道转移是乳腺癌最常见的转移途径。外上象限的乳腺癌首先转移至同侧腋窝淋巴结,继而转移至锁骨下淋巴结、锁骨上淋巴结。②内象限的乳腺癌常转移至胸骨旁淋巴结,继而转移至纵隔淋巴结。本例为外上象限的乳腺癌,故答C而不是B。③A、D、E都不是乳腺癌常见的转移部位。参阅10版《病理学》P287。

315. **ABCDE**　①结节性甲状腺肿常为多发性结节,多无包膜,镜下见滤泡上皮呈柱状或乳头样增生。②滤泡腔内大量胶质贮积为弥漫性胶性甲状腺肿的病理特点。弥漫性增生性甲状腺肿、弥漫性胶性甲状腺肿、结节性甲状腺肿镜下均可见小滤泡形成,故不答E。

316. **ABCDE**　①甲状腺癌根据病理分4型:乳头状癌、滤泡癌、髓样癌和未分化癌。乳头状癌镜下特点为乳头分支多,间质内可见砂粒体。癌细胞分化程度不一,核常呈毛玻璃状,无核仁。癌细胞核呈毛玻璃状是乳头状癌最重要的组织学诊断依据。②癌细胞核异型明显见于分化差的滤泡癌。癌细胞有大量核分裂象见于未分化癌。

317. **ABCDE**　①甲状腺髓样癌是由滤泡旁细胞(C细胞)发生的恶性肿瘤,能分泌降钙素,因此免疫标记降钙素阳性。②A、B、D、E均不能分泌降钙素。

318. **ABCDE**　①甲状腺癌根据病理分为乳头状癌、滤泡癌、髓样癌、未分化癌4型,无鳞癌,故不答A。②乳头状癌镜下可见肿瘤间质内呈同心圆状的钙化小体(即砂粒体),B超示细小钙化,具有诊断价值,故答D。③滤泡癌、髓样癌、未分化癌均无砂粒体,故无细小钙化。

319. **ABCDE**　①甲状腺滤泡状癌镜下可见不同分化程度的滤泡,但分化极好的滤泡癌与腺瘤难以鉴别。若镜下见包膜、血管受侵犯,则为滤泡癌,否则为腺瘤。②A、E为甲状腺乳头状癌的病理特点,D为髓样癌的特点。B为分化差的滤泡状癌的特点,可见选项B并不全面,故最佳答案为C而不是B。

320. **ABCDE**　①甲状腺不规则结节,边界不清,血流丰富,应考虑甲状腺癌。血降钙素(正常值<100 ng/L)升高,应诊断为甲状腺髓样癌。②A为髓样癌特点,C为滤泡癌特点,D为乳头状癌特点,E属于未分化癌特点。

321. **ABCDE**　①甲状腺髓样癌起源于甲状腺滤泡旁细胞,能分泌降钙素,导致严重腹泻和低钙血症。组织学检查镜下观,瘤细胞圆形、多角形或梭形,间质内常有淀粉样物质沉着。根据题干,本例应诊断为甲状腺髓样癌。②A、B、C、E均属于甲状腺不同的病理类型,但均不能分泌降钙素。

322. **ABCDE**　①癌细胞呈巢团状排列,无滤泡结构,间质内有淀粉样物质沉积,应诊断为甲状腺髓样癌。髓样癌能分泌降钙素,患者可有腹泻、面色潮红等表现。②乳头状癌、滤泡状癌、未分化癌的癌细胞内都不会出现淀粉样物质沉积。腺癌不是甲状腺癌常见的病理类型。

323. **ABCDE**　①甲状腺癌根据病理分4型:乳头状癌(最常见,约占60%)、滤泡癌(约占20%)、髓样癌(约占7%)、未分化癌(约占15%)。②梭形细胞癌、巨细胞癌均属于未分化癌的细分类型。

324. **ABCDE**　流行性乙型脑炎主要累及脑实质,表现为:①脑实质血管高度充血,血管周围间隙增宽,并有大量淋巴细胞围绕血管周围形成淋巴细胞套。②脑组织水肿,严重时发生灶性神经组织液化性坏死,形成染色较淡的镂空筛网状病灶,称为筛状软化灶。③小胶质细胞增生,形成小胶质细胞结节。④神经细胞变性坏死,坏死的神经细胞被周围小胶质细胞或巨噬细胞吞噬,称为噬神经细胞现象;变性坏死的神经细胞被增生的少突胶质细胞围绕,称为卫星现象。⑤流行性乙型脑炎为病毒感染所致,不可能有大量中性粒细胞浸润,故答C。C为流行性脑脊髓膜炎的病理特点。

325. **ABCDE**　①流行性乙型脑炎是脑实质的变质性炎,病变以大脑皮质、基底核和视丘最为严重,小脑皮质、丘脑和脑桥次之,脊髓病变最轻。②流行性脑脊髓膜炎以软脑膜和脊髓的病变最重。

326. **ABCDE**　①患者于8月份发病,此为流行性乙型脑炎(乙脑)的好发季节。患者突发高热、头痛、呕吐、意识障碍,脑膜刺激征及病理征阳性,无皮肤瘀斑,应诊断为乙脑。②乙脑为变质性炎,病变以大

第六篇　病理学试题答案及详细解答

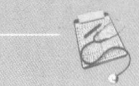

脑皮质、基底核、视丘最为严重,小脑皮质、丘脑、脑桥次之,脊髓病变最轻。

327. **ABCDE**　脑组织表面从内向外为:脑组织→软脑膜→蛛网膜下腔→蛛网膜→硬脑膜→硬脑膜外腔→颅骨。流行性脑脊髓膜炎是由脑膜炎双球菌引起的脑脊髓膜的急性化脓性炎症,主要累及软脑膜和蛛网膜,很少累及脑实质,脓液主要积聚在软脑膜与蛛网膜之间的蛛网膜下腔内。

328. **ABCDE**　①流行性脑脊髓膜炎是由脑膜炎双球菌引起的脑脊髓膜的急性化脓性炎症,蛛网膜下腔可见大量脓性渗出物堆积。②A、B、C、E均为流行性乙型脑炎的病理特点。

329. **ABCDE**　330. **ABCDE**　①流行性脑脊髓膜炎是由脑膜炎双球菌引起的脑脊髓膜的急性化脓性炎。②流行性乙型脑炎是乙型脑炎病毒感染引起的脑实质变质性炎。③浆液性炎、纤维蛋白性炎、化脓性炎均属于急性渗出性炎,渗出物分别为浆液、纤维蛋白、中性粒细胞。增生性炎大多数为慢性炎症。

331. **ABCDE**　流行性脑脊髓膜炎是由脑膜炎双球菌引起的脑脊髓膜的急性化脓性炎症,好发于儿童和青少年,冬春季多发,可有明显脑膜刺激征,皮肤瘀斑为其特点。根据题干,本例应诊断为流行性脑脊髓膜炎。其肉眼观,脑脊膜血管高度扩张充血,蛛网膜下腔充满灰黄色脓性渗出物。

332. **ABCDE**　①青年女性,于冬春季突然发病,高热,皮肤瘀斑,明显脑膜刺激征,脑脊液压力增高,混浊,细胞数增多,应诊断为流行性脑脊髓膜炎。②镜下可见蛛网膜血管扩张充血,水肿,蛛网膜下腔增宽,其中可见大量中性粒细胞、浆液、纤维蛋白渗出和少量淋巴细胞、单核细胞浸润,故答 E。

333. **ABCDE**　结核病是由结核分枝杆菌引起的慢性肉芽肿性炎,为慢性特异性炎症。

334. **ABCDE**　①结核坏死灶由于含脂质较多呈淡黄色,均匀细腻,质地较实,状似奶酪,故称干酪样坏死,具有诊断价值。干酪样坏死是凝固性坏死的特例,故答 C 而不是 A。②液化性坏死好发于脑组织。坏疽是指局部组织大块坏死并继发腐败菌感染。纤维蛋白样坏死好发于结缔组织及小血管。

335. **ABCDE**　①结核结节是结核病的特征性病变,由上皮样细胞、朗汉斯巨细胞、淋巴细胞、少量成纤维细胞构成。②结核分枝杆菌进入机体后,作为异物被巨噬细胞吞噬。吞噬了结核分枝杆菌的巨噬细胞称为上皮样细胞,多个上皮样细胞相互融合形成朗汉斯巨细胞。即巨噬细胞→上皮样细胞→朗汉斯巨细胞。上皮样细胞和朗汉斯巨细胞为结核结节具有诊断意义的细胞。③中性粒细胞见于急性化脓性炎。浆细胞、淋巴细胞见于慢性炎症。异物巨细胞是巨噬细胞吞噬异物后相互融合而来。

```
        从骨髓进入外周血      吞噬结核分枝杆菌        相互融合
单核细胞 ──────────→ 巨噬细胞 ──────────→ 上皮样细胞 ──────────→ 朗汉斯巨细胞    淋巴细胞+成纤维细胞
   骨髓              血液                  组织                            结核结节
```

336. **ABCDE**　①患儿,头痛、发热、抽搐、嗜睡、颈抵抗阳性,应考虑急性脑膜炎。患儿外周血白细胞计数增高不显著,分类以淋巴细胞为主,说明急性细菌性脑膜炎的可能性不大。结核性脑膜炎脑脊液检查常表现为白细胞计数增高,一般为(50～500)×10⁶/L,以淋巴细胞为主;蛋白质增高(正常值为 0.2～0.4g/L);糖降低(正常值为 2.8～4.5g/L);氯化物降低(正常值为 117～127g/L)。根据题干,本例应诊断为结核性脑膜炎。参阅 10 版《儿科学》P196。结核性脑膜炎的典型病理变化是在脑桥、脚间池、视交叉、大脑外侧等处的蛛网膜下腔内,有大量灰黄色混浊的胶冻样渗出物集聚,故答 E。参阅 10 版《病理学》P349。②A 为脑脓肿的表现。B、D 为急性细菌性脑膜炎的表现。结核性脑膜炎很少见到脑桥大量粟粒性结节,故不答 C。

337. **ABCDE**　原发性肺结核的病理特点是原发综合征,包括原发病灶、淋巴管炎、肺门淋巴结结核。继发性肺结核包括局灶型肺结核、浸润型肺结核、慢性纤维空洞型肺结核、干酪性肺炎、结核球、结核性胸膜炎等类型。无论原发性肺结核还是继发性肺结核,均可通过血道播散引起粟粒性结核病。

338. **ABCDE**　①原发性肺结核好发于小儿,95%可以自愈,但少数营养不良或免疫力低下的患儿,原发灶的干酪样坏死物质破入邻近大静脉,或因含有结核分枝杆菌的淋巴液由胸导管回流,经静脉入右

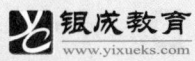

855

心,播散至全身,导致全身粟粒性结核病,此为血道播散。②原发性肺结核也可经淋巴道播散。继发性肺结核常经支气管播散,而潜伏的病菌重新繁殖、沿组织间隙蔓延则少见。

339. ABCDE 340. ABCDE ①肺外结核病可累及任何器官,但以肠道、腹膜、肾、脑膜、骨关节等多见。在所给5个选项中,只有C选项正确,因为肠结核好发于回盲部(约占85%),可有肠壁高度肥厚、肠腔狭窄。②慢性肺淤血主要由左心衰竭引起,晚期左心衰竭可发展为全心衰竭,当出现右心衰竭时可导致肝脏淤血性肿大。③直肠息肉形成常见于溃疡性结肠炎。脾脏白色锥形梗死灶常见于脾动脉阻塞所致的贫血性梗死。胃壁溃疡形成主要与长期胃酸分泌增多有关。

341. ABCDE ①浸润型肺结核是临床上成人最常见的活动性、继发性肺结核。②局灶型肺结核是继发性肺结核的早期病变,属于非活动性结核病。慢性纤维空洞型肺结核是成人肺结核的次常见类型。干酪性肺炎多由浸润型肺结核恶化进展而来。结核性胸膜炎发生于5%的肺结核患者。

342. ABCDE ①继发性肺结核常见于成人,其特点可归纳为32个字:肺尖开始,病程迁延;自上而下,气道蔓延;时好时坏,波浪前进;上重下轻,上旧下新。②肺门淋巴结显著肿大为原发性肺结核的特点。

343. ABCDE 肠结核好发于回盲部,原因为:肠内容物在回盲部停留时间久;回盲部淋巴组织丰富。

344. ABCDE ①肠结核患者结核分枝杆菌侵入肠壁淋巴组织,形成结核结节、干酪样坏死,破溃后形成溃疡。肠壁淋巴管环肠管行走,病变沿淋巴管扩散,因此肠结核溃疡呈环形,其长轴与肠管长轴垂直。②急性细菌性痢疾可形成"地图状"溃疡。肠伤寒溃疡的长轴与肠管长轴平行。结肠癌的溃疡呈"火山口样",溃疡不规则,边缘不清晰。

345. ABCDE ①伤寒是由伤寒杆菌引起的以巨噬细胞增生为特征的急性增生性炎。注意:增生性炎大多属于慢性炎症,但伤寒属于急性增生性炎。②变质性炎是以变质为主的炎症。浆液性炎、化脓性炎、出血性炎均属于急性渗出性炎,其渗出物分别为浆液、中性粒细胞和红细胞。

346. ABCDE ①以单核巨噬细胞增生为特征的疾病属于肉芽肿性炎。伤寒是以全身单核巨噬细胞增生为特征的急性传染病,伤寒肉芽肿为伤寒小结。②细菌性痢疾、大叶性肺炎、白喉均属于纤维素性炎,都是以纤维素渗出为主的急性炎症。风湿性心外膜炎是以浆液或纤维素渗出为主的炎症。

347. ABCDE ①伤寒是由伤寒杆菌引起的以巨噬细胞增生为特征的增生性炎。当巨噬细胞吞噬伤寒杆菌后,称为伤寒细胞。伤寒细胞聚集成团形成小结节,称为伤寒小结。可见伤寒小结的主要组成细胞是伤寒细胞,而伤寒细胞的本质是巨噬细胞,故答D。②类上皮细胞为结核结节的特征性细胞。淋巴细胞、浆细胞为慢性炎症的常见浸润细胞。多核巨细胞常由巨噬细胞吞噬异物后融合演变而来。

348. ABCDE 肠伤寒好发于肠道淋巴小结,而肠道淋巴小结以回肠下段最密集,因此伤寒肠道病变以回肠下段集合淋巴小结的病变最为常见和明显。

349. ABCDE 肠伤寒好发于肠道淋巴小结,尤其回肠下段集合淋巴小结的病变最为常见且明显。坏死灶常位于局部肠黏膜内,故D也正确,本题不严谨。

350. ABCDE ①肠穿孔是伤寒最严重的并发症,穿孔后常引起弥漫性腹膜炎。②伤寒并发肠出血,严重者可引起失血性休克。③伤寒并发支气管肺炎,多为小儿肠伤寒并发肺炎球菌感染所致。④中毒性脑病是毒物引起的中枢神经系统器质性病变,并不是伤寒的常见并发症。⑤大多数伤寒患者胆囊无明显病变,且伤寒杆菌可在胆汁中大量繁殖,故不答C。

351. ABCDE ①患者夏秋季发病,长期高热,精神萎靡,相对缓脉(体温39.8℃而脉率仅为80次/分),皮疹,脾大,外周血白细胞计数降低,应诊断为伤寒,其主要病理特点是全身单核-巨噬细胞系统增生性反应。②梅毒的基本病变是小血管炎。艾滋病的主要病变在淋巴结和胸腺。细菌性痢疾的病理特点是肠黏膜呈弥漫性纤维蛋白渗出性炎症。

352. ABCDE ①患者腹痛腹泻,里急后重,黏液脓血便,偶见假膜排出,应诊断为急性细菌性痢疾,其肠道病变为假膜性炎,属于纤维蛋白性炎的特例。②变质性炎常见于乙型肝炎、乙型脑炎、肠阿米巴痢疾等。浆液性炎常见于渗出性结核性胸膜炎、Ⅱ度烧伤的水疱等。出血性炎常见于流行性出血热、

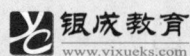

第六篇 病理学试题答案及详细解答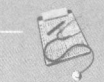

钩端螺旋体病、鼠疫等。化脓性炎包括表面化脓、积脓、蜂窝织炎、脓肿等。

353. **ABCDE** 中毒性痢疾多见于 2~7 岁儿童，起病急骤，全身中毒症状严重，但肠道症状较轻。患者对细菌毒素反应强烈，发病后数小时即可出现中毒性休克。致病菌多为毒力较低的福氏痢疾杆菌或宋内氏痢疾杆菌，而不是毒力较强的志贺氏痢疾杆菌，可能与特异体质有关，故答 C。

354. **ABCDE** 细菌性痢疾好发于乙状结肠和直肠。病变严重者可波及整个结肠，甚至回肠下段。

355. **ABCDE** 血吸虫发育的各阶段（尾蚴、童虫、成虫、虫卵）均可引起病变，但由虫卵引起的损害最重要。寄生在门静脉及肠系膜静脉内的成虫产下的虫卵，可随血流进入肝脏，也可逆流进入肠壁。因此，虫卵引起的病变主要发生在大肠壁和肝脏，其他部位（如肺、胃、脾）少见。

356. **ABCDE** ①尾蚴主要产生尾蚴性皮炎，是 IgG 介导的 I 型变态反应。②血吸虫成虫对机体损害较轻。③虫卵造成主要病损，基本病理变化为虫卵结节，表现为虫卵在肝、肠、肺组织内的沉积。④毛蚴、幼虫很少引起人体损害。

357. **ABCDE** ①湖北为血吸虫病流行区域，患者为渔民，有疫水接触史，可能感染血吸虫而导致血吸虫肝硬化。②患者腹痛、腹泻、腹部膨隆、脾脏肿大、腹水、外周血两系减少，应诊断为血吸虫肝硬化失代偿期，合并脾功能亢进。肝内门静脉分支周围纤维化为门静脉高压症的病理改变，故答 B。③血吸虫肝硬化的肝小叶破坏不严重，故不形成明显假小叶，故不答 E。干酪样坏死为结核病具有诊断意义的病变。肝静脉血栓形成、门静脉血栓形成为肝硬化的并发症。

358. **ABCDE** ①获得性免疫缺陷综合征（艾滋病）的病原体是艾滋病病毒（HIV）。CD4 分子为 HIV 的主要受体，当 HIV 进入人体后，嵌于病毒包膜上的 gp120 与 $CD4^+T$ 细胞膜上的 CD4 受体结合，使 $CD4^+T$ 细胞大量破坏和功能受损，导致细胞免疫缺陷，因此艾滋病患者主要受损的靶细胞是 $CD4^+T$ 细胞。②$CD8^+T$ 细胞、B_2 细胞主要参与体液免疫。B_1 细胞、NK 细胞主要参与固有免疫。

359. **ABCDE** ①由于 CD4 分子是人类免疫缺陷病毒（HIV）的主要受体，因此 $CD4^+T$ 淋巴细胞在 HIV 直接、间接作用下，细胞功能受损和大量破坏，导致细胞免疫缺陷而致病。②HIV 可感染组织中的单核-巨噬细胞。存在于脑、淋巴结和肺等器官中的单核-巨噬细胞可有 10%~50% 被感染。病毒可在巨噬细胞内大量复制，成为 HIV 的主要储存场所，在病毒扩散中起重要作用。库普弗细胞和小神经胶质细胞的本质都是巨噬细胞，因此也可被感染。③由于 $CD4^+T$ 淋巴细胞在免疫应答中起主要作用，且 CD4 分子是 HIV 的主要受体，因此 HIV 主要感染 T 淋巴细胞，而不是 B 淋巴细胞。

360. **ABCDE** ①CD4 分子为 HIV 的主要受体，HIV 进入人体后，可使 $CD4^+T$ 淋巴细胞大量破坏，导致 $CD4^+T$ 淋巴细胞明显减少。②因为 HIV 主要侵犯人体淋巴系统，因此艾滋病患者不可能出现淋巴滤泡增生、肉芽肿形成。大片坏死常见于急性重型肝炎。大量浆细胞浸润常见于梅毒。

361. **ABCDE** ①CD4 分子是艾滋病病毒（HIV）的主要受体，当 HIV 进入人体后，主要破坏辅助性 T 细胞（$CD4^+T$ 细胞），造成 $CD4^+T$ 细胞显著减少。②艾滋病早期，镜下可见淋巴滤泡明显增生，髓质内有较多浆细胞，间质小血管增生。③由于大量淋巴细胞被破坏，很少见到肉芽肿形成等细胞免疫反应性病变，故答 E。

362. **ABCDE** 艾滋病患者由于免疫功能障碍，A、B、C、D、E 所列 5 项机会性感染均可发生，但以肺孢子虫感染最常见。70%~80% 艾滋病患者可经历肺孢子虫感染，约有 50% 患者死于肺孢子虫肺炎。

363. **ABCDE** ①70%~80% 的艾滋病患者可经历一次或多次肺孢子虫感染。约 70% 的病例有中枢神经系统受累，其中继发性机会感染有弓形虫、新型隐球菌感染所致的脑炎，以及巨细胞病毒和乳头瘤空泡病毒感染所致的进行性多灶性白质脑病。②EB 病毒感染少见，答案为 C。EB 病毒感染多导致 Burkitt 淋巴瘤、鼻咽癌等。

364. **ABCDE** 淋病是由淋球菌引起的急性化脓性炎，是最常见的性传播疾病，以 20~24 岁最常见。

365. **ABCDE** ①尖锐湿疣镜下表现为表皮角质层轻度增厚，细胞角化不全，棘层肥厚，有乳头状瘤样增

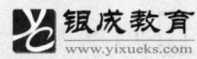　857　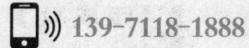

生;表皮浅层出现挖空细胞。挖空细胞较正常细胞大,胞质空泡化,细胞边缘常残存带状胞质。挖空细胞的出现有助于尖锐湿疣的诊断。②基底细胞缺如有助于前列腺癌的诊断。镜影细胞常见于霍奇金淋巴瘤。泡沫细胞常见于动脉粥样硬化。毛玻璃样细胞常见于乙型病毒性肝炎。

366. ABCDE　树胶肿是梅毒的基本病理变化,其特点为:①镜下结构颇似结核结节,中央为凝固性坏死,状似干酪样坏死,但坏死不如干酪样坏死彻底,尚残留有弹性纤维,因此弹性纤维染色可见原有血管壁轮廓(E对)。②坏死灶周围含大量淋巴细胞和浆细胞。③类上皮细胞和朗汉斯巨细胞少见。

367. ABCDE　①树胶(样)肿为梅毒的特征性病变,镜下特点为:类似干酪样坏死,但绝少钙化;坏死灶周围含大量淋巴细胞、浆细胞;上皮样细胞和朗汉斯巨细胞少见。由于梅毒不是急性炎症,因此不可能有大量中性粒细胞浸润。②结核性肉芽肿的镜下特点为:干酪样坏死灶,可有钙化,含有大量淋巴细胞、上皮样细胞和朗汉斯巨细胞。

368. ABCDE　①后天性梅毒分一、二、三期。硬下疳、梅毒疹、树胶(样)肿分别为一期、二期、三期梅毒的特征性病变,答案为B。闭塞性动脉内膜炎是梅毒的基本病变。②软下疳由杜克雷嗜血杆菌引起。

369. ABCDE　370. ABCDE　①三期梅毒若侵犯主动脉,可引起梅毒性主动脉炎、主动脉瓣关闭不全、主动脉瘤等;若累及中枢神经系统及脑脊髓膜,可导致麻痹性痴呆和脊髓痨。②钩端螺旋体病黄疸出血型可表现为肝损害、黄疸、出血等症状。③链球菌感染可引起咽峡炎。类风湿关节炎可导致关节畸形。疟疾可导致反复发热与缓解。

第七篇 病理生理学试题答案及详细解答

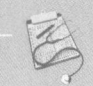

（正确答案为绿色的选项）

1. **ABCDE** ①患者动脉血氧分压正常（正常值95~100mmHg）、动脉血氧饱和度正常（正常值95%~98%）、动脉血氧含量降低（正常值8.55~9.45mmol/L），应考虑血液性缺氧，常见病因是严重贫血。②肺气肿、室间隔缺损、房间隔缺损常导致低张性缺氧，表现为动脉血氧分压下降、动脉血氧饱和度下降、动脉血氧含量下降。休克常导致循环性缺氧，表现为动脉血氧分压正常、动脉血氧饱和度正常、动脉血氧含量正常。

2. **ABCDE** ①解剖分流是指一部分静脉血经支气管静脉和极少的肺内动-静脉交通支直接流入肺静脉。支气管扩张症可伴有支气管血管扩张和肺内动-静脉短路开放，使肺解剖分流量增加，静脉血掺杂异常增多，而导致呼吸衰竭。②A、B、C、E均可导致肺泡通气不足，肺泡通气血流比例失调，而引起肺换气功能障碍。

3. **ABCDE** 4. **ABCDE** ①Ⅰ型呼吸衰竭的诊断标准是 $PaO_2 < 60mmHg$，$PaCO_2$ 降低或正常，故答E。②Ⅱ型呼吸衰竭的诊断标准是 $PaO_2 < 60mmHg$，伴 $PaCO_2 > 50mmHg$，故答D。③呼吸衰竭的诊断标准是 $PaO_2 < 60mmHg$，故A、B、C不能诊断为呼吸衰竭。

5. **ABCDE** 肺动脉栓塞、弥散性血管内凝血时，部分肺泡血流量减少，患部肺泡血流量减少且通气未相应减少甚至增多，可导致通气/血流比值显著增大，使患部肺泡通气不能充分被利用，称为死腔样通气。部分肺泡血流不足时，病变肺区肺泡通气/血流比值可高达10以上，流经的血液 PaO_2 显著升高。而在健康的肺区，却因血流量增加而使其通气/血流比值低于正常，这部分血液不能充分动脉化，其氧分压与氧含量均显著降低，$PaCO_2$ 与 CO_2 含量均明显增高。最终混合而成的动脉血 PaO_2 和氧含量降低，$PaCO_2$ 的变化则取决于代偿性呼吸增强的程度，可以降低、正常或升高。

6. **ABCDE** A、B、C、D、E都是急性肾功能不全少尿期高钾血症的原因，但尿量减少使钾随尿排出减少为主要原因。

7. **ABCDE** 根据原因和血氧变化特点，将缺氧分为4种类型，即低张性缺氧（乏氧性缺氧）、血液性缺氧、循环性缺氧和组织性缺氧。长期食用含硝酸盐的腌制食品，硝酸盐经肠道细菌作用可被还原为亚硝酸盐，经吸收入血后使大量血红蛋白被氧化，形成高铁血红蛋白，失去结合氧的能力，可导致血液性缺氧。

8. **ABCDE** ①老年患者，阵发性心悸、呼吸困难8年，双肺底湿啰音，肝颈静脉回流征阳性，双下肢凹陷型水肿，应诊断为全心衰竭。②心性水肿的始发因素是毛细血管血压增高，但肾血流量减少引起肾小球滤过率降低、醛固酮增加，造成的钠、水潴留，可促进水肿的发展。

9. **ABCDE** 急性肾损伤可导致原尿返漏。在持续肾缺血、肾毒物作用下，肾小管上皮细胞变性、坏死、脱落，原尿通过受损肾小管壁处返漏入周围肾间质，除直接造成尿量减少外，还可引起肾间质水肿，压迫肾小管，造成囊内压升高，使肾小球滤过率降低，出现少尿。

10. **ABCDE** ①患者右大腿外伤，X线片示右股骨皮质连续性中断，应考虑右股骨骨折。患者脉搏增快、血压降低，应考虑合并失血性休克，因为股骨干骨折失血量可达300~2000ml。患者少尿、尿钠浓度低（<20mmol/L）、尿比重>1.020，应考虑肾前性急性肾衰竭。其少尿原因是休克时有效循环血量减少和肾血管强烈收缩，肾血流灌注不足，导致肾小球滤过率降低。虽然肾前性肾衰竭患者集合管对水钠的重吸收增强，但不是少尿的主要原因，故答B而不是A。②C、D为肾性急性肾衰竭的发病机制。水钠潴留是肾性水肿的发病机制。参阅10版《病理生理学》P220。

11. ABCDE 患者动脉血气分析 pH>7.45,提示失代偿性碱中毒。$PaCO_2$ 正常(正常值 35~45mmHg),说明无呼吸性酸碱平衡失调。$HCO_3^->27mmol/L$(正常值 22~27mmol/L),说明为代谢性碱中毒。血清 Na^+ 正常值为 135~145mmol/L,血清 K^+ 正常值为 3.5~5.5mmol/L,血清 Cl^- 正常值为 95~105mmol/L,因此本例应诊断为失代偿性低钾、低氯性代谢性碱中毒,其病因主要为剧烈呕吐造成胃酸(H^+)丢失。

12. ABCDE ①血钠、血钾、血氯正常值分别为 135~145mmol/L、3.5~5.5mmol/L、95~105mmol/L。根据题干,本例应诊断为低钠、低钾、低氯血症。低钠血症和低氯血症对心电图影响不大。低钾血症的常见心电图表现为 ST 段压低、T 波低平、U 波出现。②T 波高尖为高钾血症的心电图表现。PR 间期缩短常见于心率过快。PR 间期延长常见于低镁血症。

13. ABCDE ①机体的应激反应有利于提高应对环境变化的能力。应激时,交感-肾上腺髓质系统兴奋,儿茶酚胺大量释放,可导致心率增快,心肌收缩力增强,使心排血量增加;可促进脂肪分解增强,以满足应激时机体能量代谢增加的需求;可引起支气管扩张,有利于增加肺泡通气量;可使骨骼肌血管扩张,以保证应激时骨骼肌的血液灌注。②强烈和持续的交感-肾上腺髓质系统兴奋也可对机体产生明显的损害作用,如儿茶酚胺可使血小板数量增加、黏附聚集性增强,导致血液黏滞度升高,促进血栓形成。参阅 10 版《病理生理学》P53。

第八篇　药理学试题答案及详细解答

（正确答案为绿色的选项）

1. **A**B**C**D**E**　①药物口服后，从胃肠道吸收入门静脉在到达全身血液循环之前必先通过肝脏，如果肝脏对其代谢能力很强，或由于胆汁排泄的量大，则使进入全身血液循环内的有效药物量明显减少，这种作用称为首过消除。口服是最常用的给药途径，故答 C。②舌下给药、直肠给药可在很大程度上避免首过消除。

2. **A**B**C**D**E**　①肝脏是人体代谢的中心工厂，许多药物进入人体后，均可经肝脏代谢，因此肝是药物首过消除最主要的器官。②有些药物在肺内代谢，肺也就成了另一个首过消除的器官。此外，肠黏膜细胞也具有首过消除作用。

3. **A**B**C**D**E**　①首过消除是指从胃肠道吸收的药物在到达全身血液循环前被肝脏部分代谢，从而使进入全身血液循环内的药物浓度降低的现象。②生物转化是指机体在排出有毒物质之前，需对它们进行代谢转变，使其水溶性提高，极性增强，易于通过胆汁或尿液排出。肝脏本身不能重吸收药物，故不答 B。首剂效应是指首剂药物引起强烈效应的现象。肠肝循环是指经胆汁排入肠道的药物，在肠道中重新被吸收，经门静脉又返回肝脏的现象。

4. **A**B**C**D**E**　①药物吸收后从血液循环到达机体各个部位和组织的过程，称为分布。药物在体内的分布受很多因素的影响，包括药物的脂溶性、毛细血管通透性、器官和组织的血流量、与血浆蛋白和组织蛋白的结合能力、药物的 pKa、局部的 pH、血脑屏障等。②药物在体内的分布与给药剂量无关。

5. **A**B**C**D**E**　已知生物化学公式：$pKa = pH + \lg$（未解离离子浓度/已解离离子浓度），即 $pKa = pH + \lg$（非离子型浓度/离子型浓度）。推导出 $\lg$（非离子型浓度/离子型浓度）= $pKa - pH$，非离子型浓度/离子型浓度 = $10^{(pKa-pH)}$，即离子型浓度/非离子型浓度 = $10^{(pH-pKa)}$。由于人体正常 pH = 7.4，已知 pKa = 3.4，故离子型浓度/非离子型浓度 = 10^4 = 10000。假设离子型浓度 = 10000，非离子型浓度 = 1（这种情况下，原等式成立），则总的药物量 = 10000+1，因此该药物在血浆中的解离百分率 = 10000/（10000+1）= 99.99%。

6. **A**B**C**D**E**　①一级消除动力学是指体内药物在单位时间内消除的药物百分率不变，即单位时间内消除的药物量与血浆浓度成正比，血浆浓度越高，单位时间内消除的药物越多。②一级消除动力学的特点为药物消除半衰期恒定，而与剂量或药物浓度无关。③绝大多数药物按一级动力学消除，这些药物在体内经过 5 个 $t_{1/2}$ 后，体内药物可基本消除干净（B 对）。④体内药物按瞬时血药浓度以恒定的百分比消除，但单位时间内实际消除的药量随时间递减。

7. **A**B**C**D**E**　一级动力学消除是指体内药物按恒定比例消除，在单位时间内的消除量与血浆药物浓度成正比。绝大多数药物按一级动力学消除，这些药物在体内经过 5 个半衰期（$t_{1/2}$）后，体内药物可基本消除干净。每隔一个 $t_{1/2}$ 给药一次，则血药浓度可逐渐累积，经过 5 个 $t_{1/2}$ 后，消除速度和给药速度相等，达到稳态。本例 $t_{1/2}$ 为 8 小时，答案为 D。

8. **A**B**C**D**E**　①临床上，大多数药物治疗是采用多次给药，其体内药物总量随着不断给药而逐步增多，直至达到稳态浓度。药物达到稳态浓度的时间仅取决于药物的消除半衰期，而药物消除半衰期是血浆药物浓度下降一半所需要的时间，其长短可反映体内药物消除速度。因此用药的间隔时间主要取决于药物的消除速度。②药物与血浆蛋白的结合率，与药物的体内分布密切相关。

9. **A**B**C**D**E**　根据药物与受体结合后所产生效应的不同，将作用于受体的药物分为阻断药（拮抗药）和激

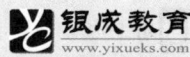 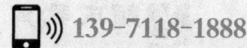
861

动药。阻断药是指药物与受体有亲和力,而无内在活性的药物。激动药是指药物与受体既有亲和力,又有内在活性的药物。

10. **ABCDE** ①后遗效应是指药物停用后,血药浓度已降至最小有效浓度以下时残存的药理效应。②耐受性是指机体在连续多次用药后对药物的反应性降低。特异质反应是指少数特异质患者对某些药物反应特别敏感,反应性质也可能与常人不同,但与药物固有的药理作用基本一致。由于药物选择性低,药理效应涉及多个器官,当某一效应用作治疗目的时,其他效应就成了副作用。停药反应是指长期用药的患者,突然停药后原有疾病加剧的现象。

11. **ABCDE** 药物的副作用一般较轻微,而毒性反应一般很严重。副作用是在治疗剂量下发生的,是难以避免的,产生的原因与药物作用的选择性低有关。

12. **ABCDE** ①半数有效量(ED_{50})是指质反应中,能引起 50% 的试验动物出现阳性反应时的药物剂量。半数致死量(LD_{50})是指质反应中,能引起 50% 的试验动物死亡的药物剂量。②通常将药物的 LD_{50}/ED_{50} 的值称为治疗指数(TI),用以表示药物的安全性(E 对)。相对来说,治疗指数越大,药物越安全,但以治疗指数来评价药物的安全性,并不完全可靠,故不答 A。

13. **ABCDE** 生物利用度是指药物经血管外途径给药后,吸收进入全身血液循环的相对量和速度。生物利用度可分为绝对生物利用度和相对生物利用度。药物在体内的量以血药浓度-时间曲线下面积(AUC)表示,称为绝对生物利用度。如将 A 药和 B 药的 AUC 进行比较,则可得出相对生物利用度。本例 A 药的 AUC 为 27.2ng/(h·ml),B 药的 AUC 为 23.3ng/(h·ml),可见 B 药对 A 药的相对生物利用度为 (23.3÷27.2)×100% = 86%。

14. **ABCDE** ①毛果芸香碱(匹鲁卡品)为 M 胆碱能受体激动药,能直接作用于副交感神经节后纤维支配的效应器,使 M 胆碱能受体产生生理学效应,如作用于动眼神经副交感纤维支配的瞳孔括约肌,可使瞳孔缩小,称为缩瞳作用。②毛果芸香碱能使瞳孔缩小,虹膜向中心拉动,虹膜根部变薄,从而使前房角间隙扩大,房水易于进入巩膜静脉窦,从而降低眼内压。③毛果芸香碱可使睫状肌紧张,悬韧带松弛,晶状体变凸,适于视近物,造成视远物模糊不清,称为调节痉挛。

15. **ABCDE** ①乙酰胆碱在胆碱酯酶作用下分解失活。新斯的明为抗胆碱酯酶药,能与胆碱酯酶结合抑制其活性,造成乙酰胆碱在体内堆积,产生拟胆碱作用,能促进胃肠道平滑肌收缩,促进肠内容物排出,故新斯的明禁用于机械性肠梗阻。②A、C、D、E 均属于新斯的明的适应证。

16. **ABCDE** ①有机磷酸酯类可抑制胆碱酯酶,造成体内乙酰胆碱大量堆积,产生 M 样、N 样及中枢神经系统症状。M 样症状表现为腺体(唾液腺、支气管、胃肠道腺体)分泌增加,胃肠平滑肌兴奋,瞳孔缩小,支气管平滑肌收缩,膀胱逼尿肌收缩导致小便失禁。②N 样症状表现为肌无力,严重者引起呼吸肌麻痹。③严重中毒时,可见自主神经节先兴奋后抑制。M 样作用主要引起心率减慢、血压下降。当患者同时出现 N 样症状时,则血压可升高,故此时心血管作用复杂(D 对)。

17. **ABCDE** 有机磷农药中毒可抑制胆碱酯酶,造成乙酰胆碱在体内的大量蓄积,引起 M 样症状、N 样症状和中枢神经系统症状。有机磷农药中毒的解毒剂包括胆碱酯酶复活剂和抗胆碱酯酶药。胆碱酯酶复活剂(氯解磷定)能恢复被抑制的胆碱酯酶的活力,提高全血胆碱酯酶活性,但对中毒 24~48 小时后已老化的胆碱酯酶无复活作用,故答 A。此外,胆碱酯酶复活剂还能作用于外周 N_2 受体,对抗外周 N 受体活性,有效解除烟碱样症状。与解除 M 样症状的阿托品合用,可发挥协同作用。

18. **ABCDE** 氯丙嗪能阻断 α 受体,因此过量使用时,可导致血压降低,此时不能用肾上腺素来升压。因

第八篇　药理学试题答案及详细解答

为肾上腺素既能兴奋α受体,又能兴奋β受体。故当使用过量氯丙嗪阻断α受体后,再使用肾上腺素,肾上腺素就只能兴奋β受体了,且主要兴奋β_2受体,表现为外周血管舒张,血压降低,这种现象称为"肾上腺素作用的翻转"。

19. **ABCDE**　20. **ABCDE**　21. **ABCDE**　①迷走神经兴奋分泌乙酰胆碱,阿托品可竞争性拮抗M胆碱受体。②交感缩血管神经末梢释放的递质主要是去甲肾上腺素。酚妥拉明能竞争性非选择性阻断α受体,对α_1、α_2受体有相似的亲和力,可拮抗肾上腺素的α型作用。③去甲肾上腺素激动α受体作用强大,对α_1、α_2受体无选择性,能强烈收缩血管,主要使小动脉和小静脉收缩。④左旋多巴为抗帕金森病药。毛果芸香碱为胆碱受体激动药。

22. **ABCDE**　23. **ABCDE**　24. **ABCDE**　①去甲肾上腺素可非选择性激动α_1、α_2受体,强烈收缩小动脉和小静脉,使外周阻力增高,故临床上常作为升压药使用。②普萘洛尔为非选择性β受体阻断药,对β_1、β_2受体的选择性很低。用药后心率减慢,心肌收缩力和心输出量降低。③交感缩血管神经末梢释放的主要神经递质是去甲肾上腺素。

25. **ABCDE**　①低浓度的多巴胺作用于肾脏的多巴胺(D_1)受体,可使肾血管舒张,肾血流量增加,肾小球滤过率增加,尿量增多。虽然大剂量的多巴胺也可使肾血管收缩,导致肾血流量降低,尿量减少,但临床上作为药物使用的多巴胺不会使用这么大的剂量,故答A。②多巴胺主要作用于血管平滑肌的α受体,对β_2受体作用很弱。③多巴胺可激动α、β和外周多巴胺受体。高浓度的多巴胺可作用于心脏β_1受体,增强心肌收缩力,增加心输出量。④低浓度多巴胺主要激动血管平滑肌的D_1受体,使血管舒张。⑤多巴胺可促进神经末梢释放去甲肾上腺素,产生心血管效应。

26. **ABCDE**　①阿托品属于M胆碱受体阻断剂,能阻断乙酰胆碱与胆碱受体的结合,缓解胃肠平滑肌痉挛,常用于各种内脏绞痛的治疗。②阿替洛尔为β_1受体阻断药,可导致支气管平滑肌痉挛。酚妥拉明为非选择性α受体阻断药,可缓解血管平滑肌痉挛,常用于治疗外周血管痉挛性疾病。育亨宾为选择性α_2受体阻断剂,常用作实验研究的工具药。筒箭毒碱为N_1+N_2受体阻断剂,常作为肌松药使用。

27. **ABCDE**　①阿托品为M胆碱受体阻断药,可减少呼吸道腺体和唾液腺分泌,常用于全身麻醉前给药,以防止分泌物阻塞呼吸道及吸入性肺炎的发生。②山莨菪碱药理作用与阿托品类似,但抑制唾液腺分泌的作用较弱,仅为阿托品的1/20~1/10,故不作为术前用药。毛果芸香碱为M胆碱受体兴奋药,常用于对抗阿托品过量中毒。新斯的明为可逆性抗胆碱酯酶药。去氧肾上腺素为α_1受体激动药。

28. **ABCDE**　①肾上腺素和异丙肾上腺素均可激动支气管平滑肌β_2受体,舒张支气管,从而缓解支气管哮喘的急性发作。②过敏性休克的急救首选肾上腺素,而不是异丙肾上腺素。虽然肾上腺素可兴奋心脏的β受体,使心率加快,传导加速,但作用远不如异丙肾上腺素,故临床上肾上腺素不用于房室传导阻滞的治疗。③能用于局部止血的是去甲肾上腺素,而不是肾上腺素。肾上腺素可与局麻药配伍,延长局麻药的作用时间,但异丙肾上腺素无此作用。

29. **ABCDE**　①普萘洛尔为β受体阻断药,可拮抗交感神经β受体活性,用于治疗室上性心律失常。②肾上腺素、组胺等具有促进血小板聚集的作用。普萘洛尔可阻断支气管平滑肌的β_2受体,导致支气管平滑肌痉挛。能够升高眼内压的药物是阿托品,而不是普萘洛尔。普萘洛尔可抑制肾素的释放,使血浆肾素的浓度下降,参阅17版《新编药理学》P353。

30. **ABCDE**　美托洛尔为β_1受体阻滞剂,可减弱心肌收缩力,减慢心率。参阅10版《药理学》P92。

31. **ABCDE**　①β受体阻断药可阻断心脏β_1受体,使心肌收缩减弱,心率减慢,心输出量减少。②β受体阻断药可阻断支气管平滑肌的β_2受体,使支气管痉挛,从而诱发或加重支气管哮喘发作。③β受体阻断药可阻断脂肪组织的β_3受体,减少游离脂肪酸的释放和分解。④β受体阻断药可阻断肾小球旁器细胞的β_1受体,而抑制肾素的释放。⑤β受体阻断药可减少房水形成,降低眼内压。

32. **ABCDE**　33. **ABCDE**　①血管紧张素转化酶抑制药(ACEI)有致畸作用,如肾脏损伤、面部颅骨畸形

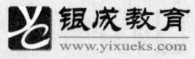
863

等,故妊娠期高血压患者禁用。②非选择性β受体阻断药可阻断支气管平滑肌的$β_2$受体,使支气管痉挛,诱发或加重支气管哮喘,故哮喘患者不宜使用。

34. ABCDE ①丁卡因对黏膜的穿透力强,常用于表面麻醉,答案为A。②普鲁卡因常用于浸润麻醉、传导麻醉、蛛网膜下腔麻醉、硬膜外麻醉等。苯妥英钠、奎尼丁临床上一般不用作局麻药。利多卡因是目前应用最多的局麻药,常用于传导麻醉、硬膜外麻醉等。

35. ABCDE ①普鲁卡因属于短效酯类局麻药,亲脂性低,对黏膜穿透力弱,不适用于表面麻醉。②普鲁卡因有时可发生过敏反应,故用药前应做皮肤过敏试验。普鲁卡因毒性较小,无成瘾性,是常用的局麻药之一。

36. ABCDE 普鲁卡因亲脂性低,对黏膜的穿透力弱,不适用于表面麻醉。A、B、C、E都是普鲁卡因常用的麻醉方式。

37. ABCDE 普鲁卡因可使注射区血管明显扩张,能加速药物的吸收。在局麻药普鲁卡因溶液中加入适量肾上腺素,可使血管收缩,延缓普鲁卡因的吸收,导致作用时间延长,减少毒性反应的发生。

38. ABCDE ①本题要求回答的是"抗焦虑药物"的主要作用,故答A。虽然苯二氮䓬具有中枢性肌肉松弛作用,但不属于抗焦虑作用,故不答B、C。②苯二氮䓬可与γ-氨基丁酸(GABA)受体结合,增强其中枢抑制作用,但不能阻断多巴胺受体和5-羟色胺受体,故不答D、E。

39. ABCDE ①苯二氮䓬类能加强中枢抑制性神经递质γ-氨基丁酸(GABA)的功能,具有中枢性(不是周围性)肌松作用,可缓解大脑损伤所致的肌肉僵直,故答B。②苯二氮䓬类具有镇静、催眠、抗焦虑作用,地西泮为苯二氮䓬类的代表药,是目前治疗癫痫持续状态的首选药物。

40. ABCDE ①治疗癫痫持续状态,首选地西泮静脉注射。②苯妥英钠是癫痫局限性发作的首选药物。

41. ABCDE γ-氨基丁酸(GABA)为中枢抑制性神经递质,苯二氮䓬类通过与脑内苯二氮䓬受体结合,促进了GABA与GABA受体结合,使Cl^-通道开放的频率增加,导致更多的Cl^-内流,从而增加了GABA能神经的抑制效应,答案为A。

42. ABCDE 苯妥英钠的不良反应如下。①局部刺激:苯妥英钠具有强碱性,可刺激胃肠道引起恶心、呕吐、食欲缺乏等,长期应用可导致牙龈增生。②神经系统症状:常见为眩晕、头痛、共济失调。③造血系统症状:药物抑制二氢叶酸还原酶,影响叶酸代谢,引起巨幼细胞贫血。④过敏反应:常见有皮疹、发热,偶见严重皮肤反应,如剥脱性皮炎、系统性红斑狼疮等。

43. ABCDE ①癫痫小发作也称失神发作,常见于儿童,发作时脑电图呈3Hz/s高幅左右对称的同步化棘波,丘脑对此种异常放电起重要作用。乙琥胺可抑制丘脑细胞低阈值T型钙通道,从而抑制3Hz/s异常放电的发生,为癫痫小发作的首选药物,答案为A。②硫酸镁是控制妊娠高血压疾病子痫抽搐的首选药物。苯巴比妥常用于治疗癫痫大发作、癫痫持续状态,但一般不作为首选药物。扑米酮只用于其他药物不能控制的癫痫患者。苯妥英钠为癫痫大发作、局限性发作的首选药。

44. ABCDE ①苯妥英钠为癫痫大发作、局限性发作的首选药,但无镇静催眠作用,故答案为B。②地西泮、苯巴比妥都是临床上常用的镇静催眠药物。扑米酮化学结构类似于苯巴比妥,具有镇静、催眠作用。

45. ABCDE ①丙戊酸钠为广谱抗癫痫药,对各型癫痫都有一定疗效,答案为D。②乙琥胺为癫痫小发作的首选药物。苯妥英钠为癫痫大发作、局限性发作的首选药。卡马西平是治疗癫痫单纯性局限性发作、大发作的首选药物之一。苯巴比妥常用于治疗癫痫大发作、癫痫持续状态,但一般不作为首选药物。

46. ABCDE ①苯妥英钠是治疗癫痫大发作和局限性发作的首选药物,但对小发作无效,甚至可使病情加重,答案为E。②苯妥英钠可用于治疗中枢疼痛综合征,对三叉神经痛、舌咽神经痛效果较好,可减轻疼痛,减少发作次数,甚至使疼痛完全消失,其作用机制可能与细胞膜稳定性有关。

47. ABCDE 48. ABCDE 49. ABCDE ①吗啡可降低脑干呼吸中枢对血液CO_2张力的敏感性,抑制脑桥呼吸调节中枢,即使治疗剂量的吗啡也有明显呼吸抑制作用,可使呼吸频率减慢、潮气量降低、每分通气量减少。吗啡可使瞳孔缩小,故不答A。②碳酸锂常用于治疗躁狂症,但不良反应较多,主要涉

第八篇　药理学试题答案及详细解答

及神经系统,常表现为意识障碍、昏迷、肌张力增高、深反射亢进、共济失调、震颤、癫痫发作等。③乙琥胺是癫痫小发作的首选药物,常见副作用为胃肠道反应,其次为中枢神经系统症状,偶见嗜酸性粒细胞、中性粒细胞缺乏症,严重者可发生再生障碍性贫血。

50. ABCDE　①黑质和纹状体之间有许多往返纤维联系,黑质→纹状体的纤维是多巴胺能系统,纹状体→黑质的纤维是γ-氨基丁酸(GABA)能系统,在纹状体内部还有乙酰胆碱(ACh)能系统。多巴胺能系统的作用是抑制ACh能系统的功能。帕金森病患者由于黑质受损,黑质分泌的多巴胺减少,使纹状体内多巴胺含量下降,对ACh能系统的抑制作用减弱,机体出现ACh递质亢进的症状。②左旋多巴为多巴胺的前体,本身无治疗作用,必须进入中枢神经系统转变为多巴胺,才具有治疗作用,故不答A、C、E。③帕金森病是因纹状体多巴胺降低所致,左旋多巴的作用是补充纹状体内多巴胺的不足。

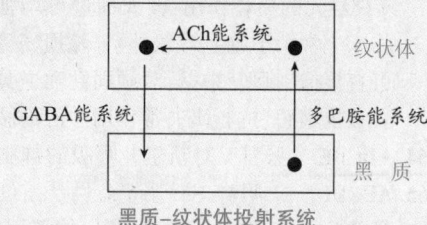

黑质-纹状体投射系统

51. ABCDE　卡比多巴是氨基酸脱羧酶抑制剂,不易通过血脑屏障,治疗帕金森病时,常与左旋多巴合用。卡比多巴能抑制外周氨基酸脱羧酶的活性,减少左旋多巴在外周转化为多巴胺的量,使进入脑内的左旋多巴增加,而减少不良反应,减轻症状波动,答案为B。

52. ABCDE　①多巴胺(DA)是中枢神经系统的重要神经递质,通过与脑内多巴胺受体结合,参与神经精神活动的调节,其功能亢进或减弱均可导致严重神经精神疾病。抗精神病药物的主要机制是阻断中脑-边缘通路和中脑-皮质通路中的D_2受体而发挥疗效,故答C。②抗精神病药物也可非特异性阻断黑质-纹状体通路的多巴胺受体,不同程度地引起锥体外系的副作用。抗精神病药物也可阻断结节-漏斗系统中的D_2受体,促进催乳素分泌,抑制促性腺激素、糖皮质激素分泌,此与其治疗作用无关。

53. ABCDE　54. ABCDE　①高浓度的多巴胺可激动心脏$β_1$受体,使心肌收缩力增强,心输出量增加,可用于心源性休克的治疗。低浓度的多巴胺可作用于D_1受体,舒张肾血管,使肾血流量和肾小球滤过率增加,而用于急性肾衰竭的治疗,故答D。②氯丙嗪配合物理降温可降低患者体温,用于低温麻醉。氯丙嗪、异丙嗪、哌替啶合用,可使患者深睡,体温、基础代谢率、组织耗氧量均降低,增强患者对缺氧的耐受力,减轻机体对伤害性刺激的反应,可使机体处于"人工冬眠"状态,故答B。

55. ABCDE　①氯丙嗪镇吐作用较强。小剂量可阻断延脑第四脑室底部的催吐化学感受区的D_2受体,对抗多巴胺受体激动剂阿扑吗啡引起的呕吐反应。大剂量可直接抑制呕吐中枢。但氯丙嗪对前庭刺激引起的呕吐无效。②氯丙嗪对下丘脑体温调节中枢有很强的抑制作用,可降低正常人体温。③氯丙嗪可阻断脑内D_2受体,增加催乳素的分泌,抑制促性腺激素和糖皮质激素的分泌。④氯丙嗪能增强苯二氮䓬类的中枢抑制效应,加强其催眠作用。

56. ABCDE　①氯丙嗪能显著缓解精神分裂症的阳性症状,如攻击、亢进、妄想、幻觉等,常用于Ⅰ型精神分裂症的治疗。对器质性精神病(如感染中毒性精神病、脑动脉硬化性精神病)也有效。②氯丙嗪对多种药物(如洋地黄、吗啡、四环素等)引起的呕吐具有显著的镇吐作用,对顽固性呃逆有显著疗效,但对前庭刺激所致的晕动症无效。

57. ABCDE　①氯丙嗪可阻断脑内D_2受体,增加催乳素的分泌。②长期大量服用氯丙嗪,可导致锥体外系反应,引起帕金森综合征、坐立不安、急性肌张力障碍,此外,还可引起迟发性运动障碍。

58. ABCDE　①碳酸锂为治疗躁狂症的常用药物,但不良反应较多。早期中毒症状包括厌食、恶心呕吐、腹痛等胃肠道反应。②B、C、D均属于晚期不良反应。碳酸锂很少引起下肢水肿、多尿等不良反应。

59. ABCDE　60. ABCDE　61. ABCDE　①氯丙嗪为吩噻嗪类抗精神病药,可阻断中脑-边缘通路和中脑-皮质通路中的多巴胺受体(D_1、D_2受体),常用于精神分裂症的治疗。②丙米嗪为三环类抗抑郁药,能阻断去甲肾上腺素(NA)、5-羟色胺(5-HT)在神经末梢的再摄取,从而使突触间隙的NA、5-HT浓度增高,促进突触传递。丙米嗪对心肌有奎尼丁样直接抑制作用,表现为心动过缓、血压降低、心脏传导阻滞、缺血性心律失常等。③碳酸锂常用于治疗躁狂症,其药理机制为抑制脑内去甲肾上腺素和多巴胺的释放,促进儿茶酚胺的再摄取,降低突触间隙 NA 的浓度。

62. ABCDE 63. ABCDE ①地西泮有较强的肌肉松弛作用,在小剂量可抑制脑干网状结构下行系统对 γ 神经元的易化作用;较大剂量可增强脊髓神经元的突触前抑制,抑制多突触反射,引起肌肉松弛。临床上常用于脑血管意外、脊髓损伤等引起的中枢性肌强直。②氯丙嗪具有较强的镇吐作用,大剂量可直接抑制呕吐中枢,对顽固性呃逆具有显著疗效。③异丙嗪常用于晕动病引起的呕吐。苯妥英钠具有抗癫痫、抗心律失常作用。乙琥胺为癫痫小发作的首选药。

64. ABCDE 哌替啶对新生儿呼吸的抑制作用极为敏感,因此产妇临产前 2~4 小时内不宜使用。

65. ABCDE ①吗啡主要用于急性严重创伤、烧伤、手术等引起的剧痛和晚期癌症疼痛。②吗啡可通过乳汁分泌,而抑制婴幼儿呼吸,故禁用于哺乳期妇女止痛。吗啡可对抗缩宫素对子宫的兴奋作用而延长产程,故禁用于分娩止痛。吗啡可抑制呼吸、缩小瞳孔,故禁用于颅脑外伤所致的疼痛。诊断未明的急腹症,不宜使用强镇痛剂吗啡,否则易掩盖病情,造成严重后果。

66. ABCDE ①吗啡可提高大小肠平滑肌张力,减弱推进性蠕动,抑制消化腺分泌,具有止泻作用。哌替啶也可提高肠道平滑肌的张力,但因作用时间短,故无止泻作用。②吗啡、哌替啶不会导致直立性低血压。吗啡和哌替啶均可作为镇痛剂使用,久用均可产生成瘾性,两者均可抑制呼吸。

67. ABCDE ①前列腺素(PG)是活性很强的炎症介质,具有扩张小血管、增强微血管通透性、致热、吸引中性粒细胞聚集等作用。②解热镇痛药的解热作用机制是抑制下丘脑环氧化酶(COX)活性,减少下丘脑 PG 的生物合成,使发热时升高的体温调定点恢复到正常水平,以增加散热的方式降低体温。

68. ABCDE ①在中枢神经系统,对乙酰氨基酚可抑制环氧化酶,从而阻断前列腺素的合成,产生解热镇痛作用,但在外周组织对环氧化酶没有明显作用。②A、B、C、D 均属于对乙酰氨基酚的适应证。

69. ABCDE ①非甾体抗炎药(NSAIDs)具有解热、镇痛、抗炎、抗风湿作用,其作用机制是抑制体内环氧化酶(COX)活性,而减少局部组织前列腺素的生物合成。②COX 有两种同工酶,即 COX-1 和 COX-2。COX-1 主要表达于胃黏膜,COX-2 产生的前列腺素主要见于炎症部位,导致炎症组织的肿、热、痛。非甾体抗炎药可抑制 COX-1,减少前列腺素的合成,导致急性胃炎等胃肠道不良反应。

70. ABCDE ①阿司匹林对 COX-1 和 COX-2 的抑制作用基本相当,具有解热镇痛抗炎作用,可用于治疗风湿性关节炎。低浓度的阿司匹林能使 COX 活性中心的丝氨酸乙酰化失活,不可逆地抑制血小板 COX,减少血小板中栓素 A_2(TXA$_2$)的生成,影响血小板的聚集及抗血栓形成,故答 C。②肝素为抗凝剂。布洛芬具有解热镇痛抗炎作用,可用于治疗风湿性关节炎,但无抗血栓形成作用。喷他佐辛、哌替啶为中枢性镇痛剂,也无抗血栓形成作用。

71. ABCDE ①选择性钙通道阻滞药分为 3 类:二氢吡啶类(硝苯地平、尼卡地平、尼群地平、氨氯地平、尼莫地平)、苯并噻氮䓬类(地尔硫䓬、克仑硫䓬)、苯烷胺类(维拉帕米、加洛帕米)。②普尼拉明、哌克昔林、氟桂利嗪均属于非选择性钙通道阻滞药。

72. ABCDE ①钙通道阻滞药(硝苯地平)可扩张外周血管,降低动脉压,有利于高血压的治疗。钙通道阻滞药可抑制钙离子进入心肌内,抑制心肌收缩,减少心肌氧耗;扩张冠状动脉,解除冠状动脉痉挛,有利于心绞痛的治疗。长期应用钙通道阻滞药,可使肺循环阻力下降,特别适合心源性哮喘的患者。钙通道阻滞药有排钠利尿作用,对肾脏具有保护作用。因此硝苯地平适用于高血压伴心绞痛、哮喘及肾功能不全者,故答 C。②卡托普利为血管紧张素转换酶抑制剂(ACEI),虽可降低血压,但不能控制心绞痛(2 版 8 年制《内科学》P290),故不答 A。普萘洛尔为非选择性 β 受体阻滞药,可阻断支气管平滑肌 $β_2$ 受体,引起支气管痉挛,因此哮喘患者不宜使用,故不答 B。氢氯噻嗪为噻嗪类利尿药,无抗心绞痛作用,故不答 D。哌唑嗪为 α 受体阻滞药,易引起直立性低血压,临床上少用。

73. ABCDE ①硝苯地平为钙通道阻滞药,可扩张血管,作为降压药物使用,但可出现面色潮红、头痛等

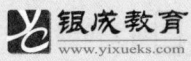 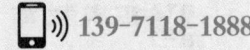

第八篇　药理学试题答案及详细解答

并发症。②A、B、D、E 均不会出现面色潮红、头痛等并发症。

74. **ABCDE**　①尼莫地平可选择性舒张脑血管平滑肌,对外周血管作用较小,是缺血性脑血管病(尤其是脑血管痉挛)的首选药,故答 E。②维拉帕米为不稳定型心绞痛的首选药。硝苯地平为高血压合并冠心病的首选药。地尔硫䓬为稳定型心绞痛的首选药。普尼拉明常用于心绞痛的防治。

75. **ABCDE**　①维拉帕米属于非二氢吡啶类钙通道阻滞药,可阻滞心肌细胞、平滑肌细胞的 L 型电压依赖性钙通道,抑制 Ca^{2+} 内流,具有广泛的药理作用,如抗心律失常、降低血压等。②维拉帕米可使心肌细胞内 Ca^{2+} 量减少,导致心肌收缩力减弱,心率减慢。能够抑制血管紧张素转换酶活性的是 ACEI,而不是维拉帕米。能够抑制远曲小管近端 Na^+-Cl^- 共转运子的是氢氯噻嗪,而不是维拉帕米。

76. **ABCDE**　①变异型心绞痛多由冠状动脉痉挛引起,硝苯地平的冠状动脉扩张作用明显,其疗效最佳。②胺碘酮为Ⅲ类抗心律失常药。ACEI 为血管紧张素转换酶抑制剂,特别适合高血压合并糖尿病、肾功能轻度损害的治疗。利多卡因为Ⅰb类抗心律失常药。普萘洛尔为β受体阻滞剂。

77. **ABCDE**　①稳定型心绞痛多为冠状动脉粥样硬化所致,钙通道阻滞药可舒张冠状动脉,减慢心率,降低血压而发挥治疗效果,所有钙通道阻滞药均可使用。地尔硫䓬可选择性扩张冠状动脉,而扩张外周血管作用较弱,因此为稳定型心绞痛的首选药,答案为 D。②硝苯地平扩张外周血管作用较强,特别适合高血压伴冠心病患者。尼莫地平特别适合冠心病伴脑血管病患者。

78. **ABCDE**　①普罗帕酮属于Ⅰc类抗心律失常药。②奎尼丁为Ⅰa类抗心律失常药,利多卡因为Ⅰb类抗心律失常药,胺碘酮为Ⅲ类抗心律失常药,维拉帕米为Ⅳ类抗心律失常药。

79. **ABCDE**　①利多卡因为Ⅰb类抗心律失常药,可抑制动作电位 2 期少量钠内流,缩短浦肯野纤维、心室肌的动作电位时程,延长有效不应期,常用于室性心律失常的治疗,对房性心律失常(如心房颤动)疗效差。②强心苷常用于心房颤动所致的心力衰竭。奎尼丁为广谱抗心律失常药,适用于心房颤动、心房扑动、室上性心动过速和室性心动过速等。维拉帕米可降低窦房结自律性,减慢房室传导,对室上性心律失常效果好。普萘洛尔为β受体阻断药,可减慢心房颤动患者的心率,降低氧耗。

80. **ABCDE**　①心室肌细胞动作电位由 0、1、2、3、4 期构成,动作电位时程(APD)主要由 2 期(平台期)的长短决定,而 2 期主要由 Ca^{2+} 内流、K^+ 外流及少量 Na^+ 负载形成。胺碘酮可阻滞 K^+、Na^+ 通道,减少 K^+ 外流和 Na^+ 负载,使心室肌细胞 2 期延长,从而延长 APD。因动作电位 2 期的离子机制主要由 Ca^{2+} 内流及 K^+ 外流形成,而 Na^+ 负载所起作用较小,故答 E 而不是 A。②胺碘酮也可轻度阻滞 Ca^{2+} 内流,此生理作用主要与降低窦房结自律性及减慢房室传导有关,故不答 B。胺碘酮不能阻止 Mg^{2+}、Cl^- 通道,故不答 C、D。

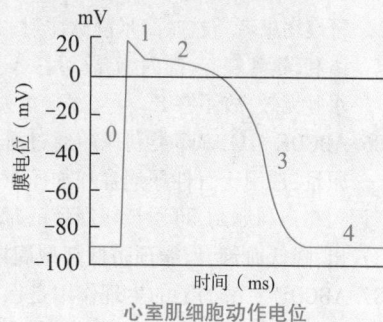
心室肌细胞动作电位

81. **ABCDE**　①胺碘酮对心脏多种离子通道(如 I_{Na}、I_{Ca-L}、I_K、I_{K1}、I_{to})均有抑制作用,可降低窦房结、浦肯野纤维的自律性和传导性,明显延长动作电位时程和有效不应期。②胺碘酮可非竞争性抑制α、β肾上腺素能受体,扩张血管平滑肌,扩张冠状动脉,增加冠状动脉流量,减少心肌耗氧量。

82. **ABCDE**　①维拉帕米的不良反应包括便秘、腹胀、头痛、瘙痒等。②硝苯地平的不良反应包括面部潮红、心悸、窦性心动过速、恶心呕吐、口干、头痛等。氯沙坦不良反应较少,偶有眩晕等。普萘洛尔的不良反应为窦性心动过缓、房室传导阻滞、诱发心力衰竭和支气管哮喘等。卡托普利不良反应包括咳嗽、皮疹、嗜酸性粒细胞增多、味觉异常等。

83. **ABCDE**　①普萘洛尔为非选择性β受体阻滞剂,可使心率减慢,心肌收缩力和心输出量降低,冠状动脉血流量下降,心肌耗氧量明显减少,对高血压患者可使其血压降低,因此可用于心律失常、高血压、心绞痛的治疗。②可乐定为中枢性降压药。利多卡因为抗室性心律失常药。硝酸甘油为常用的抗心绞痛药。氢氯噻嗪为利尿药,可用于轻、中度高血压的治疗。

84. **ABCDE** ①呋塞米主要作用于髓袢升支粗段,抑制 Na^+-K^+-Cl^- 共转运子,抑制 NaCl 的重吸收,而起利尿作用。②螺内酯为醛固酮的竞争性拮抗药,主要作用于远曲小管。氨苯蝶啶主要作用于远曲小管和集合管,通过阻滞管腔 Na^+ 通道而减少 Na^+ 的重吸收。甘露醇为渗透性利尿药,主要作用于近曲小管、髓袢升支、远曲小管,使水的重吸收减少。氢氯噻嗪主要作用是抑制远曲小管 Na^+-Cl^- 共转运子,抑制 NaCl 的重吸收。常见利尿药的作用部位如图所示。

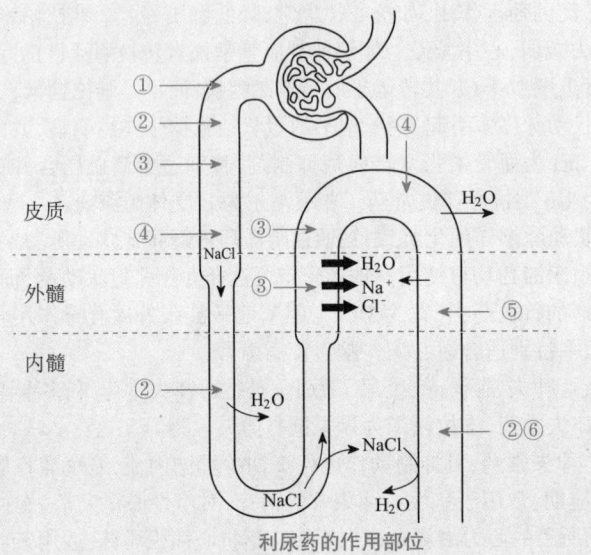

利尿药的作用部位

85. **ABCDE** ①呋塞米属于袢利尿药,静脉注射后能迅速扩张容量血管,使回心血量减少,缓解肺水肿。急性肾衰竭时,呋塞米可增加尿量和 K^+ 的排出,冲洗肾小管,减少肾小管的萎缩坏死。因此心力衰竭合并肾衰竭患者首选呋塞米静脉注射。②肾衰竭患者常合并高钾血症,因此不宜使用保钾型利尿药,如阿米洛利、氨苯蝶啶、螺内酯,故不答 A、B、D。噻嗪类利尿药(氢氯噻嗪)对慢性心力衰竭急性发作、急性肺水肿无效,故不答 E。

86. **ABCDE** ①噻嗪类利尿药通过排 Na^+ 使血浆渗透压降低而减轻尿崩症患者的口渴感,从而明显减少尿量,常用于肾性尿崩症和加压素治疗无效的垂体性尿崩症。B、C、D、E 均无抗尿崩症作用。②氢氯噻嗪为利尿药,可用于尿崩症的治疗。这种与药理作用相反的适应证还有:乙酰唑胺可增加尿钾排出,降低血钾,但能预防低钾型周期性瘫痪的发作,请一并记忆。

87. **ABCDE** 醛固酮的生理作用是保水保钠排钾,醛固酮减少可导致排钾减少而形成高钾血症。血管紧张素转换酶抑制剂(ACEI)可抑制交感-肾素-血管紧张素-醛固酮系统,导致醛固酮减少,从而引起高钾血症。螺内酯属于保钾型利尿药,因此长期使用 ACEI 和螺内酯,可导致血钾升高。

88. **ABCDE** ①解答此类试题,首先应牢记一些常考的正常值:血钙 2.25~2.58mmol/L,血钾 3.5~5.5mmol/L,血肌酐 76~88.4μmol/L,血低密度脂蛋白≤3.12mmol/L,血糖 3.9~6.0mmol/L。对照题干可知,患者合并有高钙血症,血肌酐高于正常值上限,其他均正常。因此患者"不宜使用噻嗪类利尿药降压的主要原因"肯定与高钙血症有关,故可首先排除 B、C、D。②噻嗪类利尿药可促进远曲小管由甲状旁腺激素(PTH)调节的钙重吸收,减少尿液中 Ca^{2+} 浓度,导致高钙血症,因此对于高钙血症患者不宜使用,答案为 A。E 说法本身是错误的,故不选 E。

89. **ABCDE**   90. **ABCDE** ①噻嗪类利尿药(氢氯噻嗪)主要以有机酸的形式从肾小管分泌,可与尿酸的分泌产生竞争,从而使尿酸的分泌速率降低,故高尿酸导致的痛风患者不宜选用氢氯噻嗪。②β 受体包括心脏的 $β_1$ 受体和支气管平滑肌的 $β_2$ 受体等,因此支气管哮喘患者禁用 β 受体阻断药(美托洛

第八篇　药理学试题答案及详细解答

尔),以免支气管平滑肌痉挛加重病情,答案为 E。③厄贝沙坦为血管紧张素Ⅱ受体拮抗药。硝苯地平为钙通道阻滞剂。福辛普利为血管紧张素受体拮抗药。

91. ABCDE　①螺内酯利尿作用弱,起效缓慢而持久。服药后1天起效,2~4天达最大效应。而脑外伤、颅内压增高患者为急诊,需迅速降低颅内压,此种情况下,不宜选用螺内酯。②呋塞米、布美他尼、依他尼酸,均属于袢利尿药,能迅速消除脑水肿,可以选用。甘露醇为降低颅内高压的首选药。

92. ABCDE　长期使用螺内酯,可出现性激素样副作用,表现为男子乳房女性化和性功能障碍、妇女多毛症等。A、C、D、E均无此副作用。

93. ABCDE　①甘露醇静脉注射后,不易从毛细血管渗入组织,能迅速提高血浆渗透压,使组织间液向血浆转移而产生组织脱水作用,可迅速降低颅内压,是治疗脑水肿、降低颅内压的首选药物。②螺内酯、氢氯噻嗪因起效慢,作用弱,不宜用于脑水肿的治疗。呋塞米虽可用于脑水肿的治疗,但效果不如甘露醇,不作为首选药物。

94. ABCDE　甘露醇静脉滴注后,可通过肾小球滤过,但不易被肾小管重吸收,使水在髓袢升支和近曲小管的重吸收减少,肾排水增加,产生渗透性利尿。

95. ABCDE　①各类利尿药都有降压作用。用药初期,利尿药通过减少细胞外液容量及心输出量而降低血压。②长期用药时,心输出量逐渐恢复到给药前水平而降压作用仍能维持,但细胞外液容量仍有一定程度的减少。利尿药长期使用后可降低血管阻力,其可能机制是持续地降低体内 Na^+ 浓度及降低细胞外液容量。

96. ABCDE　①钙通道阻滞药分为二氢吡啶类和非二氢吡啶类,维拉帕米属于非二氢吡啶类钙通道阻滞药。②氨氯地平、硝苯地平、非洛地平均属于二氢吡啶类钙通道阻滞药。吲达帕胺为非噻嗪类利尿药。

97. ABCDE　①卡托普利为血管紧张素转化酶抑制药(ACEI)。②酚妥拉明为非选择性α受体阻断药。硝酸甘油、肼屈嗪、硝酸异山梨酯均为扩血管药。

98. ABCDE　①血管紧张素转化酶抑制药(ACEI)可抑制交感-肾素-血管紧张素-醛固酮系统,扩张血管而降压;还可改善和延缓心室重塑,减少纤维化,故适合于高血压伴左心室肥厚的患者。②ACEI可使主动脉瓣狭窄患者冠状动脉灌注减少,故禁用于高血压伴主动脉瓣狭窄。③ACEI可引起妊娠妇女胎儿畸形、发育不良,甚至死胎,应禁用。④交感-肾素-血管紧张素-醛固酮系统是一个调节轴,ACEI可抑制血管紧张素Ⅱ的合成,使醛固酮生成减少,从而使排钾减少,引起血钾增高,故 ACEI 禁用于高血压伴高钾血症者。⑤对于双侧肾动脉狭窄者,若使用 ACEI,将减少血管紧张素Ⅱ的合成,使肾灌注压降低,导致肾小球滤过率降低,故禁用。

99. ABCDE　100. ABCDE　①醛固酮的作用是保水保钠排钾。卡托普利为 ACEI,可抑制交感-肾素-血管紧张素-醛固酮系统,而使醛固酮生成减少。醛固酮减少,将导致排钾减少,从而引起高钾血症,答案为 A。②肝素为抗凝剂,使用过量将导致凝血障碍,因此使用时必须监测出凝血时间,答案为 C。

101. ABCDE　102. ABCDE　①美托洛尔为β受体阻断药,可引起支气管痉挛,故高血压伴支气管哮喘患者禁用美托洛尔。②螺内酯为保钾性利尿药,故禁用于高钾血症患者。氢氯噻嗪为排钾性利尿药,故适用于高钾血症患者。③氨氯地平、维拉帕米为钙通道阻滞药,可用于支气管哮喘、高钾血症患者。

103. ABCDE　104. ABCDE　①交感-肾素-血管紧张素-醛固酮系统是一个调节轴,血管紧张素转化酶抑制药(ACEI)可减少血管紧张素的合成。血管紧张素Ⅱ对入球小动脉和出球小动脉均有收缩作用,但由于出球小动脉对血管紧张素Ⅱ的敏感性大于入球小动脉,因此血管紧张素Ⅱ对出球小动脉的收缩作用大于入球小动脉,从而维持肾灌注压。可见,血管紧张素Ⅱ在肾灌注的维持中起重要作用。若双侧肾动脉狭窄患者使用 ACEI,将使血管紧张素Ⅱ的合成减少,使肾灌注压降低,导致肾小球滤过率降低,故 ACEI(贝那普利)禁用于双侧肾动脉狭窄。②氢氯噻嗪主要以有机酸的形式从肾小管分泌,可与尿酸的分泌产生竞争,从而使尿酸的分泌速率降低,故高尿酸导致的痛风患者不宜选用氢氯噻嗪。

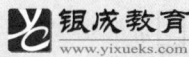

105. **ABCDE** 氯沙坦为选择性血管紧张素Ⅱ受体（AT_1受体）阻断药。A、B、C、D均属于钙通道阻滞药。

106. **ABCDE** 氯沙坦为选择性血管紧张素Ⅱ受体（AT_1受体）阻断药，因此通过测定其抗AT_1受体的活性，可观察氯沙坦的药理作用。

107. **ABCDE** ①卡托普利属于血管紧张素转化酶抑制药（ACEI），其抗心力衰竭的机制，当然是减少血管紧张素Ⅱ的生成。②ACEI可抑制交感活性，因此去甲肾上腺素的分泌应减少。③ACEI可抑制缓激肽的降解，使具有血管扩张作用的前列腺素生成增多。④ACEI不能拮抗钙离子的作用，能够拮抗钙离子的是钙通道阻滞药。⑤ACEI可抑制交感活性，不可能增加心肌耗氧量。

108. **ABCDE** ①卡托普利属于ACEI，能缓解慢性心力衰竭的症状，逆转左心室肥厚，防止心室重构，降低心力衰竭患者的病死率，改善预后。②强心苷可增强心肌收缩力，显著改善心力衰竭患者的短期症状，但不能降低远期死亡率。哌唑嗪为α_1受体阻断药，不用于慢性心力衰竭的治疗。硝酸甘油主要用于心绞痛的治疗。酚妥拉明为非选择性α受体阻断药，主要用于外周血管痉挛性疾病的治疗。

109. **ABCDE** ①强心苷可增强心肌收缩力，显著改善心力衰竭患者的短期症状，对先天性心脏病所致的慢性心力衰竭疗效较好。②甲状腺毒症心脏病、维生素B_1缺乏所致的心力衰竭，均属于高排量心力衰竭，并不是心肌收缩减弱所致，故强心苷的效果不好。严重二尖瓣狭窄患者，血液从左心房进入左心室受阻，导致左心室容量减少，所致的心力衰竭并不是左心室收缩障碍引起，故禁用强心苷。缩窄性心包炎为舒张性心力衰竭，不宜使用强心苷。

110. **ABCDE** ①洋地黄（强心苷）治疗心房颤动的目的主要是减慢快速的心室率。洋地黄主要是通过兴奋迷走神经或对房室结的抑制作用，而减慢房室传导、增加房室结中隐匿性传导、减慢心室率、增加心输出量，从而改善循环障碍，多数患者并不能转复为窦性心律，答案为B，而不是C，很多医考参考书将答案错为C。请注意，洋地黄抑制的是房室结而不是窦房结，延长的是房室结的不应期，而不是心房肌的不应期（C、E错）。②缩短心房有效不应期的药物可能使心房肌的兴奋性增高，对于心房颤动的治疗是不利的，因此可排除A。洋地黄并不能直接抑制心房颤动，故不答D。

111. **ABCDE** 强心苷中毒最常见和最早出现的心律失常是室性期前收缩，约占心脏毒性发生率的1/3，也可发生二联律、三联律，甚至心室颤动等，答案为C。

112. **ABCDE** ①患者长期使用地高辛后出现频发室性期前收缩、短阵室性心动过速，应考虑洋地黄中毒。为明确病因，应行血清地高辛浓度测定。②凝血时间测定常用于监测华法林的使用是否过量。D-二聚体测定常用于监测是否纤溶亢进。血浆脑钠肽测定常用于诊断心力衰竭。心肌坏死标志物测定常用于诊断急性心肌梗死。

113. **ABCDE** ①急性左心衰竭合并房颤急性发作是强心苷的绝佳适应证，故答B。②A、C、D、E均属于抗心律失常药物，对急性左心衰竭的治疗无效。

114. **ABCDE** 美托洛尔为β_1受体阻断剂，可抑制心肌细胞β_1受体，降低心肌收缩力。

115. **ABCDE** HMG-CoA（羟甲基戊二酸单酰CoA）还原酶为胆固醇合成的关键酶，因此HMG-CoA还原酶抑制药的药理作用为阻断HMG-CoA转化为甲羟戊酸。

$2\times乙酰CoA \longrightarrow 乙酰乙酰CoA \xrightarrow{HMG-CoA合成酶} HMG-CoA \xrightarrow{HMG-CoA还原酶} 甲羟戊酸 \longrightarrow 鲨烯 \longrightarrow 胆固醇$

116. **ABCDE** 硝酸甘油为一氧化氮（NO）的供体。硝酸甘油在平滑肌细胞内经谷胱甘肽转移酶的催化释放出NO。NO属于内源性血管内皮舒张因子，可舒张血管平滑肌，扩张冠状动脉而抗心绞痛。此外，硝酸甘油还可通过产生NO而抑制血小板聚集、黏附，也有利于冠心病的治疗。

117. **ABCDE** ①硝酸甘油可扩张静脉血管，减少回心血量，降低心脏前负荷，减小心室内压，降低心室壁张力，降低心肌氧耗量（心肌耗氧量）。②硝酸甘油可选择性扩张较大的心外膜血管，增加缺血区血液灌注。③硝酸甘油可降低左心室充盈压，增加内膜供血。④硝酸甘油不能降低交感神经活性，具有此作用的药物是血管紧张素转化酶抑制药（ACEI），故答E。

第八篇　药理学试题答案及详细解答

118. **ABCDE**　普萘洛尔为β受体阻断药,与硝酸酯类合用治疗心绞痛时,能协同降低心肌耗氧量；同时普萘洛尔能对抗硝酸酯类所引起的反射性心率加快和心肌收缩力增强,硝酸酯类可缩小普萘洛尔所致的心室前负荷增大、心室射血时间延长。

119. **ABCDE**　硝酸甘油和普萘洛尔抗心肌缺血的机制包括：①普萘洛尔可对抗硝酸甘油所引起的反射性心率加快和心肌收缩力增强；②硝酸甘油可对抗普萘洛尔所致的心室容积增加和心室射血时间延长,故答 E；③普萘洛尔可减慢心率,降低心肌耗氧,减少心脏做功。

120. **ABCDE**　①患者心前区疼痛,心电图示 ST 段抬高,冠状动脉痉挛,应诊断为变异型心绞痛。②硝苯地平为钙通道阻滞药,具有强大的扩张冠状动脉的作用,可增加心肌供血,变异型心绞痛是其最佳适应证。③A 为硝酸甘油治疗心绞痛的药理机制。C、D 为β受体阻断药治疗心绞痛的药理机制。E 为血管紧张素转化酶抑制药治疗冠心病的药理机制。

121. **ABCDE**　①横纹肌溶解症为辛伐他汀的严重不良反应,常表现为肌痛、肌无力、肌酸激酶升高等。肌酸激酶(CK)以骨骼肌、心肌含量最多,正常值为 15～163U/L(女)。患者血清肌钙蛋白正常,CK 显著增高,应排除心肌损害,而诊断为横纹肌溶解症。②糖尿病足常见于糖尿病病史 10 年以上的患者,多缓慢起病,病程迁延,故不答 A。主动脉夹层常表现为突发胸骨后剧烈疼痛,血压增高,故不答 B。患者双侧足背动脉搏动一致,故不答 C。题干所述与腰椎间盘突出症无关,故不答 E。

122. **ABCDE**　①他汀类降脂药物可使胆固醇合成减少,引起细胞膜通透性增加,导致横纹肌溶解症,表现为乏力、肌痛、血红蛋白尿、肌酸激酶显著升高,故答 C。肌酸激酶正常值 38～174U/L(男)。②A、B、D、E 均不会导致横纹肌溶解症。参阅 10 版《药理学》P252。

123. **ABCDE**　①肝素的抗凝作用主要通过增强抗凝血酶Ⅲ的活性,加速因子Ⅱa、Ⅸa、Ⅹa、Ⅺa、Ⅻa 的灭活。肝素在体内、体外均有强大的抗凝作用。②阿司匹林为抗血小板药,链激酶为纤维蛋白溶解药,右旋糖酐为血容量扩充药,三者均不属于抗凝药,故不答 B、D、E。③香豆素类为口服抗凝药,为维生素 K 拮抗剂,通过抑制维生素 K 依赖性凝血因子Ⅱ、Ⅶ、Ⅸ、Ⅹ的合成而起抗凝作用,因此只能体内抗凝,无体外抗凝作用,故不答 C。

124. **ABCDE**　①肝素与抗凝血酶Ⅲ(ATⅢ)结合后,可使后者的抗凝活性增强 2000 倍。ATⅢ是凝血酶及 FⅨa、Ⅹa、Ⅺa、Ⅻa 的抑制剂。②阻碍凝血因子Ⅱ、Ⅶ、Ⅸ、Ⅹ的合成为香豆素类的抗凝血机制。抑制血小板聚集为阿司匹林的作用机制。降低血中钙离子浓度为枸橼酸钠的抗凝机制。促进纤维蛋白溶解为尿激酶、链激酶的作用机制。

125. **ABCDE**　①抗凝血酶Ⅲ是凝血酶及 FⅨa、Ⅹa、Ⅺa、Ⅻa 的抑制剂,可封闭凝血因子的活性中心。②抑制前列腺素(PG)合成是解热镇痛药的作用机制。抑制血小板聚集、抑制 TXA_2 形成为阿司匹林的作用机制。增加纤维蛋白溶解为尿激酶、链激酶的作用机制。

126. **ABCDE**　①甲苯磺丁脲、奎尼丁、羟基保泰松可与香豆素类竞争性结合血浆蛋白,故可加强后者的抗凝血作用。②阿司匹林为血小板抑制药,可与香豆素类产生协同作用。③口服避孕药可加速香豆素类的代谢,降低其抗凝作用(D 对)。

127. **ABCDE**　西咪替丁属于肝药酶抑制药,可使香豆素类抗凝作用加强。A、B、C 均属于肝药酶诱导药,可加速香豆素类代谢,降低其抗凝作用。E 既不是肝药酶抑制药也不是诱导药。参阅北京大学医学出版社第 3 版《药理学》P263。超教材内容。

128. **ABCDE**　链激酶为纤维蛋白溶解药,其溶解血栓的机制是与内源性纤维蛋白溶解原结合成复合物,并促使纤维蛋白溶酶原转变为纤溶酶,纤溶酶迅速水解血栓中的纤维蛋白,导致血栓溶解。

129. **ABCDE**　130. **ABCDE**　①华法林的结构式与维生素 K 相似,在体内可阻断维生素 K 依赖性凝血因子Ⅱ、Ⅶ、Ⅸ、Ⅹ的合成,造成凝血障碍,故常用于预防心房颤动患者血栓形成。②环丙沙星为氟喹诺酮类药物,可用于革兰氏阴性杆菌所致的呼吸道、泌尿生殖道、消化道感染。③阿托品常用于缓解胃肠痉挛痛。普萘洛尔常用于室上性心律失常的治疗。乙胺丁醇为抗结核药物。

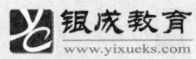　871　139-71118-1888

131. ABCDE　①叶酸主要用于治疗巨幼细胞贫血。②地中海贫血为遗传疾病，不能治愈。缺铁性贫血首选口服硫酸亚铁治疗。溶血性贫血应行病因治疗。

132. ABCDE　氯苯那敏为第一代 H_1 受体阻断药，可引起严重的嗜睡、困倦、口干等副作用。A、B、C、D均属于第二代 H_1 受体阻断药，无嗜睡等副作用。

133. ABCDE　134. ABCDE　①雷贝拉唑为质子泵抑制剂，可抑制胃酸分泌。②雷尼替丁为 H_2 受体阻断药，也可抑制胃酸分泌。③现已淘汰的氢氧化铝凝胶为胃酸中和药。硫糖铝、枸橼酸铋钾、米索前列醇是胃黏膜保护药。丙谷胺可阻断胃泌素受体。

135. ABCDE　①沙丁胺醇为选择性 $β_2$ 受体激动剂，可舒张支气管，主要用于支气管哮喘急性发作的治疗。②茶碱为茶碱类支气管扩张药。肾上腺素为 α+β 受体激动剂，可用于控制支气管哮喘的急性发作，但由于不良反应太大，临床上少用。色甘酸钠为肥大细胞膜稳定剂，为抗过敏平喘药。异丙肾上腺素既可激动 $β_1$ 受体，也可激动 $β_2$ 受体，故不答 E。

136. ABCDE　①氨茶碱可增强心肌收缩力，增加心输出量，低剂量一般不加快心率。参阅 17 版《新编药理学》P447。②B、C、D、E 均无强心作用。

137. ABCDE　①奥美拉唑可抑制胃壁细胞分泌胃酸的关键酶 H^+-K^+-ATP 酶，从而减少胃酸分泌，常用于消化性溃疡的治疗。②乳酸脱氢酶常用于反映心肌受损情况。Na^+-K^+-ATP 酶常用于维持细胞内、外离子的浓度差。HMG-CoA 还原酶为胆固醇合成的关键酶。葡萄糖-6-磷酸酶为催化糖异生的关键酶。

138. ABCDE　①奥美拉唑为胃壁细胞质子泵抑制剂。②哌仑西平为 M 胆碱受体阻断药。氢氧化镁为抗酸药。枸橼酸铋钾是胃黏膜保护药。雷尼替丁为 H_2 受体阻断药。

139. ABCDE　①奥美拉唑属于 H^+-K^+-ATP 酶(质子泵)抑制药，口服后经血液进入壁细胞，并在分泌小管中聚集。在分泌小管的酸性环境下转化为有活性的次磺酸和亚磺酰胺，后者与 H^+-K^+-ATP 酶的巯基以共价键结合，使之失活，从而不可逆地抑制 H^+-K^+-ATP 酶，导致胃酸分泌减少，常用于消化性溃疡的治疗。参阅北京大学医学出版社 3 版《药理学》P287。②A、B、C 均属于可逆性抑制，故不答A、B、C。D 为不规范名称。

140. ABCDE　奥美拉唑可抑制胃壁细胞质子泵，从而抑制胃酸分泌，其抑酸作用强大而持久，是目前抑酸作用最强、疗效最好的制酸剂，主要用于治疗消化性溃疡、反流性食管炎、幽门螺杆菌感染。

141. ABCDE　①奥美拉唑为质子泵(H^+-K^+-ATP 酶)抑制药，可抑制胃酸分泌，且其抑酸作用最强，是目前治疗反流性食管炎效果最好的药物。②苯海拉明、异丙嗪均为 H_1 受体阻断药，主要用于治疗皮肤变态反应性疾病。肾上腺皮质激素药理作用广泛。雷尼替丁为 H_2 受体阻断药，也可抑制胃酸分泌，但抑酸作用较弱，常用于轻、中度反流性食管炎的治疗。

142. ABCDE　①糖皮质激素具有强大的抗炎作用，能抑制多种原因(如物理性、化学性、免疫性及病原生物性等)所引起的炎症反应(A 对)。②能抑制机体的免疫反应，降低机体的防御功能。③糖皮质激素能加速组织蛋白质分解代谢，用药后可引起肌肉消瘦、骨质疏松、皮肤变薄，不利于创口愈合。④糖皮质激素可抑制免疫系统功能，导致病原菌在体内生长繁殖不受限制，使感染扩散。

143. ABCDE　①糖皮质激素能加速组织蛋白质分解代谢，用药后可引起肌肉消瘦、骨质疏松，故答案为 D。②急性粟粒性肺结核中毒症状严重，在有效抗结核治疗的同时，早期、短程应用糖皮质激素，可减轻中毒反应，有利于争取时间，进行抢救。③由免疫性因素导致的血小板减少症，应用糖皮质激素疗效较好。④中毒性休克患者，在有效抗菌药物治疗下，可早期、短时间突击使用大剂量糖皮质激素。⑤脑(腺)垂体前叶功能减退，可给予糖皮质激素进行替代治疗。

144. ABCDE　①大剂量糖皮质激素具有抗休克作用，常用于重度感染性休克的治疗。②糖皮质激素可导致血糖增高，故糖尿病患者不宜使用。糖皮质激素可刺激胃酸、胃蛋白酶的分泌，降低胃黏膜抵抗力，诱发消化性溃疡，故不答 B。长期大量使用糖皮质激素，可造成骨质疏松，故不答 C。糖皮质激素可诱发感染,或使体内潜在的水痘感染病灶扩散,故水痘患儿不宜使用。

145. **ABCDE** ①地塞米松属于糖皮质激素,能刺激骨髓造血,使红细胞、血红蛋白含量增加,大剂量可使血小板增多。②地塞米松可抑制环氧化酶2(COX-2)的表达,从而阻断相关炎性介质的产生,发挥抗炎作用。③地塞米松可稳定溶酶体膜,减少心肌抑制因子(MDF)的形成。④在炎症后期,地塞米松可通过抑制毛细血管和成纤维细胞的增生,抑制胶原蛋白、黏多糖的合成及肉芽组织的增生,防止粘连。⑤地塞米松不能中和细菌毒素或使毒素灭活,但可提高机体对细菌内毒素的耐受力,故答D。

146. **ABCDE** 糖皮质激素用于感染性休克治疗的作用机制:①抑制某些炎症细胞因子的产生,减轻全身炎症反应综合征及组织损伤,改善休克状态;②稳定溶酶体膜,减少心肌抑制因子的形成;③扩张痉挛收缩的血管,兴奋心脏,增强心脏收缩力;④提高机体对细菌内毒素的耐受力。糖皮质激素并不能中和细菌外毒素。

147. **ABCDE** 148. **ABCDE** ①糖皮质激素可提高中枢神经的兴奋性,有些患者因大量长期应用,可引起欣快、激动、失眠,偶可诱发精神失常、躁狂。B、C、D、E均不会导致患者精神失常。②糖皮质激素对有些组织细胞虽无直接活性,但可给其他激素发挥作用创造有利条件,称为允许作用。如糖皮质激素可增强儿茶酚胺的血管收缩作用而升高血压,故答A。

149. **ABCDE** 150. **ABCDE** ①丙硫氧嘧啶可抑制甲状腺过氧化物酶,进而抑制酪氨酸的碘化及偶联,阻断甲状腺激素的生物合成,常用于甲状腺功能亢进症的治疗。②酚苄明为非选择性α受体阻断药。③放射性碘主要通过破坏甲状腺组织来治疗甲状腺功能亢进症。左旋甲状腺素钠通过补充生理量的甲状腺素来治疗甲状腺功能减退症。溴隐亭为D_2受体强激动药,常用于治疗催乳素瘤。

151. **ABCDE** ①磺酰脲类药物为口服降糖药,主要是通过促进胰岛B细胞释放胰岛素而降低血糖。当该类药物与胰岛B细胞膜上磺酰脲受体结合后,可阻滞与受体偶联的ATP敏感性钾通道而阻滞钾外流,致使细胞膜去极化,增强电压依赖性钙通道开放,促进胞外钙内流,胞内游离钙浓度增加后,触发胰岛素的释放。②磺酰脲类药物可通过降低血糖而间接影响血清胰高血糖素水平。③磺酰脲类药物能促进抗利尿激素的分泌,故可用于治疗尿崩症。

152. **ABCDE** ①由于磺酰脲类药物的降糖机制主要是促进胰岛残存的B细胞释放胰岛素,因此其降糖作用的前提是胰岛B细胞功能尚存。研究表明,至少要有1/3的B细胞残存,磺酰脲类药物才能发挥降血糖作用,因此磺酰脲类药物主要适用于胰岛功能尚存的非胰岛素依赖型糖尿病的治疗。②A、C、D、E均属于胰岛素治疗的适应证。

153. **ABCDE** ①钩端螺旋体对青霉素极其敏感,钩端螺旋体病的治疗首选青霉素。②青霉素对立克次体、衣原体、支原体、真菌等均不敏感。立克次体、衣原体感染的治疗首选四环素。支原体感染的治疗首选大环内酯类。真菌感染的治疗可以选用酮康唑、氟康唑等。

154. **ABCDE** ①青霉素属于β-内酰胺类抗生素,可作用于细菌菌体青霉素结合蛋白,抑制细菌细胞壁肽聚糖的合成,使菌体失去渗透屏障而膨胀、裂解,同时借助细菌的自溶酶溶解而产生抗菌作用。②氨基糖苷类抗生素可干扰菌蛋白质合成。磺胺类的抗菌机制是抑制细菌核酸合成代谢。

155. **ABCDE** 156. **ABCDE** ①β-内酰胺类抗生素可作用于细菌菌体青霉素结合蛋白,抑制细菌细胞壁的合成而产生抗菌作用。②喹诺酮类抗生素可抑制DNA螺旋酶,从而干扰细菌DNA的合成而发挥抗菌作用。③氨基糖苷类抗生素的作用机制是抑制细菌蛋白质的合成。

157. **ABCDE** ①变态反应(过敏)是青霉素最常见的不良反应,发生率为3%~10%。②青霉素无肝、肾毒性,故不答A、D。听力减退为链霉素的常见不良反应。胃肠道反应为喹诺酮类的常见副作用。

158. **ABCDE** ①第三代头孢菌素对β-内酰胺酶有较高的稳定性,故答C。②第三代头孢菌素对G^+菌的作用不及第一、二代,但对G^-菌有较强的作用。第三代头孢菌素基本没有肾脏毒性。第三代头孢菌素对组织的穿透力强,能渗入各种组织,故在体内作用时间长,分布较广。

159. **ABCDE** ①大肠埃希菌为G^-菌。头孢曲松为第三代头孢菌素,对G^-敏感,因此本例应首选头孢曲松。②青霉素、红霉素、林可霉素均对 G^+ 菌敏感,对 G^- 菌不敏感。灰黄霉素为抗真菌药。

160. ABCDE　对军团菌、支原体、衣原体均敏感的抗生素为大环内酯类。

161. ABCDE　军团菌感染首选红霉素,答案为 B。可采用同音记忆法记忆为:支-援-红-军-送-白-糖(支原体和军团菌首选红霉素,克雷伯杆菌首选氨基糖苷类)。

162. ABCDE　163. ABCDE　①红霉素对 G^+ 敏感,抗菌作用强,如肺炎链球菌、金黄色葡萄球菌感染,均可选用红霉素。②阿米卡星为氨基糖苷类抗生素,对肠道 G^- 杆菌敏感。③真菌感染的治疗可以选用酮康唑、氟康唑等。结核分枝杆菌感染可以选用异烟肼、利福平、链霉素等。

164. ABCDE　165. ABCDE　①阿昔洛韦为抗病毒药,具有抗 DNA 病毒的作用。②克林霉素对需氧 G^+ 菌高度敏感,对金黄色葡萄球菌引起的骨与关节感染为首选药。③对铜绿假单胞菌最敏感的氨基糖苷类是妥布霉素,对其最敏感的喹诺酮类抗生素是环丙沙星。支原体肺炎的首选药物是红霉素。对念珠菌有强大抗菌作用的是氟康唑。

166. ABCDE　①氨基糖苷类抗生素的抗菌机制主要是抑制细菌蛋白质的合成,还能破坏细菌胞质膜的完整性。②青霉素的抗菌机制是抑制细菌细胞壁合成。喹诺酮类的抗菌机制是抑制细菌 DNA 的合成。

167. ABCDE　链霉素的抗菌机制是与细菌核糖体小亚基结合,致读码错误,抑制翻译起始。红霉素的抗菌机制是与细菌核糖体大亚基结合,抑制转肽酶,阻断翻译延长过程,答案为 C。

168. ABCDE　氨基糖苷类抗生素主要不良反应包括耳毒性、肾毒性、神经肌肉麻痹、过敏反应。

169. ABCDE　①链霉素属于氨基糖苷类抗生素,听神经损害为其典型不良反应。②灰婴综合征为氯霉素的典型不良反应。高尿酸血症为噻嗪类利尿剂的典型不良反应。肝功能损害为多种药物的不良反应。眼球突出为原发性甲状腺功能亢进症的典型临床表现。

170. ABCDE　对铜绿假单胞菌最敏感的氨基糖苷类抗生素是妥布霉素,最敏感的喹诺酮类抗生素是环丙沙星(D 对)。

171. ABCDE　172. ABCDE　173. ABCDE　①立克次体、衣原体感染治疗首选四环素。②对铜绿假单胞菌最敏感的氨基糖苷类抗生素是妥布霉素。③利巴韦林为抗病毒药,能抑制 DNA 病毒。④氟康唑为广谱抗真菌药。林可霉素对需氧 G^+ 菌敏感。

174. ABCDE　175. ABCDE　①多西环素为四环素类抗生素的首选药,对立克次体、支原体、衣原体均有效。②磺胺药可抑制细菌二氢蝶酸合酶,通过抑制四氢叶酸合成,影响细菌核酸合成而抗菌。③利巴韦林对病毒感染有效。氟康唑对念珠菌属的细菌感染有效。异烟肼可杀灭结核分枝杆菌。

176. ABCDE　①早产儿和新生儿肝脏缺乏葡萄糖醛酸转移酶,肾排泄功能不完善,对氯霉素解毒能力差。药物剂量过大可致中毒,表现为循环衰竭、呼吸困难、进行性血压下降、皮肤苍白和发绀,称为灰婴综合征。②A、B、C、E 均不会导致灰婴综合征。

177. ABCDE　①在紫外线激发下,喹诺酮类抗菌药(氧氟沙星)可氧化生成活性氧,激活皮肤成纤维细胞中的蛋白激酶 C 和酪氨酸激酶,引起皮肤炎症。表现为光照部位的皮肤出现瘙痒性红斑,严重者出现皮肤糜烂、脱落。根据题干,答案为 D。②A、B、C、E 都不是喹诺酮类药物,不会出现光敏反应。

178. ABCDE　①第三代喹诺酮类药物的抗菌机制是抑制 DNA 螺旋酶,从而抑制细菌 DNA 合成。②氨基糖苷类的抗菌机制是抑制细菌蛋白质合成。青霉素的抗菌机制是抑制细菌细胞壁的合成。甲氧苄啶的抗菌机制是抑制二氢叶酸还原酶。

179. ABCDE　①氟喹诺酮类属于广谱抗菌药,对 G^- 菌、G^+ 菌、军团菌、支原体、衣原体、厌氧菌等均有杀灭作用。②氟喹诺酮类口服易吸收,同类药物间有交叉耐药,但与其他抗菌药物之间无交叉耐药。③氟喹诺酮类为全化学合成药,性能稳定,不良反应较少,故答 D。使用后在体内分布广泛,组织浓度高,可达有效抑菌或杀菌浓度。

180. ABCDE　喹诺酮类药物易浓缩、沉积于骨髓中,直接损害软骨细胞的发育,影响儿童和胎儿的骨骼发育,故孕妇和 12 岁以下的小儿禁用。乳母服药期间,应停止哺乳。A、C、D、E 均可用于妊娠期。

181. ABCDE　①患者 HIV 抗体阳性,应考虑艾滋病。墨汁染色阳性为隐球菌的特征性表现,故本例应诊

874　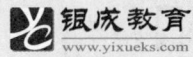　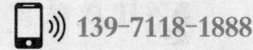

第八篇　药理学试题答案及详细解答

断为艾滋病合并隐球菌性脑膜炎，首选治疗药物是氟康唑。②伊曲康唑、伏立康唑、制曲霉素均属于抗真菌药物，但不作为艾滋病合并隐球菌性脑膜炎的首选药。恩替卡韦为抗病毒药物。

182. ABCDE　**183.** ABCDE　**184.** ABCDE　①氟康唑是广谱抗真菌药，对隐球菌属、念珠菌属、球孢子菌属等均有作用。②麻风病是由麻风杆菌引起的特异性感染，利福平可快速杀灭麻风杆菌，毒性小，常用于麻风病的治疗。③环磷酰胺是一种常用的烷化剂，其免疫抑制作用强，常用于治疗器官移植后的排斥反应。④利巴韦林为抗病毒药。伯氨喹为控制疟疾复发和传播的药物。

185. ABCDE　①异烟肼的结构与维生素 B_6 相似，长期服用异烟肼可使维生素 B_6 排泄增加而致体内缺乏，导致周围神经炎。②利福平的不良反应为胃肠道反应、肝毒性。阿昔洛韦的不良反应为胃肠功能紊乱、头痛和斑疹。吡嗪酰胺的不良反应为肝损害。卡那霉素的不良反应为耳毒性、肾毒性。

186. ABCDE　利福平抗菌谱广且作用强大，对结核分枝杆菌、麻风杆菌、多种球菌（金黄色葡萄球菌、脑膜炎奈瑟菌）、G⁻菌（大肠埃希菌、变形杆菌、流感杆菌等）均有抗菌活性。A、B、C、D 均对麻风杆菌无效。

187. ABCDE　利福平在大剂量间隔使用时，可出现发热、寒战、头痛、肌肉痛等类似感冒的症状，称为流感综合征，其发生频率与剂量大小、间隔时间有关，答案为 A。

188. ABCDE　**189.** ABCDE　①异烟肼对各种类型的结核病均为首选药，故答 C。②对铜绿假单胞菌最敏感的氨基糖苷类抗生素是妥布霉素，最敏感的喹诺酮类抗生素是环丙沙星。③磺胺嘧啶对 A 群链球菌、肺炎链球菌、脑膜炎奈瑟菌等敏感。四环素不良反应严重，一般不作为首选药。甲氧苄啶一般与磺胺甲噁唑组成复方制剂应用于临床。

190. ABCDE　**191.** ABCDE　①红霉素属于大环内酯类抗生素，对军团菌、布鲁氏菌、百日咳鲍特菌、流感杆菌等高度敏感。②利福平不仅对结核分枝杆菌敏感，而且对麻风杆菌有效。③庆大霉素、乙胺嘧啶、头孢噻肟均对军团菌、结核分枝杆菌、麻风杆菌无效。

192. ABCDE　抗疟药作用于疟原虫生活史的不同环节，从而抑制或杀灭疟原虫。根据用药目的，将抗疟药分为 3 类。①主要用于控制症状的药物：如氯喹、奎宁、青蒿素等，均能杀灭红细胞内期裂殖体，控制症状；②主要用于控制远期复发和传播的药物：如伯氨喹，能杀灭肝脏中的休眠子，控制疟疾的远期复发，并能杀灭各种疟原虫的配子体，控制疟疾传播；③主要用于病因预防的药物：如乙胺嘧啶，能杀灭红细胞外期的子孢子，发挥病因预防作用(A 对)。

193. ABCDE　①患者应诊断为间日疟。伯氨喹能杀灭肝脏中的休眠子，控制疟疾的远期复发。②乙胺嘧啶常用于病因性预防。奎宁常用于控制间日疟的症状。青蒿素常用于脑性疟的抢救及耐氯喹的恶性疟的治疗。甲氟喹主要用于控制疟疾症状，但起效较慢。

194. ABCDE　**195.** ABCDE　①氯喹对各种疟原虫的红细胞内期裂殖体均有较强的杀灭作用，能迅速有效地控制疟疾的临床发作，因此是控制间日疟发作的首选药物。虽然氯喹和奎宁都可控制间日疟的发作症状，但临床上氯喹较奎宁常用，故答 C 而不是 E。②伯氨喹能杀灭肝脏中的休眠子，控制疟疾的远期复发。③吡喹酮常用于治疗血吸虫病。乙胺嘧啶常用于疟疾病因性预防。

196. ABCDE　**197.** ABCDE　①氯喹和奎宁都是控制普通型疟疾发作症状的药物，但临床上氯喹较奎宁常用，故答 B 而不是 C。②防止疟疾复发的药物是伯氨喹。

198. ABCDE　**199.** ABCDE　①阿霉素的不良反应包括心脏毒性（最严重）、骨髓抑制、消化道反应、脱发等。②顺铂的不良反应包括骨髓抑制、消化道反应、周围神经炎、耳毒性、大剂量可致肾毒性。

200. ABCDE　**201.** ABCDE　①长春新碱的不良反应包括周围神经炎、骨髓抑制、消化道反应、脱发等。②阿霉素最严重的不良反应为心脏毒性，可表现为心肌退行性变、心肌间质水肿等。③环磷酰胺的不良反应包括骨髓抑制、恶心呕吐、脱发、出血性膀胱炎等。甲氨蝶呤的不良反应包括口腔炎、胃炎、腹泻、便血、骨髓抑制、肝肾损害等。左旋门冬酰胺酶的不良反应包括肝功能损害、胰腺炎、凝血因子及白蛋白合成减少、过敏反应等。

第九篇 内科学试题答案及详细解答

(正确答案为绿色的选项)

1. ABCDE 吸烟是慢性阻塞性肺疾病(COPD)最重要的发病危险因素,吸烟者 COPD 的患病率比不吸烟者高 2~8 倍。A、B、C、E 都是 COPD 的病因。呼吸道感染是 COPD 急性发作期的主要原因。

2. ABCDE 慢性支气管炎是指病人每年咳嗽、咳痰 3 个月以上并连续 2 年者。

3. ABCDE 慢性阻塞性肺疾病急性加重最常见的原因是细菌或病毒感染。吸烟是 COPD 最重要的环境发病因素。题干要求回答的是"COPD 急性加重"的原因,故正确答案为 E 而不是 B。

4. ABCDE 气道、肺实质、肺血管的慢性炎症是慢性阻塞性肺疾病(COPD)的特征性病理改变,中性粒细胞、巨噬细胞、T 淋巴细胞等炎症细胞均参与了 COPD 的发病过程。中性粒细胞的活化和聚集是 COPD 炎症过程的一个重要环节,通过释放中性粒细胞弹性蛋白酶等多种生物活性物质引起慢性黏液高分泌状态,并破坏肺实质,故答 C。

5. ABCDE ①COPD 患者氧化应激增加,可引起气道上皮损伤,导致抗蛋白酶失活,黏液过度分泌,造成气道潴留物增多,促炎介质(IL-6、IL-8、NO)基因表达增强。②IL-4 主要功能是抑制细胞免疫。IL-5 主要功能是促进嗜酸性粒细胞增殖活化。IL-10 主要功能是下调 MHC Ⅱ 的表达,减弱抗原提呈。IL-13 主要功能是抑制细胞因子分泌和细胞免疫。10 版《内科学》P25:慢性阻塞性肺疾病的发病与 IL-8 有关。10 版《内科学》P31:支气管哮喘的发病与 IL-4、IL-5、IL-13 有关。

6. ABCDE 慢性阻塞性肺疾病是以因气道异常和/或肺泡异常进而引起慢性呼吸症状(呼吸困难、咳嗽、咳痰)及持续性气流受限为特征的肺部疾病,故答 C。

7. ABCDE ①老年患者长期咳嗽、咳痰,应考虑 COPD。诊断 COPD 的必要条件是持续气流受限,即吸入支气管舒张剂后 $FEV_1/FVC<70\%$。本例吸入支气管舒张剂后 FEV_1/FVC 为 67%,故应诊断为 COPD。②支气管哮喘的诊断标准为吸入支气管舒张剂后 FEV_1 增加≥12%,根据题干所给条件,不能诊断为支气管哮喘。支气管结核好发于年轻人,常表现为低热、盗汗、咳嗽、咳痰、痰中带血。支气管扩张症常表现为反复咳嗽,咳大量臭脓痰。特发性肺纤维化常表现为进行性呼吸困难,双肺底闻及 Velcro 啰音。

8. ABCDE COPD 肺功能诊断标准为 FEV_1/FVC 降低,吸入支气管舒张剂后 $FEV_1/FVC<70\%$。慢性支气管炎肺功能诊断标准为 FEV_1/FVC 降低,吸入支气管舒张剂后 $FEV_1/FVC≥70\%$。支气管哮喘肺功能诊断标准为 FEV_1/FVC 降低,支气管舒张试验 FEV_1 改善≥12%或增加≥200ml。本例支气管舒张试验 FEV_1 改善 2.5%,不能诊断为支气管哮喘。本例肺功能检查示 FEV_1/FVC 降低(<70%),但吸入支气管舒张剂后 $FEV_1/FVC>70\%$,不能诊断为 COPD,只能诊断为慢性支气管炎,故答 E。A、C 显然不是正确答案。

9. ABCDE ①第一秒用力呼气容积/用力肺活量(FEV_1/FVC)是评估气流受限的一项敏感指标。使用支气管扩张剂后,$FEV_1/FVC<70\%$,可确定为持续气流受限。②残气量/肺总量(RV/TLC)>0.40 对诊断阻塞性肺气肿有重要价值。FEV_1 占预计值的百分比为评价 COPD 严重程度的指标。峰流速(PEF)、用力肺活量(FVC)对诊断早期气流受限价值不大。

10. ABCDE ①临床上常根据患者吸入支气管扩张剂后,$FEV_1/FVC<70\%$ 来诊断 COPD;再根据 FEV_1 占预计值的百分比来判断 COPD 严重程度的分级。②轻度:$FEV_1\%pred≥80\%$;中度:$50\%≤FEV_1\%pred<80\%$;重度:$30\%≤FEV_1\%pred<50\%$;极重度:$FEV_1\%pred<30\%$。

第九篇　内科学试题答案及详细解答

11. **ABCDE**　诊断慢性阻塞性肺疾病（COPD）最重要的指标是吸入支气管扩张剂后第一秒用力呼气容积/用力肺活量（FEV_1/FVC）<70%，次要指标为残气量/肺总量（RV/TLC）>40%。FEV_1<预计值80%为COPD中、重度指标。最大自主通气量（MVV）<预计值80%为异常。

12. **ABCDE**　①老年男性，反复咳嗽、咳痰12年，桶状胸，胸部X线片示双肺野透亮度增高，应诊断为COPD。②COPD为典型的阻塞性通气功能障碍，肺功能检查常表现为第1秒用力呼气容积（FEV_1）降低、第一秒用力呼气容积/用力肺活量（FEV_1/FVC）降低、用力肺活量（FVC）降低、肺活量（VC）降低或正常、功能余气量（FRC）增加。

13. **ABCDE**　①老年患者，咳嗽、咳痰20年，应诊断为COPD。COPD出现呼吸困难的主要机制是阻塞性通气功能障碍，而不是限制性通气功能障碍，故答D。②COPD晚期因毛细血管受膨胀肺泡的挤压而退化，而使肺毛细血管大量减少，肺泡间的血流量减少，此时肺泡虽有通气，但肺泡壁无血液灌流，可导致无效腔增加。也有部分肺区虽有血流灌流，但肺泡通气不良，不能参与气体交换，可导致功能性分流增加，从而产生通气血流比例失衡。同时，肺泡及毛细血管大量丧失，弥散面积减少，可导致弥散功能障碍。

14. **ABCDE**　慢性阻塞性肺疾病急性加重期是指短期内咳嗽、咳痰、呼吸困难比平时加重，痰量增多。急性加重最多见的原因是细菌或病毒感染，常见病原菌为肺炎链球菌、流感嗜血杆菌、卡他莫拉菌、肺炎克雷伯菌等。

15. **ABCDE**　①COPD患者PaO_2<60mmHg，$PaCO_2$>50mmHg，应诊断为Ⅱ型呼吸衰竭。对COPD并发慢性呼吸衰竭者，长期家庭氧疗（LTOT）可提高生活质量和生存率，对血流动力学、运动能力、精神状态均会产生有益的影响，故答E。②COPD稳定期患者不主张预防性使用抗生素，故不答A。吸入糖皮质激素可增加运动耐量、减少急性加重发作频率、提高生活质量，但不能改善预后，故不答B。使用支气管舒张剂主要用于缓解喘息症状，故不答C。肺康复锻炼包括健康教育、运动锻炼、物理治疗等，为一般性治疗措施，故不答D。

16. **ABCDE**　①尽管COPD的气道阻塞和气流受限是不可逆的，但不是完全不可逆的，因此支气管舒张剂仍可明显缓解患者的气短症状，提高生活质量，因此支气管舒张剂是COPD稳定期最重要的治疗药物。参阅3版8年制《内科学》P40。②长期吸入糖皮质激素仅用于COPD高风险患者，祛痰药仅用于痰液不易咳出者。抗氧化剂、黏液生成抑制剂不宜使用。

17. **ABCDE**　①慢性阻塞性肺疾病患者急性加重期出现意识障碍，应首先考虑肺性脑病。镇静催眠药安定可以诱发肺性脑病的发生。②题干所述与A、B、C、E项无关。

18. **ABCDE**　19. **ABCDE**　20. **ABCDE**　①老年患者，反复咳嗽、咳痰20年，应考虑慢性阻塞性肺疾病（COPD）。近1周病情加重，应诊断为COPD急性加重期。A、B、C、D病程很少迁延20年。②诊断COPD的首选检查是肺功能测定。动脉血气分析常用于诊断呼吸衰竭。超声心动图常用于诊断慢性肺源性心脏病。胸部高分辨率CT（HRCT）常用于诊断支气管扩张症。痰细菌培养加药敏试验常用于指导细菌性肺炎的治疗。③患者体温恢复正常，应属于COPD稳定期。COPD稳定期的主要治疗措施是给予支气管扩张剂和吸入型糖皮质激素，如联合吸入沙美特罗和布地奈德等。

21. **ABCDE**　22. **ABCDE**　23. **ABCDE**　①老年男性，咳嗽、咳痰15年，应考虑慢性阻塞性肺疾病（COPD）。患者病情加重2周，应诊断为COPD急性加重，故答B而不是A、C、D、E。②COPD急性加重期的主要治疗是抗感染，稳定期的主要治疗是使用支气管扩张剂，请注意区分。③肺动脉压>25mmHg，应考虑肺动脉高压。COPD患者，右心室增大，肺动脉高压，应诊断为慢性肺源性心脏病。肺性脑病常表现为嗜睡、神志不清。肺血栓栓塞症常表现为胸痛、呼吸困难、咯血三联征。扩张型心肌病常表现为心界向两侧增大、充血性心力衰竭。急性心肌梗死常表现为持续性胸痛超过半小时，心肌酶学增高。

24. **ABCDE**　①戒烟是预防COPD的重要措施。接种流感疫苗、肺炎链球菌疫苗等对防止COPD患者反复感染可能有益。对于因过敏因素引起的COPD，脱离变应原是预防COPD急性发作的关键。②感染只是COPD加重的诱因，而不是根本病因，因此不能预防性使用抗生素。

25. **ABCDE** ①青年男性运动后气促，双肺哮鸣音，心率正常，应考虑支气管哮喘（运动性哮喘）而不是急性左心衰竭引起的肺水肿，故不答B。②C、D、E都是支气管哮喘的发病机制，其中气道高反应性（AHR）是哮喘的基本特征，故答D而不是C、E。AHR是指气道对各种刺激因子，如变应原、理化因素、运动等呈现的高度敏感状态，表现为患者接触这些刺激因子时气道出现过强或过早的收缩反应，本例即为运动导致的气道高反应性诱发。③气道重构可导致不可逆的气道狭窄，是难治性哮喘的发病机制，而本例不属于难治性哮喘，故不答E。肺血管阻力增加为肺源性心脏病的发病机制，故不答A。

26. **ABCDE** 气道慢性炎症是支气管哮喘的基本特征，存在于所有的哮喘患者，表现为气道上皮肥大细胞、嗜酸性粒细胞、巨噬细胞、淋巴细胞、中性粒细胞浸润以及气道黏膜下组织水肿、微血管通透性增加、支气管平滑肌痉挛、纤毛上皮细胞脱落、杯状细胞增生、气道分泌物增加等。

27. **ABCDE** 支气管哮喘发作是典型的Ⅰ型变态反应，即外源性变应原进入患者体内产生的IgE抗体吸附在肥大细胞、嗜碱性粒细胞表面。当这种变应原再次进入体内并与IgE抗体结合后，肥大细胞、嗜碱性粒细胞释放出组胺、白三烯等炎性介质，使支气管平滑肌痉挛，导致速发相哮喘反应。同时，外源性变应原也可使嗜酸性粒细胞、淋巴细胞、中性粒细胞、巨噬细胞释放出嗜酸性粒细胞阳离子蛋白、主要碱性蛋白、白三烯等炎症介质，使气道黏膜上皮破坏，腺体分泌增加，导致迟发相哮喘反应。可见，组胺是由嗜碱性粒细胞而不是嗜酸性粒细胞释放的。参阅2版8年制《内科学》P50。

28. **ABCDE** 外源性支气管哮喘的发病机制为Ⅰ型变态反应（过敏反应）。

29. **ABCDE** 青年男性，反复咳嗽伴呼吸困难，使用支气管舒张剂后可缓解，应诊断为支气管哮喘。外源性支气管哮喘的发病机制为Ⅰ型变态反应，其发病与IgE密切相关。

30. **ABCDE** ①患者发作性喘息、呼吸困难10年，"氨茶碱"可缓解症状，应诊断为支气管哮喘。②参与哮喘急性发作的白细胞介素为IL-4、IL-5、IL-13，故答D。③IL-8主要参与COPD的发病。

31. **ABCDE** ①咳嗽变异性哮喘是指发作时以咳嗽为唯一症状的哮喘，可自行缓解，抗生素治疗无效，在发作间歇期，无任何症状和体征。根据题干，本例应诊断为咳嗽变异性哮喘。②支原体肺炎、慢性支气管炎经抗生素治疗常有效。支气管结核胸部X线片可有阳性发现。支气管扩张常表现为慢性咳嗽，咳大量臭脓痰。

32. **ABCDE** ①支气管哮喘常表现为发作性呼气性呼吸困难，有时咳嗽为唯一症状。在夜间或凌晨发作是哮喘的特征之一，这是因为夜间或凌晨时，迷走神经兴奋性增强，容易引起支气管痉挛狭窄，导致哮喘发作。②A、B、D、E4种疾病都没有凌晨反复发作的特点。

33. **ABCDE** ①患者反复咳嗽、喘息，使用支气管舒张剂后可缓解；肺功能检查示$FEV_1/FVC<70\%$，提示气流受限；支气管舒张试验示FEV_1改善$\geq 12\%$，提示气流受限可逆，故应诊断为支气管哮喘而不是COPD，因COPD气流受限不可逆，COPD常表现为$FEV_1/FVC<70\%$、支气管舒张试验FEV_1改善$<12\%$。②慢性心力衰竭常表现为呼吸困难，满肺湿啰音。过敏性肺炎常表现为接触抗原数小时后出现发热、干咳、呼吸困难、胸痛、发绀等。嗜酸性粒细胞性肺炎常表现为肺组织中嗜酸性粒细胞增多。

34. **ABCDE** ①正常人吸气运动主要是由膈肌和肋间外肌收缩完成，辅助吸气肌也参与收缩。当膈肌麻痹时，吸气运动只能由肋间外肌与辅助吸气肌收缩完成，胸膜腔负压经薄弱的膈肌传至腹腔，使吸气时腹壁内陷，与正常相反，称为胸腹矛盾运动。重症哮喘发作时，由于长时间呼气性呼吸困难，呼气费力，容易产生膈肌疲劳麻痹，从而出现胸腹矛盾运动。②支气管哮喘常表现为呼气性呼吸困难，无论病情轻重均可有呼气相延长。③由于肺循环受呼吸负压的影响，哮喘时肺静脉回流入左心室的血量减少，左心室输出量减少，收缩压降低，导致脉压减小，而不是增加。④哮喘发作时可有缺氧，PaO_2降低，由于过度通气可使$PaCO_2$降低，pH上升，表现为呼吸性碱中毒；当重度哮喘时，气道阻塞严重，缺

878

第九篇　内科学试题答案及详细解答

氧加重并出现 CO_2 潴留，$PaCO_2$ 上升，表现为呼吸性酸中毒。若缺氧明显，可合并代谢性酸中毒。由此可见，只有出现呼吸性酸中毒、代谢性酸中毒时，才提示病情危重。⑤烦躁不安是脑组织缺氧的一般表现，并不能反映病情轻重，故不答 E。

35. **ABCDE**　①患者既往皮肤常出现瘙痒并起风团，服用扑尔敏可好转，说明患者为过敏体质。患者受凉后干咳，自服阿奇霉素无效，提示肺炎可能性不大。根据题干，本例应考虑支气管哮喘。为明确诊断，应首选肺功能检查。②A、C、D、E 均属于支气管哮喘的辅助诊断方法。

36. **ABCDE**　发病时有鼻痒、打喷嚏症状，暗示为过敏所致。患者突发呼吸困难，既往有类似发作史，应诊断为支气管哮喘。哮喘发作时表现为阻塞性通气功能障碍，即肺活量减低或正常、FEV_1/FVC 下降、功能残气量增加、肺总量正常或增加、CO 弥散量正常。

37. **ABCDE**　①支气管哮喘表现为发作性呼吸困难、胸闷、咳嗽，多数患者可自行缓解或经治疗后缓解，发作间歇期检查阴性，抗生素治疗无效。根据题干，本例应考虑支气管哮喘。为明确诊断，应首选支气管激发试验，若支气管激发试验阳性即可确诊。②胸部 CT、心脏超声检查对确诊哮喘无帮助。动脉血气分析常用于诊断呼吸衰竭。纤维支气管镜常用于诊断中央型肺癌。

38. **ABCDE**　①青年男性，发作性干咳半年，夜间、凌晨加重，应考虑咳嗽变异型哮喘。为明确诊断，首选肺功能检测和支气管舒张试验。请注意：支气管哮喘非发作期，可无哮鸣音，早期胸片正常。②24 小时食管 pH 监测常用于诊断胃食管反流病。胸部 CT、支气管镜常用于诊断中央型肺癌。结核菌素试验常用于诊断原发性肺结核。

39. **ABCDE**　①心源性哮喘常伴肺毛细血管楔压升高(>18mmHg)，而支气管哮喘肺毛细血管楔压不升高，故答 A。②支气管哮喘的主要特征是慢性气道炎症和气道高反应性。端坐呼吸是心源性哮喘的典型表现。心源性哮喘可有 CO_2 潴留。心源性哮喘和支气管哮喘均可闻及肺部干啰音。

40. **ABCDE**　①支气管哮喘发作时可有缺氧，PaO_2 降低，由于过度通气可使 $PaCO_2$ 降低，pH 上升，表现为呼吸性碱中毒。②在重度哮喘时，气道阻塞严重，缺氧加重并出现 CO_2 潴留，$PaCO_2$ 上升，表现为呼吸性酸中毒，D 为严重哮喘的表现。早期支气管哮喘、肺血栓栓塞、ARDS 的血气分析结果均为 A。

41. **ABCDE**　支气管哮喘早期由于缺氧，过度通气导致 $PaCO_2$ 降低。若病情加重，则在 PaO_2 降低的基础上伴有 CO_2 潴留，表现为 $PaCO_2$ 升高。因此 $PaCO_2$ 增高提示患者病情危重。

42. **ABCDE**　43. **ABCDE**　①支气管哮喘患者，意识恍惚，胸腹矛盾运动，应诊断为危重支气管哮喘。轻度哮喘发作常表现为 PaO_2 和 $PaCO_2$ 正常或轻度降低。中度哮喘发作常表现为 PaO_2 下降而 $PaCO_2$ 正常。重度哮喘发作常表现为 PaO_2 明显下降而 $PaCO_2$ 增高，出现呼吸性酸中毒和/或代谢性酸中毒。本例为重度哮喘发作，故答 D。②危重哮喘发作的治疗，应持续雾化吸入短效 β_2 受体激动剂；吸氧；尽早静脉滴注糖皮质激素；维持水电解质平衡；若上述治疗无效，则应给予机械通气治疗，故答 B 而不是 C、E。

44. **ABCDE**　45. **ABCDE**　①患者发作性咳嗽、喘憋 30 年，氨茶碱可缓解，此次发作双肺可闻及广泛哮鸣音，应诊断为支气管哮喘急性发作。A、B、E 均不会出现双肺广泛哮鸣音。急性左心衰竭多有心脏病病史。②患者神志清楚，心率<120 次/分，应考虑中度支气管哮喘。目前首选检查是肺功能测定。胸部 X 线片对支气管哮喘诊断价值不大。动脉血气分析常用于重度支气管哮喘的检查。超声心动图常用于诊断心肌病。血 D-二聚体测定常用于筛查肺血栓栓塞症。

46. **ABCDE**　支气管哮喘急性发作的病情严重度分为 4 级：①轻度为脉率< 100 次/分，PaO_2 正常，$PaCO_2$<45mmHg；②中度为脉率 100～120 次/分，PaO_2≥60mmHg，$PaCO_2$≤45mmHg；③重度为脉率>120 次/分，PaO_2<60mmHg，$PaCO_2$>45mmHg；④危重为脉率减弱，甚至无脉搏。按此分级标准，本例属于急性发作中度。

47. **ABCDE**　①支气管哮喘患者突发胸痛、呼吸困难，应考虑哮喘并发自发性气胸，此为哮喘的常见并发症。②支气管哮喘急性发作用氨茶碱、甲泼尼龙治疗后常可缓解。支气管哮喘继发感染、肺不张均不

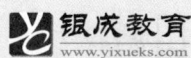　　879　　139-7118-1888

会突然出现胸痛,故不答 C、E。心力衰竭所致的哮喘使用氨茶碱后常可获得缓解,故不答 D。

48. ABCDE　①短效 β_2 受体激动剂(沙丁胺醇、特布他林)为治疗支气管哮喘急性发作的首选药物,有吸入、口服、静脉给药三种制剂,首选吸入给药,数分钟内起效,疗效可维持数小时。②口服短效 β_2 受体激动剂通常在服药后 15~30 分钟起效,故不用于哮喘急性发作的治疗。③口服糖皮质激素副作用大,很少用于支气管哮喘的治疗。吸入型糖皮质激素是支气管哮喘长期治疗的首选药物。氨茶碱的心血管系统副作用较大,临床上少用。

49. ABCDE　①长效 β_2 受体激动剂(LABA)可舒张支气管 12 小时以上,但不能减轻哮喘的气道炎症,故不宜单独使用,应与适量吸入型糖皮质激素(ICS)联合使用,故答 D 而不是 E。LABA 与 ICS 联合使用具有协同的抗炎和平喘作用,并可增加患者的依从性,减少大剂量 ICS 引起的不良反应,尤其适合中重度持续哮喘的长期治疗。参阅 14 版《实用内科学》P1706。②规律使用白三烯调节剂或吸入糖皮质激素,可控制哮喘发作。按需使用短效 β_2 受体激动剂,可缓解哮喘发作。

50. ABCDE　治疗支气管哮喘的药物分为两类:①控制哮喘发作的药物,也称为抗炎药,如糖皮质激素、白三烯调节剂、组胺 H_1 受体拮抗剂;②缓解哮喘发作的药物,也称为支气管舒张药,如短效 β_2 受体激动剂、抗胆碱药(M 受体拮抗剂)、茶碱类药物。D、E 均属抗炎药,但因临床上白三烯调节剂(孟鲁司特、扎鲁司特)常用,而 H_1 受体拮抗剂(酮替芬)少用,故答 D 而不是 E。

51. ABCDE　①"接触花粉过敏"说明患者为过敏体质。患者发作性喘息 2 年,应诊断为支气管哮喘。支气管哮喘非发作期体检可无异常,病程早期胸部 X 线片检查可无阳性发现。哮喘治疗药物分为控制性药物和缓解性药物。异丙托溴铵(短效吸入型抗胆碱药物)、氨茶碱、沙丁胺醇(短效 β_2 受体激动剂)均为缓解性药物,故不答 A、B、E。麻黄碱可用于预防支气管哮喘发作,现已少用。②倍氯米松为吸入型糖皮质激素,是首选的控制性药物。

52. ABCDE　患者发作性喘息 1 年,应考虑支气管哮喘。本次复发 3 天,坐位,口唇发绀,双肺满布哮鸣音,应诊断为哮喘持续状态。A、B、C、E 都是治疗措施。哮喘持续发作,不宜给予呼吸兴奋剂,否则会加重呼吸肌疲劳,加重 CO_2 潴留。

53. ABCDE　①迷走神经张力过高,可释放乙酰胆碱,导致气道狭窄,引起内源性支气管哮喘。异丙托溴铵属于吸入型抗胆碱药,为胆碱能 M 受体拮抗剂,可降低迷走神经兴奋性而舒张支气管,主要用于迷走神经张力过高引起的夜间哮喘。②A、C、D、E 均不能降低迷走神经兴奋性。

54. ABCDE　氨茶碱可抑制磷酸二酯酶,减少 cAMP 水解,提高支气管平滑肌 cAMP 浓度,导致支气管平滑肌舒张,而用于支气管哮喘急性发作的治疗。

55. ABCDE　①患者发作性喘息,双肺散在哮鸣音,应诊断为轻度支气管哮喘急性发作。氨茶碱常用于轻至中度哮喘急性发作及哮喘的维持治疗。口服缓释茶碱尤其适用于夜间哮喘症状的控制。②吸入糖皮质激素是哮喘长期治疗的首选方法,故不答 B。长效 β_2 受体激动剂不能单独用于哮喘的治疗,故不答 C。口服糖皮质激素常用于吸入激素无效的哮喘患者,故不答 D。吸入短效 β_2 受体激动剂是治疗哮喘急性发作的首选方法,故不答 E。

56. ABCDE　①糖皮质激素为控制支气管哮喘急性发作最有效的药物,本例为支气管哮喘持续发作,应紧急采用的治疗措施为静脉点滴糖皮质激素。②经上述紧急处理后,病情仍无改善,应及时行机械通气,其指征为:呼吸肌疲劳、$PaCO_2 \geq 45mmHg$、意识改变。本例 $PaCO_2 70mmHg$,应行机械通气。但因机械通气是在急救之后采取的治疗措施,故答 B 而不是 A。③补充液体为一般性治疗,故不答 C。支气管哮喘的本质是支气管痉挛,而不是细菌感染,无须使用抗生素,故不答 D。静脉注射氨茶碱常用于缓解哮喘急性发作,但疗效不如糖皮质激素,故不答 E。

57. ABCDE　①氨茶碱既可用于支气管哮喘,又可用于心源性哮喘,若两者鉴别困难时,可以选用。②肾上腺素禁用于心源性哮喘。呋塞米、吗啡、西地兰可用于心源性哮喘,但对支气管哮喘无效。

第九篇　内科学试题答案及详细解答

58. **ABCDE**　59. **ABCDE**　60. **ABCDE**　61. **ABCDE**　①$PaCO_2$为呼吸性指标,正常值为35~45mmHg,$PaCO_2$>45mmHg为呼吸性酸中毒,$PaCO_2$<35mmHg为呼吸性碱中毒。本例$PaCO_2$为32mmHg,应考虑呼吸性碱中毒。HCO_3^-为代谢性指标,正常值为22~27mmol/L,HCO_3^->27mmol/L为代谢性碱中毒,HCO_3^-<22mmol/L为代谢性酸中毒。本例HCO_3^-为19.3mmol/L,应考虑代谢性酸中毒。故本例应诊断为呼吸性碱中毒合并代谢性酸中毒。②患者处于支气管哮喘急性发作期,PaO_2>60mmHg,$PaCO_2$<45mmHg,应诊断为中度哮喘急性发作,治疗首选雾化吸入短效$β_2$受体激动剂。③最大呼气流量(PEF)可用微型峰流速仪连续监测,操作简单,是支气管哮喘患者病情监测的常用指标。PEF正常值<20%,若日变异率明显增大,提示病情加重。④哮喘患者病情加重,需行机械通气的指征为:意识模糊、PaO_2<60mmHg、$PaCO_2$>45mmHg。按照此标准,本例应行气管插管+机械通气。哮喘患者急性发作期,不宜使用呼吸兴奋剂及碳酸氢钠(仅在pH<7.20时补碱),以免加重组织缺氧,故不答A、B。中度哮喘使用氨茶碱效果不佳,故不答C。

62. **ABCDE**　①老年男性多有前列腺增生肥大。M受体拮抗剂(如异丙托溴铵、噻托溴铵)可舒张支气管平滑肌,常用于支气管哮喘、COPD支气管痉挛的治疗。但M受体拮抗剂也可舒张膀胱平滑肌,导致排尿困难、尿潴留,尤其前列腺增生者应慎用。②A、C、D、E均不会导致排尿困难。

63. **ABCDE**　①支气管扩张症继发感染时,可于肺底部闻及固定而持久的局限性粗湿啰音,此为支气管扩张症最有意义的体征。②贫血、消瘦、杵状指均为非特异性症状。双肺多变的哮鸣音常见于支气管哮喘。

64. **ABCDE**　支气管扩张症的典型临床表现是持续或反复的咳嗽、咳痰或咳脓痰。

65. **ABCDE**　①支气管扩张的典型症状为慢性咳嗽、咳痰、反复咯血,其痰量较大,可达每日数百毫升。痰液呈脓性、黄绿色、常带臭味,放置后痰液分为4层:上层为泡沫,下悬脓液成分,中层为混浊黏液,下层为坏死组织沉淀物。②白色泡沫痰为肺炎的表现。大量粉红色泡沫痰见于急性左心衰竭。大量乳状痰见于金黄色葡萄球菌肺炎。白色黏液状痰见于急性支气管炎、支气管哮喘、肺结核等。

66. **ABCDE**　①左下肺局限性湿啰音为支气管扩张症的典型体征。结合题干所述典型胸片结果,本例应诊断为支气管扩张症。②慢性支气管炎、慢性阻塞性肺疾病很少出现咯血。支气管肺癌胸片可见肺门占位性病变。肺结核胸片可见肺尖部阴影。

67. **ABCDE**　①患者反复咳嗽、咯痰,间断咯血,杵状指,右下肺闻及局限性湿啰音,应考虑支气管扩张症。为明确诊断,首选肺部高分辨率CT(HRCT)检查。②支气管造影是过去确诊支气管扩张症的方法,现已弃用。放射性核素扫描常用于诊断肺血栓栓塞症。胸部X线片可用于支气管扩张症的诊断,但不是首选检查。纤维支气管镜常用于诊断中央型肺癌。

68. **ABCDE**　50%~70%的支气管扩张症患者可发生咯血,常为支气管小动脉被侵蚀所致。

69. **ABCDE**　①肺动脉是运送血液至肺进行气体交换的功能性血管,支气管动脉是肺的营养血管。支气管扩张大咯血多为支气管动脉分支破裂所致,因此支气管动脉造影可明确支气管扩张症咯血患者出血的部位,故答A而不是C。②胸部CT是确诊支气管扩张症的首选检查,但不能明确出血部位,故不答B。支气管镜、胸部X线片均只能作为支气管扩张症的辅助检查。

70. **ABCDE**　①患者反复咳嗽、咯痰、咯血,左下肺囊柱状支气管扩张,应诊断为支气管扩张症。患者病变局限于左下肺叶,反复咯血,量大,应手术切除病变肺叶。②A、B、C、D均为保守治疗措施,不能根治支气管扩张咯血。

71. **ABCDE**　①支气管扩张症反复大咯血,出血多来自增生的支气管动脉。若病变局限,可考虑手术切除病变肺组织。若病变广泛,双侧支气管受累,应采用支气管动脉栓塞术治疗,故答B。②A、D、E不是支气管扩张症大咯血的有效治疗措施。

72. **ABCDE**　①老年患者,反复咳嗽、咯痰、间断咯血10年,胸部X线片示双肺"卷发征"、囊状支气管扩张,以右肺为重,应诊断为支气管扩张症。②患者出血量大,反复咯血,病变范围广泛,治疗宜选择支气管动脉栓塞。支气管扩张症的大出血一般来自增生的支气管动脉,而不是肺动脉,肺动脉为肺的功能性血管,故答C而不是D。③患者病变范围广泛,不宜行手术治疗。A、B为一般性治疗措施。

73. **ABCDE** ①杵状指是因肢体末端慢性缺氧、代谢障碍,导致手指末端增生、肥厚,使指甲从根部到末端拱形隆起呈杵状。在呼吸系统疾病,杵状指主要见于慢性脓毒性疾病(如慢性肺脓肿、支气管扩张症),也可见于肿瘤(如支气管肺癌),不常见于慢性阻塞性肺疾病(如慢性支气管炎、阻塞性肺气肿、支气管哮喘)。②支原体肺炎为自限性疾病,病程短,没有慢性缺氧,不会出现杵状指。

74. **ABCDE** ①中年患者,反复咯鲜血,肺部无阳性体征,胸部X线片正常,应考虑支气管扩张症。为明确诊断,首选胸部CT(肺部高分辨率CT)检查。②支气管动脉造影、肺动脉造影均为有创检查,一般不作为首选。支气管镜主要用于中央型肺癌的诊断。上呼吸道检查无特异性,故不答D。

75. **ABCDE** 支气管扩张反复感染的病原体以铜绿假单胞菌最常见,其次为金黄色葡萄球菌、流感嗜血杆菌、肺炎链球菌、卡他莫拉菌等。因此对于反复感染的支气管扩张症患者,首选抗生素应针对铜绿假单胞菌。

76. **ABCDE** 77. **ABCDE** 78. **ABCDE** ①青年女性,突发大量咯血,肺底部细小湿啰音,为典型支气管扩张的表现。早期支气管扩张症胸部X线片可无阳性发现。支气管扩张症患者反复大咯血主要是扩张的支气管动脉破裂所致,故止血治疗以血管收缩剂效果最佳。垂体后叶素可收缩小动脉,是大咯血的首选止血药物。而6-氨基己酸、立止血、氨甲苯酸、安络血均是通过凝血机制或直接作用于毛细血管而止血,只适合小量咯血的治疗,不适合大咯血的止血。②确诊支气管扩张症现在首选胸部高分辨CT(肺部高分辨CT)检查。支气管造影为过去确诊支气管扩张症的方法,由于为有创检查,现已淘汰。痰液检查、纤维支气管镜检查、X线断层摄片均不能确诊支气管扩张症。③支气管扩张患者做体位引流时,应使病变部位处于最高位。该患者右肩胛下可闻及细小湿啰音,说明为右侧支气管扩张,因此患者应取头低足高侧卧位。

79. **ABCDE** ①支气管扩张患者长期咯血,药物治疗无效,病变局限于右肺中叶,可手术切除病变肺叶。②酚妥拉明为α受体阻断药,常用于治疗外周血管痉挛性疾病。鱼精蛋白常用于对抗肝素过量。支气管镜下不能对支气管扩张咯血进行介入治疗。支气管动脉栓塞常用于治疗病变广泛的支气管扩张症。

80. **ABCDE** 医院获得性肺炎是指病人住院期间没有接受有创机械通气,未处于病原感染的潜伏期,且入院48小时后在医院内新发生的肺炎。

81. **ABCDE** 社区获得性肺炎(CAP)是指在医院外罹患的感染性肺实质炎症,常见病原体为肺炎链球菌(最常见,占50%)、肺炎支原体、衣原体、流感嗜血杆菌、呼吸道病毒(甲型流感病毒、乙型流感病毒、腺病毒、呼吸道合胞病毒、副流感病毒)等。

82. **ABCDE** ①10版《内科学》P46:误吸胃肠道的定植菌(胃食管反流)是医院获得性肺炎(HAP)最主要的感染途径。②3版8年制《内科学》P73:口咽部定植菌吸入是HAP最主要的感染途径,50%～70%的健康人睡眠时可有口咽部分泌物吸入下呼吸道。③经污染空气吸入、血源性播散引起的HAP少见。飞沫吸入是儿科病房医院获得性病毒性肺炎的主要传播途径。

83. **ABCDE** 革兰氏阴性杆菌是引起社区感染性肺炎的常见病原体,其中以流感嗜血杆菌最常见。

84. **ABCDE** ①老年患者,发热、咳嗽、双下肺湿啰音、胸部X线片示双下肺感染,应诊断为院外肺炎(CAP)。②CAP经验性抗感染治疗的选药原则为:青壮年、无基础疾病的CAP,首选青霉素类、第一代头孢菌素;老年人、有基础疾病或住院的CAP,首选氟喹诺酮类、第二或三代头孢菌素、β-内酰胺类/β-内酰胺酶抑制剂,可联合大环内酯类药物。根据此原则,正确答案应为B。

85. **ABCDE** 社区获得性肺炎的非典型病原体包括军团菌、支原体、衣原体、立克次体等。这些病原体多寄生在细胞内,没有细胞壁,因此可渗入细胞内的大环内酯类对其治疗有效,而作用于细胞壁的抗生素,如β-内酰胺类等无效。

86. **ABCDE**　①社区获得性肺炎的常见病原体依次为肺炎链球菌、支原体、衣原体、流感嗜血杆菌、呼吸道合胞病毒等。②铜绿假单胞菌是有感染高危因素医院获得性肺炎患者常见的病原体,答案为 A。

87. **ABCDE**　大多数社区获得性肺炎患者在初始治疗 72 小时后临床症状改善,表现为体温下降、症状改善,白细胞计数、C 反应蛋白、降钙素原逐渐降低或恢复正常,但影像学改善滞后于临床症状。参阅 10 版《内科学》P50。

88. **ABCDE**　①社区获得性肺炎抗感染治疗时,一般于热退 2～3 天且主要呼吸道症状明显改善后停药,不必以肺部阴影吸收程度作为停用抗生素的指征。②停药指征为热退后 2～3 天,而不是体温恢复正常,故答 B 而不是 D。

89. **ABCDE**　90. **ABCDE**　①社区获得性肺炎的常见病原体依次为肺炎链球菌(约占 50%)、支原体、衣原体、流感嗜血杆菌、呼吸道合胞病毒等,答案为 E。②金黄色葡萄球菌为革兰氏阳性球菌,血浆凝固酶阳性,其致病力可用血浆凝固酶来测定。

91. **ABCDE**　①中年患者,咳嗽咳痰 1 周,右下肺少量湿啰音,应首先考虑肺炎,故首选检查为胸部 X 线片。②支气管镜为有创检查,常用于中央型肺癌的确诊,一般不作为首选检查。痰找癌细胞常用于确诊肺癌。PPD 试验、痰找结核分枝杆菌常用于肺结核的诊断。

92. **ABCDE**　①青年女性,淋雨后突发寒战、高热、咳嗽、咳痰,右上肺实变,外周血白细胞计数和中性粒细胞比例增高,应诊断为肺炎链球菌肺炎。②病毒性肺炎、肺炎支原体肺炎均属于间质性肺炎,多表现为阵发性干咳,无痰或少痰。肺结核多隐匿起病,慢性病程,有低热、盗汗等结核中毒症状。金黄色葡萄球菌肺炎很少出现肺部实变体征。

93. **ABCDE**　94. **ABCDE**　①金黄色葡萄球菌肺炎起病急,中毒症状严重,咳嗽,痰液脓性、带血丝。胸部 X 线片示肺段或肺叶实变,早期可形成空洞,其中有单个或多个液气囊腔(圆形透亮区),故答 A。②胸部 X 线片示"叶间裂下移"为肺炎克雷伯菌肺炎的特征性表现,答案为 C。

95. **ABCDE**　①肺炎链球菌肺炎的首选治疗药物是青霉素。青霉素过敏者,可用呼吸氟喹诺酮类、头孢噻肟、头孢曲松等。呼吸氟喹诺酮类抗生素包括左氧氟沙星、诺氟沙星、环丙沙星、莫西沙星、司帕沙星等,故答 E。②红霉素是肺炎支原体肺炎、衣原体肺炎的首选治疗药物。妥布霉素常用于治疗铜绿假单胞菌肺炎。克林霉素、甲硝唑常用于治疗吸入性肺脓肿。

96. **ABCDE**　①肺炎链球菌肺炎的治疗首选青霉素。若对青霉素过敏,可选用氟喹诺酮类(如左氧氟沙星)、头孢噻肟或头孢曲松。②庆大霉素、阿米卡星、链霉素均属于氨基糖苷类,为肺炎克雷伯菌肺炎的首选药。阿莫西林为广谱青霉素类,可用于肺炎链球菌肺炎的治疗,但禁用于青霉素过敏者。

97. **ABCDE**　①青年女性,受凉后突发寒战、高热、咳嗽、咳痰,右肺呼吸音减弱,语颤增强,胸部 X 线片示大片阴影,应诊断为肺炎链球菌肺炎。其治疗首选青霉素,对青霉素过敏者,可选用左氧氟沙星、头孢曲松等。阿莫西林(羟氨苄青霉素)对肺炎链球菌也有效。②阿米卡星属于氨基糖苷类抗生素,主要用于革兰氏阴性杆菌所致的全身感染,对革兰氏阳性球菌(肺炎链球菌)不敏感。

98. **ABCDE**　①金黄色葡萄球菌肺炎毒血症状明显,常与呼吸道症状不平行,表现为白细胞计数增高、核左移,并有中毒颗粒。本例为老年女性,全身毒血症明显,咳脓血痰,肺部散在湿啰音,白细胞总数高,并有中毒颗粒,胸部 X 线片示大片絮状浓淡不均阴影,应诊断为金黄色葡萄球菌肺炎。②肺炎链球菌肺炎为铁锈色痰;肺炎克雷伯菌肺炎为红棕色胶冻痰;肺脓肿为大量臭脓痰,均与本例不符。干酪性肺炎属继发性肺结核,血象不高。

99. **ABCDE**　①患者白细胞计数、中性粒细胞比例显著增高,应考虑普通细菌感染性疾病,故可首先排除 D、E。②根据题干,本例应考虑肺炎。胸部 X 线片提示双肺多个脓肿和肺气囊肿,应诊断为葡萄球菌肺炎,因为葡萄球菌肺炎 X 线表现为坏死性肺炎,如肺脓肿、肺气囊肿和脓胸。③肺炎链球菌肺炎的胸部 X 线片表现为大片实变影、支气管充气征、假空洞征等。肺炎克雷伯菌肺炎胸部 X 线片表现为肺叶实变,其中有不规则透亮区,叶间隙下坠。支原体肺炎呈节段浸润影。干酪性肺炎胸部 X 线片呈大叶性密度均匀磨玻璃状阴影。

100. ABCDE ①患者咳嗽、咳血痰，双肺散在湿啰音，白细胞计数增高，应考虑肺炎。患者胸部X线片示大片阴影、多个气囊腔，为金黄色葡萄球菌肺炎的典型表现，故答A。②肺炎链球菌肺炎胸部X线片不会出现多个液气囊腔。患者白细胞总数显著增高，可排除C、D、E。干酪性肺炎胸部X线片呈大叶性密度均匀磨玻璃状阴影。

101. ABCDE ①肺炎支原体肺炎胸部X线片可有多种形态的浸润影，以肺下野多见。作为间质性肺炎，早期主要表现为肺下叶间质性肺炎改变，晚期当发生肺实质病变后，常于一侧出现边缘模糊的斑片状阴影，呈支气管肺炎征象，故答A。②B为肺炎克雷伯菌肺炎的胸部X线片表现，C为金黄色葡萄球菌肺炎的胸部X线片表现，D为肺炎链球菌肺炎的胸部X线片表现，E为干酪性肺炎的胸部X线片表现。这些特征性胸部X线片征象请牢记。

102. ABCDE ①患者发热伴刺激性干咳，无痰，血常规正常，应考虑间质性肺炎，如病毒性肺炎、肺炎支原体肺炎。患者胸部X线片示右下肺少许薄片状阴影，应诊断为肺炎支原体肺炎，而不是病毒性肺炎。病毒性肺炎胸部X线片示磨玻璃状阴影。②肺炎支原体肺炎的治疗首选大环内酯类抗生素阿奇霉素。③阿莫西林、头孢呋辛、阿米卡星对肺炎支原体不敏感。奥司他韦常用于流感的治疗。

103. ABCDE ①支原体肺炎属间质性肺炎，不累及肺实质，可有阵发性刺激性干咳，无痰或少痰。由于支原体无细胞壁，因此阿莫西林无效。根据题干，本例应诊断为肺炎支原体肺炎，首选大环内酯类治疗。②青霉素类为肺炎链球菌肺炎的首选药，氨基糖苷类为肺炎克雷伯菌肺炎的首选药，氟喹诺酮类为肺炎链球菌肺炎、支原体肺炎的次选药，头孢菌素类为葡萄球菌肺炎的首选药。

104. ABCDE ①肺炎支原体肺炎好发于青年，突出症状是阵发性刺激性咳嗽，白细胞计数可正常或稍增高，胸部X线片表现各异。根据题干，本例应诊断为支原体肺炎。②干酪性肺炎中毒症状严重，胸部X线片示大片磨玻璃影。葡萄球菌肺炎、肺炎链球菌肺炎均为化脓菌感染，均可累及肺实质，故有典型咳嗽咳痰症状。肺孢子菌肺炎主要见于免疫功能低下者，常有严重症状与轻微体征分离现象。

105. ABCDE 患者入院时未患肺炎，入院后超过48小时，在医院内发生肺炎，应诊断为医院获得性肺炎。其常见致病菌包括革兰氏阴性菌(铜绿假单胞菌、肺炎克雷伯菌、大肠埃希菌、不动杆菌，占50%~70%)、金黄色葡萄球菌(占15%~30%)、厌氧菌(占10%~30%)、流感嗜血杆菌(占10%~20%)、肺炎链球菌等，肺炎支原体少见。参阅3版8年制《内科学》P73。

106. ABCDE ①胸部CT示双肺弥漫分布的磨玻璃影，为病毒性肺炎的典型表现，故答C。②肺孢子菌肺炎多见于免疫功能低下的患者，如HIV，胸部CT示双侧肺门周围弥漫性渗出，呈网状或小结节状影。肺炎支原体肺炎常表现为高热、干咳、肌痛。军团菌肺炎常表现为寒战、高热、咳嗽、胸痛，胸部CT示浸润影或胸腔积液。肺结核好发于年轻人，常表现为咳嗽、咳痰、低热、盗汗、肺尖部阴影。

107. ABCDE ①患者发热、咳嗽，双肺呼吸音稍粗糙，胸部CT示左下肺斑片状阴影，应考虑急性肺炎。患者血清支原体IgM阳性，应诊断为肺炎支原体肺炎。②治疗肺炎支原体肺炎首选大环内酯类抗生素，如红霉素、阿奇霉素等。对大环内酯类不敏感者，可选用氟喹诺酮类，如莫西沙星、左氧氟沙星。本例使用红霉素治疗5天无效，说明对大环内酯类不敏感。莫西沙星对肺炎支原体的抗菌活性强于环丙沙星，故答A而不是B。因肺炎支原体无细胞壁，青霉素、头孢菌素无效，故不答C、E。

108. ABCDE ①"发作性干咳、持久的阵发性剧咳"为肺炎支原体肺炎的典型表现。患者咽痛、阵发性干咳，肺部未闻及干、湿啰音，应诊断为肺炎支原体肺炎，首选的治疗药物是大环内酯类，如红霉素、罗红霉素、阿奇霉素，故答B。②利福平常用于治疗结核病。左氧氟沙星常用于治疗革兰氏阴性菌感染。氟康唑常用于治疗真菌感染。泛昔洛韦常用于治疗病毒感染。

109. ABCDE ①胸片示磨玻璃状阴影为病毒性肺炎具有诊断意义的征象，故本例应考虑病毒性肺炎。血清病毒特异性IgM抗体检测，有助于早期诊断。急性期和恢复期的双份血清抗体滴度增高4倍或以上有确诊意义。②临床上痰培养较困难，少用。病毒抗原检测、病毒核酸检测常用于少见病毒、新发变异病毒的确诊。

110. ABCDE 111. ABCDE ①肺炎链球菌不产生毒素,不引起原发性肺组织坏死或空洞形成,急性期仅表现为肺组织充血水肿,纤维素渗出。②肺炎支原体肺炎主要累及肺间质,不累及肺实质,呈典型间质性肺炎的病理改变。③葡萄球菌、铜绿假单胞菌、肺炎克雷伯菌均属于化脓性细菌,均可引起肺组织坏死、破坏,均可累及肺实质。

112. ABCDE 113. ABCDE ①患者高热,胸痛,胸部X线片示肺下叶实变,其内可见多发气囊,应诊断为金黄色葡萄球菌肺炎。金黄色葡萄球菌肺炎以肺组织广泛出血性坏死、多发性小脓肿形成为特点,因病情进展快,组织破坏严重,故极易形成脓气胸,胸部X线片上示多发液气囊腔。②病毒性肺炎的典型胸部X线片可见肺纹理增多,弥漫性磨玻璃状阴影,小片状浸润。根据题干,本例应诊断为病毒性肺炎。③肺炎链球菌肺炎的典型胸部X线片为大片炎症浸润阴影,其内可见支气管充气征。肺炎克雷伯菌肺炎的典型胸部X线片为肺大叶实变,多发性蜂窝状肺脓肿,水平叶间裂弧形下坠。肺炎支原体肺炎的典型胸部X线片为多种形态浸润影。

114. ABCDE 115. ABCDE ①肺炎支原体肺炎的首选治疗药物是大环内酯类抗生素红霉素。②耐药葡萄球菌一般是指耐甲氧西林葡萄球菌(MRSA),首选药物是万古霉素,如果万古霉素耐药,可以选择替考拉宁、利奈唑胺等。

116. ABCDE 117. ABCDE ①肺炎链球菌肺炎的首选抗生素是青霉素。②肺炎支原体肺炎的首选抗生素是大环内酯类抗生素,如红霉素、阿奇霉素等。

118. ABCDE ①金黄色葡萄球菌肺炎起病急骤,寒战高热,咳嗽咳痰,多为脓血性痰,量多,双肺散在湿啰音,白细胞总数增高,胸部X线片示肺段、肺叶实变影,多发液气囊腔为其特点。根据题干,本例应诊断为金黄色葡萄球菌肺炎。②肺炎克雷伯菌肺炎常咳红棕色胶冻痰,胸部X线片示多发性蜂窝状肺脓肿。肺炎链球菌肺炎好发于青壮年,发病前多有受凉、淋雨等病史,胸部X线片示大片炎性浸润影或实变影。军团菌肺炎常表现为头痛、肌痛、呼吸急促、发绀、水样腹泻、消化道出血,胸部X线片示斑片状影或肺段实变。肺炎支原体肺炎的突出表现为刺激性咳嗽,无痰或少痰,胸部无明显阳性体征,白细胞总数多正常。

119. ABCDE ①红色胶冻状痰为肺炎克雷伯菌肺炎的特征性痰液,故答E。②真菌性肺炎常为酵臭味痰。厌氧菌肺炎常为大量臭脓痰。干酪性肺炎常为痰中带血。肺炎链球菌肺炎常为铁锈色痰。

120. ABCDE ①肺炎克雷伯菌肺炎呈大叶或大叶融合的实变,由于病变渗出液黏稠而重,常使叶间隙下坠。②肺炎克雷伯菌在肺泡内生长繁殖,破坏肺泡壁,导致肺组织坏死、液化,胸部X线片上可见单个或多发性脓肿。C、D、E为肺炎链球菌肺炎的特点。

121. ABCDE ①胸部X线片示肺叶实变,叶间隙弧形下坠为肺炎克雷伯菌肺炎的特征性表现,故答C。②肺炎链球菌肺炎好发于年轻人,常于受凉后急性起病,咳铁锈色痰,胸部X线片显示肺大叶实变,但不会形成空洞或脓肿。肺脓肿多有误吸病史,咳大量臭脓痰,胸部X线检查显示大片浓密模糊浸润影。干酪性肺炎常有结核病史,胸部X线片显示大叶性密度均匀磨玻璃状阴影,常有空洞形成。金黄色葡萄球菌肺炎常表现为咳脓血性痰,胸部X线片显示肺脓肿、肺气囊肿等。

122. ABCDE ①治疗军团菌肺炎首选大环内酯和氟喹诺酮类,如红霉素、阿奇霉素、左氧氟沙星。②青霉素G为肺炎链球菌肺炎的首选药。氯霉素为肠伤寒的首选药。四环、土霉素临床上少用。

123. ABCDE ①患者有冠周炎病史,提示为口腔内厌氧菌的吸入性感染。无论是厌氧菌所致的肺炎,还是吸入性肺脓肿,其早期化脓性炎症阶段的典型X线征象均为大片浓密模糊炎症浸润阴影。且该患者伴畏寒发热,白细胞总数及中性粒细胞比例增高,应诊断为厌氧菌感染。②肺炎克雷伯菌肺炎胸部X线片显示肺叶实变,中间区透亮,叶间隙弧形下坠。肺炎链球菌肺炎好发于年轻人,常于受凉后发病,咳铁锈色痰。表皮葡萄球菌为条件致病菌,一般不引起肺部感染。金黄色葡萄球菌肺炎毒血症状明显,胸部X线片示肺段或肺叶实变,可见多个液气囊腔。

124. ABCDE　①患者抗HIV阳性,应考虑艾滋病。艾滋病患者最常见的机会性感染是肺孢子菌肺炎,70%~80%的患者可经历一次或多次肺孢子菌感染。参阅10版《病理学》P86。肺孢子菌肺炎早期常表现为间质性肺炎,故答A。参阅10版《内科学》P67。②B、D也可以表现为间质性肺炎,但在艾滋病患者中少见,故不答B、D。C、E不属于间质性肺炎。

125. ABCDE　支气管扩张症、支气管囊肿、支气管肺癌、肺结核空洞等都是肺脓肿常见的基础病变。本例长期咳嗽,咯血,咳大量脓痰,应考虑为支气管扩张症所致。

126. ABCDE　①肺脓肿分为原发性肺脓肿、继发性肺脓肿、血源性肺脓肿三类。原发性肺脓肿也称吸入性肺脓肿,最常见,是指病原体经口、鼻、咽腔吸入所致的肺脓肿,病原体多为厌氧菌(占90%)。②B、C、D均可引起原发性肺脓肿,但临床上少见。金黄色葡萄球菌为血源性肺脓肿最常见的致病菌。

127. ABCDE　①皮肤疖肿可导致脓毒症,菌栓经血行播散到肺,引起小血管栓塞、炎症、坏死而形成血源性肺脓肿,致病菌常为金黄色葡萄球菌。②牙周脓肿、鼻窦炎常导致吸入性肺脓肿,致病菌多为厌氧菌。膈下脓肿、食管穿孔可穿破至肺,导致继发性肺脓肿,致病菌多为大肠埃希菌、肺炎克雷伯菌等。

128. ABCDE　血源性肺脓肿是指菌血症因血行播散到肺形成的肺脓肿,最常见的病原体是金黄色葡萄球菌。A、B、C、D虽可引起血源性肺脓肿,但临床上少见。

129. ABCDE　①肺部感染金黄色葡萄球菌后,可引起肺实变、化脓、组织破坏,容易形成肺脓肿空洞。②肺部感染结核分枝杆菌后,易形成肺结核空洞(不是肺脓肿空洞)。肺部感染真菌、铜绿假单胞菌后也可形成空洞,但临床上少见。肺部感染肺炎链球菌后,不引起肺组织坏死,很少形成空洞。

130. ABCDE　①患者右下肺脓肿,应为吸入性肺脓肿,而不是血源性肺脓肿,因为血源性肺脓肿常为双肺多发性小脓肿。②吸入性肺脓肿最主要的原因是口鼻腔寄居菌经口咽吸入。牙周炎、扁桃体炎、鼻窦炎的脓性分泌物,由于意识不清经气管吸入肺内,可导致吸入性肺脓肿,故答B。参阅15版《实用内科学》P1256。③睡眠中打鼾不会引起误吸,不会导致肺脓肿。反流性食管炎常导致胃食管反流病。经常进行户外锻炼,可增强体质,不易导致肺脓肿。皮肤化脓性感染易导致血源性肺脓肿。

131. ABCDE　肺脓肿的典型临床表现为高热、咳嗽、咳大量臭脓痰,胸片示大片浓密模糊影,可见脓腔及液平面。醉酒后误吸为肺脓肿的常见病因。根据题干,本例应诊断为吸入性肺脓肿,致病菌以厌氧菌最多见,占90%。

132. ABCDE　①患者外周血白细胞计数和中性粒细胞比例显著升高,应考虑化脓性炎症,可首先排除B、E。②患者胸片示右下肺大片阴影,内有空洞,应诊断为肺脓肿。③支气管肺炎很少出现肺部空洞,故不答C。肺囊肿继发感染临床上少见。

133. ABCDE　①患者高热,白细胞总数及中性粒细胞比例增高,说明为化脓性细菌感染,故不答A、B、E。②患者醉酒后可能发生误吸,而误吸是肺脓肿的常见病因。患者寒战高热,咳嗽,咳大量臭脓痰,胸部X线片示右中肺团块状影、空洞及气液平,应诊断为肺脓肿而不是大叶性肺炎,大叶性肺炎不会出现肺部空洞。

134. ABCDE　①吸入性肺脓肿多为厌氧菌感染所致,一般对青霉素敏感,仅脆弱拟杆菌对青霉素不敏感,但对克林霉素、林可霉素、甲硝唑敏感。②红霉素是支原体肺炎、衣原体肺炎的首选药;庆大霉素是肺炎克雷伯菌肺炎的首选药;万古霉素常用于耐甲氧西林金黄色葡萄球菌(MRSA)感染的治疗。

135. ABCDE　136. ABCDE　①中年男性,高热、咳嗽、咳脓痰,有臭味,胸部X线片示大片阴影中出现空洞,应诊断为急性肺脓肿。治疗首选青霉素,次选甲硝唑。②急性肺脓肿抗生素疗程为6~8周。

137. ABCDE　138. ABCDE　①肺炎支原体肺炎属于间质性肺炎,常表现为剧烈咳嗽,无痰或少痰。患儿发热、干咳无痰、全身肌痛、间质性肺炎,应诊断为支原体肺炎,治疗首选大环内酯类抗生素,如阿奇霉素、红霉素等。②患者发热、咳嗽、咳大量臭脓痰,胸部X线片示空洞影,应诊断为急性肺脓肿。最常见的致病菌为厌氧菌,治疗首选青霉素,次选克林霉素、甲硝唑等。

139. ABCDE　①肺脓肿经内科治疗3个月以上脓腔仍不缩小,则需手术治疗。患者经内科治疗4个月无效,脓腔仍存在,且间断发热、咯血,故需外科手术切除病变组织。②经皮穿刺引流适用于贴近胸壁的巨大脓腔。祛痰及体位引流适用于痰液黏稠、发热不高的患者。纤维支气管镜冲洗、引流适用于有明显痰液阻塞征象者。患者抗生素治疗已4月余,继续抗感染治疗效果不佳。

140. ABCDE　结核分枝杆菌对干燥、冷、酸、碱抵抗力强,但对紫外线较敏感。太阳光直射下结核分枝杆菌2~7小时可被杀死,10W紫外线灯距照射物0.5~1m,照射30分钟即可杀灭。

141. ABCDE　5个备选项均为结核分枝杆菌的生物学特性,其中抗酸性对临床诊断最有意义。普通细菌一般无抗酸性,抗酸染色是鉴别结核分枝杆菌与其他细菌的方法之一。

142. ABCDE　①慢性纤维空洞性肺结核的空洞长期不愈,洞壁内层含有大量结核分枝杆菌,且长期成活,病变空洞可与支气管相通,患者痰中经常排菌,成为结核病最重要的传染源。②B、C、D、E没有经痰液排菌的途径,不能成为肺结核的主要传染源。

143. ABCDE　①结核病的免疫保护机制主要是T细胞参与的细胞免疫,而与B细胞参与的体液免疫关系不大(A对B错)。当结核分枝杆菌进入人体后,肺泡中的巨噬细胞大量分泌细胞因子,吸引淋巴细胞和单核细胞聚集到结核分枝杆菌入侵部位,形成结核性肉芽肿,限制并杀灭结核分枝杆菌。T细胞有独特作用,可与巨噬细胞相互作用和协调,对完善免疫保护起着非常重要的作用,故答A而不是D。②NK细胞主要参与肿瘤免疫。中性粒细胞主要参与急性化脓性炎症的反应。

144. ABCDE　年轻患者,咳嗽,低热,外周血白细胞总数及中性粒细胞比例不高,可排除普通细菌感染性肺炎,故可排除A、C、D、E,正确答案为B。肺结核若渗出病变的范围较大,可有肺实变体征,如触觉语颤增强,叩诊浊音。肺结核的好发部位是上叶尖后段,因此胸部X线片可见肺上叶或肺尖斑片状阴影,其内可有空洞形成。

145. ABCDE　①颈部串珠状淋巴结肿大为颈部淋巴结结核的典型体征。急性粟粒型肺结核为重症肺结核,起病急,持续高热,中毒症状较重,浅表淋巴结和肝脾肿大,胸部X线片示肺纹理增多,肺尖至肺底呈大小、密度、分布三均匀的粟粒状结节影,直径约2mm。根据题干,本例应诊断为急性粟粒型肺结核。②真菌性肺炎常继发于大量长期使用广谱抗生素、糖皮质激素、免疫抑制剂后,胸部X线片示支气管肺炎、大叶性肺炎、肿块影、空洞等。过敏性肺炎常表现为接触抗原数小时后出现发热、干咳、呼吸困难、胸痛、发绀等。病毒性肺炎常表现为剧烈咳嗽、干咳、无痰,胸部无阳性体征。患者使用广谱抗生素治疗半月无效,普通细菌性肺炎的可能性不大。

146. ABCDE　肺结核引起的支气管扩张症好发于上叶尖后段,若发生感染,则于肩胛间区可闻及湿啰音,不要误答为"肺尖部"。

147. ABCDE　胸部X线检查是诊断肺结核的重要方法,可以发现早期轻微病变,确定病变范围、部位、形态、密度、活动性等。A、C、D、E只是诊断肺结核某一方面的方法。

148. ABCDE　①青年男性,咳嗽咳痰2周,病变位于左上肺,应考虑肺结核。为明确诊断,应首选痰涂片抗酸染色,它是确诊肺结核简单、快速、易行、可靠的方法。②痰结核分枝杆菌培养虽是确诊肺结核的"金标准",但培养费时较长,临床上少用,主要用于科研,故不答A。痰细胞学检查主要用于诊断肺癌。痰涂片找真菌主要用于诊断真菌性肺炎。痰涂片找含铁血黄素细胞可用于诊断慢性左心衰竭。

149. ABCDE　①痰涂片找到抗酸杆菌,说明患者正处于排菌状态,当然具有传染性,故答D。②血沉增快只提示患者处于结核病活动期,并不提示是否具有传染性。反复痰中带血是肺结核的常见临床表现。结核菌素试验阳性提示患者曾受结核分枝杆菌感染。胸部X线片显示空洞性病变有助于肺结核的诊断,并不能说明处于排菌状态。

150. ABCDE　肺结核化疗的目的是彻底治愈,消灭传染源,预防复发。而痰菌阳性的患者是重要的传染源,因此评价化疗效果的首要指标是看痰菌是否转阴。临床症状、血沉的影响因素很多,表现各异;胸部X线片变化太慢;感染结核分枝杆菌后抗体很难转阴,故B、C、D、E均不能作为化疗效果的评价指标。

151. ABCDE　①结核菌素(PPD)试验阳性只表示曾感染过结核分枝杆菌,并不表示一定患病。因城市居民结核分枝杆菌感染率超过70%，年龄越小，自然感染率越低，故PPD阳性仅对3岁以下的儿童有临床意义。PPD阳性不能区分是结核分枝杆菌的自然感染还是卡介苗接种的免疫反应。因此PPD阳性，对提示未接种卡介苗的婴幼儿的活动性结核病最有价值。②长期发热的患者，PPD试验可能弱阳性。没有任何症状的健康查体者，若已接种卡介苗，PPD阳性的临床意义也不大。E为成年人，PPD阳性的意义不大。

152. **ABCDE** ①临床上，主要根据胸部X线片结果来判断肺结核有无活动性。活动性病变在胸部X线片上常表现为边缘模糊不清的斑片状阴影，可有中心溶解和空洞，或出现播散灶。非活动性病变在胸部X线片上常表现为钙化、硬结、纤维化。痰涂片抗酸杆菌染色阳性说明患者正处于排菌状态，具有传染性。故答案为E而不是D，很多医考参考书将答案错为D。请牢记：判断肺结核有无活动性的检查首选胸部X线片，判断肺结核有无传染性的检查首选痰涂片抗酸染色。②血清结核抗体阳性、PPD试验强阳性，只说明患者曾受结核分枝杆菌感染，不能确诊结核病，更不能判断结核病的活动性。肺结核处于活动期虽可表现为血沉显著增快，但无特异性，故不答C。

153. **ABCDE** ①按照2017年我国新的结核病分类标准，继发型肺结核分为5类，即浸润性肺结核、空洞性肺结核、结核球、干酪性肺炎、纤维空洞性肺结核。②胸内淋巴结结核属于原发型。

154. **ABCDE** ①结核分枝杆菌侵入人体后4～8周，身体组织对结核分枝杆菌及其代谢产物所发生的敏感反应称为变态反应，属于迟发型（Ⅳ型）变态反应，可表现为结核菌素(PPD)试验阳性。因此，PPD试验阳性只表示曾感染结核分枝杆菌，并不表示一定患病(A对)。②曾接触肺结核患者，若未感染，则PPD试验仍为阴性(B错)。若患者为重症结核病，即使处于活动期，PPD试验仍可阴性，因此PPD试验不能确定结核病是否处于活动期(C错)。结核病的发病机制主要是T细胞参与的细胞免疫，而不是体液免疫，因此PPD试验阳性说明患者细胞免疫功能正常而不是体液免疫功能正常(D错)。感染结核分枝杆菌后，90%（而不是100%）的患者可获得免疫力，故不答E。

155. **ABCDE** ①异烟肼的常见不良反应包括周围神经炎、肝功能损害。周围神经炎常表现为四肢感觉障碍、肌痉挛、视神经炎、视神经萎缩等。患者治疗过程中出现双手、双足麻木感，应首先考虑异烟肼引起的周围神经炎，服用维生素B_6可消除中毒症状，无须停用异烟肼。但异烟肼可引起肝功能损害，若血清ALT升高达正常值上限3倍以上者，需停用异烟肼，参阅14版《实用内科学》P584。②利福平的不良反应为肝功能损害、过敏反应，吡嗪酰胺的不良反应主要为胃肠不适、肝功能损害、高尿酸血症，乙胺丁醇的不良反应为视神经炎。可见，这些药物的不良反应与题干所述无关。

156. **ABCDE** ①菌阴肺结核是指3次痰涂片及1次培养阴性的肺结核。众所周知，PPD试验阳性对肺结核的诊断意义不大。血清结核抗体阳性仅说明曾经感染过结核分枝杆菌，且已产生相应抗体。痰结核分枝杆菌PCR灵敏度高，若阳性，仅提示感染结核分枝杆菌，不能说明一定发病。血ADA（腺苷脱氨酶）增高可以由许多疾病引起，如结核病、恶性肿瘤等，无诊断特异性。②典型的临床症状+胸部X线表现对诊断菌阴肺结核意义最大，答案为B。

157. **ABCDE** ①原发型肺结核好发于儿童，症状轻微，胸部X线片显示由原发灶、淋巴管炎、肿大的肺门淋巴结形成的哑铃状阴影，即原发综合征。病程较长的肺结核可导致消瘦，可有颈部淋巴结肿大。本例"右上钙化灶"即为原发灶。根据题干，本例应诊断为原发型肺结核。②浸润性肺结核好发于成人，胸部X线片见肺尖、锁骨下片状阴影。血行播散型肺结核胸部X线片示粟粒状或结节状阴影。结核性渗出性胸膜炎常表现为呼吸困难、胸痛、胸腔积液等。慢性纤维空洞性肺结核多见于成人，病程迁延，胸部X线片见厚壁空洞、肺门上抬、肺纹理呈垂柳样。

158. **ABCDE** ①肺下叶背段是继发性肺结核的好发部位。青年患者长期低热、咳嗽、咳痰，胸部X线片示右下叶背段斑片状影，空洞，应诊断为肺结核。为明确诊断，首选的检查是痰涂片抗酸染色。②痰涂片革兰氏染色常用于诊断普通细菌性肺炎。支气管镜常用于诊断中央型肺癌。痰真菌培养常用于诊断真菌性肺炎。胸部CT为影像学检查，不能进行病原学确诊。

第九篇 内科学试题答案及详细解答

159. **ABCDE** ①青年患者,长期咳嗽,咯血,有结核中毒症状(低热、乏力、纳差、进行性消瘦),应考虑肺结核,故可首先排除C、D、E。②浸润性肺结核胸部X线片示肺尖、锁骨下区小片状或斑点状阴影,可融合形成空洞。干酪性肺炎胸部X线片示大片状密度均匀磨玻璃状阴影,逐渐出现溶解区,呈虫蚀样空洞。本例胸部X线片示右肺上叶虫蚀样空洞,应诊断为干酪性肺炎,故答案为B而不是A。

160. **ABCDE** ①青年女性,低热、咳嗽,咳少量痰,右上肺斑片状影伴空洞形成,应考虑肺结核。少数青年女性可以有类似风湿样表现,称为结核性风湿症,常累及四肢大关节,伴结节性红斑或环形红斑,间歇出现,故应诊断为肺结核。②A、B、D、E均不会出现皮肤结节、红斑。

161. **ABCDE** ①链霉素对巨噬细胞外碱性环境中的结核分枝杆菌有杀菌作用。②乙胺丁醇为抑菌剂,不是杀菌药物。利福平、异烟肼对巨噬细胞内外的结核分枝杆菌均有杀菌作用。吡嗪酰胺主要杀灭巨噬细胞内酸性环境中的结核分枝杆菌。

162. **ABCDE** 乙胺丁醇为抑菌剂,不能杀灭结核分枝杆菌。A、C、D、E均可杀灭结核分枝杆菌。

163. **ABCDE** ①异烟肼可抑制结核分枝杆菌DNA的生物合成,还能通过抑制分枝菌酸的合成而使结核分枝杆菌细胞壁合成受阻,导致细菌死亡,起到杀菌效果。②利福平可抑制结核分枝杆菌mRNA合成,乙胺丁醇可抑制结核分枝杆菌RNA合成,链霉素可抑制结核分枝杆菌蛋白质合成,吡嗪酰胺为吡嗪酸抑菌。

164. **ABCDE** ①吡嗪酰胺(PZA)的代谢产物吡嗪酸可促进肾小管对尿酸的重吸收,从而抑制尿酸的排泄,进而引起高尿酸血症,因此痛风患者应避免使用。②乙胺丁醇(EMB)也可引起高尿酸血症,可见此题答案并不严谨。异烟肼(INH)、利福平(RFP)、链霉素(SM)、对氨基水杨酸钠(PAS)均不会引起高尿酸血症。

165. **ABCDE** 吡嗪酰胺的代谢产物吡嗪酸可促进肾小管对尿酸的重吸收,从而抑制尿酸的排泄,进而引起高尿酸血症,因此痛风患者不宜使用。注意:乙胺丁醇也可引起高尿酸血症,本题也不严谨。

166. **ABCDE** ①异烟肼的结构与维生素B_6相似,可使维生素B_6排泄加快,导致体内维生素B_6缺乏,而出现周围神经炎,常表现为手脚麻木、肌肉震颤、步态不稳等,故使用异烟肼治疗时应常规补充维生素B_6。②A、C、D、E均不会引起周围神经炎。

167. **ABCDE** 许多抗结核药均可造成肝脏损害,在正规联合化疗过程中,若丙氨酸氨基转移酶(ALT)超过正常值上限3倍时需停药。参阅3版8年制《内科学》P101。

168. **ABCDE** ①利福平口服后常集中在肝脏,主要经胆汁排泄。用药后若出现一过性转氨酶上升可继续用药,加保肝治疗观察。若出现黄疸,应立即停药。本例抗结核治疗后总胆红素显著增高,应立即停用利福平。②异烟肼、吡嗪酰胺虽然也可造成肝脏损害,但少见且较轻微,出现黄疸时无须立即停药。乙胺丁醇主要副作用为视神经炎。链霉素主要副作用为听力障碍、肾功能损害。

169. **ABCDE** ①乙胺丁醇可引起视神经炎,表现为视力减退、红绿色盲和视野缩小,多在大剂量连续使用2~6个月后产生。因此,使用过程中应定期检查视力。②氨苄西林、青霉素主要副作用是过敏反应。利福平的主要副作用是肝损害。异烟肼的主要副作用是周围神经炎。

170. **ABCDE** ①乙胺丁醇可引起视神经炎,表现为视力减退、红绿色盲和视野缩小,一旦出现视力减退,应立即停用乙胺丁醇。②异烟肼常见副作用是周围神经炎,利福平常见副作用是肝损害,吡嗪酰胺常见副作用是尿酸增高。

171. **ABCDE** 抗结核病联合化疗的主要目的是延缓耐药菌株的产生。

172. **ABCDE** 初治涂阳肺结核的短程化疗由2个月的强化期及4~6个月的巩固期组成。强化期通常采用3~4个杀菌药联合应用,如异烟肼(INH)+吡嗪酰胺(PZA)+利福平(RFP),有时可加上抑菌药乙胺丁醇(EMB)。其中,INH可杀灭结核病灶中快速生长的结核分枝杆菌,PZA可杀酸性环境中半休眠状态的结核分枝杆菌,RFP可杀灭处于休眠状态而突发生长的结核分枝杆菌。

173. **ABCDE** 患者低热、咳嗽,胸部X线片示右上肺浸润影,右肺门淋巴结肿大,PPD试验阳性,应诊断为活动性原发型肺结核。治疗宜采用直接督导下短程化疗(2HRZE/4HR),即强化阶段选用异烟肼(H)+利福平(R)+吡嗪酰胺(Z)+乙胺丁醇(E),2个月;巩固阶段选用异烟肼(H)+利福平(R),4个月。

174. ABCDE   175. ABCDE ①异烟肼是单一抗结核药物中杀菌力最强者,对巨噬细胞内、外的结核分枝杆菌均有杀灭作用。②A、C、D、E均属于一线抗结核药物,对于耐多药肺结核的治疗,WHO推荐尽可能采用新一代的氟喹诺酮类药物,如莫西沙星、左氧氟沙星、氧氟沙星等,故答B。

176. ABCDE ①肺结核的小量咯血,多以安慰、消除紧张、卧床休息为主。②对于大量咯血,可给予垂体后叶素止血,因垂体后叶素可收缩小动脉,使肺循环血量减少而达到较好的止血效果。

177. ABCDE ①患者咯血后突感胸闷气促,不能说话,张口瞪目,应考虑咯血窒息。急救时应首先开放气道,置患者于头低足高45°的俯卧位,同时拍击健侧背部,保持充分体位引流,尽快使积血从气管排出。必要时进行气管插管或气管切开。②口对口人工呼吸、高压给氧应在气道通畅后进行,故不答A、B。垂体后叶素静脉推注为大咯血的治疗措施,不适合咯血窒息的急救。咯血窒息时,血块一般位于气管内,口腔中少有血凝块,故不答D。

178. ABCDE ①控制结核病流行,必须从控制传染源、切断传播途径和增强免疫力、降低易感性三方面着手。排菌患者是最重要的社会传染源,因此治疗此类患者,消灭传染源,是预防结核病流行的根本措施(D对)。②接种卡介苗是降低人群易感性的预防措施。严格管理、隔离患者为切断传播途径的预防措施。异烟肼预防化疗可保护易感人群。对患者咳出的痰液消毒焚烧,可减少传染源。

179. ABCDE 肺血栓栓塞症的继发性危险因素是指后天获得的易发生本病的多种病理生理改变,包括年龄、骨折、创伤、手术、恶性肿瘤、口服避孕药等。其中,年龄是独立危险因素,随着年龄的增长,肺血栓栓塞症的发病率逐渐增高。

180. ABCDE ①肺通气血流比例是指每分钟肺泡通气量与每分钟肺血流量的比值,肺栓塞时,栓塞部位肺血流量减少,肺通气血流比例将增大。②肺栓塞早期,肺血管通透性变化不大。肺栓塞主要导致肺换气功能障碍,而不是肺通气功能障碍。肺内动静脉分流增加常见于肺动静脉瘘。肺栓塞时,右心室射入肺动脉血液受阻,可导致右心室后负荷增加,而不是左心室后负荷增加。

181. ABCDE ①呼吸过快、心动过速、口唇发绀是机体缺氧的常见症状,肺栓塞和左心衰竭均可出现,不可能作为两者的鉴别依据,故不答A、D、E。②肺栓塞患者因急性肺动脉高压和右心功能不全,可出现颈静脉怒张、双下肢水肿等体征,而左心衰竭不会出现这两种体征,故可作为肺栓塞和左心衰竭的鉴别依据。由于肺栓塞时下肢水肿出现较晚,且特异性较差,因此最佳答案为B而不是C。

182. ABCDE ①肺动脉栓塞常表现为呼吸困难、胸痛、咯血"三联征",可伴晕厥,可有颈静脉充盈、肺动脉瓣区第二心音亢进、肝大。根据题干,本例应诊断为肺动脉栓塞。②呼吸衰竭常表现为呼吸困难,但多无胸痛、晕厥、颈静脉充盈,故不答A。患者双肺未闻及湿啰音,不能诊断为左心衰竭。右心衰竭可有颈静脉充盈、肝大,但多无胸痛、晕厥、肺动脉瓣区第二心音亢进,故不答C。急性心肌梗死很少出现呼吸困难、肝大,故不答E。

183. ABCDE ①血浆D-二聚体测定对急性肺栓塞诊断的敏感性为92%~100%。若D-二聚体<500 μg/L,可基本排除急性肺栓塞,故答B。②心电图常用于诊断心律失常。超声心动图常用于诊断下肢深静脉血栓形成。动脉血气分析常用于诊断呼吸衰竭。胸部CT平扫常用于诊断肺部占位性病变。注意:CT肺动脉造影(CTPA)为确诊急性肺栓塞的首选检查,不要误答E。

184. ABCDE ①确诊肺血栓栓塞症的首选检查是CT肺动脉造影(CTPA)。②超声心动图、胸部X线片对肺血栓栓塞症诊断价值不大。D-二聚体测定主要用于排除肺血栓栓塞症。下肢深静脉彩超常用于诊断股静脉血栓形成。

185. ABCDE ①老年患者大手术后长时间卧床休息,突发晕厥、胸闷、呼吸困难,P_2亢进,应首先考虑肺血栓栓塞症。为明确诊断,首选CT肺动脉造影(CTPA)检查。②动脉血气分析、超声心动图、血D-二聚体均不能确诊肺血栓栓塞症。头颅CT常用于颅内占位病变的诊断。

第九篇 内科学试题答案及详细解答

186. **ABCDE** ①抗凝治疗是急性肺栓塞的标准治疗,确诊后只要没有禁忌证,均需立即开始抗凝治疗,疗程3~6个月,常用药物是肝素和华法林。华法林起效慢,需口服数天后才能在体内发挥作用,因此不适用于肺栓塞急性期抗凝,需与肝素重叠使用至少5天,待INR达标后才可单独使用,故答B而不是A。②氯吡格雷、阿司匹林均为抗血小板聚集药,无须使用。急性肺栓塞的溶栓治疗仅需使用重组组织型纤溶酶原激活剂(rt-PA)50mg持续静脉滴注2小时即可,无须维持治疗,故不答D。

187. **ABCDE** 肺血栓栓塞行溶栓治疗,可迅速溶解肺动脉血栓,恢复肺组织再灌注,降低死亡率。溶栓治疗的指征:肺血栓栓塞症合并右心功能不全、持续性低血压。参阅14版《实用内科学》P1813。

188. **ABCDE** ①下肢深静脉血栓形成患者,血压正常,无颈静脉怒张,说明为低危患者,无须溶栓,可直接行抗凝治疗。利伐沙班为口服抗凝药,故答E。②氯吡格雷、阿司匹林属于抗血小板药,氨甲苯酸、维生素K为促凝血药。

189. **ABCDE** 患者干咳、气短3年,胸部高分辨CT(HRCT)示双下肺弥漫性网格状影,蜂窝样改变,应诊断为特发性肺纤维化。特发性肺纤维化属于间质性肺疾病,肺功能检查常表现为限制性通气功能障碍,如残气量(RV)降低、肺总量(TLC)降低、残气量/肺总量(RV/TLC)正常或略增加、第一秒用力呼气容积/用力肺活量(FEV_1/FVC)正常或增加、肺活量(VC)降低。

190. **ABCDE** 肺动脉高压诊断标准为在海平面、静息状态下,右心导管测量平均肺动脉压≥25mmHg。超声心动图是筛查肺动脉高压最重要的无创性检查方法,并不是确诊方法。

191. **ABCDE** ①特发性肺动脉高压主要引起动脉性肺动脉高压。②睡眠呼吸障碍、慢性阻塞性肺疾病主要引起肺疾病和/或低氧所致肺动脉高压。二尖瓣狭窄主要引起左心肌病所致肺动脉高压。肺动脉栓塞主要引起慢性血栓栓塞性肺动脉高压。

192. **ABCDE** ①急性肺源性心脏病是由于肺动脉栓塞使肺循环阻力增加,心排血量降低,引起急性右心功能衰竭的临床病理生理综合征,常见于肺血栓栓塞。参阅14版《实用内科学》P1565。②慢性阻塞性肺疾病是慢性肺源性心脏病最常见的病因,不要误答C。A、B、D均属于慢性肺源性心脏病的病因。

193. A**BCDE** ①特发性肺动脉高压常表现为呼吸困难、P_2亢进。肺动脉高压时,右心室后负荷增加,可造成右心室代偿性增大,导致三尖瓣相对关闭不全,出现三尖瓣区收缩期杂音。右心室后负荷增加,可引起右心房压力增高,导致颈静脉怒张、肝颈回流征阳性。增粗的肺动脉压迫喉返神经可引起声音嘶哑。根据题干,本例应诊断为特发性肺动脉高压。②风湿性心脏瓣膜病一般不会出现声音嘶哑。房间隔缺损、室间隔缺损都不会在三尖瓣区闻及收缩期杂音。扩张型心肌病以心腔扩大为主。

194. **ABCDE** ①患者胸痛,进行性呼吸困难,三尖瓣区闻及3/6级收缩期杂音,剑突下心脏搏动,应考虑原发性肺动脉高压。为明确诊断,最有意义的检查是超声心动图。②CT肺动脉造影主要用于确诊肺栓塞。肺通气功能检查主要用于诊断慢性阻塞性肺疾病。血气分析主要用于诊断呼吸衰竭和酸碱失衡。胸部X线片主要用于了解胸部疾病的形态学改变。

195. **ABCDE** 196. **ABCDE** ①肺源性心脏病是指由支气管-肺组织、胸廓或肺血管病变导致肺血管阻力增加,产生肺动脉高压,继而右心室结构、功能改变的病变。可见,引起肺源性心脏病的先决条件是肺动脉高压。②肺源性心脏病失代偿期出现精神障碍症状,如嗜睡、表情淡漠、神志恍惚、谵妄等,称为肺性脑病。③肺泡毛细血管急性损伤常见于急性呼吸窘迫综合征(ARDS),支气管肺感染和阻塞常见于支气管扩张症,肺弥散功能障碍常见于间质性肺疾病。

197. **ABCDE** 198. **ABCDE** ①肺血管阻力增加导致肺动脉高压。肺源性心脏病肺动脉高压形成的解剖因素是指肺血管解剖结构的变化,造成肺循环血流动力学障碍,导致的肺动脉压力增高。慢性缺氧所致的肺血管重建,由于有肺血管的结构改变,故称为肺动脉高压形成的解剖因素。②肺源性心脏病肺动脉高压形成的功能因素是指缺氧、高碳酸血症、呼吸性酸中毒所致的肺血管收缩和痉挛,其中缺氧是最重要的因素,称为缺氧性肺血管收缩反应。③支气管肺感染和阻塞常见于支气管扩张症。血液黏稠度增加是引起肺动脉高压的血流动力学因素,它既不属于功能因素,也不属于解剖因素。

气道炎症为支气管哮喘的本质。

199. **ABCDE** A、B、C、D、E 都是继发性肺动脉高压的原因，但以 COPD 最多见，占 80%～90%。

200. **ABCDE** ①COPD 引起肺动脉高压的原因是肺血管阻力增加，其病因包括解剖因素和功能因素，其中以功能因素为主。功能因素是指缺氧、高碳酸血症、呼吸性酸中毒引起肺血管痉挛收缩，其中缺氧是最重要的因素，称为缺氧性肺血管收缩反应。②A、B、D、E 均属于引起肺动脉高压的解剖因素，在 COPD 引起肺动脉高压的病因中占次要地位。

201. **ABCDE** ①由于缺氧是肺动脉高压形成的最重要因素，因此纠正缺氧，舒张肺血管，即可明显降低肺动脉压。②A、D、E 都是引起肺动脉高压的解剖因素，但不起主要作用。

202. **ABCDE** 患者咳嗽、咳痰 20 年，应考虑 COPD。患者 P_2 亢进（$P_2>A_2$），应诊断为肺源性心脏病。肺动脉高压形成的最主要机制是缺氧、CO_2 潴留致肺小血管收缩，即功能因素，答案为 E。

203. **ABCDE** ①第二心音（S_2）由主动脉瓣和肺动脉瓣关闭引起，因此 S_2 包括两个部分，即主动脉瓣部分（A_2）和肺动脉瓣部分（P_2）。一般情况下，青少年 $P_2>A_2$，成年人 $P_2=A_2$，老年人 $P_2<A_2$。当肺动脉高压时，肺循环阻力增高，导致 S_2 的肺动脉瓣部分（P_2）亢进，此为肺动脉高压的主要临床表现。②肺气肿是引起肺动脉高压的常见病因，并不是肺动脉高压的临床表现。肺动脉高压是引起呼吸衰竭的病因之一。剑突下异常搏动常见于右心室肥大。三尖瓣区收缩期杂音常见于三尖瓣关闭不全。

204. **ABCDE** ①A、B、C 症状缺乏特异性，因此不可能为正确答案。②剑突下明显心脏搏动提示右心室肥大，可出现于慢性肺源性心脏病的病程早期。颈静脉怒张提示右心衰竭，常出现于慢性肺源性心脏病的病程晚期。由于题干要求作答的是慢性肺源性心脏病的"早期"临床表现，故正确答案应为 D 而不是 E，很多医考参考书将答案错为 E。

205. **ABCDE** ①右心衰竭时，可引起肝淤血肿大，用手压迫肝脏可使颈静脉怒张更明显，称为肝颈静脉回流征阳性，为诊断右心衰竭的特异性体征，故答 B。②慢性肺源性心脏病右心衰竭可出现双下肢水肿、肝大及触痛阳性，但无特异性，故不答 A、D。心脏向左扩大提示右心室肥大，P_2 亢进提示肺动脉高压。

206. **ABCDE** ①患者呼吸困难 1 年，口唇发绀，说明存在慢性缺氧。患者 P_2 亢进、分裂，说明有肺动脉高压。三尖瓣区可闻及 2/6 级收缩期杂音，此为右心室肥大导致的相对性三尖瓣关闭不全。下肢水肿，说明右心功能失代偿，故本例应诊断为慢性肺源性心脏病肺心功能失代偿期。②冠心病常表现为发作性胸痛。本例心界无扩大，不能诊断为扩张型心肌病，故不答 C。先天性心脏病、风湿性心脏瓣膜病常于幼年发病，与本例不符，故不答 D、E。

207. **ABCDE** 慢性肺源性心脏病引起的心律失常以房性期前收缩及阵发性室上性心动过速最常见，其中，以紊乱性房性心动过速最具有特征性，也可有心房扑动和心房颤动。

208. **ABCDE** ①慢性肺源性心脏病患者正位胸部 X 线片常表现为右下肺动脉干增宽，肺动脉段凸出，心尖上凸。②慢性肺源性心脏病右心室肥大，可导致心脏向左移位而不是向左扩大，故不答 C。心脏普大常见于心包积液，心腰部凹陷常见于主动脉瓣关闭不全的靴形心。

209. **ABCDE** ①右心室肥大的心电图诊断标准：a. 电轴右偏；b. 重度顺钟向转位；c. $R_{V_1}+S_{V_5}\geq 1.05mV$；d. 肺型 P 波；e. 右束支阻滞；f. 肢体低电压。其中 a~d 为主要诊断条件，e~f 为次要诊断条件，故答 D 而不是 B。②A 常见于左心房肥大；C 常见于心肌广泛前壁缺血；E 常见于心肌侧壁缺血。

210. **ABCDE** 患者心电图示胸前导联重度顺钟向转位，V_1 导联呈 Rs 型，$V_5R/S<1$，$R_{V_1}+S_{V_5}\geq 1.05mV$，应诊断为右心室肥大。在 A、B、C、D、E 5 个选项中，只有慢性肺源性心脏病会出现右心室肥大。

211. **ABCDE** ①COPD 患者突发精神症状，出现昏迷，应诊断为慢性肺源性心脏病、肺性脑病。球结膜水肿说明伴 CO_2 潴留，为明确诊断，首先应行动脉血气分析。②昏迷患者不可能进行肺功能检查，因此不要误选 E。胸部 X 线片常用于诊断肺部感染。心脏超声、动态心电图检查主要用于了解有无右心室肥大，对明确昏迷原因帮助不大。

212. **ABCDE** ①患者反复咳嗽、咳痰 41 年，应考虑为 COPD。近 1 周症状加重，双肺干、湿啰音，应考虑

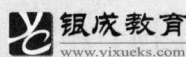
892
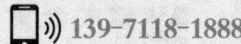

为急性加重期。P_2亢进说明肺动脉高压。"三尖瓣区闻及3/6级收缩期杂音"为右心室肥大导致的相对性三尖瓣关闭不全。"肝右肋下4cm,肝颈回流征阳性,下肢水肿"说明右心衰竭,故本例应诊断为"COPD+肺源性心脏病急性加重期+肺心功能失代偿期"。肺源性心脏病急性加重期的治疗原则是控制感染、畅通呼吸道、改善呼吸功能、纠正缺氧、控制呼吸衰竭和心力衰竭,其中最重要的措施是控制感染。②肺源性心脏病患者在感染得到控制、呼吸功能改善后,心力衰竭便可改善,因此正性肌力药、利尿药、血管扩张药应慎用。祛痰为对症治疗。

213. ABCDE　214. ABCDE　215. ABCDE　①老年患者,反复咳嗽、咳痰40余年,应考虑COPD。COPD一般按慢性支气管炎→肺气肿→肺源性心脏病→肺性脑病的病程进展。患者出现嗜睡等精神症状,说明合并肺性脑病。故本例应诊断为COPD、慢性肺源性心脏病、肺性脑病。②慢性肺源性心脏病的特点是肺动脉高压及右心室肥大,肺动脉高压的特征性表现为P_2亢进,因此体检时应特别注意有无肺动脉瓣区第二心音亢进。心音强弱快慢不等常见于心房颤动。心界向左下扩大常见于左心室肥大,而不是右心室肥大,因为右心室肥大常表现为心界向左扩大。心界向左右两侧扩大常见于扩张型心肌病、心包积液。心尖区吹风样收缩期杂音常见于二尖瓣关闭不全,而肺源性心脏病右心室肥大造成的三尖瓣关闭不全常表现为三尖瓣区收缩期杂音。③COPD患者出现昏睡等精神症状,说明合并肺性脑病。代谢性碱中毒常表现为呼吸浅慢。虽然中毒性脑病、脑梗死、脑出血均可出现昏睡,但与题干所述无关。

216. ABCDE　慢性阻塞性肺疾病(COPD)引起的肺动脉高压是缺氧、CO_2潴留导致肺小血管痉挛所致,因此对于COPD引起的肺动脉高压,最重要的治疗措施是改善肺通气。

217. ABCDE　慢性肺源性心脏病急性加重期,如使用利尿药过猛,易导致低钾、低氯性碱中毒。使用利尿药,尤其是排钾性利尿药,可造成K^+从尿液中丢失,导致低钾血症。低钾时,一方面H^+转入细胞内;另一方面肾小管细胞内的H^+排出增加,Na^+、HCO_3^-重吸收增加,产生低钾性碱中毒,常伴低氯血症。

218. ABCDE　肺源性心脏病患者对洋地黄耐受性很差,疗效也差,极易导致中毒,故洋地黄不能作为肺源性心脏病心力衰竭的首选药物,应用时应十分谨慎。用药时宜选用作用快、排泄快的洋地黄制剂,用药剂量为常用量的1/2~2/3。肺源性心脏病患者缺氧可使心率增快,因此不能以心率快慢作为洋地黄的疗效指征。

219. ABCDE　①类风湿关节炎可累及胸膜,使胸膜毛细血管通透性增高,导致渗出性胸腔积液。②肝硬化、肾病综合征可造成血清白蛋白降低,使胸膜毛细血管内胶体渗透压降低,导致漏出性胸腔积液。左心衰竭、缩窄性心包炎可使体循环、肺循环静水压增高,造成胸膜毛细血管静水压升高,导致漏出性胸腔积液。

220. ABCDE　①胸导管是人体最大的淋巴管。乳糜胸是指胸腔积液中含淋巴乳糜液,是由于胸导管堵塞或破裂,使乳糜液溢入胸腔所致,其病因较多,以手术损伤、肿瘤侵犯、丝虫病等多见。②A、B、D、E均为胸膜毛细血管通透性增高引起的胸腔积液。

221. ABCDE　①胸腔积液分为渗出液和漏出液两类,渗出液是指炎性积液,漏出液是指非炎性积液。结核性胸膜炎是结核分枝杆菌引起的特异性胸膜炎症,因此产生的胸腔积液多为炎性渗出液,少数为血性,脓性罕见。②漏出性胸腔积液常由充血性心力衰竭、肝硬化等引起。乳糜性胸腔积液常由胸导管堵塞引起。

222. ABCDE　大量胸腔积液患者,呼吸困难的最主要原因是限制性通气功能障碍。COPD表现为阻塞性通气功能障碍,而胸腔积液表现为限制性通气功能障碍。

223. ABCDE　224. ABCDE　①胸腔积液总蛋白<30g/L、LDH<200U/L、葡萄糖含量正常(>3.35mmol/L),应考虑漏出性胸腔积液。5个选项中,只有心力衰竭所致胸腔积液为漏出液,B、C、D、E均为渗出液,故答A。②胸腔积液首先应区分漏出液和渗出液:胸腔积液蛋白/血清蛋白>0.5、胸腔积液LDH>200U/L、胸腔积液LDH/血清LDH>0.6,符合3条标准中任何1条者考虑渗出液,反之为漏出液。患者胸腔积液 LDH475U/L,应考虑渗出液,故可首先排除 A。患者胸腔积液细胞计数>500×10⁶/L,以单个核细胞为主,考虑恶性胸腔积液可能性大。恶性胸腔积液 ADA<20U/L,LDH>500U/L。类风湿关节炎所致胸腔积液和恶性胸腔积液的腺苷脱氨酶(ADA)均可降低,前者 ADA 常<45U/L,后者常<20U/L;类风湿关节炎所致胸腔积液的葡萄糖含量常低于1.10mmol/L,而本例葡萄糖(Glu)2.4mmol/L,故不答 B。乳糜性胸腔积液常呈乳状混浊,甘油三酯>1.21mmol/L,根据题干不能确诊乳糜性胸腔积液,故不答 D。类肺炎性胸腔积液的细胞计数明显增高,但应以中性粒细胞为主,故不答 E。

225. ABCDE 226. ABCDE ①腺苷脱氨酶(ADA)在淋巴细胞内含量较高。结核性胸腔积液时,因细胞免疫受刺激,淋巴细胞明显增多,故胸腔积液中 ADA 显著增高(常>45U/L),其诊断结核性胸腔积液的敏感度较高。恶性胸腔积液 ADA 常<45U/L。ADA 为鉴别结核性胸腔积液与恶性胸腔积液最有价值的指标。②Light 标准为判断渗出液的金标准:胸腔积液蛋白质/血清蛋白质>0.5;胸腔积液 LDH 大于血清 LDH 正常值上限的 2/3;胸腔积液 LDH/血清 LDH>0.6。符合以上 3 条中任何 1 条即可诊断为渗出液,反之为漏出液。因此,最常用于鉴别漏出液和渗出液最有价值的指标是 LDH。

227. ABCDE ①胸腔积液时,细菌侵犯胸膜腔,经糖酵解途径分解葡萄糖供能。脓胸也可造成胸膜纤维素沉积和机化,导致胸膜增厚。增厚的胸膜可阻滞葡萄糖进入胸膜腔,因此脓胸时,葡萄糖水平显著降低。②肺血栓栓塞症为渗出性胸腔积液,葡萄糖浓度常轻度降低。心力衰竭、肾病综合征、肝硬化均可导致漏出性胸腔积液,葡萄糖浓度多为正常。

228. ABCDE ①对确诊恶性胸腔积液最有价值的检查是胸膜活检。②支气管镜检查常用于诊断中央型肺癌。胸部增强 CT 检查为影像学检查方法,胸腔积液生化检查为常规检查项目,血清肿瘤标志物的特异性不高,C、D、E 的诊断价值均不如胸膜活检。

229. ABCDE ①胸部 X 线片示右下肺大片致密影,上缘呈弧形,此为胸腔积液的特征性胸部 X 线片表现。根据题干,本例应考虑右侧胸腔积液。为明确诊断,应首选胸部超声检查。②痰找抗酸杆菌常用于肺结核的诊断。支气管镜检查常用于中央型肺癌的诊断。胸部 CT 常用于肺部占位性病变的诊断。痰培养+药敏试验常用于细菌性肺炎的诊断。

230. ABCDE ①患者肋间隙变宽,可能为气胸、肺气肿、胸腔积液,不可能是肺不张(肋间隙缩窄)、肺实变(肋间隙不变),故可首先排除 A、B。②气胸患者叩诊为鼓音,肺气肿叩诊为过清音,故不答 C、D。③中至大量胸腔积液叩诊,在积液区为实音,在积液区上方为浊音,积液区呼吸音、语音共振明显减弱或消失,故答案为 E。

231. ABCDE ①恶性胸腔积液多由恶性肿瘤(如肺癌、乳腺癌、淋巴瘤)侵犯胸膜引起,原发于胸膜的恶性间皮瘤引起者少见,故不答 E。②A、B、C、D 均属于肺癌的病理类型,其中,腺癌富含血管,局部浸润和血行转移较早,最易累及胸膜引起胸腔积液。

232. ABCDE ①"胸部 X 线片示右下肺大片状密度增高影,上缘呈外高内低弧形",为大量胸腔积液的典型征象。患者右下肺呼吸音消失,语音共振减弱,应诊断为右侧胸腔积液。为明确胸腔积液病因,首选检查为胸腔穿刺抽液检查。②B 超为确诊胸腔积液的首选检查方法,胸腔穿刺抽液为确诊胸腔积液后明确病因的首选检查方法。本例已拍摄胸部 X 线片确诊了胸腔积液,为明确胸腔积液的病因,当然首选胸穿抽液检查,故答 A 而不是 D。B、C、E 显然不是正确答案。

233. ABCDE ①淡黄色胸腔积液,白细胞计数>500×10⁶/L,应考虑渗出液,可首先排除 E。充血性心力衰竭引起的胸腔积液为漏出液。②患者胸腔积液腺苷脱氨酶(ADA)>45U/L,应诊断为结核性胸腔积液。③恶性胸腔积液、类肺炎性胸腔积液常表现为胸腔积液 LDH>500U/L、ADA<25U/L。肺脓肿常表现为咳嗽、咳脓痰、高热。

234. ABCDE ①患者低热,可排除 C、D,因为类肺炎性胸腔积液和肺脓肿多为高热。②患者为血性胸腔积液,可排除 E。③老年患者咳嗽、咯血,胸腔积液腺苷脱氨酶(ADA)正常,乳酸脱氢酶(LDH)>

第九篇　内科学试题答案及详细解答

500U/L，应考虑恶性胸腔积液，而不是结核性胸腔积液。结核性胸腔积液 ADA 常高于 45U/L。

235. **ABCDE**　①化脓性胸膜炎所致的胸腔积液常以中性粒细胞增多为主，LDH 应在 200~500U/L，CEA 正常，故不答 A。②胸腔积液呈乳糜样，苏丹染色阴性为假性乳糜性胸腔积液的表现，真性乳糜胸苏丹Ⅲ染色应为阳性，故不答 D。③老年患者，胸腔积液为渗出液，应考虑结核性和恶性胸腔积液的可能。患者胸腔积液 LDH>500U/L，CEA 明显增高，说明恶性的可能性较大，故答 C。PPD 阳性对于成人结核病的诊断意义不大，故不答 B。④结缔组织疾病所致的胸腔积液临床上少见，故不答 E。

236. **ABCDE**　①患者胸部 X 线片示右侧胸腔积液，故可首先排除 A、E。结核性渗出性胸膜炎常表现为低热、盗汗、呼吸困难，不会出现高热及白细胞计数显著增高，故不答 C。肺癌不会出现高热、右下肺大片致密影，故不答 D。②肺炎旁胸腔积液是指因细菌性肺炎、肺脓肿、支气管扩张引起的胸腔积液。患者发热、咳黄色脓痰、右肺闻及湿啰音，胸部 X 线片示右肺下叶大片致密影，应诊断为肺炎。患者抗生素治疗 2 天后症状加重，出现胸痛、呼吸困难，胸腔积液，应诊断为肺炎合并肺炎旁胸腔积液。

237. **ABCDE**　①右下肺炎患者头孢菌素治疗 3 天后，右肩胛线第 8 肋以下语颤减弱，叩诊呈实音，说明胸腔积液量较治疗前增多。此时应行胸腔穿刺抽液检查+胸腔积液培养+药敏试验，根据试验结果合理选用抗菌药物，故答 B 而不是 D、E。②患者使用头孢曲松 3 天无效，不宜继续使用，故不答 A。患者咳嗽为胸腔积液引起的刺激性症状，一般无痰或少痰，故不做痰培养。

238. **ABCDE**　①结核性胸膜炎所致的胸腔积液蛋白质含量高，容易引起胸膜粘连，故应反复胸腔穿刺抽液，以减轻胸膜肥厚。②一般情况下，抽胸腔积液后没有必要向胸腔内注入抗结核药，但可注入链激酶（不是尿激酶）等防止胸膜粘连。糖皮质激素疗效不肯定，不宜应用。参阅 14 版《实用内科学》P1822。

239. **ABCDE**　240. **ABCDE**　①对于结核性胸腔积液的治疗，糖皮质激素不能作为常规，只有在全身毒血症状严重，且伴大量胸腔积液时，才可尝试使用泼尼松。②大量结核性胸腔积液，应首先行抽液治疗，首次抽液量不应超过 700ml，以后每次抽液量不应超过 1000ml。过多过快抽液，易发生复张后肺水肿或循环衰竭。③结核病应按标准统一方案进行化疗，不能随意加大抗结核药物剂量，否则易引起肝、肾损害。单纯结核性胸腔积液，若未合并普通化脓菌感染，则无须加用抗生素。

241. **ABCDE**　242. **ABCDE**　243. **ABCDE**　①青年胸腔积液患者，低热、盗汗、消瘦 3 个月，此为典型结核中毒症状，故应诊断为结核性胸腔积液。B、C、D、E 均不会出现结核中毒症状。②为明确胸腔积液的病因，应首选胸腔穿刺抽液检查。血培养常用于诊断感染性心内膜炎。PPD 试验对成人结核病诊断价值不大。胸部 CT 常用于诊断肺癌。胸腔镜检查为有创检查，一般不作为首选。③右侧胸腔积液体检时可能发现：右肺底上移、气管向左移位、右侧积液区上方（不是右上肺）可能闻及管样呼吸音、右侧胸廓肋间隙增宽、肝界下移。

244. **ABCDE**　245. **ABCDE**　246. **ABCDE**　①腺苷脱氨酶（ADA）在淋巴细胞内含量较高，因此结核性胸膜炎时，细胞免疫受刺激，淋巴细胞明显增加，导致 ADA 明显增高，对结核性胸膜炎诊断的敏感性和特异性分别为 92%、90%，远高于其他指标，故答 C。氯化物含量降低为结核性脑膜炎的脑脊液特点。结核性胸腔积液常表现为 LDH 轻度增高（>200U/L），黏蛋白试验阳性，葡萄糖含量轻度降低（<3.3mmol/L）。②因结核性胸腔积液量大，且蛋白质含量极高，容易引起胸膜粘连，故应反复穿刺抽取胸腔积液，只在有指征时才行胸腔闭式引流，故答 B 而不是 D。糖皮质激素疗效不肯定。一般情况下，抽取胸腔积液后没有必要向胸腔内注入抗结核药，但可注入链激酶（不是尿激酶）等防止胸膜粘连。③结核性胸膜炎的治疗一般采用痰菌阳性肺结核的治疗方案 2HRZE/4HR，即异烟肼+利福平+吡嗪酰胺+乙胺丁醇，顿服 2 个月，用于强化治疗；然后异烟肼+利福平，顿服 4 个月用于巩固治疗，疗程共 6~9 个月。

247. **ABCDE**　248. **ABCDE**　①大量胸腔积液患者，为明确积液性质，当然首选胸腔穿刺抽液检查。支气管镜常用于诊断中心型肺癌。胸腔镜虽然可用于确诊胸腔积液性质，但为有创检查，一般不作为首选。纵隔镜常用于诊断纵隔疾病。胸部 CT 是影像学检查方法，不能明确胸腔积液性质。②患者肿

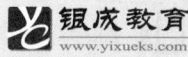　895　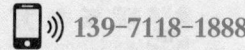

瘤直径2cm,应为 T_1;患者纵隔淋巴结肿大,应为 N_2(同侧纵隔淋巴结肿大)或 N_3(对侧淋巴结肿大);患者有胸腔积液,应为 M_{1a}。本例应诊断为左下肺癌($T_1N_2M_{1a}$ 或 $T_1N_3M_{1a}$),其临床分期为ⅣA期,已失去手术切除机会,应行全身化疗。

249. **ABCDE**　急性呼吸窘迫综合征(ARDS)患者由于肺间质和肺泡水肿、充血,肺表面活性物质减少引起肺表面张力增加,肺容量及残气量降低,导致肺顺应性明显降低。肺内动静脉分流增加和通气血流比例失调都可引起低氧血症,但肺内动静脉分流增加是引起顽固性低氧血症的主要原因。残气量降低和广泛肺不张使肺容量明显降低,可减少至正常肺容量的50%以下,无效腔通气明显增加,加上通气血流比例失调,使静脉血得不到充分氧合,肺内动静脉分流量增加,导致低氧血症,参阅7版《外科学》P58,10版《外科学》已删除该知识点。

250. **ABCDE**　①急性呼吸窘迫综合征最重要的临床特征是顽固性低氧血症,且这种低氧血症不能被普通的吸氧方法所改善,故答D。②A、B、C、E无特异性,因为普通肺炎也可有这些表现。

251. **ABCDE**　①急性呼吸窘迫综合征(ARDS)的主要病理变化为肺广泛性充血水肿和肺泡内透明膜形成。由于肺泡毛细血管内皮细胞和肺泡上皮细胞损伤,肺泡膜通透性增加,引起肺间质和肺泡水肿,加上肺表面活性物质减少,可导致小气道陷闭和肺泡萎陷不张。②气道阻塞、肺部感染是COPD急性感染期的表现。肺不张只是ARDS的病理改变之一。急性心力衰竭与题干所述关系不大。

252. **ABCDE**　氧合指数(PaO_2/FiO_2)=氧分压/吸入氧的比例。吸入氧的比例(%)=21+4×氧流量(L/min)=21+4×3=33%=0.33。因此氧合指数=66/0.33=200,答案为A。

253. **ABCDE**　判断急性呼吸窘迫综合征严重程度的指标主要是氧合指数(PaO_2/FiO_2)。轻度:200 mmHg<PaO_2/FiO_2≤300mmHg;中度:100mmHg<PaO_2/FiO_2≤200mmHg;重度:PaO_2/FiO_2≤100mmHg。

254. **ABCDE**　除原发病的相应症状和体征外,急性呼吸窘迫综合征最早出现的症状是呼吸窘迫,呼吸频率加快。A、B、C、E均为较晚期的表现。

255. **ABCDE**　①成人急性呼吸窘迫综合征(ARDS)呼吸困难的特点是呼吸深快、费力,病人常感到胸廓紧束、严重憋气,即呼吸窘迫。②呼吸浅慢见于麻醉剂、镇静剂过量和颅内压增高。呼吸浅快见于呼吸肌麻痹、腹腔积液、肥胖等。呼吸深慢见于严重代谢性酸中毒所致的库斯莫尔呼吸。呼吸不规则多发生于临终前。

256. **ABCDE**　①通过Swan-Ganz导管可测量肺动脉楔压(PAWP)。ARDS患者PAWP一般<12mmHg,但心源性肺水肿患者PAWP常>18mmHg,故鉴别ARDS和心源性肺水肿最有价值的检查是Swan-Ganz导管测量PAWP。②ARDS和心源性肺水肿均病情危重,不能进行肺功能检查,故不答A。超声心动图、动脉血气分析、胸部X线片均只能作为两者的辅助检查。

257. **ABCDE**　①患者严重外伤手术后第1天出现呼吸困难,血氧饱和度降低,且经高流量吸氧后不能缓解,双肺湿啰音,应诊断为ARDS,顽固性低氧血症经普通吸氧治疗不能缓解是ARDS的特点,答案为E。②气胸常有胸部外伤史,患肺呼吸音消失。肺血栓栓塞常表现为胸痛、呼吸困难、咯血三联征。腹腔内出血常有腹部外伤史,血压降低,脉搏增快,腹部刺激征。急性左心衰竭常表现为突发性呼吸困难,端坐位,咳粉红色泡沫痰。

258. **ABCDE**　①溺水是ARDS的常见病因。患者溺水后缺氧发绀,双肺湿啰音,普通吸氧方法(面罩吸氧)不能改善其低氧血症(氧饱和度只有85%),应诊断为ARDS,可立即给予无创通气。若无创通气后仍无法纠正低氧血症,则应行机械通气。②静脉注射地塞米松常用于治疗支气管哮喘急性发作。静脉注射毛花苷丙、呋塞米、皮下注射吗啡常用于治疗急性左心衰竭。

259. **ABCDE**　260. **ABCDE**　261. **ABCDE**　①重症肺炎患者 $PaO_2<60mmHg$、$PaCO_2<50mmHg$,应考虑Ⅰ型呼吸衰竭。患者入院次日即突发持续性呼吸困难,发绀,烦躁不安,呼吸频率增快,两肺闻及湿啰音,双肺实变影,应诊断为ARDS。急性肺梗死常表现为胸痛、呼吸困难、咯血三联征。急性左心衰竭常表现为端坐呼吸,双肺满布湿啰音和哮鸣音。自发性气胸、肺不张均不会出现肺部湿啰音,故不答

第九篇　内科学试题答案及详细解答

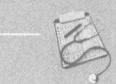

C、D。②ARDS 的治疗首选呼气末正压通气(PEEP)，因为普通的吸氧方法难以纠正 ARDS 的低氧血症。PEEP 是指在机械通气时，呼气末气道内压大于 0。高频通气多用于术中呼吸管理。持续气道内正压通气(CPAP)是指呼吸机在整个呼吸周期内，提供一恒定的压力，比 PEEP 能更好地防止气道萎陷，但易产生并发症。高浓度吸氧常用于治疗普通的Ⅰ型呼吸衰竭。双气道正压通气(Bi-PAP)可允许自主呼吸在两个压力水平上间断随意发生，故可改善人机配合。③为减轻 ARDS 肺水肿，应合理限制液体入量，以保持肺脏处于相对"干"的状态。在血压稳定和保证组织灌注的前提下，液体出入量宜轻度负平衡，可使用利尿药促进水肿的消退，使入量<出量。

262. ABCDE　263. ABCDE　①青年人溺水后液体可能进入肺部，2 小时后突发呼吸困难，呼吸频率加快，烦躁，发绀，双肺湿啰音，胸部 X 线片示双肺大片阴影，应诊断为 ARDS。为明确诊断，应首选动脉血气分析，典型表现为Ⅰ型呼吸衰竭，即 $PaO_2<60mmHg$、$PaCO_2$ 正常或稍下降、pH 升高。心电图、超声心动图对 ARDS 的诊断帮助不大。脑部 CT 常用于颅内占位性病变的诊断。心肌损伤标志物常用于急性心肌梗死的诊断。②ARDS 的治疗首选呼气末正压(PEEP)+小潮气量机械通气。

264. ABCDE　①Ⅱ型呼吸衰竭是指 $PaO_2<60mmHg$ 合并 $PaCO_2>50mmHg$，由肺泡通气不足引起，多见于气道阻塞、神经肌肉疾病。膈肌瘫痪患者肺本身无明显病变，而是呼吸中枢受损或呼吸肌功能减退造成的肺泡通气不足，故常导致Ⅱ型呼吸衰竭。②肺实质性疾病(肺结核、硅肺)、间质性肺疾病(特发性肺纤维化)、肺水肿常导致Ⅰ型呼吸衰竭。参阅 3 版 8 年制《内科学》P171。

265. ABCDE　①Ⅰ型呼吸衰竭是指 $PaO_2<60mmHg$，$PaCO_2<50mmHg$，主要见于肺换气功能障碍。ARDS 常因肺换气功能障碍，导致Ⅰ型呼吸衰竭。②A、B、C、D 常导致Ⅱ型呼吸衰竭。

266. ABCDE　①Ⅱ型呼吸衰竭是指缺氧伴 CO_2 潴留，常见于慢性阻塞性肺疾病(COPD)。②肺部感染疾病(胸膜炎、肺结核、肺炎)常导致Ⅰ型呼吸衰竭。特发性肺动脉高压引起呼吸衰竭少见。

267. ABCDE　268. ABCDE　①Ⅰ型呼吸衰竭的诊断标准是 $PaO_2<60mmHg$，$PaCO_2$ 降低或正常，故答 E。②Ⅱ型呼吸衰竭的诊断标准是 $PaO_2<60mmHg$，伴 $PaCO_2>50mmHg$，故答 D。③呼吸衰竭的诊断标准是 $PaO_2<60mmHg$，故 A、B、C 均不能诊断为呼吸衰竭。

269. ABCDE　270. ABCDE　①COPD 常表现为阻塞性肺通气功能障碍，严重者可引起Ⅱ型呼吸衰竭。Ⅱ型呼吸衰竭的发病机制为肺泡通气不足。②Ⅰ型呼吸衰竭的发病机制为肺换气功能障碍，包括通气血流比例失调、肺泡弥散功能障碍、肺内动静脉分流增加。急性肺栓塞患者由于肺动脉阻塞，血流受阻，可引起通气血流比例失调，导致Ⅰ型呼吸衰竭，故答 E。

271. ABCDE　272. ABCDE　①正常人肺泡通气血流比值(V/Q)约为 0.8，V/Q 无论增大还是减小，都会影响肺换气功能，导致Ⅰ型呼吸衰竭。Ⅰ型呼吸衰竭只有低氧血症($PaO_2<60mmHg$)，而无 CO_2 潴留($PaCO_2$ 正常或降低)。因此，通气血流比例失调通常发生单纯低氧血症，而无 CO_2 潴留，故答 B。②弥散功能障碍是指 O_2、CO_2 通过肺泡膜的弥散过程发生障碍。因 CO_2 的弥散系数是 O_2 的 20 倍，故弥散功能障碍常以低氧血症为主，此为Ⅰ型呼吸衰竭的主要发病机制。虽然通气血流比例失调、肺内动静脉分流均可导致Ⅰ型呼吸衰竭，但都不是主要发病机制，故最佳答案为 A 而不是 B、D。③氧耗量增加是造成低氧血症的原因，为Ⅰ型和Ⅱ型呼吸衰竭共有的发病机制，故不答 C。肺泡通气量下降为Ⅱ型呼吸衰竭的发病机制，故不答 E。

273. ABCDE　①患者血气分析示 $PaO_2<60mmHg$，$PaCO_2<50mmHg$，应诊断为Ⅰ型呼吸衰竭，其主要发病机制是弥散功能障碍。②虽然肺内分流、通气血流比例失调均可导致Ⅰ型呼吸衰竭，但都不是主要发病机制，故最佳答案为 B 而不是 A、E。肺通气不足为Ⅱ型呼吸衰竭的发病机制，故不答 C。氧耗量增加为Ⅰ型和Ⅱ型呼吸衰竭共有的发病机制，故不答 D。

274. ABCDE　①患者 $PaO_2<60mmHg$，$PaCO_2>50mmHg$，应诊断为Ⅱ型呼吸衰竭，其主要发病机制为肺通气功能障碍。②肺换气功能障碍为Ⅰ型呼吸衰竭的主要机制。C、D、E 均属于肺换气功能障碍的常见原因。

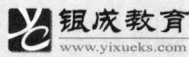

275. **ABCDE** ①Ⅰ型呼吸衰竭的主要病因是换气功能障碍而通气功能基本正常,给予高浓度的氧疗常可迅速改善低氧状态而不致引起 CO_2 潴留。若存在肺内动静脉解剖分流,则肺动脉内的静脉血未经氧合直接流入肺静脉,将导致 PaO_2 降低。在这种情况下,即使增加吸氧浓度也不能提高分流静脉血的氧分压。肺内动静脉解剖分流属于通气血流比例失调的特例,因此最佳答案为 D 而不是 C。②给予高浓度的氧疗,常可迅速改善弥散功能障碍的低氧状态,故不答 A。肺泡通气量下降为Ⅱ型呼吸衰竭的主要发病机制。氧耗量增加为Ⅰ型和Ⅱ型呼吸衰竭共有的发病机制,故不答 E。

276. **ABCDE** ①呼吸困难是呼吸衰竭最早出现的症状,发绀是缺氧的典型表现,球结膜水肿是 CO_2 潴留的典型表现。老年患者呼吸困难、嗜睡、球结膜水肿、口唇发绀,应考虑为Ⅱ型呼吸衰竭。为明确诊断,应首选动脉血气分析。②胸部 CT 对本病的诊断价值不大。心肌坏死标志物检测、心电图检查主要用于确诊急性心肌梗死。头颅 CT 检查主要用于诊断颅内占位性病变。

277. **ABCDE** ①呼吸困难是呼吸衰竭最早出现的症状,发绀是呼吸衰竭缺氧的典型表现。②呼吸费力伴呼气延长为呼气性呼吸困难的表现,常见于支气管哮喘。呼吸频率增快为呼吸衰竭的早期表现。神经精神症状为呼吸衰竭的晚期表现。双肺有大量湿啰音常见于肺部感染、急性左心衰竭。

278. **ABCDE** 老年男性,间断咳嗽、咳痰 10 年,应考虑慢性阻塞性肺疾病。患者动脉血气分析 $PaO_2<60mmHg$, $PaCO_2>50mmHg$,应诊断为Ⅱ型呼吸衰竭,氧疗首选常压下持续低浓度吸氧。

279. **ABCDE** 吸氧浓度与氧流量之间的换算公式为:吸入氧浓度(%)= 21+4×氧流量(L/min)。将题干给出的数据代入本公式,27 = 21+4×氧流量,计算得氧流量 = 1.5L/min。

280. **ABCDE** ①慢性阻塞性肺疾病(COPD)患者 $PaO_2<60mmHg$、$PaCO_2>50mmHg$,应诊断为Ⅱ型呼吸衰竭,宜行无创通气,采用持续低流量吸氧,故答 D 而不是 A。②COPD 补碱指征为血 pH<7.20 合并代谢性酸中毒,本例 pH7.29,不宜补碱,故不答 B。COPD 患者一般不宜使用呼吸兴奋剂,以免加重呼吸肌疲劳。COPD 患者行气管切开、机械通气的指征为 $PaO_2<40mmHg$、$PaCO_2>70mmHg$,故不答 E。

281. **ABCDE** ①电解质紊乱一般不会出现昏迷,故不答 A。脑梗死、感染中毒性脑病与题干所述无关,故不答 B、C。氧中毒可出现意识障碍,常在吸入高压氧、纯氧或高浓度氧(氧浓度>50%),且持续时间较长的情况下发生。本例吸氧浓度仅 27%,不会发生氧中毒,故不答 E。②患者 $PaCO_2$ 85mmHg,说明 CO_2 潴留,可导致肺性脑病(又称 CO_2 麻醉),故答 D。

282. **ABCDE** ①老年患者咳嗽、咳痰 30 年,应考虑 COPD,应行持续低流量氧疗,即给氧浓度<35%,1~2L/min,严禁采用高浓度吸氧。本例不仅将氧流量提高至 4L/min,而且加服抑制呼吸中枢的舒乐安定,易导致二氧化碳潴留,引起肺性脑病。②电解质紊乱很少引起昏迷,故不答 A。氧中毒常表现为面色苍白、出冷汗、心悸不适、反复惊厥、昏迷,故不答 B。患者口服 2 片舒乐安定,一般不会发生镇静剂中毒,故不答 D。脑梗死与题干所述无关,故不答 E。

283. **ABCDE** ①老年患者,长期咳嗽、咳痰,桶状胸,胸部叩诊呈过清音,$FEV_1/FVC<70\%$,应考虑 COPD。患者动脉血 $PaO_2<60mmHg$,$PaCO_2>50mmHg$,应考虑Ⅱ型呼吸衰竭。故本例应诊断为 COPD 合并Ⅱ型呼吸衰竭,应给予持续低流量吸氧,不宜吸入高浓度氧。因为吸入高浓度氧,可使血氧迅速上升,解除了低氧对外周化学感受器的刺激,导致患者呼吸受抑制。②低氧只能通过外周化学感受器调节呼吸运动,而对中枢化学感受器不敏感,故不答 B、D。低氧对呼吸中枢的直接作用是抑制而不是兴奋,故不答 C。外周化学感受器不会对低氧存在适应现象,故不答 E。

284. **ABCDE** ①肺源性心脏病患者 $PaO_2<60mmHg$,$PaCO_2>50mmHg$,应诊断为Ⅱ型呼吸衰竭。Ⅱ型呼吸衰竭患者不宜采用高浓度吸氧(吸氧浓度应<35%),因为高碳酸血症患者呼吸中枢的化学感受器对 CO_2 反应性差,呼吸主要靠低氧血症对颈动脉体、主动脉体化学感受器的刺激来维持。若吸入高浓度的氧,将使血氧迅速升高,解除低氧对外周化学感受器的刺激,便会抑制呼吸中枢,造成通气状况恶化,导致 $PaCO_2$ 增高。②氧中毒的诊断条件为吸入高压氧,吸入纯氧,或吸入高浓度氧(>50%),且持续时间较长。本例吸入氧浓度仅为 36%,且仅吸氧半小时,不会发生氧中毒,故不答

第九篇　内科学试题答案及详细解答

A。气道阻力增加常见于气道平滑肌痉挛,吸氧不会导致气道狭窄,故不答 B。本例吸氧仅半小时,不会导致膈肌疲劳,故不答 C。心力衰竭加重常表现为呼吸困难加重,双肺湿啰音,肝大,颈静脉怒张等,故不答 D。

285. **ABCDE**　①COPD 急性加重早期及时应用无创机械通气可以防止呼吸功能不全加重,缓解呼吸肌疲劳,减少后期气管插管率,改善预后。患者为 COPD 急性加重期,故应尽早采用无创通气。②口、鼻面罩属于无创性人工气道,特别适合 COPD 呼吸衰竭患者。鼻导管较经口导管为好,为理想的给氧途径。由于 A、C、D 说法范围较窄,因此最佳答案为 E 而不是 A、C、D。慢性呼吸衰竭多需要反复机械通气,一般不考虑行气管切开(有创通气),故不答 B。

286. **ABCDE**　①患者 $PaO_2<60mmHg$,$PaCO_2>50mmHg$,可诊断为 Ⅱ 型呼吸衰竭。机械通气是治疗急性呼吸衰竭、慢性呼吸衰竭急性加重最有效的手段,其适应证为:$PaCO_2>70mmHg$;严重低氧血症,合理氧疗后 $PaO_2<40mmHg$;呼吸频率>35 次/分或出现呼吸抑制;并发肺性脑病。参阅 2 版 8 年制《内科学》P168,该指征常考。支气管哮喘伴急性呼吸衰竭患者,$PaCO_2$ 70mmHg,神志不清,应行气管插管+机械通气。②题干已明确交代大剂量激素治疗无效,因此再次静脉推注地塞米松并不适宜。对于 Ⅱ 型呼吸衰竭患者给予高浓度吸氧,将导致 CO_2 麻醉,使病情恶化。使用碳酸氢钠纠酸,可使 pH 升高,氧解离曲线左移,加重组织缺氧。支气管哮喘发作是支气管痉挛所致,并不是细菌感染引起,因此无须联合使用抗生素。

287. **ABCDE**　Ⅱ 型呼吸衰竭是指缺氧伴 CO_2 潴留,氧疗时应给予持续低流量给氧,防止血氧浓度过高。因为慢性高碳酸血症患者呼吸中枢的化学感受器对 CO_2 反应性差,呼吸主要依靠低氧血症对颈动脉体、主动脉体化学感受器的刺激来维持。若吸入高浓度氧,使血氧迅速上升,解除了低氧对外周化学感受器的刺激,便会抑制呼吸,导致病情恶化,故答 C。A、B、D、E 均属于 Ⅱ 型呼吸衰竭的治疗措施。

288. **ABCDE**　①呼吸衰竭患者一般不宜补碱,否则易导致碱中毒,使血液 pH 升高,氧解离曲线左移,减少氧的利用,加重组织缺氧。②A、B、C、E 均属于呼吸衰竭的一般性治疗措施,不会造成组织缺氧。

289. **ABCDE**　290. **ABCDE**　291. **ABCDE**　①患者 $PaO_2<60mmHg$,$PaCO_2>50mmHg$,应诊断为 Ⅱ 型呼吸衰竭,即高碳酸性呼吸衰竭。Ⅱ 型呼吸衰竭尽管有低氧血症和高碳酸血症,但 C、D 均只反映了 Ⅱ 型呼吸衰竭一个方面的特点,故不准确。从血气分析结果,不能确诊该患者合并呼酸,故不答 E。②Ⅱ 型呼吸衰竭多为肺泡通气不足所致,Ⅰ 型呼吸衰竭多为肺换气功能障碍所致。D、E 均为 Ⅰ 型呼吸衰竭的病理生理改变。③COPD 患者急性发作期最重要的治疗措施是控制感染和改善呼吸功能。本例 $PaCO_2>70mmHg$,应行气管插管、机械通气,但未出现在答案选项中,故只能选 D 作为正确答案。A、B、C 均为 COPD 急性期的一般性治疗措施,不要误答 C。COPD 慎用呼吸兴奋剂。

292. **ABCDE**　肺弥散功能障碍可导致 Ⅰ 型呼吸衰竭,即 PaO_2 下降,$PaCO_2$ 正常或下降。

293. **ABCDE**　①动脉血 pH 正常值为 7.35～7.45,患者 pH<7.35,应考虑失代偿性酸中毒,可首先排除 D。②$PaCO_2$ 的正常值为 35～45mmHg,患者 $PaCO_2>45mmHg$,说明合并呼吸性酸中毒。③HCO_3^- 的正常值为 22～27mmol/L,患者 $HCO_3^->27mmol/L$,应考虑代谢性碱中毒,故答 B。

294. **ABCDE**　295. **ABCDE**　296. **ABCDE**　①pH 正常值为 7.35～7.45,若 pH<7.35 为失代偿性酸中毒,pH>7.45 为失代偿性碱中毒,pH 正常为代偿性。PaO_2 只用于判断有无呼吸衰竭,并不是酸碱失衡的判断指标。$PaCO_2$ 为呼吸性指标,判断有无呼吸性酸中毒或呼吸性碱中毒,就看该指标。$PaCO_2$ 正常值为 35～45mmHg,$PaCO_2>45mmHg$ 为呼吸性酸中毒,$PaCO_2<35mmHg$ 为呼吸性碱中毒。②A"pH7.38,$PaCO_2$40mmHg"说明既无呼吸性酸中毒也无呼吸性碱中毒,且为代偿性酸碱平衡。B"pH7.30,$PaCO_2$80mmHg"为失代偿性呼吸性酸中毒。C"pH7.40,$PaCO_2$65mmHg"为代偿性呼吸性酸中毒。D"pH7.35,$PaCO_2$20mmHg"为代偿性呼吸性碱中毒。E"pH7.25,$PaCO_2$30mmHg"为混合性酸碱平衡失调。

297. ABCDE 298. ABCDE ①HCO_3^-为代谢性指标,正常值为22~27mmol/L,HCO_3^-<22mmol/L为代谢性酸中毒;HCO_3^->27mmol/L为代谢性碱中毒。②剩余碱(BE)是指在一定状态下,将血液标本滴定至pH等于7.40,所需要的酸或碱的量。需加酸者表示血中有多余的碱,BE为正值;需加碱者表明血中碱缺失,BE为负值。BE正常值为0±2.3mmol/L。③代谢性酸中毒时BE负值增大,即BE负值的绝对值增大,BE实际上是降低的;代谢性酸中毒时HCO_3^-降低,pH当然降低。④代谢性碱中毒时,BE正值增大,即BE升高,HCO_3^-升高,pH当然升高。

299. ABCDE ①昏迷患者不宜施行无创通气治疗,因为患者的气道保护能力差,易导致误吸,需行气管切开,进行有创通气治疗。②A、B、D、E均可施行无创通气治疗。

300. ABCDE ①按心排出量不同,可将心力衰竭分为低排出量心衰、高排出量心衰。临床上大多数为低排出量心衰,高排出量心衰常见于甲状腺功能亢进症、动静脉瘘、脚气病(维生素B_1缺乏)、严重贫血等。②二尖瓣关闭不全常引起低排出量心力衰竭。

301. ABCDE ①主动脉瓣关闭不全患者左心室舒张期,已经射入主动脉内的血液经关闭不全的主动脉瓣反流回左心室,使左心室开始收缩前的充盈量增加,即左心室前负荷(容量负荷)增加。②二尖瓣狭窄时,左心房内的血液难以经狭窄的二尖瓣口进入左心室,使左心室的充盈较正常时减少,从而左心室前负荷减小。③肺动脉瓣狭窄时,在收缩期右心室需克服很大的阻力才能将血液射入肺动脉内,从而使右心室后负荷增加。同理,主动脉瓣狭窄可使左心室后负荷增加。④体循环动脉高压时,主动脉压力增加,左心室当然需克服更大的阻力才能将血液射入主动脉,因此左心室后负荷增加。

302. ABCDE ①左心室后负荷是指左心室收缩后所负载的负荷,即动脉血压。因此,高血压患者左心室后负荷增加。②二尖瓣反流、主动脉瓣反流均可导致左心室前负荷增加,房间隔缺损、室间隔缺损均可导致右心室前负荷增加。

303. ABCDE 慢性心力衰竭诱因包括感染、心律失常、血容量增加、过劳、情绪激动、治疗不当、原有心脏病加重等,其中以感染最常见,尤其是呼吸道感染是最常见最重要的诱因。

304. ABCDE 冠状动脉粥样硬化性心脏病是心力衰竭的常见基本病因,A、B、C、D均为心力衰竭的常见诱因而不是基本病因。

305. ABCDE 心力衰竭的分期:①前心衰阶段(A期):患者存在心衰高危因素,但目前尚无心脏结构或功能异常,也无心衰的症状和/或体征;②前临床心衰阶段(B期):患者无心衰的症状和/或体征,但已发展为结构性心脏病,如左心室肥厚、无症状瓣膜性心脏病、既往心肌梗死史等;③临床心衰阶段(C期):患者已有基础结构性心脏病,既往或目前有心衰的症状和/或体征;④难治性终末期心衰阶段(D期):患者虽经严格优化内科治疗,但休息时仍有症状。根据以上标准,答案为B。

306. ABCDE ①心力衰竭NYHA分级标准如下。Ⅰ级:患者有心脏病,但活动量不受限制,平时一般活动时不引起症状;Ⅱ级:体力活动受到轻度限制,休息时无自觉症状;Ⅲ级:患者体力活动明显受限,小于平时一般活动即引起症状;Ⅳ级:患者休息状态下也出现心衰症状。②心力衰竭的临床分期包括前心衰阶段、前临床心衰阶段、临床心衰阶段、难治性终末期心衰阶段四期。临床心力衰竭阶段开始出现临床症状,至少相当于NYHAⅡ级。Killip分级为急性心肌梗死心泵功能的分级,故不答E。

307. ABCDE 心力衰竭的NYHA分级和急性心肌梗死(不是陈旧性心肌梗死)的Killip分级是常考点,解题此类试题的步骤如下:①首先区分题干要求是进行急性心肌梗死的Killip分级还是心力衰竭的NYHA分级(注意陈旧性心肌梗死按NYHA分级)。②若为Killip分级,则看是否休克,若合并休克,血压<90/60mmHg,则为Ⅳ级;若无休克再看有无湿啰音,无湿啰音为Ⅰ级,有湿啰音且<1/2肺野为Ⅱ级,有湿啰音且>1/2肺野为Ⅲ级。③若为心力衰竭的NYHA分级,则先看体位,若平卧位有症状则为Ⅳ级,若体力活动不受限为Ⅰ级,若参加日常活动有症状为Ⅱ级,若参加轻微活动有症状为Ⅲ级。本例为急性左心衰竭,应行NYHA分级。患者呈端坐呼吸,应诊断为NYHAⅣ级。

	心力衰竭的 NYHA 分级	急性心肌梗死泵衰竭 Killip 分级
Ⅰ级	体力活动不受限制	无肺部啰音
Ⅱ级	体力活动受到轻度限制,一般活动出现症状	肺部啰音<50%肺野
Ⅲ级	体力活动明显受限,小于平时活动引起症状	肺部啰音>50%肺野
Ⅳ级	不能从事体力活动,休息状态也出现症状	心源性休克,血压<90/60mmHg
适用证	单纯性左心衰竭、收缩性心力衰竭	急性心肌梗死

308. ABCDE ①急性心肌梗死患者应行心泵功能的 Killip 分级,而不是心力衰竭的 NYHA 分级,故可首先排除 D、E。②患者收缩压>90mmHg,说明无心源性休克表现,故不能诊断为 Killip 分级Ⅳ级。③患者双肺可闻及少量湿啰音,未超过 50%的肺野,应诊断为 Killip 分级Ⅱ级。

309. ABCDE ①左心衰竭的心脏体征包括:心脏增大,相对性二尖瓣关闭不全的反流性杂音,舒张早期奔马律。②心尖部第一心音增强、开瓣音常见于二尖瓣狭窄。心包叩击音常见于缩窄性心包炎。主动脉瓣第二心音亢进常见于高血压、动脉粥样硬化。

310. ABCDE ①患者心尖搏动位于第 5 肋间锁骨中线外 2cm,说明心脏向左移位,提示右心室增大。患者活动后心悸,双肺底闻及湿啰音,应考虑左心衰竭。患者双下肢凹陷性水肿,应考虑右心衰竭,故本例应诊断为全心衰竭。为明确诊断,最有意义的检查是心脏超声心动图。②胸部 X 线片可了解有无肺淤血,但不能确诊心力衰竭,故不答 A。尿常规、血常规无特异性,故不答 C、D。心电图常用于诊断心律失常,故不答 E。

311. ABCDE ①左心衰竭主要引起肺淤血症状,表现为各种形式的呼吸困难。慢性左心衰竭呼吸困难的进展顺序为:劳力性呼吸困难→端坐呼吸→夜间阵发性呼吸困难→急性肺水肿,均为典型症状。因此,劳力性呼吸困难是左心衰竭最早出现的症状。②咯血是肺淤血晚期的表现。少尿是肾血流量明显减少时的症状,均为左心衰竭的晚期症状。

312. ABCDE ①单纯左心衰竭主要引起肺淤血症状,双肺底可闻及湿啰音。②A、C、D、E 都是体循环淤血的体征,为右心衰竭的临床表现。

313. ABCDE ①交替脉是指节律规则而强弱交替的脉搏,主要见于左心功能不全、高血压心脏病、急性心肌梗死、主动脉瓣关闭不全导致的心力衰竭。②奇脉见于大量胸腔积液、大量心包积液、缩窄性心包炎、肺气肿、支气管哮喘。③迟脉即心动过缓,是指心率<60 次/分。④水冲脉见于甲状腺功能亢进症、脚气病、严重贫血、主动脉瓣关闭不全、动脉导管未闭。⑤重搏脉见于伤寒、长期发热。

314. ABCDE ①血流运行的方向为:上下腔静脉→右心房→右心室→肺动脉→肺毛细血管→肺静脉→左心房→左心室→主动脉,因此当左心衰竭时,左心室不能将血液射入主动脉,血液淤积在左心室,造成左心室压力升高,导致左心房压力增高→肺静脉压增高→肺毛细血管压增高→肺动脉压增高。由于肺水肿是指组织的充血水肿,因此与肺组织充血水肿最早最直接相关的是肺静脉压增高,然后才是肺动脉压增高,因此最佳答案为 C 而不是 A。②由于左心室舒张末压升高必须经左心房传导至肺静脉,才能使肺静脉压增高,引起肺水肿,因此左心室舒张末压升高不是引起肺水肿的最直接原因。③B、E 是慢性右心衰竭的表现,故不答 B、E。

315. ABCDE ①心力衰竭患者水肿是由于体静脉压力升高所致,其特征是首先出现于身体最低垂的部位:能活动者最早出现于踝内侧,经常卧床者最早出现于腰骶部,颜面一般不水肿。②"首先从眼睑、颜面开始,然后波及全身的水肿"是肾源性水肿。双手、腹部水肿往往是水肿的晚期表现。

316. ABCDE 肝颈静脉回流征阳性为右心衰竭的特征性体征。B、C、D、E 均不会出现肝颈征阳性。

317. ABCDE ①颈静脉怒张是右心衰竭的典型体征,故答 C。②无论左心衰竭还是右心衰竭均可出现心率 121 次/分、心尖区舒张期奔马律,故不答 A、E。B、D 为左心衰竭的典型体征。

318. ABCDE　A、B、C、E均属于右心衰竭的临床表现,D属于门静脉高压症的表现。
319. ABCDE　①左心衰竭主要表现为肺淤血,可出现各种形式的呼吸困难(喘憋)。若同时发生右心衰竭,则右心室向肺动脉内射血减少,可使肺内血流量减少,肺淤血减轻,"喘憋"症状反而减轻。②A、B、D、E均为单纯性右心衰竭的临床表现,与题意不符。
320. ABCDE　①脑钠肽(BNP)和N-末端脑钠肽(NT-proBNP)是心力衰竭诊断、预后和疗效评估的重要指标。血清BNP<35ng/L或NT-proBNP<125ng/L通常可以排除心力衰竭。治疗后BNP水平降低提示预后改善。②A、B、D、E均不能作为心力衰竭的诊断标准。
321. ABCDE　①老年急性心肌梗死患者,端坐位,呼吸频率增快,双肺满布湿啰音,应诊断为急性左心衰竭。②患者血压110/60mmHg,可排除休克。患者病程仅10小时,不可能诊断为肺部感染。确诊呼吸衰竭的标准为PaO_2<60mmHg。心肌梗死后综合征多发生于急性心肌梗死后数周至数月,故不答E。
322. ABCDE　患者活动耐力下降,夜间阵发性呼吸困难,双肺闻及湿啰音,应考虑左心衰竭。患者颈静脉怒张,肝颈静脉回流征阳性,双下肢凹陷性水肿,应考虑右心衰竭。故本例应诊断为全心衰竭。
323. ABCDE　①患者夜间阵发性呼吸困难、双肺湿啰音,为肺淤血的常见症状,应诊断为急性左心衰竭。②肺炎常表现为高热、咳嗽咳痰,肺部湿啰音,不会出现夜间阵发性呼吸困难。右心衰竭常表现为体循环淤血,如肝大、腹水、颈静脉怒张、双下肢水肿等。心肌炎病前1~3周常有上呼吸道感染史,可有发热、心悸、胸痛等症状。支气管哮喘常表现为反复发作性呼气性呼吸困难,可自行缓解。
324. ABCDE　①呋塞米为排钾性利尿药,长期使用可导致低钾血症,因此需监测血钾变化。②糖化血红蛋白为监测糖尿病患者血糖变化的常用指标。血脂是高脂血症患者常用的监测指标。呋塞米对肝、肾功能的影响较小,无须常规监测。尿渗透压是反映远端小管和集合管功能的常用指标。
325. ABCDE　轻度心力衰竭患者钠摄入量应控制在2~3g/d,中、重度心力衰竭患者应<2g/d。
326. ABCDE　①二尖瓣狭窄患者出现急性左心衰竭时,若使用洋地黄(毛花苷丙)可加强右心室收缩功能而加重肺水肿,故不宜使用。②A、E为治疗心力衰竭的常用方法。静脉注射呋塞米有利于缓解肺水肿。硝酸甘油可扩张小静脉,降低回心血量,减轻心脏负荷,故可以使用。
327. ABCDE　利尿剂是治疗慢性心力衰竭最常用的药物,其作用原理为排钠排水,减轻水肿,缓解淤血症状。故D也正确,但"减轻水肿"是"排钠排水"的结果,因此最佳答案为A。利尿剂对心肌收缩力、心排血量无明显影响,故不答B、C。可提高心肌收缩力、增加心排血量的是洋地黄制剂。利尿剂可减少水钠潴留,降低动脉血压,但这不是利尿剂治疗心力衰竭的主要机制,故不答E。
328. ABCDE　①患者心律不齐,S_1强弱不等,脉搏短绌(心率>脉率)等,应考虑心房颤动。患者活动耐量下降,夜间憋醒,不能平卧,双肺底湿啰音,应考虑慢性左心衰竭,故本例应诊断为心房颤动伴左心衰竭。快速心房颤动伴收缩性心衰是应用洋地黄的绝佳指征,故答A。②利多卡因常用于室性心律失常的治疗,而本例为心房颤动,故不答B。美托洛尔为$β_1$受体拮抗剂,严禁用于NYHA Ⅳ级的严重心力衰竭患者,故不答C。地尔硫䓬为钙通道阻滞剂,常用于伴有心绞痛或高血压的慢性心力衰竭患者。普罗帕酮为Ⅰc类药物,可导致严重室性心律失常,因此严重器质性心脏病患者不宜使用。
329. ABCDE　循证医学证据表明,目前可用于慢性心衰治疗的β受体拮抗剂主要有比索洛尔、卡维地洛、美托洛尔三种,并不是所有的β受体拮抗剂都可用于慢性心力衰竭的治疗。
330. ABCDE　慢性心力衰竭由于持续性交感神经系统异常激活,心脏中去甲肾上腺素的浓度足以引起心肌细胞损伤,介导心肌重构,且$β_1$受体介导效应明显大于$β_2$受体和$α_1$受体,因此选择性$β_1$受体拮抗剂(美托洛尔)可抑制心肌重构,改善心肌顺应性,从而降低死亡率。参阅3版8年制《内科学》P220。
331. ABCDE　①β受体拮抗剂因其负性肌力作用,可用于慢性心力衰竭的治疗,但禁用于急性心力衰竭的治疗。②高血压患者,突发气急,不能平卧,咳粉红色泡沫样痰,双肺湿啰音,应诊断为急性左心衰竭,故禁用β受体拮抗剂美托洛尔。③A、D、E均属于急性左心衰竭的治疗措施。因患者血压高达190/110mmHg,故静脉滴注硝普钠以迅速降低血压。

第九篇 内科学试题答案及详细解答

332. **ABCDE** ①高血压患者间断喘憋,夜间憋醒,应考虑高心病引起的慢性左心衰竭。血管紧张素转换酶抑制剂不仅可以抑制血管紧张素系统,扩张血管,改善心力衰竭时血流动力学状态,还可以降低心力衰竭患者代偿性神经-体液的不利影响,限制心肌、小血管的重塑,维持心肌功能,推迟充血性心力衰竭的进展,改善预后,降低远期死亡率。②A、B、C、D均不能改善慢性心力衰竭患者的预后。

333. **ABCDE** ①患者活动性气短2年,双肺底湿啰音,左室射血分数<50%,应诊断为慢性左心衰竭。长期使用血管紧张素转换酶抑制剂(依那普利)可延缓心衰进展,改善患者预后,降低死亡率。②A、C、D、E都只能缓解慢性心衰症状,不能改善患者预后。

334. **ABCDE** ①交感-肾素-血管紧张素-醛固酮系统是一个调节轴,血管紧张素转换酶抑制剂(ACEI)可减少血管紧张素Ⅱ(ATⅡ)的合成。ATⅡ对肾小球入球小动脉和出球小动脉均有收缩作用,且对出球小动脉的收缩作用大于入球小动脉,从而维持肾灌注压。若双侧肾动脉狭窄患者使用卡托普利(属于ACEI),将使ATⅡ的合成减少,使肾灌注压降低,导致肾小球滤过率降低。故ACEI禁用于双侧肾动脉狭窄患者。②A、B、C、D均可应用。

335. **ABCDE** ①洋地黄可兴奋迷走神经,减慢心室率,且不增加心肌耗氧量,因此洋地黄最适宜治疗快速心房颤动并急性肺水肿。②洋地黄可兴奋迷走神经,抑制心脏传导系统,因此二度Ⅱ型、三度房室传导阻滞不宜应用,故不答B、E。③预激综合征伴心房颤动患者若使用洋地黄,会因洋地黄缩短旁路不应期而使心率加快,故不宜使用。④病态窦房结综合征是窦房结病变导致的功能减退,若使用加强心肌收缩的洋地黄不仅无效,而且可加重心肌缺氧,故不宜应用。

336. **ABCDE** ①洋地黄的最佳适应证是伴有快速心房颤动的收缩性心力衰竭,故答D。②腺苷是阵发性室上性心动过速的首选药物。美托洛尔为选择性β_1受体拮抗剂,常用于慢性心力衰竭的治疗。伊布利特为Ⅲ类抗心律失常药物,常用于终止心房扑动、心房颤动的发作。维拉帕米常用于心律失常、心绞痛的治疗。

337. **ABCDE** 338. **ABCDE** ①电解质紊乱是长期使用利尿剂最常见的副作用,特别是低钾血症或高钾血症,故答A。②慢性全心衰竭患者长期体循环淤血,可导致心源性肝硬化。

339. **ABCDE** ①洋地黄中毒的临床表现包括心律失常、胃肠道症状、神经系统症状三类,其中以心律失常最常见,可出现各类心律失常,但以室性期前收缩最多见,约占心脏反应的33%。②洋地黄中毒无胸痛表现,胸痛为心肌缺血的表现。黄视或绿视为洋地黄中毒的神经系统症状。恶心为洋地黄中毒的胃肠道症状。咳粉红色泡沫痰为急性左心衰竭的症状。

340. **ABCDE** ①洋地黄中毒可出现各类心律失常,但以室性期前收缩最多见,约占心脏反应的33%。②ST-T呈鱼钩样改变、心房颤动、房室传导阻滞均为洋地黄中毒的少见心律失常类型。QT间期缩短常见于心率增快。

341. **ABCDE** 氢氯噻嗪为排钾性利尿剂,长期使用会造成低钾血症。洋地黄的作用是抑制心肌细胞膜上的强心苷受体Na^+-K^+-ATP酶(钠泵),低钾可增加心肌对洋地黄的敏感性,增强洋地黄与钠泵的亲和力。由于洋地黄用药的安全窗很小,因此低钾时更容易发生洋地黄中毒。洋地黄中毒最常见的表现就是室性期前收缩。故本例出现多源性室性期前收缩,首先应考虑低血钾诱发地高辛中毒。

342. **ABCDE** ①洋地黄中毒所致的室性心动过速严禁行直流电复律,其机制是洋地黄可使钠泵受抑,从而抑制心肌细胞内外Na^+-K^+的转运,过量的洋地黄可使心肌细胞内的Na^+堆积,从而使细胞内的Ca^{2+}超负荷,心肌细胞发生后除极,导致异位冲动发放,引起快速型心律失常。在室性期前收缩或室性心动过速的基础上,心率再进一步加速,无疑会导致心室颤动。而这种心室颤动用电复律治疗是无效的,只能药物治疗。②洋地黄中毒时,若血钾浓度降低则可以静脉补钾;如血钾不低,可使用利多卡因、苯妥英钠等治疗。

343. **ABCDE** 洋地黄中毒可表现为厌食、恶心呕吐、视物模糊、黄视、绿视、室性期前收缩二联律、房室传导阻滞等。本例系风心病二尖瓣狭窄伴心房颤动患者,长期服用洋地黄制剂,有洋地黄中毒的胃肠道毒性、心律失常等症状,应诊断为洋地黄中毒。患者心率38次/分,律整,为完全性房室传导阻滞。因此该患者就诊的直接原因是洋地黄中毒引起的完全性房室传导阻滞。

344. **ABCDE** ①氢氯噻嗪为排钾性利尿剂,长期使用易导致低钾血症。低血钾易诱发洋地黄(地高辛)中毒,表现为恶心、呕吐、室性期前收缩二联律。根据题干,本例应诊断为洋地黄中毒,治疗时首先要停用地高辛,纠正低钾血症,故答B。②洋地黄中毒不能行电复律治疗,否则易致心室颤动。

345. **ABCDE** ①舒张期左心室需靠左心房的血液充盈,当二尖瓣重度狭窄时,左心房的血液经二尖瓣流入左心室受阻,使得左心室充盈不足,则收缩期左心室射血将减少。为了满足机体的氧供需要,机体必须依靠升高左心室充盈压来维持心排血量。此时,若使用小动脉扩张剂,使外周阻力减小,左心室充盈压降低,其排血量将减少,对机体将极其不利。因此对于那些依赖升高左心室充盈压来维持心排血量的阻塞性心瓣膜病,如二尖瓣狭窄、主动脉瓣狭窄等不宜应用血管扩张剂。②血管扩张剂可用于瓣膜反流性心脏病,如二尖瓣关闭不全、主动脉瓣关闭不全、室间隔缺损等。

346. **ABCDE** 高血压患者体循环压力增高,对左心室而言相当于压力负荷(后负荷)增加,因此使用扩血管药物降低血压相当于降低了心肌的后负荷。

347. **ABCDE** 顽固性心力衰竭也称难治性心力衰竭,是指经各种治疗心力衰竭不见好转,甚至还有进展者。对这类患者应积极寻找病因,并设法纠正。同时调整用药,如强效利尿剂、血管扩张剂、正性肌力药联合应用。

348. **ABCDE** ①二尖瓣腱索断裂可造成严重二尖瓣反流,导致急性左心衰竭。参阅14版《实用内科学》P1485。②频发室性期前收缩,只要不发展为心室颤动,不易导致急性左心衰竭。临床上,大量Ⅰ级高血压、慢性持续性心房颤动患者可长期存活而无心力衰竭,故不答C、E。反复发作的肺栓塞常导致右心衰竭而不是急性左心衰竭,故不答D。

349. **ABCDE** ①快速心房颤动患者由于心率过快,左心室充盈减少,血液淤积在左心房,可导致左心房压力增高,肺静脉压增大,而出现急性肺水肿(急性左心衰竭)。②偶发房性期前收缩、偶发室性期前收缩、一度房室传导阻滞均为轻度心律失常,可见于正常人,一般不引起急性心力衰竭。除非严重的窦性心动过缓,导致心搏骤停,否则不易引起急性心力衰竭,故不答B。

350. **ABCDE** ①急性肺水肿(急性左心衰竭)主要引起肺淤血症状,表现为各种形式的呼吸困难、咳嗽、咳粉红色泡沫痰为其特点。②左肺底湿啰音无特异性,因为肺炎也可导致左肺底湿啰音,故不答A。气促、发绀为缺氧的表现,无特异性,故不答B。心尖区收缩期杂音常见于二尖瓣关闭不全。肺动脉瓣区第二心音亢进常见于肺动脉高压。

351. **ABCDE** ①急性左心衰竭的典型体征为两肺满布湿啰音和哮鸣音。②颈动脉异常搏动常见于主动脉瓣关闭不全、高血压、甲状腺功能亢进症、严重贫血。B、C、D均为慢性右心衰竭的典型体征。

352. **ABCDE** ①脑钠肽(BNP)和N-末端脑钠肽(NT-proBNP)是心力衰竭诊断、预后和疗效评估的重要指标。血浆BNP<35ng/L或NT-proBNP<125ng/L通常可以排除心力衰竭,故答E。②心肌酶学常用于诊断急性心肌梗死。胸部X线片、CT常用于诊断胸部占位性病变。心电图常用于诊断心律失常。

353. **ABCDE** ①老年患者,突发呼吸困难,半卧位,双肺闻及细湿啰音,应诊断为急性左心衰竭。为明确诊断,首选B型钠尿肽(BNP)检测。BNP的半衰期为22分钟,若50岁以下血浆BNP>900ng/L,对急性心力衰竭诊断的敏感性和特异性分别为91%、95%,若BNP<100ng/L,则几乎可排除急性心力衰竭,其阴性预测值为99%。②超声心动图主要用于评价急性心肌梗死的机械并发症、心脏的结构与功能。心电图常用于诊断心律失常。胸部X线片是确诊左心衰竭肺水肿的主要依据。

354. **ABCDE** ①改善急性左心衰竭症状最有效的药物是强效利尿剂,如呋塞米20~40mg快速静脉注射,可于10分钟内起效,持续3~4小时。呋塞米除利尿作用外,还可扩张静脉,缓解肺水肿。②洋地黄是缓解慢性心力衰竭最有效的药物。血管紧张素转换酶抑制剂是慢性心力衰竭改善预后的药物。β受体拮抗剂是禁用于急性心力衰竭的药物。钙通道阻滞药为降压药物。

355. **ABCDE** ①静脉注射呋塞米,除利尿作用外,还可迅速扩张外周静脉,使回心血量减少,有利于缓解肺水肿,是治疗急性心源性肺水肿的首选药物之一。②A、B、C、E 起效较晚,利尿作用不强,且没有静脉扩张的独特作用,主要用于慢性左心衰竭的治疗,不适用于急性左心衰竭患者。

356. **ABCDE** ①患者突发呼吸困难,双肺满布湿啰音,心率增快,应诊断为急性左心衰竭,首选呋塞米静脉推注。呋塞米除利尿作用外,还可迅速扩张容量血管,使回心血量减少,有利于缓解肺水肿。②A、D、E 均为口服利尿剂,利尿作用弱,且发挥作用缓慢,不宜使用。多巴胺为升压药物,不宜使用。

357. **ABCDE** ①急性心肌梗死早期出现的心力衰竭主要是因为心肌充血水肿、顺应性下降所致,而左心室舒张末期容量并不增加,若使用加强心肌收缩的洋地黄,不仅不能改善心肌充血水肿,而且会加重心肌缺血缺氧,因此急性心肌梗死 24 小时内严禁使用洋地黄。②急性左心衰竭应用吗啡可解除疼痛;应用利尿剂可减轻心脏前负荷;应用血管扩张剂(硝酸甘油)可减轻心脏前、后负荷;应用多巴酚丁胺既可升高血压,又可改善肾血流,维持肾小球滤过率。

358. **ABCDE** ①高血压患者,血压 200/120mmHg,情绪激动后突发呼吸困难,咳白色泡沫痰,不能平卧,双肺闻及喘鸣音及湿啰音,应诊断为急性左心衰竭。抢救措施包括:静脉注射呋塞米快速利尿,以减轻心脏前负荷;皮下注射吗啡镇静;静脉滴注硝普钠扩张小血管;取坐位,以减少静脉回流;采用高流量吸氧,以改善组织缺氧。②美托洛尔为 $β_1$ 受体阻滞剂,具有心肌负性作用,严禁用于急性左心衰竭。

359. **ABCDE** ①患者突发喘憋,端坐位,双肺底湿啰音,应诊断为急性左心衰竭。患者血压 230/100mmHg,故导致左心衰竭的原因为高血压危象,因此该患者最适宜的治疗是静脉滴注硝普钠,以迅速降低血压。②口服硝苯地平、阿替洛尔、哌唑嗪,降压缓慢且效果差,故不答 A、B、D。因严重副作用,目前临床上很少使用利血平降血压,故不答 C。

360. **ABCDE** ①患者突发呼吸困难,双肺满布干、湿啰音,心界扩大,应诊断为急性左心衰竭。患者心律绝对不齐,应诊断为心房颤动。故患者目前的诊断为高血压,心房颤动,急性左心衰竭。②美托洛尔为 β 受体拮抗剂,可用于慢性心力衰竭的治疗,但禁用于急性左心衰竭的治疗,故可首先排除 A、D。③洋地黄(毛花苷丙)是心房颤动所致急性左心衰竭的最佳适应证,故选项中要有毛花苷丙,可排除 B、C,得出正确答案为 E。④患者血压高达 180/130mmHg,可选用硝普钠静脉滴注,尽快降低血压。

361. **ABCDE** ①患者既往有心脏病史、高血压病史多年,大量输液后突发喘憋,双肺闻及湿啰音和哮鸣音,应诊断为急性左心衰竭(急性肺水肿)。②气胸不会出现双肺湿啰音和哮鸣音,故不答 A。肺血栓栓塞症常表现为呼吸困难、胸痛、咯血三联征,故不答 C。单纯性急性心肌梗死一般不会出现肺水肿的临床表现,故不答 D。患者自幼无支气管哮喘病史,故不答 E。

362. **ABCDE** 老年患者突发呼吸困难,咳粉红色泡沫痰,双肺底布满湿啰音,应诊断为急性左心衰竭。端坐呼吸可使静脉回流减少,回心血量降低,造成心脏前负荷减轻,心脏射血减少,导致肺淤血减轻,故可缓解急性左心衰竭的肺淤血症状。

363. **ABCDE** 364. **ABCDE** ①硝普钠既可扩张小动脉,又可扩张小静脉,因此可降低心室前后负荷。②呋塞米是一种高效利尿剂,利尿后可使血液总量减少,回心血流减少,心室充盈量减少,使心室前负荷降低。③硝普钠、呋塞米均不影响心肌收缩力,不影响心排血量,故不答 D、E。

365. **ABCDE** 366. **ABCDE** 367. **ABCDE** 368. **ABCDE** 369. **ABCDE** ①患者心肌梗死病史,夜间阵发性呼吸困难、端坐呼吸、双肺闻及湿啰音及哮鸣音,可诊断为急性左心衰竭。气道梗阻常表现为吸气性呼吸困难,三凹征,不会出现肺部湿啰音。肺动脉栓塞常表现为胸痛、呼吸困难、咯血三联征。支气管哮喘好发于年轻人,少有心脏病病史,多为反复发作性呼气性呼吸困难,满肺哮鸣音而无湿啰音。急性心肌梗死多有胸痛,心电图有阳性发现,血清肌钙蛋白升高。②对于急性左心衰竭的治疗,可使用洋地黄(毛花苷丙)、利尿剂(呋塞米)、血管扩张剂(硝普钠、硝酸甘油),但不能使用 β 受体阻滞剂(卡维地洛)。β 受体阻滞剂可用于慢性心力衰竭的治疗,但因其心肌负性作用而禁用于急性心力衰竭的治疗。③急性心力衰竭患者应行 NYHA 分级,而不是急性心肌梗死的 Killip 分级,故可首先排除A、B、C。患者端坐呼吸出现心力衰竭症状,属于NYHA Ⅳ级。④控制高血压的目标值一般为<140/90mmHg。糖尿病、慢性肾病、心力衰竭、病情稳定的冠心病合并高血压患者,血压控制目标值应<130/80mmHg。本例为高血压合并急性左心衰竭,故答案为E。⑤患者多次餐后2小时血糖>11.1mmol/L,可诊断为糖尿病。高血压合并糖尿病的降压治疗应首选血管紧张素转换酶抑制剂(ACEI),ACEI能有效减轻和延缓糖尿病肾脏病的进展,改善血糖控制,答案为A。

370. ABCDE　371. ABCDE　372. ABCDE　①老年患者,有高血压病史,突发喘憋、端坐位、双肺闻及哮鸣音及湿啰音,应诊断为急性左心衰竭所致的心源性哮喘,而不是支气管哮喘(D对)。支气管哮喘好发于年轻人,常表现为反复发作性呼气性呼吸困难,无心脏病史,体检心脏无阳性体征。慢性支气管炎急性发作常表现为发热、咳嗽、咳痰,很少有心悸、端坐位,可有双肺底湿啰音,但满肺哮鸣音少见。慢性肺源性心脏病多由慢性支气管炎、肺气肿进展而来,不会有哮鸣突然发作。肺动脉栓塞常表现为突发胸痛、呼吸困难、咯血三联征。②患者心律不齐,脉搏短绌(心率大于脉率),心电图示P波消失,代之以f波,心室率绝对不整,可确诊为心房颤动。③本例为急性左心衰竭合并心房颤动,心率较快,治疗应首选洋地黄(西地兰),故答C。若一时难以区分心源性哮喘和支气管哮喘,可先用氨茶碱缓解症状。患者血压高达190/110mmHg,可以使用硝普钠以快速降低血压。卡维地洛禁用于急性心力衰竭。心律平(普罗帕酮)为Ⅰ类抗心律失常药,常用于治疗室性或室上性心动过速。

373. ABCDE　窦性停搏是指窦房结不能产生冲动。心电图表现为在较正常PP间期显著长的时间内无P波发生,或P波与QRS波均不出现,长的PP间期与基本的窦性PP间期无倍数关系。过长时间的窦性停搏(>3秒)且无逸搏发生时,患者可出现黑矇、短暂意识障碍、晕厥,甚至死亡。

374. ABCDE　①病态窦房结综合征多由窦房结退行性病变所致,常规心电图特点为窦性心动过缓、窦性停搏、窦房阻滞。部分患者可并发房性心动过速、心房扑动、心房颤动,当这些心律失常终止时,可记录到较长的窦性停搏(>3秒),继之严重的窦性心动过缓,称为慢-快综合征。动态心电图特点为总心跳<8万次/24小时,反复出现>2秒的RR长间歇,可伴房室交界性逸搏。②A、B、C、D均无特异性。

375. ABCDE　①房性期前收缩的心电图表现为P波提前发生,后多有QRS波群,可有不完全性或完全性代偿间歇。由于存在代偿间歇,故表现为心律不齐。②B、C、E体检时一般不会出现心律不齐。窦性心动过缓仅在部分严重患者才会出现心律不齐,故最佳答案为A而不是D。

376. ABCDE　①患者反复劳力性胸痛,每次5~10分钟,可自行缓解,应考虑劳力性心绞痛。患者心率110次/分,律齐,应诊断为窦性心动过速。②美托洛尔为$β_1$受体阻滞剂,可减慢心率、减弱心肌收缩力、降低血压,从而降低心肌氧耗、减少心绞痛发作、增加运动耐量。本例为劳力性心绞痛伴窦性心动过速、高血压,可首选美托洛尔控制心率。③胺碘酮为广谱抗心律失常药物,但不能治疗心绞痛,故不答B。普罗帕酮为Ⅰc类药物,可致室性心律失常,严重器质性心脏病患者不宜使用,故不答C。维拉帕米为非二氢吡啶类钙通道阻滞剂,是变异型心绞痛合并高血压的首选治疗药物。本例为劳力性心绞痛,故不答D。美西律为Ⅰb类药物,主要用于治疗室性心律失常,故不答E。

377. ABCDE　窦性心动过缓是指成人窦性心律的频率<60次/分,常见于健康的青年人、运动员、睡眠状态、病理状态等。为鉴别生理性和病理性窦缓,可运动后再次测量心率。生理性窦性心动过缓的窦性心律的频率可逐渐加快,其增快的心率与原有的心率不成倍数关系;而病理性窦性心动过缓则不然,如窦房阻滞2:1或3:1传导患者的心率可突然增加1倍或成倍增加。

378. ABCDE　①心电图示P波提前出现,形态与窦性P波不同,PR间期正常,QRS波群正常,应诊断为房性期前收缩。②窦性心动过速心率>100次/分,窦性心动过缓心率<60次/分,故不答A、C。心房颤动为P波消失,代之以f波,节律不整。室性期前收缩常表现为QRS波群提前出现,且宽大畸形。

379. ABCDE　①心电图示提前出现的P波,QRS波群形态正常,代偿间歇不完全,应诊断为房性期前收缩。②对于偶发的房性期前收缩,应积极寻找和去除病因,无须特殊治疗。当有明显症状或因房性期前收缩触发室上性心动过速时,可给予治疗,治疗药物包括普罗帕酮、莫雷西嗪或β受体拮抗剂。

第九篇 内科学试题答案及详细解答

380. **ABCDE**　①无器质性心脏病的室性期前收缩不会增加心脏性死亡的危险性,如无明显症状,无须特殊治疗。②对于症状明显者可给予β受体阻滞剂、美西律、普罗帕酮、莫雷西嗪等。

381. **ABCDE**　①严重心力衰竭伴频发室性期前收缩,多存在器质性心脏病,治疗首选Ⅲ类抗心律失常药胺碘酮;严禁使用Ⅰc类药物(氟卡尼、普罗帕酮),因为Ⅰc类药可导致致命性室性心律失常。②索他洛尔常用于预防室性期前收缩的发作。多巴酚丁胺为升压药,对心律失常无效。

382. **ABCDE**　①治疗洋地黄中毒引起的室性期前收缩,可以选用利多卡因或苯妥英钠。虽然利多卡因和苯妥英钠均属于Ⅰb类抗心律失常药物,但苯妥英钠可特异性与洋地黄竞争Na^+-K^+-ATP酶,抑制洋地黄所致的滞后除极,可用于洋地黄中毒引起的室性、室上性心律失常;而利多卡因不能与洋地黄竞争特异性受体,只具有抗室性心律失常的作用,故洋地黄中毒所致的室性期前收缩,治疗时首选苯妥英钠。故答C而不是A,很多医考参考书将答案错为A。②一般都不会将答案错为B、D、E。

383. **ABCDE**　抗快速心律失常药物的分类如下。普罗帕酮属于Ⅰc类抗心律失常药物。

分类	作用原理	代表药物
Ⅰ类	阻断快速钠通道	—
Ⅰa类	减慢0相上升速度(V_{max}),延长动作电位时程	奎尼丁、普鲁卡因胺、丙吡胺
Ⅰb类	不减慢V_{max},缩短动作电位时程	美西律、苯妥英钠、利多卡因
Ⅰc类	减慢V_{max},减慢传导、轻微延长动作电位时程	氟卡尼、恩卡尼、普罗帕酮
Ⅱ类	阻断β肾上腺素能受体	美托洛尔、阿替洛尔、比索洛尔
Ⅲ类	阻断钾通道、延长复极	胺碘酮、索他洛尔
Ⅳ类	阻断慢钙通道	维拉帕米、地尔硫䓬

384. **ABCDE**　①室性期前收缩是指早于窦性心律提前出现的室性冲动,心脏听诊可闻及提前出现的心搏,第一心音增强,之后出现长间歇,表现为心律不齐。②室性心动过速、室上性心动过速、窦性心动过速节律均整齐。三度房室传导阻滞由于心房和心室活动各自独立,互不相关,听诊可闻及心室率多为40～60次/分,心律整齐。

385. **ABCDE**　①阵发性室上性心动过速多由折返机制引起,少数为自律性增高或平行心律。其特点是突发突止,常由一个房性期前收缩触发,持续时间可长可短,可反复发作。发作期心率多为150～250次/分,节律绝对规则,QRS波群多正常。心音有力,第一心音强弱一致,故答D。②第一心音强弱不等为心房颤动的特点。

386. **ABCDE**　逆行P波为交界性心动过速的特征性心电图表现。交界性心动过速属于室上性心动过速。预激综合征最常见的心律失常为室上性心动过速,对于有预激综合征病史的室上性心动过速,应避免刺激迷走神经(如按摩颈动脉窦、Valsalva动作),不宜使用西地兰、维拉帕米等药物,因为它们可以延长房室结不应期并缩短旁路不应期,当室上性心动过速发展至心房扑动、心房颤动时,易诱发致命性室性心律失常,如室性心动过速、心室颤动等。在这种情况下,可以静脉注射普罗帕酮。

387. **ABCDE**　洋地黄(地高辛)、长效钙通道阻滞剂(维拉帕米)、β受体拮抗剂(美托洛尔)均是预防室上性心动过速复发的有效药物,但不能根治。现在,导管射频消融具有成熟、安全、有效且能根治室上性心动过速的优点,可优先考虑应用。射频消融是根治由旁路引发的折返性室上性心动过速的首选治疗方法。

388. **ABCDE**　①突发突止是阵发性室上性心动过速的特点,故答B。②A、C、D、E均不会突发突止。

389. **ABCDE**　①突发突止,用刺激迷走神经的方法(如按摩颈动脉窦、Valsalva动作)能终止发作,是阵发性室上性心动过速的特点。②A、B、C、E均不能用此法终止发作。

390. **ABCDE**　颈动脉窦为压力感受器,按摩颈动脉窦后,冲动经舌咽神经达延髓心血管中枢,引起交感神经紧张降低,迷走神经兴奋,导致心率减慢,从而终止阵发性室上性心动过速的发作。

391. ABCDE　①患者突发心悸,心率180次/分,心电图可见逆行P波,应诊断为房室交界性心动过速,药物治疗首选腺苷。腺苷无效时,可改用维拉帕米,故答A。②阿托品可使心率加快,不宜使用。利多卡因、美西律常用于治疗室性心律失常。奎尼丁副作用较多,临床上少用。

392. ABCDE　①阵发性室上性心动过速合并血流动力学障碍(心力衰竭),治疗首选直流电复律。②维拉帕米为阵发性室上性心动过速的次选药,适用于无血流动力学障碍者,故不答A。Valsalva动作为刺激迷走神经的方法,可用于轻症阵发性室上性心动过速,本例已发生急性心力衰竭,属于重症室上性心动过速,故不答B。心脏起搏器常用于治疗重度房室传导阻滞。射频消融常用于根治由旁路折返引发的室上性心动过速。

393. ABCDE　①静脉注射硫酸镁可终止和预防尖端扭转型室性心动过速的短时间内发作。②Ⅰc类药物(普罗帕酮)、Ⅲ类药物(胺碘酮)可使QT间期延长,故不宜使用。Ⅰb类药物(利多卡因)对本病无效。肾上腺素不属于抗心律失常药物,故不答D。

394. ABCDE　①心室夺获和室性融合波是室性心动过速的特征性心电图改变,为室性心动过速最主要的诊断依据,故答D。②室性心动过速时,提早出现的QRS波群宽大畸形,时限>0.12秒。心室率常为100~250次/分,节律整齐或轻度不整齐。心房独立活动与QRS波群无固定关系,形成房室分离。由于一些提早出现的QRS波群没有P波出现,因此室率>房率,不可能有房率>室率。

395. ABCDE　心室夺获和室性融合波为室性心动过速的特征性心电图表现,故答A。B、C、D、E均不会出现心室夺获和室性融合波。

396. ABCDE　①治疗无显著血流动力学障碍的持续性室性心动过速,可选用利多卡因、胺碘酮静脉推注。②毛花苷丙常用于持续性心房颤动的治疗。腺苷、地尔硫䓬用于阵发性室上性心动过速的治疗。比索洛尔常用于扩张型心肌病、充血性心力衰竭的治疗。

397. ABCDE　①治疗心律失常的总原则:无症状,不治疗;有症状,用药物;低血压,用电击。②本例为室性心动过速,血压低于90/60mmHg,说明患者存在血流动力学障碍,应行同步直流电复律治疗。

398. ABCDE　399. ABCDE　①心电图示宽大畸形的QRS波群,偶提前出现,ST-T与QRS波群主波方向相反,此为室性心动过速的特点。若室性期前收缩连续≥3个以上,称为室性心动过速,否则称为频发室性期前收缩。本例"心律稍不规则",说明大量连续出现的QRS波群均为室性期前收缩的波形,故应诊断为室性心动过速,而不是频发室性期前收缩。阵发性室上性心动过速、心房颤动、房性期前收缩的QRS波群形态通常正常,故不答C、D、E。②阵发性室性心动过速患者突发心悸1小时,无血流动力学障碍,应行药物治疗,故不答D。无显著血流动力学障碍的室速发作,可以选用利多卡因、β受体阻滞剂或胺碘酮静脉推注,故答C。口服美托洛尔起效慢,不宜采用,故不答A。西地兰为洋地黄制剂,华法林为抗凝制剂,均不适合室性心动过速的治疗。

400. ABCDE　401. ABCDE　402. ABCDE　①急性心肌梗死患者出现室性期前收缩可静脉注射利多卡因,若频繁发作应使用胺碘酮。室性期前收缩严禁使用肾上腺素,否则易发生心室颤动。普罗帕酮属于Ⅰc类药物,本身易导致心律失常,故不宜使用。阿托品可使心率加快,应禁用。急性心肌梗死24小时内严禁使用洋地黄,故不答E。②急性心肌梗死合并频发室性期前收缩的患者出现呼吸困难,双下肺湿啰音,心率增快,应考虑并发急性左心衰竭。患者病程仅7小时,急性肺部感染的可能性不大。急性肺栓塞常表现为呼吸困难、胸痛、咯血三联征,故不答C。气胸不会出现双肺湿啰音,故不答D。支气管哮喘常闻及满肺哮鸣音,故不答E。③急性心肌梗死合并室性心动过速,伴血流动力学障碍(血压<90/60mmHg),治疗首选同步直流电复律。若为心室颤动,可采用非同步直流电复律。目前交流电复律已弃用,故不答C。室性心动过速若无血流动力学障碍,可选用利多卡因、胺碘酮进行药物治疗。

403. ABCDE　①心房颤动患者心室率过快时,控制心室率是缓解症状、改善心功能的重要措施。若心功能正常，可选用β受体阻滞剂（美托洛尔）控制心室率。若心房颤动合并心功能不全，可选用洋地黄控制心室率。本例除"活动后心悸"外，无典型心力衰竭临床表现，故答 E 而不是 B。②胺碘酮是心房颤动的复律药物，而不是控制心室率的药物，故不答 A。索他洛尔为Ⅲ类药物，可维持心房颤动的窦性心律，但不作为首选药物。普罗帕酮为Ⅰc类药物，可导致心律失常，器质性心脏病患者不宜使用，故不答 D。

404. **ABCDE**　①甲状腺功能亢进症患者甲状腺激素分泌过多，可导致心肌收缩加强、心排血量增加、心动过速、心房颤动、心力衰竭等。甲状腺功能亢进症患者中心房颤动的发生率为15%～20%，老年甲状腺功能亢进症可能存在心肌的器质性损害，更易发生心房颤动。甲状腺功能亢进症是心房颤动最主要的心外疾病。参阅14版《实用内科学》P1387。②其他引起心房颤动的心外疾病包括急性缺氧、高碳酸血症、血流动力学异常等，A、B、D、E 不是心房颤动的常见病因。

405. **ABCDE**　①心房颤动的心电图特点是窦性 P 波消失，代之以形态、间距、振幅绝对不规则的 f 波。f 波是心房颤动的特异性心电图表现，故答 B。②心房扑动常表现为窦性 P 波消失，代之以 F 波，可见"窦性 P 波消失"并无特异性，故不答 A。③心房颤动时，由于心室率绝对不规则，因此 RR 间距绝对不等。心房颤动时 QRS 波群形态大多正常，只有在心室率过快，发生室内差异性传导阻滞时，QRS 波群才会增宽变形。心房颤动时，QRS 波形态大多正常，说明 QRS 波为室性而不是室上性。

406. **ABCDE**　407. **ABCDE**　①心房颤动的心电图特点是 P 波消失，代之以 f 波出现，频率为 350～600 次/分。②阵发性室上性心动过速的心室率为 150～250 次/分。③心房扑动的心房率为 250～300 次/分，室性心动过速的心室率为 100～250 次/分，心室扑动的频率为 150～300 次/分。

408. **ABCDE**　心房颤动的典型临床表现为心律不齐、第一心音强弱不等、脉搏短绌（心率>脉率）。根据题干，本例应诊断为心房颤动。

409. **ABCDE**　①患者心律不齐，心电图示 P 波消失，代之以大小不等的 f 波，应诊断为心房颤动。心房颤动的三大体征为第一心音强弱不等、心律绝对不齐、脉搏短绌，因此该患者最可能出现的体征为脉搏短绌。脉搏短绌的原因为许多心室搏动过弱以致未能开启主动脉瓣，或因脉动血压太低，未能传导至外周动脉。③发绀为缺氧的典型表现，常见于呼吸衰竭。二尖瓣面容常见于二尖瓣狭窄。A_2 亢进常发生于体循环阻力增高或血流增多时，如主动脉压增高。双下肢水肿常见于右心衰竭。

410. **ABCDE**　411. **ABCDE**　412. **ABCDE**　①患者心律绝对不齐，心音强弱不等，为心房颤动的典型表现，可诊断为心房颤动。房性期前收缩、室性期前收缩、窦性心律不齐常无临床表现。二度Ⅰ型房室传导阻滞可表现为第一心音强度逐渐减弱并有心搏脱漏。②患者咳嗽、咳痰、喘憋、端坐位为左心衰竭的典型表现，颈静脉怒张为右心衰竭的典型表现。A、B、C、E 均不会导致颈静脉怒张。③心房颤动的治疗原则为预防复发，发作时控制心室率，答案为 A。抗凝治疗是心房颤动转复窦性心律前、后的治疗方法。C、D、E 均为慢性心力衰竭的治疗。

413. **ABCDE**　①阵发性房颤是指心房颤动持续时间≤7 天，能自行终止发作者，其治疗原则是预防复发，发作时控制心室率。②心房颤动急性发作时，可静脉注射β受体拮抗剂、钙通道阻滞剂，以减慢心室率。若发作频繁或伴明显症状，可口服普罗帕酮、胺碘酮等，以减少发作次数与持续时间。

414. **ABCDE**　心房颤动（房颤）的临床分类如下。①首诊房颤：首次确诊（首次发作或首次发现）；②阵发性房颤：持续时间≤7 天，能自行终止；③持续性房颤：持续时间>7 天，非自限性；④长期持续性房颤：持续时间≥1 年，患者有转复愿望；⑤永久性房颤：持续时间>1 年，不能终止或终止后又复发，无转复愿望。

415. **ABCDE**　①心房颤动的栓塞发生率较高，需行抗凝治疗。合并心脏瓣膜病变者，需用华法林抗凝。②阿司匹林为抗血小板药物，常用于非心脏瓣膜病且 $CHA_2DS_2\text{-}VASc$ 评分 = 1 分的房颤患者的抗凝治疗。替罗非班、氯吡格雷、潘生丁（双嘧达莫）均属于抗血小板药物，但很少作为心房颤动的抗凝药物使用。

416. ABCDE　心尖部闻及舒张期隆隆样杂音,第一心音增强,应诊断为二尖瓣狭窄。"心律表现为节律不规则,第一心音强弱不一致,心率大于脉率",应诊断为心房颤动,故答案为 D。

417. ABCDE　①患者心电图示 P 波消失,代之以 f 波,节律绝对不规则,应诊断为心房颤动。因病程仅 4 小时,故应诊断为首诊房颤。首诊房颤减慢心室率,可静脉注射 β 受体阻滞剂(美托洛尔)、钙通道阻滞剂,故答 A。②阿托品可加快心率,沙丁胺醇为 β 受体激动剂,均不宜使用。利多卡因常用于治疗室性心律失常,对心房颤动无效。新斯的明为拟胆碱药,常用于治疗重症肌无力、肠麻痹等。

418. ABCDE　①左室射血分数降低常见于慢性心力衰竭。心房颤动合并左室射血分数降低首选地高辛治疗。②心房颤动患者,若不合并严重血流动力学障碍或急性心力衰竭,可以选用胺碘酮转复并维持窦性心律。③本例合并器质性心脏病(心力衰竭),不宜使用普罗帕酮。④美托洛尔、比索洛尔为 β 受体拮抗药,若无禁忌,可以使用。

419. ABCDE　对于无器质性心脏病的心房颤动患者,可使用普罗帕酮、胺碘酮等进行复律。对于有器质性心脏病的心房颤动患者,只能用胺碘酮复律并维持窦性心律,因为胺碘酮副作用较小。

420. ABCDE　对于无症状的心房颤动,且左心室收缩功能正常者,控制静息时心室率<110 次/分;症状明显的心房颤动,应控制静息时心室率<80 次/分且中等运动时心室率<110 次/分。

421. ABCDE　422. ABCDE　①控制心房颤动患者心率的药物包括 β 受体拮抗剂(美托洛尔)、钙通道阻滞剂(异搏定、硫氮䓬酮)、洋地黄(地高辛)等。但不能使用普罗帕酮,因为普罗帕酮为 Ic 类药物,可引起室性心律失常,严重器质性心脏病(风心病 20 年)患者不宜使用,故答 E。②心房颤动合并风心病,发生血管栓塞的危险性极高,应长期抗凝治疗,首选药物为华法林。阿司匹林常用于非心脏瓣膜病且 CHA₂DS₂-VASc 评分＝1 分的房颤患者的抗凝治疗。肝素为强抗凝剂,只在紧急复律治疗时才选用。尿激酶为溶栓药,不能当作抗凝使用。复方丹参片为中成药,疗效未获公认。

423. ABCDE　①胺碘酮为Ⅲ类药物,普罗帕酮为 Ic 类药物,均常用于心房颤动的复律治疗。但普罗帕酮可引起室性心律失常,因此,对于合并严重器质性心脏病(如陈旧性心肌梗死)的患者严禁使用。胺碘酮引起心律失常的发生率很低,为合并器质性心脏病患者的首选药物,故答 A。②阿托品常用于治疗房室传导阻滞。利多卡因常用于治疗室性心律失常。美托洛尔常用于控制心房颤动的心室率。

424. ABCDE　①患者有预激综合征病史,突发心悸,心律不齐,心电图示 QRS 波宽大畸形,应诊断为预激综合征伴心房颤动,极易与室性心动过速混淆。对于预激综合征合并心房颤动患者,若有血流动力学障碍(血压降低),应立即行同步直流电复律。②维拉帕米可加速预激综合征合并心房颤动患者的心室率,洋地黄(毛花苷丙)可缩短旁路不应期而使心室率加快,均应禁用,故不答 A、D。颈动脉窦按摩、Valsalva 动作均为预激综合征患者发作正向房室折返性心动过速不伴血流动力学障碍的治疗方法,故不答 B、E。

425. ABCDE　①心房颤动患者的栓塞发生率较高,血栓栓子常来源于左心耳,脱落后顺血流移动,经左心耳→左心室→主动脉→腹腔内脏动脉,可造成内脏动脉栓塞。②主动脉夹层常表现为胸骨后撕裂样剧痛,血压增高,而不是降低。肝淤血、肾结石、急性心肌梗死与题干所述无关,故不答 C、D、E。

426. ABCDE　心房颤动患者服用华法林抗凝治疗期间,应维持凝血酶原时间的国际标准化比值(INR)在 2.0～3.0,才能安全而有效地预防脑卒中的发生。

427. ABCDE　①窦房传导阻滞是指窦房结冲动传导至心房时发生延缓或阻滞,可导致心率减慢。高钾血症时,由于细胞外液高钾,造成心肌细胞膜内外 K⁺浓度差减小,静息电位绝对值减小,则 0 期钠通道不易开放,使 0 期去极化速度减慢、幅度变小,因此心肌传导速度减慢。严重高钾血症时,可导致窦房传导阻滞。②B、C、D、E 都是窦性心动过速的病因。

428. ABCDE　①一度房室传导阻滞时,每个心房冲动(P 波)都能传导到心室产生 QRS 波群,但 PR 间期>0.20 秒,PR 间期正常值为 0.12～0.20 秒。②心电图上 PR 间期不可能消失,除非心跳停止,不出现 P 波及 QRS 波群。PR 间期逐渐延长见于二度Ⅰ型房室传导阻滞。

429. ABCDE　①患者心率 98 次/分,PR 间期>0.20 秒(正常值为 0.12～0.20 秒),无 QRS 波脱漏,应诊

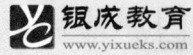

910

断为一度房室传导阻滞。②窦性心动过速心率应>100次/分,正常心率为60~100次/分。窦性心律不齐不会出现PR间期延长。二度Ⅰ型房室传导阻滞表现为PR间期进行性延长。二度Ⅱ型房室传导阻滞表现为PR间期恒定不变,且下传搏动的PR间期大多正常。

430. **ABCDE** 431. **ABCDE** ①P波逆行为室上性心动过速的特点,逆行P波常埋藏于QRS波群内或位于其终末部分,P波与QRS波群保持固定关系。②二度Ⅰ型房室传导阻滞的心电图常表现为PR间期进行性延长,直至一个P波受阻不能下传至心室。③A为左心房肥大的心电图表现,C为心房颤动的心电图表现,D为三度房室传导阻滞的心电图表现。

432. **ABCDE** 433. **ABCDE** ①二度Ⅰ型房室传导阻滞的心电图特点为PR间期进行性延长,直至一个P波受阻不能下传心室,导致QRS波周期性脱漏,这种现象周而复始,称为文氏周期。②心房扑动的特点是P波消失,代之出现F波,为心房活动时所产生的锯齿状扑动波。③出现f波、心室律不规整为心房颤动的心电图特点。

434. **ABCDE** ①P波规律出现,每隔2个P波后有1个QRS波群脱漏,应诊断为二度Ⅱ型房室传导阻滞。②一度房室传导阻滞无QRS波群脱漏。二度Ⅰ型房室传导阻滞虽有QRS波群脱漏,但PR间期是进行性延长的。三度房室传导阻滞常表现为P波与QRS波群毫不相关。房性心动过速伴3:2房室传导阻滞患者,由于房性心动过速,心率常增快,PR间期常缩短,而不会延长>0.2秒。

435. **ABCDE** ①正常情况下,心室收缩一定落在心房收缩之后。若心房和心室几乎同时收缩时,第一心音增强,称为大炮音,常见于完全性(三度)房室传导阻滞、心房颤动。②二尖瓣狭窄可闻及开瓣音,而不是大炮音。PR间期缩短,心率增快,心室充盈减少,可闻及第一心音增强,不会出现大炮音。运动、发热、甲状腺功能亢进由于心肌收缩力加强和心动过速,可闻及第一心音增强,也不能闻及大炮音。

436. **ABCDE** ①严重心律失常是意识障碍的常见原因,二度Ⅱ型房室传导阻滞属于重度传导阻滞,若心室率过慢(本例仅48次/分),即可导致脑缺血,患者可出现暂时性意识丧失,甚至猝死(E对)。②低血糖常表现为心慌,出冷汗,饮糖水后缓解。迷走神经张力增高常表现为心动过缓,多于睡眠、屏气时发生,很少数分钟内缓解。癫痫发作常表现为肢体抽搐,意识丧失,口吐白沫,大小便失禁。本例意识障碍发作与体位无关,可排除直立性低血压。

437. **ABCDE** ①三度房室传导阻滞患者应及早给予临时心脏起搏器治疗,以防心脏骤停。②对暂时无条件或等待起搏器治疗期间,可给予阿托品、异丙肾上腺素提高心室率。肾上腺素禁用。多巴胺为升压药物。

438. **ABCDE** ①患者心电图示PR间期逐渐延长直至QRS波群脱漏,应诊断为二度Ⅰ型房室传导阻滞。美托洛尔为选择性β$_1$受体拮抗剂,可导致窦性心动过缓、房室传导阻滞等。患者大量使用美托洛尔后出现二度Ⅰ型房室阻滞,此为美托洛尔作为降压药物使用时的严重副作用,最恰当的处理是停用美托洛尔。②二度Ⅰ型房室传导阻滞为美托洛尔的副作用,不宜植入心脏起搏器,故不答A。患者长期服用钙通道阻滞剂降压效果不满意,不能加用同类药物地尔硫䓬,故不答E。

439. **ABCDE** ①患者突发胸痛3小时,心电图示Ⅱ、Ⅲ、aVF导联ST段抬高0.3mV,应考虑急性下壁心肌梗死,故本例应诊断为急性心肌梗死合并三度房室传导阻滞。阿托品、异丙肾上腺素均可提高房室传导阻滞的心率,但因异丙肾上腺素可导致严重室性心律失常,而禁用于急性心肌梗死,故答B而不是E。②肾上腺素、去甲肾上腺素均不适于急性心肌梗死患者,故不答A、D。多巴酚丁胺为升压药物,故不答C。

440. **ABCDE** 441. **ABCDE** ①大炮音常见于三度房室传导阻滞、心房颤动。患者病情2周有肠道病毒感染史(发热、腹痛、腹泻),2天前出现劳累后心前区不适,大炮音,血清CK-MB升高(正常值0~18U/L),肌钙蛋白Ⅰ升高(正常值<0.2μg/L),应诊断为病毒性心肌炎合并三度房室传导阻滞。急性心包炎不会出现心肌酶学升高。病毒性心肌炎患者有心肌损害,可出现血CK-MB、肌钙蛋白Ⅰ升高,不能凭此误诊为急性心肌梗死。②三度房室传导阻滞患者应及早给予临时心脏起搏器治疗,以防心

搏骤停。本例为病毒性心肌炎引起的可逆性三度房室传导阻滞,无须使用永久性心脏起搏器,故不答 D、E。对暂时无条件或等待起搏器治疗期间,可给予阿托品、异丙肾上腺素提高心室率。

442. **ABCDE**　443. **ABCDE**　444. **ABCDE**　445. **ABCDE**　①永久性心房颤动患者,心室率快,无血流动力学改变(血压不低),应首选西地兰治疗,以控制心室率。②二度Ⅰ型房室传导阻滞,心室率略低(50次/分),血压正常,属于轻度房室传导阻滞,可行药物治疗。阿托品可提高房室传导阻滞的心率,适用于阻滞部位在房室结的患者。③晕厥患者,心电图示宽 QRS 波形,心动过速,心室率 150 次/分,应诊断为室性心动过速。患者血压 60/45mmHg,说明存在血流动力学障碍,不能药物治疗,应立即行直流电复律。④三度房室传导阻滞属于重度房室传导阻滞,药物(如阿托品)治疗无效。患者心室率仅 40 次/分,应立即植入临时心脏起搏器。

446. **ABCDE**　①肥胖可导致血浆甘油三酯及胆固醇水平增高,是冠心病的高危因素。②A、B、C、E 都不是冠心病的高危因素。

447. **ABCDE**　①众所周知,A、B、C 均属于冠心病的易感因素。②糖尿病患者冠心病发病率较非糖尿病患者高出数倍,故不答 E。③甲状腺功能亢进症可导致血清胆固醇降低,故不是冠心病的高危因素。

448. **ABCDE**　由基因缺陷所致的血脂异常具有家族聚集性,称为家族性高脂血症。由其他疾病所致的血脂异常,称为继发性血脂异常。本例具有家族史,故可排除选项 C、D。临床上将血脂异常分为高胆固醇血症、高甘油三酯血症、混合性高脂血症、低高密度脂蛋白胆固醇血症 4 类,混合性高脂血症是指血清胆固醇和甘油三酯均增高。血脂正常值分别为:血清胆固醇<5.2mmol/L,甘油三酯<1.7mmol/L,低密度脂蛋白胆固醇<3.4mmol/L,故本例应诊断为家族性高胆固醇血症。

449. **ABCD**　①血脂正常值:血清总胆固醇(TC)为 2.9~6.0mmol/L,低密度脂蛋白胆固醇(LDL-C)为 2.07~3.12mmol/L,甘油三酯(TG)为 0.56~1.7mmol/L,高密度脂蛋白胆固醇(HDL-C)为 0.94~2.0mmol/L。②冠心病患者无论何种类型的高脂血症,其调脂治疗均首选他汀类药物,故答 B。他汀类药物能有效降低 TC 和 LDL-C,延缓粥样斑块进展和稳定斑块。A、C、D、E 均可降低血脂,但不是首选药物。

450. **ABCDE**　①稳定型心绞痛也称劳力性心绞痛,是指胸痛发作的程度、频率、持续时间、性质和诱发因素等在数月内无明显变化,故答 E。②A、B、C、D 均属于不稳定型心绞痛。

451. **ABCDE**　①稳定型心绞痛是指胸痛发作的程度、频率、持续时间、性质、诱发因素等在数月内无明显变化。根据题干,本例应诊断为稳定型心绞痛。②不稳定型心绞痛是指每次胸痛发作的程度、频率、持续时间等并不相同。变异型心绞痛表现为相关导联一过性 ST 段抬高。恶化型心绞痛是指在相对稳定的劳力性心绞痛基础上,疼痛更剧烈、时间更长、发作更频繁。初发型心绞痛是指首发症状 1~2 个月以内的心绞痛。

452. **ABCDE**　①中年男性,胸痛 20 分钟可缓解,应考虑心绞痛而不是急性心肌梗死,故不答 C。②患者心电图示Ⅱ、Ⅲ、aVF 导联 ST 段抬高,应诊断为变异型心绞痛,其他类型的心绞痛心电图均表现为 ST 段下移。

453. **ABCDE**　①患者活动时胸痛,每次发作时间不超过 30 分钟,应考虑心绞痛而不是心肌梗死,故不答 E。静息型心绞痛多于休息时发作,而不是活动时发作,故不答 B。患者发作时心电图示Ⅱ、Ⅲ、aVF 导联 ST 段压低,而不是抬高,应排除变异型心绞痛,故不答 C。初发型心绞痛是指首发 1~2 个月以内的心绞痛,而本例病史已 2 年,故不答 D。②恶化型心绞痛是指相对稳定的劳力性心绞痛基础上,心绞痛逐渐增强。根据题干,本例应诊断为恶化型心绞痛。

454. **ABCDE**　对于冠心病患者,只要没有禁忌证,均应行抗血小板治疗,首选阿司匹林+氯吡格雷。早期保守治疗的患者至少应用 1 个月,如能延长到 12 个月更好。对于植入药物洗脱支架或裸支架的患者,至少联合应用 12 个月。参阅 3 版 8 年制《内科学》P322。

455. **ABCDE**　抗血小板治疗,负荷量分别为阿司匹林 150~300mg、氯吡格雷 300~600mg,维持量阿司匹

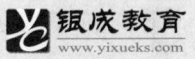
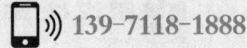

林75~100mg/d、氯吡格雷75mg/d。

456. **ABCDE** ①老年患者,劳累时胸痛1年,含服硝酸甘油可缓解,应诊断为稳定型心绞痛。能预防心肌梗死,改善患者预后的药物包括抗血小板药物(阿司匹林)、β受体拮抗剂(美托洛尔)、他汀类(辛伐他汀)、ACEI(福辛普利)或ARB。②硝酸异山梨酯为缓解心绞痛发作的药物,不能改善预后。

457. **ABCDE** 冠状动脉狭窄常由动脉粥样硬化引起,按管腔的狭窄程度分为3级:轻度狭窄为30%以上,中度狭窄为50%以上,重度狭窄为70%以上。

458. **ABCDE** 患者反复胸痛,劳累时发作,服用硝酸甘油可缓解,应诊断为稳定型心绞痛。为明确诊断,可行B、C、D、E项的检查。不宜行心电图负荷试验,因为该试验可激发心肌缺血,具有一定的风险,临床上很少使用。

459. **ABCDE** ①冠状动脉造影可清楚显示冠状动脉是否通畅,狭窄的部位、狭窄程度,是目前诊断冠心病的"金标准"。②放射性核素检查常用于诊断急性心肌梗死。心电图是诊断心绞痛最常用的方法。运动负荷试验是诊断冠心病最常用的无创检查方法。动态心电图常用于阵发性胸痛的诊断。

460. **ABCDE** 目前对不稳定型心绞痛有早期保守治疗和早期侵入治疗两种策略。早期侵入性策略分为急诊(<2小时)、早期(<24小时)及72小时内。对于有顽固性心绞痛、伴有心力衰竭、威胁生命的室性心律失常、血流动力学不稳定者,建议行急诊(<2小时)冠状动脉造影及血运重建术。

461. **ABCDE** ①患者发作性胸痛3天,于劳累时发作,休息5分钟可缓解,每天发作3~4次,应考虑劳力性心绞痛。2小时内发作频率增加,持续时间延长,说明已转变为恶化型心绞痛。为防止长时间冠状动脉持续痉挛,导致心肌缺血梗死,应立即收住院监测心电图和血肌钙蛋白。②超声心动图、胸部X线片检查对心绞痛诊断价值不大。患者已转变为恶化型心绞痛,故不宜行心电图运动负荷试验。门诊动态心电图检查常需耗时24小时,而患者目前存在心肌梗死的高风险,故不宜采用。

462. **ABCDE** ①老年患者,劳累时出现胸骨后疼痛,持续时间不超过30分钟,应考虑稳定型心绞痛。为明确诊断,最适宜的检查是胸痛发作时做心电图检查,多数患者可出现ST段移位。②心电图运动负荷试验有一定危险性,临床上少用,故正确答案为D而不是E。动脉血气分析常用于诊断呼吸衰竭。胸部CT为影像学检查,对心绞痛诊断价值不大。肺功能检查主要用于诊断COPD。

463. **ABCDE** ①阿司匹林通过抑制环氧酶而达到抗血小板聚集的作用,可预防心肌梗死,改善患者的临床预后,所有冠心病患者只要没有用药禁忌证均应服用。②利多卡因常用于治疗室性心律失常,对稳定型心绞痛无效。尿激酶常用于急性心肌梗死的溶栓治疗。速效救心丸、硝酸甘油仅能缓解稳定型心绞痛的胸痛症状,不能改善预后。

464. **ABCDE** ①使用他汀类药物治疗冠状动脉粥样硬化性心脏病,在急性期可促使内皮细胞释放一氧化氮,在远期有抗炎症和稳定斑块的作用,可降低冠状动脉疾病的死亡和心肌梗死发生率,因此冠心病患者均应使用他汀类药物治疗。②抗凝药物、抗血小板药物可减少冠心病患者冠状动脉血栓形成。硝酸酯类药物可扩张小静脉和冠状动脉,降低心肌氧耗量,缓解心肌缺血。冠心病无须使用抗生素。

465. **ABCDE** ①稳定型劳力性心绞痛是指劳力性心绞痛的诱发条件、发作性质稳定1个月以上。患者近2个月胸痛发作次数增多,显然不属于稳定型心绞痛,而属于不稳定型心绞痛,答案为B。②心内膜下心肌梗死为非ST段抬高型心肌梗死,表现为ST段普遍压低≥0.1mV,无病理性Q波,ST段改变一般持续数日或数周才能恢复,不可能一过性恢复,故不答C。中间综合征是指病人具有心绞痛或类似心绞痛的症状,而冠状动脉造影正常。变异型心绞痛常表现为ST段上抬,而不是压低。

466. **ABCDE** ①冠心病患者,发作性胸闷,心电图示相关导联ST段一过性抬高,应诊断为变异型心绞痛,治疗首选钙通道阻滞剂(硝苯地平),答案为B。变异型心绞痛多为冠状动脉痉挛所致,受累的血管既可能是病变冠状动脉,也可能是正常冠状动脉。由于钙通道阻滞剂能阻断血管平滑肌细胞Ca^{2+}内流,扩张冠状动脉,解除冠状动脉痉挛,故临床上将其作为变异型心绞痛的首选药物。②洋地黄为强心药,能增加心肌氧耗,加重心肌缺血缺氧。利多卡因常用于治疗室性心律失常。β受体拮抗剂

2025 国家临床执业及助理医师资格考试历年考点精析(下册)

能减慢心率,可与硝苯地平合用,治疗变异型心绞痛。利尿剂常用于治疗心力衰竭和高血压。

467. ABCDE ①冠心病具有家族史,父亲患有冠心病,儿子应积极预防。长期口服阿司匹林可抑制血小板聚集,预防心肌梗死,改善冠心病预后。因此,只要没有禁忌证,所有冠心病患者均应长期口服阿司匹林。②应控制膳食总热量,采用低脂饮食,脂肪摄入量不宜超过总热量的30%。③积极控制冠心病的高危因素,如高血压、糖尿病、血脂异常等,因此定期测量血压是正确措施。④对于冠心病患者应限制饮酒,严格戒烟,因为吸烟是冠心病的高危因素之一,故答 D。⑤参加一定的体力劳动和体育活动,是预防冠心病的一项积极措施,每周至少 150 分钟中等强度的有氧运动。

468. ABCDE ①患者劳累时胸痛,不超过30分钟,硝酸甘油可缓解,应诊断为稳定型心绞痛。长期口服他汀类药物,能有效降低血清胆固醇、低密度脂蛋白,延缓粥样斑块进展,预防心肌梗死,改善预后。②B、E 不属于稳定型心绞痛的常规治疗。C、D 为血管重建治疗,可改善症状,但不能改善预后。

469. ABCDE ①冠状动脉上存在 α_1 受体和 β_2 受体,兴奋 α_1 受体可引起冠状动脉收缩,兴奋 β_2 受体可引起冠状动脉舒张。②变异型心绞痛为冠状动脉痉挛所致。β 受体阻滞剂可阻断冠状动脉的 β_2 受体,使 α_1 受体兴奋占优势,导致冠状动脉收缩或痉挛加重,因此使用后可加重变异型心绞痛的症状。③A、B、C、D 均不会导致冠状动脉痉挛而加重病情。

470. ABCDE 动脉粥样硬化患者氯化钠摄入量普通人 4~6g/d,合并高血压或心力衰竭者 2~3g/d 故答A,不答 B、C、D、E。

471. ABCDE ①患者发作性胸痛,多在夜间发作,与活动无关,每次发作不超过 30 分钟,发作时 ST 段抬高,应诊断为变异型心绞痛,治疗首选钙通道阻滞剂。②硝酸酯类对稳定型心绞痛效果较好,但对变异型心绞痛疗效较差。β 受体阻滞剂可加重变异型心绞痛的病情,不宜使用。洋地黄制剂对变异型心绞痛无效,且可增加心肌氧耗。胺碘酮常用于治疗心律失常。

472. ABCDE 急性心肌梗死的基本病因是冠状动脉粥样硬化,偶为冠状动脉栓塞、炎症、先天性畸形、痉挛等,可造成一支或多支血管管腔狭窄和心肌供血不足。在此基础上,一旦血供急剧减少或中断,使心肌严重而持久地急性缺血达 20~30 分钟以上,即可发生急性心肌梗死。大多数心肌梗死是由于不稳定的粥样斑块破溃,继而出血和管腔内血栓形成,而使管腔闭塞,故答 A 而不是 E,因为 E 只涉及冠状动脉粥样硬化的基本病理改变,没有涉及复合性病变。

473. ABCDE 动脉粥样硬化是急性心肌梗死的基本病因,最常累及冠状动脉左前降支,然后依次为右冠状动脉>左回旋支>左冠状动脉主干等。由于左前降支最常受累,因此左前降支支配的左心室前壁最易发生缺血梗死。

474. ABCDE 心绞痛的典型表现是发作性胸痛,疼痛部位主要在胸骨体之后,可波及心前区,有手掌大小范围,常放射至左肩、左臂内侧达无名指和小指,或至颈、咽部、下颌部。稳定型心绞痛发作时胸痛部位多位于中下段胸骨后。

475. ABCDE ①急性心肌梗死时,局部心肌缺血坏死释放多种炎性致痛物质,因此最先出现和最突出的症状是胸骨后剧烈疼痛,且难以缓解。②1/6~1/3 的患者疼痛部位和性质不典型,可表现为上腹痛、恶心、呕吐等,此为不典型症状。发热和心律失常一般在心肌梗死后 1~2 天发生。心力衰竭多于起病后数小时至数日内发生,这些都不是最早出现的症状。

476. ABCDE ①老年患者持续胸痛超过 30 分钟,心电图示 V_1~V_6 导联 ST 段弓背向上抬高,应诊断为急性广泛前壁心肌梗死。血清肌钙蛋白 I 常于心肌梗死后 3~4 小时开始升高,而本例发病仅 2 小时,故血清肌钙蛋白正常。②肺血栓栓塞常表现为呼吸困难、胸痛、咯血三联征,故不答 B。变异型心绞痛是不稳定型心绞痛的特例,胸痛不超过 30 分钟,不要仅凭部分导联(不是广泛导联)ST 段抬高、血清肌钙蛋白正常而误答 C。急性心包炎虽可有 ST 段抬高,血清肌钙蛋白正常,但病程不会短至 2 小时,故不答 D。急性心肌炎病前 1~3 周常有上呼吸道感染病史,病程不会短至 2 小时,故不答 E。

477. ABCDE 478. ABCDE 479. ABCDE ①高血压、糖尿病、吸烟都是冠心病的高危因素。患者 2 年来

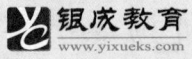 914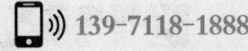

于剧烈活动后出现剑突下疼痛,持续数分钟可自行缓解,应考虑稳定型心绞痛。2周来发作频繁,应考虑已恶化为不稳定型心绞痛。2小时前出现剑突下剧痛,持续不缓解,应诊断为急性心肌梗死。患者腹软,无压痛,无腹膜刺激征,故不答A、C、D。急性肺栓塞常表现为呼吸困难、胸痛、咯血、$P_2>A_2$。②急性心肌梗死患者早期可发生各种类型的心律失常,以室性心律失常最多见,易恶化为心室颤动,成为最重要的死亡原因。A、B、C、E都不是急性心肌梗死的常见并发症。③为确诊急性心肌梗死,首选检查当然是心电图。血气分析常用于诊断呼吸衰竭,急诊胃镜常用于诊断上消化道出血,血和尿淀粉酶测定常用于诊断急性胰腺炎,急诊腹部B超常用于诊断急性胆囊炎。

480. ABCDE　①75%~95%的急性心肌梗死患者可发生心律失常,多发生于起病后24小时内。各种心律失常中以室性心律失常最多见,其中心室颤动是急性心肌梗死早期的主要死因。②虽然急性心肌梗死可发生心力衰竭、心源性休克,但不是主要死因。心脏破裂、肺栓塞为急性心肌梗死晚期的并发症。

481. ABCDE　①急性前壁心肌梗死常发生室性心律失常,其中以室性期前收缩最多见,如室性期前收缩频发可导致室性心动过速,而室上性心律失常(如心房颤动、非阵发性交界性心动过速)、预激综合征等较少见。②急性下壁心肌梗死易发生房室传导阻滞。

482. ABCDE　①急性心肌梗死早期可发生心源性休克,为心肌广泛坏死,心排血量急剧下降所致,神经反射引起的周围血管扩张属于次要原因,此外尚有血容量不足的因素参与。②也可应用生理学知识解题:每搏量主要影响收缩压,外周血管阻力主要影响舒张压。患者血压由140~150/70~80mmHg降至90/70mmHg,主要表现为收缩压降低而舒张压下降不明显,故应为每搏量降低所致。

483. ABCDE　①老年患者持续胸痛超过半小时,心电图示V_1~V_5导联ST段弓背上移,应诊断为急性心肌梗死,可行心泵功能Killip分级,而不是NYHA分级,可首先排除D、E。②Killip Ⅰ级:无明显心力衰竭症状。Killip Ⅱ级:肺部湿啰音<50%肺野。Killip Ⅲ级:肺部湿啰音>50%肺野。Killip Ⅳ级:合并心源性休克(收缩压<90mmHg)。根据题干,本例为Killip分级Ⅱ级。

484. ABCDE　①一般情况下,右冠状动脉发出房室结支支配房室结。因此当右冠状动脉阻塞时,除导致急性下壁心肌梗死外,常引起房室结缺血,极易造成三度房室传导阻滞。②请记忆:急性下壁心肌梗死易并发三度房室传导阻滞,急性前壁心肌梗死易导致室性心律失常。

485. ABCDE　①老年患者,持续性胸痛4小时,心电图示Ⅱ、Ⅲ、aVF导联ST段抬高,应诊断为急性下壁心肌梗死,故最易并发房室传导阻滞。②室性期前收缩为急性前壁心肌梗死的常见心律失常类型。急性心肌梗死时,室上性心律失常(如阵发性室上性心动过速、房性期前收缩、心房颤动)均少见。

486. ABCDE　急性下壁心肌梗死易并发房室传导阻滞,且阻滞部位多在房室结,故多造成完全性房室传导阻滞。

487. ABCDE　488. ABCDE　489. ABCDE　①高侧壁心肌梗死定位于Ⅰ、aVL导联。②前间壁心肌缺血定位于V_1~V_3导联。③急性下壁心肌梗死定位于Ⅱ、Ⅲ、aVF导联。④局限前壁心肌梗死定位于V_3~V_5导联。正后壁心肌梗死定位于V_7~V_9导联。

490. ABCDE　491. ABCDE　①急性下壁心肌梗死定位于Ⅱ、Ⅲ、aVF导联。②急性前壁心肌梗死定位于V_3~V_5导联。③急性前间壁心肌梗死定位于V_1~V_3导联。急性广泛前壁心肌梗死定位于V_1~V_5导联。急性前侧壁心肌梗死定位于V_5~V_7、Ⅰ、aVL导联。

492. ABCDE　①老年患者,持续性胸痛超过半小时,应考虑急性心肌梗死,而不是心绞痛,故可首先排除D。患者心电图示Ⅱ、Ⅲ、aVF导联ST段抬高,应诊断为急性下壁心肌梗死。②急性前壁心肌梗死常表现为V_1~V_5导联ST段抬高。急性高侧壁心肌梗死常表现为Ⅰ、aVL导联ST段抬高。肺血栓栓塞症常表现为呼吸困难、胸痛、咯血三联征。

493. ABCDE　①肌钙蛋白主要存在于心肌细胞中,当心肌细胞受损时,细胞膜通透性增高,可释放到血清中导致血清肌钙蛋白升高。因此,血清肌钙蛋白是心肌损伤的主要标志物。②B、C、E升高均可提示心肌受损,但特异性不高,临床上少用。谷草转氨酶是肝细胞受损的主要标志物。

494. ABCDE 急性心肌梗死后血清心肌酶学开始升高的时间分别为:肌酸磷酸激酶(CPK)6 小时,天冬氨酸氨基转移酶(AST)6~10 小时,乳酸脱氢酶(LDH)6~10 小时,肌酸磷酸激酶同工酶(CPK-MB)4 小时,肌钙蛋白 I 3~4 小时。可见,急性心肌梗死后最早升高的是肌钙蛋白 I。

495. ABCDE 急性心肌梗死后血清心肌酶学恢复正常的时间分别为:肌红蛋白 24~48 小时,肌酸激酶(肌酸磷酸激酶)48~72 小时,肌酸激酶同工酶 MB(CPK-MB)3~4 天,天冬氨酸氨基转移酶 3~6 天,肌钙蛋白 7~10 天,故答 E。

496. ABCDE ①无脉电活动是引起心脏性猝死相对少见的原因,常见于急性心肌梗死伴心室破裂、大面积肺梗死。心脏破裂常在急性心肌梗死 1 周内发生,多为心室游离壁破裂,可造成心包积血引起心脏压塞而猝死。根据题干,本例应诊断为心脏破裂引起的心脏性猝死。②B、C、D、E 一般不会导致患者心搏骤停而突然死亡。

497. ABCDE ①患者再发胸痛 8 小时不缓解,心电图示 I、aVL 导联 ST 段弓背向上抬高,血清肌钙蛋白升高,可诊断为急性高侧壁心肌梗死。②心脏破裂少见,常于心肌梗死后 1 周发病,可于胸骨左缘第 3~4 肋间闻及响亮收缩期杂音。心室膨胀瘤多见于左心室,体检见左侧心界扩大,可有收缩期杂音。急性心包炎可闻及心包摩擦音。心绞痛的胸痛一般不会超过半小时。

498. ABCDE ①急性心肌梗死并发室间隔穿孔,常表现为胸骨左缘第 3~4 肋间闻及响亮的收缩期杂音,常伴震颤。根据题干,本例应诊断为室间隔穿孔。②心肌梗死复发常表现为胸痛加重。心室壁瘤常表现为左侧心界扩大,心脏搏动范围较广,可有收缩期杂音。乳头肌功能失调常表现为心尖区闻及吹风样收缩期杂音。心肌梗死后综合征常表现为胸膜炎、心包炎、肺炎等。

499. ABCDE ①急性心肌梗死最常见的并发症是心脏乳头肌功能失调或断裂,发生率约为 50%。②心肌梗死后综合征发生率约为 10%,血管栓塞总发生率为 1%~6%,心室膨胀瘤发生率为 5%~20%。

500. ABCDE ①急性心肌梗死后第 4 天出现喘憋,双肺湿啰音,说明合并急性左心衰竭。心尖部出现收缩期吹风样杂音,说明并发乳头肌功能失调、二尖瓣关闭不全。D 选项为乳头肌断裂,不严谨。②气胸、感染性心内膜炎、肺栓塞、肺炎都不是急性心肌梗死的常见并发症。

501. ABCDE 502. ABCDE 503. ABCED ①老年患者突发胸闷、喘憋 10 小时,心电图示 V_1~V_6 导联 ST 段抬高,应诊断为急性广泛前壁心肌梗死。肺动脉栓塞常表现为胸痛、呼吸困难、咯血三联征。支气管哮喘不会出现双肺湿啰音及心电图 V_1~V_6 导联 ST 段抬高。糖尿病酮症酸中毒表现为呼吸深快,呼出气带烂苹果味,血糖升高,尿酮体强阳性等。患者病程仅 10 小时,肺部感染的可能性不大。②硝酸甘油可扩张冠状动脉,增加冠状动脉血流量,缓解胸痛,大多数心肌梗死有应用硝酸甘油的指征。华法林可以使用,但口服后需数天才能发挥抗凝作用,故不是本例的首选治疗药物。糖皮质激素对急性心肌梗死无效。急性心肌梗死 24 小时内禁用洋地黄制剂(毛花苷丙),故不答 C。急性心肌梗死为心肌缺血缺氧所致,无须使用抗生素。③急性心肌梗死后第 5 天,呼吸困难加重,咳粉红色泡沫痰,说明合并急性左心衰竭。患者心尖部闻及收缩期杂音,说明并发急性乳头肌功能不全。肺栓塞常表现为胸痛、呼吸困难、咯血三联征,不会出现心尖部收缩期杂音,故不答 A、B。哮喘急性发作常可闻及双肺满布哮鸣音,而无心脏杂音,故不答 D。肺部感染可有咳嗽、咳脓痰而不是咳粉红色泡沫痰,故不答 E。

504. ABCDE 505. ABCDE ①乳头肌功能失调是急性心肌梗死最常见的并发症,二尖瓣乳头肌因缺血、坏死,导致收缩功能受损,造成不同程度的二尖瓣脱垂并关闭不全,心尖区可出现收缩中晚期喀喇音和吹风样收缩期杂音。②心肌梗死后综合征常于心肌梗死后数周至数月内出现,表现为心包炎、胸膜炎、肺炎、发热、胸痛、白细胞增多、血沉增快等。心包炎患者 B 超检查可见心包腔内液性暗区,故答案为 D。③左心室血栓脱落常导致脑、远端肢体栓塞。心室膨胀瘤常表现为心界向左侧扩大,心搏弥散,B 超检查可见反常搏动。室间隔穿孔可于胸骨左缘第 3~4 肋间闻及响亮的收缩期杂音。

506. ABCDE 急性心肌梗死并发心脏破裂少见,常在起病后 1 周内出现。

507. ABCDE 急性心肌梗死并发心脏破裂少见,多为左心室游离壁破裂,偶为心室间隔破裂。

第九篇　内科学试题答案及详细解答

508. **ABCDE**　急性心肌梗死后并发的室壁膨胀瘤,简称室壁瘤,主要见于左心室。

509. **ABCDE**　①室壁瘤是急性心肌梗死的并发症,多合并心外膜下损伤,心电图常表现为 ST 段持续抬高。②心包积液患者除 aVR 和 V_1 导联以外的常规导联可出现 ST 段弓背向下型抬高,但多于数小时至数日后恢复。本例 $V_2 \sim V_6$ 导联 ST 段抬高已达 1 年,故不答 A。C、D、E 应有胸痛发作,但本例介入治疗后一直无胸痛发作,故不答 C、D、E。

510. **ABCDE**　①急性心肌梗死后并发室壁瘤,超声心动图可见局部心缘突出,搏动减弱或有反常搏动,即左心室壁局部于收缩期向外突出,呈矛盾运动。②限制型心肌病超声心动图表现为双心房扩大和心室肥厚。梗阻性肥厚型心肌病超声心动图提示心室不对称肥厚而无心室腔增大。扩张型心肌病超声心动图示各心腔扩大,以左心室扩大为著。风湿性心脏病常有相应瓣膜损害。

511. **ABCDE**　①急性心肌梗死后综合征常于急性心肌梗死数周至数月内出现,表现为心包炎、胸膜炎或肺炎,有发热、胸痛等症状,可闻及心包摩擦音和胸膜摩擦音。根据题干,本例应诊断为急性心肌梗死后综合征。对解题最有意义的体征为心包摩擦音。②反应性心包炎、病毒性心包炎均不属于急性心肌梗死的并发症。心脏破裂常在急性心肌梗死后 1 周内发生,可于胸骨左缘第 3~4 肋间闻及响亮收缩期杂音,常伴震颤。室壁瘤可见心界向左侧扩大,心尖搏动弥散,可有收缩期杂音。

512. **ABCDE**　哌替啶为解除急性心肌梗死胸痛的常用药物,常用量为 50~100mg 肌内注射。

513. **ABCDE**　514. **ABCDE**　①高血压、血脂异常属于冠心病的高危因素。老年患者持续性胸痛超过半小时,心电图示 $V_1 \sim V_6$ 导联 ST 段抬高,应诊断为急性广泛前壁心肌梗死。变异型心绞痛胸痛时间一般不超过半小时。急性心肌炎、急性心包积液不会突发持续性剧烈胸痛。急性肺血栓栓塞常表现为呼吸困难、胸痛、咯血三联征。②在急性心肌梗死早期(起病 3~6 小时内)进行心肌再灌注,可使闭塞的冠状动脉再通,濒临坏死的心肌可能得以存活或使坏死范围缩小,减轻梗死后心肌重塑,改善预后,是一种非常重要的治疗措施。B、C、D、E 不属于急性心肌梗死的常用治疗药物。

515. **ABCDE**　老年患者,突发心前区疼痛 2 小时,心电图示 $V_1 \sim V_6$ 导联 ST 段弓背向上抬高,应诊断为急性广泛前壁心肌梗死。因患者起病仅 2 小时,故最关键的治疗措施是心肌再灌注治疗(即介入治疗),可使闭塞的冠状动脉再通,濒临坏死的心肌可能得以存活。A、B、D、E 均属一般性治疗措施。

516. **ABCDE**　①在急性心肌梗死溶栓治疗时,常用的溶栓剂有 3 种:尿激酶(UK)、链激酶(SK)和重组组织型纤维蛋白溶酶原激活剂(rt-PA),答案为 B。②肝素属于抗凝剂。去纤酶也称降纤酶,常用于血栓栓塞性疾病的治疗。蝮蛇抗栓酶可分解纤维蛋白原,抑制血栓形成,常用于急性缺血性脑血管疾病的治疗。阿司匹林为抗血小板药物,并不是溶栓剂。

517. **ABCDE**　①主动脉夹层患者,当近端夹层的内膜破裂下垂物遮盖冠状窦口可致急性心肌梗死,多见于右冠窦,常引起下壁心肌梗死。此种情况下,严禁溶栓和抗凝治疗,否则会引发灾难性大出血,死亡率高达 71%,答案为 C。②急性心肌梗死溶栓治疗的禁忌证包括:既往发生过出血性脑卒中,6 个月内发生过缺血性脑卒中或脑血管事件;入院时血压>180/110mmHg;近期(<2 周)曾有在不能压迫部位的大血管行穿刺术;近期(2~4 周)有活动性内脏出血等。

518. **ABCDE**　①老年患者,持续性胸痛 3 小时,心电图示 $V_1 \sim V_5$ 导联 ST 段弓背向上抬高,应诊断为急性心肌梗死。②阿替普酶为特异性纤溶酶原激活剂,常作为溶栓药物在心肌再灌注治疗时使用。③美托洛尔为 β 受体阻滞剂,阿托伐他汀为调脂药物。阿司匹林为抗血小板药物。培哚普利为降压药物。

519. **ABCDE**　①老年患者,胸骨后持续疼痛 6 小时,心电图示 $V_1 \sim V_6$ 导联 ST 段下移,血清肌钙蛋白增高,应诊断为急性广泛前壁心肌梗死,此为非 ST 段抬高型心肌梗死(NSTEMI)。②NSTEMI 患者不宜溶栓治疗,因为溶栓治疗溶解的是纤维蛋白而不是血小板。ST 段抬高型心肌梗死多为冠状动脉内纤维蛋白交联形成的红色血栓,早期溶栓治疗效果好。而 NSTEMI 的冠状动脉血栓多为血小板聚集形成的白色血栓,溶栓治疗对于血小板为主的白色血栓不仅无效,而且还会激活凝血机制,恶化病情,答案为 E。③患者无下壁心肌梗死、无右心室心肌梗死、无明显低血压,故可使用硝酸甘油。未行溶栓治疗的心肌梗死患者,可以皮下注射低分子肝素。各种类型的心肌梗死均需应用阿司匹林。吸氧为心肌梗死的常规治疗。

520. ABCDE 大多数急性心肌梗死患者可使用硝酸甘油,但下壁、右心室心肌梗死不宜使用硝酸甘油,因为硝酸甘油可影响右心室充盈,从而导致低血压,甚至休克。B、C、D、E均可使用。

521. ABCDE ①急性心肌梗死早期静脉注射β受体拮抗剂,可缩小梗死面积、降低再梗死率、降低心室颤动发生率和病死率而改善预后。②急性心肌梗死24小时内禁用洋地黄。利尿剂常用于治疗急性左心衰竭,并不能改善心肌梗死患者的预后。硝酸酯类药、钙通道阻滞剂均可扩张冠状动脉,缓解急性心肌梗死的近期症状,但不能改善预后。

522. ABCDE ①患者急性心肌梗死合并左心功能不全,血压170/100mmHg,提示左心室后负荷过重,其治疗应首选硝普钠静脉滴注,可迅速扩张小血管,减轻心脏前后负荷,降低血压。②卡托普利为血管紧张素转换酶抑制剂,起效缓慢,使用后3~4周才达最大降压效应,因此不适合急性心肌梗死合并左心衰竭的治疗,故正确答案为C而不是E,很多医考参考书将答案错为E。③β受体拮抗剂常用于慢性心力衰竭治疗,但因其心肌的负性作用而禁用于急性心力衰竭的治疗,故不答A。急性心肌梗死24小时内禁用洋地黄(地高辛),故不答B。α受体拮抗剂副作用较多,目前少用。

523. ABCDE 主动脉内气囊反搏术的主要作用是提高舒张期主动脉内血压,从而改善冠状动脉血供;减轻收缩期左心室后负荷,增加心输出量,改善肾、脑血供,有利于危重和休克患者的恢复。急性心肌梗死如并发心源性休克,为降低死亡率,可先行主动脉内气囊反搏术进行辅助循环,然后作选择性冠状动脉造影,随即施行介入治疗或主动脉-冠状动脉旁路移植手术。

524. ABCDE 心肌梗死患者,为预防再梗死和猝死,应常规使用β受体阻滞剂(美托洛尔),此为急性心肌梗死的二级预防策略。

525. ABCDE 526. ABCDE ①老年患者,突发胸痛,Ⅰ、aVL、V_5、V_6导联ST段抬高,有病理性Q波,血清CK-MB升高,应诊断为急性前侧壁心肌梗死。急性心包炎常可闻及心包摩擦音。扩张型心肌病心界常向两侧扩大。患者心尖区收缩期吹风样杂音为急性心肌梗死并发的二尖瓣乳头肌功能失调所致,不要误诊为风心病二尖瓣关闭不全,故不答D。风心病二尖瓣狭窄患者心尖部可闻及舒张期隆隆样杂音,故不答E。②室性心律失常是急性心肌梗死最常见的心律失常,一旦出现室性期前收缩,应立即给予利多卡因静脉注射,以免恶化为心室颤动。普罗帕酮为Ic类药物,本身可引起严重心律失常,故不宜使用。维拉帕米常用于室上性心动过速的治疗,对室性期前收缩效果不好。急性心肌梗死24小时内禁用洋地黄(毛花苷丙),故不答C。苯妥英钠常用于利多卡因无效的室性期前收缩。

527. ABCDE 528. ABCDE 529. ABCDE ①老年患者,胸痛5小时,心电图示V_1~V_5导联ST段抬高0.5mV,应考虑急性广泛前壁心肌梗死。为明确诊断,最有价值的实验室检查指标是血肌钙蛋白测定。血糖常用于诊断糖尿病。血脂分析常用于高脂血症的诊断。肝肾功能、血常规检查均为一般检查项目,故不答B、C、D。②卧床休息,静脉滴注极化液、硝酸甘油、丹红注射液(内含丹参、红花)有助于解除急性心肌梗死的胸痛症状,但不能改善预后,故不答A、B、C、D。静脉注射瑞替普酶(rt-PA)可溶解冠状动脉内的血栓,改善预后。③急性心肌梗死1周,患者突发呼吸困难,端坐位,双肺湿啰音,胸骨左缘第4肋间闻及收缩期吹风样杂音,应考虑合并室间隔破裂穿孔。为明确诊断,最有意义的检查是超声心动图。胸部X线片对本病的诊断价值不大。血B型钠尿肽测定常用于诊断心力衰竭。血气分析常用于诊断呼吸衰竭。心电图常用于诊断心律失常。

530. ABCDE 531. ABCDE 532. ABCDE ①患者持续胸痛8小时,心电图示病理性Q波,应诊断为急性心肌梗死。患者心电图示Ⅰ、aVL、V_1~V_6导联ST段抬高0.1~0.4mV,应诊断为广泛前壁及高侧壁心肌梗死。急性心包炎、高血压急症均不会出现病理性Q波,故不答B、C。患者病程仅8小时,急性心肌炎的可能性不大。肥厚型心肌病常表现为呼吸困难,胸骨左缘第3~4肋间闻及粗糙收缩期杂音,可有病理性Q波。②急性心肌梗死患者应行心泵功能Killip分级,故不答D、E。患者血压>

第九篇 内科学试题答案及详细解答

90/60mmHg,肺部有湿啰音但小于 1/2 肺野,应诊断为 Killip 分级 Ⅱ 级。③急性心肌梗死 24 小时内出现肺水肿主要是坏死的心肌间质充血、水肿引起顺应性降低所致,而左心室舒张末期容量尚未增大,因此在心肌梗死 24 小时内不宜使用洋地黄(毛花苷丙),洋地黄的正性肌力作用将加重心肌缺血缺氧,故答 B。A、C、D、E 均可用于急性心肌梗死的治疗。

533. ABCDE 534. ABCDE ①老年患者,阵发性胸痛 1 周,持续 6 小时,心电图示 Ⅱ、Ⅲ、aVF 导联 ST 段抬高,应诊断为急性下壁心肌梗死。为明确诊断,应首选血清肌钙蛋白测定。A、C、D、E 均不能确诊急性心肌梗死。②急性下壁心肌梗死易并发房室传导阻滞。患者心率 45 次/分,律齐,应诊断为三度房室传导阻滞。故不能口服 β 受体拮抗剂,因为 β 受体拮抗剂可减慢心率,减慢传导。

535. ABCDE 536. ABCDE ①急性右心室心肌梗死常引起右心衰竭伴低血压,若无左心衰竭,宜扩容治疗,而不宜使用利尿药呋塞米。②溶栓治疗溶解的是纤维蛋白而不是血小板。ST 段抬高型心肌梗死多为冠状动脉内纤维蛋白交联形成的红色血栓,故早期溶栓治疗效果较好。非 ST 段抬高型心肌梗死冠状动脉内多为血小板聚集形成的白色血栓。溶栓治疗对白色血栓不仅无效,而且会激活凝血机制,恶化病情,故非 ST 段抬高型心肌梗死不宜使用尿激酶进行溶栓治疗。

537. ABCDE 高血压诊断标准是未使用降压药物的情况下,收缩压≥140mmHg 和/或舒张压≥90mmHg。

538. ABCDE ①单纯收缩期高血压是指收缩压≥140mmHg,而舒张压正常,即<90mmHg。故本例可诊断为单纯收缩期高血压。②血压正常高值是指血压为 120~139/80~89mmHg。正常血压应<120/80mmHg。高血压 2 级为 160~179/100~109mmHg。

539. ABCDE ①高血压的分级标准:1 级为收缩压 140~159mmHg 和/或舒张压 90~99mmHg,2 为收缩压 160~179mmHg 和/或舒张压 100~109mmHg,3 级为收缩压≥180mmHg 和/或舒张压≥110mmHg。本例最高血压 170/110mmHg,应诊断为 3 级高血压。②按高血压患者心血管危险分层标准,3 级高血压合并糖尿病应诊断为很高危,故答案为 C。

540. ABCDE ①恶性高血压也称急进型高血压,起病急骤,多见于中青年,血压显著升高,舒张压持续≥130mmHg,常有头痛、视物模糊、眼底出血、渗出和视盘水肿,以肾脏损害为突出表现。根据题干,本例应诊断为恶性高血压。②急性视盘病变只是该患者的部分临床表现。脑出血、脑梗死好发于老年,常有神经系统定位体征。高血压脑病常表现为严重头痛、呕吐、意识障碍、抽搐、昏迷等。

541. ABCDE ①恶性高血压的病理特征是肾小动脉纤维素样坏死,其突出临床表现为肾功能急剧减退,可在短期内死于肾衰竭,这是与缓进型高血压最主要的鉴别点。②恶性高血压和晚期缓进型高血压均可出现视盘水肿、心力衰竭、脑出血等,因此这些不能成为两者的鉴别点。

542. ABCDE 高血压眼底病变分为 4 级。Ⅰ级:视网膜动脉变细、反光增强;Ⅱ级:视网膜动脉狭窄、动静脉交叉压迫;Ⅲ级:在上述病变基础上有眼底出血及棉絮状渗出;Ⅳ级:在上述基础病变上出现视盘水肿。

543. ABCDE ①高血压最严重、最常见的并发症及最常见的死因均是脑出血,故答 D。②A、B、C、E 均为高血压的病理改变,但不是最严重的并发症。

544. ABCDE 545. ABCDE ①非同日三次血压值收缩压均≥140mmHg 和/或舒张压≥90mmHg,可诊断为高血压。②对于高血压患者应戒烟限酒。吸烟可使交感神经末梢释放去甲肾上腺素增加,导致血压增高。饮酒量与血压水平线性相关,故答 A、B、C、D、E 均正确。

546. ABCDE 诊断高血压主要根据诊室测量的血压值,应测量安静休息坐位时上臂肱动脉部位的血压,一般需非同日测量 3 次血压值,收缩压均≥140mmHg 和/或舒张压均≥90mmHg,即诊断为高血压。根据高血压的诊断标准,正确答案应为 B。

547. ABCDE 改善生活行为适用于所有高血压患者,措施如下。①减轻体重:尽量将体重指数(BMI)控制在<24kg/m²;②减少钠盐摄入:每人每天食盐量不宜超过 6g;③减少脂肪摄入:膳食中脂肪量应控制在总热量的 25% 以下;④限制饮酒:饮酒量每日不可超过相当于 50g 乙醇;⑤增加运动:较好的运动方式是低或中等强度的等张运动,可选择慢跑或步行,每周 3~5 次,每次 20~60 分钟(C 对)。

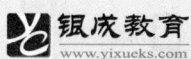

919 139-71118-1888

548. ABCDE ①无合并症的高血压患者血压控制目标值应<140/90mmHg。②高血压合并糖尿病、慢性肾脏病、心力衰竭,血压控制目标值应<130/80mmHg。

549. ABCDE ①单纯收缩期高血压的诊断标准为收缩压≥140mmHg和舒张压<90mmHg,根据此标准,应诊断为单纯收缩期高血压。②普通高血压患者的降压目标是血压<140/90mmHg。单纯收缩期高血压患者,收缩压应控制在150mmHg以下,如能耐受可降至140mmHg以下。

550. ABCDE ①患者收缩压≥140mmHg、舒张压<90mmHg,应诊断为单纯收缩期高血压。②老年收缩期高血压,收缩压应控制在150mmHg以下,如能耐受可降至140mmHg以下。糖尿病合并高血压患者血压控制目标值应<130/80mmHg。若按老年收缩期高血压的降压标准,则答案为E。若按糖尿病合并高血压的控制目标值,则答案为B。根据降压标准就低不就高的原则,最佳答案应为B。

551. ABCDE ①普通高血压患者的降压目标是血压<140/90mmHg。若高血压合并糖尿病、慢性肾脏病、心力衰竭、冠心病,则血压控制目标值<130/80mmHg。老年收缩期高血压,收缩压应控制在150mmHg以下,如能耐受可降至140mmHg以下。②患者收缩压≥140mmHg、舒张压<90mmHg,故应诊断为单纯收缩期高血压。根据题干,患者合并有肾功能不全。因此,若按老年收缩期高血压的降压标准则答案为E。若按高血压合并肾病的标准,则答案为A。根据降压标准就低不就高的原则,最佳答案应为A。

552. ABCDE ①依那普利属于血管紧张素转换酶抑制剂(ACEI),可导致肾功能一过性恶化,故血肌酐明显升高(>265μmol/L)者应慎用。②氨氯地平、硝苯地平为钙通道阻滞剂,美托洛尔为选择性β_1受体阻滞剂、阿罗洛尔为$\alpha+\beta$受体阻滞剂,均可作为降压药使用,但对肾功能无明显影响。

553. ABCDE ①氢氯噻嗪为噻嗪类利尿剂,通过排钠排水而降低血压,主要适用于轻、中度高血压,尤其适合伴水肿的高血压。②硝苯地平为钙通道阻滞剂,哌唑嗪为α_1受体拮抗剂,均可降低血压,但不能消除水肿,故不答B、C。卡托普利为血管紧张素转换酶抑制剂,既可降低血压,也可导致血管性水肿。可乐定为α_2受体拮抗剂,可引起水钠潴留,加重水肿,禁用于伴水肿的高血压患者。

554. ABCDE 老年收缩期高血压的特点是大动脉弹性储器作用减弱,动脉壁顺应性降低,导致收缩压升高,舒张压下降,脉压增大。利尿药的作用机制是排水排钠排钾,而Na^+可诱导动脉结构和功能的改变,小剂量利尿剂可预防胶原聚集并缓解动脉僵硬度,故利尿剂可作为老年收缩期高血压初始治疗的首选药。老年收缩期高血压的另一首选药物是长效二氢吡啶类钙通道阻滞剂。

555. ABCDE ①交感-肾素-血管紧张素-醛固酮系统是一个调节轴,血管紧张素转换酶抑制剂(ACEI)可减少血管紧张素的合成。血管紧张素Ⅱ(ATⅡ)对肾小球入球小动脉和出球小动脉均有收缩作用,且对出球小动脉的收缩作用大于入球小动脉,从而维持肾灌注压。可见,ATⅡ在维持肾灌注压的过程起重要作用。若双侧肾动脉狭窄患者使用ACEI,将使ATⅡ的合成减少,使肾灌注压降低,导致肾小球滤过率降低。故ACEI禁用于双侧肾动脉狭窄的高血压患者。②A、C、D、E均可应用。

556. ABCDE ①血管紧张素转换酶抑制剂(ACEI)可抑制交感-肾素-血管紧张素-醛固酮系统,扩张外周血管而降压;还可改善、延缓心室重塑,减少纤维化,故尤其适合于高血压伴左心室肥厚的患者。②ACEI可使主动脉瓣狭窄患者冠状动脉灌流减少,故禁用于高血压伴主动脉瓣狭窄。ACEI可引起妊娠妇女胎儿畸形,故妊娠妇女应禁用。ACEI可抑制血管紧张素Ⅱ的合成,使醛固酮生成减少,导致排钾减少,引起血钾增高,故ACEI禁用于高血压伴高钾血症。ACEI禁用于高血压伴双侧肾动脉狭窄。

557. ABCDE 558. ABCDE 559. ABCDE ①噻嗪类为排钾性利尿剂,可引起血钾降低,故禁用于合并低钾血症的高血压患者。②血管紧张素转换酶抑制剂(ACEI)既可降低血压,又可改善胰岛素抵抗,故特别适合糖尿病合并高血压的患者。③血管紧张素转换酶抑制剂(ACEI)可抑制激肽酶,使缓激肽降解减少,造成体内缓激肽增多,导致刺激性干咳,干咳发生率为10%~20%。④临床上,α受体拮抗剂因副作用太多,较少作为降压药使用。二氢吡啶类钙通道阻滞剂为广谱抗高血压药。β受体拮抗剂适用于各种不同程度的高血压,尤其是心率较快的中、青年患者或合并心绞痛的患者。

第九篇 内科学试题答案及详细解答

560. ABCDE 561. ABCDE ①交感-肾素-血管紧张素-醛固酮系统是一个调节轴,血管紧张素转换酶抑制剂(ACEI)可减少血管紧张素Ⅱ(ATⅡ)的合成。ATⅡ对肾小球入球小动脉和出球小动脉均有收缩作用,且对出球小动脉的收缩作用大于入球小动脉,从而维持肾灌注压。可见,ATⅡ对维持肾灌注压具有重要意义。若双侧肾动脉狭窄患者使用ACEI,将使ATⅡ的合成减少,使肾灌注压降低,导致肾小球滤过率降低。故贝那普利禁用于双侧肾动脉狭窄的高血压患者。②美托洛尔为选择性 β_1 受体拮抗剂,虽对 β_2 受体的阻断作用较弱,但仍可增加呼吸道阻力,故支气管哮喘不宜使用。

562. ABCDE 563. ABCDE 564. ABCDE ①患者最高血压 166/98mmHg,为高血压 2 级。患者有靶器官损害[CKD3a 期、左心室肥厚、尿蛋白(+)],无并发症,属于高血压 2 级,高危。②高血压合并蛋白尿、左心室肥厚的患者,首选降压药物是血管紧张素转换酶抑制剂(培哚普利),既可降低血压,又可减少尿蛋白的产生。可乐定、硝苯地平、吲达帕胺、美托洛尔都没有减少尿蛋白形成的独特作用。③普通高血压患者血压控制目标值是<140/90mmHg,高血压合并慢性肾脏病患者为<130/80mmHg。

565. ABCDE ①血管紧张素转换酶抑制剂、血管紧张素Ⅱ受体拮抗剂均可舒张出球小动脉,降低肾灌注压,导致肾小球滤过率与肾功能降低,加重肾损害,因此血肌酐>265μmol/L 的患者不宜使用,故不答 A、C。②噻嗪类利尿剂可诱发高尿酸血症,因此痛风患者不宜使用,故不答 B。③β 受体拮抗剂可减慢心率,而患者心率仅 50 次/分,故不宜使用。排除 A、B、C、E 后,得出正确答案为 D。

566. ABCDE 高血压患者尿糖阳性、尿蛋白阳性,首选降压药物是血管紧张素转换酶抑制(ACEI)或血管紧张素Ⅱ受体拮抗剂(ARB),既可以降低血压,又可以减少尿蛋白形成、延缓糖尿病肾病进展。

567. ABCDE ①心肌梗死的二级预防,常规使用β 受体拮抗剂,可降低死亡率。患者 2 年前有心肌梗死病史,合并高血压,心率较快,治疗应首选β 受体拮抗剂(美托洛尔),答案为 A。②维拉帕米为钙通道阻滞剂,适用于高血压合并冠心病者。卡托普利为 ACEI,主要适用于高血压合并急性心肌梗死。吲达帕胺具有利尿、钙拮抗作用,为一种新型强效、长效降压药,适用于轻、中度高血压。哌唑嗪为 α_1 受体拮抗剂,主要通过松弛血管平滑肌而产生降压作用,适用于轻、中度高血压。

568. ABCDE ①钙通道阻滞剂可阻抑细胞外 Ca^{2+} 经 L 型钙通道进入血管平滑肌,减弱兴奋-收缩偶联,通过降低阻力血管的反应性而降低血压;也可抑制心肌收缩,减少心肌氧耗;扩张冠状动脉,解除冠状动脉痉挛,因此钙通道阻滞剂尤其适合于高血压合并冠状动脉痉挛性心绞痛的治疗。②β 受体拮抗剂主要适用于高血压合并心肌梗死病史的治疗。利尿剂常用于盐敏性轻、中度高血压的治疗。血管紧张素转换酶抑制剂适用于高血压合并糖尿病、肾病的治疗。α 受体拮抗剂临床上少用。

569. ABCDE ①卡托普利为血管紧张素转换酶抑制剂,在血肌酐>265μmol/L、血钾>5.5mmol/L 时不宜使用。②袢利尿剂为排钾性利尿剂,可用于肾功能不全伴高钾血症者,故不答 B。硝苯地平为钙通道阻滞剂,不影响血糖、血钾、血肌酐,故不答 C。α 受体阻滞剂很少单独作为降压药使用。美托洛尔适用于心率较快的高血压患者,本例心率 85 次/分,可以使用。

570. ABCDE ①依那普利为血管紧张素转换酶抑制剂(ACEI),ACEI 具有改善胰岛素抵抗、减少尿蛋白的作用,尤其适合于高血压合并肥胖、糖尿病、左心室轻度肥厚的患者。②硝苯地平为二氢吡啶类钙通道阻滞剂,可反射性引起心率增快,故适用于高血压合并心率缓慢的患者。普萘洛尔适用于高血压合并心率增快的患者。氢氯噻嗪适合于单纯性收缩期高血压、盐敏感性高血压等。哌唑嗪很少作为降压药单独使用。

571. ABCDE ①维拉帕米为非二氢吡啶类钙通道阻滞剂,可抑制心肌收缩性、自律性和传导性,导致心率减慢,故心率缓慢者不宜使用,本例心率仅 56 次/分,故不答 A。②美托洛尔为β 受体拮抗剂,具有负性心率作用,故不宜选用。③利血平起效慢,副作用大,目前临床少用,故不答 C。④氨氯地平为二氢吡啶类钙通道阻滞剂,可致窦性心动过速,引起心率轻度增快,故答 D。⑤血肌酐超过 265μmol/L 者,不宜使用血管紧张素转换酶抑制剂,本例血肌酐 365μmol/L,故不宜选用贝那普利。

572. **ABCDE** ①高血压患者有痛风病史,不宜使用氢氯噻嗪,因为氢氯噻嗪可导致血清尿酸增高,故可首先排除B、E。美托洛尔为$β_1$受体拮抗剂,可减慢心率,而本例心率仅52次/分,不宜使用,故应排除A、C。②氨氯地平为二氢吡啶类钙通道阻滞剂,既可降低血压,又可增快心率,是本例的绝佳适应证。缬沙坦为血管紧张素Ⅱ受体拮抗剂,可降低血压。缬沙坦在血肌酐>265μmol/L、高钾血症时,不宜使用,而本例血肌酐110μmol/L,血钾正常,故可使用。

573. **ABCDE** ①利血平起效慢,副作用大,临床上已少用,故不答B。②维拉帕米为非二氢吡啶类钙通道阻滞剂,可抑制心肌收缩性、自律性和传导性,导致心率减慢,故心率缓慢者不宜使用。本例心率仅56次/分,故不答C。③比索洛尔为β受体拮抗剂,具有负性心率作用,本例心率仅56次/分,故不宜选用。④哌唑嗪为选择性$α_1$受体拮抗剂,因副作用较多,临床上很少作为降压药物使用,故不答E。⑤培哚普利为血管紧张素转换酶抑制剂,可以选用,答案为A。

574. **ABCDE** ①高血压患者血压突然升高,突发眼底出血(Ⅲ级眼底),应诊断为高血压危象,其急救处理首选硝普钠静脉滴注。硝普钠可同时扩张小静脉和小动脉,降低前后负荷,适用于各种高血压急症。②A、B、C、D均不适合高血压急症的治疗。

575. **ABCDE** 肾动脉狭窄,可导致肾脏缺血,激活肾素-血管紧张素-醛固酮系统(RAAS),引起肾血管性高血压,属于继发性高血压常见的病因。

576. **ABCDE** ①肾血管性高血压患者由于单侧或双侧肾动脉狭窄,约50%可在上腹部闻及连续高调的血管杂音为其特点,答案为B。②对于近期发生的高血压、难治性高血压,应警惕肾血管性高血压,但无特异性,故不答C。氮质血症是肾功能不全的表现。

577. **ABCDE** ①主动脉缩窄引起血压升高主要由机械因素所致:主动脉缩窄段造成血流阻力增大,缩窄近端血压升高,缩窄远端血供减少,血压降低。主动脉缩窄好发于锁骨下动脉起始点远端的腹主动脉或降主动脉,因此锁骨下动脉支配的上肢血压增高。下肢由缩窄远端的髂外动脉支配,故血压降低。从而造成上、下肢血压不等,此为主动脉缩窄的特点。②库欣综合征常表现为血压增高,满月脸,水牛背,尿17-酮类固醇、17-羟类固醇显著增高。嗜铬细胞瘤常表现为血压阵发性增高,尿苦杏仁酸增高。原发性醛固酮增多症常表现为高血压、低血钾。单侧肾动脉狭窄常表现为血压增高,上腹部或背部肋脊角处可闻及血管杂音。

578. **ABCDE** 醛固酮的生理作用是保水保钠排钾,因此原发性醛固酮增多症(原醛症)患者由于醛固酮增多,排钾增多,会导致低钾血症;由于保水保钠增多,造成水钠潴留,引起血压增高。故原醛症的特点即为高血压、低血钾。

579. **ABCDE** 580. **ABCDE** ①库欣综合征是指肾上腺皮质分泌皮质醇过多所致的临床综合征,常表现为高血压、向心性肥胖、满月脸、多血质、皮肤紫纹。②高血压患者上肢血压高于下肢是主动脉缩窄的典型临床表现。③肾动脉狭窄的典型表现为血压增高,上腹部可闻及连续高调的血管杂音。嗜铬细胞瘤常表现为高血压,血清儿茶酚胺增高。原发性醛固酮增多症常表现为高血压、低血钾。

581. **ABCDE** ①扩张型心肌病的特征是心室扩大,心肌收缩功能减退,超声心动图可见室壁运动普遍减弱(C对)。②心肌舒张功能障碍常见于肥厚型心肌病,而不是扩张型心肌病,故不答A。扩张型心肌病因不明,光镜下表现为非特异性心肌细胞肥大、变性,故不答B。D为限制型心肌病的特征。E为致心律失常性右心室心肌病的特点。

582. **ABCDE** ①扩张型心肌病以心室扩大,心室收缩功能不全为特征,临床症状以充血性心力衰竭为主。②部分患者可发生栓塞或猝死。食欲不振、肺部感染无特异性,故不答D、E。

583. **ABCDE** ①扩张型心肌病左心衰竭时表现为肺淤血,出现各种形式的呼吸困难。但若同时发生右心衰竭,则右心室向肺动脉内射血减少,使肺内血流量减少,肺淤血减轻,患者的临床症状反而减轻,答案为B。②A、C、D、E均为有关因素,但不是主要因素。

584. **ABCDE** ①超声心动图是诊断扩张型心肌病的重要手段,常表现为心腔扩大,以左心室扩大为著,室壁运动普遍减弱,心肌收缩力下降。二尖瓣本身无变化,但前叶舒张期活动振幅降低,瓣口开放极小,呈钻石样双峰图形。②A为室壁瘤,B、C为肥厚型心肌病,E为心脏瓣膜病变。

585. **ABCDE**　患者心界向两侧扩大,应诊断为扩张型心肌病。A、C、D、E均不会出现心界向两侧扩大。

586. **ABCDE**　①弥漫性室壁运动减弱为扩张型心肌病特征性表现,缺血性心肌病常表现为节段性室壁运动减弱,故答D而不是B。超声心动图的正常值:左室舒张末期内径(前后径)40.0~50.6mm,室间隔厚7~11mm。②患者无胸痛,不能诊断为急性冠脉综合征。肥厚型心肌病常表现为室间隔增厚,室间隔厚度与左室后壁厚度之比大于1.5。患者病史2年,不可诊断为急性心肌炎。

587. **ABCDE**　①扩张型心肌病常表现为充血性心力衰竭,以心腔扩大为主要特征,以左心室扩大为著。发生左心衰竭时,可闻及两肺底湿啰音。扩张型心肌病因相对性二尖瓣关闭不全,可于心尖部闻及收缩期杂音。根据题干,本例应诊断为扩张型心肌病。②急性心包炎不影响心脏瓣膜,超声心动图提示心脏前后液性暗区。急性病毒性心肌炎超声心动图多无异常发现。二尖瓣狭窄可于心尖部闻及舒张期杂音。肺源性心脏病多有慢性咳嗽、咳痰病史多年,常有右心室肥大。

588. **ABCDE**　诊断肥厚型梗阻性心肌病最有价值的检查是超声心动图,为首选检查方法,可见室间隔不对称肥厚等。

589. **ABCDE**　590. **ABCDE**　591. **ABCDE**　①扩张型心肌病超声心动图显示心脏四腔均增大,以左心室扩大为主,室间隔、左心室后壁运动减弱。因心室扩大,故流出道增宽。②肥厚型心肌病超声心动图显示室间隔非对称性肥厚,舒张期室间隔厚度与左心室后壁厚度之比≥1.3,间隔运动低下,具有确诊价值。③正常心包腔内可有20~30ml起润滑作用的液体,超声心动图难以发现。若在整个心动周期均有心脏前后液性暗区,则可确诊心包积液。④D为感染性心内膜炎的超声心动图特点。E为二尖瓣狭窄的超声心动图特点。

592. **ABCDE**　①心脏杂音的强弱主要受心肌收缩力、心肌前负荷(容量负荷)的影响。心肌收缩力增强、前负荷减轻,可导致杂音增强;心肌收缩力减弱、前负荷增加,可导致杂音减轻。美托洛尔属于选择性β_1受体阻滞剂,可减弱心肌收缩力,使肥厚型心肌病的心脏杂音减轻。②多巴胺、地高辛均可加强心肌收缩力,故可使心脏杂音增强。硝酸甘油通过扩张外周小血管使回心血量减少,呋塞米通过利尿减少血容量,两者均可使左心室容量减少,导致左心室前负荷减轻,而使心脏杂音增强。

593. **ABCDE**　梗阻性肥厚型心肌病的心脏杂音常因左心室容积减少,即前负荷减小(如含服硝酸甘油)或心肌收缩力增强(如剧烈活动)而增强(D对)。反之,左心室容积增加(如下蹲位)或心肌收缩力减弱(如服用β受体拮抗剂)可使心脏杂音减弱。

594. **ABCDE**　①肥厚型心肌病以心室肥厚为特征,常伴非对称性室间隔肥厚,若有流出道梗阻,则左心室与左心室流出道压差>20mmHg,Brockenbrough现象阳性。Brockenbrough现象是指在完全代偿间歇的室性期前收缩时,期前收缩后的心搏增强,心室内压上升,但同时因为收缩力增强梗阻也加重,所以主动脉内压反而降低。此现象为梗阻性肥厚型心肌病的特异性表现,故答B。②扩张型心肌病以心室扩张为主,病理性Q波少见,早期心导管检查正常,Brockenbrough现象阴性。限制型心肌病常表现为心室充盈受限、舒张容量下降,无心室肥大和病理性Q波。未定型心肌病是指扩张型、肥厚型、限制型、致心律失常型以外的心肌病。特异性心肌病即继发性心肌疾病。

595. **ABCDE**　①超声心动图是诊断肥厚型心肌病最主要的手段,舒张期室间隔与后壁厚度之比≥1.3、SAM征阳性(二尖瓣前叶在收缩期前移)是肥厚型梗阻性心肌病的特点。部分肥厚型梗阻性心肌病患者可出现晕厥,常于运动时发生。根据题干,本例应诊断为肥厚型梗阻性心肌病。②A、B、C、D均不会出现肥厚型心肌病所特有的典型超声心动图表现,故不答A、B、C、D。

596. **ABCDE**　①β受体阻滞剂是梗阻性肥厚型心肌病的一线治疗药物,可减轻左心室流出道梗阻,改善心室松弛,增加心室舒张期充盈时间,减少室性及室上性心动过速。②B、D、E不宜用于梗阻性肥厚型心肌病。

597. ABCDE　①梗阻性肥厚型心肌病常有左心室流出道受阻,应禁止使用洋地黄类药物,以免心肌收缩力增强,射血增多,而加重左心室流出道梗阻。②A、B、C、E均为洋地黄的适应证。

598. ABCDE　599. ABCDE　600. ABCDE　①梗阻性肥厚型心肌病可有劳力性胸痛及呼吸困难,头晕。体检可有心脏轻度增大,可闻及第四心音,胸骨左缘第3~4肋间可闻及收缩期杂音。若二尖瓣前叶移向室间隔,可导致二尖瓣关闭不全,而出现心尖部收缩期杂音。根据题干,本例应诊断为梗阻性肥厚型心肌病。冠心病心绞痛可有发作性胸痛,但无心脏增大,也无心脏杂音。二尖瓣关闭不全可于心尖部闻及收缩期杂音,但不会出现胸骨左缘第3~4肋间收缩期杂音。主动脉瓣狭窄可于胸骨右缘第2肋间闻及收缩期杂音。病毒性心肌炎病前1~3周常有上呼吸道感染史,各种心律失常,一般无心脏杂音。②超声心动图是确诊梗阻性肥厚型心肌病最有价值的检查,若发现室间隔非对称性肥厚,室间隔厚度与后壁厚度之比≥1.3,即可确诊。胸部X线片只能了解心脏的大致外形,不能确诊肥厚型心肌病。心电图常用于诊断心律失常。心脏核素检查常用于诊断急性心肌梗死。冠状动脉造影常用于诊断冠心病。③梗阻性肥厚型心肌病的治疗首选β受体阻滞剂(普萘洛尔),故答C。肥厚型心肌病应避免使用增强心肌收缩力和减少心脏容量负荷的药物,如地高辛、硝酸甘油等,以免加重左心室流出道梗阻。卡托普利、双氢克尿噻(氢氯噻嗪)仅在并发心力衰竭时使用。

601. ABCDE　①多种病毒可引起病毒性心肌炎,其中以柯萨奇病毒最常见,占30%~50%。②其他常见病毒包括孤儿病毒、脊髓灰质炎病毒,少见病毒包括人类腺病毒、流感病毒、风疹病毒、脑炎病毒、肝炎病毒、EB病毒、巨细胞病毒、HIV等。

602. ABCDE　①病毒性心肌炎可见与发热程度不平行的心动过速(心率增速与体温升高不相称)。②病毒性心肌炎时,心肌收缩力下降,心尖部第一心音明显减弱,不会出现第一心音增强,故答B。③重症心肌炎可出现舒张早期奔马律。④心肌炎累及心包时,可出现心包摩擦音。⑤心肌炎累及心脏起搏和传导系统时,可出现各种类型的心律失常,其中以室性期前收缩最常见。

603. ABCDE　①约50%的病毒性心肌炎患者于发病前1~3周有病毒感染等前驱症状,如发热、倦怠、恶心呕吐等消化道症状,然后出现心悸、胸痛、呼吸困难、水肿等。可出现各种心律失常,其中以室性心律失常、房室传导阻滞最常见。②部分患者心尖区可闻及收缩期吹风样杂音。③正常人体温每升高1℃,心率相应增快10~15次/分。但病毒性心肌炎患者的心率增速与体温不相称,甚至可表现为心率异常缓慢,故答B。

604. ABCDE　①在病毒性心肌炎急性期从心内膜、心肌组织、心包中检出病毒,可确诊本病。②血肠道病毒核酸阳性提示近期肠道病毒感染,不能确诊本病。B、E为病毒近期感染的阳性标准,只是支持病毒性心肌炎的诊断,但不能确诊。血C反应蛋白水平增高表示感染处于急性期。

605. ABCDE　①病毒性心肌炎患者病前1~3周常有上呼吸道感染史,然后出现胸闷、心悸。心电图可见各种心律失常,其中以室性期前收缩最常见。根据题干,本例应诊断为病毒性心肌炎。②急性心包炎常表现为胸痛、呼吸困难、心包摩擦音等,心电图示ST段抬高。扩张型心肌病常表现为充血性心力衰竭,心界向两侧扩大,一般无上呼吸道感染史。风湿性心肌炎好发于儿童,病程长,多有关节炎、环形红斑等体征。风心病多累及二尖瓣、主动脉瓣等,多有特征性心脏杂音。

606. ABCDE　607. ABCDE　①"发病前1~3周有上呼吸道感染史"是病毒性心肌炎的特点,病毒性心肌炎常有心肌损害,因此血清肌钙蛋白升高,不要以此误诊为急性心肌梗死。根据题干,本例应诊断为病毒性心肌炎。扩张型心肌病、肥厚型心肌病病程均较长,不会出现发热,由于没有心肌的急性损害,因此血清肌钙蛋白正常,故不答A、B。急性心肌梗死常表现为持续性胸痛,可有血清肌钙蛋白增高,但病程不会长达3周,故不答C。肺血栓栓塞常表现为胸痛、咯血、呼吸困难三联征。②病毒性心肌炎患者由于心肌受损,可出现各种类型的心律失常。临床诊断的病毒性心肌炎绝大多数是以心律失常为主诉或首见症状。患者主诉为"自觉喘憋,心悸和乏力",故喘憋最可能的病因是心律失常,答案为D。血气分析常用于诊断呼吸衰竭。病毒性心肌炎患者超声心动图可正常,因此超声心动图检查不能确诊患者喘憋的病因,故最佳答案为 D 而不是 B,很多医考参考书将答案错为 B。冠状动脉造影常用于确诊冠心病。血常规无特异性,故不答 E。

608. **ABCDE** ①正常情况下,血液由 右心房→三尖瓣→右心室→肺动脉→肺毛细血管→肺静脉→左心房→二尖瓣→左心室→主动脉瓣→主动脉。因此,当二尖瓣狭窄时,血液从左心房流入左心室受阻,血液淤积在左心房内,出现左心房高压,久而久之,导致左心房代偿性肥大和扩张。②升高的左心房压力被动向后传递,导致肺静脉压增高→肺动脉压增高→右心室压力增高→右心房压力增高,引起右心室肥大,右心房肥大。可见二尖瓣狭窄时,各心腔的代偿性肥大的顺序为:左心房肥大→右心室肥大→右心房肥大。左心房是第一个代偿性肥大和扩张的心腔。

609. **ABCDE** ①严重二尖瓣狭窄患者,左心房血液进入左心室受阻,导致左心房压力增高,肺静脉高压,支气管静脉破裂出血,引起咯血。②肺毛细血管破裂是肺结核痰中带血的原因。急性肺水肿常表现为咳粉红色泡沫痰,而不是大咯血。支气管动脉破裂是支气管扩张反复咯血的原因。

610. **ABCDE** 严重二尖瓣狭窄患者,左心房血液进入左心室受阻,导致左心房压力增高,肺静脉高压,支气管静脉破裂出血,引起咯血。二尖瓣狭窄是最易引起咯血的风湿性心脏瓣膜病。

611. **ABCDE** 正常二尖瓣瓣口面积为 $4.0\sim6.0cm^2$。

612. **ABCDE** 二尖瓣口面积:轻度狭窄 $1.5\sim2.0cm^2$,中度狭窄 $1.0\sim1.5cm^2$,重度狭窄 $<1cm^2$。

613. **ABCDE** ①重度二尖瓣狭窄患者常有二尖瓣面容,两颧绀红。②正常情况下,血液由 右心房→三尖瓣→右心室→肺动脉→肺→肺静脉→左心房→二尖瓣→左心室→主动脉瓣→主动脉。当二尖瓣狭窄时,左心房血液进入左心室受阻,血液淤积于左心房,引起左心房压力增高,久而久之,则左心房代偿性增大。升高的左心房压被动向后传递,引起肺静脉压增高导致肺水肿;引起肺动脉高压,使肺动脉段膨出。③二尖瓣狭窄时,心尖区可闻及第一心音亢进。心音弱而远为心包积液的特点。

614. **ABCDE** ①P 波是心房肌去极化的电位变化,正常时限≤0.11 秒。当重度二尖瓣狭窄合并左心房增大时,左心房收缩增强,导致 P 波宽大>0.12 秒,伴切迹,呈双峰 P 波,两峰间距≥0.04 秒,称为二尖瓣型 P 波。②高尖 P 波(肺型 P 波)常见于右心房肥大。逆行 P 波常见于房室交界性期前收缩。QRS 波群增宽常见于室性期前收缩。T 波明显倒置常见于陈旧性心肌梗死。

615. **ABCDE** ①风心病患者心尖部闻及舒张期杂音,应考虑二尖瓣狭窄。患者突发喘憋,端坐位,双肺闻及湿啰音,心率增快,应考虑急性左心衰竭,故本例应诊断为风心病二尖瓣狭窄合并急性左心衰竭。②普通急性左心衰竭的治疗首选洋地黄(地高辛),但风心病二尖瓣狭窄伴急性左心衰竭严禁使用洋地黄,因洋地黄可加强右心室收缩能力而加重肺水肿。对于风心病二尖瓣狭窄合并急性左心衰竭,洋地黄仅用于心房颤动伴快速心室率者,以减慢心室率。而患者心律整齐,说明无心房颤动,故严禁使用地高辛。呋塞米为袢利尿剂,可快速减轻心脏前负荷,可以选用,故答 E 而不是 D,很多医考参考书将答案错为 D。③A、B 均属于抗心律失常药物,不宜应用。患者端坐位,说明心功能为 NYHA Ⅳ级,严禁使用 β 受体拮抗剂美托洛尔。

616. **ABCDE** ①二尖瓣狭窄患者因血液从左心房进入左心室受阻,故左心房容量负荷增加,导致压力负荷增加,引起肺淤血,出现呼吸困难。晚期,若出现右心衰竭,则右心室射入肺动脉的血液减少,肺淤血减轻,故呼吸困难缓解。②出现右心衰竭时,肝大、颈静脉怒张、肝压痛、双下肢水肿将加重,而不是减轻。

617. **ABCDE** ①约 20% 的二尖瓣狭窄并发体循环栓塞,其中,2/3 的体循环栓塞为脑动脉栓塞。二尖瓣关闭不全患者也可发生脑动脉栓塞,但较二尖瓣狭窄少见。②主动脉瓣狭窄、主动脉瓣关闭不全、肺动脉瓣狭窄患者发生体循环栓塞少见。

618. **ABCDE** 20% 的二尖瓣狭窄可发生体循环栓塞,尤其合并心房颤动者更易发生。血栓栓塞以脑栓塞最常见,约占 2/3,也可发生四肢、脾、肾、肠系膜等动脉栓塞,栓子多来自扩大的左心房伴房颤者。

619. **ABCDE** ①二尖瓣狭窄时,左心房的血液进入左心室受阻,造成左心房压力增高、左心房扩大及房壁纤维化,最终导致心房颤动。因此,心房颤动是二尖瓣狭窄最常见的心律失常。②二尖瓣关闭不全也可发生心房颤动,但较二尖瓣狭窄少见,故答B而不是A。③主动脉瓣狭窄、主动脉瓣关闭不全、三尖瓣关闭不全并发心房颤动少见。

620. **ABCDE** ①患者劳累后呼吸困难,二尖瓣面容(双颧绀红色),心尖部可闻及舒张期隆隆样杂音,应考虑二尖瓣狭窄。为明确诊断,首选检查是超声心动图。②A、C、D、E均不能确诊二尖瓣狭窄。

621. **ABCDE** ①二尖瓣狭窄患者由于左心房血液进入左心室受阻,造成左心房压力增高,导致肺静脉压升高、肺淤血,早期即可出现呼吸困难、咳嗽、咯血。随着肺循环压力增高,右心室负荷加重,最终出现右心衰竭,常表现为腹胀、肝脾大、双下肢水肿、颈静脉怒张等。在右心衰竭后,因右心室射入肺动脉的血量减少,肺淤血减轻,呼吸困难、咯血症状可明显减轻,故答D。②二尖瓣狭窄是由于炎症、黏液样变性等机械因素所致,未经特殊治疗,其狭窄程度不可能突然减轻。二尖瓣狭窄合并肾小球肾炎,可能发生肾功能衰竭导致水钠潴留,出现腹水、腹胀、双下肢水肿,但不会出现呼吸困难减轻、咯血次数减少。二尖瓣狭窄合并主动脉瓣狭窄时,左心室压力负荷增加,升高的左心室压逆传至左心房,使左心房压力增高,导致呼吸困难和咯血加重。二尖瓣钙化可导致二尖瓣反流。

622. **ABCDE** ①患者心悸、气短2年,心尖区可闻及舒张期隆隆样杂音,应考虑二尖瓣狭窄。2小时前突然咯血,应诊断为二尖瓣狭窄合并大量咯血。治疗首选呋塞米静脉注射,以降低肺动脉压。②垂体后叶素常用于治疗支气管扩张症咯血。维生素K_1常用于治疗凝血因子Ⅱ、Ⅶ、Ⅸ、Ⅹ缺乏所致的出血。患者心率100次/分,血压120/80mmHg,无需输血。患者心悸、气短、双下肺闻及湿啰音,应考虑急性左心衰竭。二尖瓣狭窄合并急性左心衰竭患者,禁用正性肌力药物毛花苷丙,故不答E。

623. **ABCDE** ①患者劳累后心悸,双肺底闻及湿啰音,双下肢凹陷性水肿,应考虑左心衰竭。患者心尖部闻及舒张期杂音,应考虑二尖瓣狭窄。故本例应诊断为二尖瓣狭窄合并左心衰竭,严禁使用洋地黄。因为二尖瓣狭窄患者左心室充盈减少,使用正性肌力药物洋地黄不仅无益,且可增加右心室射血、加重肺淤血。②A、B、C、D均可使用。

624. **ABCDE** ①患者双颊紫红为二尖瓣面容,"心尖部舒张期隆隆样杂音,第一心音亢进"为二尖瓣狭窄的特征性体征。根据题干,本例应诊断为二尖瓣狭窄。绝大多数二尖瓣狭窄由风湿热引起,即风心病,故预防二尖瓣狭窄的关键措施是积极预防链球菌感染及风湿热活动。②A、B为一般性措施,对疾病的防治无特异性。C为冠心病的防治措施。E为预防化脓性感染的措施。

625. **ABCDE** 626. **ABCDE** 627. **ABCDE** ①患者两颧发绀为二尖瓣面容,心尖区闻及舒张期隆隆样杂音为二尖瓣狭窄的典型体征。胸骨左缘第3~4肋间闻及二尖瓣开放拍击音,说明狭窄瓣膜的柔顺性良好。P_2亢进及分裂是由于二尖瓣狭窄时肺动脉高压,导致肺动脉瓣关闭较主动脉瓣延迟所致。四肢关节疼痛病史提示可能曾患风湿热。根据题干,本例应诊断为风心病二尖瓣狭窄。二尖瓣关闭不全可闻及心尖部收缩期吹风性杂音。主动脉瓣狭窄可于胸骨右缘第2肋间闻及收缩期喷射性杂音。主动脉瓣关闭不全可于胸骨左缘第3肋间闻及舒张期叹气样杂音。②患者第一心音强弱不等,心律绝对不规则,脉搏短绌(脉率<心率),为心房颤动的典型体征。窦性心动过速、阵发性室上性心动过速不会出现心律不齐。心房扑动、窦性心律不齐不会出现脉搏短绌。③二尖瓣狭窄合并心房颤动因心室率较快,造成舒张期充盈时间缩短,导致左心房压力急剧增加,同时心排血量减少,因而应立即使用洋地黄(毛花苷丙)控制心室率。普萘洛尔仅在洋地黄疗效不佳时应用,故不答A。利多卡因、苯妥英钠常用于治疗室性心律失常,对心房颤动无效,故不答B、E。新斯的明为拟胆碱药,常用于治疗肌无力。

628. **ABCDE** ①患者风心病10余年,于心尖部闻及开瓣音及舒张期隆隆样杂音,应诊断为风心病二尖瓣狭窄。②二尖瓣狭窄时可有第一心音亢进。若合并肺动脉高压,可有肺动脉瓣区第二心音亢进,第二心音通常分裂。当长期肺动脉高压导致肺动脉扩张引起相对性肺动脉瓣关闭不全时,可在肺动脉瓣区(胸骨左缘第2肋间)闻及舒张早期吹风样杂音(Graham-Steell杂音),故答A。

629. **ABCDE** ①患者有反复关节痛病史,可能为风湿热发作。两颊紫色为二尖瓣面容,心尖部闻及舒张期杂音为二尖瓣狭窄的特征性体征,故本例应考虑风心病二尖瓣狭窄。为明确诊断,当然首选超声心动图检查。超声心动图为确诊和量化诊断二尖瓣狭窄的可靠方法。②血培养+药敏试验为确诊感染性心内膜炎的首选方法。血常规检查无特异性。胸部 X 线片只能反映心脏的外形,心电图常用于诊断心律失常,均不能确诊二尖瓣狭窄。

630. ABCDE 二尖瓣狭窄时,心尖部可闻及舒张期隆隆样(滚筒样)杂音。瓣膜口狭窄的杂音是血流通过狭窄处时产生湍流而形成的,杂音强度随狭窄程度加重而增强。二尖瓣狭窄时,左心房的血液经二尖瓣流入左心室受阻,使血液淤积于左心房,左心房压力升高。升高的左心房压被动向后传递至肺静脉、肺动脉,导致肺动脉压力增高,使 S_2 的肺动脉瓣部分(P_2)亢进。肺动脉压越高,则 P_2 越高亢。答案为 D。

631. ABCDE 在发达国家,慢性二尖瓣关闭不全的病因以二尖瓣黏液样变性最常见。其他病因包括冠心病、先天性畸形、二尖瓣瓣环钙化、左心室扩大、二尖瓣脱垂等。

632. ABCDE 在发展中国家,慢性二尖瓣关闭不全的病因以风湿性损害最常见(约占 1/3)。风湿性病变可使二尖瓣瓣膜僵硬、变性、瓣缘卷缩、连接处融合以及腱索融合缩短,导致关闭不全。

633. ABCDE ①二尖瓣关闭不全的特异性体征是心尖部闻及全收缩期吹风样高调一贯型杂音。②A 为动脉导管未闭;B 为主动脉瓣狭窄;D 为主动脉瓣关闭不全;E 为二尖瓣狭窄。

634. ABCDE ①二尖瓣脱垂可造成二尖瓣关闭不全,二尖瓣关闭不全患者可于心尖区闻及收缩期吹风样杂音。"心尖区闻及收缩中、晚期喀喇音"是二尖瓣脱垂的特征性额外心音。二尖瓣脱垂患者 M 型超声心动图检查可见收缩中、晚期二尖瓣前叶和/或后叶向后移位的"吊床样"波形,故答 E。②二尖瓣狭窄可于心尖部闻及舒张期杂音。单纯二尖瓣关闭不全时,不会出现心尖区喀喇音,故不答 B。主动脉瓣狭窄可在胸骨右缘第 2 肋间闻及收缩期杂音。主动脉瓣关闭不全可在主动脉瓣第二听诊区闻及舒张期杂音。

635. ABCDE 急性二尖瓣关闭不全时,二尖瓣反流可使左心房和左心室压力骤然上升,导致左心房、左心室增大及肺淤血,患者可突发肺水肿及心源性休克。E 为左心室肥大(不是增大)的心电图表现。

636. ABCDE ①患者心尖部闻及收缩期吹风样杂音,应考虑急性二尖瓣关闭不全,可能为冠状动脉介入治疗时损伤二尖瓣所致,故答案为 E。②左心室流出道狭窄常于胸骨左缘第 3~4 肋间闻及粗糙的收缩期杂音,杂音不在心尖部,故不答 A。由于心尖部杂音是新近出现的,因此不能诊断为风湿性心脏瓣膜病,故不答 B。主动脉瓣脱垂常导致主动脉瓣关闭不全,可于心尖闻及柔和、短促的舒张期杂音,故不答 C。急性心包炎不会在心尖部闻及杂音,而是在心前区闻及心包摩擦音,故不答 D。

637. ABCDE ①二尖瓣狭窄合并二尖瓣关闭不全首选二尖瓣置换术。由于患者目前已出现急性左心衰竭,故应先行抗心力衰竭治疗,再择期行二尖瓣置换术,故答 D 而不是 A。②二尖瓣修补术常用于治疗重度单纯二尖瓣关闭不全,故不答 B。严重的二尖瓣狭窄,不适合行球囊扩张术,应行二尖瓣置换术,故不答 C。严重二尖瓣狭窄合并二尖瓣关闭不全,应手术治疗,不宜药物治疗,故不答 E。

638. ABCDE 心导管检查可测量跨主动脉瓣压力阶差,平均压力阶差<25mmHg 为轻度主动脉瓣狭窄;25~40mmHg 为中度主动脉瓣狭窄;>40mmHg 为重度主动脉瓣狭窄。

639. ABCDE 正常主动脉瓣口面积为 3~4cm^2。>1.5cm^2、1.0~1.5cm^2、<1.0cm^2 分别为轻度狭窄、中度狭窄和重度狭窄。

640. ABCDE ①主动脉瓣狭窄常表现为呼吸困难、心绞痛、晕厥三联征。患者有典型心绞痛、晕厥症状,主动脉瓣区闻及收缩期喷射样杂音,应诊断为主动脉瓣狭窄。②高血压一般不会出现心绞痛、晕厥及心脏杂音。患者血压 90/50mmHg,不能诊断为高血压。主动脉扩张也称主动脉瘤,常表现为压迫症状和搏动性肿块,若出现剧痛,常为破裂先兆。主动脉粥样硬化一般无晕厥、血压降低、心脏杂音等表现。主动脉瓣关闭不全常表现为胸骨左缘第 3 肋间舒张期叹气样杂音。

641. ABCDE ①主动脉瓣狭窄易发生晕厥,多为脑缺血引起,常在剧烈运动时发生。②静坐休息、睡眠、静息状态下心肌耗氧减少，发生晕厥少见。

642. ABCDE ①主动脉瓣狭窄的典型临床表现为呼吸困难、心绞痛、晕厥三联征。②二尖瓣狭窄、肺动脉瓣狭窄、二尖瓣关闭不全、主动脉瓣关闭不全等患者均不易发生晕厥。

643. ABCDE 主动脉瓣狭窄的典型症状是呼吸困难、心绞痛、晕厥，称为"三联征"。

644. ABCDE ①主动脉瓣狭窄最常见的并发症是心律失常，约10%的患者可发生心房颤动。②主动脉瓣狭窄患者发生体循环栓塞、右心衰竭、心脏性猝死少见，发生感染性心内膜炎不常见。

645. ABCDE 胸骨右缘第2肋间闻及4/6级喷射性收缩期杂音，为主动脉瓣狭窄的典型体征，故答A。

646. ABCDE ①患者胸骨右缘第2肋间（主动脉瓣听诊区）闻及4/6级收缩期喷射性杂音，应诊断为主动脉瓣狭窄。②二尖瓣关闭不全可于心尖区闻及粗糙的收缩期杂音。动脉导管未闭可于胸骨左缘第2肋间闻及连续性杂音。肥厚型心肌病可于胸骨左缘3～4肋间闻及收缩期杂音。主动脉瓣关闭不全可于胸骨左缘第3肋间（主动脉瓣第二听诊区）闻及叹气样舒张期杂音。

647. ABCDE ①主动脉瓣狭窄的主要治疗是人工瓣膜置换术，手术适应证为重度狭窄伴心绞痛、晕厥、心力衰竭。②主动脉瓣球囊成形术的临床应用范围局限，多用于不适合手术治疗的严重钙化性主动脉瓣狭窄患者。主动脉瓣狭窄伴心绞痛可试用硝酸甘油治疗。主动脉瓣狭窄伴心力衰竭可给予洋地黄制剂强心，慎用利尿剂。

648. ABCDE ①主动脉瓣狭窄的手术适应证为：重度狭窄伴心绞痛、晕厥、心力衰竭。重度狭窄是指瓣口面积<0.75cm²，或平均跨瓣压差>50mmHg，故答E。②主动脉瓣狭窄手术时机取决于瓣口的狭窄程度，而不是取决于病程及瓣膜是否钙化。若主动脉瓣狭窄合并房性期前收缩，应给予抗心律失常治疗，预防心房颤动的发生，因为主动脉瓣狭窄患者不能耐受心房颤动。

649. ABCDE ①主动脉瓣狭窄患者，左室射血分数（LVEF）<50%，说明合并左心衰竭。②主动脉瓣狭窄的主要治疗方法是主动脉瓣置换术，手术指征为重度狭窄伴心绞痛、晕厥、心力衰竭。重度狭窄是指瓣口面积<0.75cm²，或平均跨瓣压差>50mmHg。患者常发生晕厥，合并左心衰竭，跨瓣压差>50mmHg，具有换瓣指征，故答B。主动脉瓣狭窄药物治疗效果不明显。

650. ABCDE ①患者确诊为主动脉瓣狭窄，由于左室射血分数（LVEF）>50%，故不能诊断为心力衰竭。对于没有心力衰竭、心绞痛或晕厥的主动脉瓣狭窄患者，可行内科治疗。可每2年复查1次超声心动图，避免剧烈体力活动。②患者近期咳嗽、咳痰，为肺部感染征象，可拍摄胸部X线片，并使用抗生素、化痰药物对症治疗。③对于主动脉瓣狭窄患者，不宜使用小血管扩张剂（血管紧张素转换酶抑制剂），以免血压过低。

651. ABCDE ①主动脉瓣关闭不全主要是主动脉瓣和/或主动脉根部疾病所致。感染性心内膜炎的感染性赘生物致瓣叶破损或穿孔可导致主动脉瓣关闭不全。②风心病患者主动脉瓣瓣叶纤维化、增厚和缩短，导致舒张期瓣叶边缘对合不良，可引起主动脉瓣关闭不全。③先天性二叶主动脉瓣患者，由于一叶边缘有缺口或一叶脱垂入左心室，可引起主动脉瓣关闭不全。④主动脉瓣黏液样变性致瓣叶舒张期脱垂入左心室，可导致主动脉瓣关闭不全。可见，A、B、C、E都是主动脉瓣病变引起的主动脉瓣关闭不全。⑤梅毒性主动脉炎所致的主动脉瓣关闭不全为主动脉炎致主动脉根部扩张所致，与主动脉瓣瓣叶病变无关。

652. ABCDE ①胸骨左缘第3～4肋间闻及叹气样舒张期杂音，股动脉闻及射枪音，为主动脉瓣关闭不全的典型体征。心尖区闻及隆隆样舒张早期杂音，为主动脉瓣关闭不全时重度反流所形成的Austin-Flint杂音。故本例应诊断为主动脉瓣关闭不全。②二尖瓣狭窄为心尖部舒张期隆隆样杂音。二尖瓣关闭不全为心尖部收缩期吹风样杂音。主动脉瓣狭窄为胸骨右缘第2肋间响亮而粗糙的收缩期杂音。室间隔缺损可于胸骨左缘第3～4肋间闻及响亮粗糙的收缩期杂音。

653. ABCDE　654. ABCDE　655. ABCDE ①患者心脏向左下扩大，说明左心室增大。患者主动脉瓣听诊区闻及舒张期泼水样或叹气样杂音，为主动脉瓣关闭不全的典型体征。心尖部出现舒张期滚筒样

第九篇 内科学试题答案及详细解答

杂音,是主动脉瓣关闭不全时重度反流所形成的 Austin-Flint 杂音。根据题干,本例应诊断为主动脉瓣关闭不全。二尖瓣关闭不全可于心尖部闻及收缩期吹风样杂音。二尖瓣狭窄可于心尖部闻及舒张期隆隆样杂音。主动脉瓣狭窄可于胸骨右缘第 2 肋间闻及收缩期杂音。梗阻性肥厚型心肌病可于胸骨左缘第 3~4 肋间闻及收缩期喷射性杂音。②超声心动图是诊断主动脉瓣关闭不全最重要的无创检查方法。胸部 X 线片对主动脉瓣关闭不全的诊断价值不大。心电图常用于诊断心律失常。心脏核素检查常用于了解心肌缺血的范围。冠状动脉造影常用于诊断冠心病。③主动脉瓣关闭不全患者有心悸、乏力、活动后气急、左心室扩大等心力衰竭表现,应行手术治疗。手术治疗前可使用血管紧张素转换酶抑制剂(卡托普利),有助于防治心功能恶化。必要时可加用利尿剂(双氢克尿噻)和洋地黄(地高辛)。硝酸甘油主要适用于主动脉瓣关闭不全合并心绞痛者。普萘洛尔常用于心律失常的治疗。

656. **ABCDE** 主动脉瓣关闭不全时,动脉收缩压增高,舒张压降低,脉压增大,常出现周围血管征,如点头征、水冲脉、股动脉枪击音、毛细血管搏动征等。B、C、D、E 均不易产生周围血管征。

657. **ABCDE** 周围血管征包括枪击音、Duroziez 双重杂音、毛细血管搏动征、水冲脉等,主要见于脉压增大的情况,如重度主动脉瓣关闭不全、甲状腺功能亢进症、严重贫血等。周围血管征不包括脉压增大。

658. **ABCDE** ①主动脉瓣关闭不全最重要的体征是于胸骨左缘第 3 肋间(主动脉瓣第二听诊区)闻及叹气样、递减型、舒张期杂音。②二尖瓣狭窄患者若肺动脉扩张,导致肺动脉瓣相对性关闭不全,可于肺动脉瓣区闻及高调叹气样舒张早期杂音,称为 Graham-Steell 杂音。主动脉瓣关闭不全患者由于脉压增加,可有水冲脉,心尖呈抬举样搏动。主动脉瓣关闭不全患者由于心界向左下增大而心腰不大,因而心浊音界轮廓呈靴形。B、C、D 都是主动脉瓣关闭不全一般性体征,故不答。

659. **ABCDE** 主动脉瓣第二听诊区闻及叹气样舒张期杂音,应考虑主动脉瓣关闭不全。主动脉瓣关闭不全患者动脉收缩压增高,舒张压降低,脉压增大,可出现周围血管征,如水冲脉。

660. **ABCDE** ①患者于胸骨左缘第 3 肋间(主动脉瓣第二听诊区)闻及舒张期叹气样杂音,应诊断为主动脉瓣关闭不全(主闭)。心尖部闻及柔和的舒张早期杂音,即 Austin Flint 杂音,此为主闭患者严重反流所致,并不是二尖瓣狭窄。脉压增大为主闭的典型体征,故答 A。②B、C、D、E 都是二尖瓣狭窄的常见体征。

661. **ABCDE** 患者胸骨左缘第 3 肋间闻及舒张期叹气样杂音,周围血管征阳性,应诊断为主动脉瓣关闭不全。主动脉瓣关闭不全可导致左心室增大,叩诊心界向左下扩大,心腰凹陷,心界呈靴形。

662. **ABCDE** ①主动脉关闭不全重度反流时,左心室血容量增多及舒张期压力增高,将二尖瓣前侧叶推起处于较高位置,引起相对性二尖瓣狭窄,可于心尖区闻及柔和低调的隆隆样舒张期杂音,称为 Austin-Flint 杂音,故答 B。②Graham-Steell 杂音见于二尖瓣狭窄合并相对性肺动脉瓣关闭不全。点头征(DeMusset 征)、毛细血管搏动征(Duroziez 征)、股动脉枪击音(Traube 征)均属于周围血管征,常见于主动脉瓣关闭不全。

663. **ABCDE** ①患者胸骨左缘第 3 肋间闻及舒张期叹气样杂音,应诊断为主动脉瓣关闭不全。严重的主动脉瓣反流使左心室舒张压快速升高,使二尖瓣处于半关闭状态,导致二尖瓣相对狭窄,于心尖部可闻及舒张中晚期隆隆样杂音,称为 Austin-Flint 杂音。②Ewart 征常见于大量心包积液。心尖部开瓣音常见于二尖瓣狭窄。二尖瓣狭窄伴相对性肺动脉瓣关闭不全时,可出现 Graham-Steell 杂音。奇脉常见于大量胸腔积液、大量心包积液、缩窄性心包炎、肺气肿、支气管哮喘。

664. **ABCDE** ①患者胸骨左缘第 3 肋间(主动脉瓣第二听诊区)闻及舒张期叹气样杂音,应诊断为主动脉瓣关闭不全(主闭)。②主闭重度反流者,心尖部可闻及舒张中、晚期隆隆样杂音(Austin-Flint 杂音),此为相对性二尖瓣狭窄,系主动脉瓣关闭不全时回流血液限制二尖瓣开放所致。

665. **ABCDE** ①急性心包炎的病因原来以结核性最常见,现以病毒感染最常见。②缩窄性心包炎的病因以结核性最常见。

666. ABCDE ①结核病可导致结核性心包炎,尿毒症可导致尿毒症性心包炎,甲状腺功能减退症可导致心包积液和心力衰竭,系统性红斑狼疮累及心脏可导致心包炎、疣状心内膜炎。②二尖瓣反流常导致肺水肿、心源性休克,而不是心包积液。

667. ABCDE ①Ewart征(心包积液征)是指渗出性心包炎有大量心包积液时,在左肩胛骨下可出现浊音及支气管呼吸音。②纤维素性心包炎心包积液少,不会出现 Ewart 征,但可闻及心包摩擦音。

668. ABCDE ①心包摩擦音是纤维素性心包炎的典型体征,是因炎症而变得粗糙的壁层心包和脏层心包在心脏活动时相互摩擦而产生的,呈抓刮样粗糙音。②心包叩击音见于缩窄性心包炎。大量心包积液时,可在左肩胛骨下出现浊音及左肺受压所引起的支气管呼吸音,称为心包积液征(Ewart 征)。心浊音界扩大见于心包积液。奇脉常见于大量胸腔积液、大量心包积液、缩窄性心包炎。

669. ABCDE ①急性渗出性心包炎患者心包积液较多,听诊心音遥远,脉压变小,故答 C。②急性纤维素性心包炎患者心包积液量较少,可有心前区疼痛、心包摩擦音。奔马律为心力衰竭的晚期表现。

670. ABCDE ①胸骨左缘第3~4肋间闻及搔抓粗糙摩擦音,为心包摩擦音,此为纤维素性心包炎的特征性体征。急性心包炎心电图表现为除 aVR、V_1 导联外的所有导联 ST 段弓背向下抬高。根据题干,本例应诊断为急性心包炎。②急性胸膜炎的典型体征为胸膜摩擦音,屏气后消失,可与心包摩擦音鉴别。急性肺栓塞常表现为胸痛、呼吸困难、咯血三联征,无心包摩擦音。变异型心绞痛、急性心肌梗死虽可表现为心电图部分导联 ST 段抬高,但无心包摩擦音。

671. ABCDE ①胸骨后、心前区疼痛为急性心包炎的特征,疼痛可放射到颈部、左肩、左臂,与呼吸运动相关,常因咳嗽、深呼吸、吞咽动作而加重(E 对)。②随着心包渗液的增多,心包脏层与壁层分离,胸痛可逐渐减轻,而呼吸困难加重。

672. ABCDE 心脏压塞是射频消融术的常见并发症。患者射频消融术中突然出现呼吸困难,颈静脉怒张,心界扩大,奇脉,应诊断为急性心脏压塞。心脏压塞患者由于心室舒张期充盈受阻,周围静脉压升高,导致心排血量显著降低,收缩压下降,而舒张压变化不大,故脉压变小。

673. ABCDE ①缩窄性心包炎常继发于急性心包炎,于1年内形成,而该患者发病仅1周,可排除 B。心绞痛常表现为发作性胸痛,持续时间一般不超过30分钟,急性心肌梗死的胸痛一般不超过2天,本例胸痛1周,用硝酸甘油不能缓解,因此心绞痛和急性心肌梗死的可能性较小,故不答 A、C、D。②急性渗出性心包炎可有持续性胸痛,心音低钝,肘静脉压增高,ST 段弓背向下抬高,故答 E。

674. ABCDE ①结核性心包炎应尽早抗结核治疗,直至结核活动停止1年后再停药。晚期若心包积液量较大,出现心脏压塞,则行心包穿刺抽液。题干要求回答的是"结核性心包炎初期",故最关键的治疗是抗结核治疗,心包穿刺引流仅用于心脏压塞患者,故答 B 而不是 D。请注意,结核性胸膜炎的早期治疗是药物治疗+反复穿刺抽液;结核性心包炎的早期治疗是药物治疗。②糖皮质激素的疗效不确切,不应作为常规,故不答 A。营养支持、口服利尿药属一般性治疗,故不答 C、E。

675. ABCDE ①患者心界向两侧扩大,心音低钝,心电图肢体导联 QRS 波群低电压,应诊断为急性心包炎。②缩窄性心包炎、肥厚型心肌病、急性心肌梗死均不会出现心界向两侧扩大,故不答 A、B、C。风心病各瓣膜听诊区常可闻及特征性心脏杂音,故不答 D。

676. ABCDE ①心脏压塞时,心音低钝而遥远,可因心包积液压迫气管、食管而产生干咳、声音嘶哑及吞咽困难。②亚急性或慢性心脏压塞时,可表现为体循环静脉淤血、静脉压升高、奇脉等。③心脏压塞时,由于静脉回流障碍,可出现颈静脉怒张、肝大、肝颈静脉反流征阳性。④心包积液一般不会出现肺淤血的表现,如双肺满布干、湿啰音,此为急性肺水肿的征象,故答 E。

677. ABCDE ①心音低钝可见于心脏压塞、心肌炎、心肌病、心肌梗死等。声音嘶哑常见于急性喉炎、喉返神经受压、心包积液压迫气管等。奇脉常见于心脏压塞、缩窄性心包炎、肺气肿、支气管哮喘。肝颈静脉反流征阳性常见于心脏压塞、右心衰竭。可见 A、B、C、D 均不是心脏压塞的特征性体征。②心脏压塞时,大量心包积液可在左肩胛骨下出现浊音及左肺受压所引起的支气管呼吸音,称为心

第九篇 内科学试题答案及详细解答

包积液征(Ewart 征)。Ewart 征为心包积液(心脏压塞)的特征性体征,故答 E。

678. **ABCDE** ①呼吸困难是心包积液最突出的症状,可能与支气管、肺受压及肺淤血有关。②心前区疼痛为纤维素性心包炎最主要的症状。发热为炎症的常见表现。心包积液压迫气管、食管可产生声音嘶哑及吞咽困难。

679. **ABCDE** ①超声心动图诊断心包积液简单易行,准确可靠,若发现心前壁前和心后壁后有液性暗区,即可确诊心包积液。②心电图常用于诊断心律失常。冠状动脉造影常用于诊断冠心病。核素心肌显像常用于诊断心肌缺血范围。心包穿刺常用于心脏压塞的急救。

680. **ABCDE** 患者呼吸困难 2 周,脉压小,心浊音界向两侧扩大,心音低而遥远,心电图示各导联低电压,应诊断为急性心包炎。患者端坐位,颈静脉怒张,奇脉,说明出现了心脏压塞,因此最关键的治疗措施为心包穿刺抽液,以解除心脏压塞。

681. **ABCDE** ①当有心脏压塞时,行心包穿刺抽液可减轻症状。②心包穿刺术常用于判断积液性质,如结核性心包炎、肿瘤性心包炎患者由于积液量大,可行心包穿刺抽液检查,以尽快明确诊断。③对于化脓性心包炎,经穿刺排脓、冲洗、注药,可作为治疗手段之一。④对于主动脉夹层合并心包积液者,应急诊外科手术治疗,严禁行心包穿刺术。

682. **ABCDE** 心包穿刺抽液量第一次在 100～200ml,重复抽液可逐渐增加到 300～500ml,抽液速度要慢,如抽液过快、过多,可导致肺水肿。

683. **ABCDE** 684. **ABCDE** 685. **ABCDE** ①患者发热、胸痛伴心包摩擦音,应诊断为急性纤维素性心包炎。2 周后,呼吸困难加重,心音遥远,体循环淤血征阳性(肝大、下肢水肿),说明心包积液量增大导致了心脏压塞。肾功能不全常表现为少尿、无尿,不会出现呼吸困难加重。右心功能不全可有肝大、下肢水肿,但不会出现心音遥远。肝硬化不会出现心脏压塞征。黏液性水肿仅能解释下肢水肿,不能解释其他临床表现。②大量心包积液时可出现奇脉。奇脉是指触诊时桡动脉搏动呈吸气性显著减弱或消失、呼气时复原的现象。水冲脉常见于主动脉瓣关闭不全。交替脉常见于左心衰竭。重搏脉常见于梗阻性肥厚型心肌病。短绌脉常见于心房颤动。③本例诊断为心脏压塞,应立即行心包穿刺抽液以缓解症状。心脏压塞主要是心肌舒张功能障碍,不能使用加强心脏收缩能力的药物洋地黄(毛花苷丙)。利尿剂呋塞米对缓解心脏压塞症状效果不显著。抗生素不是心脏压塞的首选治疗措施。体外反搏主要用于急性心肌梗死伴休克。

686. **ABCDE** Beck 三联征是指颈静脉压升高、心音低钝、动脉压降低,常见于急性心脏压塞。

687. **ABCDE** ①患者呼吸困难 2 周,心界向两侧扩大,心音遥远,应诊断为急性心包积液。②患者端坐位,颈静脉怒张,奇脉,应考虑急性心脏压塞,故最关键的治疗措施是心包穿刺。

688. **ABCDE** 689. **ABCDE** ①心包积液患者行胸部 X 线检查,可见心影向两侧增大,呈"烧瓶样"。②二尖瓣狭窄胸部 X 线检查可见左心房增大,左心缘变直,主动脉弓缩小,肺动脉主干突出,右心室增大,心脏呈"梨形"。③主动脉瓣关闭不全心影呈"靴形"。主动脉瓣狭窄心影一般不大。二尖瓣关闭不全可有左心房、左心室增大。

690. **ABCDE** 691. **ABCDE** ①急性感染性心内膜炎主要由金黄色葡萄球菌引起,少数由肺炎球菌、淋球菌、A 族链球菌、流感杆菌等引起。②亚急性感染性心内膜炎的致病菌以草绿色链球菌最常见,其次为 D 族链球菌(牛链球菌、肠球菌)、表皮葡萄球菌,其他细菌少见。

692. **ABCDE** 693. **ABCDE** ①所给 5 个选项中,除 Janeway 损害多见于急性感染性心内膜炎之外,其他均以亚急性感染性心内膜炎多见。②Roth 斑为视网膜的卵圆形出血斑,中心呈白色。③Janeway 损害为手掌和足底处直径 1～4mm 的无痛性出血红斑。瘀点可出现于任何部位,以锁骨以上皮肤、口腔黏膜和睑结膜常见。Osler 结节为指和趾垫出现的豌豆大小的红色或紫色痛性结节。

694. **ABCDE** ①皮肤环形红斑为风湿热的特征性皮损,不见于亚急性感染性心内膜炎。②15%～50% 的亚急性感染性心内膜炎患者可有脾大。亚急性感染性心内膜炎患者心瓣膜赘生物脱落后,可栓塞肾动脉,引起肾梗死。感染性心内膜炎患者可有皮肤黏膜出血点。

695. ABCDE ①亚急性感染性心内膜炎常继发于心脏瓣膜病,尤其主动脉瓣关闭不全、二尖瓣关闭不全者,常表现为发热、心脏杂音、脾大、瘀点、贫血等。急性感染性心内膜炎常累及正常心脏瓣膜,而不是器质性病变的瓣膜,故答 C 而不是 B。②结缔组织病属于风湿性疾病,常表现为肌肉关节病变等。小叶性肺炎、大叶性肺炎常表现为寒战高热、咳嗽、咳痰等。

696. ABCDE 感染性心内膜炎为心脏内膜表面的微生物感染,最常累及心脏瓣膜,也可累及间隔缺损部位、腱索、心室内膜、心房内膜。

697. ABCDE 感染性心内膜炎最易并发心力衰竭,主要由瓣膜关闭不全所致,主动脉瓣受损最常见(75%),其次为二尖瓣(50%)和三尖瓣(19%)。

698. ABCDE ①血致病微生物培养是诊断感染性心内膜炎最重要的方法。在近期未接受过抗生素治疗的患者血培养阳性率可高达95%以上。②尿常规、血常规、血沉测定无特异性,故不答 B、C、E。B 超发现瓣膜赘生物,有助于感染性心内膜炎的诊断,但不能确诊,故答 A 而不是 D。

699. ABCDE ①患者胸骨左缘第3~4肋间闻及4/6级粗糙的收缩期杂音,伴震颤,应考虑室间隔缺损。室间隔缺损是感染性心内膜炎的常见病因。患者长期发热,抗生素治疗无效,颈部瘀点,应考虑感染性心内膜炎。为明确诊断,最有价值的检查是超声心动图。②B、C、D、E 对感染性心内膜炎的诊断价值不大。

700. ABCDE ①患者胸骨左缘第3~4肋间闻及粗糙收缩期杂音,应考虑室间隔缺损。患者具有感染性心内膜炎的基础病变室间隔缺损,有贫血、心脏杂音、脾大、多次血培养阳性,应考虑感染性心内膜炎。患者突发呼吸困难、胸痛、咯血,应考虑急性肺栓塞,此为感染性心内膜炎的右心赘生物脱落,顺血流运行栓塞肺动脉所致。根据题干,本例应诊断为感染性心内膜炎合并急性肺栓塞。②室间隔缺损合并急性心力衰竭、肺部感染、支气管扩张症,均不会出现多次血培养阳性,故不答 A、D、E。

701. ABCDE 702. ABCDE 703. ABCDE ①患者有感染性心内膜炎的基础病变室间隔缺损,拔牙后出现长期低热,贫血(苍白),心脏杂音,皮肤瘀点,脾大,应诊断为感染性心内膜炎。心肌炎多在发病前1~3周有上呼吸道感染史,常表现为发热、心动过速、各型心律失常、心力衰竭等。心包炎常表现为心前区疼痛、心包摩擦音等。左心衰竭常表现为肺淤血、端坐呼吸、咯血等,一般无发热。心房颤动常表现为第一心音强弱不等、心律不齐、脉搏短绌等。②确诊感染性心内膜炎的首选检查为血培养。腹部 B 超、血常规、尿蛋白检测对确诊本病价值不大。血清铁测定常用于诊断缺铁性贫血。③由于感染性心内膜炎的常见致病菌为草绿色链球菌和金黄色葡萄球菌,因此抗生素治疗是最重要的措施。铁剂常用于治疗缺铁性贫血。洋地黄常用于治疗心力衰竭。题干未叙述心律失常,因此无须使用抗心律失常药物。血管紧张素转换酶抑制剂常用于高血压、心力衰竭的治疗。

704. ABCDE 705. ABCDE 706. ABCDE ①患者有感染性心内膜炎的基础病变二尖瓣关闭不全,长期低热,超声心动图提示二尖瓣上有赘生物,应考虑亚急性感染性心内膜炎。对于未经治疗的亚急性感染性心内膜炎患者,应在第1日间隔1小时采血1次,共3次,做细菌培养。②亚急性感染性心内膜炎最常见的致病菌为草绿色链球菌,其他细菌少见。金黄色葡萄球菌为急性感染性心内膜炎的常见致病菌。③草绿色链球菌对青霉素敏感,且耐药少见,故应首选青霉素治疗。联合使用庆大霉素可提高疗效,但庆大霉素不是首选药物。萘夫西林、苯唑西林主要用于急性感染性心内膜炎的经验治疗。万古霉素主要用于青霉素耐药者。

707. ABCDE 根据感染性心内膜炎的 Duke 诊断标准(2015年修订版),血培养阳性、超声心动图发现心瓣膜赘生物都是主要诊断标准,A、C、D、E 均属于次要诊断标准。满足 2 项主要诊断标准,或 1 项主要标准+3 项次要标准,或 5 项次要标准,即可确诊感染性心内膜炎,故答 B。

708. ABCDE 超声心动图发现心脏瓣膜赘生物为感染性心内膜炎的主要诊断标准。A、B、C、D 均属于次要诊断标准。

第九篇　内科学试题答案及详细解答

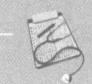

709. **ABCDE**　①亚急性感染性心内膜炎的抗生素应用原则是:早期应用,在连续送3次血培养后,即可开始治疗;应以静脉用药为主,以保持高而稳定的血药浓度(E对)。②不能根据体温变化给药,因为亚急性感染性心内膜炎最常见的症状就是发热,故不答A。③需足量、大剂量、长疗程、联合用药,旨在完全消灭藏于赘生物内的致病菌,故不答B。④因为亚急性感染性心内膜炎最常见的致病菌是草绿色链球菌,所以在药敏结果回报前应首选青霉素,或加用庆大霉素静脉滴注。

710. **ABCDE**　①青霉素主要作用于细菌的细胞壁,氨基糖苷类(如链霉素、庆大霉素)主要阻碍细菌蛋白质的合成,使细菌细胞膜通透性增高,两者联用有协同抗菌作用。草绿色链球菌为革兰氏阳性球菌,对青霉素敏感,青霉素为首选药物,联合使用链霉素有协同抗菌作用(B对)。②氨苄西林加庆大霉素主要用于急性感染性心内膜炎的经验治疗。万古霉素主要用于对青霉素耐药的链球菌性、金黄色葡萄球菌性心内膜炎。环丙沙星主要用于革兰氏阴性杆菌所致的心内膜炎。

711. **ABCDE**　①真菌性心内膜炎,不容易治愈,赘生物大而脆,容易脱落,可造成较大的动脉栓塞,应早期手术治疗(E对)。②脑损害为心内膜炎常见的栓塞并发症。金黄色葡萄球菌性心内膜炎对多种抗生素有效,无须手术治疗。心脏杂音性质发生变化,多为瓣膜关闭不全所致,不属于手术指征。Janeway损害为急性心内膜炎常见的周围体征,也不是手术指征。

712. **ABCDE**　①高血压患者突发胸部撕裂样疼痛并向腰背部放射2小时,血压170/120mmHg,应考虑主动脉夹层。②患者双肺呼吸音清晰,可排除急性左心衰竭和自发性气胸。患者心电图未见异常,可排除急性心肌梗死。急性肺栓塞常表现为呼吸困难、胸痛、咯血三联征。

713. **ABCDE**　①主动脉夹层常表现为突发胸骨后撕裂样疼痛,疼痛可放射到肩背部、胸腹部、下肢等处。95%以上的患者可因剧痛使血压升高,两上肢或上下肢血压不等。胸部X线片可有主动脉增宽。根据题干,本例应诊断为主动脉夹层。②患者持续胸痛10小时,血清肌酸激酶同工酶(CK-MB)正常,心电图正常,可排除急性心肌梗死。变异型心绞痛的胸痛时间一般不超过30分钟,心电图示部分导联ST-T抬高,故不答B。急性胆囊炎常表现为右上腹痛,Murphy征阳性,故不答D。急性心包炎常表现为前胸钝痛,呼吸困难,心包摩擦音等。

714. **ABCDE**　715. **ABCDE**　①患者突发胸骨后撕裂样疼痛1小时,放射至上腹部,血压高达200/110mmHg,应诊断为主动脉夹层。患者双肺呼吸音清晰,张力性气胸可能性小,故不答A。患者胸痛时间超过半小时,心绞痛的可能性较小,故不答B。患者心电图示$V_4 \sim V_6$导联ST段压低而不是明显抬高,故不答C。肺动脉栓塞常表现为呼吸困难、胸痛、咯血三联征,故不答D。②确诊主动脉夹层,首选CT血管造影检查,其敏感性和特异性可达98%。超声心动图也可选用,但敏感性、特异性均不如CT血管造影,故答B而不是A。心肌损伤标志物常用于急性心肌梗死的诊断。胸部X线片对主动脉夹层无特异性诊断价值。动态心电图常用于冠心病的诊断。

716. **ABCDE**　①心脏破裂的典型表现为持续性心前区疼痛,可迅速发生循环衰竭、急性心包填塞,心电图呈电-机械分离,即无脉性电活动(有心肌组织电活动,但无有效的机械收缩)。故心脏破裂可有电活动,应首先排除B、D、E。②心脏破裂患者心音不可能正常,故答案为C。心脏破裂常表现为呼吸急促,心率快,心音弱或消失,血压降低甚至测不到,颈静脉怒张。

717. **ABCDE**　①各种心肌病引起的心脏性猝死占5%~15%,是35岁前心脏性猝死的主要原因,如梗阻性肥厚型心肌病、致心律失常型右心室心肌病等。②B、C、D、E均属于心脏性猝死的少见病因。

718. **ABCDE**　心脏骤停后,大部分患者在4~6分钟内开始发生不可逆性脑损害,随后经数分钟过渡到生物学死亡。心脏骤停后,10秒左右患者出现意识丧失。

719. **ABCDE**　①心脏骤停可导致患者意识突然丧失,大动脉搏动消失,呼吸断续或停止,皮肤苍白或发绀,瞳孔散大,听诊心音消失。②颈动脉和股动脉搏动消失为诊断心脏骤停的金标准;听诊心音消失为诊断心脏骤停的银标准;桡动脉搏动消失、意识丧失、呼吸断续对心脏骤停的诊断意义差。

720. **ABCDE**　①大动脉(颈动脉和股动脉)搏动消失为诊断心脏骤停的金标准,心脏骤停即为心脏性猝

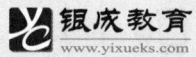　933　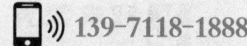

死。②A、B、E均不会数分钟内立即死亡。癫痫大发作可有意识丧失,但不会出现心脏骤停。

721. ABCDE 心脏骤停时最常见的心律失常是心室颤动,终止心室颤动最有效的方法是电除颤。

722. ABCDE ①发现有人晕倒,首先需要判断患者的反应,确定是否心脏骤停。②在不延缓实施心肺复苏的同时,设法通知并启动急救医疗系统。③一旦确定心脏骤停,应立即进行心肺复苏,即胸外按压→开放气道→人工呼吸。

723. ABCDE 心脏性猝死的首要抢救措施是心肺复苏,其程序为CAB,即人工胸外按压(circulation)、开放气道(airway)、人工呼吸(breathing),故答C。

724. ABCDE 无论单人还是双人进行心肺复苏,每按压心脏30次,应做口对口人工呼吸2次,即30∶2,交替进行,答案为D。

725. ABCDE 心肺复苏时,胸外心脏按压和人工呼吸的比例为30∶2,即每胸外心脏按压30次,接下来做人工呼吸2次,依次循环进行。

726. ABCDE 从2010年起,美国心脏病学会(AHA)复苏指南将成人心肺复苏的顺序由传统的A-B-C(Airway-Breathing-Circulation,即开放气道-人工呼吸-胸外按压)改成了C-A-B(胸外按压-开放气道-人工呼吸)。

727. ABCDE 进行胸外按压的部位是胸骨下半部,双乳头连线中点。

728. ABCDE 进行人工胸外按压时,患者应仰卧平躺于硬质平面上,或在患者背部垫以硬板。胸外按压部位在胸骨下半部,双乳头连线中点。按压频率为100~120次/分,按压胸骨的幅度至少为5cm。无论单人还是双人进行心肺复苏,每按压心脏30次,应做口对口人工呼吸2次,即30∶2,交替进行。

729. ABCDE 电除颤是目前治疗心室颤动的最有效方法。双相波电除颤首次能量选择120J或150J。治疗心室颤动时,应首先电除颤1次。若首次电除颤失败,应让除颤器重新充电,同时立即行胸外心脏按压和人工呼吸,5个周期心肺复苏(约2分钟)后再次分析心律,必要时再次除颤。第2次电除颤能量可增至200~300J,第3次可增至360J。参阅14版《实用内科学》P1425、7版《黄家驷外科学》P352。

730. ABCDE ①心室颤动最有效的治疗措施是非同步电除颤。②胸外按压、人工呼吸为心肺复苏措施。静脉推注毛花苷丙常用于治疗急性左心衰竭。气管插管常用于治疗上呼吸道梗阻。

731. ABCDE 除颤仪有两种工作模式,即单相波电除颤和双相波电除颤。除颤仪上有两个电极,单相波电除颤只发出一次电流,电流经身体的时间由身体的电阻决定,由于是单相电流,因此除颤时所需能量较大(360J)。双相波电除颤则在发出一次电流后,还可发出一次反向电流,而且能够控制电流流通的时间,由于电流两次流经人体,因此除颤时所需能量较小(120J或150J)。

732. ABCDE ①心肺复苏后心动过缓,首选药物为阿托品。②肾上腺素为心肺复苏的首选药物。利多卡因常用于治疗心室颤动。碳酸氢钠常用于治疗严重的代谢性酸中毒。多巴酚丁胺为升压药物。

733. ABCDE 青年患者突然晕倒,脉搏弱,血压低,神志不清,应考虑阵发性心室颤动、心脏骤停,急救药物首选肾上腺素1mg皮下注射。

734. ABCDE 患者意识丧失,心电监护示心电波形、振幅与频率均极不规则,无法辨认QRS波群,应诊断为心室颤动,其首选治疗为360J直流电除颤。电除颤是治疗心室颤动的首选方法。

735. ABCDE 736. ABCDE ①预激综合征伴心房颤动时,若血流动力学稳定,可选择延长室旁路不应期的药物,如普罗帕酮、胺碘酮;若血流动力学不稳定(如伴晕厥、低血压),则应立即选用同步电复律。本例为预激综合征伴心房颤动患者,血压<90/60mmHg,应选用电转复。维拉帕米、毛花苷丙可抑制正常房室传导路径,从而加速预激综合征合并心房颤动者的心室率,应禁用。②患者突然意识丧失,心音消失,应考虑心脏骤停。心电图示心室颤动,应立即行非同步直流电除颤。

737. ABCDE 738. ABCDE 739. ABCDE ①冠心病及其并发症是心脏骤停的最常见病因,约占85%。患者有陈旧性心肌梗死病史,因此导致心脏骤停最可能的原因是冠心病。B、C、D、E引起心脏骤停的可能性较小。②心脏骤停进行心肺复苏时,首选药物为肾上腺素。肾上腺素能同时兴奋心肌α、β

受体,有助于自主心律的恢复。普鲁卡因胺、普罗帕酮、胺碘酮为心肺复苏时常用的抗心律失常药。碳酸氢钠为心肺复苏时纠正严重代谢性酸中毒的常用药物。③目前心肺复苏首选的给药途径是静脉给药。如果静脉穿刺不成功,某些复苏药物可经气管给予。心内注射是30年前的老方法,现已淘汰。肌内注射、皮下注射起效较慢,不宜采用。

740. ABCDE　①胃食管反流病是由于食管下括约肌(LES)受损,压力降低,造成胃十二指肠内容物反流入食管所致。钙通道阻滞剂可一过性松弛LES,降低LES压力,加重胃食管反流病的病情,故不宜使用。②B、D、E均属于治疗胃食管反流病的常用药物,不可能降低LES压力。β受体拮抗剂对LES压力无明显影响。

741. ABCDE　①食管下括约肌(LES)属于抗反流屏障,可防止胃内容物反流入食管。当其结构受损时,可使LES压降低而导致胃食管反流病。②食管对反流物的酸廓清能力降低,可引起胃食管反流病。③胃排空延迟,可使胃内压增高,引起LES压相对降低而导致胃食管反流病。④正常情况下,吞咽时LES一过性松弛,食物得以进入胃内。LES一过性松弛频繁,是引起胃食管反流病的主要原因。⑤胃食管反流病的发生与夜间胃酸分泌过多无关,此为十二指肠溃疡的发病机制,故答A。

742. ABCDE　①患者胸骨后疼痛半年,伴反酸、咳嗽,心电图、肌电图、胸部X线片均未见异常,应诊断为胃食管反流病,其发病机制主要是一过性食管括约肌松弛,造成胃十二指肠内容物反流入食管所致。②冠状动脉痉挛为冠心病的发病机制。胃痉挛多由神经功能性异常所致。气道高反应性为支气管哮喘的发病机制。Oddi括约肌痉挛为多种胰胆疾病的发病机制。

743. ABCDE　①反流性食管炎由胃十二指肠内容物反流入食管引起,与食管抗反流防御机制减弱和反流物对食管黏膜的攻击作用有关,而与幽门螺杆菌(Hp)感染无关。②我国是Hp高感染率国家,人群中感染率为40%~70%,其感染率与慢性胃炎、胃癌的患病率呈平行关系。众所周知,Hp感染是导致消化性溃疡的重要原因。Hp也是引起胃黏膜相关淋巴组织淋巴瘤的主要原因。

744. ABCDE　①胃食管反流病的典型症状是反流和烧心。②进行性吞咽困难是食管癌的典型症状。慢性咳嗽是胃食管反流病的食管外症状。咽部异物感、胸痛是胃食管反流病的非典型食管症状。

745. ABCDE　①胃食管反流病的临床表现分为食管症状和食管外症状两类。胸痛是由反流物刺激食管引起,为非典型食管症状,不属于食管外刺激症状。②食管外症状为反流物刺激食管以外的组织和器官引起。慢性咳嗽、哮喘、声音嘶哑、咽喉炎均属于食管外症状。

746. ABCDE　①反酸、烧心是胃食管反流病的典型临床表现,胸骨后疼痛为非典型症状,奥美拉唑为本病的首选治疗药物,因此本例应诊断为胃食管反流病。②消化性溃疡常表现为周期性上腹痛,与进食有关,故不答B、C。应激性溃疡多为应激状态诱发,与题干所述不符,故不答D。急性冠脉综合征口服奥美拉唑无效,故不答E。

747. ABCDE　①胃镜检查是诊断反流性食管炎最准确的方法,可以根据胃镜下食管黏膜的损害程度进行分级。②食管测压只是诊断反流性食管炎的辅助方法,价值不大。食管24小时酸监测仅在内镜检查阴性时采用。反酸、烧心为反流性食管炎的典型症状,但是单凭临床症状不能确诊本病。^{13}C尿素呼气试验阳性提示幽门螺杆菌感染,但反流性食管炎与幽门螺杆菌感染无关,故不答E。

748. ABCDE　①胃镜检查是判断胃食管反流病严重程度最可靠的方法,故答A。②动态心电图常用于诊断心绞痛。食管压力测定是诊断胃食管反流病的辅助方法。食管钡剂造影对胃食管反流病的诊断价值不大。24小时食管pH监测是诊断胃食管反流病的重要方法,常用于胃镜不能确诊的患者。

749. ABCDE　①烧心是胃食管反流病最常见的典型症状,故本例应考虑胃食管反流病。胃镜没有发现典型反流性食管炎的征象,应行24小时食管pH监测,以明确诊断。②食管脱落细胞学检查常用于诊断食管癌。胸部CT、食管X线钡剂造影、动态心电图均对本病的诊断价值不大。

750. ABCDE　①患者胸骨后烧灼样痛,伴反酸,胃镜提示食管下段多发纵行黏膜破损,应诊断为胃食管反流病。②胃食管反流病的治疗包括抑制胃酸(奥美拉唑、雷尼替丁)、促进胃肠动力(多潘立酮)、保护胃黏膜(铝碳酸镁)。③山莨菪碱为 M 胆碱受体阻断药,可抑制胃肠蠕动,加重病情,不宜使用。

751. ABCDE　752. ABCDE　753. ABCDE　①患者,胸骨后疼痛,烧心,胃镜示食管下段黏膜破损,应诊断为反流性食管炎。②反流性食管炎的胃镜分级标准如下。正常:食管黏膜无破损。A 级:有不超过 5mm 的食管黏膜破损。B 级:有超过 5mm 的食管黏膜破损,但无融合性病变。C 级:有食管黏膜破损融合,但小于 75%食管周径。D 级:有食管黏膜破损融合,至少累及 75%食管周径。③反流性食管炎的治疗首选质子泵抑制剂雷贝拉唑,抑酸作用强,疗效确切。美沙拉嗪、泼尼松常用于治疗炎症性肠病。"利福平+异烟肼+乙胺丁醇"常用于治疗结核病。

754. ABCDE　①前列腺素可增加胃黏膜黏液和碳酸氢盐的分泌,促进黏膜血流,在维持胃黏膜屏障和修复功能中起重要作用。非甾体抗炎药可通过抑制前列腺素合成的关键酶环氧合酶(COX)而阻断前列腺素的合成,削弱胃黏膜屏障作用,引起急性胃炎。②能够激活磷脂酶 A 的是胰蛋白酶。能够抑制弹性蛋白酶的是 α_1 抗胰蛋白酶。促进胃窦 G 细胞合成促胃液素的是蛙皮素。

755. ABCDE　①急性糜烂出血性胃炎是以胃黏膜多发性糜烂为特征的急性胃黏膜病变,常见病因包括:口服非甾体抗炎药(最常见)、应激、乙醇等。②不洁饮食常导致胃肠炎。剧烈呕吐常导致贲门撕裂综合征。刺激性食物常导致消化性溃疡。长期大量口服抗生素将导致肠道菌群失调。

756. ABCDE　①B、C、D、E 都是急性胃炎的常见病因。酒精具有亲脂性和溶脂性能,可导致胃黏膜糜烂、出血。严重感染、脑血管意外引起的应激状态,可导致急性胃炎。非甾体抗炎药是最常引起急性胃炎的药物。②免疫异常导致慢性 A 型胃炎,并不是急性胃炎,故答 A。

757. ABCDE　758. ABCDE　①慢性萎缩性胃炎(并不是慢性浅表性胃炎)是胃癌的癌前病变,低酸、细菌生长等胃内微环境改变,可导致内源性亚硝基化合物形成而癌变。中、重度慢性萎缩性胃炎导致的胃癌年发生危险性约为 0.5%,参阅 3 版 8 年制《内科学》P475。②非甾体抗炎药可抑制环氧合酶,阻断前列腺素的合成,削弱胃黏膜屏障而导致急性糜烂出血性胃炎。

759. ABCDE　760. ABCDE　①胃溃疡的癌变率约为 1%,是最易癌变的溃疡。Cushing 溃疡和 Curling 溃疡都属于应激性溃疡,不会癌变。食管腐蚀性溃疡是外伤所致的溃疡,也不会癌变。十二指肠溃疡绝不癌变。②Curling 溃疡是指严重烧伤所致的应激性溃疡。Cushing 溃疡是指重度脑外伤所致的应激性溃疡。

761. ABCDE　762. ABCDE　①患者既往有饥饿性上腹痛,进食可缓解,此为十二指肠溃疡的典型表现。目前大量呕血、黑便,应诊断为十二指肠溃疡出血。②应激是急性胃黏膜病变的常见病因之一。本例车祸致胸腹复合伤后 4 天,出现上消化道出血,首先应考虑应激所致的急性胃黏膜病变出血。③胃癌出血常见于老年人,常有不规律上腹隐痛史。胃溃疡出血多有长期饱餐后上腹疼痛史。食管胃底静脉曲张破裂出血常有肝硬化、长期肝病病史。

763. ABCDE　吲哚美辛属于非甾体抗炎药,是导致急性胃炎的常见病因。患者口服吲哚美辛后上腹痛、呕吐咖啡样物,应诊断为急性胃炎上消化道出血。为明确诊断,当然首选胃镜检查。

764. ABCDE　①患者烧伤后出现上消化道出血,应首先考虑 Curling 溃疡(应激性溃疡)所致,答案为 E。②慢性胃炎出血少见。胆道出血表现为周期性出血(每 1～2 周出血 1 次、每次 100～200ml)、腹痛、黄疸三联征。消化性溃疡出血常有周期性上腹部疼痛病史。食管溃疡出血临床上罕见。

765. ABCDE　①老年患者,长期服用非甾体抗炎药双氯芬酸钠,上腹饱满半年,应考虑胃黏膜病变。②今突发剧烈腹痛,全腹压痛,应诊断为胃穿孔,故答 B。

766. ABCDE　①老年患者,服用布洛芬后上腹痛、呕血,应诊断为急性糜烂出血性胃炎。可给予抑制胃酸(口服奥美拉唑、法莫替丁)、保护胃黏膜(口服硫糖铝)、急诊胃镜止血(若出血量大)等治疗。②双氯芬酸钠和布洛芬均属于非甾体抗炎药,都是导致急性糜烂出血性胃炎的常见药物,不宜使用。

767. ABCDE　768. ABCDE　769. ABCDE　①患者 3 天前曾服用"止痛药",很可能为非甾体抗炎药,此

为引起急性胃黏膜病变的常见药物。患者呕血、黑便,说明有上消化道出血。根据题干,本例应诊断为急性胃黏膜病变。消化性溃疡、胃癌的病程一般较长。贲门黏膜撕裂综合征多由剧烈呕吐引起。食管胃底曲张静脉破裂出血多有门静脉高压症的表现。②急性胃黏膜病变所致的上消化道出血,治疗首选质子泵抑制剂。垂体后叶素常用于治疗支气管扩张症所致的咯血。生长抑素常用于治疗门静脉高压症所致的上消化道出血。低分子肝素常用于抗凝治疗。胃黏膜保护剂常用于治疗急性胃炎。③上消化道出血的输血指征:收缩压<90mmHg;心率>120次/分;Hb<70g/L。

770. **ABCDE** 慢性胃炎的主要病因是幽门螺杆菌(Hp)感染,占80%~90%。Hp感染可引起胃黏膜炎症,感染后机体难以将其清除而造成慢性感染。人群中Hp感染率大致相当于慢性胃炎的患病率。

771. **ABCDE** 答题时请注意:慢性胃炎的主要病因是幽门螺杆菌感染,占80%~90%。慢性胃窦炎最常见病因是幽门螺杆菌感染,占90%。慢性胃体炎多由自身免疫反应引起。

772. **ABCDE** ①患者胃镜检查示胃皱襞减少,黏膜不平,黏膜下血管透见,应考虑慢性萎缩性胃炎,可有胃体黏膜主细胞数量减少,不可能出现壁细胞数量增加,故不答D。②胃镜见胃窦直径2cm深溃疡,周边隆起,说明胃癌可能性较大,故不答A。B、E为胃癌的癌前病变,故不答B、E。

773. **ABCDE** 慢性胃炎的病理学特点为炎症、萎缩和肠化生。炎症常表现为黏膜层淋巴细胞、浆细胞浸润,幽门螺杆菌引起的慢性胃炎常有淋巴滤泡形成。中性粒细胞大量浸润常提示活动性炎症,称为慢性活动性胃炎。因此判断慢性胃炎有无活动性的病理学依据是有无中性粒细胞浸润。答案为D。

774. **ABCDE** ①慢性萎缩性胃炎易发生肠上皮化生、不典型增生而癌变,其癌变率高达2%~10%。因此,慢性萎缩性胃炎属于胃癌的癌前疾病。②十二指肠溃疡、十二指肠球炎均不会发生癌变,胃食管反流病癌变率低。慢性浅表性胃炎若不伴有黏膜萎缩,不会发生癌变。

775. **ABCDE** ①患者病史5年,不可能诊断为急性糜烂出血性胃炎。②患者胃镜显示胃黏膜红白相间,黏膜皱襞扁平,黏膜下血管网易见,应诊断为慢性萎缩性胃炎。③根据胃镜结果,排除A、C、D。

776. **ABCDE** 777. **ABCDE** 778. **ABCDE** ①胃镜示"胃体皱襞稀疏,黏膜血管透见"为慢性萎缩性胃炎的典型表现。根据题干,本例应诊断为慢性萎缩性胃炎。Menetrier病也称巨大胃黏膜肥厚症,常表现为胃体、胃底黏膜皱襞粗大、肥厚,扭曲呈脑回状。慢性浅表性胃炎内镜下可见红斑、黏膜粗糙不平、黏膜水肿渗出。慢性淋巴细胞性胃炎极少见。胃癌内镜下可见肿瘤表面凹凸不平、糜烂,有污秽苔。②从内镜表现来看,病变主要累及胃体,可诊断为A型胃炎,属于自身免疫性胃炎,多表现为壁细胞抗体和内因子抗体阳性,因此做血壁细胞抗体检查有助于明确诊断。血癌胚抗原常用于诊断结直肠癌。血胃泌素、胃蛋白酶原测定对慢性胃炎的诊断价值不大。血抗线粒体抗体M_2亚型检测常用于诊断原发性胆汁性肝硬化。③A型胃炎多累及胃体的壁细胞,使内因子分泌减少,维生素B_{12}吸收障碍,可导致恶性贫血。维生素C缺乏将导致坏血病。慢性消化道失血、铁吸收障碍将导致缺铁性贫血。蛋白质吸收障碍将导致营养不良。

779. **ABCDE** 胃镜检查提示胃体黏膜变薄,血管透见,皱襞稀疏,应诊断为慢性萎缩性胃炎。慢性萎缩性胃炎分为A型胃炎和B型胃炎。A型胃炎体内可出现针对壁细胞的自身抗体,作为靶细胞的壁细胞数量减少,内因子分泌减少,导致维生素B_{12}吸收障碍,出现巨幼细胞贫血。

780. **ABCDE** ①患者胃镜检查示胃黏膜菲薄,血管显露,应诊断为慢性萎缩性胃炎,故不答C、D、E。②慢性萎缩性胃炎又细分为多灶性萎缩性胃炎(慢性萎缩性胃窦炎)和自身免疫性萎缩性胃炎(慢性萎缩性胃体炎)两类。慢性萎缩性胃体炎由于胃体受累,壁细胞受损,内因子分泌减少,维生素B_{12}吸收障碍,可导致巨幼细胞贫血,即大细胞性贫血。慢性萎缩性胃体炎患者血清抗壁细胞抗体及内因子抗体阳性。慢性萎缩性胃窦炎不会出现大细胞性贫血及血清抗壁细胞抗体,故答A。③1982年,我国将慢性胃炎分为浅表性胃炎、萎缩性胃炎、肥厚性胃炎三类,浅表性胃炎是老的分类方法,现已淘汰。

781. **ABCDE** 胃镜示胃黏膜苍白、粗糙、皱襞稀疏,应诊断为慢性萎缩性胃炎。常表现为主细胞、壁细胞数量减少,固有膜淋巴细胞、浆细胞浸润,可有肠上皮化生。在肠上皮化生中,可出现细胞异型增生。

782. ABCDE ①胃黏膜轻度异型增生可逆转,但重度异型增生易转变为癌。对有胃癌家族史的轻度异型增生,应定期胃镜随访,以防向胃癌进展。②胃镜下行胃黏膜下剥离术适用于重度异型增生和原位癌。质子泵抑制剂常用于慢性胃炎的治疗。

783. ABCDE ①慢性萎缩性胃炎的治疗首先是根除幽门螺杆菌,其指征包括:伴有胃黏膜糜烂、萎缩、肠上皮化生、异型增生者;有消化不良症状者;有胃癌家族史者。本例胃镜提示慢性萎缩性胃炎合并中至重度肠上皮化生,Hp阳性,因此首选根除幽门螺杆菌治疗。②应用质子泵抑制剂、促胃肠动力药、抗酸剂等均属于对症治疗,故不答A、B、D。慢性胃炎常表现为上腹隐痛,很少使用止痛剂。

784. ABCDE ①胃黏膜异型增生是胃癌的癌前病变,对于轻中度异型增生应严密随访,定期胃镜复查。对于重度异型增生则宜行预防性手术,目前多采用内镜下胃黏膜切除术。②胃大部切除术创伤较大,不宜采用。质子泵抑制剂、H_2受体拮抗剂、胃黏膜保护剂均属于次要治疗措施。

785. ABCDE ①慢性萎缩性胃炎的发展过程为:萎缩→化生→不典型增生→癌变。患者为慢性萎缩性胃炎伴重度肠上皮化生,为防止癌变,应定期进行胃镜检查。②腹部CT、腹部B超、上消化道造影均为影像学检查方法,不能发现早期胃癌。截至目前,尚未发现胃癌的特异性肿瘤标志物。

786. ABCDE 胃镜检查提示胃黏膜变薄,黏膜下血管透见,应诊断为慢性萎缩性胃炎。由于病变主要在胃体,应诊断为A型胃炎。A型胃炎患者由于胃体萎缩,壁细胞受累,因此胃酸和内因子分泌减少,导致基础胃酸分泌减少、血清酸水平降低。胃酸降低将使促胃液素负反馈抑制减弱,导致血清促胃液素分泌增加。由于内因子的主要生理作用是促进维生素B_{12}的吸收,因此内因子减少将导致血清维生素B_{12}水平降低(E对)。长期缺乏维生素B_{12},将导致机体发生巨幼细胞贫血。

787. ABCDE ①消化性溃疡发病的主要机制是胃酸、胃蛋白酶的侵袭作用与黏膜的防御能力间失去平衡,胃酸对黏膜产生自我消化的结果。②部分患者幽门括约肌功能障碍,导致十二指肠-胃反流,反流液中的胰酶、胆汁对胃黏膜有一定的损伤作用。精神、心理因素在应激性溃疡的发病中占有重要地位。食物的理化刺激在发病中也起一定作用,如高盐饮食可增加胃溃疡的发病危险性。

788. ABCDE 胃溃疡的主要发病机制是胃黏膜屏障防御功能降低,十二指肠溃疡的主要发病机制是胃酸分泌过多。

789. ABCDE ①消化性溃疡的重要病因包括胃酸和胃蛋白酶增多、幽门螺杆菌感染,故答A。②B、C、D、E均属于消化性溃疡的次要病因。

790. ABCDE ①布洛芬为非甾体抗炎药,可抑制环氧合酶,阻断前列腺素的合成而导致消化性溃疡,故禁用于消化性溃疡活动期。②胶体铋(枸橼酸铋钾)、前列腺素制剂(米索前列醇)、硫糖铝等属于胃黏膜保护剂,可用于消化性溃疡的治疗。呋喃唑酮常用于消化性溃疡根除幽门螺杆菌的治疗。

791. ABCDE ①患者长期反复餐后痛,伴反酸,应考虑胃溃疡。胃溃疡好发于胃角和胃窦小弯,胃大弯和胃底较少见,故答案为B。②十二指肠溃疡常表现为饥饿痛而不是餐后痛,故不答A。

792. ABCDE ①中年患者长期周期性上腹痛,X线钡剂造影示溃疡直径<2.5cm,龛影位于胃腔轮廓之外,大弯侧有痉挛性切迹,应诊断为胃溃疡。②胃憩室多无症状,钡餐检查可见胃腔内充盈区,周围平整光滑,故不答A。慢性胃炎多无症状,钡剂检查常无阳性发现,故不答B。胃癌常表现为无规律性上腹部疼痛,溃疡直径>2.5cm,龛影位于胃腔轮廓之内,故不答D。胃平滑肌瘤多无症状,钡剂检查示胃局部黏膜隆起,呈凸向胃腔内的类圆形充盈缺损,故不答E。

793. ABCDE ①十二指肠溃疡好发于青年人,多表现为上腹周期性饥饿痛,进食可缓解,故答B。②胃溃疡常表现为饱餐痛,而不是饥饿痛。复合性溃疡是指同时存在十二指肠溃疡和胃溃疡。慢性胃炎很少出现饥饿痛。患者病程2年,不可能诊断为胃痉挛。

794. ABCDE 795. ABCDE ①胃溃疡多为餐后1小时疼痛,1~2小时后逐渐缓解,下次进餐再痛,具有进食→疼痛→缓解的规律。②肠易激综合征常表现为下腹和左下腹痛,多于排便或排气后缓解,具有疼痛→排便→缓解的规律。③A为胃癌的腹痛特点。D为十二指肠溃疡的腹痛特点。

第九篇 内科学试题答案及详细解答

796. ABCDE　797. ABCDE　①十二指肠溃疡多为餐前痛,进餐后缓解,餐后3~4小时再痛,具有疼痛→进食→缓解的规律。②结核性腹膜炎多表现为脐周、下腹持续性隐痛或钝痛。③C为胃溃疡的腹痛特点。E为肠易激综合征的腹痛特点。

798. ABCDE　799. ABCDE　①慢性胃炎多无明显症状,可有反复上腹部胀痛,餐后加重,伴嗳气、反酸,饮食不节时加重。②胃溃疡常表现为饱餐痛,即周期性餐后上腹部疼痛,至下一餐前缓解。③B为急性胰腺炎的腹痛特点;C为肝外胆管结石的腹痛特点;D为十二指肠溃疡的腹痛特点。

800. ABCDE　幽门管溃疡属于特殊类型的消化性溃疡(A对),病变发展较快。患者上腹痛节律性不明显,对药物治疗反应性差,呕吐较多见。由于幽门管易痉挛和形成瘢痕,因此易发生幽门梗阻,也可出现穿孔和出血。

801. ABCDE　①老年人胃溃疡的临床症状多不明显,疼痛多无规律。胃溃疡多位于胃体上部,溃疡常较大,易误诊为胃癌。②因溃疡多位于胃体上部,而不是胃窦部,故不易合并幽门梗阻,故答C。

802. ABCDE　卓-艾综合征也称胃泌素瘤,最常见于十二指肠球部,但球部为十二指肠溃疡的好发部位,故不答C。对于远端十二指肠、近端空肠的溃疡,应高度怀疑卓-艾综合征。

803. ABCDE　①血清幽门螺杆菌(Hp)抗体在Hp根除后5~6个月才降至正常,因此血清Hp抗体阳性并不能提示Hp现症感染。②A、B、C、E均提示幽门螺杆菌现症感染。

804. ABCDE　805. ABCDE　①幽门螺杆菌检测分为侵入性和非侵入性检查两大类。侵入性检查方法是指需要通过胃镜取胃黏膜活检组织进行检测,包括快速尿素酶试验、组织学检查、幽门螺杆菌(Hp)培养等。其中,快速尿素酶试验操作简便,费用低廉,是侵入性检查的首选方法。胃组织学检查虽可直接检测Hp,但需后期组织学处理,操作复杂,故临床上少用。Hp培养技术要求高,目前仅用于科研。②非侵入性检查是指不需要胃镜就能进行的检查,包括^{14}C尿素呼气试验、粪便Hp抗原检测、血清学检查等。其中^{14}C尿素呼气试验检测Hp的敏感性及特异性极高,且无须胃镜,因此临床上常作为根除治疗后复查的首选方法。③血清学检查主要用于Hp感染的流行病学调查,故临床上少用。

806. ABCDE　①腹腔脓肿是克罗恩病的常见并发症,而不是消化性溃疡的并发症。②消化性溃疡最常见的并发症是上消化道出血,占10%~35%。③穿孔约占5%,幽门梗阻约占3%,胃溃疡癌变率约1%,十二指肠溃疡无癌变。

807. ABCDE　①十二指肠后壁溃疡常穿透至毗邻的胰十二指肠动脉而致大出血。虽然十二指肠后壁溃疡也可发生慢性穿孔,但发生率(5%)远低于出血(10%~35%),故答E而不是A。②幽门梗阻虽是消化性溃疡的并发症,但并不是十二指肠后壁溃疡的最常见并发症。胆囊炎和胰腺炎不属于消化性溃疡的并发症,为干扰项。

808. ABCDE　十二指肠球部溃疡的并发症包括出血、急性穿孔、慢性穿孔、幽门梗阻。十二指肠溃疡无癌变可能。癌变是胃溃疡的并发症。

809. ABCDE　消化性溃疡的急性穿孔多位于十二指肠前壁或胃前壁,慢性穿孔多位于十二指肠球部后壁或胃后壁。由于临床上,急性穿孔远多于慢性穿孔,因此本题的最佳答案为A而不是B。

810. ABCDE　①消化性溃疡伴幽门梗阻的特征性症状为呕吐宿食。②幽门梗阻可表现为上腹饱胀不适,呕吐多发生在下午或晚间,呕吐量大,一次可达1000~2000ml。因幽门梗阻,十二指肠内的胆汁不能反流入胃,故呕吐物不含胆汁。呕吐后自觉胃部饱胀改善。A、B、D、E均无特异性。

811. ABCDE　812. ABCDE　813. ABCDE　814. ABCDE　①中年男性,上腹饥饿性隐痛反复发作10年,服用抑酸剂可缓解,应诊断为十二指肠溃疡。胃癌、胰腺癌的上腹疼痛均无节律性,抑酸剂均不能缓解,故不答A、B。慢性胆囊炎多见于40岁以上的肥胖女性,常表现为脂肪餐后右上腹阵发性绞痛,无饥饿痛。慢性胰腺炎常由胆石症引起,常表现为左上腹隐痛,可放射至后背。②消化性溃疡患者突发上腹持续性剧痛,应考虑合并急性穿孔。根据上题选项,可排除A、B、C、E。③腹腔游离气体是消化道穿孔的直接证据,气体积聚在右膈下可致肝浊音界缩小或消失,为消化性溃疡穿孔最有价值的

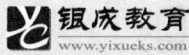

939　📱139-71118-1888

临床表现,答案为D。腹肌紧张为腹膜炎的表现,但无特异性。腹壁柔韧感常见于结核性腹膜炎和癌性腹膜炎。消化性溃疡穿孔将导致弥漫性腹膜炎而使肠鸣音减弱或消失,而不是亢进。墨菲征阳性常见于急性胆囊炎。④消化性溃疡穿孔时,胃肠内的气体大量进入游离腹腔,积聚在右膈下,在立位腹部平片上发现膈下游离气体即可确诊,此为首选检查方法。血清淀粉酶测定常用于诊断急性胰腺炎。癌胚抗原测定常用于诊断结直肠癌。腹部B超对消化性溃疡穿孔的诊断价值不大。注意:确诊消化性溃疡首选胃镜检查,但消化性溃疡穿孔严禁胃镜检查。

815. **ABCDE** ①对幽门螺杆菌引起的消化性溃疡,根除幽门螺杆菌不但可促进溃疡愈合,而且可预防溃疡复发,从而彻底治愈溃疡。用常规抑酸治疗愈合的溃疡年复发率为50%～70%,而根除幽门螺杆菌可使溃疡复发率降至5%以下,故答B。②抗生素治疗只是根除幽门螺杆菌的方法之一。高选择性迷走神经切断术的溃疡复发率约为5%。中和剂、胃黏膜保护剂治疗消化性溃疡的效果不佳。

816. **ABCDE** 判断幽门螺杆菌(Hp)是否被根除,应在治疗结束至少4周后进行,且在检查前应停用质子泵抑制剂或铋剂2周,否则会有假阴性。

817. **ABCDE** ①青年男性,间断上腹隐痛5年,多于秋季发作,应考虑消化性溃疡。患者饥饿时疼痛加重,进餐后可缓解,应考虑十二指肠溃疡。患者^{13}C-尿素呼气试验阳性,说明合并幽门螺杆菌感染。②该患者首选治疗为根除幽门螺杆菌,宜选用四联方案,即1种质子泵抑制剂(奥美拉唑)+2种抗生素(阿莫西林和克拉霉素)+1种铋剂(枸橼酸铋钾),故答E。

818. **ABCDE** 819. **ABCDE** ①消化性溃疡出血的止血治疗首选抑酸剂。质子泵抑制剂(奥美拉唑)的抑酸作用最强,止血效果最好,应为首选药物。②食管静脉曲张破裂出血常见于门静脉高压症,治疗时应以降低门静脉压为主。生长抑素可明显减少门静脉及其侧支循环血量,止血效果肯定,是目前最常用的药物。③巴曲酶、凝血酶都是局部止血药,仅在胃镜下止血用。硫糖铝属胃黏膜保护剂。

820. **ABCDE** ①肠结核好发于回盲部,多因开放性肺结核患者吞咽含有结核分枝杆菌的痰液被感染。②结核性腹膜炎常因腹腔内结核病灶直接蔓延而感染。血道播散是原发性肺结核的常见播散方式。与非开放性肺结核患者密切接触不会感染结核病。

821. **ABCDE** 822. **ABCDE** ①肠结核的好发部位是回盲部,其他部位依次为升结肠、空肠、横结肠、降结肠、阑尾、十二指肠和乙状结肠等。②克罗恩病可累及从口腔至肛门的各段消化道,但以末段回肠最常见,病变呈节段性或跳跃式分布。③急性细菌性痢疾好发于直肠和乙状结肠。溃疡性结肠炎多为全结肠弥漫性受累。

823. **ABCDE** ①腹泻是溃疡型肠结核的常见表现,增生型肠结核多以便秘为主要表现。②无论增生型还是溃疡型肠结核均可出现右下腹或脐周间歇性疼痛,于进餐后加重,排便后缓解。约2/3的增生型肠结核可扪及右下腹包块。发热多见于溃疡型肠结核,而增生型肠结核多无发热。

824. **ABCDE** ①肠结核好发于回盲部,典型症状是腹泻与便秘交替出现,常有结核中毒症状,如低热、盗汗,可有右下腹轻压痛。根据题干,本例应诊断为肠结核。②肠易激综合征为功能性肠病,无低热盗汗等结核中毒症状。结肠癌好发于老年,可有低热但无盗汗,右下腹可触及硬质肿块。溃疡性结肠炎常表现为腹痛腹泻,黏液脓血便。肠阿米巴病多表现为腹泻,果酱样大便。

825. **ABCDE** 肠结核、结核性腹膜炎、克罗恩病的最常见并发症都是肠梗阻。

826. **ABCDE** ①肠结核好发于回盲部,多表现为右下腹隐痛、腹泻。钡剂灌肠检查示回盲部跳跃征,为溃疡性肠结核的典型表现,故答A。②B、C、D、E的钡剂造影均不会出现回盲部跳跃征。

827. **ABCDE** ①肠结核常继发于肺结核,好发于回盲部,增生型肠结核可出现右下腹包块。青年女性,间断腹泻,右下腹压痛,可触及包块,血沉增快,结核菌素试验强阳性,应诊断为肠结核。②结肠癌可于右下腹触及肿块,质硬,边界不规则。肠易激综合征为功能性肠病,细菌性痢疾主要累及结直肠黏膜和黏膜下层,均不会出现右下腹肿块。克罗恩病不会出现PPD试验阳性。

828. **ABCDE** ①回盲部是肠结核的好发部位,环形溃疡为肠结核的病理特点,低热为结核中毒症状。根据题干,本例应诊断为肠结核。②肠伤寒的特点是溃疡长轴与肠管长轴平行。溃疡性结肠炎的特点是累及黏膜和黏膜下层的浅表溃疡。克罗恩病的特点是鹅卵石样溃疡。淋巴瘤的典型表现是肿块而不是溃疡。

829. **ABCDE** ①青年男性,长期低热,下腹痛,腹泻,B超示右下腹肠壁增厚,应考虑肠结核,因为肠结核好发于回盲部。为明确肠结核的诊断,最有意义的检查是结肠镜+活组织检查。②A、B、E均属于影像学检查,不能确诊肠结核。腹腔镜对肠结核的诊断价值不大。

830. **ABCDE** ①患者低热、盗汗、腹胀、腹腔积液,应考虑结核性腹膜炎。为明确诊断,应行腹腔穿刺、腹腔积液检测。②腹部CT、结肠镜、血清结核抗体检查对结核性腹膜炎诊断价值不大。腹腔镜可确诊本病,为有创检查,一般不作为首选。

831. **ABCDE** ①对诊断结核性腹膜炎最有价值的检查是腹腔镜,既可探查腹腔,又可取活组织进行病理检查,具有确诊价值。②A、B、D不能确诊结核性腹膜炎。

832. **ABCDE** ①振水音是指胃内大量液体和气体相互撞击的声音,常见于幽门梗阻、胃扩张,不见于结核性腹膜炎。②结核性腹膜炎可有腹部轻压痛。若腹水较少,可表现为移动性浊音阴性。腹壁触诊揉面感为结核性腹膜炎的特点。粘连型、干酪型结核性腹膜炎可于脐周扪及腹部包块。

833. **ABCDE** ①患者腹水有核细胞计数>500×10⁶/L,以淋巴细胞为主,应考虑渗出性腹水,可首先排除B,因肝硬化腹水为漏出液。②中年患者,长期低热,腹腔积液,渗出性腹水以淋巴细胞为主,应诊断为结核性腹膜炎。③原发性腹膜炎是指原因不明的腹膜炎,腹水有核细胞分类应以中性粒细胞为主。结缔组织病、腹腔恶性肿瘤也可表现为渗出液,但与题干所述不符,故不答C、E。

834. **ABCDE** ①结核性腹膜炎最常见的并发症是肠梗阻,多见于粘连型。②结核性腹膜炎并发肠穿孔、感染中毒性休克、腹腔脓肿少见。

835. **ABCDE** 836. **ABCDE** ①结核性腹膜炎腹水为渗出液,淡黄色,静置后自行凝固,比重>1.018,黏蛋白(Rivalta)试验阳性,蛋白定量>30g/L,细胞总数>500×10⁶/L,分类以淋巴细胞或单核细胞为主。②肝硬化腹水若未合并细菌感染,应为漏出液,透明清亮,静置后不凝固,比重<1.018,Rivalta试验阴性,蛋白定量<25g/L,细胞总数<100×10⁶/L,分类以淋巴细胞为主。③血性腹水常见于肿瘤,乳糜性腹水常见于淋巴管阻塞,B为不典型的渗出性腹水。

837. **ABCDE** ①患者腹水比重>1.018,蛋白定量>30g/L,细胞总数>500×10⁶/L,应为渗出性腹水,故可首先排除A、D,因为缩窄性心包炎、肝硬化所致的腹水常为漏出液。②青年女性,长期低热盗汗,应考虑结核病。患者腹痛腹胀,腹水征阳性,且为渗出性腹水,细胞分类以单核细胞为主,应诊断为结核性腹膜炎。③原发性腹膜炎多见于肝硬化腹水,常表现为腹痛,腹胀,腹水量突然增加,腹膜刺激征明显。化脓性腹膜炎常表现为高热,持续性腹痛,腹水细胞应以中性粒细胞为主。

838. **ABCDE** ①患者长期低热盗汗,应考虑结核病。患者腹泻,腹胀,腹壁柔韧感(此为典型体征),腹水以淋巴细胞为主,应诊断为结核性腹膜炎。②原发性腹膜炎常见于肝硬化腹水,多表现为腹痛,腹胀,腹水量突然增加,腹膜刺激征明显。癌性腹膜炎可有腹壁柔韧感,但无低热、盗汗等结核中毒症状,可有腹水,但多为血性腹水,且生长迅速。巨大卵巢囊肿无低热盗汗,一般无腹水。肝静脉阻塞综合征无低热盗汗,也无腹膜刺激征,多为漏出性腹水。

839. **ABCDE** ①结核性腹膜炎是由结核分枝杆菌引起的特异性腹膜感染,因此治疗的关键是早期、合理、足够疗程的抗结核治疗。②对于有大量腹水者,可适当放腹水以减轻症状。结核性腹膜炎大多可经内科治疗痊愈,需手术治疗的极少。卧床休息、加强营养为一般性治疗措施。反复腹腔穿刺易导致感染,腹腔内注入糖皮质激素易使感染扩散,故临床上少用。

840. **ABCDE** ①患者腹泻、脓血便多年,抗生素治疗无效。结肠镜检查示病变局限于直肠和乙状结肠,黏膜充血水肿、颗粒样改变,应诊断为溃疡性结肠炎。病理检查可见固有膜全层弥漫性炎症、隐窝脓肿、隐窝结构明显异常、杯状细胞减少。②非干酪性肉芽肿为克罗恩病的病理特点。阿米巴滋养体为肠阿米巴病的特点。抗酸染色阳性、干酪性肉芽肿为肠结核的特点。

841. ABCDE　①克罗恩病好发于末段回肠,结肠镜特征性表现为纵行溃疡、铺路石样改变,故本例应诊断为克罗恩病,其特征性病理改变为非干酪样肉芽肿。②隐窝脓肿、杯状细胞减少为溃疡性结肠炎的病理改变。干酪样肉芽肿为肠结核的病理特点。包涵体为病毒感染的特异性表现。

842. ABCDE　843. ABCDE　①克罗恩病的特点是肠壁纵行溃疡(裂隙溃疡),可深达黏膜下层,甚至肌层,肠黏膜鹅卵石样改变。②溃疡性结肠炎主要累及大肠黏膜和黏膜下层,可见肠黏膜糜烂、多发性浅溃疡。③环形溃疡为肠结核的特点。烧瓶样溃疡为阿米巴病的特点。

844. ABCDE　①溃疡性结肠炎的典型表现是腹痛腹泻,黏液脓血便,系黏膜炎性渗出、糜烂、溃疡所致。②脂肪泻常见于慢性胰腺炎。白陶土样便常见于梗阻性黄疸。含泡沫黄稀便常见于真菌性肠。大量水样便常见于霍乱。

845. ABCDE　①溃疡性结肠炎的好发部位为直肠、乙状结肠,因此常表现为左下腹阵发性疼痛,有"疼痛—便意—便后缓解"的规律,常伴里急后重。左下腹常有轻压痛。可有腹胀,严重病例有食欲不振、恶心呕吐。中、重型患者可有低至中度发热。②溃疡性结肠炎一般仅累及肠黏膜和黏膜下层,很少深入肌层,故很少导致穿孔、形成肠瘘,故答 D。易形成肠瘘为克罗恩病的特点。

846. ABCDE　①青年女性,长期腹痛、腹泻,为脓血便(粪便镜检示红细胞、白细胞满视野),应诊断为溃疡性结肠炎。溃疡性结肠炎并不是细菌感染所致,故甲硝唑、左氧氟沙星治疗无效。②阿米巴肠病常表现为腹痛腹泻,多为果酱样大便。肠易激综合征为功能性肠病,绝无脓血便。结肠癌常表现为腹痛、腹泻、脓血便、腹部肿块,病程进展较快。

847. ABCDE　溃疡性结肠炎的临床分型如下。①初发型:指无既往史的首次发作;②慢性复发型:临床上最多见,发作期与缓解期交替;③慢性持续型:症状持续,间以症状加重的急性发作;④急性暴发型:少见,病情严重,全身毒血症明显。

848. ABCDE　溃疡性结肠炎的并发症包括:①中毒性巨结肠,常见于暴发型或重症患者,发生率约 5%;②直肠结肠出血,发生率约 3%;③癌变,多发生于广泛结肠病变者;④急性肠穿孔,多与中毒性巨结肠有关。溃疡性结肠炎仅累及黏膜和黏膜下层,不深入肌层,一般不引起多发性瘘管,故答 D。多发性瘘管形成是克罗恩病的常见并发症。

849. ABCDE　①溃疡性结肠炎一般仅累及黏膜和黏膜下层,但重症或暴发型病例病变广泛而严重,可累及肌层和肠肌神经丛,导致肠壁张力减退,结肠蠕动消失,引起急性结肠扩张,称为中毒性巨结肠。常因低血钾、钡剂灌肠、使用抗胆碱能药物而诱发。②低血钾可导致肠蠕动减慢,甚至消失,腹胀加重,使结肠进一步扩张,故可诱发中毒性巨结肠。

850. ABCDE　①约 5%重症溃疡性结肠炎可并发中毒性巨结肠,此时结肠病变广泛而严重。②腹腔内脓肿、肠穿孔、肠梗阻为克罗恩病的常见并发症。溃疡性结肠炎发生癌变常见于病程超过 20 年者。

851. ABCDE　①溃疡性结肠炎患者腹胀、高热、全腹压痛反跳痛,应考虑并发中毒性巨结肠。为明确诊断,应首选立位腹部 X 线检查。若横结肠肠腔直径>5cm,应诊断为中毒性巨结肠,参阅 14 版《实用内科学》P1968。②对于中毒性巨结肠,不宜行结肠镜、钡剂灌肠等检查,以免加重病情,造成肠穿孔,故不答 A、C。腹部 B 超、CT 对中毒性巨结肠的诊断价值不大,故不答 B、D。

852. ABCDE　①患者反复腹泻、黏液脓血便 2 年,头孢菌素无效,应考虑溃疡性结肠炎。患者每天腹泻超过 10 次,应为重度溃疡性结肠炎。对于重度溃疡性结肠炎不宜做钡剂灌肠检查,以免加重病情或诱发中毒性巨结肠。②A、B、C、D 均属于溃疡性结肠炎的常规检查。

853. ABCDE　①溃疡性结肠炎若病情较轻,钡剂灌肠检查可无阳性发现。其阳性表现包括:多发性浅溃疡,肠管壁边缘毛糙,呈毛刺状或锯齿状;若有炎性息肉,则表现为多个圆形或椭圆形充盈缺损;肠管缩短,结肠袋消失,肠壁变硬,可呈铅管状,而不是跳跃征。②跳跃征主要见于溃疡型肠结核。

854. ABCDE　①溃疡性结肠炎的典型表现为长期反复腹痛腹泻,黏液脓血便,可伴里急后重。本病为自

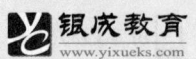
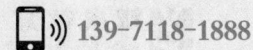

身免疫性疾病,因此粪便细菌培养阴性,抗生素治疗无效。根据题干,本例应考虑溃疡性结肠炎。为明确诊断,应首选结肠镜检查。②本病结肠镜检查比钡剂灌肠检查准确,只有肠镜检查失败时才行钡剂灌肠,故答 D 而不是 C。腹部 X 线片、腹部 CT 不能确诊溃疡性结肠炎。溃疡性结肠炎病变部位在结肠,胃肠钡剂检查对其诊断价值不大。

855. ABCDE　①溃疡性结肠炎好发于直肠和乙状结肠,表现为反复脓血便,抗生素治疗无效。结肠镜示肠黏膜血管纹理模糊,充血水肿,质脆,呈颗粒状。根据题干,本例应诊断为溃疡性结肠炎。②结肠癌可有脓血便,但镜下可见癌性肿块。细菌性痢疾也可有脓血便,但抗生素治疗应有效。克罗恩病无脓血便,镜下特点为纵行溃疡、鹅卵石样改变。肠结核好发于回盲部,无脓血便。

856. ABCDE　857. ABCDE　858. ABCDE　①溃疡性结肠炎常表现为腹痛腹泻,黏液脓血便,钡剂灌肠呈铅管征为其特征性表现。②肠结核常有低热盗汗,右下腹痛,腹泻和便秘交替,钡剂检查呈跳跃征为溃疡型肠结核的特征性表现。③克罗恩病好发于末段回肠,可有右下腹痛,腹泻,钡剂灌肠呈鹅卵石样、纵行溃疡(线样征)为其特征。

859. ABCDE　①患者左下腹痛,腹泻。结肠镜检示直肠、乙状结肠糜烂及浅溃疡,应诊断为溃疡性结肠炎。②克罗恩病好发于末端回肠,镜下特点为纵行溃疡、鹅卵石样改变。肠结核好发于回盲部,多为环形溃疡或肿块。结肠癌多为火山口状溃疡或肿块。慢性肠炎一般无肠黏膜溃疡。

860. ABCDE　①中年患者,间断黏液脓血便,乙状结肠及直肠黏膜充血糜烂、隐窝脓肿,应诊断为溃疡性结肠炎,故治疗首选 5-氨基水杨酸。②蒙脱石散为止泻药,多用于肠易激综合征的对症治疗。地衣芽孢杆菌制剂多用于急性肠炎、肠道菌群失调的治疗。溃疡性结肠炎为自身免疫性疾病,黄连素、左氧氟沙星均为肠道抗菌药物,不宜应用。

861. ABCDE　①轻度溃疡性结肠炎的治疗首选氨基水杨酸制剂,如美沙拉嗪。②重度溃疡性结肠炎的治疗首选糖皮质激素。对氨基水杨酸无效或对激素依赖者,可选用免疫抑制剂硫唑嘌呤。甲硝唑为抗厌氧菌药物。甲氨蝶呤为改善病情的抗风湿药。

862. ABCDE　①重型溃疡性结肠炎的治疗首选糖皮质激素,故答 B。②口服柳氮磺吡啶主要用于轻、中度溃疡性结肠炎的治疗。溃疡性结肠炎不是细菌感染所致,故无须使用头孢菌素。C、D 为辅助治疗措施。

863. ABCDE　①患者间断腹泻,为黏液脓血便,结肠镜检查示乙状结肠黏膜颗粒样改变,病理可见隐窝脓肿,抗生素治疗无效,应诊断为溃疡性结肠炎。②患者腹泻 3~4 次/日,应诊断为轻度溃疡性结肠炎,故治疗首选柳氮磺吡啶。③禁食及静脉高营养为支持治疗措施。溃疡性结肠炎为自身免疫性疾病,无须使用抗生素,故不答 C。患者腹泻次数不多,无须口服蒙脱石散。静脉滴注甲泼尼龙常用于重度患者或氨基水杨酸制剂无效的患者。

864. ABCDE　①黏膜脓血便为溃疡性结肠炎的典型临床表现。根据题干所述典型结肠镜检查结果,本例应诊断为溃疡性结肠炎。②患者每日腹泻>6 次,应考虑重度溃疡性结肠炎,治疗首选糖皮质激素。③美沙拉嗪为氨基水杨酸缓释剂,常用于治疗轻、中度溃疡性结肠炎。甲硝唑、环丙沙星常用于治疗肠道敏感菌感染。蒙脱石散常用于严重腹泻的对症治疗。

865. ABCDE　866. ABCDE　①溃疡性结肠炎的典型表现为间断腹痛腹泻,黏液脓血便,结肠镜下黏膜充血、水肿、糜烂、浅溃疡、隐窝脓肿。根据题干,本例应诊断为溃疡性结肠炎。肠结核可有低热盗汗,无黏液脓血便,结肠镜下可见结核性肉芽肿。肠易激综合征为功能性肠病,绝无脓血便,结肠镜检查应为阴性。克罗恩病无黏液脓血便,结肠镜下可见纵行溃疡、鹅卵石样改变。慢性细菌性痢疾抗生素治疗常有效。②治疗轻、中度溃疡性结肠炎首选氨基水杨酸制剂(美沙拉嗪);治疗重度溃结首选糖皮质激素(泼尼松龙)。本例腹泻>6 次/日、体温>37.8℃、Hb<100g/L,应诊断为重度溃疡性结肠炎,治疗首选泼尼松龙,故答 A 而不是 B。头孢类抗生素可控制肠道感染,异烟肼为抗结核药物,均不适合溃疡性结肠炎的治疗。蒙脱石为吸附止泻药,常用于对症治疗。

867. ABCDE　868. ABCDE　869. ABCDE　①青年患者反复脓血便,抗生素治疗无效,应首先考虑溃疡性结肠炎。为明确诊断,应首选结肠镜检查。钡剂灌肠造影准确性比肠镜差,不作为首选检查。腹部X线片、B超、CT检查对溃疡性结肠炎诊断价值不大。②肠结核多有低热、盗汗,无脓血便。结肠癌好发于老年人,故不答B。慢性细菌性痢疾抗生素治疗常有效,慢性阿米巴痢疾为果酱样大便,故不答C、D。③患者腹泻<4次/日,应诊断为轻度溃疡性结肠炎,治疗首选氨基水杨酸制剂(柳氮磺吡啶),故答D。强的松(泼尼松)常用于治疗重度溃疡性结肠炎。异烟肼为抗结核药,左氧氟沙星为抗生素,均对溃疡性结肠炎无效。本例为轻度患者,也无并发症,无须手术治疗。

870. ABCDE　肛瘘为克罗恩病的常见临床表现,内镜下铺路石样改变为克罗恩病的特征,故答案为D。A、B、C、E均不会出现这两项特征性改变。

871. ABCDE　克罗恩病、肠结核、结核性腹膜炎最见的并发症都是肠梗阻。

872. ABCDE　肛瘘、纵行溃疡都是克罗恩病的典型临床表现,故答C。

873. ABCDE　874. ABCDE　①老年男性,消瘦、乏力、贫血,应考虑晚期肿瘤。患者右下腹隐痛,腹胀,考虑升结肠癌的可能性较大。②年轻患者腹痛,腹泻便秘交替,无脓血,有低热,应考虑克罗恩病的可能。③小肠肿瘤常表现为中腹部隐痛,便血。溃疡性结肠炎常表现为腹痛、腹泻、脓血便。结肠癌多见于老年人,可有腹部隐痛,大便习惯改变。

875. ABCDE　克罗恩病具有复发倾向,手术后复发率高,故应严格掌握手术适应证。手术指征包括合并完全性肠梗阻、急性穿孔、不能控制的大出血、内科治疗失败的瘘管与脓肿形成、癌变等。

876. ABCDE　877. ABCDE　878. ABCDE　①克罗恩病好发于青少年,病程进展缓慢,常表现为腹痛,腹泻,瘘管形成。结肠镜检查示节段性病变、纵行溃疡、鹅卵石样外观。根据题干,本例应诊断为克罗恩病。贝赫切特病常表现为口腔溃疡、外阴溃疡、皮肤病变、眼炎等。溃疡性结肠炎多表现为长期反复腹痛、腹泻、黏液脓血便,结肠镜检查示连续性病变。淋巴瘤结肠镜检查多可发现肿块。肠结核好发于回盲部,结肠镜检查可见环形溃疡或肿块。②克罗恩病是一种慢性炎症肉芽肿性疾病,因此肠黏膜活检发现非干酪样肉芽肿,即可明确诊断。抗酸染色阳性、淋巴细胞浸润多见于肠结核。含铁血黄素沉积常见于慢性淤血。隐窝脓肿常见于溃疡性结肠炎。③英夫利昔单抗属于抗肿瘤坏死因子-α的单克隆抗体,对活动性克罗恩病疗效较好。克罗恩病并不是肠道菌群紊乱所致,故益生菌治疗无效。本例不是肠结核,故不宜行抗结核治疗。本例无明显感染征象,故不宜行抗生素治疗。本例不是肿瘤,故不宜行化学治疗。

879. ABCDE　功能性消化不良的诊断标准:①存在以下1项或多项:餐后饱胀不适、早饱、中上腹痛、中上腹灼热感等症状。②呈持续或反复发作的慢性过程(症状出现至少6个月,近3个月症状符合以上诊断标准)。③排除可解释症状的器质性疾病(包括胃镜检查)。

880. ABCDE　①青年女性,以餐后饱胀、早饱为主要症状,病程超过半年,胃镜检查无器质性病变,应诊断为功能性消化不良。餐后饱胀、早饱主要是由于胃底容受性舒张功能受损,顺应性下降,餐后胃内容物分布异常所致,故答C。②功能性消化不良患者胃电节律紊乱,可导致胃排空延迟,引起餐后腹胀、恶心、呕吐等症状,故不答D。A、B、E不属于功能性消化不良的病理生理改变。

881. ABCDE　①C、D、E均属于器质性疾病,体检和实验室检查均可能发现异常,与题干所述不符。②功能性消化不良常表现为餐后饱胀、早饱感,症状至少6个月,故答A。③肠易激综合征常表现为腹痛、排便习惯和粪便性状改变,与题干不符。

882. ABCDE　①患者餐后饱胀不适、嗳气超过半年,胃镜检查示非萎缩性胃炎,应诊断为功能性消化不良。请注意:大多数正常成年人胃黏膜均有轻度非萎缩性胃炎,即浅表性胃炎。参阅10版《内科学》P371。②A、C、D、E胃镜检查均可有相应的阳性发现。

883. ABCDE　在所给5个选项中,只有胃痉挛是功能性疾病,可通过按压腹部缓解症状。A、C、D、E均属于器质性疾病,不可能通过按压腹部缓解症状。

第九篇 内科学试题答案及详细解答

884. **ABCDE** 提示存在消化道肿瘤的报警症状和体征为：①45岁以上，近期出现消化不良症状；②有消瘦、贫血、呕血、黑便、吞咽困难、腹部肿块、黄疸等；③消化不良症状进行性加重。

885. **ABCDE** ①中年女性，以餐后饱胀、早饱为主要症状，病程超过半年，上消化道钡剂造影检查无器质性病变，应考虑功能性消化不良。可给予促胃动力药物（多潘立酮）进行治疗。②质子泵抑制剂适用于上腹痛、灼热感为主要症状者。目前尚无法确定幽门螺杆菌感染与功能性消化不良的关系，故不答B。胃黏膜保护剂常用于消化性溃疡的治疗。助消化药常用于改善上腹胀、食欲差等症状。

886. **ABCDE** 肠易激综合征是一种功能性肠病，多表现为腹痛或腹部不适，精神、饮食因素可使症状加重（A错）。患者症状反复发作，病程可长达数年或数十年，但全身健康状况不受影响，症状不会进行性加重，也不会造成明显的体重下降。研究表明，患者焦虑、抑郁积分显著高于正常人，说明患者常伴有精神心理障碍（C对）。本病好发于中青年，男女比例约为1:2。

887. **ABCDE** ①青年男性，间断脐周疼痛超过半年，便后缓解，多次结肠镜检查未见异常，应诊断为肠易激综合征。肠易激综合征属于功能性胃肠病，无器质性病变，其主要诊断依据是结肠镜检查阴性。②A、B、C、D均属于本病的常见临床表现，不能作为最佳答案。

888. **ABCDE** 889. **ABCDE** 890. **ABCDE** ①中年女性，腹泻在精神紧张时加剧，说明不是器质性病变。患者排便前腹痛，排便后缓解，大便糊状，无脓血，体检阴性，应诊断为肠易激综合征。克罗恩病常表现为腹痛、腹泻、腹部包块，可反复发作，病程迁延。结肠癌常表现为腹痛、腹泻、脓血便。慢性细菌性痢疾多表现为腹痛、腹泻、里急后重，可有脓血便。肠结核多有低热、盗汗等结核中毒症状，右下腹可扪及包块。②为明确诊断，应首选纤维结肠镜检查，多无阳性发现。小肠镜常用于诊断小肠癌。腹部血管造影常用于诊断消化道出血。腹部CT、全消化道X线钡剂造影对肠易激综合征的诊断价值不如结肠镜。③肠易激综合征为功能性肠病，无器质性病变，治疗目的在于改善症状，肠道微生态制剂为常用对症治疗方法之一。肠易激综合征不是细菌感染所致，无须使用抗生素。C、D显然不是正确答案。糖皮质激素常用于治疗炎症性肠病。

891. **ABCDE** 892. **ABCDE** ①年轻女性，间断下腹痛，便后缓解，腹泻，稀便，但无脓血，多种检查结果均为阴性，应诊断为肠易激综合征。溃疡性结肠炎、克罗恩病、肠结核、慢性细菌性痢疾查体和实验室检查均可有阳性发现，与本例不符。②肠易激综合征属于功能性肠病，治疗的重点在于调节肠道功能和精神因素的影响，缓解症状。患者主诉是间断腹痛，故可使用匹维溴铵进行对症治疗。匹维溴铵为选择性作用于胃肠道平滑肌的钙拮抗药，能够缓解平滑肌痉挛，减轻腹痛。柳氮磺吡啶、泼尼松龙常用于治疗炎症性肠病。喹诺酮类、异烟肼对肠易激综合征无益。

893. **ABCDE** ①中年女性，体重指数（BMI）= 体重/身高^2 = 79/1.60^2 ≈ 30.9（kg/m^2）。BMI大于28kg/m^2，应为肥胖体型。肝脏B超示肝区近场回声弥漫性增强，远场回声逐渐衰减，此为脂肪肝的典型超声影像，应诊断为脂肪肝。肝穿刺活检最可能的病理表现是肝细胞脂肪变性。②结节性肝细胞再生常见于亚急性重型肝炎，肝细胞内淤胆常见于淤胆性肝硬化，假小叶形成常见于肝硬化，肝细胞桥接坏死常见于慢性肝炎。

894. **ABCDE** 患者长期饮酒，右上腹胀痛，腹部B超示肝实质回声弥漫性增强，远场回声明显衰减，应诊断为酒精性脂肪性肝病，最适宜的治疗是戒酒。

895. **ABCDE** ①脂肪肝起病隐匿，发病缓慢，部分患者可有肝大。单纯性脂肪肝患者肝功能基本正常。根据题干，本例应诊断为脂肪肝。②淤血肝可有肝大，但常伴下肢水肿、颈静脉怒张等。肝硬化早期可有肝大，但质地较硬，表面呈结节状。慢性肝炎可有肝大、蜘蛛痣、肝掌、肝功能异常。肝癌可有肝大、质地硬，可触及肿块。

896. **ABCDE** ①患者体重指数（BMI）= 体重/身高^2 = 90/1.7^2 ≈ 31.1kg/m^2 > 28，应为肥胖体型。肝脏B超示肝区近部回声增强，后部明显衰减，此为脂肪肝的典型超声影像。患者血清ALT轻度升高，其他各项实验室指标正常，应诊断为脂肪肝。②单纯性脂肪肝无须药物治疗，控制饮食、增加运动、控制体重,是其最佳治疗措施。

897. **ABCDE** ①引起肝硬化的病因很多,在我国以病毒性肝炎最多见,占60%~80%,其中又以乙肝后肝硬化最多见。②在欧美国家,肝硬化的病因以慢性酒精中毒最多见。自身免疫性肝炎、药物中毒等都是引起肝硬化的病因,但临床上少见。

898. **ABCDE** 正常肝的纤维组织形成和降解保持平衡,如形成增多而降解减少就可导致肝纤维化。肝星状细胞是形成肝纤维化的主要细胞,在肝受到刺激而激活时,细胞因子生成增加,细胞外基质合成增多,胶原合成过多(可增加4~7倍)。此外,Kupffer细胞和肝细胞也有合成胶原的功能,而上皮细胞和内皮细胞无此功能。

899. **ABCDE** 肝硬化门静脉高压常导致食管胃底静脉曲张出血、腹腔积液、脾大、脾功能亢进、肝肾综合征、肝肺综合征等,是继病因之后推动肝功能减退的重要原因。

900. **ABCDE** ①肝硬化的临床表现分为两类,即门静脉高压和肝功能减退引起的临床表现。门静脉高压可引起门体侧支循环开放,导致腹壁静脉、食管静脉曲张,故不答A、B。门静脉高压也可导致脾脏淤血性肿大、腹水,故不答C、D。②脾大与肝功能减退密切相关,不属于门静脉高压所致。

901. **ABCDE** 肝硬化的临床表现分为两类,即门静脉高压和肝功能减退引起的临床表现。A、C、D、E属于门静脉高压所致,B为肝功能减退所致。

902. **ABCDE** ①缩窄性心包炎由于心脏舒张受阻,心搏量下降,为维持心排血量,心率必然增快;同时由于上、下腔静脉回流受阻,出现静脉压升高,可有颈静脉怒张、肝脾大、腹水、下肢水肿等。②肝性腹水患者有效血容量不足,心率必然增快。肝功能不良可出现肝大、下肢低蛋白性水肿,脾脏因门静脉高压出现淤血性肿大,但肝性腹水无颈静脉怒张。因此,有无颈静脉怒张是临床上鉴别肝性腹水和心包疾病引起的腹水最有价值的体征。

903. **ABCDE** A、B、C、D、E均属于肝硬化腹腔积液形成的机制。其中,肝硬化门静脉高压时,腹腔内脏血管床静水压增高,组织液回吸收减少而漏入腹腔,是腹腔积液形成的决定性因素。

904. **ABCDE** ①门静脉高压症可导致门-体侧支循环开放、脾淤血性肿大、腹水形成三大临床表现。尤其是门-体侧支循环开放,对诊断肝硬化门静脉高压症具有特征性意义。在所有的门-体侧支循环中,以食管下段胃底静脉曲张最为重要,故答D。②虽然腹腔积液、脾大、脾功能亢进都是门静脉高压所致,但诊断意义不及侧支循环开放,故不答A、B。黄疸是肝功能减低所致,故不答E。

905. **ABCDE** 中年男性,乙肝病史10余年,很可能已发展为肝硬化。患者反复牙龈出血、皮肤出血点,说明外周血血小板减少,提示合并脾功能亢进,故应诊断为肝硬化、脾大、脾功能亢进。左肋下包块很可能为肿大的脾脏。

906. **ABCDE** ①肝硬化门静脉高压时,脾脏可出现淤血性肿大,晚期可发生脾功能亢进,导致外周全血细胞减少。②营养不良、溶血常表现为红细胞减少,但白细胞、血小板多正常,故不答A、C。消化道出血是肝硬化门静脉高压症最常见的并发症,大量出血可导致一过性全血细胞减少,但不是全血细胞减少的主要原因,故不答D。肝炎病毒感染与全血细胞减少无关,故不答E。

907. **ABCDE** ①肝炎患者病情发展的一般规律为:肝炎→肝硬化→肝癌→肝性脑病,解题时应牢记在心。本例肝炎病史10年,腹壁静脉曲张,脾大、腹水,应考虑肝炎后肝硬化失代偿期。由于脾大,血小板减少、贫血,可诊断为脾功能亢进。脾功能亢进可导致外周血全血细胞减少,尤其是血小板、白细胞减少,因此本例血小板减少最可能的原因是脾功能亢进。②营养不良、溶血时血小板多正常,故不答A、B。肝硬化不会出现骨髓抑制,故不答C。题干未叙及出血病史,故不答E。

908. **ABCDE** ①厌食、乏力缺乏特异性,对肝硬化的诊断价值不大,答案为A。②肝硬化的临床表现主要由肝功能减退和门静脉高压引起。肝功能减退可导致肝掌、蜘蛛痣、男乳女化。门静脉高压可导致腹壁静脉曲张。腹水形成是肝功能减退及门静脉高压的共同结果,故不答B、C、D、E。

909. **ABCDE** ①腹腔积液是肝功能减退和门静脉高压的共同结果,是肝硬化失代偿期最突出的临床表现。

第九篇　内科学试题答案及详细解答

②肝性脑病、黄疸、肝掌、蜘蛛痣是肝功能减退所致。食管胃底曲张静脉破裂是门静脉高压所致。

910. **ABCDE**　①肝硬化肝功能减退时，对雌激素的灭活作用减弱，可使体内雌激素浓度增高，导致肝掌、蜘蛛痣、男乳女化等，答案为 D。②肝硬化可引起脂溶性维生素缺乏，维生素 A 缺乏可导致夜盲症；维生素 K 缺乏时肝脏合成凝血因子减少，将导致凝血障碍，出血倾向，因此不答 A、E。黄疸是肝功能减退的结果。全身恶病质是晚期肝硬化多方面导致的结果，并不是内分泌失调所致。

911. **ABCDE**　①雌激素、醛固酮均在肝脏灭活，当肝硬化肝功能减退时，雌激素、醛固酮灭活减少，体内雌激素、醛固酮增加。雌激素过多可导致男性患者性欲减退、睾丸萎缩、肝掌、蜘蛛痣（C 对）。继发性醛固酮增多，可导致水钠潴留，腹水形成。②肝硬化患者雌激素增多，可负反馈抑制垂体-性腺轴及垂体-肾上腺皮质轴，导致雄激素、肾上腺皮质激素减少。③肝硬化患者血清 T_3、T_4 均减低。

912. **ABCDE**　913. **ABCDE**　①门静脉高压症侧支循环开放可导致脐周放射状静脉曲张。②肝脏功能减退时，肝对雌激素的灭活减少，导致体内雌激素增多，可出现蜘蛛痣、肝掌。③肝脏质地变硬、肝缩小常见于肝硬化晚期。大隐静脉曲张多见于长期站立者。

914. **ABCDE**　肝硬化患者常有出血倾向，其原因为：①肝功能减退，导致凝血因子合成减少；②门静脉高压时，脾功能亢进所致的血小板减少；③纤维蛋白溶解时，其降解产物（FDP）可干扰血小板聚集；④毛细血管脆性增加是出血倾向的附加原因；⑤肝硬化时可引起脂溶性维生素缺乏，维生素 K 缺乏可使维生素 K 依赖的凝血因子 FⅡ、Ⅶ、Ⅸ、Ⅹ减少，导致凝血障碍。维生素 A 缺乏主要导致夜盲症，而与患者的出血倾向无关，答案为 A。

915. **ABCDE**　①肝炎患者病情发展的一般规律为肝炎→肝硬化→肝癌→肝性脑病。患者肝炎病史 17 年，出现脾大、腹水、腹胀，说明已有门静脉高压的表现，应考虑肝硬化。因患者 HBsAg（+），故应诊断为乙肝肝硬化。②慢性乙肝不会出现脾大、腹水等门静脉高压的表现，故不答 A。抗-HCVAb 阴性，故不答 B。原发性肝癌时甲胎蛋白常>400μg/L，故不答 C。原发性胆汁性肝硬化常有明显黄疸，本例仅轻度黄疸，故不答 D。

916. **ABCDE**　肝硬化最常见的并发症是上消化道出血，此为门静脉高压食管胃底静脉曲张破裂出血所致。

917. **ABCDE**　①患者乙肝病史 20 年，可能演变为肝硬化。蜘蛛痣为肝硬化失代偿期的典型表现。患者呕鲜血 500ml，应考虑肝硬化门静脉高压症食管胃底曲张静脉破裂出血。②肝硬化失代偿期可有直肠静脉丛曲张破裂出血，常表现为痔出血；可有脐部静脉丛曲张，呈"海蛇头样"改变。

918. **ABCDE**　肝硬化最严重的并发症是肝性脑病。A、B、C、D 也属于肝硬化的并发症，但不是最严重的并发症。

919. **ABCDE**　肝硬化最常见的死亡原因是肝性脑病。B、C、D、E 都是肝硬化的并发症。

920. **ABCDE**　①10%~25%的肝硬化可并发原发性肝癌。②乙肝肝硬化可导致窦后阻塞，引起门静脉高压症。③约 10%的肝硬化可发生门静脉血栓形成，因肠系膜上静脉是门静脉属支，故不应答 C。④肝硬化病情进展，可发生肝功能衰竭。⑤肝静脉属于出肝血管，在第二肝门、肝左、肝中、肝右静脉进入下腔静脉。肝硬化时，肝血窦受阻，入肝的门静脉血流缓慢，可导致门静脉血栓形成，但不可能造成出肝血流受阻而导致肝静脉血栓形成，故答 E 而不是 C，很多医考参考书将答案错为 C。

921. **ABCDE**　①患者长期肝功能异常，可发生肝硬化。患者近期腹胀并逐渐加重，说明腹水逐渐增多。2 天来腹痛、发热，可能并发原发性腹膜炎，故答 B。②结核性腹膜炎多有结核病史，低热盗汗，脐周隐痛，腹壁柔软感。急性细菌性痢疾常有高热，腹痛腹泻，里急后重。患者病程 12 年，不可能诊断为急性胰腺炎。胆系感染常有右上腹疼痛，寒战高热，黄疸，无腹水形成。

922. **ABCDE**　①肝炎发展的一般规律为肝炎→肝硬化→肝癌→肝性脑病，因此肝硬化患者出现肝区疼痛、肝脏进行性增大、血性腹水，应首先考虑并发肝癌。②肝淤血为慢性右心衰竭的表现。门静脉高压加重常表现为食管胃底静脉曲张加重，甚至破裂，导致上消化道大出血。肝硬化加重常表现为肝脏萎缩变小，而不是进行性增大。肝炎活动常表现为食欲减退、黄疸、肝功能减退。

923. **ABCDE**　①患者长期乙肝病史，反复腹胀，腹围明显增加，应诊断为乙肝肝硬化合并腹水。大量腹

2025国家临床执业及助理医师资格考试历年考点精析（下册）

水的患者可有腹式呼吸减弱、全腹膨隆、移动性浊音阳性、液波震颤阳性。②患者不会出现尺压试验阳性，尺压试验阳性见于卵巢囊肿。

924. ABCDE　　肝硬化患者肠壁通透性增加，肠腔内细菌可发生易位经过肠系膜淋巴结进入循环系统造成菌血症，导致自发性细菌性腹膜炎。参阅15版《实用内科学》P1589。

925. ABCDE　　①患者有长期乙肝病史，前胸见蜘蛛痣，说明合并肝硬化。腹部饱满，移动性浊音阳性，说明存在腹水（腹腔积液）。根据题干，本例应诊断为乙肝肝硬化合并腹水。患者突然腹胀、腹痛，全腹压痛反跳痛，说明合并自发性腹膜炎。②肝癌破裂常表现为突发右上腹持续性剧痛，后扩散至全腹部，可有腹腔内出血征象及明显腹膜刺激征。结核性腹膜炎可有低热盗汗，腹壁柔韧感，但无蜘蛛痣等肝硬化征象。上消化道穿孔常有消化性溃疡病史，突发上腹部剧痛，扩散至全腹部，腹肌紧张，板状腹，肝浊音界消失。腹膜转移癌可有腹水征，但腹水增加迅速，常为血性。

926. ABCDE　　①患者长期肝硬化，腹部明显膨胀，说明有腹水形成。患者发热，全腹痛，应考虑肝硬化合并自发性腹膜炎。因此对患者病情判断最有意义的体征是全腹压痛反跳痛。②题干已明确交代患者有肝硬化，因此B、C、D、E均可出现。

927. ABCDE　928. ABCDE　929. ABCDE　　①肝硬化腹水患者发热，腹痛，外周血白细胞总数和中性粒细胞比例增高，应考虑合并自发性腹膜炎。体检时应特别注意有无腹部压痛反跳痛，故答D。A提示肝功能减退，B、C提示门静脉高压，E提示腹水，均与自发性腹膜炎的临床表现无关。不要误答E，因为题干已经明确交代患者有腹水，故腹部移动性浊音肯定阳性。②肝肾综合征常表现为少尿或无尿、氮质血症、血肌酐增高、低血钠、低尿钠等。原发性肝癌常表现为右上腹痛、肝区包块、肝脏进行性增大、血性腹水。门静脉血栓形成常表现为剧烈腹痛、腹胀、短期内脾脏增大、腹水迅速增加。急性胆囊炎不是肝硬化腹水的并发症。③自发性腹膜炎最重要的治疗措施是抗生素的应用，应早期、足量、联合应用。限制水钠摄入、应用利尿药、放腹水、输白蛋白均为腹水的治疗措施。

930. ABCDE　　①肝炎肝硬化患者腹部移动性浊音阳性，应考虑肝硬化腹水（腹腔积液）。腹水为肝肾综合征的诊断标准之一。患者1周来少尿，血肌酐130 μmol/L，应考虑合并肝肾综合征。②肝癌常表现为肝区疼痛、血性腹水，AFP显著升高。自发性腹膜炎、继发性腹膜炎常表现为发热、腹痛、腹部压痛反跳痛。门静脉血栓形成常表现为腹痛、腹胀、脾大、顽固性腹水、肠坏死、消化道出血等。

931. ABCDE　　①乙肝肝硬化患者尿量减少，腹部移动性浊音阳性，血肌酐>226 μmol/L，应诊断为肝肾综合征。②肝肺综合征常表现为呼吸困难、发绀、杵状指等。结核性腹膜炎与题干所述不符。肝癌常表现为右上腹痛，肝肿块进行性增大。自发性腹膜炎常表现为发热，腹痛，腹部压痛反跳痛。

932. ABCDE　　自发性腹膜炎的致病菌以G⁻杆菌（大肠埃希菌）为主，因此应早期、足量、联合使用抗生素，应选用肝毒性小、针对G⁻杆菌兼顾G⁺球菌的抗生素，如氨苄西林、头孢噻肟钠、喹诺酮类，选择2~3种联合应用，疗程不得少于2周。

933. ABCDE　　①肺炎、支气管哮喘、急性左心衰竭都不是肝硬化的并发症，可首先排除A、D、E。②肝硬化合并肝肾综合征常表现为少尿或无尿、氮质血症、血肌酐增高、低血钠、低尿钠等。③肝肺综合征是指发生在严重肝病基础上的低氧血症，患者多有呼吸困难，故答C。

934. ABCDE　　①反映肝纤维化的血清学指标包括Ⅳ型胶原、Ⅲ型前胶原氨基末端肽（PⅢP）、透明质酸、层粘连蛋白等。②直接胆红素、白蛋白、丙氨酸氨基转移酶为反映肝功能的血清学指标。胆碱酯酶是用于诊断有机磷农药中毒的指标。

935. ABCDE　　①除γ球蛋白外，几乎所有的血浆蛋白均在肝脏合成，因此血清白蛋白浓度可以作为肝硬化患者肝脏合成功能减退的指标。②丙氨酸氨基转移酶、乳酸脱氢酶、γ-谷氨酰转肽酶可反映肝细胞膜的通透性。当肝细胞受损时，肝细胞膜通透性增高，这些酶可从肝细胞内进入血清，导致血清酶学增高。碱性磷酸酶可反映肝脏胆汁排出是否受阻。

936. ABCDE　　①肝硬化的预后与病因、肝功能代偿程度及并发症有关。腹水（腹腔积液）的发生与肝功

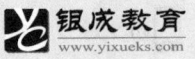　948　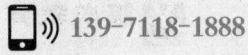

能减退和门静脉高压有关,白蛋白、凝血酶原时间主要反映肝脏的合成功能,故与肝硬化预后有关。肝硬化最严重的并发症是肝性脑病,最常见的死因也是肝性脑病,故肝性脑病与肝硬化预后有关。②肝硬化的预后与血清电解质关系不大,答案为C。

937. ABCDE　938. ABCDE　①肝硬化腹水为典型的漏出液,但合并感染(自发性腹膜炎)后常表现为介于渗出液和漏出液之间的中间型,若感染严重可表现为渗出液。②结核性腹膜炎腹水为炎性腹水,当然表现为渗出液。③血性腹水常提示合并原发性肝癌。乳糜性腹水常见于腹腔内肿瘤、腹腔结核、胸导管阻塞等。

939. ABCDE　患者长期乙肝病史,很可能发展为乙肝肝硬化。患者腹水征阳性,1周前出现腹痛,腹水白细胞总数>500×10^6/L,以中性粒细胞为主,说明为渗出液,应考虑乙肝肝硬化并发自发性腹膜炎。对于感染性腹水,严禁浓缩回输。B、C、D、E都是肝硬化腹水的常规治疗方法。

940. ABCDE　①肝硬化患者腹水形成的原因之一是继发性醛固酮增多,而螺内酯的化学结构与醛固酮类似,可与醛固酮竞争远曲小管和集合管细胞的醛固酮受体,从而抑制醛固酮的作用。此外,肝硬化腹水患者多合并低钾血症,而螺内酯正是一种低效的保钾性利尿剂,可以纠正低钾血症,故肝硬化患者腹水的治疗首选螺内酯。②甘露醇在临床上主要用于脱水。乙酰唑胺为碳酸酐酶抑制剂,利尿作用弱,现已很少单独用于利尿。氢氯噻嗪是排钾性利尿剂,不宜单独用于肝硬化腹水的治疗。呋塞米(速尿)是强效排钾性利尿剂,易加重肝硬化腹水的低钾血症,不宜应用。

941. ABCDE　942. ABCDE　①患者腹水比重<1.018、黏蛋白试验阴性、细胞计数<100×10^6/L,应考虑漏出液,故可首先排除A、C,因为结核性腹膜炎、原发性肝癌多为渗出性腹水。患者长期肝病,腹胀,脾大,漏出性腹水,应诊断为肝硬化腹水。脾脏属于免疫器官,故脾肿瘤罕见。巨大卵巢囊肿可有腹水,腹胀,但无脾大等体征。②给予利尿剂、静脉滴注白蛋白、腹穿放液都是腹水的常规治疗措施,故不答A、B、C。对于大量腹水患者可行自身腹水浓缩回输,以防蛋白质丢失,故不答D。腹腔-颈内静脉分流术适用于门静脉压增高明显的难治性腹水,但易诱发肝性脑病,现已少用。

943. ABCDE　944. ABCDE　①患者长期乙肝病史,可能演变为乙肝肝硬化。患者乏力、水肿、腹胀、腹水征阳性,应诊断为乙肝肝硬化失代偿期。3天来患者发热,腹水征阳性,全腹压痛,应考虑合并自发性腹膜炎,此为肝硬化常见的感染性并发症。患者无不洁饮食史,无腹泻、里急后重,故不答A。题干未交代血肌酐值及肾小球滤过率,不能确诊急性肾衰竭,故不答B。结核性腹膜炎常有肺结核病史,多表现为低热盗汗,腹壁柔韧感。肝癌常表现为右上腹痛,肝脏增大,右肋缘下可触及包块,质硬,结节状。②为明确肝硬化腹水患者是否合并自发性腹膜炎,应首选腹腔穿刺抽液检查,若培养出致病菌,即可确诊。腹部B超、CT均为影像学检查方法,不能诊断自发性腹膜炎。粪细菌培养主要用于确诊细菌性痢疾。结核菌素试验常用于诊断儿童肺结核。

945. ABCDE　①10%~25%的肝硬化患者可发生原发性肝癌,原发性肝癌合并肝硬化的发生率为50%~90%。在我国,原发性肝癌主要在病毒性肝炎后肝硬化基础上发生。②在欧美国家,肝癌常在酒精性肝硬化基础上发生。C、D、E较少发生肝癌。

946. ABCDE　①肝癌最早最主要的转移是肝内转移,多经门静脉及其分支进行转移。②肺、骨是晚期肝癌常见的血行转移部位。腹腔内种植为胃癌的常见转移方式,在肝癌少见。左锁骨上淋巴结转移为晚期肝癌的淋巴转移方式,少见。

947. ABCDE　原发性肝癌肝内播散,多经门静脉及其分支进行。

948. ABCDE　肝癌肝外血行转移最常见的部位是肺,占46.7%,其他包括胸、肾上腺、肾、骨等。

949. ABCDE　原发性肝癌最常见的淋巴转移部位是肝门淋巴结(占12.6%),也可转移至胰、脾、主动脉旁及锁骨上淋巴结。

950. ABCDE　①肝区疼痛为肝癌最常见的症状,多为首发症状,表现为持续性钝痛或胀痛。肝大为肝癌最常见的体征。参阅3版8年制《内科学》P563。②B、C、E为一般性表现,无特异性,故不答。

951. ABCDE 肝癌患者肝区持续性疼痛，常为首发症状。肝癌可有全身症状和消化道症状，如乏力、消瘦、食欲不振、腹胀等。肝区肿块为中晚期肝癌最常见的主要体征，约占95%，答案为D。

952. ABCDE ①老年男性，长期乙肝病史，很可能发展为肝癌。腹部B超示肝脏占位性病变，为明确诊断，最有价值的影像学检查是腹部增强CT。②放射性核素扫描对肝癌分辨率较低，临床上少用。对于肝癌的影像学诊断，腹部CT平扫的敏感性不如增强CT，故答C而不是B。腹部X线片对于肝癌的诊断价值不大。MRCP主要用于胆道占位性病变的诊断。

953. ABCDE ①患者长期乙肝病史，很可能演变为乙肝肝硬化或肝癌。患者B超提示肝脏占位性病变，应首先考虑肝细胞肝癌。为明确诊断，最有意义的实验室检查指标当然是甲胎蛋白（AFP）。②碱性磷酸酶、γ-谷氨酰转移酶测定常用于诊断胆道阻塞。癌胚抗原测定常用于诊断结直肠癌。癌抗原19-9（CA19-9）测定常用于胰腺癌的诊断。

954. ABCDE ①患者腹部B超示肝右叶实质占位性病变，故可首先排除A、B、C，因为A、B、C的B超影像应为液性暗区，而不是实性占位。②直肠癌易经门静脉入肝，转移至肝脏，形成肝转移癌。患者有直肠癌病史，B超示肝内多个结节，血清甲胎蛋白（AFP）不升高，应诊断为肝转移癌而不是原发性肝癌，故答E。原发性肝癌常表现为单个肿块，甲胎蛋白显著增高。

955. ABCDE ①患者乙型肝炎病史12年，前胸壁可见蜘蛛痣，应考虑乙型肝炎肝硬化。乙型肝炎肝硬化是肝癌的常见病因。患者腹腔穿刺抽出血性不凝液体，应考虑腹腔实质性脏器损伤。根据题干，应诊断为肝癌破裂出血。②A、B、D、E腹腔穿刺均不会抽出不凝血。

956. ABCDE ①长期慢性肝炎可演变为肝硬化，继而发展为肝癌。老年患者，肝脏增大、质硬，腹水征，应考虑原发性肝癌，最有价值的实验室检查是血甲胎蛋白测定。②腹水铁蛋白常用于恶性腹水的诊断。血癌胚抗原测定常用于结直肠癌复发的监测。血清癌抗原125（CA125）常用于卵巢上皮性癌的诊断。腹水腺苷脱氨酶常用于结核性腹水的诊断。

957. ABCDE ①肝脏B超和血清AFP测定是临床上筛查肝癌的首选方法。②放射性核素肝扫描阳性率低，目前少用。肝脏CT和MRI虽然对肝癌检出率高于B超，但由于价格昂贵，不作为筛查的首选。腹部X线片很少用于肝癌的诊断。

958. ABCDE ①原发性肝癌的诊断标准为：AFP>400μg/L；AFP>200μg/L持续8周以上。②70%的原发性肝癌AFP阳性，少数肝转移癌可呈假阳性，但升高幅度不如原发性肝癌。③部分慢性肝炎、肝硬化患者血清AFP可低浓度升高，多不超过200μg/L，因此肝功能异常伴AFP增高并不一定就是肝癌。④其他消化道肿瘤，如胃癌、胰腺癌等，AFP也可升高。⑤AFP可用于肝癌预后的判断，肝细胞癌术后，若AFP又升高常常提示复发（E对）。

959. ABCDE ①乙型肝炎的发展规律一般是乙肝→肝硬化→肝癌，因此长期乙肝病史的患者，很可能发展为肝癌。患者肝区疼痛，肝脏巨大肿块，无触痛，质硬，应首先考虑肝癌。为明确诊断，首选的检查当然是经皮肝穿刺活组织检查。②A、C、D、E均属于影像学检查，不能确诊肝癌。

960. ABCDE ①肝炎发展的三部曲为肝炎→肝硬化→肝癌。患者肝炎病史20年，5年前出现食管黏膜下静脉曲张，说明已发展为肝硬化门静脉高压。3个月前出现肝脏巨大肿块，甲胎蛋白阳性，说明已发展为肝细胞肝癌，故应诊断为肝硬化伴肝细胞肝癌。②慢性肝炎不会出现食管静脉曲张。慢性肝炎伴肝硬化或食管静脉曲张均不会出现肝脏肿块。胆管上皮癌AFP常为阴性。

961. ABCDE 962. ABCDE ①肝炎发展的三部曲为肝炎→肝硬化→肝癌。患者肝炎病史20年，很可能发展为肝癌。患者肝区持续性胀痛，肝大，质地坚硬，AFP>1000μg/L（正常值<25μg/L），应诊断为原发性肝癌。肝硬化、肝炎、细菌性肝脓肿、肝脏血管瘤都不可能出现AFP>1000μg/L。②对确诊原发性肝癌最有意义的检查当然是病理学检查，即经皮肝穿刺针吸细胞学检查。肝功能检查无特异性。肝脏CT、MRI、选择性肝动脉造影均属于影像学检查，均不能确诊肝癌。

963. ABCDE ①肝癌局限于一叶或一段内，可行肝癌根治性切除术。②大量腹水、血清胆红素显著升

第九篇 内科学试题答案及详细解答

高、Child-Pugh 肝功能 B 或 C 级,说明患者肝功能较差,不能耐受肝癌根治性切除术,故不答 A、B、C。原发性肝癌的诊断标准为 AFP>400μg/L,AFP>100μg/L 既不能作为肝癌的诊断标准,也不能作为肝癌根治性切除术的指征。

964. **ABCDE** ①患者乙型肝炎病史 15 年,很可能发展为肝癌。患者肝脏占位性病变,血 AFP 显著增高,应诊断为肝癌。B 超示门静脉内无血栓,可行肝癌根治性切除术。②A、B、D、E 均属于晚期肝癌的治疗。

965. **ABCDE** ①老年患者,右季肋部胀痛,肝脏肿大,质硬,B 超示肝右叶占位性病变,AFP>400μg/L,应诊断为肝细胞肝癌。肝左叶见多个小低回声区,应为原发性肝癌的肝内转移灶。患者肝左、右叶均有癌灶,故不能行肝癌根治性切除。患者无腹水征,说明肝功能属于 Child A 级,可以手术治疗。对于不能根治切除的巨块型肝癌,首选肝动脉插管栓塞化疗。②肝癌不是肝脓肿,无须抗感染治疗。患者目前诊断明确,无须剖腹探查。肝癌对放疗不敏感,中草药治疗效果不佳。

966. **ABCDE** ①氨是肝性脑病最主要的神经毒素,消化道是产氨的主要部位。100ml 血液约含 20g 蛋白质,因此消化道大出血时,肠内产氨增多,可诱发肝性脑病。②便秘时,含氮物质与肠菌接触时间延长,有利于氨的产生和吸收。③葡萄糖的氧化磷酸化过程有助于 NH_3 与谷氨酸结合,故低血糖可增加氨的毒性。④缺氧可导致肾性氮质血症,使血氨增高,故 A、C、D、E 均是肝性脑病的诱因。⑤NH_3 和 NH_4^+ 在体内可受 pH 梯度的影响而相互转化($NH_3+H^+\rightleftharpoons NH_4^+$)。$NH_3$ 在酸性环境下(pH<6.0),可与 H^+ 结合形成毒性小的 NH_4^+,随粪便排出体外。在碱性环境下,结肠 pH>6.0 时,NH_4^+ 离解为 NH_3 和 H^+,NH_3 大量弥散入血,导致肝性脑病。因此缺钾性碱中毒是肝性脑病的诱因,而高钾性酸中毒可使血氨降低,不是其诱因,答案为 B。

967. **ABCDE** ①肝性脑病的诱因包括消化道出血、大量排钾利尿、放腹水、高蛋白饮食、催眠镇静药、便秘、外科手术、感染等。②口服抗生素(利福昔明、甲硝唑、新霉素)可抑制肠道产尿素酶的细菌,减少氨的生成,不利于肝性脑病的发生。

968. **ABCDE** ①高蛋白饮食可造成含氮食物摄入过多,导致肠内产氨增多,血氨增高。②肠道细菌活动与氨的形成和代谢有关,而血氨的高低主要受肠道 pH 梯度的影响,故不答 A、B。③低血糖时能量减少,脑内去氨活动停滞,可导致血氨增高,故不答 D。④脂肪摄入过多,对血氨影响不大。

969. **ABCDE** ①氨是肝性脑病最主要的神经毒素。NH_3 和 NH_4^+ 在体内可受 pH 影响而相互转化。在酸性环境中,NH_3 可与 H^+ 结合形成毒性小的 NH_4^+,随粪便排出体外。在碱性环境中,NH_4^+ 离解为 NH_3 和 H^+,NH_3 大量弥散入血,导致肝性脑病。因此肝性脑病的患者应采用弱酸灌肠,以促进氨的排出,故答 B。②肥皂水多为碱性溶液,灌肠后会诱发肝性脑病。地塞米松、谷氨酸钾、精氨酸为静脉注射剂,一般不用于灌肠治疗。

970. **ABCDE** ①L-鸟氨酸-L-天冬氨酸可促进体内氨的代谢而降低血氨,它是鸟氨酸与天冬氨酸的混合制剂,其中鸟氨酸能增加氨基甲酰磷酸合成酶活性,加速鸟氨酸循环,而降低血氨;天冬氨酸可增加谷氨酰胺合成酶的活性,促进脑肾组织利用氨合成谷氨酰胺而降低血氨。②口服新霉素、乳果糖可减少肠道氨的产生、吸收而降低血氨。支链氨基酸可减少假性神经递质的形成,而用于肝性脑病的治疗。氟马西尼可拮抗内源性苯二氮䓬所致的神经抑制,对部分患者有促醒作用。

971. **ABCDE** ①患者长期乙肝肝硬化,黑便 2 天提示有上消化道出血,此为肝性脑病的常见诱因。患者 2 小时前出现意识障碍,应诊断为乙肝肝硬化合并肝性脑病,不宜口服镇静催眠药地西泮,以免加重病情。②口服利福昔明可抑制肠道产尿素酶的细菌生长繁殖,减少氨的产生。口服乳果糖可降低肠道 pH,减少肠道细菌产氨。静脉应用生长抑素、奥美拉唑均有助于上消化道止血。

972. **ABCDE** 肝性脑病的主要发病机制是氨中毒,因此肝性脑病患者最明显的变化是血氨升高。

973. **ABCDE** ①肝性脑病的临床过程分为 5 期,即 0 期(潜伏期)、1 期(前驱期)、2 期(昏迷前期)、3 期

(昏睡期)、4期(昏迷期)。前驱期主要表现为轻度性格改变和精神失常,如焦虑、欣快激动、淡漠、睡眠倒错、健忘等。②计算能力减退、定向力障碍为2期临床表现。Babinski阳性为2期、3期临床表现。生理反射亢进为3期、4期临床表现。

974. ABCDE ①患者B超示肝实质弥漫性病变,说明原发病灶位于肝脏。患者腹痛、腹胀、低热、脾大及腹水,应考虑肝硬化腹水。患者近1天来表情淡漠、嗜睡,说明已合并肝性脑病。为明确诊断,最有意义的体征当然是扑翼样震颤阳性。扑翼样震颤是肝性脑病具有诊断意义的体征,是指患者平伸手指及腕关节时,腕关节突然屈曲,然后又迅速伸直,如此震颤多动,类似鸟的翅膀在扇动,是由于基底节病变及小脑共济失调所致。②2期、3期肝性脑病可有肌张力增高、Babinski征阳性、腱反射亢进,但无特异性,故不答A、B、E。腹壁反射消失见于锥体束受损。

975. ABCDE ①患者长期大量饮酒,很可能导致酒精性肝硬化。进食高蛋白食物后,产氨增多,可诱发肝性脑病。扑翼样震颤为肝性脑病具有诊断意义的体征。患者进食高蛋白饮食后神志不清,扑翼样震颤,应首先考虑肝性脑病。②慢性酒精中毒不会突然发病,故不答B。题干未提及停酒史,故不答C。低钙血症常导致四肢抽搐,而不是扑翼样震颤,故不答D。低血糖发作常表现为饥饿时发病,发病时测定血糖<2.8mmol/L,服用糖水后缓解。

976. ABCDE 中年男性,长期乙肝病史,腹胀、乏力、消瘦、黄疸,移动性浊音阳性,应诊断为失代偿性肝硬化。2天来嗜睡、言语混乱,应诊断为肝性脑病。A、B、C、D均属于肝性脑病的常见病因。摄入大量维生素C当然不会导致肝性脑病。

977. ABCDE ①患者长期肝炎肝硬化病史,突然神志改变,应考虑肝性脑病。为明确意识障碍的原因,应首选血氨测定。②血糖测定常用于诊断糖尿病酮症酸中毒。ALT/AST常用于诊断肝炎。血清蛋白电泳常用于诊断多发性骨髓瘤。血电解质测定为一般性检查。

978. ABCDE ①患者长期肝炎肝硬化病史,门-腔静脉分流术后3年(肝性脑病的常见诱因),出现意识障碍,应考虑肝性脑病。蛋白质经肠道细菌分解可产生氨,正常情况下肠道产生的氨可在肝中合成尿素排出体外。肝功能减退患者,尿素合成减少,血氨增高,可导致肝性脑病。为减少血氨来源,肝性脑病患者应限制蛋白质饮食,故答E。②A、B、C、D均不会导致血氨增加,可以选用。

979. ABCDE ①消化道是产生氨的主要部位。在体内,氨以NH_3和NH_4^+两种形式存在。NH_3在酸性环境下(pH<6.0),可与H^+结合形成毒性小的NH_4^+随粪便排出体外。在碱性环境下,当结肠内pH>6.0时,NH_4^+离解为NH_3和H^+,NH_3大量弥散入血。因此,能减少肝性脑病患者肠腔内氨吸收入血的有效措施是给予弱酸灌肠,以降低肠腔内pH。②高蛋白质饮食可以增加肠道氨的产生,抑制肠蠕动可以增加肠道氨的吸收,促进肝脏合成尿素可以降低血氨,服用益生菌可以调节肠道菌群。

980. ABCDE ①门-腔静脉分流术是肝性脑病常见的诱因。长期肝功能异常患者出现性格改变、睡眠倒错,应诊断为肝性脑病前驱期。肝性脑病患者不宜输入库存血,以免加重氮质血症,增加血氨来源,加重病情。②口服乳果糖后在小肠不被分解,达结肠后可被分解为乳酸、乙酸而降低肠道pH,减少氨的吸收(B对)。③碱性肥皂水灌肠可增加肠道对氨的吸收,不宜采用。④口服抗生素(甲硝唑、利福昔明、新霉素),可抑制肠道产尿素酶的细菌生长繁殖,减少氨的生成,但静脉滴注抗生素无此作用。⑤巴比妥为镇静催眠药,可加重肝性脑病,不宜使用。

981. ABCDE ①氨中毒学说是肝性脑病的主要发病机制。乳果糖口服后,在小肠不会被分解,到达结肠后可被乳酸杆菌分解为乳酸和乙酸,使肠道pH降低,不利于肠道产尿素酶的细菌生长,使肠道氨的形成减少;此外,酸性的肠道环境可减少氨的吸收,并促进血液中的氨渗入肠道排出。乳果糖可用于各期肝性脑病的治疗(D对)。②A为促肝细胞生长素的作用机制。B为口服新霉素、甲硝唑的作用机制。C为人工肝的作用机制。乳果糖在小肠内不能分解吸收供能,故不答E。

982. ABCDE 983. ABCDE ①肝性脑病患者肠内毒素主要是氨。乳果糖经口服到达结肠后,可被乳酸杆菌分解为乳酸和乙酸,使肠道 pH 降低,不利于肠道产尿素酶的细菌生长,使肠道氨的形成减少;酸性的肠道环境也可减少氨的吸收。②食物中的芳香族氨基酸(酪氨酸、苯丙氨酸),经肠菌脱羧酶的作用,分别转变为酪胺和苯乙胺。正常情况下,这两种胺在肝内被分解清除。肝性脑病时,清除发生障碍,这两种胺进入脑组织,经 β-羟化酶的作用分别转变为假性神经递质 β-羟酪胺和苯乙醇胺。后二者的化学结构与正常神经递质去甲肾上腺素相似,但不能传递神经冲动,当被神经细胞摄取后,可发生传导障碍,导致肝性脑病。肝性脑病患者支链氨基酸/芳香族氨基酸的比值由正常的 3～3.5 降至 1 以下,芳香族氨基酸进入脑内产生脑毒性。支链氨基酸是一种以亮氨酸、异亮氨酸、缬氨酸为主的复合氨基酸,可竞争性抑制芳香族氨基酸进入大脑,减少假性神经递质的形成。③甘露醇为脱水药,糖皮质激素为激素类药物,左旋多巴为治疗帕金森病的药物。

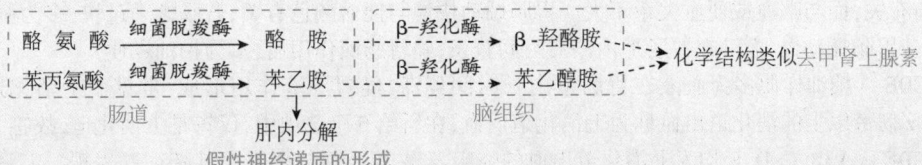

假性神经递质的形成

984. ABCDE　985. ABCDE　986. ABCDE　987. ABCDE　①肝硬化患者,上消化道大出血后,出现神经精神症状,血氨增高(血氨正常值为 18～72μmol/L, 或 40～70μg/dl),应考虑肝性脑病。尿毒症多有长期肾脏病史,一般不会发生上消化道大出血。脑血管意外常见于老年人,常有高血压病史,多有偏瘫症状。乙型脑炎主要表现为脑实质受损。患者血糖 5.6mmol/L,可排除糖尿病酮症酸中毒。②血氨增高是肝性脑病最主要的发病机制,其首选治疗应是降低血氨。口服抗生素为降低血氨的措施之一。胰岛素常用于治疗糖尿病酮症酸中毒。血液透析常用于治疗肾衰竭。肝性脑病严禁使用镇静药物。③该患者为上消化道大出血,且出血凶猛,有长期肝硬化病史,应考虑肝硬化门静脉高压症所致的食管胃底曲张静脉破裂出血。A、B、C、E 所致上消化道出血的出血量较小,一般为 250～500ml,故不答 A、B、C、E。④为明确上消化道出血的病因,待病情稳定后应首选胃镜检查,次选钡剂检查,故答 C 而不是 A。吞线试验主要用于判断上消化道出血的活动性,适用于不能耐受 X 线、内镜或动脉造影检查者。腹部 B 超、CT 检查对上消化道出血的诊断价值不大。

988. ABCDE　989. ABCDE　①患者乙型肝炎病史 15 年,很可能发展为肝硬化。患者上消化道出血后出现神志恍惚,行为异常,扑翼样震颤,应诊断为乙型肝炎肝硬化导致的肝性脑病。A、B、C、D 均与题干所述不符。②利福昔明可抑制肠道产尿素酶的细胞生长,减少肠道氨的吸收,常用于肝性脑病的治疗。碳酸氢钠是碱性物质,可增加肠道产氨,加重肝性脑病。帕罗西汀常用于治疗抑郁症。输血可增加氮源性毒物的生成,故不宜使用。苯巴比妥可诱发和加重肝性脑病,应禁用。

990. ABCDE　消化道以屈氏(Treitz)韧带为界。Treitz 韧带以上的消化道出血,称为上消化道出血。Treitz 韧带以下的消化道出血,称为下消化道出血。

991. ABCDE　应激性溃疡也称急性胃黏膜病变,当然好发部位在胃,位于十二指肠者少见,故答 E。

992. ABCDE　A、B、C、D、E 均可导致上消化道出血,但以消化性溃疡最常见(占 40%～50%),食管胃底静脉曲张破裂出血(占 20%～25%)、胃癌(占 3%～5%)次之,B、D 均属少见病因。

993. ABCDE　①中年男性,乙肝病史多年,很可能已发展为肝硬化门静脉高压症。患者进食硬质食物后上消化道出血,有失血性休克表现,应诊断为肝硬化门静脉高压症合并食管下端胃底曲张静脉破裂出血。②急性胃黏膜病变出血量一般较少,很少引起休克。食管肿瘤引起上消化道出血少见。胃溃疡、十二指肠溃疡出血与乙肝病史无关,导致失血性休克者较少见。

994. ABCDE　①由剧烈呕吐引起的上消化道出血,常见于食管贲门黏膜撕裂综合征,故答 E。②急性糜烂出血性胃炎、消化性溃疡出血多由酗酒、口服非甾体抗炎药所致,而不是剧烈呕吐引起,故不答 A、

B。胃恒径动脉破裂罕见。患者既往身体健康,肝、脾不大,说明肝硬化门静脉高压症导致食管胃底曲张静脉破裂出血的可能性较小。

995. ABCDE　①长期服用非甾体抗炎药(阿司匹林)可抑制环氧合酶,阻断前列腺素的合成,削弱胃黏膜屏障,导致急性胃炎出血,常表现为黑便,故答 B。②食管静脉曲张破裂出血多见于门静脉高压症。十二指肠溃疡出血常见于上腹部周期性饥饿痛患者。胃癌出血与题干所述无关。反流性食管炎出血多见于长期反酸、烧心患者。

996. ABCDE　①上消化道出血常表现为呕血与黑便,其临床表现主要取决于出血量和出血速度,而出血部位的高低则是次要因素。如果出血很急、量很多,则既有呕血,也有便血;若出血较慢,量较少,则常出现黑便,呕血少见。②上消化道出血的表现与病变性质关系不大。凝血机制是否正常与消化道出血有关,而与呕血或便血关系不大。胃肠蠕动快慢与便血颜色有关,若肠蠕动过快,多为鲜红色血便;若胃肠蠕动慢,血液在胃肠道内停滞时间较长,经胃肠液作用后,多为柏油样便。

997. ABCDE　柏油样便多为血液在胃肠道内长时间停滞,经胃肠液作用形成,常见于上消化道出血。Trietz 韧带以上的消化道出血称为上消化道出血,在所给5个选项中,仅胃是上消化道,故答 A。

998. ABCDE　A、B、C、D、E 均为上消化道出血的临床表现,但呕血与黑粪是其特征性表现。上消化道大量出血后,均有黑粪。出血部位在幽门以上者多为呕血;若出血量较少,出血速度较慢,也可无呕血。出血部位在幽门以下者多为黑粪;若出血量大、出血速度快,可有呕血。

999. ABCDE　①肝硬化食管静脉曲张大出血后,由于大量血液蛋白质的消化产物在肠道被吸收,血中尿素氮可升高,称为肠源性氮质血症。大量出血后,门静脉系统内血量减少,脾脏可暂时缩小,不易扪及。大量出血后易诱发肝性脑病,出现意识障碍。大量出血后,血容量减少,可导致少尿。②大量出血可导致肝脏缺血、缺氧,肝功能损害,腹腔积液增多,故答 C。

1000. ABCDE　①无论是上消化道,还是下消化道出血,均可导致粪便潜血阳性、血红蛋白降低。由于有效血容量下降,肾血流量减少,可造成肾前性少尿,血肌酐升高。消化道出血可使肠道内氨的生成和吸收增加,导致血氨升高,故 A、C、D、E 均不能用于消化道出血部位的鉴别。②肠源性氮质血症是由于大量血液蛋白质的消化产物在肠道吸收所致。若为下消化道出血,血液未经肠道消化吸收,血尿素氮不升高。故只有上消化道出血时,血尿素氮才会升高。因此血尿素氮增高可作为上、下消化道出血的鉴别指标之一,答案为 B。

1001. ABCDE　每日消化道出血>5ml,粪便隐血试验阳性。每日出血量>50ml 可出现黑粪。

1002. ABCDE　①肠鸣音>10 次/分,称为肠鸣音活跃。肠鸣音是肠蠕动产生的,当上消化道出血时,血液积聚在肠道,刺激肠管引起肠蠕动增强,可导致肠鸣音活跃。②肠系膜上动脉栓塞可致肠管缺血坏死,肠蠕动减弱或消失,故肠鸣音减弱甚至消失。麻痹性肠梗阻无肠管蠕动,故肠鸣音消失。急性胰腺炎、上消化道穿孔可引起急性腹膜炎,故肠鸣音减弱甚至消失。

1003. ABCDE　①消化道出血后,肠源性氮质血症可导致血尿素氮增高。若扩容后,血尿素氮仍然增高,则提示肠道仍有活动性出血,故不答 B。C、D、E 显然属于肠道活动性出血的表现。②持续性腹痛并不是肠道出血的表现,故答 A。

1004. ABCDE　①青年患者,周期性上腹痛3年,口服抑酸剂有效,应诊断为消化性溃疡。患者服用非甾体抗炎药(止痛片)后出现呕血与黑便,应考虑合并上消化道出血。②食管贲门黏膜撕裂综合征多表现为剧烈呕吐后呕吐鲜血。食管胃底静脉曲张破裂出血多见于肝硬化门静脉高压症,常有肝脾大。反流性食管炎多表现为反酸、烧心,无季节性。胃癌常表现为无规律性上腹痛,抑酸剂无效。

1005. ABCDE　①中年男性,反复上腹痛2年,应考虑消化性溃疡。黑便2天,呕血伴头晕,应诊断为消化性溃疡并出血。其止血措施主要有抑制胃酸分泌(质子泵抑制剂)、胃镜止血,若不成功可行急症手术治疗。②静脉滴注血管加压素为门静脉高压症食管胃底静脉曲张破裂出血的止血方法。冰盐水胃腔灌洗为普通止血措施,现已少用。凝血酶为局部止血药物,一般在胃镜下进行。

第九篇　内科学试题答案及详细解答

1006. **ABCDE**　①食管静脉曲张破裂出血多见于肝硬化门静脉高压症,多有长期肝炎病史、蜘蛛痣、脾大,若有腹水可出现移动性浊音阳性。②食管静脉曲张破裂出血来势凶猛,出血量较大,常达500～1000ml,主要表现为呕吐鲜血。呕吐咖啡样物说明出血量较少,此为消化性溃疡的出血特点。

1007. **ABCDE**　①急诊胃镜是目前诊断上消化道出血病因的首选检查方法。血常规、肝肾功能、腹部B超均有助于上消化道出血病因的判断,为辅助检查方法。②对于急性上消化道出血的患者,不能进行急诊X线钡剂造影,而应在出血停止数天后进行。

1008. **ABCDE**　①慢性乙肝易演变为肝硬化,引起门静脉高压食管胃底静脉曲张破裂出血,且出血量较大。为明确出血原因,应首选纤维胃镜检查。②腹部CT、腹部B超为辅助检查方法。选择性腹腔动脉造影为有创检查,一般不作为首选。上消化道出血期间,不宜进行急诊X线钡剂造影,故不答C。

1009. **ABCDE**　1010. **ABCDE**　1011. **ABCDE**　①青年男性,饥饿性上腹痛1个月余,应考虑十二指肠溃疡。2小时前呕血1次,应诊断为十二指肠溃疡并出血。胃癌出血常见于老年人,多有无规律性上腹疼痛病史。胃黏膜脱垂常表现为进食和右侧卧位中上腹痛,无周期性和节律性。患者否认慢性肝病史,故门静脉高压食管胃底静脉曲张破裂出血的可能性较小。急性糜烂性胃炎多有长期服用非甾体抗炎药物病史或应激史,出血量小,多表现为黑便。②为明确十二指肠溃疡出血的诊断,应首选纤维胃镜检查。腹部X线片、B超、CT对本病的诊断价值不大。腹腔血管造影可明确出血部位,但为有创检查,一般不作为首选,故不答D。③十二指肠溃疡并出血的治疗首选质子泵抑制剂奥美拉唑,因其抑酸止血效果最好。止血环酸(氨甲环酸)对消化性溃疡出血效果不佳。法莫替丁、垂体后叶素的止血效果不如奥美拉唑,故不答B、E。凝血酶可用于胃镜下局部止血。

1012. **ABCDE**　①患者上腹隐痛2个月,饮酒后出现呕血与黑便,应考虑胃黏膜损害导致的上消化道出血。患者肝脾不大,可排除门静脉高压食管胃底静脉曲张破裂出血。对于胃黏膜损害引起的上消化道出血,应首选质子泵抑制剂奥美拉唑治疗,其抑酸止血效果最好。②维生素K_1为促凝药,常用于凝血障碍所致的出血。6-氨基己酸为抗纤溶药,常用于纤溶亢进所致的出血。三腔二囊管、垂体后叶素均可用于食管胃底静脉曲张破裂出血。A、C、D、E均对胃黏膜损害所致的出血效果不佳。

1013. **ABCDE**　①长期口服非甾体抗炎药(阿司匹林)后突然发生上消化道出血,应考虑急性糜烂出血性胃炎。患者无肝病病史,肝、脾无肿大,可排除门静脉高压食管胃底静脉曲张破裂出血。急性糜烂出血性胃炎的出血量一般不大,且常呈间歇性,可在短期内自愈,因此多采用保守治疗,而不首选胃镜止血,故不答E。②对于轻症急性糜烂出血性胃炎,可口服胃黏膜保护剂(硫糖铝、铝碳酸镁)。患者脉搏、血压平稳,说明出血量不多,属于轻症患者,故答A。③对于疼痛明显者,可加用H_2受体抑制剂;对于严重出血者,可加用质子泵抑制剂。参阅14版《实用内科学》P1911。④阿托品因副作用太多,临床上少用。口服止血剂(8%去甲肾上腺素盐水)主要用于治疗消化性溃疡出血。急性糜烂出血性胃炎的治疗重点在于静脉应用抑酸药及胃黏膜保护剂,而不是静脉点滴止血剂。

1014. **ABCDE**　①患者呕血、黑便,应考虑上消化道出血。患者胸前可见蜘蛛痣、脾大,应考虑肝硬化门静脉高压症,故本例应诊断为肝硬化门静脉高压症合并食管下段胃底曲张静脉破裂出血,首选止血药物是生长抑素。②消化性溃疡合并上消化道出血,止血药物首选质子泵抑制剂泮托拉唑。凝血酶属于局部止血药。维生素K_1常用于维生素K依赖性凝血因子缺乏所致的出血。输注新鲜冰冻血浆常用于治疗凝血因子缺乏所致的出血。

1015. **ABCDE**　①垂体后叶素可收缩内脏血管,减少门静脉血流量,降低门静脉压力,常用于治疗门静脉高压所致的食管胃底静脉曲张破裂出血。但由于垂体后叶素也可收缩冠状动脉,因此高血压、冠心病患者不宜使用。②当药物治疗无效时,可使用三腔二囊管压迫止血。8%去甲肾上腺素盐水胃管滴注、冰生理盐水洗胃均属于局部止血措施,可以选用。由于胃酸对去甲肾上腺素的灭活作用较强,胃内局部使用不会导致全身血管收缩,血压升高,因此高血压、冠心病患者可以使用。6-氨基己酸为抗纤溶药物,常用于纤溶亢进所致的出血。

1016. ABCDE　1017. ABCDE　1018. ABCDE　①患者呕血后心率增快,血压降至95/60mmHg,说明出血量>800ml。患者黄疸明显,说明肝功能不全。患者腹壁静脉曲张,脾大,腹水征阳性,说明有门静脉高压症。因此本例最可能的呕血原因是门静脉高压食管下段胃底静脉曲张破裂出血,其出血量一般较大,可达500~1000ml,可引起休克。A、B、C、D导致的出血,出血量一般<500ml,很少引起休克。②为确诊上消化道出血的病因,最有价值的检查当然是纤维胃镜。腹部X线片、B超、CT对上消化道出血的诊断价值不大。上消化道出血急性期,不宜做X线钡剂造影检查。③上消化道大出血患者,P120次/分,BP95/60mmHg,说明处于休克代偿期,补液首选平衡盐溶液。

1019. ABCDE　1020. ABCDE　1021. ABCDE　①患者慢性胃痛史多年,突然黑便,血压降低,心率增快,应考虑急性胃出血。急性肠炎导致出血性休克少见。心绞痛常表现为发作性胸痛,血压正常或增高,不会有上消化道出血的表现。心肌梗死常表现为突发持续性胸痛,血压可降低,但无内出血的征象。急性胃穿孔常表现为突发上腹持续性剧烈疼痛,板状腹,无内出血征象。②患者血压<90/60mmHg,心率增快,说明合并失血性休克,首要的急救措施是抗休克治疗,应立即补液、输血、纠正休克。开腹探查只在有手术指征时施行。硝酸甘油常用于心绞痛的治疗。溶栓治疗为急性心肌梗死的治疗措施。③待休克纠正后,确诊急性胃出血当然首选胃镜检查。超声心动图、心肌酶学测定常用于诊断急性心肌梗死。CT、胸部X线片对急性胃出血的诊断价值不大。

1022. ABCDE　蛋白尿是指尿蛋白>150mg/d,或尿蛋白/肌酐>200mg/g,或尿蛋白定性试验阳性。

1023. ABCDE　①尿蛋白的发生机制分为4类:生理性蛋白尿、肾小球性蛋白尿、肾小管性蛋白尿、溢出性蛋白尿(老教材分为5类,还包括分泌性蛋白尿)。②假性蛋白尿属于病理性蛋白尿范畴,是指尿中混有大量血、脓、黏液而导致蛋白定性试验阳性,肾脏本身没有受损。假性蛋白尿是针对蛋白尿的临床意义而言的,而不是蛋白尿的产生机制,故答E。

1024. ABCDE　①当肾小球滤过膜受损时,血浆蛋白质可经滤过膜漏出,若超过了肾小管重吸收能力而出现在终尿中,称为肾小球性蛋白尿。当滤过膜病变较轻时,尿中出现以白蛋白为主的中小分子量蛋白质,称为选择性蛋白尿,故答B。②尿中以溶菌酶、$β_2$-微球蛋白为主,是肾小管性蛋白尿的特点。尿中以本-周蛋白为主,是溢出性蛋白尿的特点。尿中以IgA为主,是分泌性蛋白尿的特点。

1025. ABCDE　①肾病综合征患者由于肾小球滤过膜受损,通透性增高,当血浆蛋白质滤出并超过肾小管重吸收能力时,可形成大量蛋白尿,称为肾小球性蛋白尿。②肾小管性蛋白尿是由于肾小管受损所致,常见于急性肾盂肾炎。溢出性蛋白尿常见于多发性骨髓瘤。组织性蛋白尿常见于肾组织坏死。功能性蛋白尿是指泌尿系统无器质性病变,尿中暂时出现的尿蛋白。

1026. ABCDE　①溢出性蛋白尿的主要成分是血红蛋白、肌红蛋白、本-周蛋白。本-周蛋白即单克隆轻链蛋白,常见于多发性骨髓瘤。②白蛋白、IgG主要见于肾小球性蛋白尿。$β_2$-微球蛋白常见于肾小管性蛋白尿。Tamm-Horsfall蛋白常见于组织性蛋白尿。

1027. ABCDE　本周蛋白尿为多发性骨髓瘤的特征性蛋白尿,确诊首选骨髓穿刺。

1028. ABCDE　①$β_2$-MG($β_2$-微球蛋白)、$α_1$-MG($α_1$-微球蛋白)的分子量分别为11800、26000,均为低分子量蛋白质,可经肾小球自由滤过,正常情况下99%以上的$β_2$-MG、$α_1$-MG可经近端肾小管重吸收。尿中$β_2$-MG、$α_1$-MG升高,说明近端小管重吸收功能受损,为肾小管性蛋白尿。②组织性蛋白尿以Tamm-Horsfall蛋白为主。溢出性蛋白尿以本-周蛋白、血红蛋白、肌红蛋白为主。功能性蛋白尿是指健康人出现的暂时性蛋白尿。选择性肾小球性蛋白尿以白蛋白为主。

1029. ABCDE　①正常肾小球滤过膜具有机械屏障作用,只允许分子量<40000的蛋白质滤过。$β_2$-微球蛋白分子量为14000,视黄醇结合蛋白分子量为21000,溶菌酶分子量为14000、$α_1$-微球蛋白分子量为26000,均可自由通过肾小球滤过膜,而出现于终尿中。②免疫球蛋白G分子量为150000,不能通过肾小球滤过膜,不会出现在终尿中。

1030. ABCDE　①IgG分子量大,正常情况下不能通过肾小球滤过膜。尿IgG异常升高,提示肾小球滤过

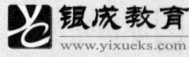
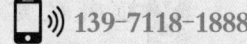

膜严重受损,故答 D。②尿 β_2-微球蛋白升高提示近端肾小管受损。③免疫球蛋白分子由两条重链和两条轻链组成,轻链可分为 λ 型(LAM)和 κ 型(KAP)两型。尿轻链 LAM、KAP 分子量小,可自由经肾小球滤过,90%被近端小管重吸收。尿轻链 LAM、KAP 升高提示免疫球蛋白轻链产生增多,超过了近端小管的重吸收能力,常见于多发性骨髓瘤。④NAG 升高提示肾小管上皮细胞受损。

1031. ABCDE　①溢出性蛋白尿是指血中小分子量蛋白质(如本周蛋白,即 M 蛋白)异常增多,从肾小球滤出,超过肾小管重吸收阈值所致的蛋白尿。②正常血浆蛋白电泳从正极至负极分别是白蛋白、α_1 球蛋白、α_2 球蛋白、β 球蛋白和 γ 球蛋白 5 个区带。多发性骨髓瘤患者骨髓中克隆性浆细胞异常增生,并分泌单克隆免疫球蛋白(M 蛋白),其他免疫球蛋白明显降低,电泳时呈现单株峰,以小分子蛋白为主,区带大致分布于 α_2 球蛋白至 γ 球蛋白之间。③本例大量蛋白尿,蛋白电泳以小分子蛋白为主,呈单株峰,提示为 M 蛋白,此为溢出性蛋白尿,应诊断为多发性骨髓瘤。

1032. ABCDE　①泡沫尿常提示蛋白尿,这是由于尿中含有大量蛋白质,表面张力减小,而使尿中泡沫不易消失。②功能性蛋白尿属于生理性蛋白尿,是指剧烈运动等所致的暂时性蛋白尿,与肾血管痉挛导致的肾小球毛细血管通透性增高有关,常见于青少年,休息后蛋白尿可消失。③A、B、C、D 均属于病理性蛋白尿,不可能休息 1 天后消失。

1033. ABCDE　①血液中的肌酐主要经肾小球滤过排出,肾小管基本不重吸收且排出量也较少,因此在外源性肌酐摄入量稳定的情况下,血肌酐浓度取决于肾小球滤过能力,故血肌酐主要反映肾小球的滤过功能,血肌酐升高时的蛋白尿多提示肾小球性蛋白尿。男性血肌酐正常值为 53～106μmol/L。②功能性蛋白尿多为一过性蛋白尿。肾小管性蛋白尿多为小分子蛋白尿,如溶菌酶、核糖核酸酶等。溢出性蛋白尿多为本周蛋白、血红蛋白、肌红蛋白等。分泌性蛋白尿多为 IgA。

1034. ABCDE　①管型尿是蛋白质、细胞、碎片在肾小管、集合管中凝固而成的圆柱形蛋白聚体,因此管型形成的先决条件是蛋白质在肾小管或集合管中淤滞。由于急性膀胱炎的病变部位在膀胱而不在肾小管或集合管,因此不可能出现管型尿。②A、B、C、D 均可累及肾小管、集合管,故可出现管型尿。

1035. ABCDE　1036. ABCDE　①慢性肾衰竭患者尿中可有不同程度的红细胞管型、颗粒管型、蜡样管型,但蜡样管型的出现反映了肾小管间质瘢痕形成、肾小管肥大,标志着肾衰竭进展至严重阶段,故最佳答案为 B 而不是 D、E。参阅 2 版 8 年制《内科学》P671。②急性肾盂肾炎是肾盂、肾间质和肾小管的化脓性炎症,因此尿中最常见的管型是白细胞管型。③透明管型偶见于正常人。

1037. ABCDE　1038. ABCDE　①血中的小分子量蛋白质,如本周蛋白、血红蛋白、肌红蛋白异常增多,从肾小球滤出,超过肾小管重吸收能力所致的蛋白尿,称为溢出性蛋白尿。尿中出现大量本周蛋白常见于多发性骨髓瘤。②原发性肾病综合征患者肾小球滤过膜的滤过屏障受损,致使大量蛋白质从尿中丢失,此为肾小球性蛋白尿。③肾小管性蛋白尿常见于肾盂肾炎、间质性肾炎。混合性蛋白尿常见于糖尿病、狼疮肾炎。生理性蛋白尿见于剧烈运动、发热、寒冷、精神紧张。

1039. ABCDE　尿沉渣镜检高倍镜下每视野红细胞超过 3 个,称为镜下血尿(C 对)。1000ml 尿液中含 1ml 以上的血液可表现为肉眼血尿。

1040. ABCDE　A、B、C、E 均可导致血尿,单纯性肾囊肿一般不出现血尿。

1041. ABCDE　①肾小球性疾病患者,红细胞从滤过膜滤出后经肾小管排出,可凝固呈条形,不可能形成凝血块,故不答 A、B、C、E。②膀胱癌的癌组织坏死脱落,出血积聚在膀胱中可形成凝血块,故答 D。

1042. ABCDE　①患者尿色加深,镜下血尿,应首先行尿沉渣相差显微镜镜检,观察尿红细胞形态,以明确是肾小球源性血尿还是非肾小球源性血尿。②肾脏增强 CT 为形态学检查,对确定血尿类型价值不大。尿脱落细胞检查主要用于诊断肾盂癌。清洁中段尿培养主要用于诊断尿路感染。肾穿刺活检为有创检查,一般不作为首选。

1043. ABCDE　①患者主诉血尿,尿常规示镜下红细胞满视野,应行尿相差显微镜检查,以区分肾小球源性血尿和非肾小球源性血尿。②血常规检查无特异性。清洁中段尿细菌培养常用于诊断尿路感染。尿渗透压测定常用于了解肾浓缩、稀释功能。APTT、PT等凝血功能检查常用于诊断凝血障碍性疾病。

1044. ABCDE ①年轻女性上呼吸道感染后1天,出现血尿,应首先考虑IgA肾病。尿液呈浓茶色,应考虑血红蛋白尿、肌红蛋白尿,应与血尿相鉴别。为区分肉眼血尿与血红蛋白尿、肌红蛋白尿,应首选尿常规加沉渣镜检。②尿渗透压测定可了解肾的浓缩和稀释功能。尿蛋白定量常用于诊断肾病综合征。尿细菌培养常用于诊断尿路感染。尿蛋白电泳常用于诊断多发性骨髓瘤。

1045. ABCDE ①血尿离心后上清红色消退,尿沉渣镜检见大量红细胞,尿隐血试验阴性或弱阳性。血红蛋白尿离心沉淀后上清颜色不变,尿沉渣镜检无红细胞,尿隐血试验强阳性。因此,鉴别血尿和血红蛋白尿的首选检查是尿沉渣镜检,看有无大量红细胞。参阅1版《实用诊断学》P659。②尿蛋白定量常用于诊断肾病综合征。尿红细胞管型常见于急性肾炎。尿白细胞管型常见于急性肾盂肾炎。尿蛋白电泳常用于诊断多发性骨髓瘤。

1046. ABCDE ①肾小球源性血尿是由于肾小球基底膜断裂,红细胞通过该裂缝时受血管内压力挤压受损所致,受损的红细胞随后通过肾小管各段时,受不同渗透压和pH作用,呈现变形红细胞尿为其特点。②终末血尿常提示病变部位位于膀胱颈部、尿道前列腺部。尿潜血试验阳性提示血尿或血红蛋白尿。肉眼血尿提示每1000ml尿液中出血量>1ml。血尿伴蛋白尿提示基底膜受损严重。

1047. ABCDE ①肾小球源性血尿是由于肾小球基底膜受损所致,常呈现变形红细胞尿,多合并红细胞管型、蛋白尿,可有或无腹痛。②"尿红细胞呈均一性"为非肾小球源性血尿的特点。

1048. ABCDE ①尿相差显微镜检查示正常红细胞尿,说明为非肾小球源性血尿,常见于肾间质性疾病,如急性肾盂肾炎。②A、B、D、E均属于肾小球疾病,均表现为肾小球源性血尿,尿相差显微镜检查示变形红细胞尿。

1049. ABCDE 原发性肾小球疾病的临床分型包括急性肾小球肾炎、急进性肾小球肾炎(急进性肾炎)、慢性肾小球肾炎、无症状性血尿和/或蛋白尿、肾病综合征5型,不包括肾盂肾炎。

1050. ABCDE 原发性肾小球疾病的病理分型分为4类:①轻微肾小球病变;②局灶性节段性病变;③弥漫性肾小球肾炎,包括膜性肾病、增生性肾炎、硬化性肾小球肾炎,其中增生性肾炎又细分为系膜增生性肾小球肾炎、毛细血管内增生性肾小球肾炎、系膜毛细血管性肾小球肾炎、新月体性和坏死性肾小球肾炎;④未分类的肾小球肾炎。肾病综合征为临床分型而不是病理分型,故答C。

1051. ABCDE ①大多数原发性肾小球疾病是免疫介导性炎症疾病。一般认为,免疫机制是肾小球病的始发机制,在此基础上炎症介质参与,最后导致肾小球损伤,产生临床症状。②β-溶血性链球菌感染常导致急性肾小球肾炎。病毒(如流感病毒、埃可病毒、乙肝病毒)感染后可发生肾炎。药物(抗生素、磺胺、非甾体抗炎药)常引起急性间质性肾炎。遗传因素与肾小球肾炎的易感性有关。

1052. ABCDE ①患者上呼吸道感染2周后出现血尿、蛋白尿、水肿、肾功能受损,应考虑急性肾小球肾炎。②急性肾小球肾炎可通过循环免疫复合物或原位免疫复合物诱发补体异常活化而发病。患者肾穿刺活检免疫荧光检查显示肾小球C3及IgG颗粒状沉积,应考虑为循环免疫复合物所致。原位免疫复合物沉积多表现为连续性免疫荧光而不是颗粒状荧光,故答A而不是B。自身抗体形成为Ⅲ型急进性肾小球肾炎的发病机制。D、E显然不是正确答案。

1053. ABCDE ①急性肾炎病前1~3周常有上呼吸道感染史,常表现为血尿、蛋白尿、水肿、高血压、抗O滴度增高,补体C3下降。根据题干,本例应诊断为急性肾炎,其病理改变为毛细血管内增生性肾小球肾炎。②患者尿蛋白仅(++),不能诊断为肾病综合征,故不答A、B、C。患者血肌酐正常,不能诊断为新月体性肾炎,因为新月体性肾炎的临床特征是短时间内肾功能急剧衰竭。

1054. ABCDE 引起急性肾小球肾炎最常见的病原体为β-溶血性链球菌A组12型和49型。

1055. ABCDE 几乎所有急性肾小球肾炎患者均有肾小球源性镜下血尿,故答C。95%的患者有轻、中度蛋白尿。80%的患者有水肿和高血压。大多数患者有一过性肾功能不全。

第九篇　内科学试题答案及详细解答

1056. **ABCDE**　①患者2周前有扁桃体炎病史,现有血尿、蛋白尿、水肿、少尿、血补体C3下降,应诊断为急性肾炎。肾炎性水肿是由于肾小球滤过率下降,而肾小管重吸收基本正常造成"球-管失衡",导致的水钠潴留所致。②肾炎性水肿时,血容量增加,可抑制肾素-血管紧张素-醛固酮系统活性,导致醛固酮、抗利尿激素分泌减少。大量尿蛋白丢失为肾病性水肿的发病机制,故不答A。该患者的水肿为肾炎性水肿,与心力衰竭无关,故不答D。

1057. **ABCDE**　①患者上呼吸道感染10天后出现血尿、蛋白尿、水肿、高血压,应诊断为急性肾小球肾炎。②患者血肌酐正常,不能诊断为急进性肾小球肾炎。患者无膀胱刺激征,不能诊断为急性肾盂肾炎。患者无肾小管功能受损,不能诊断为慢性肾盂肾炎。患者病史未超过3个月,不能诊断为慢性肾小球肾炎急性发作。

1058. **ABCDE**　①患者3周前有皮肤感染史,现发现血尿、蛋白尿、水肿、高血压、血肌酐增高、血C3降低,肾穿刺活检提示毛细血管内增生性肾小球肾炎,应诊断为急性肾小球肾炎。②急性肾小球肾炎患者常伴血C3降低,多于发病8周内逐渐恢复正常。

1059. **ABCDE**　1060. **ABCDE**　1061. **ABCDE**　①急进性肾炎的病理特点为50%以上的肾小球囊腔内有大新月体形成(占肾小球囊腔50%以上),临床表现为急进性肾炎综合征,即血尿、蛋白尿、水肿、高血压、肾功能急剧恶化,故答D。②抗ds-DNA抗体为诊断系统性红斑狼疮(SLE)的标记抗体。患者贫血貌、血压增高,抗ds-DNA抗体、抗核抗体均阳性,应诊断为SLE。患者血清补体C3降低,说明处于活动期。SLE患者大量蛋白尿、血尿、血肌酐增高,应诊断为狼疮性肾炎。③紫癜性肾炎发病前1~3周常有上呼吸道感染史,表现为皮肤紫癜、脐周和下腹疼痛,1周后可有肾损害表现,如无症状血尿、蛋白尿等,肾功能多正常,对糖皮质激素治疗有效。结合病史及临床表现,本例应诊断为紫癜性肾炎。④急性链球菌感染后肾炎虽可有上呼吸道感染史、血尿,但多无腹痛,血清C3常降低。肾病综合征可表现为大量蛋白尿,但多无腹痛、便血。

1062. **ABCDE**　①青年女性,发病前2周有上呼吸道感染史,血尿、蛋白尿、水肿、高血压、血肌酐轻度增高,补体C3降低,ASO升高,应诊断为急性肾小球肾炎。②急性肾炎为自限性疾病,主要治疗是卧床休息,对症处理,无须使用糖皮质激素。若合并扁桃体炎,可给予抗生素治疗。若水肿明显,可给予利尿剂。若血压过高,可给予降压药物治疗。

1063. **ABCDE**　①急性肾炎常无贫血,肾功能可一过性受损,发生急性肾衰竭少见,其预后较好,为自限性疾病。急进性肾炎常伴中度贫血,肾功能在短期内急剧恶化,早期即可发生肾衰竭,因此预后极差。②急性肾炎和急进性肾炎均可以急性肾炎综合征起病,即血尿、蛋白尿、水肿、高血压,故答C。

1064. **ABCDE**　①急性肾小球肾炎的高血压多因肾小球滤过率下降,水钠潴留所致,因此控制高血压的首选药物是利尿剂,而不是血管紧张素转换酶抑制剂(ACEI)或血管紧张素Ⅱ受体阻滞剂(ARB)。②只有当利尿后高血压控制仍不满意时,才加用ACEI、ARB、钙通道阻滞剂等降压药。ACEI或ARB为慢性肾小球肾炎降压治疗的首选药。α受体拮抗剂副作用较大,很少作为降压药使用。

1065. **ABCDE**　1066. **ABCDE**　1067. **ABCDE**　1068. **ABCDE**　①患者病前2周有上呼吸道感染史,出现血尿、蛋白尿、水肿、高血压、血清C3降低,应诊断为急性肾小球肾炎。急进性肾小球肾炎的特点是肾功能短期内急剧衰竭,而患者血肌酐仅轻度升高,故不答A。患者尿蛋白仅(++),不能诊断为肾病综合征。患者病史不超过3个月,不能诊断为慢性肾小球肾炎。急性肾盂肾炎好发于已婚女性,常表现为寒战高热,尿频尿急尿痛,肾区叩痛。②急性肾小球肾炎尿中常出现红细胞管型。白细胞管型常见于急性肾盂肾炎。透明管型常见于正常人。肾小管上皮细胞管型常见于肾小管损伤。蜡样管型常见于肾小管变性坏死。③急性肾小球肾炎属于自限性疾病,不宜使用糖皮质激素治疗。A、B、C、D均为急性肾炎的一般性治疗。④患者进行性少尿,血肌酐进行升高,说明肾功能急剧衰退。急性肾小球肾炎患者肾功能短期内急剧减退,应考虑急进性肾炎并及时进行肾穿刺活检,以明确诊断。泌尿系统B超、同位素肾动态显像均为影像学检查,不能确认急进性肾炎,故不答A、B。

静脉肾盂造影常用于诊断慢性肾盂肾炎。清洁中段尿培养常用于诊断尿路感染。

1069. ABCDE　1070. ABCDE　①患者血尿、蛋白尿、水肿、高血压,肾功能轻度减退,3周前患"化脓性扁桃体炎",应诊断为急性肾小球肾炎(急性肾炎)。测定血清C3,有助于急性肾炎的诊断。急性肾炎常表现为血清C3降低,8周内逐渐恢复正常,对本病具有诊断意义。肝功能检查常用于诊断病毒性肝炎。静脉肾盂造影常用于诊断慢性肾盂肾炎。同位素肾图常用于检测单侧肾功能。血浆蛋白电泳常用于诊断多发性骨髓瘤。②少数急性肾炎患者因血压过高而并发高血压脑病,表现为剧烈头痛、全身抽搐、意识障碍等,故答C。参阅16版《实用内科学》P1712。

1071. ABCDE　①肾活检病理示新月体性肾小球肾炎,抗小球基底膜(GBM)抗体阳性,应诊断为Ⅰ型急进性肾炎。Ⅰ型急进性肾炎是由于抗肾小球基底膜抗体与基底膜原相结合,激活补体而致病,属于原位免疫复合物形成引起的体液免疫反应。②A为Ⅱ型急进性肾炎的发病机制。高血压、蛋白质、高血脂等非免疫因素主要是导致肾功能恶化,而不是急进性肾炎的致病因素,故不答C。细胞免疫在急进性肾炎的发病中不占重要地位,故不答D。此外,遗传因素也在急进性肾炎的发病中发挥一定作用,但不是主要作用,故不答E。

1072. ABCDE　Goodpasture综合征(肺出血-肾炎综合征)是指Ⅰ型新月体性肾炎抗肾小球基底膜抗体与肺泡基底膜发生交叉免疫反应,引起的肺出血,可伴血尿、蛋白尿、高血压等肾炎症状,故答C。

1073. ABCDE　①青年患者,血尿、蛋白尿、水肿、高血压,应考虑急性肾炎综合征。患者贫血、血肌酐显著增高,说明肾功能急剧损伤,应考虑急进性肾炎而不是急性肾小球肾炎,因为急性肾小球肾炎患者肾功能不会急剧减退。②患者血清抗肾小球基底膜抗体阳性,应诊断为急进性肾小球肾炎Ⅰ型。③急进性肾小球肾炎Ⅱ型常表现为血清循环免疫复合物阳性,急进性肾小球肾炎Ⅲ型常表现为血清抗中性粒细胞胞质抗体(ANCA)阳性。

1074. ABCDE　①寡免疫复合物型肾炎也称Ⅲ型新月体性肾炎,50%~80%的患者血清抗中性粒细胞胞质抗体(ANCA)阳性。②单克隆免疫球蛋白升高常见于免疫增殖性疾病。抗肾小球基底膜抗体阳性常见于Ⅰ型急进性肾炎。抗核抗体阳性常见于结缔组织病。补体下降常见于急性肾炎。

1075. ABCDE　①急进性肾小球肾炎分三型:Ⅰ型常表现为血抗肾小球基底膜抗体阳性,Ⅱ型常表现为血清循环免疫复合物阳性,Ⅲ型常表现为血抗中性粒细胞胞质抗体阳性。②血冷球蛋白阳性常见于原发性巨球蛋白血症。血单克隆免疫球蛋白升高常见于多发性骨髓瘤。

1076. ABCDE　①血清抗中性粒细胞胞质抗体(ANCA)阳性为急进性肾炎Ⅲ型的典型表现,故答C。②A、B、D、E均不会出现ANCA阳性。急进性肾炎Ⅰ型常表现为血清抗肾小球基底膜抗体阳性,急进性肾炎Ⅱ型常表现为血清循环免疫复合物阳性。

1077. ABCDE　①急进性肾炎的病理特征为肾小球壁层上皮细胞增生形成新月体,若50%以上的肾小球囊腔内有大新月体形成,即可诊断为急进性肾炎。②Ⅲ型急进性肾炎常可见肾小球节段性纤维素样坏死。肾小球明显硬化常见于局灶节段性肾小球硬化。Ⅱ型急进性肾炎常有肾小球内皮细胞、系膜细胞明显增生。急进性肾炎不是化脓性炎症,不可能有大量中性粒细胞浸润。

1078. ABCDE　①青年患者1周前有上呼吸道感染史,以蛋白尿、水肿、贫血为主要临床表现,肾功能迅速恶化,1周内发展为血肌酐500μmol/L、血尿素氮23mmol/L,应诊断为急进性肾炎。②肾病综合征、急性肾炎、急性肾盂肾炎均不可能在1周内出现急性肾衰竭,故不答A、C、D。患者病程仅1周,不能诊断为慢性肾炎,故不答B。

1079. ABCDE　①患者血尿、蛋白尿、水肿、高血压,应考虑急性肾炎综合征。患者中度贫血,进行性少尿,血肌酐(Scr)490μmol/L,说明1周内肾功能急剧减退,应诊断为急进性肾炎而不是急性肾炎,故答C而不是D。②急性肾盂肾炎、急性间质性肾炎均不会在1周内出现肾衰竭,故不答A、B。患者B超示双肾增大,不能诊断为慢性肾炎,慢性肾炎多表现为肾萎缩,故不答E。

1080. ABCDE　①患者血尿、蛋白尿、肺出血(咯血)、血肌酐显著增高、血清抗肾小球基底膜抗体阳性,应

960　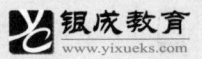　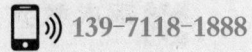

第九篇 内科学试题答案及详细解答

诊断为Ⅰ型急进性肾小球肾炎,治疗首选血浆置换。②强化治疗时,须配合糖皮质激素及细胞毒药物环磷酰胺,故答E。

1081. ABCDE 1082. ABCDE ①患者血尿、蛋白尿、水肿,短期内血肌酐及尿素氮显著增高,应诊断为新月体性肾炎。患者抗肾小球基底膜抗体阳性,应诊断为Ⅰ型新月体性肾小球肾病。抗肾小球基底膜抗体与肺泡基底膜可发生交叉反应,引起肺出血,表现为间断咳嗽,痰中带血。患者尿蛋白仅(++),不能诊断为肾病综合征,故不答A、C、D,因为A、C、D均表现为肾病综合征。毛细血管内增生性肾小球肾炎也称为急性肾炎,为自限性疾病,病程一般不超过1个月,很少出现肾衰竭,故不答E。②Ⅰ型新月体性肾炎免疫病理可见IgG和C3呈线条状沉积于毛细血管壁。A为微小病变性肾病的特点,C为Ⅱ型新月体性肾炎的特点,D为系膜增生性肾炎的特点。E显然不是正确答案。

1083. ABCDE ①患者病程长达3年,不可能诊断为急性间质性肾炎、急进性肾小球肾炎。患者血压仅150/100mmHg,导致高血压肾损害的可能性不大。患者尿蛋白(++),没有达到肾病综合征的诊断标准,故不答E。②尿常规异常超过3个月,应考虑慢性肾小球肾炎的可能,故答C。

1084. ABCDE ①患者血尿、蛋白尿、水肿、高血压,血肌酐轻度升高,双肾萎缩,病程超过3个月,应诊断为慢性肾小球肾炎。②为延缓肾功能恶化,应积极控制高血压,减少尿蛋白,限制食物中蛋白质的摄入量。患者双下肢水肿,可采用呋塞米利尿。③慢性肾小球肾炎不宜使用糖皮质激素治疗。

1085. ABCDE 1086. ABCDE 慢性肾炎高血压的控制目标:①若尿蛋白≥1g/d,血压应控制在125/75mmHg以下;②若尿蛋白<1g/d,血压应控制在130/80mmHg以下,此为7版《内科学》P510观点。10版《内科学》P488观点为:无论尿蛋白水平高低,收缩压均应控制在120mmHg以下。

1087. ABCDE 1088. ABCDE ①慢性肾炎主要为水钠潴留引起的容量依赖性高血压,治疗应首选噻嗪类利尿剂,若无效则改用袢利尿剂呋塞米。由于题干未提供"噻嗪类"的选项,因此选"呋塞米"为最佳答案。②血管紧张素转换酶抑制剂(ACEI)为慢性肾炎的首选降压药,但可引起高钾血症。呋塞米可引起低钾血症。α受体拮抗剂、β受体拮抗剂、钙通道阻滞剂均对血钾无明显影响。

1089. ABCDE 1090. ABCDE 1091. ABCDE ①青年患者有高血压、水肿、蛋白尿、管型尿、低比重尿等表现,病史长达10余年,应诊断为慢性肾小球肾炎。肝炎后肝硬化与题干所述不符,故不答A。原发性高血压肾损害好发于老年人,多有长期高血压病史,肾脏损害较轻。慢性肾盂肾炎常反复发作尿频尿急尿痛、夜尿增多等。患者尿蛋白(++),不能诊断为肾病综合征。②慢性肾小球肾炎首选检查当然是血肌酐、尿素氮测定,以了解肾功能受损情况。24小时尿蛋白定量、血胆固醇测定常用于诊断肾病综合征。乙肝病毒全套、肝功能全套常用于诊断乙型肝炎。③慢性肾炎晚期常有肾脏萎缩,为了解双肾是否萎缩,应首选双肾B超检查。静脉肾盂造影常用于诊断慢性肾盂肾炎。ECT、CT检查由于价格昂贵,一般不作为首选。放射性核素肾图常用于了解分肾功能。

1092. ABCDE 1093. ABCDE ①患者病程超过3个月,表现为血尿、蛋白尿、水肿、高血压、肾性贫血、肾功能不全,B超示双肾萎缩,应诊断为慢性肾小球肾炎。慢性间质性肾炎、高血压肾损害早期常表现为肾小管功能损害,如夜尿增多、低比重尿等,故不答B、D。患者病程3年,不可能诊断为急性肾小球肾炎。患者尿蛋白<3.5g/d,不可能诊断为肾病综合征。②促红细胞生成素(EPO)由肾间质细胞分泌,当肾功能减退时EPO分泌减少,可导致肾性贫血。患者长期乏力,Hb78g/L,应诊断为肾性贫血。为改善乏力症状,最有效的治疗是注射EPO,补充造血原料(Fe^{2+}、蛋白质、维生素B_{12}),故答E。慢性肾炎病理类型、病因各异,故不主张行糖皮质激素及免疫抑制治疗。利尿、降压治疗主要针对高血压,血液净化治疗主要针对高钾血症,这些均与乏力症状的改善无关。

1094. ABCDE 1095. ABCDE 1096. ABCDE 1097. ABCDE ①患者病程超过3个月,表现为血尿、蛋白尿、水肿、高血压、血肌酐轻度增高,应诊断为慢性肾小球肾炎。患者尿蛋白<3.5g/d,不能诊断为肾病综合征。患者病程5年,不可能诊断为急性肾小球肾炎。患者血压增高不显著,但肾损害相对较重,故不答D。患者有水肿、高血压、肾功能减退,故不答E。②慢性肾小球肾炎病理类型各异,为明

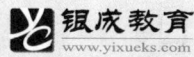

961

确诊断,最有价值的进一步检查当然是肾活检病理检查。肾动脉造影常用于诊断肾动脉狭窄。24小时尿钠测定常用于鉴别肾前性肾衰竭和急性肾小管坏死。双肾CT检查为影像学检查,不能确诊慢性肾小球肾炎。尿找肿瘤细胞常用于诊断肾盂癌。③慢性肾炎合并高血压,其降压治疗首选血管紧张素转换酶抑制剂(ACEI),因为ACEI除可降低血压外,还可减少尿蛋白生成、延缓肾功能恶化。A、B、C、D都没有这种独特的肾脏保护作用。④慢性肾炎的治疗应以延缓肾功能进行性恶化,改善临床症状为主要目的,而不以消除尿红细胞、轻度蛋白尿为目标,故答C而不是D、E。控制血压是延缓肾功能恶化的措施之一。消除水肿为对症治疗。

1098. ABCDE　1099. ABCDE　1100. ABCDE　①患者反复发作肉眼血尿,以变形红细胞尿为主,说明为肾小球源性血尿。隐匿型肾小球肾炎也称无症状性血尿和/或蛋白尿,是指无水肿、高血压及肾功能损害,仅表现为肾小球源性血尿和/或蛋白尿的一组肾小球疾病。根据题干,本例应诊断为隐匿型肾小球肾炎(隐匿性肾炎)。患者无水肿、高血压、肾功能损害,不可能诊断为急性肾炎。患者血肌酐正常,说明肾功能正常,不可能诊断为急进性肾炎。患者病程未超过3个月,不可能诊断为慢性肾小球肾炎。患者尿蛋白阴性,不可能诊断为肾病综合征。②"父母及哥哥体健",可排除性连锁遗传性疾病Alport综合征。患者抗核抗体(ANA)阴性,可排除狼疮肾炎。患者血清C3正常,可排除急性肾小球肾炎。患者血清抗中性粒细胞胞质抗体(ANCA)阴性,可排除小血管炎。因此,还需除外的疾病是薄基底膜肾病,答案为A。薄基底膜肾病常表现为持续性镜下血尿,免疫病理显示IgA阴性,电镜下显示弥漫性肾小球基底膜变薄。③隐匿型肾炎无须特殊治疗,但应定期(每3~6个月1次)复查尿常规、尿蛋白、肾功能和血压的变化。

1101. ABCDE　①患者尿沉渣镜检示RBC>5个/HPF,提示镜下血尿。80%以上为变形红细胞,说明为肾小球源性血尿。无症状性血尿和/或蛋白尿常表现为肾小球源性血尿、蛋白尿,无水肿、高血压及肾功能损害,故答E。②患者尿蛋白<3.5g/d,不能诊断为肾病综合征。患者病史超过1个月,不能诊断为急性肾炎。慢性肾小球肾炎常表现为血尿、蛋白尿、高血压、水肿、肾功能进行性减退,而本例肾功能正常,故不答C。慢性间质性肾炎常表现为夜尿增多、低比重、低渗透压尿,故不答D。

1102. ABCDE　①患者血尿,以变形红细胞为主,应考虑肾小球源性血尿。无症状性血尿是指无水肿、高血压、肾功能损害,仅表现为肾小球源性血尿的一组肾小球疾病。患者单纯性血尿,而无蛋白尿、水肿、高血压、肾功能损害,应诊断为无症状性血尿。②IgA肾病可表现为反复单纯性血尿,但典型表现为上呼吸道感染24~72小时后出现血尿,60%的患者伴有少量蛋白尿,50%的患者伴血清IgA增高,故答C而不是E。泌尿系统肿瘤好发于老年人,常表现为无痛性肉眼血尿。慢性肾小球肾炎常表现为血尿、蛋白尿、水肿、高血压、肾功能损害。患者病史已2年,不可能诊断为急性肾小球肾炎。

1103. ABCDE　①无症状性血尿和/或蛋白尿常表现为血尿和/或蛋白尿,无水肿、高血压、肾功能减退等症状。根据题干,本例应诊断为无症状性血尿和/或蛋白尿。②急性肾小球肾炎常表现为血尿、蛋白尿、水肿、高血压、肾功能一过性受损。患者病史未超过3个月,不能诊断为慢性肾小球肾炎。患者血肌酐正常,说明无肾衰竭,故不答C。肾病综合征的诊断标准为尿蛋白>3.5g/d,血浆白蛋白<30g/L,故不答D。

1104. ABCDE　①隐匿型肾炎现已改称无症状性血尿和/或蛋白尿,顾名思义,只可能表现为血尿和/或蛋白尿,答案为C。②隐匿型肾炎无水肿、高血压、肾功能减退。溢出性蛋白尿多为本周蛋白、血红蛋白、肌红蛋白等,常见于多发性骨髓瘤、溶血性贫血等。

1105. ABCDE　肾病综合征的诊断标准为:①尿蛋白>3.5g/24h;②血浆白蛋白<30g/L;③水肿;④血脂升高。其中,①②两项为诊断所必需的最基本表现。

1106. ABCDE　肾病综合征的诊断标准包括:大量蛋白尿、低白蛋白血症、水肿、高脂血症。高血压是急性肾炎的常见临床表现。

1107. ABCDE　①患者大量蛋白尿,尿蛋白(++++),血清白蛋白<30g/L,应诊断为肾病综合征。②B、C、

第九篇　内科学试题答案及详细解答

D、E 均不会出现大量蛋白尿伴低白蛋白血症。

1108. ABCDE　1109. ABCDE　①患者尿蛋白>3.5g/d,血浆白蛋白<30g/L,应诊断为原发性肾病综合征。狼疮肾炎可导致继发性肾病综合征,但常有多系统损害,与题干所述不符。C、D、E 不会导致肾病综合征。②儿童最常见的原发性肾病综合征为微小病变型肾病(脂性肾病),老年人最常见的原发性肾病综合征为膜性肾病。本例为 15 岁儿童,故最可能的肾脏病理类型为微小病变型肾病。

1110. ABCDE　毛细血管内增生性肾炎也称急性肾小球肾炎,表现为急性肾炎综合征,并不是肾病综合征的病因,答案为 C。A、B、D、E 均属于原发性肾病综合征的常见病因。

1111. ABCDE　①A、B、C、D、E 是原发性肾病综合征的五大常见病因。其中,脂性肾病(微小病变型肾病)是儿童最常见的病因,膜性肾病是中老年最常见的病因。14 版《实用内科学》P2172 观点:膜性肾病可见于任何年龄,但以成人多见,平均发病年龄约为 35 岁,故答 D。②系膜增生性肾炎、局灶节段性肾小球硬化均好发于青少年,系膜毛细血管性肾炎好发于青壮年。

1112. ABCDE　①老年人继发性肾病综合征常见病因包括糖尿病肾脏病、肾淀粉样变性、骨髓瘤性肾病、淋巴瘤或实体肿瘤性肾病。其中,以糖尿病肾脏病最常见,故答 E。类似的:老年人原发性肾病综合征最常见的病因是膜性肾病。②A、B、C 为儿童、青少年继发性肾病综合征的常见原因。轻链沉积病属于多发性骨髓瘤的肾损害形式之一,发生肾病综合征罕见。

1113. ABCDE　①B、C、D、E 均属于继发性肾病综合征的常见病因,故不答 A。系统性红斑狼疮、过敏性紫癜、乙肝病毒相关性肾小球肾炎为儿童、青少年继发性肾病综合征的病因。②恶性肿瘤所致的老年人继发性膜性肾病约占 20%,其中以肺癌、乳腺癌、肾癌、淋巴瘤、消化道肿瘤常见。

1114. ABCDE　①儿童肾病综合征常继发于过敏性紫癜肾炎、乙肝病毒相关性肾炎、狼疮肾炎。②中老年肾病综合征常继发于糖尿病肾脏病、肾淀粉样变性、骨髓瘤性肾病、淋巴瘤或实体肿瘤性肾病。

1115. ABCDE　①患者血清白蛋白<30g/L,尿蛋白>3.5g/d,应诊断为肾病综合征。过敏性紫癜肾炎好发于青少年,可表现为继发性肾病综合征,可有皮肤出血点、关节肿痛、腹痛,肾活检示弥漫性系膜增生,免疫病理以 IgA、C3 沉积于系膜区为主,故答 C。②IgA 肾病、原发性肾病综合征一般无皮肤出血点和关节痛,故不答 A、B。狼疮肾炎常见于青年女性,可累及全身各系统,可有多种自身抗体阳性。乙肝病毒相关性肾炎多见于儿童和青少年,血清 HBsAg 阳性。

1116. ABCDE　①患者尿蛋白>3.5g/d,血清白蛋白<30g/L,应考虑肾病综合征。②在所给 5 个选项中,仅糖尿病肾脏病为中老年继发性肾病综合征的常见病因,故答 A。

1117. ABCDE　①膜性肾病的病理特点是肾小球基底膜增厚,免疫荧光显示 IgG、C3 呈细颗粒状沿肾小球毛细血管壁沉积。②微小病变型肾病无免疫复合物沉积,光镜下肾小球正常,近端小管可见脂肪变性。局灶节段性肾小球硬化免疫荧光显示 IgM 和 C3 沉积于肾小球的受累节段,光镜下肾小球呈局灶、节段性硬化。系膜增生性肾炎的病理特点是弥漫性系膜细胞增生及系膜基质增多,IgG、C3 沉积于系膜区。膜增生性肾炎的病理特点是系膜细胞及系膜基质增生,基底膜增厚,免疫荧光显示 IgG、C3 沉积于系膜区及毛细血管壁。

1118. ABCDE　①患者尿蛋白定量>3.5g/d,血清白蛋白<30g/L,应诊断为肾病综合征。急性肾小球肾炎不会导致肾病综合征,因此可首先排除 E。A、C、D 均属于继发性肾病综合征。②原发性肾病综合征在小儿以脂性肾病最常见,在老年人以膜性肾病最常见。而本例为儿童,但病理检查提示为膜性肾病,故可排除 B。③患者抗核抗体阴性,可排除 A。④乙肝病毒相关性肾炎多见于儿童和青少年,以肾病综合征为主要表现,常见病理类型为膜性肾病。患者 HBsAg 阳性,肾脏病理示膜性肾病,应诊断为乙肝病毒相关性肾炎,故答 D。

1119. ABCDE　①病儿尿蛋白>3.5g/24h,血浆白蛋白<30g/L,应诊断为肾病综合征。儿童最常见的肾病综合征类型是微小病变型肾病,光镜下肾小球正常;电镜下肾小球基膜正常,主要病变为弥漫性脏层上皮细胞足突消失。②基膜弥漫性增厚、基膜电子致密物沉积为膜增生性肾小球肾炎的病理特

点。系膜区电子致密物沉积为系膜增生性肾炎的病理特点。上皮下驼峰样电子致密物沉积为急性肾炎的病理特点。

1120. ABCDE ①青少年原发性肾病综合征以微小病变型肾病最多见(占41%),对糖皮质激素有效率约为90%,故答C。②膜性肾病为老年人原发性肾病综合征的常见病因,对糖皮质激素的有效率约为50%。膜增生性肾小球肾炎仅占青少年肾病综合征的16%。IgA肾病不属于原发性肾病综合征的常见病因。毛细血管内增生性肾小球肾炎常表现为肾炎综合征,而不是肾病综合征。

1121. ABCDE ①患者血浆白蛋白<30g/L,尿蛋白>3.5g/d,应诊断为肾病综合征。系膜毛细血管性肾小球肾炎好发于青壮年,常表现为上呼吸道感染后出现肾病综合征,几乎所有患者均有血尿,可有高血压、肾功能损害,50%~70%的病例可出现血清C3降低。根据题干,本例应诊断为系膜毛细血管性肾小球肾炎。本病治疗困难,糖皮质激素及细胞毒药物仅对部分儿童病例有效,成人疗效差,故答A而不是C、E。B、D为急性肾小球肾炎的治疗措施。②急性肾炎可表现为血尿、蛋白尿、水肿、高血压、肾功能一过性受损,但常为轻、中度蛋白尿,很少出现大量蛋白尿,甚至肾病综合征。因此,本例不能诊断为急性肾炎而误答B。

1122. ABCDE ①感染是肾病综合征最常见的并发症,常见感染部位依次为:呼吸道>泌尿道>皮肤,答案为B。②肾病综合征发生电解质紊乱、低血容量性休克少见,但可有低钙血症、有效血容量不足。当血浆白蛋白<20g/L时,易发生肾静脉血栓形成。急性肾衰竭为最严重的并发症,少见。

1123. ABCDE 肾静脉血栓是肾病综合征的常见并发症。A、B、C、E均不属于肾病综合征的并发症。

1124. ABCDE ①系膜增生性肾炎属于原发性肾病综合征,其常见并发症包括:感染(最常见并发症)、肾静脉血栓形成、急性肾衰竭(最严重并发症)、蛋白质及脂肪代谢紊乱。故不答A、B、C、E。②肾病综合征患者由于血液浓缩、高脂血症造成血液黏稠度增加,容易发生血栓、栓塞并发症,其中以肾静脉栓塞最常见,也可发生脑血管栓塞,但脑卒中少见。

1125. ABCDE 膜性肾病极易发生血栓栓塞并发症,肾静脉血栓发生率可高达40%~50%,答案为B。

1126. ABCDE 肾病综合征患者血液呈高凝状态,易发生血栓、栓塞并发症,其中以肾静脉血栓最常见,发生率10%~50%。冠状血管、下肢静脉、下腔静脉、肺血管均可栓塞,但都不如肾静脉栓塞常见。

1127. ABCDE ①肾病综合征容易形成血栓、栓塞并发症,尤其膜性肾病最易发生肾静脉血栓形成,常表现为突发腰痛、血尿、少尿、尿蛋白增加、肾脏增大、肾功能减退。根据题干,本例应诊断为肾静脉血栓形成。②A、B、D、E均不属于肾病综合征的常见并发症。急性肾盂肾炎常表现为发热、尿频尿急尿痛、肾区叩痛、尿白细胞管型等。肾结石常表现为阵发性腰痛伴血尿。泌尿系统结核常表现为慢性膀胱刺激征。泌尿系统肿瘤常表现为无痛性肉眼血尿。

1128. ABCDE 1129. ABCDE ①患者尿蛋白>3.5g/d,血浆白蛋白<30g/L,应诊断为肾病综合征。患者突然腰痛,尿量减少,出现血尿,肾脏增大,应考虑并发肾静脉血栓形成。肾病综合征不会进展为急性过敏性间质肾炎及新月体性肾炎,故不答A、D。泌尿系统肿瘤常表现为无痛性肉眼血尿,故不答C。尿路感染常表现为尿频、尿急、尿痛,故不答E。②为明确肾病综合征的病理类型,最重要的检查是肾活检。不要误选A,因为肾血管彩超检查不能探查肾静脉的栓塞情况。确诊肾静脉血栓形成需作肾静脉造影,核素肾图、CT检查有辅助诊断价值。尿培养常用于诊断尿路感染。尿钠排泄分数及尿渗透压测定常用于鉴别肾性和肾前性肾衰竭。ANCA(抗中性粒细胞胞质抗体)阳性常见于Ⅲ型急进性肾炎,抗GBM(肾小球基底膜)抗体阳性常见于Ⅰ型急进性肾炎。

1130. ABCDE ①膜性肾病是最易发生血栓栓塞并发症的肾病综合征类型,发生率高达40%~50%,无论动脉和静脉均可栓塞。该患者右下肢水肿加重、胀痛,应考虑静脉血栓栓塞。②若为动脉栓塞,则表现为远端肢体缺血,而不是肿胀。B、D、E都不是肾病综合征的并发症。

1131. ABCDE ①肾病综合征患者血液呈高凝状态,易发生血栓、栓塞并发症,全身动静脉均可受累。患者右足背动脉搏动减弱,趾端皮肤发绀,应诊断为右下肢动脉栓塞,而不是右下肢静脉血栓形成,因

第九篇 内科学试题答案及详细解答

为后者常表现为下肢进行性肿胀。②下尿路感染常表现为膀胱刺激征。心源性休克常表现为心率增快,血压降低,四肢末端对称性发绀。急性肾衰竭常表现为少尿或无尿,肾功能减退。

1132. ABCDE　微小病变型肾病的治疗首选糖皮质激素。糖皮质激素既可抑制细胞免疫和炎症反应,降低肾小球基底膜的通透性,而消除尿蛋白;也可抑制醛固酮、抗利尿激素的分泌,而发挥利尿作用。

1133. ABCDE　①患者尿蛋白定量>3.5g/d,血清白蛋白<30g/L,应诊断为肾病综合征。儿童最常见的肾病综合征类型是微小病变型肾病(脂性肾病),故本例最可能的诊断是脂性肾病。约90%的脂性肾病患者对糖皮质激素敏感,故其治疗首选泼尼松口服,足量足疗程应用。②泼尼松联合环磷酰胺主要用于激素依赖型或激素抵抗型患者,故不答B。患者血清白蛋白降低是由于大量蛋白从尿中丢失所致,在肾病综合征病情改善后,尿蛋白可随之减少,一般无须静脉补充白蛋白,故不答C。口服ACEI主要用于纠正蛋白尿、高血压。低分子肝素抗凝主要用于治疗血栓栓塞并发症。

1134. ABCDE　1135. ABCDE　①微小病变型肾病首选糖皮质激素治疗。②糖皮质激素可促进肝糖原分解,升高血糖,因此禁用于糖尿病肾脏病患者,参阅17版《新编药物学》P610。③紫癜性肾病应用糖皮质激素可改善关节炎及腹痛症状,但不能预防复发。IgA肾病若有大量蛋白尿、急性肾衰竭等,可给予糖皮质激素治疗。肾淀粉样变的标准治疗方法为美法仑+糖皮质激素。

1136. ABCDE　1137. ABCDE　①患者尿蛋白>3.5g/d,血清白蛋白<30g/L,应诊断为肾病综合征。肾活检示肾小球系膜轻度增生,系膜区可见免疫复合物沉积,应诊断为系膜增生性肾炎。局灶节段性肾小球硬化的病理特点是肾小球受累节段硬化、免疫复合物沉积。系膜毛细血管性肾炎的病理特点是系膜细胞和系膜基质弥漫性增生,插入基底膜呈双轨征,免疫复合物沉积于系膜区和毛细血管壁。微小病变型肾病的病理特点是脏层上皮细胞足突融合,无免疫复合物沉积。膜性肾病光镜下可见肾小球弥漫性病变,基底膜增厚,免疫复合物沉积于毛细血管壁。②系膜增生性肾炎的治疗首选糖皮质激素;若激素无效,病变较重者,可加用细胞毒药物环磷酰胺;合并高血压者可加用血管紧张素转换酶抑制剂。

1138. ABCDE　1139. ABCDE　①患者血浆白蛋白<30g/L,尿蛋白>3.5g/d,应诊断为肾病综合征。儿童最常见的肾病综合征类型是脂性肾病(微小病变型肾病),中老年以膜性肾病最常见。患者为18岁青少年,故最佳答案为A。②90%的微小病变型肾病对糖皮质激素敏感,而本例不敏感,故不答A。膜增生性肾小球肾炎好发于青壮年,多数对糖皮质激素无效,故答B。膜性肾病好发于中老年人,而本例为青少年,故不答C。局灶节段性肾小球硬化好发于青少年男性,多数对糖皮质激素有效,故不答D。毛细血管内增生性肾小球肾炎常表现为急性肾炎综合征,而不是肾病综合征,故不答E。

1140. ABCDE　①患者尿蛋白(+++),血清白蛋白<30g/L,应诊断为肾病综合征。②肾病综合征患者静脉滴注白蛋白,可提高血浆胶体渗透压,利尿消肿。③原发性肾病综合征往往病因不明,故不答A。静脉滴注白蛋白并不能缩短激素疗程、控制血压,其主要目的也不是补充营养。

1141. ABCDE　①肾病综合征对糖皮质激素的治疗反应,可分为三类:激素敏感型(激素治疗8~12周内病情缓解)、激素依赖型(激素减药到一定程度即复发)、激素抵抗型(常规激素治疗无效)。本例应用泼尼松治疗8周后尿蛋白仍>3.5g/d,说明为激素抵抗型,应减小激素剂量,并加用免疫抑制剂进行治疗。参阅3版8年制《内科学》P638。②对于激素抵抗型肾病综合征,增加泼尼松剂量不仅无效,而且会加重激素副作用,故不答A。加用人血白蛋白常用于消除水肿。加用ACEI/ARB可减少尿蛋白的形成。肾病综合征的治疗无须使用免疫球蛋白。

1142. ABCDE　①微小病变型肾病患者水肿时应采用低盐饮食(<3g/d),为减轻高脂血症,宜采用低脂饮食。②当血浆白蛋白<20g/L时,提示存在高凝状态,应行预防性抗凝治疗。③微小病变型肾病首选糖皮质激素治疗,有效率可达90%。④患者双下肢水肿,可给予利尿剂行消肿治疗。⑤肾病综合征患者无须预防性使用抗生素,否则不但达不到预防目的,反而可能诱发真菌二重感染。

1143. ABCDE　①应用糖皮质激素治疗肾病综合征的用药原则:起始足量、缓慢减药、长期维持;口服糖皮质激素8~12周。该病例服用泼尼松仅3周，尿蛋白仍为(++++)，因此目前的治疗方案为"原量继续观察"。②只有在足量糖皮质激素治疗8~12周以上无效时，才称为激素抵抗型或难治型肾病综合征，才考虑加用细胞毒药物或免疫抑制剂。

1144. ABCDE ①糖皮质激素虽是治疗肾病综合征的首选药物，但单用糖皮质激素对膜性肾病无效，必须联合细胞毒药物进行治疗。硫唑嘌呤、环磷酰胺均属于细胞毒药物，但硫唑嘌呤疗效不佳，临床上以环磷酰胺最常用，故答B而不是A、C。②D、E均为对症治疗，不是主要治疗措施。

1145. ABCDE ①肾病综合征合并脑血栓患者，应尽早给予溶栓治疗，同时配合抗凝治疗，其中以低分子肝素的作用较为肯定。因选项中无溶栓剂(尿激酶、链激酶)，故答C。②阿司匹林、双嘧达莫、氯吡格雷均属于抗血小板药物，常用作预防性抗凝治疗。低分子右旋糖酐为血容量扩充药。

1146. ABCDE 1147. ABCDE 1148. ABCDE ①患者尿蛋白(++++)，血浆白蛋白<30g/L，应考虑肾病综合征。肾活检可明确肾病综合征的病理类型。肾病综合征的肾脏多无明显形态学改变，一般无须行双肾B超及CT检查，因CT检查较B超检查昂贵，故最佳答案为C。若尿蛋白定量>3.5g/24h，加上血浆白蛋白<30g/L，即可确诊肾病综合征，故应行尿蛋白定量测定。血脂增高为肾病综合征的次要诊断标准，故应常规测定血脂。②肾小球系膜细胞和系膜基质弥漫性增生，系膜区免疫复合物颗粒状沉积，为系膜增生性肾炎的病理特点，故答A。系膜毛细血管性肾炎表现为系膜细胞和系膜基质弥漫重度增生，插入基底膜和内皮细胞之间，使毛细血管袢呈"双轨征"。微小病变型肾病的特点是肾小球脏层上皮细胞足突消失。局灶节段性肾小球硬化常表现为肾小球受累节段硬化，相应肾小管萎缩、肾间质纤维化。膜性肾病的病理特点为肾小球基底膜增厚，钉突形成。③系膜增生性肾炎的治疗首选糖皮质激素，轻症者疗效较好，重症者疗效较差，可加用细胞毒药物(环磷酰胺、硫唑嘌呤)。环孢素A、霉酚酸酯为免疫抑制剂，临床上很少使用。

1149. ABCDE 1150. ABCDE ①肾病综合征患者，当血浆白蛋白<20g/L时，提示存在高凝状态，即有静脉血栓形成的可能，应给予预防性抗凝治疗，可以选用低分子肝素、华法林等。②交感-肾素-血管紧张素-醛固酮系统是一个调节轴，血管紧张素转换酶抑制剂(ACEI)可减少血管紧张素的合成。血管紧张素Ⅱ(ATⅡ)对出球小动脉的收缩作用大于入球小动脉，从而维持肾灌注压。若肾动脉狭窄患者使用ACEI卡托普利，将使ATⅡ的合成减少，使肾灌注压降低，导致肾小球滤过率下降，故卡托普利禁用于双侧肾动脉狭窄。③环磷酰胺是治疗肾病综合征最常用的细胞毒药物。甲泼尼龙常用于肾病综合征水肿严重、泼尼松疗效不佳者。呋塞米常用于治疗水肿。

1151. ABCDE 1152. ABCDE ①静脉肾盂造影显示肾盂肾盏变形、缩窄为慢性肾盂肾炎的三项诊断标准之一，故确诊慢性肾盂肾炎应常规行静脉肾盂造影。②肾病综合征病因复杂，但多无明显肾脏形态学改变，各种影像学检查(如A、B、C、D)对其诊断帮助不大，最有意义的检查是肾穿刺活检。

1153. ABCDE IgA肾病是肾小球系膜区以IgA沉积为主的原发性肾小球病，几乎所有患者均有血尿。10%~20%的患者有水肿、蛋白尿，5%~10%的患者有高血压，10%的患者可合并急性肾衰竭。

1154. ABCDE ①IgA肾病发展过程中加重肾损害的重要因素包括高血压、尿蛋白>1g/d。高血压可造成肾小球硬化，严重蛋白尿可造成肾间质纤维化，两种因素均可加重肾损害。②肉眼血尿反复发作、血清IgA水平增高不会加重肾损害，不影响患者预后。参阅14版《实用内科学》P2179。IgA肾病较少表现为水肿、高脂血症，此为肾病综合征的常见表现，故不答B、C。

1155. ABCDE ①患者尿蛋白<3g/d，不能诊断为肾病综合征，故不答A、C、D，因为A、C、D均属于肾病综合征的病理类型。②患者发病3周，血肌酐正常，说明没有肾功能的急剧衰竭，不能诊断为新月体性肾炎，故不答E。③患者常有上呼吸道感染，表现为血尿、蛋白尿、水肿，应诊断为IgA肾病。

1156. ABCDE 1157. ABCDE ①男性青年，上呼吸道感染1天后出现肉眼血尿，无膀胱刺激征，应诊断为IgA肾病。上呼吸道感染后24~72小时出现肉眼血尿，为IgA肾病的特点。上呼吸道感染后1~3周出现肉眼血尿，为急性肾小球肾炎的特点，故答E而不是D。急性间质性肾炎常表现为肾小管

第九篇　内科学试题答案及详细解答

功能损害,如夜尿增多、低比重尿等。急性肾盂肾炎常表现为发热、尿频、尿急、尿痛、肾区叩痛、外周血白细胞计数增高。②IgA肾病的病理类型复杂,诊断主要依靠肾穿刺活检。尿培养常用于诊断尿路感染。膀胱镜常用于诊断膀胱内占位性病变。泌尿系统B超常用于肾结石的诊断。腹部CT常用于诊断腹部占位性病变。

1158. **ABCDE**　①解热镇痛药是引起急性间质性肾炎的常见药物。患者服用解热镇痛药后出现皮疹、尿少、发热、蛋白尿、血尿、外周血嗜酸性粒细胞增多、血肌酐升高,应诊断为急性间质性肾炎。②急性肾小球肾炎常表现为血尿、蛋白尿、水肿、高血压。急进性肾小球肾炎常表现为短期内肾功能急剧恶化。急性肾盂肾炎常表现为尿频、尿急、尿痛等膀胱刺激症状。患者血清ANA阴性,狼疮性肾炎的可能性不大。

1159. **ABCDE**　A、B、C、D、E均是肾盂肾炎的感染途径,其中以上行感染最常见,约占尿感染的95%。上行感染是指病原菌由尿道上行至膀胱,甚至输尿管、肾盂引起的感染。血行感染是指病原菌通过血运到达肾脏和尿路其他部位引起的感染,少见,不足2%。

1160. **ABCDE**　①尿路感染的感染途径包括上行感染、血行感染、直接感染、淋巴道感染,故不答C。②上行感染的致病菌以大肠埃希菌最多见,血行感染的致病菌以金黄色葡萄球菌最常见。

1161. **ABCDE**　上行性尿路感染约占尿路感染的95%。

1162. **ABCDE**　①膀胱输尿管反流可使尿液从膀胱逆流到输尿管,甚至肾盂,导致细菌在局部定植,发生尿路感染。②留置导尿管1天,尿路感染发生率约为50%,超过3天者,感染发生率可达90%。③神经源性膀胱患者由于支配膀胱的神经功能障碍,长时间尿液潴留,可导致尿路感染。④糖尿病患者免疫功能下降,易导致尿路感染。⑤女性因尿道较短,易污染,故易发生尿路感染,而青年男性很少发生尿路感染,故答E。

1163. **ABCDE**　1164. **ABCDE**　①急性膀胱炎好发于育龄期女性,主要表现为尿频、尿急、尿痛等膀胱刺激征,约30%患者可有血尿。急性膀胱炎一般无发热等全身症状,无腰痛及肾区叩击痛。②膀胱癌好发于50~70岁男性,典型症状是无痛性间歇性肉眼血尿。③急性肾盂肾炎常表现为腰痛、膀胱刺激征、发热、肾区叩击痛。泌尿系统结核常表现为低热盗汗、膀胱刺激征。膀胱结石常表现为排尿中断、改变体位后可继续排尿、膀胱刺激征等。

1165. **ABCDE**　1166. **ABCDE**　①弥漫性毛细血管内增生性肾小球肾炎也称急性肾小球肾炎,常表现为血尿、蛋白尿、水肿、高血压、肾功能一过性减退(少尿),尿沉渣镜检可见红细胞管型。②急性肾盂肾炎常表现为真性细菌尿、脓尿,尿沉渣镜检可见白细胞管型。③C常见于慢性肾盂肾炎。D常见于血管内溶血。E常见于Ⅰ型急进性肾炎(肺出血-肾炎综合征)。

1167. **ABCDE**　1168. **ABCDE**　1169. **ABCDE**　1170. **ABCDE**　①尿路感染最常见的致病菌是大肠埃希菌,占全部尿路感染的80%~90%,其次为变形杆菌、克雷伯菌、革兰氏阳性菌等。金黄色葡萄球菌常见于血源性尿路感染。②急性膀胱炎最常见的致病菌是大肠埃希菌(约占85%),其次为克雷伯菌、变形杆菌等。③无症状细菌尿是指患者有菌尿而无任何尿路感染症状,致病菌多为大肠埃希菌。④急性肾小球肾炎是由A组乙型溶血性链球菌感染所致的自身免疫反应性疾病。

1171. **ABCDE**　1172. **ABCDE**　①急性肾盂肾炎是肾间质的化脓感染性疾病,因此尿中出现白细胞管型有助于诊断。②几乎所有的急性肾炎患者均可有镜下血尿,因此若尿中出现红细胞管型,有助于诊断。③上皮细胞管型、脂肪管型常见于肾病综合征。颗粒管型常见于肾小球疾病。

1173. **ABCDE**　急性肾盂肾炎可有少量蛋白尿,不会出现大量蛋白尿,大量蛋白质常见于肾病综合征。A、C、D、E都是急性肾盂肾炎的常见临床表现。

1174. **ABCDE**　①尿路感染的诊断以真性细菌尿为标准。凡有真性细菌尿者,均可诊断为尿路感染,此为诊断尿感最重要的依据。②若尿培养发现真性细菌尿,即使无尿频、尿急、尿痛、腰痛、肾区叩痛、白细胞尿、蛋白尿,也可确诊尿路感染,故答C而不是A、B、D、E。

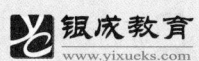

1175. ABCDE ①青年女性,虽无膀胱刺激征,但尿常规发现白细胞尿(白细胞>5个/HPF),对尿路感染的诊断意义较大。故应进一步做尿细菌培养,若检查结果为真性细菌尿,即可确诊尿路感染。患者肉眼血尿1天,镜下血尿RBC>3个/HPF,为明确血尿来源,应行相差显微镜检查,但未出现在选项中,故正确答案为D。②尿蛋白定量主要用于肾病综合征的诊断。膀胱镜检主要用于膀胱肿瘤的诊断。肾盂造影主要用于慢性肾盂肾炎的诊断。血常规检查无特异性。

1176. ABCDE ①管型是蛋白质、细胞、碎片在肾小管中凝固而成的圆柱形蛋白聚体。急性肾盂肾炎尿中可出现白细胞管型,急性膀胱炎不可能出现白细胞管型,故白细胞管型的有无可作为两者的鉴别要点。②尿蛋白定量常用于诊断肾病综合征。尿培养、尿沉渣白细胞计数常用于诊断尿路感染,但不能区分肾盂肾炎和膀胱炎。无论是肾盂肾炎还是膀胱炎均可出现血尿,故不答E。

1177. ABCDE ①膀胱穿刺尿培养示大肠埃希菌,为诊断尿路感染(尿感)的金标准,但不能用于尿感定位,故答C。②A、B、D、E均提示上尿路感染可能性大,下尿路感染可能性小。

1178. ABCDE ①中年女性,腰痛、尿频、尿急、尿痛2天,脓尿(尿WBC40~50个/HPF),应考虑急性尿路感染。患者高热,左肾区叩痛,白细胞管型,外周血白细胞增高,应诊断为急性肾盂肾炎,而不是急性膀胱炎。②尿路结石常表现为腰痛及血尿,而不是脓尿,故不答B。急性肾小球肾炎常表现为血尿、蛋白尿、水肿、高血压,而不是脓尿及白细胞管型尿。尿路综合征常表现为尿频、尿急、尿痛,但无高热、肾区叩痛、外周血白细胞增高。

1179. ABCDE ①患者蛋白尿3天,尿培养示大肠埃希菌>10^5CFU/ml(CFU为菌落形成单位),应考虑急性尿路感染,可首先排除A、B、C。②患者无肾区叩击痛,外周血白细胞计数不高,应诊断为急性膀胱炎而不是急性肾盂肾炎。

1180. ABCDE ①女性,尿频、尿急2天,WBC45~50个/HPF,应考虑尿路感染,故不答A、D、E。②患者无肋脊角叩痛,外周血白细胞无显著增高,应诊断为急性膀胱炎,而不是急性肾盂肾炎。

1181. ABCDE 1182. ABCDE 1183. ABCDE ①青年女性,尿频尿急尿痛,脓尿,应考虑急性尿路感染,故可排除A。患者发热(T>38.0℃),双肾区叩痛,白细胞管型尿,应诊断为急性肾盂肾炎,而不是急性尿道炎、急性膀胱炎、尿道综合征,故答D。②急性肾盂肾炎最常见的致病菌为大肠埃希菌,因此应首选对革兰氏阴性杆菌有效的药物,常用药物包括喹诺酮类、半合成广谱青霉素、头孢菌素类、克林霉素等。红霉素主要针对革兰氏阳性菌,不适于大肠埃希菌的治疗,故答C。③急性肾盂肾炎抗菌治疗的疗程一般为2周。3天疗程为急性膀胱炎的治疗方案。

1184. ABCDE ①年轻女性,尿频尿急尿痛3天,无发热,肾区无叩痛,尿沉渣镜检示脓尿,应诊断为急性膀胱炎,抗生素治疗宜采用3日疗法。②抗生素治疗2周为急性肾盂肾炎的治疗措施。单剂量抗生素治疗复发率高,现已少用。

1185. ABCDE ①患者尿频,脓尿(尿常规WBC20~30个/HPF),应考虑尿路感染。②患者高热(T>38.0℃),肾区叩击痛,应诊断为急性肾盂肾炎,而不是急性膀胱炎,故抗生素疗程为2周。

1186. ABCDE ①老年女性,尿频、尿急、尿痛、血尿,排尿时下腹痛,应考虑尿路感染或尿路结石。为明确诊断,可行B、C、D、E检查。②疑有尿路感染的患者,不宜进行膀胱镜检查,以免感染扩散,因为膀胱镜为有创检查。

1187. ABCDE ①静脉肾盂造影见肾盂肾盏变形狭窄是诊断慢性肾盂肾炎最重要的依据。患者病程2年,发热、腰痛、尿频,静脉肾盂造影见肾盂肾盏变形,夜尿增多提示肾小管功能受损,应诊断为慢性肾盂肾炎。②慢性肾炎主要累及肾小球,而不是肾盂,一般不会出现肾盂肾盏变形,故不答A。肾盂造影没有提示肾积水、肾囊肿,故不答B、C。肾结核常表现为慢性膀胱刺激征,静脉尿路造影检查提示患肾不显影,而不是肾盂肾盏变形,故不答E。

1188. ABCDE 慢性肾盂肾炎的诊断标准,除反复发作尿路感染病史之外,尚需结合影像学及肾功能检查:①肾外形凹凸不平,两肾大小不等;②静脉肾盂造影可见肾盂肾盏变形、缩窄;③肾小管功能持续性损害。具备①、②条的任何一条,再加第③条就可确诊。可见,肾小管功能持续性损害,为诊断慢性肾盂肾炎必备的条件,故答 E。A、B、C、D 均为急性尿路感染的常见临床表现。

1189. ABCDE　①无症状细菌尿是一种隐匿型尿感,即患者有菌尿而无任何尿感症状。孕妇患无症状细菌尿者占 5%,如不治疗,约 20%会发生急性肾盂肾炎,故妊娠妇女无症状细菌尿需要积极治疗。②老年人健康不好,才会发生无症状细菌尿,细菌尿本身不会影响老人的寿命,因此老年女性、绝经期前非妊娠妇女无须治疗。长期留置导尿、糖尿病为尿感的易感因素。

1190. ABCDE　①患者体液大量丢失,有效血容量不足,可使肾脏血液灌注不足,有效滤过率下降,导致肾前性急性肾损伤。②前列腺增生、输尿管结石常导致肾后性急性肾损伤。应用庆大霉素、马兜铃酸类中药常导致肾性急性肾损伤。

1191. ABCDE　①进食不洁食物,可能导致肾性肾损伤。肾性肾损伤常表现为尿比重<1.012、尿钠>20mmol/L。肾前性肾损伤多因有效血容量减少所致,常表现为尿比重>1.018、尿钠<10mmol/L。根据题干,本例应诊断为肾性肾损伤。90%的肾性肾损伤表现为急性肾小管坏死,故答 C。②肾后性肾损伤多由尿路梗阻所致,故不答 B。急性肾小球肾炎常表现为血尿、蛋白尿、水肿、高血压等。慢性肾衰竭的病程≥3 个月,故不答 E。

1192. ABCDE　①老年患者,突发少尿,血肌酐、血尿素氮增高,应考虑急性肾损伤。患者发病前腹泻稀水样便 3 天、少尿、尿渗透压>500mOsm/(kg·H_2O),故可能为血容量减少导致的肾前性肾损伤。②B、C、D 均为肾性肾损伤的病因。E 为肾后性肾损伤的病因。

1193. ABCDE　1194. ABCDE　①庆大霉素属于氨基糖苷类抗生素,易导致急性肾小管坏死,表现为尿钠>20mmol/L。根据题干,本例应诊断为急性肾小管坏死。②肝硬化大量腹水,大量体液进入腹腔,造成血容量减少,导致肾前性急性肾损伤,表现为尿比重>1.018、尿钠<10mmol/L,肾脏损害不重,故尿红细胞、尿蛋白均可阴性。根据题干,本例应诊断为肾前性急性肾损伤。③急性间质性肾炎常表现为肾小管功能损害,如夜尿增多、低比重尿等。急进性肾小球肾炎常表现为血尿、蛋白尿、水肿、高血压、肾功能急剧衰竭。肾后性急性肾损伤常见于输尿管结石。

1195. ABCDE　1196. ABCDE　①充血性心力衰竭由于心脏排血量减少,血容量相对不足,可导致肾前性氮质血症,表现为尿比重>1.020、血尿素氮(BUN)/血肌酐(Scr)>20、尿钠浓度<20mmol/L、肾衰指数<1。②糖尿病肾脏病常伴肾脏受损,腹部增强 CT 造影时,需注射具有肾毒性的造影剂,可导致急性肾小管坏死,常表现为尿比重<1.010、血尿素氮/血肌酐<(10~15)、尿钠浓度>40mmol/L、肾衰指数>1。③肾后性肾衰竭常见于急性尿路梗阻。急进性肾炎、急性间质性肾炎常导致肾性肾衰竭。

1197. ABCDE　①正常情况下,60%的镁和磷由粪便排泄,40%经尿液排泄。急性肾衰竭少尿期,经尿液排出的镁、磷减少,可导致高镁血症、高磷血症。②当血磷增高时,60%~80%的磷转向肠道排泄,并与钙结合成不溶性的磷酸钙,影响钙的吸收,从而导致低钙血症。

1198. ABCDE　①高钾血症可引起心搏骤停,是急性肾衰竭少尿期最危险的电解质紊乱,是少尿期常见的死因。②少尿期可表现为低钠、低钙、代谢性酸中毒等,但一般不会导致患者死亡。水中毒虽然也是急性肾衰竭少尿期的主要死因,但因不会导致患者猝死,故答 C 而不是 A。

1199. ABCDE　急性肾衰竭少尿期最常见的酸碱失衡是代谢性酸中毒,主要是因为肾排酸能力减退,同时患者多处于高分解代谢状态,使酸性产物明显增多。

1200. ABCDE　①庆大霉素为氨基糖苷类抗生素,具有严重肾毒性,长期大量使用可导致急性肾性肾衰竭。②患者血肌酐 320μmol/L,属于肾功能失代偿期。③患者尿比重为 1.010、尿钠浓度>40 mmol/L,应诊断为急性肾小管坏死,而不是肾前性肾衰竭,故答 A。④急性间质性肾炎常表现为全身过敏、少尿、肾小管功能损害。急进性肾炎常表现为血尿、蛋白尿、水肿、高血压、肾功能急剧衰竭。急性肾小球肾炎常表现为上呼吸道感染后出现血尿、蛋白尿、水肿、高血压、一过性肾功能受损、C3 降低。

1201. ABCDE　①急性肾衰竭少尿期，体内水分大量积蓄，若不严格限制水、钠摄入，再加上体内每天产生的内生水可到450~500ml，极易造成水中毒。无论是生理情况下，还是急性肾衰竭少尿期均可产生内生水，故导致水中毒的主要原因是未严格控制入量。②急性肾衰竭少尿期可有低钠血症，而不是钠中毒，故不答A。酸中毒、抗利尿激素增加与水中毒无关，故不答B、E。

1202. ABCDE　①高钾血症可引起心室颤动，甚至心搏骤停，是急性肾衰竭少尿期常见的死亡原因。当血钾>6.5mmol/L时，需紧急处理。②A、B、C、D均不会导致患者迅速死亡，无须紧急处理。

1203. ABCDE　①氨基糖苷类抗生素可引起肾小管，尤其是近端小管受损，故肾功能不全患者严禁使用氨基糖苷类抗生素阿米卡星。②青霉素G、阿莫西林、头孢曲松、阿奇霉素一般无肾毒性。

1204. ABCDE　急性肾损伤合并严重高钾血症(血钾>6.5mmol/L)时，需行血液透析治疗。

1205. ABCDE　①患者血肌酐>707μmol/L，应诊断为慢性肾衰竭。慢性肾衰竭患者可并发高钾血症(血钾正常值3.5~5.5mmol/L)、低钙血症(血钙正常值2.25~2.58mmol/L)、氮质血症(血肌酐正常值76~88.4μmol/L)、贫血(Hb正常值120~160g/L)、继发性甲状旁腺功能亢进(iPTH正常值230~630ng/L)。其中，严重高钾血症(血K$^+$>6.5mmol/L)需及时治疗抢救，以免心搏骤停。②B、C、D、E均不会造成患者猝死。

1206. ABCDE　①重症胰腺炎患者，无尿、水肿、高血压、血肌酐577μmol/L，应诊断为急性肾衰竭。患者血肌酐>442μmol/L、血钾>6.5mmol/L，均属于肾透析的指征。②袢利尿剂呋塞米对已发生的、需透析治疗的急性肾衰竭无效。渗透性利尿剂甘露醇少用。D为高钾血症的基本治疗。

1207. ABCDE　①急性肾衰竭少尿期易发生高钾血症，常表现为心肌收缩力减弱、心音低钝、心率减慢、房室传导阻滞、心室颤动，甚至心脏停搏。患者心率40次/分，说明已有十分严重的高血钾，导致了三度房室传导阻滞，因此血液透析是最有效的治疗。②A、B、C、D都是高钾血症的一般性治疗。

1208. ABCDE　常规血液透析的禁忌证包括休克、严重活动性出血、严重心脑并发症、严重心律失常、精神障碍不能合作等。参阅14版《实用内科学》P2123。

1209. ABCDE　1210. ABCDE　1211. ABCDE　①患者宫外孕大出血，血压降至60/40mmHg，可导致肾前性肾衰竭(肾前性少尿)。若低血压时间较长，可因肾灌注不足，肾脏长时间缺血缺氧而导致急性肾小管坏死。肾前性肾衰竭属于功能性肾衰竭，大量快速补液后，肾功能可恢复，尿量增加。而本例补液2000ml后，尿量仍未增加，说明患者已发展为急性肾小管坏死，故答B而不是A。急性间质性肾炎主要造成肾小管功能受损，常表现为低比重尿、低渗透压尿，故不答C。题干与尿路梗阻、肾动脉梗阻无关，故不答D、E。②急性肾小管坏死常表现为尿钠增高(>40mmol/L)、尿渗透压降低(<350mOsm/kg·H$_2$O)、血尿素氮/血肌酐比例降低(<15)、棕色颗粒管型，尿沉渣镜检可见少量红、白细胞，故答C。③急性肾小管坏死少尿期多合并高钾血症，不能补充氯化钾，应避免输血。患者血肌酐<442μmol/L，不宜血液透析。急性肾衰竭少尿期仅在严重代谢性酸中毒(HCO$_3^-$<15mmol/L)时，才考虑补碱。患者HCO$_3^-$21mmol/L，无须补碱，故不答E。患者少尿，补液2000ml后尿量无增加，可给予袢利尿剂呋塞米，可能增加尿量，故答D。

1212. ABCDE　①患者病程看似1周，但有贫血貌，B超示肾萎缩(正常肾脏长轴10~12cm，本例7.8cm)，说明患者实际病程很长，故应诊断为慢性肾衰竭，而不能诊断为急性肾小管坏死、急性间质性肾炎、急性肾小球肾炎。患者血肌酐>707μmol/L，应诊断为慢性肾衰竭尿毒症期。②恶性高血压常表现为血压显著升高、头痛、视物不清、肾功能急剧减退。

1213. ABCDE　肾小球滤过率(GFR)正常值为(100±10)ml/(min·1.73m^2)。CKD分为5期：1期GFR≥90ml/(min·1.73m^2)；2期GFR60~89ml/(min·1.73m^2)；3a期GFR45~59ml/(min·1.73m^2)；3b期GFR30~44ml/(min·1.73m^2)；4期GFR15~29ml/(min·1.73m^2)；5期GFR<15ml/(min·1.73m^2)。

1214. ABCDE　①我国慢性肾衰竭的分期以血肌酐(Scr)作为判断标准，分为4期：肾功能代偿期Scr

第九篇　内科学试题答案及详细解答

133~177μmol/L,肾功能失代偿期Scr186~442μmol/L,肾功能衰竭期Scr451~707μmol/L,尿毒症期Scr≥707μmol/L;分别相当于CKD2、3、4、5期。患者Scr879μmol/L,应诊断为慢性肾小球肾炎尿毒症期,即CKD5期。②患者双肾萎缩,合并肾性贫血,说明病程迁延,并不是主诉的1周,因此不能诊断为急性肾炎、急进性肾炎。

1215. ABCDE　1216. ABCDE　1217. ABCDE　①我国慢性肾衰竭的分期依据是血肌酐值,本例血肌酐610μmol/L,应诊断为肾功能衰竭期,相当于CKD分期的4期。②慢性肾功能衰竭时,由于少尿,水钠潴留,可导致体内稀释性低钠血症、低钙血症。当肾小球滤过率下降时,尿中磷排出量减少,可导致高磷血症。镁约40%由肾排出,当肾功能减退时,可导致高镁血症,故答A。慢性肾衰竭少尿期最常见的酸碱平衡失调是代谢性酸中毒。

1218. ABCDE　①在我国,慢性肾衰竭的病因以原发性肾小球肾炎最常见,近年来糖尿病肾脏病导致的慢性肾衰竭明显增加,有可能将成为导致我国慢性肾衰竭的首要病因。②在发达国家,糖尿病肾脏病、高血压肾小球动脉硬化是慢性肾衰竭的主要病因。

1219. ABCDE　引起慢性肾功能不全的最常见继发性肾脏病是糖尿病肾脏病。引起慢性肾功能不全最常见原发性肾脏病是慢性肾小球肾炎。

1220. ABCDE　1221. ABCDE　①肾病综合征患者长期使用利尿剂,尤其是排钾性利尿剂,将导致低钾血症。②慢性肾脏病5期常出现的电解质紊乱是低钠血症、高钾血症、高磷血症、低钙血症、高镁血症。

1222. ABCDE　①慢性肾衰竭患者常有低钙血症、高磷血症。②低钙血症主要与钙摄入不足、活性维生素D缺乏、代谢性酸中毒有关。高磷血症主要与肾小球滤过率降低,尿磷排出减少有关。

1223. ABCDE　①尿毒症患者由于尿量减少,造成机体水钠潴留,可导致不同程度的高血压,答案为C。②交感神经兴奋,可刺激肾素、血管紧张素分泌,使外周小血管收缩,主要导致动脉血压增高,而对水钠潴留的影响较小,故不答A、D、E。③促红素减少与肾性贫血有关,而与高血压无关。

1224. ABCDE　在所给的5个死因中,只有高钾血症可以造成患者突然心搏骤停死亡。

1225. ABCDE　①慢性肾功能不全毒症期必有的临床表现是贫血,主要与肾功能减退,肾间质细胞合成促红细胞生成素减少有关,故答A而不是B。②B、C、D、E是慢性肾功能不全可能出现的临床表现,而不是必有表现。

1226. ABCDE　①消化道症状是慢性肾衰竭最早、最突出的症状。初期以厌食、腹部不适为主,以后出现恶心、呕吐、腹泻、口腔有尿臭味、胃黏膜糜烂等,故答A。②贫血是慢性肾衰竭必有的临床表现。反复感染是导致慢性肾衰竭肾功能恶化的最常见诱因。慢性肾衰竭患者可有出血倾向、骨痛等表现,但一般均在病程晚期出现。

1227. ABCDE　①慢性肾衰竭患者由于肾脏浓缩功能丧失,常导致尿渗透压降低(尿比重<1.015),出现低渗尿。高渗尿常见于血容量不足导致的肾前性少尿。②慢性肾衰竭患者常表现为少尿、夜尿增多、蛋白尿,少数出现多尿。

1228. ABCDE　①尿毒症患者由于肾功能减退,肾间质细胞合成促红细胞生成素(EPO)减少,可造成肾性贫血,一般为轻、中度的正常色素性正细胞性贫血,而不是小细胞低色素性贫血。②尿毒症若不合并感染,白细胞计数常不高,当合并感染时,白细胞总数及中性粒细胞比例均增高。③尿毒症时,血小板质量较差,容易破坏,常导致外周血小板数量减少,而不是增多。

1229. ABCDE　①促红细胞生成素(EPO)主要由肾间质细胞产生,其生理作用是促进红细胞的生成。尿毒症患者由于肾功能损害,EPO合成减少,故可导致肾性贫血。②慢性失血、铁摄入不足、血红蛋白合成障碍为缺铁性贫血的常见病因。红细胞寿命缩短为溶血性贫血的生理机制。叶酸摄入不足为巨幼细胞贫血的常见病因。

1230. ABCDE　①急性肾衰竭现已改称急性肾损伤,是指病程<3个月的肾脏功能或结构异常。慢性肾衰竭是指肾脏损伤或肾小球滤过率(GFR)下降≥3个月。因此,"患者病程是否超过3个月"是鉴

别慢性肾衰竭与急性肾衰竭的关键。在患者病史欠详时,可先行肾脏B超检查,如双肾明显缩小,则支持慢性肾衰竭的诊断。参阅10版《内科学》P529。②晚期尿毒症患者尿常规可基本正常,故尿常规检查不能作为慢性肾衰竭与急性肾衰竭的鉴别依据。尿酸化功能常用于诊断肾小管酸中毒。肾脏活检为有创检查,临床上少用。血肌酐测定主要用于判断肾小球损害的程度。

1231. ABCDE　①慢性肾功能不全患者周围神经病变很常见,主要表现为肢端袜套样感觉丧失、肢体麻木、疼痛、深反射迟钝,可有神经肌肉兴奋性增加的表现,如肌肉震颤、痉挛、不宁腿综合征、肌萎缩、肌无力等。周围神经病变所致的下肢疼痛、痛觉过敏,在运动后消失,故患者常活动腿,称为不宁腿综合征。在周围神经病变的B、C、D 3项症状中,以不宁腿综合征的表现最明显,故最佳答案为C。②弛缓性瘫痪常见于下运动神经元受损,偏身瘫痪常见于上运动神经元受损。

1232. ABCDE　①慢性肾功能不全时,尿磷排出减少,导致血磷升高。血磷浓度增高,会与血钙结合成磷酸钙沉积于软组织,使血钙降低。高血磷、低血钙均可刺激甲状旁腺大量分泌甲状旁腺激素,引起继发性甲状旁腺功能亢进,故答C。②慢性肾功能不全患者可有血肌酐增高、血钾增高、1,25-(OH)$_2$D$_3$生成障碍、代谢性酸中毒,但与继发性甲状旁腺功能亢进无关。

1233. ABCDE　①尿毒症时,高磷血症和低钙血症均可刺激甲状旁腺增生,引起继发性甲状旁腺功能亢进。甲状旁腺功能亢进时,甲状旁腺激素(PTH)分泌增加,使破骨细胞过度活跃,引起骨盐溶化、骨质重吸收增加,骨的胶原基质破坏,而代以纤维组织,形成纤维性骨炎,故答案为B。②尿毒症时,尿磷排泄减少是导致血磷升高的主要原因。磷从肠道排出而与钙结合,限制了钙的吸收,加上肾病时的低蛋白血症,以及肾病后活性维生素D合成障碍,是使血钙降低的主要原因。可见,C是导致高磷的原因,D、E都是导致低钙的原因,故不是最佳答案。

1234. ABCDE　1235. ABCDE　①患者全身乏力、头晕、外周血Hb71g/L,应考虑中度贫血。患者中度贫血、血肌酐890μmol/L、双肾萎缩,应诊断为慢性肾脏病5期。B超检查肾脏正常大小为(10~12)cm×(4.5~5.5)cm×(4~5)cm。患者血浆白蛋白34g/L,不能诊断为肾病综合征。患者出现肾性贫血、双肾萎缩,说明病程长,不能根据主诉"病程1周"而误诊为急性肾小球肾炎、急进性肾小球肾炎、急性肾衰竭。②患者血肌酐>442μmol/L,应行肾脏替代治疗。

1236. ABCDE　1237. ABCDE　1238. ABCDE　①患者间断水肿10余年,血肌酐485μmol/L(正常值76~88μmol/L),应诊断为慢性肾衰竭。在我国,引起慢性肾衰竭最常见的病因是慢性肾小球肾炎,答案为D。A、B、C、E均可导致慢性肾衰竭,但都不是最常见的病因。②肾脏B超为无创检查,价格便宜,可了解肾脏形态,应作为首选检查。慢性肾衰竭终末期,不宜行穿刺活检,以免加重肾脏损害。静脉肾盂造影主要用于慢性肾盂肾炎的诊断。肾脏CT、MRI因价格昂贵,一般不作为首选检查,故不答C、E。③我国慢性肾衰竭诊断及分期主要依据血肌酐值(Scr)而定:肾功能代偿期Scr133~177μmol/L,肾功能失代偿期Scr186~442μmol/L,肾功能衰竭期Scr451~707μmol/L,尿毒症期Scr≥707μmol/L。本例血肌酐Scr485μmol/L,应诊断为慢性肾功能衰竭期。

1239. ABCDE　①对于慢性肾脏病患者,消除水肿只能减轻症状,不能控制肾功能进行性减退,故D。②对于慢性肾衰竭患者,限制蛋白质摄入,可减轻肾小球硬化和肾间质纤维化。减少蛋白尿、控制血压,可保护靶器官免受损害,延缓病情进展。纠正血脂异常有助于减轻血脂异常对肾脏的损害。

1240. ABCDE　①患者血肌酐276.8μmol/L,应诊断为肾功能失代偿期,相当于CKD3期。限制蛋白饮食可减少含氮代谢产物生成,延缓病情进展。CKD1~2期,推荐蛋白摄入量0.8g/(kg·d);CKD3~5期,应采用低蛋白饮食,推荐蛋白摄入量0.6g/(kg·d)。本例为CKD3期,不宜给予高蛋白饮食。②患者血压170/105mmHg,应控制血压。若尿量减少,应根据尿量适当限制水的摄入,给予低钠饮食,以免水钠潴留。慢性肾衰竭常有高磷血症,应给予低磷饮食。

1241. ABCDE　1242. ABCDE　①慢性肾功能不全时,高血磷和低血钙可刺激甲状旁腺,引起继发性甲状旁腺功能亢进。治疗时,应限制磷的摄入,口服磷结合剂(碳酸钙、氢氧化铝凝胶),故答B。②血管

第九篇　内科学试题答案及详细解答

紧张素转换酶抑制剂(ACEI)可降低血压,减低肾小球高滤过,减少蛋白尿,减轻肾小球基底膜损害,故适用于糖尿病肾脏病大量蛋白尿患者。③糖皮质激素主要用于肾病综合征的治疗。促红细胞生成素主要用于肾性贫血的治疗。碳酸氢钠主要用于纠正代谢性酸中毒。

1243. ABCDE　1244. ABCDE　①慢性肾功能不全时,由于肾间质细胞合成促红细胞生成素减少,可导致肾性贫血,其治疗首选重组人促红细胞生成素(rHuEPO),答案为 D。②尿毒症患者伴高钾血症,降低血钾最有效的措施是血液透析。③口服碳酸钙为降低血磷的措施。必需氨基酸疗法有助于减轻氮质血症、改善蛋白营养状况。补充 1,25-(OH)$_2$D$_3$ 可纠正低钙血症。

1245. ABCDE　1246. ABCDE　①慢性肾功能不全患者,血钾>6.5mmol/L 为血液透析的指征。②慢性肾功能不全代偿期轻度代谢性酸中毒,口服碳酸氢钠 1.5~3.0g/d 即可纠正,答案为 C。③氢氧化铝凝胶为磷结合剂,主要用于高磷血症的治疗。蛋白同化激素(苯丙酸诺龙、丙酸睾丸素)可促进蛋白质合成,减轻氮质血症,现已少用,8 版《内科学》已删除该知识点。抗生素主要用于防治感染。

1247. ABCDE　1248. ABCDE　①对于慢性肾衰竭高钾血症患者,口服降钾树脂、使用碳酸氢钠纠正酸中毒、给予利尿剂呋塞米增加尿钾排出,均可降低血钾。可见 A、B、D 均为高钾血症的治疗措施,但选 A 似乎更合适,本题不严谨。②慢性肾衰竭时,高血磷和低血钙均可刺激甲状旁腺,引起继发性甲状旁腺功能亢进。对血钙明显降低者,可口服活性维生素 D$_3$。③促红素常用于治疗肾性贫血。

1249. ABCDE　1250. ABCDE　①慢性肾衰竭常伴高磷血症,可口服磷结合剂碳酸钙,以降低血磷。②慢性肾功能不全伴心力衰竭的主要原因是肾小球滤过率下降导致循环充血,因此,最有效的治疗是进行血液滤过,减少循环充血,以减轻心脏负荷。③静脉注射碳酸氢钠常用于治疗重度代谢性酸中毒。补充 1,25-(OH)$_2$D$_3$ 常用于治疗严重低钙血症。促红细胞生成素常用于治疗肾性贫血。

1251. ABCDE　贫血的严重度划分标准是血红蛋白(Hb):极重度贫血 Hb<30g/L,重度贫血 Hb30~59g/L,中度贫血 Hb60~89g/L,轻度贫血 Hb90~110(女)/120(男)g/L。

1252. ABCDE　①急性溶血性贫血为正细胞正色素性贫血。②A、C、D 为小细胞性贫血,E 为大细胞性贫血。

1253. ABCDE　①恶性贫血是因胃黏膜萎缩,胃液中缺乏内因子,导致维生素 B$_{12}$ 吸收障碍而发生的巨幼细胞贫血,属于大细胞性贫血。②再生障碍性贫血属于正常细胞性贫血,地中海贫血、慢性病性贫血、缺铁性贫血均属于小细胞性贫血。

1254. ABCDE　①缺铁性贫血是由于红细胞内原料铁缺乏,血红素合成障碍,血红蛋白合成减少,导致的小细胞低色素性贫血。②再生障碍性贫血是骨髓造血功能衰竭,外周红细胞生成减少所致。海洋性贫血是血红蛋白的珠蛋白肽链异常导致的溶血性贫血。巨幼细胞贫血是叶酸、维生素 B$_{12}$ 缺乏导致细胞核 DNA 合成障碍所致的贫血。慢性病性贫血是指慢性疾病引起的铁代谢异常性贫血。

1255. ABCDE　①血红蛋白由血红素和珠蛋白组成,若珠蛋白肽链结构异常(镰状细胞贫血)或数量异常(地中海贫血),均可使珠蛋白生成障碍、血红蛋白合成缺陷,导致红细胞破坏过多而致贫血,答案为 D。②A、B、C、E 均属于红细胞生成减少性贫血。

1256. ABCDE　1257. ABCDE　①慢性失血性贫血为小细胞低色素性贫血。②再生障碍性贫血为正常细胞性贫血。

1258. ABCDE　1259. ABCDE　急性失血性贫血属于正细胞正色素性贫血。慢性失血性贫血属于小细胞低色素性贫血。

1260. ABCDE　1261. ABCDE　①巨幼细胞贫血是叶酸、维生素 B$_{12}$ 缺乏导致细胞核 DNA 合成障碍所致的贫血。②血红蛋白由血红素和珠蛋白组成。海洋性贫血是珠蛋白肽链数量异常,使珠蛋白生成障碍,血红蛋白合成缺陷导致的溶血性贫血。③再生障碍性贫血是骨髓造血功能衰竭所致。缺铁性贫血是原料铁缺乏,血红素合成障碍所致。慢性失血性贫血是外周血红细胞丢失所致。

1262. ABCDE　再生障碍性贫血是骨髓造血功能衰竭,外周红细胞生成减少所致。

1263. ABCDE　①再生障碍性贫血是指造血干细胞缺陷,导致骨髓造血功能衰竭所致的贫血。②溶血性贫

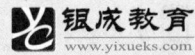　973　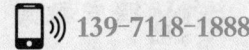

血是红细胞破坏过多所致的贫血。巨幼细胞贫血、缺铁性贫血是造血原料不足所致的贫血。慢性病性贫血是由慢性炎症、恶性肿瘤等引起的铁代谢异常所致,属于造血原料利用障碍所致的贫血。

1264. ABCDE ①促红细胞生成素(EPO)是由肾脏和肝脏合成的,能促进红细胞生成,因此肾病和肝病患者,EPO合成减少均可导致贫血,故不答A、E。生长激素、甲状腺激素可促进EPO合成,因此垂体功能低下、甲状腺功能减退症时,EPO减少,导致贫血。②肿瘤性疾病所致的贫血是一种消耗性贫血,与EPO不足无关,答案为C。

1265. ABCDE 贫血常表现为面色苍白、活动后心悸、头晕、乏力,不会出现皮疹。

1266. ABCDE ①贫血的诊断标准及严重度划分都是依据外周血血红蛋白(Hb)浓度。在我国海平面地区,若成年男性Hb<120g/L,成年女性(非妊娠)Hb<110g/L,孕妇Hb<100g/L,即可诊断为贫血。答案为C。②皮肤黏膜苍白是贫血的临床表现之一。红细胞计数为诊断贫血的辅助指标。红细胞比容可反映血液中红细胞的相对浓度。红细胞平均体积(MCV)是贫血的红细胞形态分类指标之一。

1267. ABCDE ①红细胞在骨髓发育成熟后转移到外周血被利用,其发育过程为:各系祖细胞→红系→原始红→早幼红→中幼红→晚幼红→网织红细胞→成熟红细胞。骨髓中的晚幼红脱核之后成为网织红细胞,进一步发育成为外周血成熟的红细胞。因此,网织红细胞计数可间接反映骨髓红系增生程度及代偿情况。骨髓增生越活跃,网织红细胞计数越高。由于网织红细胞百分率可受贫血程度的影响,因此不是反映骨髓红系增生程度的最可靠指标,故答C而不是B。②血红蛋白及红细胞计数为诊断贫血的可靠指标。外周血出现有核红细胞常反映骨髓红系成熟障碍。Howell-Jolly小体是细胞核的残留物,表现为在成熟或晚幼红细胞胞质内有一至数个深紫红色小圆点,常见于巨幼细胞贫血、溶血性贫血、脾切除后,可见Howell-Jolly小体不能反映骨髓增生程度。

1268. ABCDE ①治疗贫血的首要原则是采取适当措施消除病因,因为很多时候,原发病比贫血本身的危害大得多。②由于各种贫血的病因和发病机制不同,因此目前尚没有对各种贫血均有效的抗贫血药物。补充造血原料常用于治疗缺铁性贫血、巨幼细胞贫血。刺激骨髓造血常用于治疗再生障碍性贫血。糖皮质激素常用于治疗自身免疫性溶血性贫血。

1269. ABCDE ①慢性病贫血的治疗首选促红细胞生成素(EPO)。参阅10版《内科学》P548。②输注浓缩红细胞常用于治疗严重贫血合并心力衰竭。祛铁剂常用于治疗多次输血并发血色病。糖皮质激素常用于治疗温抗体型自身免疫性溶血性贫血。铁剂常用于治疗缺铁性贫血。

1270. ABCDE 体内的铁分为两种:一种是功能状态铁,包括血红蛋白铁、肌红蛋白铁、转铁蛋白铁以及乳铁蛋白、酶和辅因子结合的铁;另一种为贮存铁,包括铁蛋白和含铁血黄素,答案为E。

1271. ABCDE 食管、胃、结肠都不是人体主要的吸收部位,可首先排除A、B、C。铁的吸收部位主要在十二指肠和空肠上段。叶酸在十二指肠和空肠近端被吸收,维生素B_{12}在回肠被吸收。

1272. ABCDE ①体内铁分为功能状态铁和贮存铁两种,贮存铁包括铁蛋白和含铁血黄素。血清铁蛋白(SF)测定是估计骨髓铁贮备状态的一种敏感方法,SF和体内贮存铁相关性极好,可作为贮存铁缺乏的指标。②小细胞低色素是贫血的细胞形态学分类之一;血清铁是指与转铁蛋白结合的铁;总铁结合力=血清铁+血清铁结合力。A、B、C均不能反映体内贮存铁状态。③骨髓铁染色的观察指标有两个:含铁血黄素颗粒及铁粒幼细胞。其中,含铁血黄素为反映贮存铁的指标,而铁粒幼细胞不是,故答D而不是E。缺铁性贫血时,骨髓铁染色示含铁血黄素颗粒消失、铁粒幼细胞减少。

1273. ABCDE 动物食品常含Fe^{2+},植物食品常为Fe^{3+}。国人以谷类为主食,食物中的铁以Fe^{3+}为主。肠黏膜细胞吸收的铁主要为Fe^{2+},食物中的Fe^{3+}需还原成Fe^{2+}再进行吸收。1分子转铁蛋白可与2分子Fe^{3+}结合后进行铁的转运,可见体内铁蛋白中结合的铁为Fe^{3+}。血红蛋白中的铁为Fe^{2+}。

1274. ABCDE ①食物中的铁主要是以Fe^{2+}被肠黏膜细胞吸收。②血清铁为Fe^{3+}。③维生素C能使食物中的Fe^{3+}还原成Fe^{2+}(并非将铁游离化),从而促进铁的吸收。④1分子转铁蛋白可与2分子Fe^{3+}

结合后进行铁的运输,可见体内铁是以 Fe^{3+} 形式进行运输的。⑤铁的吸收部位主要在十二指肠和空肠上部,因此切除空肠将导致缺铁性贫血(E对)。

1275. ABCDE 缺铁性贫血最常见的病因是慢性失血,慢性失血的原因男性多为痔出血,女性多为月经量过多。

1276. ABCDE ①患者有贫血的临床表现(乏力、面色苍白),Hb<120g/L,应确诊为贫血。外周血涂片见红细胞中心淡染区扩大,说明红细胞血红蛋白合成障碍,应考虑缺铁性贫血。男性缺铁性贫血最常见的原因是消化道慢性失血(痔出血),因此应首选大便潜血试验,以了解有无胃肠道出血,答案为D。②腹部B超、尿常规检查对缺铁性贫血的诊断无帮助。血清铁蛋白主要用于了解骨髓贮存铁状况。骨髓检查为有创检查,一般不作为首选。

1277. ABCDE ①患者面色苍白,Hb60g/L,应诊断为中度贫血。MCV<80fl,MCHC<32%,应考虑为小细胞低色素性贫血。男性患者长期便血,应诊断为缺铁性贫血。最可能出现的体征为匙状甲,此为组织缺铁的特征性临床表现。②酱油色尿常见于急性血管内溶血。皮肤瘀斑常见于原发免疫性血小板减少症。肝脾大、巩膜黄染常见于慢性血管外溶血。

1278. ABCDE ①女性青年,头晕、乏力,Hb70g/L,应诊断为中度贫血。缺铁性贫血是临床上最常见的贫血。患者血清铁蛋白降低(正常值12~150μg/L),应诊断为缺铁性贫血。②A、B、D并不常见。骨髓增生异常综合征常表现为外周血三系减少,但本例仅红系减少,故不答E。

1279. ABCDE 头晕、乏力是贫血的临床表现,A、B、C、E均属于组织缺铁的临床表现。

1280. ABCDE 匙状甲为组织缺铁的表现,B、C、D、E均属于贫血的一般临床表现。

1281. ABCDE ①Plummer-Vinson综合征是指与缺铁性贫血有关的吞咽困难,其特点为吞咽时感觉有食物黏附在咽部。②儿童发育迟缓、智商低、烦躁、易怒、异食癖都是组织缺铁的临床表现。

1282. ABCDE ①患者有贫血的临床表现(头晕、乏力、面色苍白),Hb76g/L,可诊断为中度贫血。②胃大部切除易导致铁的吸收障碍,加之月经量过多,更易引起缺铁性贫血。A、C、D均为缺铁性贫血的组织缺铁表现。③缺铁性贫血患者由于组织缺氧,可刺激心率增快、心搏增强,久而久之,可出现左心室代偿性肥大,造成二尖瓣相对性关闭不全,于心尖部可闻及轻柔的收缩期吹风样杂音。④"行走不稳、深感觉减退"为巨幼细胞贫血的表现,而不是缺铁性贫血的表现。

1283. ABCDE 缺铁性贫血患者的外周血象呈小细胞低色素性贫血(MCV<80fl,MCHC<32%),网织红细胞正常或轻度增高(网织红细胞正常值0.005~0.015);白细胞和血小板可正常或减低,部分患者血小板升高[WBC正常值(4~10)×10^9/L,血小板正常值(100~300)×10^9/L]。对比上述正常值,仅A项不支持缺铁性贫血的诊断标准。

1284. ABCDE ①缺铁性贫血时由于铁缺乏,导致血红蛋白合成不足,胞质发育迟于胞核,此为核老浆幼。②巨幼细胞贫血表现为核幼浆老。B、C、E均无血红蛋白生成障碍,不会出现"核老浆幼"现象。

1285. ABCDE ①女性患者Hb60g/L,应诊断为中度贫血。月经过多为成年女性缺铁性贫血最常见的原因。患者月经过多,红细胞中心淡染区扩大,应诊断为缺铁性贫血。②缺铁性贫血常表现为血清铁降低、总铁结合力增高、转铁蛋白饱和度降低、红细胞游离原卟啉增高。

1286. ABCDE 胃溃疡患者黑便1周,活动后气促,结膜苍白,脉搏增快,应考虑缺铁性贫血,属于小细胞低色素性贫血。常表现为红细胞(RBC)计数降低[正常值(4.0~5.5)×10^{12}/L]、血红蛋白(Hb)<120g/L、红细胞平均体积(MCV)<80fl、平均血红蛋白浓度(MCHC)<32%、红细胞体积分布宽度(RDW)增高。

1287. ABCDE 1288. ABCDE ①缺铁性贫血常表现为血清铁降低、血清铁蛋白降低、转铁蛋白饱和度降低、总铁结合力增高。②慢性病性贫血常表现为血清铁降低、血清铁蛋白增高、转铁蛋白饱和度降低、总铁结合力降低。

1289. ABCDE ①骨髓铁染色是诊断缺铁性贫血最可靠的方法,表现为骨髓小粒可染铁消失。②不能仅凭慢性失血史诊断缺铁性贫血。③小细胞低色素性红细胞常见于缺铁性贫血、铁粒幼细胞贫血、慢性病性贫血等，故不答 B。④转铁蛋白饱和度降低常见于缺铁性贫血、慢性病性贫血等，故不答 C。⑤血清铁并非缺铁的敏感指标，如炎症性肠病、结缔组织病、恶性肿瘤等，均可使血清铁降低。

1290. ABCDE　①青年女性，头晕、乏力，血 Hb70g/L，应诊断为中度贫血。血清铁蛋白正常值 12～152μg/L。本例血清铁蛋白降低，应诊断为缺铁性贫血。②A、B、C、E 均不会出现血清铁蛋白降低。

1291. ABCDE　①患者头晕、乏力，Hb95g/L，应诊断为轻度贫血。"红细胞中心淡染区扩大"为缺铁性贫血的典型表现。女性月经量过多是缺铁性贫血最常见的病因。根据题干，本例应诊断为缺铁性贫血，其根本治疗措施是病因治疗，即纠正月经过多。②雄激素常用于再生障碍性贫血的治疗。给予铁剂为缺铁性贫血的对症治疗，而不是根本治疗，故不答 C。糖皮质激素常用于治疗免疫性溶血性贫血。维生素 B_{12} 及叶酸常用于治疗巨幼细胞贫血。

1292. ABCDE　硫酸亚铁为无机铁，A、B、C、E 均属于有机铁。

1293. ABCDE　①缺铁性贫血是因原料铁缺乏，血红蛋白合成障碍所致的贫血，因此治疗首选口服铁剂。硫酸亚铁属于无机铁，为口服铁剂中的标准制剂，临床上最常用。维生素 C 为还原剂，可使 Fe^{3+} 还原成 Fe^{2+}，从而促进铁的吸收，因此临床上常将硫酸亚铁和维生素 C 同时服用，答案为 B。②叶酸加维生素 B_{12} 主要用于治疗巨幼细胞贫血。如果患者骨髓造血功能正常，服用铁剂后疗效迅速而明显，一般无须输血治疗。枸橼酸铁胺为有机铁，常在患者不能耐受硫酸亚铁的胃肠道反应时使用，故不作为首选药物。右旋糖酐铁为注射剂，仅在口服铁剂不能耐受、吸收障碍时才使用。

1294. ABCDE　①缺铁性贫血患者口服铁剂后，首先是外周血网织红细胞增高，在治疗后 3～4 天开始升高，5～10 天达高峰，答案为 C。②口服铁剂 2 周后血红蛋白开始升高，2 个月左右恢复正常。③血清铁、血清铁蛋白、红细胞总数均在晚期才恢复正常。

1295. ABCDE　口服铁剂治疗缺铁性贫血，待血红蛋白正常后，还需继续服用铁剂 4～6 个月，待铁蛋白正常后才能停药，以补足贮存铁。贮存铁包括铁蛋白和含铁血黄素。

1296. ABCDE　①患者有贫血的临床表现（乏力、头晕、心悸），血红蛋白 65g/L，应诊断为中度贫血。女性患者月经过多，骨髓红系增生活跃，中晚幼红细胞为主，应诊断为缺铁性贫血，治疗首选口服铁剂。②肌内注射维生素 B_{12}、口服叶酸常用于巨幼细胞贫血的治疗。缺铁性贫血患者骨髓造血功能正常，服用铁剂后疗效迅速而明显，一般无须输血治疗。脾切除常用于治疗遗传性球形细胞增多症。

1297. ABCDE　①老年男性，乏力，贫血貌，Hb88g/L，应诊断为中度贫血。患者红细胞平均体积（MCV）>100fl，平均红细胞血红蛋白（MCH）>32pg，应诊断为大细胞性贫血，以巨幼细胞贫血最常见，故答 E。②再生障碍性贫血、脾功能亢进贫血均属于正常细胞性贫血。缺铁性贫血、慢性病性贫血均属于小细胞性贫血。

1298. ABCDE　①患者乏力，贫血貌，Hb74g/L，应诊断为中度贫血。患者红细胞平均体积（MCV）>100fl，平均红细胞血红蛋白浓度（MCHC）32%～35%，应诊断为大细胞性贫血，以巨幼细胞贫血最常见，故答 A。②再生障碍性贫血、急性白血病属于正常细胞性贫血，缺铁性贫血、海洋性贫血属于小细胞低色素性贫血。

1299. ABCDE　①巨幼细胞贫血的病因多样，但以叶酸和/或维生素 B_{12} 缺乏最常见，故可首先排除 B、D、E。②叶酸的机体储备有限，且主要依靠外源性摄入，故叶酸缺乏常在短时间（4～5 个月）内导致贫血。体内维生素 B_{12} 的储备较多，故其缺乏多需数年才会导致贫血，因此临床上维生素 B_{12} 缺乏所致的巨幼细胞贫血仅见于严格的素食者、长期拒绝动物性食品的偏食者。孕妇出现巨幼细胞贫血多为妊娠期叶酸需求量增加，造成的叶酸相对缺乏所致，而不是维生素 B_{12} 缺乏引起。

1300. ABCDE　①巨幼细胞贫血属于大细胞性贫血，外周血红细胞平均体积（MCV）增大，血片中可见中性粒细胞核分叶过多。②巨幼细胞贫血患者骨髓穿刺检查可见骨髓增生活跃，红系增生显著、巨幼变，胞体增大，胞质较胞核成熟，称为"核幼浆老"，有核红细胞"幼浆核老"见于缺铁性贫血，故答

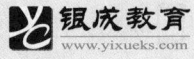
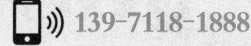

第九篇　内科学试题答案及详细解答

E;粒系也有巨幼变,可见巨中、晚幼粒细胞,成熟粒细胞分叶多;巨核细胞体积增大,分叶过多。

1301. ABCDE　①巨幼细胞贫血是由于维生素 B_{12}、叶酸缺乏所致,故答 D。②A、B、C、E 都不是维生素 B_{12}、叶酸缺乏所致。

1302. ABCDE　1303. ABCDE　①匙状甲是缺铁性贫血患者组织缺铁的临床表现。②维生素 B_{12} 缺乏所致巨幼细胞贫血可有神经精神症状,如对称性远端肢体麻木、深感觉障碍、共济失调或步态不稳。③地图舌常见于核黄素缺乏。杵状指常见于慢性肺脓肿、支气管扩张、支气管肺癌。

1304. ABCDE　再生障碍性贫血患者由于外周血白细胞计数减少,因此常并发感染。其中,以上呼吸道感染最常见,其次为牙龈炎、支气管炎、扁桃体炎,而肺炎、败血症等重症感染少见。

1305. ABCDE　A、B、C、D、E 均可引起再生障碍性贫血,其中以氯霉素引起的再生障碍性贫血最多见。氯霉素是一种氮苯衍生物,可抑制骨髓细胞线粒体的蛋白质合成,从而导致再生障碍性贫血。

1306. ABCDE　①患者贫血(头晕、乏力、贫血貌)、出血(鼻出血、皮肤出血点),浅表淋巴结无肿大,外周血三系(RBC、WBC、Plt)减少,应诊断为再生障碍性贫血(再障)。②前 T 细胞在胸腺发育、分化为 $CD4^+$T 细胞和 $CD8^+$ 细胞,进入外周。$CD4^+$T 细胞活化后,分化为 Th1、Th2 等 Th 细胞。其中,Th1 细胞分泌 IL2、IFN-γ、TNF,对造血干细胞有抑制和毒性作用(负性调节);Th2 细胞分泌 IL4、IL5、IL6、IL10,可抑制 Th1 细胞的增殖(正性调节)。③再障患者骨髓 T 细胞数量增多,外周血 T 细胞亚群分布异常,表现为 $CD4^+$T 细胞比例降低,$CD8^+$T 细胞比例增高,$CD4^+$/$CD8^+$ 比例降低;$CD25^+$ 细胞和 γδT 细胞比例增高;Th1/Th2 细胞比例增高,Th1 细胞增多,而 Th2 细胞代偿不足,导致 IL2、IFN-γ、TNF 产生过多。参阅 11 版《实用内科学》P2089。

1307. ABCDE　①患者发热、皮肤出血点,外周血 Hb、WBC 减少,Ret 减少(正常值 0.005～0.015),提示骨髓造血衰竭,累及红系和粒系,无肝脾、淋巴结肿大,应诊断为再生障碍性贫血。②患者除血红蛋白降低外,还有白细胞减少,故不能诊断为溶血性贫血、巨幼细胞贫血。患者胸骨无压痛,肝脾、浅表淋巴结均无肿大,说明无浸润症状,故不答 D。患者血小板数量正常,故不答 E。

1308. ABCDE　①A、C、D、E 均属于急性重型再生障碍性贫血的诊断标准。②再生障碍性贫血是良性疾病,不可能有脾脏浸润的表现,故不会出现脾大。③脾大为白血病的常见体征。

1309. ABCDE　重型再生障碍性贫血的诊断标准:①网织红细胞绝对值<$15×10^9$/L;②中性粒细胞<$0.5×10^9$/L;③血小板<$20×10^9$/L;具备以上 3 项中的 2 项。

1310. ABCDE　①患者多处出血点、贫血,外周血三系减少,网织红细胞绝对值减少[正常值为 $(24～84)×10^9$/L],骨髓增生低下,无胸骨压痛,无肝脾浸润,应诊断为再生障碍性贫血。患者网织红细胞绝对值<$15×10^9$/L、血小板<$20×10^9$/L,应诊断为重型再生障碍性贫血,而不是慢性再生障碍性贫血,故答 C 而不是 D。②巨幼细胞贫血仅累及红系,故外周血 WBC、Plt 应正常,故不答 B。原发免疫性血小板减少症常表现为外周血 Plt 减少,而 Hb、WBC 应正常,故不答 C。患者无胸骨压痛,无肝脾大,故不答 E。

1311. ABCDE　①Ham 试验也称酸溶血试验,是指将患者红细胞与含 5% 盐酸的正常同型血清混合,pH6.4,37℃,孵育 2 小时,若明显溶血,称为 Ham 试验阳性,为阵发性睡眠性血红蛋白尿症(PNH)的特异性检查。②红细胞寿命缩短常见于溶血性贫血。Coombs 试验(抗人球蛋白试验)阳性常见于温抗体型自身免疫性溶血性贫血。尿含铁血黄素试验阳性常见于慢性血管内溶血。网织红细胞增高常见于缺铁性贫血。

1312. ABCDE　①Ham 试验阳性为阵发性睡眠性血红蛋白尿症(PNH)的特异性检查,故本例应诊断为 PNH。②患者有慢性贫血表现,且有黄疸、脾大,尿 Rous 试验(含铁血黄素尿)阳性,提示为溶血性贫血,故不答 A、B、C。③该患者血象为三系减少,骨髓增生低下,符合 PNH 的临床特点,而自身免疫性溶血性贫血仅累及红系,不会累及粒系和巨核系,且骨髓增生活跃。

1313. ABCDE　1314. ABCDE　1315. ABCDE　①患者临床表现为贫血、出血、感染(发热及右下肺炎),

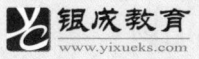

977　📱 139-71118-1888

外周血象示全血细胞(RBC、WBC、Plt)减少,无肝脾大,无胸骨压痛,应诊断为再生障碍性贫血。骨髓增生异常综合征可有全血细胞减少,但脾大常见。急淋白血病多有肝脾大,胸骨压痛。巨幼细胞贫血、溶血性贫血均只累及红系,外周血粒细胞、血小板多正常。②确诊再生障碍性贫血,首选检查是多部位骨髓穿刺。血清铁和铁蛋白测定常用于诊断缺铁性贫血。血清叶酸和维生素 B_{12} 测定常用于诊断巨幼细胞贫血。骨髓活检操作复杂,仅用于科研,临床上少用。胸腹CT为影像学检查,不能确诊再生障碍性贫血。③患者血小板$<20×10^9/L$,有颅内出血的危险,急需输注血小板悬液,参阅8版《内科学》P626。10版《内科学》已将"$<20×10^9/L$"改为"$<10×10^9/L$"。抗生素、雄激素均可用于本例的治疗,但不是急需的治疗。补充叶酸和维生素 B_{12} 常用于治疗巨幼细胞贫血。口服硫酸亚铁常用于治疗缺铁性贫血。

1316. ABCDE ①抗胸腺细胞球蛋白(ATG)为强力免疫抑制剂,常用于治疗再生障碍性贫血。②A、C、D、E都不是ATG治疗的适应证。

1317. ABCDE ①抗胸腺细胞球蛋白(ATG)为强力免疫抑制剂,主要是通过去除抑制性T淋巴细胞对骨髓造血的抑制而发挥作用。参阅14版《实用内科学》P2317。②刺激造血干细胞增殖为雄激素治疗再生障碍性贫血的机制。改善骨髓微环境为免疫诱导剂的作用机制。

1318. ABCDE ①造血干细胞移植(骨髓移植)主要用于重型再生障碍性贫血的治疗。②巨幼细胞贫血的治疗主要是补充叶酸和维生素 B_{12}。自身免疫性溶血性贫血的治疗包括糖皮质激素、脾切除、免疫抑制剂等。慢性病性贫血的治疗主要是针对原发病。缺铁性贫血的治疗主要是补充铁剂。

1319. ABCDE ①正常人红细胞的平均寿命为120天,每天约有0.8%的衰老红细胞被破坏。90%的衰老红细胞由于变形能力减退,脆性增加,难以通过微小的孔隙,而滞留在脾或骨髓中被巨噬细胞吞噬,称为血管外破坏。因巨噬细胞主要存在于脾脏而不是骨髓,故最佳答案为D而不是A。②约10%的衰老红细胞在血管中受机械冲击而破损,称为血管内破坏。

1320. ABCDE ①红细胞在低渗氯化钠溶液中细胞逐渐膨胀甚至破裂而溶血。遗传性球形细胞增多症的红细胞呈球形,球形红细胞的面积/体积的比值较正常红细胞小,故渗透脆性增高,球形细胞在0.51%~0.72%的盐水中就开始溶血,在0.45%时已完全溶血,称为红细胞渗透脆性增高。②缺铁性贫血、海洋性贫血的红细胞渗透脆性降低。镰状细胞贫血的体外重亚硫酸钠镰变试验阳性。阵发性睡眠性血红蛋白尿症的酸溶血试验阳性。

1321. ABCDE ①血型不合的输血反应引起的贫血属于同种免疫性溶血性贫血。②大面积烧伤所致的贫血属于理化因素所致的溶血性贫血。疟疾、毒蛇咬伤所致的贫血属于生物因素所致的溶血性贫血。人工心脏瓣膜置换术后所致的贫血属于血管性溶血性贫血。

1322. ABCDE ①遗传性球形细胞增多症为常染色体显性遗传性疾病,病理基础是红细胞膜骨架蛋白基因异常,致膜骨架蛋白缺陷,细胞膜脂质丢失,细胞表面积减小,红细胞球形变,导致红细胞变形能力和柔韧性降低,当通过脾脏时容易被破坏,而出现血管外溶血性贫血。可见,遗传性球形细胞增多症是红细胞膜异常引起的溶血性贫血。②蚕豆病为红细胞酶缺乏所致的贫血。不稳定血红蛋白病、镰状细胞贫血、地中海贫血均为珠蛋白生成障碍所致的贫血。

1323. ABCDE ①溶血是指红细胞遭到破坏,寿命缩短的过程。当溶血超过骨髓的代偿能力,引起贫血时,称为溶血性贫血。正常红细胞的生存时间平均为120天,溶血性贫血的红细胞生存时间常缩短至15~20天以下。红细胞寿命缩短是诊断溶血性贫血最可靠、最直接的实验室检查依据。②慢性溶血性贫血时,由于机体缺氧,可刺激红细胞生成素的合成,导致血清红细胞生成素增多。血清间接胆红素升高、外周血红细胞形态异常均说明红细胞破坏增加。红细胞渗透脆性增加常见于遗传性球形红细胞增多症。

1324. ABCDE ①原位溶血常见于骨髓增生异常综合征、巨幼细胞贫血。②自身免疫性溶血性贫血、遗传性球形细胞增多症均属于血管外溶血,血型不合输血、阵发性睡眠性血红蛋白尿症均属于血管内

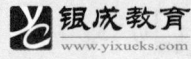
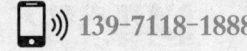

第九篇　内科学试题答案及详细解答

溶血。但这些溶血的部位都不在骨髓,因此都不属于原位溶血。

1325. **ABCDE**　1326. **ABCDE**　①骨髓增生异常综合征(MDS)有骨髓内无效造血和原位溶血。红细胞溶血后,释放的血红蛋白分解为珠蛋白和血红素,血红素再分解为铁和卟啉,卟啉再分解为游离胆红素,因此出现间接胆红素增高。由于原位溶血导致红细胞大量破坏,因此可出现贫血。外周红细胞减少可刺激骨髓造血,故网织红细胞可正常或升高。②再生障碍性贫血由于骨髓造血功能衰竭,可有外周血红细胞减少,可出现贫血。因再生障碍性贫血不伴原位溶血,故间接胆红素正常。由于骨髓造血功能衰竭,即使外周血红细胞减少,也不能刺激骨髓造血,因此网织红细胞计数减低。

1327. **ABCDE**　①红细胞在骨髓发育成熟后转移到外周血被利用,其发育过程为:各系祖细胞→红系祖细胞→原始红细胞→早幼红细胞→中幼红细胞→晚幼红细胞→网织红细胞→成熟红细胞。溶血性贫血时,外周血红细胞减少,可刺激骨髓代偿性增生造血,严重时尚未在骨髓中发育成熟的晚幼红细胞可出现在外周血中,答案为 A。②外周血出现破碎红细胞,提示机械性贫血。血清胆红素增高提示原位溶血。血清结合珠蛋白降低、尿含铁血黄素试验(Rous 试验)阳性提示血管内溶血。

1328. **ABCDE**　①食蚕豆后发生血管内溶血性贫血,应考虑蚕豆病。蚕豆病为红细胞葡萄糖-6-磷酸脱氢酶(G6PD)缺乏所致。高铁血红蛋白还原试验可检测 G6PD 缺乏所致的 NADPH 减少,本法简便易行,为蚕豆病的过筛试验,故答 E。②血总胆红素测定常用于鉴别血管内溶血和血管外溶血。酸化血清溶血试验常用于确诊阵发性睡眠性血红蛋白尿症。抗人球蛋白试验常用于诊断温抗体型自身免疫性溶血性贫血。骨髓检查对贫血的诊断价值不大。

1329. **ABCDE**　①慢性再生障碍性贫血患者尿呈酱油色,应考虑血红蛋白尿。血红蛋白尿常提示血管内溶血,常见于溶血性贫血、阵发性睡眠性血红蛋白尿症(PNH)等。热溶血试验和蔗糖溶血试验为 PNH 的筛选试验,阴性可排除 PNH;阳性还见于巨幼细胞贫血、再生障碍性贫血、自身免疫性溶血性贫血等,需再作酸溶血试验(Ham 试验),此试验为 PNH 的特异性检查,答案为 C。②荧光斑点试验常用于诊断蚕豆病。抗人球蛋白试验(Coombs 试验)常用于诊断温抗体型自身免疫性溶血性贫血。

1330. **ABCDE**　①酸溶血试验又称 Ham 试验。阵发性睡眠性血红蛋白尿症(PNH)患者的红细胞对补体敏感性增高,在酸化的血清中(pH6.6~6.8),经 37℃ 孵育,容易溶血。Ham 试验阳性为 PNH 的特异性检查。②红细胞渗透脆性增高常见于遗传性球形红细胞增多症。高铁血红蛋白还原试验阳性常见于蚕豆病。血红蛋白电泳异常多见于珠蛋白异常性溶血性贫血,如海洋性贫血。Coombs 试验阳性常见于温抗体型自身免疫性溶血性贫血。

1331. **ABCDE**　①患者有贫血、黄疸、脾大三联征,尿胆原强阳性,尿胆红素阴性,应考虑血管外溶血。血管外溶血常见于遗传性球形红细胞增多症、温抗体型自身免疫性溶血性贫血等。②患者有遗传病史(弟弟有类似表现)、实验室检查示小细胞低色素性贫血(MCV<80fl、MCHC<32%),应诊断为遗传性球形红细胞增多症,其最有意义的检查是红细胞渗透脆性试验。③温抗体型自身免疫性溶血性贫血多无遗传病史,其最有意义的检查为 Coombs 试验(抗人球蛋白试验),本病多为正常细胞性贫血,而本例为小细胞低色素性贫血,故不答 C。④确诊阵发性睡眠性血红蛋白尿症(PNH)首选检查为酸溶血试验(Ham 试验),PNH 为血管内溶血,而本例为血管外溶血,故不答 A。⑤自体溶血试验常用于诊断蚕豆病,而蚕豆病主要表现为急性血管内溶血,故不答 B。⑥血红蛋白电泳常用于诊断珠蛋白异常性溶血性贫血,既可发生血管内溶血,也可发生血管外溶血,故不答 D。

1332. **ABCDE**　抗人球蛋白试验(Coombs 试验)阳性是确诊温抗体型自身免疫性溶血性贫血的"金标准",故答 E。

1333. **ABCDE**　Coombs 试验(抗人球蛋白试验)阳性是温抗体型自身免疫性溶血性贫血的特征,故答 E。

1334. **ABCDE**　①骨髓增生异常综合征(MDS)、脾功能亢进常表现为骨髓增生活跃,但外周血三系减少。本例外周血仅红系减少,故不答 B、C。②肾性贫血常见于慢性肾衰竭,但本例肾功能正常(血肌酐 93μmol/L),故不答 D。③阵发性睡眠性血红蛋白尿症常表现为酸溶血试验阳性,但本例阴性,故不答 E。④患者乏力,骨髓增生活跃,外周血红系减少(Hb70g/L),白细胞和血小板正常,应诊断为自身免疫性溶血性贫血。

1335. ABCDE 阵发性睡眠性血红蛋白尿症(PNH)是一种后天获得性造血干细胞基因突变所致的红细胞膜缺陷性溶血病。由于造血干细胞基因突变,血细胞膜上糖化磷脂酰肌醇(GPI)锚合成障碍,从而造成 GPI 锚连蛋白缺失,导致红细胞易被补体破坏,发生血管内溶血。CD55 和 CD59 是最重要的 GPI 锚连蛋白,CD55 在补体激活的 C3、C5 转化酶水平起抑制作用,CD59 可阻止液相的补体 C9 转变成膜攻击复合物。PNH 时,粒细胞、单核细胞、红细胞、淋巴细胞膜上的 CD55、CD59 表达均下降。

1336. ABCDE ①温抗体型自身免疫性溶血性贫血的抗体(IgG)为不完全抗体,可吸附于红细胞表面。致敏红细胞易被巨噬细胞破坏,部分膜破坏可形成球形红细胞,答案为 C。②泪滴状红细胞多见于骨髓纤维化。棘形红细胞多见于棘形红细胞增多症、脾切除后、尿毒症等。椭圆形红细胞多见于遗传性椭圆形细胞增多症、巨幼细胞贫血。镰刀形红细胞多见于镰状细胞贫血。

1337. ABCDE ①遗传性球形红细胞增多症的红细胞呈球形,球形红细胞脆性增加,变形能力差,通过脾窦时极易被阻拦,而被单核-巨噬细胞系统吞噬消化引起血管外溶血,故切除脾脏对本病有显著疗效。术后虽然球形红细胞仍然存在,但黄疸和贫血症状可显著改善。②尽管部分海洋性贫血、需大剂量糖皮质激素治疗的自身免疫性溶血性贫血也可行脾切除,但效果不显著,故不答 A、E。阵发性睡眠性血红蛋白尿症(PNH)和再生障碍性贫血严禁行脾切除,故不答 B、C。

1338. ABCDE ①患者面色苍白、乏力、心悸,Hb65g/L,应诊断为中度贫血。Coombs 试验阳性,应考虑温抗体型自身免疫性溶血性贫血,治疗首选糖皮质激素,有效率约 80%。②脾切除为温抗体型自身免疫性溶血性贫血的二线治疗,主要用于糖皮质激素无效者。硫唑嘌呤、环孢素主要用于糖皮质激素和脾切除不能缓解病情者。贫血较重者可输注洗涤红细胞。

1339. ABCDE 1340. ABCDE 1341. ABCDE ①患者慢性起病,有"贫血、黄疸、脾大"三联征,应考虑血管外溶血,最常见于温抗体型自身免疫性溶血性贫血、遗传性球形红细胞增多症,而红细胞渗透脆性试验阳性为后者的特异性表现,故本例应诊断为遗传性球形红细胞增多症。缺铁性贫血、遗传性铁粒幼细胞贫血、巨幼细胞贫血,均无血管外溶血,故既无黄疸,也无脾大,故不答 A、D、E。海洋性贫血可有脾大,但红细胞渗透脆性试验阴性,故不答 B。②周围血涂片示"小球形红细胞>10%",为遗传性球形红细胞增多症的特征,故答 A。骨髓检查对确诊贫血类型价值不大。血清总铁结合力常用于诊断缺铁性贫血。血红蛋白电泳常用于诊断海洋性贫血。肝功能试验无特异性。③脾切除为遗传性球形红细胞增多症的首选治疗措施,故答 C。输血仅适合于严重贫血的患者。溶血严重时,应加用叶酸,以防叶酸缺乏加重贫血或诱发再生障碍性贫血危象。糖皮质激素常用于治疗自身免疫性溶血性贫血。维生素 B_{12} 常用于治疗巨幼细胞贫血。

1342. ABCDE 周期性中性粒细胞减少症也称 Sutton 病,以反复发作的周期性中性粒细胞减少,并发发热、感染为特征,每隔 3 周发作 1 次,每次持续约 3 天。本病的发病机制未明,可能与骨髓遗传性粒系造血干细胞缺陷,导致中性粒细胞生成减少有关。

1343. ABCDE 正常人每日在骨髓中产生大量的中性粒细胞(称为骨髓贮备池),可随时释放入血。进入外周血液中的中性粒细胞约一半附着于小血管壁(称为边缘池),另一半在血液循环中(称为循环池)。临床上,血常规中所测的中性粒细胞计数即为循环池的计数。①氢化可的松试验:应用糖皮质激素后可使骨髓粒细胞释放,以了解骨髓贮备粒细胞的量及释放功能。②白细胞聚集试验:用以判断是否存在抗粒细胞抗体,免疫性粒细胞减少者,在粒细胞表面或血清中可测得抗粒细胞抗体。③骨髓细胞学检查:骨髓象的表现随原发病而异。④骨髓造血干细胞培养:观察粒系集落生成单位,可了解干细胞和骨髓基质有无缺陷。⑤肾上腺素试验:也称粒细胞边缘池功能检测,皮下注射肾上腺素 0.2mg,20 分钟后白细胞计数较注射前增高 $2×10^9/L$,提示粒细胞过多地聚集于血管壁(边缘池)。如无脾大,可考虑假性粒细胞减少。可见,肾上腺素试验阳性常见于有粒细胞分布异常的假性粒细胞减少,故答 E。参阅 14 版《实用内科学》P2460。

1344. ABCDE　Felty 综合征是指类风湿关节炎患者伴有脾大、中性粒细胞减少、血小板减少和贫血。类风湿关节炎是自身免疫性疾病,中性粒细胞与抗粒细胞抗体结合,可被免疫细胞或免疫器官破坏,导致中性粒细胞减少。

1345. ABCDE　中性粒细胞减少分度:轻度≥$1.0×10^9$/L,中度($0.5~1.0$)×10^9/L,重度<$0.5×10^9$/L。

1346. ABCDE　①粒细胞缺乏症是甲巯咪唑常见的副作用。患者使用甲巯咪唑 3 周后中性粒细胞 $0.5×10^9$/L,应诊断为粒细胞缺乏症。②粒细胞缺乏症患者极易发生严重感染,应采取无菌隔离措施,可选择层流病房。患者出现发热,应给予经验性广谱抗生素治疗。待药敏试验结果出来后调整抗生素。使用重组人粒细胞集落刺激因子,可促进中性粒细胞增殖和释放。③若外周血中性粒细胞<$1.5×10^9$/L,则应停用抗甲状腺药物,而不能换用另一种抗甲状腺药物,因为这两类药物之间存在交叉反应,故答 B。

1347. ABCDE　1348. ABCDE　①粒细胞缺乏症是指外周血中性粒细胞绝对值低于 $0.5×10^9$/L。②白细胞减少是指外周血白细胞计数持续低于 $4.0×10^9$/L。

1349. ABCDE　1350. ABCDE　①Felty 综合征是指类风湿关节炎患者伴有脾大、中性粒细胞减少、血小板减少和贫血。类风湿关节炎是自身免疫性疾病,中性粒细胞与抗粒细胞抗体结合,可被免疫细胞或免疫器官破坏,导致中性粒细胞减少。②正常人每日在骨髓中产生大量的中性粒细胞(称为骨髓贮备池),可随时释放入血。进入外周血液中的中性粒细胞约一半附着于小血管壁(称为边缘池),另一半在血液循环中(称为循环池)。临床上,血常规中所测的中性粒细胞计数即为循环池的计数。假性粒细胞减少是粒细胞分布异常所致,是指中性粒细胞转移至边缘池导致循环池的粒细胞相对减少,但粒细胞总数并未减少。③低增生性白血病、骨髓增生异常综合征为中性粒细胞生成减少所致。巨幼细胞贫血为中性粒细胞成熟障碍所致。

1351. ABCDE　FAB(法美英)协作组将骨髓增生异常综合征(MDS)分为 5 型。①难治性贫血(RA):外周血原始细胞<1%,骨髓原始细胞<5%;②环形铁粒幼细胞性难治性贫血(RAS):外周血原始细胞<1%,骨髓原始细胞<5%、环形铁粒幼细胞>骨髓有核红细胞 15%;③难治性贫血伴原始细胞增多(RAEB):外周血原始细胞<5%,骨髓原始细胞 5%~20%;④难治性贫血伴原始细胞增多转变型(RAEB-t):外周血原始细胞≥5%,骨髓原始细胞 20%~30%,或幼粒细胞出现 Auer 小体;⑤慢性粒-单核细胞白血病(CMML):外周血原始细胞<5%、单核细胞绝对值>$1×10^9$/L,骨髓原始细胞 5%~20%。可见 MDS 的分型指标包括:外周血原始细胞比例和单核细胞计数(由外周血涂片获得)、骨髓象原始细胞比例、Auer 小体(由骨髓涂片获得)及环形铁粒幼细胞(由骨髓铁染色获得)。该患者已作外周血和骨髓涂片检查,为了进行 FAB 准确分型,还缺乏的指标为环形铁粒幼细胞计数及比例,因此还需进行的重要检查是骨髓铁染色。正确答案为 B,而不是 D。很多医考参考书将答案错为 D。请注意:骨髓活检操作复杂,目前仅用于科研,临床上少用。网织红细胞、染色体异常情况及血清铁,都不是 MDS 的分型依据,因此无须进行 A、C、E 检查。

1352. ABCDE　FAB 分型 RAEB-t 型的诊断标准为:外周血原始细胞≥5%;骨髓原始细胞比例 20%~30%;或幼粒细胞出现 Auer 小体。以上 3 项中满足 1 项,即可诊断为 RAEB-t 型。虽然本例骨髓原始细胞比例没有达到 20%~30%的诊断标准,但已出现 Auer 小体,故仍需诊断为 RAEB-t 型。

1353. ABCDE　MDS-RCMD 是指骨髓增生异常综合征的难治性细胞减少伴多系病态造血,常表现为难治性贫血,骨髓原始细胞<5%,外周血可见幼稚细胞(<1%),血小板可减少,体外集落培养常出现集落流产(集落形成减少)。

1354. ABCDE　骨髓增生异常综合征是一组起源于造血干细胞,以血细胞病态造血为特征的异质性髓系肿瘤性疾病。A、B、C、D 均无病态造血。

1355. ABCDE　骨髓增生异常综合征(MDS)病态造血的典型表现如下。①红系细胞:细胞质可见空泡、环形铁粒幼细胞;细胞核出芽、核间桥、核碎裂、多核等。②粒系细胞:核分叶减少,不规则核分叶增多;胞体小或异常增大,颗粒减少或无颗粒,故答 D。③A、B、C 为急性白血病的特点。

1356. ABCDE　　骨髓增生异常综合征患者骨髓呈病态造血,虽骨髓红系增生活跃,但因骨髓内原位溶血,故外周血网织红细胞计数下降,导致骨髓红系增生与网织红细胞计数不一致。A、B、C、D 均无骨髓内原位溶血,故两者一致。

1357. ABCDE　　①骨髓增生异常综合征(MDS)的特点是骨髓增生活跃,而外周血三系减少。患者骨髓增生活跃,外周血三系(Hb、WBC、Plt)减少,肝脾无肿大,故应诊断为 MDS。②阵发性睡眠性血红蛋白尿症常表现为间歇发作的慢性血管内溶血和血红蛋白尿。原发免疫性血小板减少症常表现为外周血小板减少,但红细胞、粒细胞正常。慢性失血性贫血常表现为外周血红细胞减少而白细胞、血小板正常。再生障碍性贫血不会出现骨髓增生活跃,故不答 E。

1358. ABCDE　　FAB 将急性髓系白血病分为 $M_0 \sim M_7$ 8 型。M_1(急性粒细胞白血病未分化型):原始粒细胞占骨髓非红系有核细胞(NEC)>90%,其中 MPO 阳性细胞>3%;M_2(急性粒细胞白血病部分分化型):原始粒细胞占 NEC 30%~89%,其他粒细胞≥10%,单核细胞<20%;M_4(急性粒-单核细胞白血病):骨髓原始细胞占 NEC>30%,各阶段粒细胞≥20%,各阶段单核细胞≥20%;M_5(急性单核细胞白血病):骨髓 NEC 中原始单核细胞、幼稚单核细胞≥30%,原始单核细胞、幼稚单核细胞及单核细胞≥80%;M_6(红白血病):骨髓中幼红细胞≥50%,NEC 中原始细胞≥30%。根据此分型标准,本例应属于 M_4 型,答案为 C。

1359. ABCDE　　①患者骨髓细胞学检查示原始细胞>30%,应诊断为急性白血病。患者骨髓涂片糖原染色(PAS)阳性,应诊断为急淋白血病,故不答 A、B。②急淋白血病分为三型。L_1 型:原始和幼淋巴细胞以小细胞为主。L_2 型:原始和幼淋巴细胞以大细胞为主。L_3 型:原始和幼淋巴细胞以大细胞为主,大小较一致,细胞内有明显空泡,胞质嗜碱性,染色深。根据题干,本例应诊断为急淋白血病 L_3 型。

1360. ABCDE　　①白血病是一类造血干细胞的恶性克隆性疾病,在骨髓中大量白血病细胞(原始细胞)增生累积,使正常造血受到抑制,导致外周血红细胞减少而引起贫血。②白血病出血多由血小板减少引起,而与贫血关系不密切。无效红细胞形成常见于骨髓增生障碍综合征、巨幼细胞贫血。造血原料缺乏常见于缺铁性贫血和巨幼细胞贫血。红细胞寿命缩短常见于溶血性贫血。

1361. ABCDE　　1362. ABCDE　　1363. ABCDE　　①患者外周血原始细胞(即白血病细胞)占 60%,WBC 增高,Hb、Plt 减少,浅表淋巴结浸润,应诊断为急性白血病。原发免疫性血小板减少症常表现为外周血小板减少,而白细胞、红细胞正常。缺铁性贫血、溶血性贫血常表现为外周血红细胞减少,而白细胞、血小板正常。再生障碍性贫血常表现为外周血三系减少,无淋巴结浸润。②胸骨压痛、浅表淋巴结肿大均为急性白血病的浸润症状,但胸骨下段压痛较淋巴结肿大更有临床意义,故最佳答案为 B 而不是 C。睑结膜苍白、心脏杂音为贫血的临床表现,皮肤出血点为血小板减少的临床表现,可见 A、D、E 均无特异性,故不答。③确诊急性白血病首选骨髓穿刺涂片+细胞学检查。血小板抗体检测常用于诊断原发免疫性血小板减少症。血清铁蛋白测定常用于诊断缺铁性贫血。骨髓扫描常用于诊断恶性肿瘤的骨转移。淋巴结活检常用于诊断淋巴瘤。

1364. ABCDE　　1365. ABCDE　　①青年男性,有贫血(头晕、乏力)、感染(发热)、出血(牙龈出血、皮肤出血点、舌尖血疱)三大症状,有浸润症状(胸骨压痛、脾大),外周血红细胞、血小板减少,而白细胞增高,应诊断为急性白血病。再生障碍性贫血常表现为外周血三系减少,无胸骨压痛、肝脾淋巴结肿大。原发免疫性血小板减少症常表现为外周血小板减少,而白细胞、红细胞正常。巨幼细胞贫血常表现为红细胞减少,而白细胞、血小板正常。②急性白血病最常见的死亡原因是颅内出血,约占 87%。咯血、消化道出血少见。尿血、眼底出血一般不会导致患者死亡。

1366. ABCDE　　1367. ABCDE　　1368. ABCDE　　①肝、脾、淋巴结肿大最常见于急性淋巴细胞白血病,初诊时约 60% 的病例有肝大,48% 有脾大,62% 有淋巴结肿大。②急性早幼粒细胞白血病(APL)患者异

第九篇 内科学试题答案及详细解答

常早幼粒细胞颗粒增多,可释放促凝因子诱发 DIC。③白血病细胞浸润可发生牙龈肿胀、口腔溃疡,多见于急性单核细胞白血病、急性粒-单核细胞白血病。④绿色瘤常见于急性粒细胞白血病。

1369. **ABCDE** 1370. **ABCDE** ①睾丸浸润性肿大常见于急性淋巴细胞白血病,多发生于化疗缓解后的幼儿和青年。②中枢神经系统白血病以急性淋巴细胞白血病最常见,约占 70%。③急性单核细胞白血病易发生牙龈肿胀。急性粒细胞白血病易发生绿色瘤。

1371. **ABCDE** 中枢神经系统白血病可发生于急性白血病的各个时期,但最常发生在化疗后缓解期,这是由于化疗药物难以通过血脑屏障,隐藏在中枢神经系统的白血病细胞不能被有效杀灭所致。

1372. **ABCDE** 白血病患者的外周血白细胞计数大多数升高:$>10×10^9/L$ 为白细胞增多性白血病,$>100×10^9/L$ 为高白细胞性白血病,$>200×10^9/L$ 为白细胞淤滞症。

1373. **ABCDE** ①中年男性,骨髓增生活跃,原始细胞占>30%,应诊断为急性白血病。骨髓涂片染色髓过氧化物酶(MPO)强阳性,Auer 小体成堆,应诊断为急性早幼粒细胞白血病(APL)。APL 通常表达 CD13、CD33、CD117,不表达 HLA-DR 和 CD34。②CD14 阳性常见于单核细胞白血病,CD10 阳性常见于 B 淋巴细胞白血病。

1374. **ABCDE** ①青年女性,发热、乏力、牙龈出血,骨髓穿刺示原始细胞>30%,应诊断为白血病。骨髓涂片示 MPO 染色阳性,应考虑急性粒细胞白血病、急性单核细胞白血病。NSE 染色阳性且不被 NaF 抑制,应考虑急性粒细胞白血病,故不答 C、D、E。AML-M$_4$ 为急性粒-单核细胞白血病,AML-M$_5$ 为急性单核细胞白血病,AML-M$_6$ 为红白血病。②AML-M$_3$ 为急性早幼粒细胞白血病(APL),常表现为 CD13(+)、CD33(+)、CD34(-)。本例 CD34(+),故不答 B,可见正确答案应为 A。

1375. **ABCDE** ①患者外周血红细胞和血小板减少,中性粒细胞增高,幼稚细胞占 82%,应诊断为急性白血病。②白血病分型检查主要包括细胞化学染色检查(细胞糖原染色、细胞髓过氧化物酶染色、细胞非特异性酯酶染色)、免疫学检查、染色体检查三种。其中,以染色体检查最可靠。

1376. **ABCDE** ①患者有贫血(Hb<120g/L)、感染(发热)、出血(皮肤出血点)三大症状,有浸润体征(胸骨压痛、肝脾大),外周血三系减少,且可见幼稚细胞,应诊断为急性白细胞不增多性白血病。②再生障碍性贫血、脾功能亢进、阵发性睡眠性血红蛋白尿均表现为外周血三系减少,但不会出现肝脾大、胸骨压痛等浸润性症状,故不答 A、B、E。巨幼细胞贫血常表现为外周血红细胞减少,但白细胞、血小板应正常,故不答 C。

1377. **ABCDE** ①骨髓原始细胞≥30%,应确诊为急性白血病。髓过氧化物酶和非特异性酯酶染色均为阴性,应诊断为急性淋巴细胞白血病。②急性早幼粒细胞白血病表现为髓过氧化物酶强阳性。急性单核细胞白血病表现为髓过氧化物酶阳性,非特异性酯酶染色阳性且能被氟化钠抑制。

1378. **ABCDE** ①中性粒细胞碱性磷酸酶(NAP)主要存在于成熟阶段的中性粒细胞,其他血细胞均呈阴性反应。NAP 的检查方法是外周血涂片经染色后,在油镜下连续观察 100 个中性粒细胞,记录其阳性反应细胞所占的百分率(阳性率)。NAP 阳性率计数的是 100 个中性粒细胞,故 NAP 阳性率与外周血粒细胞总数无关,而与中性粒细胞是否发育成熟有关,只要成熟阶段的中性粒细胞数量增多,即使总的中性粒细胞计数减少,NAP 阳性率照样增高。②急、慢性粒细胞白血病为造血干细胞的恶性疾病,有粒细胞分化和成熟障碍,尽管外周血粒细胞计数很高,但 NAP 阳性率仍降低。③急性淋巴细胞白血病、淋巴瘤主要影响淋巴细胞的发育,对中性粒细胞的发育、成熟影响相对较小,因此 NAP 阳性率中度增高。④类白血病反应是指患者在严重感染时,出现外周血白细胞显著增高,这是正常人的正常反应,其外周血多为成熟中性粒细胞,因此 NAP 阳性率显著增高。

1379. **ABCDE** ①骨髓细胞学检查见原始细胞>30%,应诊断为白血病。少数细胞胞质中可见 Auer 小体,应排除急性淋巴细胞白血病,故不答 C。②髓过氧化物酶(MPO)染色为弱阳性,应考虑急性粒细胞白血病或急性单核细胞白血病。③牙龈肿胀常见于急性单核细胞白血病或急性粒-单核细胞白血病,故答 A。

1380. ABCDE　①青年女性,出血,肝、脾受累,外周血红系、血小板减少而白细胞增多,骨髓粒系增生活跃,可见原始细胞,应诊断为急性白血病。②缺铁性贫血、溶血性贫血常表现为外周血红细胞减少,而白细胞、血小板正常,骨髓以红系增生为主。患者骨髓增生旺盛,故不答B。原发免疫性血小板减少症常表现为外周血小板减少,而红细胞、白细胞正常,骨髓以巨核系增生为主。

1381. ABCDE　①患者骨髓增生活跃,原始细胞>30%,应诊断为急性白血病。在白血病确诊后,应进一步进行细胞化学染色检查,以明确白血病类型。②染色体核型分析需在确定白血病类型后进行,故答B而不是A。血清铁测定常用于诊断缺铁性贫血。血细菌培养常用于诊断感染性心内膜炎。抗血小板抗体检测常用于诊断原发免疫性血小板减少症。

1382. ABCDE　①急性白血病患者骨髓穿刺细胞见Auer小体,提示急性粒细胞白血病、急性粒-单核细胞白血病、急性单核细胞白血病,而不是急性淋巴细胞白血病,故不答A。②髓过氧化物酶(POX或MPO)强阳性提示急性粒细胞白血病,故不答B、C、E。急性早幼粒细胞胞质内含有较多粗大颗粒,易于识别,为其镜下特征,故答D。

1383. ABCDE　①患者骨髓象原始细胞>30%,可确诊为急性白血病。②髓过氧化物酶染色阳性常见于急性粒细胞白血病、急性单核细胞白血病,阴性见于急性淋巴细胞白血病,故不答C。③非特异性酯酶阳性,阳性反应可被氟化钠抑制见于急性单核细胞白血病,阳性反应不能被氟化钠抑制见于急性粒细胞白血病,故应诊断为急性单核细胞白血病。

1384. ABCDE　①急性白血病患者髓过氧化物酶(POX/MPO)染色弱阳性见于急性粒细胞白血病、急性单核细胞白血病。②非特异性酯酶染色阳性,阳性反应可被氟化钠抑制见于急性单核细胞白血病,阳性反应不能被氟化钠抑制见于急性粒细胞白血病,故本例应诊断为急性单核细胞白血病(M_5型),故答E。③M_1型为急性粒细胞白血病未分化型,M_2型为急性粒细胞白血病部分分化型,M_3型为急性早幼粒细胞白血病,M_4型为急性粒-单核细胞白血病。

1385. ABCDE　1386. ABCDE　1387. ABCDE　1388. ABCDE　①患者骨髓检查原始细胞(幼稚细胞)>30%,应考虑急性白血病。髓过氧化物酶染色强阳性常见于急性早幼粒细胞白血病(APL),弱阳性常见于急性粒细胞白血病、急性单核细胞白血病,阴性见于急性淋巴细胞白血病,故不答B、C、E。APL细胞胞质内含有较多粗大颗粒为其特点,故答A。患者病程仅5天,不可能诊断为慢性粒细胞白血病急变,故不答D。②APL细胞颗粒中含有促凝物质,故极易并发弥散性血管内凝血(DIC)。巨脾常见于慢性粒细胞白血病。严重感染常见于急性白血病。急性淋巴细胞白血病易侵犯中枢神经系统。齿龈肿胀多见于急性单核细胞白血病、急性粒-单核细胞白血病。③APL诱导缓解方案首选全反式维A酸+砷剂+蒽环类。DA为急性髓系白血病(非早幼粒细胞白血病)的化疗方案。DV-LP为急性淋巴细胞白血病的化疗方案。ABVD为霍奇金淋巴瘤的化疗方案。CHOP为非霍奇金淋巴瘤的化疗方案。④APL在获得完全缓解后可采用化疗、全反式维A酸、砷剂等药物交替维持治疗2年。

1389. ABCDE　1390. ABCDE　1391. ABCDE　①患者红系减少,白细胞增多,且外周血中见原始细胞,应考虑为急性白血病。患者发热、头晕、视物模糊,说明白血病已累及中枢神经系统。为明确诊断,当然首选骨髓细胞学检查。B、C、E均属于骨髓细胞学检查方法,骨髓形态学检查主要用于确诊白血病,骨髓细胞化学染色检查、染色体检查都是在确诊白血病之后,需对白血病进行分型时才做的检查项目,故答B而不是C、E。血涂片检查不能确诊急性白血病,故不答A。脑脊液幼稚细胞检查仅提示白血病是否累及中枢神经系统,并不是确诊急性白血病必做的检查项目,故不答D。②骨髓涂片中,若含粗大颗粒的早幼粒细胞>30%,应诊断为急性早幼粒细胞白血病(M_3型),故答C。M_1型(急性粒细胞白血病未分化型)是指原始粒细胞占90%以上。M_2型(急性粒细胞白血病部分分化型)是指原始粒细胞占30%~89%,其他粒细胞≥10%,单核细胞<20%。M_4型(急性粒-单核细胞白

第九篇 内科学试题答案及详细解答

血病)是指原始细胞>30%,各阶段粒细胞≥20%,各阶段单核细胞≥20%。M_5型(急性单核细胞白血病)是指原始单核细胞、幼稚单核细胞≥30%,且原始单核细胞、幼稚单核细胞及单核细胞≥80%。③AML-M_3型的治疗首选全反式维A酸。A、B常用于急性淋巴细胞白血病的化疗。C、D常用于急性髓系白血病的化疗。

1392. ABCDE   **1393.** ABCDE   **1394.** ABCDE   ①患者发热、皮肤出血,胸骨压痛,外周血红细胞和血小板减少,白细胞增多,分类见原始和幼稚细胞,应考虑急性白血病。患者全身多处浅表淋巴结肿大,故急性淋巴细胞白血病的可能性大。非霍奇金淋巴瘤、霍奇金淋巴瘤一般仅有浅表淋巴结肿大,不会出现胸痛及外周血白细胞增高,故不答B、D。急性粒巴细胞白血病虽可出现浅表淋巴结肿大,但一般不会多处肿大,故不答C。系统性红斑狼疮常表现为多系统受累,尤其肾脏受累,与题干所述不符,故不答E。②为确诊急性淋巴细胞白血病,首选骨髓细胞学检查。淋巴结活检是确诊淋巴瘤的常用方法。骨髓活检仅用于科研,目前临床上很少应用。腹部B超无助于确诊白血病。抗核抗体(ANA)谱常用于系统性红斑狼疮的诊断。③急性淋巴细胞白血病的化疗首选VDLP方案(长春新碱+柔红霉素+左旋门冬酰胺酶+泼尼松),答案为B。ABVD为霍奇金淋巴瘤的首选化疗方案。DA是急性髓系白血病的化疗方案。CHOP为非霍奇金淋巴瘤的化疗方案。

1395. ABCDE   **1396.** ABCDE   **1397.** ABCDE   ①髓过氧化物酶(POX/MPO)对急性粒细胞白血病的反应各异,对分化差的原粒细胞呈阴性反应,对分化好的粒细胞呈阳性反应,如对急性早幼粒细胞白血病呈强阳性反应,故答A。②急性单核细胞白血病表现为非特异性酯酶染色阳性,其阳性可被氟化钠抑制,故答D。③急性淋巴细胞白血病的糖原染色为强阳性,呈块状或粗颗粒状,故答E。④B见于急性粒细胞白血病,C见于铁粒幼细胞贫血。

1398. ABCDE   90%的急性早幼粒细胞白血病(M_3型)有t(15;17)(q22;q12),该基因易位使15号染色体上的 *PML* 基因(早幼粒细胞白血病基因)与17号染色体上的 *RARA* 基因(维A酸受体基因)形成 *PML-RARA* 融合基因。这是M_3型发病和用全反式维A酸治疗有效的分子基础。该成果的发现者王振义院士获得了2010年度国家最高科学技术奖,这是我国少有的得到国际公认的科技成果之一。

1399. ABCDE   ①患者骨髓增生极度活跃,原始细胞>30%,应诊断为急性白血病。②髓过氧化物酶(POX/MPO)染色呈弱阳性常见于急性粒细胞白血病、急性单核细胞白血病。非特异性酯酶染色阳性,阳性反应可被NaF抑制,见于急性单核细胞白血病;阳性反应不能被NaF抑制,见于急性粒细胞白血病,故本例应诊断为急性单核细胞白血病。其免疫学标记为$CD13^+$、$CD14^+$、$CD15^+$、$CD64^+$,故答A。③$CD3^+$、$CD4^+$、$CD8^+$为T细胞的免疫学标记。$CD41^+$为巨核细胞的免疫学标记。

1400. ABCDE   ①急性淋巴细胞白血病行VDLP联合化疗后外周血三系减少,应行对症治疗。输注悬浮红细胞的指征为Hb<70g/L,输注浓缩血小板的指征为Plt<20×10^9/L。患者Hb75g/L,Plt30×10^9/L,故不答A、D。目前患者体温37.4℃,控制感染不是首选治疗,故不答B。输注新鲜血浆的目的是补充凝血因子,患者出血的原因是血小板减少而不是凝血因子减少,故不答C。②患者外周血中性粒细胞(N)<0.5×10^9/L,应诊断为粒细胞缺乏症,首要治疗是皮下注射粒细胞集落刺激因子(G-CSF)。

1401. ABCDE   ①患者骨髓细胞学检查原始细胞>30%,应诊断为急性白血病。髓过氧化物酶染色和非特异性酯酶染色均为阴性,应诊断为急性淋巴细胞白血病,化疗首选VDLP方案,即长春新碱(VCR)+柔红霉素(DNR)+左旋门冬酰胺酶(L-ASP)+泼尼松(P),答案为B。②VAD方案常用于多发性骨髓瘤的治疗。ABVD为霍奇金淋巴瘤的首选化疗方案。DA为急性髓系白血病的常用化疗方案。CHOP为非霍奇金淋巴瘤的首选化疗方案。

1402. ABCDE   ①左旋门冬酰胺酶的副作用包括凝血因子合成减少、肝功能损害、胰腺炎、过敏反应。②阿糖胞苷的副作用为小脑共济失调、皮疹、发热、眼结膜炎。长春新碱的副作用为末梢神经炎、便秘。柔红霉素的副作用为心脏毒性。足叶乙苷的副作用为骨髓抑制、消化道反应、脱发。

1403. ABCDE   ①治疗脑膜白血病,应首选甲氨蝶呤鞘内注射,可通过血脑屏障,快速控制中枢神经系统

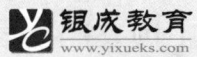

白血病。②长春新碱、环磷酰胺常用于急性淋巴细胞白血病的治疗。高三尖杉酯碱常用于急性髓系白血病的治疗,对急性淋巴细胞白血病无效。6-巯基嘌呤常用于慢性髓系白血病急变期的治疗。

1404. **ABCDE**　①脾脏显著增大,肯定需要很长的时间"长大",不可能为急性白血病,故不答 A、B、C。②慢性粒细胞白血病最显著的体征是脾脏肿大,常可达脐或脐下。慢性淋巴细胞白血病主要表现为淋巴结肿大。

1405. **ABCDE**　①患者脾大,白细胞显著增高,血红蛋白和血小板正常,最可能的诊断为慢性粒细胞白血病,而不能诊断为急性粒细胞白血病。②急性粒细胞白血病常表现为外周血红细胞和血小板减少,白细胞增高。肝硬化、脾功能亢进常表现为脾大,但外周血三系减少。类白血病反应常有白细胞显著增多,但不会出现脾进行性增大。骨髓纤维化可有脾大,但外周血红细胞常减少、白细胞多正常。

1406. **ABCDE**　慢性粒细胞白血病加速期常表现为:①进行性贫血(即血红蛋白日逐渐下降);②外周血或骨髓原始细胞≥10%;③外周血嗜碱性粒细胞>20%;④不明原因的血小板进行性减少或增加。

1407. **ABCDE**　①慢性粒细胞白血病慢性期外周血血小板计数多在正常水平,部分患者增多。②中性粒细胞碱性磷酸酶(NAP)主要存在于成熟阶段的中性粒细胞,其他血细胞均呈阴性反应。NAP 的检查方法是外周血涂片经染色后,在油镜下连续观察 100 个中性粒细胞,记录其阳性反应细胞所占的百分率(即为阳性率)。可见,NAP 阳性率与外周血中性粒细胞总数无关,而与中性粒细胞是否发育成熟有关。慢性粒细胞白血病存在中性粒细胞分化和成熟障碍,尽管外周血中性粒细胞总数很高,但 NAP 阳性率仍明显降低(B 对)。③慢性粒细胞白血病慢性期可有正常细胞正常色素性贫血,外周血一般见不到有核红细胞。④骨髓象巨核细胞常明显增多。⑤E 为慢性粒细胞白血病急变期的表现。

1408. **ABCDE**　①慢性粒细胞白血病和类白血病反应均可出现脾大、外周血白细胞计数增高,且可见中、晚幼粒细胞,骨髓象检查均可见粒系增生活跃,因此 A、B、C、D 均不能作为两者的鉴别要点。②慢性粒细胞白血病 Ph 染色体阳性,但类白血病反应 Ph 染色体阴性,此为两者的鉴别要点,答案为 E。

1409. **ABCDE**　1410. **ABCDE**　1411. **ABCDE**　①患者有巨脾,外周血白细胞计数显著增高,粒细胞比例增高,且见原始细胞,NAP 阴性,考虑为慢性粒细胞白血病。为明确诊断,应首选骨髓检查。腹部 B 超、CT 均为影像学检查方法,不能确诊慢性粒细胞白血病。肝功能检查无特异性。血浆免疫球蛋白测定主要用于诊断多发性骨髓瘤。②确诊慢性粒细胞白血病后,进一步检查应作染色体核型分析,因为 95%以上的慢性粒细胞白血病可表达 Ph 染色体,其显带分析为 t(9;22)(q34;q11),答案为 B。骨髓干细胞培养、骨髓活检操作复杂,目前仅用于科研,临床上少用,故不答 A、E。食管造影、同位素扫描对慢性粒细胞白血病的诊断价值不大,故不答 C、D。③慢性粒细胞白血病的化疗首选伊马替尼,其完全细胞遗传学缓解率为 92%。羟基脲为 7 版《内科学》治疗慢性粒细胞白血病的首选药物。慢性粒细胞白血病不是脾亢,不应行脾切除。阿糖胞苷常用于急性粒细胞白血病的治疗。糖皮质激素常用于急性淋巴细胞白血病的治疗。

1412. **ABCDE**　1413. **ABCDE**　1414. **ABCDE**　①脾脏显著肿大(巨脾)是慢性粒细胞白血病的特点,故答 A。B、C、D、E 均不会出现巨脾。②慢性粒细胞白血病的特征性染色体改变是 t(9;22)(q34;q11),即 9 号染色体长臂上 C-ABL 原癌基因易位至 22 号染色体长臂的断裂点簇集区(BCR)形成 BCR-ABL 融合基因。t(15;17)(q22;q21)为急性早幼粒细胞白血病的特异性染色体改变。③慢性粒细胞白血病的治疗首选酪氨酸激酶抑制剂甲磺酸伊马替尼,其完全细胞遗传学缓解率 92%。羟基脲为过去慢性粒细胞白血病的首选药物,故答 D。亚砷酸、全反式维 A 酸常用于急性早幼粒细胞白血病的治疗。维生素 B_{12}、叶酸常用于巨幼细胞贫血的治疗。沙利度胺、红细胞生成素常用于骨髓增生异常综合征的治疗。苯丁酸氮芥、糖皮质激素常用于慢性淋巴细胞白血病的治疗。

1415. **ABCDE**　①对霍奇金淋巴瘤具有诊断意义的细胞是 R-S 细胞,答案为 A。请注意:R-S 细胞是霍奇金淋巴瘤"具有诊断意义"的细胞,但并非霍奇金淋巴瘤特有。R-S 细胞还可见于传染性单核细胞增多症、结缔组织病等。②霍奇金淋巴瘤的肿瘤细胞包括 R-S 细胞(诊断性 R-S 细胞、镜影细胞)、

第九篇 内科学试题答案及详细解答

霍奇金细胞(单核瘤巨细胞)、陷窝细胞、L&H 细胞(爆米花细胞)、多核瘤巨细胞等。

1416. ABCDE ①里-斯(Reed-Sternberg)细胞也称 R-S 细胞,是霍奇金淋巴瘤"具有诊断意义"的细胞,故答 A。②非霍奇金淋巴瘤、淋巴结转移癌、急性白血病均无 R-S 细胞。

1417. ABCDE 间变性大细胞淋巴瘤属于 T 细胞淋巴瘤,A、B、D、E 均属于 B 细胞淋巴瘤。

1418. ABCDE **1419. ABCDE** ①间变性大细胞淋巴瘤属于 T 细胞淋巴瘤,A、C、D、E 均属于 B 细胞淋巴瘤。②边缘区淋巴瘤属于惰性淋巴瘤,B、C、D、E 均属于侵袭性淋巴瘤。

1420. ABCDE **1421. ABCDE** 在所给 5 个选项中,属于低度恶性淋巴瘤的是滤泡性小裂细胞型,属于高度恶性淋巴瘤的是小无裂细胞型,C、D、E 均属于中度恶性淋巴瘤。

1422. ABCDE 非霍奇金淋巴瘤的病理类型中,滤泡性小裂细胞型、小淋巴细胞型为低度恶性,小无裂细胞型、免疫母细胞型为高度恶性,弥漫性小裂细胞型为中度恶性,答案为 C。

1423. ABCDE 非霍奇金淋巴瘤(NHL)患者需根据免疫学标记、染色体异常来进一步分类,常考的特征性染色体易位标记包括:套细胞淋巴瘤为 t(11;14)、边缘区淋巴瘤为 t(11;18)、滤泡性淋巴瘤为 t(14;18)、弥漫性大 B 细胞淋巴瘤为 t(14;18)、Burkitt 淋巴瘤为 t(8;14)、间变大细胞淋巴瘤为 t(2;5)。患者特征性染色体易位为 t(11;14),应诊断为套细胞淋巴瘤,故答 E。

1424. ABCDE ①滤泡性淋巴瘤的瘤细胞呈 CD20(+)、CD5(+),故不答 A。②间变性大细胞淋巴瘤的瘤细胞呈 CD20(−)、CD30(+),故不答 B,参阅 7 版《内科学》P620。③套细胞淋巴瘤的瘤细胞呈 CD20(+)、CD5(+),故不答 C,参阅 7 版《内科学》P619。④霍奇金淋巴瘤的肿瘤细胞免疫表型常为 CD20(−)、CD30(+),参阅 14 版《实用内科学》P2428。⑤弥漫性大 B 细胞淋巴瘤的瘤细胞呈 CD19(+)、CD20(+)、CD30(−)、CD5(−),故答 E。

1425. ABCDE ①霍奇金淋巴瘤特征性的热型为 Pel-Ebstein 热,表现为周期性发热。②间歇热常见于疟疾。稽留热常见于大叶性肺炎。弛张热常见于败血症。不规则热常见于结核病。

1426. ABCDE 无痛性进行性淋巴结肿大是淋巴瘤的共同临床表现,具有诊断意义,答案为 C。

1427. ABCDE 非霍奇金淋巴瘤(NHL)有远处转移和结外浸润倾向,可累及人体各器官、系统。累及胃肠道的最常见部位是回肠(占 50%),其次是胃,结肠较少累及。

1428. ABCDE ①淋巴瘤的临床分期主要依据淋巴结及结外器官(如胸腔、腹腔、盆腔脏器)受累情况而定。胸部、盆腔 CT 有助于了解胸腔、盆腔脏器及淋巴结有无受累,腹部 B 超有助于了解腹腔脏器及腹膜后淋巴结有无受累,浅表淋巴结 B 超有助于了解浅表淋巴结有无受累,故不答 A、B、D、E。②骨髓细胞学检查对于淋巴瘤的临床分期诊断价值不大,故答 C。

1429. ABCDE ①霍奇金淋巴瘤(HL)的全身症状分为两组,凡无以下症状者为 A 组,凡有以下症状之一者为 B 组:不明原因发热 T>38℃;盗汗;半年内体重下降 10% 以上。本例 T38.4℃,应诊断为 B 组,故可首先排除 C。②患者在横膈两侧(颈部和腹股沟)同时有淋巴结受累,应属于Ⅲ期,故可排除 A、B。患者有脾脏受累,应诊断为ⅢS。患者无结外器官受累,可排除ⅢE,故答 E。

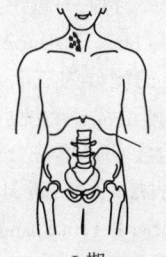 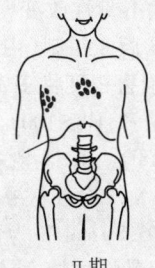 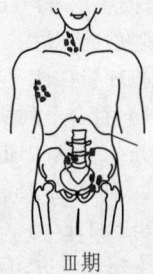 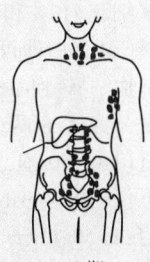

Ⅰ期　　　　　Ⅱ期　　　　　Ⅲ期　　　　　Ⅳ期

淋巴瘤的临床分期

1430. ABCDE ①患者双侧颈部、左腋窝淋巴结受累,受累淋巴结位于横膈的同侧,应为Ⅱ期。②患者最高体温<38℃,无盗汗,体重无变化,应为ⅡA期。

1431. ABCDE　1432. ABCDE　1433. ABCDE　①淋巴瘤常根据全身症状分为 A、B 两组。凡无以下症状者为 A 组,凡有以下症状之一者为 B 组:不明原因发热 T>38℃;盗汗;半年内体重下降 10% 以上。题干已交代患者体温 38.7℃、体重减轻 14kg,因此为判断该患者分组情况,还需询问是否有盗汗。②淋巴瘤的分期依据是全身浅表、胸腹部淋巴结转移情况,结外器官受累情况,肝脾有无浸润等,故应首选胸腹部 CT 检查,以明确临床分期。肝肾功能、心电图、血常规对淋巴瘤临床分期的判断价值不大。③弥漫性大 B 细胞淋巴瘤(DLBCL)属于侵袭性非霍奇金淋巴瘤,化疗首选 CHOP 方案(环磷酰胺+阿霉素+长春新碱+泼尼松)。DLBCL 可表达 CD20,故可加用 CD20 单抗(利妥昔单抗)进行生物治疗,称为 R-CHOP 方案,是 DLBCL 的经典治疗方案。ABVD 为霍奇金淋巴瘤的首选化疗方案,MOPP 为过去霍奇金淋巴瘤的化疗方案。VDLP 为急性淋巴细胞白血病的化疗方案。DA 为急性髓系白血病的化疗方案。

1434. ABCDE　1435. ABCDE　①霍奇金淋巴瘤的化疗方案包括 MOPP(氮芥+长春新碱+甲基苄肼+泼尼松)和 ABVD(阿霉素+博来霉素+长春花碱+甲氮咪胺)方案,前者可影响生育能力,引起继发性肿瘤;后者对生育影响小,不引起继发性肿瘤,疗效与前者相同,目前已成为所有霍奇金淋巴瘤的首选化疗方案,故答 C。②弥漫性大 B 细胞淋巴瘤为侵袭性 NHL,化疗首选 CHOP(环磷酰胺+阿霉素+长春新碱+泼尼松)方案,故答 D。③ESHAP 方案可用于侵袭性 NHL 的治疗,但不是首选化疗方案。VDLP 为急性淋巴细胞白血病的化疗方案。

1436. ABCDE　1437. ABCDE　1438. ABCDE　①患者多处浅表淋巴结无痛性肿大,应首先考虑淋巴瘤。少数 B 细胞非霍奇金淋巴瘤可并发自身免疫性溶血性贫血,导致抗人球蛋白试验(Coombs 试验)阳性。根据题干,本例应诊断为淋巴瘤。急性白血病可有肝脾、淋巴结肿大,外周血象常表现为红细胞与血小板减少,而粒细胞显著增加,故不答 A、D。淋巴结炎常局限于某处,很少会有全身多处浅表淋巴结同时肿大,故不答 C。骨髓增生异常综合征常表现为外周血三系减少,故不答 E。②确诊淋巴瘤最有价值的检查是淋巴结活检,而不是骨髓细胞学检查,因为骨髓细胞学检查的阳性率仅为 3%,故答 E 而不是 C。腹部 B 超常用于淋巴瘤确诊后的分期诊断,故不答 A。骨髓活检仅用于科研,临床尚未应用,故不答 B。胸部 X 线片不能确诊淋巴瘤,故不答 D。③Coombs 试验阳性为温抗体型自身免疫性溶血性贫血的特异性试验,故患者贫血的原因是合并温抗体型自身免疫性溶血性贫血,其治疗首选糖皮质激素。促红细胞生成素常用于治疗肾性贫血。环磷酰胺、环孢素 A 均为免疫抑制剂,常用于糖皮质激素无效者。丙种球蛋白有一定效果,但不作为首选。

1439. ABCDE　1440. ABCDE　1441. ABCDE　①患者骨髓中异常浆细胞>30%,应考虑多发性骨髓瘤(MM)。对于有症状的骨髓瘤,满足以下 3 条即可诊断为多发性骨髓瘤:血清和/或尿中出现 M 蛋白;骨髓单克隆浆细胞≥10%;骨髓瘤相关靶器官损害至少 1 项(肾功能损害(Scr>177μmol/L)、血清钙>2.65mmol/L、贫血(Hb<100g/L)、溶骨性破坏、严重骨质疏松、病理性骨折)。题干已说明患者骨髓浆细胞>10% 和靶器官损害(Scr177μmol/L、溶骨性改变),故只要行血、尿免疫蛋白电泳检查,若发现 M 蛋白即可确诊多发性骨髓瘤。参阅 3 版 8 年制《内科学》P867。②Durie-Salmon 分期是根据贫血、高钙血症、血或尿 M 蛋白水平、骨骼损害程度将多发性骨髓瘤分为三期,然后根据血肌酐水平分为 A、B 两组。Ⅰ期:符合下列所有 4 项者,Hb>100g/L、血钙正常、X 线检查无异常、低 M 蛋白量(IgG<50g/L、IgA<30g/L、尿本周蛋白<4g/d)。Ⅱ期:既不符合Ⅰ期也不符合Ⅲ期。Ⅲ期:符合以下任何 1 项,Hb<85g/L、血钙>2.75mmol/L、X 线检查示溶骨性病灶>3 个、高 M 蛋白量(IgG>70g/L、IgA>50g/L、尿本周蛋白>12g/d)。Scr<176.8μmol/L 为 A 组,Scr≥176.8μmol/L 为 B 组。本例腰椎 X 线片示第 2 腰椎压缩性骨折,有 1 个溶骨性病灶,应诊断为Ⅱ期;Scr>176.8μmol/L,应诊断为 B 组,故答案为 C。③多发性骨髓瘤分为 8 种类型,即 IgG 型、IgA 型、IgD 型、IgM 型、IgE 型、轻链型、不分泌型、双克隆或多克隆免疫球蛋白型,其中以 IgG 型最常见,其次为 IgA 型。

第九篇　内科学试题答案及详细解答

1442. **ABCDE**　①正常骨髓内浆细胞为1%~1.5%。患者骨髓中异常浆细胞>30%,应考虑多发性骨髓瘤。②对于有症状的骨髓瘤,满足以下3条,即可诊断为多发性骨髓瘤:血清和/或尿中出现M蛋白;骨髓单克隆浆细胞≥10%;骨髓瘤相关靶器官损害至少1项(肾功能损害(Scr>177μmol/L)、血清钙>2.65mmol/L、贫血(Hb<100g/L)、溶骨性破坏、严重骨质疏松、病理性骨折)。题干已说明患者骨髓浆细胞>10%和靶器官损害(Scr>177μmol/L、Hb<100g/L),故只要行血、尿免疫蛋白电泳检查,若发现M蛋白即可确诊多发性骨髓瘤。参阅3版8年制《内科学》P867。

1443. **ABCDE**　①多发性骨髓瘤的特点是血清中出现M蛋白,表现为血清蛋白电泳可见染色浓而密集、单峰突起的M蛋白,正常免疫球蛋白减少。患者长期头痛、乏力、腰痛、贫血、血清M蛋白出现、腰椎受损,应诊断为多发性骨髓瘤。②B、C、D、E均不会在血清电泳中出现M蛋白。

1444. **ABCDE**　①出血性疾病按发病机制分为5类:血管壁异常、血小板异常、凝血异常、抗凝及纤溶蛋白溶解异常、复合性止血机制异常。过敏性紫癜是一种血管变态反应性疾病,是机体对某种致敏物质产生变态反应,导致毛细血管脆性及通透性增加,血液外渗,产生紫癜、黏膜及器官出血。可见,过敏性紫癜属于血管壁功能异常引起的出血性疾病。②原发免疫性血小板减少症、弥散性血管内凝血、血小板增高,均属于血小板数量异常所致的出血性疾病。血友病属于凝血异常导致的出血性疾病。

1445. **ABCDE**　①弥散性血管内凝血(DIC)是由于血管内皮细胞损伤,血小板活化,凝血反应启动,从而导致弥散于毛细血管内的微血栓形成。在这个过程中,血小板和凝血因子大量消耗而减少。因此DIC属于血小板消耗过多导致的血小板减少性疾病,答案为B。②原发免疫性血小板减少症为血小板免疫性破坏过多所致。白血病、再生障碍性贫血为血小板生成减少所致。

1446. **ABCDE**　①出血性疾病按临床症状可分为血管性、血小板性、凝血障碍性疾病3类。血管壁异常、血小板异常多表现为皮肤黏膜出血,而本例皮肤无出血点或瘀斑,故不答A、B、C。②凝血功能障碍所致的出血常表现为深部血肿、关节出血、手术或外伤后渗血不止。患者拔牙后渗血不止,无皮肤黏膜出血,应考虑凝血功能障碍所致。③临床上,纤溶异常所致的出血少见,故不答E。

1447. **ABCDE**　①出血性疾病可分为血管性、血小板性、凝血障碍性疾病3类。皮肤出血点、紫癜是血管异常、血小板异常所致,不属于凝血机制障碍所致的出血。②A、B、D、E均常见于凝血障碍性疾病。

1448. **ABCDE**　皮肤黏膜出血为血管壁异常所致出血的特点。A、B、D、E常见于凝血障碍性疾病。

1449. **ABCDE**　①纤维蛋白溶解简称纤溶,是指凝血过程中所生成的不溶性纤维蛋白(原)在纤溶酶作用下,分解为可溶性纤维蛋白(原)降解产物(FDP)的过程。因此检测血中纤溶产物FDP的含量,可以了解是否存在纤溶异常。②血管性血友病因子(vWF)测定主要反映血小板与血管壁的黏附功能。血栓素B_2(TXB_2)测定可了解血小板聚集功能是否正常。血TAT(凝血酶-抗凝血酶复合物)和血PC(血浆蛋白C)测定,可检测抗凝系统的功能。

1450. **ABCDE**　①维生素K缺乏可导致维生素K依赖的凝血因子FⅡ、Ⅶ、Ⅸ、Ⅹ的合成障碍。FⅦ、Ⅹ、Ⅱ减少可造成外源性凝血途径异常,导致凝血酶原时间(PT)延长、凝血酶原时间国际标准化比值(INR)增高。FⅨ、Ⅹ、Ⅱ减少可造成内源性凝血途径异常,导致凝血时间(CT)、活化部分凝血活酶时间(APTT)异常。②纤维蛋白降解产物(FDP)测定主要反映纤溶系统是否正常,因此维生素K缺乏可导致凝血系统异常,而不会导致FDP增加。

1451. **ABCDE**　①凝血酶时间(TT)是测定在受检血浆中加入标准化凝血酶溶液,到开始出现纤维蛋白丝所需的时间,因此TT主要是了解凝血过程的第三阶段纤维蛋白原(FⅠ)是否正常。若纤维蛋白原降低,则TT延长。②凝血酶原(FⅡ)涉及凝血过程的第二阶段,FⅢ、Ⅷ、Ⅸ涉及凝血过程的第一阶段,可见FⅡ、Ⅲ、Ⅷ、Ⅸ均不涉及凝血过程的第三阶段FⅠ,故FⅡ、Ⅲ、Ⅷ、Ⅸ降低,TT正常。

1452. **ABCDE**　①凝血过程中凝血因子的激活顺序:内源性凝血途径为FⅫ→Ⅺ→Ⅳ→Ⅸ→Ⅷ→Ⅹ→Ⅴ→Ⅱ→Ⅰ;外源性凝血途径为FⅢ→Ⅳ→Ⅶ→Ⅹ→Ⅴ→Ⅱ→Ⅰ。活化部分凝血活酶时间(APTT)是反映内源性凝血功能的指标,凝血酶原时间(PT)是反映外源性凝血功能的指标。②FⅩ是内源

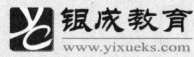

989　📱 139-7118-1888

性和外源性凝血途径的共同因子,因此,FX缺乏将导致APTT和PT同时延长。③FⅦ与外源性凝血途径有关,若FⅦ缺乏将导致APTT正常、PT延长。FⅧ、Ⅸ、ⅩⅠ均与内源性凝血途径有关,若FⅧ、Ⅸ、ⅩⅠ缺乏,将导致APTT延长、PT正常。

1453. ABCDE ①出血性疾病按临床症状分为血管性、血小板性、凝血障碍性疾病3类。血管性、血小板性疾病所致出血常表现为出血时间延长、血小板减少、凝血象正常。患者主要是凝血功能指标不正常,应考虑凝血障碍性疾病。②凝血酶原时间(PT)主要反映外源性凝血系统功能,PT延长常见于FⅡ(凝血酶原)、Ⅴ、Ⅶ、Ⅹ缺乏,而本例PT正常,故可排除B、C、D。维生素K缺乏可导致凝血因子Ⅱ、Ⅶ、Ⅸ、Ⅹ缺乏。③凝血酶时间(TT)主要反映纤维蛋白原(FⅠ)的功能,而本例TT正常,故不答A。④排除了A、B、C、D,正确答案为E。活化部分凝血活酶时间(APTT)主要反映内源性凝血系统功能。患者主要表现为APTT显著延长,说明涉及内源性凝血途径的某个凝血因子(如FXI)异常。

1454. ABCDE ①患者PT正常,说明外源性凝血途径正常,并不缺乏凝血因子FⅢ、Ⅶ、Ⅹ、Ⅴ、Ⅱ、Ⅰ。②患者APTT延长,说明内源性凝血途径异常,可能缺乏凝血因子FⅫ、ⅩⅠ、Ⅸ、Ⅷ,故答D。

1455. ABCDE 1456. ABCDE ①凝血过程分3个阶段,即凝血酶原酶复合物的形成、凝血酶的激活、纤维蛋白的生成。在凝血酶的作用下,纤维蛋白原→纤维蛋白单体→纤维蛋白的过程,属于凝血过程的第3阶段,因此纤维蛋白原定量检测可反映凝血功能,答案为B。②血浆鱼精蛋白副凝试验简称3P试验。凝血过程中形成的纤维蛋白单体,可与FDP形成可溶性复合物。鱼精蛋白可使纤维蛋白单体从可溶性复合物中游离出来,然后聚合成不溶性的纤维蛋白丝,呈胶冻状态。因此,3P试验阳性主要反映纤溶亢进,答案为D。③出血时间(BT)反映的是血管性和血小板性异常。血块收缩试验主要反映血小板是否正常。血小板计数主要反映血小板数量是否正常。

1457. ABCDE 1458. ABCDE ①血管性血友病因子(vWF)在血小板与血管壁的黏附中起重要的桥梁作用,因此vWF和血小板3因子(PF_3)测定均可反映血小板的黏附与聚集功能。②血栓素B_2是花生四烯酸的代谢产物,可促进血管收缩和血小板聚集,故血栓素B_2测定主要反映血小板聚集功能是否正常。③血浆蛋白C(PC)是一种依赖维生素K的天然抗凝因子,故血PC测定可反映抗凝系统是否正常,答案为D。④纤溶系统由纤溶酶原、纤溶酶原激活物、纤溶酶原激活物抑制剂组成。当纤维蛋白凝结块形成时,在纤溶酶原激活物的作用下,纤溶酶原激活为纤溶酶。后者可使纤维蛋白降解为纤维蛋白降解产物(FDP)。D-二聚体即为FDP的主要成分之一,因此,血浆D-二聚体含量测定可反映有无纤溶亢进,正确答案为E。

1459. ABCDE ①过敏性紫癜常表现为皮肤紫癜,局限于四肢,紫癜常对称性分布,可同时伴皮肤水肿、荨麻疹。②再生障碍性贫血可因血小板减少出现皮肤黏膜瘀斑、瘀点。激素性紫癜与血小板减少均可有皮肤紫癜,但不伴荨麻疹。特发性血小板增多症很少出现皮肤瘀斑。

1460. ABCDE ①过敏性紫癜分单纯型、腹型、关节型、肾型和混合型等。患者双下肢对称性小出血点,应考虑过敏性紫癜。患者有腹痛,血尿(+++),应诊断为过敏性紫癜肾炎。②肾血管畸形一般无紫癜,常合并高血压。肾绞痛常表现为发作性肾区剧痛,伴血尿,无皮肤紫癜。急性肾盂肾炎常表现为寒战高热,肾区疼痛,可有膀胱刺激征,无皮肤紫癜。肾下垂一般无症状,也无皮肤紫癜。

1461. ABCDE ①患者血小板计数正常,可排除原发免疫性血小板减少症、急性白血病、再生障碍性贫血,故不答A、C、D。②凝血时间(CT)是反映内源性凝血功能的指标,本例CT正常,可排除血友病,故不答E。③过敏性紫癜常表现为四肢皮肤对称性紫癜,成批反复发生,可有腹痛(如腹型)、关节痛(如关节型)等,故答B。

1462. ABCDE ①过敏性紫癜为血管变态反应性出血性疾病,主要病变为血管损害,故毛细血管脆性试验阳性,而血小板数量和功能均正常。②出血时间(BT)检查的是皮肤血管的止血功能,包括血管壁收缩和黏合,血小板黏附、积聚和释放,与血管壁和血小板均有关。过敏性紫癜由于血管壁受损,出血时间可能延长,并不是一定延长,故最佳答案为E而不是B。③凝血时间(CT)是反映内源性

第九篇 内科学试题答案及详细解答

凝血功能的指标,与血管无关,故 CT 正常。④血块收缩主要由血小板收缩所致,因过敏性紫癜患者血小板数量及功能均正常,故血块收缩正常。

1463. ABCDE **1464.** ABCDE ①患者反复紫癜,查体见四肢皮肤散在紫癜,应考虑过敏性紫癜的可能。患者恶心、腹痛,脐周轻压痛,应诊断为腹型过敏性紫癜。过敏性紫癜的病因包括上呼吸道感染、食物过敏(如鱼、虾、蟹、蛋)、药物(如青霉素、头孢菌素),因此为明确病因,应重点询问 A、B、C、D 病史,皮肤紫癜有无瘙痒对诊断本病意义不大,答案为 E。②过敏性紫癜的治疗可选用抗组胺药(异丙嗪)、改善血管通透性药物(芦丁)、糖皮质激素(泼尼松);对腹痛较重者,可给予山莨菪碱止痛。腹型过敏性紫癜无凝血障碍,无须使用低分子肝素抗凝。

1465. ABCDE 原发免疫性血小板减少症(ITP)分为急性型和慢性型两类,前者好发于儿童(约占50%),后者好发于 40 岁以下的青年女性。

1466. ABCDE ①原发免疫性血小板减少症(ITP)是一组免疫介导的血小板过度破坏所致的出血性疾病,表现为骨髓巨核细胞数量增多或正常,巨核细胞发育障碍,产板型减少,血小板寿命缩短(C 对)。②因凝血时间(CT)是反映内源性凝血功能的指标,故 ITP 患者 CT 正常。③ITP 仅累及巨核系,不累及红系,故网织红细胞绝对值正常。④Coombs 试验(抗人球蛋白试验)阳性是温抗体型自身免疫性溶血性贫血的特征性试验,故 ITP 患者 Coombs 试验阴性。

1467. ABCDE ①患者皮肤出血点、瘀斑,提示血小板异常或血管壁异常。正常情况下在 1.5cm×3.0cm 骨髓片上可见巨核细胞 7~35 个,包括幼稚型、颗粒型、产板型巨核细胞等,其中多为成熟产板型巨核细胞。患者巨核细胞 95/2cm×2cm,产板型巨核细胞 1 个,说明骨髓巨核细胞增多,但产板型减少。患者外周血小板减少,应诊断为原发免疫性血小板减少症。②急性白血病常表现 RBC、Plt 减少,但 WBC 显著增多,故不答 A。再生障碍性贫血、骨髓增生异常综合征常表现为外周血三系减少,故不答 C、D。巨幼细胞贫血常表现为外周血 RBC 减少,但 WBC、Plt 正常,故不答 E。

1468. ABCDE 原发免疫性血小板减少症行骨髓穿刺细胞学检查,可见骨髓增生活跃,巨核细胞增多或正常,有成熟障碍,产板型减少,颗粒型、幼稚型增多,故答 E。

1469. ABCDE ①原发免疫性血小板减少症(ITP)是血小板免疫性破坏所致,80%的患者血小板相关抗体(PAIg)和相关补体(PAC3)阳性,故不答 A、D。由于 ITP 为免疫性疾病,故脾切除对慢性型患者有效率 70%~90%(B 对)。ITP 不是恶性疾病,无肝脾浸润性肿大,故不答 C。②骨髓巨核细胞分为产板型(最终产生血小板者)、幼稚型和颗粒型 3 型,ITP 由于血小板成熟障碍,其骨髓象表现为巨核细胞数量增加,产板型减少,而幼稚型和颗粒型巨核细胞增多,故不答 E。

1470. ABCDE ①绝大多数免疫性血小板减少性紫癜患者血浆和血小板表面可检测到血小板膜糖蛋白特异性自身抗体,这种自身抗体致敏的血小板被单核巨噬细胞系统过度破坏,是导致本病的根本原因。②免疫性血小板减少性紫癜患者虽然血小板数量减少,但血小板功能是正常的。抗核抗体谱常用于筛查系统性红斑狼疮。腹部 B 超、胸部 X 线片对本病的诊断无帮助。

1471. ABCDE 原发免疫性血小板减少症(ITP)的首选治疗药物是糖皮质激素,长春新碱是最常用的免疫抑制剂。长春新碱除具有免疫抑制作用外,还可促进血小板的释放,因此临床上最常用。

1472. ABCDE ①患者牙龈出血、月经过多,提示血小板异常或血管壁异常。患者外周血小板显著减少,骨髓巨核细胞增多,但产板型减少,应诊断为原发免疫性血小板减少症(ITP)。患者长期月经过多,失铁过多,贫血貌,骨髓内、外铁均减少,应诊断为缺铁性贫血,故答 B。②溶血性贫血常表现为贫血、黄疸、肝脾大三联征,由于仅累及红系,故外周血小板正常。慢性再生障碍性贫血、骨髓增生异常综合征均表现为外周血三系减少。急性白血病常表现为红细胞、血小板减少,而白细胞显著增高。

1473. ABCDE **1474.** ABCDE **1475.** ABCDE ①紫癜的直径为 3~5mm,不会凸出皮肤表面。凸出皮肤表面的是荨麻疹、小红痣等。面部蝶形红斑是系统性红斑狼疮的特征性皮损。ITP 患者可出现口腔黏膜出血,但不会出现口腔溃疡。ITP 患者肌肉血肿罕见,肌肉血肿常见于凝血功能障碍。ITP

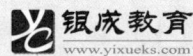

991

患者脾脏一般不大(E对)。②凝血时间(CT)是反映内源性凝血功能的指标,ITP患者CT正常。血块收缩主要是血小板收缩引起,故ITP患者由于血小板数量减少,可导致血块收缩不良。ITP患者可有抗血小板抗体阳性,而不是抗核抗体阳性,抗核抗体阳性常见于结缔组织病。ITP患者有血小板免疫性破坏,骨髓巨核细胞数量增多,但发育成熟障碍,表现为产板型巨核细胞减少,幼稚型、颗粒型巨核细胞增多(E对)。③ITP的治疗首选糖皮质激素,近期有效率约为80%(A对)。脾切除适用于糖皮质激素治疗无效,病程迁延6个月以上者。对于血小板<20×10⁹/L者,为预防颅内出血,可输注浓缩血小板。免疫抑制剂长春新碱不宜作为首选,常用于糖皮质激素、脾切除疗效不佳者。达那唑与糖皮质激素有协同作用,可以使用,但也不是首选药物。

1476. ABCDE　1477. ABCDE　1478. ABCDE　①女性患者,月经量增多,牙龈出血,外周血血小板减少,骨髓象检查见巨核细胞增多,产板型减少,应诊断为原发免疫性血小板减少症(ITP)。正常情况下,在骨髓涂片上可见巨核细胞7~35个,包括颗粒型、幼稚型和产板型巨核细胞等,其中以产板型为主。急性白血病常表现为骨髓增生极度活跃,以原始细胞增生为主。弥散性血管内凝血多见于感染性休克晚期,表现为全身弥散性出血。血栓性血小板减少性紫癜常表现为微血管病性溶血、血小板减少、神经系统症状、肾损害、发热五联征。②ITP患者血小板<10×10⁹/L,应立即输注血小板悬液,以防颅内出血。A、B常用于补充凝血因子。糖皮质激素为ITP的一线治疗药物。DA方案常用于治疗急性髓系白血病。③ITP的治疗首选糖皮质激素,有效率约为85%。A、B、C、D均可用于ITP的治疗,但不是首选治疗。

1479. ABCDE　1480. ABCDE　①血友病A、B是先天性缺乏凝血因子Ⅷ、Ⅸ所致。②肠切除术后肠瘘患者长期禁食,可造成体内维生素K缺乏,导致维生素K依赖的凝血因子Ⅱ、Ⅶ、Ⅹ的缺乏。

1481. ABCDE　1482. ABCDE　①血友病是一组因遗传性凝血活酶生成障碍引起的出血性疾病,包括血友病A(FⅧ缺乏)、血友病B(FⅨ缺乏)和血友病C(FⅪ缺乏)。当初筛试验APTT(活化部分凝血活酶时间)延长,PT(凝血酶原时间)正常时,可行凝血活酶生成及纠正试验,以确定FⅧ、FⅨ、FⅪ缺乏。即分别用正常人血清(缺乏FⅧ)、硫酸钡吸附正常血浆(缺乏FⅨ)加入患者的凝血活酶生成试验体系,根据能否纠正

纤溶酶原 $\xrightarrow{\text{t-PA　u-PA}}$ 纤溶酶
　　　　　　　　⊕
　　　　　　　PAI-1 ⊖ PAI-2
　　　　　　　　↓
纤维蛋白 → 纤维蛋白降解产物(FDP)

纤溶系统的活化与抑制

延长的凝血活酶时间,可定性地将血友病A、B、C区分出来。②纤溶系统由纤溶酶原、纤溶酶原激活物、纤溶酶原激活物抑制剂组成。当纤维蛋白凝结块形成时,在纤溶酶原激活物的作用下,纤溶酶原激活为纤溶酶。后者可使纤维蛋白降解为纤维蛋白降解产物(FDP)。D-二聚体即为FDP的主要成分之一,因此,血浆D-二聚体含量测定可了解有无纤溶亢进。③肾上腺素试验常用于了解有无粒细胞分布异常的假性粒细胞减少。血小板聚集试验常用于了解血小板聚集功能是否正常。毛细血管脆性试验常用于了解血管壁的通透性和脆性是否正常。

1483. ABCDE　①患者皮肤黏膜未见出血点,说明血小板异常、血管壁异常所致出血的可能性小,故可首先排除C、E。②患者出血时间(BT)正常(正常值(6.9±2.1)分钟),凝血时间(CT)延长(正常值4~12分钟),提示为凝血因子异常所致的凝血障碍,不可能是血小板异常所致,因为血小板异常多表现为BT延长、CT正常。③患者外伤后关节出血,应考虑凝血障碍性疾病。患者幼年发病,应考虑遗传性疾病。故应诊断为FⅧ或FⅨ缺乏所致的血友病,FⅧ或FⅨ缺乏可影响内源性凝血途径,导致凝血活酶生成障碍(D对)。④生理学称凝血酶原酶复合物,《内科学》称凝血活酶,与凝血酶原、凝血酶是不同的概念。凝血酶生成是凝血过程的第二阶段,而不是第一阶段,故不答B。⑤纤维蛋白生成障碍所致的出血,临床上少见,故不答A。

第九篇 内科学试题答案及详细解答

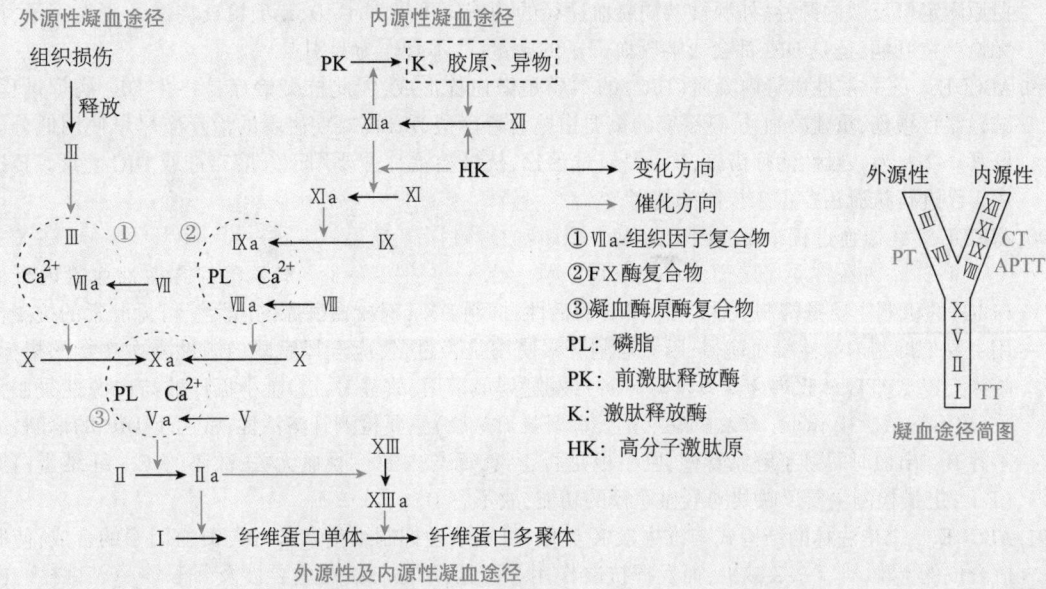

外源性及内源性凝血途径

1484. ABCDE ①出血性疾病分为血管性、血小板性、凝血障碍性疾病3类。出血时间(BT)检查的是皮肤血管的止血功能,包括血管壁收缩和黏合、血小板黏附、积聚和释放,故反映的是血管性、血小板性因素。凝血时间(CT)、活化部分凝血活酶时间(APTT)反映的是内源性凝血系统功能。凝血酶原时间(PT)反映的是外源性凝血系统功能。②患者PT正常说明外源性凝血功能正常,患者BT、APTT延长说明血管性、血小板性、内源性凝血异常均存在。在所给的5个选项中,符合此条件的只有血管性血友病,既有血管性异常,又有血友病的内源性凝血异常,还有血小板vWF因子异常导致的血小板黏附功能降低,故答案为B。③血友病主要导致内源性凝血功能异常。过敏性紫癜为血管壁异常所致。维生素K缺乏可引起凝血因子Ⅱ、Ⅶ、Ⅸ、Ⅹ合成减少,导致内源性及外源性凝血功能异常。遗传性出血性毛细血管扩张症为血管性异常所致。

1485. ABCDE ①弥散性血管内凝血(DIC)的病因以感染性疾病最常见,占31%~43%,尤其是革兰氏阴性菌感染常见,如脑膜炎球菌、大肠埃希菌、铜绿假单胞菌等;②恶性肿瘤占24%~34%;③产科意外占4%~12%;④手术及外伤占1%~12%;⑤医源性疾病占4%~8%,代谢性酸中毒少见。

1486. ABCDE ①A、B、C、D均可造成组织因子释放入血,激活外源性凝血途径导致DIC。②严重感染可引起血管内皮损伤,导致FⅫ激活、组织因子释放,从而同时启动内源性和外源性凝血途径导致DIC。

1487. ABCDE ①患者畏寒高热,双肺呼吸音粗,右下肺可闻及湿啰音,应诊断为肺部感染。②患者有引起弥散性血管内凝血(DIC)的基础疾病(肺部感染),有多发性出血倾向(皮肤瘀斑),有休克征象(P132次/分,BP85/50mmHg),有Plt减少(<100×10⁹/L),血浆纤维蛋白原含量降低(<1.5g/L),PT延长3秒以上,应诊断为DIC。③肺结核不会有休克及血小板减少。脓毒症不会出现血小板减少、纤维蛋白原含量降低。急性白血病常表现外周血红系和血小板减少,而白细胞增高,不会出现休克。肺血栓栓塞症常表现为胸痛、呼吸困难、咯血三联征。

1488. ABCDE ①FⅧ由肝间质组织等单核巨噬细胞系统合成,在肝病时尽管大多数凝血因子合成减少、活性降低,但由于库普弗细胞功能亢进,FⅧ活性增强。弥散性血管内凝血(DIC)由于大量凝血因子消耗,导致FⅧ水平下降。因此,FⅧ活性高低是鉴别严重肝病出血与DIC出血最有价值的实验室检查项目(A对)。FⅧ:C活性测定称为FⅧ促凝活性测定。②活化部分凝血活酶时间(APTT)可反映内源性凝血系统功能,凝血酶原时间(PT)可反映外源性凝血系统功能。凝血酶原、纤维蛋

993

白原测定可反映内源性、外源性共同凝血途径的功能。可见 B、C、D、E 项检查均涉及凝血因子,而无论严重肝病,还是 DIC 都会影响凝血因子的含量,故不宜作为鉴别点。

1489. ABCDE ①弥散性血管内凝血(DIC)的本质是微血栓形成,因此抗凝治疗是终止 DIC 病理过程、减轻器官损伤,重建凝血-抗凝平衡的重要措施。急性型 DIC 高凝期患者的治疗应尽早使用低分子肝素。②A 为一般性治疗措施,B 不是首选治疗,抗纤溶治疗主要用于纤溶亢进或 DIC 晚期。E 适用于已进行抗凝治疗但未控制病情者。

1490. ABCDE ①凝血过程中凝血因子的激活顺序:内源性凝血途径为 FⅫ→Ⅺ→Ⅳ→Ⅸ→Ⅷ→Ⅹ→Ⅴ→Ⅱ→Ⅰ;外源性凝血途径为 FⅢ→Ⅳ→Ⅶ→Ⅹ→Ⅴ→Ⅱ→Ⅰ。肝素治疗弥散性血管内凝血(DIC)的机制主要是抑制 FⅫa、Ⅺa、Ⅸa 的活性,抑制 FⅩa 对凝血酶原的激活。可见肝素的抗凝作用主要是抑制内源性凝血途径,因此监测肝素使用是否过量,应选择反映内源性凝血功能的指标,临床上以 APTT(活化部分凝血活酶时间)最敏感、最常用,故答 E。②血小板计数与内源性凝血无关,故不答 A。3P 试验(血浆硫酸鱼精蛋白副凝固试验)主要检测纤溶活性,常用于 DIC 的诊断,故不答 B。出血时间可了解血管壁、血小板是否正常,而与内源性凝血无关,故不答 C。纤维蛋白原(FⅠ)定量检测主要反映共同凝血途径的功能,故不答 D。

1491. ABCDE ①华法林的结构式与维生素 K 类似,可竞争性抑制维生素 K 参与凝血因子的合成,使肝脏合成的 FⅡ、Ⅶ、Ⅸ、Ⅹ 减少,而发挥抗凝作用。可见,华法林抗凝主要涉及外源性凝血途径的凝血因子。目前国际上公认的监测华法林是否过量的指标是 INR(凝血酶原时间的国际标准化比值),其测量方法是先测定患者的凝血酶原时间(PT),然后计算 INR。INR=患者 PT 值/正常人平均 PT 值。PT 是在体外模拟机体外源性凝血的条件,测定血浆凝固所需要的时间,用于检测外源性凝血途径是否正常。由于 PT 测定受很多因素的影响,因此常采用 INR 进行校正,答案为 D。②APTT(活化部分凝血活酶时间)反映的是内源性凝血系统的功能,常用于肝素治疗的监测。D-二聚体、FDP 常用于监测纤溶活性。纤维蛋白原测定常用于反映内源性-外源性共同凝血途径的功能。

1492. ABCDE 1493. ABCDE ①弥散性血管内凝血(DIC)早期由于凝血酶激活,微血栓形成,机体处于高凝状态;中期由于大量凝血因子消耗,机体处于消耗性低凝状态;晚期可发生继发性纤溶亢进。在 DIC 晚期,即纤溶亢进期,治疗宜采用纤溶抑制剂,严禁使用抗凝药物肝素。②在 DIC 中期,即消耗性低凝期应输新鲜血浆,以补充凝血因子。③在 DIC 早期,即高凝期,应尽早使用肝素治疗。

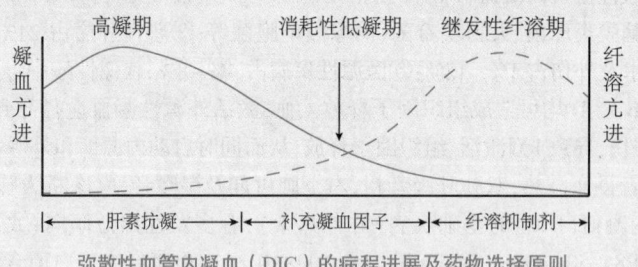

弥散性血管内凝血(DIC)的病程进展及药物选择原则

1494. ABCDE 1495. ABCDE 1496. ABCDE ①确诊弥散性血管内凝血(DIC)的指标:Plt<100×10⁹/L;血浆纤维蛋白原含量<1.5g/L,或>4g/L;3P 试验阳性或血浆 FDP>20mg/L,或 D-二聚体水平升高或阳性;PT 缩短或延长 3 秒以上,或 APTT 缩短或延长 10 秒以上。可见对确诊 DIC 意义不大的指标是血小板功能。②DIC 的本质是毛细血管微血栓形成,血栓的主要成分是纤维蛋白,纤维蛋白可在纤溶酶的作用下,分解为可溶性的纤维蛋白降解产物(FDP)。FDP 的主要成分是 D-二聚体,因此 D-二聚体测定可以反映 DIC 时的纤溶情况。纤维蛋白原、凝血因子Ⅷ:C 活性测定主要反映凝血功能。血浆蛋白质 C(PC)、血浆蛋白质 S(PS)、抗凝血酶Ⅲ(ATⅢ)均属于生理性抗凝物质。可见,A、B、C、D 均与凝血-抗凝血有关,而与纤溶无关。③DIC 早中期,病因治疗(控制感染)是终止 DIC

病理过程的关键;肝素抗凝是终止 DIC 的重要措施;在抗休克的同时,还应输新鲜血浆以补充凝血因子。DIC 早中期不宜抗纤溶治疗,抗纤溶治疗仅用于 DIC 晚期明显纤溶亢进者。

1497. **ABCDE**　　成分输血的优点如下。①高效:在制备过程中经过提纯和浓缩,血液成分纯度和浓度均大幅提高,容量减小,可根据患者的输血需求加以选择,针对性强,疗效显著。②安全:引起的不良反应少。③有效保存:有利于根据不同的血液成分,设置不同的保存条件。④保护血液资源:将每份全血制备成多种成分,不仅可供不同病情的患者使用,也使宝贵的血液资源得到充分利用。

1498. **ABCDE**　　目前,血液采集后全血保存所使用的保养液和保存条件((4±2)℃)都是针对红细胞来设计的,对于粒细胞、血小板和血浆等血液成分是不合适的。因此在全血保存过程中,红细胞不易发生保存损害,但白细胞、血小板、某些凝血因子、免疫球蛋白则容易受损,故答 A。

1499. **ABCDE**　　①血液采集后全血保存所使用的保养液和保存条件((4±2)℃)都是针对红细胞来设计的,对于粒细胞、血小板和血浆等血液成分是不合适的。②粒细胞是短命细胞,新鲜全血保存 1 天后,粒细胞基本上完全丧失。血小板需在(22±2)℃振荡条件下保存,凝血因子V、Ⅷ需在-20℃以下保存。可见在全血保存过程中,最易发生保存损害的是粒细胞、血小板、不稳定的凝血因子(FV、Ⅷ)。

1500. **ABCDE**　　①目前,血液采集后全血保存所使用的保养液和保存条件((4±2)℃)都是针对红细胞来设计的,对于粒细胞、血小板、血浆等血液成分是不合适的。因此在全血保存过程中,红细胞不易发生保存损害,但白细胞、血小板、某些凝血因子则容易受损。②血小板需在(22±2)℃振荡条件下保存,血浆中的凝血因子V、Ⅷ需在-20℃以下保存。白细胞是短命细胞,新鲜全血保存 1 天后,白细胞基本上完全丧失。

1501. **ABCDE**　　体内钾总量的 98%存在于细胞内,2%存在于细胞外液。在全血保存过程,在细胞受损后,细胞内的钾释放到细胞外液,会导致血液中的 K^+ 浓度增高。这是全血保存过程中,有害物质增加最明显的表现,故答 A。

1502. **ABCDE**　　①血小板需在体温 38℃以下输注。②血小板需在(22±2)℃振荡条件下保存,忌在 4℃ 冰箱中冷藏保存。

1503. **ABCDE**　　洗涤红细胞是指全血去除血浆后,用生理盐水反复洗涤过的红细胞。

1504. **ABCDE**　　①将全血离心,去掉大部分血浆后即为浓缩红细胞,浓缩红细胞内含部分血浆、白细胞和血小板。②将浓缩红细胞用生理盐水洗涤 3~4 次,基本上不含血浆、白细胞、血小板、被污染的细菌和病毒(如肝炎病毒)、抗 A 及抗 B 抗体,称为洗涤红细胞。答案为 B。③浓缩红细胞加上甘油,在-196~-65℃低温保存,称为冰冻红细胞,保存期 3~10 年。④由于白细胞是短命细胞,只能保存 3~5 天,故多数情况下留存在血液中的白细胞已经失去功能,去掉这部分无用的白细胞后,称为去白细胞的红细胞(LPRBC)。⑤冷沉淀属于血浆成分,不属于红细胞成分。

1505. **ABCDE**　　洗涤红细胞是由全血或悬浮红细胞经离心后,将上层血浆或添加剂去除,再以无菌等渗溶液洗涤 3 次,加入适量无菌等渗溶液或红细胞保存液混匀制成。其特点是血浆蛋白含量很少。

1506. **ABCDE**　　①A、B、C、D、E 均属于红细胞制品,其中,悬浮红细胞是从全血中尽量移除血浆,并添加保存液悬浮后制备而成,具有与全血相同的携氧能力而容量较小,它是红细胞制品中最常用的品种,也是输注红细胞时的首选品种。参阅 14 版《实用内科学》P2543。②浓缩红细胞常用于心力衰竭患者的输血。辐照红细胞常用于免疫缺陷、骨髓移植、器官移植患者的输血。洗涤红细胞常用于输血后发生过敏反应者。去除白细胞的红细胞常用于非溶血性发热反应者。

1507. **ABCDE**　　①骨髓移植后产生排斥反应的原因是人类白细胞抗原(HLA)配型不合,HLA 主要存在于白细胞的细胞膜上。骨髓移植后常需多次输血,为了减少因 HLA 不合产生的排斥反应,输血时应首选少白细胞的红细胞(LPRBC)。②全血、红细胞悬液、浓缩红细胞均含有大量白细胞,不宜输给骨髓移植患者。洗涤红细胞是将浓缩红细胞用生理盐水洗涤 3~4 次而成,"基本上"不含白细胞,但实际上还是含有约 20%的白细胞,故答 C 而不是 D,很多医考参考书将答案错为 D。

1508. ABCDE 辐照血液是指血液经γ射线照射灭活其中的淋巴细胞,而保留其他血液成分。因此,凡是具有淋巴细胞活性的血液成分,如红细胞、血小板、白细胞,均需要辐照;淋巴细胞已经失去活性的血液成分,如冰冻血浆、冷沉淀等,则无须辐照。辐照血液可预防输血相关移植物抗宿主病。

1509. ABCDE ①辐照血液可预防输血相关移植物抗宿主病(TA-GVHD)。为预防TA-GVHD,凡是具有淋巴细胞活性的血液成分,如红细胞、血小板和粒细胞,均需要辐照。淋巴细胞已经丧失活性的血液成分,如冰冻血浆、冷沉淀等,则无须辐照。②再生障碍性贫血患者鼻出血和牙龈出血,为血小板减少所致,因此应输注血小板。但由于该患者需行造血干细胞移植,故需使用辐照血液成分,故答B。

1510. ABCDE 血液辐照的目的是灭活淋巴细胞,A、B、C、E都是不含淋巴细胞的血浆成分,输注前无须辐照。浓缩血小板含大量淋巴细胞的活性成分,输注前需要进行辐照。

1511. ABCDE ①解答此类试题时,大家一定要熟悉血液制品的大致制备过程及各种血液成分的特点。采集的全血经离心后下层的沉淀物为红细胞悬液(可进一步制备成浓缩红细胞、洗涤红细胞、去白细胞的红细胞),上层为富含血小板的血浆;后者20℃离心,下层为血小板,上层为贫血小板血浆;贫血小板血浆再-20℃冰冻称为新鲜冰冻血浆(FFP)。FFP在4℃溶解,上层为冰冻血浆(FP),下层为冷沉淀。②凝血因子主要存在于血浆中。肝病患者由于肝功能不良,肝脏合成凝血因子减少,因此发生凝血障碍时,应首选输注新鲜冰冻血浆,因其含全部凝血因子。③全血虽含全部凝血因子,因不是成分输血,现已少用。白蛋白主要用于治疗低白蛋白血症,故不答C。血小板中不含凝血因子,故不答D。红细胞悬液中含血浆少,凝血因子也少,故不答E。

全血 --离心--> 富含血小板血浆 --20℃离心--> 贫血小板血浆 ---20℃冰冻--> 新鲜冰冻血浆 --4℃溶解--> 冰冻血浆 冷沉淀
↓ ↓
红细胞悬液 血小板

白细胞	短命细胞(被破坏掉)	红细胞悬液	少含WBC、Plt、血浆(凝血因子)
血小板	不含血浆(凝血因子)	新鲜冰冻血浆	含全部凝血因子
冰冻血浆	纤维蛋白原、FⅧ、FⅤ均少	冷沉淀	富含纤维蛋白原、FⅧ、vWF

血液成分分离的大致步骤

1512. ABCDE ①凝血因子主要存在于血浆中,冰冻血浆含有大部分凝血因子,因此输注冰冻血浆的主要目的是补充凝血因子,纠正凝血功能异常。②输注白蛋白的主要目的是补充血浆蛋白、提高胶体渗透压。输注免疫球蛋白主要是短期内提高机体的免疫力。D、E显然不正确。

1513. ABCDE ①血小板的主要生理功能是参与血小板止血栓的形成,因此输注血小板的主要目的是改善止血功能。②抑制纤溶活性的物质主要有纤溶酶原激活物抑制物、α_2-抗纤溶酶。凝血功能主要与凝血因子有关,血浆中含有大量凝血因子,因此输入血浆的主要目的是改善凝血功能。

1514. ABCDE ①弥散性血管内凝血(DIC)可消耗大量凝血因子导致凝血功能障碍,故应输注新鲜冰冻血浆以补充凝血因子,因为新鲜冰冻血浆含有全部凝血因子。②患者血小板≤$20×10^9$/L,应输注浓缩血小板。③患者纤维蛋白原仅1.6g/L(正常值2~4g/L),故需补充纤维蛋白原。冷沉淀富含纤维蛋白原,可以选用;但普通冰冻血浆含纤维蛋白原极少,不宜选用,故答C。④患者Hb<70g/L,应输注悬浮红细胞。

1515. ABCDE ①血友病是先天性缺乏FⅧ或FⅨ所致,首选输注的血液制品应富含FⅧ或FⅨ。冷沉淀内含FⅧ、FⅠ、vWF等,故答A。②当前临床上多采用成分输血,很少输注全血,故不答B。浓缩红细胞不含凝血因子,故不答C。洗涤红细胞常用于既往输血后产生变态反应者。白细胞为短命细胞,常在血液成分制备的过程中被破坏,临床上一般不输注白细胞,故不答E。

1516. ABCDE 患者多次输血,未发生过敏反应,故应首选去白细胞的红细胞。

1517. ABCDE ①原卫生部输血指南规定:Hb>100g/L 不输血;Hb<70g/L 输浓缩红细胞;Hb 为 70~

100g/L时,根据具体情况决定。患者重度贫血,Hb56g/L,无输血史,应输入浓缩红细胞以纠正贫血。②现在已不提倡输全血。洗涤红细胞常用于对白细胞凝集素有发热反应者。去白细胞的红细胞常用于多次输血后产生白细胞抗体者、预期需要反复输血者。冰冻红细胞主要用于长期保存。

1518. **ABCDE** ①输注富含白细胞的血液,可导致机体出现白细胞抗体。当再次输血时,可与输入的白细胞发生抗原抗体反应,引起非溶血性发热反应。在血液采集后,用滤器去除白细胞而制备的红细胞制剂,称为去白细胞的红细胞,主要用于多次输血,产生因白细胞抗体引起的非溶血性发热反应者。患者多次输血过程中出现非溶血性发热反应,故本次输血时首选去白细胞的红细胞。②浓缩红细胞常用于心功能不全者。辐照红细胞常用于预防输血相关移植物抗宿主病。冰冻红细胞常用于稀有血型红细胞的长期储存。悬浮红细胞是临床上最常用的红细胞制剂。

1519. **ABCDE** ①患者输血后出现荨麻疹、瘙痒,属于输血引起的过敏反应。再次输血时应选择洗涤红细胞,故答D。②多次输血后产生白细胞抗体,出现非溶血性发热反应者,再次输血时应选择少白细胞的红细胞。辐照红细胞常用于器官移植患者的输血。冰冻红细胞常用于稀有血型的输血。

1520. **ABCDE** ①患者经输注红细胞、血小板后,血红蛋白和血小板基本处于正常值下限,目前主要问题是血浆纤维蛋白原明显降低(正常值2~4g/L),故应输注含凝血因子丰富的新鲜冰冻血浆,因为新鲜冰冻血浆含有包括纤维蛋白原(即凝血因子Ⅰ)在内的所有血浆凝血因子,故答D。②现在已不提倡输全血,故不答A。B、C、E均不含或少含凝血因子,不宜选用。

1521. **ABCDE** 我国规定200ml全血制成的红细胞为1个单位,输注后可提升血红蛋白5g/L。

1522. **ABCDE** 当失血量<800ml时,无须输血,可输各种晶体或人造胶体溶液,以补充血容量,答案为E。

1523. **ABCDE** 2000年卫生部输血指南规定:Hb>100g/L无须输血,Hb<70g/L可输入浓缩红细胞,Hb70~100g/L时应根据患者的具体情况决定是否输血。本例Hb105g/L,无须输血。

1524. **ABCDE** ①2000年卫生部输血指南规定:Hb>100g/L无须输血,Hb<70g/L可输入浓缩红细胞,Hb70~100g/L时应根据患者的具体情况决定是否输血。②患者Hb70~100g/L,给予晶体、人造胶体溶液扩容后,血压、心率稳定,故没有必要输入血液制品,继续观察即可,故答E。

1525. **ABCDE** 输注悬浮红细胞的指征为Hb<70g/L,输注血小板的指征为Plt<20×10^9/L。患者Hb90g/L,Plt65×10^9/L,故不答A、C。目前不提倡输注全血,故不答B。输注血浆的目的是补充凝血因子,增强凝血功能,但本例无凝血功能障碍,故不答D。因此,本例无须输血。

1526. **ABCDE** 成分输血的宗旨即差什么补什么,低白蛋白血症患者首选的血液制品应是白蛋白。

1527. **ABCDE** ①患者急性失血>800ml,补充晶体溶液后血压基本稳定,但Hb70~100g/L,有缺血缺氧表现(胸闷、气促),故应输注悬浮红细胞,以增加携氧能力,答案为A。②现在已不提倡输注全血,可首先排除C。浓缩血小板主要用于低血小板症。冰冻血浆主要用于补充凝血因子。患者为普通失血,输血首选悬浮红细胞,不宜选用特殊血液制品。

1528. **ABCDE** ①骨盆骨折容易引起失血性休克,失血量可达3000~5000ml。患者血压90/70mmHg,为中度失血性休克,估计失血量在800~1600ml,故应快速补充晶体溶液(平衡盐液)、胶体溶液,然后根据病情决定是否输注红细胞悬液。患者为普通失血,输注红细胞悬液增加携氧能力即可。②现在已不提倡输注全血,可首先排除A、B、C。新鲜冰冻血浆主要用于补充凝血因子。

1529. **ABCDE** ①临床上,白蛋白除用于治疗低白蛋白血症外,还可提高血浆白蛋白水平,升高胶体渗透压,用于低血容量性休克的扩容治疗,答案为C。②白蛋白不是营养制剂,不能补充营养,也不能增强机体抵抗力。自身免疫性疾病的治疗常使用糖皮质激素,而不是白蛋白。低丙种球蛋白血症的替代治疗常采用免疫球蛋白,而不是白蛋白。

1530. **ABCDE** ①血栓性血小板减少性紫癜患者由于血管性血友病因子裂解酶(vWF-cp)缺乏,不能正常降解超大分子vWF(UL-vWF),聚集的UL-vWF可促进血小板黏附与聚集,在微血管内形成血小板血栓。其治疗首选新鲜血浆置换,而不是输注血小板,因为输注血小板可促进血栓形成,使病情恶化。②A、B、C、E均可输注浓缩血小板。

1531. ABCDE ①自体输血是指收集患者自身血液后在需要时进行回输。主要优点是节约、简便、安全、有效,不需检测血型和交叉配血,能减少输血的并发症且无传染疾病风险,答案为E。②A、B、C、D均为异体血液成分,均可能产生输血并发症,导致某些疾病的传播。

1532. ABCDE 贮存式自体输血是指术前一定时间采集患者自身的血液进行保存,在手术期间输用。只要患者一般情况好,Hb≥110g/L,均可实行贮存式自体输血,答案为D。

1533. ABCDE ①为了节约血液资源,缓解血液供需矛盾,目前国家鼓励自体输血。若患者术前无贫血,拟行择期手术而预期术中需要输血,则首选自体输血。患者为男性青年,Hb130g/L,一般情况良好,应首选自体输血。A、B、C、D都是自体输血的方法,可以选用。②E为异体输血,不宜采用。

1534. ABCDE 自体输血的适应证包括:①术前无贫血,拟行择期手术而预期术中需要输血者;②有严重异体输血反应病史者;③稀有血型或曾有配血困难者;④边远地区供血困难者;⑤避免分娩时异体输血的孕妇。根据第③条适应证,患者应行自体输血。

1535. ABCDE ①迟发性溶血反应多发生于输血后1~28天,常表现为发热、贫血、黄疸、血红蛋白尿。②非溶血性发热性输血反应多发生在输血后15分钟至2小时。变态反应多发生在输血数分钟后。细菌污染反应多在输血后立即发生。输血相关的急性肺损伤多发生于输血后1~6小时。

1536. ABCDE ①迟发性溶血反应是指输血开始后24小时至28天发生的溶血性输血反应,常表现为畏寒发热、黄疸、腹痛腹泻等。本例输血后第8天因溶血而出现黄疸,应诊断为迟发性溶血反应。②患者输血后Hb从100g/L降至70g/L,说明发生溶血,而A、B、C、D均不会出现溶血。

1537. ABCDE ①洗涤红细胞是由全血或悬浮红细胞经离心后,将上层血浆或添加剂去除,再以无菌等渗溶液洗涤3次,加入适量无菌等渗溶液或红细胞保存液混匀制成,其特点是血浆蛋白含量很少。输血后过敏反应是由于血浆蛋白引起,因此多次输血后发生过敏反应,则应首选去除血浆蛋白的洗涤红细胞。②悬浮红细胞是普通输血首选的红细胞制剂。浓缩血小板主要用于补充血小板。新鲜冰冻血浆、冷沉淀主要用于补充凝血因子。

1538. ABCDE ①少量输血后尿呈酱油色,说明有血管内溶血,故答C。②细菌污染反应常表现为寒战、高热等败血症表现。输血相关急性肺损伤常表现为输血期间或输血结束后6小时以内发生急性肺损伤、低氧血症等。严重过敏反应常表现为荨麻疹、全身皮疹、支气管痉挛、休克死亡等。输血相关循环超负荷是指大量快速输液后引起的急性肺水肿。

1539. ABCDE A、B、C、D、E均属于输血反应,其中以发热反应最常见,发生率可达40%以上。

1540. ABCDE ①患者输血30分钟后出现寒战高热,而无血压降低、血红蛋白尿,应诊断为非溶血性发热反应。②过敏反应常表现为输血过程中或输血后出现荨麻疹、全身皮疹、支气管痉挛等,无发热。输血相关循环超负荷是指由于输血过多、速度过快,而引起的急性左心衰竭。输血相关移植物抗宿主病常表现为发热、皮疹、肝损害、腹泻、全血细胞减少。急性溶血性输血反应常表现为发热、畏寒、面色潮红、胸痛、腹痛、腰背部疼痛、低血压、黄疸、酱油色尿、休克等。

1541. ABCDE 非溶血性发热反应常见于多次接受输血者,因体内已有白细胞抗体,当再次输血时可与输入的白细胞发生抗原抗体反应而引起发热,故答A。参阅14版《实用内科学》P2546。

1542. ABCDE 患者输注血液制品后出现皮肤瘙痒、荨麻疹,应诊断为过敏反应。治疗过敏反应的原则:①若患者仅表现为皮肤瘙痒、荨麻疹,不必停止输血,可口服抗组胺药物,并严密观察病情发展;②若过敏反应严重,则应立即停止输血,皮下注射肾上腺素、静脉滴注糖皮质激素;③若合并呼吸困难,则应作气管插管或切开,以防窒息。

1543. ABCDE ①患者输注血液制品后出现面部瘙痒、潮红、胸部及四肢荨麻疹,但无发热、低血压,应诊断为过敏反应。②非溶血性发热性输血反应常表现为寒战高热,但无休克、低血压、血红蛋白尿。细菌污染反应常表现为败血症。溶血反应常表现为腰背部疼痛,低血压、休克、急性肾衰竭、血红蛋白尿。循环超负荷常表现为大量输血后出现急性左心衰竭。

1544. ABCDE　变态反应（过敏反应）的实质是抗原抗体反应，常因多次输入血浆制品后体内产生多种抗血清免疫球蛋白抗体，当再次输血时，产生抗原抗体反应。由于这种抗血清免疫球蛋白抗体主要存在于血浆中，因此引起变态反应的主要血液成分是血浆蛋白，而不是血细胞。

1545. ABCDE　①输血相关急性肺损伤多于输血后1~6小时内发生，是供血者血浆中存在白细胞凝集素或HLA特异性抗体所致，常表现为胸闷、呼吸困难，严重者可发生急性肺水肿、低氧血症。根据题干，本例应诊断为输血相关急性肺损伤。②急性过敏反应常发生于输血过程中或输血后，多表现为皮肤瘙痒、荨麻疹等，故不答A。急性溶血反应常表现为腰背部疼痛、低血压、休克、急性肾衰竭、血红蛋白尿。细菌性感染常表现为寒战高热、脓毒症，故不答C。循环超负荷是由大量输血导致的急性心力衰竭，而单采血小板的量很少，故不答D。

1546. ABCDE　红细胞、冷沉淀一般在4℃条件下保存。新鲜冰冻血浆一般于-30~-20℃保存。血小板一般于(22±2)℃振荡条件下保存。可见血小板的保存温度最高，因此易受细菌污染。

1547. ABCDE　①患者大量输血后出现急性左心衰竭，如突发呼吸困难、咳嗽、肺部湿啰音，应诊断为输血相关循环超负荷。②溶血反应多表现为腰背部疼痛、低血压、休克、急性肾衰竭、血红蛋白尿。变态反应常表现为输血后皮肤瘙痒、荨麻疹。输血相关败血症(细菌污染反应)常表现为内毒素性休克。输血相关急性肺损伤常表现为急性呼吸困难、严重肺水肿、低氧血症。

1548. ABCDE　①输血相关移植物抗宿主病(TA-GVHD)是最严重的迟发性输血反应，因受血者输入含有免疫活性的淋巴细胞的血液成分后，输入的淋巴细胞成为移植物而增殖，对受血者的组织起反应。常表现为发热、皮疹、腹泻、骨髓抑制、感染等。患者输血后第15天出现发热、腹泻、皮疹，应诊断为输血相关移植物抗宿主病。②A、C、D的输血反应，一般在输血过程中或输血后立即发生，不会出现在输血后第15天，故不答A、C、D。输血传播艾滋病不会如此早期起病，故不答B。

1549. ABCDE　①大量输血后，血液中的抗凝剂枸橼酸钠可与患者血浆中的Ca^{2+}形成难以解离的可溶性络合物，导致低钙血症，引起手足抽搐。②A、B、C、E均不会导致手足抽搐。

1550. ABCDE　急性输血不良反应是指输血开始后24小时内出现的输血不良反应。迟发型输血不良反应是指输血开始后24小时之后出现的输血不良反应。

1551. ABCDE　①EB病毒、巨细胞病毒、肝炎病毒、艾滋病病毒(HIV)均可经输血传播。②单纯疱疹病毒主要经密切接触、性接触传播，而不经输血传播，答案为A。

1552. ABCDE　病毒易侵入白细胞内繁殖，输入白细胞可增加病毒传播的危险性，答案为B。

1553. ABCDE　目前，我国规定献血者血液筛查的病原体包括艾滋病病毒(HIV)、乙型肝炎病毒(HBV)、丙型肝炎病毒(HCV)和梅毒螺旋体。无巨细胞病毒，答案为B。

1554. ABCDE　输血早期并发症是指输血24小时内发生的并发症，分为两类。①与输入血液质量有关的并发症：如非溶血性发热反应、过敏反应、溶血反应、细菌污染反应(B对)；②与大量快速输血有关的并发症：如循环超负荷、出血倾向、酸碱平衡失调。丙型肝炎、疟疾属于输血晚期并发症。

1555. ABCDE　①输血前必须经治医师填写的医疗文书是临床输血申请单。②输血前也要征得患者及家属的同意，填写输血治疗同意书，并签字。无家属签字的无自主意识患者的紧急输血，应报医院职能部门或主管领导同意、备案，并记入病历。可见输血治疗同意书并不是一定要经治医师填写，故答B而不是A。③交叉配血报告单由输血科(血库)填写。输血反应回报单由输血护士填写。同型输血认可书无须填写。

1556. ABCDE　为便于追查输血不良反应的原因，血液发出后，血样应至少保存7天。

1557. ABCDE　输血科应逐项核对输血申请单、受血者和供血者血样，复查受血者和供血者ABO血型，并常规检查患者Rh血型，正确无误时可进行交叉配血。本医疗差错违反了交叉配血规定，故答C。

1558. ABCDE　做交叉配血时，受血者配血试验的血标本必须是输血前3天以内采集的，最好采用患者的新鲜血液标本进行交叉配血,答案为B。

1559. ABCDE 输血时,血液中严禁加入各种药物,故答A。

1560. ABCDE 腺垂体、肾上腺、睾丸、甲状旁腺均属于内分泌器官。前列腺没有内分泌功能,不属于内分泌器官。

1561. ABCDE 内分泌腺包括垂体、甲状腺、甲状旁腺、胰岛、肾上腺、性腺等,不包括胎盘。胎盘属于内分泌组织。

1562. ABCDE ①肾上腺髓质细胞可分泌儿茶酚胺,甲状旁腺主细胞可分泌甲状旁腺激素,甲状腺滤泡旁细胞可分泌降钙素,甲状腺滤泡上皮细胞可分泌甲状腺激素,可见A、B、D、E均具有内分泌功能。②胰腺导管细胞没有内分泌功能。

1563. ABCDE 内分泌腺体功能减退的原因如下。①肿瘤压迫:垂体瘤压迫ACTH分泌细胞可产生继发性肾上腺皮质功能减退症。②感染:病毒感染可导致亚急性甲状腺炎。③药物:抗甲状腺药物可导致甲状腺功能减退症。④遗传:甲状腺激素合成酶缺陷可引起先天性甲状腺功能减退症。内分泌细胞增生常导致腺体功能亢进,而不是减退,故答B。

1564. ABCDE ①诊断内分泌疾病时,常使用兴奋试验或抑制试验来进行功能诊断。下丘脑(GHRH/GHIH)-垂体(GH)-靶器官是一个调节轴,因此可以利用GH(生长激素)兴奋试验来判断患者身材矮小是否存在生长激素分泌不足,故答A。②身材高大、肢端肥大为生长激素分泌亢进所致,应作GH抑制试验进行检测,故不答B、E。消瘦、肥胖与生长激素的分泌无关,故不答C、D。

1565. ABCDE ①内分泌疾病的诊断包括功能诊断、定位诊断和病因诊断。兴奋试验或抑制试验常用于功能诊断。动态功能抑制试验常用于诊断内分泌功能亢进性疾病,动态功能兴奋试验常用于诊断内分泌腺功能低下性疾病,故答A而不是B。②靶腺激素测定也可用于功能诊断。影像学检查常用定位诊断。自身抗体测定常用于病因诊断。

1566. ABCDE 内分泌疾病的诊断包括功能诊断、定位诊断和病因诊断。A、B、C、D均属于定位诊断方法,而血清靶器官激素水平测定属于功能诊断,而不是定位诊断,答案为E。

1567. ABCDE ①甲状腺摄^{131}I率测定的原理是将示踪剂^{131}I注入机体后,被甲状腺组织吸收,利用其放出γ射线的特性,用探测器在甲状腺部位测定出甲状腺对^{131}I的摄取率,以此了解无机碘进入甲状腺的数量和速度,从而反映甲状腺的功能状态,答案为B。②内分泌疾病的诊断包括功能诊断、定位诊断和病因诊断。A、C、D、E均属于定位诊断,而不是功能诊断。

1568. ABCDE 内分泌腺功能减退性疾病的主要治疗措施是激素替代治疗,以改善内分泌功能减退的临床表现。

1569. ABCDE ①无功能性垂体腺瘤是指无激素分泌,激素分泌量不足以致其血中水平升高,或分泌的激素无生物学活性(如垂体糖蛋白激素α-亚单位分泌瘤),无激素分泌过多的临床表现。②促甲状腺激素瘤分泌促甲状腺激素(TSH)。性腺激素瘤分泌黄体生成素(LH)。生长激素瘤分泌生长激素。泌乳素瘤分泌泌乳素(PRL)。

1570. ABCDE 功能性垂体腺瘤指腺瘤激素分泌过多致血中激素水平增高,有激素分泌过多的临床表现。功能性垂体腺瘤以催乳素瘤(PRL瘤)最常见,约占50%,其他依次为生长激素瘤(GH瘤)、生长激素-催乳素瘤(GH-PRL瘤)、促肾上腺皮质激素瘤(ACTH瘤)、促性腺激素瘤(FSH/LH瘤)、多激素腺瘤、促甲状腺激素瘤(TSH瘤)等,绝大多数为微腺瘤。

1571. ABCDE ①垂体瘤的临床表现分为两类,即占位症状和激素异常分泌表现。手足增大为生长激素瘤引起的生长激素分泌过多所致,答案为E。②垂体瘤压迫鞍膈可有双颞侧头痛;压迫侧方的海绵窦可有眼睑下垂;压迫视交叉可有视野缺损;肿瘤向下破坏鞍底及蝶窦,可引起脑脊液鼻漏。可见A、B、C、D均为肿瘤压迫或浸润症状,而不是激素分泌功能的表现。

1572. ABCDE ①女性垂体泌乳素腺瘤多表现为闭经-溢乳综合征、不育。高催乳素血症可以抑制排卵、

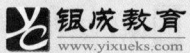

1000

缩短黄体期,引起不育。②A、C 症状不全面,故不答 A、C。女性泌乳素瘤多为微腺瘤,压迫症状少见,故不答 B。体重增加并糖耐量减低为生长激素瘤的临床表现,故不答 E。

1573. ABCDE　①垂体催乳素瘤的典型表现是闭经、泌乳、不孕,血清催乳素>100μg/L。根据题干,本例应诊断为垂体催乳素瘤。②A、B、C、E 均可出现颅内占位性病变,但不会出现高催乳素血症。

1574. ABCDE　①肢端肥大症是由于生长激素分泌过多所致,常表现为骨骼皮肤异常生长,如唇肥厚,下颌前突,咬合困难,手脚粗大肥厚,可有糖耐量减低。根据题干,本例应诊断为肢端肥大症。②尿毒症、糖尿病、高甘油三酯血症均不会出现肢端肥大,故不答 A、B、C。甲状腺功能减退症常表现为各系统代谢减退的症状。

1575. ABCDE　①成人生长激素瘤可导致肢端肥大症,出现嘴唇肥厚、鼻唇沟隆起、鼻宽舌大,而使"面容变丑";由于手脚粗大肥厚,可使鞋码增大;由于存在胰岛素抵抗,糖耐量降低,甚至患糖尿病,可出现明显口渴、多饮;若伴有催乳素(PRL)分泌过多,则可导致男性勃起功能障碍。根据题干,本例应考虑生长激素瘤。口服葡萄糖生长激素抑制试验是目前诊断生长激素瘤最常用的试验。试验时,口服葡萄糖75g,分别于 0 分钟、30 分钟、60 分钟、90 分钟、120 分钟、180 分钟采血测定血清生长激素(GH)水平。正常人口服葡萄糖后,血清 GH 峰值<1μg/L。生长激素瘤患者口服葡萄糖不能抑制 GH 分泌,GH 水平可升高、无变化或 1/3 轻度升高。②血清 T_3、T_4、TSH 测定主要用于诊断甲状腺功能亢进症(甲亢)和甲状腺功能减退症(甲减)。血清 FSH、LH 测定主要用于了解性激素水平。胰岛素低血糖兴奋试验常用于诊断下丘脑-垂体性侏儒症。糖耐量试验(OGTT)常用于诊断糖尿病。

1576. ABCDE　①患者闭经、溢乳,MRI 示垂体占位性病变,应考虑泌乳素瘤,确诊首选血清泌乳素测定。②为区分垂体瘤的性质,可以检测生长激素以排除生长激素瘤;测定促肾上腺皮质激素以排除库欣病;测定促甲状腺激素以排除促甲状腺激素瘤,故不答 A、B、D。③血管加压素由下丘脑视上核和室旁核分泌后,经下丘脑-垂体束运送至神经垂体储存,垂体瘤不会影响血管加压素的分泌,因此血管加压素的测定无助于催乳素瘤的诊断。

1577. ABCDE　垂体瘤的典型临床表现分为两类。①激素分泌异常的表现:若垂体腺瘤分泌大量催乳素,则可表现为月经稀发、停经、溢乳;若分泌大量生长激素,在成人可引起肢端肥大症。②占位性病变的表现:若垂体瘤向前上方发展,可导致颞侧偏盲或双侧颞侧上方偏盲;若压迫时间过长,可导致视神经萎缩。垂体腺瘤一般不会导致癫痫发作,癫痫发作主要是大脑半球受压所致,故答 A。9 版《内科学》P660:催乳素瘤也可造成癫痫发作。若按 9 版《内科学》观点,无正确答案可供选择。

1578. ABCDE　①催乳素瘤多见于女性且多为微腺瘤,瘤体大量分泌催乳素,导致高催乳素血症,可抑制下丘脑 GnRH 及垂体促性腺激素的分泌,阻断促性腺激素作用于性腺,可有雌激素减少和骨量减少(即骨质疏松症)。②催乳素瘤在男性多为大腺瘤,发现时肿瘤已经很大,常产生压迫症状而导致甲状腺、肾上腺、性腺功能减退。故男性由于瘤体巨大,产生压迫症状,而出现甲状腺功能减退。题干要求回答的是女性,而女性多为微腺瘤,不会产生压迫症状,故答 C 而不是 E,很多医考参考书将答案错为 E。③催乳素瘤主要表现为闭经、溢乳和不孕。高血压、低钾血症是原发性醛固酮增多症的典型表现。低蛋白血症主要见于肾病综合征。

1579. ABCDE　①垂体瘤的定位诊断,MRI 的敏感性较 CT 高,为首选检查。②脑电图主要用于癫痫的诊断。放射性核素扫描对颅内肿瘤的诊断价值不大。脑血管造影主要用于脑血管畸形的诊断。

1580. ABCDE　①溴隐亭为多巴胺受体激动剂,可抑制泌乳素的合成,恢复下丘脑-垂体促性腺激素的周期性分泌,恢复卵巢对促性腺激素的反应性,消除闭经和不育,为高泌乳素血症的首选药。②赛庚啶、酮康唑常用于治疗库欣综合征。奥曲肽常用于治疗生长激素瘤。黄体酮为妇科常用药。

1581. ABCDE　①非哺乳期妇女,闭经、溢乳,血清催乳素(PRL)>200μg/L,应诊断为催乳素瘤。②大多数催乳素瘤的首选治疗是口服多巴胺受体激动剂溴隐亭,既可以减少肿瘤的 PRL 分泌,又可减小肿瘤的体积。③无临床表现的 PRL 微腺瘤无须治疗。手术治疗常用于药物无效、巨大垂体腺瘤伴明显视力减退者。放射治疗作为三线选择,现已少用。

1582. ABCDE　1583. ABCDE　①生长激素瘤首选经蝶窦显微外科手术治疗,蝶鞍内微腺瘤(<10mm)手术效果好,大腺瘤(>10mm)手术治愈率降低。开颅手术创伤大,并发症多,现已少用。放射治疗常作为术前或术后的辅助治疗。溴隐亭、长效奥曲肽都是治疗生长激素瘤的常用药物。②催乳素瘤首选药物治疗,溴隐亭为常用药物。溴隐亭为多巴胺受体激动剂,可通过增强多巴胺的抑制作用,而减少催乳素的分泌,恢复下丘脑-垂体促性腺激素周期性分泌及卵巢对促性腺激素的反应性,缩小肿瘤体积。由于药物治疗疗效确切,仅有少部分需经蝶窦手术或放射治疗。

1584. ABCDE　①腺垂体功能减退症的病因以各种垂体肿瘤最多见(包括功能性和非功能性),以产后大出血引起的腺垂体缺血坏死(希恩综合征)最典型、最严重,答案为B。②原发性空蝶鞍症、糖尿病血管病变、颅内感染也可引起腺垂体功能减退症,但少见。

1585. ABCDE　腺垂体功能减退症分为原发性和继发性两类,A、B、C、E均为原发性腺垂体功能减退症,外伤性垂体柄断裂属于继发性腺垂体功能减退症。垂体柄断裂可使腺垂体血供减少,90%的腺垂体会缺血坏死,导致功能减退。

1586. ABCDE　①希恩综合征是指因产后大出血,休克时间过长,使腺垂体大部分缺血坏死,功能减退,表现为消瘦、乏力、脱发、畏寒、闭经、乳房萎缩等。②A、C、D、E都是腺垂体功能减退症的常见病因。

1587. ABCDE　①腺垂体功能减退症缺乏促黑素,故皮肤色素减退,面色苍白。皮肤色素沉着常见于原发性慢性肾上腺皮质功能减退症。②腺垂体功能减退症因升糖激素生长激素、皮质醇分泌减少,故血糖降低。继发性糖尿病常见于生长激素瘤。③尿崩症是抗利尿激素缺乏所致,常见于下丘脑受损。④溢乳-闭经综合征常见于催乳素瘤,而不是腺垂体功能减退症。⑤腺垂体功能减退症由于性腺功能减退,可有长期闭经、不育,但因催乳素减少,故不会溢乳。正确答案为E而不是D。

1588. ABCDE　下丘脑-垂体-靶器官的调节轴如下图所示。当腺垂体功能减退时,可表现为腺垂体分泌的7种激素减少,出现相应临床表现。最早表现是促性腺激素(FSH/LH)、生长激素(GH)、催乳素(PRL)缺乏,其次为TSH缺乏,然后可伴ACTH缺乏。当促性腺激素缺乏时,表现为性腺功能减退,在女性主要表现为无乳、闭经、不孕;在男性主要表现为性欲减退、阳痿、不育,答案为C。

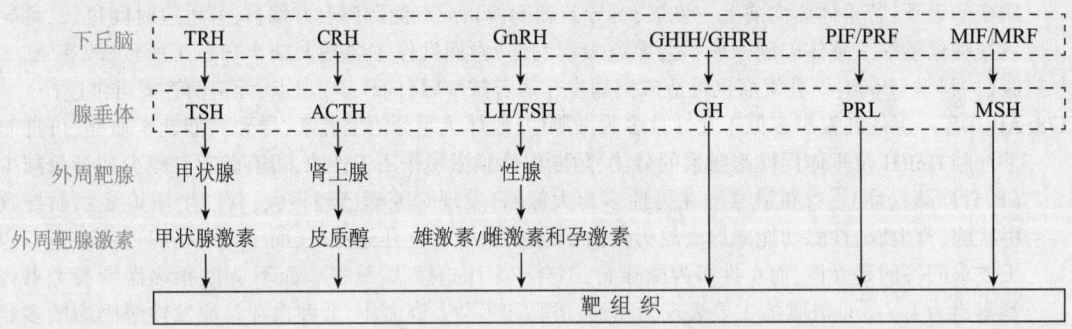

下丘脑-腺垂体-外周靶腺调节轴

1589. ABCDE　①希恩综合征患者由于产后大出血,垂体缺血性坏死,可导致腺垂体功能减退,出现相应的临床表现。最早表现是促性腺激素(FSH/LH)、生长激素(GH)、催乳素(PRL)缺乏,其次为TSH缺乏,最后出现ACTH缺乏。当促性腺激素缺乏时,表现为性腺功能减退,在女性主要表现为无乳→闭经→不孕→毛发稀少,故答A。②食欲减退、怕冷、便秘为甲状腺功能减退的表现。

1590. ABCDE　①希恩(Sheehan)综合征患者由于产后大出血,垂体缺血性坏死,可导致腺垂体功能减退。ACTH缺乏,可致皮肤色素减退,面色苍白,故答C而不是E。②苦笑面容为破伤风的典型体征。满月脸为库欣综合征的体征。Sheehan综合征患者由于LH和FSH缺乏,常表现为毛发稀疏。

1591. ABCDE　①患者因脑部肿瘤行放射治疗,很可能造成腺垂体组织破坏,导致腺垂体功能减退,引起各靶腺功能减退。如促性腺激素(LH/FSH)缺乏可表现为性欲减退、睾丸缩小、阴毛、腋毛稀疏；TSH缺乏可表现为各系统代谢降低；ACTH缺乏可引起糖皮质激素减少致低钠血症；严重者可表现为垂体危象，如低血压、虚脱、水肿等。根据题干，本例应诊断为腺垂体功能减退症。②原发性甲状腺功能减退症常表现为各系统代谢降低。抗利尿激素分泌失调综合征表现为厌食、恶心、呕吐等水中毒症状，其特征是低钠、低渗。直立性低血压常表现为改变体位时血压降低，而无其他症状。原发性肾上腺皮质功能减退症常见于双侧肾上腺结核，而无腺垂体受损的病史。

1592. ABCDE　1593. ABCDE　1594. ABCDE　①女性患者分娩后闭经、食欲减退、皮肤苍白、毛发稀疏、血糖降低，应考虑腺垂体功能减退症。产后大出血是其常见原因(希恩综合征)，故应了解的最重要病史是分娩出血史。胃肠道病史仅能解释腹泻、食欲减退。糖尿病病史只能解释血糖异常表现。结核病病史仅能解释左上肺陈旧性结核。进食异常无特异性。A、B、D、E均不是腺垂体功能减退症的病因。②腺垂体功能减退症患者由于腺垂体分泌生长激素和ACTH减少，易导致低血糖。长期营养不良、肾上腺结核、慢性胃炎均不会导致低血糖。早期糖尿病应为血糖增高。③腺垂体功能减退症常表现为腺垂体分泌的7种激素减少，故测定血清垂体激素的水平，有助于确诊本病，答案为D。本病的病因在腺垂体，因此肝功能检查、胰腺MRI、肾上腺CT对本病的诊断价值不大。糖化血红蛋白测定常用于指导糖尿病患者血糖的控制。

1595. ABCDE　①原发性慢性肾上腺皮质功能减退症因垂体ACTH、黑素细胞刺激素(MSH)分泌增加，可导致全身皮肤色素加深，黏膜色素沉着见于齿龈、舌部、颊黏膜等处，此为特征性临床表现，故答E。②库欣综合征常表现为皮肤菲薄，毛细血管脆性增加，瘀斑、紫纹、轻度肥胖等。嗜铬细胞瘤常表现为阵发性或持续性高血压等。家族性肠息肉病常表现为结肠多发性息肉。炎症性肠病多表现为腹痛、腹泻、腹部压痛、腹部包块等，不会出现皮肤色素沉着。

1596. ABCDE　①原发性慢性肾上腺皮质功能减退症因垂体ACTH、黑素细胞刺激素(MSH)分泌增加，可导致皮肤黏膜色素沉着，此为特征性临床表现，故答C。②皮肤紫纹、轻度肥胖多见于库欣综合征。皮肤多汗及低热常见于结核病。脉率增快无特异性。

1597. ABCDE　①生长激素(GH)可抑制外周组织摄取利用葡萄糖，减少葡萄糖消耗，使血糖升高。ACTH可促进皮质醇的合成，使血糖增高。可见GH和ACTH都是升糖激素。严重腺垂体功能减退时，腺垂体合成GH、ACTH减少，将导致血糖降低。②PRL、LH主要参与性腺功能的调节，而与血糖调节无关。TSH通过促进甲状腺激素的分泌影响糖代谢，既有升糖作用，又有降糖作用。

1598. ABCDE　在全垂体功能减退症基础上，加上各种应激，如感染(占70%)、败血症、腹泻、呕吐、寒冷、急性心肌梗死、手术、外伤、麻醉、使用镇静剂等均可诱发腺垂体功能减退症危象，即垂体危象。

1599. ABCDE　患者分娩时大出血，分娩后闭经、性欲低下，提示性腺功能低下；目光呆滞、畏寒、嗜睡，提示甲状腺功能低下，应考虑腺垂体功能减退症，即希恩综合征，其病变部位在腺垂体。

1600. ABCDE　①患者产后大出血，产后一直闭经，伴乏力、厌食、嗜睡，应诊断为希恩综合征，需长期采用激素替代治疗。②一般口服给药，治疗过程中，应先补充糖皮质激素，再补充甲状腺激素，以防肾上腺危象的发生。③孕龄妇女可补充性激素(雌激素、孕激素)，以维持人工月经周期。血管加压素不属于腺垂体激素，无须补充。

1601. ABCDE　希恩综合征常表现为各种腺垂体激素分泌减少，ACTH缺乏可导致糖皮质激素分泌不足。治疗希恩综合征时，应首先补充糖皮质激素，再补充甲状腺激素。因为甲状腺激素可加速糖皮质激素的代谢，而加重糖皮质激素的不足。因此，若不使用糖皮质激素，而单独使用左旋甲状腺素钠，可能诱发垂体危象。参阅13版《实用内科学》P1171。

1602. ABCDE　1603. ABCDE　①女性产后无乳、闭经4年，面色苍白、腋毛、阴毛缺失，应考虑希恩综合征。患者昏迷1天，体温低、血钠、血糖降低，应诊断为垂体危象。B、C、D、E均不会出现产后无乳、闭经、面色苍白等临床表现。②垂体危象属于内科危急重症，应立即以50%葡萄糖溶液静注纠正低

1003

血糖;然后给予大剂量氢化可的松静滴,故答 B 而不是 D。A、C、E 显然不是正确答案。

1604. ABCDE ①抗利尿激素由下丘脑分泌后,经下丘脑-垂体束到达神经垂体释放入血,作用于远曲小管和集合管,增加对水的通透性,促进水的吸收,是调节尿量的关键性激素。中枢性尿崩症是由于抗利尿激素缺乏引起的尿量增多,故答 D。②摄水过多引起尿量增加称为水利尿。急性肾衰竭多尿期的尿量增多是由于肾小球滤过率恢复较快,但肾小管的吸收功能恢复较慢所致。应用利尿剂可减少远曲小管和集合管对水的重吸收,而导致尿量增多。慢性肾盂肾炎可引起少尿。

1605. ABCDE ①中枢性尿崩症患者,由于抗利尿激素缺乏,肾远曲小管和集合管对水的通透性降低,水重吸收减少,尿量明显增加,尿渗透压降低。②甲状旁腺分泌的甲状旁腺激素主要参与钙磷代谢的调节,生理效应是升血钙、降血磷。甲状腺激素主要参与三大物质代谢。糖尿病主要引起渗透性利尿。原发性醛固酮增多症常表现为尿量减少、尿钾增加。B、C、D、E 对尿渗透压的影响较小。

1606. ABCDE ①肾性尿崩症是肾小管对血管加压素不敏感所致,注射外源性血管加压素后,尿量不减少,尿比重不增高,尿渗透压不增高;而中枢性尿崩症是下丘脑分泌血管加压素减少所致,注射外源性加压素后,尿量减少,尿比重增高,尿渗透压增高,因此加压素试验可用于鉴别肾性与中枢性尿崩症。②禁水试验虽有一定的鉴别意义,但不是最佳试验。直接测定 B、C、D 对两者的鉴别价值不大。

1607. ABCDE ①青年男性,多饮、多尿 1 个月,每日尿量约 7000ml,尿比重低,应考虑尿崩症。为明确诊断,最有价值的检查是禁水-加压素试验。②ACTH 兴奋试验、过夜地塞米松抑制试验常用于诊断库欣综合征。GH(生长激素)抑制试验常用于诊断生长激素瘤。糖耐量试验常用于诊断糖尿病。

1608. ABCDE ①患者口干、多饮、多尿半个月,每日尿量 7~8L,应考虑尿崩症。禁水试验后尿量不减少,皮下注射加压素后尿量减少,应诊断为中枢性尿崩症,治疗首选去氨加压素。②卡马西平、氢氯噻嗪均可用于尿崩症的治疗,但不是首选药物。呋塞米、肾上腺素不宜使用。

1609. ABCDE 患者已确诊为中枢性尿崩症,故治疗首选去氨加压素。

1610. ABCDE 1611. ABCDE ①患者口干、多饮、多尿,每日尿量 7~8L,低渗尿、低比重尿,应考虑尿崩症,故不答 E。患者静脉注射去氨加压素后尿量减少、尿渗透压增高,应考虑中枢性尿崩症,而不是肾性尿崩症,故不答 C、D。完全性尿崩症患者注射加压素后尿渗透压增加 50% 以上,部分性尿崩症患者注射加压素后尿渗透压增加 9%~50%。本例注射加压素后,尿渗透压从 200mOsm/(kg·H_2O)增加至 550mOsm/(kg·H_2O),应诊断为完全性中枢性尿崩症。②治疗中枢性尿崩症首选去氨加压素。A、C、D、E 均可用于尿崩症的治疗,但都不是首选药物。

1612. ABCDE ①血中 FT_3、FT_4 和 TSH 均升高,应诊断为垂体性甲状腺功能亢进症(甲亢)。所谓垂体性甲亢是指垂体 TSH 瘤分泌促甲状腺激素(TSH)过多引起的甲亢,因此首选检查是头颅 MRI,以了解是否存在垂体 TSH 瘤,故答 D 而不是 A 或 C。②A、B、C、E 均为甲亢的常用检查。

1613. ABCDE ①弥漫性毒性甲状腺肿(Graves 病)是甲状腺功能亢进症最常见的病因,占 80%~85%。②A、B、C、D 可引起甲状腺功能亢进症,但少见。

1614. ABCDE ①Graves 病与组织相容性复合体(MHC)基因相关,具有显著的遗传倾向。Graves 病是一种自身免疫性疾病,血清中存在 TSH 受体抗体(TRAb),包括 TSH 受体刺激性抗体(TSAb)和 TSH 受体刺激阻断性抗体(TSBAb)。TSAb 与 TSH 受体结合,可导致甲状腺细胞增生、甲状腺激素合成增加,引起甲亢,故答 E。②A 为单纯性甲状腺肿的病因,B 为碘致甲亢的病因,D 为垂体性甲亢的病因。下丘脑分泌 TRH 过多可引起泌乳素增多,参阅 14 版《实用内科学》P1214。

1615. ABCDE ①甲状腺功能亢进症患者出现"高热、大汗、谵妄、昏迷、上吐、下泻"等症状时,应考虑甲状腺危象,故答 A。②急性左心衰竭患者可有双下肺湿啰音,但不会出现恶心、呕吐、昏迷等症状。C、D、E 显然不是正确答案。

1616. ABCDE ①甲状腺功能亢进症(甲亢)时,过多的甲状腺激素可促进钠泵活性,使 K^+ 向细胞内转移,导致血钾降低,常表现为双下肢肌无力、膝腱反射减退等,称为甲亢性低钾性周期性瘫痪。甲亢

第九篇　内科学试题答案及详细解答

患者血钾降低(正常值 3.5~5.5mmol/L)，双下肢瘫痪，应诊断为甲亢性周期性瘫痪。②慢性甲亢性肌病主要累及近心端肌群，如肩胛肌、骨盆带肌群等，很少累及下肢肌，故不答 A。甲亢一般不伴周围神经炎，周围神经炎为糖尿病的常见并发症，故不答 C。甲亢伴重症肌无力主要累及眼部肌群，常表现为上睑下垂、眼球运动障碍、复视，朝轻暮重。癔症为精神病，常表现为昏迷、不自主运动等。

1617. **ABCDE**　①患者心悸、多汗、食欲亢进、体重下降、腹泻，应考虑甲亢。患者突然下肢无力，血钾降低，应诊断为甲亢合并周期性瘫痪。为明确诊断，最有意义的检查是甲状腺功能测定。②葡萄糖耐量试验(OGTT)常用于诊断糖尿病。肾上腺皮质功能检查常用于诊断库欣综合征。动脉血气分析常用于诊断呼吸衰竭。血儿茶酚胺测定常用于诊断嗜铬细胞瘤。

1618. **ABCDE**　①青年男性，有甲状腺疾病史，受凉后突发双下肢软瘫，发作时血钾降低，补钾后症状缓解，应诊断为甲亢性周期性瘫痪。②甲亢性周期性瘫痪发作时血钾降低，但尿钾正常，这是由于血钾转移至肝细胞、肌细胞所致，而不是尿钾排出增多所致。甲亢性周期性瘫痪常表现为血清 T_3、T_4 增高，TSH 降低。

1619. **ABCDE**　1620. **ABCDE**　①男性，多食、易饥、大便次数增多、体重下降、脉压大，应考虑甲状腺功能亢进症(甲亢)。患者发作性软瘫 1 天，血钾降低，应诊断为甲亢性低钾性周期性瘫痪。为明确诊断，首选的检查是血清 FT_3、FT_4 和 TSH 检测。不要误答 E，因题干已明确说明患者血钾降低，故无须再查 24 小时尿钾。空腹血糖测定常用于诊断糖尿病。24 小时尿游离皮质醇测定常用于诊断库欣综合征。24 小时尿儿茶酚胺测定常用于诊断嗜铬细胞瘤。②甲亢性周期性瘫痪的血钾降低与肌细胞钠泵活性增高，血清钾向细胞内急性转移有关。参阅 3 版 8 年制《内科学》P987。

1621. **ABCDE**　1622. **ABCDE**　1623. **ABCDE**　①患者消瘦、乏力、怕热、手颤、甲状腺轻度增大，应考虑甲状腺功能亢进症(甲亢)。青年男性甲亢患者，双下肢突然软瘫，应诊断为甲亢性周期性瘫痪，其发病原因为低钾血症，故答 E。脑栓塞多见于老年人，常表现为偏瘫，而不是双下肢软瘫。运动神经元病属于慢性进行性神经系统变性疾病，并不会出现双下肢突然瘫痪。重症肌无力主要累及眼部肌群，常表现为上睑下垂、眼球运动障碍、复视，朝轻暮重。呼吸性碱中毒引起的低钾血症一般较轻，很少引起双下肢软瘫。②为明确甲亢性周期性瘫痪的诊断，应测定甲状腺功能(T_3、T_4)以确诊甲亢，还应测定血清电解质以了解有无低钾血症，答案为 E。头颅 CT 检查及血糖测定，无助于确诊本病，故不答 A。肌电图常用于周围神经炎的诊断。胸部 CT 及血抗乙酰胆碱受体抗体测定常用于重症肌无力的诊断。③甲亢性周期性瘫痪的发病原因是低钾血症，因此其急诊处理为补充血钾，纠正电解质紊乱，故答 B。螺内酯为保钾性利尿剂，主要用于预防发作。静脉滴注胰岛素可诱发低钾血症，故不答 C。溴吡斯的明作用类似新斯的明，常用于治疗重症肌无力。脱水降颅内压常用于治疗脑疝。

1624. **ABCDE**　1625. **ABCDE**　1626. **ABCDE**　①青年男性，甲亢患者，突然出现双下肢不能活动，应考虑甲亢性周期性瘫痪，其病因是低钾血症。为明确诊断，应首先测定血钾浓度。血钠、血镁、血糖、血钙测定不能确诊甲亢性周期性瘫痪。②患者双下肢不能活动的原因是低钾血症，故其紧急处理措施为静脉补钾。口服大剂量 β 受体阻滞剂、丙硫氧嘧啶常用于甲亢的治疗。注射 B 族维生素对甲亢性周期性瘫痪的治疗无帮助。静脉滴注氢化可的松常用于甲状腺危象的治疗。③甲亢性周期性瘫痪为自限性疾病，甲亢控制后周期性瘫痪在 2~3 个月内可自愈，因此控制甲亢是治疗的关键。甲亢首选抗甲状腺药物治疗，次选手术治疗，故答 A 而不是 D。在我国，放射性碘不是甲亢的首选治疗。肾上腺皮质激素常用于甲状腺危象的治疗。复方碘溶液常用于甲亢的术前准备。

1627. **ABCDE**　1628. **ABCDE**　①下丘脑(TRH)-垂体(TSH)-甲状腺(T_3、T_4)是一个调节轴。甲状腺功能亢进症(甲亢)时 T_3、T_4 分泌增加，可负反馈抑制垂体 TSH 的分泌。血清 TSH 浓度的变化是反映甲状腺功能最敏感的指标，如亚临床甲亢患者的 FT_3、FT_4 正常，但 TSH 已经降低。TRAb(TSH 受体抗体)测定可检测机体是否存在 TSH 受体的自身抗体，并不能反映甲状腺功能。②未经治疗的 Graves 病患者，血清 TRAb 阳性率可达 75%~96%，是鉴别甲亢、诊断 Graves 病的指标之一，对判断病情活动、治疗是否停药、停药后是否复发有指导作用。参阅3版8年制《内科学》P989。③FT_3、FT_4、^{131}I摄取率可用于Graves病的诊断,但不能预测Graves病的复发。

1629. ABCDE　1630. ABCDE　①游离甲状腺激素(FT_3、FT_4)与其生物学功能密切相关,是诊断甲亢的首选指标。血清总T_3、总T_4(TT_3、TT_4)虽然含量高,检测稳定性强,但易受血清TBG(甲状腺激素结合球蛋白)影响,因此只是诊断甲亢的主要指标而不是首选指标,故最佳答案为A而不是B。②治疗甲亢时,停用抗甲状腺药物的指征是甲状腺明显缩小,TRAb(或TSAb)转为阴性,答案为C。9版《内科学》已删除了原来的旧指标甲状腺刺激性免疫球蛋白(TSI)。③rT_3为T_4在外周血的代谢产物,在Graves病初期或复发早期增高。甲状腺^{131}I摄取率测定现在主要用于甲状腺毒症病因的鉴别。

1631. ABCDE　①为明确Graves病的诊断,首选检查是血清TSH、TT_3、TT_4、FT_3、FT_4。②^{131}I摄取率、甲状腺放射性核素扫描过去常用于诊断Graves病,现已少用。甲状腺B超常用于Graves病的辅助检查。

1632. ABCDE　①甲状腺放射性核素扫描时,给患者口服碘化钠后一定时间内,应用γ闪烁照相机使甲状腺显像。若在扫描图上表现为一个热结节,其周围甲状腺组织由于萎缩而不显示,可诊断为自主性功能亢进性甲状腺腺瘤(高功能腺瘤)。甲状腺放射性核素扫描为本病的最佳检查方法,故答B而不是D,很多医考参考书将答案错为D。②甲状腺^{131}I摄取率测定常用于甲状腺毒症病因的鉴别。甲状腺B超、CT、MRI均属于影像学检查,不能确诊甲状腺高功能腺瘤。

1633. ABCDE　正常甲状腺24小时^{131}I摄取率为人体总量的30%~40%,若2小时^{131}I摄取率>25%,24小时^{131}I摄取率>50%,且^{131}I摄取率高峰提前出现,即可诊断甲状腺功能亢进症。

1634. ABCDE　1635. ABCDE　1636. ABCDE　①青年女性,心烦易怒,怕热多汗,易饿、体重下降、手颤、突眼,甲状腺弥漫性肿大,应诊断为原发性甲亢,以Graves病最常见。亚急性甲状腺炎病前1~3周常有上呼吸道感染史,可有甲状腺弥漫性肿大,但质地较硬,无甲亢症状,故不答A。糖尿病不会出现突眼、甲状腺肿大,故不答B。单纯性甲状腺肿可有甲状腺弥漫性肿大,但无高代谢症候群,故不答C。自主神经功能紊乱常见于更年期,无甲状腺弥漫性肿大、突眼等症状,故不答D。②确诊Graves病首选血甲状腺素水平测定。甲状腺放射性核素扫描、甲状腺^{131}I摄取率测定临床上少用。垂体功能测定常用于诊断垂体性甲亢。口服葡萄糖耐量试验常用于诊断糖尿病。③Graves病常表现为FT_3、FT_4增高,TSH下降,甲状腺^{131}I摄取率增高。

1637. ABCDE　①患者心悸,多汗,食量加大半年,甲状腺Ⅱ度肿大,心率增快,应考虑甲状腺功能亢进症(甲亢)。患者甲状腺不是典型的弥漫性对称性肿大,而是结节状肿大,故应诊断为结节性甲状腺肿并发甲亢,即继发性甲亢,而不是原发性甲亢,答案为C。②结节性甲状腺肿若不合并甲亢,则甲状腺功能正常,不会出现高代谢症候群。高功能甲状腺腺瘤常表现为单个甲状腺肿瘤伴高代谢症候群。甲状腺腺瘤常表现为单个甲状腺肿瘤,而无甲状腺肿大,也无高代谢症候群。

1638. ABCDE　①抗甲状腺药物可抑制甲状腺过氧化物酶,阻断酪氨酸的碘化及偶联,抑制甲状腺激素的合成而发挥药理作用,故答B。②抗甲状腺药物也可抑制外周组织T_4转化为T_3,降低血液中甲状腺刺激性免疫球蛋白(TSI)浓度,抑制自身免疫反应,但不属于主要机制,故不答C、D。抗甲状腺药物不能抑制甲状腺组织对碘的吸收,也不能促进甲状腺激素的分解代谢,故不答A、E。

1639. ABCDE　①甲亢患者行^{131}I治疗后发生永久性甲减,主要是由于甲状腺组织被^{131}I释放出的β射线破坏所致,参阅3版8年制《内科学》P993。②甲状腺激素合成障碍为抗甲状腺药物的治疗机制。

1640. ABCDE　①中年女性,心悸、怕热、出汗、体重下降、手颤、甲状腺Ⅰ度肿大,应诊断为甲亢。患者外周血WBC<$4.0×10^9$/L,应诊断为白细胞减少。甲亢合并白细胞减少,应首选放射性碘治疗。②复方碘溶液主要用于甲亢的术前准备及甲状腺危象的治疗,严禁用于普通甲亢的治疗,故不答A。抗甲状腺药物易导致白细胞减少,故不答B。甲状腺大部切除术主要用于中、重度甲亢的治疗,而本例为轻度甲亢,故不答C。左旋甲状腺素钠常用于甲减的治疗。

第九篇 内科学试题答案及详细解答

1641. ABCDE ①放射性^{131}I 可用于成人中、重度原发性甲亢的治疗,其机制是甲状腺摄取^{131}I 后释放出 β 射线,破坏甲状腺组织。②放射性^{131}I 禁用于原发性甲减的治疗。^{131}I 只能作为原料碘被甲状腺组织摄取,因此对^{131}I 的非靶腺器官,如甲状旁腺、肾上腺皮质的病变无治疗作用,故不答 B、E。特发性中枢性尿崩症的治疗首选去氨加压素,而不是放射性核素治疗。

1642. ABCDE ①Graves 病的治疗方法有三种,即药物治疗、手术治疗和^{131}I 治疗,故不答 D、E。②药物治疗的指征为:病情轻、中度患者;甲状腺轻、中度肿大;年龄<20 岁;孕妇、高龄;手术前或^{131}I 治疗前的准备。本例 Graves 病患者仅 14 岁,只能选用药物治疗,不能行手术及^{131}I 治疗,答案为 A。

1643. ABCDE 抗甲状腺药物的副作用如下。①血管炎:丙硫氧嘧啶可诱发抗中性粒细胞胞质抗体(ANCA)阳性的小血管炎。②粒细胞缺乏症:发生率约为 0.7%。③皮疹:发生率约为 5%。④中毒性肝病:丙硫氧嘧啶、甲巯咪唑发生率分别为 2.7%、0.4%。抗甲状腺药物不会导致乳酸酸中毒。乳酸酸中毒是双胍类降糖药最严重的副作用。

1644. ABCDE 白细胞减少为抗甲状腺药物的常见不良反应,当外周血白细胞 $<3×10^9$/L,或中性粒细胞 $<1.5×10^9$/L 时,应当停药,答案为 D。A、B、C、E 均不是停药指征。

1645. ABCDE ①白细胞减少是抗甲状腺药物的常见不良反应,当 WBC $<3×10^9$/L 时应立即停药,故可首先排除 A、B。②他巴唑属于咪唑类抗甲状腺药物,丙硫氧嘧啶属于硫脲类抗甲状腺药物,两类药物均易产生白细胞减少的副作用,它们之间存在交叉反应,若使用一种药物产生粒细胞减少,不能更换为另一种药物,故不答 C。③患者甲状腺I度肿大,不宜手术治疗。④该患者应行放射性^{131}I 治疗,故答 D 而不是 E。抗甲状腺药物治疗失败或甲亢合并白细胞减少者为放射性^{131}I 治疗的适应证。

1646. ABCDE ①根据中华医学会内分泌学分会制定的《中国甲状腺疾病诊治指南》,甲亢手术后复发者,首选^{131}I 治疗。当有^{131}I 治疗禁忌证时,再选择药物治疗。本例为甲亢复发,且对抗甲状腺药物过敏,无^{131}I 治疗禁忌证,应首选^{131}I 治疗,故答 E 而不是 B。②抗甲状腺药物过敏时,加用抗过敏药、更换药物种类,均只适合于轻度皮疹患者。对于重度皮疹患者应及时停药,以免发生剥脱性皮炎。患者药疹严重,只能停药,故不答 A、B。③β 受体阻滞剂常用于心率明显增快的甲亢的治疗。④甲状腺次全切除术后,局部粘连严重,再次手术十分困难,且易损伤喉上神经和喉返神经,因此甲亢术后复发的患者严禁再次手术,故不答 D,参阅 14 版《实用内科学》P1219。

1647. ABCDE ①大剂量碘剂仅适用于甲亢的术前准备和甲状腺危象的治疗,不适合普通甲亢的治疗,故不答 A。妊娠是放射性^{131}I 治疗的禁忌证,故不答 E。②甲亢的治疗方法有三种,即药物治疗、^{131}I 治疗和手术治疗,患者药物治疗多次复发而失败,希望妊娠又不能进行^{131}I 治疗,故只能行手术治疗。甲亢停药后复发是手术适应证之一,术前可加用抗甲状腺药物,以免术后发生甲状腺危象。

1648. ABCDE ①根据题干,本例应诊断为妊娠期甲亢,首选药物治疗(丙硫氧嘧啶)。②普萘洛尔、碘剂常用于甲亢的术前准备,禁用于甲亢的治疗。本例为妊娠期甲亢,严禁^{131}碘治疗。妊娠期甲亢患者在妊娠早期不宜手术治疗,以免流产。

1649. ABCDE 青少年患者甲亢首选药物治疗,严禁手术治疗,因为抗甲状腺药物不致引起持久性甲减,对生长发育影响很小。

1650. ABCDE ①^{131}I 治疗甲亢的机制是甲状腺摄取^{131}I,^{131}I 释放 β 射线破坏甲状腺组织。因此,^{131}I 治疗的先决条件是甲状腺组织能摄取^{131}I。故在行^{131}I 治疗前,必须测定甲状腺^{131}I 摄取率,答案为 E。②^{131}I 在体内主要积蓄在甲状腺内,对甲状腺以外的脏器,如肝、心、血液系统不造成急性辐射性损伤,因此可排除 A、B、C。甲状腺核素扫描主要用于高功能腺瘤的诊断。

1651. ABCDE ①甲巯咪唑为抗甲状腺药物,可引起中性粒细胞减少。甲亢也可引起粒细胞减少。因此临床上要区分粒细胞减少是抗甲状腺药物所致还是甲亢所致。前者表现为用药前粒细胞正常,用药后粒细胞减少;后者表现为使用抗甲状腺药物前粒细胞即减少。本例为抗甲状腺药物的副作用所致,故答 D 而不是 C。②粒细胞分布异常多见于内毒素血症、脾大等。β 受体阻断剂的副作用多

1007

为心率减慢。叶酸或维生素 B_{12} 缺乏常导致巨幼细胞贫血。

1652. ABCDE 在外周组织,丙硫氧嘧啶可抑制 T_4 转换为 T_3,因此起效迅速,可较快地控制甲亢症状,此为丙硫氧嘧啶的独特药理作用。

1653. ABCDE 1654. ABCDE 1655. ABCDE ①女性患者,心悸、多汗、手颤、易饿、腹泻、体重减轻、甲状腺肿大,应诊断为甲状腺功能亢进症(甲亢)。题干未交代血糖值,不能诊断为糖尿病,故不答 A、C。溃疡性结肠炎、更年期综合征均不会出现甲状腺肿大,故不答 B、E。②为确诊甲亢,首选甲状腺功能测定。口服葡萄糖耐量试验常用于诊断糖尿病。结肠镜检查常用于诊断溃疡性结肠炎。胰岛素释放试验常用于测定胰岛 β 细胞功能。甲状腺^{131}I 摄取率为甲亢的辅助检查方法。③患者甲状腺Ⅱ度肿大,属于轻、中度甲亢,在我国首选抗甲状腺药物治疗,在国外首选^{131}I 治疗,故答 E。胰岛素、口服降血糖药常用于治疗糖尿病。泼尼松常用于治疗溃疡性结肠炎。

1656. ABCDE 1657. ABCDE 1658. ABCDE ①抗甲状腺药物可抑制甲状腺过氧化物酶,阻断酪氨酸的碘化及偶联,减少甲状腺激素的合成而发挥药理作用。正常情况下,甲状腺激素贮存在甲状腺滤泡细胞中,若滤泡细胞破坏将导致甲状腺激素释放入血,使甲亢症状加重,故不答 A。抗甲状腺药物既不能阻断甲状腺激素的作用,也不能加速甲状腺激素的消除代谢,故不答 B、D。减少甲状腺组织为放射性^{131}I 治疗、手术治疗甲亢的机制,故不答 E。②抗甲状腺药物最严重的不良反应是粒细胞减少,发生率为 0.1%～0.5%。转氨酶轻度增高(中毒性肝病)、药疹也可发生,但一般并不严重。抗甲状腺药物并不破坏甲状腺组织,故不会导致永久性甲减,永久性甲减是放射性^{131}I 治疗的副作用。抗甲状腺药物使用过量,可导致甲状腺肿大,但并不属于副作用。③甲亢的药物治疗分 3 个阶段:初治期 6～8 周,减量期 3～4 个月,维持期 1～1.5 年,整个疗程共 1.5～2 年。

1659. ABCDE 1660. ABCDE 1661. ABCDE ①患者心悸、怕热、乏力、体重下降、手颤、甲状腺肿大,应考虑甲状腺功能亢进症(甲亢)。为明确诊断,应首选血 TSH、T_3、T_4 测定。甲状腺^{131}I 摄取率为诊断甲亢的辅助检查。T_3 抑制试验常用于鉴别单纯性甲状腺肿和 Graves 病。TRH 兴奋试验现已少用。抗甲状腺抗体测定为诊断 Graves 病的辅助检查。②患者脉搏短绌(心率>脉率)、心律不齐、心音强弱不等,应诊断为心房颤动。③甲状腺毒症心脏病的基本病因是甲亢,因此治疗关键是控制甲亢,可在药物控制症状后,首选放射性^{131}I 治疗,以达根治的目的。虽然^{131}I 治疗前需用丙硫氧嘧啶控制甲亢症状,但最佳答案为 C 而不是 A,因为药物治疗不能根治甲状腺毒症心脏病,只能控制甲亢症状。甲状腺毒症心脏病不能直接手术治疗,需病情控制后再择期手术,否则易发生心脏意外、甲状腺危象等。心得安常用于心率很快的甲亢患者。复方碘溶液常用于甲亢的术前准备、甲状腺危象的治疗。

1662. ABCDE 1663. ABCDE ①患者怕热、心悸、出汗多,体重下降,甲状腺弥漫性肿大,心率增快,应诊断为原发性甲亢。患者甲状腺Ⅰ度肿大,应首选抗甲状腺药物治疗。β 受体阻断剂可减慢心率,改善心悸症状,但不能缓解甲亢的高代谢症候群,临床上仅作为辅助治疗。放射性^{131}I 治疗在欧美国家是成人甲亢的首选疗法,但我国应用较少。口服碘剂常适用于术前准备。②抗甲状腺药物治疗 8 周后症状消失,但甲状腺肿加重,可加用左甲状腺素片,负反馈调节下丘脑-垂体-甲状腺轴,抑制 TSH 的释放,抑制甲状腺的自身免疫过程,可取得很好的疗效。

1664. ABCDE ①原发性甲状腺功能减退症(甲减)最常见的病因是桥本甲状腺炎。②亚急性甲状腺炎早期表现为甲亢,晚期表现为甲减。单纯性甲状腺肿、甲状腺肿瘤患者甲状腺功能正常。碘摄入不足可导致甲减。

1665. ABCDE ①甲状腺功能减退症(甲减)患者由于甲状腺功能低下,其 T_3、T_4 降低,对下丘脑(TRH)-垂体(TSH)-甲状腺(T_3、T_4)调节轴的负反馈抑制作用减弱,TSH 分泌增高,因此确诊甲减最重要的检查是血清 T_3、T_4、TSH 测定。②甲状腺自身抗体检测常用于判定甲减的病因。TRH 兴奋试验常用于鉴别原发性甲减和中枢性甲减。诊断甲减不宜行甲状腺扫描检查及骨龄测定。

1666. **ABCDE** 下丘脑(TRH)-垂体(TSH)-甲状腺(T_3、T_4)为一调节轴。原发性甲减是指由于甲状腺本身病变引起的甲减。继发性甲减也称中枢性甲减,是指由下丘脑、垂体病变引起的 TRH、TSH 分泌减少所致的甲减。鉴别原发性甲减和继发性甲减,常采用 TRH 兴奋试验,即静脉注射 TRH200～500μg 后,若血清 TSH 增高,提示原发性甲减;若血清 TSH 延迟性增高,提示病变在下丘脑水平;若血清 TSH 无增高,提示病变在垂体水平。后两种均为继发性甲减,答案为 A。

1667. **ABCDE** ①甲状腺功能减退症(甲减)患者由于甲状腺功能低下,其 T_3、T_4 降低,对下丘脑(TRH)-垂体(TSH)-甲状腺(T_3、T_4)调节轴的负反馈抑制作用减弱,TSH 分泌增加。②严重甲减病例可有 TT_3、FT_3 减低。TSH 受体抗体(TRAb)增高常见于 Graves 病。血清 rT_3 增高常见于低 T_3 综合征。

1668. **ABCDE** 评估甲状腺功能最敏感的指标是血清 TSH,因此甲状腺功能减退症最早出现变化的指标是血清 TSH。

1669. **ABCDE** ①中年女性,头晕、乏力、畏寒、嗜睡半年,体重增加,非凹陷性水肿,应诊断为甲状腺功能减退症。②单纯性甲状腺肿、原发性甲状腺功能亢进症、继发性甲状腺功能亢进症、心力衰竭均不会出现双下肢非凹陷性水肿。

1670. **ABCDE** 青年女性,怕冷、嗜睡、脉率缓慢、表情呆滞、反应迟钝,应考虑甲状腺功能减退症。表现为 TT_3 下降,TT_4 下降,TSH 增加,故答 B。C 为甲状腺功能亢进症的表现。

1671. **ABCDE** ①甲状腺功能减退症的治疗常用甲状腺激素作替代治疗,治疗目标是将血清 TSH 和甲状腺激素水平恢复到正常范围内,答案为 A。②α 受体阻断剂不用于甲状腺功能减退症的治疗。复方碘溶液、氢化可的松常用于甲状腺危象的治疗。去氨升压素常用于中枢性尿崩症的治疗。

1672. **ABCDE** 甲状腺功能减退症常用左甲状腺素作替代治疗,一般初始剂量为 25～50μg/d,每 1～2 周增加 25μg,直至达到治疗目标,长期维持剂量为 50～200μg/d。由于激素替代治疗常从小剂量开始,逐渐增加至生理量,最佳答案为 E 而不是 D。

1673. **ABCDE** 甲状腺功能减退症的治疗常用左甲状腺素(L-T_4)作替代治疗,治疗目标是将血清 TSH 和甲状腺激素水平恢复正常。因此治疗过程中,应定期监测血清 TSH 和甲状腺激素的变化,并据此调整 L-T_4 的剂量。由于血清 TSH 是反映甲状腺功能最敏感的指标,因此最佳答案为 A。

1674. **ABCDE** ①黏液水肿性昏迷常见于重度甲状腺功能减退症,诱因包括严重全身性疾病、甲状腺激素替代治疗中断、寒冷、手术、麻醉。②饱餐后血糖增高,产热增加,不易发生黏液水肿性昏迷。

1675. **ABCDE** ①黏液水肿性昏迷的病因是甲状腺功能低下,因此预防的关键是足量补充甲状腺激素,即甲状腺激素替代治疗,故答 A。②B、C、D、E 均为黏液水肿性昏迷防治诱因的措施。

1676. **ABCDE** 库欣综合征为各种病因造成肾上腺分泌过多糖皮质激素所致疾病的总称。在引起库欣综合征的病因中,约 70%是由于垂体 ACTH 分泌过多所致,称为库欣病;15%～20%是肾上腺皮质腺瘤引起;约 5%由肾上腺皮质癌所致;其他原因少见。

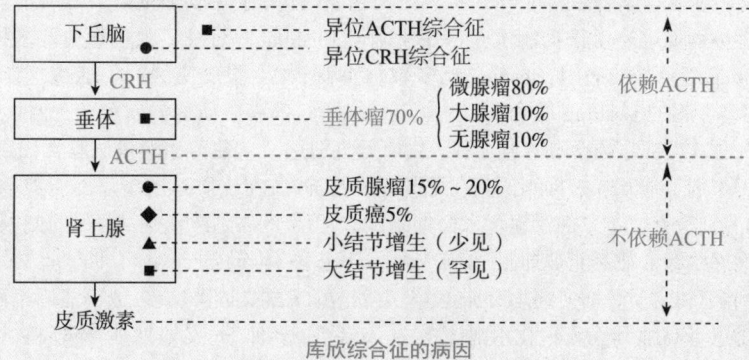

库欣综合征的病因

1677. **ABCDE** ①下丘脑(CRH)-垂体(ACTH)-肾上腺(糖皮质激素)是一调节轴,因此肾上腺、垂体、下丘脑各级水平的病变,均可导致糖皮质激素分泌过多,引起库欣综合征。肾上腺本身的病变(如肾上腺皮质腺瘤)可自主分泌糖皮质激素,不受垂体 ACTH 的控制,称为不依赖 ACTH 的库欣综合征,故答 E。②垂体病变可分泌大量 ACTH,刺激肾上腺皮质分泌糖皮质激素,故垂体 ACTH 微腺瘤、垂体 ACTH 细胞增生,均可导致 ACTH 增高。垂体以外的肿瘤(如支气管类癌、小细胞肺癌)可产生 ACTH,刺激肾上腺皮质分泌过多的皮质激素,导致库欣综合征,故不答 C、D。

1678. **ABCDE** ①库欣综合征为各种病因造成肾上腺分泌过多糖皮质激素所致疾病的总称。在引起库欣综合征的病因中,约70%是由于垂体 ACTH 分泌过多所致,称为库欣病。②A、C、E 都是库欣综合征的病因,而不是库欣病的病因。D 不属于库欣综合征。

1679. **ABCDE** ①库欣综合征是各种病因造成肾上腺皮质分泌过多皮质醇所致疾病的总称。②嗜铬细胞瘤可有肾上腺素、去甲肾上腺素分泌过多。原发性醛固酮增多症可有醛固酮分泌增多、肾素分泌减少。

1680. **ABCDE** ①肾上腺皮质癌既可分泌皮质醇,也可分泌少量性激素,因此肾上腺皮质癌可出现性激素过多的表现。若女性患者男性化显著,如乳房萎缩、生须、喉结增大、阴蒂肥大,应高度警惕肾上腺皮质癌。②A、B、C、D 均不会分泌性激素,因此不会导致女性男性化。

1681. **ABCDE** ①正常人皮质醇的分泌受下丘脑(CRH)-垂体(ACTH)-肾上腺皮质(皮质醇)轴的调节,给予外源性地塞米松可抑制内源性皮质醇的分泌,但肾上腺皮质醇增多症患者则不受影响。小剂量地塞米松抑制试验为口服地塞米松 0.5mg,每 6 小时 1 次,共 2 天,服药前、服药后第 2 天分别测定 24 小时尿游离皮质醇(UFC)含量,正常人服药后 UFC 降至服药前的 50% 以下,肾上腺皮质醇增多症患者不能降至 50% 以下,故小剂量地塞米松抑制试验可用于肾上腺皮质醇增多症的定性诊断。②肾上腺皮质醇增多症的定位检查包括肾上腺 B 超、CT、垂体 MRI 等。醛固酮增多症的定性诊断为口服钠负荷试验、生理盐水负荷试验等。肾上腺皮质功能减退症的定性诊断为 ACTH 兴奋试验,定位诊断包括肾上腺 B 超、CT、MRI 等。

1682. **ABCDE** ①小剂量地塞米松抑制试验主要用于鉴别肥胖症与库欣综合征,是库欣综合征的确诊试验。大剂量地塞米松抑制试验主要用于鉴别库欣病与非垂体性库欣综合征,即用于库欣综合征的病因诊断。题干已明确指出该患者为库欣综合征,为明确病因,应首选大剂量地塞米松抑制试验。②葡萄糖耐量试验常用于诊断糖尿病。ACTH 兴奋试验常用于鉴别库欣病与肾上腺皮质癌。酚妥拉明抑制试验常用于诊断嗜铬细胞瘤。螺内酯抑制试验常用于诊断原发性醛固酮增多症。

1683. **ABCDE** ①中年妇女,向心性肥胖、高血压、满月脸、多血质、宽大紫纹、高血糖、尿皮质醇增高,应诊断为库欣综合征。患者小剂量地塞米松抑制试验不能被抑制,大剂量地塞米松抑制试验能被抑制,应诊断为库欣病。库欣病的常见病因是垂体瘤,因此为明确病因,最需要进行鞍区 MRI 检查。②头颅 X 线片对脑垂体瘤诊断价值不大。肾区 B 超、肾动脉造影、胸部 CT 无助于垂体瘤的诊断。

1684. **ABCDE** ①小剂量地塞米松抑制试验常用于确诊 Cushing 综合征。大剂量地塞米松抑制试验常用于鉴别 Cushing 综合征的病因:Cushing 病多数被抑制,肾上腺皮质肿瘤不能被抑制,故 E。②无论肾上腺肿瘤引起的 Cushing 综合征,还是 Cushing 病,都有皮质醇异常分泌,故两者血皮质醇昼夜节律均消失,尿 17-羟类固醇均增高,因此 A、C 无鉴别意义。葡萄糖耐量试验常用于诊断糖尿病。

1685. **ABCDE** ①小剂量地塞米松抑制试验在肥胖症可被抑制,在皮质醇增多症不能被抑制,可作为两者最有意义的鉴别检查。②大剂量地塞米松抑制试验常用于皮质醇增多症病因的判断:库欣病能被抑制,非垂体性库欣综合征不能被抑制。③VMA(香草基苦仁酸)测定、酚苄明试验常用于诊断嗜铬细胞瘤。④肥胖症和皮质醇增多症均有尿 17-羟类固醇、17-酮类固醇增多,故不能用于两者的鉴别。

1686. **ABCDE** ①患者高血压、双下肢水肿、紫纹、双下肢纤细、过夜地塞米松抑制试验后血皮质醇(23.06μg/dL)没有降至基础状态(23.89μg/dL)下的 50%,说明不能被抑制,应诊断为库欣综合征。

②患者血清ACTH升高,应诊断为依赖ACTH的库欣综合征。③A、B、C均属于不依赖ACTH的库欣综合征。

1687. ABCDE 1688. ABCDE ①患者高血压、向心性肥胖、满月脸、水牛背、皮肤紫纹,应诊断为库欣综合征。单纯性肥胖不会出现腹部宽大紫纹,故不答A。原发性醛固酮增多症常表现为高血压伴低钾血症,不会出现向心性肥胖等表现。妊娠妇女可出现妊娠纹,而不是皮肤宽大紫纹,故不答D。嗜铬细胞瘤常表现为阵发性高血压,血尿儿茶酚胺及其代谢产物增多。②库欣综合征为肾上腺皮质分泌皮质醇增多所致,因此测定血浆促肾上腺皮质激素、皮质醇浓度,有助于本病的诊断。血浆肾素、醛固酮测定常用于诊断原发性醛固酮增多症。血清泌乳素测定常用于诊断泌乳素瘤。尿绒毛膜促性腺激素测定常用于诊断妊娠。血尿肾上腺素浓度测定常用于诊断嗜铬细胞瘤。

1689. ABCDE 1690. ABCDE 1691. ABCDE ①患者满月脸、向心性肥胖,面部痤疮,皮肤紫纹,血糖增高,应诊断为库欣综合征。原发性醛固酮增多症、原发性高血压、女性男性化、糖尿病均不会出现满月脸、向心性肥胖、皮肤紫纹,故不答A、B、C、E。②小剂量地塞米松抑制试验主要用于确诊库欣综合征(即定性诊断),大剂量地塞米松抑制试验主要用于鉴别库欣综合征的病因(即定位诊断),故答C。血ACTH测定常用于鉴别ACTH依赖性和非ACTH依赖性库欣综合征,属于定位诊断。血皮质醇测定常用于库欣综合征的筛查。血醛固酮测定常用于诊断原发性醛固酮增多症。③在库欣综合征确诊后,为明确库欣综合征是垂体性库欣病还是非垂体性库欣综合征,需行大剂量地塞米松抑制试验予以鉴别,前者能被抑制,后者多不能被抑制。糖耐量试验(OGTT)常用于诊断糖尿病。

1692. ABCDE 1693. ABCDE ①大剂量地塞米松抑制试验(HDDST)主要用于库欣综合征的定位诊断,故答E。血浆皮质醇测定常用于库欣综合征的筛查。糖耐量试验(OGTT)常用于诊断糖尿病。血浆醛固酮/肾素活性比值(ARR)测定常用于诊断原发性醛固酮增多症。生长激素(GH)抑制试验常用于诊断生长激素瘤。②HDDST主要用于区分垂体瘤引起的库欣综合征(库欣病)和非垂体瘤引起的库欣综合征,前者常表现为HDDST阳性,后者常表现为HDDST阴性,故答C。A、B、D、E均属于非垂体瘤引起的库欣综合征。

1694. ABCDE 1695. ABCDE 1696. ABCDE ①患者向心性肥胖,多血质,皮肤薄,皮肤紫纹,高血压,应诊断为库欣综合征。产后肥胖症可有妊娠纹,而不是皮肤紫纹。2型糖尿病可有口渴、多饮、多尿,但无皮肤紫纹。醛固酮增多症常表现为高血压、低血钾。嗜铬细胞瘤常表现为阵发性高血压。②库欣综合征是肾上腺皮质分泌过多皮质醇所致,因此对诊断最有提示意义的是血中皮质醇增多。血脂增高见于高脂血症。血糖增高见于糖尿病。醛固酮增多见于原发性醛固酮增多症。肾上腺素增多见于嗜铬细胞瘤。③确诊库欣综合征首选小剂量地塞米松抑制试验。ACTH兴奋试验常用于鉴别库欣病与肾上腺皮质癌。糖耐量试验常用于诊断糖尿病。螺内酯试验常用于诊断醛固酮增多症。24小时尿儿茶酚胺测定常用于诊断嗜铬细胞瘤。请牢记:血清皮质醇、尿17-羟类固醇、尿17-酮类固醇、尿游离皮质醇测定均用于库欣综合征的筛查。小剂量地塞米松抑制试验用于确诊库欣综合征,大剂量地塞米松抑制试验用于库欣综合征病因的鉴别。

1697. ABCDE 1698. ABCDE 1699. ABCDE ①患者向心性肥胖、皮肤紫纹、血压增高、闭经,应考虑库欣综合征。为明确诊断,应首选小剂量地塞米松抑制试验。大剂量地塞米松抑制试验常用于库欣综合征病因的鉴别(即定位诊断),故不答B。A、D、E均属于库欣综合征的筛查试验。②库欣综合征患者CT检查发现左肺占位性病变,应考虑异位ACTH综合征。异位ACTH综合征以肺小细胞癌最多见,可分泌大量ACTH,刺激肾上腺皮质分泌过多的皮质醇。肺部肿瘤不仅仅包含肺小细胞癌,故最佳答案为B而不是C。库欣病为垂体肿瘤所致。肺部感染、肺结核均不会分泌ACTH引起库欣综合征。③确诊异位ACTH综合征最有价值的检查为血ACTH测定,若血ACTH明显增高,结合肺部占位性病变,即可确诊。大剂量地塞米松抑制试验只能鉴别垂体性库欣病与非垂体性库欣综合征。库欣综合征患者均失去皮质醇的昼夜波动节律,故C无鉴别诊断价值。生长抑素受体显像常用于诊断胃肠胰肿瘤。胸部 MRI 为影像学检查,不能确诊异位 ACTH 综合征。

1700. ABCDE　1701. ABCDE　①原发性醛固酮增多症(原醛症)的特点是高血压伴低钾血症。患者血压增高,血钾降低(正常值 3.5~5.5mmol/L),应诊断为原醛症。嗜铬细胞瘤常表现为阵发性高血压。慢性肾小球肾炎常表现为多年肾病后出现高血压,尿常规检查提示肾脏受损严重。患者无向心性肥胖、满月脸、水牛背、皮肤紫纹,故不答 C。题干未叙述血糖测定值,故不能诊断为 1 型糖尿病。②原醛症是醛固酮分泌增多所致,首选螺内酯治疗,因为螺内酯的结构式与醛固酮相似,可竞争性抑制醛固酮受体。A、C、D、E 均属于普通降压药物,无此独特作用。

1702. ABCDE　患者高血压、低血钾,应考虑原发性醛固酮增多症。为明确诊断,最有价值的检查是血浆肾素、醛固酮测定。血浆生长激素测定常用于诊断生长激素瘤。血浆甲状腺激素测定常用于诊断甲亢或甲减。血浆 ACTH、皮质醇测定常用于诊断库欣综合征。血浆儿茶酚胺测定常用于诊断嗜铬细胞瘤。

1703. ABCDE　原发性醛固酮增多症(原醛症)的特点为高血压、低血钾,故本例应诊断为原醛症。原醛症患者常表现为血浆醛固酮增多、肾素降低。血浆醛固酮/肾素活性比值(ARR)为原醛症最常用的筛查指标,若 ARR>20~40,可诊断为原醛症。

1704. ABCDE　①患者高血压、低血钾,应诊断为原发性醛固酮增多症。为明确诊断,可行肾上腺 CT 检查,了解有无醛固酮瘤。②24 小时尿蛋白定量常用于诊断肾病综合征。X 线片、超声心动图对原发性醛固酮增多症诊断价值不大。肾脏血管超声常用于诊断肾动脉狭窄引起的继发性高血压。

1705. ABCDE　①原发性醛固酮增多症(原醛症)常表现为高血压、低血钾、血浆肾素水平降低、醛固酮水平增高。根据题干,本例应诊断为原醛症,治疗首选螺内酯,因螺内酯结构式与醛固酮相似,可竞争性抑制醛固酮受体。②患者血钾降低,氢氯噻嗪、呋塞米均为排钾性利尿剂,不宜使用。美托洛尔、普萘洛尔为 β 受体阻断剂,可减慢心率,而本例心率不快,故不宜使用。

1706. ABCDE　①原发性醛固酮增多症(原醛症)的病因以肾上腺皮质的醛固酮瘤最常见,占 60%~90%。多数原醛症的最佳治疗是手术治疗。②对于不能切除的醛固酮瘤、特发性增生型患者,可给予螺内酯治疗。对于部分原醛症患者可给予钙拮抗剂治疗。利尿剂氨苯蝶啶、阿米洛利可助保钾排钠。

1707. ABCDE　①肾上腺结核常继发于肺结核,是原发性慢性肾上腺皮质功能减退症(Addison 病)的常见病因。Addison 病的特征性表现为全身皮肤色素加深,其他症状包括乏力、纳差、低血糖、血压降低等。根据题干,本例应诊断为 Addison 病。②黑棘皮病常表现为皱褶部位皮肤颜色加深,而无其他症状。肺结核常表现为低热、盗汗、咳嗽、咳痰等症状。肝硬化多有长期肝病病史,可有肝功能减退、门静脉高压症状。Nelson 综合征常表现为皮肤色素沉着,多有颅内占位表现。

1708. ABCDE　①肾上腺皮质球状带分泌醛固酮,束状带分泌皮质醇,网状带分泌皮质醇和性激素,因此肾上腺皮质功能减退时,可导致这些激素分泌减少,ACTH 反馈性增加,从而引起一系列临床表现:ACTH 分泌增加,可导致促黑素增加,全身皮肤色素沉着,此为典型体征;醛固酮分泌减少,保钠、保水、排钾降低,可造成低血钠、高血钾、血容量减少,导致低血压、直立性晕厥;皮质醇分泌减少,可导致低血糖;性激素分泌减少,可导致生殖系统功能失调。根据题干,本例应诊断为原发性慢性肾上腺皮质功能减退症。②甲状腺功能减退常表现为各系统代谢低下。垂体卒中可导致腺垂体功能减退症,常表现为皮肤色素减退,而不是皮肤变黑,故不答 B。真菌感染、慢性肾衰竭与题干所述无关,故不答 C、D。

1709. ABCDE　①肾上腺皮质功能减退症患者,虽然醛固酮和皮质醇均分泌减少,但以皮质醇分泌不足为主,且皮质醇降低更具有诊断意义,故最佳答案为 D 而不是 A。②原发性肾上腺皮质功能减退症患者,只有在脱水明显时,才有空腹低血糖的表现,故不答 B。虽然患者可有低钠血症,但无特异性,故不答 C。由于皮质醇分泌减少,患者常有 ACTH(促肾上腺皮质激素)反馈性增加(E 错)。

1710. ABCDE　①原发性慢性肾上腺皮质功能减退症特征性表现为皮肤黏膜色素沉着,系垂体 ACTH、

MSH 分泌增加所致。②皮肤紫纹、轻度肥胖见于库欣综合征。皮肤多汗及低热、脉率增快见于甲状腺功能亢进症。

1711. ABCDE ①全身皮肤色素加深为原发性慢性肾上腺皮质功能减退症（Addison 病）的特征性表现。年轻男性，皮肤变黑 2 年，乏力，血钠降低，血钾增高，应诊断为 Addison 病，其病变部位位于肾上腺。②腺垂体功能减退症的临床表现与 Addison 病类似，但常有皮肤色素减退，故不答 C。

1712. ABCDE ①患者皮肤黏膜色素沉着，应诊断为原发性慢性肾上腺皮质功能减退症，需终身给予肾上腺皮质激素替代治疗，其糖皮质激素的替代治疗首选氢化可的松，答案为 A。②地塞米松、泼尼松、甲泼尼松、泼尼松龙，对水盐代谢的调节作用较弱，故很少选用。

1713. ABCDE ①原发性慢性肾上腺皮质功能减退症的治疗需个体化。应激时，需增加糖皮质激素剂量，否则易诱发危象。患者出现发热、咽痛等上呼吸道感染应激状况，应将氢化可的松的剂量增加 2~3 倍，以维持机体应激反应和抵抗力，数日后视病情需要再减至一半维持量。②地塞米松对水盐代谢的调节作用较弱，不宜用于原发性慢性肾上腺皮质功能减退症。

1714. ABCDE ①嗜铬细胞瘤可释放大量儿茶酚胺，故其临床表现与交感神经兴奋极为相似，如基础代谢率增高，血糖升高，脂肪分解加速，血游离脂肪酸增高。②儿茶酚胺分泌增多，可通过"交感-肾素-血管紧张素-醛固酮系统"促进醛固酮的分泌，使肾脏保水保钠排钾增多。排钾增多，将导致低钾血症，故答 D。③部分患者可有高钙血症，可能与肿瘤分泌甲状旁腺激素相关肽有关。

1715. ABCDE ①阵发性高血压为嗜铬细胞瘤的临床特点。患者阵发性高血压，平时血压不高，发作时伴头痛、面色苍白、冷汗，应诊断为嗜铬细胞瘤。②原发性高血压常表现为持续性高血压。原发性醛固酮增多症常表现为高血压伴低钾血症。甲状腺功能亢进症常表现为收缩压增高，舒张压降低，脉压增大，不会阵发性发作。围绝经期综合征常表现为月经紊乱、潮热、自主神经失调症状。

1716. ABCDE ①嗜铬细胞瘤可分泌大量儿茶酚胺，导致尿中儿茶酚胺含量增加。②甲状腺功能亢进症可导致甲状腺激素分泌增加。库欣综合征可导致皮质醇分泌增加。肢端肥大症为生长激素分泌增加所致。原发性醛固酮增多症常表现为醛固酮分泌增加。

1717. ABCDE ①青年患者阵发性高血压，伴交感神经兴奋的症状，静脉注射 α 受体阻滞剂酚妥拉明后血压立即降低，应考虑嗜铬细胞瘤。患者肾上腺 CT 示占位性病变，可确诊为嗜铬细胞瘤。②肾病综合征常表现为大量蛋白尿（尿蛋白>3.5g/d）、血清白蛋白<30g/L。库欣综合征常表现为满月脸、向心性肥胖、高血压。甲状腺功能亢进常有各系统代谢亢进的表现。原发性醛固酮增多症常表现为高血压及低钾血症。

1718. ABCDE ①嗜铬细胞瘤好发于中青年，其特点为阵发性高血压。根据题干，本例应考虑嗜铬细胞瘤。嗜铬细胞瘤可分泌大量儿茶酚胺，故发病时测定血尿儿茶酚胺及其代谢产物（香草基杏仁酸）显著增高，有助于确诊本病。②A 常用于诊断醛固酮增多症，B、C、E 常用于诊断库欣综合征。

1719. ABCDE ①嗜铬细胞瘤好发于中青年，其特点为阵发性高血压。根据题干，本例应考虑嗜铬细胞瘤。嗜铬细胞瘤可分泌大量儿茶酚胺，故发作时测定血儿茶酚胺含量有助于明确诊断。②血清皮质醇测定常用于诊断库欣综合征。血清电解质、醛固酮、肾素测定常用于诊断原发性醛固酮增多症。

1720. ABCDE ①嗜铬细胞瘤可产生大量去甲肾上腺素和肾上腺素（以前者为主），引起阵发性或持续性高血压。去甲肾上腺素为 α 受体激动剂，肾上腺素为 α 和 β 受体激动剂，因此术前最常使用的降压药物是 α 受体阻滞剂，而不是 β 受体阻滞剂。β 受体阻滞剂仅在使用 α 受体阻滞剂后出现持续性心动过速或室上性快速型心律失常时加用。②术前使用 α 受体阻滞剂，若血压控制不满意，可加用钙通道阻滞剂。ACEI、ARB 很少用于嗜铬细胞瘤的术前降压。

1721. ABCDE ①嗜铬细胞瘤的治疗包括 α、β 受体阻滞剂。单独使用 α 受体阻滞剂后，β 受体兴奋性相应增强，可导致心动过速、心缩力增强、心肌耗氧量增加，故使用 α 受体阻滞剂时可同时使用 β 受体阻滞剂。但不能在未使用 α 受体阻滞剂的情况下，单独应用 β 受体阻滞剂（阿替洛尔），否则可导致严重肺水肿、心力衰竭、高血压危象,故答 B。②哌唑嗪为选择性 α_1 受体阻滞剂,酚妥拉明、酚苄明为非选择性 α 受体阻滞剂,硝普钠为小血管扩张剂,均可单独应用于嗜铬细胞瘤的治疗。

1722. ABCDE　①糖尿病是一组以血糖水平增高为特征的代谢性疾病,是由于胰岛素分泌不足、胰岛素作用缺陷(即相对分泌不足)所致。②糖尿病虽有葡萄糖耐量减低,但不是主要病理生理改变。胰高血糖素、生长激素、糖皮质激素分泌增多均可导致高血糖,但与糖尿病的病理生理无关。

1723. ABCDE　①2 型糖尿病是胰岛素抵抗、胰岛素分泌相对不足所致(D 对)。②1 型糖尿病是由于胰岛 β 细胞破坏,导致胰岛素分泌绝对不足所致,故不答 A、E。2 型糖尿病常有胰岛 β 细胞功能缺陷,而不是胰岛素受体功能异常,故不答 B。2 型糖尿病患者由于胰岛 α 细胞对葡萄糖敏感性下降,可导致胰高血糖素升高,但不是其主要发病机制,故不答 C。

1724. ABCDE　①青年人中的成人发病型糖尿病(MODY)是一组高度异质性的单基因遗传病,其临床特点为:有 3 代或 3 代以上家族发病史,且符合常染色体显性遗传规律;发病年龄<25 岁;无酮症倾向,至少 5 年内不需要应用胰岛素。②A、B 分别为 1 型、2 型糖尿病的发病机制。D 为 1 型和 2 型糖尿病的共同发病机制。E 为线粒体基因突变糖尿病的发病机制。

1725. ABCDE　①妊娠期糖尿病是指妊娠过程中初次发现的任何程度的糖耐量异常,不包括妊娠前已知的糖尿病。患者空腹血糖正常(正常值 3.9～6.0mmol/L),2 小时血糖 7.8～11.0 mmol/L,应诊断为糖耐量减低。虽然尚未达到糖尿病的诊断标准,但仍应诊断为妊娠期糖尿病。②患者既往无糖尿病病史,不能诊断为糖尿病合并妊娠。

1726. ABCDE　①1 型糖尿病是胰岛 β 细胞受损,造成胰岛素分泌绝对减少所致,常表现为胰岛素释放曲线低平。2 型糖尿病是胰岛素抵抗和胰岛 β 细胞功能缺陷所致,常表现为胰岛素释放曲线峰值延迟。因此测定血浆胰岛素水平,对区分 1 型和 2 型糖尿病具有重要意义。②糖化血红蛋白测定常用于监测糖尿病患者血糖控制情况。口服葡萄糖耐量试验常用于诊断糖尿病。血酮体水平测定常用于诊断糖尿病酮症酸中毒。糖尿病相关抗体测定常用于协助糖尿病分型。

1727. ABCDE　①1 型糖尿病又称胰岛素依赖型糖尿病,为胰岛 β 细胞破坏、胰岛素绝对缺乏所致,血浆胰岛素水平明显降低,对胰岛素敏感,需行胰岛素治疗。易并发糖尿病酮症酸中毒,很少发生高渗性非酮症性昏迷。②常伴有胰岛素抵抗为 2 型糖尿病的特点。

1728. ABCDE　①"三多一少"症状为 1 型糖尿病的典型表现。2 型糖尿病多见于肥胖的成人(但不是所有的患者均肥胖),症状较轻,半数以上无任何症状。患者空腹血糖、尿糖不一定都增高。②2 型糖尿病患者易发生高渗高血糖综合征,但极少数可以糖尿病酮症酸中毒为首发表现(E 对)。

1729. ABCDE　①高渗高血糖综合征属于糖尿病的急性严重代谢并发症。②动脉粥样硬化、糖尿病肾脏病、糖尿病视网膜病变均属于糖尿病的慢性并发症。动脉粥样硬化累及冠状动脉、脑动脉,可导致急性心肌梗死、脑血管意外。糖尿病肾脏病可导致肾衰竭。

1730. ABCDE　①微血管是指微小动脉和微小静脉之间,管腔直径在 100μm 以下的毛细血管及微血管网。微血管病变是糖尿病的特征性并发症,包括糖尿病肾脏病、糖尿病视网膜病变、糖尿病心肌病。②A、B、D、E 均属于糖尿病的大血管病变。

1731. ABCDE　①糖尿病的微血管病变主要包括糖尿病肾脏病、糖尿病视网膜病变、糖尿病心肌病。眼底出血即为视网膜病变,故答 C。②足部溃疡属于糖尿病足范畴,但不属于微血管病变。心脏微血管病变和心肌代谢紊乱可引起心肌广泛性坏死,称为糖尿病心肌病,但心肌梗死不属于微血管病变。缺血性脑卒中属于糖尿病中枢神经系统并发症。高血压属于糖尿病大血管病变。

1732. ABCDE　①糖尿病肾脏病、糖尿病视网膜病变均属于糖尿病并发的微血管病变,两者常同时发生。若发生糖尿病视网膜病变,则有助于糖尿病肾脏病的诊断。患者糖尿病史 8 年,2 年前确诊糖尿病视网膜病变,现出现蛋白尿,双下肢水肿,应诊断为糖尿病肾脏病。糖尿病肾脏病常表现为结节性或弥漫性肾小球硬化,造成肾小球受累,导致肾小球性蛋白尿。②溢出性蛋白尿是指血中小分子量本周蛋白、血红蛋白、肌红蛋白异常增多，超过了肾小管重吸收能力所致的蛋白尿。分泌性蛋白尿是不规范的诊断学名称。组织性蛋白尿是由于肾组织被破坏或肾小管分泌蛋白质增多所致的蛋白尿。肾小管性蛋白尿是由于近端小管对低分子量蛋白质的重吸收减少所致的蛋白尿。

1733. **ABCDE** ①患者糖尿病病史10年，空腹血糖控制不佳，双下肢水肿，应考虑糖尿病肾脏病。为明确水肿原因，应行尿蛋白定量检查。②肾性水肿早期多为颜面、眼睑水肿，以后才会出现全身水肿，而患者开始即为双下肢水肿，说明肾性水肿的可能性较小，故不答A、B、C。肝源性水肿常表现为腹水、踝部水肿、门静脉高压症、低蛋白血症，因此肝源性水肿的可能性不大，故不答D。

1734. **ABCDE** ①患者多饮、多食，空腹血糖≥7.0mmol/L，应诊断为糖尿病。糖尿病病史10年以上，易并发微血管病变，如糖尿病肾脏病、糖尿病视网膜病变。患者糖尿病病史10年，水肿，蛋白尿，应诊断为糖尿病肾脏病。②原发性高血压可引起肾脏损害，但不会出现高血糖。肾盂肾炎常表现为菌尿、脓尿，中度蛋白尿少见。肾小球肾炎常表现为血尿、蛋白尿、水肿、高血压，但不会出现血糖升高。糖尿病酮症酸中毒常有血糖显著升高(16.7～33.3mmol/L)，尿酮强阳性。

1735. **ABCDE** 患者糖尿病病史超过10年，应考虑糖尿病肾脏病。患者尿蛋白(+++)，尿糖阳性，尿酮体阴性，应诊断为糖尿病肾脏病。

1736. **ABCDE** 糖尿病视网膜病变分为6期。Ⅰ期：微血管瘤、小出血点；Ⅱ期：出现硬性渗出；Ⅲ期：出现棉絮状软性渗出；Ⅳ期：新生血管形成，玻璃体积血；Ⅴ期：纤维血管增殖，玻璃体机化；Ⅵ期：牵拉性视网膜脱离、失明。

1737. **ABCDE** ①糖尿病的神经系统并发症包括中枢神经系统并发症、周围神经病变和自主神经病变，其中以周围神经病变最常见(可高达90%)，自主神经病变次之，中枢神经病变少见，故不答D。参阅14版《实用内科学》P1004。②在周围神经病变中，以周围神经炎最常见，占50%以上，通常为对称性，下肢较上肢严重，病情进展缓慢，故答A。③动眼神经麻痹、坐骨神经痛、腕管综合征均属于周围神经病变，但临床上少见。

1738. **ABCDE** ①患者糖尿病病史30年，易出现糖尿病慢性并发症。神经系统并发症包括中枢神经系统并发症、周围神经病变、自主神经病变(植物神经功能紊乱)。中枢神经系统并发症常表现为严重酮症酸中毒、高渗高血糖综合征、低血糖症出现的神志改变，与题干不符，故不答D。周围神经病变常表现为对称性手足远端感觉运动障碍，呈手套或袜套式分布，下肢较上肢严重，先出现肢端感觉障碍，后出现运动障碍，故答E。自主神经病变多影响胃肠、心血管、泌尿生殖系统等，故不答C。②A、B显然不是正确答案。

1739. **ABCDE** ①糖尿病自主神经病变常影响胃肠、心血管、泌尿生殖系统功能。累及泌尿生殖系统时，常表现为残尿量增加、尿失禁、尿潴留、阳痿等。患者有糖尿病病史10余年，排尿不畅、尿失禁、膀胱扩大、尿潴留，应诊断为糖尿病自主神经病变。②糖尿病合并泌尿系统感染，常表现为发热、膀胱刺激征、菌尿、脓尿等。若合并慢性前列腺炎常表现为会阴部坠胀感。糖尿病肾脏病常表现为蛋白尿。若合并泌尿系统结石常表现为发作性有痛性血尿。

1740. **ABCDE** ①糖尿病自主神经病变较常见，主要影响胃肠、心血管、泌尿生殖系统功能。表现为瞳孔改变、排汗异常、胃排空延迟、腹泻、便秘、直立性低血压、持续性心动过速、残尿量增加、尿失禁、尿潴留等。直立性低血压的发生与直立时静脉扩张，回心血量减少有关，而支配血管的神经大多为自主神经(交感神经)，因此直立性低血压为自主神经受累的表现。②动眼神经麻痹、共济失调为脑神经受累的表现。肢端感觉异常、肌张力减低为周围神经受累的表现。

1741. **ABCDE** ①尿糖阳性只提示血糖超过肾糖阈，因而尿糖阴性不能排除糖尿病。同样，尿糖阳性也不能确诊糖尿病。当糖尿病并发肾脏病变时，肾糖阈升高，虽然血糖升高，但尿糖仍可能阴性。妊娠期肾糖阈降低，虽然血糖正常，尿糖仍可能阳性。②尿酮阳性常见于糖尿病，但不仅见于糖尿病，如长期饥饿、肝硬化等因糖代谢障碍，也可出现尿酮阳性。③诊断糖尿病的指标有空腹血糖、随机血糖或餐后2小时血糖。这3项指标中,只要其中1项或2项达标,即可确诊糖尿病,因此空腹血糖正常不能排除糖尿病,餐后2小时血糖正常也可能是糖尿病(E对)。

1742. ABCDE ①糖尿病的诊断标准是空腹血糖或餐后2小时血糖,并不是尿糖,因此尿糖阴性也不能排除糖尿病,如肾糖阈增高可导致尿糖假阴性(C对)。②根据WHO糖尿病专家委员会规定的糖尿病诊断标准,糖耐量试验(OGTT)或普通血糖测定诊断糖尿病只需再测一次证实即可,无须第3次测试。因此两次OGTT仍不能确诊糖尿病时,无须进行第3次试验。③糖耐量减低是糖代谢状态的一个类别,而不是糖尿病的一个亚型。④空腹血糖为瞬间血糖水平,因此空腹血糖正常不能排除糖尿病的诊断。因为餐后2小时血糖达标,照样可以诊断为糖尿病。

1743. ABCDE 口服葡萄糖耐量试验(OGTT)应在清晨空腹进行,方法是成人口服75g无水葡萄糖或82.5g一分子水的葡萄糖,溶于250~300ml水中,5~10分钟内饮完,测定空腹及饮葡萄糖水后2小时的静脉血浆血糖。可见OGTT时葡萄糖的负荷量为75g。

1744. ABCDE ①患者空腹血糖为6.8mmol/L,高于正常值(3.9~6.0mmol/L),但又没有达到糖尿病的诊断标准(≥7.0mmol/L)。为明确糖尿病的诊断,应进一步做口服葡萄糖耐量试验。②餐后2小时血糖不是首选检查。血谷氨酸脱羧酶抗体检测常作为糖尿病的分型依据。糖化血红蛋白测定常用于监测糖尿病患者血糖的控制情况。24小时尿糖定量常用于糖尿病的辅助诊断。

1745. ABCDE 1746. ABCDE ①胰岛素释放试验和C肽释放试验均可反映胰岛β细胞的功能,但前者受外源性胰岛素干扰,后者不受外源性胰岛素干扰,因此对于使用胰岛素治疗的患者,反映胰岛功能的指标应选择C肽测定,而不是胰岛素测定。②血糖测定反映瞬间血糖水平,糖化血红蛋白测定可反映糖尿病患者近8~12周平均血糖水平,糖化血浆白蛋白测定可反映患者近2~3周平均血糖水平,因此反映糖尿病患者血糖长期控制情况的指标是糖化血红蛋白。

1747. ABCDE 1748. ABCDE 1749. ABCDE ①空腹血糖、餐后2小时血糖、随机血糖均可作为糖尿病的诊断标准,故答B。②红细胞血红蛋白N端的缬氨酸与葡萄糖结合,可形成糖化血红蛋白。而红细胞半衰期为120天,因此糖化血红蛋白测定可反映患者近8~12周平均血糖水平。③1型糖尿病是胰岛β细胞受损,胰岛素分泌减少所致,常表现为胰岛素释放曲线低平;2型糖尿病是胰岛素抵抗所致,常表现为胰岛素释放曲线峰值延后,因此对糖尿病分型首选胰岛素释放试验。④24小时尿糖定量常用于糖尿病的辅助诊断。当血糖高于正常值,但又没有达到糖尿病诊断标准时,应做口服葡萄糖耐量试验以确诊或排除糖尿病。

1750. ABCDE ①糖尿病的诊断标准:空腹血糖≥7.0mmol/L、随机血糖或餐后2小时血糖≥11.1 mmol/L。这里所说的血糖是指静脉血浆血糖。②血浆血糖比全血血糖高15%,确诊糖尿病选用的是血浆血糖,而不是全血血糖。糖化血红蛋白测定常用于监测血糖的控制情况,尿糖定性是诊断糖尿病的重要线索,均不能作为糖尿病的诊断依据。24小时尿糖定量可用于糖尿病的辅助诊断。

1751. ABCDE 糖尿病的诊断标准:空腹血糖≥7.0mmol/L、随机血糖或餐后2小时血糖≥11.1mmol/L。

1752. ABCDE 葡萄糖耐量试验结果诊断糖尿病的主要依据是空腹血糖和服糖后2小时血糖,其他如0.5小时、1小时、3小时血糖均不能作为诊断依据。糖尿病诊断标准如下。患者空腹血糖6.8mmol/L,2小时血糖7.6mmol/L,应诊断为空腹血糖调节受损(IFG)。

血浆葡萄糖(mmol/L)	空腹血糖	任意时间血糖	OGTT 2小时血糖
正常血糖(NGR)	<6.1	—	<7.8
空腹血糖调节受损(IFG)	6.1~<7.0	—	<7.8
糖耐量减低(IGT)	<7.0		7.8~<11.0
糖尿病(DM)	≥7.0	≥11.1	≥11.1

第九篇 内科学试题答案及详细解答

1753. ABCDE 患者空腹血糖5.5mmol/L,OGTT2小时血糖8.5mmol/L,应诊断为糖耐量减低。

1754. ABCDE ①患者口服葡萄糖耐量试验结果显示餐后2小时血糖>11.1mmol/L,应诊断为糖尿病。②正常血糖多表现为空腹血糖<6.1mmol/L,餐后2小时血糖<7.8mmol/L。注意:10版《内科学》P732将糖化血红蛋白≥6.5%加入糖尿病的诊断标准。

1755. ABCDE 男孩,"三多一少"(多饮、多食、多尿、体重减轻)症状明显,空腹血糖>7.0mmol/L,应诊断为1型糖尿病,为胰岛素缺乏所致。

1756. ABCDE 1757. ABCDE ①血糖正常值:空腹血糖3.9~6.0mmol/L,餐后2小时血糖<7.8mmol/L。②糖尿病的诊断标准:空腹血糖≥7.0mmol/L,或餐后2小时血糖≥11.1mmol/L。

1758. ABCDE 《中国2型糖尿病防治指南(2020年版)》规定,糖尿病综合控制目标:血清低密度脂蛋白胆固醇(LDL-C)未合并冠心病者应低于2.6mmol/L,合并冠心病者应低于1.8mmol/L。

1759. ABCDE ①糖尿病病因未明,是终身制疾病,应采取综合治疗。其中,饮食治疗属于基础治疗,即不论糖尿病类型、病情轻重、有无并发症,也不论是否应用药物治疗,都应严格执行和长期坚持饮食治疗。使总热量和营养成分适应生理需要,进餐定时定量,以便促进胰岛功能有所改善。②在饮食治疗的基础上,应进行有规律的合适运动。C、D、E均为药物治疗方案。

1760. ABCDE ①确诊糖尿病的指标是空腹血糖及餐后2小时血糖,当然也是反映糖尿病病情控制的最佳指标,答案为A。②尿糖定性为诊断糖尿病的重要线索。血清胰岛素水平测定、血清胰岛素细胞抗体测定是鉴别糖尿病类型的参考依据。口服葡萄糖耐量试验主要用于血糖高于正常,但又没有达到糖尿病诊断标准的可疑病例的确诊。

1761. ABCDE 糖化血红蛋白(GHbA1)分为a、b、c三种,以HbA1c最为重要,正常人HbA1c占血红蛋白总量的3%~6%。2型糖尿病患者血糖控制良好的目标是HbA1c<7.0%,答案为A。

1762. ABCDE 1763. ABCDE ①格列齐特为磺酰脲类降糖药,最常见的副作用为低血糖。患者长期服用格列齐特,午餐前出现心慌、出汗,应诊断为低血糖。过敏反应常表现为皮疹,但不会出汗,故不答B。高血压、焦虑、心律失常与其副作用关系不大。②对于2型糖尿病,若使用足量口服降糖药后,血糖仍不能达标,即空腹血糖>7.8mmol/L和/或糖化血红蛋白(HbA1c)>7%,则应改用胰岛素治疗。患者使用格列齐特6个月,餐后2小时血糖10mmol/L、HbA1c7.5%,应改用胰岛素治疗。参阅第14版《实用内科学》P994。HbA1c正常值3%~6%。

1764. ABCDE 1765. ABCDE ①格列齐特属于磺酰脲类降糖药,主要作用为刺激残存的胰岛β细胞分泌胰岛素,属于促胰岛素分泌剂。②阿卡波糖属于α-葡萄糖苷酶抑制剂,可抑制小肠黏膜上皮的α-葡萄糖苷酶,从而延缓肠道碳水化合物的吸收,降低餐后高血糖。③罗格列酮、吡格列酮均属于格列酮类,主要作用是增加靶组织对胰岛素的敏感性而降低血糖。二甲双胍为双胍类降糖药,主要是通过抑制肝葡萄糖输出,增加外周组织对葡萄糖的摄取利用而降低血糖。

1766. ABCDE 1767. ABCDE ①格列奈类为胰岛素促分泌剂,可刺激餐后胰岛素的早时相分泌而降低血糖。②噻唑烷二酮类为胰岛素增敏剂,可增加靶组织对胰岛素的敏感性而降低血糖,但可导致血容量增加、体重增加、外周性水肿,故严重心功能不全的患者不宜使用。③双胍类可抑制肝葡萄糖输出,增加外周组织对葡萄糖的利用而降低血糖,副作用主要为消化道反应、乳酸性酸中毒。磺酰脲类可促进残存的胰岛β细胞分泌胰岛素而降低血糖,副作用主要是低血糖。α-葡萄糖苷酶抑制剂可延缓葡萄糖的吸收而降低餐后高血糖,主要副作用为胃肠道反应。

1768. ABCDE ①患者体重指数BMI>28kg/m²,应诊断为肥胖症。肥胖型2型糖尿病应首选二甲双胍治疗,因二甲双胍不增加体重,但可改善血脂谱。②格列本脲适用于非肥胖型2型糖尿病。吡格列酮适用于胰岛素抵抗明显者。阿卡波糖适用于肥胖型餐后高血糖。那格列奈适用于非肥胖型餐后高血糖。

1769. ABCDE ①患者葡萄糖耐量试验空腹血糖>7.0mmol/L,2小时血糖>11.1mmol/L,应诊断为糖尿病。患者59岁,应考虑2型糖尿病。肥胖型2型糖尿病的治疗首选二甲双胍。二甲双胍不仅可降

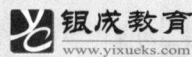

1017

低血糖,还可减轻体重,改善血脂谱。②胰岛素主要适用于1型糖尿病、2型糖尿病出现并发症者。罗格列酮可增加心血管事件,我国少用。阿卡波糖常用于降低肥胖型餐后高血糖。那格列奈常用于降低非肥胖型餐后高血糖。

1770. ABCDE α-葡萄糖苷酶抑制剂可抑制小肠黏膜细胞的α-葡萄糖苷酶,延缓肠道碳水化合物的吸收,降低餐后高血糖,故应与饭同服,在进食第一口食物后服用,答案为C。

1771. ABCDE ①α-葡萄糖苷酶抑制剂可抑制小肠黏膜细胞的α-葡萄糖苷酶,延缓碳水化合物的吸收,降低餐后高血糖,其常见副作用是胃肠道反应,如腹胀、腹泻、排气增多。②肝肾功能异常、严重低血糖为磺酰脲类的不良反应,乳酸性酸中毒为双胍类的严重不良反应。

1772. ABCDE 二甲双胍最主要的不良反应是消化道反应,最严重的不良反应是乳酸性酸中毒。

1773. ABCDE ①双胍类可增加无氧糖酵解,抑制乳酸的摄取和利用,造成乳酸在体内的堆积,从而导致乳酸性酸中毒。②A、C、D、E均不会引起乳酸性酸中毒。

1774. ABCDE ①胰高血糖素样肽-1(GLP-1)由肠道L细胞分泌,可刺激胰岛β细胞葡萄糖介导的胰岛素分泌,抑制胰高血糖素分泌。GLP-1在体内可被二肽基肽酶(DPP-Ⅳ)迅速降解而失活。西格列汀为高选择性DPP-Ⅳ抑制剂,可抑制DPP-Ⅳ活性,升高血中GLP-1水平而降低血糖。②二甲双胍可抑制肝葡萄糖输出,改善外周组织对胰岛素的敏感性而降低血糖。格列美脲可促进残存的胰岛β细胞分泌胰岛素而降低血糖。阿卡波糖可延缓碳水化合物的吸收而降低血糖。吡格列酮可增加靶组织对胰岛素的敏感性而降低血糖。

1775. ABCDE 1776. ABCDE ①患者两次查空腹血糖>7.0mmol/L,应诊断为糖尿病。1型糖尿病多见于青少年;2型糖尿病多见于成人,常无任何症状。40岁男性,无糖尿病症状,应诊断为2型糖尿病,早期首选口服降糖药治疗,故不答B。患者体重指数BMI>28kg/m²,说明为肥胖体型。肥胖型2型糖尿病首选二甲双胍治疗,因双胍可减轻体重、改善血脂谱。罗格列酮适合于胰岛素抵抗明显的2型糖尿病。格列本脲适合于非肥胖型2型糖尿病。②患者药物治疗2个月后,主要表现为餐后血糖增高,应加用α-葡萄糖苷酶抑制剂阿卡波糖。阿卡波糖常用于降低肥胖型餐后高血糖。

1777. ABCDE 1778. ABCDE ①二甲双胍可减少肝葡萄糖输出,增加外周组织对葡萄糖的摄取和利用而降低血糖。②吡格列酮可激活过氧化物酶体增殖激活受体γ,增加靶组织对胰岛素的敏感性而降低血糖。③阿卡波糖主要通过抑制小肠黏膜细胞的α-葡萄糖苷酶,延迟碳水化合物的吸收而降低餐后高血糖。胰岛素主要通过促进糖原合成与贮存,加速葡萄糖氧化和酵解,抑制糖原分解和异生而降低血糖。格列美脲可促进残存的胰岛β细胞分泌胰岛素而降低血糖。

1779. ABCDE 1780. ABCDE ①磺酰脲类可促进残存的胰岛β细胞分泌胰岛素,且这种作用不依赖血糖浓度,故可引起严重低血糖的副作用。②双胍类可减少肝脏葡萄糖输出,增加外周组织对葡萄糖的摄取和利用而降低血糖。③噻唑烷二酮类可增加靶组织对胰岛素的敏感性而降低血糖,常见副作用为体重增加。格列奈类可改善早相胰岛素分泌,降低餐后高血糖。α-葡萄糖苷酶抑制剂可延缓碳水化合物的吸收,降低餐后高血糖,常见副作用为胃肠道反应。

1781. ABCDE 1782. ABCDE 1783. ABCDE ①体重指数(BMI)<18.5kg/m²为体重过低,18.5~23.9kg/m²为体重正常,24.0~27.9kg/m²为超重,≥28kg/m²为肥胖。患者BMI=28kg/m²,说明为肥胖体型。患者45岁,空腹血糖>7.0mmol/L,餐后2小时血糖>11.1mmol/L,应诊断为2型糖尿病。肥胖型2型糖尿病的治疗首选二甲双胍,因它能减轻体重、改善血脂谱。阿卡波糖、瑞格列奈常用于降低餐后高血糖。罗格列酮适用于胰岛素抵抗明显的2型糖尿病。格列本脲常用于非肥胖型2型糖尿病。②高血压合并糖尿病首选血管紧张素转换酶抑制剂(ACEI),ACEI能有效减轻和延缓糖尿病肾脏病的进展,改善血糖控制。A、C、D、E都没有此独特作用。③血脂正常值:甘油三酯0.56~1.7mmol/L,总胆固醇<5.2mmol/L,低密度脂蛋白<3.61mmol/L。10版《内科学》P742:糖尿病合并高脂血症,其降脂治疗首选他汀类;若甘油三酯>5.6mmol/L,则首先使用贝特类,以减少急性胰腺炎发生风险。按照此观点,正确答案应为 A 而不是 C。多烯酸乙酯、烟酸类均不是高脂血症的首选药物。维生素 E 不属于调脂药物。

1784. ABCDE　1785. ABCDE　1786. ABCDE　①《中国 2 型糖尿病防治指南(2020 年版)》规定,糖尿病综合控制目标为:糖化血红蛋白(HbA1c)<7.0%(正常值为 3%～6%)。②患者体重指数(BMI)28kg/m², 说明为肥胖体型。患者 45 岁,空腹血糖>7.0mmol/L,餐后 2 小时血糖>11.1mmol/L,应诊断为 2 型糖尿病。肥胖型 2 型糖尿病的治疗首选二甲双胍,因它能减轻体重、改善血脂谱。阿卡波糖、那格列奈常用于降低餐后高血糖。吡格列酮适用于胰岛素抵抗明显的 2 型糖尿病。格列美脲常用于非肥胖型 2 型糖尿病。③高血压合并糖尿病首选血管紧张素Ⅱ受体拮抗剂氯沙坦,氯沙坦能有效减轻和延缓糖尿病肾脏病的进展,改善血糖控制效果。A、B、C、D 都没有此独特作用。

1787. ABCDE　①患者体重指数(BMI)30.8kg/m²,说明体型肥胖,应首选双胍类降血糖药,也可选用磺酰脲类、格列奈类降血糖药。患者以餐后 2 小时血糖增高为主,故可选用 α-葡萄糖苷酶抑制剂。②噻唑烷二酮类可引起体重增加,故肥胖型 2 型糖尿病患者不宜使用。参阅 14 版《实用内科学》P993。

1788. ABCDE　①患者活动后气促 1 个月,左室射血分数<50%,应考虑左心衰竭。罗格列酮禁用于心力衰竭患者(心功能分级 NYHA Ⅱ级以上)。②A、B、C、D 均可用于心力衰竭患者。

1789. ABCDE　①胰岛素的主要副作用是低血糖反应,与剂量过大、饮食失调有关,多见于接受强化胰岛素治疗者。②胰岛素为蛋白质制剂,因此可有异型蛋白的过敏反应,如注射部位瘙痒、荨麻疹样皮疹、过敏性休克等。脂肪营养不良为注射部位皮下脂肪萎缩或增生所致。

1790. ABCDE　2 型糖尿病经口服降糖药治疗仍不能达到血糖控制目标,即空腹血糖>7.8mmol/L和/或糖化血红蛋白(HbA1c)>7%(正常目标值为<7.0%),说明存在胰岛 β 细胞功能衰竭,应使用胰岛素治疗,故答 A。参阅 15 版《实用内科学》P2396。

1791. ABCDE　①无论何种类型的糖尿病,在围手术期均应使用胰岛素治疗,且由于应激时血糖波动较大,需选用短效胰岛素以平稳控制血糖。患者拟行手术治疗,其围手术期糖尿病处理应改用短效胰岛素,无须使用口服药。②α-葡萄糖苷酶抑制剂主要用于降低餐后高血糖。

1792. ABCDE　①患者多饮、多尿、体重减轻,空腹血糖 9.2mmol/L,尿糖阳性,应诊断为糖尿病。患者发热,颈后溃疡,脓性分泌物,应考虑颈痈,故本例应诊断为颈痈合并糖尿病。②糖尿病合并急性感染,应选用胰岛素控制血糖。

1793. ABCDE　1794. ABCDE　1795. ABCDE　①糖尿病视网膜病变分期标准如下。Ⅰ期:微血管瘤、小出血点;Ⅱ期:出现硬性渗出;Ⅲ期:出现棉絮状软性渗出;Ⅳ期:新生血管形成,玻璃体积血;Ⅴ期:纤维血管增殖、玻璃体机化;Ⅵ期:牵拉性视网膜脱离、失明。可见本例应属于Ⅳ期。②糖尿病一旦产生并发症,无论何种类型的糖尿病,均需使用胰岛素治疗,此为胰岛素的绝对适应证。患者已并发糖尿病视网膜病变,应停用口服降糖药,改用胰岛素治疗。③糖尿病视网膜病变Ⅰ~Ⅲ期为非增殖期视网膜病变(NPDR),Ⅳ~Ⅵ期为增殖期视网膜病变(PDR)。对于增殖期视网膜病变,首选激光治疗,参阅 3 版 8 年制《内科学》P1101。

1796. ABCDE　1797. ABCDE　1798. ABCDE　①患者口渴、多饮,空腹血糖>7.0mmol/L,餐后血糖>11.1mmol/L,应考虑为糖尿病。患者 48 岁,身高 156cm、体重 71kg,体重指数29.2kg/m²,体型肥胖,应诊断为 2 型糖尿病。所有糖尿病的基础治疗都是"饮食治疗+运动治疗",只有在"饮食治疗+运动治疗"不能有效控制血糖的情况下,才进行药物治疗,故答 A。②当饮食及运动治疗 3 个月,不能有效控制血糖时,应行药物治疗。肥胖型 2 型糖尿病的治疗首选二甲双胍,因其能减轻体重、改善血脂谱。氯磺丙脲、格列齐特常用于消瘦型 2 型糖尿病。阿卡波糖常用于降低餐后高血糖。对于 2 型糖尿病,一般不首选胰岛素,只有在感染、应激、出现并发症时,才选用胰岛素控制血糖。③2 型糖尿病合并浸润性肺结核,应改用胰岛素控制血糖,不宜使用口服降糖药,故不答 A、B、C、D。

1799. ABCDE　1800. ABCDE　①1型糖尿病也称为胰岛素依赖型糖尿病,是胰岛β细胞受损,胰岛素分泌减少所致,其治疗需补充胰岛素。由于长效胰岛素半衰期长,不易控制血糖波动,因此仅用于血糖平稳者,一般情况下首选正规胰岛素(短效胰岛素)治疗,故答B。②2型糖尿病并发急性感染,说明机体处于应激状态,应选用短效胰岛素降血糖,无须使用口服降糖药,故答B。

1801. ABCDE　1802. ABCDE　①速效胰岛素包括普通胰岛素、半慢胰岛素锌混悬液。②中效胰岛素包括低精蛋白锌胰岛素、慢胰岛素锌悬混液、中性精蛋白锌胰岛素。③长效胰岛素包括精蛋白锌胰岛素注射液、特慢胰岛素锌混悬液。

1803. ABCDE　1804. ABCDE　1805. ABCDE　①糖尿病肾脏病分为5期。Ⅰ期:无肾小球病变,肾小球滤过率增高;Ⅱ期:可有运动后微量白蛋白尿,尿白蛋白排泄率(UAER)正常;Ⅲ期:持续性微量白蛋白尿,UAER 20～200μg/min;Ⅳ期:UAER>200μg/min,尿蛋白>0.5g/d,可有血肌酐轻度增高;Ⅴ期:为尿毒症期,血肌酐>177μmol/L。患者尿蛋白>0.5g/d,血肌酐尚未达肾衰竭的诊断标准,故应诊断为糖尿病肾脏病Ⅳ期。10版《内科学》已删除该分期标准。②2型糖尿病合并糖尿病肾脏病,应改用胰岛素控制血糖,不宜使用口服降糖药。③糖尿病肾脏病的治疗首选血管紧张素Ⅱ受体阻滞剂(ARB)/ACEI。ARB可降低肾小球高滤过、减少蛋白尿形成、减轻肾小球基底膜损害。A、C、D、E均没有这种独特的药理作用。

1806. ABCDE　1807. ABCDE　1808. ABCDE　①糖尿病强化胰岛素治疗后空腹高血糖以Somogyi效应或黎明现象最多见。黎明现象是指夜间血糖控制良好,无低血糖发生,仅于黎明短时间内出现高血糖。Somogyi效应是指夜间曾有低血糖,在睡眠中未被察觉,继而发生低血糖后的反跳性高血糖。②为明确空腹高血糖的原因,应行夜间血糖监测,可于0时、2时、4时、6时、8时分别测定血糖。若有夜间低血糖,则可能为Somogyi效应;若无夜间低血糖,则可能为黎明现象。多次测定空腹血糖、餐后血糖,均不能确定空腹高血糖的病因。糖化血红蛋白测定常用于监测糖尿病患者血糖控制情况。口服葡萄糖耐量试验常用于糖尿病可疑病例的确诊。③根据夜间血糖监测结果,确定空腹高血糖的原因,调整胰岛素剂量。若为Somogyi效应所致,应减少胰岛素剂量;若为黎明现象所致,则应增加胰岛素剂量。

1809. ABCDE　1810. ABCDE　1811. ABCDE　①糖尿病肾脏病早期常表现为间歇性微量白蛋白尿,晚期常表现为持续白蛋白尿。为明确糖尿病肾脏病的诊断,早期首选尿微量白蛋白检测。尿酸化功能试验常用于诊断远端肾小管酸中毒。尿相差显微镜检常用于鉴别肾小球源性血尿和非肾小球源性血尿。肌酐清除率测定常用于评价肾小球功能。24小时尿蛋白定量常用于诊断肾病综合征。②患者视网膜病变Ⅲ期,说明已并发糖尿病视网膜病变,宜选用胰岛素控制血糖,不宜使用口服降糖药。③糖尿病肾脏病的治疗首选血管紧张素转换酶抑制剂(ACEI)/ARB,因ACEI可降低肾小球高滤过、减少蛋白尿形成、减轻肾小球基底膜损害,而A、C、D、E均没有这种独特的药理作用。

1812. ABCDE　1813. ABCDE　①糖尿病的病情监测包括血糖监测、动脉硬化性心血管病危险因素和并发症的监测。临床上,多利用便携式血糖仪进行自我血糖监测,每天可进行多次,而不是每月进行1次,故答A。糖化血红蛋白是评价长期血糖控制情况的指标,开始治疗时每3个月检测1次,血糖达标后每年至少检测2次,即每3～6个月检测1次,故不答B。每年至少检查1次心、肾、神经、眼底等情况,如行冠状动脉造影、眼底检查、颈动脉和下肢动脉粥样硬化的检查,故不答C、D、E。参阅10版《内科学》P736。②妊娠时,应停用口服降糖药物,改用胰岛素控制血糖。

1814. ABCDE　1815. ABCDE　①Somogyi效应和黎明现象都是糖尿病患者行胰岛素强化治疗后的不良反应。Somogyi效应是指因胰岛素使用过量,夜间曾发生低血糖,在睡眠中未被察觉,但导致体内胰岛素拮抗激素分泌增加,继而发生低血糖后的反跳性高血糖。因E为清晨胰岛素拮抗激素增多,而Somogyi效应为夜间胰岛素拮抗激素增加,故答B而不是E。②黎明现象是指夜间血糖控制良好,无低血糖发生,仅于黎明短时间内出现高血糖,可能与清晨皮质醇、生长激素等胰岛素拮抗激素分泌增加有关,故答 E。

1816. **ABCDE**　①糖尿病的高危人群包括:糖耐量降低、空腹血糖调节受损、年龄≥45岁、肥胖(BMI≥28kg/m²)、2型糖尿病患者的一级家属;有巨大胎儿生产史或妊娠糖尿病病史、糖尿病或肥胖家族史、多囊卵巢综合征。②糖尿病不是传染病,共同生活者患有糖尿病不是其高危因素。

1817. **ABCDE**　①缬沙坦为血管紧张素Ⅱ受体阻断剂,除具有良好的降压作用外,还可扩张出球小动脉,减轻肾小球基底膜损害,降低肾小球高滤过,减少蛋白尿形成,有利于延缓糖尿病肾脏病的进展。②B、C、D、E 均无保护肾功能的独特作用。

1818. **ABCDE**　糖尿病酮症酸中毒(DKA)患者血清酮体浓度显著升高,酮体包括乙酰乙酸、丙酮和 β-羟丁酸。DKA 患者乳酸浓度轻微升高,而不是显著升高,故答 C 而不是 A。尿酸浓度升高见于痛风。

1819. **ABCDE**　①糖尿病酮症酸中毒患者血清丙酮水平增高,丙酮可从肺中呼出,故患者呼出气中有烂苹果味。②呼出气呈酒精味见于急性酒精中毒,呈蒜臭味见于有机磷农药中毒,呈腥臭味见于肝性脑病,呈苦杏仁味见于氰化物中毒。

1820. **ABCDE**　①患者多饮、多尿、体重下降,血糖>11.1mmol/L,应考虑糖尿病。患者尿酮阳性,应诊断为糖尿病酮症酸中毒(DKA)。②DKA 治疗首选静脉滴注小剂量短效胰岛素控制血糖,不宜使用口服降血糖药。

1821. **ABCDE**　1822. **ABCDE**　①糖尿病患者有胰岛素治疗中断史,突发意识障碍,急查血糖 19.1mmol/L,尿酮体强阳性,血 pH7.25,应诊断为糖尿病酮症酸中毒(DKA)。DKA 应首选小剂量(短效)胰岛素疗法,即胰岛素 0.1U/(kg·h)加入生理盐水中持续静脉滴注,另需加首次负荷量 10~20U。②DKA 失水量可达体重 10%以上,因此补液是 DKA 的关键治疗措施,首选 0.9%的生理盐水(此为补钠)。DKA 患者补碱指征为:血 pH<7.1、HCO_3^-<5mmol/L。患者血 pH7.25,无须补碱。DKA 患者有不同程度的缺钾,治疗前的血钾水平不能真实反映体内缺钾程度,因此在尿量>40ml/h 时,即使血钾正常,也应开始补钾。患者尿量 40~50ml/h,血钾 4.8mmol/L,应开始补钾,故答 D。

1823. **ABCDE**　①患者昏迷,血糖>33.3mmol/L,尿糖强阳性,尿酮可疑,应诊断为高渗高血糖综合征。②脑出血、脑血栓形成、乳酸性酸中毒均不会出现血糖显著增高,尿糖强阳性。患者尿酮(±),不应诊断为糖尿病酮症酸中毒。

1824. **ABCDE**　机体对酸碱失衡具有强大的调节代偿能力,因此糖尿病酮症酸中毒患者,如酸中毒不严重,经补液、胰岛素治疗后常可自行纠正,一般不必补碱。只有在严重酸中毒(血 pH≤6.9)时,才需补碱。A、B、C、D 均不是补碱指征。

1825. **ABCDE**　1826. **ABCDE**　1827. **ABCDE**　①患者呼吸深大,有烂苹果味,应诊断为代谢性酸中毒,故可首先排除 A、D、E。1 型糖尿病患者中断胰岛素治疗易发生酮症酸中毒,乳酸性酸中毒常有口服苯乙双胍病史,而不是胰岛素中断治疗史,故答 B 而不是 C。②糖尿病酮症酸中毒应常规测定血电解质、血糖,进行血气分析,急查尿糖、尿酮了解是否阳性。血培养对本病诊断价值不大,故答 E。血培养常用于诊断亚急性感染性心内膜炎。③补液是抢救糖尿病酮症酸中毒患者的关键环节,此外还要采用小剂量胰岛素治疗以降低血糖水平。治疗过程中一般不必纠酸,只有在重度酸中毒(血 pH≤6.9)时,才静脉滴注碳酸氢钠纠正酸中毒。纠正水、电解质平衡紊乱,只是对症治疗措施之一,故不答 B。发生糖尿病酮症酸中毒时,胰岛素一般采用小剂量静脉给药,不宜皮下注射,因为皮下注射胰岛素难以平稳控制血糖。抗感染并不是本病治疗的首要目的。

1828. **ABCDE**　1829. **ABCDE**　1830. **ABCDE**　①1 型糖尿病患者平时使用胰岛素皮下注射控制血糖,R-R-R-N 是指每日 4 次胰岛素的使用为:短效胰岛素-短效胰岛素-短效胰岛素-中效胰岛素。患者 2 日前停用胰岛素后出现恶心、呕吐、尿中有异味、随机血糖 26.5mmol/L、尿糖(++++)、尿酮体(+++),应诊断为糖尿病酮症酸中毒(DKA)。DKA 降糖治疗宜采用小剂量短效胰岛素疗法,即 0.1U/(kg·h)常规人胰岛素加入生理盐水中持续静脉滴注。截至目前,只有常规(短效)胰岛素可以静脉滴注用于抢救 DKA,其他均需皮下注射。②DKA 主要由酮体中酸性代谢产物堆积所致,经输液和胰岛素治疗后,酮体水平下降,酸中毒可自行纠正,一般无须补碱。补碱指征为血 pH≤6.9。患者血清 pH 为 7.25,无须补碱,仅需静脉滴注 0.9% 生理盐水即可。③DKA 患者均有不同程度的失钾,但治疗前患者由于大量失液,血液浓缩,其血钾水平并不能真实反映体内缺钾程度,是否补钾取决于血钾水平和尿量。若治疗前血钾低于正常,在开始胰岛素和补液治疗的同时即应立即补钾。若血钾正常、尿量>40ml/h,也应立即补钾。若血钾正常、尿量<30ml/h,应暂缓补钾。若血钾高于正常,应暂缓补钾。本例开始治疗前血钾正常、尿量>40ml/h,故应开始静脉补钾。

1831. ABCDE　①呼气中有烂苹果味是糖尿病酮症酸中毒具有诊断价值的体征。年轻患者,口干、多饮、多尿,应考虑 1 型糖尿病。患者神志模糊,呼吸深快,呼气中有烂苹果味,应诊断为糖尿病酮症酸中毒,其关键治疗是大量补液。②A、B、E 均属于辅助治疗。治疗糖尿病酮症酸中毒,需静脉滴注普通胰岛素,而不是皮下注射胰岛素,故不答 D。

1832. ABCDE　①高渗高血糖综合征常见于老年 2 型糖尿病,其基本病因是胰岛素相对不足、液体摄入减少。②糖尿病酮症酸中毒常见于青少年 1 型糖尿病。

1833. ABCDE　低血糖症是指发作时血浆血糖低于 2.8mmol/L。

1834. ABCDE　患者突然昏迷,血糖<2.8mmol/L,应考虑低血糖症,故最可能为胰岛素分泌过多所致。

1835. ABCDE　①胰岛素瘤典型表现为 Whipple 三联征,即禁食后低血糖、发作时血糖<2.8mmol/L,给予葡萄糖后症状缓解。②胃泌素瘤常表现为消化性溃疡、腹泻。肠肽瘤多表现为水样腹泻、低钾、低胃酸。胰高血糖素瘤常表现为高血糖。生长抑素瘤常表现为高血糖、脂肪泻、胆结石。

1836. ABCDE　①α-葡萄糖苷酶抑制剂主要通过抑制小肠黏膜的 α-葡萄糖苷酶,延缓葡萄糖的吸收而降低餐后高血糖,单独使用一般不引起低血糖(A 错)。②脑组织几乎以葡萄糖作为唯一能量来源,因此低血糖患者常有脑能量供给不足所致的精神症状(B 对)。③糖尿病患者血糖调节能力降低,多表现为高血糖,但也可表现为血糖正常,甚至降低(C 错)。④胰岛素瘤患者大量分泌胰岛素,可出现阵发性低血糖,尤其是空腹低血糖(D 错)。⑤腺垂体功能减退患者的低血糖主要是由升糖激素(如生长激素、糖皮质激素)减少所致,而不是胰岛素升高所致(E 错)。

1837. ABCDE　①患者尿糖阴性,可首先排除 B、C,因为高渗高血糖综合征、糖尿病酮症酸中毒均表现为尿糖强阳性。患者血尿素氮<20mmol/L,可排除尿毒症脑病。题干所述与脑血管意外无关,故不答 D。②糖尿病胰岛素治疗的最常见不良反应是低血糖症。患者使用胰岛素治疗后,出现低血糖症状(心慌、多汗、神志不清),尿糖、尿酮均为阴性,应诊断为低血糖症。

1838. ABCDE　①患者有典型 Whipple 三联征表现,即禁食后低血糖发作(精神症状、神志不清)、发作时血糖<2.8mmol/L,给予葡萄糖后症状缓解,可诊断为胰岛素瘤。②自主神经功能紊乱、营养不良与题干所述无关,故不答 A、B。患者为空腹低血糖,故可排除 C、E,因为胃次全切除术后低血糖、反应性低血糖(即倾倒综合征),均属于餐后低血糖。

1839. ABCDE　①患者发作性心悸、大汗、手抖,为低血糖症状。发作时伴饥饿感,血压无变化,心率不快,应诊断为低血糖症。②睑结膜无苍白可排除贫血,故不答 A。患者心率 88 次/分,律齐,不应诊断为心律失常。急性心肌炎引起的心悸常伴有气促、胸闷、胸痛等,故不答 D。患者心率不快,有饥饿感,症状阵发性发作,不能诊断为甲状腺功能亢进症,故不答 E。

1840. ABCDE　①胰岛素瘤的典型临床表现为 Whipple 三联征,是肿瘤分泌大量胰岛素所致,故血清胰岛素测定对其诊断有帮助。选择性动脉造影、胰腺 CT 和 MRI 均可用于胰岛素瘤的定位诊断。②由于胰腺位置较深,胰岛素瘤直径一般仅 1.5~2.5cm,若患者肥胖、腹部胀气,则术前 B 超检查很难探测到胰岛素瘤。术中 B 超分辨率提高,可用于术中肿瘤定位,答案为 C。

1841. ABCDE　1842. ABCDE　1843. ABCDE　①患者禁食后低血糖发作,发作时血糖<2.8mmol/L,进食后症状可缓解,此为 Whipple 三联征,应诊断为胰岛素瘤。B、C、D、E 均不会出现 Whipple 三联征。

②为明确胰岛素瘤的诊断,应在低血糖发作时,测定血糖、血清胰岛素和 C 肽。糖化血红蛋白测定常用于诊断糖尿病。血 ACTH 和皮质醇测定常用于诊断库欣综合征。血清 T_3、T_4 和 TSH 测定常用于诊断甲状腺功能减退症。目前尚未发现胰岛素瘤的肿瘤标记物,故不答 E。③胰岛素瘤的治疗首选手术切除,不能切除者可口服二氮嗪。控制饮食、口服双胍类药物为 2 型糖尿病的治疗。普萘洛尔为治疗心律失常的药物。

1844. **ABCDE** ①中年男性,反复发作第一跖趾关节红、肿、热、痛,血尿酸>420μmol/L,应诊断为痛风。②秋水仙碱、布洛芬、糖皮质激素是治疗痛风发作的一线药物。别嘌醇是抑制尿酸合成的常用药物。③苯溴马隆可抑制近端肾小管尿酸盐转运体对尿酸盐的重吸收,促进尿酸排泄,但尿路结石者禁用,故答 B。参阅 10 版《内科学》P854。尿路结石(尤其尿酸盐结石)患者,如果使用苯溴马隆,会造成尿液中尿酸盐浓度升高,加重尿酸盐结石患者病情,故不宜使用。

1845. **ABCDE** ①患者第一跖趾关节红、肿、热、痛,血尿酸>420μmol/L,应诊断为痛风。②急性痛风的治疗可以选用非甾体抗炎药(芬必得、依托考昔)、秋水仙碱、糖皮质激素。③别嘌醇可抑制尿酸合成而降低血尿酸。痛风急性期不宜进行降尿酸治疗,以免血尿酸波动,导致发作时间延长或再次发作。

1846. **ABCDE** 风湿性疾病是指影响骨、关节及其周围组织,如肌肉、滑囊、肌腱、筋膜、神经的一组疾病。

1847. **ABCDE** 风湿性疾病是指影响骨、关节及其周围组织的一组疾病,包括的疾病众多,病因不同。其临床特点为病程呈慢性经过,临床表现差异较大,反复发作与缓解交替出现。多种疾病有复杂的免疫学异常表现,因此不同的疾病,同一种疾病的不同个体对治疗的反应差异很大,故答 E。

1848. **ABCDE** ①系统性血管炎属于弥漫性结缔组织病。②强直性脊柱炎属于血清阴性脊柱关节病。骨关节炎属于骨关节病。风湿热、莱姆病属于感染相关性风湿病。

1849. **ABCDE** 1850. **ABCDE** ①类风湿关节炎属于弥漫性结缔组织病。②风湿热是由 A 组乙型溶血性链球菌感染所致的感染相关性风湿病。③骨关节炎属于退行性变,强直性脊柱炎属于脊柱关节病,痛风属于与代谢和内分泌相关的风湿病。

1851. **ABCDE** 1852. **ABCDE** ①银屑病关节炎属于脊柱关节炎,骨关节炎属于退行性变。②类风湿关节炎、抗磷脂综合征属于弥漫性结缔组织病。痛风关节炎属于遗传、代谢和内分泌疾病相关的风湿病。

1853. **ABCDE** 1854. **ABCDE** ①类风湿关节炎是以侵蚀性、对称性多关节炎为主要表现的慢性、全身性自身免疫性疾病,其基本病理改变是滑膜炎。②系统性红斑狼疮是一种以致病性自身抗体和免疫复合物形成并导致器官、组织损伤的自身免疫病,其基本病理变化为小血管炎。③强直性脊柱炎的基本病理改变为附着点炎。多发性肌炎/皮肌炎的基本病理变化为肌炎、间质性肺炎。风湿性关节炎、痛风关节炎的基本病理改变为关节腔炎症。

1855. **ABCDE** ①骨关节炎是一种以关节软骨损害为主,并累及整个关节组织的关节疾病,其基本病理改变是关节软骨变性。②类风湿关节炎的基本病理改变为滑膜炎,强直性脊柱炎的基本病理改变为附着点炎,风湿热关节受累、痛风关节炎的基本病理改变为关节腔炎症。

1856. **ABCDE** ①抗磷脂抗体包括抗心脂抗体、狼疮抗凝物、抗 $β_2$-GP1 抗体(C 对)。②抗核抗体是抗细胞核内成分的抗体,常用于结缔组织病的筛查。类风湿因子是常见于类风湿关节炎的自身抗体。抗 Sm 抗体属于抗 ENA 抗体,常用于系统性红斑狼疮的诊断。

1857. **ABCDE** ①抗角蛋白抗体谱包括抗核周因子抗体、抗角蛋白抗体、抗环瓜氨酸多肽抗体等(A 对)。②抗组蛋白抗体属于抗核抗体,抗 RNP 抗体属于抗 ENA 抗体,狼疮抗凝物属于抗磷脂抗体。

1858. **ABCDE** ①萘普生为传统的非甾体抗炎药,可抑制环氧化酶,减少炎症介质前列腺素的产生,达到抗炎镇痛的目的。②A、B、D、E 均属于改变病情抗风湿药物(DMARD)。

1859. **ABCDE** ①类风湿关节炎的发病机制主要是免疫紊乱,且以细胞免疫紊乱为主,以活化的 $CD4^+T$ 细胞、抗原递呈细胞(APC)浸润滑膜关节为特点。滑膜关节组织的某些成分可作为自身抗原被

APC递呈给活化的CD4⁺T细胞,启动特异性免疫应答而致病。在发病过程中,起主要作用的细胞是CD4⁺T细胞。②CD8⁺T细胞主要通过细胞毒性T细胞(CTL)直接杀伤靶细胞。B细胞也可激活分化为浆细胞,分泌大量免疫球蛋白参与发病,但不属于主要机制,故不答D。

1860. ABCDE ①类风湿关节炎主要表现为对称性多关节炎,好发于腕关节、掌指关节、近端指间关节等小关节,常因关节腔内积液、关节周围软组织炎症引起肿痛,早晨起床后病变关节感觉僵硬,称为晨僵,持续1小时以上。②游走性大关节肿痛为风湿性关节炎的特点。全身关节肿痛伴发热、皮疹为系统性红斑狼疮的表现。腰骶关节疼痛伴晨僵为强直性脊柱炎的早期症状。

1861. ABCDE ①类风湿关节炎主要表现为对称性多关节炎,好发于腕关节、掌指关节、近端指间关节等四肢小关节。②强直性脊柱炎常累及膝、髋、踝关节等大关节。肩周炎常累及肩关节。

1862. ABCDE 类风湿关节炎好发于近端指间关节、掌指关节及腕、肘、肩、膝、足趾关节,髋关节受累少见。

1863. ABCDE ①类风湿关节炎的基本病理变化是关节滑膜的慢性炎症,早期表现为滑膜的充血、水肿,单核细胞、淋巴细胞浸润,晚期表现为纤维性关节僵直,最后发展为骨性强直。②血管炎常见于系统性红斑狼疮。骨髓炎常见于急性化脓性骨髓炎。肌腱鞘炎见于狭窄性腱鞘炎。软骨炎常见于骨关节炎。

1864. ABCDE ①类风湿关节炎(RA)患者血清类风湿因子常为阳性,占75%~80%。②RA患者常有晨僵,活动后减轻,持续时间多超过1小时。③RA常对称性累及手足小关节,最常受累的部位是腕、掌指、近端指间关节,其次是足趾、膝、踝、肘、肩等关节。④反复发作虹膜睫状体炎为炎症性肠病的特点,而不是RA的特点。⑤非甾体抗炎药能改善关节疼痛的症状。

1865. ABCDE ①患者双手指间关节、双腕、双膝、双足趾关节肿痛3年,血清类风湿因子(RF)阳性,应考虑类风湿关节炎。为明确诊断,敏感性和特异性最高的检查是抗环瓜氨酸肽(CCP)抗体阳性。②HLA-B27阳性常见于强直性脊柱炎。C反应蛋白升高、血沉升高提示风湿病处于活动期。血尿酸升高常见于痛风。

1866. ABCDE ①类风湿因子(RF)阳性仅见于70%的类风湿关节炎(RA),因此RF阳性不是诊断RA的必备条件。②RF的滴度随RA的活动性、病情严重程度而变化(C对)。③约5%的正常人可出现低滴度的RF。RF阳性可见于其他自身免疫病,如多发性肌炎、干燥综合征等。

1867. ABCDE 类风湿因子(RF)可分为IgM、IgG和IgA型,临床工作中主要检测的是IgM型(C对)。

1868. ABCDE ①患者多关节肿痛,类风湿因子(RF)阳性,抗环瓜氨酸肽(CCP)抗体阳性,应诊断为类风湿关节炎。②RF为患者血清中针对IgG分子Fc片段的自身抗体,故答D。

1869. ABCDE ①晨僵是类风湿关节炎的诊断标准之一:关节内或周围晨僵持续至少每天1小时,病程至少6周,故答B。②皮疹、发热、活动障碍、肢体麻木均不属于类风湿关节炎的诊断标准。

1870. ABCDE 类风湿关节炎的诊断标准:①关节晨僵持续至少每天1小时;②至少同时有3个关节区软组织肿胀或积液;③腕、掌指、近端指间关节区中,至少1个关节区肿胀;④对称性关节炎;⑤有类风湿结节;⑥血清类风湿因子阳性;⑦X线片改变。7项中有4项且①~④项病程至少持续6周,即可诊断为类风湿关节炎。关节畸形为类风湿关节炎的晚期后遗症,不属于诊断标准。

1871. ABCDE ①老年女性,双手多关节肿痛,晨僵约1小时,X线片示双侧第2、3掌指关节骨破坏,应诊断为类风湿关节炎。A、B、C、D均属于改善病情抗风湿药,可用于类风湿关节炎的治疗。②别嘌醇常用于高尿酸血症的治疗。

1872. ABCDE ①类风湿关节炎常表现为腕、掌指、近端指间关节肿痛,晨僵时间常超过1小时。手指及腕关节片示骨质疏松、关节间隙狭窄。根据题干,本例应诊断为类风湿关节炎。②患者抗核抗体阴性,故不答A。题干未叙述病变累及脊柱,故不答C。骨关节炎好发于中老年,常累及远端指间关节,晨僵时间不超过30分钟。风湿性关节炎常累及大关节,呈游走性多发性关节炎。

1873. ABCDE ①抗环瓜氨酸肽抗体阳性具有类风湿关节炎诊断价值。中年女性,双侧手足关节肿痛,晨僵大于1小时,血沉增快,抗环瓜氨酸肽抗体阳性,应诊断为类风湿关节炎。②骨关节炎多见于老年人,多非对称性累及大关节,晨僵时间小于半小时。强直性脊柱炎好发于青年男性,常表现为双侧骶髂关节、腰背部疼痛。风湿性关节炎常表现为游走性关节炎。痛风关节炎好发于第一跖趾关节,常表现为突发红肿热痛,呈自限性,多在2周内自行缓解,血尿酸增高。

1874. ABCDE　①类风湿关节炎均应早期使用改变病情抗风湿药,首选甲氨蝶呤。它可抑制二氢叶酸还原酶,使嘌呤合成受抑,同时具有抗炎作用。②糖皮质激素、非甾体抗炎药均不属于改变病情抗风湿药,故不答B、C。环磷酰胺、羟氯喹均属于改变病情抗风湿药,但不是首选治疗药物。

1875. ABCDE　①类风湿关节炎是自身免疫性疾病,而不是细菌感染性疾病,因此青霉素治疗无效。注意:青霉胺属于改变病情抗风湿药,但青霉素不是。②双氯芬酸钠为非甾体抗炎药,雷公藤总苷、甲氨蝶呤为改变病情抗风湿药,泼尼松为糖皮质激素,都属于治疗类风湿关节炎的常用药物。

1876. ABCDE　①非甾体抗炎药(NSAID)具有镇痛消肿作用,可迅速改善关节炎症状,是治疗类风湿关节炎的首选药。但NSAID只能改善症状,不能控制病情发展。改变病情抗风湿药(慢作用药)虽然发挥作用缓慢,但能延缓病情发展,因此临床上常将慢作用药与NSAID联合使用,故答D。②糖皮质激素虽可迅速缓解关节肿痛,但长期应用副作用严重,因此只在NSAID无效时使用,故不答E。

1877. ABCDE　患者对称性多关节肿痛伴晨僵,类风湿因子(RF)阳性,应诊断为类风湿关节炎。血沉增快,说明疾病处于活动期。治疗时可使用非甾体抗炎药、改变病情抗风湿药(甲氨蝶呤、环磷酰胺)、糖皮质激素(泼尼松),不宜手术治疗。手术治疗仅适用于晚期有关节畸形的患者,故答E。

1878. ABCDE　1879. ABCDE　①类风湿关节炎常表现为近端指间关节、掌指关节、腕关节肿痛,晨僵时间大于1小时,故答B。强直性脊柱炎好发于青壮年男性,病变自骶髂关节开始,沿脊柱向上伸延,很少累及双腕、双手指间关节,故不答A。反应性关节炎的病程不会迁延3年,故不答C。骨关节炎常累及远端指间关节,晨僵时间小于30分钟,故不答D。痛风关节炎常累及单侧第一跖趾关节。②类风湿关节炎的基本病理变化是慢性滑膜炎。系统性红斑狼疮的基本病变是小血管炎。骨关节炎的基本病变是软骨变性。强直性脊柱炎的基本病变是附着点炎。

1880. ABCDE　1881. ABCDE　①类风湿关节炎常表现为双手、双膝关节肿痛伴晨僵,肘部皮下结节为类风湿结节,具有诊断价值。根据题干,本例应诊断为类风湿关节炎。系统性硬化症、骨关节炎、风湿性关节炎均不会出现类风湿结节。痛风常累及第一跖趾关节,可出现痛风石。②双手、腕关节X线片对类风湿关节炎具有诊断价值,故答A。关节滑液检查为有创检查,临床上少用。抗核抗体为结缔组织病的筛查试验。血沉(ESR)、C反应蛋白(CRP)增高提示病变处于活动期。

1882. ABCDE　1883. ABCDE　①类风湿因子效价与类风湿关节炎的活动性成比例,虽然C反应蛋白、补体增高也与其活动性有关,但临床价值不如类风湿因子效价,故答C。心包穿刺为有创检查,关节摄片不能判断本病的活动性,故不答B、D。②类风湿关节炎累及心包为糖皮质激素的适应证。糖皮质激素只能迅速缓解临床症状,不能控制病情发展,因此治疗时必须同时加用慢作用药,故答E。慢作用药需1~6个月才能改善临床症状,故不能单用慢作用药治疗类风湿关节炎。

1884. ABCDE　1885. ABCDE　①类风湿关节炎X线检查分为4期。Ⅰ期:关节周围软组织肿胀阴影,关节端骨质疏松;Ⅱ期:关节间隙变窄;Ⅲ期:关节面出现虫蚀样改变;Ⅳ期:关节半脱位和关节破坏后的纤维性和骨性强直(记忆为:一疏二窄三虫四直)。患者双手X线片提示骨质疏松(Ⅰ期)、关节间隙变窄(Ⅱ期)、腕关节骨性融合强直(Ⅳ期),根据分期就高不就低的原则,应诊断为Ⅳ期,故答D。②治疗类风湿关节炎需使用慢作用抗风湿药(改变病情抗风湿药),首选甲氨蝶呤,它可抑制二氢叶酸还原酶,阻断嘌呤合成,同时具有抗炎作用。柳氮磺吡啶、雷公藤总苷、金诺芬均属于慢作用抗风湿药,但不作为首选。糖皮质激素不属于慢作用抗风湿药,故不答A。

1886. ABCDE　系统性红斑狼疮(SLE)属于多系统损害的自身免疫性疾病,其病因可能与下列因素有关。①遗传:研究表明SLE是一种多基因相关性疾病,具有遗传性;②病毒感染:可能与C型RNA

病毒感染有关;③紫外线照射:可使皮肤上皮细胞出现凋亡,新抗原暴露成为自身抗原而发病;④雌激素:90%的患者为育龄期女性,提示其发病与雌激素有关,而与雄激素无关,故答 E。

1887. ABCDE ①80%的系统性红斑狼疮患者会出现皮肤损害,如颊部蝶形红斑、盘状红斑、指掌部和甲周红斑、指端缺血、面部及躯干皮疹,其中以颊部蝶形红斑最具特征性,答案为 C。②环形红斑为急性风湿性疾病的皮损表现。结节性红斑是一种以皮肤血管炎、脂膜炎为病理基础的皮肤病。多形性红斑是一种急性非感染性黏膜皮肤病。网状青斑是一种皮肤血液循环失调性血管性疾病。

1888. ABCDE ①Janeway 损害为手掌或足底直径 1～4mm 无痛性出血红斑,见于感染性心内膜炎。②Jaccoud 损害为系统性红斑狼疮患者因关节周围肌腱受损而出现的 Jaccoud 关节病,其特点为可复的非侵蚀性关节半脱位。③Osler 结节为指(趾)垫豌豆大小红紫色痛性结节,见于感染性心内膜炎。④Roth 斑为视网膜卵圆形出血斑,见于感染性心内膜炎。⑤Caplan 征是指尘肺患者合并类风湿关节炎时出现大量肺结节。

1889. ABCDE ①约 70%的系统性红斑狼疮有心血管系统受累,以心包炎最常见,可为纤维素性心包炎或渗出性心包炎。②其次为心肌炎,可表现为心律失常、心功能不全。③典型的疣状心内膜炎(Libman-Sacks 心内膜炎)临床上少见。参阅 14 版《实用内科学》P2604。

1890. ABCDE 1891. ABCDE ①抗 Sm 抗体诊断系统性红斑狼疮(SLE)的特异性高达 99%,为其标记性抗体,但与疾病的活动性无关。②抗 dsDNA 抗体诊断 SLE 的特异性达 95%,对判断疾病的活动性参考价值很大。③抗 SSA 抗体、抗磷脂抗体与 SLE 活动性无关。虽然抗 RNP 抗体阳性与 SLE 活动性有关,但其临床意义不如抗 dsDNA 抗体。

1892. ABCDE ①系统性红斑狼疮(SLE)可因免疫复合物沉积于肾小球导致肾损害,抗 dsDNA 抗体是引起狼疮肾损害最为重要的免疫复合物。抗 dsDNA 抗体荧光核型示周边型,提示肾损害,预后差,特异性 95%,敏感性 70%。②虽然抗 dsDNA 抗体和抗 Sm 抗体都是 SLE 的标记性抗体,但提示肾损害的自身抗体是抗 dsDNA 抗体,而不是抗 Sm 抗体,故答 A 而不是 D,很多医考参考书将答案错为 D。参阅14 版《实用内科学》P2606。抗 RNP 抗体与雷诺现象有关。抗 SSA/SSB 抗体与干燥综合征有关。

1893. ABCDE ①抗 RNP 抗体与系统性红斑狼疮(SLE)的雷诺现象有关。②抗 Sm 抗体、抗 dsDNA 抗体与 SLE 有关。抗 SSA 抗体与干燥综合征有关。抗核抗体(ANA)与结缔组织病有关。

1894. ABCDE ①抗 dsDNA 抗体是确诊系统性红斑狼疮最有价值的抗体,特异性高达 95%。②抗 SSA/SSB 抗体与干燥综合征有关。抗 RNP 抗体与雷诺现象有关。抗核抗体(ANA)与结缔组织病有关。

1895. ABCDE ①系统性红斑狼疮(SLE)最有诊断价值的自身抗体是抗 Sm 抗体,其特异性高达 99%。②抗环瓜氨酸多肽抗体常用于诊断类风湿关节炎。抗 SSA 抗体与干燥综合征有关。抗 Scl-70 抗体与弥漫性系统性硬化症有关。抗核抗体与结缔组织病有关。

1896. ABCDE ①系统性红斑狼疮患者出现发热,可能为疾病活动期,可表现为血沉增高、血小板减少、溶血性贫血、抗双链 DNA 抗体滴度增高、补体 C3 下降,故检查 A、B、C、D 有助于发热原因的鉴别。②系统性红斑狼疮是自身免疫性疾病,不是细菌感染所致,故血培养对鉴别发热原因意义不大。血培养主要用于诊断亚急性感染性心内膜炎。

1897. ABCDE ①系统性红斑狼疮(SLE)可累及全身各系统,面部蝶形红斑为其特征性表现,故本例应诊断为 SLE。90%的 SLE 患者有发热,双手关节肿痛为其骨骼系统损害,外周血三系减少为其血系统损害,少量胸腔积液为其肺损害。诊断 SLE 首选抗核抗体谱检查,答案为 E。②手关节 X 线片常用于诊断类风湿关节炎。骨髓穿刺常用于诊断血液病。患者少量胸腔积液,无须作胸腔穿刺。狼疮性肾炎的临床诊断标准:确诊 SLE,持续性蛋白尿≥(+++)或有管型尿。根据题干,患者尿蛋白仅(++),无红细胞管型,故本例只能诊断为 SLE 而不能诊断为狼疮性肾炎。肾脏穿刺活检常用于狼疮性肾炎的确诊,而不是用于诊断 SLE,故不答 D,很多医考参考书将答案错为 D。

1898. ABCDE ①患者面色苍白,贫血貌,Hb78g/L,应诊断为中度贫血。②活动性系统性红斑狼疮可有

第九篇　内科学试题答案及详细解答

贫血,其中10%为Coombs试验(抗人球蛋白试验)阳性的溶血性贫血。③Ham(酸溶血)试验阳性见于阵发性睡眠性血红蛋白尿症。尿Rous试验常用于鉴别真性血尿和含铁血黄素尿。红细胞渗透脆性试验阳性见于遗传性球形红细胞增多症。异丙醇试验阳性见于不稳定血红蛋白病。

1899. ABCDE　①青年女性,双手关节肿痛,面部红斑,蛋白尿,应诊断为系统性红斑狼疮。②患者病史半年,不可能诊断为急性中毒、急性白血病。甲状腺功能亢进症、类风湿关节炎不会出现面部红斑。

1900. ABCDE　1901. ABCDE　①抗dsDNA抗体为系统性红斑狼疮(SLE)的标记性抗体。患者有皮肤黏膜损害,面部红斑,双手对称性关节肿痛,水肿,蛋白尿,ANA阳性,抗dsDNA抗体阳性,应诊断为SLE。补体C3低下、尿蛋白阳性、抗dsDNA抗体阳性、血小板减少均属于SLE病情活动性的指标。抗SSA抗体阳性与病情活动性无关,故答E。②SLE患者若尿蛋白>0.5g/d、尿蛋白定性≥(+++)、管型尿,应诊断为狼疮性肾炎。根据题十,本例可诊断为狼疮性肾炎。狼疮性肾炎的治疗首选糖皮质激素+环磷酰胺,以控制狼疮性肾炎的活动,阻止病情进展。布洛芬、柳氮磺吡啶常用于缓解关节肿痛,属于对症治疗。血浆置换仅用于危重病例。青霉素不宜使用。

1902. ABCDE　①患者发热,外周血白细胞计数正常,说明不是感染性疾病。育龄期女性、发热、口腔溃疡,关节痛,抗核抗体阳性,应考虑风湿性疾病。抗核抗体为系统性红斑狼疮(SLE)的最佳筛选试验,抗dsDNA为确诊SLE最有价值的自身抗体。故本例应诊断为SLE,其治疗首选泼尼松口服。②青霉素是抗生素,不适合SLE的治疗。布洛芬、阿司匹林为非甾体药物,仅能解除关节痛、发热,用于对症治疗,故不答B、E。利血生为升白细胞的药物,故不答D。

1903. ABCDE　①治疗狼疮性肾炎,首选的免疫抑制剂是环磷酰胺(CTX)或吗替麦考酚酯(MMF)。②类风湿关节炎的治疗首选甲氨蝶呤。硫唑嘌呤、来氟米特、雷公藤均属于改变病情抗风湿药。

1904. ABCDE　①狼疮性肾炎的治疗首选糖皮质激素+环磷酰胺,因此使用环磷酰胺治疗SLE的指征为狼疮性肾炎,故答C。②口腔溃疡、关节炎、浆膜炎、蝶形红斑均属于SLE的一般临床表现,仅需使用糖皮质激素即可,无须加用环磷酰胺。

1905. ABCDE　1906. ABCDE　①育龄期女性,发热,对称性多关节肿痛,口腔黏膜溃疡,癫痫发作(狼疮脑病),蛋白尿(狼疮肾病),应考虑系统性红斑狼疮。为明确诊断,最有价值的检查是抗核抗体谱检测。类风湿因子(RF)阳性不仅见于类风湿关节炎,还可见于系统性红斑狼疮。不要根据RF阳性,将本例误诊为类风湿关节炎。类风湿关节炎不会出现癫痫发作、蛋白尿、口腔黏膜溃疡。脑脊液检查常用于诊断脑膜炎。骨髓细胞学检查常用于诊断血液病。颅脑CT检查常用于诊断颅脑占位性病变。关节X线片常用于诊断类风湿关节炎。②狼疮脑病(癫痫发作)、狼疮肾病(蛋白尿)为系统性红斑狼疮重要脏器受损的表现,宜采用糖皮质激素冲击疗法。

1907. ABCDE　狼疮性肾炎单用糖皮质激素大多无效,应加用免疫抑制剂(首选环磷酰胺),答案为B。

1908. ABCDE　①狼疮性肾炎单用糖皮质激素大多无效,需加用环磷酰胺冲击治疗,以防止肾纤维化与肾功能恶化。②对于狼疮心肌损害严重,发生心力衰竭者,宜减轻心脏前后负荷,适当使用洋地黄。

1909. ABCDE　1910. ABCDE　①免疫抑制剂可控制系统性红斑狼疮(SLE)的活动,保护重要脏器功能,减少复发,因此SLE活动期应选用糖皮质激素+免疫抑制剂联合治疗。羟氯喹、来氟米特、甲氨蝶呤均属于免疫抑制剂,但羟氯喹可作为SLE的背景治疗(基础用药),故答D。②治疗类风湿关节炎首选的改变病情抗风湿药是甲氨蝶呤,它可抑制二氢叶酸还原酶,阻断嘌呤合成,同时具有抗炎作用。

1911. ABCDE　1912. ABCDE　1913. ABCDE　①育龄妇女,长期发热,多关节肿痛,口腔溃疡,肾脏受累,应诊断为系统性红斑狼疮(SLE)。类风湿关节炎多无肾脏损害及口腔溃疡。败血症病程不会持续2个月。皮肌炎常表现为四肢对称性近端肌无力、肌酶谱升高、特征性皮损。急性肾炎不会出现口腔溃疡、四肢肿痛。②几乎所有的SLE患者抗核抗体均为阳性,故答A。抗Jo-1抗体阳性见于多发性肌炎。抗Scl-70抗体阳性见于系统性硬化症。类风湿因子阳性常见于类风湿关节炎。抗中性粒细胞胞质抗体阳性常见于小血管炎。③SLE的治疗首选糖皮质激素。抗生素只在合并感染的情况下使用。非甾体抗炎药、镇痛药、抗疟药常用于以皮损和关节痛为主的轻型SLE。

1914. ABCDE ①抗磷脂抗体综合征常见于系统性红斑狼疮(SLE)活动期,临床表现为动脉和/或静脉血栓形成、习惯性流产、血小板减少。可见,与流产有关的自身抗体是抗磷脂抗体。②抗着丝点抗体阳性常见于系统性硬化症。抗RNP抗体阳性见于混合性结缔组织病。抗组蛋白抗体阳性常见于SLE。抗中性粒细胞胞质抗体(ANCA)阳性常见于小血管炎。

1915. ABCDE ①系统性红斑狼疮(SLE)活动期,常表现为动脉和/或静脉血栓形成、反复流产、血小板减少,称为抗磷脂抗体综合征,其发病与抗磷脂抗体有关。抗磷脂抗体包括抗心磷脂抗体、狼疮抗凝物、抗β-GP1抗体。②抗核抗体为SLE的筛查抗体。抗Sm抗体、抗dsDNA抗体为SLE的标记性抗体。抗SSA抗体与SLE光过敏、血管炎有关。

1916. ABCDE ①抗磷脂抗体综合征常出现于系统性红斑狼疮的活动期,多表现为动脉和/或静脉血栓形成、习惯性流产、血小板减少。②妊娠期高血压疾病常表现为妊娠20周以后出现高血压、蛋白尿。干燥综合征常表现为干燥性角结膜炎、口腔干燥症。弥散性血管内凝血常表现为多发性出血倾向、休克、微血管血栓形成等。血栓闭塞性脉管炎常表现为间歇性跛行,足背动脉搏动消失。

1917. ABCDE ①男性青年,有关节外症状,多关节肿痛,HLA-B27阳性,应考虑脊柱关节炎。②B、C、D、E很少出现HLA-B27阳性。

1918. ABCDE ①骨关节炎是一种滑膜关节的退行性病变,常累及负重关节(膝、髋、脊柱),肥胖患者由于体重过重,关节软骨在长期磨损中容易受损而致病。②A、C、D、E的病因均与肥胖无关。

1919. ABCDE ①骨关节炎是一种以关节软骨退行性变和继发性骨质增生为特征的慢性关节疾病,故答E。②A见于化脓性关节炎。C见于骨关节结核。D见于类风湿关节炎。

1920. ABCDE ①骨关节炎多累及负重关节或活动频繁的关节,如远端指间关节、膝关节(最常见)、髋关节、第一跖趾关节、脊柱等,腕关节、肘关节较少受累。②腕关节、肘关节受累常见于类风湿关节炎。

1921. ABCDE ①骨关节炎的典型X线表现为受累关节软骨骨质硬化、囊变,关节边缘骨赘形成,受累关节间隙狭窄。由于骨关节炎主要累及关节软骨,故最佳答案为A而不是B。②C、D、E均为类风湿关节炎的典型X线表现。

1922. ABCDE ①骨关节炎好发于50岁以上的中老年人,常表现为关节疼痛,休息时好转,活动后加重,晚期可导致关节畸形。X线检查可见非对称性关节间隙变窄,软骨下骨硬化,关节边缘增生,骨赘形成。根据题干,本例应诊断为骨关节炎。②痛风关节炎常表现为单侧第一跖趾关节剧痛,可于2周内自行缓解,故不答B。化脓性关节炎常表现为寒战高热,局部关节红肿疼痛,全身中毒症状严重。骨关节结核常表现为低热盗汗、关节肿胀、活动障碍,X线片示骨质破坏、关节间隙狭窄。风湿性关节炎常表现为游走性多关节炎,以膝、踝、肘、腕等大关节为主。

1923. ABCDE ①手的骨关节炎常累及远端指间关节,也可累及第一腕掌关节。第一腕掌关节因骨质增生可出现"方形手"畸形,故答B。②手关节尺侧偏斜、纽扣花样畸形、天鹅颈样畸形均见于类风湿关节炎。杵状指常见于慢性缺氧性疾病,如慢性肺脓肿、支气管扩张症、间质性肺疾病等。

1924. ABCDE ①骨关节炎好发于老年人,常表现为关节疼痛、活动受限、关节间隙狭窄、软骨下骨硬化、关节边缘增生、骨赘形成,严重者出现关节畸形,如膝内翻。根据题干,本例应诊断为膝关节骨关节炎。膝关节炎晚期出现膝内翻畸形和持续性疼痛,可行全膝关节表面置换术。②关节镜清理术适用于早期病例。关节融合术适用于关节置换有禁忌证,且对关节功能要求不高的患者。关节腔药物注射、口服非甾体抗炎药均为非手术治疗措施,适用于早期病例的治疗。

1925. ABCDE ①骨关节炎好发于中老年人,常累及远端指间关节,特征性表现为指间关节伸面内、外侧骨样肿大结节,位于远端指间关节者称为Heberden结节,位于近端指间关节者称Bouchard结节。老年患者双膝关节疼痛,可见Heberden结节,应诊断为骨关节炎。②痛风关节炎常累及单侧第一跖趾关节。类风湿关节炎常累及双手近端指间关节,而不是远端指间关节。半月板损伤、风湿性关

1028

第九篇 内科学试题答案及详细解答

节炎均不会出现 Heberden 结节,故不答 C、D。

1926. ABCDE　①非甾体抗炎药(对乙酰氨基酚)既有镇痛又有抗炎作用,是最常用的控制骨关节炎症状的药物。②透明质酸钠为软骨保护剂,常用于膝关节内注射。氨基葡萄糖可改善关节软骨代谢、改善关节功能。泼尼松常用于严重骨关节炎。碳酸钙为抗酸药,可用于治疗消化性溃疡。

1927. ABCDE　1928. ABCDE　①甲氨蝶呤可抑制二氢叶酸还原酶,阻断嘌呤合成,同时具有抗炎作用,是治疗类风湿关节炎首选的改善病情抗风湿药。②骨关节炎是关节软骨蛋白多糖生物合成异常而导致的退行性变。氨基葡萄糖可刺激软骨细胞产生蛋白多糖,抑制受损软骨的胶原酶、磷脂酶 A_2,从而延缓骨关节炎的病理过程,改善关节活动,缓解疼痛。青霉素是抗炎药,不是非甾体抗炎药,不宜使用。环孢素 A 为免疫抑制剂,也不宜应用。泼尼松需经口服全身用药,但治疗骨关节炎时应避免全身使用糖皮质激素,故不答 D。

1929. ABCDE　①与强直性脊柱炎发病密切相关的易感基因是 HLA-B27,阳性率约 90%。②A、B、C、D 都是与系统性红斑狼疮发病有关的易感基因。

1930. ABCDE　①强直性脊柱炎早期常表现为下腰痛,后期常不对称性累及下肢大关节,如髋关节、膝关节等。②类风湿关节炎多对称性累及手足等小关节。腰肌劳损常表现为慢性腰痛,并无下肢关节受累。痛风关节炎常累及第一跖趾关节。腰椎间盘突出症常表现为下腰痛,并不累及下肢大关节。

1931. ABCDE　①强直性脊柱炎(AS)和类风湿关节炎(RA)均可有晨僵,前者多短于半小时,后者多超过半小时。②AS 和 RA 均可使用肿瘤坏死因子拮抗剂进行治疗。③AS 患者血清类风湿因子(RF)为阴性,RA 患者血清 RF 多为阳性。④AS 患者很少有颈椎受累,80%的 RA 患者有颈椎受累。⑤AS 以中轴关节损害为主,后者以外周小关节损害为主。

1932. ABCDE　①强直性脊柱炎好发于青年男性,最常累及骶髂关节及脊柱,常表现为骶髂关节间隙狭窄,关节痛在休息后加重、活动后减轻为其特点。根据题干,本例应诊断为强直性脊柱炎。②腰椎间盘突出症常表现为腰腿痛。脊柱结核常表现为腰背部痛、低热、盗汗等。类风湿关节炎常表现为对称性小关节疼痛。腰肌劳损常有明显腰部外伤史,直腿抬高试验阳性。

1933. ABCDE　1934. ABCDE　①强直性脊柱炎常从骶髂关节开始,向上沿脊柱延伸,向下可波及髋关节,少数可累及膝关节。患者腰痛、膝关节肿痛,浮髌试验、"4"字征、骶髂关节压痛均为阳性,应诊断为强直性脊柱炎。最有意义的检查是双侧骶髂关节 X 线片,若发现骶髂关节骨质破坏,关节间隙变窄,即可确诊本病。虽然强直性脊柱炎 HLA-B27 阳性率高达 90%,这只说明本病的发生与 HLA-B27 有密切关系,但并不能将此作为本病的诊断依据。因为在 HLA-B27 阳性人群中患强直性脊柱炎的尚不到 10%,故答 A 而不是 E。参阅 7 版《黄家驷外科学》P3035。血沉增快提示急性发作期,对确诊本病无特异性,故不答 B。强直性脊柱炎类风湿因子、抗"O"均为阴性,故不答 C、D。②本例诊断为强直性脊柱炎。类风湿关节炎常累及四肢小关节。骨关节炎常累及远端指间关节、膝关节、髋关节等,一般不累及骶髂关节。风湿性多肌炎常表现为晨僵、关节痛、发热、远端肢体肌无力。化脓性关节炎常表现为畏寒高热、局部肿胀、关节活动障碍等,很少累及骶髂关节。

1935. ABCDE　1936. ABCDE　①强直性脊柱炎的早期 X 线表现为骶髂关节骨质疏松,关节边缘呈虫蛀状改变,以后关节面模糊,间隙变窄,直至双侧骶髂关节完全融合。随着病情进展,椎间盘的纤维环、前纵韧带、后纵韧带发生骨化,形成典型的"竹节"样脊柱,此为强直性脊柱炎的特征性表现。②骨巨细胞瘤的 X 线表现为骨端偏心位、溶骨性、囊性破坏而无骨膜反应,病灶膨胀生长、骨皮质变薄,呈肥皂泡样改变。③B 为骨肉瘤的特点。D 为慢性骨髓炎的特点。E 为骨软骨瘤的特点。

1937. ABCDE　1938. ABCDE　①青年患者右膝关节和左足跟肿痛,右膝浮髌征阳性,左侧"4"字征阳性,左侧骶髂关节受累,应考虑强直性脊柱炎。最有价值的检查是双侧骶髂关节 X 线片,若发现骶髂关节骨质破坏,关节间隙变窄,即可确诊本病。虽然强直性脊柱炎 HLA-B27 阳性率高达 90%,这只说明本病的发生与 HLA-B27 有密切关系,但并不能将此作为本病的诊断依据。因为在 HLA-B27 阳性人群中患强直性脊柱炎的尚不到10%，故答B而不是E。参阅7版《黄家驷外科学》P3035。类风湿因子、抗CCP（环瓜氨酸多肽）抗体主要用于诊断类风湿关节炎。强直性脊柱炎主要累及骶髂关节和脊柱，因此右膝关节X线片对本病诊断价值不大。②改变病情抗风湿药对中轴型强直性脊柱炎无效，外周型强直性脊柱炎可选用柳氮磺吡啶。患者累及外周右膝关节和左足跟，故可选用柳氮磺吡啶。对于肌肉关节炎症者，可选用糖皮质激素（倍他米松）局部关节内注射，故答B。碳酸氢钠+苯溴马隆常用于治疗高尿酸血症，故不答A。青霉素不能用于强直性脊柱炎的治疗，故不答C、E。氨基葡萄糖+双醋瑞因常用于治疗骨关节炎，故不答D。

1939. ABCDE　1940. ABCDE　①青年男性，先有腰痛，后出现右膝关节、右踝关节肿痛，浮髌试验、"4"字试验均为阳性，HLA-B27阳性，应诊断为强直性脊柱炎。A、B、C、D均不会出现HLA-B27阳性。②治疗外周型强直性脊柱炎首选改善病情抗风湿药柳氮磺吡啶。青霉胺也属于改善病情抗风湿药，但不是首选药，故不答A。硫酸氨基葡萄糖常用于治疗骨关节炎。秋水仙碱常用于治疗痛风关节炎。羟基氯喹常用于治疗类风湿关节炎、系统性红斑狼疮。

1941. ABCDE　①8版《内科学》P824：改善外周型强直性脊柱炎病情最常用的药物是柳氮磺吡啶。10版《内科学》P834：非甾体抗炎药是治疗强直性脊柱炎的一线药物。②阿司匹林对本病无效。甲氨蝶呤的疗效有待肯定。糖皮质激素一般用于非甾体药物不能耐受者。

1942. ABCDE　痛风关节炎好发于单侧第一跖趾关节，但也可累及踝、膝、腕、指、肘关节，常反复发作，突然起病，关节剧痛，于数天后自行缓解，发作时可有受累关节红肿疼痛，高尿酸血症。根据题干，本例应诊断为痛风关节炎。A、B、C、D均不会出现血尿酸增高。

1943. ABCDE　①痛风是由于嘌呤分解代谢紊乱，导致尿酸增高所致，因此痛风患者常伴高尿酸血症。②秋水仙碱是治疗痛风急性发作的传统药物，可迅速缓解关节炎症状。③痛风多在午夜或清晨突然起病，关节疼痛剧烈，数小时内出现受累关节红肿热痛和功能障碍，发作常呈自限性，多于数天或2周内自行缓解。④受累关节以单侧第一跖趾关节最常见，其余依次为趾、踝、膝、腕、指、肘关节，故答D。⑤关节液在偏振光显微镜下发现双折光的针形尿酸盐结晶是确诊本病的依据。

1944. ABCDE　①痛风关节炎最常累及单侧第一跖趾关节，故本例应首先考虑痛风关节炎，因此最可能出现的检查结果是血尿酸水平升高。②X线片示骶髂关节炎、血HLA-B27阳性常见于强直性脊柱炎。尿渗透压降低常见于尿崩症。关节腔穿刺液呈脓性常见于化脓性关节炎。

1945. ABCDE　①海鲜富含嘌呤，食用后会导致尿酸增高。第一跖趾关节为痛风的好发部位。中年男性，食用海鲜后单侧第一跖趾关节疼痛，局部红肿，压痛，血清尿酸增高（正常值268～488μmol/L），应诊断为急性痛风性关节炎。秋水仙碱、非甾体抗炎药、糖皮质激素为其首选药物，应尽早应用，故答D。②痛风关节炎急性期不宜进行降尿酸治疗，故不答A、B，因为苯溴马隆为排尿酸药物、别嘌醇为抑制尿酸生成的药物。痛风为嘌呤核苷酸分解代谢异常、尿酸增高所致，而不是细菌感染所致，故无须使用抗生素。甲氨蝶呤为改变病情抗风湿药物，常用于类风湿关节炎的治疗。

1946. ABCDE　①痛风关节炎好发于第一跖趾关节，常表现为突发红肿热痛，呈自限性，多在2周内自行缓解，血尿酸增高（正常值268～488μmol/L）。根据题干，本例应诊断为痛风关节炎。②布洛芬、秋水仙碱、糖皮质激素都是治疗痛风关节炎的常用药物，故不答A、C、E。③苯溴马隆主要通过增加尿酸排泄而降低血尿酸，大量尿酸经肾脏排泄可加重肾脏负担，再则尿中尿酸增多易导致尿酸盐结晶，继而形成尿路结石，因此尿酸性肾结石的患者不宜使用。别嘌醇主要通过抑制尿酸合成而降低血尿酸，适用于尿酸性肾结石、肾功能不全的痛风关节炎。

1947. ABCDE　①阿托品可阻断瞳孔括约肌的M受体，导致瞳孔括约肌松弛，使去甲肾上腺素能神经支配的瞳孔扩大肌功能占优势，导致瞳孔扩大。②有机磷杀虫药、吗啡、氯丙嗪、阿片类药物中毒可导致瞳孔缩小。

1948. ABCDE　①治疗口服毒物中毒时最常用的吸附剂是活性炭。活性炭是强力吸附剂，能吸附多种毒

第九篇 内科学试题答案及详细解答

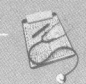

物。②食用油、牛奶、鸡蛋清均属于胃黏膜保护剂。

1949. ABCDE 氰化物中毒患者的呼吸呈苦杏仁味,答案为E。有机磷农药中毒患者呼吸呈蒜臭味,酒精中毒患者呼吸呈酒味,糖尿病酮症酸中毒患者呼吸呈烂苹果味,腥臭味常见于厌氧菌感染。

1950. ABCDE ①氰化物、一氧化碳中毒时皮肤黏膜均可呈樱桃红色,呼出气中有苦杏仁味提示氰化物中毒,故答E而不是A。②B、C、D显然不是正确答案。

1951. ABCDE ①对于中毒患者,应了解发病前健康状况、生活习惯、嗜好、情绪、行为改变、药物服用史等,这些情况有助于对中毒患者进行分析判断,故不答A。②对于急性中毒者,不要等待毒物标本的检验报告,应根据急性中毒的治疗原则进行相应处理,故答B。③对于急性中毒者,要分析症状和体征出现的时间顺序是否符合某种毒物中毒的表现规律,然后迅速进行重点体格检查,紧急处理。若病情允许,应认真进行系统检查,故不答C。④对于生活中毒者,应详细了解毒物接触史。对于职业中毒者,应了解工作环境,故不答D。⑤急性中毒时,应常规留取可能含毒的标本,如呕吐物、胃内容物、尿、粪、血标本等,必要时进行毒物分析或细菌培养,故不答E。

1952. ABCDE A、B、C、D、E都是抢救急性中毒的原则,但首要措施是将患者撤离中毒现场,彻底清除未被机体吸收入血的毒物,并开始紧急复苏,答案为E。

1953. ABCDE 酸性毒物污染皮肤、黏膜后应该用清水反复冲洗污染的皮肤和黏膜,并不是用碱性液体冲洗、中和,故答B,A、C、D、E均为急性中毒的治疗原则。

1954. ABCDE 有机磷农药口服中毒的治疗,除给予解毒药之外,应迅速清除毒物,即反复洗胃。

1955. ABCDE ①口服强酸或强碱等腐蚀性毒物的患者,不宜洗胃,因为插入胃管时可能导致食管或胃穿孔。②有机磷农药中毒、杀鼠剂中毒后,均应尽早催吐、洗胃、导泻,以加速毒物排出。安眠药中毒后,应彻底洗胃,可用活性炭反复灌入吸附。阿托品口服中毒者,可用4%的鞣酸溶液洗胃。

1956. ABCDE ①敌百虫中毒禁用2%碳酸氢钠溶液洗胃,因为碱性溶液可使敌百虫转变为毒性更强的敌敌畏。②药物导泻可加速毒物从消化道排出,清洗呕吐物污染的皮肤可减少毒物的吸收,均属于敌百虫中毒的常规处理措施。阿托品、解磷定属于有机磷农药中毒的特殊解毒剂,当然可以选用。

1957. ABCDE 氰化物中毒的急救措施是立即给予亚硝酸异戊酯吸入,3%亚硝酸钠10ml静脉注射,随即50%硫代硫酸钠50ml静脉注射。

1958. ABCDE ①化工厂员工,工作时吸入有毒气体后气促、咳粉红色泡沫痰,应考虑急性肺水肿,可能为氰化物中毒所致,首选药物是亚硝酸钠和硫代硫酸钠。②解磷定常用于治疗有机磷农药中毒。亚甲蓝常用于治疗亚硝酸盐中毒。金属螯合剂常用于治疗重金属中毒。糖皮质激素常用于治疗过敏性疾病。

1959. ABCDE 误服强碱性溶液后,可口服弱酸性溶液(如食醋、果汁)中和;也可使用生理盐水稀释;还可使用牛奶、蛋清、植物油等保护胃黏膜;但绝不能口服弱碱性溶液,否则会加重中毒症状。

1960. ABCDE　1961. ABCDE ①有机磷农药中毒的洗胃液一般选用1:5000高锰酸钾或2%碳酸氢钠溶液。但对硫磷中毒禁用1:5000高锰酸钾洗胃,而选用2%碳酸氢钠。因对硫磷经高锰酸钾氧化后可转化为对氧磷,对氧磷的毒性作用比对硫磷强300倍。②镇静药物中毒的洗胃液为1:5000高锰酸钾,可氧化解毒。③0.3% H_2O_2 常用于阿片类、氰化物、高锰酸钾中毒的洗胃。0.3%氧化镁常用于阿司匹林、草酸中毒的洗胃。5%硫酸钠常用于氯化钡、碳酸钡中毒的洗胃。

1962. ABCDE　1963. ABCDE ①血液透析可用于清除血液中分子量较小的非脂溶性毒物,氯酸盐中毒能引起急性肾衰竭,是血液透析的首选指征。乙二醇中毒虽可进行血液透析,但不是首选。导眠能、短效巴比妥具有脂溶性,血液透析效果不好。②无论是游离毒物,还是与血浆蛋白结合的毒物,都可用血浆置换来清除,特别是生物毒类中毒(如蛇毒、蕈中毒),血浆置换效果更好。

1964. ABCDE　1965. ABCDE ①阿片类麻醉药的解毒药是纳洛酮。纳洛酮是阿片受体阻断剂,对麻醉镇痛药引起的呼吸抑制有特异性拮抗作用,答案为E。②亚硝酸盐中毒的解毒药是亚甲蓝。小剂

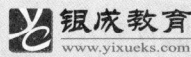

1031

量亚甲蓝可使高铁血红蛋白还原成正常血红蛋白,用于治疗亚硝酸盐、苯胺、硝基胺等中毒引起的高铁血红蛋白血症,答案为B。③依地酸钙钠、二巯基丁二钠是金属离子中毒的解毒药。氟马西尼是苯二氮䓬类中毒的解毒药。

1966. ABCDE　有机磷农药进入人体的途径如下。①农药生产过程:生产过程中,主要在出料、精制及包装等工序接触机会较多,如生产设备密闭不严或未按规程操作,农药蒸气可经皮肤、呼吸道吸收而中毒;②农药使用过程:农民喷药时可因个人防护不严,未按规程操作而浸湿衣服,或配药时直接以手接触药液而经皮肤吸收中毒。③生活性中毒事故:多因误服、自杀,经胃肠道吸收中毒。题干要求作答的是农药生产或使用过程中的中毒途径,故应答B而不是A,很多医考参考书将答案错为A或E。

1967. ABCDE　①有机磷农药中毒的临床表现分为毒蕈碱样症状(M样症状)、烟碱样症状(N样症状)、中枢神经系统症状三类。毒蕈碱样症状为副交感神经兴奋的症状,表现为支气管平滑肌痉挛(B对)、瞳孔缩小、腹痛腹泻、心动过缓(A错)、大汗、流泪、流涎、肺部湿啰音。②肌肉震颤为N样症状(E错)。昏迷、酣睡为中枢神经系统症状。

1968. ABCDE　①有机磷杀虫药中毒可抑制体内胆碱酯酶活性,造成乙酰胆碱大量堆积,导致M样症状、N样症状和中枢神经系统症状。瞳孔缩小为副交感神经兴奋,释放乙酰胆碱,与虹膜环形肌M受体结合使其收缩所致,应为M样症状。②头晕、昏迷为中枢神经系统症状。肌纤维颤动为N样症状。有机磷杀虫药中毒一般不会导致皮肤水疱。

1969. ABCDE　①神经-骨骼肌接头处有N_2乙酰胆碱(ACh)受体,当有机磷农药中毒造成ACh在此处大量蓄积时,会出现肌纤维颤动,甚至全身肌肉强直性痉挛,此为烟碱样症状(N样症状),答案为E。②A、B、C、D均属于有机磷中毒的毒蕈碱样症状。

1970. ABCDE　①蒜臭味是有机磷杀虫药中毒的特征性表现,故答C。②糖尿病酮症酸中毒患者呼出气有烂苹果味。乙醇中毒患者呼出气有酒味。镇静催眠药中毒、一氧化碳中毒呼出气无特殊气味。

1971. ABCDE　①有机磷农药中毒的烟碱样症状主要表现为肌纤维颤动,严重者可引起全身肌肉强直性痉挛,也可出现呼吸肌麻痹引起呼吸衰竭或停止,这是造成患者死亡的最常见原因,答案为C。②急性心力衰竭是次常见的死因。中间型综合征的最终死亡原因为呼吸困难或衰竭。严重有机磷农药中毒可导致心律失常、休克,但因此致死者少见。

1972. ABCDE　①急性中重度有机磷农药(甲胺磷、敌敌畏、乐果、敌百虫)中毒者,在症状消失后2~3周,可出现下肢瘫痪、四肢肌肉萎缩等,称为迟发性多发神经病。患者敌敌畏中毒后第2天,不可能出现该并发症。②呼吸衰竭、心律失常、肺水肿、休克都是有机磷农药中毒的早期并发症。

1973. ABCDE　中间型综合征是指重度有机磷农药中毒后24~96小时,经治疗胆碱能危象消失,突然出现屈颈肌和四肢近端肌无力,Ⅲ、Ⅶ、Ⅸ、Ⅹ对脑神经支配的肌肉无力等症状。

1974. ABCDE　①患者有机磷农药中毒后3天突然出现视物模糊、面瘫、呼吸困难,并再次出现意识障碍,大小便失禁,应考虑中间型综合征。②有机磷中毒加重是进行性的,不会在症状好转后再次突然加重,故不答A。急性有机磷中毒迟发型脑病不属于有机磷中毒的并发症,故不答B。急性脑卒中与题干所述不符,故不答D。急性有机磷中毒迟发性多发神经病变常发生于中毒症状缓解后2~3周,而不是3天,故不答E。

1975. ABCDE　①生理情况下,乙酰胆碱(ACh)在胆碱酯酶作用下分解灭活。有机磷农药中毒可抑制胆碱酯酶,造成ACh在体内大量堆积,引起M样症状、N样症状和中枢神经系统症状。有机磷农药中毒的解毒剂阿托品,只能解除其M样症状,并不能恢复胆碱酯酶的活力。红细胞内的胆碱酯酶被抑制后,一般不能自行恢复。红细胞在体内的半衰期为4个月,因此需经过数月红细胞再生后,全血胆碱酯酶活性才能恢复,故答E。②A、B、C、D均与胆碱酯酶活性未完全恢复无关。

1976. ABCDE　①胆碱酯酶复能药(肟类化合物)能使被抑制的胆碱酯酶恢复活性,其原理是肟类化合物吡啶环中的季铵氮带正电荷,能被磷酰化胆碱酯酶的阴离子部位吸引,其肟基与磷酰化胆碱酯酶中的磷形成结合物,使其与胆碱酯酶酯解部位分解,从而提高全血胆碱酯酶活性。②此外,胆碱酯酶复能药还可作用于外周N_2受体,对抗外周N型胆碱受体活性,解除有机磷农药中毒所致的烟碱样症状,但对M样症状无效。③胆碱酯酶复能药对有机磷农药中毒24~48小时后已经老化的胆碱酯酶无复活作用,故答C。

1977. **ABCDE**　①患者口服农药60ml,口中有大蒜味,应诊断为有机磷农药中毒。为明确诊断,应首选血液胆碱酯酶活性测定,此为确诊有机磷农药中毒的特异性实验室检查。②B、C、D、E均无特异性。

1978. **ABCDE**　血清胆碱酯酶活性是诊断有机磷农药中毒的特异性实验室指标。正常人血清胆碱酯活性为100%,急性有机磷中毒时,轻度中毒50%~70%,中度中毒30%~50%,重度中毒<30%。

1979. **ABCDE**　患者服毒自杀,昏迷状态,呼吸急促,皮肤湿冷,瞳孔如针尖大小,应诊断为有机磷农药中毒。急救时应使用特效解毒药阿托品达阿托品化,其指征为口干、皮肤干燥、心率增快(90~100次/分)、肺部湿啰音消失、瞳孔扩大。因此,瞳孔大小无变化是未达阿托品化的表现。

1980. **ABCDE**　①2%碳酸氢钠溶液是有机磷农药中毒的特殊洗胃液,但敌百虫中毒严禁使用2%碳酸氢钠溶液洗胃,因碱性溶液能使敌百虫转变为毒性更强的敌敌畏,故不答D。②患者清醒时,可直接插管洗胃。若患者处于昏迷状态,则洗胃前应行气管插管气道保护,否则易窒息死亡,故不答B、C。③对于不能使用特殊洗胃液(2%碳酸氢钠溶液)的患者,可以使用清水或生理盐水洗胃,故答E。硫酸铜不是敌百虫中毒的特殊洗胃液,故不答A,很多医考参考书将答案错为A。

1981. **ABCDE**　有机磷农药中毒后会出现M样症状、N样症状和中枢神经系统症状,解毒药阿托品主要解除M样症状(如瞳孔缩小、流涎、流汗、腹痛腹泻),但不能解除N样症状(如骨骼肌震颤)。N样症状可由胆碱酯酶复活剂氯解磷定解除,答案为E。

1982. **ABCDE**　①有机磷农药(敌百虫)中毒后,会出现M样症状和N样症状。阿托品可解除M样症状(瞳孔缩小、肺部湿啰音),解磷定可解除N样症状。此外,还应保持呼吸道通畅、吸氧、机械通气等。对于频繁抽搐、脑性高热者,可给予地西泮肌内注射。②有机磷农药中毒后两肺可满布湿啰音,其不是肺部感染所致,而是M样症状所致的腺体分泌物增多,故无须使用抗生素,答案为D。

1983. **ABCDE**　①有机磷农药中毒后两肺可满布湿啰音(肺水肿),其不是肺部感染所致,而是M样症状所致的腺体分泌物增多,因此应给予阿托品予以解除,西地兰对这种肺水肿无效。②解磷定主要解除N样症状。地西泮常用于频繁抽搐、脑性高热者。地塞米松常用于脑水肿的治疗。

1984. **ABCDE**　1985. **ABCDE**　①有机磷农药中毒后,乙酰胆碱在体内大量堆积可导致毒蕈碱样症状和烟碱样症状。解毒药阿托品主要解除其毒蕈碱样症状,胆碱酯酶复活剂解磷定可解除烟碱样症状。②美解眠为巴比妥类中毒的解毒剂。尼可刹米为呼吸兴奋剂。甘露醇常用于降低颅高压。

1986. **ABCDE**　①凝血因子Ⅱ、Ⅶ、Ⅸ、Ⅹ称为维生素K依赖的凝血因子,其活性降低将导致凝血功能障碍,引起出血,最有效的治疗是补充维生素K_1。②溴鼠隆、溴敌隆是常用的灭鼠剂,进入人体后可通过抑制维生素K环氧化物还原酶,抑制维生素K依赖的凝血因子的合成。

1987. **ABCDE**　①海洛因为半合成阿片制剂。纳洛酮为阿片受体竞争性拮抗药,首选用于阿片类(海洛因)过量导致的呼吸抑制,可迅速改善患者呼吸。②美沙酮常用于阿片类药物成瘾的脱毒治疗。氯解磷定、阿托品为有机磷农药中毒的解毒药。氟马西尼为苯二氮䓬类中毒的解毒药。

1988. **ABCDE**　CO吸入体内后,85%与血液中红细胞的血红蛋白(Hb)结合,形成稳定的碳氧血红蛋白(COHb)。CO与Hb的亲和力比氧与Hb的亲和力大240倍。而COHb不能携带氧,且不易解离。可见CO中毒的主要机制是形成COHb造成的组织缺氧,而不是通过抑制呼吸中枢所致。虽然CO中毒可造成心肌受损,但这是缺氧引起的后果。抑制胆碱酯酶为有机磷农药中毒的发病机制。

1989. **ABCDE**　CO中毒主要引起组织缺氧,因此对缺氧敏感的器官(脑和心脏)最易遭受损害。

1990. **ABCDE**　①急性一氧化碳中度中毒的临床表现包括胸闷、气短、呼吸困难、幻觉、视物模糊、判断力降低、运动失调、嗜睡、意识模糊,口唇黏膜呈樱桃红色。②肺水肿是急性一氧化碳重度中毒的临床表现。

1991. ABCDE ①Hb呈紫蓝色,HbO₂呈鲜红色,COHb呈樱桃红色。②一氧化碳中毒患者,CO与Hb结合形成COHb,呈樱桃红色。

1992. ABCDE CO中毒时,CO与血液中红细胞的血红蛋白(Hb)结合,形成稳定的碳氧血红蛋白(COHb),COHb呈樱桃红色,而口唇黏膜极薄且毛细血管相当丰富,所以当富含COHb的血液流经口唇黏膜时,透过黏膜看到的就是樱桃红色。口唇黏膜呈樱桃红色为CO中毒的特征性表现,故答C。

1993. ABCDE 正常人血液中COHb浓度为5%~10%。急性CO轻度中毒,患者血液COHb浓度为10%~20%;中度中毒为30%~40%;重度中毒为40%~60%。

1994. ABCDE ①中毒迟发脑病是急性CO中毒后的神经精神后发症,是指急性CO中毒患者在意识障碍恢复后,经过2~60天的"假愈期",可出现下列临床表现之一:精神意识障碍、锥体系及锥体外系损害、大脑皮质局灶性功能障碍(失语、失明)、脑神经受损等。患者急性CO中毒2个月后突然出现意识障碍,应诊断为中毒迟发脑病。②脑出血、脑梗死、肝性脑病均与题干所述的CO中毒病史无关,故不答A、B、C。中间型综合征为有机磷农药中毒的并发症,故不答E。

1995. ABCDE ①中毒迟发脑病是指急性CO中毒患者在意识障碍恢复后,经过2~60天的"假愈期",出现的精神意识障碍、锥体系及锥体外系损害等症状。根据题干,本例应诊断为急性一氧化碳中毒迟发脑病,故答E。②A、B、C、D均与题干所述的CO中毒病史无关。

1996. ABCDE ①虽然皮肤黏膜樱桃红色是急性CO中毒的特征性表现,但血碳氧血红蛋白(COHb)升高,对确诊本病更有意义,且有助于分型和估计预后,故答E而不是B。②急性CO中毒时,血氧饱和度和血红蛋白浓度应降低。由于外周呼吸感受器感受的是PaO₂,而不是O₂含量,在CO中毒时血O₂含量降低,但PaO₂正常,因此CO中毒并不能刺激呼吸感受器导致呼吸困难(C错)。

1997. ABCDE ①患者有煤炉使用史,口唇樱桃红色,应诊断为急性CO中毒,其确诊首选血碳氧血红蛋白(COHb)测定,此为CO中毒的特异性检查。②血胆碱酯酶活性测定常用于诊断急性有机磷农药中毒。血气分析常用于诊断呼吸衰竭。血糖测定常用于诊断糖尿病。颅脑CT常用于诊断占位性病变。

1998. ABCDE 抢救CO中毒患者时,首先应将患者撤离中毒环境,转移到空气清新的地方,停止CO继续吸入,而就地心肺复苏是不可取的。撤离现场后,最重要的措施是通过氧疗加速血碳氧血红蛋白(COHb)解离和CO排出,必要时行机械通气。建立静脉通道是CO中毒的治疗措施,而不是急救措施。CO中毒为呼吸道吸入中毒,无须清洗皮肤。

1999. ABCDE ①门窗紧闭、煤炉取暖、浴室洗澡后出现昏迷,应考虑急性CO中毒。急救时首先应将患者撤离现场,转移到空气清新的地方,停止CO继续吸入,答案为D。②撤离现场后,应保持呼吸道通畅、吸入高浓度氧气。口对口人工呼吸、给予呼吸兴奋剂为呼吸骤停的急救措施。

2000. ABCDE ①急性CO中毒首选高压氧舱治疗,它能增加血液中物理溶解氧,提高总体氧含量,促进氧释放,加速CO排出,可迅速纠正组织缺氧,缩短昏迷时间和病程,预防CO中毒引起的迟发性脑病。②A、C、D、E的疗效都不如高压氧舱治疗好。

2001. ABCDE ①老年患者有煤炉取暖史,口唇呈樱桃红色,应诊断为急性CO中毒,首选高压氧舱治疗,答案为D。②急性CO中毒无细菌感染,无须使用抗生素。呼吸兴奋剂仅用于呼吸骤停患者。甘露醇常用于预防和治疗脑水肿。机械通气只在有指征时使用。

2002. ABCDE ①抢救CO中毒患者时,首先应将患者撤离中毒环境,转移到空气清新的地方,停止CO继续吸入。撤离现场后,最重要的治疗措施是通过氧疗加速血碳氧血红蛋白(COHb)解离和CO排出,答案为A。②B、C、D、E都是对症治疗措施。

2003. ABCDE ①患者很容易诊断为CO中毒,但应注意审题,试题要求回答的是"目前应立即采取的处理措施",也就是患者被送到急诊室后的急救措施,因此答案只能是无创通气。②由于机械通气需要适应证,并不是所有患者均需机械通气,因此最佳答案为B而不是E。③若题干问的是"治疗效果最佳的措施",则答案为高压氧舱治疗。C、D显然不是正确答案,很容易排除。

2004. **ABCDE** 中暑的常见病因包括环境温度过高、产热增加、散热障碍、汗腺功能障碍等。

2005. **ABCDE** ①中暑分为热痉挛、热衰竭、热射病三种类型,故可首先排除 D、E。热射病常有意识障碍,故不答 C。②热痉挛主要是人体在高温环境中剧烈活动、大量出汗后出现的中暑症状,而热衰竭主要是老年体弱、体温调节障碍所致的中暑,故答 A 而不是 B。

2006. **ABCDE** 中暑分为热痉挛、热衰竭、热射病三种类型,故可首先排除 D、E。热射病常有意识障碍,热衰竭和热痉挛无意识障碍。根据题干,患者浅昏迷,应诊断为热射病。

2007. **ABCDE** ①青年男性,长时间剧烈活动后出现意识不清,痉挛,抽搐,体温>40℃,脉搏 160～180 次/分,脉压增大,应诊断为劳力性热射病,其关键措施是降温治疗。②氧疗常用于治疗急性 CO 中毒。甘露醇常用于降低颅内高压。抗癫痫药物常用于治疗癫痫发作。镇静药物常用于治疗痉挛。

第十篇　外科学试题答案及详细解答

（正确答案为绿色的选项）

1. A**B**CDE　手术区皮肤消毒范围主要包括手术切口周围15cm的区域。
2. ABC**D**E　消毒用医用酒精的常用浓度是70%。若浓度过高,酒精会在细菌表面形成一层保护膜,阻止其进入细菌体内,难以将细菌彻底杀死。若酒精浓度过低,酒精虽可进入细菌内,但不能将其体内的蛋白质凝固,同样也不能将细菌彻底杀死。
3. **A**BCDE　①外科病人最易发生的水和钠代谢紊乱是等渗性脱水,此时水和钠成比例丧失,血钠、细胞外液渗透压均保持正常。②高渗性脱水也称原发性脱水,低渗性脱水也称慢性脱水、继发性脱水。
4. AB**C**DE　①老年男性,间断腹痛,大量呕吐6小时,最可能发生等渗性脱水,因为急性病因常常导致等渗性脱水,故答C而不是B、D。②大量呕吐,胃酸丢失,易导致低钾低氯性代谢性碱中毒,故不答A。患者大量呕吐,体液丢失,不可能导致稀释性低钠血症。
5. ABCD**E**　①等渗性脱水患者尿量减少,尿比重增加。尿比重<1.010为低渗性脱水的特点。②若在短期内体液丧失量达到体重的5%,患者会出现休克症状。休克时,由于微循环障碍,酸性代谢产物大量产生和积聚,常伴发代谢性酸中毒。③等渗性脱水时,血清Na$^+$浓度正常,而口渴中枢感受的是血清中的Na$^+$浓度,因此等渗性脱水无口渴,只有高渗性脱水患者才有口渴。
6. A**B**CDE　①血钠的正常值为135~150mmol/L。低渗性脱水者血钠<135mmol/L,高渗性脱水者血钠>150mmol/L,等渗性脱水者血钠正常。患者血钠155mmol/L,应诊断为高渗性脱水。②血钾正常值为3.5~5.5mmol/L,患者血钾5.3mmol/L,属于正常范围,故不答E。
7. **A**BCDE　①治疗高渗性脱水,宜选用低渗液,即0.45%氯化钠液。②5%碳酸氢钠液常用于纠正酸中毒。10%葡萄糖液为高张溶液。0.9%氯化钠液、平衡盐溶液为等渗液,常用于治疗等渗性脱水。
8. ABCD**E**　①高渗性脱水由于血清Na$^+$浓度高于正常,导致血浆晶体渗透压升高,可刺激下丘脑前部的脑渗透压感受器引起渴觉,因此患者表现为口渴。重度脱水患者可出现躁狂、幻觉、谵妄,甚至昏迷,故答E。②A为低钙血症的表现,B、C为低渗性脱水的表现,D为水中毒的表现。
9. A**B**CDE　①血钠正常值为135~150mmol/L,患者血钠>150mmol/L,诉口渴,应诊断为高渗性脱水。②血钾正常值为3.5~5.5mmol/L,患者血钾4.0mmol/L,属于正常范围,故不答E。
10. AB**C**DE　①等渗性脱水也称急性脱水,急性病因所致的脱水常为等渗性脱水,故不答C、D。②汗液含0.25%的NaCl,为低渗液,故大量出汗可导致高渗性脱水。摄入水不足易导致高渗性脱水。③利尿酸为排钠性利尿剂,大量使用如未注意补充钠盐,可导致体内缺钠多于脱水,引起低渗性脱水。
11. **A**BCDE　①等渗性脱水时,水和钠成比例丢失,血清钠和血浆渗透压均在正常范围,其治疗首选等渗平衡盐溶液。②5%葡萄糖液可用于治疗高渗性脱水。10%葡萄糖液为等渗高张液,不能用于脱水的治疗。0.45%氯化钠液常用于治疗高渗性脱水。3%氯化钠液常用于治疗低渗性脱水。
12. **A**BCDE　①等渗盐水的Na$^+$和Cl$^-$浓度均为154mmol/L,而血清Na$^+$和Cl$^-$浓度分别为154mmol/L和103mmol/L。可见等渗盐水的Na$^+$浓度与血清浓度相等,而Cl$^-$浓度比血清约高1/2。因此等渗性脱水患者,若大量输入等渗盐水可导致血Cl$^-$过高,引起高氯性酸中毒。②由于等渗盐水的Na$^+$浓度与血清Na$^+$浓度相等,因此输入等渗盐水后不会导致高钠血症。由于等渗盐水是等渗液,因此输入过多不会造成水中毒。低钙血症常见于急性重症胰腺炎、肾衰竭、消化道瘘、甲状旁腺受损等。

第十篇 外科学试题答案及详细解答

13. **ABCDE** 代谢性酸中毒常伴高钾血症,在酸中毒纠正后血钾也随之降低;等渗性脱水纠正后,尿量增加,尿中的排钾量也会增加;血清K^+浓度可因细胞外液量的增加而稀释性降低,故需特别注意可能发生低钾血症。其他电解质紊乱少见。

14. **ABCDE** ①患者无口渴,可首先排除高渗性脱水,因为高渗性脱水会有口渴,故不答A。②患者没有过多的水分摄入,不会出现稀释性低钠血症,故不答B。③患者反复呕吐,大量胃酸丢失,可造成低钾低氯代谢性碱中毒,故不答E。④急性病因常导致等渗性脱水,慢性病因常导致低渗性脱水,患者病程6小时,最可能导致等渗性脱水而不是低渗性脱水,故答D。

15. **ABCDE** ①患者突发呕吐、腹泻,易导致等渗性脱水。在短期内体液丧失量达到体重的5%时,患者会出现脉搏细速、肢端湿冷、血压下降等血容量不足的症状。若体液丧失量达体重的6%~7%时,会出现更严重的休克表现。②本例脉搏细速,血压下降,估计体液丧失量至少为体重的5%,即3500ml。

16. **ABCDE** ①患者血钠<135mmol/L,应为低渗性脱水,而不是高渗性脱水,因为高渗性脱水的血钠>150mmol/L,轻度、中度、重度脱水是高渗性脱水的分类方法,因此可首先排除D、E。②低渗性脱水根据缺钠程度,可分为轻、中、重三度,其血钠水平分别为<135mmol/L、<130mmol/L、<120mmol/L。患者血钠为118mmol/L,应诊断为重度缺钠。

17. **ABCDE** ①口渴中枢感受的是血清中的Na^+浓度,等渗性脱水和低渗性脱水患者血钠不高,故均无口渴,只有高渗性脱水患者才有口渴感,可首先排除A、B、C。患者极度口渴,应诊断为高渗性脱水。②根据脱水程度不同,将高渗性脱水分三度:轻度脱水表现为口渴;中度脱水表现为极度口渴、乏力、尿少、尿比重增高、唇舌干燥、皮肤无弹性、眼窝下陷;重度脱水除上述症状外,还有神经精神症状,如躁狂、幻觉、谵妄,甚至昏迷。患者有神经精神症状,故应诊断为重度高渗性脱水。

18. **ABCDE** ①高渗性脱水和低渗性脱水的共有表现是脱水,两者均有体液丢失,血液浓缩,故外周血红蛋白浓度、血细胞比容均增高。②口渴中枢感受的是血Na^+浓度,低渗性脱水患者因血钠降低而无口渴感,高渗性脱水有口渴感。③高渗性脱水由于细胞外液高渗,抗利尿激素分泌增多,肾小管对水的重吸收增加,导致尿量减少,尿比重增高。反之,低渗性脱水则尿比重降低。④重度低渗性脱水可有腱反射减弱或消失,但高渗性脱水则表现为躁狂、幻觉、谵妄,无腱反射减弱。

19. **ABCDE** 患者血钠<135mmol/L,应诊断为低渗性脱水。补钠量=[正常Na^+-测量Na^+]×体重(kg)×0.6(女性为0.5)。女性患者,体重60kg,血钠130mmol/L,其补钠量=(142-130)×60×0.5=360mmol。以17mmol Na^+相当于1g钠盐计算,应补充氯化钠约21g。当天先补1/2量,即10.5g,再加上每天正常需要量4.5g,共计15g,即相当于5%葡萄糖盐水1500ml。其余的一半钠,可在第2天补给。

20. **ABCDE** ①血钠正常值为135~150mmol/L,患者血钠<135mmol/L,应诊断为低渗性脱水,静脉补液首选高渗盐水。②林格氏液常用于治疗等渗性脱水,低渗盐水常用于治疗高渗性脱水,碳酸氢钠常用于纠正严重代谢性酸中毒,高渗葡萄糖常用于补充能量。

21. **ABCDE** ①袢利尿剂为排钾性利尿剂,大量使用可造成低钾血症。②螺内酯为保钾性利尿剂,长期大量使用可导致高钾血症。③挤压综合征患者大量红细胞破坏,细胞内大量K^+进入血液循环,可导致高钾血症。④库存血保存时间越长,红细胞损害越多,崩解红细胞内的K^+进入血液越多,因此大量输入库存血,可导致高钾血症。⑤慢性肾衰竭少尿期可导致高钾血症。

22. **ABCDE** ①高钾血症时,细胞膜对K^+通透性增加,复极3期K^+外流加速,故3期复极时间和有效不应期缩短,反映复极3期的T波高尖。T波高尖为高钾血症的典型心电图表现。②氨苯蝶啶为保钾性利尿剂,长期服用氨苯蝶啶,会导致高钾血症。③B、C、D、E心电图均不会出现T波高尖。

23. **ABCDE** 大量输注葡萄糖和胰岛素可促进K^+从细胞外液进入细胞内,导致低钾血症。例如,临床上,10%葡萄糖加胰岛素静脉滴注,可作为高钾血症的治疗措施。

24. **ABCDE** 25. **ABCDE** ①汗液为低渗液(含0.25%氯化钠),高热时,大量出汗容易引起高渗性脱水。

②挤压伤综合征时,大量肌细胞坏死,细胞内的K^+进入细胞外液,将导致高钾血症。

26. **ABCDE**　①高钾血症可使心肌兴奋性降低,常有心动过缓或心律不齐。②高钾血症的临床表现缺乏特异性,可有神志模糊、感觉异常、肢体软弱无力。B、D、E 均属于低钾血症的临床表现。

27. **ABCDE**　①患者血钾>5.5mmol/L,应诊断为高钾血症。氨苯蝶啶属于保钾型利尿剂,不宜使用。②高钾血症的治疗首先应停用一切含钾药物。静脉滴注 10%葡萄糖加胰岛素,可促进 K^+进入细胞内,以降低血钾。静脉滴注 10%葡萄糖酸钙,可对抗 K^+对心肌的毒性作用。静脉滴注 5%碳酸氢钠溶液,既可增加血容量而稀释血清 K^+,又可促使 K^+移入细胞内,同时还可治疗酸中毒。

28. **ABCDE**　患者十二指肠溃疡病史 10 年,呕吐宿食 3 天,应考虑十二指肠溃疡幽门梗阻。患者大量呕吐会造成胃酸丢失,导致低钾、低氯性代谢性碱中毒,故应补钾。患者呕吐 3 天,可能存在等渗性脱水(急性病因常导致等渗性脱水),应补充等渗液体,如 5%葡萄糖盐水,故答 B。

29. **ABCDE**　①低钾血症最早的临床表现是肌无力,先是四肢软弱无力,以后可延及躯干和呼吸肌。②低钙血症常导致抽搐,而不是肌无力。高钙血症常表现为疲乏无力、精神不集中、失眠、抑郁等。高磷血症常表现为软组织和肾脏钙化,引起肾衰竭。高钾血症常表现为肌肉轻度震颤,手足感觉异常。

30. **ABCDE**　①低钾-碱中毒-反常性酸性尿,高钾-酸中毒-反常性碱性尿,可知,低钾血症易导致代谢性碱中毒、反常性酸性尿,故答 B。②低钾血症的典型心电图表现为 T 波低平、倒置,ST 段降低,U 波出现。③低钾血症可有胃肠蠕动减弱、恶心呕吐、腹胀。④低钾血症可出现腱反射减弱或消失。

31. **ABCDE**　①患者血钾<3.5mmol/L,应诊断为低钾血症。低钾血症常表现为四肢肌无力,典型心电图表现为 T 波低平、倒置,ST 段降低,U 波出现。②低钾-碱中毒-反常性酸性尿,高钾-酸中毒-反常性碱性尿,可知,低钾可导致代谢性碱中毒、反常性酸性尿。③低钾血症可有口苦、腹胀等消化道症状。④皮肤苍白为高钾血症的表现,而不是低钾血症的表现,故答 C。

32. **ABCDE**　①低钾血症最早的临床表现是四肢肌无力。②低钾血症的典型心电图表现为 T 波低平、倒置,ST 段降低,U 波出现,但并非每个患者都有典型心电图改变,故答 B。③临床上镁缺乏常伴钾和钙的缺乏,9 版《外科学》已删除该知识点。④醛固酮的作用是保水保钠排钾。严重的低钾血症患者由于血钾降低,醛固酮的分泌受抑制,肾远端小管的保水作用减弱,会产生多尿。⑤低钾-碱中毒-反常性酸性尿,高钾-酸中毒-反常性碱性尿,可见,低钾血症可导致代谢性碱中毒、反常性酸性尿。

33. **ABCDE**　①低钾血症患者由于肠蠕动减弱,可导致肠鸣音减弱或消失,全腹膨胀。肾功能正常的成人每天需补充氯化钾 3~6g。该患者长期行胃肠减压,造成大量钾的丢失,但每天仅补充 10%的氯化钾 30ml,即生理需要量都没补足,因此易导致低钾血症。根据题干,本例应诊断为低钾血症。②B、C、D、E 均不会出现类似临床表现。

34. **ABCDE**　①患者反复腹痛、肛门停止排气排便,应考虑急性肠梗阻。患者血钾<3.5mmol/L,应诊断为低钾血症。患者 P111 次/分,BP80/50mmHg,应考虑低血容量休克。对于伴有休克的低钾血症,应先尽快恢复血容量,待尿量>40ml/h 后再静脉补钾。②氯化钾溶液应稀释后再静脉滴注,不能直接静脉输注氯化钾,故不答 B、E。患者处于休克状态,应尽快补充血容量,不宜利尿,故不答 C。

35. **ABCDE**　低钾血症常伴镁缺乏,临床上低钾血症的患者,补钾后病情仍无改善,应首先考虑镁缺乏。应用排除法诊断低镁血症的原因是:血清镁浓度与机体镁缺乏不一定平行,即镁缺乏时血清镁浓度不一定降低。参阅 5 版《外科学》P28。

36. **ABCDE**　静脉输液的含钾量不宜超过 40mmol/L,相当于氯化钾 3g/L,即氯化钾浓度为 3‰,故 500ml 液体中最多只能加入氯化钾=500×3‰=1.5g,即相当于 10%的氯化钾 15ml。

37. **ABCDE**　38. **ABCDE**　39. **ABCDE**　①患者术后腹胀、肠鸣音减弱,腹部无压痛、反跳痛,心电图示 T 波降低,应诊断为低钾血症。绞窄性肠梗阻、弥漫性腹膜炎、吻合口瘘均应表现为腹膜刺激征,即腹部压痛反跳痛阳性,故不答 A、B、C。低钙血症常表现为手足抽搐、腱反射亢进,故不答 E。②确诊低钾血症,首选血钾测定,若血钾<3.5mmol/L,可诊断为低钾血症。腹部 B 超、CT、胃肠造影均为影像学检查方法,不

第十篇　外科学试题答案及详细解答

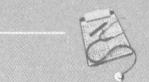

能确诊低钾血症。腹部穿刺常用于诊断腹部闭合性损伤。③患者胃次全切除术后第5天,常有体液丧失,应先输入晶体液及胶体液,恢复血容量。待尿量超过40ml/h后,再静脉补钾。

40. ABCDE　①低钾-碱中毒-反常性酸性尿,高钾-酸中毒-反常性碱性尿,可知,代谢性酸中毒可导致反常性碱性尿,而不是中性尿,故答D。②代谢性酸中毒患者面色潮红,心率加快,血压偏低;最突出的表现是呼吸深快,呼吸频率可达40~50次/分;呼出气带有酮味。

41. ABCDE　①血液pH正常值为7.35~7.45,pH<7.35为失代偿性酸中毒,pH>7.45为失代偿性碱中毒。患者pH7.2,应为失代偿性酸中毒。②HCO_3^-为代谢性指标,判断代谢性酸中毒还是代谢性碱中毒,就看HCO_3^-是否正常。HCO_3^-的正常值为22~27mmol/L,HCO_3^-<22mmol/L为代谢性酸中毒,HCO_3^->27mmol/L为代谢性碱中毒。患者HCO_3^-15mmol/L,应判断为代谢性酸中毒。因此,患者最可能的诊断为失代偿性代谢性酸中毒。

42. ABCDE　低钾-碱中毒-反常性酸性尿,高钾-酸中毒-反常性碱性尿,可知,代谢性碱中毒常伴低钾血症。

43. ABCDE　①持续胃肠减压可造成大量胃酸丢失,导致低钾低氯性代谢性碱中毒。②尿毒症、术后少尿常导致高钾性酸中毒。③挤压创伤可导致红细胞大量破坏,细胞内K^+进入细胞外液引起高钾血症。大量输入库存血,可导致高钾血症、代谢性酸中毒。

44. ABCDE　幽门梗阻的患者反复呕吐可丢失大量胃酸,造成低钾低氯性代谢性碱中毒。血钾正常值为3.5~5.5mmol/L。血钠正常值为135~150mmol/L,患者还有低钠。血氯正常值为95~105mmol/L。

45. ABCDE　①动脉血pH正常值为7.35~7.45,患者pH7.54,应考虑失代偿性碱中毒。剩余碱(BE)正常值为(0±2.3)mmol/L,患者BE+7.0mmol/L,应考虑代谢碱中毒。血钾正常值为3.5~5.5mmol/L,患者血钾3.1mmol/L,应考虑低钾血症。②患者有脱水貌,但不能凭此确定是否为中度脱水。

46. ABCDE　①血浆pH正常值为7.35~7.45,本例pH7.55,应考虑失代偿性碱中毒,故可首先排除B、D。②血钠、血钾、血氯正常值分别为135~150mmol/L、3.5~5.5mmol/L、95~105mmol/L,本例血钠142mmol/L、血钾2.5mmol/L、血氯70mmol/L,应诊断为低钾血症、低氯血症,血钠正常,故答E。

47. ABCDE　"高钾酸中毒,低钾碱中毒",说明高钾血症易导致代谢性酸中毒,低钾血症易导致代谢性碱中毒。患者血钾>5.5mmol/L,应诊断为高钾血症,故最可能发生的酸碱平衡失调是代谢性酸中毒。

48. ABCDE　①血浆HCO_3^-正常值为22~27mmol/L,HCO_3^-<22mmol/L为代谢性酸中毒,HCO_3^->27mmol/L为代谢性碱中毒。患者HCO_3^-16mmol/L,应诊断为代谢性酸中毒。②轻症代谢性酸中毒,只要去除病因,适当补液,机体可自行代偿,无须补碱。只有HCO_3^-<10mmol/L的严重代谢性酸中毒,才需使用碱性药物碳酸氢钠。患者HCO_3^-16mmol/L,无须补碱,只需补充电解质溶液即可。

49. ABCDE　在代谢性酸中毒时,离子化的Ca^{2+}增多。但在严重酸中毒纠正后,离子化的Ca^{2+}减少,要警惕低钙血症的发生。

50. ABCDE　51. ABCDE　52. ABCDE　①幽门梗阻患者反复呕吐,大量胃酸丢失,可导致低钾低氯性代谢性碱中毒。②重度肺气肿患者常有换气功能障碍,可引起CO_2在体内潴留,导致高碳酸血症,造成呼吸性酸中毒。③外科临床上最常见的酸碱失衡是代谢性酸中毒。

53. ABCDE　54. ABCDE　55. ABCDE　①正常血浆pH为7.35~7.45,pH<7.35为失代偿性酸中毒,pH>7.45为失代偿性碱中毒。患者pH7.20,应考虑失代偿性酸中毒,故不答C、D。HCO_3^-为代谢性指标,正常值为22~27mmol/L,HCO_3^-<22mmol/L为代谢性酸中毒,HCO_3^->27mmol/L为代谢性碱中毒。患者HCO_3^-15mmol/L,应诊断为代谢性酸中毒。②对于代谢性酸中毒,只要消除病因,辅以补液(生理盐水),则轻症代谢性酸中毒可自行纠正,故答B。辅助呼吸,加速CO_2排出为呼吸性酸中毒的治疗措施。静脉滴注5%碳酸氢钠适用于HCO_3^-<10mmol/L的重症代谢性酸中毒,患者HCO_3^-为15mmol/L,不宜补碱。快速输入高渗糖水可导致渗透性利尿,常用于脑水肿的治疗。静脉滴注5%葡萄糖盐水为一般性治疗。③在酸中毒时,离子化的Ca^{2+}增多,即使患者有低钙血症,也不会出现手足抽搐。但在

酸中毒纠正后，离子化的 Ca^{2+} 减少，便会发生低钙性手足抽搐。应及时静脉注射10%葡萄糖酸钙以控制症状。若继续使用5%碳酸氢钠，则可使血钙进一步降低，加重手足抽搐。地西泮、硫喷妥钠都是中枢性镇静剂，对于低钙所致的手足抽搐不是首选。5%葡萄糖盐水不能控制手足抽搐。

56. ABCDE　57. ABCDE　①代谢性酸中毒是由于体内酸性物质产生过多，或 HCO_3^- 丢失过多所致，血液 HCO_3^- 降低。②代谢性碱中毒是由于体内 H^+ 丢失过多，或 HCO_3^- 增多所致，血液 HCO_3^- 增多。③$PaCO_2$ 升高见于呼吸性酸中毒，$PaCO_2$ 降低见于呼吸性碱中毒。阴离子间隙是指血浆中未测定阴离子与未测定阳离子的差值，阴离子间隙降低对诊断酸碱失衡价值不大。

58. ABCDE　59. ABCDE　①正常情况下，细胞内钾离子的浓度为细胞外的30倍。挤压综合征患者由于组织损伤、细胞坏死，大量钾离子从细胞内释放至细胞外，可导致高钾血症。长期胃肠减压、反复呕吐，造成大量胃酸丢失，可导致低钾、低氯性代谢性碱中毒。盐皮质激素（醛固酮）的生理作用是保水、保钠、排钾，因此盐皮质激素过多，可引起排钾过多，导致低钾血症。②长期饥饿时，体内脂肪分解过多，可形成大量酮体，导致酮体性酸中毒，此为代谢性酸中毒。

60. ABCDE　通常将休克分为低血容量性（包括失血性及创伤性）、感染性、心源性、神经性、过敏性休克五类。其中，以低血容量性休克和感染性休克在外科最常见。

61. ABCDE　①休克是机体有效血容量减少、组织灌注不足、细胞代谢紊乱和功能受损的病理过程，其特征是组织灌注不足，故答D。②代谢性酸中毒为休克的代谢改变，脉搏快、尿量减少、低血压为休克的临床表现，并不是根本变化，故不答B、C、E。

62. ABCDE　①休克是机体有效血容量减少、组织灌注不足、细胞代谢紊乱和功能受损的病理过程，因此无论何种类型的休克，最基本的治疗措施都是补充血容量，以改善组织低灌注和缺氧。②积极处理原发病、纠正代谢性酸中毒、使用血管活性药物、输氧等都是其一般性治疗措施。

63. ABCDE　①休克时微循环的变化分为微循环收缩期、微循环扩张期、微循环衰竭期三期。在微循环衰竭期，淤滞在微循环内的黏稠血液在酸性环境中处于高凝状态，红细胞、血小板容易聚集并在血管内形成微循环，故微循环"不进不出"。由于组织缺乏血液灌注，细胞缺氧，酸性产物堆积，可导致代谢性酸中毒。②毛细血管后括约肌呈收缩状态，为微循环扩张期的特点。毛细血管前括约肌呈收缩状态，为微循环收缩期的特点。

64. ABCDE　①休克是机体有效血容量减少、组织灌注不足、细胞代谢紊乱和功能受损的病理过程，因此无论失血性休克，还是感染性休克，其首要治疗措施都是补充血容量，而不是使用升压药。②对于感染性休克，短期大剂量应用糖皮质激素有一定效果。③对于活动性出血引起的失血性休克，在积极抗休克的同时，手术止血是不可忽视的主要手段。

65. ABCDE　休克分为轻、中、重三度。①轻度休克：脉搏<100次/分，收缩压正常或稍增高，舒张压增高，脉压缩小，估计失血量20%以下（<800ml）。②中度休克：脉搏100~200次/分，收缩压70~90mmHg，脉压缩小，估计失血量20%~40%（800~1600ml）。③重度休克：脉搏细弱或摸不清，收缩压<70mmHg 或测不到，估计失血量40%以上（>1600ml）。患者脉搏130次/分，收缩压75mmHg，应诊断为中度休克，估计失血量800~1600ml。

66. ABCDE　休克可分为休克代偿期、休克抑制期两期。在休克代偿期，患者交感-肾上腺髓质系统兴奋，可释放大量儿茶酚胺，导致精神紧张、兴奋、烦躁不安、皮肤苍白、四肢厥冷、心率加快、收缩压正常或稍升高、舒张压增高、脉压缩小、呼吸加快（过度通气）、尿量减少，故答E。

67. ABCDE　①患者车祸后6小时，腹部膨隆，说明腹腔脏器受损可能性较大。患者脉率增快、血压降低、四肢冰冷，说明腹腔内出血量较大，应诊断为失血性休克，即低血容量性休克，故不答A、B、D。②中度休克常表现为收缩压70~90mmHg，重度休克常表现为收缩压<70mmHg。根据题干，本例应诊断为重度休克，故答E。

第十篇　外科学试题答案及详细解答

68. **ABCDE**　患者转移性右下腹痛,体温增高,白细胞总数及中性粒细胞比例增高,应诊断为急性阑尾炎。入院 2 小时后体温更高,腹肌紧张,血压 70/50mmHg,应诊断为感染性休克。

69. **ABCDE**　①患者右上腹刀刺伤,脉率增快,血压稳定,中心静脉压降低(正常值 5~10cmH$_2$O),应诊断为休克代偿期,其首要治疗措施是补充血容量,首选平衡盐溶液。②患者 Hb>70g/L,不宜输入全血。A、B、C 均属于一般性治疗措施。

70. **ABCDE**　休克的一般监测指标有 5 项,即精神状态、皮肤温度与色泽、血压、脉率和尿量。其中,尿量是反映肾脏血流灌注情况最简单可靠的指标。若尿量<25ml/h,尿比重增加表明肾血管收缩、肾脏血流灌注不足。若尿量>30ml/h,则提示休克已纠正。

71. **ABCDE**　休克指数=脉率/收缩压。休克指数≈0.5 无休克,>1.0~1.5 有休克,>2.0 为严重休克。

72. **ABCDE**　①A、B、C、D、E 都是休克的特殊监测指标,其中中心静脉压为最常用的监测项目。中心静脉压代表了右心房或腔静脉压力的变化,可反映全身血容量与右心功能之间的关系,且较动脉压变化要早、要敏感,故临床上常用。②心脏指数、心排血量测定临床上少用。动脉血气分析仅能反映酸碱失衡情况,故不作为休克的常规监测项目。肺毛细血管楔压测定为有创操作,临床上少用。

73. **ABCDE**　①尿量减少(<25ml/h)、尿比重升高,提示肾血管收缩和供血量不足。②血压正常、尿量减少(<25ml/h)、尿比重降低,提示急性肾衰竭。参阅 10 版《外科学》P31。

74. **ABCDE**　中心静脉压(CVP)是指右心房或胸腔段上、下腔静脉的压力,可反映全身血容量与右心功能之间的关系。CVP 正常值为 5~10cmH$_2$O。CVP<5cmH$_2$O 提示血容量不足;CVP>15cmH$_2$O 提示心功能不全、静脉血管床过度收缩或肺循环阻力增高;CVP>20cmH$_2$O 提示充血性心力衰竭。

75. **ABCDE**　①诊断休克的依据包括心动过速、发绀、少尿、意识模糊、外周低灌注、血压下降等,可见血压下降不是诊断休克的唯一依据。②休克早期由于交感神经兴奋,外周血管收缩,可导致收缩压正常或稍增高,而不是下降。③休克可分为轻、中、重三度,轻度休克收缩压正常或稍增高;中度休克收缩压 90~70mmHg;重度休克收缩压<70mmHg。可见,血压下降是估计休克程度的主要指标。④血压下降不是休克的最早指标,如休克时中心静脉压的变化即比血压下降要早。⑤休克时,反映组织细胞缺氧、灌注不足的指标包括毛细血管充盈时间、尿量、动脉血乳酸含量等,故不答 E。

76. **ABCDE**　A、B、C、D、E 都是休克的一般监测指标,其中尿量是最有临床意义的指标。尿量是反映肾血流量灌注情况的重要指标。尿量<25ml/h 提示休克早期、休克未完全纠正,尿量>30ml/h 则说明休克已好转,故答 B。

77. **ABCDE**　①按照休克的发病过程,可将休克分为休克代偿期和失代偿期。若病人出现神志淡漠、反应迟钝、皮肤苍白、呼吸浅快、收缩压<90mmHg、尿少或无尿,则标志病人已进入休克失代偿期,故答 B。②尿量<25ml/h,表示肾灌注不足;尿量>30ml/h,则表示休克已好转,故不答 D。

78. **ABCDE**　①对于外科休克,尿量是反映肾血流灌注的重要指标。尿量<25ml/h,表示肾灌注不足;尿量>30ml/h,则表示休克已好转。②心排血量是反映左心室功能状态的指标。动脉舒张压是反映外周血管阻力的指标。肺毛细血管楔压是反映肺静脉、左心房功能状态的指标。中心静脉压是反映右心房内压变化的指标。

79. **ABCDE**　尿量<25ml/h 提示肾血管收缩和灌注不足,尿量>30ml/h 提示休克已纠正。

80. **ABCDE**　通常人体在迅速失血超过全身总血量的 20%(即 800ml)时,即出现休克。

81. **ABCDE**　①患者上消化道出血,心率增快,血压 80/60mmHg,应诊断为失血性休克。患者血压降低、中心静脉压升高,应考虑心功能不全或血容量相对过多,故答 C。②血容量不足常表现为中心静脉压降低、血压正常。血容量严重不足常表现为中心静脉压和血压均降低。容量血管过度收缩常表现为中心静脉压升高、血压正常。肝性脑病常表现为肝功能受损及意识障碍。

82. **ABCDE**　失血性休克患者血压低、中心静脉压高(CVP 正常值为 5~10cmH$_2$O),说明心功能不全或血容量相对过多,应给予强心、纠正酸中毒、舒张血管等治疗,故答 D。

83. ABCDE　①患者中心静脉压正常（正常值5～10cmH$_2$O）、血压降低，提示心功能不全或血容量不足，应行补液试验以进一步明确原因。②若中心静脉压降低、血压正常，提示血容量不足，则应适当补液。若中心静脉压增高、血压降低，提示心功能不全或血容量相对过多，则可使用强心药物。若中心静脉压增高、血压正常，提示容量血管过度收缩，则可使用扩血管药物。若中心静脉压和血压均降低，提示血容量严重不足，则应充分补液。

84. ABCDE　患者呕血后P 100次/分，BP 90/60mmHg，应诊断为失血性休克。患者中心静脉压正常，血压降低，提示心功能不全或血容量不足。为明确病因，应行补液试验。方法为：0.9%NaCl 250ml静脉滴注，5～10分钟输完，如输液后血压升高、中心静脉压不变，提示血容量不足；如血压不变、中心静脉压上升3～5cmH$_2$O，提示心功能不全。根据题干，本例应诊断为血容量不足，故答C。

85. ABCDE　①休克时，中心静脉压（CVP）>15cmH$_2$O提示心功能不全、静脉血管床过度收缩、肺循环阻力增高，CVP>20cmH$_2$O提示充血性心力衰竭。患者CVP为16cmH$_2$O，故答E。②CVP正常值为5～10cmH$_2$O，若CVP<5cmH$_2$O，提示血容量不足；若CVP>5cmH$_2$O，提示血容量充足。

86. ABCDE　患者术后2小时，腹腔引流管引出血液>200ml/h，中心静脉压和血压均下降，说明腹腔内出血量较大。在足量补液和输血后，若休克仍无好转，应再次手术止血。题干要求回答的是"此时应采取的措施"，故答B而不是C。抢救休克时，应先补液再输血，故不答E。A、D显然不是正确答案。

87. ABCDE　①失血性休克患者经充分补液后，血压正常，中心静脉压（正常值5～10cmH$_2$O）升高，提示患者容量血管过度收缩，应给予扩管治疗。②失血性休克患者当中心静脉压降低、血压降低或正常时，说明血容量不足，应继续补液治疗。当中心静脉压正常、血压降低时，应行补液试验，以区分心功能不全和血容量不足。当中心静脉压升高、血压降低时，提示心功能不全或血容量相对过多，应行强心、纠酸、扩管治疗。糖皮质激素主要用于重度感染性休克、过敏性休克的治疗。

88. ABCDE　89. ABCDE　①中心静脉压和血压均降低提示血容量不足。②中心静脉压增高，血压降低提示心功能不全或血容量相对过多。③容量血管过度收缩表现为中心静脉压增高而血压正常。心功能不全或血容量不足表现为中心静脉压正常而血压降低。

90. ABCDE　91. ABCDE　①尿量是反映肾血流灌注情况的常用指标，休克时血容量不足将导致肾灌注量减少，从而使尿量减少；经抗休克治疗血容量补足后尿量将有增加。②中心静脉压（CVP）可反映全身血量与右心功能之间的关系。休克时，血容量不足，回心血量减少，将导致CVP降低；若抗休克治疗血容量补足后CVP可恢复正常。

92. ABCDE　93. ABCDE　94. ABCDE　①重症急性胰腺炎患者出现血压下降，表明合并失液性休克，快速补液后，休克得以纠正，患者动脉血压升高，尿量增多。②重度失血患者休克失代偿时，常表现为动脉血压下降，尿量减少。③肾动脉狭窄可导致肾血管性高血压，肾脏缺血，尿量减少。

95. ABCDE　96. ABCDE　97. ABCDE　①患者左腹部外伤、脾破裂、面色苍白、脉搏细数、脉率增快，应考虑失血性休克。患者收缩压130mmHg，应诊断为休克前期（休克代偿期）。中度休克收缩压为70～90mmHg，重度休克收缩压<70mmHg。暖休克、冷休克是感染性休克的分类标准，故不答D、E。②对于腹部闭合性损伤、脾破裂、肠破裂的患者，应首选腹腔穿刺以明确诊断。该患者处于失血性休克前期，应急查血常规以了解红细胞压积、测定中心静脉压以指导补液、测定CO$_2$CP以了解酸碱失衡情况。该患者处于休克前期，不宜过多搬动行静脉肾盂造影。③对于脾破裂、肠破裂，处于休克前期的患者，应以平衡盐液迅速补充血容量，并积极准备手术治疗。A、D、E为一般性治疗措施。

98. ABCDE　99. ABCDE　100. ABCDE　①股骨干骨折的失血量可达2000ml，易导致失血性休克。休克分为轻、中、重三度。轻度休克收缩压正常或稍增高；中度休克收缩压70～90mmHg；重度休克收缩压<70mmHg。患者收缩压60mmHg，应诊断为重度休克。患者骨折3小时，不可能发生感染性休克，高排低阻型休克是感染性休克的分类，故不答B、E。②治疗休克，应首先补充血容量。在血容量补足后，可试用强心药、利尿剂，故不答A、D。若不纠正休克就立即手术，患者可能死于休克，故不答B。患者

第十篇 外科学试题答案及详细解答

若为闭合性骨折,则无须给予抗生素,故不答 E。③休克患者应采用特殊体位,以增加回心血量,即头和躯干抬高 20°~30°,下肢抬高 15°~20°。

101. **ABCDE** 在创伤性休克的早期,由于过度换气,患者常出现低碳酸血症、呼吸性碱中毒。

102. **ABCDE** 革兰氏阴性细菌、革兰氏阳性细菌、病毒、立克次体、真菌等均可引起感染性休克。其中,以释放内毒素的革兰氏阴性细菌最常见,约占 2/3,如急性腹膜炎、胆道感染、绞窄性肠梗阻等。

103. **ABCDE** 感染性休克分为暖休克和冷休克两类。①暖休克也称高排低阻型休克(高动力型休克),由于排血量增多,可表现为脉搏慢而有力,搏动清楚,肾脏灌注充足而使尿量>30ml/h(C 对);患者脑组织灌注充足而神志清楚;毛细血管充盈时间 1~2 秒。②冷休克也称低排高阻型休克(低动力型休克),由于排血量减低,可表现为脉搏细弱,肾脏灌注不足而使尿量<30ml/h;患者脑组织灌注不足而神志淡漠或嗜睡;毛细血管充盈时间延长。

104. **ABCDE** ①患者面色苍白、四肢湿冷,血压 80/60mmHg,可诊断为中度休克。患者腹痛、发热、全腹肌紧张、肠鸣音消失,应考虑急性腹膜炎,故应诊断为感染性休克。②患者无明显外伤、体液丢失,故不能诊断为低血容量性休克。神经性休克是指因神经系统功能障碍或损伤导致周围血管收缩舒张功能障碍而引起的休克,如脊髓损伤所致的休克等。心源性休克是指心脏泵功能衰竭所致的休克。过敏性休克是由于肥大细胞、嗜碱性粒细胞释放的介质导致的休克。

105. **ABCDE** 应用糖皮质激素治疗感染性休克时,其使用量为常规用量的 10~20 倍。

106. **ABCDE** 糖皮质激素治疗感染性休克时,应早期、大剂量使用,可达正常用量的 10~20 倍,维持不宜超过 48 小时,否则有发生急性胃黏膜损害和免疫抑制等严重并发症的危险。

107. **ABCDE** ①外科救治感染性休克时,首先应补充血容量,同时应控制感染,主要措施是应用抗菌药物和处理原发感染灶。原发感染灶的存在是发生休克的主要原因,应尽早处理,有时只有处理了原发感染灶才能纠正休克,因此不能等到休克好转后再处理感染灶,故答 C。②治疗感染性休克可以早期、大量、短时应用糖皮质激素。若经补充血容量、纠正酸中毒后休克仍未见好转,可给予血管扩张剂治疗。

108. **ABCDE** 感染性休克的治疗原则是在休克未纠正前,着重治疗休克,同时治疗感染;在休克纠正后,着重治疗感染。因此应积极抗休克治疗,若经短期抗休克治疗后,未能有效好转,也应积极手术处理原发感染灶,因为有些患者不手术处理原发感染灶,感染难以控制,休克也难以纠正。

109. **ABCDE** ①青霉素过敏属于Ⅰ型超敏反应,发展迅速,重型可致过敏性休克。患者使用青霉素后出现呼吸困难,血压<90/60mmHg,双肺喘鸣音,多处皮疹,应诊断为过敏性休克。②急性左心衰竭、哮喘急性发作、急性呼吸窘迫综合征均不会出现过敏性皮疹。感染性休克与题干所述不符。

110. **ABCDE** ①手术创伤并术后禁食期间,机体首先消耗糖原储备,然后糖异生加强,以维持血糖的稳态。②饥饿时,肝脏、肌肉蛋白质分解增加,以提供糖异生的前体物质。③饥饿时,脂肪分解加强,以满足机体的能量需求。

111. **ABCDE** ①手术后,病人处于应激状态,机体代谢加快,静息能量消耗增高,蛋白质分解增加,负氮平衡,脂肪分解增加。②应激状态下,组织、器官葡萄糖的氧化利用下降,外周组织对胰岛素抵抗,导致高血糖,故答 A。

112. **ABCDE** ①机体在应激状态下,普遍存在胰岛素抵抗,处理葡萄糖的能力降低,过量或过快输入葡萄糖,将导致高血糖、糖尿等,故答 D。②应激时儿茶酚胺、糖皮质激素释放增加,脂肪和蛋白质分解加速,机体出现高代谢症候群,但因分解代谢大于合成代谢,故机体处于负氮平衡。

113. **ABCDE** ①饥饿早期,机体利用肝脏及肌肉的糖原储备消耗以供能(C 对)。然后,依赖糖异生作用,肝脏和肌肉蛋白质分解以提供糖异生所需的原料。随后,脂肪动员加强,成为主要能源物质,以减少蛋白质消耗。②饥饿第 3 天,酮体形成及糖异生作用达高峰。

114. **ABCDE** ①体重测量是应用最广泛的营养评价方法,常采用实际体重占标准体重的百分比表示。判断标准:80%~90% 为轻度营养不良;70%~79% 为中度营养不良;0~69% 为重度营养不良。可知,成人存在营养不良的指标是实际体重至少比标准体重低10%。②标准体重的计算方法:男性(kg)=身高(cm)-105;女性(kg)=身高(cm)-100。

115. ABCDE　营养状况的评估指标如下。①体重:通常采用实际体重占理想体重的百分比来表示。②白蛋白测定:可反映机体蛋白质营养状况。③皮褶厚度:通过测定三头肌皮褶厚度,可以推算机体脂肪总量,间接反映热能的变化。④淋巴细胞测定:淋巴细胞计数是评价细胞免疫功能的简易方法。营养状况评估指标不包括血小板测定。

116. ABCDE　A、B、C、E都是术前评估患者营养状况的指标。外周血血小板计数是评价患者止血功能的指标。

117. ABCDE　正常人每天基础热卡需要量为25~30kcal/kg。患者所需基本热量为25×65=1625kcal。

118. ABCDE　①正常人每天基础热卡需要量为25~30kcal/kg,创伤和感染时增加20%~30%,大面积烧伤增加50%~100%,择期手术约增加10%。②全胃切除术为择期手术,REE约增加10%;患者腹腔引流管有少量肠液,说明有腹腔感染,REE还应增加20%~30%,故该患者REE约需增加40%。

119. ABCDE　择期手术REE增加约10%,创伤、感染增加20%~30%,大面积烧伤增加50%~100%。

120. ABCDE　121. ABCDE　①血清转铁蛋白是反映机体蛋白质营养状况的营养学评价指标。此答案与A很接近,区别在于"反映"和"评价"。②氮平衡是评价机体蛋白质营养状况可靠和常用的指标。氮平衡=摄入氮-排出氮。若氮的摄入量>排出量,为正氮平衡,提示合成代谢大于分解代谢;若氮的摄入量<排出量,为负氮平衡,提示分解代谢大于合成代谢。故氮平衡试验可用于评价营养摄入水平和分解代谢的状况。③三头肌皮褶厚度和上臂中部周长测定可推算机体脂肪和肌肉总量,间接反映热能变化。肌酐/身高指数是反映肌蛋白消耗的指标。

122. ABCDE　①施行肠外营养需放置中央静脉导管,因胸膜腔压力为负压,若置管不当,可造成空气栓塞,导致患者死亡。肠外营养最严重的技术性并发症是空气栓塞。②肠外营养最常见的技术性并发症是气胸。肠外营养置管时,虽可导致神经损伤、胸导管损伤、血胸等并发症,但少见。

123. ABCDE　配制肠外营养液时,将各种营养素在体外混合配制于3L塑料袋中,称为全营养混合液。全营养混合液包括各种营养成分,如葡萄糖、脂肪乳剂、氨基酸、电解质、水溶性维生素等。由于短期禁食不会导致脂溶性维生素缺乏,因此只有禁食时间超过2~3周时,才需补充脂溶性维生素。患者预计禁食5~7天,无须加入脂溶性维生素,故答A。

124. ABCDE　①低分子右旋糖酐能提高血浆胶体渗透压,吸收血管外的水分而补充血容量,改善微循环和组织灌注,主要用于抗休克、血栓性疾病的治疗,不用作肠外营养液的成分。②B、C、D、E是肠外营养液常用的成分,其中无机盐溶液为电解质溶液。

125. ABCDE　正常成人每日所需要的热卡为25~30kcal/kg,蛋白质为1~1.5g/kg,每克氮相当于6.25g蛋白质,因此热氮比应为125~150g/kcal,即氮和热卡之比为1:(125~150)。参阅4版北京大学医学出版社《外科学》P17。

126. ABCDE　127. ABCDE　①肠内营养的并发症包括机械性并发症(鼻咽及食管损伤、喂养管堵塞)、胃肠道并发症(恶心呕吐、腹胀腹泻)、代谢性并发症(水、电解质及酸碱失衡,糖代谢异常)、感染性并发症。吸入性肺炎属于感染性并发症,为肠内营养最严重的并发症。②肠外营养的并发症包括静脉导管相关并发症、代谢性并发症、脏器功能损害、代谢性骨病。全身性感染(导管脓毒症)属于静脉导管相关并发症,急性胆管炎属于代谢性并发症,但由于前者少见,故最佳答案为D而不是E。长期肠外营养的患者,由于消化道缺乏食物刺激,胆囊收缩素分泌减少,容易在胆囊中形成胆泥,进而形成结石,导致急性胆管炎。急性胃肠炎不属于肠内、肠外营养的并发症。肠外营养肯定不会并发急性胰腺炎,否则重型胰腺炎怎么会常规行肠外营养呢?故不答C。

128. ABCDE　129. ABCDE　①长期昏迷患者只要胃肠功能正常,均可经鼻胃管施行肠内营养。②短肠综合征患者由于肠道吸收不良,应行肠外营养。③冠状动脉搭桥手术后、肺癌根治手术后、直肠癌

第十篇 外科学试题答案及详细解答

Miles 术后早期可行部分肠内、部分肠外混合喂养,逐渐过渡到肠内营养。

130. **ABCDE** 短期肠外营养可选用外周静脉输注。对于超过 2 周的长期肠外营养,则应经中心静脉输入,如颈内静脉途径、锁骨下静脉途径、经外周静脉穿刺的中心静脉导管(PICC)途径。

131. **ABCDE** ①开腹手术后,在胃肠功能恢复正常之前不能行肠内营养,可首先排除 A、B、C。②行肠外营养时,预估所需时间<2 周,宜选用周围静脉途径;预估所需时间>2 周,宜选用中心静脉途径。患者行脾切除、肠破裂修补术后预估营养治疗的时间在 1 周以内,故答 D 而不是 E。

132. **ABCDE** ①全胃肠外营养导致的必需脂肪酸缺乏常表现为皮肤干燥、鳞状脱屑、脱发、伤口愈合延迟等,故答 E。②维生素 A 缺乏常表现为夜盲症、皮肤干燥、易脱屑。电解质紊乱以低钾血症、低磷血症多见。微量元素缺乏以锌缺乏多见,常表现为口周及肢体皮疹、皮肤皱痕、神经炎等。氨基酸缺乏以谷氨酰胺缺乏多见,多表现为肠黏膜屏障功能减退。

133. **ABCDE** ①误吸、腹胀、腹泻均属于肠内营养的并发症。误吸多因昏迷、呃逆等引起。腹胀、腹泻主要与营养液的输入速度、浓度有关,输液速度过快、营养液浓度过高,均可导致腹胀、腹泻。②肠内营养不会引起肠炎。肠道细菌移位、胆囊结石是肠外营养的并发症,而不是肠内营养的并发症。

134. **ABCDE** 误吸是肠内营养常见的并发症。A、B、D、E 均属于肠外营养的并发症。

135. **ABCDE** 进行肠内营养时,输营养液后停输 30 分钟,若回抽量>150ml,考虑有胃潴留存在,应暂停鼻胃管灌注,以防误吸。参阅 7 版《外科学》P140,10 版《外科学》已删除。

136. **ABCDE** 经鼻胃管进行肠内营养时,可并发胃潴留。此时,应暂停鼻胃管灌注,改用鼻空肠管输入。参阅 6 版《外科学》P150,10 版《外科学》已删除。

137. **ABCDE** ①吸入性肺炎是肠内营养最严重的并发症,预防措施是输注营养液时,患者取 30°半卧位。②A、B、E 为防治肠内营养并发腹泻的措施。D 与题干所述无关。

138. **ABCDE** ①长期肠外营养可引起肝脏损害,最主要的原因是葡萄糖的超负荷、过高的能量供给引起的肝脂肪变性。②胆汁淤积为肠外营养本身的并发症,并不是引起肝脂肪变性的主要原因。B、D、E 显然不是正确答案。

139. **ABCDE** 消化道瘘所用的肠内营养制剂应以肽类为主,以减轻肠道对消化液分泌的刺激作用。

140. **ABCDE** 腹泻是肠内营养最常见的并发症,腹泻的原因有:①肠腔内渗透负荷过重;②小肠对脂肪不耐受;③输注速度过快,营养液通过肠腔时间缩短,胆盐不能再吸收;④营养液中葡萄糖被肠内细菌转变为乳酸;⑤营养液被细菌、真菌等污染;⑥营养液温度过低;⑦低清蛋白血症。

141. **ABCDE** ①患者切口无红肿、渗液,可排除手术切口感染。②患者术后第 3 天,中上腹轻度压痛,无反跳痛及肌紧张,腹腔脓肿的可能性不大。③患者双肺未闻及干、湿啰音,肺部感染的可能性不大。④男性患者,无膀胱刺激征,尿路感染的可能性不大。排除 A、B、C、D,正确答案为 E。

142. **ABCDE** 143. **ABCDE** 144. **ABCDE** ①患者空腹血糖高达 11mmol/L,可诊断为糖尿病,如肠外营养液配制时不注意葡萄糖与胰岛素的比例,则易发生糖尿病并发症。患者突然昏迷,尿酮阴性,应诊断为高渗高血糖综合征而不是糖尿病酮症酸中毒。糖尿病酮症酸中毒常表现为尿糖、尿酮均为强阳性。肝性脑病多有长期肝病史,病程发展较慢,与肠外营养、糖尿病无关。静脉导管相关性感染常表现为畏寒、高热,而不是昏迷。代谢性酸中毒常表现为呼吸加深、加快,不会出现昏迷。②若肠外营养液中胰岛素比例过低而内源性胰岛素分泌不足,当葡萄糖溶液输注速度过快时即可发生高渗高血糖综合征。本病的发生与 A、B、C、D 无关。③为预防高渗高血糖综合征的发生,应注意葡萄糖输注的浓度不宜过高、速度不宜高快,与胰岛素比例不能太低[1U∶(1~4)g]。

145. **ABCDE** 146. **ABCDE** 147. **ABCDE** ①机体急性失血量达 400ml 时,可引起临床症状,失血量达 800ml 时,可引起休克。患者腹部外伤,口渴,脉率增快,血压无明显降低,应诊断为失血性休克代偿期,估计失血量为 400~800ml。②患者有中心静脉置管史,突然寒战、高热,应诊断为静脉导管相关性感染。患者脾脏已切除,不可能为脾感染,故不选 A。患者术后第 7 天,无腹痛、腹泻、无腹部压痛,故不答 B。患者无右上腹持续性疼痛,无压痛、反跳痛,故不答 C。患者无咳嗽、咳痰,故不答 D。③治疗导管相关性感染时,首先应拔除中心静脉导管,去除感染源。一般拔除中心静脉导管后不必用药,发热可自行消退。若 24 小时后发热仍不消退,则需使用敏感抗生素。脓肿穿刺引流常用于肝脓肿的治疗。对症退热处理为一般性治疗。糖皮质激素可使感染扩散,故不宜使用。

148. ABCDE　①外科感染是指需要外科治疗的感染,其特点为:常为多种细菌的混合感染;局部症状明显;多为器质性病变,常有组织化脓坏死而需外科处理。②外科感染包括全身性感染,故答 E。

149. ABCDE　二重感染也称菌群交替,是指长期大量使用抗菌药物过程中发生的新感染。

150. ABCDE　特异性感染指某种病菌只引起某种特定的感染性疾病,某种感染性疾病只由这种特定的病菌引起,如气性坏疽只能由梭状芽胞杆菌引起,故为特异性感染。A、B、C、D 均为非特异性感染。

151. ABCDE　①特异性感染是指某种病菌只引起某种特定的感染性疾病,如破伤风梭菌只能引起破伤风,结核分枝杆菌只能引起结核病,真菌只能引起念珠菌病,梭状芽胞杆菌只能引起气性坏疽,这些感染性疾病均属于特异性感染。②乙型溶血性链球菌既可引起急性蜂窝织炎,也可引起上呼吸道感染等,致病菌与疾病之间不是一一对应关系,因此不属于特异性感染,而是非特异性感染。

152. ABCDE　患者乳腺癌根治术后切口感染,病原菌多来源于皮肤,故以金黄色葡萄球菌最多见。

153. ABCDE　①溶血性链球菌的脓液特点为稀薄、淡红色、量较多、无臭味。②大肠埃希菌的脓液特点为稠厚、无臭味;若合并厌氧菌感染,可有恶臭或粪臭味。铜绿假单胞菌的脓液特点为淡绿色、有特殊腥臭味。金黄色葡萄球菌的脓液特点为稠厚、黄色、无臭味。无芽胞厌氧菌的脓液特点为有恶臭,涂片可见 G^- 杆菌,但普通培养无细菌生长。

154. ABCDE　①痈是多个相邻毛囊及其周围组织的急性细菌性化脓性感染。②疖病是多个不相邻毛囊及其周围组织的急性细菌性化脓性感染。疖是单个毛囊及其周围组织的急性细菌性化脓性感染。丹毒是皮肤淋巴管网受乙型溶血性链球菌感染所致。急性蜂窝织炎是皮下疏松结缔组织的急性感染。

155. ABCDE　糖尿病患者机体抵抗力较低,易发生疖病。因此对于疖病患者,应常规检查血糖和尿糖。

156. ABCDE　①痈是指多个相邻毛囊及其周围组织的急性化脓性感染,好发于项部和背部。初起为小片皮肤硬肿,色暗红,其中可有多个脓点,以后脓点扩大,中心处破溃、脱落坏死,使疮口呈蜂窝状。根据题干,本例应诊断为痈。②丹毒好发于下肢,常表现为片状皮肤红疹,色鲜红,中间稍淡,境界清楚。疖只涉及单个毛囊,故中央只有一个脓点。急性蜂窝织炎是皮下疏松结缔组织的急性感染,可表现为局部红肿热痛,边界不清。皮脂腺囊肿感染常先有皮脂腺囊肿,然后才有感染征象。

157. ABCDE　①根据题干,本例应诊断为痈。②红外线理疗为疖在红肿阶段的治疗措施。50%硫酸镁湿敷为痈在初期的治疗,本例已出现脓点,应及时切开引流。③切开引流时,应采用"+"或"++"形切口,切口线应超过病变边缘皮肤。本例已化脓,应切开引流,而不应该一期清创后缝合。

158. ABCDE　①患者 10 天前上唇部肿,见脓头,应考虑为面疖。危险三角区(鼻、上唇及其周围)的面疖,严禁挤压,否则挤压后病菌可经内眦静脉、眼静脉进入颅内海绵状静脉窦,引起化脓性海绵状静脉窦炎,常表现为寒战、高热、头痛、呕吐、昏迷等。根据题干,本例应诊断为面疖并发颅内海绵状静脉窦炎。②颌下淋巴结炎多表现为颌下淋巴结肿大、触痛。面疖造成眼眶内感染少见。面部蜂窝织炎常表现为畏寒发热、面部肿胀疼痛、边界不清。化脓性上颌窦炎常继发于鼻腔内感染。

159. ABCDE　①丹毒是皮肤及其网状淋巴管的急性炎症,其致病菌为乙型溶血性链球菌,一般不化脓,也很少有组织坏死。②疖、痈、急性蜂窝织炎、急性淋巴结炎都是典型的化脓性炎症。

160. ABCDE　①患者单个毛囊化脓性感染,应诊断为疖。位于危险三角区(鼻、上唇及其周围)的疖严禁挤压,以防感染扩散至颅内导致化脓性海绵状静脉窦炎。②可静脉滴注抗生素,在早期仅有红肿时,可局部外敷鱼石脂软膏。当已出现脓点时可局部湿热敷。

161. ABCDE　糖尿病患者高热,背部皮肤红肿,范围 6cm×5cm,表面皮肤呈紫褐色,应诊断为背痈。背痈出现多个脓点、表面皮肤紫褐色时,需切开引流。可作"+"或"++"形切口,切口线应超过病变边缘皮

第十篇 外科学试题答案及详细解答

肤,清除已化脓、失活的组织,然后在脓腔内填塞生理盐水或凡士林纱条,外加干纱布绷带包扎。切口不能一期缝合,否则将导致脓液引流不畅。

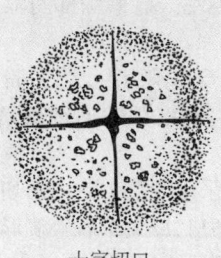

十字切口

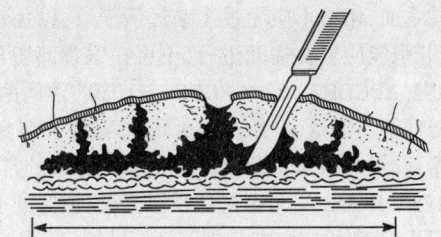

切口超过炎症范围少许,深达筋膜

痈的切开引流方式

162. **ABCDE** 急性蜂窝织炎是皮下、筋膜下、肌间隙或深部蜂窝组织的一种急性弥漫性化脓性炎症。致病菌主要是乙型溶血性链球菌,其次为金黄色葡萄糖球菌、大肠埃希菌或其他链球菌。

163. **ABCDE** 丹毒好发于下肢,足癣是其常见病因之一。足癣患者突发寒战、高热,左下肢片状红疹,色鲜红,边界清楚,应诊断为左下肢丹毒,其常见致病菌是乙型溶血性链球菌。

164. **ABCDE** ①丹毒常累及单侧下肢,多表现为片状皮肤红斑,微隆起,色鲜红,中间稍淡,界限清楚。②"局部硬肿"为痈的特点。"在中央部的表面有脓栓"为疖的特点。

165. **ABCDE** ①患者右颈部明显肿胀、压痛、皮肤不红,说明病变部位在颈部软组织,故可首先排除A、D、E。②淋巴管炎一般沿淋巴管走行分布,呈条索状红线,不会导致颈部肿胀,故不答B。③急性蜂窝织炎为皮下疏松结缔组织的弥漫性炎症,边界不清,局部无波动感,说明无脓肿形成,故答C。

166. **ABCDE** ①急性管状淋巴管炎由细菌从皮肤黏膜破损处侵入淋巴系统引起,好发于四肢,表现为表皮下红色条线,有触痛,扩展时红线向近心端延伸,故答A。②急性网状淋巴管炎也称丹毒,是乙型溶血性链球菌感染皮肤淋巴管网所致的急性非化脓性炎症,好发于下肢及面部,表现为片状微隆起的皮肤红疹,色鲜红,中间稍淡,边界清楚。急性淋巴结炎常表现为局部淋巴结肿大、疼痛。急性蜂窝织炎常表现为蜂窝组织的红、肿、热、痛。急性浅静脉炎常表现为沿浅静脉走行的红、肿、痛。

167. **ABCDE** 患者示指末节感染,伴剧痛,应诊断为脓性指头炎。宜在末节指侧面作纵切口,切口远侧不应超过甲沟的1/2,近侧不应超过指节横纹。不应作鱼口状切口,以免术后瘢痕形成影响手指触觉。

168. **ABCDE** 患者左手示指外伤,2天后出现局部红、肿、热、痛,应诊断为脓性指头炎,最可能的致病菌是金黄色葡萄球菌。

169. **ABCDE** 请牢记经常考到的几个解剖学途径:①拇指→腱鞘→桡侧滑液囊→尺侧滑液囊→小指;②示指→腱鞘→鱼际间隙;③中指→腱鞘→掌中间隙→腱鞘→无名指;④桡侧滑液囊和尺侧滑液囊在腕部有一小孔相互沟通,故感染可由此相互传播。示指腱鞘炎易蔓延至鱼际间隙。

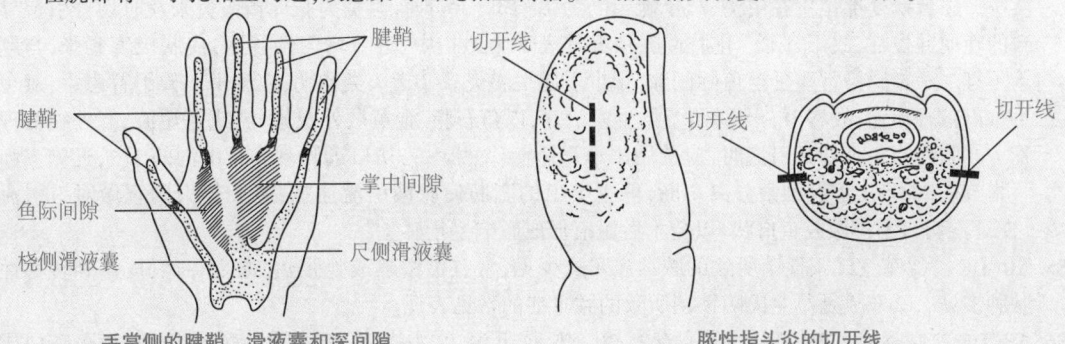

手掌侧的腱鞘、滑液囊和深间隙　　脓性指头炎的切开线

170. ABCDE ①掌深部间隙感染应抬高患肢,避免下垂以减轻疼痛。早期可用大剂量抗生素静脉滴注,因致病菌多为金黄色葡萄球菌,故首选青霉素。②掌中间隙感染切开引流时,应纵行切开中指与环指间的指蹼掌面,切口不应超过手掌远侧横纹,以免损伤掌浅动脉弓。③掌深部间隙感染表现为手背肿胀,切开引流应当在掌面进行,不可在手背部切开,故答E。

171. ABCDE 172. ABCDE 173. ABCDE ①痈的致病菌以金黄色葡萄球菌为主。②丹毒的致病菌为乙型溶血性链球菌。③厌氧菌感染所致脓液常有恶臭,厌氧培养阳性,但普通细菌培养常为阴性。④大肠埃希菌、铜绿假单胞菌为多种化脓性感染的常见致病菌。

174. ABCDE 175. ABCDE ①痈在切开引流时,为保证引流通畅,应采用"+"或"++"形切开。②脓性指头炎在行切开引流时,应在末节指侧面作纵切口。不宜作鱼口状切口,以免术后瘢痕形成影响手指功能。③乳房后脓肿常采用沿乳房下缘的弧形切口。普通乳房脓肿常采用沿乳头的放射状切口。

176. ABCDE 177. ABCDE ①糖尿病患者由于抗感染能力降低,易发生痈。痈好发于项部和背部。糖尿病患者畏寒、发热,颈后疼痛,红肿,范围较大,边界不清,中央有多个脓点,应诊断为颈部痈。皮脂腺囊肿感染好发于皮脂腺丰富的部位,范围不会很大,故不答A。丹毒好发于四肢,不会出现化脓性感染。疖是单个毛囊的化脓性感染,痈是相邻多个毛囊的化脓性感染,而患者"中央有多个脓点",说明累及多个毛囊,故应诊断为痈而不是疖。急性蜂窝织炎常累及皮下、筋膜下、肌间隙等组织,其炎症不易局限,故不答E。②痈若已出现多个脓点、表面暗紫色时,为改善引流,需及时切开引流,可作"+"或"++"形切切开引流;切口线应超过病变边缘皮肤,深达筋膜,清除已化脓和尚未化脓但已失活的组织;然后在脓腔内填塞凡士林纱条,外用干纱布绷带包扎,故答A。

178. ABCDE 179. ABCDE 180. ABCDE 181. ABCDE ①患者左脚趾甲沟部红肿破溃,伴发热,应诊断为左脚趾甲沟炎。患者左脚趾只有红肿破溃,而无坏死,故不答B。患者病变部位不涉及左小腿,故不答C、D。患者血压正常,故不答E。②甲沟炎的致病菌多为金黄色葡萄球菌,因此首选青霉素治疗。应用糖皮质激素可使感染扩散。退热剂为对症治疗。庆大霉素仅对革兰氏阴性菌有效,对革兰氏阳性的金黄色葡萄球菌无效。维生素对甲沟炎无效。③脓毒症常表现为寒战、高热、脉搏细速、血压下降、血小板减少、皮下瘀斑。根据题干,本例应诊断为脓毒症。弥散性血管内凝血(DIC)的诊断标准为下列5项中出现3项以上:血小板计数<80×10^9/L、凝血酶原时间延长3秒以上、血浆纤维蛋白原<1.5g/L、3P试验阳性、血涂片中破碎红细胞>2%。患者虽有血压降低,但没有给出血压值,不能诊断为感染性休克。多器官衰竭常有两个以上的器官功能不全,与题干所述不符。菌血症是指血培养检出病原菌的脓毒症,但题干未给出血培养结果。④金黄色葡萄球菌对青霉素的耐药率高达90%以上,患者使用青霉素3天无效,可能为耐甲氧西林金黄色葡萄球菌(MRSA)感染所致,应首选万古霉素治疗。阿米卡星、环丙沙星常用于治疗革兰氏阴性菌感染。红霉素虽对金黄色葡萄球菌有效,但不是首选药。甲硝唑常用于治疗厌氧菌感染。

182. ABCDE 183. ABCDE 184. ABCDE ①患者受伤部位在右手示指尖,局部肿胀、压痛,应诊断为指头炎。患者病变部位不在甲沟,故不能诊断为甲沟炎。指骨骨髓炎为脓性指头炎未及时切开引流导致的晚期并发症,故不答C。化脓性腱鞘炎常表现为患指中、近节均匀性肿胀,皮肤极度紧张,与题干不符。示指感染常蔓延至鱼际间隙,很少引起滑囊炎。②指头炎初期,应悬吊前臂平置患手,避免下垂以减轻疼痛,故答B。同时给予抗生素治疗,以鱼石脂、金黄散外敷患处,或超短波、红外线等理疗。③脓性指头炎切开引流时,应选用末节指侧面作纵切口,切口远侧不超过甲沟的1/2,近侧不超过指节横纹;将皮下纤维索分离切断,剪去突出的脂肪使脓液引流通畅;脓腔较大则宜做对口引流(D对);切口不应做成鱼口状,以免术后瘢痕形成影响手指感觉。

185. ABCDE ①革兰氏阳性菌所致的脓毒症寒战少见,常有稽留热或弛张热,谵妄昏迷、皮疹和转移性脓肿多见。②寒战是革兰氏阴性菌所致的脓毒症的常见表现。

186. ABCDE 脓毒症主要表现为:①骤起寒战高热,或低温;②头痛、头晕、恶心、呕吐、腹胀、面色苍白或

第十篇 外科学试题答案及详细解答

潮红,出冷汗,神志淡漠或烦躁、谵妄、昏迷;③心率加快,脉搏细速,呼吸困难;④肝脾可肿大,严重者可出现黄疸或皮下出血瘀斑等。答案为E。

187. ABCDE 脓毒症是指病原菌引起的全身性炎症反应,寒战、发热时抽血作细菌培养,可提高阳性率。

188. ABCDE ①革兰氏阴性菌常分泌大量内毒素,所致的脓毒症一般比较严重,可出现"三低"现象,即低体温、低白细胞、低血压。②肺炎链球菌、金黄色葡萄球菌、乙型溶血性链球菌、破伤风梭菌均属于革兰氏阳性菌,只有变形杆菌属于革兰氏阴性菌,故答案为C。

189. ABCDE 金黄色葡萄球菌的特点:①可产生多种毒素,引起高热,多为稽留热或弛张热;②分泌的外毒素能使周围血管麻痹、扩张,导致皮疹;③倾向于血液播散,易在体内形成转移性脓肿,故答D。参阅4版《外科学》P170,10版《外科学》已删除。

190. ABCDE ①男孩足部外伤后外周血白细胞总数和中性粒细胞比例显著增高,应考虑细菌感染,故可首先排除B、D、E。②患童畏寒高热,神志不清,脉搏增快,血压降低,应诊断为脓毒症。足部刺伤最常见的致病菌是金黄色葡萄球菌,故答C。

191. ABCDE ①只有真菌感染才需使用抗真菌药物,细菌感染无须使用抗真菌药物,故不答A。②脓毒症应尽早使用抗生素,在培养结果尚未出来之前,可经验性用药。③应尽早明确感染的原发灶,并采取措施控制感染源(C对)。④对于早期的抗生素治疗,建议经验性地使用一种或几种广谱抗生素,以便覆盖所有可能的病原体。⑤脓毒症首要的治疗措施是处理原发灶。

192. ABCDE ①脓毒症常表现为突发寒战、高热、头痛头晕、恶心呕吐、神志改变,严重者可出现肝脾大、黄疸、皮下瘀斑等。根据题干,本例应诊断为脓毒症。②额部蜂窝织炎、菌血症均不会出现皮下瘀斑等严重的中毒症状,故不答B、C。患者无颅内高压的临床表现,不能诊断为颅内感染。患者血压>90/60mmHg,不能诊断为感染性休克。

193. ABCDE 治疗脓毒症的关键是处理原发感染灶。A、B、C、D均属于辅助治疗措施。

194. ABCDE 195. ABCDE ①患者存在右大腿感染灶,突发寒战、高热、恶心、烦躁,外周血白细胞>20×10^9/L,应考虑脓毒症。为明确诊断,可在寒战、高热时抽血行细菌培养,以提高阳性率。咽拭子培养常用于诊断上呼吸道感染。正侧位胸部X线片常用于诊断肺炎。B超检查可了解脓肿是否形成。血常规检查、血沉测定无特异性,故不答D。②患者经多种治疗无效,右大腿肿痛加重,有波动感,说明局部脓肿已形成,应行脓肿穿刺切开引流。A、B、C、E均属于一般性治疗措施。

196. ABCDE 197. ABCDE ①患者术后寒战、高热,应考虑为感染,故白细胞计数增高。患者虽有尿量减少,可能为高热大汗后血容量不足所致,不一定有肾实质损害,故尿常规结果可无异常。立位腹部透视常用于诊断空腔脏器穿孔,患者腹部手术后第5天,腹腔内气体尚未完全吸收,立位腹部透视可见膈下游离气体,故无诊断意义。腹部超声检查对腹腔内感染的诊断价值不大。患者虽有轻度腹胀,但肠鸣音正常,说明无明显低钾血症,故不答E。②患者腹部手术后第5天,突发寒战、高热、腹胀,全腹轻度压痛,应考虑腹腔革兰氏阴性菌感染,因为肠源性感染最常见的致病菌是大肠埃希菌。小肠吻合口漏多表现为持续性剧烈腹痛,腹部压痛、反跳痛,肠鸣音减弱或消失。手术创面出血多表现为腹腔内出血,如血压降低,心率增快,无寒战、高热。急性肾衰竭可有少尿或无尿,但不会出现寒战、高热等感染征象。患者无频繁呕吐,肛门已排气,肠鸣音正常,故不答E。

198. ABCDE 199. ABCDE 200. ABCDE 201. ABCDE 202. ABCDE ①单纯大肠埃希菌感染产生的脓液并无臭味,但常合并厌氧菌感染,使其脓液稠厚,有恶臭或粪臭,故答E而不是C。②金黄色葡萄球菌感染的脓液稠厚、黄色、无臭。溶血性链球菌感染的脓液稀薄、淡红色、量多。铜绿假单胞菌的脓液特点是淡绿色,甜腥味。③金黄色葡萄球菌常产生多重耐药性,倾向于血液播散,常在体内形成转移性脓肿。④大面积烧伤创面感染最常见的细菌是铜绿假单胞菌,约占54%,其次为沙雷菌(18.5%)、克雷伯菌(7.5%)、大肠埃希菌(7.3%)。参阅7版《黄家驷外科学》P94。⑤乙型溶血性链球菌能产生溶血素和多种酶,如透明质酸酶、纤维蛋白溶解酶、链激酶等,能溶解细胞间质的透明质酸、纤维蛋白,破坏纤维素所形成的脓肿壁,使感染易于扩散,引起败血症,但一般不发生转移性脓肿。

203. ABCDE　①破伤风梭菌为革兰氏阳性厌氧芽胞杆菌,分泌的毒素应为外毒素,而不是内毒素,内毒素是革兰氏阴性菌分泌的,故答A。②破伤风梭菌只在伤口局部繁殖,不进入血液循环,只是其分泌的外毒素(包括痉挛毒素和溶血毒素),尤其是痉挛毒素引起肌紧张性收缩,因此破伤风是毒血症。溶血毒素可引起组织的局部坏死和心肌损害(9版《外科学》已删除该知识点)。破伤风毒素还可阻断脊髓对交感神经的抑制,致使交感神经过度兴奋,引起血压升高、心率增快、体温升高、多汗等。

204. ABCDE　诱发破伤风全身肌肉痉挛常见的因素包括光、声、接触、震动、饮水等,唯温度改变少见。

205. ABCDE　破伤风痉挛发作时表现为肌肉持续性收缩,因痉挛毒素随血流播散,故血液越丰富、活动越频繁的肌群越先受累,最初是咀嚼肌,以后依次为面部表情肌、颈肌、背肌、腹肌、四肢肌,最后为膈肌。

206. ABCDE　破伤风患者发作肌紧张性收缩,受累肌肉的顺序:咀嚼肌→面部表情肌→颈肌→背肌→腹肌→四肢肌→膈肌。

207. ABCDE　①阵发性肌痉挛、苦笑面容都是破伤风的典型临床表现。患者有明确的外伤史,典型临床表现,应诊断为破伤风,其病原体为破伤风梭菌。②艰难梭菌常导致抗生素相关性腹泻、伪膜性肠炎。大肠埃希菌、金黄色葡萄球菌常为非特异性感染的致病菌。产气荚膜梭菌为气性坏疽的病原体。

208. ABCDE　①破伤风患者发作时神志清楚,不会出现昏迷,故答A。②破伤风患者持续呼吸肌、膈肌痉挛,可造成窒息死亡。破伤风患者可并发心力衰竭,此为常见死因之一。破伤风患者牙关紧闭,不能咳嗽咳痰,常引起肺部感染。破伤风患者强烈肌痉挛,可使肌断裂,甚至发生骨折。

209. ABCDE　破伤风的典型症状是在肌紧张性收缩基础上,阵发性强烈痉挛,累及咀嚼肌可出现牙关紧闭、咬肌紧张;累及躯干肌可出现角弓反张;累及膈肌可出现持续性呼吸肌痉挛,造成呼吸暂停,故答A。破伤风时呼吸肌不会断裂,故不答B。

210. ABCDE　①破伤风的潜伏期约为7天。患者8天前被锈铁钉刺伤,现出现四肢抽搐、颈项强直、牙关紧闭,应诊断为破伤风。破伤风最严重的并发症是膈肌痉挛导致窒息。②A、B、C都是破伤风的一般并发症,破伤风不会发生脑疝。

211. ABCDE　①破伤风人工免疫的方法包括自动免疫和被动免疫。自动免疫是以破伤风梭菌的类毒素为抗原,注入人体后产生相应的抗体。前后注射3次,每次0.5ml,注射后免疫力可保持10年。小儿对本病的自动免疫主要通过计划免疫的百白破(百日咳+白喉+破伤风)疫苗获得。有基础免疫力的伤员,受伤后只需皮下再次注射类毒素0.5ml,便可迅速强化机体的抗破伤风免疫力,无须注射破伤风抗毒素(TAT)。②被动免疫是指直接注射破伤风抗毒素(TAT),其作用短暂,有效期为10日左右。③破伤风梭菌为厌氧菌,因此创伤后早期彻底清创,改善局部循环,是预防破伤风的关键。

212. ABCDE　①用于破伤风易感人群预防接种的是破伤风类毒素,而不是破伤风抗毒素(TAT)。②注射破伤风抗毒素(TAT)可用于破伤风的被动免疫,即对可疑患者的紧急预防。大剂量TAT静脉滴注可中和游离毒素,用于破伤风的治疗,答案为B。③TAT无杀菌作用,不能杀灭伤口中繁殖的破伤风梭菌。④用于儿童预防接种的是百白破(百日咳+白喉+破伤风)疫苗,为类毒素,而不是TAT。⑤TAT只能中和游离的毒素,不能中和已与神经组织结合的毒素。

213. ABCDE　①TAT为血清制品,注射前必须作过敏试验。若皮试阳性,可行脱敏注射。即将1ml TAT分成0.1ml、0.2ml、0.3ml、0.4ml以生理盐水分别稀释至1ml,剂量自小到大按顺序分次肌内注射,每次间隔半小时,直至全部注射完毕。每次注射后注意观察患者有无面色苍白、皮疹、皮肤瘙痒、打喷嚏、血压下降,若出现这些症状,则立即停止注射,并皮下注射肾上腺素1mg。②破伤风类毒素为主动免疫制剂,适用于原来已行基础注射的患者。人体破伤风免疫球蛋白可直接肌内注射,无须皮试,但由于价格昂贵,一般不作为首选。青霉素不能预防破伤风。注射百白破三联疫苗为预防破伤风的主动免疫方法。

214. ABCDE　①破伤风抗毒素可中和游离毒素,一般用量为10000～60000IU,连续应用或加大剂量并无意义,且易导致过敏反应和血清病,故答 A。②破伤风患者应避免声、光刺激,以减少痉挛发作。治疗期间应保持呼吸道通畅,以免喉肌痉挛窒息死亡。破伤风梭菌为厌氧芽胞杆菌,对外界环境抵抗力强,接触患者过程中,应严格无菌操作,防止交叉感染。应用镇静药物可减少患者痉挛发作。

215. ABCDE 216. ABCDE ①破伤风的潜伏期约为 7 天。患者 10 天前右足受伤,现苦笑脸,张口困难,角弓反张,阵发性四肢痉挛,应诊断为破伤风。破伤风累及肌肉的顺序为咀嚼肌→面部表情肌→颈肌→背肌→腹肌→四肢肌→膈肌,相应出现的症状为张口困难(咀嚼肌受累)、苦笑面容(面部表情肌受累)、颈项强直(颈部肌受累)、角弓反张(背腹肌受累)、屈膝半握拳(四肢肌受累)、呼吸停止(膈肌受累),最早的典型症状为张口困难。②破伤风最主要的死因为膈肌痉挛导致的窒息,因此控制和解除膈肌痉挛,预防窒息是治疗破伤风的关键。B、C、D、E 均为破伤风的一般性治疗。

217. ABCDE 218. ABCDE 219. ABCDE 220. ABCDE ①患者 10 天前被铁锈钉刺伤足底,现出现张口困难、苦笑面容、角弓反张、神志清楚,应诊断为破伤风。破伤风是由破伤风梭菌引起的特异性感染,破伤风梭菌属于革兰氏阳性厌氧芽胞杆菌,故答 E 而不是 D。D 为气性坏疽的致病菌。②创伤伤口破伤风梭菌的污染率很高,战场上可达 25%~80%,但破伤风发病率仅占污染者的 1%~2%。③破伤风梭菌只在伤口局部繁殖,不进入血液循环,只是其分泌的痉挛毒素引起临床症状和体征,因此破伤风是毒血症。菌血症、败血症、脓血症、脓毒血症的循环血液中均有细菌存在,血细菌培养阳性,而破伤风血液培养阴性。④破伤风最主要的死因为持续性膈肌痉挛导致的窒息。虽然破伤风痉挛发作可导致肌肉断裂、骨折、尿潴留,但都不会因此而死亡,故对机体的威胁不大。破伤风的自然病程为 3~4 周,为消耗性疾病,可引起不同程度的营养不良,应注意营养支持。

221. ABCDE ①患者伤后 24 小时发病,且伤口红肿,边界不清,伤口中心皮肤坏死,应诊断为气性坏疽,其致病菌为梭状芽胞杆菌。很多医考参考书诊断为破伤风,这种观点是错误的,因为破伤风的潜伏期一般为 7 天,且伤口不会发生坏死;而气性坏疽的潜伏期为 1~4 天,伤口进展迅速,可进行性肿胀坏死。②表皮葡萄球菌为条件致病菌,一般情况下无致病力。铜绿假单胞菌多见于大面积烧伤感染等。金黄色葡萄球菌常引起多发性脓肿。乙型溶血性链球菌常引起急性蜂窝织炎、丹毒等。

222. ABCDE ①气性坏疽常表现为伤口胀裂样疼痛,进行性肿胀,伤口中有大量浆液血性渗出物,肌肉呈熟肉状,皮下有积气,触及捻发音为其特点。根据题干,本例应诊断为气性坏疽,其致病菌为革兰氏阳性厌氧梭状芽胞杆菌。②蜂窝织炎常表现为皮下疏松组织的急性弥漫性感染,与本例不符。

223. ABCDE ①皮下可触及捻发音,说明皮下有气体存在,为气性坏疽的特征性表现。青年男性左下肢挤压伤,清创术后 3 天,烦躁不安,左下肢肿胀,大量恶臭浆液血性渗出物,皮下可触及捻发音,应诊断为气性坏疽。宜急诊手术治疗,术中可将病变区多处切开引流,整块切除受累肌肉,甚至截肢。由于渗液量大,术后应勤换敷料。气性坏疽为厌氧菌感染所致,可行高压氧舱治疗。②氨基糖苷类抗生素对厌氧菌无效,故答 E。

224. ABCDE 225. ABCDE 226. ABCDE 227. ABCDE ①气性坏疽的潜伏期多为 1~4 天,最迟 5~6 天。患者伤后 5 天,伤口有血性稀薄液体渗出,恶臭味,皮肤可见大理石样斑纹,渗出物涂片检查见革兰氏阳性粗大杆菌,应诊断为气性坏疽。产气性皮下蜂窝织炎主要累及皮下,肌肉很少受累,病程进展缓慢,全身中毒症状轻。脓毒血症常表现为寒战、高热等全身中毒症状,而局部表现较轻。骨筋膜室综合征全身中毒症状较轻,皮肤不会呈大理石样花纹。厌氧性链球菌感染起病较慢,全身和局部症状均较轻。②气性坏疽的常见原因是清创不彻底,没有消除伤口的厌氧环境,故答 D。未切开筋膜减压、石膏外固定太紧导致骨筋膜室综合征。未接种破伤风疫苗易导致破伤风。未使用抗生素易导致普通外科感染。③卡那霉素属于氨基糖苷类抗生素,主要对革兰氏阴性杆菌有效,对引起气性坏疽的革兰氏阳性杆菌(产气荚膜梭菌)无效,故答 D。A、B、C、E 均正确。④预防气性坏疽的关键是彻底清创,以消除伤口的厌氧环境。A、B、C 均不能预防气性坏疽。D 为气性坏疽的治疗措施,而不是预防措施。

228. ABCDE　A、B、C、D均属于无菌小手术,术前无须预防性使用抗生素。E属于大手术,须预防性使用抗生素。

229. ABCDE　①甲状腺腺瘤切除术为无菌小手术,无须预防性使用抗生素。②先天性心脏病手术、乳腺癌根治术、肾移植术都是大手术,一旦继发感染后果严重,故术前需预防性使用抗生素。无张力疝修补术需置入人工合成的疝补片,故需预防性使用抗生素。

230. ABCDE　不是所有的外科感染都需使用抗生素,只有较严重感染(如B、C、D、E)才需要使用抗生素,一些表浅局限的感染(如疖),无须使用抗生素。

231. ABCDE　①按病情轻重将创伤分为轻伤、中度伤、重伤三类。轻伤是指局部软组织伤。中度伤是指广泛软组织伤、上下肢开放性骨折、肢体挤压伤、机械性呼吸道阻塞、创伤性截肢、一般腹腔脏器伤,需手术治疗,无生命危险。重伤是指危及生命、治愈后有严重残疾者。本例为桡骨中段骨折,应诊断为中度伤。②按伤后皮肤完整性分为闭合伤和开放伤。闭合伤是指皮肤完整无伤口。开放伤是指有皮肤破损者。根据题干,本例应诊断为开放伤,故答C。

232. ABCDE　①根据病史及临床表现,该患者应诊断为胸部损伤、右侧液气胸、右下肢骨折,皮肤保持完整,故应属于闭合伤。闭合伤是指皮肤保持完整的损伤。②皮肤破损者称为开放伤,若既有入口又有出口称为穿透伤;若只有入口没有出口称为盲管伤。挤压伤是指肌肉丰富的肢体或躯干在较大范围、连续数小时以上受到外部重物挤压或固定位置的自压而造成的肌肉损伤。

233. ABCDE　①局部制动固定,有利于止血和纤维蛋白填充,以及细胞增生和组织塑形,有利于伤口愈合。②伤口感染、异物存留、血液循环障碍、使用糖皮质激素等可抑制创伤性炎症、破坏或抑制细胞增生和基质沉积,影响创伤修复,使伤口延迟愈合,甚至不愈合。

234. ABCDE　批量伤员处理的优先顺序一般分为四类。①危重伤员(第一优先):有危及生命的严重创伤,但经及时治疗能够获救,应给予红色标记。②重症伤员(第二优先):有严重损伤,但经急救处理后生命体征或伤情暂时稳定,可在现场短暂等候而不危及生命或导致肢体残缺,应给予黄色标记。如不伴意识障碍的头部外伤、不伴呼吸衰竭的胸部外伤。③轻症伤员(第三优先):可自行行走,无严重损伤,可适当延迟转运和治疗,应给予绿色标记,如软组织挫伤、轻度烧伤等。④死亡或濒死者(第四优先):已死亡或无法挽救的致命性创伤造成的濒死状态,如呼吸、心跳已停止,应给予黑色标记,停放在特定区域,等待相应后续处理。本例为轻症伤员,应给予绿色标记。

235. ABCDE　创伤的现场急救包括复苏、通气、止血、包扎、搬运等措施,不包括伤口清创缝合,清创缝合属于医院内处理。A、C、D、E均属于现场急救措施。

236. ABCDE　①开放性骨折后伤口大量活动性出血,现场急救时应加压包扎止血。②待活动性出血止住后,再行下肢临时固定,送医院进行进一步处理,故不答B。急救现场不可能进行输液等抗休克治疗,更不可能进行清创缝合,这些都是送到医院之后进行的治疗措施,故不答A、C。在急救现场只能行骨折外固定,不能行骨折复位,否则将伤口外的污物、泥土等带入伤口将导致严重后果,此外现场复位,还可能使复位的骨折断端刺伤大血管、大神经,故不答E。

237. ABCDE　①指压法止血适用于头颈部、上臂、下肢浅表部位的活动性出血。患者颞部皮肤裂口仅1cm,裂口内见搏动性出血,现场急救时可采用指压止血。②填塞法常用于肌肉、骨端渗血的止血。局部止血剂很少用于现场急救止血。止血带法常用于四肢伤大出血。三角巾包扎法常用于小动脉、小静脉损伤的止血。

238. ABCDE　止血带结扎后应每隔1小时放松1~2分钟,使用时间不应超过4小时,以免肢体缺血坏死。

239. ABCDE　清创缝合时限多为伤后6~8小时,但面部伤口为减少瘢痕形成,可延长至12小时或更长时间。参阅7版《黄家驷外科学》P81。

240. ABCDE　①患者左腿外伤,神志淡漠,面色苍白,脉率>100次/分,血压<90/60mmHg,应诊断为中度失血性休克。首要治疗措施是补充血容量,备血,中心静脉置管监测补液是否充分,边抗休克治疗边

第十篇 外科学试题答案及详细解答

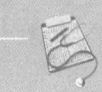

准备急诊手术清创。②松开止血带之前,应先输液或输血,补足血容量,准备好止血器材,以免失血加重休克,故答 E。

241. ABCDE ①对于伤后 6 小时以内的清洁伤口,可清创后一期缝合。若伤口污染较重但无明显感染,可行清创后二期缝合。对于已经感染的伤口,需清创后充分引流,争取延期缝合。②患者伤后 6 小时,伤口红肿、渗血,说明已有明显感染,故应清创后延期缝合。参阅 3 版 8 年制《外科学》P197。

242. ABCDE ①清创时先用无菌敷料覆盖伤口,用无菌刷和肥皂液清洗创口周围的皮肤;②去除伤口敷料后取出异物、血块;③切除创缘皮肤 1~2mm,必要时延长切口;④切除失活组织,彻底止血,污染较重者可用 3% 过氧化氢溶液冲洗伤口;⑤彻底清创后,伤后 6~8 小时内、污染轻的伤口可一期缝合。患者污染不重,于伤后 2 小时清创,可一期缝合,无须放置引流片,故答 A。

243. ABCDE ①软组织挫伤常用物理疗法,伤后早期应行局部冷敷,以减少毛细血管出血,12 小时后应行热敷以促进血液循环。②理疗、热敷都是晚期治疗方法,故不答 A、D。软组织挫伤一般疼痛不严重,无须应用镇痛药。软组织挫伤一般无伤口,无须使用抗生素,故不答 E。

244. ABCDE 左踝部无反常活动,说明骨折可能性不大。对于软组织挫伤,伤后早期应行局部冷敷,不宜按摩,以免加重毛细血管出血。C、D、E 均属于辅助治疗方法。

245. ABCDE 246. ABCDE 247. ABCDE ①患者肌肉丰富的部位左腰部及下肢长时间受压,解除挤压后出现尿量少,色暗红(提示血红蛋白尿),下肢明显肿胀,足背动脉搏动减弱(提示血栓形成或肢体远端张力过高),应诊断为挤压综合征。患者病程仅 6 小时,不可能出现感染性休克。肾挫伤常有鲜红色肉眼血尿,而不是暗红色血红蛋白尿。左下肢挫伤不会出现血压降低等全身症状。左下肢血栓形成常表现为下肢肿胀,进展较慢,不会出现血红蛋白尿。②治疗挤压综合征时,应积极扩容,使用等渗盐水纠正休克;静脉滴注 1.25% 碳酸氢钠溶液碱化尿液,以促使血红蛋白结晶溶解,防止肾小管堵塞。挤压综合征因红细胞大量破坏,细胞内的 K^+ 大量释放进入细胞外液,将导致高钾血症,若输入库存全血、血浆,将导致血钾增高,故不宜应用。治疗休克时,首选等渗盐水或平衡盐液,不应首先输注右旋糖酐或葡萄糖溶液。③对于该患者的急救,在补液纠酸的同时首选左下肢固定,以防肌红蛋白、血红蛋白大量进入血液循环,堵塞肾小管。患者无胸部外伤,无须行胸腔闭式引流。止痛、镇静、吸氧为一般性治疗措施。

248. ABCDE 火器伤患者,右足背动脉搏动稍弱,脉搏增快,血压低于 90/60mmHg,应考虑失血性休克。目前的紧急处理是快速补充血容量,以纠正休克。待休克纠正后再行伤口清创。

249. ABCDE 火器伤组织损伤重、范围大、易感染,应争取在伤后 6~8 小时内施行清创术,清创后一般不宜一期缝合,但膝关节腔损伤清创后应一期缝合,并做好初期外科处理,预防关节感染,否则易导致化脓性关节炎,严重影响关节功能。

250. ABCDE 火器伤组织损伤重、范围大、易感染,清创后一般不宜一期缝合,因为初期清创时,挫伤区和震荡区参差交错,不易判断。此时应保持伤口引流通畅 3~5 天,酌情行延期缝合。

251. ABCDE ①火器伤的治疗应尽早清创,充分显露伤道,清除坏死和失活的组织。清创后不宜一期缝合,因为初期清创时,挫伤区和震荡区参差交错,不易判断损伤界限,故不答 B、D。清创后应保持伤口引流通畅 3~5 天,然后酌情行延期缝合,故答 C。②只切开深筋膜减压、放置引流不能彻底清除坏死组织,故不答 A、E。

252. ABCDE 253. ABCDE ①患者外伤后面色苍白,呼吸急促,脉搏 141 次/分,血压<90/60mmHg,应诊断为失血性休克。因此目前首要的治疗措施是建立静脉通道,补充血容量,抢救休克。A、B、C、E 只有在休克纠正后才能进行。②对于火器伤的患者,清创后不能一期缝合伤口,只能行清创后开放引流、二期缝合或换药处理,故答 E。A、B、C、D 均为清创术的正确处理方法。

254. ABCDE 烧伤面积的估算方法有两种,即九分法和手掌法,前者适用于烧伤面积较大的估算,后者适合小面积的估算。手掌法是指患者并指的掌面约占其体表面积的 1%。故本例用手掌法估计烧伤面积约为体表面积的2%。

255. **ABCDE** 使用九分法估算烧伤面积。患者烧伤面积 = 双大腿21% + 双小腿13% + 双足6% = 40%。请注意：成年女性双足及臀部面积各为6%；成年男性双足为7%，双臀为5%。

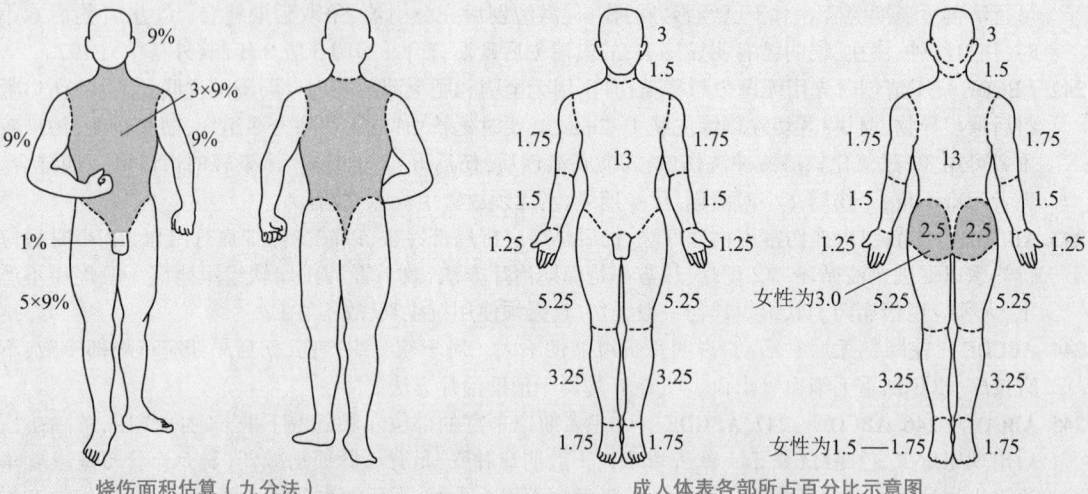

烧伤面积估算（九分法） 　　　　　　成人体表各部所占百分比示意图

256. **ABCDE** 成年男性双小腿占13%，双足占7%（注意成年男性双足占7%，女性双足占6%），故右侧膝关节以下约占(13%+7%)/2=10%。

257. **ABCDE** 成年女性背部占13%，会阴占1%，双臀部占6%，故烧伤面积=13%+1%+6%=20%。

258. **ABCDE** 双下肢包括双臀（成年男性为5%、女性为6%）+双大腿(21%)+双小腿(13%)+双足（成年男性为7%、女性为6%）。成年女性双下肢(不包括臀部)的面积=21%+13%+6%=40%。请注意，在计算烧伤面积时一定要注意成年男性和女性双臀、双足面积的不同，以及儿童面积的校正。

259. **ABCDE** ①患者烫伤后出现大小不一的水疱，创面红润、潮湿，应诊断为浅Ⅱ度烧伤。②浅Ⅱ度烧伤累及真皮乳头层（真皮浅层）；痛觉敏感，疼痛明显；如不感染，常于伤后1~2周愈合，愈合后无瘢痕形成，但有色素沉着。

260. **ABCDE** 烧伤深度按三度四分法分类如下。Ⅰ度烧伤：仅伤及表皮浅层，生发层健在；浅Ⅱ度烧伤：伤及表皮生发层和真皮乳头层；深Ⅱ度烧伤：伤及真皮深层；Ⅲ度烧伤：伤及皮肤全层。

261. **ABCDE** ①Ⅰ度烧伤因为浅，没有水疱形成；Ⅲ度烧伤因为深，累及皮肤全层，也没有水疱形成；只有浅Ⅱ度、深Ⅱ度烧伤才有水疱形成，且浅Ⅱ度烧伤水疱大，深Ⅱ度烧伤水疱小。②患者被开水烫伤后出现较大水疱，应诊断为浅Ⅱ度烧伤，故应累及表皮生发层和真皮浅层。累及真皮深层是深Ⅱ度烧伤的特点。

262. **ABCDE** ①浅Ⅱ度和深Ⅱ度烧伤均有水疱形成，且前者为大水疱后者为小水疱。Ⅰ度和Ⅲ度烧伤均无水疱形成。②因Ⅰ度烧伤为局部轻度红肿，浅Ⅱ度烧伤为局部明显红肿，故局部红肿不是浅Ⅱ度烧伤的特征。创面红白相间为深Ⅱ度烧伤的特点。"创面无水疱，焦黄色甚至炭化，焦痂下可见网状栓塞血管"为Ⅲ度烧伤的特点。

263. **ABCDE** ①烧伤创面有大小不一的水疱，剧痛，应为浅Ⅱ度烧伤，故不答C、D、E。②烧伤面积=女性双臀6%+双大腿21%+双小腿13%=40%。

264. **ABCDE** 烧伤愈合时间：Ⅰ度为3~7天，浅Ⅱ度为1~2周，深Ⅱ度为3~4周，Ⅲ度为>4周。

265. **ABCDE** 重度烧伤是指烧伤总面积31%~50%；或Ⅲ度烧伤面积11%~20%；或Ⅱ度、Ⅲ度烧伤面积虽不到上述百分比，但已发生休克、呼吸道烧伤或有较重的复合伤。

266. **ABCDE** ①烧伤严重程度分类标准如下。患者烧伤总面积35%，达到重度烧伤诊断标准。②临床

第十篇　外科学试题答案及详细解答

上习惯使用的"小面积烧伤""大面积烧伤",至今没有确切的定义。

严重程度	轻度烧伤	中度烧伤	重度烧伤	特重烧伤
Ⅱ度烧伤面积	<10%	11%~30%	31%~50%	>50%
或Ⅲ度烧伤面积	0	<10%	11%~20%	>20%
或烧伤总面积			31%~50% 或休克、呼吸道烧伤	>50%,或较重的吸入性损伤、复合伤

267. **ABCDE**　中度烧伤是指Ⅱ度烧伤面积11%~30%,或Ⅲ度烧伤面积<10%。

268. **ABCDE**　①轻度烧伤是指(Ⅱ度)烧伤面积<10%。②中度烧伤是指(Ⅱ度)烧伤面积11%~30%;或有Ⅲ度烧伤但面积<10%。③重度烧伤是指烧伤总面积31%~50%,或Ⅲ度烧伤面积11%~20%;或Ⅱ度、Ⅲ度烧伤面积虽达不到上述标准,但已发生休克、合并较重的吸入性损伤和复合伤等。④特重烧伤是指烧伤总面积>50%;或Ⅲ度烧伤面积>20%。⑤A 为特重烧伤。B、C 为中度烧伤。D 为轻度烧伤。E 为重度烧伤。

269. **ABCDE**　患者烧伤面积=6%(女性双臀)+会阴(1%)+21%(双侧大腿)=28%。患者烧伤创面散在水疱、红白相间,疼痛迟钝,应为深Ⅱ度烧伤,属于中度烧伤,故答 A。

270. **ABCDE**　①患者烧伤创面有大小不一的水疱,感剧烈疼痛,应考虑浅Ⅱ度烧伤。②烧伤面积=6%(女性双足)+13%(双小腿)+21%(双大腿)=40%。

271. **ABCDE**　①患者创面可见大小不等的水疱,创面潮红,应为浅Ⅱ度烧伤。②烧伤面积=2.5%(右手)+3%(右前臂)=5.5%。③Ⅱ度烧伤面积<10%为轻度烧伤,11%~30%为中度烧伤,31%~50%为重度烧伤,>50%为特重烧伤,故答 B。

272. **ABCDE**　①患者头面颈部烧伤、鼻毛烧焦,伴呼吸困难,应考虑吸入性损伤(呼吸道烧伤)。②吸入性损伤的治疗应特别注意保持呼吸道通畅,要及时气管插管,给予吸氧。参阅 6 版《外科学》P198。10 版《外科学》已删除。

273. **ABCDE**　①患者右手烧伤,有水疱、剧痛,可诊断为浅Ⅱ度烧伤。小面积烧伤现场急救时,可立即用清水连续冲淋或浸泡,既可消除致伤原因、减轻疼痛,又可带走余热、减轻深度。②烧伤现场急救的其他措施还包括:安慰和鼓励伤者,使其情绪稳定,疼痛剧烈可酌情使用地西泮、哌替啶等。③浅Ⅱ度水疱应予保留,水疱大者可抽吸水疱。此为入院后的初期处理,而不是现场急救措施。

274. **ABCDE**　①在烧伤急救现场,创面只求不再污染,不再损伤,可用干净敷料或布类保护后送医院处理。疼痛剧烈者可酌情使用哌替啶镇痛。热液浸渍的衣裤,可以冷水冲淋后剪开取下,强力剥脱易撕脱水疱皮。右足背这种小面积烧伤立即用清水连续冲洗或浸泡,既可减轻疼痛,又可带走余热。②在现场急救时,严禁使用有色药物(如碘酊)涂抹,以免增加随后烧伤深度判断的难度,故答 E。

275. **ABCDE**　①烧伤现场急救时,对于中小面积烧伤,特别是四肢烧伤,可立即用清水冲洗创面,或用冷水浸湿的毛巾敷于创面。②烧伤急救时,应妥善保护创面,可用干净纱布覆盖创面,或行简单包扎后送医院处理。不宜使用有色药物(如碘附、碘酒等)擦拭创面,以免增加对烧伤深度判定的困难,故答 D。③烧伤现场急救时,应尽快扑灭火焰、脱去着火的衣服,立即将伤者转移到安全通风的地方。

276. **ABCDE**　①深Ⅱ度烧伤创面可用 1:2000 氯己定清洗、移去异物。浅Ⅱ度水疱应予保留,因为水疱皮可充当生物敷料,保护创面,减轻疼痛,加速创面愈合,但深Ⅱ度烧伤的水疱皮应予清除。②深Ⅱ度烧伤包扎创面时,内层常采用油质纱布,外层常采用吸水敷料。面部烧伤不适合包扎,应予暴露。烧伤创面一般不使用抗生素预防感染,故答 B 而不是 A,参阅 7 版《外科学》P183。

277. **ABCDE**　①患者烧伤创面布满数个大水疱,应诊断为浅Ⅱ度烧伤。对于浅Ⅱ度烧伤,水疱皮应予保留,水疱大者,可用消毒空针抽去水疱液,定期换药。②新洁尔灭消毒烧伤处+包扎,为轻度烧伤的一般处理原则。烧伤创面不要用有色溶液（碘酒）涂擦，以免影响烧伤深度的判断，故不答 B。伤口暴露疗法主要适用于面、颈、会阴部烧伤不适合包扎者，故不答 E。

278. ABCDE 休克是烧伤早期常见的严重并发症，主要为烧伤局部或远隔部位毛细血管通透性增加，体液丢失，导致的低血容量性休克。全身性感染是大面积烧伤的晚期并发症。

279. ABCDE 280. ABCDE ①患者烧伤总面积 = 9%（右上肢）+ 6.5%（右小腿）+ 3.5%（男性右足）= 19%。②患者烧伤后第一个 24 小时补液量 = 体重（kg）× 系数（1.5）× Ⅱ、Ⅲ度烧伤总面积 + 水分基础需要量（2000ml）= 60×1.5×19+2000 = 3710ml，答案为 D。

281. ABCDE 大面积烧伤患者突发寒战、高热、意识不清，体温骤升或低温，脉率增快，血压降低，白细胞骤升或骤降，应诊断为脓毒症。体温不升者常为革兰氏阴性杆菌感染。

282. ABCDE ①小孩双下肢烧伤面积 = [9×5+1－(12－3)]×100% = 37%。②10 版《外科学》P78：2 岁以上小儿烧伤第一个 24 小时补液量 = 失液量 + 基础量。失液量 = 烧伤面积×体重×补液系数 = 37×16×1.75 = 1036（ml）。基础量按体重计算，第一个 10kg 为 100ml/kg，第二个 10kg 为 50ml/kg，故基础量 = 10×100+6×50 = 1300（ml）。第一个 24 小时补液总量为 2336ml。

283. ABCDE ①患者Ⅱ度及Ⅲ度烧伤面积 = 26%（躯干前后部）+ 5%（男性双臀）+ 21%（双大腿）+ 13%（双小腿）+ 7%（男性双足）= 72%。②伤后第一个 24 小时，每 1% Ⅱ及Ⅲ度烧伤面积每千克体重应补充胶体和电解质液共 1.5ml。其中，晶体（平衡盐液）和胶体（血浆）的比例为 1∶0.5。10 版《外科学》P77：不论烧伤分度统一为晶胶比为 1∶0.5。③伤后第一个 24 小时应补充的胶体量 = 体重×烧伤面积×0.5 = 50×72×0.5 = 1800ml。若按 9 版《外科学》观点计算，答案为 C。

284. ABCDE ①伤后第 1 个 24 小时补液量 = 体重×Ⅱ、Ⅲ度烧伤面积×1.5+基础需要量 2000ml = 50×40×1.5+2000 = 5000ml。②第 1 个 24 小时的前 8 小时补液量 = 24 小时总补液量的一半，即 2500ml。

285. ABCDE 286. ABCDE ①患者烫伤创面有大量水疱，说明为Ⅱ度烧伤，因为只有Ⅱ度烧伤才会出现水疱。患者疼痛明显，说明为浅Ⅱ度烧伤而不是深Ⅱ度烧伤，因为深Ⅱ度烧伤痛觉较迟钝。患者烧伤面积 = 后背 13%+双上臂 7% = 20%。按烧伤严重程度不同，将烧伤分为四度：轻度烧伤是指Ⅱ度烧伤面积 10% 以下。中度烧伤是指Ⅱ度烧伤面积 11%~30%，或有Ⅲ度烧伤但面积不足 10%。重度烧伤是指烧伤总面积 31%~50%，或Ⅲ度烧伤面积 11%~20%。特重烧伤是指烧伤总面积 50% 以上，或Ⅲ度烧伤面积 20% 以上。本例Ⅱ度烧伤面积 20%，应为中度烧伤，故答 B。②浅Ⅱ度烧伤创面的处理原则：若水疱皮完整，应予保存，只需抽去水疱液，消毒包扎。若水疱皮已撕脱，可用无菌油性敷料包扎。若创面已感染，应勤换敷料，清除脓性分泌物，保持创面清洁，让其自行愈合，答案为 A。

287. ABCDE 288. ABCDE 289. ABCDE ①患者烧伤总面积 = 9%×1（头颈部）+ 9%×3（躯干部）+ 9%×2（双上肢）= 6×9%。②"头颈部、躯干部布满大小不等的水疱"，此为Ⅱ度烧伤。"两上肢呈焦黄色，无水疱"，此为Ⅲ度烧伤。故该病员Ⅲ度烧伤面积 = 2×9%。③烧伤后 2~3 小时渗出最为急剧，8 小时达高峰，至 48 小时渐趋恢复。因此大面积烧伤患者 48 小时内应重点抢救休克，争取平稳体液复苏，不能进行切痂手术，故不答 A、B。Ⅲ度烧伤后组织由开始的凝固性坏死经液化到与健康组织分离，需要 2~3 周时间，在这一过程中，随时都有侵入性感染的威胁，为此近年来多采用积极的手术治疗，包括早期切痂或削痂，并立即皮肤移植，故答案为 E 而不是 C。

290. ABCDE 电烧伤的局部特点为：电流通过人体有入口和出口，入口处较出口处重。入口处常炭化，形成裂口或洞穴，烧伤常深达肌肉、肌腱、骨周，损伤范围常外小内大（E 对）；没有明显的坏死层面；局部渗出较一般烧伤重；由于邻近血管的损害，经常出现进行性坏死，伤后坏死范围可扩大数倍。

291. ABCDE 50~60Hz 的 110~220V 交流电，对心脏有很强的损害作用，特别是接触部位电阻低，进入体内的电流大时，往往可立即致死。交流电击伤最主要的损害器官是心脏，其次为脑。

292. ABCDE 电击伤最主要的损害器官是心脏，患者曾发生心搏骤停，故初级复苏后首先应检查循环功能。

293. ABCDE ①手术患者应从术前 8~12 小时开始禁食，术前 4 小时开始禁止饮水，以防在麻醉或手术

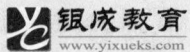

1056

第十篇 外科学试题答案及详细解答

过程中因呕吐而引起窒息或吸入性肺炎。②术前患者的营养状态,术中严格无菌操作可降低术后感染的概率。术前进行肠道准备可减少术后腹胀的发生。不是所有手术患者都有吻合口,因此 C 不可能是正确答案。伤口裂开常见于腹部手术,其发生与缝合技术欠佳有关。

294. A**B**C**D**E 结肠癌术前准备:①术前 1 天及手术当天清晨行清洁灌肠或结肠灌洗,并于术前 2~3 天开始进流质饮食、口服肠道抗菌药物,以减少术后并发感染的机会。②术前 8~12 小时开始禁食,术前 4 小时开始禁饮,以防因麻醉或术中呕吐而引起窒息。③合并幽门梗阻者,可行高渗盐水洗胃。参阅 9 版《外科学》P92。10 版《外科学》已删除。

295. A**B**C**D**E ①限期手术是指手术时间虽可选择,但不宜延迟过久,应在尽可能短的时间内做好术前准备,如各种恶性肿瘤根治术。②完全性肠梗阻造瘘术、急性上消化道穿孔修补术均属于急症手术,慢性阑尾炎行阑尾切除术、可复性股疝修补术均属于择期手术。

296. A**B**C**D**E ①长时间使用凡士林纱条、烟卷纱条、生理盐水纱条引流,纱布常被渗出液堵塞而失去引流作用,若不及时拔除,引流反而受阻,故临床上少用。②负压吸引管主要用于渗液量非常大的创面引流,本例渗液量不会太大,故不答 B。排除 A、B、D、E 后,正确答案为 C。

297. A**B**C**D**E 血浆白蛋白<30g/L 或转铁蛋白<0.15g/L,术前需行营养支持。

298. A**B**C**D**E 急性呼吸系统感染者,择期手术应推迟至治愈后 1~2 周。

299. A**B**C**D**E ①择期手术应于术前 7 天停用阿司匹林。②应于术前 2~3 天停用非甾体抗炎药,于术前 10 天停用抗血小板药噻氯匹定、氯吡格雷。

300. A**B**C**D**E 患者血压<160/100mmHg,术前无须使用降压药。因原发性高血压病因未明,为终身制疾病,故术后仍需使用降压药控制血压。

301. A**B**C**D**E ①口服降糖药的糖尿病患者,应服用至手术前一天晚上;若服用长效降糖药者,应在术前 2~3 日停服。术前无须常规使用胰岛素降血糖,故答 D。②术前 8~12 小时开始禁食,4 小时禁水,以防术中呕吐而引起窒息。吸烟者术前戒烟 2 周,可减少支气管分泌物,降低肺部感染的风险。患者血压>160/100mmHg,术前需口服降压药控制血压。术前练习床上排便,以适应术后变化。

302. A**B**C**D**E ①中年男性发现 HBsAg(+)多年,很可能已发展为肝硬化门静脉高压症。患者突发呕鲜血约 400ml,脾大,腹水征,应诊断为肝硬化门静脉高压症食管下端胃底曲张静脉破裂出血。若行急诊手术,术前应常规检测肝肾功能、血清电解质、出凝血时间。②本例腹水性质明确,为肝硬化失代偿所致,可不行腹水常规检查。

303. A**B**C**D**E 围术期糖尿病患者,若口服普通降糖药,应服至手术前 1 天晚上;若口服长效降糖药,应于术前 2~3 天停药,改用普通胰岛素。患者平时服用短效降糖药,应服用至手术前 1 天晚上。

304. A**B**C**D**E 糖尿病患者施行择期手术前,将患者的血糖控制在轻度升高状态(5.6~11.2mmol/L)较为适宜,此时尿糖(+~++)。这样既不至于因胰岛素过多而发生低血糖,也不至于因胰岛素过少而发生酮症酸中毒。可见,术前无须将患者血糖、尿糖降至正常。

305. A**B**C**D**E ①口服普通降糖药的患者,应继续服用至手术前 1 天晚上停药。口服长效降糖药如氯磺丙脲者,应在术前 2~3 天停服。②平时用胰岛素者,术前应以葡萄糖和胰岛素维持正常糖代谢,在手术日晨停用胰岛素。③仅以饮食控制病情者,术前无须特殊准备。④合并酮症酸中毒者,暂不实施择期手术。若需接受急诊手术,应尽可能纠正酸中毒、血容量不足、电解质失衡。⑤禁食患者,需静脉输注葡萄糖加胰岛素维持血糖轻度升高状态(5.6~11.2mmol/L)。参阅 3 版 8 年制《外科学》P10。

306. A**B**C**D**E ①高血压患者择期手术前,血压>180/100mmHg 者,可选用合适的降压药物,使血压稳定在一定水平,但不要求降至正常后才做手术,故答 D 而不是 E。②糖尿病患者施行择期手术前,将患者的血糖控制在轻度升高状态(5.6~11.2mmol/L)较为适宜。A、C 是一般术前准备措施。

307. A**B**C**D**E ①腹部手术,尤其是胃肠道手术后,一般需禁食 24~48 小时,待胃肠道蠕动恢复、肛门排气后,才可开始进食。②若术前患者禁食时间较长,术后可从胃管抽出澄清胃液,故不答 A。若患者使用的是局部麻醉,则术后即可下床活动。患者有明显饥饿感,很可能为胰岛素分泌过多所致的低血糖。肠鸣音增强很可能为肠梗阻所致。因此A、B、C、D均不能作为是否进食的依据。

308. ABCDE ①外科引流的绝对适应证是软组织感染性疾病,如脓肿、痈、切口感染等。感染性伤口渗出液或脓液的量较大,一般采用纱条引流,如A、B、C、D的引流。②在软组织手术后,若预期创面有较多渗血或渗出液时,可作预防性引流,以避免形成血肿、积液、继发感染等,这种切口多采用橡皮管引流,如乳腺癌根治术等。

309. ABCDE ①腹部手术后早期活动有利于增加肺活量,减少肺部并发症,改善全身血液循环,促进切口愈合,降低因静脉血流缓慢并发深静脉血栓形成的发生率。②早期活动不会减少腹腔感染。

310. ABCDE 常规拆线时间:头、面、颈部为术后4～5天,下腹部、会阴部为术后6～7天,胸部、上腹部、背部、臀部为术后7～9天,四肢为术后10～12天,减张缝合为术后14天。

311. ABCDE 312. ABCDE 手术切口拆线的时间:头、面、颈部为术后4～5天;下腹部、会阴部为术后6～7天;胸部、上腹部、背部、臀部为术后7～9天;四肢为术后10～12天;减张缝合为术后14天。

313. ABCDE ①胃癌根治术患者行术前准备,若血浆白蛋白<30g/L,可行术前胃内或肠外营养支持。患者血清白蛋白35g/L,无须补充人血白蛋白。②口服肠道抗生素为结肠癌的常规术前准备,胃癌根治术前准备无须口服肠道抗生素。③择期手术患者的术前准备应停止吸烟2周,参阅3版8年制《外科学》P10。④血钾正常值为3.5～5.5mmol/L,患者血钾3.0mmol/L,应诊断为低钾血症,术前应行补钾治疗(D对)。⑤患者血压<160/100mmHg,无须降压治疗。

314. ABCDE 切口愈合分为3级。①甲级愈合:指切口愈合优良,无不良反应。②乙级愈合:指切口愈合处有炎症反应,如红肿、硬结、血肿、积液等,但未化脓。③丙级愈合:指切口已经化脓。

315. ABCDE ①患者腹部手术后多取低半坐位,以减轻腹壁张力。②施行颈、胸手术后,多采用高半坐位,以便于呼吸及有效引流。施行颅脑手术后,如无休克或昏迷,可采用15°～30°头高脚低斜坡卧位。全身麻醉尚未清醒的患者,多采用平卧位,头转向一侧,以免误吸。E为休克患者的常用体位。

316. ABCDE ①乳腺癌改良根治术为胸部手术,术后应采用高半坐位卧式,以便于呼吸及有效引流。②腹部手术后常采用斜坡卧位,脊柱手术后常采用仰卧位或俯卧位,肥胖患者术后常采用侧卧位。

317. ABCDE ①施行颅脑手术后,如无休克、昏迷,可取15°～30°头高脚低斜坡卧位。②颈、胸手术后常采用高半坐位。全麻未清醒、蛛网膜下腔麻醉后常采用平卧位。肥胖患者术后常采用侧卧位。休克患者术后常采用下肢抬高15°～20°,头部和躯干抬高20°～30°的特殊体位。

318. ABCDE ①蛛网膜下腔麻醉术后12小时内,应采用平卧位,以防止因脑脊液外渗而致低压性头痛。②腹部手术后常采用半卧位。脊柱、臀部手术后常采用平卧位或俯卧位。颅脑手术后常采用15°～30°头高脚低斜坡卧位。肥胖患者术后常采用侧卧位。

319. ABCDE 320. ABCDE 321. ABCDE ①患者胃癌根治术后第6天,腹腔引流管引出咖啡色混浊液体,说明引流液属于胃液,应诊断为胃肠吻合口漏。A、C、D、E均不会有胃液进入游离腹腔。②对于早期吻合口漏的患者,应严格禁食,持续胃肠减压,施行完全胃肠外营养,可以应用生长抑素以减少消化液的分泌。对于尚未确诊的腹膜炎患者,不宜使用强镇痛剂吗啡止痛,以免延误病情。③为了防止胃肠吻合口漏患者胃内容物继续流入游离腹腔,应严格胃肠减压,严禁洗胃。B、C、D均为辅助治疗措施。

322. ABCDE 323. ABCDE 手术切口分为三类:①Ⅰ类切口(清洁切口)是指缝合的无菌切口,如甲状腺大部切除术、腹腔镜疝修补术。②Ⅱ类切口(可能污染切口)是指手术时可能带有污染的缝合切口,如胃手术等。③Ⅲ类切口(污染切口)是指邻近感染区或组织直接暴露于污染或感染物的切口,如化脓性阑尾炎手术、肠切除手术等。

324. ABCDE ①急性胆囊炎的切口属于Ⅱ类切口。②切口的愈合分为三级。甲级愈合是指愈合优良,无不良反应。乙级愈合是指愈合处有炎症反应,如红肿、硬结、血肿、积液等,但未化脓。丙级愈合是

第十篇 外科学试题答案及详细解答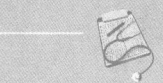

指切口已化脓。根据题干,本例应属于乙级愈合,故答 C。

325. **ABCDE** ①切口血肿是外科手术后最常见的切口并发症,几乎均为止血技术缺陷所致。②切口血肿的促成因素有术前服用阿司匹林、原已存在凝血障碍、术后剧烈咳嗽、高血压控制不满意等。

326. A**BCD**E ①患者腹部手术后第 3 天,剧烈咳嗽后出现切口剧痛,小肠自切口膨出,应诊断为切口裂开。②切口完全裂开时,应立即用无菌敷料覆盖小肠及切口,然后送至手术室,在全麻下重新减张缝合切口。③按照无菌操作规定,不能在病房进行手术,故不答 A、C。腹部切口裂开后,腹腔内压力较大,局麻下腹肌不会完全松弛,因此不能关闭腹腔,缝合切口,故不答 D、E。

327. **ABCDE** ①腹部手术后切口化脓性感染,切开引流冲洗后不能立即缝合,否则,切口内渗液不能通畅引流,将导致感染加重,切口不易愈合。②A、B、C、D 均为正确处理措施。

328. A**BCDE** ①术后肺不张多见于上腹部手术,预防措施为:多翻身、鼓励咳嗽咳痰,以利于支气管内分泌物的排出;多做深呼吸,以利于肺的扩张。②B、C、D、E 均为术后肺不张的治疗措施而不是预防措施。

329. **ABCDE** ①腹部手术切口裂开常发生于术后 1 周之内,往往在患者一次腹部突然用力(如剧烈咳嗽)时,自觉切口疼痛或突然松开,有淡红色液体自切口流出。根据题干,本例应诊断为切口裂开。②切口内血肿常表现为切口部位不适感,肿胀和边缘隆起,血液有时沿针眼外渗。切口皮下积液常表现为切口软化。切口下异物可见异物反应,充血红肿。切口感染常表现为切口红、肿、热、痛。

330. **ABCDE** ①急性阑尾炎手术后尿潴留,可在无菌条件下导尿,一般无须留置导尿管。②若尿潴留时间过长,导尿时尿量>500ml,应留置导尿管 1~2 日,有利于膀胱逼尿肌收缩力的恢复。老年男性患者常合并前列腺增生,若导尿管插入失败,可行耻骨上膀胱造瘘。急性阑尾炎手术后尿潴留并非肾功能不全所致,故无须使用利尿剂。若患者可自行下床排尿,一般不会发生急性尿潴留,故不答 E。

331. **ABCDE** ①正常颅内压的维持取决于颅腔容积和颅内内容物体积之间的关系。颅骨缺损可使颅腔扩大,导致颅内压降低。②硬脑膜外血肿、脑水肿、脑肿瘤可使颅内内容物体积增大,导致颅内压增高。梗阻性脑积水可使脑脊液循环和/或吸收障碍,颅内脑脊液增多,导致颅内高压。

332. **ABCDE** ①正常颅内压的维持取决于颅腔容积和颅内内容物的体积,而与颅骨密度无关,故答 E。②脑脊液动力学改变可影响颅内压,如脑脊液分泌过多、吸收障碍均可使脑脊液增多,导致颅内压增高。颅骨缺损、脑脊液外流均可使颅内压降低。脑组织肿胀可使颅内内容物增大,导致颅内压增高。脑血管扩张、脑组织血流量增加,可导致颅内压增高。

333. **ABCDE** ①头痛、喷射性呕吐、视乳头水肿是颅内压增高的典型表现,称为颅内压增高的"三主征"。②颅内压增高患者早期可出现意识障碍,如嗜睡、反应迟钝,但不会出现肢体活动障碍。

334. **ABCDE** 急性颅内压增高时,可引起血压升高、心率缓慢、脉压增大、呼吸减慢等表现,称为库欣(Cushing)反应。这些生命体征改变是颅内高压时,延髓内后组脑神经核功能紊乱所致。

335. AB**CDE** 颅内压增高的主要临床表现是头痛、呕吐、视乳头水肿,称为颅内压增高"三主征"。

336. **ABCDE** ①患者 2 个月前头部外伤,现出现头痛、间断呕吐,说明颅内压增高。CT 示右侧顶枕新月形低密度影,中线明显移位,说明颅内压增高的原因为颅内血肿吸收期。为降低颅内压,首选的治疗措施是静脉滴注甘露醇脱水。②头颅 CT 为低密度影,说明为血肿吸收期,而不是出血期,故无须行血肿清除,也无须使用止血剂,故不答 A、B、D。颅内血肿无感染征象,无须使用抗生素,故不答 E。

337. **ABCDE** ①患者双眼视力下降,双颞侧偏盲,为鞍区肿瘤压迫视神经中正部所致。患者有颅内压增高的三主征,即头痛、恶心呕吐、视神经受压,应诊断为颅内压增高。患者视神经严重受压,应行急症视神经减压,以暂时缓解颅内压增高、减轻视力受损。②A、B、D 都是一般性处理措施,显然不是正确答案。目前颅内压增高明显,视神经受压,不可能等到病情稳定后再手术治疗,故不答 E。

338. A**BCDE** 颅内压增高的治疗原则包括:①凡有颅内压增高的患者,均应留院密切观察生命体征。②应用脱水剂甘露醇等,以降低颅内压。③用轻泻剂疏通大便,不能让患者用力排便,不可作高位灌肠,以免颅内压骤然增高,故答 B。④补液量应量出为入,补液过多可促使颅内压增高恶化,补液不

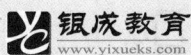

1059

足可引起血液浓缩，液体摄入量限制在每日1500~2000ml。

339. **ABCDE** ①颅内压增高导致的昏迷，合并呼吸道梗阻时，最快速有效的处理措施是气管切开，以防止因呼吸不畅而使颅内压进一步增高。参阅10版《外科学》P185。②不要误答B、E。

340. **ABCD**E 后颅窝占位病变若行腰穿，在脑脊液放出后将导致小脑扁桃体经枕骨大孔疝出到颈椎管内，形成枕骨大孔疝，导致严重后果，故后颅窝占位病变严禁腰穿。A、B、C、E都是腰穿的适应证。

341. **ABCD**E 左侧小脑幕切迹疝为颞叶海马回、钩回通过小脑幕切迹被推挤至幕下，故也称颞叶钩回疝。

342. **ABCDE** ①患者枕部着地，30分钟后昏迷，应考虑颅内出血、颅内高压。若行腰椎穿刺，有诱发脑疝的危险，故不宜腰椎穿刺。②颅内压增高患者应立即静脉给予甘露醇，以降低颅内压。也可给予止血剂止血、抗生素预防感染。治疗过程中应保持呼吸道通畅，以免呕吐时误吸。

343. **ABCDE** 344. **ABCDE** 345. **ABCDE** ①蛛网膜下腔出血的病因以颅内动脉瘤最常见（52%），其次为脑血管畸形（约占18%）、动脉硬化、烟雾病等。②颅腔与脊髓腔通过枕骨大孔相连，延髓下端通过此孔与脊髓相延续。后颅凹肿瘤可引起局部颅内压增高，脑脊液经枕骨大孔流入椎管，颅内蛛网膜下腔体积逐渐缩小，两侧扁桃体及邻近的小脑组织可经枕骨大孔向下移入椎管，形成枕骨大孔疝。③一侧颞部巨大硬脑膜外血肿可引起局部颅内压增高，使颞叶的钩回、海马回通过小脑幕裂孔的游离缘向内向下移位，压迫中脑下移，导致小脑幕裂孔疝。④脑挫裂伤可导致颅内高压。脑膜膨出是颅内压增高的后果。

346. **ABCD**E ①枕骨大孔疝由于颅内压增高，可有剧烈头痛、喷射性呕吐，晚期可有意识障碍、昏迷等。脑疝时由于延髓下移，颈神经根受到牵拉，可出现颈项强直。因脑干缺氧，瞳孔可忽大忽小。②枕骨大孔疝不会出现尿崩，尿崩为下丘脑受损的表现，故答E。

347. **AB**CD**E** ①第四脑室位于延髓、脑桥和小脑之间，因此第四脑室肿瘤可造成小脑扁桃体和延髓经枕骨大孔向下移入椎管，导致小脑扁桃体疝（枕骨大孔疝）。小脑扁桃体疝时，延髓受压，患者可迅速出现呼吸骤停。②大脑镰下疝少见。小脑幕切迹疝也称颞叶钩回疝，不会早期出现呼吸骤停。

348. **A**BC**D**E ①小脑幕是介于大脑枕叶与小脑上面之间，由硬脑膜形成的一个呈水平位的拱形隔板。小脑膜前缘游离，形成小脑幕切迹。幕切迹上方与大脑颞叶的海马回、钩回紧邻。当颅内压增高时，钩回、海马回可下移至幕切迹的下方，形成小脑幕切迹疝。钩回、海马回下移可牵拉动眼神经，引起患侧动眼神经受损，出现患侧瞳孔扩大。动眼神经受刺激将导致患侧瞳孔缩小，故答D而不是B。②视神经受损将导致视力减退或丧失。交感神经受刺激有交感神经兴奋的表现。脑干受压将导致呼吸骤停。

349. **AB**C**D**E ①脑疝以小脑幕切迹疝和枕骨大孔疝最多见，需根据临床特点进行定位诊断。小脑幕切迹疝的特点为患侧瞳孔早期散大，呼吸骤停发生较晚。枕骨大孔疝的特点是双侧瞳孔忽大忽小，早期出现呼吸骤停。因此早期瞳孔散大是小脑幕切迹疝最有意义的临床定位体征。②无论小脑幕切迹疝还是枕骨大孔疝，只要有颅内占位病变，均可引起对侧锥体束征阳性：对侧肢体偏瘫，腹壁反射消失，腱反射亢进，病理反射阳性。因此A、B、D、E不能作为脑疝临床定位诊断的依据。

350. ABC**D**E ①患者脑外伤后昏迷，患侧瞳孔散大，对光反射消失，对侧肢体瘫痪，应诊断为脑疝（D对）。②脑震荡在伤后可有短暂意识障碍，但不会超过半小时，且不会出现神经系统阳性体征，故不答A。脑干损伤常表现为伤后立即出现意识障碍，双侧瞳孔大小不等，且大小多变，故不答B。头颅X线片对颅底骨折的诊断价值不大，颅底骨折的诊断主要依据临床表现，如脑脊液鼻漏、耳漏、Battle征等，与本例不符，故不答C。脑挫裂伤常表现为伤后立即昏迷，很少出现中间清醒期，故不答E。

351. **ABCDE** ①脑疝患者急救时，首先应降低颅内压，同时做好开颅探查的术前准备。降低颅内压首选20%甘露醇快速静脉滴注。②脑疝患者严禁作腰穿，否则会加重病情。脑室穿刺仅在药物治疗无效的情况下选用。现在已很少使用50%的葡萄糖静脉注射降低颅内压。

352. **ABCDE** ①患者左枕部受伤后，双侧瞳孔散大，应诊断为脑疝。根据颅脑对冲伤机制，左枕部着地将导致右额颞叶受伤，最可能为右侧额颞叶血肿，故易导致右侧小脑幕切迹疝。快速静脉注射甘露

第十篇　外科学试题答案及详细解答

醇降低颅内压后左侧瞳孔缩小,也证实为右侧小脑幕切迹疝。右侧额颞叶血肿并发脑疝经甘露醇脱水治疗后,应行右额开颅血肿清除术,以消除病因。②因患者病灶在右侧额颞叶,故不答 A、C、E。右侧颞肌下减压术为姑息性手术,只能减轻颅内高压的症状,不能彻底去除病因,故不是首选术式。

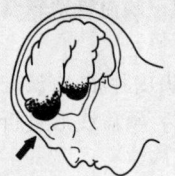 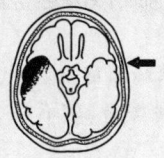 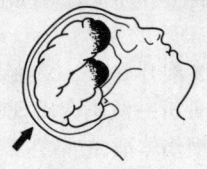 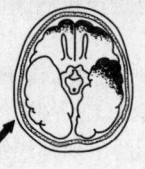 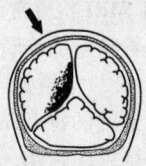

　　前额→额颞叶　　颞部→对侧颞叶　　枕部→额颞叶　　颞枕部→额颞叶　　顶盖部→颞枕叶内侧

353. ABCDE　　354. ABCDE　　355. ABCDE　①患者脑外伤后持续性昏迷,无中间清醒期,头颅 CT 示右额颞部骨板下新月形高密度影,应诊断为右额颞急性硬脑膜下血肿。患者双侧瞳孔不等大,说明并发脑疝,故答 E。脑内血肿 CT 常提示脑深部白质内类圆形或不规则形高密度影,故不答 A。患者脑外伤 2 小时,不可能诊断为硬脑膜下积液,故不答 B。脑挫裂伤 CT 常提示局部脑组织内高低密度混杂影,故不答 C。急性硬脑膜外血肿常有"昏迷→清醒→再次昏迷"的典型表现,存在中间清醒期,CT 常提示颅骨内板与硬脑膜之间双凸镜形高密度影,故不答 D。②急性硬脑膜下血肿主要来源于脑皮质血管,极少数来源于桥静脉、静脉窦。硬脑膜外血肿主要来源于脑膜中动脉。③急性硬脑膜下血肿合并脑疝首选颅内血肿清除术。

356. ABCDE　　357. ABCDE　　358. ABCDE　①第四脑室位于延髓、脑桥和小脑之间,因此第四脑室肿瘤可造成小脑扁桃体和延髓经枕骨大孔向下移入椎管,导致枕骨大孔疝。脑中心疝极少见。小脑幕切迹疝常见于颞叶占位性病变。小脑幕切迹上疝也称小脑蚓部疝,常由颅后窝占位性病变引起,常与枕骨大孔疝同时发生,但因小脑幕切迹上疝少见,故答 D 而不是 C。大脑镰疝常见于一侧大脑半球额顶区占位性病变。②术前突发脑疝可使用甘露醇脱水快速降低颅内高压,如无效,也可采用脑室穿刺引流。故 B、E 均正确,但下一小题的题干为"脑脊液快速流出后",说明本题只能选择 E(脑室穿刺引流),才能与下一小题题干呼应,故本例最佳答案为 E 而不是 B。脑疝患者严禁高位灌肠、腰穿放脑脊液。使用镇静、镇痛药为一般性对症治疗,故不答 D。③脑室穿刺引流时,若放脑脊液速度过快,可

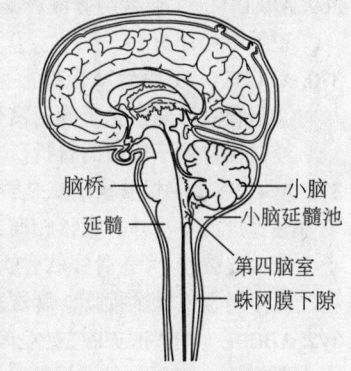

颅内占位性病变与脑疝的好发类型

造成小脑幕上压力骤降,幕上结构通过小脑幕切迹向上疝出引起小脑幕切迹上疝。肿瘤卒中应与脑室穿刺引流无关。脑室穿刺引流为简单的小手术,不会造成致命性损伤,故不答 B。休克患者不会表现为突然昏迷,双瞳散大,故不答 D。降低颅内压应该表现为症状缓解,而不是症状加重而死亡。

359. ABCDE　普通伤口的清创缝合时限为伤后 6~8 小时。头皮血供丰富,故头皮裂伤可放宽至 24 小时。

360. ABCDE　开放性伤口应尽早清创缝合,一般以伤后 6~8 小时为限。由于头皮血供非常丰富,头皮裂伤即使伤后已达 24 小时,只要无明显感染征象,仍可彻底清创后一期缝合。

361. ABCDE　①头皮血肿分为以下三种。皮下血肿:体积小,有时因血肿周围组织肿胀隆起,中央反而凹陷,易误诊为凹陷骨折。帽状腱膜下血肿:血肿大,边界跨越颅骨骨缝,血肿范围甚至可弥漫至整个盖部,触之较软,波动感明显。骨膜下血肿:血肿较大,但不超过颅缝,张力较高,可有波动,但波动感不明显,故答 B 而不是 C。②头皮血液循环相当丰富,受伤后很少引起皮下积液、皮下积脓,故不答 D、E。

362. ABCDE　处理巨大帽状腱膜下血肿时,若凝血功能正常,应严格进行皮肤消毒后穿刺抽吸血肿,再加压包扎头部。

363. ABCDE　头部外伤后头顶部见直径10cm血肿,血肿较大,可能为帽状腱膜下血肿。对于巨大帽状腱膜下血肿,应严格进行皮肤消毒后穿刺抽吸血肿,再加压包扎头部。

364. ABCDE　①颅盖线形骨折主要依靠颅骨X线片确诊,头颅X线片可见边缘清晰的线状骨折线。②CT、MRI检查常用于颅内占位病变的诊断。B超检查对颅脑损伤无诊断价值。脑血管造影常用于脑血管畸形的诊断。

365. ABCDE　①颅盖线形骨折主要依靠颅骨X线片确诊。②触诊局部有凹陷感、头皮肿胀、有波动感为头皮血肿的特点,故不答A、C。颅盖线形骨折一般不会出现骨擦音,故不答B。颅盖线形骨折若不合并脑组织损伤,一般不会出现神经系统损伤体征,故不答E。

366. ABCDE　①颅骨线形骨折当骨折线跨越大血管,如硬脑膜中动脉沟或静脉窦时,应警惕硬脑膜外血肿的发生。②运动区的凹陷性颅盖骨折可压迫脑组织,导致瘫痪,应手术复位或将凹陷部位的骨质切除,故答B。③颅底骨折有脑脊液耳、鼻漏时,严禁堵塞耳道和鼻道,以免发生颅内感染。④颅底骨折虽不与外界直接相通,但如伴有硬脑膜破裂引起脑脊液漏或颅内积气,一般视为内开放性骨折。⑤颅盖骨线形骨折的发生率高,主要依靠颅骨X线片(并非头颅CT)确诊。

367. ABCDE　①颅骨凹陷性骨折的手术指征为:凹陷深度>1cm;位于重要功能区;骨折片刺入脑内;骨折引起瘫痪、失语、局限性癫痫。②患者左顶骨凹陷性骨折,凹陷深度>1cm,应手术摘除凹陷的骨折碎片,解除对脑组织的压迫。③A、C、D、E均属于一般性治疗措施。

368. ABCDE　①颅前窝骨折多累及额骨水平部和筛骨,骨折出血可经鼻流出,或进入眶内在眼睑和球结膜下形成淤血斑,称为"熊猫眼"。②乳突部皮下淤血斑,称为Battle征,常见于颅后窝骨折。

369. ABCDE　①患者脑脊液鼻漏,CT提示颅前窝骨折,常伴嗅神经损伤。②视神经、动眼神经损伤常见于颅中窝骨折。

370. ABCDE　①颅后窝骨折常累及岩骨、枕骨基底部,在乳突和枕下部可见皮下淤血,称为Battle征。②脑脊液鼻漏常见于颅前窝骨折或颅中窝骨折。视神经损伤常见于颅中窝骨折。"眼镜"征、嗅神经损伤常见于颅前窝骨折。

371. ABCDE　①根据脑组织是否与外界相通,将颅脑损伤分为开放性颅脑损伤和闭合性颅脑损伤。颅底骨折虽不与外界直接相通,但如伴有硬脑膜破裂引起脑脊液漏或颅内积气,应视为开放性骨折。②头皮裂伤、颅盖骨线状骨折、颅骨凹陷骨折,虽有头皮、颅骨损伤,但脑膜完整,无脑脊液漏,因此均属于闭合性颅脑损伤。脑震荡为一过性脑功能障碍,显然属于闭合性颅脑损伤。

372. ABCDE　①"熊猫眼"征是颅前窝骨折具有诊断价值的体征。②脑脊液鼻漏是诊断颅前窝骨折的主要依据。③颅前窝骨折若合并脑膜撕裂,气体经颅骨破裂处进入颅内,X线片可显示颅内积气。④颅底骨折的诊断主要依靠临床表现,但需要头颅CT明确诊断,故答D。⑤单纯性颅底骨折如为闭合性,无须特殊处理,保守治疗1~2周后绝大多数可自行愈合。

373. ABCDE　①颅底骨折的诊断和定位主要依靠临床表现来确定,如脑脊液鼻、耳漏可诊断为颅中窝骨折。②头痛伴呕吐、昏迷提示颅内压增高。偏瘫提示颅内占位病变。头皮血肿提示头皮损伤。

374. ABCDE　患者出现脑脊液漏,说明硬脑膜已破裂,可以确诊为开放性颅脑损伤。而颅骨骨折、头皮裂伤、头皮血肿,不一定有硬脑膜破裂,故不能确定有无开放性颅脑损伤。

375. ABCDE　①颅前窝骨折时,骨折线累及眶顶和筛骨,骨折出血可经鼻流出,或进入眶内在眼睑及球结膜下形成淤血斑,称为"熊猫眼"征。脑膜撕裂者,脑脊液可沿额窦或筛窦经鼻流出,形成脑脊液鼻漏。若筛板或视神经管骨折,可有嗅神经或视神经损伤,导致嗅觉或视觉丧失。②颅底骨折的主要诊断依据是临床表现,尤其脑脊液漏对诊断颅底骨折最有价值,眶周青紫的临床意义不如脑脊液鼻漏,故答A而不是B、C、D。伤后昏迷时间较长只能说明脑组织受损严重,不能说明一定有颅底骨折。

376. ABCDE　①患者头部外伤,脑脊液耳漏,应诊断为颅中窝骨折。②颅前窝骨折常表现为脑脊液鼻漏,颅中窝骨折常表现为脑脊液鼻漏、耳漏,颅后窝骨折常表现为Battle征。③颅中窝骨折可累及颞骨岩部而不是颞骨鳞部,故不答 B。

377. ABCDE ①脑震荡为一过性脑功能障碍,不会出现脑脊液漏,故不答 A、C、E。②脑脊液耳漏为颅中窝骨折的特点,故答案为 B。

378. ABCDE ①"熊猫眼"征是颅前窝骨折的典型症状。患者鼻孔流出血性液体,提示脑脊液鼻漏,故应诊断为颅前窝骨折。②双眼眼睑挫伤、双眼结膜出血、双侧视神经损伤、脑震荡均不会出现脑脊液鼻漏。

379. ABCDE ①患者有脑脊液鼻漏,说明硬脑膜已破裂,应给予抗生素预防颅内感染。②治疗脑脊液鼻漏时,严禁鼻腔填塞,以免造成颅内逆行性感染,故答 B。③脑脊液鼻漏患者应取头高卧位休息,避免用力咳嗽、打喷嚏、擤鼻涕。必要时可给予镇静剂,绝大多数漏口会在伤后 1~2 周内自行愈合。

380. ABCDE ①在惯性力的加速或减速过程中,脑损伤组织受到的剪切力和张力不仅发生在受力处局部,而且常常发生在受力处相对部位,称为对冲性损伤。如摔倒时,左枕部着地发生右额颞部的脑挫裂伤,即属于对冲性损伤。②A、C、D、E 均属于直接损伤。

381. ABCDE 脑震荡以一过性意识障碍、逆行性遗忘为特征。伤后可出现短暂意识障碍,昏迷时间不超过 30 分钟。较重者在意识障碍期间,可表现为皮肤苍白、血压降低、肌张力降低、肌腱反射消失。醒后可出现头晕、头痛、恶心呕吐等自主神经功能紊乱的症状。腰穿检查脑脊液无红细胞。

382. ABCDE ①脑震荡常表现为伤后立即出现短暂意识障碍(一般不超过 30 分钟)、逆行性遗忘、无神经系统阳性体征。根据题干,本例应诊断为脑震荡。②A、B、C、E 均会出现神经系统阳性体征。

383. ABCDE ①额叶脑挫裂伤如累及运动区,可出现对侧肢体瘫痪、锥体束征、肢体抽搐或偏瘫,参阅 7 版《黄家驷外科学》P836。②额叶挫伤若累及视束,可导致同向偏盲,参阅 8 版《神经病学》P30。③嗅中枢位于颞叶钩回,左右两侧有较多的联络纤维,因此中枢病变不会引起嗅觉丧失,参阅 7 版《神经病学》P30。④脑挫裂伤若病灶较小,修复后可遗留瘢痕,若瘢痕与脑膜粘连,可导致癫痫发作。⑤额叶脑挫裂伤可致蛛网膜下腔出血,出现脑膜刺激征,即颈项强直,参阅 7 版《黄家驷外科学》P836。

384. ABCDE ①脑干损伤患者伤后可立即出现昏迷,多较严重,持续时间较长。②由于脑干内神经核团受损,可表现为双侧瞳孔不等大,大小多变。③可出现双侧病理征阳性、肌张力增高、中枢性瘫痪。④可有中枢性高热。⑤脑干损伤不会出现尿崩,尿崩是下丘脑损伤的表现,故答 E,不要误答 B。

385. ABCDE ①脑干包括中脑、脑桥和延髓三个部分。"四肢强直性伸直,上肢内收、过度旋前和下肢内收、内旋、踝跖屈",为去脑强直的典型表现。②去脑强直是脑干损伤的特征性表现,故答案为 B。

386. ABCDE ①脑挫裂伤头颅 CT 常表现为局部脑组织有高低密度混杂影,点片状高密度影为出血灶,低密度影为水肿区。②脑干损伤头颅 CT 常表现为小灶状高密度影。脑震荡 CT 显示正常。蛛网膜下腔出血头颅 CT 常表现为大脑外侧裂池、前纵裂池、鞍上池等高密度影。硬脑膜下血肿头颅 CT 常表现为脑表面新月形高密度影。

387. ABCDE 急性硬脑膜外血肿主要来源于脑膜中动脉。该动脉经颅中窝底的棘孔入颅后,沿脑膜中动脉沟走行,在近翼点处分为前后两支,主干及分支均可因颅骨骨折而撕破,于硬脑膜外形成血肿,故答 C。

388. ABCDE 硬脑膜外血肿可有典型的中间清醒期,即表现为受伤→昏迷→清醒→再次昏迷。伤后出现的第一次昏迷是由脑震荡或脑挫裂伤所造成,由于此类患者原发性脑损伤多较轻,昏迷时间较短,一般在 30 分钟以内;随着血肿量增加,血肿造成的颅内高压形成脑疝而引起再次昏迷。若血肿形成速度较慢,则中间清醒期较长;若血肿形成较快,则中间清醒期极短。因此中间清醒期的长短主要取决于血肿形成的速度。参阅 7 版《黄家驷外科学》P839。

389. ABCDE ①硬脑膜外血肿 CT 扫描表现为颅骨内板与硬脑膜之间的双凸镜形或弓形高密度影。②硬脑膜下血肿 CT 扫描表现为脑表面与颅骨之间的新月形高密度影。③脑内血肿 CT 表现为脑挫裂伤区不规则高密度影。脑挫伤 CT 扫描表现为局部脑组织内高低密度混杂影。

390. ABCDE ①患者头部外伤后出现典型的"昏迷—清醒—再次昏迷"的意识改变,有中间清醒期,应诊断为右侧急性硬脑膜外血肿。②脑干损伤常于伤后立即出现意识障碍,双侧瞳孔不等大,且大小多变,严重者可有去脑强直。左侧脑内血肿常表现为右侧肢体瘫痪,故不答 B。脑挫伤、急性硬脑膜下血肿均表现为脑外伤后立即昏迷,无中间清醒期,故不答 C、E。

391. ABCDE ①颅内血肿按时间分为急性血肿(3日以内)、亚急性血肿(3日以后至3周以内)和慢性血肿(超过3周)。患者病程3个月,应诊断为慢性血肿,故可首先排除 A、E。②慢性硬脑膜下血肿头颅 CT 示脑表面新月形低密度影,慢性硬脑膜外血肿头颅 CT 示颅骨内板与硬脑膜之间的双凸镜形低密度影。根据题干,本例应诊断为慢性硬脑膜下血肿,故答 C 而不是 D。③患者没有发热及脑膜刺激征,故不能诊断为硬脑膜下积脓。

392. ABCDE ①脑震荡为一过性脑功能障碍所致,昏迷时间不超过半小时,神经系统检查阴性,头颅 CT 检查正常,故不答 D。②脑内血肿 CT 示脑内类圆形或不规则形高密度影。急性硬脑膜外血肿 CT 示颅骨内板与硬脑膜之间双凸镜形高密度影。急性硬脑膜下血肿 CT 示脑表面新月形高密度影。③脑挫裂伤 CT 示脑组织内散在高低密度影,高密度影为出血灶,低密度影为水肿区。患者头颅外伤后仅1小时,脑组织水肿尚未出现,故无低密度影。根据题干,本例应诊断为脑挫裂伤。

393. ABCDE ①脑震荡为一过性脑功能障碍所致,腰椎穿刺脑脊液检查正常。②颅内解剖层次大致为:头皮→颅骨→硬脑膜→蛛网膜→软脑膜→脑组织。急性硬脑膜外血肿的血液积聚于颅骨和硬脑膜之间,急性硬脑膜下血肿的血液积聚于硬脑膜下腔,其出血不会随脑脊液进入椎管,因此腰椎穿刺不会出现血性脑脊液。③脑挫裂伤由于有脑组织损伤,出血可随脑脊液进入椎管,因此腰椎穿刺时会出现血性脑脊液。④急性颅内血肿包括急性硬脑膜外血肿、急性硬脑膜下血肿和脑内血肿,范围广泛,故不答 B。

394. ABCDE ①小脑幕切迹疝的典型表现是患侧瞳孔进行性扩大,意识障碍程度较浅。②枕骨大孔疝的典型表现为双侧瞳孔忽大忽小,呼吸骤停发生较早,但意识障碍(昏迷)发生很晚。动眼神经麻痹常表现为患侧瞳孔逐渐扩大,对光反射消失,但不会出现昏迷。视神经损害常表现为视力障碍,也不会出现昏迷。脑干功能障碍常表现为双侧瞳孔不等大,且大小多变,昏迷程度深,持续时间长。

395. ABCDE ①开放性颅脑损伤应在伤后 6~8 小时内施行清创术。清创应由浅入深,逐层进行,彻底清除头发、异物、碎骨片等,吸出血肿和破碎的脑组织,彻底止血。硬脑膜应严密缝合,如有困难,可取自体帽状腱膜或颞肌筋膜修补,最后缝合头皮。②术后应用抗生素,并不是应用激素。

396. ABCDE 397. ABCDE ①患者头部外伤后立即出现意识障碍,意识障碍时间未超过 30 分钟,清醒后逆行性遗忘,查体无神经系统阳性体征,应考虑脑震荡。为明确诊断,应首选头颅 CT 扫描。若 CT 检查颅内无异常,即可确诊。脑电图常用于诊断癫痫。脑血管造影常用于诊断脑血管畸形。头颅 X 线片常用于诊断颅骨骨折。腰椎穿刺脑脊液检查容易诱发脑疝,脑外科少用。②脑震荡无须特殊治疗,一般卧床休息 5~7 天即可,多数病人 2 周内恢复正常。

398. ABCDE 399. ABCDE ①患者头部外伤,有典型中间清醒期,即受伤→昏迷→清醒→再次昏迷,应诊断为急性硬脑膜外血肿。脑震荡为一过性脑功能障碍,神经系统检查应为阴性,故不答 A。脑挫裂伤、硬脑膜下血肿、脑内血肿均无中间清醒期,故不答 B、D、E。②急性硬脑膜外血肿的典型 CT 表现为颅骨内板与脑表面之间双凸镜形高密度影。A 为脑震荡的 CT 表现。B 为脑挫裂伤的 CT 表现。C 为脑内血肿的 CT 表现。D 为急性硬脑膜下血肿的 CT 表现。

400. ABCDE 401. ABCDE 402. ABCDE ①小脑幕切迹疝早期,患侧动眼神经受刺激可导致患侧瞳孔缩小;中期,动眼神经麻痹可导致患侧瞳孔逐渐散大;晚期,脑干内动眼神经核功能丧失,可致双侧瞳孔散大,故答 B。眼神经和面神经受损常表现为角膜反射消失。②脑外伤患者有"昏迷→清醒→再昏迷"的病史,即有中间清醒期,应首先考虑急性硬脑膜外血肿。患者有患侧瞳孔散大,对侧肢体瘫痪,应考虑小脑幕切迹疝,故答 C。颈椎损伤、脊髓受压常表现为四肢瘫痪而不是偏瘫,故不答 A。脑挫裂伤、急性硬脑膜下血肿均表现为伤后一直昏迷,没有中间清醒期,故不答 B、D、E。枕骨大孔疝常表现为双侧瞳孔忽大忽小、早期呼吸骤停,故不答 E。③对于急性硬脑膜外血肿合并小脑幕切迹疝的患者,最有效的治疗是急诊行血肿清除减压术,故答 C。若题干要求回答的是"急救措施"或"首要治疗措施",则应答 D。A、B、E 显然不是正确答案。

403. **ABCDE** 404. **ABCDE** 405. **ABCDE** ①根据颅脑对冲伤的原理,左枕部着地易导致右侧额颞叶血肿,故可首先排除 C、D、E。患者受伤后一直昏迷,无中间清醒期,应诊断为急性硬脑膜下血肿。右侧额叶硬脑膜下血肿可造成脑组织中线向左侧移位,导致左小脑幕切迹疝,故答 A 而不是 B。小脑幕切迹疝常表现为患侧瞳孔先小后大,患侧对光反射消失,对侧肢体瘫痪和肌力减弱。本例左侧瞳孔缩小,右侧瞳孔直径正常(正常值3~4mm);左侧对光反射消失;右侧肢体瘫痪(正常肌力为5级),故应诊断左侧小脑幕切迹疝。②急性硬脑膜下血肿主要是脑皮质血管破裂所致,故答 B。A、C、D、E 破裂常导致硬脑膜外血肿。③急性硬脑膜下血肿合并小脑幕切迹疝需立即适量输液、给予脱水剂,以降低颅内压,并急诊手术治疗。

406. **ABCDE** 407. **ABCDE** 408. **ABCDE** ①患者脑外伤后一直昏迷,无中间清醒期,头颅 CT 示左颞叶脑内高密度影(脑内血肿),左额、颞底面广泛斑点状高密度影(脑挫裂伤),应诊断为脑挫裂伤伴脑内血肿。急性硬脑膜外血肿常有中间清醒期,头颅 CT 示颅骨内板与硬脑膜外之间双凸镜形高密度影,故不答 A。急性硬脑膜下血肿头颅 CT 示脑表面新月形高密度影,故不答 B。脑震荡昏迷时间不应超过 30 分钟,头颅 CT 检查应为阴性,故不答 D。患者头颅 CT 示高密度阴影,显然不是外伤性脑积水,故不答 E。②颅脑损伤分为接触力损伤和惯性力损伤两类,接触力损伤是指外力作用于头部,由于颅骨内陷、迅即回弹或骨折引起的脑损伤,这种损伤常发生于着力点部位。惯性力损伤又细分为加速性、减速性、旋转性损伤 3 类。加速性损伤是指头部在静止状态时,被一运动的物体打击,使其沿外力作用方向呈加速运动而造成的损伤,这种方式造成脑损伤主要为着力点部位损伤。减速性损伤是指头部在运动状态时,撞击静止的物体而突然停止所引起的损伤。在惯性力的加速和/或减速过程中,脑损伤不仅发生于受力处局部,而且常发生于受力处相对部位,又称为对冲性损伤,尤其见于减速性损伤中,如摔倒时,枕部着地可发生额颞部脑挫裂伤,即属于对冲性损伤,故答 A。旋转性损伤是指作用力偏离颅脑惯性中心时,产生颅脑旋转运动所致的脑损伤,常见于颈部受力时所发生的挥鞭伤。实际上,所有作用于颅脑的切线力,均可发生旋转性损伤。挤压伤不属于颅脑损伤的发生机制,故不答 D。参阅 7 版《黄家驷外科学》P829。③患者两侧瞳孔不等大,说明已合并脑疝,应一边使用甘露醇降低颅内压,一边准备急诊开颅手术。

409. **ABCDE** 成人颅内肿瘤以神经上皮性肿瘤最常见(占 40%~50%),其次为脑膜瘤(占 14.4%~19%)、垂体腺瘤(占 10%)、听神经瘤(占 8%~10%)、转移瘤、胆脂瘤等。其中,神经上皮性肿瘤包括星形细胞瘤、胶质母细胞瘤、室管膜瘤、神经节细胞瘤等。

410. **ABCDE** ①颅内肿瘤的临床表现包括颅内高压、局灶性症状两部分。"头痛、呕吐、视乳头水肿"为颅内高压的三主征,不属于定位症状。②癫痫发作提示肿瘤位于额叶、颞叶、顶叶,幻嗅提示颞叶肿瘤。中央前后回肿瘤出现对侧肢体运动和感觉障碍。鞍区肿瘤可引起视力、视野障碍。海绵窦区肿瘤压迫Ⅲ、Ⅳ、Ⅴ、Ⅵ脑神经,可表现为眼睑下垂、眼球运动障碍。故 B、C、D、E 均为定位症状。

411. **ABCDE** ①患者突发剧烈头痛、呕吐、视物双影,应考虑颅内压增高。患者右眼睑下垂,右瞳孔散大,对光反射消失,右眼向上、下、内活动受限,应考虑动眼神经麻痹,常见于颅内动脉瘤。颅内动脉瘤未破裂时,可有头痛、恶心呕吐;破裂出血后可有颅内压增高表现,体检示颈强直、Kernig 征阳性。根据题干,本例应诊断为颅内动脉瘤。为明确诊断,首选头颅 CT 检查。出血急性期,CT 确诊颅内动脉瘤破裂的阳性率极高。②腰椎穿刺可诱发脑疝,不作为首选检查。头颅 MRI 扫描优于 CT,但常用于颅内动脉瘤的筛选。DSA 为确诊颅内动脉瘤的金标准,但由于是有创检查,一般不作为首选。经颅多普勒超声常用于诊断动脉粥样硬化。

412. **ABCDE** 椎管内肿瘤按肿瘤与脊髓、硬脊膜的关系,分为髓内肿瘤、髓外硬脊膜下肿瘤和硬脊膜外肿瘤 3 类。硬脊膜外肿瘤以转移瘤最多见,此外还有脊膜瘤、神经鞘瘤、骨瘤、脊索瘤、表皮样囊肿、血管瘤、脂肪瘤、肉瘤等,答案为 C。参阅 7 版《黄家驷外科学》P946。

413. ABCDE 有症状的脑膜瘤应手术切除,彻底切除应包括受侵犯的硬脑膜及与之相邻的颅骨,否则极易复发。复发率与肿瘤残余有关,肿瘤完全切除者,10年内复发率为20%;部分切除者复发率80%。

414. ABCDE ①多尿为下丘脑受损的表现,而不是大脑半球肿瘤的表现;②中央后回肿瘤可有进行性感觉障碍;③额叶肿瘤可有癫痫大发作;④额叶肿瘤常有精神障碍;⑤鞍区肿瘤可有视野缺损。

415. ABCDE ①中央区包括大脑额叶后部和顶叶前部,为运动感觉区,故额叶中央区肿瘤常表现为肢体活动障碍。②枕叶肿瘤可表现为弱视、象限盲、失认。顶叶下部角回肿瘤可导致命名性失语。

416. ABCDE 脑血管畸形分为4种:①动静脉畸形最常见,占幕上血管畸形的62.7%,幕下血管畸形的42.7%;②海绵状血管瘤占颅内血管畸形的5%~13%;③毛细血管扩张少见;④静脉畸形罕见。

417. ABCDE ①颈内动脉-后交通动脉瘤在破裂前的常见症状是动眼神经麻痹,表现为患侧眼睑下垂、瞳孔散大、内收、上视、下视不能、对光反射消失。根据题干所述,本例应诊断为颈内动脉-后交通动脉瘤。②鞍旁脑膜瘤可引起视力、视野障碍。三叉神经鞘瘤常表现为同侧面部感觉障碍。颞叶胶质瘤、颞叶脑肿瘤可表现为伴有幻嗅的精神运动性发作。

418. ABCDE ①几乎所有脑干胶质瘤患者均有颅神经麻痹症状,且为首发症状。受累颅神经以展神经、面神经、三叉神经多见。②阻塞性脑积水常见于中央导管附近肿瘤。脑干胶质瘤患者神志清楚,出现癫痫者不多。早期很少出现视乳头水肿、头痛等颅内压增高症状。参阅7版《黄家驷外科学》P942。

419. ABCDE ①额叶前部有广泛的联络纤维,与记忆、判断、抽象思维、情感、冲动行为有关,因此额叶肿瘤常有精神症状。②顶叶肿瘤常表现为失算、失读、命名性失语、运动性失语。小脑肿瘤常表现为肌张力减退、共济失调。枕叶肿瘤常表现为视野障碍。岛叶肿瘤常表现为内脏运动和感觉障碍。

420. ABCDE ①患儿头痛、呕吐,双侧视乳头水肿为颅内压增高的表现。小脑肿瘤常表现为肌张力减退,共济失调。患儿步行不稳,应诊断为小脑肿瘤。②颞叶肿瘤常表现为伴有幻嗅的精神运动性发作。矢状窦旁脑膜瘤常表现为癫痫、精神障碍。顶叶恶性淋巴瘤常表现为失算、失读、失用、命名性失语、运动性失语。枕叶肿瘤常表现为视野障碍。

421. ABCDE 422. ABCDE 423. ABCDE ①患者反复头痛、呕吐,说明有颅内高压。患者右侧肢体肌力减退,说明为中央前回肿瘤。根据题干,本例应诊断为颅脑肿瘤。患者浅昏迷、双侧瞳孔不等大,说明有脑疝形成。脑梗死常见于老年人,多突然起病,病程不会迁延半年。颅内血肿多有脑外伤史,急性发病。蛛网膜下腔出血常急性起病,多表现为剧烈头痛、脑膜刺激征。脑膜脑炎常表现为寒战高热、脑膜刺激征等。②诊断颅脑肿瘤,首选检查是头颅MRI,其分辨率远高于CT。经颅彩色多普勒超声常用于诊断动脉粥样硬化。脑电图常用于诊断癫痫发作。头颅X线片常用于诊断颅盖骨骨折。③颅内肿瘤首选手术治疗,彻底去除病因。开颅去骨瓣减压、镇静、镇痛均为辅助治疗措施。高压氧主要用于CO中毒的治疗。

424. ABCDE ①迷走神经分出喉上神经和喉返神经支配甲状腺。喉返神经前支配声带内收肌,喉返神经后支支配声带外展肌,因此喉返神经受损后将导致声音嘶哑。患者喉镜检查显示左侧声带麻痹,提示左侧喉返神经受损。②喉上神经内支损伤将导致进食或饮水时误咽、呛咳。喉上神经外支损伤将导致音调降低。甲状腺手术时不会损伤舌下神经、舌咽神经。

425. ABCDE ①甲状腺手术后引起呼吸困难的常见原因包括双侧喉返神经损伤、气管塌陷、切口出血等,主要根据发生呼吸困难的时间予以鉴别。双侧喉返神经损伤出现呼吸困难,是由于声带处于内收位使声门关闭所致,呼吸困难出现快且进展迅速,常在全麻气管导管拔出后立即出现,即在手术台上或在手术间立即出现。气管塌陷常发生于巨大甲状腺切除后气管失去支撑时,呼吸困难常于术后1~3小时出现。切口内出血出现呼吸困难相对较晚,多术后24~48小时出现。甲状腺术后患者在拔除气管导管时出现呼吸困难,应诊断为双侧喉返神经损伤。②甲状腺危象常表现为上吐下泻、高热大汗、谵妄昏迷,故不答B。喉上神经损伤常表现为饮水呛咳,故不答C。甲状旁腺损伤常表现为手足抽搐,故不答E。

426. ABCDE　甲状腺淋巴管网极为丰富,最后汇入颈部淋巴结。第Ⅰ区为颏下区淋巴结、颌下区淋巴结;第Ⅱ区为颈内静脉淋巴结上组;第Ⅲ区为颈内静脉淋巴结中组;第Ⅳ区为颈内静脉淋巴结下组;第Ⅴ区为颈后三角区;第Ⅵ区为中央组,包括气管周围淋巴结,如环甲膜淋巴结,气管、甲状腺周围淋巴结,咽后淋巴结;第Ⅶ区为胸骨上凹下至前上纵隔淋巴结。

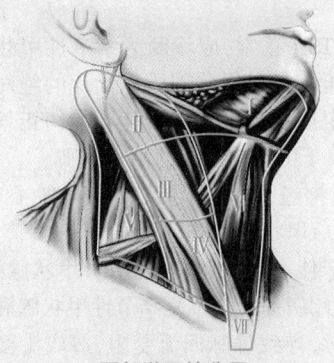
颈部淋巴结分区

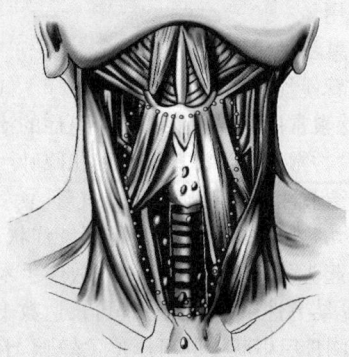
中央组颈淋巴结清扫范围

427. ABCDE　甲状旁腺激素(PTH)主要调节血钙、血磷浓度。PTH 可促进近端小管对钙的重吸收,也可促进骨钙入血,从而升高血钙。PTH 可抑制近端小管对磷的重吸收,促进磷的排出,使血磷降低。

428. ABCDE　429. ABCDE　430. ABCDE　①颈、胸部手术后,常采用高半卧位,以便呼吸及有效引流。全麻未清醒的患者术后应采用平卧位,蛛网膜下腔麻醉的患者,术后应平卧 12 小时,改半卧位。休克患者应采用下肢抬高 15°~20°,头部抬高 20°~30°的特殊体位。②迷走神经分出喉上神经和喉返神经支配甲状腺,喉上神经内支支配声门裂以上喉黏膜的感觉,损伤时喉部黏膜感觉丧失,将导致饮水时呛咳。喉上神经外支受损常表现为音调降低。喉返神经损伤常表现为声音嘶哑。喉头水肿、气管塌陷常表现为呼吸困难。③甲状腺手术为颈部切口,应在术后 4~5 天拆线。

431. ABCDE　①青春期甲状腺Ⅰ度弥漫性肿大,称为生理性肿大,可不给予药物治疗,宜多吃含碘丰富的食物,如海带、紫菜等。②对于青春期甲状腺Ⅱ度肿大者,可给予小剂量甲状腺素片,补充体内甲状腺激素的不足,以抑制过多的内源性 TSH 分泌,达到缓解甲状腺增生的目的,效果显著。参阅 14 版《实用内科学》P1213。③甲状腺次全切除术主要适用于甲状腺腺体过大,产生压迫症状者。放射性碘治疗适用于内科治疗无效且不能耐受手术者。口服碘剂目前少用。

432. ABCDE　①单纯性甲状腺肿是指甲状腺功能正常的甲状腺肿大(D 对)。②单纯性甲状腺肿是由于缺碘所致的甲状腺代偿性肿大,不属于自身免疫性疾病,因此抗甲状腺抗体阴性。抗甲状腺抗体阳性见于 Graves 病。③单纯性甲状腺肿为甲状腺的弥漫性肿大,核素扫描无"结节"。摄^{131}I 率增高,但摄^{131}I 高峰不前移。单纯性甲状腺肿是由于缺碘所致,碘的摄入不足,无法合成足量的甲状腺素,便反馈性地引起垂体 TSH 分泌增加,并刺激甲状腺增生和代偿性肿大。

433. ABCDE　①地方性甲状腺肿是指有甲状腺肿大,而甲状腺功能正常。碘摄入不足为主要病因(D 对),某些高原、山区土壤中的碘盐缺乏,以致饮水和食物中含碘量不足;碘摄入不足,导致甲状腺素合成减少,负反馈引起垂体 TSH 分泌增多,并刺激甲状腺增生和代偿性肿大。②甲状腺素合成障碍、致甲状腺肿物质(过氯酸盐、硫氰酸盐、硝酸盐)可妨碍甲状腺摄取无机碘,为地方性甲状腺肿的少见病因。自身免疫性甲状腺炎为甲状腺功能减退症的病因。

434. ABCDE　甲状腺摄^{131}I 率正常值 24 小时内为 30%~40%。若 2 小时内摄^{131}I 率>25%,或 24 小时内摄^{131}I 率>50%,可诊断为甲状腺功能亢进症,故不答 B。患者甲状腺弥漫性肿大,不可能诊断为甲状腺功能减退症。患者甲状腺功能正常,应诊断为生理性甲状腺肿,而不是桥本甲状腺炎。患者未触及甲状腺结节,故不答 D。

435. ABCDE　①患者甲状腺弥漫性肿大，无结节，无甲状腺功能亢进症的症状（怕热、多食、易激动），应诊断为单纯性甲状腺肿。其病因有三：缺碘、甲状腺激素需求增加及合成障碍。患者为青春期女孩，最可能为甲状腺激素需求增加所致，治疗首选小剂量甲状腺素片口服。②A 可用于本病的治疗，但起效慢、疗效差，故不答 A。C、D、E 均为甲状腺功能亢进症的治疗，单纯性甲状腺肿患者甲状腺功能正常，不宜采用。

436. ABCDE　①患者甲状腺Ⅲ度肿大，多个结节，T_3、T_4、TSH 正常，应诊断为结节性甲状腺肿。因肿块巨大，压迫气管使气管左移，故应手术治疗。气管受压移位是甲状腺手术治疗的绝对适应证。②长期服用甲状腺素常用于甲状腺功能减退症的治疗。定期检测甲状腺功能不能纠正气管受压。多食含碘丰富的食物常用于治疗单纯性甲状腺肿。E 不属于甲状腺疾病的治疗原则。

437. ABCDE　①结节性甲状腺肿若压迫气管、食管、喉返神经，可分别导致呼吸困难、吞咽困难、声音嘶哑，只有手术切除肿大的甲状腺才能缓解症状。胸骨后甲状腺肿既可压迫气管、食管，还可压迫颈深部大静脉，引起头颈部静脉回流障碍，故应手术治疗。伴有甲状腺功能亢进、甲状腺癌者，当然需要手术治疗。②结节性甲状腺肿病程可长达数十年，因此病程较长不是结节性甲状腺肿的手术指征。

438. ABCDE　①胸骨后甲状腺肿可压迫颈静脉、上腔静脉，导致静脉回流受阻，造成头面部及上肢淤血水肿，故需尽早手术切除，参阅 3 版《实用外科学》P442。②抗甲状腺药物、放射性碘常用于治疗甲状腺功能亢进症。复方碘剂、普萘洛尔常用于甲状腺功能亢进症的术前准备。

439. ABCDE　①患者甲状腺多发结节，T_4 轻度增高，应诊断为结节性甲状腺肿，其手术指征为：有压迫症状、胸骨后甲状腺肿、巨大甲状腺肿、结节性甲状腺肿并发甲状腺功能亢进、疑有恶变，故答 E。②虽然结节性甲状腺肿大多甲状腺功能正常，但极少数可表现为 T_3 或 T_4 轻度增高。本例不要仅凭"T_4 轻度增高"而诊断为结节性甲状腺肿合并甲状腺功能亢进，而误选 A。结节性甲状腺肿病程可长达数十年，因此病程太长不是其手术指征。结节性甲状腺肿并发囊内出血，可导致甲状腺迅速增大，并不是手术指征，故不答 C。"吞咽有异物感"不是压迫食管所致，不属于压迫症状，故不答 D。

440. ABCDE　①单纯性结节性甲状腺肿患者甲状腺功能正常，因有多个结节，故手术中会切除大量正常的甲状腺组织，因此术后发生永久性甲状腺功能减退的可能性非常大，故术后应长期服用甲状腺素片，以补充生理需求的甲状腺激素。②为促进残余甲状腺组织合成甲状腺激素，可鼓励患者多食含碘丰富的食物，但不是主要治疗措施。放射性核素 ^{131}I 治疗会毁残余甲状腺组织，严禁使用。

441. ABCDE　①甲状腺功能亢进症（甲亢）分为 3 类：原发性甲亢最常见（占 90%），继发性甲亢约占 5%，高功能腺瘤占 5%。②结节性甲状腺肿、甲状腺癌、甲状腺炎所致的甲亢少见。

442. ABCDE　①青少年甲亢、Ⅰ度肿大的甲亢、症状较轻的甲亢均可药物治疗，严禁手术治疗。合并不稳定型心绞痛的甲亢患者，因为心功能不全，严禁手术。②中度甲亢内科治疗无效者，宜行甲状腺大部切除术。

443. ABCDE　①高功能甲状腺腺瘤属于甲状腺大部切除术的指征，故答 A。②甲状腺乳头状癌多行甲状腺近全切除术。单纯性弥漫性甲状腺肿的手术方式根据病情而定。桥本病为慢性淋巴细胞性甲状腺炎，属于自身免疫性疾病，严禁手术治疗。青少年原发性甲亢首选药物治疗，禁忌手术。

444. ABCDE　患者心悸、手心出汗，应考虑甲状腺功能亢进症。患者甲状腺左叶触及一结节，质硬，放射性核素扫描为高度浓集区，应诊断为甲状腺高功能腺瘤，治疗首选甲状腺大部切除术。

445. ABCDE　①患者甲状腺触及多个结节，应诊断为结节性甲状腺肿。患者心慌、气短、怕热，T_3、T_4 增高，TSH 降低，应诊断为结节性甲状腺肿继发甲亢，即结节性毒性甲状腺肿。②患者无突眼，说明不是原发性甲亢，即弥漫性毒性甲状腺。患者 TPOAb 及 TGAb 均阴性，说明不是慢性淋巴细胞性甲状腺炎。甲状腺有多个结节，而不是单个肿瘤，故不答 D。患者 T_3、T_4 增高，TSH 降低，故不答 E。

446. ABCDE　①20 岁以下的青少年甲亢对药物治疗反应较好，首选药物治疗，严禁手术治疗。②中重度 Graves 病均需手术治疗。妊娠甲亢早中期可手术治疗，并可以不终止妊娠。B、C 均是手术指征。

第十篇 外科学试题答案及详细解答

447. ABCDE 基础代谢率正常值为±10%,增高至+20%~30%为轻度甲亢,+30%~60%为中度甲亢,+60%以上为重度甲亢。

448. ABCDE　449. ABCDE ①血清甲状腺球蛋白对诊断甲状腺癌缺乏特异性和敏感性,但对预测甲状腺滤泡状癌术后复发具有高度的特异性和敏感性。甲状腺滤泡状癌的癌细胞表达 TSH 受体,并对 TSH 刺激发生反应,可促进甲状腺癌增生复发。可见,TSH 可促使肿瘤复发,并不是说肿瘤复发血清 TSH 升高。故答 A 而不是 D。②甲状腺高功能腺瘤是指甲状腺内有自主高功能结节,此结节可大量分泌甲状腺激素,故血清 T_3、T_4 升高。③降钙素由甲状腺 C 细胞分泌,术后血清降钙素升高常提示甲状腺髓样癌复发。甲状旁腺激素由甲状旁腺分泌,与甲状腺疾病无关。

450. ABCDE　451. ABCDE　452. ABCDE ①患者易出汗、心悸,应考虑为甲亢。患者甲状腺肿大,结节状,无突眼,应诊断为结节性甲状腺肿继发甲亢,即继发性甲亢。原发性甲亢多表现为甲状腺弥漫性肿大,无结节,有突眼。单纯性甲状腺肿不会有出汗、心悸等甲亢症状。桥本甲状腺炎多表现甲状腺功能低下而不是亢进。亚急性甲状腺炎病前1~2周常有上呼吸道感染,多表现为甲状腺突然肿大,质硬,压痛。②确诊继发性甲亢首选血清 T_3、T_4 测定。颈部 CT、MRI、甲状腺 B 超均为影像学检查,不能确诊甲亢。颈部 X 线检查常用于确定气管有无软化。③结节性甲状腺肿并发甲亢需行甲状腺大部切除术。继发性甲亢不宜药物治疗。甲状腺全切术常用于甲状腺癌的治疗。放射性^{131}I 治疗为美国甲亢的首选治疗方法,我国少用。外放射常用于甲状腺未分化癌的治疗。

453. ABCDE ①青年女性,甲状腺Ⅲ度肿大,血清 T_3、T_4 增高,应诊断为原发性甲亢。患者甲状腺巨大,压迫气管引起呼吸困难,故需手术,手术应在妊娠中期进行。②口服甲状腺素片常用于治疗青春期单纯性甲状腺肿,丙硫氧嘧啶常用于甲亢的药物治疗,外放射常用于甲状腺未分化癌的治疗,放射性^{131}I 治疗为美国甲亢的首选治疗方法,我国少用。

454. ABCDE ①患者有颈部包块,憋闷感,说明有气管压迫症状。无论是甲亢还是结节性甲状腺肿,只要有气管压迫症状,均应早期手术治疗,否则会导致窒息死亡。②患者甲状腺肿块无压痛,故无感染征象。甲状腺包块一般被膜较厚,不易自行破裂。患者无心悸、多汗、多食等甲亢症状,故不答 C。患者甲状腺包块质韧,可随吞咽上下移动,无颈淋巴结转移,故无癌变征象。

455. ABCDE ①A、B、C、D 均属于甲状腺功能亢进症(甲亢)的术前准备,E 不是。②基础代谢率测定可了解甲亢的程度。心电图检查可了解有无心律失常。颈部 X 线片检查可了解有无气管受压。喉镜检查可了解声带运动有无异常。

456. ABCDE ①年轻女性,长期甲状腺肿大,性情急躁、怕热,多汗,食欲强,消瘦,应诊断为原发性甲亢。患者有哮喘病史,应禁用 β 受体阻滞剂(普萘洛尔),故可首先排除 C、D。②碘剂是甲亢术前准备最重要的药物,均需使用,故可排除 B。③对于基础代谢率不高的甲亢患者,可单用复方碘剂进行术前准备。但对于基础代谢率较高,症状较重的甲亢患者,需先用硫脲类药物降低基础代谢率,控制甲亢症状后,再加用碘剂进行术前准备。患者甲亢症状较重,故答 E。

457. ABCDE ①复方碘溶液为甲亢术前准备的常用药,可抑制蛋白水解酶,减少甲状腺球蛋白的分解,从而抑制甲状腺素的释放,但并不能抑制甲状腺素的合成。②甲巯咪唑、卡比马唑、丙硫氧嘧啶均可抑制甲状腺素的合成,用于甲亢的治疗。普萘洛尔可减慢甲亢患者的心率,降低基础代谢率。

458. ABCDE ①复方碘溶液常用于甲状腺功能亢进症(甲亢)的术前准备、术后甲状腺危象的治疗。由于复方碘溶液只能抑制甲状腺素的释放,而不能抑制其合成,因此对于不准备行甲状腺大部切除的患者严禁使用碘剂,否则会造成甲状腺素在体内的大量合成,最终引起甲状腺危象。②甲亢术后复发首选^{131}I 治疗。甲状腺癌首选手术治疗。甲状腺功能减退症、亚急性甲状腺炎首选甲状腺素片治疗。

459. ABCDE 甲亢患者必须将基础代谢率降至+20%以下,才能手术,否则术后易发生甲状腺危象。

460. ABCDE ①甲状腺大部切除术是中度以上原发性甲亢最常用有效的治疗方法,能使90%~95%的患者获得痊愈。②药物治疗的治愈率仅约50%,故不答 A、E。口服碘剂仅用于甲亢术前准备及甲状腺

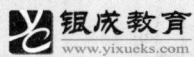

1069

危象的治疗,严禁用于甲亢的常规治疗。饮食治疗为单纯性甲状腺肿的治疗措施。

461. ABCDE　①7版《外科学》P293:甲状腺大部切除术后最危急的并发症是术后呼吸困难和窒息,多发生于术后48小时内;甲状腺危象是严重的合并症。②9版《外科学》P229:甲状腺大部切除术后最严重的并发症是术后呼吸困难和窒息,多发生于术后48小时内;甲状腺危象是甲亢术后的严重并发症。

462. ABCDE　①甲状腺手术后喉上神经内支损伤常表现为误咽,外支损伤常表现为音调降低。甲状腺危象常表现为高热大汗,上吐下泻,谵妄昏迷,故不答D、E。②A、B、C都是甲状腺大部切除术后引起呼吸困难的原因,但三者出现呼吸困难的时间不同。双侧喉返神经损伤出现呼吸困难,是由于声带处于内收位使声门关闭所致,因此呼吸困难常在全麻气管导管拔出后立即出现。气管塌陷呼吸困难多于术后1~3小时出现。切口内出血呼吸困难多在术后24~48小时出现。患者术后1小时出现呼吸困难,应诊断为气管塌陷。参阅2版8年制《外科学》P381。

463. ABCDE　甲状腺大部切除术后出现呼吸困难的常见原因有三种:切口内出血、气管塌陷、双侧喉返神经损伤。患者颈部皮肤肿胀,最可能原因是切口内出血,故答C。气管塌陷、双侧喉返神经损伤均不会导致颈部皮肤肿胀。

464. ABCDE　甲状腺大部切除并发呼吸困难和窒息多发生于术后48小时以内。

465. ABCDE　①甲状腺大部切除术后6小时,感呼吸困难,颈部肿胀,应考虑切口内出血压迫气管。应立即拆开伤口,清除血肿,根据病情决定是否需行气管切开。②A、B、D都是一般性治疗措施。本例为切口内出血压迫气管所致,而不是呼吸中枢受抑制所致,无须注射呼吸兴奋剂。

466. ABCDE　①患者甲状腺大部切除术后6小时,突感颈部肿胀伴严重呼吸困难,最可能的原因是切口内活动性出血压迫气管。②喉上神经损伤常表现为误咽、音调降低。两侧喉返神经损伤导致呼吸困难常发生于手术刚刚结束,拔除气管导管时,而不是术后6小时。甲状腺危象常表现为上吐下泻,高热大汗,谵妄昏迷。甲状旁腺损伤常表现为手足抽搐。

467. ABCDE　①患者甲状腺大部切除术后3小时,切口深面进行性肿胀,出现呼吸困难,应为切口内活动性出血压迫气管所致。在紧急行气管插管,解除呼吸困难后,应送手术室拆开缝线,彻底止血。②无菌手术后3小时,尚无感染,故无须使用广谱抗生素。静脉注射葡萄糖酸钙主要用于治疗甲状旁腺损伤引起的手足抽搐。静脉应用大剂量激素主要用于甲状腺危象的抢救。甲状腺手术后切口内活动性出血,多为甲状腺上、下动脉结扎脱落所致,应手术止血,静脉注射止血药物效果不佳。

468. ABCDE　甲状腺全切术后1天,突发颜面部、四肢麻木伴手足抽搐,应考虑甲状旁腺功能低下所致的低钙抽搐,立即缓慢静脉注射10%葡萄糖酸钙,即可缓解症状。

469. ABCDE　①甲状腺危象(甲危)的临床表现可归纳为12字:上吐下泻,高热大汗,谵妄昏迷。②由于"高热",心率可增快,>140次/分;由于"上吐下泻",因此可有厌食。排除A、B、C、D,答案为E。③甲危时外周血白细胞总数和中性粒细胞常增多,而甲亢时白细胞总数减少。

470. ABCDE　①甲亢手术时,要求基础代谢率(BMR)<+20%。发生术后甲状腺危象(甲危)最主要的原因是术前BMR过高,尤其在BMR>+40%时强行手术。因此预防术后甲危的关键措施是术前将BMR降至正常范围。②使用冬眠合剂、吸氧、给予氢化可的松都是术后甲危的治疗措施,而不是预防措施。术后补钙常用于治疗甲状旁腺损伤所致的手足抽搐,不属于甲危的预防措施。

471. ABCDE　472. ABCDE　①甲状旁腺主细胞可分泌甲状旁腺激素(PTH),主要功能是升高血钙、降低血磷。当甲状旁腺损伤时,PTH合成减少,血钙降低,可导致低钙性手足抽搐。②甲状腺危象常表现为高热、大汗、谵妄、昏迷、上吐、下泻等,故答E。③呼吸困难和窒息多为甲状腺手术后血肿压迫气管所致。呛咳为喉上神经内支损伤所致。声音嘶哑是喉返神经损伤所致。

473. ABCDE　474. ABCDE　475. ABCDE　①甲亢手术达标的指征为基础代谢率降至+20%以下、心率<90次/分、患者情绪稳定、睡眠良好、体重增加、甲状腺变小变硬。请注意:丙硫氧嘧啶、碘剂均可影

第十篇 外科学试题答案及详细解答

响血清T_3、T_4的测定,故临床上很少将T_3、T_4值作为是否手术的标志,故A、B均可选择,但答A似乎更恰当。②7版《外科学》P293:甲状腺大部切除术后最危急的并发症是切口出血压迫气管,严重并发症是甲状腺危象。9版《外科学》P229:甲状腺手术后最严重并发症是呼吸困难和窒息,严重并发症是甲状腺危象。喉上神经损伤将导致误咽、音调降低。喉返神经损伤将导致声音嘶哑。甲状腺大部切除术为Ⅰ类手术,只要术中严格无菌操作,很少发生化脓性感染。③甲状腺功能减退(甲减)常表现为T_3、T_4降低和TSH增高,此为诊断甲减的主要依据。四肢乏力、盗汗为结核病的临床表现。食欲下降或厌食、下肢黏液性水肿为甲减的表现。甲状腺B超不能确诊甲减。

476. ABCDE 477. ABCDE 478. ABCDE ①青年女性,颈部肿大,有甲亢症状(性情急躁、易激动、多汗、消瘦),手颤,甲状腺Ⅲ度弥漫性肿大,无结节,FT_3、FT_4增高,应诊断为原发性甲亢。甲状腺重度肿大,治疗首选甲状腺大部切除术。抗甲状腺药物只适于轻、中度甲亢的治疗。增加含碘丰富的食品为单纯性甲状腺肿的治疗方法。放射性^{131}I为美国原发性甲亢的首选治疗,我国少用。中药为辅助治疗措施。②原发性甲亢的术前准备主要是口服碘剂,一般从每次3滴开始,3次/日,以后逐日增加1滴,至每次16滴为止,用药时间约为2周。③甲状腺大部切除术后16小时突然呼吸困难,多为切口内出血压迫气管所致,应立即床边剪开缝线,敞开切口,彻底止血。然后根据病情,决定是否行气管插管、气管切开。吸氧需在解除呼吸道梗阻之后进行。无须使用镇静剂。

479. ABCDE 480. ABCDE 481. ABCDE ①甲状旁腺激素由甲状旁腺分泌,其生理作用主要是升高血钙,当甲状旁腺损伤时可引起甲状旁腺激素分泌减少而导致低钙性抽搐。患者甲状腺大部切除术后第2天出现手足抽搐,应考虑甲状旁腺受损引起的低钙血症。喉上神经损伤常表现为误咽、音调降低。喉返神经损伤常表现为声音嘶哑。甲状腺功能低下一般于甲状腺大部切除术后3个月至半年发生,但不会出现手足抽搐。甲状腺危象(甲危)常表现为上吐下泻,高热大汗,谵妄昏迷。喉头水肿常导致呼吸困难和窒息。②患者手足抽搐为低钙所致,治疗首选静脉注射10%葡萄糖酸钙溶液。颈部理疗可促进伤口愈合,但对手足抽搐无效。口服甲状腺素片常用于治疗术后甲减。复方碘化钾溶液常用于术后甲危的治疗。气管切开常用于术后气道塌陷的处理。③患者发作性手足低钙抽搐1个月未缓解,应口服长效制剂双氢速甾醇油剂,每日仅需口服1次,停药后可维持4周,可升高血钙,作用缓慢持久,长期使用无耐受性。葡萄糖酸钙、乳酸钙、维生素D_3均可口服,但均为短效制剂,每日需口服2~3次,使用不便,疗效欠佳。静脉注射10%氯化钠对手足抽搐无效。

482. ABCDE 483. ABCDE 484. ABCDE 485. ABCDE ①青年女性,有甲亢症状(心悸、盗汗、易怒、多食、消瘦),甲状腺弥漫性肿大,重度突眼,血T_3、T_4值增高,应诊断为Graves病。高功能腺瘤常表现为甲亢高代谢征,甲状腺单发结节,但无甲状腺弥漫性肿大。结节性甲状腺肿为甲状腺多结节性肿大,而不是弥漫性肿大,无突眼。亚急性甲状腺炎病前1~2周多有上呼吸道感染史,突发甲状腺肿大,质硬,压痛。慢性淋巴细胞性甲状腺炎常表现为甲减而不是甲亢。②Graves病患者甲状腺弥漫性肿大,深入胸骨后上纵隔内,此为胸骨后甲状腺肿。胸骨后甲状腺肿可压迫气管、食管、颈深部大静脉,故应手术治疗。甲亢时血清TSH降低,故不答A。血清T_3、T_4显著升高是诊断甲亢的指标,而不是手术指征。甲状腺中、重度弥漫性肿大才是甲亢的手术指征,故不答C。重度突眼为甲亢时抗原-抗体免疫复合物在球后组织沉积所致,手术不能缓解突眼症状,故重度突眼为手术禁忌证。③甲亢的术前准备主要是口服碘剂,故不答A、D、E。对于术前甲亢症状严重、基础代谢率较高的患者应加用抗甲状腺药控制甲亢症状。患者基础代谢率=[(脉压+脉率)-111]×100%=[(30+116)-111]×100%=35%,基础代谢率>+20%,故应采用抗甲状腺药+碘剂行术前准备,故答C而不是B。④甲状腺大部切除术后第2天发生四肢抽搐,为甲状旁腺损伤引起的低钙血症所致,因此治疗首选10%葡萄糖酸钙静脉点滴。口服钙剂起效较慢,不适合急救使用。低钙抽搐使用镇静剂效果不佳。口服碘剂常用于甲亢的术前准备、术后甲状腺危象的治疗。气管切开常用于术后气管塌陷的治疗。

486. ABCDE 487. ABCDE 488. ABCDE ①患者颈部增粗,有甲亢症状(消瘦、心悸),基础代谢率增高

(正常值为±10%),2小时摄碘率增高(正常值<25%),故应诊断为甲亢。患者双侧甲状腺多结节肿大,应诊断为结节性甲状腺肿引起的继发性甲亢,而不是原发性甲亢。原发性甲亢常表现为双侧甲状腺弥漫对称性肿大,无结节。单纯性甲状腺肿、结节性甲状腺肿应无甲亢症状。甲状腺肿瘤应无甲状腺肿大和甲亢症状,仅表现为包块。②结节性甲状腺肿并发甲亢为甲状腺大部切除术的指征,不宜行药物治疗和放射碘治疗。甲状腺素片常用于甲减的治疗。中医中药为辅助治疗措施。③甲状腺大部切除术后第1天发生手足抽搐,为甲状旁腺损伤引起的低钙血症所致,治疗首选10%葡萄糖酸钙静脉注射。测定血清钙浓度只能确诊低钙血症,而不是治疗措施,故不答A。口服钙剂起效缓慢,不适合手足抽搐的急救处理。口服双氢速甾醇、甲状旁腺移植为其后期处理。

489. ABCDE ①发病前2周有上呼吸道感染病史为亚急性甲状腺炎的特点,故答D。②A、B、C、E均不会出现上呼吸道感染病史。

490. ABCDE ①亚急性甲状腺炎(亚甲炎)临床过程分为三期,即甲状腺毒症期、甲减期和恢复期。在甲状腺毒症期,由于甲状腺滤泡被炎症破坏,其内储存的甲状腺激素释放进入血液循环,导致甲状腺功能亢进。在甲减期,因储存的甲状腺激素释放殆尽,甲状腺功能正处于恢复之中,故本期血清T_3、T_4逐渐下降,表现为甲状腺功能减退。本病为自限性疾病,在恢复期,甲状腺功能逐渐恢复正常。可见亚甲炎随着病程进展,甲状腺功能先亢进后减退。②结节性甲状腺肿、甲状腺腺瘤常表现为甲状腺功能正常。Graves病常表现为甲状腺功能亢进。桥本甲状腺炎常表现为甲状腺功能减退。

491. ABCDE ①确诊慢性淋巴细胞性甲状腺炎最有意义的检查是血清抗甲状腺抗体检测,包括甲状腺过氧化物酶抗体(TPOAb)、甲状腺球蛋白抗体(TgAb)。②血清TSH、FT_3、FT_4检测是确诊甲亢、甲减最有价值的检查。B超、CT均为影像学检查,不能确诊本病。本病常伴甲减,严禁行吸^{131}I率测定。

492. ABCDE 493. ABCDE ①慢性淋巴细胞性甲状腺炎(桥本甲状腺炎)是一种自身免疫性疾病,血清中可检出甲状腺球蛋白抗体(TgAb)、甲状腺过氧化物酶抗体(TPOAb)等多种自身抗体。②恶性突眼常见于Graves病,是指眼球明显突出,超过眼球突度参考值上限的3mm。

494. ABCDE 甲状腺乳头状癌多见于30~45岁的女性,恶性程度较低,约80%肿瘤为多中心性,约1/3累及双侧甲状腺(D对)。较早便出现颈淋巴结转移。主要经血行转移为滤泡状腺癌的特点。

495. ABCDE 甲状腺癌分4种,即乳头状癌、滤泡状腺癌、未分化癌、髓样癌,分别占60%、20%、15%、7%。

496. ABCDE ①甲状腺髓样癌来源于C细胞,可分泌降钙素,引起低钙抽搐。②下丘脑(促甲状腺激素释放激素)-腺垂体(促甲状腺素)-甲状腺(甲状腺素)是一个调节轴,这些激素主要与甲亢、甲减有关,而与髓样癌无关。胰高血糖素主要与胰高血糖素瘤有关。

497. ABCDE ①甲状腺滤泡状癌多见于50岁左右的中年人,儿童均为乳头状癌。②滤泡状癌生长较快,属于中度恶性。③乳头状癌为低度恶性肿瘤,而滤泡状癌为中度恶性肿瘤,因此前者预后优于后者。④滤泡状癌有侵入血管的倾向,33%可经血行远处转移(D对)。⑤滤泡状癌来源于甲状腺滤泡上皮,来源于滤泡旁降钙素分泌细胞的是髓样癌。

498. ABCDE ①甲状腺髓样癌起源于滤泡旁C细胞,甲状腺滤泡状癌起源于甲状腺滤泡上皮,故答A。②髓样癌并不常见,仅占全部甲状腺癌的7%左右。③髓样癌来源于C细胞,可分泌降钙素,为其肿瘤标志物。④髓样癌的手术原则与乳头状癌相同,可兼有颈淋巴结侵犯和血行转移特点。

499. ABCDE ①题干给出的条件是"右颈部肿块+甲状腺峡部结节",若以一元论解释,应诊断为甲状腺转移癌,不可能为慢性淋巴结炎(B对)。②淋巴结结核多表现为颈部淋巴结串珠状肿大,故不答C。肺癌常转移至左锁骨上淋巴结,故不答D。鼻咽部检查无异常,可排除鼻咽癌转移,故不答E。

500. ABCDE ①甲状腺腺瘤常表现为单发甲状腺肿块,而不是甲状腺肿大,故不答A。②桥本甲状腺炎、单纯性甲状腺肿、Graves病均表现为甲状腺双侧弥漫性对称性肿大,而不是单侧甲状腺肿大,故不答B、C、D。③甲状腺癌可表现为甲状腺内肿块而使单侧甲状腺肿大,晚期可出现浸润压迫症状,

第十篇　外科学试题答案及详细解答

若压迫交感神经,可产生 Horner 综合征,表现为病侧上睑下垂、眼球凹陷、瞳孔缩小、同侧面部无汗。

501. ABCDE　甲状腺癌病理分 4 型:乳头状癌、滤泡状腺癌、未分化癌和髓样癌。其中,乳头状癌预后最好,5 年生存率达 90%以上。预后由好至差的排列为乳头状癌>滤泡状腺癌>髓样癌>未分化癌。

502. ABCDE　①患者为甲状腺乳头状癌,属于分化型甲状腺癌,年龄<55 岁,其临床分期只可能为Ⅰ期或Ⅱ期,故可首先排除选项 C、D、E。②按 10 版《外科学》P238 甲状腺癌的临床分期标准,Ⅰ期为任何 TNM_0,Ⅱ期为任何 TNM_1。患者肱骨转移,说明为 M_1,故临床分期为Ⅱ期。

503. ABCDE　①甲状腺乳头状癌有颈淋巴结转移,说明有甲状腺外侵犯,不能仅行甲状腺腺叶切除,只能行甲状腺全切或近全切,故不答 B、D。②对于有颈淋巴结转移的甲状腺乳头状癌,应行颈淋巴结清扫,可选择根治性、扩大根治性、改良根治性颈淋巴结清扫,主要依据器官受累程度和淋巴结转移范围。没有器官受累时,一般选择改良根治性颈淋巴结清扫术,故答 A。

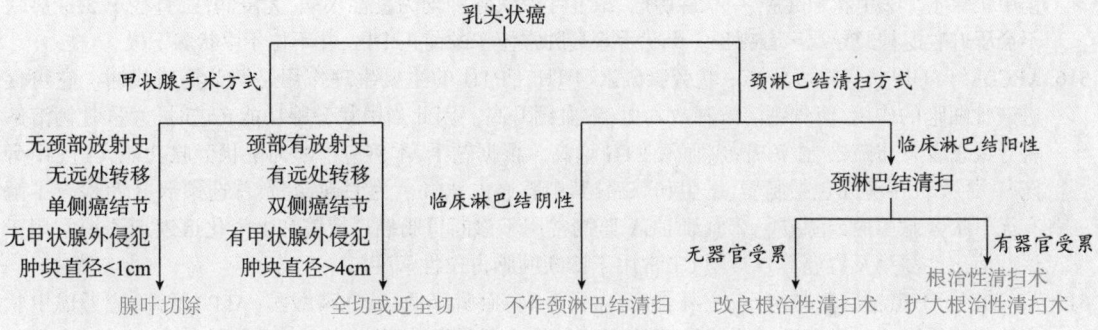

甲状腺乳头状癌手术方式的选择

504. ABCDE　甲状腺癌颈部淋巴结的最小清扫范围是中央区(Ⅵ区)颈淋巴结清扫,即气管周围淋巴结清扫,包括环甲膜淋巴结,气管、甲状腺周围淋巴结,咽后淋巴结。

505. ABCDE　506. ABCDE　①甲状腺髓样癌来源于滤泡旁 C 细胞,能分泌降钙素,引起手足抽搐。其他种类甲状腺癌均无内分泌功能。②甲状腺癌的恶性程度从低至高排序为乳头状癌<滤泡状腺癌<髓样癌<未分化癌。未分化癌是恶性程度最高的甲状腺癌。

507. ABCDE　508. ABCDE　509. ABCDE　①甲状腺肿块生长快,无疼痛,质硬,边界不清,吞咽时活动度小,应考虑甲状腺癌的可能性大,因此对诊断最有意义的体征为颈淋巴结肿大。心脏扩大、心率增快、脉压增大均提示甲状腺功能亢进症,气管移位提示肿块体积较大,因此 A、B、D、E 均不能提示恶性肿瘤的可能。②病理学诊断为甲状腺癌,当然首选手术治疗,因为手术是除未分化癌以外各型甲状腺癌的基本治疗方法。外放射治疗适用于甲状腺未分化癌。放射性治疗适用于甲状腺癌有远处转移者。口服甲状腺干制剂常用于甲状腺次全切或全切术后。甲状腺癌对化疗不敏感。③甲状腺癌的处理原则为:因良性病变行腺叶切除,术后病理检查证实为分化型甲状腺癌者,若切缘阴性、对侧正常、肿块直径<1cm,可观察;否则,须再次手术。患者术中快速切片结果为良性肿瘤而行患侧甲状腺大部切除,但术后病检结果为乳头状癌,且肿块直径 3cm,故应再次手术。

510. ABCDE　①甲状腺结节的辅助检查首选 B 超,可了解结节大小、位置、囊实性。注意:题干要求回答的是"辅助检查"而不是"确诊检查",若为确诊检查则答 C。②细针穿刺细胞学检查是明确病变性质最有价值的检查。放射性核素扫描临床上少用。颈部 MRI、CT 因价格昂贵,不作为首选。

511. ABCDE　①B 超可显示甲状腺结节的三种基本图像,即囊肿、混合性结节及实质性结节,为鉴别结节囊实性最常用的检查。②血清甲状腺激素水平测定常用于诊断甲亢或甲减。吸 ^{131}I 率测定常用于鉴别甲亢和单纯性甲状腺肿。放射性核素扫描临床上少用。MRI、CT 因价格昂贵,不作为首选。

512. ABCDE　①甲状腺肿块直径 2cm,为明确肿块性质,首选细针穿刺细胞学检查,其准确率达 80%以上。②放射性核素扫描、颈部软组织显像均为影像学检查,不能明确肿块性质。血清降钙素测定常用于髓样癌的分型诊断。淋巴结活检为有创检查,一般不作为首选。

513. ABCDE　①患者甲状腺肿块,生长较快,无痛,质硬,表面不光滑,吞咽时移动度小,应考虑甲状腺癌,因此最有意义的体征为右颈部淋巴结肿大。②气管向左侧移位提示甲状腺肿块巨大。喉镜下见声带充血水肿提示咽喉炎。局部听诊闻及血管杂音提示甲状腺弥漫性中、重度肿大。颈前浅静脉怒张提示胸骨后甲状腺肿。因此,A、B、C、D均不能提示甲状腺癌。

514. ABCDE　①甲状腺癌除甲状腺肿块外,还可有侵犯周围组织的症状,如压迫食管可引起吞咽困难,压迫气管可出现明显憋气,侵犯喉返神经可出现声音嘶哑。因临床上声音嘶哑较常见,更能提示癌肿的浸润特性,故最佳答案为 B 而不是 A、E。②"体重减轻、明显疼痛"无特异性,显然不是正确答案。

515. ABCDE　①甲状腺肿块出现声音嘶哑,说明喉返神经受累,故恶性可能性大。肿块无痛,质硬,更应警惕甲状腺癌。②甲状腺囊肿、甲状腺腺瘤、结节性甲状腺肿均为良性疾病,无浸润性,直径 1.5cm 肿块不会压迫喉返神经导致声音嘶哑。甲状舌管囊肿常位于颈前正中区,并不位于甲状腺下极。

516. ABCDE　①甲状旁腺可分泌甲状旁腺激素(PTH),PTH 的主要生理作用是调节钙磷代谢。它可促进破骨细胞的作用,使骨钙溶解释放入血,致血钙升高。因此当甲状旁腺功能亢进时,大量骨钙溶解将导致患者骨质疏松、血钙升高,血清 PTH 增高。根据题干,本例应诊断为甲状旁腺功能亢进(甲旁亢)。原发性甲旁亢包括腺瘤、增生和腺癌,其中腺瘤占 80%。为明确诊断,首选颈部 B 超检查了解有无甲状旁腺腺瘤或腺癌。②血清 CEA 监测常用于诊断胃肠癌。胃镜和上消化道钡剂透视常用于诊断消化性溃疡及胃癌等。头颅 CT 常用于诊断颅脑占位性病变。

517. ABCDE　①患者反复肾结石,全身骨痛,血钙升高,血磷降低,碱性磷酸酶(ALP)增高,应考虑甲状旁腺功能亢进症。最有助于明确诊断的实验室检查是甲状旁腺激素(PTH)测定。②ACTH 为促肾上腺素皮质激素,TSH 为促甲状腺激素,LH 为黄体生成素,GH 为生长激素。

518. ABCDE　患者反复肾结石,口渴,夜尿增多,应考虑甲状旁腺功能亢进症。最有助于明确诊断的实验室检查是血清甲状旁腺激素(PTH)测定。

519. ABCDE　①患者血钙升高(正常值 2.25~2.75mmol/L)、血磷降低(正常值 0.8~1.6mmol/L)、甲状旁腺激素(PTH)升高,应考虑甲状旁腺功能亢进症。为明确诊断,最特异性的检查是^{99m}Tc-MIBI 核素显像,定位准确率可达 90%以上。②B 超是甲状旁腺功能亢进症最常用的检查,但特异性不高,故不答 A。颈部 X 线片、颈部 CT、颈部 MRI 检查的特异性不如核素显像,故不答 B、C、D。

520. ABCDE　①甲状旁腺激素(PTH)的主要功能是升高血钙、降低血磷,甲旁亢患者由于 PTH 分泌增多,可导致高血钙、低血磷。②尽管 PTH 能促进肾小管对钙的重吸收,但因为血钙过高后肾小管的滤过增加,故甲旁亢患者尿钙常增多,不要误答 B。参阅 14 版《实用内科学》P1248。

521. ABCDE　①患者腰痛 5 年,骨质受损,肾结石,血钙升高而血磷降低,应考虑原发性甲状旁腺功能亢进症。血钙正常值为 2.25~2.75mmol/L,血磷正常值为 0.8~1.6mmol/L。②本例血肌酐正常,故不答 A。继发性甲状旁腺功能亢进症是指低钙血症长期刺激甲状旁腺所致,而本例血钙增高,故不答 B。题干未提及肿瘤、维生素 D,故不答 C、D。

522. ABCDE　甲状舌骨囊肿常位于颈前正中区,而不位于颈侧区。A、B、C、D 均位于颈侧区。超纲题。

523. ABCDE　患者颈部膨胀性搏动性肿块,应考虑动脉瘤。严禁穿刺、活检、切开引流、按摩,否则可造成大出血而突然死亡。应行超声多普勒检查,以明确诊断,再根据检查结果作进一步处理。

524. ABCDE　急性乳腺炎多见于产后哺乳期妇女,尤其是初产妇,往往发生在产后 3~4 周。

525. ABCDE　急性乳腺炎的常见病因如下。①乳汁淤积:乳汁是细菌理想的培养基,乳汁淤积将有利于入侵细菌的生长繁殖。②细菌入侵:乳头破损或皲裂,使细菌沿淋巴管入侵是感染的主要途径。

526. ABCDE　①哺乳期妇女,右乳红肿疼痛,触痛,外周血白细胞计数明显增高,应诊断为急性乳腺炎。患者局部波动感明显,说明脓肿已形成,应切开引流。②应用广谱抗生素、局部热敷是乳腺脓肿尚未形成时的治疗措施。急性乳腺炎一般不停止哺乳,因停止哺乳不仅影响婴儿喂养,还可加重乳汁淤积。脓液穿刺抽吸临床上少用,故不答 D。

527. ABCDE ①乳房后脓肿切开引流时,可沿乳房下缘作弧形切口,经乳房后间隙引流,这样可尽量避免乳管损伤。②乳房表浅脓肿切开引流采用乳房表面放射状切口。乳晕下脓肿采用沿乳晕边缘弧形切口。乳房脓肿很少采用横切口、斜切口,因这种切口会损伤乳管,导致乳瘘。

528. ABCDE ①乳腺的腺叶和乳管均以乳头为中心呈放射状排列,为避免损伤乳管形成乳瘘,乳房表浅脓肿切开引流,应以乳头为中心作放射状切口。乳晕下脓肿应沿乳晕边缘作弧形切口。深部脓肿应沿乳房下缘作弧形切口,经乳房后间隙引流。脓肿较大时,可作低位对口引流。②作脓肿切开引流时应避免损伤乳管,而不是切开乳管充分引流,否则损伤乳管将导致乳瘘。

529. ABCDE ①预防急性乳腺炎的关键在于避免乳汁淤积,防止乳头损伤,并保持其清洁。要养成定时哺乳、婴儿不含乳头而睡的良好习惯。每次哺乳应将乳汁吸空,如有淤积,可用吸乳器排尽乳汁。防止乳头皮肤损伤,如有损伤或皲裂要及时治疗。注意婴儿口腔卫生。②不应使用抗生素预防感染,因为许多抗生素都可通过乳汁影响婴儿的生长发育,且无感染时一般无须使用抗生素,故答 B。

530. ABCDE 531. ABCDE ①哺乳期妇女,左乳房胀痛,发热,局部红肿,波动感(+),应诊断为乳腺脓肿。行脓肿切排时,为保证引流通畅,应在脓腔最低处切开,切开后以手指轻轻分离脓肿的多房间隔。若脓腔较大,可在脓腔的最低位另加对口引流。为避免损伤乳管形成乳瘘,乳房表浅脓肿切开引流,应以乳头为中心作轮辐状切口。若将扩张的乳腺导管切开引流,将导致乳瘘,故答 D。

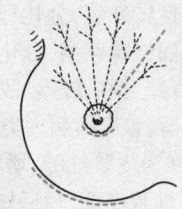 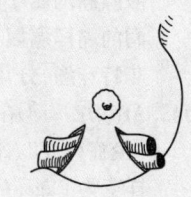

乳房脓肿的切开　　乳房脓肿的对口引流

②急性乳腺炎的致病菌以金黄色葡萄球菌最多见。白色葡萄球菌、表皮葡萄球菌、腐生葡萄球菌均属于条件致病菌,主要引起机会性感染。溶血性链球菌常引起急性蜂窝织炎。

532. ABCDE ①年轻女性,乳房肿块光滑、质硬、活动,应诊断为乳腺纤维腺瘤。②乳腺癌多见于绝经期妇女,肿块不光滑、质硬、活动度差,常有腋窝淋巴结肿大。乳房肉瘤好发于老年妇女,常表现为乳房巨大肿块,边界不清,易侵犯肌肉,皮肤表面可见静脉扩张。乳腺囊性增生症常见于中年妇女,多表现为与月经周期有关的乳房胀痛与肿块。乳管内乳头状瘤常表现为反复乳头溢血。

533. ABCDE ①乳腺囊性增生病常表现为与月经周期有关的乳房胀痛及乳房肿块。乳房胀痛多在月经前 3~5 天加重,月经来潮后减轻或消失。根据题干,本例应诊断为乳腺囊性增生病。②乳腺囊性增生病可见于一侧或双侧乳房。③本病有无癌变尚有争论,故答 B。④本病的病理形态呈多样性表现,腺体既可有增生,也可有萎缩等变化。乳腺囊性增生病好发于 25~45 岁女性,其发病与体内雌、孕激素比例失调有关。

534. ABCDE ①乳腺囊性增生病的典型症状是乳房胀痛和肿块,常呈周期性发作,月经前明显,月经后缓解。根据题干,本例应诊断为乳腺囊性增生病。②乳腺癌常表现为乳房肿块,单个、无痛、质硬、不规则。乳腺纤维腺瘤好发于青年女性,表现为乳腺单个肿块,质硬,表面光滑。乳管内乳头状瘤常表现为乳头血性溢液。乳腺炎常表现为哺乳期乳腺红、肿、热、痛。

535. ABCDE ①乳管内乳头状瘤多发生于大乳管近乳头的壶腹部,瘤体很小,带蒂,有绒毛,有很多薄壁血管,故易出血,多为乳头鲜红色血性溢液。②乳腺囊性增生病、乳腺癌乳头鲜红色血性溢液少见。乳腺纤维腺瘤无乳头溢液。乳腺导管扩张症可有乳头溢液,溢液呈黄色、脓性、血性分泌物。

536. ABCDE 537. ABCDE ①乳腺囊性增生病好发于中年妇女,常表现为与月经周期有关的乳房胀痛及乳房肿块,肿块可为单个或多个,质韧,边界不清,可推动,故答 C。②乳腺纤维腺瘤好发于青年女性,常表现为乳房外上象限单个肿块,质硬,光滑,边界清楚,活动度好,故答 B。③乳腺癌多见于绝经期妇女,肿块不光滑、质硬、活动度差。乳管内乳头状瘤常表现为反复乳头溢血。乳房肉瘤少见,好发于老年妇女,常表现为乳房巨大肿块,边界不清。

538. ABCDE ①乳腺癌的发病与雌激素直接相关。绝经年龄晚(>55岁)说明体内雌激素浓度高,易发生乳腺癌。②产后未哺乳与哺乳女性相比,乳腺癌发病率增高。③肥胖可影响乳腺组织内脂溶性雌激素的浓度,流行病学研究表明脂肪的摄取量与乳腺癌的发病率呈正相关,尤其在绝经后的妇女。④BRCA1基因突变与遗传性乳腺癌的发病有关。⑤一级亲属有乳腺癌发病史者,发病风险是普通人群的2~3倍。

539. ABCDE ①乳腺癌好发于外上象限,占50%以上。②Paget病(湿疹样乳腺癌)好发于乳头、乳晕区。

540. ABCDE ①患者左乳房肿块,表面不光滑,边界不清,腋窝淋巴结肿大,应诊断为乳腺癌。②A、B、D、E均不会导致腋窝淋巴结肿大。

541. ABCDE ①导管内癌是指癌细胞未突破导管壁基底膜的乳腺癌,属于原位癌,即非浸润癌,预后最好。②硬癌、单纯癌、髓样癌属于浸润性非特殊癌,黏液腺癌属于浸润性特殊癌,预后均较差。

542. ABCDE ①乳腺癌病理分型分为4型,即非浸润性癌、浸润性特殊癌、浸润性非特殊癌、其他罕见癌。乳腺浸润性小叶癌属于浸润性非特殊癌,分化程度低,预后较差。②乳腺小管癌、乳头状癌、黏液腺癌均属于浸润性特殊癌,分化程度较高,预后较好。③乳腺髓样癌较为特殊,伴大量淋巴细胞浸润的髓样癌属于浸润性特殊癌,分化程度较高,预后较好;无大量淋巴细胞浸润的髓样癌属于浸润性非特殊癌,分化程度差,预后较差,故最佳答案为A而不是B。

543. ABCDE ①在所有乳腺癌的病理类型中,炎性乳腺癌预后最差。炎性乳腺癌的特征为局部皮肤呈"炎症样变",常表现为皮肤红肿、增厚、粗糙、皮温升高。②乳头内陷提示癌肿累及乳管。乳头湿疹样变为Paget病,恶性程度低,预后好。局部皮肤凹陷,呈"酒窝征"提示癌肿累及Cooper韧带。皮肤呈橘皮样变提示癌肿累及皮下淋巴管。A、B、D、E均不能提示预后不良。

544. ABCDE ①乳头湿疹样乳腺癌也称Paget病,恶性程度低,预后好,腋窝淋巴结转移晚,常表现为乳头和乳晕瘙痒、皮肤粗糙、糜烂如湿疹样,进而形成溃疡。根据题干,本例应诊断为乳头湿疹样乳腺癌。②B、C、D、E均为普通乳腺癌的镜下病理特点,其临床表现无特异性。

545. ABCDE 乳腺癌的TNM分期依据如下。患者肿瘤最大径为4~5cm,应属于T_2;左腋窝扪及肿大孤立的质硬淋巴结,说明无淋巴结融合,应属于N_1;无远处转移应属于M_0,故答$T_2N_1M_0$。

T	原发瘤	N	区域淋巴结
T_0	原发癌瘤未查出	N_0	同侧腋窝淋巴结不肿大
Tis	原位癌	N_1	同侧腋窝淋巴结肿大,但可推动
T_1	癌瘤长径≤2cm	N_2	同侧腋窝淋巴结融合,或与周围组织粘连
T_2	2cm<癌瘤长径≤5cm	N_3	同侧胸骨旁淋巴结、锁骨上淋巴结转移
T_3	癌瘤长径>5cm	M	远处转移
T_4	癌瘤大小不计,但侵及皮肤或胸壁 炎性乳腺癌属于之	M_0	无远处转移
		M_1	有远处转移

546. ABCDE ①患者左乳肿块,橘皮样改变,左侧腋窝和左侧锁骨上淋巴结肿大,应诊断为乳腺癌。患者肿块直径>5cm,应属于T_3;有同侧锁骨上淋巴结转移,应属于N_3;无远处转移,应属于M_0。故患者乳腺癌的TNM分期属于$T_3N_3M_0$,其临床分期应属于Ⅲ期。②对于病灶局限于局部及区域淋巴结的0、Ⅰ、Ⅱ、部分Ⅲ期患者,首选根治性手术治疗。术后可行放疗、化疗、内分泌治疗、免疫治疗等。

547. ABCDE ①乳腺癌根治术应切除整个乳房、胸大肌、胸小肌、腋窝及锁骨下淋巴结,主要适用于乳腺外上象限的肿瘤。②乳腺癌扩大根治术即在乳腺癌根治术清扫腋下、腋中、腋上三组淋巴结的基础上,同时清扫胸骨旁淋巴结,主要适用于乳腺内象限的肿瘤伴胸骨旁淋巴结转移者。③改良根治术与乳腺癌根治术相似,但不切除胸大肌、胸小肌,也不清扫腋上淋巴结,主要适用于Ⅰ、Ⅱ期乳腺癌。④单纯乳房切除术主要适用于原位癌、微小癌及年老体弱不宜作根治手术者。⑤放化疗一般于术后进行或作为晚期乳腺癌患者的姑息治疗。本例乳腺癌患者有胸骨旁淋巴结转移,一般情况好,应首选乳腺癌扩大根治术。

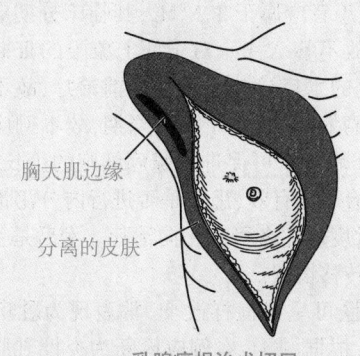

乳腺癌根治术切口

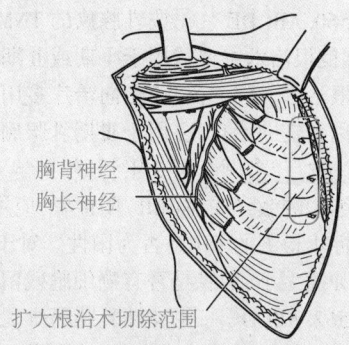

乳腺癌根治术完毕情况

548. ABCDE ①乳腺癌根治术在切除乳腺肿块的同时可清扫腋下淋巴结,而乳腺癌改良根治术由于保留了胸大肌、胸小肌,不易清扫腋窝淋巴结,故答 C 而不是 B。②保留乳房的乳腺癌切除术不能清扫腋窝淋巴结,故不答 A。乳腺癌扩大根治术主要适用于乳腺内象限的肿瘤伴胸骨旁淋巴结转移者。全乳房切除术主要适用于原位癌、微小癌及年老体弱不宜作根治手术者。

549. ABCDE 目前Ⅰ、Ⅱ期乳腺癌最常用的手术方式是改良根治术,其生存率与乳腺癌根治术无明显差异。

550. ABCDE 患者,右乳房外上象限肿块,B超示周边有毛刺、钙化,应诊断为乳腺癌。首选手术方法为改良根治术+腋窝淋巴结清扫。

551. ABCDE D 为乳腺癌根治术,E 为扩大乳腺癌根治术。A、B、C 都不是规范的乳腺癌手术方式。

552. ABCDE 保留乳房的乳腺癌切除术包括完整切除肿块及腋窝淋巴结清扫,适合于临床Ⅰ、Ⅱ期的乳腺癌患者。由于切除范围较小,保留了乳房,为防止复发及肿瘤残留,术后必须辅以放疗、化疗。其他手术方式均切除了乳房,术后可根据指征决定是否进行放疗、化疗。

553. ABCDE ①乳腺细胞内存在雌激素受体(ER)和孕激素受体(PR),分别能与雌激素、孕激素结合。含有 ER、PR 的乳腺癌细胞,称为激素依赖性癌细胞;不含有 ER、PR 的乳腺癌细胞,称为非激素依赖性癌细胞。乳腺癌细胞的生长发育与雌激素、孕激素有关,因此乳腺癌患者术后是否进行内分泌治疗主要取决于 ER、PR 的表达。ER、PR 阳性者,内分泌治疗有效;ER、PR 阴性者,内分泌治疗无效。②是否绝经、病理类型、手术方式、患者的愿望,都不是内分泌治疗的决定因素,故不答 A、B、C、E。

554. ABCDE ①乳腺癌术后病理检查提示雌激素受体(ER)、孕激素受体(PR)均为阳性,是内分泌治疗的绝好适应证。②放疗常用于保留乳房的乳腺癌切除术。化疗是浸润性乳腺癌主要术后治疗,若患者 ER、PR 均为阴性,则答 B。生物免疫治疗常用于 *HER2* 过度表达者。中医中药为辅助治疗。

555. ABCDE ①乳腺癌术后的综合治疗包括化疗、放疗、内分泌治疗等。患者浸润性乳腺癌腋窝淋巴结转移,应辅以术后化疗。②雌激素、孕激素受体阳性术后首选内分泌治疗,而本例为阴性,故不答 A、B,A、B 均为内分泌治疗。D 为 T_3、T_4 期前列腺癌的治疗方法。卵巢切除为去势治疗,少用。

556. ABCDE ①三苯氧胺的结构式与雌激素相似,可在靶器官内与雌二醇争夺雌激素受体,从而抑制肿瘤生长。因此,对雌激素受体阳性的乳腺癌患者,术后应口服三苯氧胺进行内分泌治疗。②双侧卵巢切除可用于治疗晚期乳腺癌、复发性乳腺癌,临床上少用。甲地孕酮由于具有抗雌激素活性,近来也用于乳腺癌的姑息治疗。丙酸睾酮、泼尼松不属于内分泌治疗的药物。

557. ABCDE **558. ABCDE** ①患者左乳房肿块 3 年,质硬,不可推动,左锁骨上淋巴结肿大,应考虑乳腺癌。乳腺癌累及Cooper韧带,使其缩短,可致肿瘤表面皮肤凹陷。乳腺癌累及皮下淋巴管,可出现"橘皮样"改变。乳腺癌累及乳管,可出现乳头凹陷。炎性乳腺癌主要累及毛细血管。②为明确乳腺癌的诊断,首选空芯针穿刺活检,确诊率可达90%~97%。参阅10版《外科学》P246。A、B、C均属于影像学检查,不能确诊乳腺癌。胸片对乳腺癌的诊断价值不大。

559. ABCDE　560. ABCDE　①按乳腺癌的TNM分期,该患者应属于$T_3N_2M_0$,其临床分期应为Ⅲ期。保乳手术、改良根治术主要适用于Ⅰ期或Ⅱ期乳腺癌,故不答A、B。对于外上象限的Ⅲ期乳腺癌应选用乳腺癌根治术。放射治疗、靶向治疗多用于乳腺癌的术后治疗而不是术前治疗,故不答C、E。术前化疗也称新辅助治疗,多用于Ⅲ期乳腺癌,可使肿瘤缩小,有利于降级降期,故本例应先行术前化疗,再手术治疗。参阅3版8年制《外科学》P335。②雌激素可促进乳腺癌细胞的生长发育,因此只有乳腺癌细胞雌激素受体(ER)阳性者,应用内分泌治疗才有效,患者是否进行内分泌治疗主要取决于其病理标本检测的ER是否为阳性。对于HER2过度表达者可行靶向治疗。术后是否进行化疗主要取决于肿瘤大小、切缘是否有癌细胞残留、淋巴结转移情况。

561. ABCDE　562. ABCDE　①炎性乳腺癌少见,局部皮肤可呈炎症样改变,常表现为乳房皮肤充血水肿、发红发热,但无明显肿块,可有腋窝淋巴结肿大。根据题干,本例应诊断为炎性乳腺癌。急性乳腺炎好发于哺乳期妇女,常表现为高热,乳腺红肿热痛、波动感,外周血白细胞总数显著增高。乳房后脓肿常表现为寒战高热,白细胞计数增高,腋窝淋巴结触痛性肿大。患者不是哺乳期妇女,不会出现乳汁淤积。乳腺囊性增生症常表现为乳腺肿块及与月经周期有关的乳房胀痛。②炎性乳腺癌发展迅速,预后差,属于"不可切除的乳腺癌",为手术禁忌证。应行穿刺活检,明确诊断后采取保守治疗,如放化疗等。静脉应用广谱抗生素、局部热敷、理疗、按摩,都是急性乳腺炎的治疗措施。

563. ABCDE　564. ABCDE　①中年妇女,左乳房无痛性包块,质硬,不光滑,无压痛,腋窝淋巴结肿大,钼靶摄片示高密度影,周围有毛刺,中央细砂样钙化点,应诊断为乳腺癌。治疗首选乳腺癌根治术,此术式手术创面大,皮瓣游离,易产生皮下积液积血,导致术后感染。在腋下另作小切口,安置负压引流48~72小时,可减少积液,使皮片紧贴于创面,为预防术后感染的主要措施。参阅7版《黄家驷外科学》P1161。缝合前用蒸馏水彻底冲洗,可抑制癌细胞生长。术前纠正贫血和低蛋白血症可增强患者的抵抗力。乳腺癌根治术属于Ⅰ类切口,为预防感染,可于麻醉开始时静脉滴入广谱抗生素,若手术时间较长,可于术中追加一次剂量,一般于术后24小时内停药。乳腺癌根治术为Ⅰ类切口,因违反无菌操作规程造成的术后感染少见。②乳腺癌易经椎旁静脉系统转移至椎体,因此乳腺癌患者术后3年诉腰背部疼痛,应考虑乳腺癌椎体转移。了解肿瘤有无骨转移首选同位素骨扫描,其敏感性较高,一般可显示直径>2cm的病灶。PET-CT由于价格昂贵,一般不作为首选。癌胚抗原(CEA)常用于监测结直肠癌术后复发。癌抗原153(CA153)可用于乳腺癌的辅助诊断、预后监测。免疫指标检测常用于免疫性疾病的诊断。

565. ABCDE　566. ABCDE　①乳房外上象限无痛性肿块,钼靶摄片示肿块影,周边毛刺征,应诊断为左乳腺癌。乳腺癌根治术、改良根治术及全乳房切除术,由于切除了乳房,术后不一定需要放疗。保留乳房的乳腺癌切除术只完整切除了肿块、清扫了腋窝淋巴结,并没有切除乳房,为预防局部复发及肿瘤残留,术后必须辅以放疗。②HER2是人表皮生长因子受体2的英文缩写,20%~30%的乳腺癌患者具有HER2高表达。HER2高表达提示肿瘤细胞生长较快,转移的危险性较大。对于HER2基因过度表达者,给予曲妥珠单抗(商品名赫赛汀)进行靶向治疗有一定效果。雌激素受体(ER)、孕激素受体(PR)阳性是进行内分泌治疗的指标。P53是一种突变的抑癌基因,P53阳性提示预后不佳,P53阴性提示预后较好。Ki67是一种细胞增殖的标志物,其阳性率越高表示肿瘤细胞增殖活性越强,预后越差。

567. ABCDE　568. ABCDE　①患者乳腺癌雌激素受体(ER)和孕激素受体(PR)均为阳性,术后应首选内分泌治疗。放疗常用于保留乳房的乳腺癌切除术。化疗常用于浸润性乳腺癌伴腋窝淋巴结转移。

第十篇　外科学试题答案及详细解答

免疫治疗、靶向治疗常用于 HER2 过度表达的乳腺癌。②乳腺癌内分泌治疗首选三苯氧胺,因其结构与雌激素相似,可在靶器官与雌二醇争夺雌激素受体,从而抑制肿瘤生长。依西美坦、来曲唑、阿那曲唑均为芳香化酶抑制剂,常用于绝经后乳腺癌患者。本例为 40 岁女性,尚未绝经,故不答 B、C、D。甲地孕酮由于具有抗雌激素活性,近来也用于乳腺癌的姑息治疗。

569. ABCDE　570. ABCDE　571. ABCDE　①患者右乳外上象限包块,同侧腋窝淋巴结肿大,应首先考虑乳腺癌。因此诊断前应询问患者有无乳腺癌家族史、月经生育史、结婚年龄等,而与 EB 病毒感染无关。EB 病毒感染主要与 Burkitt 淋巴瘤、鼻咽癌的发病有关。②乳腺癌的临床分期与 TNM 分期的关系:0 期 = $TisN_0M_0$;Ⅰ期 = $T_1N_0M_0$;Ⅱ期 = $T_{0-1}N_1M_0$、$T_{0-1}N_1M_0$、$T_3N_0M_0$;Ⅲ期 = $T_{0-2}N_2M_0$、$T_3N_{1-2}M_0$、T_4 任何 NM_0、任何 TN_3M_0;Ⅳ期 = 包括 M_1 的任何 TN。故本例 $T_2N_1M_0$ 为临床Ⅱ期。③乳腺癌的放疗多采用 ^{60}Co 或直线加速器,乳腺导管浸润癌对直线加速器中度敏感。

572. ABCDE　①第 4~7 肋骨长而薄,在胸外伤中最易发生骨折。②第 1~3 肋骨粗短,且有锁骨、肩胛骨保护,不易发生骨折。第 8~10 肋前端肋软骨形成肋弓与胸骨相连,第 11、12 肋骨前端游离,均不易骨折。

573. ABCDE　①多根多处肋骨骨折可使局部胸壁失去完整肋骨支撑而软化,出现反常呼吸运动,即吸气时软化区胸壁内陷,呼气时外突,严重影响呼吸和循环功能,称为连枷胸,故答 D。②胸壁吸吮伤口、纵隔扑动常见于开放性气胸。皮下气肿见于张力性气胸。气管偏向患侧见于肺不张。

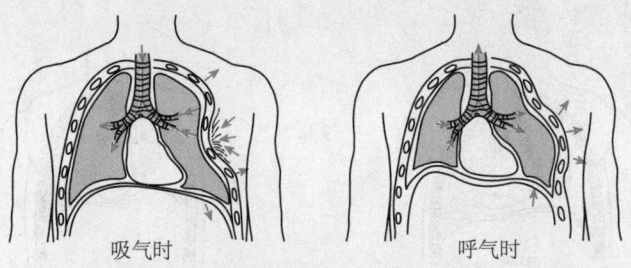

多根多处肋骨骨折时胸壁软化区的反常呼吸运动（浮动胸壁）

574. ABCDE　①浮动胸壁即反常呼吸运动,常见于多根多处肋骨骨折。②单根单处、单根两处、单根多处、多根单处肋骨骨折,由于骨折端稳定性好,不会出现浮动胸壁,即反常呼吸运动。

575. ABCDE　①胸廓挤压征阳性为肋骨骨折的专有体征。②肋骨骨折的断端可刺破肺组织引起血痰,也可刺伤软组织引起局部血肿,但 B、D 无特异性。肋骨骨折一般无呕吐、意识障碍,故不答 A、C。

576. ABCDE　577. ABCDE　①反常呼吸运动为多根多处肋骨骨折的特征性表现。根据题干,本例应诊断为多根多处肋骨骨折。气胸常表现为呼吸困难,纵隔向健侧移位,叩诊肺部呈鼓音。血胸常表现为呼吸困难,纵隔向健侧移位,叩诊肺部呈浊音。支气管断裂若裂口与胸膜相通,可表现为明显气胸。题干未陈述及腹部受伤表现,因此不能诊断为胸腹联合伤。②气胸的胸部 X 线片征象为胸膜腔积气,血胸的胸部 X 线片征象为胸膜腔积液。患者胸部 X 线片提示左侧胸腔有 2cm 气液平面,故应诊断为血气胸。患者胸外伤后 1 小时,不可能感染成为脓胸。肺水肿胸部 X 线表现为肺淤血,肺门血管影增强,肺纹理增多。支气管断裂胸部 X 线片显示伤侧主支气管连续性中断,不张的肺下垂至肺门以下的胸膜腔。

578. ABCDE　①患者左胸外伤,反常呼吸运动,应考虑多根多处肋骨骨折。患者气管居中,说明不合并气胸,若合并气胸,则气管会向健侧移位。患者无气胸,说明胸膜无破裂,故应诊断为闭合性多根多处肋骨骨折。②闭合性多根多处肋骨骨折的治疗原则为有效镇痛、呼吸管理,故答案为 A。③"胸壁加压包扎"为多根多处肋骨骨折的急救方法,而不是治疗方案,故不答 B,很多医考参考书将答案错为 B。开胸探查+肋骨固定只适合于长期胸壁浮动且不能脱离呼吸机者。胸腔闭式引流只适合于并发气胸者。胸腔穿刺排气排液适合于液气胸患者。

579. **AB**CDE ①患者有胸部外伤史,胸壁畸形,出现反常呼吸运动,应诊断为闭合性多根多处肋骨骨折。现场急救时应在局部加压包扎,迅速消除反常呼吸,以免呼吸循环衰竭。②对于咳嗽无力、不能有效排痰的患者,可行气管插管或气管切开,给予机械通气。A、B 为一般性治疗措施。

580. **AB**CDE ①闭合性肋骨骨折的治疗原则是有效镇痛和呼吸管理。疼痛剧烈时可酌情使用镇痛、镇静剂。应尽早下地活动,鼓励患者咳嗽、排痰,以免发生肺部感染。对于多根多处肋骨骨折,可行肋骨固定,以消除反常呼吸。②闭合性肋骨骨折无须使用抗生素,抗生素常用于开放性肋骨骨折。

581. **AB**CDE ①连枷胸即反常呼吸运动,见于多根多处肋骨骨折。对于咳嗽无力、呼吸道分泌物潴留者应施行气管插管吸痰,给氧辅助呼吸。可在伤侧胸壁放置牵引支架,作浮动胸壁牵引,以消除胸壁反常呼吸运动。近年来也使用电视胸腔镜直视下导入钢丝的方法固定连枷胸。长期胸壁浮动且不能脱离呼吸机者,可开胸手术固定肋骨。②连枷胸不宜胸壁加压,包扎固定,以免患肺受压,影响呼吸功能。C 项的"胸壁加压,包扎固定"为连枷胸的急救方法而不是治疗措施。

582. **AB**CDE 开放性气胸是指胸部伤口与胸膜腔相通,外界空气经胸壁伤口,随呼吸自由进出胸膜腔。

583. **AB**CDE ①开放性气胸在呼吸时,两侧胸膜腔压力不均衡,出现周期性变化,使纵隔在呼气时移向伤侧,吸气时移向健侧,称为纵隔扑动。纵隔扑动见于开放性气胸、多根多处肋骨骨折。②闭合性气胸、张力性气胸、血气胸,都没有胸膜腔压力的周期性变化,不会出现纵隔扑动,而是纵隔向健侧移位。急性脓胸纵隔向健侧移位,慢性脓胸纵隔向患侧移位。

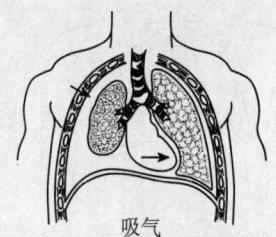
吸气

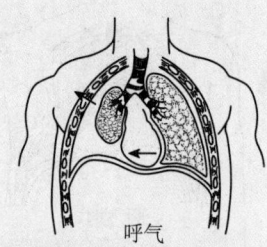
呼气

纵隔扑动见于开放性气胸、多根多处肋骨骨折

584. **AB**CDE 张力性气胸是指气管、支气管或肺损伤处形成活瓣,气体随每次吸气进入胸膜腔并积累增多,导致胸膜腔压力高于大气压,又称为高压性气胸。患侧肺严重萎陷,纵隔向健侧显著移位,健侧肺受压,导致患者重度呼吸困难。由于患侧胸膜腔压力高于大气压,气体可进入面、颈、胸部的软组织,形成皮下气肿。

585. **AB**CDE ①张力性气胸为气管、支气管或肺损伤处形成活瓣,气体随每次吸气进入胸膜腔并积累增多,导致胸膜腔压力高于大气压,又称为高压性气胸。由于胸膜腔高压,患侧肺可严重萎陷,纵隔可向健侧移位。高于大气压的胸膜腔内压,驱使气体经支气管、气管周围疏松结缔组织或壁层胸膜裂伤处,进入纵隔或胸壁软组织,形成纵隔气肿或面颈胸部的皮下气肿。患者常有脉搏细数、血压下降等循环障碍的表现。②张力性气胸不会导致纵隔摆动,纵隔摆动常见于开放性气胸,故答 D。

586. **AB**CDE "皮肤捻发感"为张力性气胸的特征性体征,故答 B。A、C、D、E 均不会出现皮肤捻发感。

587. **AB**CDE ①气胸是慢性阻塞性肺疾病(COPD)的常见并发症。COPD 患者突发胸痛,呼吸困难,左肺呼吸音明显减低,应考虑并发气胸。②肺栓塞常表现为胸痛、呼吸困难、咯血三联征。急性心肌梗死常表现为突发持续性胸痛超过 30 分钟。急性胸膜炎、肺炎与题干所述不符。

588. **AB**CDE ①瘦高体型为原发性自发性气胸的好发人群。患者运动后出现右侧胸痛,气管左移,右肺叩诊鼓音,呼吸音减弱,应诊断为自发性气胸。②A、B、D、E 均不会出现肺部叩诊鼓音。

589. **AB**CDE ①支气管胸膜瘘是指肺泡、各级支气管与胸膜腔之间形成瘘道,多发生于肺叶切除术后,肺癌根治术后发生率为 4.5%~20%。胸部 X 线片可见液气胸征象。由于胸膜腔与支气管相通,故

第十篇 外科学试题答案及详细解答

胸腔闭式引流管内可有气体溢出。②A、C、D、E 均与肺癌根治术无关。

590. **ABCDE** ①皮下气肿为张力性气胸的特征性体征。患者左胸刀刺伤，胸部皮下气肿，左胸叩诊鼓音，呼吸音消失，气管右偏，应诊断为左侧张力性气胸。其急救措施是用粗针头穿刺胸膜腔，抽气减压。②吸氧输血输液为辅助性治疗措施。用宽胶布固定胸壁、肋间神经封闭止痛，均为肋骨骨折的治疗措施。张力性气胸胸膜腔内高压，进行气管插管机械通气，不能改善通气功能。

591. **ABCDE** ①患者自发性气胸，可给予氧疗（面罩吸氧、无创通气），故不答 D、E。若患肺压缩 20% 以下，也可于患侧锁骨中线第 2 肋间行胸腔穿刺抽气，故不答 C。若呼吸困难改善不明显，则可行胸腔闭式引流，故不答 A。②只有经内科治疗无效的气胸患者才行手术治疗，故答案为 B。

592. **ABCDE** ①患者刀口在右肩胛下第 7 肋间，可听见气体进出刀口的声音（称胸部吸吮伤口），应诊断为开放性气胸。其急救措施是用无菌敷料包扎伤口，使开放性气胸转变为闭合性气胸。②吸氧、输液、胸腔闭式引流均为治疗措施，而不是现场急救措施。胸腔穿刺常用于张力性气胸的急救。

593. **ABCDE** 闭合性气胸的治疗原则：肺压缩<20%者先行观察；肺压缩>20%者行穿刺抽气；若自觉症状较重，则行胸腔闭式引流。

594. **ABCDE** ①胸廓挤压征阳性为肋骨骨折的特征性体征。患者胸部外伤，胸廓挤压征阳性，应诊断为肋骨骨折。患者胸部 X 线片示右肺压缩 5%，可确诊为气胸。目前患者生命体征稳定，无明显呼吸困难，且肺压缩<20%，可行保守治疗。针对肋骨骨折的处理主要是解除疼痛，针对气胸的处理主要是密切观察病情变化，待气体自行吸收，故答 C。②胸膜腔穿刺抽气常用于肺压缩>20%的气胸患者。胸腔闭式引流常用于肺压缩>30%的中、大量气胸患者。输液、吸氧为辅助性治疗措施。

595. **ABCDE** ①肺压缩<30%为小量气胸，30%～50%为中量气胸，>50%为大量气胸（7 版《黄家驷外科学》P2022）。气胸的治疗原则是肺压缩<20%，如无症状，可吸氧观察，待其自行闭合；若有呼吸困难，则行胸腔穿刺抽气。若肺压缩>30%，为中、大量气胸，应行胸腔闭式引流。②患者左侧气胸，肺压缩 40%，需行胸腔闭式引流。③胸腔镜检查常用于胸腔病变的诊断。腹腔镜检查常用于腹部脏器病变的诊断。开胸探查常用于进行性血胸的治疗。

596. **ABCDE** 597. **ABCDE** ①青年女性，剧烈活动后胸闷、喘息发作，双肺闻及哮鸣音，应考虑支气管哮喘，为评估该患者的病情严重程度，首选检查是肺功能测定。②青年男性，剧烈活动性胸闷、气短，左肺呼吸音消失，应考虑自发性气胸。为明确诊断，首选胸部立位 X 线片。

598. **ABCDE** 599. **ABCDE** 600. **ABCDE** ①老年患者慢性咳嗽、咳痰 20 余年，应考虑慢性阻塞性肺疾病（COPD）。患者今晨突感左胸疼痛，呼吸困难，应诊断为 COPD 合并自发性气胸。自发性气胸是 COPD 最常见的并发症。急性胸膜炎不是 COPD 的常见并发症，不会骤然起病，故不答 B。急性肺栓塞常表现为呼吸困难、胸痛、咯血三联征。急性心肌梗死常表现为突发胸骨后持续性剧痛半小时以上。急性心力衰竭常表现为呼吸困难，双肺底湿啰音，无胸痛。②左侧气胸常表现为左肺叩诊鼓音。左肺闻及胸膜摩擦音常见于急性胸膜炎。心尖部闻及第四心音奔马律常见于急性心力衰竭。双下肺闻及中等量湿啰音常见于肺炎。三尖瓣区闻及粗糙的反流性杂音见于三尖瓣关闭不全。③对自发性气胸最有价值的检查是胸部 X 线片。心肌坏死标志物检测常用于诊断急性心肌梗死。动脉血气分析常用于诊断呼吸衰竭。D-二聚体检测常用于肺血栓栓塞症的筛查。超声心动图常用于诊断心肌病。

601. **ABCDE** 602. **ABCDE** ①青年男性，车祸后胸痛，呼吸困难，胸部 X 线片示左侧第 4、5、7 肋骨骨折，左侧气胸，肺组织压缩约 70%，左侧胸腔中等量积液，应诊断为左侧多根肋骨骨折合并液胸。肺组织压缩>50%，应为大量气胸，宜行胸腔闭式引流。穿刺排气减压适用于肺组织压缩 20%～30%的气胸患者，故不答 A。患者脉率增快，血压降低，说明合并失血性休克，应输液抗休克，而不是静脉输血，故不答 C。患者腹软，无压痛，说明无腹部合闭合性损伤，无须剖腹探查，故不答 D。加压包扎固定胸壁为连枷胸的急救处理措施，故不答 E。②患者有失血性休克征象，左胸叩诊鼓音，左侧胸腔中等量积液，应诊断为血胸，故答 D。连枷胸多见于多根多处肋骨骨折，但本例仅为多根肋骨骨折，并没有多处骨折,故不答 A。张力性气胸常表现为极度呼吸困难,肺组织完全压缩,皮下气肿,故不答 B。创伤性窒息是钝性暴力作用于胸部所致的上半身广泛性皮肤、黏膜、末梢毛细血管淤血及出血性损害,故不答 C。肺爆震伤是爆炸产生的高压气浪冲击损伤肺组织所致,故不答 E。

603. ABCDE　604. ABCDE　605. ABCDE　①患者左胸外伤,骨擦感阳性,胸部 X 线片见左第 4、5、6 肋各有两处骨折,应诊断为多根多处肋骨骨折。患者胸壁浮动,说明有胸壁软化、反常呼吸运动。反常呼吸运动可使伤侧肺组织受到塌陷胸壁的压迫,呼吸时两侧胸膜腔压力不均衡,可造成纵隔扑动,影响肺通气功能,导致体内缺氧、CO_2 潴留。胸膜腔压力不均衡,也可影响静脉回心血流。可见患者呼吸困难与神经过度紧张无关,而与 A、B、C、E 有关。②多根多处肋骨骨折急救时应行胸壁加压包扎固定,以消除反常呼吸。吸痰为保持呼吸道通畅的一般性治疗措施。气管插管、气管切开、呼吸机辅助呼吸适用于咳嗽无力、不能有效排痰的患者。③2 小时后,患者颈、胸部出现皮下气肿,左侧呼吸音消失,应诊断为张力性气胸。患者肺压缩 85%,应行胸腔闭式引流。开胸探查常用于进行性血胸的治疗。对于张力性气胸,行气管插管、气管切开、呼吸机辅助呼吸意义不大。

606. ABCDE　607. ABCDE　608. ABCDE　①患者右侧胸部刀刺伤,右胸壁有 3cm 长创口,随呼吸有气体进出伤口响声(即胸部吸吮伤口),应诊断为右侧开放性气胸。右侧胸膜腔压力高于左侧(健侧),故纵隔向左侧移位。由于呼吸时,开放性气胸可有纵隔摆动,因此纵隔的位置应该在左侧与中线之间摆动。不要认为开放性气胸纵隔向健侧移位,而误答为 B。②开放性气胸的急救原则是立即闭合胸部创口,将开放性气胸转变为闭合性气胸,然后按闭合性气胸进行处理。现场急救措施不可能包括 A、B、C、E。③患者半小时后,胸部 X 线片示右肺压缩 100%,可见液平面,说明气胸积气量加大,且合并少量血胸,应进行伤口清创并行胸腔闭式引流,以促进肺尽快膨胀。患者血压、脉搏尚稳定,无须输血治疗。若行胸腔闭式引流不能缓解病情,且液平面升高,则应剖胸探查。用注射器穿刺抽气常用于小量闭合性气胸的治疗,不适合开放性气胸的治疗。

609. ABCDE　①患者胸部外伤,患侧呼吸音消失,叩诊为实音,应诊断为血胸,而不是张力性气胸,因为张力性气胸叩诊为鼓音,故答 A 而不是 E。②单纯性肋骨骨折不会出现呼吸音消失,叩诊实音。患者外伤后 2 小时,不可能发展为脓胸。肺栓塞常表现为胸痛、呼吸困难、咯血三联征,无胸部外伤史。

610. ABCDE　进行性血胸的判定标准:①持续脉搏加快、血压降低,或虽经补充血容量血压仍不回升,且逐渐下降;②闭式胸腔引流量>200ml/h,持续 3 小时,故答 B;③血红蛋白(Hb)、红细胞计数(RBC)、红细胞比容进行性降低;④胸腔引流液迅速凝固,但 X 线片示胸内阴影增大。

611. ABCDE　①患者左胸锐器伤,胸部 X 线片提示左肺压缩 90%,宽大液平,应诊断为开放性气胸合并血胸。患者胸腔闭式引流后 2 小时引流量>400ml,血压由 90/60mmHg 降至 80/50mmHg,说明胸腔内出血仍然没有停止,应诊断为活动性血胸,需开胸探查止血。②B、C、D、E 均为一般性治疗措施。

612. ABCDE　①患者左胸开放性损伤,血压 80/50mmHg,心率 120 次/分,伤口不断有血液流出,大量快速输液后血压仍不见回升,说明胸腔内有活动性出血,应在输液输血的同时,立即准备开胸探查止血。②该患者休克的病因为胸腔内活动性出血,不进行手术治疗,不能彻底纠正休克,故不答 A。对于失血性休克患者的急救,心电图检查并不是必不可少的,故不答 B。"缝合伤口,加压包扎"不能使胸腔内活动性出血停止,故不答 C。体外心脏按压常用于心搏骤停的急救,故不答 D。

613. ABCDE　①血胸闭式引流点应在低位,一般选取腋中线与腋后线之间第 6 或第 7 肋间。②气胸闭式引流点应在高位,一般选取前胸壁锁骨中线第 2 肋间。

614. ABCDE　①胸腔闭式引流完成后,可嘱患者深吸气后屏气时拔除引流管,这样可使患者肺的膨胀更完全。②气胸插管部位应在前胸壁锁骨中线第 2 肋间,血胸插管部位在腋中线与腋后线之间第 6 或第 7 肋间。③引流管的侧孔应深入胸腔 2~3cm。④闭式引流要保证胸腔内气、液体克服 3~4cmH_2O 的压力通畅引流出胸腔,而外界空气、液体不会吸入胸腔。⑤每日要观察导管是否通畅、引流液的性质,并记录每小时或 24 小时引流液量(E 对)。

615. ABCDE　616. ABCDE　①患者右胸刀刺伤,活动性出血,脉搏120次/分,血压80/50mmHg,应考虑中度失血性休克。患者右胸叩诊实音,呼吸音减弱,应考虑血胸。故本例应诊断为血胸合并失血性休克。患者行胸腔闭式引流,引流出血性液体约600ml,1小时内又引流出血性液体300ml,说明胸腔内出血尚未停止,应诊断为进行性血胸。创伤性湿肺常表现为胸痛、胸闷、咳嗽、咳血痰,严重者可有呼吸困难、发绀、咳血性泡沫痰等。心脏压塞常表现为呼吸困难、端坐呼吸、颈静脉怒张、心音低而遥远,心界扩大。患者受伤仅2小时,不可能诊断为迟发性血胸。患者引流管1小时内引流出血性液体约300ml,不可能诊断为凝固性血胸。②对于进行性血胸,应及时开胸探查,控制活动性出血。

617. ABCDE　①急性脓胸常继发于肺部感染,特别是靠近脏层胸膜的肺炎,直接扩散到胸膜腔;②少数来自胸内、纵隔内其他脏器的病灶,直接或经淋巴侵入胸膜引起;③脓毒血症或菌血症经血行播散所致。

618. ABCDE　脓胸的致病菌以耐药性金黄色葡萄球菌最多见,其次为大肠埃希菌、铜绿假单胞菌、真菌、厌氧菌等。

619. ABCDE　闭合性气胸、开放性气胸、张力性气胸均可使纵隔向健侧移位。急性脓胸由于有大量胸腔积脓,纵隔将向健侧移位。但是慢性脓胸由于脓腔壁收缩可使纵隔向患侧移位。

620. ABCDE　①肺不张患者气管常移向患侧,肺炎链球菌肺炎、阻塞性肺炎、肺脓肿患者气管居中,不会发生偏移。患者病变在右肺,气管明显左移,故可首先排除B、C、D、E。②急性脓胸的常见病因是肺炎。患者2周前肺炎,现再次高热,气管左移,右肺语颤减弱,叩诊呈实音,呼吸音消失,白细胞总数和中性粒细胞比例增高,应诊断为急性脓胸。

621. ABCDE　①确诊脓胸的最佳检查方法是胸腔穿刺,穿刺抽出脓液即可确诊。②A、B、C、E均属于影像学检查方法,虽可诊断为脓胸,但不能确诊脓胸性质。

622. ABCDE　慢性脓胸的手术方式包括:①改进引流,包括胸腔闭式引流、更换原来过细引流管、调整引流管位置等。②胸膜纤维板剥除术:主要适用于病程不长、纤维粘连不甚紧密的患者。③胸廓成形术:适用于局限性脓胸。④胸膜全肺切除术:适用于慢性脓胸合并肺内严重病变者。肺叶切除术主要适用于肺结核空洞、结核球、肺癌等的治疗,不适合慢性脓胸的治疗。

623. ABCDE　①患者3个月前行右肺上、中叶切除,现高热,白细胞增高,应考虑肺部感染。右上肺野见液平面,胸穿抽出脓液,应诊断为脓胸。抽出的脓液呈臭味,提示合并厌氧菌感染。由于脓胸已包裹于右上肺,可行胸膜腔闭式引流术,很多患者可获得痊愈。②胸膜纤维板剥脱术适用于慢性脓胸基本控制,但脓腔仍然存在,每日脓腔引流量少于50ml者。余肺全部切除术手术范围大,患者难以耐受。胸廓成形术是指去除胸廓局部的坚硬组织,使胸壁内陷,以消灭两层胸膜间的死腔,本例没有胸廓坚硬组织,不宜采用本术式。胸膜全肺切除术由于手术技术要求高,创伤重,临床上少用。

624. ABCDE　①胸膜纤维板剥脱术适用于慢性脓胸基本控制,但脓腔仍然存在,每日脓腔引流量少于50ml者。患者入院后行胸腔闭式引流术,每天引流脓液30~50ml,CT示右下胸有一巨大脓腔,故治疗首选胸膜纤维板剥脱术。②改进引流手术多用于引流不畅者,患者每日引流脓液30~50ml,说明引流通畅,无须改进引流。将闭式引流改为开放引流,不能促进肺膨胀复原。胸膜全肺切除术由于手术技术要求高,创伤重,临床上少用。E为一般性治疗措施。

625. ABCDE　①慢性脓胸若合并肺内严重病变,如支气管扩张、支气管胸膜瘘等,可将胸膜纤维板剥除术连同病肺切除术同期完成,但手术风险较高。②支气管瘘缝合术、左下肺叶切除术均不能同时处理慢性脓胸,故不答A、D。胸廓改形术适用于局限性脓胸的治疗,故不答C。

626. ABCDE　预后最好的肺癌是肺类癌,预后最差的肺癌是小细胞癌。

627. ABCDE　①中心型肺癌是指发生于肺段支气管至主支气管的肺癌,癌肿在较大支气管长大后,早期即可出现刺激性咳嗽;另一常见症状是血痰,大咯血少见。②高热为肺癌合并感染所致,胸痛为癌肿浸润胸膜所致,声音嘶哑(声嘶)为癌肿压迫喉返神经所致,上肢及颜面部肿胀为癌肿压迫上腔静脉所致,胸闷和呼吸困难为癌肿堵塞较大的支气管所致,这些均属于晚期肺癌的浸润或压迫症状。

628. ABCDE 肺癌副癌综合征是指肺癌非转移性的胸外表现,如杵状指、抗利尿激素分泌异常综合征等。声音嘶哑为肺癌侵犯喉返神经所致,胸壁静脉曲张为肺癌侵犯上腔静脉所致,吞咽困难为肺癌侵犯食管所致,一侧眼睑下垂、瞳孔缩小为肺癌侵犯颈交感神经所致,可见 B、C、D、E 均为肺癌的局部浸润症状,不属于副癌综合征。

629. ABCDE 小细胞肺癌起源于神经外胚层的 Kulchitsky 细胞或嗜银细胞,细胞质内含有神经内分泌颗粒,可分泌 5-羟色胺、儿茶酚胺、组胺、激肽等肽类物质,引起副肿瘤综合征,表现为面部、上肢躯干潮红或水肿,胃肠蠕动增强,腹泻,心动过速,喘息等症状。

630. ABCDE ①肺癌侵犯喉返神经,可引起声带麻痹,导致声音嘶哑。②肺癌压迫上腔静脉,可引起上腔静脉梗阻综合征,表现为面部、颈部、上肢、上胸部静脉怒张、皮下组织水肿。肺癌侵犯颈交感神经节,可引起 Horner 综合征,表现为同侧上眼睑下垂、瞳孔缩小、眼球内陷、面部无汗。晚期肺癌很少侵犯腋神经。肺癌侵犯气管隆突,可引起刺激性咳嗽。

631. ABCDE ①肺癌出现杵状指,属于副肿瘤综合征,是指肺癌非转移性胸外表现。②肺癌恶性程度高常表现为肺外转移早,扩散广泛,存活时间短。小细胞肺癌常导致类癌综合征,类癌综合征属于副肿瘤综合征的胸外表现之一。

632. ABCDE ①中心型肺癌是指起源于肺段支气管开口以近,位置靠近肺门的肺癌。周围型肺癌是指起源于肺段支气管开口以远,位于肺周围部分的肺癌。胸部 CT 分辨率高,为区分和诊断中心型和周围型肺癌最有价值的影像学检查方法。②目前尚未发现特异性很高的肺癌肿瘤标志物,故不答 A。胸部 X 线片为肺癌普查的首选方法。胸部核磁共振并非肺癌的常用检查手段。痰细胞学检查为确诊肺癌的方法,不能区分中心型和周围型肺癌,故不答 E。

633. ABCDE ①胸部 X 线片是诊断肺癌的重要手段,对于 40 岁以上的成人,应定期进行胸部 X 线普查。②胸部 B 超是诊断胸腔积液的首选检查。胸部 CT 价格昂贵,不作为肺癌的普查方法。支气管镜为有创检查,常用于诊断中心型肺癌。目前尚未发现特异性很高的肺癌肿瘤标志物。

634. ABCDE ①20 世纪 50 年代至 70 年代,肺癌的筛查首选胸部 CT 检查,由于放射线剂量较大,目前临床上少用。美英等国对肺癌的筛查多采用低剂量 CT,其放射量仅为标准胸部 CT 的 1/5,具有良好的成本效益比。②目前尚未发现肺癌的特异性血清肿瘤标志物,故不答 A。高分辨 CT 尽管分辨率高于低剂量 CT,但很少用于普查,多用于临床诊断,故不答 B。PET-CT 常用于肺癌的定性诊断,价格昂贵,不作为首选。痰细胞学检查很少用于肺癌的筛查。

635. ABCDE 周围型肺癌是指发生于肺段以下支气管的肺癌。胸部 X 线片特点包括:早期可呈局限性小斑片状阴影,也可呈结节状、团块状影。肿块周边可有毛刺、分叶、切迹。常有胸膜凹陷征。若有癌性空洞,多呈偏心性,厚壁,内壁不规则,凹凸不平,继发感染时,洞内可出现液平,故答 B。

636. ABCDE ①患者肺内孤立性小结节,靠近胸膜,应考虑周围型肺癌。为明确诊断,应首选经皮肺穿刺+活组织检查。②定期复查胸部 X 线片,不能在短期内明确诊断。支气管镜检查常用于诊断中心型肺癌。痰细胞学检查阳性率较低。胸部 CT 为影像学检查,不能确诊结节的病理性质。

637. ABCDE ①患者右下肺 2cm 类圆形结节影,为明确肿块性质,首选胸部增强 CT 检查,因为胸部 CT 无论对中央型还是周围型肺癌均有较高诊断价值。②患者无咳嗽、咳痰,故不宜行痰细胞学检查。截至目前,尚未发现肺癌的特征性肿瘤标志物。支气管镜检查主要用于确诊中央型肺癌,但本例无法区分中央型、周围型肺癌,故不答 C。本例结节性质不明,应尽快确诊是否肺癌,故不答 E。

638. ABCDE ①中心型肺癌是指发生于肺段及肺段以上支气管的肺癌,为明确诊断,应首选支气管镜检查。周围型肺癌是指发生于肺段以下支气管的肺癌,为明确诊断,首选胸部 CT 检查。患者健康体检发现右肺上叶后段结节影,说明结节位于肺段支气管,应为中央型肺癌,故答 B。参阅 3 版 8 年制《内科学》P138。②MRI 不作为肺癌的常规检查。PET-CT 可用于肺癌的定性诊断,由于价格昂贵,一般不作为首选检查。截至目前,尚未发现肺癌的特异性肿瘤标志物,故不答 E。

第十篇　外科学试题答案及详细解答

639. **ABCDE**　①根据题干，本例应诊断为肺癌。肺癌最易转移至右锁骨上淋巴结。②胃癌最易转移至左锁骨上淋巴结。参阅10版《诊断学》P102。

640. **ABCDE**　肺癌最常见的远处转移部位是骨、脑、肝、肾上腺。

641. **ABCDE**　①小细胞肺癌对化疗极为敏感，应首选化疗。②小细胞肺癌对放疗较敏感。小细胞肺癌恶性程度高，仅能存活数月，故严禁手术治疗。靶向治疗(生物治疗)常用于非小细胞肺癌的治疗。

642. **ABCDE**　①肺癌压迫喉返神经可出现声音嘶哑。肺癌易转移至右锁骨上淋巴结。根据题干，本例应诊断为肺癌。②胰腺癌、肺结核不会出现声音嘶哑。淋巴瘤、食管癌不会出现痰中带血。

643. **ABCDE**　患者右肺门占位性病变，右锁骨上淋巴结肿大，应诊断为支气管肺癌。B、C、D、E均不会出现右肺门占位性病变。

644. **ABCDE**　①肺鳞癌可发生坏死液化，形成空洞，空洞壁较厚，呈偏心性，残留的肿瘤组织使内壁凹凸不平，空洞四周炎症病变少。②肺曲霉病空洞壁可厚可薄。肺脓肿为圆形透亮区，内有液平，内壁光整或略不规则。空洞性肺结核为厚壁空洞，内无液平。肺囊肿继发感染为薄壁空洞，内有气液平面。

645. **ABCDE**　①患者咳嗽伴痰中带血，胸片示右侧肺门占位性病变，应考虑中央型肺癌。肺癌晚期，肿块压迫上腔静脉，可引起上腔静脉阻塞综合征，表现为上肢、颈面部水肿，颈静脉怒张和胸壁静脉曲张，故答B。②抗利尿激素分泌异常为肺癌的副肿瘤综合征。淋巴管阻塞常导致胸腔积液。心包积液为肺癌侵犯心包所致。肾功能不全引起头面部肿胀属于肾性水肿，而不是肺癌的常见表现。

646. **ABCDE**　①肺癌患者肿瘤大小6cm×4cm，应属于T_3期。患者有锁骨上淋巴结转移，应属于N_3期。患者有第4后肋骨质破坏，应属于M_1期。$T_3N_3M_1$期肺小细胞癌治疗首选化学治疗，因其对化学治疗非常敏感。②已有远处转移的肺小细胞癌，放射治疗、免疫治疗仅作为辅助治疗手段。靶向治疗适用于肺腺癌。手术治疗仅适用于$T_{1-2}N_0M_0$期的肺小细胞癌。参阅10版《内科学》P96。

647. **ABCDE**　648. **ABCDE**　①小细胞肺癌多为中心型肺癌，癌肿位于中心部，恶性程度高，常在早期就已转移到肺门和纵隔淋巴结。②肺鳞癌的癌组织易变性、坏死，形成癌性空洞。

649. **ABCDE**　650. **ABCDE**　①吸烟的老年患者，长期咳嗽，痰中带血丝，应首先考虑肺癌。患者胸部X线片示近肺门处肿块影，应考虑为中心型肺癌。为明确诊断，首选支气管镜+活组织病理学检查。开胸活检损伤大，不宜作为首选。胸腔镜活检、经胸壁肺穿刺活检常用于诊断靠近胸壁的周围型肺癌。纵隔镜活检多用于纵隔病变的诊断。②肺癌已发生肺外远处转移者，都不是手术适应证，故可首先排除B、C、E。剩余A、D，选D作为正确答案。

651. **ABCDE**　652. **ABCDE**　①老年患者，长期大量吸烟为肺癌的高危因素。胸部X线片未见明显异常。胸部CT示左侧基底段近肺门处小的占位性病变，故答A。②为明确中央型肺癌的诊断，首选检查为纤维支气管镜+活检。

653. **ABCDE**　654. **ABCDE**　655. **ABCDE**　①老年患者，长期大量吸烟，痰中带血，胸部X线片示肺门肿块影伴肺不张，应考虑肺癌。支气管镜检肿块位于右上肺叶开口处，应诊断为中心型肺癌。中心型肺癌是指起源于肺段支气管开口以近的肺癌。周围型肺癌是指起源于肺段支气管开口以远的肺癌。弥漫型、结节型、混合型是肝癌的病理分类，肺癌没有这样的分类标准，故不答B、C、E。②中心型肺癌以鳞癌最多见，约占50%，其他还包括小细胞肺癌、大细胞肺癌等，故答A而不是C、D。腺癌多为周围型肺癌。腺鳞癌是指既有腺癌成分又有鳞癌成分的肺癌，少见。③患者经纤维支气管镜检查已确诊为肺癌，还可作胸部CT检查以了解肺内有无多发病灶及纵隔转移，作为制订手术方案的依据。头颅CT常用于颅脑占位病变的诊断。全身骨扫描常用于肿瘤骨转移的诊断。腹部CT可了解肺癌有无肝转移。肝、肾、肾上腺B型超声为一般性检查项目。

656. **ABCDE**　按病理形态，食管癌可分为四型。①髓质型：管壁明显增厚并向腔内外扩展，使癌瘤的上下端边缘呈坡状隆起。②蕈伞型：瘤体呈卵圆形扁平肿块状，向腔内呈蕈伞状突起。③溃疡型：溃疡大小和外形不一，深入肌层，阻塞程度较轻。④缩窄型：又称硬化型，瘤体形成明显的环形狭窄，较早出现梗阻。

657. ABCDE 食管癌好发于胸中段(占50%)，其次为下段(30%)、上段(10%～20%)。

658. ABCDE ①早期食管癌症状不明显，可有吞咽食物哽噎感，胸骨后烧灼感、针刺感等。②持续胸背痛提示癌肿已侵犯食管外组织，声嘶提示癌肿已侵犯喉返神经，进食呛咳提示癌肿已侵犯气管、支气管，A、B、C均属于中晚期食管癌的临床表现。进行性吞咽困难是中晚期食管癌的典型表现。

659. ABCDE 进行性吞咽困难是中晚期食管癌的典型临床表现。A、B、C、E均属于早期食管癌的症状。

660. ABCDE ①中晚期食管癌的典型症状为进行性吞咽困难，先是难以咽下干的食物，继而半流质，最后水与唾液也不能咽下。②胸痛提示癌肿已侵犯食管外组织。胸骨后异物感为早期食管癌的表现。反酸、烧心伴吞咽困难是胃食管反流病的典型表现。间断吞咽困难为贲门失弛缓症的表现。

661. ABCDE ①早期食管癌吞钡X线检查：食管黏膜皱襞紊乱、粗糙或中断；小的充盈缺损或小龛影；局限性管壁僵硬，蠕动中断。②食管黏膜串珠样改变为门静脉高压症所致的食管静脉曲张。

662. ABCDE ①进食哽噎感是早期食管癌的典型临床表现。钡剂造影显示食管下段黏膜紊乱、断裂、管壁僵硬，应诊断为食管癌，而不是食管炎、胃食管反流病。②题干所述病变部位在食管，故不答D、E。

663. ABCDE ①食管分段及其与门齿距离的关系：食管颈段距门齿约20cm，胸上段距门齿约25cm，胸中段距门齿约30cm，胸下段距门齿约40cm。②胸中、下段食管癌首选手术治疗，胸上段食管癌由于前方有主动脉弓、气管分叉等结构，手术难度大，常行放射治疗。患者两处食管癌分别距门齿30～32cm、38～40cm，说明为胸中、下段食管癌，应首选手术治疗而不是放射治疗，答案为D而不是C。食管癌对化疗不敏感，不作为首选治疗方法。静脉营养支持、胃造瘘肠内营养都是一般性治疗措施。

664. ABCDE ①患者进行性吞咽困难3个月余，纤维胃镜见食管肿块，活组织病理检查示鳞状细胞癌，应诊断为食管癌。食管癌距门齿20cm，为颈-胸上段交界处食管癌，应首选放疗而不是手术治疗。②食管癌对化疗不敏感，不作为首选治疗方法。

665. ABCDE ①间歇性吞咽困难、钡餐检查食管下端呈鸟嘴征，为贲门失弛缓症的特征性表现。②食管癌的典型表现为进行性吞咽困难，而不是间歇性吞咽困难。食管炎不会有间歇性吞咽困难，钡餐检查多为阴性。食管瘢痕性狭窄多表现为吞咽困难，无间歇性加重或减轻，钡餐检查提示环形、节段性狭窄等。食管平滑肌瘤可有进食梗阻感，X线钡剂造影可见半月状压迹。

666. ABCDE ①患者开胸手术后10天，高热，体温39.6℃，应考虑化脓性炎症，可首先排除C、D。②患者进流质饮食后出现高热，应诊断为食管癌术后吻合口瘘。因为急性脓胸、乳糜胸均与进食无关，而与手术有关。

667. ABCDE 668. ABCDE 669. ABCDE ①老年患者，吞咽困难，逐渐消瘦，应考虑食管癌，因为食管癌的典型症状为进行性吞咽困难。食管炎常表现为胸骨后痛，无吞咽困难，不会出现逐渐消瘦。食管憩室多无明显症状。食管平滑肌瘤可有进食梗阻感，但不会逐渐消瘦。贲门失弛缓症常表现为间歇性吞咽困难。②对确诊食管癌最有价值的检查是纤维食管镜+活检。胸部X线片、纵隔CT均为影像学检查，不能确诊食管癌。食管吞钡检查对食管癌诊断的准确性不如食管镜高，故答D而不是B。食管拉网脱落细胞学检查常用于食管癌的普查。③食管的解剖分段：颈段是指自食管入口至胸骨柄上沿的胸廓入口处；胸上段是指自胸廓入口至气管分叉平面；胸中段是指自气管分叉平面至贲门口全长的上1/2(相当于主动脉弓至肺下静脉平面)；胸下段是指自气管分叉平面至贲门口全长的下1/2(肺下静脉以下部分)。腹段是指食管裂孔至贲门。

670. ABCDE 671. ABCDE 672. ABCDE ①进行性吞咽困难为食管癌的典型表现，结合病史及临床表现，本例应考虑食管癌。为明确诊断，应首选食管镜+活检，次选食管吞钡检查。超声内镜可了解食管癌的浸润深度及范围。胸部CT可了解食管癌的大小、形态、浸润范围等。胸部X线片对食管癌的诊断价值不大。②食管平滑肌瘤行食管吞钡检查可见圆形或椭圆形充盈缺损，边缘光滑锐利，局部黏膜无破坏，但由于被肿瘤挤压，黏膜被展平，该处只附有少量钡剂，较周围浅薄，形成瀑布征。瀑布征为食管平滑肌瘤的特征性X线表现，故答D而不是C，参阅7版《黄家驷外科学》P2108。食管裂孔疝行X线钡剂检查可见贲门部呈幕状向上牵引，膈上可见胃囊、食管胃狭窄环等。食管囊肿行钡剂检查可见食管壁有圆形或椭圆形充盈缺损，边缘光滑，其上下缘呈缓行的斜坡状而非呈锐角。食管癌行X线钡剂检查可见食管黏膜中断、充盈缺损，而无瀑布征。食管憩室行钡剂检查可见龛影位于食管轮廓外。③食管平滑肌瘤为良性肿瘤，行肿瘤局部切除即可。A、C、D、E均为食管癌的手术方式。

673. ABCDE　674. ABCDE　675. ABCDE　①患者血压降低，心率增快，面色苍白，为腹腔内出血的表现。患者黑便3次，说明出血来自上消化道。在所给A、B、C、D、E 5个选项中，只有食管癌有上消化道出血的可能，故答E。②患者多次黑便，血压仅80/50mmHg，心率124次/分，应诊断为失血性休克，急救时应首选补液、输血、抗休克治疗。食管癌出血无须行抗炎治疗。开腹探查只有在抗休克治疗无效时才可考虑。含服硝酸甘油为治疗冠心病的方法。溶栓治疗常用于急性心肌梗死。③确诊食管癌出血，应在生命体征稳定后行胃镜检查。超声心动图常用于心脏病的诊断。CT、胸部X线片均为影像学检查，不能确诊食管癌。血生化、心肌酶等检查主要用于急性心肌梗死的诊断。

676. ABCDE　①纵隔是一个间隙，前为胸骨，后为胸椎，两侧为纵隔胸膜，上连颈部，下止于膈肌。以胸骨角与第4胸椎下缘的水平线为界，将纵隔分为上、下两部。在气管、心包前面的间隙为前纵隔。在气管、心包后方的间隙为后纵隔。近年来将含有很多重要器官的纵隔称为内脏器官纵隔（以往称中纵隔）。②胸腺瘤好发部位是前上纵隔。

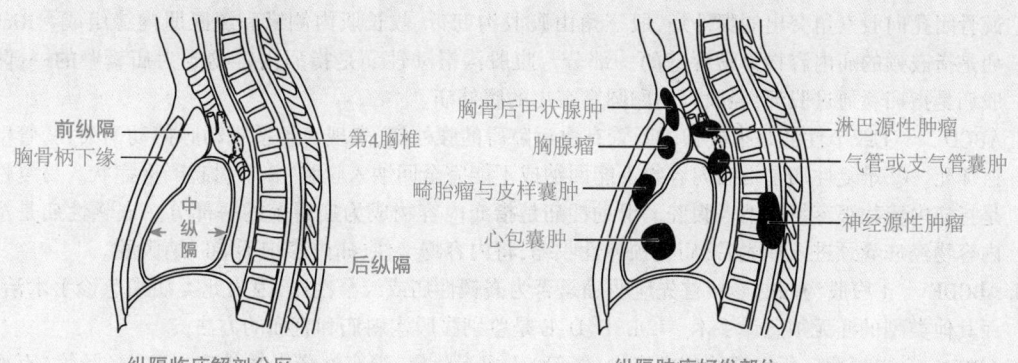

纵隔临床解剖分区　　　　　　纵隔肿瘤好发部位

677. ABCDE　①前上纵隔占位性病变以胸腺瘤最多见，其他还包括畸胎瘤、淋巴源性肿瘤、甲状腺肿瘤等。10%~20%的重症肌无力患者合并胸腺瘤。本例已确诊为重症肌无力，故前上纵隔的占位性病变最可能为胸腺瘤。②神经纤维瘤多位于后纵隔。

678. ABCDE　①最常见的后纵隔肿瘤是神经源性肿瘤。②脂肪瘤好发于四肢、躯干，而不是纵隔。淋巴瘤多位于后上纵隔，但没有神经源性肿瘤常见。胸腺瘤多位于前上纵隔。畸胎瘤多位于前纵隔。

679. ABCDE　畸胎瘤好发于前纵隔，接近心底部的心脏大血管前方。

680. ABCDE　①胸腺瘤多位于前上纵隔。根据题干，本例应诊断为胸腺瘤。②淋巴瘤多位于后上纵隔。神经源性肿瘤多位于后纵隔。心包囊肿、支气管囊肿多位于中纵隔，参阅7版《黄家驷外科学》P2114。

681. ABCDE　①从侧位胸部X线片上可以看出，肿瘤位于后纵隔。后纵隔最常见的肿瘤是神经源性肿瘤。②胸腺瘤、胸内甲状腺多位于前上纵隔。心包囊肿多位于中纵隔。纵隔位于两侧胸膜腔之间，不包括肺，因此肺癌不属于纵隔肿瘤，故不答E。

682. ABCDE　683. ABCDE　①前上纵隔肿瘤以胸腺瘤最常见，其他包括畸胎瘤、淋巴源性肿瘤、胸内甲状腺等。约15%的胸腺瘤合并重症肌无力，患者进行性四肢无力，应诊断为胸腺瘤，故答B而不是D。食管囊肿、支气管囊肿均好发于中纵隔，参阅7版《黄家驷外科学》P2114。神经源性肿瘤常位于后纵隔。②纵隔肿瘤的治疗，除恶性淋巴瘤适用于放疗外，其他均首选手术切除。

684. **ABCDE**　①滑动疝是指疝内容物成为疝囊壁的一部分,是一种难复性疝。②嵌顿性疝是指疝内容物经扩张的疝囊颈进入疝囊,后因疝囊颈弹性收缩,将疝内容物卡住,使其不能回纳。Littre 疝是指嵌顿的疝内容物为 Meckel 憩室。Richter 疝是指嵌顿的疝内容物为肠管壁的一部分,也称肠管壁疝。绞窄性疝是指嵌顿性疝合并肠壁血运障碍者。

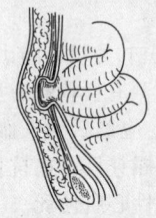 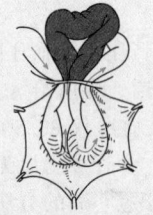 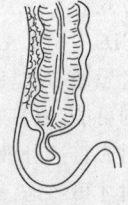

肠管壁疝（Richter疝）　　逆行性嵌顿性疝（Maydl疝）　　滑动疝

685. **ABCDE**　①右腹股沟斜疝患者,术中发现疝囊壁的一部分由盲肠组成,说明疝内容物盲肠成为疝囊壁的一部分,故属于滑动疝。②Richter 疝是指嵌顿的疝内容物为肠管壁的一部分。Littre 疝是指嵌顿的疝内容物为 Meckel 憩室。难复性疝是指疝内容物不能回纳或不能完全回纳腹腔内,但不引起严重症状者。易复性疝是指疝内容物很容易回纳入腹腔的疝。

686. **ABCDE**　①Littre 疝是指嵌顿的疝内容物为 Meckel 憩室(小肠憩室)。②闭孔疝是指腹腔内脏器经髋骨闭孔向股三角突出的腹外疝,股三角由腹股沟韧带、收长肌内侧缘和缝匠肌内缘组成。Richter 疝是指嵌顿的疝内容物为肠管壁的一部分。腹股沟滑动性疝是指疝内容物成为疝囊壁的一部分。股疝是指疝囊通过股环,经股管向卵圆窝突出的腹外疝。

687. **ABCDE**　①绞窄性疝是指嵌顿的肠管有血运障碍的腹外疝,表现为肠系膜动脉搏动消失,肠管壁缺血坏死。②难复性疝是指疝内容物不能回纳或不能完全回纳入腹腔,并不引起严重症状。易复性疝是指疝内容物很容易回纳入腹腔。滑动性疝是指疝内容物成为疝囊壁的一部分。嵌顿性疝是指疝内容物经疝囊颈进入疝囊后,疝囊颈弹性收缩,将内容物卡住,疝内容物不能回纳腹腔。

688. **ABCDE**　①腹股沟疝的诊断首先应明确是否为嵌顿性疝或绞窄性疝,因为此类疝须急诊手术治疗,而其他类型的疝无须急诊手术。②B、C、D、E 是鉴别腹股沟斜疝和直疝的方法。

689. **ABCDE**　嵌顿性疝所嵌顿的疝内容物(肠管)无血运障碍,绞窄性疝嵌顿的疝内容物(肠管)有血运障碍,这是两者最主要的鉴别点。

690. **ABCDE**　成年人腹股沟管的长度为 4～5cm。

691. **ABCDE**　①疝囊经腹股沟管深环突出,向内向下向前,经过腹股沟管,再穿出腹股沟管浅环,并可进入阴囊,称为腹股沟斜疝。因此若压迫腹股沟管深环,则疝内容物不能经此途径疝出,而深环的体表投影点即位于腹股沟韧带中点上方 2cm。②海氏三角(直疝三角)是腹股沟直疝的突出部位。腹股沟斜疝外环也称皮下环,压迫此环,疝内容物仍可经深环突出至腹股沟管。

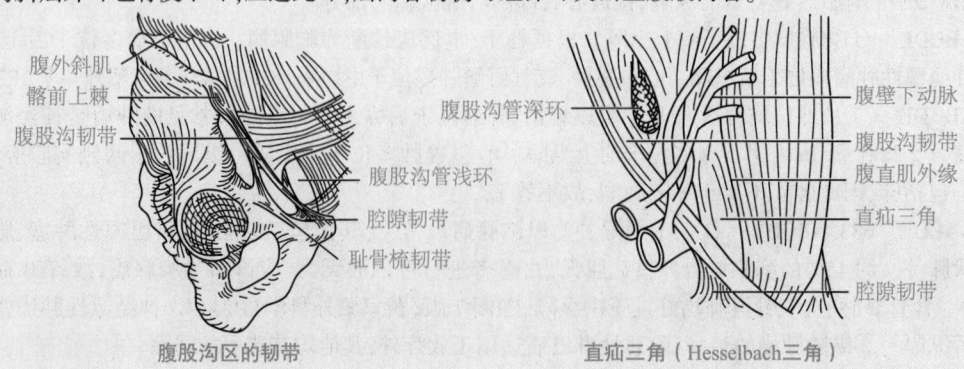

腹股沟区的韧带　　　　　　　直疝三角（Hesselbach三角）

第十篇　外科学试题答案及详细解答

692. **ABCDE**　中年妇女,右腹股沟韧带下方包块,伴阵发性腹痛,停止排气排便,应考虑股疝嵌顿。包块为股疝嵌顿的内容物。股疝是疝囊通过股环、经股管突出形成的腹外疝。股环前缘为腹股沟韧带,后缘为耻骨梳韧带,内缘为腔隙韧带,外缘为股静脉,故答 D。

693. **ABCDE**　①腹股沟管的四壁包括:前壁为皮肤、皮下和腹外斜肌腱膜,外 1/3 为腹内斜肌;后壁为腹膜和腹横筋膜,内 1/3 为腹股沟镰;上壁为腹内斜肌、腹横肌的弓状下缘;下壁为腹股沟韧带和腔隙韧带。②腹股沟管前壁为腹外斜肌腱膜——记忆为外国人很前卫,答案为 E。

694. **ABCDE**　①股管是一个狭长的漏斗形间隙,长 1~1.5cm,其结构包括四缘,即前缘为腹股沟韧带,后缘为耻骨梳韧带,内缘为腔隙韧带,外缘为股静脉。股管上口为股环,股管下口为卵圆窝,下肢大隐静脉在此处穿过筛状板进入股静脉。②股三角内的结构从内向外排列为股静脉、股动脉、股神经(记忆为 VAN→van →大篷车),可见股动脉、股静脉和股神经都是股三角穿过的结构,子宫圆韧带或精索是经腹股沟管穿过的,都不是经股管穿过的结构,故不答 A、B、C、E。

695. **ABCDE**　疝囊通过股环、经股管突出的疝称为股疝。由于股管几乎是垂直的,疝块在卵圆窝处向前转折时形成一锐角,且股环本身较小,周围又多坚韧韧带,故股疝容易嵌顿。

696. **ABCDE**　①Hesselbach 三角(直疝三角)是指腹壁下动脉、腹直肌外侧缘、腹股沟韧带围成的三角形区域。由 Hesselbach 三角突出的腹外疝称为腹股沟直疝。②股疝是由股管突出而形成的。腹股沟斜疝是由腹股沟管突出而形成的。脐疝是由脐环突出而形成的。白线疝是由腹壁正中线(白线)处突出而形成的。

697. **ABCDE**　①胚胎早期,睾丸位于腹膜后第 2~3 腰椎旁,以后逐渐下降,并推动皮肤而形成阴囊。随之下移的腹膜形成一鞘突,睾丸则紧贴其后壁。鞘突下段在婴儿出生后不久成为睾丸固有鞘膜,其余部分自行萎缩闭锁。如腹膜鞘突不闭锁或闭锁不完全,则成为先天性斜疝的疝囊。②腹横筋膜、腹横肌、腹内斜肌发育不全,为后天性腹股沟疝的发病机制。

698. **ABCDE**　①平片无张力疝修补术(Lichtenstein法)是使用一张适当大小的高分子补片材料置于腹股沟管深面,以加强腹股沟管后壁,比传统的疝修补手术复发率低,主要用于复发疝、复杂疝的治疗。老年复发疝,且腹壁薄弱,应选用 Lichtenstein 法修补。②A、B、C、D 均属于传统疝修补方法,复发率较高,不宜选用。

699. **ABCDE**　①老年男性最常见的腹外疝是腹股沟直疝,这是因为直疝三角是个特别薄弱的区域,仅有一层菲薄无力的腹横筋膜覆盖,其浅面即是腹外斜肌腱膜和皮肤。老年人肌肉退化、萎缩,使直疝三角的空隙变宽,极易引起腹股沟直疝。由于老年男性常常合并慢性咳嗽、前列腺肥大等引起腹内压增高的因素,因此容易发生腹股沟直疝。②腹股沟斜疝常见于儿童和青壮年。股疝多见于 40 岁以上的妇女。脐疝多见于小儿和成人。白线疝发病年龄无特殊。

700. **ABCDE**　①老年男性最常见的腹外疝是腹股沟直疝,且腹股沟直疝的疝环口较大,不易发生嵌顿,故答 A。②腹股沟斜疝多见于儿童和青壮年,股疝多见于 40 岁以上的妇女。切口疝好发于经腹直肌切口感染者。脐疝多见于小儿和成人。

701. **ABCDE**　①腹股沟直疝的疝内容物由直疝三角由后向前突出,因此按压腹股沟管深环后疝块仍可复出(A 对)。②腹股沟直疝的疝环口较大,不易发生嵌顿,容易发生嵌顿是腹股沟斜疝、股疝的特点。腹股沟直疝的疝囊颈位于腹壁下动脉内侧,腹股沟斜疝的疝囊颈位于腹壁下动脉外侧。腹股沟直疝多见于老年人,疝块呈半球形,基底较宽。疝块呈梨形为腹股沟斜疝的特点。

702. **ABCDE**　①腹股沟直疝是疝内容物从直疝三角突出所致,很少进入阴囊。疝内容物易进入阴囊是腹股沟斜疝的特点。②腹股沟直疝多见于老年男性,腹股沟斜疝多见于儿童和青壮年。③腹股沟直疝的疝囊颈位于腹壁下动脉内侧,腹股沟斜疝的疝囊颈位于腹壁下动脉的外侧。④腹股沟直疝的疝囊颈较宽大,极少发生嵌顿(D 对)。腹股沟斜疝易发生嵌顿。⑤回纳后压住腹股沟管内环,腹股沟直疝的疝块仍可突出,而斜疝的疝块不会突出。

703. **ABCDE**　①腹股沟斜疝的突出路径是腹股沟管深环→腹股沟管→腹股沟管浅环→阴囊,腹股沟直疝的突出路径是经直疝三角→由后向前突出→很少进入阴囊,可见两者的突出路径并不相同。若还纳疝内容物后,压迫腹股沟管深环,疝内容物不再突出者为斜疝,可以突出者为直疝,这是两者最主要的鉴别点。②虽然老年人好发直疝,但也可发生斜疝,故不答A。两者的"突出途径"虽然不同,但体检时不能区分,故不能作为临床鉴别要点。虽然斜疝的疝块呈椭圆形或梨形,直疝呈半球形,但疾病的早期两者却无法通过疝块外形鉴别,故不答C。疝内容物进入阴囊的绝对是斜疝,但在早期也可位于腹股沟管内而不进入阴囊,故不答D。

704. ABCDE　①患者有下腹可复性包块2年,应考虑腹外疝。平卧回纳后压住腹股沟管深环不再复出,应诊断为右侧腹股沟斜疝。其疝囊颈位于腹壁下动脉外侧。②A、B为直疝的特点。D、E为滑动性疝的特点。

705. ABCDE　①腹股沟直疝好发于老年男性。患者疝块位于耻骨结节外上方,呈半球形,不进入阴囊,易还纳,压迫腹股沟管深环疝块仍可突出,应诊断为腹股沟直疝。②股疝位于腹股沟韧带下方,不易还纳。腹股沟斜疝患者压迫腹股沟管深环后疝内容物不再突出。精索鞘膜积液的肿块于平卧位不能消失,故不答D。交通性鞘膜积液的肿块呈囊性,且位于腹股沟韧带的上下方,可进入阴囊。

706. ABCDE　①患者腹股沟区可复性包块,可还纳回腹腔,按压内环口后包块不再复现,应诊断为腹股沟斜疝。②按压内环口后包块可复现为腹股沟直疝的特点。睾丸鞘膜积液、腹股沟皮下脂肪瘤均不会表现为腹股沟区可复性包块。股疝易嵌顿,很少出现腹股沟可复性包块。

707. ABCDE　老年男性最常发生的腹股沟疝是腹股沟直疝,故答B。

708. ABCDE　①患者左腹股沟区可复性包块5年,可首先排除A、B、E,因为阴囊急性蜂窝织炎、睾丸恶性肿瘤、睾丸鞘膜积液均不会出现腹股沟区可复性包块。②腹股沟斜疝的内容物可经腹股沟管内口→腹股沟管→腹股沟管外口→阴囊,但腹股沟直疝的疝内容物不能进入阴囊,故答D而不是C。

709. ABCDE　滑动性疝是指疝内容物成为疝囊壁的一部分。右侧滑动性疝的疝内容物多为盲肠、阑尾和膀胱,左侧滑动性疝的疝内容物多为乙状结肠和膀胱。这些疝内容物已成为疝囊的组成部分,切开疝囊时,应特别注意不要误伤这些正常的组织结构。A、B、C、D、E中,只有盲肠为滑动性疝的疝内容物,故答B。

710. ABCDE　①患者右腹股沟包块,平卧位包块可以回纳,但不能完全回纳,应诊断为难复性疝。患者包块部听诊闻及肠鸣音,说明疝内容物为肠管。患者便秘、消化不良,应诊断为滑动性疝。滑动性疝属于难复性疝,多见于右侧,右侧滑动性疝的疝内容物多为盲肠、阑尾、膀胱,这些疝内容物已成为疝囊的一部分,在疝修补手术时,可被当作疝囊切开,应特别注意。②腹壁下动脉、髂腹下神经、髂腹沟神经都是斜疝手术时易误伤的组织结构。腹股沟疝手术一般不会损伤精索内动静脉。

711. ABCDE　①1岁以下婴幼儿的腹股沟疝可暂不手术,因为婴幼儿腹肌可随躯体生长逐渐强壮,疝有自行消失的可能。②腹外疝的病因之一就是腹内压增高,因此伴有腹内压增高的疾病(如前列腺肥大、慢性咳嗽、便秘等)的患者,术前必须作适当处理后再择期手术,以免疝复发。③无张力疝修补术是将疝内容物还纳后,用锥形网填塞疝环,然后用平片置于精索后加强腹股沟管后壁,因此与传统疝修补术不同,不作疝囊高位结扎,故答B而不是C,易误答C。④腹外疝最常用的手术方法是疝修补术,而不是加强腹股沟管前壁。⑤嵌顿时间在3~4小时的腹外疝,可以试行手法复位。

712. ABCDE　①6个月大婴儿,右侧腹股沟可复性包块,应诊断为腹股沟斜疝。1岁以下婴幼儿的腹股沟疝暂不手术,可使用绷带压住腹股沟管深环,保守观察,因为婴幼儿腹肌可随躯体生长逐渐强壮,疝有自行消失的可能。②B为儿童腹股沟疝的手术方式,C、D、E为成人腹股沟疝的手术方式。

713. ABCDE　儿童腹股沟疝可采用单纯疝囊高位结扎术,而无须行腹股沟管修补术,因为儿童的腹肌在发育中可逐渐强壮而使腹壁加强。B、C、D、E都属于腹股沟管修补的方法,只适合成人使用。

714. ABCDE　股疝嵌顿,肠管已绞窄坏死,坏死肠管切除后一期只能行疝囊高位结扎术,不能作疝修补术。

715. ABCDE　绞窄性腹股沟斜疝因嵌顿肠管坏死,易继发手术野感染,通常采用单纯疝囊高位结扎术,

第十篇　外科学试题答案及详细解答

而不施行疝修补术,因感染常使疝修补失败,腹壁的缺损可在以后行择期手术予以加强。

716. ABCDE　①患者腹股沟区可复性肿块进入阴囊,应诊断为腹股沟斜疝。患者疝块巨大,反复发作,说明疝囊颈宽大松弛。患者疝块嵌顿后局部皮肤无红肿,说明目前尚无肠管绞窄坏死。由于患者80岁高龄,可首先试行手法复位。嵌顿疝手法复位的时限一般为3~4小时。②若手法复位后严密观察期间,出现腹膜刺激征,应立即手术治疗。

717. ABCDE　①患者右侧腹股沟区可复性肿块4年,应诊断为腹股沟疝。6小时前肿块增大、剧烈疼痛,说明腹外疝已经嵌顿。患者嵌顿时间已超过4小时,局部触痛明显,说明嵌顿肠管已绞窄坏死,应紧急手术治疗。②禁食、补液为术前准备。患者肠管已绞窄坏死,严禁手法复位;严禁应用镇痛或镇静剂,以免延误病情;应用抗生素为辅助治疗措施。

718. ABCDE　①40岁以上的肥胖妇女是股疝的好发人群。患者卵圆窝处可见难复性包块,咳嗽冲击感不明显,应诊断为股疝,最常用的手术方式是McVay法。②B、C、D、E都是腹股沟直疝或斜疝的手术方式。

719. ABCDE　①中年妇女,剧咳后卵圆窝处肿物突然增大、变硬,疼痛难忍,应诊断为股疝嵌顿。手法复位后剧烈下腹痛、腹膜刺激征,说明复位时用力过猛导致肠破裂,因此本例应诊断为股疝嵌顿、手法复位后肠破裂并急性腹膜炎。②患者股疝已经嵌顿,故不答A、D。患者若诊断为嵌顿性疝,则腹膜刺激征难以解释,故不答B。绞窄性疝是指肠管已绞窄坏死,但患者已有肠破裂,故不答C。

720. ABCDE　①中年妇女,咳嗽后突发右腹股沟包块,位于腹股沟韧带下方,半球形,应诊断为右股疝嵌顿。股管狭窄,且几乎是垂直的,因此股疝容易嵌顿,容易绞窄,嵌顿后不宜手法复位,应急诊手术复位,首选McVay法修补。②Ferguson法常用于腹股沟疝修补,故不答B。股疝嵌顿容易发生肠管绞窄坏死,因此应急诊手术,不能保守观察,故不答C、D、E。

721. ABCDE　①股疝好发于中年妇女,且容易嵌顿容易绞窄,故嵌顿性股疝应急诊手术治疗。40岁中年妇女,右侧腹股沟韧带下方卵圆窝处触及半球形包块,不能还纳,应诊断为右侧股疝嵌顿。患者右下腹疼痛伴呕吐、停止排气排便,说明为肠管嵌顿,已导致急性肠梗阻。应急诊行疝囊高位结扎+修补术,若术中发现肠管已坏死,则仅行疝囊高位结扎。②A、B、D均为保守治疗,E为禁用措施。

722. ABCDE　723. ABCDE　724. ABCDE　腹股沟直疝多见于老年男性。股疝多见于40岁以上的妇女。腹股沟斜疝多见于儿童和青壮年。脐疝多见于小儿和成人。切口疝好发于经腹直肌切口感染者。

725. ABCDE　726. ABCDE　①难复性疝是指疝内容物不能完全回纳腹腔。疝内容物反复突出,可致疝囊颈受摩擦而损伤,并产生粘连,这是导致疝内容物不能回纳的常见原因,这种疝内容物以大网膜最多见。②腹外疝的疝内容物以小肠最多见,其次为大网膜、盲肠、阑尾、乙状结肠、横结肠、膀胱等。

727. ABCDE　728. ABCDE　729. ABCDE　730. ABCDE　731. ABCDE　①Ferguson法是指在精索前方,将腹内斜肌下缘、联合腱缝至腹股沟韧带上,用于加强腹股沟管前壁。②Bassini法是指在精索后方,将腹内斜肌下缘、联合腱与腹股沟韧带缝合,精索置于腹内斜肌与腹外斜肌之间。③Shouldice法是将疝修补重点放在腹横筋膜上,将腹横筋膜自耻骨结节处向上切开,直至内环,然后将切开的两叶予以重叠缝合,最后将腹内斜肌下缘、联合腱缝于腹股沟韧带深面。④Ferguson法为加强腹股沟管前壁的方法,B、C、D、E均为加强腹股沟管后壁的方法。⑤McVay法是指在精索后方把腹内斜肌下缘和联合腱缝至耻骨梳韧带上,常用于股疝的修补。

732. ABCDE　733. ABCDE　①患者腹股沟韧带下方半球形隆起,可排除B、C,因为腹股沟斜疝和直疝均位于腹股沟韧带上方。D、E均无肿物还纳,故答A。②患者腹股沟可复性包块,可排除D。压迫内环口肿物仍突出,应诊断为腹股沟直疝,而不是腹股沟斜疝。股疝常常嵌顿,故不答A。交通性鞘膜积液无肿物还纳,故不答E。

734. ABCDE　735. ABCDE　①老年男性最常见的腹外疝是直疝而不是斜疝。直疝经直疝三角突出,位于腹股沟内侧,疝块呈半球形,不进入阴囊,故本例应诊断为腹股沟直疝。股疝经股管突出,位于耻骨结节外下方而不是外上方,不易还纳。隐睾不会在平卧位消失。交通性鞘膜积液可于站立位出

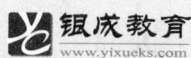

现,平卧位消失,但多呈条索状,可进入阴囊。腹股沟斜疝疝块呈椭圆形或梨形,位于腹股沟外侧而不是内侧。②腹股沟直疝的治疗当然首选疝修补术,手术方式为疝囊高位结扎+腹股沟管修补术。仅作疝囊高位结扎术而不作腹股沟管修补术常用于治疗婴幼儿腹股沟疝,不适合成年疝。"禁烟、控制呼吸道感染"为术前准备方法。注射硬化剂常用于治疗单纯性下肢静脉曲张。"用棉线束带或绷带压迫内环口"为保守治疗方法,仅用于年老体弱、严重心肺疾病禁忌手术者。

736. ABCDE 737. ABCDE 738. ABCDE ①患儿右侧阴囊可复性包块,应考虑腹股沟斜疝。2小时前哭闹后掉出,应诊断为腹股沟斜疝嵌顿。患儿呕吐,说明嵌顿的疝内容物为肠管,故本例应诊断为腹股沟斜疝嵌顿。为明确诊断,最有价值的检查是B型超声,既可明确疝的类型、部位,又可确定疝内容物。血生化、白细胞计数、直肠活检对本病诊断价值不大。腹部X线片只能确诊急性肠梗阻,而不能诊断腹股沟疝,故答E而不是B,很多医考参考书将答案错为B。②交通性鞘膜积液可有阴囊内可复性包块,但不会出现呕吐等肠梗阻征象。睾丸炎、睾丸发育异常、睾丸扭转均不会出现阴囊可复性包块。③1岁以下婴幼儿腹股沟疝,应手法复位后行保守治疗。患儿腹外疝已嵌顿,应作复位处理,否则嵌顿时间过长,会造成肠管绞窄坏死。A、B、C、E均为一般性治疗措施。

739. ABCDE 740. ABCDE 741. ABCDE ①老年女性,右大腿卵圆窝部反复出现圆形包块,应考虑股疝。便秘后突出包块过大,说明已嵌顿。用力还纳后右下腹持续疼痛、下腹压痛、肌紧张、叩诊肝浊音界缩小、肠鸣音消失,说明还纳时用力过猛,已经造成肠管破裂。故目前最有价值的检查是立位做腹部X线片检查,若发现膈下游离气体,即可确诊肠破裂。血常规检查无特异性。子宫及附件B超检查与题干所述无关。诊断性腹腔穿刺常用于腹部实质脏器损伤的诊断,对肠破裂的诊断价值不大。肛门直肠指诊不能确诊肠破裂。②患者最可能的诊断为疝嵌顿、手法复位后肠破裂。A、B、C、E与题干所述无关。③肠破裂应急诊手术治疗,A、B、C、D为术前准备措施。

742. ABCDE 743. ABCDE ①中年女性,右腹股沟下方包块3年,应考虑股疝。1小时前不能还纳,说明股疝嵌顿。右下腹阵发性绞痛,肠鸣音亢进,说明嵌顿的疝内容物为肠管,已引起急性肠梗阻。故本例应诊断为右侧股疝嵌顿,需急诊行疝修补术。股疝修补术首选McVay法。B、C、D、E均为腹股沟疝的修补术式。②股疝的手术方法除McVay法之外,另一方法是在处理疝囊后,在腹股沟韧带下方把腹股沟韧带、腔隙韧带、耻骨肌筋膜缝合在一起,借以关闭股环。

744. ABCDE 空腔脏器损伤后,其内容物流入腹腔刺激腹膜产生腹膜刺激征,通常胃液、胆汁、胰液刺激最强,肠液次之,血液最轻。

745. ABCDE ①脾脏、肾脏、肾上腺损伤常表现为腹腔内出血,由于不含消化液,故腹膜刺激征并不严重。②肝脏破裂伴较大肝内胆管断裂时,因有胆汁漏出而出现明显的腹膜刺激征。胰腺损伤若伴胰管断裂,胰液溢入腹腔可对腹膜产生强烈刺激,而引起强烈腹膜刺激征,故答D。参阅3版8年制《外科学》P429。

746. ABCDE 胃肠道、胆道、膀胱等空腔脏器破裂的主要临床表现是弥漫性腹膜炎。除胃肠道症状及稍后出现的全身性感染表现外,最为突出的症状是腹膜刺激征,其程度因空腔脏器内容物不同而异。伤者可有气腹征,而后可有肠麻痹,但都不是最主要的临床表现。

747. ABCDE ①早期出现休克、移动性浊音阳性提示腹腔实质性脏器损伤,故不答A、D。腹膜刺激征、有气腹征提示空腔脏器损伤,故不答B、C。②腹腔内脏损伤表现为肠鸣音减弱或消失,而不是活跃。

748. ABCDE ①患者创伤后10分钟,血压90/60mmHg,脉搏122次/分,提示失血性休克,应密切监测生命体征,立即建立静脉输液通道,积极补液抗休克治疗。患者自觉腹胀,提示合并腹部闭合性损伤,需作腹部B超、胸腹部透视检查。②虽然患者右股有创口,但无活动性出血,肢体无反常活动,可排除股骨干完全性骨折,目前暂无致命伤,无须急诊拍摄右股X线片,故答B。

749. ABCDE ①诊断不明的腹部闭合性损伤患者,观察期间禁用止痛剂,以免掩盖伤情,故答B。②注射广谱抗生素,以预防和治疗可能存在的腹内感染。暂禁饮食,以免万一有胃肠道穿孔而加重腹腔

第十篇 外科学试题答案及详细解答

污染。疑有空腔脏器破裂或有明显腹胀时,应行胃肠减压。积极补充血容量,可防治休克。

750. ABCDE ①膈下游离气体提示空腔脏器穿孔,应行剖腹探查。腹穿抽出不凝血提示实质性脏器受损,应行剖腹探查。全身情况恶化、腹膜刺激征进行性加重说明保守治疗无效,需行剖腹探查。②恶心、呕吐加剧可能为空腔脏器痉挛所致,不是剖腹探查的指征,故答 C。

751. ABCDE ①患者腹部撞伤后 3 小时,全腹肌紧张,压痛,肠鸣音消失,说明腹膜刺激征阳性。患者脉搏 110 次/分,血压 90/60mmHg,腹部移动性浊音阳性,应考虑腹腔内出血,故应诊断为腹部闭合性损伤肝破裂伴失血性休克。应一边抗休克,一边急症剖腹探查。②不要误答 E,因为 E 只说是抗休克治疗观察,没有谈到手术治疗。A、B、D 是辅助治疗措施,显然不是正确答案。

752. ABCDE ①腹部闭合性损伤作诊断性腹腔穿刺,若抽出不凝固血液,提示实质性脏器破裂,因腹膜的去纤维作用而使血液不凝固。②空腔脏器破裂腹腔穿刺不能抽出血液,可抽出少量胃肠内容物。若误穿入腹腔血管,则抽出的血液很快凝固;若误入前腹壁血肿、后腹膜间隙血肿,则诊断性腹腔穿刺多为阴性。

753. ABCDE 腹部闭合性损伤最有价值的检查是诊断性腹腔穿刺,阳性率可达 90% 以上。

754. ABCDE 腹部闭合性损伤,行诊断性腹腔穿刺的阳性率可达 90% 以上。

755. ABCDE ①腹部闭合性损伤的患者,若暂时不能明确诊断,可严密观察。实验室检查的动态监测范围太广,不可能作为正确答案。腹部 B 超的动态检查只能用于实质性脏器损伤的诊断,腹部 X 线检查只能用于空腔脏器损伤的诊断,两者均不全面,故不答 B、C。"全面了解损伤经过"也不可能作为正确答案,因为了解的是"损伤经过",即病史。②排除 A、B、C、D 后得出最佳答案为 E。

756. ABCDE 严重腹胀者进行诊断性腹腔穿刺术时,穿刺针易进入胀气的肠腔抽出内容物引起误诊,故属禁忌证。诊断性腹腔穿刺术的其他禁忌证为广泛腹膜粘连、包虫病、大月份妊娠、巨大卵巢囊肿。

757. ABCDE 腹部闭合性损伤术中探查原则是先探查实质性脏器(肝、脾),再探查膈肌,然后探查空腔脏器,最后探查盆腔。也就是肝、脾→膈肌→胃→十二指肠→空、回肠→大肠及其系膜→盆腔脏器→胃后壁和胰腺→必要时探查十二指肠二、三、四段,故答 C。

758. ABCDE ①小肠在腹腔中分布广,容积大,相对表浅,又无骨骼保护,因此腹部闭合性损伤时最易受累。②胃由于有肋弓保护,且活动度较大,柔韧性较好,壁厚,很少受累。十二指肠由于位置深在,且有肋弓保护,故十二指肠外伤少见。结肠损伤的发生率仅低于小肠,多为开放伤,闭合伤少见。

759. ABCDE ①腹部开放性损伤中最易受损的是肝脏(约占 37%),其次为小肠、胃、结肠、大血管等。②腹部闭合性损伤中最易受损的是脾脏(占 20%~40%),其次为肾、小肠、肝、肠系膜等。

760. ABCDE 腹部闭合性损伤如肝脾破裂等,常合并出血性休克,由于休克是实质性脏器破裂出血所致,因此应边抗休克治疗,边准备剖腹探查。若不经抗休克治疗而直接手术,则手术风险很大;如只行补液、输血、止血等保守治疗,许多患者出血并不能自止,从而失去抢救机会。有些患者出血量大、病情凶险,只有手术治疗才能彻底止血,使休克纠正,所以不能等待休克纠正后再手术治疗。

761. ABCDE ①患者左下胸外伤,失血征,血压 80/60mmHg,心率 120 次/分,腹腔穿刺阳性,故诊断为脾破裂伴失血性休克,应积极抗休克,同时剖腹探查。②如不经术前补液抗休克治疗,直接手术,则手术风险极大。若只输液抗休克不手术,则休克难以纠正。抗感染、止血均不是急救措施。

762. ABCDE　763. ABCDE ①肝脏属于实质性脏器,血液供应丰富,肝破裂后可造成腹腔内出血,引起外伤性血腹症。胰腺、肾脏属于腹膜后位器官,损伤后出血常聚集在后腹膜,若后腹膜完整,则血液不会进入游离腹腔造成血腹症。小肠和结肠为空腔脏器,损伤后出血少,不会引起血腹症。②小肠损伤后腹腔穿刺多抽出稀薄的肠内容物,结肠损伤后因大便干结,腹腔穿刺常为阴性。

764. ABCDE　765. ABCDE ①脾脏属于实质性脏器,脾破裂时若腹腔内出血量>100ml,则诊断性腹腔穿刺可抽出不凝血液,阳性率可达 90%。腹腔出血量>1000ml 时腹部移动性浊音阳性。可见,对于脾破裂的诊断,腹腔穿刺比移动性浊音的敏感性高,故答 D 而不是 B。②胃穿孔后胃内气体进入游离腹腔,立位腹部 X 线片可见膈下游离气体,阳性率可达 80%。胃穿孔腹腔穿刺不会抽出不凝血液。

1093

白细胞计数增高无特异性,不能作为诊断依据。立位腹部X线片见多个气液平面提示急性肠梗阻。

766. ABCDE ①肝、脾属于实质性脏器,损伤后主要危险是腹腔内出血,常表现为面色苍白、脉率增快、脉搏微弱、血压下降。②腹膜炎、全身感染、肠麻痹是空腔脏器受损的主要表现,故不答B、C、D。肝、脾损伤后出血会进入游离腹腔,不可能进入胃肠道,只有消化道出血才会进入胃肠道。

767. ABCDE ①肝破裂开腹手术时,进腹后若发现有不易控制的动脉性出血,应用纱布压迫创面暂时止血,同时用手指或橡皮管阻断肝十二指肠韧带控制出血,以利于探查和处理,因为肝十二指肠韧带内含有门静脉、肝动脉等。②A只是临时性止血措施,故不答A。全身和局部同时应用止血药物主要用于广泛性渗血,对动脉性出血不适合,故不答B。填塞大网膜后缝合裂口主要适用于中等裂口的出血,故不答C。明胶海绵或氧化纤维填入裂口只适合小裂口出血,故不答E。

768. ABCDE ①青年男性,右上腹外伤2小时,腹痛,失血性休克,腹穿抽出不凝固血,说明为腹腔实质性脏器损伤。患者腹膜刺激征为阳性,压痛以右上腹为著,肝区叩痛,应诊断为肝破裂。②脾破裂多有左上腹外伤史,常表现为腹腔内出血,无明显腹痛等腹膜刺激征。右肾裂伤常表现为右腰部疼痛,血尿。小肠破裂常表现为剧烈腹痛,腹膜刺激征,无腹腔内出血征象。横结肠破裂少见,腹膜刺激征出现较晚。

769. ABCDE ①患者左季肋部外伤,失血征明显(血压90/50mmHg、脉率110次/分),而腹膜刺激征轻微,移动性浊音阳性,应考虑脾破裂。为明确诊断,应首选诊断性腹腔穿刺,若抽出不凝血即可确诊脾破裂。②平卧位腹部X线片对腹部闭合性损伤的诊断价值不大。胸部X线检查常用于诊断肋骨骨折、血气胸。腹部CT虽可确诊脾破裂,但患者呈休克状态,不宜过多搬动作CT检查,故不答C。上消化道钡餐透视常用于诊断消化性溃疡。

770. ABCDE ①患者左上腹外伤,腹腔内出血征象,失血性休克表现,应诊断为脾破裂,而不是肝破裂。②十二指肠破裂、胰腺破裂少见。胃破裂为典型空腔脏器受损的表现,与题干不符。

771. ABCDE ①脾破裂主要表现为腹腔内出血,由于出血量大,常导致失血性休克,而休克的本质是组织细胞灌注不足,因此术前最重要的治疗措施是积极补充血容量。②脾破裂早期感染不是主要矛盾,无须抗感染治疗。脾破裂出血凶猛,不经手术治疗,应用止血药往往难以奏效。脾破裂腹痛轻微,无须止痛治疗。对于脾破裂,补充营养不是主要的治疗措施。

772. ABCDE ①患者左侧季肋部皮下淤血,可能为外伤所致。患者持续性左上腹痛,脉搏128次/分,血压60/40mmHg,全腹压痛、反跳痛,移动性浊音阳性,应诊断为脾破裂合并失血性休克。其紧急处理措施为在积极抗休克的同时,准备急症脾切除术。②不要等到休克纠正后再手术治疗,因为脾破裂出血凶猛,不经手术处理腹腔活动性出血难以控制,休克难以纠正。腹部闭合性损伤患者,在明确诊断前严禁使用镇痛剂,以免掩盖病情。患者血压降低的原因是失血性休克,只有积极补充血容量才能纠正休克,不宜早期使用升压药。抗休克治疗首选平衡盐溶液而不是立即输血。

773. ABCDE 脾脏为免疫器官,婴幼儿免疫功能尚未发育完善,抗感染能力较差,若切除脾脏易导致脾切除后凶险性感染(OPSI),其致病菌以肺炎球菌多见。

774. ABCDE 775. ABCDE 776. ABCDE ①患者腹部外伤后,粪便常规检查发现大量红细胞提示肠道出血,尿中可见大量红细胞提示肾脏受损,血细胞比容、红细胞计数、血红蛋白浓度下降均提示腹腔内出血,可见,A、B、C、D均有助于判断腹部脏器损伤。患者伤后1小时,不可能出现外周血白细胞计数及中性粒细胞比例升高。②腹部闭合性损伤术中探查原则是:先探查实质性脏器(肝、脾),再探查膈肌,然后探查空腔脏器,最后探查盆腔。③患者P140次/分,BP80/54mmHg,应诊断为失血性休克,最重要的急救措施当然是快速补充血容量。

777. ABCDE 778. ABCDE 779. ABCDE 780. ABCDE ①患者左下胸外伤1周,现有明显失血征(面色苍白、脉搏130次/分、血压80/60mmHg),移动性浊音阳性,而腹膜刺激征轻微,应诊断为延迟性脾破裂。延迟性脾破裂常发生在伤后2周,大多先为脾被膜下破裂形成血肿,后因轻微外力影响(如

第十篇 外科学试题答案及详细解答

背重物)胀破被膜而发生。胃、小肠、结肠破裂多表现为典型腹膜刺激征,而失血征不明显。肾破裂常表现为腹膜后出血及肉眼血尿。②为明确脾破裂的诊断,应首选床边 B 超检查。患者呈休克状态,不宜过多搬动作 CT、MRI 检查。腹部 X 线片常用于诊断空腔脏器损伤,胸部 X 线片常用于诊断肋骨骨折、血气胸。③脾破裂患者移动性浊音阳性,说明腹腔内出血>1000ml,故行诊断性腹腔穿刺可抽出不凝血,这是因为腹膜的去纤维化作用。胆道损伤的腹腔穿刺液含胆汁。结肠破裂的腹腔穿刺液有粪臭。胃肠破裂的腹腔穿刺液含食物残渣。泌尿系统损伤的腹腔穿刺液有尿味。④延迟性脾破裂应行脾切除,不宜保留脾脏。B、C、D、E 均为相应腹腔脏器损伤的手术方式。

781. **ABCDE** ①上腹部汽车方向盘伤、自行车把手伤为胰腺损伤的典型受伤机制,见到这种病史,就应该条件反射地想到胰腺损伤。根据题干,本例应考虑胰腺损伤。胰腺损伤后,胰液可积聚于网膜囊内而表现为上腹部明显压痛和肌紧张。外渗的胰液经网膜孔进入游离腹腔,可出现弥漫性腹膜炎。因此,上腹外伤后如有上腹部压痛反跳痛、肌紧张,应考虑胰腺损伤的可能。②肝区叩痛为肝破裂的体征。局限性上腹部疼痛为症状而不是体征,而题干要求回答的是体征,故不答 C。皮下气肿为张力性气胸的表现。腹壁挫伤伴淤血提示受伤部位在腹壁,并无特异性。

782. **ABCDE** ①患者 3 个月前被自行车把手撞伤上腹部,应考虑胰腺损伤。胰腺损伤后,部分病例渗液被局限在网膜囊内,3~4 周后可形成一具有纤维壁的胰腺假性囊肿。胰腺假性囊肿大小从几毫米至几十厘米不等,可压迫邻近组织引起相应症状,如腹胀、恶心、呕吐等。根据题干,本例应诊断为胰腺假性囊肿。②胰腺囊腺瘤、肠系膜囊肿与胰腺外伤无关。患者 3 个月前受伤,即使存在腹膜后血肿、脾包膜下血肿,也早已吸收,不会出现上腹部巨大囊性肿块,故不答 B、E。

783. **ABCDE** ①患者被自行车把手撞伤上腹部,胰腺损伤的可能性较大。胰腺损伤后 3~4 周出现上腹部包块,应考虑胰腺假性囊肿。为明确诊断,首选腹部 B 超检查。②A、B、C 均不能确诊胰腺假性囊肿。腹腔动脉造影常用于消化道出血的定位诊断,对胰腺假性囊肿诊断价值不大。

784. **ABCDE** ①十二指肠分为四部,即球部、降部、水平部和升部。其中,球部和升部位于游离腹腔内,损伤破裂后肠内容物可进入游离腹腔,导致严重的腹膜刺激征;降部和水平部位于腹膜后,受损后肠内容物进入腹膜后间隙,站立位时可扩散至盆腔、骶前,因此在骶前可触及捻发感,腹部 X 线片可见腹膜后积气。根据题干,本例应诊断为十二指肠降部或水平部损伤。②右肺部损伤不会出现腹部症状,故不答 A。肝脏、脾脏均属于实质性脏器,受损后主要表现为腹腔内出血,不会出现腹膜后积气。右肾损伤常表现为疼痛、血尿。

785. **ABCDE** ①患者中腹部外伤,腹膜刺激征典型(腹部压痛、反跳痛、肌紧张)、肠鸣音消失,而失血征不明显(血压正常),应诊断为空腔脏器破裂,即小肠破裂。②腹壁挫伤不会出现严重的腹膜刺激征及肠鸣音消失。腹膜后血肿主要表现为内出血,而腹膜刺激征轻微。肝破裂常有右上腹外伤史,具有失血征及腹膜刺激征的双重表现。右肾挫伤常表现为肉眼血尿。

786. **ABCDE** ①患者腹部外伤,腹部平片见膈下游离气体,应诊断为空腔脏器损伤,即肠破裂。②患者移动性浊音阳性为肠破裂后肠内容物溢入腹腔,刺激腹膜分泌大量渗液所致,不要误诊为肝破裂,肝破裂的腹痛多从右上腹蔓延至全腹,而不是从脐周蔓延至全腹。脾破裂常表现为典型失血征,而腹膜刺激征轻微。胰腺损伤多有上腹受伤史,常表现为左上腹痛。肾损伤常表现为肉眼血尿。

787. **ABCDE** ①立位腹部 X 线片是空腔脏器穿孔最有价值的检查,膈下游离气体为胃肠道破裂的有力证据,常见于胃、十二指肠和结肠破裂。而小肠破裂后,仅少数患者有气腹征,因此立位腹部 X 线片不能作为小肠破裂的常规检查,故不答 B。②由于小肠内容物稀薄,因此小肠破裂后,大量肠内容物溢入游离腹腔,诊断性腹腔穿刺和腹腔灌洗阳性率可高达 90%,诊断价值很高,故答 D 而不是 B,很多医考参考书有答案错为 B。参阅 7 版《黄家驷外科学》P1321。③CT 价格昂贵,不作为首选检查。B 型超声检查(B 超)对小肠破裂的诊断价值有限。选择性肠腔血管造影常用于消化道出血的定位诊断。

788. **ABCDE** ①降结肠为左侧结肠,对于左侧结肠穿孔,不能一期修补或吻合,应一期造瘘,二期还纳,故正确答案为B，A、C、D、E均属于一期处理。②结肠造瘘的位置有3个，即回盲部、横结肠和乙状结肠。造瘘时造瘘口应位于梗阻或穿孔的近端，因此本例应行横结肠造瘘。

789. ABCDE ①十二指肠分为球部、降部、水平部及升部四部。球部及升部属于腹膜内位，破裂后肠内容物进入游离腹腔，腹膜刺激征明显。②降部及水平部属于腹膜后位，破裂后肠内容物流向腹膜后，临床症状不明显，仅表现为右上腹和腰背部痛，无明显腹膜刺激征。③十二指肠降部破裂肠腔内气体不会进入游离腹腔，故肝浊音界不会消失。由于肠内容物不进入游离腹腔，故移动性浊音阴性。

790. ABCDE 结肠损伤发病率较小肠为低，但由于结肠内容物液体成分少而细菌多，故腹膜炎出现较晚，但较严重。一部分结肠位于腹膜后，受伤后容易漏诊，常常导致严重的腹膜后感染。

791. ABCDE ①由于结肠内容物液体成分少而细菌多，因此结肠损伤后腹膜炎出现较晚，但较严重。②胃、十二指肠球部、空回肠破裂后，胃肠内容物可立即进入游离腹腔，刺激壁层腹膜，很早就出现腹膜炎体征。

792. ABCDE ①直肠破裂不能一期缝合，否则极易发生肠瘘，而应充分引流直肠周围间隙以防感染扩散，并施行乙状结肠造瘘，使粪便改道直至直肠伤口愈合，然后二期回纳。②经肛门伤口清创缝合、直肠伤口置管引流，术后粪便仍经伤口排出，将导致伤口感染。若乙状结肠造瘘，则无须留置肛管。

793. ABCDE 患者腰背及腹部挤压伤，腰肋部可见瘀斑，剖腹探查见腹膜后巨大血肿，应诊断为腹膜后血肿。术后治疗最重要的措施是防治感染，因为感染是腹膜后血肿最重要的并发症。

794. ABCDE 795. ABCDE ①脾破裂出血为不凝血，这是由于腹膜的去纤维化作用。②胃十二指肠急性穿孔后，大量胃内容物流入腹腔，腹腔穿刺液应与胃液相似，即为黄绿色透明液体，无臭味。③C为急性阑尾炎穿孔腹腔穿刺液性质，D为结核性腹膜炎腹腔穿刺液性质，E为结肠穿孔腹腔穿刺液性质。

796. ABCDE 797. ABCDE ①因结肠内容物液体成分少而细菌多，故结肠破裂后腹膜炎出现较晚，但较严重。②胰腺损伤后，腹腔内出血量一般不多，因此失血征不明显。由于胰腺属于腹膜后位器官，因此胰腺损伤后，早期外溢的胰液主要积聚在后腹膜的网膜囊内，对壁层腹膜的刺激作用较弱，因此腹膜刺激征较轻。只有到晚期外渗的胰液经网膜孔进入游离腹腔，才会出现弥漫性腹膜炎。故胰腺损伤后腹膜炎出现较晚且较轻。③"腹膜炎出现早"为小肠破裂的特点。"腹膜炎严重，呈板状腹"为胃穿孔的特点。腹部闭合性损伤多有腹膜刺激征。

798. ABCDE 799. ABCDE 800. ABCDE ①对于上腹部巨大包块，为明确诊断首选的检查是腹部B超。腹部CT、MRI的分辨率高于B超，但由于价格昂贵，一般不作为首选检查。立位腹部X线片用于消化性溃疡穿孔的诊断。胃镜常用于胃部疾病的诊断。②"汽车方向盘伤""自行车把手伤"都是胰腺损伤的典型受伤史。胰腺外伤后3~4周出现上腹部包块，首先应考虑胰腺假性囊肿。若囊肿较大，可产生压迫症状，出现上腹饱胀、恶心呕吐等。根据题干，本例应诊断为胰腺假性囊肿。患者8个月前上腹部外伤，即使为腹膜后血肿，也早已吸收，故不答A。膈疝常表现为食欲不振、消化不良、胸腹痛，并可在胸部听到气过水声。根据B超所见，不能诊断为肝左叶囊肿。十二指肠憩室多无明显临床表现，且憩室一般较小，直径不会达10cm。③胰腺假性囊肿若直径>5cm，出现上腹压迫症状，可手术治疗，行胰腺囊肿内引流术。

801. ABCDE 802. ABCDE ①患者左上腹被车撞伤，有失血征（口渴、面色苍白、脉搏增快、血压85/60mmHg），腹膜刺激征轻微，移动性浊音阳性，应诊断为脾破裂。肝破裂因右上腹而不是左上腹外伤所致，故不答A。空回肠破裂、结肠破裂常表现为严重腹膜刺激征，而失血征不明显。胰腺损伤可有失血征，但常伴明显腹膜刺激征，故不答E。②为明确脾破裂的诊断，最简便而重要的检查方法是诊断性腹腔穿刺，若抽出不凝血，即可确诊。腹部X线透视常用于诊断空腔脏器破裂。消化道钡剂造影对脾破裂的诊断价值不大。腹部CT扫描虽可确诊脾破裂，但休克患者不宜过多搬动作CT检查，故不答C。血常规加血细胞比容测定常用于判断腹腔内出血的严重程度。

803. ABCDE 804. ABCDE 805. ABCDE 806. ABCDE ①胰腺损伤时，B超可发现胰腺回声不均和周

第十篇　外科学试题答案及详细解答

围积血积液。CT检查能显示胰腺轮廓是否整齐及周围有无积液。血、尿淀粉酶是诊断胰腺损伤的常用检查。胰腺损伤一般出血量不大，而血细胞比容主要用于判断失血程度，故对确诊胰腺损伤价值不大。②主胰管与胆总管下端汇合，开口于十二指肠降部，因此胰腺损伤，尤其是胰头损伤常合并十二指肠破裂。故答A而不是B，很多医考参考书将答案错为B。胆总管位置深在，损伤机会不大，多由穿透伤引起（占85%），闭合伤少见。横结肠、肾脏、脾脏损伤很少因方向盘挤压所致。③胰腺位置深而隐蔽，很少受伤，胰腺损伤仅占腹部损伤的1%~2%。④胰腺损伤时，渗液可局限于网膜囊内，3~4周后可形成胰腺假性囊肿。此囊肿并无真正的囊肿壁，故称为假性囊肿而不是真性囊肿。胰腺损伤若不累及胆总管，则不会导致胆总管狭窄。脂肪泻为慢性胰腺炎的并发症。横结肠梗阻为胰腺假性囊肿的临床表现，而不是胰腺损伤本身的并发症。

807. **ABCDE** ①腹膜分为壁腹膜、脏腹膜两个部分。②腹膜有很多皱襞，其面积几乎与全身的皮肤面积相等，为1.7~2m²。③腹膜表面是扁平间皮细胞，而无腺体。④正常情况下，腹腔内有75~100ml黄色澄清液体，起润滑作用。⑤腹膜有很强的吸收能力，能吸收腹腔内的积液、血液、空气和毒素等。

808. **ABCDE** ①腹膜炎分为原发性和继发性两类。原发性腹膜炎又称自发性腹膜炎，是指因肝硬化腹水等机体抵抗力低下时，肠腔内细菌通过肠壁进入腹膜腔，引起的腹膜炎，腹腔内无原发感染灶。②继发性腹膜炎是由腹腔内的原发灶感染导致的腹膜炎，A、B、C、E均属于继发性腹膜炎的病因。

809. **ABCDE** ①腹膜炎分为原发性和继发性两类。继发性腹膜炎最常见，约占98%，是由于腹腔内的原发灶直接感染腹膜所致，如A、B、D、E均属于继发性腹膜炎的病因。②原发性腹膜炎少见，约占2%，是机体抵抗力降低时肠道细菌异位所致，血源性感染属于原发性腹膜炎的病因，少见，故答C。

810. **ABCDE** ①原发性腹膜炎是指腹腔内无原发灶的腹膜炎。女性生殖道细菌上行感染即可引起原发性腹膜炎，如淋菌性腹膜炎等。②A、B、C、D腹腔内均有原发灶，因此属于继发性腹膜炎。

811. **ABCDE** ①患者乙型肝炎病史15年，面色晦暗（肝病病容）、肝掌、蜘蛛痣，腹部移动性浊音阳性，应考虑肝硬化腹腔积液。患者体温增高，全腹压痛及反跳痛，应考虑并发自发性腹膜炎，故答C而不是D、E。②自发性腹膜炎属于原发性，是机体抵抗力低下时，肠腔细菌通过肠壁移位进入腹腔所致。参阅10版《外科学》P364。③急性化脓性腹膜炎包括继发性腹膜炎和原发性腹膜炎，如果答A，则答案不严谨。继发性腹膜炎是指腹腔内存在原发病灶引起的腹膜炎。

812. **ABCDE** ①一旦发生继发性腹膜炎，腹痛即为持续性，不会阵发性加剧，但腹痛程度有轻重不同。②若急性阑尾炎合并腹膜炎则腹痛比原来更重，腹痛的范围可局限于一处或弥漫至全腹，即使是弥漫性腹膜炎，也是先由原发病灶处开始，虽扩散至全腹，但仍以原发病灶处腹痛最显著。③腹痛范围与继发性腹膜炎有关，不会大小多变。继发性腹膜炎的腹痛与肛门排气、排便无关。肛门排气、排便后腹痛可缓解是胃肠内科疾病的特点。

813. **ABCDE** 十二指肠溃疡患者突发上腹部疼痛，腹膜刺激征明显，腹部透视见膈下游离气体，应诊断为十二指肠溃疡穿孔并急性腹膜炎。急性继发性腹膜炎的致病菌以大肠埃希菌最常见，其次为厌氧拟杆菌、链球菌、变形杆菌等，故答案为D。

814. **ABCDE** ①原发性腹膜炎是指腹腔内无原发病或感染病灶存在而发生的细菌性腹膜炎，多为血行感染所致，也可来自经肠壁的细菌移位（即透壁性感染）。参阅7版《黄家驷外科学》P1352。②继发性腹膜炎多由空腔脏器穿孔所致。

815. **ABCDE** A、B、C、D、E均属于急性腹膜炎的症状，其中，腹痛是最主要的临床表现。

816. **ABCDE** ①腹痛是继发性腹膜炎的最主要症状。疼痛一般很剧烈，呈持续性。疼痛先从原发病变部位开始，随炎症扩散而延及全腹。②阵发性绞痛多见于胆结石。疼痛与进食有关多见于消化性溃疡。高热后全腹痛多见于发热引起的小儿肠痉挛。逐渐加重的阵发性绞痛见于急性肠梗阻。

817. **ABCDE** ①腹膜刺激征（腹部压痛、反跳痛、肌紧张）是腹膜炎的标志性体征。②腹胀为腹膜炎的一般体征，腹胀加重为病情恶化的标志。腹膜炎常表现为剧烈、持续性腹痛，而不是腹绞痛。腹腔渗液较多时可出现移动性浊音阳性。腹膜炎患者肠蠕动减弱，听诊时肠鸣音减弱或消失。

818. **ABCDE** 腹膜炎时可出现腹部压痛、反跳痛、肌紧张三联征，称为腹膜刺激征，是腹膜炎的标志性体征。

819. **ABCDE** ①腹胀是判断急性化脓性腹膜炎病变变化的一项重要标志，腹胀加重是病情恶化的重要标志。②腹式呼吸减弱或消失为急性腹膜炎的一般性体征。腹部压痛、反跳痛、腹肌紧张为腹膜炎的标志性体征，称为腹膜刺激征，不要误答B。腹腔渗液较多时可出现移动性浊音阳性。急性化脓性腹膜炎患者肠蠕动减弱，听诊时肠鸣音减弱或消失。A、B、C、E都不是急性腹膜炎的标志性体征。

820. **ABCDE** ①患者突发持续性中上腹痛，阵发加重，全腹压痛和反跳痛，应考虑急性肠梗阻。移动性浊音阳性，说明腹腔内渗液较多。心房颤动患者心瓣膜赘生物脱落，容易引起体循环栓塞，故患者由肠系膜血管栓塞所致的肠梗阻可能性较大。由于患者腹腔内渗液较多，为明确诊断，应首选诊断性腹腔穿刺，若抽出血性液体即可明确诊断。②尿三胆测定常用于诊断梗阻性黄疸。凝血功能检测常用于诊断凝血异常。腹部X线片常用于诊断空腔脏器穿孔。B超常用于诊断腹腔积液。

821. **ABCDE** ①继发性腹膜炎若出现休克、腹痛进行性加重、腹腔积液增多，常提示病情加重，需手术治疗。②继发性腹膜炎病因诊断不明，且无局限趋势者，可行手术探查。③呼吸性碱中毒不可能是继发性腹膜炎的手术指征，否则临床上大量呼吸性碱中毒的患者都需手术治疗了，故答A。

822. **ABCDE** ①继发性腹膜炎多由空腔脏器穿孔所致，大多数需手术治疗。②静脉注射抗生素、胃肠减压、营养支持均属于保守治疗，仅用于病情较轻、腹部体征已减轻的患者。腹腔灌洗属于病因诊断。

823. **ABCDE** ①急性腹膜炎一般取半卧位，以促使腹腔内渗出液流向盆腔，减少腹膜吸收，减轻中毒症状，有利于局限和引流；且可促使腹腔内脏器下移，腹肌松弛，减轻因腹胀挤压膈肌而影响呼吸和循环。②肥胖患者术后常采用侧卧位。蛛网膜下腔麻醉术后常采用平卧位。休克患者常采用下肢抬高15°～20°，头部和躯干提高20°～30°的特殊体位。

824. **ABCDE** 急性弥漫性腹膜炎行急症剖腹探查，手术切口应根据原发病变脏器的所在部位而定。进入腹腔后应仔细寻找引起腹膜炎的原发灶。开腹后，应立即用吸引器吸净腹腔内的渗液、脓液，清除食物残渣、粪便、异物等。可用甲硝唑及生理盐水冲洗腹腔至清洁。术后应常规放置腹腔引流，以减轻腹腔感染和防止术后发生腹腔脓肿。关腹前一般不在腹腔内应用抗生素，以免造成严重粘连。

825. **ABCDE** ①患者平卧位时膈下位置最低，因此阑尾炎手术后若未严格半卧位而经常处于平卧位，则腹腔内的脓液易积聚在膈下形成膈下脓肿。表现为上腹疼痛、咳嗽，右胸下部呼吸音减弱，季肋区叩痛，右上腹压痛、肌紧张等。根据题干，本例应诊断为膈下脓肿。②肺炎、肺不张均无腹部症状和体征，故不答A、B。盆腔脓肿常表现为直肠刺激征。小肠梗阻常表现为痛、吐、胀、闭四大症状。

826. **ABCDE** ①患者阑尾切除术后5天出现直肠刺激症状，体温增高，肛门指检触及直肠前壁一肿块，有波动感，应诊断为盆腔脓肿。②腹腔脓肿不会出现直肠刺激症状，肛门指检时不可能触及。③C、D、E都不是阑尾切除术后的常见并发症。

827. **ABCDE** ①患者急性腹膜炎后7天，体温仍高，直肠刺激征、膀胱刺激征明显，应考虑为盆腔脓肿。对于已婚妇女，最简便的检查是作后穹隆穿刺，若抽出脓液即可确诊。②虽然B超检查也可确诊盆腔脓肿，但不是最简单的检查手段，故答D而不是A。肛门镜检查不能确诊盆腔脓肿。由于盆腔脓肿位置深，腹腔穿刺不能到达脓肿所在部位。直肠前穿刺部位不正确。

828. **ABCDE** ①患者上腹部手术后第6天，发热，下腹痛，里急后重，应首先考虑盆腔脓肿。为明确诊断，最简便易行的检查是直肠指检。②粪常规、立位腹部X线片、腹腔诊断性穿刺对盆腔脓肿的诊断价值不大。腹部B型超声检查（B超）虽可确诊盆腔脓肿，但不是最简便易行的检查，故不答C。

829. **ABCDE** ①患者腹部外伤后脐周持续性疼痛，腹膜刺激征明显，肠鸣音消失，应考虑小肠破裂伴弥漫性腹膜炎。行手术探查时应注意：对于小肠破裂所致的继发性腹膜炎，当然应处理原发病灶。进入腹腔探查时，动作应轻柔细致，不要过多地解剖和分离粘连组织，以免感染扩散。参阅3版8年制《外科学》P451。②弥漫性腹膜炎患者腹腔内渗液较多，故术后应常规放置引流管，且要保证引流

第十篇 外科学试题答案及详细解答

管通畅。术后应禁食、胃肠减压、补液、应用抗生素和行营养支持治疗。③关腹前,若为局限性腹膜炎,应吸净脓液,不宜冲洗;若为弥漫性腹膜炎,可用大量生理盐水冲洗腹腔。

830. ABCDE 831. ABCDE ①继发性腹膜炎的致病菌以大肠埃希菌最为多见,其次为厌氧拟杆菌、链球菌、变形杆菌。②原发性腹膜炎的致病菌多为溶血性链球菌、肺炎链球菌、大肠埃希菌。

832. ABCDE 833. ABCDE ①急性腹膜炎行剖腹探查时,手术切口应根据原发病灶所在的部位而定。如不能确定原发病变位于哪个脏器,则以右旁正中切口为好,开腹后可向上、向下延长切口。②腹部闭合性损伤行剖腹探查时,常采用正中切口,此切口进腹迅速,创伤和出血较少,能满足彻底探查腹腔内所有部位的需要,还可根据需要向上、下延长或向侧方添加切口甚至联合开胸。

834. ABCDE 835. ABCDE ①患者急性腹膜炎术后第7天,高热,右上腹疼痛,腹部B超及CT示肝右叶上方、膈肌下见6cm×4cm气液平面,应诊断为膈下脓肿。行脓肿引流时,可切开腹壁各层至腹膜外,沿腹膜外层向上分离,接近脓肿,用注射器试穿。沿穿刺方向和途径进入脓腔,用手指探查脓腔,分开间隔,吸净脓液,置管引流。脓肿周围一般都有粘连,只要不分破粘连,脓液就不会流入腹腔,再次引起弥漫性腹膜炎。②由继发性腹膜炎引起的膈下脓肿,致病菌以大肠埃希菌最常见,其次为厌氧拟杆菌、链球菌、变形杆菌等,经验性抗感染治疗首选第三代头孢菌素。

836. ABCDE 837. ABCDE ①患者阑尾切除术后第10天,出现发热,直肠刺激征,应诊断为盆腔脓肿。直肠指诊可在直肠前壁触及有痛性肿块,波动感明显,故答E而不是D。请注意审题,若题干问"为明确诊断,应选用的检查是",则答案为D。A、B、C显然不是正确答案。②盆腔脓肿多采用非手术治疗,如应用抗生素、腹腔透热理疗、温盐水加甲硝唑保留灌肠等。若脓肿较大,则应行手术治疗。可在麻醉下,经直肠前穿刺抽脓定位后,切开引流。一般不采用经腹腔切口,以免污染腹腔。

838. ABCDE ①幽门区环形肌增厚,在浆膜面可见环形凹陷形成浅沟,其表面有幽门前静脉通过,是手术中区分胃幽门与十二指肠的标志。②胃网膜右动脉位于胃大弯侧。胃短静脉位于胃底部,汇入脾静脉。胃冠状静脉即胃左静脉,汇入门静脉或脾静脉。胃十二指肠动脉来源于肝总动脉,位于胃小弯侧。

839. ABCDE ①消化性溃疡手术治疗的指征为:内科治疗无效,急性饱餐后消化性溃疡穿孔,十二指肠溃疡合并瘢痕性幽门梗阻,巨大胃溃疡疑有恶变。②"常于夜间发作腹痛"多为十二指肠溃疡,若未出现并发症,可行内科治疗,无须手术,故答B。参阅6版《内科学》P392。

840. ABCDE ①多数十二指肠溃疡急性穿孔患者既往有溃疡病史,但约10%的患者无明显溃疡病史。②十二指肠溃疡穿孔男性患者较多,胃溃疡穿孔则多见于老年女性。③穿孔的十二指肠溃疡多见于前壁,即所谓"前壁溃疡穿孔,后壁溃疡出血"。④并不是所有消化性溃疡的患者都需要急症手术治疗。对于一般情况好,症状体征较轻的空腹穿孔,可行保守治疗,故答D。⑤立位腹部X线检查时,80%的消化性溃疡穿孔可见膈下游离气体。

841. ABCDE 消化性溃疡穿孔的早期表现为突发上腹剧痛,迅速波及全腹,常伴寒战高热,恶心呕吐,严重时有血压下降。患者全腹压痛反跳痛,腹肌紧张呈"板状腹",肠鸣音减弱或消失。

842. ABCDE 消化性溃疡穿孔患者行腹部立位X线平片检查时,80%可见膈下游离气体,具有确诊价值,为其首选检查。

843. ABCDE 消化性溃疡合并急性穿孔患者不宜行胃镜检查,以免胃内容物进入腹腔,加重腹膜炎。

844. ABCDE ①幽门梗阻患者胃内容物潴留,胃壁充血水肿,故术前应禁食,常规放置胃管行胃肠减压,高渗温盐水洗胃,以减轻胃壁水肿。同时纠正水、电解质平衡紊乱与酸碱失衡。②幽门梗阻无明显细菌感染,术前无须口服抗菌药物。术前口服抗菌药物是结肠癌的术前准备措施。

845. ABCDE ①年轻患者,长期周期性空腹痛及夜间上腹痛,抑酸剂可缓解,应考虑十二指肠溃疡。患者饱餐后突发上腹剧烈疼痛,全腹压痛、反跳痛,应诊断为十二指肠溃疡急性穿孔。肝浊音界消失为其特征性体征,故答案为C。②肋脊点压痛常见于肾盂肾炎、肾脓肿。肠鸣音亢进常见于单纯性机械性肠梗阻。振水音阳性常见于胃潴留。Murphy 征阳性常见于急性胆囊炎。

846. ABCDE　①患者间断上腹痛2年,雷尼替丁可缓解,应考虑消化性溃疡。患者2小时前再次发作上腹痛,全腹压痛、反跳痛,移动性浊音阳性,应考虑消化性溃疡急性穿孔。对明确诊断最有价值的检查结果是立位腹部X线片示膈下游离气体。②A 提示气胸。C 提示腹腔积液。D 提示气腹。E 提示腹腔实质性脏器损伤。

847. ABCDE　①十二指肠溃疡穿孔后大量肠内容物溢入腹腔,从上腹→右结肠旁沟→右下腹→右下腹痛,很容易和急性阑尾炎的转移性右下腹痛相混淆,而误诊为急性阑尾炎。因此当术中阑尾外观正常时,应立即想到消化性溃疡穿孔。②急性盆腔炎常表现为直肠刺激征或下腹疼痛,不会出现上腹痛。原发性腹膜炎常见于肝硬化腹水患者。单纯性阑尾炎不会在右髂窝内有"较多的淡黄色混浊液体"。右侧输尿管结石伴感染常表现为右侧腹绞痛及血尿。

848. ABCDE　①急性消化性溃疡穿孔非手术治疗措施包括:持续胃肠减压,减少胃肠内容物继续外渗;静脉输液,给予营养支持;静脉应用抗生素;给予质子泵抑制剂,减少胃酸分泌。②糖皮质激素是促发消化性溃疡的因素,因此禁用于消化性溃疡穿孔,故答C。

849. ABCDE　胃溃疡穿孔修补手术的注意事项:①怀疑恶变者应取穿孔处组织做病理检查;②缝针贯穿全层时,不要缝到对侧胃壁;③穿孔处胃壁水肿明显时,打结要松紧适度,以免切割组织;④若效果欠满意,可缝合后将游离大网膜覆盖于修补部位并固定。

850. ABCDE　①胃溃疡穿孔的保守治疗仅适合于一般情况好,症状体征较轻的空腹穿孔者。患者为饱餐后穿孔,会有大量胃内容物进入腹腔,且已扩散至全腹,显然不属于保守治疗的指征,需手术治疗。②胃穿孔修补术适于穿孔时间超过8小时,腹腔内感染严重的患者。本例穿孔仅2小时,胃内容物虽扩散至全腹,但由于穿孔时间短,腹腔内的感染不会很重,故可作彻底性溃疡手术。在国内首选胃大部切除术,在国外首选穿孔修补+高选择性迷走神经切断或选择性迷走神经切断+胃窦切除术,故答D。③全胃切除术常用于胃癌的治疗。

851. ABCDE　①患者胃穿孔时间超过8~12小时,胃壁水肿严重,不宜行胃大部切除术,只能行胃穿孔修补术。②为减少瘢痕形成,本次手术可从原切口进入。患者胃穿孔时间较长,中毒症状较重,应选用全身麻醉,以防术中血压降低危及生命。由于腹腔污染较重,渗液较多,术后应常规放置腹腔引流管充分引流。可用甲硝唑及生理盐水冲洗腹腔至清洁,但关腹前一般不在腹腔内应用抗生素。

852. ABCDE　①中年男性,长期上腹痛,以餐后痛为主,可自行缓解,X线钡剂造影提示胃窦小弯侧壁外龛影,应诊断为胃溃疡,手术治疗首选毕Ⅰ式胃大部切除术。注意:胃癌钡剂检查示壁内溃疡。②全胃切除术常用于胃癌的治疗。毕Ⅱ式胃大部切除术用于十二指肠溃疡的治疗。选择性迷走神经切断术、高选择性迷走神经切断术在我国应用较少。

853. ABCDE　①肝浊音界消失为消化性溃疡穿孔具有诊断意义的体征。患者突发上腹痛,然后扩展至全腹,腹膜刺激征明显,肝浊音界消失,应诊断为消化性溃疡穿孔。②消化性溃疡穿孔的术前处理包括:半卧位、禁食、持续胃肠减压、维持水和电解质平衡、静脉应用抑酸剂、全身应用抗生素等,其中以胃肠减压最为重要,因胃肠减压可减少胃内容物继续外漏,有利于穿孔的闭合和腹膜炎的消退。

854. ABCDE　①患者呕吐隔夜宿食,不含胆汁,上腹部可闻及气过水音,应考虑幽门梗阻。若行胃镜检查,最可能提示的疾病是十二指肠溃疡合并幽门梗阻。②A、B、C、D 一般不会导致幽门梗阻。

855. ABCDE　①十二指肠溃疡基础胃酸分泌水平较高,行胃大部切除术时,切胃量一般较大,为避免术后吻合口张力过大导致吻合口漏,应首选毕Ⅱ式胃大部切除术,而不是毕Ⅰ式胃大部切除术(B对)。毕Ⅰ式胃大部切除术为胃溃疡的首选术式。②若不作胃大部切除,仅单纯作胃空肠吻合术,则仅能解除幽门梗阻,术后胃酸分泌水平仍然很高,十二指肠溃疡将不会愈合。③迷走神经干切断术因有严重并发症,目前已经弃用。选择性迷走神经切断术+幽门成形为国外十二指肠溃疡的首选术式,国内少用。

856. ABCDE　①患者反复呕吐宿食,不含胆汁,可见胃蠕动波,振水音阳性,应诊断为消化性溃疡幽门梗阻。患者钡餐检查24小时后仍可见胃内钡剂滞留，说明该幽门梗阻不是痉挛水肿性，而是瘢痕性，为手术治疗的绝对适应证。②消化性溃疡并瘢痕性幽门梗阻的治疗国内首选胃大部切除术，国外多采用选择性迷走神经切断+胃窦切除术，故答C。③若不作胃大部切除，仅单纯作胃空肠吻合术，则仅能解除幽门梗阻，术后胃酸仍然很高，消化性溃疡不会自行愈合。高选择性迷走神经切断术由于术后复发率高达5%~30%，国内已很少使用。

857. **ABCDE** ①分泌胃酸的壁细胞受迷走神经支配，高选择性迷走神经切断术可使胃酸分泌减少，促进溃疡愈合，常用于十二指肠溃疡的治疗。②A、C、E都不是高选择性迷走神经切断术治疗十二指肠溃疡的机制。高选择性迷走神经切断术不能防治幽门螺杆菌感染，故不答D。

858. **ABCDE** ①患者突发呕血，每次量约100ml，脉搏增快，血压降低，应考虑上消化道出血。患者有消化性溃疡病史，故本例应诊断为消化性溃疡大出血。②胃溃疡大出血多发生于胃小弯，十二指肠溃疡大出血多发生于球部后壁，因此手术中确定出血部位，应重点检查胃小弯和十二指肠后壁。

859. **ABCDE** ①选择性迷走神经切断术是在迷走神经左支分出肝支、胆囊支，右支分出腹腔支以后再将迷走神经予以切断。由于支配胃窦部的迷走神经鸦爪支被切断，术后胃蠕动功能减退，需附加幽门成形术，以解决胃潴留。②根除幽门螺杆菌可降低溃疡复发率。机体的消化功能主要与各种消化液有关，吸收功能主要与小肠有关，而与幽门成形术无关。腹泻是迷走神经切断术的常见并发症，主要与肠转运时间缩短、肠吸收减少、胆汁酸分泌增加有关，即使附加幽门成形术也不会减少腹泻的发生。胃酸的分泌主要受神经-体液因素的调节，附加幽门成形术不会减少胃酸分泌。

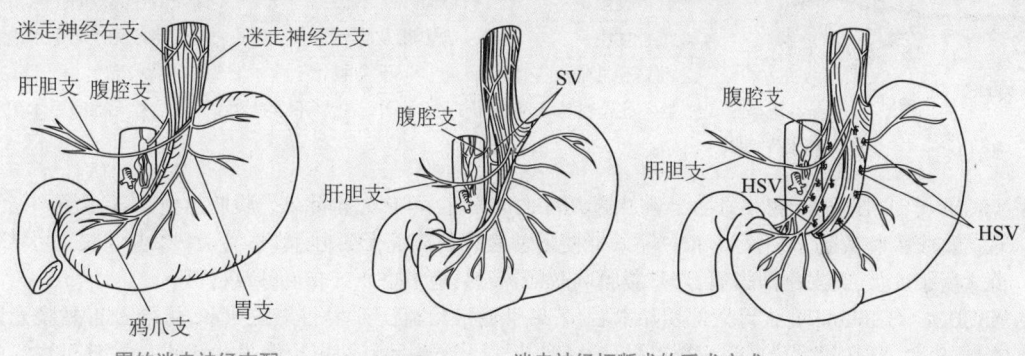

胃的迷走神经支配　　　　迷走神经切断术的手术方式

860. **ABCDE** ①胃酸分泌受迷走神经的调节。左右两支迷走神经沿食管右侧下行，左支在贲门腹侧面分出肝胆支和胃前支（Latarjet前神经）；右支在贲门背侧分出腹腔支和胃后支（Latarjet后神经）。胃前支和胃后支沿胃小弯下行，并发出分支，进入胃的前、后壁。至胃窦处的最后3~4支终末支进入胃窦，呈"鸦爪"状，控制胃窦的运动和幽门的排空。②高选择性迷走神经切断术（HSV）是指切断支配胃近端、胃底、胃体壁细胞的迷走神经，保留支配胃窦部的鸦爪支，故答E。

861. **ABCDE** ①胃溃疡的基础胃酸分泌并不高，因此行胃大部切除时，切胃量不应太多，约50%即可。在进行胃肠重建时，可将残胃与十二指肠直接吻合（即毕Ⅰ式胃大部切除术），也不至于因吻合口张力过大而形成吻合口漏，因此胃溃疡首选毕Ⅰ式胃大部切除术。胃大部切除胃空肠吻合术（即毕Ⅱ式胃大部切除术）为国内十二指肠溃疡的首选术式。②高选择性迷走神经切断术因术后复发率高，国内应用较少。胃窦切除+选择性迷走神经切断术为国外十二指肠溃疡的首选术式。迷走神经干切断术因严重并发症，已弃用。

862. **ABCDE** A属于胃大部切除术的远期并发症，B、C、D、E均属于胃大部切除术的近期并发症。

863. **ABCDE** ①术后胃瘫多发生于术后2~3天，属于早期并发症。②B、C、D、E均属于晚期并发症。营养性并发症多发生于术后2~5年，早期倾倒综合征多发生于术后6个月，残胃癌发生于术后至少5

年,碱性反流性胃炎多发生于术后数月至数年。

864. **ABCDE** ①胃大部切除术后24小时以内的胃出血,多为术中止血不确切所致;②术后4~6天发生出血,常为吻合口黏膜坏死脱落所致;术后10~20天发生出血,多为吻合口缝线处感染、黏膜下脓肿腐蚀血管所致。9版《外科学》已删除相关知识点。

865. **ABCDE** ①患者胃大部切除术后第6天,肛门已排气,说明肠功能已恢复。患者腹部可见胃型,但无蠕动波,X线片示胃液潴留,说明残胃无蠕动,故应诊断为残胃蠕动功能障碍,即术后胃瘫。②空肠梗阻可有阵发性腹痛,呕吐食物及胆汁,但胃蠕动应正常。吻合口水肿可有呕吐,但呕吐物不含胆汁。吻合口不全梗阻虽然可有胆汁性呕吐,但胃蠕动正常,不会出现胃蠕动波消失。

866. **ABCDE** ①倾倒综合征分早期和晚期倾倒综合征。早期倾倒综合征多于进食后半小时发生,表现为心悸、出冷汗、乏力、面色苍白等短暂血容量不足的征象,与餐后高渗性胃内容物快速进入肠道,导致肠道内分泌细胞大量分泌血管活性物质有关。②晚期倾倒综合征多于进食后2~4小时发生。

867. **ABCDE** 毕Ⅱ式胃大部切除术后梗阻分为吻合口梗阻、输出袢梗阻、输入袢梗阻三类。其中,输入袢梗阻又细分为急性完全性输入袢梗阻和慢性不完全性输入袢梗阻。患者呕吐大量不含食物的胆汁,应诊断为慢性不完全性输入袢梗阻。

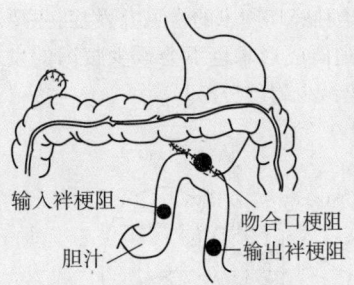

梗阻部位	呕吐物性质	治疗方案
吻合口梗阻	含食物,不含胆汁	保守治疗无效时手术治疗
输出袢梗阻	含食物及胆汁	保守治疗无效时手术治疗
急性完全性输入袢梗阻	量少,不含胆汁	立即手术治疗
慢性不完全性输入袢梗阻	大量胆汁,几乎不含食物	保守治疗无效时手术治疗

868. **A**BCDE ①细菌性肝脓肿不属于胃大部切除的并发症,可首先排除E。腹腔出血、术后胃瘫不会出现严重腹膜刺激征,故不答B、C。输入袢梗阻常表现为腹痛及呕吐,故不答D。②毕Ⅱ式胃大部切除术后第5天,突发剧烈腹痛,严重腹膜刺激征,高热,应考虑十二指肠残端破裂。

869. **ABCDE** ①BillrothⅡ式胃大部切除术后,若碱性胆液反流至残胃将胃酸中和,可导致胃黏膜充血、水肿、糜烂,破坏胃黏膜屏障,称为碱性反流性胃炎。碱性反流性胃炎多发生于术后数月至数年,常表现为上腹或胸骨后烧灼痛,进食后加重,抑酸剂无效;胆汁性呕吐,呕吐后腹痛无缓解;体重下降三联征。根据题干,本例应诊断为碱性反流性胃炎。②治疗上可采取少食多餐、餐后勿平卧,口服胃黏膜保护剂、胃动力促进剂、消胆胺等方式。重症者可采取手术治疗,将BillrothⅡ式吻合改为Roux-en-Y吻合,以减少碱性肠内容物反流。患者经内科治疗无效,应手术治疗,故答E。

870. **ABCDE** 残胃癌是指因良性疾病行胃大部切除术后5年以上,残胃发生的原发癌。

871. **ABC**DE ①胃良性病变行胃大部切除术后5年以上残胃发生的原发癌称为残胃癌。患者胃溃疡术后22年,近2个月出现黑便,剑突下触及一质硬肿块,应诊断为残胃癌。②溃疡复发、术后输入袢梗阻、术后输出袢梗阻、术后倾倒综合征均不会出现剑突下包块。

872. **ABCDE** 873. **ABCDE** ①幽门梗阻分痉挛水肿性梗阻和瘢痕性梗阻,前者需保守治疗,后者只能手术解除梗阻,是外科手术的绝对适应证。②90%胃十二指肠溃疡大出血均可经保守治疗止血后好转,仅约10%需手术治疗。③少数胃十二指肠溃疡急性穿孔的患者,若症状体征较轻,且为空腹的小穿孔,可行非手术治疗,但多数需手术治疗。虽然大多数十二指肠溃疡球部变形、穿透性十二指肠溃疡药物治疗效果不好,但也不是所有患者均需手术,故不是手术治疗的绝对适应证。

874. **ABCDE** 875. **ABCDE** ①胃大部切除术后慢性不完全性输入袢梗阻常表现为呕吐大量胆汁,几乎不含食物。②急性完全性输入袢梗阻常表现为呕吐物量少,不含胆汁。③输出袢梗阻常表现为呕吐

第十篇 外科学试题答案及详细解答

物含食物及胆汁。吻合口狭窄常表现为呕吐食物,不含胆汁。急性胃扩张常表现为上腹胀痛,频繁呕吐食物及胆汁,量不多。

876. ABCDE 877. ABCDE   ①早期倾倒综合征多发生在进食半小时以内,常表现为心悸、心动过速、出汗、无力、头晕等症状。②碱性反流性胃炎常表现为上腹部及胸骨后烧灼痛、呕吐胆汁样液体、体重减轻三联征。③输出袢梗阻常表现为上腹部饱胀,呕吐含胆汁的胃内容物。低血糖综合征即晚期倾倒综合征,常表现为进食2~4小时后出现头晕、苍白、出冷汗、脉细弱、晕厥等。慢性不完全性输入袢梗阻常表现为呕吐物含大量胆汁,不含食物。

878. ABCDE 879. ABCDE 880. ABCDE   ①板状腹为消化性溃疡穿孔的特征性临床表现。患者突发上腹部剧痛,板状腹,肠鸣音消失,应考虑消化性溃疡穿孔。为明确诊断,应首选立位腹部X线检查,若发现膈下游离气体即可确诊,阳性率可达80%以上。腹部B超对空腔脏器穿孔的诊断价值不及腹部平片。在消化性溃疡穿孔的早期腹腔穿刺可能为阴性,故不属于首选检查。腹部MRI、CT检查费时且昂贵,都不是首选检查。②消化性溃疡穿孔时,由于大量胃内容物流入游离腹腔,可引起弥漫性腹膜炎。若脉搏加快而体温降低、四肢厥冷,说明已发生革兰氏阴性菌脓毒症、感染性休克,此为病情危重的表现。恶心呕吐频繁是腹胀严重的表现。寒战、持续高热、脉搏加快,说明感染加重,但并不是危重的征象。腹痛加重、大汗淋漓表明腹膜刺激征严重。③若腹腔穿刺抽出较多液体,说明腹腔内渗液较多,腹腔污染严重,需急诊手术彻底解除病因。B、C、D、E都是一般性治疗措施。

881. ABCDE 882. ABCDE 883. ABCDE 884. ABCDE   ①板状腹、肝浊音界消失为消化性溃疡穿孔的典型体征。患者有长期胃病史,很可能为消化性溃疡。患者突发上腹剧痛2小时,蔓延至右下腹至全腹,板状腹,肝浊音界消失,应诊断为消化性溃疡(胃十二指肠溃疡)急性穿孔。绞窄性肠梗阻、急性阑尾炎合并穿孔、急性出血坏死性胰腺炎、急性胆囊炎合并穿孔均不会出现板状腹、肝浊音界消失,故不答A、B、C、D。②确诊消化性溃疡急性穿孔首选立位腹部X线检查,只要发现膈下游离气体,即可确定诊断。血生化、血淀粉酶都不能确诊本病,故不答A、C。腹部B超、腹部CT都可诊断消化性溃疡急性穿孔,但一般不作为首选检查。③对于临床症状较轻的空腹小穿孔,可行保守治疗,但若治疗6~8小时后病情无好转甚至加重,应及时中转手术治疗。④非手术治疗方法包括:持续胃肠减压,维持水、电解质平衡,静脉应用抑酸剂,全身应用抗生素等,其中以持续胃肠减压最为重要,因胃肠减压可减少胃内容物继续外漏,有利于穿孔的闭合和腹膜炎的消退。

885. ABCDE 886. ABCDE   ①青年男性,间断上腹痛3年,应考虑消化性溃疡,故不答A、B、C。患者多为饥饿痛,夜间为重,应考虑十二指肠溃疡,而不是胃溃疡。患者2小时前突然上腹剧痛,肝浊音界消失,应诊断为十二指肠溃疡穿孔。②十二指肠溃疡穿孔首选手术治疗。

887. ABCDE 888. ABCDE   ①患者有胃溃疡病史,大量呕血、黑便,脉搏126次/分,血压<90/60mmHg,应诊断为胃溃疡大出血伴失血性休克。抢救失血性休克的首要措施是补充血容量,首选平衡盐溶液。只有在大量输液后,出现下列指征才适当输注浓缩红细胞:心率>120次/分;血红蛋白<70g/L或血细胞比容<0.25。在休克急救时,止血措施属于一般性治疗,故不答B、C、E。②胃角切迹溃疡为低胃酸的Ⅰ型胃溃疡,因此胃的切除范围不必过大,50%左右即可。请注意,普通消化性溃疡的切胃范围为2/3~3/4,但对于低胃酸的Ⅰ型胃溃疡,只需切除50%即可。

889. ABCDE 890. ABCDE 891. ABCDE   ①胃大部切除术后24小时以内的胃出血,多为术中止血不确切所致;术后4~6天发生出血,常为吻合口黏膜坏死脱落所致;术后10~20天发生出血,多为吻合口缝线处感染、黏膜下脓肿腐蚀血管所致。②胃大部切除术后10天,从流质饮食改为半流质饮食时出现呕吐,禁食后好转,结合X线钡剂造影结果,本例应诊断为胃排空障碍。胃排空障碍(即术后胃瘫)属于动力性胃通过障碍,无器质性病变,多数患者经保守治疗可以好转,严禁再次手术。保守治疗包括禁食、胃肠减压、支持治疗(输血)、促进胃动力(肌内注射新斯的明)、口服强的松等。③胃大部切除后,胃容量减少,容易出现饱胀感,使得能量摄入不足,可导致体重减轻、营养不良。胃大部切除后,壁细胞减少,内因子分泌减少,维生素B_{12}吸收障碍,易导致巨幼细胞贫血,而不是溶血性贫血,故答B。毕Ⅱ式胃大部切除术后,胃内食物直接进入上段空肠,食物不能与胰液、胆汁很好地混合,发挥胰酶与胆汁的功能,可影响脂肪的吸收,而导致脂肪泻。胃大部切除术后,约1/3的患者可有钙磷代谢紊乱,出现骨质疏松、骨软化等骨病。

892. **ABCDE** 胃癌好发于胃窦部(占50%),其次为贲门部,胃体较少,广泛分布者更少。

893. **ABCDE** 胃癌好发于胃窦部。老年患者,胃镜示胃窦溃疡,胃壁僵硬,质脆,易出血,应诊断为胃癌而不是胃溃疡,因此最佳手术方式是根治性胃大部切除术。

894. **ABCDE** 胃癌的转移途径包括局部侵犯、淋巴转移、血行转移、腹膜种植转移等,其中腹膜种植是主要的转移形式之一。即使行胃癌根治,也有约50%的患者因腹膜种植转移播散而死亡。游离癌细胞是胃癌腹膜种植转移的前提,是胃癌的独立预后不良因素之一。癌细胞和正常组织对温度耐受性存在差异,腹腔热灌注治疗是在根治手术关腹前应用温热蒸馏水反复冲洗腹腔,利用高温对肿瘤细胞的杀伤效应,以防止术后肿瘤腹膜种植转移。参阅3版8年制《外科学》P476。

895. **ABCDE** ①早期胃癌是指侵犯黏膜及黏膜下层的胃癌,不论病灶大小,不论有无淋巴结转移。②癌灶直径<1cm的胃癌,称为小胃癌。癌组织浸润深度超过黏膜下层的胃癌,称为进展期胃癌。

896. **ABCDE** ①根据癌细胞浸润深度不同,将胃癌分为早期胃癌和进展期胃癌。早期胃癌是指病变仅累及黏膜或黏膜下层者,不论病灶大小,不论有无淋巴结转移。进展期胃癌是指癌组织浸润深度超过黏膜下层。可见确定早期胃癌最重要的指标是肿瘤浸润深度。②根据肿瘤生长部位不同,将胃癌分为贲门癌、胃体癌、胃窦癌等。根据肿瘤直径大小不同,将胃癌分为微小胃癌、小胃癌等。肿瘤浸润范围、是否有淋巴结转移是胃癌临床分期的依据。

897. **ABCDE** ①老年男性,上腹隐痛,消瘦,上消化道出血,钡剂检查见胃窦部黏膜紊乱,充盈缺损>2.5cm,胃壁僵直,应诊断为胃癌。胃癌最主要的转移途径是淋巴转移,故答B。②胃癌可有直接浸润、血行转移、腹腔内种植,但都不是最主要的转移途径。胃癌很少发生胃肠道内转移。

898. **ABCDE** ①当胃癌组织浸润至浆膜外后,肿瘤细胞脱落并种植在腹膜和脏器浆膜上,形成转移结节,称为种植转移。胃癌转移至直肠前凹,即为典型的种植转移。②跳跃式转移为淋巴转移的方式。胃癌经血行常转移至肝、肺等器官。直接蔓延是指胃癌向周围的直接浸润。

899. **ABCDE** ①引流胃的淋巴结有16组,分为3站。胃癌一般依次转移,即第一站(N_1)→第二站(N_2)→第三站(N_3)。对于胃体部癌,N_1淋巴结包括贲门右、胃小弯、胃大弯、幽门上、幽门下淋巴结,故答案为C。②腹主动脉旁为第16组淋巴结,结肠中动脉旁为第15组淋巴结,早中期很少转移至此。腹腔动脉旁为N_2,肝十二指肠韧带为N_3。参阅8版《外科学》P362,10版《外科学》已更改。

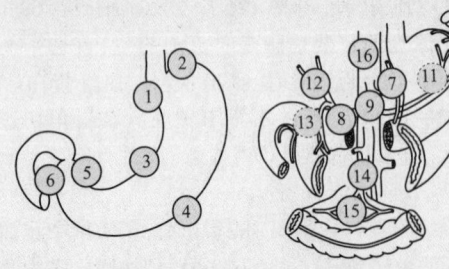

1. 贲门右淋巴结　　9. 腹腔动脉旁淋巴结
2. 贲门左淋巴结　　10. 脾门淋巴结
3. 胃小弯淋巴结　　11. 脾动脉旁淋巴结
4. 胃大弯淋巴结　　12. 肝十二指肠韧带内淋巴结
5. 幽门上淋巴结　　13. 胰后淋巴结
6. 幽门下淋巴结　　14. 肠系膜上动脉旁淋巴结
7. 胃左动脉旁淋巴结　15. 结肠中动脉旁淋巴结
8. 肝总动脉旁淋巴结　16. 腹主动脉旁淋巴结

胃的淋巴结分组示意图

900. **ABCDE** 中年男性,上腹部不适2个月,消瘦,上腹轻压痛,胃镜示胃体小弯侧溃疡直径2.5cm,上有污秽苔,质脆易出血,应诊断为胃癌,最常见的远处转移部位是肝。

901. **ABCDE** ①胃癌破溃或侵犯胃周血管可导致上消化道出血,出现反复黑便、呕血等症状;晚期胃癌可有贫血症状,故答D。②呕吐宿食提示幽门梗阻。上腹隐痛、腹胀无特异性,胃溃疡和胃癌均可出

第十篇 外科学试题答案及详细解答

现,故不答B、E。反酸、烧心提示胃食管反流病。

902. **ABCDE** ①消化性溃疡患者近期腹痛规律改变,体重下降,贫血貌,应考虑胃溃疡恶变。②十二指肠溃疡无恶变,故不答B。食管癌与题干所述不符。慢性非萎缩性胃炎不会出现体重下降。

903. **ABCDE** ①带超声探头的电子胃镜,对病变区域进行超声探测成像,可了解胃癌在胃壁内的浸润深度,是术前判断肿瘤T分期的最佳方法。②A、B、C、E均有助于胃癌的诊断。

904. **ABCDE** ①印戒细胞为特殊的黏液腺癌细胞,故本例应诊断为胃癌,首选手术治疗。②A、B、E均为消化性溃疡的治疗方法。C为消化性溃疡伴中、重度异型增生的治疗方法。

905. **ABCDE** ①胃癌患者累及黏膜下层及浅肌层,应诊断为进展期胃癌,首选手术治疗。②不要误选E,若本例为胃溃疡,且幽门螺杆菌阳性,则正确答案为E。放疗和化疗都是胃癌的辅助治疗,故不答B、C。胃镜下胃黏膜切除主要适用于慢性胃炎伴重度不典型增生。

906. **ABCDE** ①胃癌有子宫直肠窝种植转移,为晚期胃癌的特点,不能行胃癌根治手术,只能行姑息性手术。②肝十二指肠韧带内淋巴结为胃第12组淋巴结,属于第三站淋巴结,故可行D_3根治术。胃癌伴脾门淋巴结转移、有胰尾浸润等,可施行扩大胃癌根治术,即作包括胰体、尾及脾在内的根治性胃大部切除术或全胃切除术。胃癌浸润横结肠时,可施行联合脏器切除术。

907. **ABCDE** ①胃癌根治术(D_2手术)是指切除远端胃的3/4~4/5+清扫胃周第二站淋巴结。切胃时,近端切线距肿瘤边缘>5cm,远端切线为幽门以远3~4cm,因此胃癌合并完全性幽门梗阻者,不影响胃癌的根治。②若胃癌已侵犯横结肠,可行包括横结肠在内的联合脏器切除,此为扩大的胃癌根治术。③约20%的早期胃癌可出现大便潜血试验阳性(粪隐血阳性),因此持续性粪隐血阳性并不是胃癌晚期的表现。④胃癌合并中等量癌性腹水,提示腹膜受侵犯,为晚期胃癌的表现,预后不良,为胃癌根治术的禁忌证(D)。⑤进展期胃癌根治术后5年生存率约为40%。

908. **ABCDE** ①胃癌最常见的转移途径是淋巴转移,最常见的远处转移部位是左锁骨上淋巴结。老年患者长期上腹部胀痛,消瘦,贫血,左锁骨上淋巴结肿大,应诊断为晚期胃癌。患者突发剧痛2小时,明显腹膜刺激征,腹部透视见膈下游离气体,应考虑为晚期胃癌穿孔。患者已有左锁骨上淋巴结转移,不可能行彻底的胃癌根治术,故不答E。胃癌穿孔仅行单纯的穿孔修补术,则术后癌性溃疡不易愈合,故不答D。②胃空肠吻合术、胃造瘘术既不能处理胃癌原病灶,也不能处理癌性穿孔,故不答A、C。姑息性胃大部切除术既消除了肿瘤,又处理了癌性穿孔,且术后可获较长的生存期,故答B。

909. **ABCDE** 910. **ABCDE** 911. **ABCDE** ①患者长期胃病病史,近来呕吐宿食,应诊断为幽门梗阻。幽门梗阻可由胃窦癌或溃疡病引起。患者胃痛规律改变,应诊断为胃窦癌,而不是溃疡病所致的瘢痕性幽门梗阻。多发性溃疡不会出现胃痛规律改变。萎缩性胃炎不会引起幽门梗阻。胃后壁溃疡浸润至胰腺可表现为腰背痛,但不会引起幽门梗阻。②诊断胃窦癌最有价值的检查当然是纤维胃镜+活检。胃液酸度测定、四环素荧光试验现已少用。胃液脱落细胞学检查阳性率很低。腹部CT不能确诊胃癌。③胃窦癌伴幽门梗阻,反复呕吐,大量胃酸丢失,将导致低氯低钾性代谢性碱中毒。

912. **ABCDE** ①粘连性肠梗阻是肠梗阻中最常见的类型,占所有肠梗阻的40%~60%。腹腔内粘连产生机械性肠梗阻有3种类型,包括先天性粘连(约占5%)、炎症后粘连(占10%~20%)、手术后粘连(约占80%),故答案为E。②A、B、C、D均可引起机械性肠梗阻,但不常见。

913. **ABCDE** ①阑尾残株炎是阑尾切除时阑尾残端保留过长所致,术后残株反复发生炎症形成粘连带,可压迫肠管导致粘连性肠梗阻。②动力性肠梗阻是肠蠕动丧失所致的肠梗阻。单纯性肠梗阻是指没有血液循环障碍的肠梗阻。阑尾残株炎不会导致肠扭转、粪石梗阻。

914. **ABCDE** ①机械性肠梗阻是指肠腔狭小,肠内容物通过障碍所致的肠梗阻。肿瘤、嵌顿疝、粘连带压迫均可造成肠管受压,导致机械性肠梗阻。粪块堵塞肠腔也可引起机械性肠梗阻。②弥漫性腹膜炎所致的肠梗阻为动力性肠梗阻,而不属于机械性肠梗阻。

915. **ABCDE** ①绞窄性肠梗阻是指有血运障碍的肠梗阻。肠扭转时一段肠袢沿其系膜长轴旋转形成闭祥,使肠系膜血管受压,导致肠管血运障碍,故肠扭转属于绞窄性肠梗阻。②粘连性肠梗阻、腹腔肿块压迫及肠腔炎症性狭窄所致的肠梗阻,在早期为单纯性肠梗阻,仅在晚期可导致绞窄性肠梗阻。肠蛔虫堵塞是一种单纯性机械性肠梗阻,很少发生肠管绞窄。

916. ABCDE　①低位小肠梗阻是指回肠梗阻,高位小肠梗阻是指空肠梗阻。②低位小肠梗阻的腹胀明显,而呕吐出现晚且次数少,并可吐粪样物;高位小肠梗阻的呕吐发生早而频繁,腹胀不明显。③低位小肠梗阻行腹部X线片检查可见阶梯状气液平面(E对)。

917. ABCDE　肠梗阻时,胃肠道分泌的液体不能被吸收返回全身循环而积存在肠腔,同时肠壁继续有液体向肠腔内渗出,导致体液在第三间隙的丢失。呼吸衰竭、中毒性休克等都是肠梗阻的最终结局。

918. ABCDE　肠梗阻的典型临床表现为痛、吐、胀、闭,即腹痛、呕吐、腹胀、肛门停止排气排便。

919. ABCDE　①单纯机械性肠梗阻最主要的特点是阵发性绞痛。机械性肠梗阻发生时,由于梗阻部位以上强烈肠蠕动,随即发生腹痛。之后因肠管肌过度疲劳而呈暂时性弛缓状态,腹痛随之消失,故单纯性机械性肠梗阻的腹痛是阵发性绞痛。②持续性腹痛为绞窄性肠梗阻的表现。

920. ABCDE　①绞窄性肠梗阻是指有血运障碍的肠梗阻。因肠管壁有血运障碍,故无肠蠕动,表现为持续性腹痛,肠鸣音减弱,甚至消失。②腹部明显隆起、不对称为闭袢性肠梗阻的特点,属于绞窄性肠梗阻。③呕吐物、胃肠减压液内含血性液体为绞窄性肠梗阻的特点,含胆汁不能说明有肠壁缺血坏死。④腹膜刺激征明显为绞窄性肠梗阻的特征(D对)。⑤绞窄性肠梗阻肠蠕动减弱甚至消失,因此腹部X线片显示孤立胀大的肠袢,不随时间而改变位置。

921. ABCDE　①单纯性肠梗阻无肠壁血运障碍,无肠管缺血坏死,因此呕吐物不含血液,隐血试验阴性。绞窄性肠梗阻因肠壁有血运障碍,肠管壁缺血坏死,呕吐物含有血性液体,隐血试验阳性。因此,呕吐物隐血试验为鉴别单纯性肠梗阻与绞窄性肠梗阻最有意义的检查。②血气分析常用于诊断呼吸衰竭。血红蛋白测定常用于诊断贫血。血白细胞计数常用于判断有无细菌感染。尿常规检查常用于泌尿系统疾病的筛查。

922. ABCDE　①患者腹痛、呕吐、肛门停止排气排便,应考虑急性肠梗阻。患者腹膜刺激征严重,腹腔穿刺抽出血性液体,伴臭味,应诊断为绞窄性肠梗阻。②胃十二指肠溃疡穿孔、急性阑尾炎穿孔腹腔穿刺可抽出胃肠内容物,而不是血性液体,故不答B、C。结核性腹膜炎腹腔穿刺常为草绿色透明液体。急性重症胰腺炎腹腔穿刺可有血性液体,但常表现为饱餐后左上腹持续性疼痛,不会阵发性加剧。

923. ABCDE　绞窄性肠梗阻是指肠管壁有血运障碍,肠管缺血坏死,必须做急诊手术切除坏死肠管。而单纯性肠梗阻可保守治疗。因此对于肠梗阻的诊断,一定要明确是否绞窄,这是决定治疗方案、手术方式的先决条件,故最为重要。其他如肠梗阻的原因、部位、程度、发生速度,均没有如此重要。

924. ABCDE　①患者突发腹痛,停止排气排便,腹膜刺激征阳性,腹部平片见多发气液平面,应诊断为急性肠梗阻。由于诊断性腹腔穿刺抽出血性液体,应考虑梗阻肠管已发生绞窄。故本例应诊断为急性绞窄性肠梗阻,治疗首选手术探查。②A、B、E均属于肠梗阻的保守治疗措施。肠梗阻严禁行全消化道X线钡剂造影,以免钡剂滞留肠道干结后加重肠梗阻,故不答D。

925. ABCDE　小肠梗阻最常见的病因是粘连,大肠梗阻最常见的病因是肿瘤。

926. ABCDE　临床上以粘连性肠梗阻最常见,但老年人以肿瘤及粪块堵塞最常见。2岁以内的小儿以肠套叠常见,儿童以蛔虫阻塞多见。

927. ABCDE　①急性肠梗阻的典型表现为痛、吐、胀、闭,典型腹部X线片呈鱼骨刺样(空肠梗阻)或阶梯状液平(回肠梗阻)。患者阵发性腹痛,呕吐,腹部膨隆,肠鸣音亢进,腹部平片见"阶梯状"液平,应诊断为回肠梗阻,此为低位小肠梗阻。②麻痹性肠梗阻无肠蠕动,肠鸣音消失。高位小肠梗阻腹胀不严重,而呕吐频繁,腹部平片呈鱼骨刺样。坏死性小肠炎常表现为急性腹痛、腹胀、呕吐、腹泻、便血。乙状结肠扭转常表现为严重腹胀,腹部X线片示结肠袋消失,充气位于腹部周边。

928. ABCDE　①患者痛、吐、胀、闭,肛门停止排气排便,应考虑急性肠梗阻。患者肠鸣音亢进,应排除

第十篇 外科学试题答案及详细解答

A、B、E。②患者10年前曾行阑尾切除,应诊断为粘连性肠梗阻,即机械性肠梗阻。

929. ABCDE ①急性肠梗阻常并发腹膜炎,腹胀加重是病情恶化的重要标志,腹膜刺激征是腹膜炎的标志性体征。在绞窄性肠梗阻晚期,患者一般情况差,腹膜刺激征反而减轻,但仍需手术治疗。故答E而不是D,很多医考参考书将答案错为D。②肠鸣音减弱或消失见于麻痹性肠梗阻,腹痛加重见于肠蠕动增强,呕吐频繁提示高位肠梗阻,因此A、B、C不能作为手术指征。

930. ABCDE ①患者痛、呕、胀、闭,应考虑急性肠梗阻。患者20年前行阑尾切除,应诊断为粘连性肠梗阻。首要治疗是禁食、胃肠减压。②A、B、C都是肠梗阻的辅助治疗。患者右下腹轻压痛,腹膜刺激征不重,暂无须手术治疗,故不答D。

931. ABCDE ①肠套叠好发于2岁以下男童,其临床特点为:阵发性腹痛、果酱样大便、回盲部空虚、腊肠样包块。根据题干,本例应诊断为肠套叠。为明确诊断,首选空气或钡剂灌肠,若发现钡剂受阻,阻端钡剂呈杯口状阴影(结肠套叠)或弹簧状阴影(小肠套叠),即可确诊,准确率高达90%。②腹部B超、CT、磁共振检查的准确率及阳性率均不及钡剂灌肠。肠套叠早期无腹腔渗液,腹腔穿刺常为阴性。

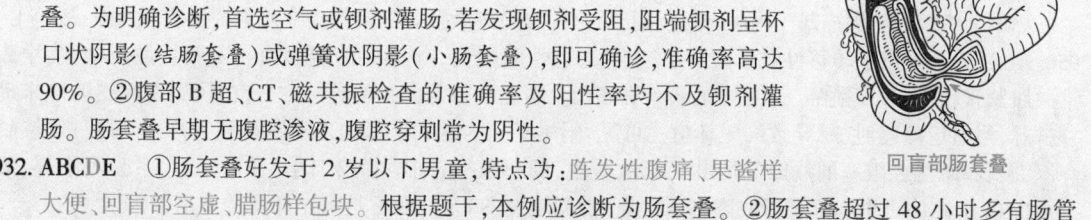

回盲部肠套叠

932. ABCDE ①肠套叠好发于2岁以下男童,特点为:阵发性腹痛、果酱样大便、回盲部空虚、腊肠样包块。根据题干,本例应诊断为肠套叠。②肠套叠超过48小时多有肠管绞窄坏死,应手术治疗。患儿病程已3天,腹膜刺激征严重,估计有肠管缺血坏死,应急诊手术,切除坏死肠管。③空气灌肠多用于治疗尚无肠管坏死的早期肠套叠。钡剂灌肠多用于诊断肠套叠。肠套叠严禁行结肠镜检查,抗感染为肠套叠的辅助治疗措施。

933. ABCDE 肠套叠的典型症状是腹痛、血便、腹部肿块。肠套叠是指一段肠管套入相连的肠管腔内,肠系膜血管受压,多表现为绞窄性肠梗阻。其临床表现为突发剧烈的阵发性腹痛、呕吐和果酱样大便。因90%的肠套叠都是回-结型套叠,故在脐右上方可扪及腊肠样包块,即套叠的鞘部。

934. ABCDE ①患者痛、吐、胀,应考虑肠梗阻。乙状结肠扭转好发于老年男性,常有便秘病史,钡剂灌肠见直肠、乙状结肠狭窄,呈"鸟嘴征"。根据题干,本例应诊断为乙状结肠扭转。②小肠扭转好发于青年人,多于饱餐后剧烈运动诱发。C、D、E不会出现题干所述钡剂灌肠征象。

935. ABCDE 936. ABCDE ①急性小肠扭转可造成肠系膜血液循环受阻,导致绞窄性肠梗阻。②外伤性腹膜后巨大血肿可因腹膜后刺激,导致麻痹性肠梗阻。参阅7版《黄家驷外科学》P1486。

937. ABCDE 938. ABCDE ①肠套叠好发于2岁以下的小儿,是引起小儿肠梗阻最常见的原因。②成人机械性肠梗阻以粘连性肠梗阻最常见,占40%~60%。③乙状结肠扭转、结肠癌致肠梗阻均好发于老年人,小肠扭转好发于青年人。A、C、E都不是临床上常见的肠梗阻类型。

939. ABCDE 940. ABCDE ①肠扭转的好发部位是小肠、乙状结肠和盲肠。小肠扭转常见于饱餐后立即活动的青壮年。②乙状结肠扭转常见于乙状结肠冗长,有便秘病史的老年人。

941. ABCDE 942. ABCDE ①克罗恩病的肠管病变呈节段性分布,胃肠钡餐造影和钡剂灌肠可见肠黏膜皱襞粗乱、纵行溃疡、鹅卵石征、肠腔狭窄、瘘管形成、假性息肉。②乙状结肠扭转钡剂灌肠可见扭转部位钡剂受阻,钡影尖端呈鸟嘴征。③结肠癌钡剂灌肠示充盈缺损,肠套叠钡剂灌肠呈杯口征,溃疡性结肠炎钡剂灌肠呈铅管征。

943. ABCDE 944. ABCDE ①肠套叠好发于2岁以下男童,其临床特点为:阵发性腹痛、果酱样大便、回盲部空虚、腊肠样包块。本例为1岁男孩,阵发哭闹,呕吐,果酱样大便,应考虑肠套叠。肠套叠患儿可于右侧腹部扪及腊肠形肿物,为末端回肠套叠入回盲部所致。肠套叠的三大症状为腹痛、血便和腹部肿块,腹胀、肠型、腹肌紧张等体征不典型。肝浊音界消失常见于胃肠穿孔,而不见于肠套叠。肠套叠可致肠梗阻,表现为肠鸣音亢进,而不是减弱或消失。②肠套叠治疗首选低压空气灌肠复位。仅在灌肠复位失败,或疑有肠坏死时,才急诊剖腹探查。C、D、E均为辅助治疗措施。

945. ABCDE　946. ABCDE　947. ABCDE　①患者呕吐物有粪便臭味,提示为低位肠梗阻。患者无肛门排气排便,提示为完全性肠梗阻,故答 E。高位肠梗阻呕吐物常为胃内容物。血运性肠梗阻呕吐物常为血性物。②老年低位慢性肠梗阻最常见的病因为结肠癌,低位急性肠梗阻最常见的病因为粪块堵塞。患者病程 1 年,近 3 个月加重,近 3 天急性发作,故结肠癌可能性最大。③肠梗阻患者严禁行全消化道钡餐造影,否则可能造成钡剂堵塞肠管,加重病情。A、B、C、D 均可采用。

948. ABCDE　阑尾的神经由交感神经纤维腹腔丛和内脏小神经传入,其传入的脊髓节段在 T_{10}、T_{11}。

949. ABCDE　70%~80% 的急性阑尾炎具有转移性右下腹痛的特点,开始表现为上腹痛,数小时后转移至右下腹。阑尾的神经由交感神经腹腔丛、内脏小神经传入,其传入的脊髓节段在第 10、11 胸节(T_{10}、T_{11}),所以当急性阑尾炎发病开始时,常表现为上腹或脐周牵涉痛,此为内脏性疼痛。数小时后,阑尾的炎性渗出液刺激壁层腹膜,引起右下腹麦氏点压痛、反跳痛、肌紧张等腹膜刺激征。可见开始的上腹痛或脐周痛属于内脏神经反射,后来的腹膜刺激征属于阑尾炎症刺激壁层腹膜所致,故答 E。

950. ABCDE　①患者转移性右下腹疼痛,应考虑急性阑尾炎。1 小时前腹痛由右下腹扩散至全腹,全腹肌紧张,有压痛反跳痛,说明阑尾已坏疽穿孔。阑尾动脉是回结肠动脉的分支,属于无侧支的终末动脉,当血运障碍时,易导致阑尾坏疽。可见,阑尾穿孔的解剖学基础是阑尾动脉为终末动脉,故答 A。②引起阑尾腔阻塞的病因包括淋巴滤泡增生、粪石阻塞、阑尾管腔细小、开口狭小、系膜短小等,故 B、C、D、E 均可引起阑尾管腔阻塞,都是急性阑尾炎的病因,而不是阑尾坏死的解剖学因素。

951. ABCDE　阑尾管腔阻塞是急性阑尾炎最常见的病因。阑尾管腔阻塞最常见的原因是阑尾壁淋巴滤泡增生(约占 60%),肠石约占 35%,异物、炎性狭窄、食物残渣、蛔虫、肿瘤等少见。

952. ABCDE　阑尾的体表投影约在右髂前上棘与脐连线的中外 1/3 交界处,称为麦氏点(McBurney 点)。

953. ABCDE　①急性单纯性阑尾炎可有 B、C、D、E 项症状。②局部腹肌紧张是壁层腹膜受炎性渗液刺激出现的防卫性反应。单纯性阑尾炎腹腔渗液极少,因此不会出现局部腹肌紧张。若右下腹出现腹肌紧张等腹膜刺激征,提示阑尾炎症加重,已出现化脓、坏疽、穿孔,而不是单纯性阑尾炎。

954. ABCDE　①患者转移性右下腹痛,麦氏点压痛,应考虑急性阑尾炎。患者发热,全腹肌紧张,明显压痛和反跳痛,肠鸣音消失,腹腔穿刺抽出脓性液体,应诊断为阑尾穿孔。②阑尾炎大多数为混合性感染,致病菌以大肠埃希菌、厌氧菌多见,其次为粪链球菌等。

955. ABCDE　①虽然转移性右下腹痛是急性阑尾炎的特征性症状,但在疾病早期,腹痛尚未转移至右下腹时,右下腹便可出现固定性压痛。右下腹固定性压痛对于诊断急性阑尾炎具有重要意义。②发热、白细胞显著升高对诊断阑尾炎无特异性。急性阑尾炎时,脐周痛为牵涉痛,不是阑尾的炎性渗出液刺激壁层腹膜所致,因此不会在脐周出现压痛、反跳痛等腹膜刺激征,故不答 C、E。

956. ABCDE　①患者仰卧位,右髋和右大腿屈曲,然后被动向内旋转,引起右下腹疼痛者,称为闭孔内肌试验阳性,提示阑尾靠近闭孔内肌。②阑尾的常见部位有 6 个,即回肠前位、盆位、盲肠后位、盲肠下位、盲肠外侧位、回肠后位。其中,盆位是指阑尾跨腰大肌前面入盆腔,尖端可触及闭孔内肌或盆腔脏器,炎症时可刺激腰大肌(伸髋时疼痛)或闭孔内肌(屈髋内旋时疼痛)。可见,闭孔内肌试验阳性提示阑尾的位置是盆位。

957. ABCDE　①腰大肌试验阳性提示阑尾位于腰大肌前方、盲肠后位或腹膜后位,故答 C。②结肠充气试验阳性常提示急性阑尾炎,具有辅助诊断价值。闭孔内肌试验阳性提示阑尾靠近闭孔内肌,即盆位阑尾。Murphy 征阳性提示急性胆囊炎。Cullen 征阳性提示急性重症胰腺炎。

958. ABCDE　①急性阑尾炎时,阑尾炎症经阑尾静脉→回结肠静脉→肠系膜上静脉→门静脉→肝脏,可导致门静脉炎和细菌性肝脓肿。当发生细菌性肝脓肿时,可出现寒战高热,右季肋区疼痛,黄疸,B 超提示肝脏液性暗区等,故答 A。②患者肝脏 B 超液性暗区,说明病变部位在肝脏,且为囊性病变,故不答 D、E。肝棘球蚴病(又称肝包虫病)不会出现感染中毒症状,故不答 B。阿米巴肝脓肿常继发于肠道阿米巴病,而不是急性阑尾炎,故不答 C。

第十篇 外科学试题答案及详细解答

959. **ABCDE** ①青年男性,阑尾切除术后5小时,感腹痛,有失血性休克的表现(面色苍白、皮肤湿冷、脉搏增快、血压降低),应考虑并发术后出血,多为术中止血不彻底、阑尾动脉结扎脱落所致。②肠瘘多发生于术后数天,表现为腹腔引流管引出粪样物、腹痛、腹膜刺激征。粘连性肠梗阻多表现为腹痛、腹胀、呕吐、肛门停止排气排便。盆腔脓肿常发生于术后5周左右,多表现为大便次数增多,里急后重。切口裂开常表现为剧烈咳嗽之后,腹壁切口突然流出大量腹腔液。

960. **ABCDE** ①阑尾切除术后并发症包括腹腔内出血、粪瘘、切口感染、粘连性肠梗阻等,但以切口感染最常见。②腹腔脓肿是急性阑尾炎的并发症,而不是阑尾手术之后的并发症。

961. **ABCDE** ①患者转移性右下腹痛,应诊断为急性阑尾炎。行阑尾切除术后4天,切口处出现跳痛,局部红肿、化脓,应诊断为切口感染。②阑尾残株炎少见,临床表现类似急性阑尾炎。根据题干,患者无腹腔内出血的表现,故不答C。外瘘形成常可见肠内容物从瘘管外溢。门静脉炎常表现为寒战、高热、肝大、剑突下压痛、轻度黄疸等。

962. **ABCDE** ①患者转移性右下腹痛5天,应考虑急性阑尾炎。②患者1天前突然右下腹剧烈疼痛,全腹压痛、反跳痛、肌紧张,应考虑阑尾穿孔伴腹膜炎。③急性阑尾炎行阑尾切除术时,首选麦氏切口或横切口。如诊断不明或腹膜炎较广泛时,应采用右下腹经腹直肌探查切口,以便术中进一步探查和清除脓液。本例为急性阑尾炎穿孔伴全腹腹膜炎,应选择右下腹经腹直肌切口。

963. **ABCDE** 阑尾周围脓肿行脓肿切开引流或术中强行切除阑尾,都容易形成肠瘘,因此常采用保守治疗。阑尾脓肿非手术疗法治愈后其复发率很高,因此应在治愈后3个月左右择期手术切除阑尾。

964. **ABCDE** 965. **ABCDE** ①急性阑尾炎若未及时治疗,脓液可积聚在阑尾周围,大网膜可移至右下腹,将阑尾包裹粘连,形成炎性包块或阑尾周围脓肿。②急性阑尾炎时,阑尾静脉中的感染性血栓可经肠系膜上静脉至门静脉,导致化脓性门静脉炎,常表现为寒战、高热、肝大、轻度黄疸等。

966. **ABCDE** 967. **ABCDE** 968. **ABCDE** ①患者早晨觉脐周疼痛,午后觉右下腹疼痛,称为转移性右下腹痛,此为急性阑尾炎的典型症状。患者转移性右下腹疼痛,右下腹肌紧张、压痛、反跳痛,应诊断为急性阑尾炎。A、B、C、E均不会出现转移性右下腹疼痛。②腹部B超检查有助于急性阑尾炎的诊断,若发现阑尾肿大,即可确诊,敏感性约为85%,特异性约为90%。诊断性腹腔穿刺常用于诊断腹腔实质性脏器破裂。胃镜、上消化道X线钡剂造影常用于诊断消化性溃疡。腹部CT可用于急性阑尾炎的诊断,但价格较贵,不作为首选。③阑尾切除术后6小时患者脉率增快、血压降低、面色苍白、皮肤湿冷,应诊断为腹腔内出血所致的失血性休克。腹腔内出血是阑尾切除的严重并发症。A、B、C与阑尾切除无关。阑尾切除术后仅6小时,术后肠功能尚未恢复,不可能诊断为急性肠梗阻。

969. **ABCDE** 970. **ABCDE** 971. **ABCDE** ①医师查体时,让患者仰卧,使右髋和右股屈曲,然后医师向内旋转其下肢,引起患者右下腹疼痛,称为闭孔内肌试验阳性,提示阑尾靠近闭孔内肌。结肠充气试验阳性提示阑尾位置在右下腹麦氏点深面。腰大肌试验阳性提示阑尾位于腰大肌前方。②阑尾的炎症经阑尾静脉→回结肠静脉→肠系膜上静脉→门静脉→肝脏,可导致门静脉炎。当发生门静脉炎时,可出现寒战高热、肝大、剑突下压痛、轻度黄疸。根据题干,本例应诊断为门静脉炎。急性阑尾穿孔常表现为腹痛稍减轻,但腹膜刺激征范围扩大,中毒症状加重。B、C、E与题干所述无关。③急性阑尾炎术后半靠位时,盆腔位置最低,腹腔渗液可积聚在盆腔引起盆腔脓肿,常表现为发热、直肠刺激征。根据题干,本例应诊断为盆腔脓肿,应首先作直肠指检。直肠前壁触及有痛性囊性包块,有助于本病的诊断。若题干要求回答"确诊本病的检查方法"则答案为A。盆腔CT价格昂贵,不作为首选检查。直肠镜检查、钡剂灌肠对盆腔脓肿的诊断价值不大。

972. **ABCDE** 973. **ABCDE** 974. **ABCDE** ①年轻女性,转移性右下腹痛12小时,有右下腹压痛,外周血WBC计数增高,中性粒细胞比例增高,应诊断为急性阑尾炎。腰大肌试验阳性,说明阑尾位于腰大肌前方、盲肠后位或腹膜后位,故答C。闭孔内肌试验阳性提示阑尾位于盆位。②妊娠期急性阑尾炎手术时,手术切口需偏高,因为随着子宫的增大,阑尾位置将上移。围手术期应加用黄体酮(孕激素),以降低子宫对外界刺激的反应性,以免早产。关腹前,尽量不用腹腔引流,以减少对子宫的刺激,故答C。术后使用广谱抗生素。临产期的急性阑尾炎患者,如并发阑尾穿孔,可考虑经腹剖宫产,同时切除病变阑尾。③阑尾切除术后第10天,患者发热,排便、排尿频繁,直肠前壁触及波动感的包块,应考虑并发盆腔脓肿。盆腔脓肿出现波动感,说明脓肿已成熟,需切开引流。B、C、D、E均属于辅助治疗措施。

975. ABCDE ①小儿急性阑尾炎病情发展较快且较重,早期即可出现高热、呕吐等症状。②由于小儿腹肌不强壮,因此右下腹体征不明显、不典型,但可有局部压痛和肌紧张,是小儿阑尾炎的重要体征,故答B。③小儿急性阑尾炎穿孔率高达30%,并发症发生率、死亡率均较成人高,故应早期手术治疗。

976. ABCDE ①老年人由于动脉硬化,阑尾动脉也会发生改变,因此老年人急性阑尾炎的阑尾的易发生缺血、坏死。②老年人急性阑尾炎临床表现不典型,故B、C、D、E都不是其临床特点。

977. ABCDE 患者应诊断为妊娠期阑尾炎,阑尾炎症导致流产、早产,威胁母子生命安全,因此妊娠期阑尾炎应早期行阑尾切除术。为减少子宫收缩避免早产,可于围手术期加用黄体酮。手术切口须偏高,操作要轻柔,以减少对子宫的刺激。尽量不用腹腔引流。术后使用广谱抗生素。

978. ABCDE X线钡剂灌肠检查是确诊慢性阑尾炎的主要依据,可见阑尾不充盈或充盈不全,阑尾腔不规则,72小时后透视复查阑尾腔内仍有钡剂残留,即可诊断为慢性阑尾炎。

979. ABCDE 增生性息肉为黏膜增生性病变,不会癌变,可自行消退,与大肠癌无关。A、B、C、D均可癌变。

980. ABCDE ①结肠癌的筛查首选粪便隐血试验,具有经济、方便、易行的特点。粪便隐血试验阳性者,再做结肠镜确诊。②血清肿瘤标志物(CEA)诊断结肠癌的敏感性和特异性均不高,临床上少用。X线钡剂造影对结肠癌的诊断价值不大。腹部B超主要用于了解有无肝转移。

981. ABCDE ①直肠癌行CT检查,有助于判断肿瘤浸润肠壁的深度及邻近组织、器官的局部浸润情况。②结肠镜是诊断直肠癌的基本方法,但不能明确直肠癌邻近器官的浸润情况,故不答A。消化道X线钡剂造影对直肠癌的诊断价值不大,故不答B、C。直肠腔内超声检查可检测肿瘤浸润肠壁的深度,但腹部B超主要用于了解直肠癌有无肝转移,故不答D。

982. ABCDE 约45%的结肠癌患者血清癌胚抗原(CEA)值高于正常,但特异性不高。

983. ABCDE 结肠癌大体分3型。①肿块型:肿瘤向腔内生长,多见于右侧结肠癌。②浸润型:肿瘤沿肠壁浸润,多见于左侧结肠癌。③溃疡型:肿瘤向肠壁深层生长并向周围浸润,是结肠癌常见类型。

984. ABCDE ①老年女性,腹痛,排便习惯改变,血便,贫血,应考虑结肠癌。②回盲部结核多有低热盗汗、回盲部肿块,一般不会有血便。粘连性肠梗阻者常有腹部手术史,痛、吐、胀、肛门停止排气排便的典型症状。溃疡性结肠炎常表现为黏液脓血便,里急后重,不会出现渐进性排便困难。家族性息肉病一般青春期开始发病,癌变率几乎100%,表现为整个结肠满布息肉,无进行性排便困难。

985. ABCDE ①患者右上腹肿块,贫血,肝肋下未触及,应诊断为结肠癌。②肠结核好发部位为回盲部,而不是右上腹。患者肝肋下未触及,原发性肝癌可能性不大。直径8cm的胆囊癌临床上少见。溃疡性结肠炎不会出现右上腹包块。

986. ABCDE ①结肠癌最早出现的临床症状是排便习惯和粪便性状改变。②腹部肿块、腹胀、面色苍白、乏力均为结肠癌的中、晚期症状。腹痛为早期症状之一。

987. ABCDE 右侧结肠癌以腹痛、腹部肿块和全身症状为主要表现。左侧结肠癌以肠梗阻、排便习惯和粪便习惯改变为主要表现。全身症状包括贫血、消瘦、乏力、低热、肝大、黄疸、水肿、腹水等。升结肠癌属于右侧结肠癌,故答E。里急后重为直肠癌的常见临床表现。

988. ABCDE ①盲肠癌患者可有缺铁性贫血,主要是癌肿出血导致的慢性失血。②尽管盲肠癌以肿块型多见,但由于右侧结肠内常为从末端回肠过来的较稀大便,因此不易引起结肠梗阻。左侧结肠癌尽管以浸润型多见,但由于左侧结肠内大便干结,故易导致肠梗阻。③盲肠癌以肿块型多见,当肿块较大时,可压迫阑尾致阑尾腔堵塞,引起急性阑尾炎,很多病例因为急性阑尾炎于术中探查才被确诊为盲肠癌。④盲肠癌晚期可有全身症状,如原因不明的低热、消瘦、乏力等。

989. ABCDE　①结肠癌大体分三型,即肿块型、浸润型和溃疡型。溃疡型约占结肠癌的50%,多见于直肠癌,恶性程度高,预后差,参阅7版《黄家驷外科学》P1561。②肿块型多见于右侧结肠癌,但由于右侧结肠内常为较稀的大便,因此不易引起结肠梗阻。浸润型多见于左侧结肠癌,常沿肠壁浸润生长,容易引起肠腔狭窄和肠梗阻(D对)。③45%的结肠癌患者血清癌胚抗原(CEA)增高。

990. ABCDE　①老年患者,排便习惯改变,消瘦,大便隐血阳性,应考虑结肠癌。为明确诊断,最适宜的检查是结肠镜检。②腹部X线片、腹部B超、腹腔镜对结肠癌诊断价值不大。血CEA测定常用于判断结肠癌术后有无复发。

991. ABCDE　①老年患者,低热,右侧腹部隐痛,贫血,右侧中腹质硬包块,应考虑右侧结肠癌。为明确诊断,应首选纤维结肠镜+活组织检查。②胃镜常用于诊断胃部疾病。全消化道钡剂造影、腹部CT为影像学检查,均不能确诊结肠癌。静脉肾盂造影常用于诊断慢性肾盂肾炎。

992. ABCDE　①患者右下腹隐痛,低热,贫血,钡剂造影示回盲部占位性病变,应诊断为回盲部肿瘤。最合适的手术方式是右半结肠切除术。②回肠-横结肠吻合术、回肠造口术适合于患者全身情况差、局部水肿严重、伴严重肠梗阻,不能行一期手术的患者。全结肠切除术主要用于家族性结肠息肉病的治疗。局部切除易发生吻合口瘘,临床上很少使用。

993. ABCDE　①左侧结肠癌若术前不行充分肠道准备,而一期行左侧结肠癌切除+吻合术,则术后极易发生吻合口漏,导致严重后果。因此左侧结肠癌合并急性肠梗阻,一般应在梗阻部位的近端作横结肠造口,再二期手术行根治性切除。②局部肠段切除术达不到根治肿瘤的目的。回肠直肠吻合术,没有切除肿瘤,且易导致盲袢综合征。癌近端肠管切除术既不能解除患者的肠梗阻症状,也不能切除肿块,故不宜选用。

994. ABCDE　降结肠肿瘤导致的急性肠梗阻,且肠管充血肿胀严重,不能一期作根治性手术,否则由于肠道准备不充分,肠管壁血运差,术后极易发生吻合口瘘等严重并发症危及患者生命。正确的处理方法是一期解除肠梗阻,缓解症状,二期行病灶切除或根治性手术。

995. ABCDE　结肠肝曲癌属于右半结肠癌,应行右半结肠切除,切除范围包括右半横结肠以近及回肠末段和相应系膜,回肠与横结肠端端吻合或端侧吻合。

996. ABCDE　①直肠息肉癌变率依次为:家族性肠息肉病(癌变率约100%)、绒毛状腺瘤(约50%)、管状腺瘤、混合性腺瘤。②不癌变息肉:增生性息肉、炎性息肉、幼年性息肉,答案为B。

997. ABCDE　①临床上,直肠癌患者从出现症状到明确诊断,平均历时6个月。分析直肠癌延误诊断的原因,最常见的是未行直肠指检。国人约70%的直肠癌为低位直肠癌,能在直肠指检时触及。因此凡遇患者便血、大便习惯改变、大便变形,均应行直肠指检。②大便隐血试验为直肠癌的筛选试验。内镜检查为直肠癌的主要检查方法。肿瘤标志物CEA对直肠癌诊断价值有限。

998. ABCDE　国人的直肠癌大部分为低位直肠癌,70%的直肠癌可直肠指检触及。

999. ABCDE　中老年男性,排黏液脓血便,里急后重,应考虑直肠癌,首先进行的检查是直肠指检,直肠指检可发现70%的直肠癌。不要误答为结肠镜,结肠镜是确诊直肠癌的首选检查。

1000. ABCDE　①排便习惯改变为直肠癌最早出现的症状,癌肿破溃感染可导致脓血便,故本例应诊断为直肠癌。②直肠息肉多无症状。肛瘘常表现为反复发作的肛周窦道,外口流出脓性分泌物。内痔常表现为无痛性便血。肛裂常表现为排便和便后肛门疼痛,伴大便带鲜血。

1001. ABCDE　①直肠癌多有直肠刺激症状,如便意频繁,早期即有排便习惯改变;便前有肛门下坠感、里急后重等。若癌肿破溃感染,可表现为大便表面带血及黏液,甚至有脓血便。②直肠癌以腺癌多见,占75%~85%。③直肠癌浸润肠管可致肠管狭窄,造成不完全性肠梗阻,而完全性肠梗阻少见,故答B。

1002. ABCDE　①以腹膜返折为界,将直肠分为上段直肠和下段直肠。上段直肠癌主要向上沿直肠上动脉、肠系膜下动脉、腹主动脉周围淋巴结转移，发生逆行性转移者少见。②下段直肠癌以向上和侧方转移为主，向侧方经直肠下动脉旁淋巴结引流到盆腔侧壁的髂内淋巴结，向下沿肛管动脉、阴部内动脉旁淋巴结达到髂内淋巴结（少见）。齿状线周围的癌肿可向下转移至腹股沟淋巴结。

1003. ABCDE　患者里急后重，便血，直肠指检可触及有蒂包块。肛门见可复性肿物，说明该包块蒂较长，可突出肛门外，应诊断为直肠新生物。为明确肿块性质，最有意义的检查当然是结肠镜+活检。

1004. ABCDE　①约45%的直肠癌患者癌胚抗原（CEA）阳性，但特异性不高，因此CEA测定一般不用于直肠癌的早期诊断，而用于预测预后和监测术后复发。②确定直肠癌是否有转移的方法是B超和CT检查。直肠癌分期的依据是肿瘤浸润肠管壁的深度、有无淋巴结转移及远处转移，而不是血清CEA值。决定直肠癌手术方式的主要依据是肿块下缘距肛缘的距离，而不是血清CEA值。

1005. ABCDE　直肠癌手术方式的选择应根据癌肿所在部位、大小、活动度、细胞分化程度以及术前的排便控制能力等因素综合判断，其中以肿瘤与肛门的距离最为重要。如直肠癌下缘距肛门<5cm选用Miles手术，直肠癌下缘距肛门>5cm选用Dixon手术，参阅7版《黄家驷外科学》P1646。

1006. ABCDE　①直肠癌能否保肛主要取决于肿块下缘距肛门（肛缘）的距离。如直肠癌下缘距肛门<5cm选用Miles手术，则不能保留肛门；如直肠癌下缘距肛门5cm以上选用Dixon手术，则可保留肛门，故答案为D。②虽然周围淋巴结状况、肠壁浸润深度、组织学分类、局部浸润情况，均可作为手术方式的参考，但都不是决定手术方式的最主要因素。

1007. ABCDE　直肠癌手术方式的选择应根据癌肿所在部位、大小、活动度、细胞分化程度以及术前的排便控制能力等因素综合判断。可见，这些因素不包括肿瘤病理类型。

1008. ABCDE　直肠癌手术方式主要根据癌肿所在的部位，即肿瘤距肛门（肛缘）的距离决定。如直肠癌下缘距肛门<5cm选用Miles手术，则不能保留肛门；如直肠癌下缘距肛门5cm以上选用Dixon手术，则可保留肛门。患者肿块距肛缘仅3cm，不能保留肛门，否则肿瘤不能切除干净。

1009. ABCDE　①直肠癌手术方式主要根据肿瘤距肛门的距离决定。如直肠癌下缘距肛门<5cm，可选用腹会阴切除术（Miles手术），即经腹会阴联合直肠癌根治术；如直肠癌下缘距肛门5cm以上可选用经腹直肠癌根治术，即低位前切除术（Dixon手术）。②"经腹直肠癌切除，远端封闭，近端造瘘术"，即Hartmann手术，适用于全身情况很差的直肠癌患者。拉下式直肠癌切除术（Bacon手术）临床上少用。经直肠镜肿瘤切除术适用于恶性程度不高，且不能耐受根治术的早期直肠癌患者。

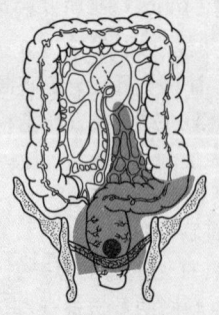 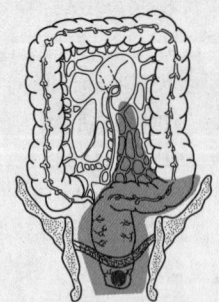 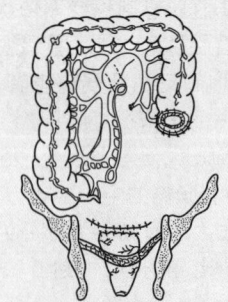

Dixon手术　　　　　　Miles手术　　　　　　Hartmann手术

1010. ABCDE　①直肠癌距离齿状线>5cm，宜选用低位前切除术（Dixon手术）。②直肠癌距离齿状线<5cm，宜选用腹会阴切除术（Miles手术）。局部切除术适用于早期瘤体小、T_1N_0、分化程度高的直肠癌。经腹直肠癌切除、近端造口、远端封闭术（Hartmann手术）适用于一般情况差，不能耐受Miles手术或急性肠梗阻不宜行Dixon手术者。结肠-肛管超低位吻合术（Parks手术）临床上少用。

1011. ABCDE　①伴有完全性肠梗阻的高位直肠癌，术前没有进行肠道准备，不宜急诊一期行Dixon手术、姑息性病灶切除吻合术，否则术后极易发生吻合口漏。高位直肠癌不宜行Miles手术，因为此种手术

第十篇　外科学试题答案及详细解答

不能保留肛门,会给患者术后的生活工作带来很大不便,故不答 B。升结肠因结肠系膜固定于侧腹膜,不宜拖出腹腔外行瘘术,故不答 C。②伴有完全性肠梗阻的高位直肠癌,应行 Hartmann 手术。

1012. ABCDE　直肠癌患者肿瘤距肛门<5cm,应行腹会阴切除术(Miles 手术),即经腹会阴联合直肠癌根治术。

1013. ABCDE　1014. ABCDE　1015. ABCDE　①老年男性,排便次数增加,里急后重,大便表面带血,体重减轻,应考虑直肠癌。为明确诊断,首选的体格检查是直肠指检,因为国人以低位直肠癌多见,直肠指检可发现 70%的直肠癌。不要误答 D,结肠镜是确诊直肠癌的首选检查。腹部 CT、腹部超声、粪隐血为直肠癌的辅助检查。②直肠癌的手术,是否能保留肛门主要取决于直肠癌下缘与齿状线的距离。若此距离>5cm,常行 Dixon 手术;若<5cm,则行 Miles 手术。③直肠癌可经直肠上静脉→肠系膜下静脉→门静脉,经血液循环转移至肝。肝是直肠癌远处转移最常见的部位。

1016. ABCDE　1017. ABCDE　①患者有全身症状(贫血、消瘦、乏力)、右中腹肿块,应考虑右侧结肠癌。为明确诊断,当然首选纤维结肠镜+活组织检查。癌胚抗原(CEA)测定对结肠癌的诊断价值不大。CT、B 超、X 线钡餐均为影像学检查,不能确诊结肠癌。②结肠癌应常规进行术前准备,以肠道准备最重要,若肠道准备不充分,则术后易发生吻合口瘘,造成严重后果。纠正营养不良,心、肺、肝、肾功能检查,心理准备都是一般性术前准备。

1018. ABCDE　1019. ABCDE　1020. ABCDE　①患者有里急后重等直肠刺激症状,应诊断为直肠癌。B、C、D、E 均不会产生直肠刺激征。②为明确诊断,应首选直肠指诊(肛门指诊)+直肠镜检。大便常规检查无特异性。腹部 B 超、X 线片、钡剂灌肠对直肠癌的诊断价值不大。③直肠癌的治疗首选根治性切除术。肠造瘘术适用于直肠癌合并急性肠梗阻。化学治疗、放射治疗、免疫治疗都是直肠癌的辅助治疗措施。

1021. ABCDE　1022. ABCDE　①患者有直肠刺激征(排便次数增多、肛门坠胀感、里急后重)、粪便变细、黏液血便,经抗生素治疗无效,应考虑直肠癌,应首先进行的检查是直肠指检,因为 70%的直肠癌可直肠指检触及。直肠镜检查虽可确诊直肠癌,但为有创检查,故最佳答案为 A 而不是 D。钡剂灌肠、B 超、CT 均为影像学检查,不能确诊直肠癌,故不答 B、C、E。②患者直肠肿块距肛门 12cm,治疗应首选保留肛门的 Dixon 手术。Miles 手术适用于肿块距肛门<5cm 的直肠癌。乙状结肠造口术适用于合并急性肠梗阻的直肠癌。Hartmann 手术适用于全身情况很差,不能耐受 Miles 手术的直肠癌。局部切除术适用于直径<2cm 的黏膜下癌。

1023. ABCDE　①肛裂患者若行直肠指检,会引起剧烈疼痛,故不宜施行此项检查。若必需行直肠指检,可在局麻下进行。②B、C、D、E 均可行直肠指检,但内痔不能触及。

1024. ABCDE　绝大多数肛裂位于肛管后正中线上。在肛裂裂口上端,肛门瓣和肛乳头水肿,形成肥大乳头。在肛裂裂口下端,皮肤因炎症、水肿及静脉、淋巴回流受阻,形成袋状皮垂向下突出于肛门外,称为前哨痔。肛裂、前哨痔、肛乳头肥大常同时存在,称为肛裂三联症。

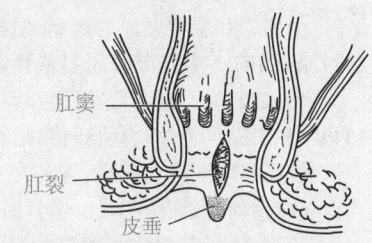
肛裂三联征=肛乳头肥大+肛裂+前哨痔

1025. ABCDE　①肛裂是齿状线下肛管皮肤裂伤后形成的小溃疡。由于齿状线以下的皮肤由阴部内神经支配,感觉敏感,因此肛裂时可有剧烈疼痛。肛裂的典型表现为肛门疼痛和便血,故答 C。②无痛性血便为内痔的特点。肛门部位下坠感为坐骨直肠窝脓肿的特点。肛门瘘管外口有脓性分泌物为肛瘘的特点。粪便上附有新鲜血液为直肠出血的特点。

1026. ABCDE　肛裂的典型临床表现为肛门疼痛和便血。肛门疼痛有典型的周期性,即排便时剧痛→间歇期→再次剧痛。

1027. ABCDE　①患者便血,有"排便时疼痛→间歇期→再次剧痛"的规律,应诊断为肛裂。②排便时由

1113

于肛裂内神经末梢受刺激,立即出现肛管刀割样疼痛,称为排便时疼痛。便后数分钟可缓解,称为间歇期。随后因肛门括约肌收缩痉挛,再次剧痛,此期可持续半小时至数小时,称为括约肌挛缩痛。

1028. ABCDE　①肛裂的典型临床表现为疼痛、便秘和便血,故答 E。②内痔和外痔虽可有便血,但都不会出现肛门疼痛。直肠癌可有直肠刺激征。肛瘘表现为瘘管外口处反复分泌脓性分泌物。

1029. ABCDE　解题时,应注意截石位和膝胸位的关系。肛裂好发于截石位6点,即膝胸位的12点。

1030. ABCDE　内痔好发于截石位3、7、11点。

1031. ABCDE　①内痔早期痔核脱出少见,主要表现为无痛性、间歇性便后出血。②痔块脱位常见于晚期内痔。疼痛伴血便为肛裂的特点。肛门瘘管外口常有黏液分泌物、肛门瘙痒感为肛瘘的特点。

1032. ABCDE　内痔分为4度。Ⅰ度:便时带血、滴血或手纸带血,便后出血可自行停止,无痔脱出。Ⅱ度:常有便血,排便时有痔脱出,便后可自行还纳。Ⅲ度:偶有便血,排便或久站、咳嗽、负重时痔脱出,需用手还纳。Ⅳ度:偶有便血,痔脱出不能还纳或还纳后又脱出。

1033. ABCDE　①内痔的主要临床表现为出血和脱出。内痔早期无痔核脱出,多表现便后滴鲜血。随着病情进展,出现痔核脱出,可自行回纳;晚期痔核脱出后不能自行回纳。根据题干,本例应诊断为内痔。②直肠癌不会出现肿块脱出后自行回缩。混合痔多为晚期痔,故脱出的痔核不会自行回纳。外痔的痔核位于齿状线以下,不会自行回缩。直肠脱垂常表现为肿物自肛门脱出,无出血。

1034. ABCDE　①外痔为齿状线下方直肠下静脉丛曲张团块形成,主要表现为痔核,无肛门疼痛。由于齿状线以下皮肤由阴部内神经支配,痛觉敏感,因此血栓性外痔可有剧烈疼痛。患者肛门口有痔核(直径1cm暗紫色肿物),触痛明显,应诊断为血栓性外痔。②肛门黑素瘤、直肠息肉脱出均不会出现肛门疼痛,故不答 B、D。患者痔核直径1cm,不可能脱出嵌顿坏死,故不答 C。肛裂所致前哨痔应该还可见齿状线以上的肛乳头肥大及肛裂裂口,故不答 E。

1035. ABCDE　①环形痔是指混合痔呈环状脱出肛门外,黏膜呈梅花瓣状,括约肌不松弛。②混合痔是指内痔和外痔同时存在。内痔常表现为出血和脱出。外痔常见痔核。直肠脱垂呈环形,黏膜表面平滑,肛管括约肌松弛。

1036. ABCDE　1037. ABCDE　①患者间歇性便后出血,排便时痔核脱出,便后可自行回纳,应诊断为内痔。②便秘患者,便时、便后刀割样疼痛,少量出血,应诊断为肛裂。

1038. ABCDE　①肛瘘是指肛门周围的肉芽肿性管道,由内口、瘘管、外口三部分组成。大部分肛瘘由直肠肛管周围脓肿引起,内口多在齿状线上肛窦处,脓肿自行破溃或切开引流处肛周皮肤形成外口。②痔、脱肛均与肛周脓肿并排无关。肛周脓肿切开引流时,若损伤肛管直肠环,可导致大便失禁,但少见。肛裂常表现为疼痛、便秘和便血。

1039. ABCDE　直肠肛管周围脓肿以肛门周围脓肿最常见(占 40%~60%),其次为坐骨肛管间隙脓肿(占 20%~25%)、骨盆直肠间隙脓肿、肛管括约肌间隙脓肿、直肠后间隙脓肿、直肠壁内脓肿等。

1040. ABCDE　①骨盆直肠间隙脓肿因脓腔大(约120ml),故全身感染症状重;因位置深(肛提肌以上),故局部刺激症状较轻,答案为 C。②肛周皮下脓肿因脓腔较小,故全身感染症状较轻;因位置表浅,故局部刺激症状明显。坐骨肛管间隙脓肿因脓腔较大(60~120ml),故全身感染症状较重;因位置较浅,故局部刺激症状较重。直肠黏膜下脓肿少见。肛裂只有局部症状,而无全身感染症状。

1041. ABCDE　①患者畏寒发热,肛门周围发红、胀痛,应诊断为肛周脓肿。②肛窦炎常表现为肛窦而不是肛周皮肤的发红、胀痛。混合痔、内痔、肛瘘均不会有畏寒发热、局部疼痛等炎症表现。

1042. ABCDE　①患者肛周持续性跳痛伴发热,局部红肿、压痛,应诊断为肛周脓肿。有波动感提示脓肿已形成,应行脓肿切开引流。穿刺抽脓常导致引流不畅,不宜采用,故答 A 而不是 E。②B、C、D 都是肛周脓肿的辅助治疗。

1043. ABCDE　①患者局部症状和全身症状均较重,应诊断为坐骨肛管间隙脓肿。患者局部饱满有波动感,故应行脓肿切开引流。②A、C、D、E 都是坐骨肛管间隙脓肿的临床表现,而不是脓肿切排的指征。

1044. ABCDE　①肛瘘主要表现为瘘外口流出少量脓性、血性、黏液性分泌物。由于分泌物的刺激,可有

第十篇　外科学试题答案及详细解答

肛门部潮湿、瘙痒。根据题干，本例应诊断为肛瘘。②内痔脱出常表现为出血、痔核脱出。外痔常表现为肛门不适、潮湿、外痔痔核。混合痔为内痔和外痔同时存在。肛裂常表现为疼痛、便秘、出血，体检可发现肛裂三联征。

1045. ABCDE　①患者长期肛门红肿、疼痛、破溃、流脓，不可能诊断为急性肛周脓肿，而应诊断为肛瘘。肛瘘手术的关键是尽量减少肛门括约肌的损伤，防止肛门失禁，避免瘘的复发，为此应准确找到肛瘘外口-瘘管-内口的位置。②A、B、C、D 均为肛瘘的一般性治疗措施。

1046. ABCDE　临床上按瘘管与括约肌的关系，将肛瘘分为 4 型：肛管括约肌间型（占 70%）、经肛管括约肌型（占 25%）、肛管括约肌上型（占 4%）、肛管括约肌外型（占 1%）。

1047. ABCDE　1048. ABCDE　①直肠癌肛诊检查时，可触及不规则肿物，溃疡或菜花状，质硬，固定，指套上常有脓血和黏液。②直肠息肉肛诊检查时，可触及肠腔内条索状肿物，大小不等，质地稍硬，固定或活动度较大，活动度较大的可触及蒂部。③肛裂不宜作肛诊检查，否则可诱发肛门剧痛。肛瘘沿瘘外口向肛门方向延伸，双指合诊可扪及条索状物或瘘内口处小硬结。注意：直肠息肉和肛瘘都可扪及条索状肿物，但前者位于肠腔内，后者位于肠壁中。肛诊检查不能触及内痔。

1049. ABCDE　1050. ABCDE　①血栓性外痔常表现为肛周暗紫色长条圆形肿物，表面皮肤水肿，质硬，压痛明显。②肛瘘常表现为瘘外口流出少量脓性、血性、黏液性分泌物，由于分泌物的刺激，使肛门部潮湿、瘙痒，有时形成湿疹。③内痔常表现为便时出血和痔核脱出。肛周脓肿常表现为肛周红肿、硬结、疼痛、波动感等。肛裂常表现为疼痛、便秘和出血。

1051. ABCDE　1052. ABCDE　①肛瘘手术的关键是尽量减少肛门括约肌的损伤，防止肛门失禁，避免瘘的复发。对于高位单纯性肛瘘可采用挂线疗法，利用橡皮筋的机械切割作用，缓慢切开肛瘘，使肌肉组织一边坏死，一边愈合，从而避免被切断的肛管直肠环回缩引起肛门失禁。②对于低位单纯性肛瘘，因瘘管在外括约肌深部以下，手术不会损伤肛门括约肌深部，不会出现术后肛门失禁，因此可一次性行肛瘘切除，切除瘘管及瘘管周围的瘢痕组织。③瘘管切开主要适用于低位复杂性肛瘘。切开联合挂线主要适用于复杂性肛瘘。肛瘘无须进行激光治疗。

1053. ABCDE　①细菌性肝脓肿的病因以胆道逆行感染最常见，约占 50%，即肠道内的大肠埃希菌经十二指肠大乳头，沿胆道上行，经胆总管逆行进入肝脏所致。②A、B、C、D 均属于少见病因。

1054. ABCDE　①患者寒战、高热，右上腹疼痛，肝大，B 超示肝内多个液性暗区，白细胞总数和中性粒细胞比例增高，应诊断为细菌性肝脓肿。②细菌性肝脓肿的致病菌多为大肠埃希菌、金黄色葡萄球菌、厌氧链球菌等。在所给 5 个选项中，仅 B 项符合，故答 B。③产气荚膜梭菌可导致气性坏疽。溶血性链球菌常导致急性蜂窝织炎。肉毒梭菌常导致食物中毒。志贺菌常导致细菌性痢疾。

1055. ABCDE　老年女性，右上腹痛 5 天，畏寒高热，肝大，白细胞计数和中性粒细胞比例增高，B 超示右肝叶多个液性暗区，应诊断为肝脓肿，致病菌以大肠埃希菌最常见，其次为厌氧菌。

1056. ABCDE　患者寒战、高热，白细胞计数和中性粒细胞比例显著增高，应考虑化脓性疾病，故不答 C、E。B 超示肝右叶低回声区，应诊断为细菌性肝脓肿，故答 B 而不是 A、D。

1057. ABCDE　①患者高热，外周血白细胞计数和中性粒细胞比例增高，应考虑化脓性疾病，可首先排除 D。②患者右上腹压痛，肝区叩痛，B 超提示肝内液性暗区，应诊断为细菌性肝脓肿。③患者 Murphy 征阴性，故不答 B。④急性胆管炎、急性阑尾炎均不会出现肝内液性暗区，故不答 C、E。

1058. ABCDE　①青年男性，淋雨后寒战、高热，右上腹痛，肝大，压痛明显，右腋前线第 8 肋间叩痛，应考虑急性肝脓肿。为明确诊断，首选的检查是腹部 B 超。②肝功能、肝炎病毒标志物检测常用于病毒性肝炎的诊断。胸部 X 线片常用于肺炎的诊断。血甲胎蛋白测定常用于原发性肝癌的诊断。

1059. ABCDE　①细菌性肝脓肿全身中毒症状明显，常伴寒战高热，其脓肿较小，常多发。细菌性肝脓肿多为胆道逆行感染所致，致病菌以大肠埃希菌多见。②细菌性肝脓肿穿刺多为黄白色脓液，故答 D。穿刺脓液为咖啡色提示阿米巴肝脓肿。③血源性细菌性肝脓肿血细菌培养常为阳性。

1060. ABCDE　①患者寒战、高热，右上腹痛，B超示肝脏多发液性暗区，外周血白细胞总数和中性粒细胞比例增高，应诊断为细菌性肝脓肿。②对于多发性细菌性肝脓肿，应以抗生素治疗为主，不适合手术治疗。③肝脓肿穿刺引流、脓肿切开引流主要适用于单个较大的脓肿，故不答A、D、E。肝叶切除术主要适用于病程较长的慢性局限性厚壁脓肿。

1061. ABCDE　①患者寒战高热，右上腹痛，CT示肝内脓肿，应诊断为细菌性肝脓肿。患者体温高达39.8℃，说明全身中毒症状严重，应行经皮穿刺置管引流术。请注意：经皮穿刺置管引流术主要适用于单个较大的脓肿，而本例有2个巨大脓肿，故本例并不严谨。②脓腔内注入抗生素一般在经皮穿刺引流术后进行，故不答A。抗生素治疗适用于脓肿尚未形成，多发性小脓肿。肝脓肿很少行右半肝切除，故不答D。支持治疗为一般性治疗措施。

1062. ABCDE　1063. ABCDE　①体表化脓感染的致病菌多为金黄色葡萄球菌，当并发菌血症时，细菌可经肝动脉入肝引起细菌性肝脓肿。②胆源性肝脓肿多为胆道逆行感染所致，即肠道内的大肠埃希菌经十二指肠大乳头，沿胆道上行，经胆总管逆行进入肝脏，引起细菌性肝脓肿。

1064. ABCDE　1065. ABCDE　①细菌性肝脓肿的常见致病菌为大肠埃希菌等，多有全身中毒症状，常表现为突发寒战高热、肝区疼痛、肝大。②阿米巴性肝脓肿穿刺液多为棕褐色脓液，无臭味。③补体结合试验阳性常见于肝包虫病。血清甲胎蛋白阳性常见于原发性肝细胞肝癌。右上腹绞痛及黄疸常见于急性胆管炎。

1066. ABCDE　1067. ABCDE　1068. ABCDE　①细菌性肝脓肿起病较急，主要表现为寒战、高热，肝区疼痛、肝大，局部皮肤可出现凹陷性水肿，外周血白细胞总数和中性粒细胞比例增高。根据题干，本例应诊断为细菌性肝脓肿。肝囊肿、肝癌合并感染临床上少见，故不答A、C。急性胆囊炎、胆石症并发感染均不会出现肝大，故不答B、E。②细菌性肝脓肿多为胆道逆行感染所致，致病菌以大肠埃希菌最多见，其次为金黄色葡萄球菌、厌氧菌等。表皮葡萄球菌为条件致病菌。白色念珠菌常引起二重感染。草绿色链球菌常引起亚急性感染性心内膜炎。破伤风梭菌常引起破伤风。③诊断细菌性肝脓肿首选B超检查，阳性率可达96%以上。临床上，一般在B超确诊并定位细菌性肝脓肿后，才作诊断性肝穿刺，故不答A。腹部CT价格昂贵，不作为首选检查。静脉法胆道造影、腹部X线片均不能确诊细菌性肝脓肿。

1069. ABCDE　1070. ABCDE　①细菌性肝脓肿早期B超可见肝内低回声，边界欠清晰。若脓液稀薄，脓腔内容物可随体位改变而呈漂浮状。患者右上腹痛，高热，外周血白细胞计数和中性粒细胞比例增高，应考虑化脓性炎症，可首先排除A、B。根据题干，本例应诊断为细菌性肝脓肿。膈下脓肿行B超检查常表现为膈下液性暗区。急性梗阻性化脓性胆管炎常表现为Reynolds五联征。②治疗直径3~5cm的单个细菌性肝脓肿，首选超声引导下经皮肝穿刺引流。

1071. ABCDE　①患者1年前因腹泻住院治疗，3个月前右上腹痛，间断发热，B超示肝右叶囊肿，粪便中发现滋养体，应诊断为阿米巴性肝脓肿。②阿米巴滋养体可寄生于结肠黏膜或黏膜下层，当机体抵抗力降低时，滋养体可经破损的结肠肠壁小静脉通过肠系膜上静脉，沿门静脉主干入肝。

1072. ABCDE　门静脉和腔静脉之间有4个主要交通支：胃底食管静脉下段交通支、直肠下端肛管静脉交通支、前腹壁交通支、腹膜后交通支。由于在门静脉高压症时，胃底食管静脉下段交通支可曲张破裂导致上消化道大出血，因此为最重要的交通支。

1073. ABCDE　①门静脉高压时，会出现门静脉和腔静脉之间的交通支扩张迂曲，其中以食管胃底静脉曲张最有临床意义，故答C。②脾大和脾功能亢进的发生虽然有门静脉高压的参与，但不是主要机制，因此最佳答案为C而不是B。肝功能异常、肝掌、腹水征都是肝脏功能受损的表现，而不是门静脉压力增高的直接表现，故不答A、D、E。

1074. ABCDE　①门静脉高压时，会出现门静脉和腔静脉之间的交通支扩张迂曲，其中最有临床意义的是食管下段胃底静脉曲张。它离门静脉主干和腔静脉最近，压力差最大，因而受门静脉高压的影响

第十篇　外科学试题答案及详细解答

也最早、最显著,可因坚硬粗糙食物的机械性损伤,或咳嗽、呕吐等腹内压突然升高而诱发曲张静脉破裂,从而导致致命性大出血,此为最危险的并发症。②门静脉高压症的患者常在大出血后发生肝性脑病,故不答 A。血小板减少、充血性脾大为脾功能亢进的临床表现,顽固性腹水为脾功能亢进、肝功能减退的临床表现,故 B、C、D 都不属于门静脉高压症的并发症。

1075. **ABCDE**　①门静脉由肠系膜上、下静脉和脾静脉汇合而成,其中约 20% 的血液来自脾静脉。当门静脉血流受阻时,血液淤滞,可引起门静脉压力增高,首先出现充血性脾大。②门静脉高压性胃病、脾功能亢进、腹水都是门静脉高压的结果,出现均较充血性脾大要晚,故最佳答案为 A。肝性脑病是肝功能严重受损的结果,与门静脉血流受阻关系不大。

1076. **ABCDE**　①腹水的形成机制既有肝功能减退的因素,也有门静脉压力增高的因素。门静脉高压可导致门静脉和腔静脉之间的 4 个交通支扩张迂曲。门静脉高压时,胃壁淤血水肿,胃黏膜微循环障碍,可造成胃黏膜防御屏障破坏,导致门静脉高压性胃病。门静脉高压症患者门静脉血流受阻,可导致脾脏充血性肿大。②肝性脑病为肝功能减退所致,而与门静脉高压、门静脉血流受阻无关。

1077. **ABCDE**　①门静脉高压症分为肝内型和肝外型两类。肝内型门静脉高压症常见,约占 95%。由于我国肝炎发病率高,因此肝炎后肝硬化是门静脉高压症最常见的原因。②门静脉主干先天性畸形、肝静脉血栓形成、狭窄,肝段下腔静脉阻塞均属于肝外型门静脉高压症,临床上少见。脾静脉血流量过大引起的门静脉高压症罕见。

1078. **ABCDE**　①患者上消化道钡剂造影提示食管下段呈蚯蚓状充盈缺损,此为门静脉高压症食管下段静脉曲张所致。患者外周血三系细胞减少,最可能是门静脉高压症导致脾功能亢进所致。②A、C、D、E 都不会出现门静脉高压症。

1079. **ABCDE**　Child-Pugh 肝功能分级指标包括 5 种,即血清胆红素、血浆白蛋白、凝血酶原延长时间、腹水和肝性脑病,而不包括食管静脉曲张程度。

1080. **ABCDE**　①门静脉高压症最危险的并发症是食管下段胃底曲张静脉破裂出血,因为一旦破裂,造成上消化道大出血,可导致失血性休克,甚至死亡,因此治疗的重点在于控制和预防食管下段胃底曲张静脉破裂出血。②B、D、E 都是一般性治疗措施。门静脉高压症的治疗不能预防肝癌,故不答 C。

1081. **ABCDE**　①非选择性门体分流术是将入肝的门静脉血完全转流入体循环,代表术式是门-腔静脉端侧分流术,术后门静脉血未经肝脏解毒完全进入下腔静脉,肝脏仅靠肝动脉供血,可见,术后入肝血量较前减少了 75%,肝脏供氧量减少了 50%,故极易发生肝性脑病,发生率高达 30% ~ 50%。②B、C、D 术后的入肝血流虽然比术前减少,但没有非选择性门体分流术剧烈,故肝性脑病发生率较低。贲门周围血管离断术后入肝血流增加,对机体打击较小,故术后很少发生肝性脑病。

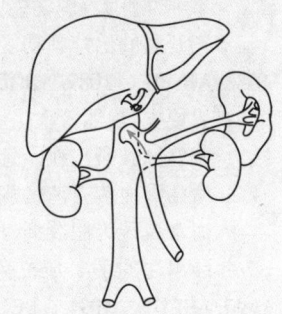

门-腔静脉端侧分流术

1082. **ABCDE**　①患者有肝硬化门静脉高压症病史多年,现呕血 1 小时,多为食管下段胃底曲张静脉破裂出血。②患者有黄疸、中等量腹水、白蛋白<28g/L,肝功能应属于 Child-Pugh 分级的 C 级。对于肝功能 C 级的患者,由于肝功能差,术后肝性脑病发生率极高,易导致患者死亡,因此严禁手术治疗,只能行保守治疗,包括补液、输血、使用止血药物及三腔二囊管压迫止血等,故答 C。

1083. **ABCDE**　患者长期肝炎病史,脾脏肿大,腹水,应诊断为肝炎后肝硬化,门静脉高压。现患者上消化道出血,应诊断为门静脉高压症,食管胃底曲张静脉破裂出血。因患者有大量腹水,故肝功能应属于 Child-Pugh 分级的 C 级。肝功能 C 级的患者,不能耐受手术,因此严禁手术治疗,只能行保守治疗,包括补液、输血、静脉滴注生长抑素,使用止血药物及三腔二囊管压迫、胃镜止血等,故答 C。

1084. **ABCDE**　①患者有乙型肝炎病史多年,很可能发展为乙型肝炎肝硬化,引起门静脉高压症,导致食管下段胃底静脉曲张。患者 2 小时进食粗糙食物后突然大量呕血,应诊断为乙型肝炎肝硬化、门静脉高压症、胃底食管下段曲张静脉破裂出血。患者无黄疸和腹水，提示其肝功能为 Child-Pugh A 级，即肝功能良好，可行急诊手术止血，其首选术式为贲门周围血管离断术。因为该术式操作简单，对患者打击较小，既能达到即刻止血目的，又能维持入肝血流，对肝功能影响较小，肝性脑病发生率和手术死亡率均较低。②脾切除术仅适合于脾功能亢进患者，不能降低门静脉压力。门体分流术后肝性脑病的发生率很高，现已少用。经颈静脉肝内门体分流术易导致肝性脑病，发生率10%～20%。

1085. **ABCDE** ①贲门周围（贲周）血管分4组，即胃冠状静脉、胃短静脉、胃后静脉和左膈下静脉。贲周血管离断术应彻底切断上述静脉，还应包括高位食管支、异位高位食管支。②胃网膜右静脉沿胃大弯右侧分布，距贲周较远，贲周血管离断术不能切断该支血管。

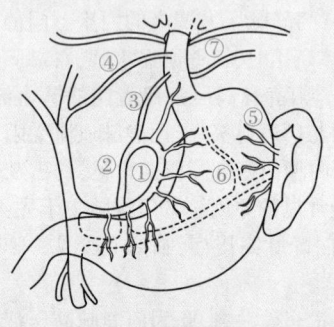 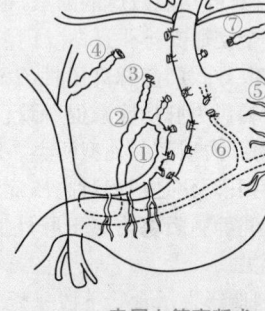

①胃支
②食管支
③高位食管支
④异位高位食管支
⑤胃短静脉
⑥胃后静脉
⑦左膈下静脉

贲周血管局部解剖　　　　贲周血管离断术

1086. **ABCDE** ①患者脾大，可能并发脾功能亢进，表现为外周血细胞减少。②患者鼻衄3年，增生性骨髓象，说明血小板减少，应诊断为脾大、脾功能亢进。③患者肝功能正常，无食管静脉曲张，说明无门静脉高压症。④故本例仅为单纯性脾大、脾功能亢进，因此治疗首选脾切除术，无须加门腔分流术，门腔分流术常用于治疗门静脉高压症。⑤患者已反复发作3年，保守治疗很难奏效，故不答A、B、C。

1087. **ABCDE** ①患者钡餐检查未见食管胃底静脉曲张，说明无门静脉高压症，故不答B、D。②患者脾大，血小板 $40\times10^9/L$，应诊断为脾大、脾功能亢进。患者肝功能轻度异常，可耐受中等大小手术。单纯性脾大+脾功能亢进内科治疗无效，应行脾切除治疗，故答 C 而不是 A。③脾动脉栓塞术为近年开展的治疗脾功能亢进的新方法，但缓解脾功能亢进症状不如脾切除彻底，故不答E。

1088. **ABCDE** 1089. **ABCDE** ①中年男性，乙肝病史30年，肝掌，说明已发展为乙肝肝硬化。患者曾有黑便史，说明曾发生上消化道出血。患者进食粗糙食物后突发呕血，脾大，应考虑食管下段胃底曲张静脉破裂出血。急性糜烂性胃炎常有非甾体抗炎药物服用史，可有呕血、便血，但量少。消化性溃疡出血多有溃疡病史多年，出血量不大，呕吐物多为咖啡样胃内容物，故不答B、D。急性胆道出血常表现为胆绞痛、梗阻性黄疸、消化道出血三联征。②肝硬化门静脉高压症食管胃底曲张静脉破裂出血的手术方式首选贲门周围血管离断术，即要彻底结扎切断胃底贲门周围血管。

1090. **ABCDE** 1091. **ABCDE** ①患者乙肝病史30年，很可能发展为肝硬化、门静脉高压症。患者脾大，腹水征，多次呕血，胃镜见食管静脉曲张，应诊断为肝炎后肝硬化、门静脉高压症、食管曲张静脉破裂出血、脾大、脾功能亢进。由于患者有腹水，肝功能属于 Child-Pugh B 或 C 级，为预防和控制胃底食管下段曲张静脉破裂出血，应首选贲周血管离断术。由于患者脾大，一般合并脾功能亢进，故应行脾切除术。因此本例最适宜的治疗方法为脾切除+胃底食管下段周围血管离断术。分流手术风险大，死亡率高，目前临床上已少施行分流术，故不选A、C、D。经颈静脉肝内门体分流术后肝性脑病的发生率高达20%～40%，临床上少用。②门静脉高压症患者反复上消化道出血，将加重肝功能损害，极易诱发肝性脑病。并发急性左心衰竭、急性肝坏死少见。门静脉高压症可有腹水增多、肾功能减退，但较肝性脑病少见。

1092. **ABCDE** 急性结石性胆囊炎多为胆道逆行感染所致，致病菌以大肠埃希菌最常见，其他有克雷伯

第十篇 外科学试题答案及详细解答

菌、粪肠球菌、铜绿假单胞菌等,常合并厌氧菌感染。

1093. **ABCDE** ①患者间断右上腹痛,B超示胆囊内强回声光团,后伴声影,应诊断为胆囊结石。患者胆囊壁厚>3mm,应考虑合并慢性胆囊炎,此为胆囊结石行胆囊切除的指征,故答D。②胆总管直径<1cm,无黄疸,无须行胆总管探查,故不答E。

1094. **ABCDE** ①胆总管直径正常为0.4~0.8cm,若>1.0cm,称为胆总管增粗,提示胆总管下端不通畅,需行胆总管探查。②胆囊多发结石且结石直径>2~3cm是胆囊切除术的指征,而不是胆总管探查的指征,故不答A、D。>2.0cm的胆囊结石不易经胆囊颈管进入胆总管,故无须行胆总管探查。相反,细小胆囊结石易进入胆总管,需行胆总管探查。胆囊增大常见于急性胆囊炎,胆囊结石伴胆囊息肉行胆囊切除术即可,无须行胆总管探查。

1095. **ABCDE** ①患者寒战高热、腹痛、黄疸,此为Charcot三联征,应考虑急性胆管炎。为明确诊断,首选检查是腹部B超。②腹部CT价格昂贵,一般不作为首选。经皮肝穿刺胆管影(PTC)、内镜逆行胰胆管造影(ERCP)均属于有创检查方法,不作为首选。

1096. **ABCDE** ①内镜逆行胰胆管造影(ERCP)是在纤维十二指肠镜直视下通过十二指肠乳头将导管插入胆管和胰管内进行造影。可同时行Oddi括约肌切开(EST)及胆总管下端结石取出。由于操作过程中要将导管经十二指肠乳头插入胆管、胰管及其共同通道,可造成胆汁逆流入胰管,从而诱发急性胰腺炎。②患者已将胆总管结石取出,解除了胆管梗阻,因此术后发生急性胆管炎的概率较小,故答A而不是C。ERCP检查过程中,不涉及胆囊,因此不会引起急性胆囊炎。急性乳头炎、十二指肠炎不是ERCP的常见并发症。

1097. **ABCDE** ①青年女性,超声检查示胆囊内强回声光团,后伴声影,随体位改变而移动,应诊断为胆囊结石。对于没有症状的静止性胆囊结石,若直径<2~3cm,则无须处理,仅需观察随诊。②胆囊结石若有手术指征,可首选腹腔镜胆囊切除,次选胆囊切开取石。体外震波碎石主要用于肾结石的治疗,不适于胆囊结石的治疗。利胆排石药物对胆囊结石效果不佳。

1098. **ABCDE** ①直径超过2~3cm的胆囊结石为胆囊切除的指征,因为结石越大,发生胆囊癌的可能性越大,直径3cm结石患者发生胆囊癌的概率是1cm结石患者的10倍。参阅10版《外科学》P481。②无症状的胆囊结石,可随诊观察,不予处理。胆囊结石给予消炎、利胆药,疗效不佳。保胆取石易导致结石复发,不宜采用。体外冲击波碎石常用于肾结石的治疗。

1099. **ABCDE** ①瓷化胆囊已失去胆囊的浓缩和收缩功能,且瓷化胆囊常合并慢性胆囊炎,其恶变率较高,为15%~60%,故应尽早切除,参阅2版8年制《外科学》P653。②胆囊结石合并胆囊息肉恶变率高,易发展为乳头状腺癌,故应尽早切除胆囊,参阅7版《黄家驷外科学》P1820。③口服胆囊造影胆囊不显影,说明胆囊已丧失浓缩功能,应尽早切除胆囊。④胆囊癌与胆囊结石密切相关,胆囊结石越大,胆囊癌的风险越高,>3cm的胆囊结石癌变率约为5%,故胆囊结石≥2~3cm需手术治疗。若结石直径<1cm,可先行密切观察,故答D。⑤合并糖尿病的胆囊结石患者,应在血糖平稳控制的情况下,平诊手术切除胆囊,以免万一发作急性胆囊炎需急诊手术增加手术风险。

1100. **ABCDE** ①胆总管直径正常为0.4~0.8cm,若>1.0cm,称为胆总管扩张。胆总管扩张、曾有梗阻性黄疸,均提示胆总管下端不通畅,需行胆总管探查。②胆囊水肿不是胆总管探查的指征,如急性胆囊炎几乎均有胆囊充血、水肿,但无须行胆总管探查。③术中胆管造影显示胆管存在结石、胆总管触到结石,当然需行胆总管探查,切开取石。

1101. **ABCDE** ①患者反复发作上腹绞痛,右上腹压痛,胆囊肿大,Murphy征阳性,应考虑急性胆囊炎。患者有Charcot三联征(腹痛、寒战高热、黄疸),应考虑急性胆管炎。故本例应诊断为急性胆囊炎合并胆管炎。患者有急性结石性胆囊炎,需行胆囊切除;因患者有黄疸,应行胆总管探查,故答E。②患者若仅行Oddi括约肌切开,则不能处理胆囊病变。若仅行胆囊造瘘、胆囊切除,则不能同时处理胆总管病变。胆总管十二指肠吻合术易导致胆道逆行感染,现已少用。

1102. **ABCDE** ①肝脏每日分泌胆汁600~1000ml,行胆总管探查后放置T管,约1/3的肝胆汁从T管流出(200~400ml/d)。若超过400ml/d,则表示胆总管下端有梗阻,故答C。②若肝功能障碍,胆汁分泌减少,则T管引流胆汁会显著减少(<200ml/d)。肝内胆管结石导致肝脏分泌的胆汁不能出肝,则T管引流量减少。胆汁引流量多与引流袋位置过低无关。

1103. **ABCDE** 与传统的开腹胆囊切除术相比,腹腔镜胆囊切除术具有切口小、对腹壁创伤小、对腹腔内脏器干扰小、术后疼痛轻、恢复快、可早期下床活动、住院时间短等优点,但腹腔镜胆囊切除术的严重并发症(如胆管损伤、血管损伤、胆漏、出血)的发生率明显高于开腹胆囊切除术,故答E。

1104. **ABCDE** ①腹腔镜胆囊切除术中需解剖胆囊三角,结扎胆囊动脉、胆囊颈管,极易损伤胆总管,导致术后梗阻性黄疸。因此,腹腔镜胆囊切除术后出现黄疸,首先应考虑胆总管损伤。②腹腔镜胆囊切除很少造成胃损伤、结肠损伤、十二指肠损伤,且这些损伤一般不会导致黄疸,故不答A、B、D。胆囊管残端漏可出现黄疸,但一般较轻,不会出现完全梗阻性黄疸的表现,如粪便呈陶土色,故不答C。

1105. **ABCDE** ①患者出现典型的Charcot三联征(腹痛、高热、黄疸),应考虑急性胆管炎,常由肝外胆管结石引起,故答C。②胆囊结石、急性胆囊炎一般不会出现黄疸,故不答A、B。胰头癌常表现为无痛性黄疸,进行性加重。急性梗阻性化脓性胆管炎常表现为Reynolds五联征(腹痛、高热、黄疸、休克、中枢神经系统受抑制表现)。

1106. **ABCDE** ①胆总管切开取石+T管引流术后2周,为了解胆总管是否残留结石,最简单、准确的方法是经T管造影。②腹部B超对胆总管下端结石显示不清。经皮肝穿刺胆管引流(PTCD)主要用于阻塞性黄疸的鉴别诊断和治疗。MRCP虽可显示胆总管下端结石,但显影结果不如经T管造影准确。ERCP为有创检查,不宜进行。

1107. **ABCDE** 1108. **ABCDE** ①B超是一种安全、无创、快速、简便、经济的检查方法,是诊断胆道疾病的首选方法。②内镜逆行胰胆管造影术(ERCP)是在纤维十二指肠镜直视下,通过十二指肠乳头将导管插入胆道和/或胰管内进行造影,因此易损伤共同通道,从而诱发急性胰腺炎和胆管炎。③增强CT、MRI由于价格昂贵,不作为胆道疾病的首选检查。PTC为有创检查,可导致胆汁漏、出血、胆道感染等。

1109. **ABCDE** 1110. **ABCDE** ①胆道蛔虫病常表现为突发剑突下或右上腹阵发性钻顶样剧烈疼痛,右上腹轻微深压痛。②胆总管结石易并发急性胆管炎,表现为典型的Charcot三联征,即右上腹绞痛、寒战高热、波动性黄疸。③B常见于胆囊癌,D常见于急性胆囊炎,E常见于胆管癌。

1111. **ABCDE** 1112. **ABCDE** ①从肝脏分泌的胆汁,经左右肝管→胆总管→胆胰共同通路→开口于十二指肠降部。肝门部肿瘤使胆汁排出受阻,早期即可引起黄疸。由于胆汁受阻于肝门部,不会经胆囊管进入胆囊,因此胆囊空虚萎陷,无胆囊肿大。②胆总管结石可阻塞胆总管下端,使胆汁排出受阻,引起黄疸。当并发胆道感染时,表现为典型的Charcot三联征,即右上腹绞痛、寒战高热、波动性黄疸。③壶腹癌、胰头癌均可压迫胆总管下端导致黄疸,由于胆总管下端受阻,胆汁经胆囊管逆流进入胆囊,使胆囊被动充盈而肿大,因此壶腹癌、胰头癌常表现为无痛性进行黄疸+胆囊肿大。胆囊炎可有胆囊肿大,但不会阻塞胆汁排出通道引起黄疸。

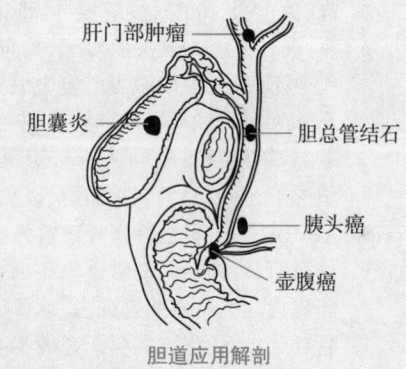

胆道应用解剖

1113. **ABCDE** 1114. **ABCDE** ①Charcot三联征是指腹痛、寒战高热、黄疸,常见于胆管结石继发急性胆管炎。②墨菲(Murphy)征常见于急性胆囊炎。③急性胰腺炎常表现Cullen征阳性。急性十二指肠憩室炎多表现为间断上腹部饱胀不适、隐痛等。急性胃炎常表现为上腹疼痛,恶心呕吐等。

1115. **ABCDE** 1116. **ABCDE** ①患者有腹痛、寒战高热、黄疸,称为Charcot三联征,应考虑急性胆管炎,

第十篇 外科学试题答案及详细解答

病因以胆总管结石最多见。为明确诊断，应首选腹部 B 超检查。MRCP 和 CT 检查价格昂贵，ERCP 为有创检查，均不作为首选。腹部 X 线片对本病的诊断价值不大。②胆总管结石合并急性胆管炎，急症手术首选胆总管探查+T 管引流术。若有胆囊结石，可一并切除胆囊。患者无肠梗阻表现，故不答 A。单纯胆囊造瘘不能解除胆总管下端梗阻，不能缓解急性胆管炎，故不答 C。患者血、尿淀粉酶正常，急性胰腺炎可能性不大，故不答 E。

1117. **ABCDE**　急性胆囊炎是胆囊管梗阻和细菌感染引起的炎症，约 95% 的急性胆囊炎合并胆囊结石。当胆囊结石引起胆囊管梗阻时，可使胆汁排出受阻，胆汁淤积、浓缩。高浓度的胆汁酸盐可造成细胞损害，导致胆囊黏膜的炎症、水肿、坏死。A、B、D、E 虽然可导致胆囊炎，但不常见。

1118. **ABCDE**　①急性胆囊炎主要表现为持续性右上腹痛伴阵发性加重，可放射至右肩部。②急性胆囊炎时，肝脏分泌的胆汁可经左右肝管→肝总管→胆总管→十二指肠，不会造成胆汁排出受阻，故大多不会出现黄疸。③急性胆囊炎时，渗液可刺激壁层腹膜，引起右上腹压痛反跳痛及肌紧张。

1119. **ABCDE**　①急性胆囊炎早期，可造成胆囊黏膜充血水肿、渗出增多，称为急性单纯性胆囊炎。若病情加重，可发展为急性化脓性胆囊炎，造成胆囊积脓。若胆囊内压继续增高，囊壁血液循环障碍，导致组织缺血坏疽，则为急性坏疽性胆囊炎。胆囊壁坏疽穿孔可导致弥漫性胆汁性腹膜炎，死亡率高，为急性胆囊炎最严重的并发症。②急性胆囊炎可穿破十二指肠形成胆囊十二指肠内瘘。急性胆囊炎引起细菌性肝脓肿、急性胰腺炎少见。

1120. **ABCDE**　Murphy 征阳性为急性胆囊炎的典型体征，故答 E。A、B、C、D 均不会出现 Murphy 征阳性。

1121. **ABCDE**　①患者饱餐后上腹痛，右上腹压痛、反跳痛，应考虑急性胆囊炎，可能出现的体征是 Murphy 征阳性。②胃肠蠕动波、橄榄形包块见于先天性幽门肥厚。Cullen 征阳性见于急性重症胰腺炎。移动性浊音阳性见于腹腔积液。

1122. **ABCDE**　①患者饱餐后右上腹疼痛，向右肩背部放射，右上腹压痛和肌紧张，白细胞计数增高，应诊断为急性胆囊炎。②急性胰腺炎常表现为饱餐后左上腹痛，可向左肩及左腰背部放射。急性阑尾炎常表现为转移性右下腹疼痛，右下腹压痛反跳痛。胃溃疡穿孔常表现为突发剧烈上腹疼痛，后扩散右下腹至全腹部，腹肌紧张，板状腹。右肾结石常表现为阵发性右腰部绞痛及血尿。

1123. **ABCDE**　①胆囊结石反复发作引起症状，是胆囊切除术的适应证。②抗生素只能治疗急性胆囊炎，不能去除结石病因，故仍会再次发作。药物溶石治疗的有效率仅 10%～12%，故临床上少用。体外震波碎石主要用于肾结石的治疗，由于胆囊结石的成分不同于肾结石，故疗效不佳。

1124. **ABCDE**　①急性胆囊炎需要急症手术的指征：发病 48～72 小时者；经非手术治疗无效者；胆囊穿孔者。②急性胆囊炎发作 24 小时以内胆囊壁充血水肿常不明显，可行保守治疗，待病情缓解后再择期手术，以减少手术并发症和降低死亡率，故不答 A。急性胆囊炎发作 72 小时以后，胆囊常明显水肿，解剖不清，急诊手术容易损伤胆管造成严重后果，故不答 B。右肩部疼痛为急性胆囊炎的放射性疼痛，故不答 D。结石性胆囊炎常多次发作，但不属于急诊手术的指征，故不答 E。

1125. **ABCDE**　①急性非结石性胆囊炎占全部急性胆囊炎的 5%～10%，多见于老年男性，约 70% 的患者合并动脉粥样硬化，因此易导致胆囊缺血、坏疽、穿孔等严重并发症，发生率高达 40%，需早期手术处理。②急性非结石性胆囊炎的临床表现与急性结石性胆囊炎相似，但腹痛症状常因患者伴有严重疾病而被掩盖，易误诊和延误治疗。因胆囊内无结石，故发病早期 B 超检查不易确诊。

1126. **ABCDE**　1127. **ABCDE**　1128. **ABCDE**　①肝内胆管结石常表现为肝区、胸背部持续性胀痛，多无胆绞痛和黄疸。②急性胆囊炎常表现为上腹部疼痛，开始时仅有上腹胀痛不适，逐渐发展至阵发性绞痛，可放射至右肩、肩胛和背部。如病情发展，疼痛可为持续性、阵发性加剧。③胆道蛔虫病常表现为突发剑突下阵发性钻顶样剧烈绞痛，腹痛可突然缓解，间歇期宛如常人。④C 为急性胆囊炎晚期的临床表现，D 为肝内胆管结石的临床表现。

1129. **ABCDE**　1130. **ABCDE**　①墨菲征阳性为急性胆囊炎的常见体征。中年男性，进食油腻食物后右上腹痛,墨菲征阳性,应诊断为急性胆囊炎。急性胆管炎常表现为腹痛、黄疸、高热。C、D、E均表现为墨菲征阴性。②为明确急性胆囊炎的诊断,应首选腹部B超检查。腹部CT、MRI虽可确诊急性胆囊炎,但价格昂贵,不作为首选。血、尿淀粉酶测定为诊断急性胰腺炎的首选检查。立位腹部X线平片是诊断空腔脏器穿孔的首选检查。

1131. ABCDE　1132. ABCDE　1133. ABCDE　①患者高热,突发右上腹剧烈绞痛,伴右肩背放射痛,进食油腻食物易诱发,无黄疸,胆囊肿大,Murphy征阳性,应诊断为急性化脓性胆囊炎。十二指肠溃疡、急性胰腺炎均不会出现Murphy征阳性。肝外胆管结石常表现为Charcot三联征,即腹痛、寒战高热和黄疸。急性阻塞性化脓性胆管炎常表现为Reynolds五联征,即腹痛、寒战高热、黄疸、休克(血压降低)、神经精神症状。②急性化脓性胆囊炎可触及肿大胆囊,腹膜刺激征明显,提示胆囊张力较大,保守治疗难以奏效,应行胆囊切除术。A、B、C、E均为保守治疗。③急性化脓性胆囊炎多为胆道逆行感染所致,致病菌以大肠埃希菌最常见,其次为克雷伯菌、粪肠杆菌、铜绿假单胞菌、厌氧菌等。

1134. ABCDE　①Charcot三联征是指腹痛、寒战高热、黄疸,常见于急性胆管炎。Reynolds五联征是指腹痛、寒战高热、黄疸、休克、神经精神症状,常见于急性梗阻性化脓性胆管炎,为其特征性表现。②Trendelenburg征(大隐静脉瓣膜功能试验)阳性提示瓣膜功能不全。Whipple三联征是指禁食后低血糖发作、发作时血糖低于2.8mmol/L,给予葡萄糖后症状立即缓解,常见于胰岛素瘤。Babinski征为病理征,阳性提示锥体束受损。Murphy征阳性见于急性胆囊炎。

1135. ABCDE　①Charcot三联征常表现为腹痛、寒战高热、黄疸,多见于胆总管结石梗阻后导致的急性胆管炎。②Whipple三联征是指禁食后低血糖发作、发作时血糖低于2.8mmol/L,给予葡萄糖后症状立即缓解,常见于胰岛素瘤。Grey-Turner征、Cullen征常见于急性坏死性胰腺炎。Murphy征阳性常见于急性胆囊炎。

1136. ABCDE　Reynolds五联征是指腹痛、寒战高热、黄疸、休克、神经精神症状,常见于急性梗阻性化脓性胆管炎。

1137. ABCDE　①患者表现为Reynolds五联征,即腹痛、寒战高热、黄疸、休克(血压降低)、神经精神症状,应诊断为急性梗阻性化脓性胆管炎。②A、B、C、D均不会出现Reynolds五联征。

1138. ABCDE　①中年女性,进食油腻食物后出现Reynolds五联征(寒战高热、腹痛、黄疸、休克、神志改变),应诊断为急性梗阻性化脓性胆管炎(AOSC)。AOSC是因胆道梗阻、细菌感染所致,首要治疗措施是立即进行胆道引流,解除胆道梗阻。②B、C、E均属于一般性治疗措施。AOSC不进行胆道引流,单纯抗休克治疗无效,故答案为A而不是D。

1139. ABCDE　①患者发热、腹痛、黄疸、休克(心率增快、血压降低),此为Reynolds五联征(本例缺乏神经精神症状),应考虑急性梗阻性化脓性胆管炎(AOSC)。为明确诊断,首选床边腹部B超检查。②若病情稳定可行腹部CT检查。胆道镜检查只能在术中或术后进行,故不答C。目前,经皮肝穿刺胆管造影(PTC)、经内镜逆行胰胆管造影(ERCP)主要用于该病的治疗。

1140. ABCDE　1141. ABCDE　1142. ABCDE　①患者腹痛、寒战高热、黄疸,此为Charcot三联征,应诊断为急性胆管炎。为明确诊断,应首选腹部B超检查。腹部血管造影、腹部X线片对于本病的诊断价值不大。肝脏穿刺常用于诊断肝癌。静脉胆系造影临床上少用。②引起急性胆管炎的致病菌几乎都是肠道细菌逆行进入胆管所致,其中以大肠埃希菌最多见。③急性胆管炎的治疗原则是急症手术,可切开胆总管减压,取出胆管结石,以解除胆道梗阻。

1143. ABCDE　1144. ABCDE　1145. ABCDE　①患者腹痛、高热、黄疸、血压降低、神志模糊,此为Reynolds五联征,应诊断为急性梗阻性化脓性胆管炎。患者腹部超声示胆总管增粗(直径>1.0cm),胆总管下段可见一强回声后伴声影,应考虑胆总管下段结石。A、B、C、D均不会导致Reynolds五联征。②为明确胆管下段结石的诊断,首选检查是磁共振胆胰管成像(MRCP)。经皮肝穿刺胆管造影

第十篇　外科学试题答案及详细解答

(PTC)、ERCP均为有创检查,常用于黄疸病因的鉴别诊断。CT诊断价值不如MRCP。腹部立位X线平片常用于诊断消化性溃疡穿孔。③急性梗阻性化脓性胆管炎为胆道梗阻和化脓性感染所致,应立即行胆总管切开减压、取石、T管引流。胰十二指肠切除术常用于治疗胰头癌。经皮肝穿刺引流常用于治疗肝内胆管梗阻。胆囊切除常用于治疗胆囊结石。胆总管空肠Roux-en-Y吻合术常用于治疗肝内胆管结石。

1146. ABCDE　1147. ABCDE　1148. ABCDE　1149. ABCDE　①患者反复发作Charcot三联征(腹痛+寒战高热+黄疸),应考虑急性胆管炎,故不答A、C。肝内胆管结石虽可引起黄疸,但胆汁分泌受阻于肝内胆管,故胆囊萎陷而不是充盈肿大。肝外胆管结石可阻塞胆总管下端,使胆汁分泌受阻,胆总管内压力增高,胆汁经胆囊颈管逆流充盈胆囊,使胆囊被动充盈肿大。患者右肋缘下可触及肿大的胆囊,故只能诊断为肝外胆管结石并胆管炎,而不能诊断为肝内胆管结石并胆管炎。患者神志清楚、血压正常,未出现Reynolds五联征,故不能诊断为急性梗阻性化脓性胆管炎。②为明确肝外胆管结石的诊断,应首选B超检查。虽然磁共振胆胰管成像(MRCP)、CT可清晰显示胆道系统病变,但由于价格昂贵,一般不作为首选检查。内镜逆行胰胆管造影术(ERCP)、经皮肝穿刺胆管造影(PTC)均为有创检查,不作为首选。③患者在Charcot三联征基础上,出现神志不清及血压降低,此为Reynolds五联征,应诊断为急性梗阻性化脓性胆管炎(AOSC)。A、B、C、D均不会出现典型的Reynolds五联征。④AOSC的病变基础是胆道梗阻和感染,其治疗原则是紧急手术,切开胆总管减压,取出结石,解除胆道梗阻,通畅引流胆道。B、C、D、E均为一般性辅助治疗措施。

1150. ABCDE　①胆管癌的主要症状是黄疸,随着癌肿的增大,胆道梗阻加重,故黄疸进行性加重。胆管癌一般不合并胆道感染,故无腹痛,因此其典型表现为无痛性黄疸,进行性加重。②厌食、恶心、呕吐为消化道症状,无特异性。胆总管结石常表现为有痛性波动性黄疸。腹痛、黄疸、寒战高热为Charcot三联征,常见于急性胆管炎。体重明显减轻常见于晚期肿瘤。

1151. ABCDE　①无痛性进行性黄疸为胆管癌的典型临床表现。由于胆总管下端梗阻,可有肝大,胆囊无痛性充盈肿大。根据题干,本例应诊断为胆管癌。为明确胆管癌的诊断,首选的影像学检查为腹部B超。②尽管核磁共振(MRI)、CT较B超分辨率高,但由于价格昂贵,一般不作为首选检查。X线、核素扫描对胆管癌的诊断价值不大。

1152. ABCDE　①从肝脏分泌的胆汁,经左右肝管→肝总管→胆总管→胆胰管共同通路→开口于十二指肠降部。胰头癌、胆总管下端癌、乏特壶腹癌、十二指肠降部腺癌,均可阻塞胆总管下端,导致黄疸。因胆总管下端受阻,胆汁经胆囊管逆流进入胆囊,使胆囊被动性充盈肿大;而患者胆囊无肿大,故不答A、B、C、E。②肝门部胆管癌可使胆汁排出受阻,出现皮肤巩膜黄染。由于胆汁受阻于肝门部,不会经胆囊管进入胆囊,因此胆囊空虚萎陷,无胆囊肿大,故答D。

1153. ABCDE　①老年男性,黄疸进行性加重,体重减轻,大便白陶土样,说明为阻塞性黄疸。患者Courvoisier征阳性(无痛性黄疸、触及无痛肿大的胆囊),应诊断为胆总管下段癌。②胆囊结石常表现为阵发性右上腹痛,无黄疸。肝门部胆管癌可有黄疸进行性加重,胆囊缩小,不会出现Courvoisier征阳性。肝癌常表现为肝脏进行性肿大,质硬,触及肿块。胆总管结石常表现为波动黄疸,胆囊有痛性肿大。

1154. ABCDE　①患者巩膜及皮肤黄染,粪便颜色变白,无发热,应考虑阻塞性黄疸,故答D。②患者Courvoisier征阳性(无痛性黄疸、触及无痛肿大的胆囊),应诊断为胆总管下段癌或胰头癌。

1155. ABCDE　①男性患者,黄疸进行性加重,大便灰白色,应考虑梗阻性黄疸。患者Courvoisier征阴性(未触及肿大胆囊),CT示胆总管上段占位性病变,应诊断为胆总管上段癌,手术方式为切除肝门胆管、胆囊、部分肝外胆管及部分肝门区的肝组织。②胆总管上段癌不宜实施左三叶肝切除、全胰腺切除术、胰头十二指肠切除术。ERCP取石术常用于胆总管下段结石的治疗。

1156. ABCDE　急性胰腺炎的病因国内以胆道疾病最多见,约占50%,称为胆源性胰腺炎。西方国家主要是过量饮酒所致,称为酒精性胰腺炎。A、D均为急性胰腺炎的病因。

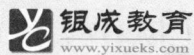 1123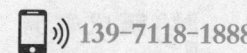

1157. ABCDE ①糖皮质激素可直接损伤胰腺组织,引起急性胰腺炎。②法莫替丁、奥美拉唑、生长抑素、青霉素都是治疗急性胰腺炎的常用药物,不可能导致急性胰腺炎。

1158. ABCDE ①暴饮暴食后,大量食糜进入十二指肠,可引起 Oddi 括约肌痉挛,同时刺激胰液与胆汁大量分泌,而诱发急性胰腺炎。急性胰腺炎最常见的病因是胆道疾病,最常见的诱因是暴饮暴食。②B、C、E 均属于急性胰腺炎的病因。胃肠炎与急性胰腺炎无关。

1159. ABCDE ①高脂血症约占急性胰腺炎病因的 7%,其机制可能是甘油三酯在胰脂酶的作用下生成的游离脂肪酸,对胰腺腺泡的直接损伤作用。②急性胰腺炎可导致高血糖、低血钾,但高血糖、高血钾并不是胰腺炎的病因。胰腺炎的病因与高尿酸、高血钠无关。

1160. ABCDE ①急性胰腺炎常表现为饱餐和饮酒后突发上腹部持续性剧烈疼痛,可向左肩部或左腰背部放射。②A 为胆道蛔虫病的特点,D 为十二指肠溃疡的特点,E 为急性肠梗阻的特点。

1161. ABCDE 患者上腹痛 6 天,中上腹压痛反跳痛,上腹肿块,尿淀粉酶显著增高(正常值为 80~300 U/dl),B 超示胰腺周围液性包块,白细胞计数增高,应诊断为急性胰腺炎并胰周脓肿。常见致病菌为大肠埃希菌、铜绿假单胞菌、克雷伯菌、鲍曼不动杆菌等。

1162. ABCDE 出血坏死性胰腺炎时,Cullen 征是指脐周青紫斑,Grey-Turner 征是指左腰部青紫斑。

1163. ABCDE 急性出血坏死性胰腺炎患者左腰部出现青紫斑,称为 Grey-Turner 征。急性水肿性胰腺炎不会出现 Grey-Turner 征。

1164. ABCDE ①急性胰腺炎的并发症包括全身并发症和局部并发症,A、B、D、E 为全身并发症。②胰腺假性囊肿为局部并发症,且最常见,常发生于出血坏死性胰腺炎起病后 4 周。

1165. ABCDE ①急性胰腺炎的局部并发症包括胰腺脓肿和胰腺假性囊肿。胰腺脓肿多于起病后 2~3 周发生,系胰腺及胰周坏死继发感染所致,常表现为感染中毒症状。胰腺假性囊肿常于起病后 4 周形成,大小几毫米至几十厘米,常有邻近脏器压迫症状。患者急性胰腺炎后 2 周发病,有高热、白细胞增高等感染中毒症状,应诊断为胰腺脓肿(B 对)。②急性胰腺炎的病程多超过半个月,患者发病仅 2 周,故不答 A。败血症常表现为全身中毒症状,可有皮疹、尿少等症状。急性胆囊炎常表现为右上腹阵发性疼痛,Murphy 征阳性。

1166. ABCDE ①患者饮酒、高脂饮食后上腹痛,向背部放射,应首先考虑急性胰腺炎。为明确诊断,最有价值的检查是腹部增强 CT。②上消化道 X 线钡剂造影、胃镜常用于诊断消化性溃疡。肝胆核素扫描现已少用。立位腹部 X 线片常用于消化性溃疡穿孔的诊断。

1167. ABCDE ①急性轻症胰腺炎表现为血清淀粉酶增高,急性重型胰腺炎血清淀粉酶可正常或低于正常,因此血清淀粉酶的高低与病情严重程度不成正比,故答 A。②血清淀粉酶于发病数小时开始升高,尿淀粉酶于发病 12~24 小时开始升高,可见血清淀粉酶升高早于尿淀粉酶。③胰源性胸水、腹水的淀粉酶明显升高。④尿淀粉酶发病 1~2 周恢复正常,血清淀粉酶发病 4~5 天降至正常,可见尿淀粉酶升高持续时间比血清淀粉酶长。⑤血清淀粉酶超过正常值 3 倍可诊断为急性胰腺炎。

1168. ABCDE 血清淀粉酶发病数小时开始升高,24 小时达高峰,4~5 天后逐渐降至正常。

1169. ABCDE ①急性轻症胰腺炎表现为血清淀粉酶增高,急性重型胰腺炎淀粉酶值可正常或低于正常,因此血清淀粉酶的高低与病情严重程度不成正比,故答 D。②血清淀粉酶发病数小时开始升高,24 小时达高峰,4~5 天后逐渐降至正常。③淀粉酶过去常采用 Winslow 单位、Somogyi 单位,现已统一采用国际单位(U/L)。若血清淀粉酶>128Winslow 单位、尿淀粉酶>256Winslow 单位,可诊断为急性胰腺炎,参阅 1 版《内科学》P386。④尿淀粉酶发病 12~24 小时开始升高,48 小时达高峰,1~2 周恢复正常,参阅 5 版《内科学》P490。

1170. ABCDE 急性胰腺炎的实验室检查项目:血清脂肪酶于起病后 24~72 小时开始升高;血清乳酸脱氢酶(LDH)起病后数日升高;血清淀粉酶于发病数小时开始升高;尿淀粉酶发病 12~24 小时开始升高;血清正铁血白蛋白在起病 72 小时后阳性,参阅 5 版《内科学》P491。

第十篇 外科学试题答案及详细解答

1171. ABCDE ①腹部 B 超为急性胰腺炎的首选影像学诊断方法,参阅 6 版《内科学》P605。②腹部 X 线片、腹部透视对急性胰腺炎诊断价值不大。增强 CT 扫描是最具诊断价值的影像学检查,参阅 10 版《外科学》P489。MRI 由于价格昂贵,不作为首选检查。

1172. ABCDE ①对重症急性胰腺炎的诊断最有意义的检查是腹部增强 CT 扫描,参阅 10 版《外科学》P489。②血清脂肪酶测定是诊断急性胰腺炎的客观指标。血清、尿淀粉酶测定是诊断急性胰腺炎最常用的方法。腹部 B 超是诊断急性胰腺炎的首选影像学诊断方法,参阅 6 版《外科学》P605。

1173. ABCDE ①患者有胆囊结石、上腹剧痛,向腰部放射,血淀粉酶增高,应考虑急性胆源性胰腺炎,最有价值的检查是腹部增强 CT 扫描。②A、B、C、E 检查对急性胰腺炎的诊断价值不大。

1174. ABCDE ①患者进食油腻食物后上腹持续性疼痛,向腰背部放射,伴呕吐,左中上腹部明显压痛反跳痛,应诊断为急性胰腺炎。②急性阑尾炎常表现为转移性右下腹痛,右下腹压痛反跳痛。急性肠梗阻常表现为痛、呕、胀、闭。急性胆囊炎常表现为进食油腻食物后右上腹阵发性绞痛,墨菲征阳性。急性胃炎常表现为上腹不适、恶心呕吐,可有上腹轻压痛。

1175. ABCDE ①呕吐后腹痛不缓解为急性胰腺炎的临床特点,血清淀粉酶>500U/dl,可确诊急性胰腺炎。②患者血压<90/60mmHg、Cullen 征阳性,应诊断为急性重型胰腺炎而不是急性轻型胰腺炎。

1176. ABCDE ①患者有胆结石病史,餐后上腹痛,向左肩腰背部放射,全腹压痛,腹膜刺激征阳性,应考虑急性胆源性胰腺炎。患者腹胀明显,合并休克(血压 90/75mmHg),腹水征阳性,白细胞 $16×10^9$/L,应诊断为急性重型胆源性胰腺炎。②急性重型胰腺炎患者血淀粉酶可增高、正常,甚至降低,因此血清淀粉酶测定对重型胰腺炎的诊断价值不大,故不答 A。③尿淀粉酶对急性胰腺炎只有辅助诊断价值,故不答 B。④腹部 X 线检查对急性胰腺炎的诊断价值不大。腹腔穿刺液淀粉酶升高,对急性胰腺炎的诊断很有帮助,但只适用于腹部移动性浊音阳性者,参阅 7 年制《外科学》P700。患者移动性浊音阳性,故答 E 而不是 A。⑤腹部超声检查是急性胰腺炎的首选影像学检查方法,但确诊意义不如腹腔穿刺液淀粉酶测定。

1177. ABCDE ①淀粉酶由胰腺的腺泡细胞释放。水肿性胰腺炎患者胰腺的腺泡细胞充血肿胀,细胞膜通透性升高,淀粉酶大量释放入血,可导致血清淀粉酶升高。出血坏死性胰腺炎若胰腺广泛坏死,腺泡细胞数量减少,血清淀粉酶可正常,甚至降低。②出血坏死性胰腺炎常有血钙降低。出血坏死性胰腺炎患者由于大量胰岛 β 细胞受损,胰岛素分泌减少,血糖应升高。出血坏死性胰腺炎不一定会出现高钾血症,故不答 D。急性出血坏死性胰腺炎常有外周血白细胞计数增高,常不低于 $16×10^9$/L。

1178. ABCDE ①急性重症胰腺炎时,血钙降低(<1.87mmol/L),故答 A。②血清淀粉酶、尿淀粉酶、血清脂肪酶、血清正铁白蛋白高低与急性胰腺炎的病情轻重不成比例,故不答 B、C、D、E。

1179. ABCDE ①水肿性胰腺炎血清淀粉酶增高,出血坏死性胰腺炎的血清淀粉酶可升高、正常或降低,故血清淀粉酶增高不能作为水肿性和出血坏死性的鉴别依据。②出血坏死性胰腺炎的诊断标准包括:血钙<1.87mmol/L、休克、Grey-Turner 征(胁腹皮肤青紫色瘀斑)、Cullen 征(脐周皮肤青紫色瘀斑),故不答 B、D、E。③血清正铁血白蛋白阳性提示急性胰腺炎病情危重,预后不良。

1180. ABCDE ①约 85% 的人胰管与胆总管汇合形成"共同通道",下端膨大称为 Vater 壶腹,开口于十二指肠乳头,其内有 Oddi 括约肌。吗啡可引起 Oddi 括约肌痉挛收缩,使胆汁和胰液排出受阻,胰管内压力增加,加重急性胰腺炎病情,故急性胰腺炎严禁单独使用吗啡止痛。②抗胆碱药物可缓解 Oddi 括约肌痉挛,故可使用。5-氟尿嘧啶可抑制 DNA 和 RNA 合成,减少胰液分泌,对磷脂酶 A、胰蛋白酶有抑制作用,参阅 5 版《内

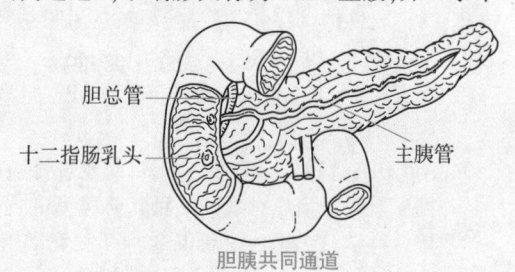

胆胰共同通道

科学》P492。出血坏死性胰腺炎常合并低钙血症,可静脉应用钙剂。出血坏死性胰腺炎应常规使用抗生素治疗。

1181. ABCDE　①抑制胰酶活性的药物是抑肽酶,抑肽酶可抑制胰舒血管素、胰蛋白酶和糜蛋白酶,使缓激肽原不能转变为缓激肽。②胰升糖素是体内升高血糖的主要激素。降钙素不是药物,而是甲状腺C细胞分泌的激素,主要作用是降低血钙。生长抑素、奥曲肽为抑制胰液分泌的药物。

1182. ABCDE　①禁食和胃肠减压为急性胰腺炎的基础治疗。②抑制胰腺外分泌有利于急性胰腺炎的恢复。维持水电解质平衡、对症治疗为急性胰腺炎的一般性治疗措施。③轻型胰腺炎以化学性炎症为主,抗菌药物并非必要。重症胰腺炎常有胰腺坏死组织继发感染,应及时合理地应用抗生素。

1183. ABCDE　①抗胆碱药可抑制胃肠蠕动,故禁用于肠麻痹患者。②重症胰腺炎常有胰腺坏死组织继发感染,应常规应用抗生素。抗酸药、制酸药均可减少胃酸分泌,使促胰液素分泌减少,胰液分泌减少,使胰腺得到充分的休息,有利于胰腺功能的恢复。抑制胰酶活性药可用于重症胰腺炎早期。

1184. ABCDE　①患者有Charcot三联征的表现,即腹痛、寒战高热、黄疸,应考虑急性胆管炎。患者上腹压痛反跳痛,白细胞总数增高,血淀粉酶显著增高,应考虑急性胰腺炎。患者血钙降低,WBC>16×10^9/L,应考虑出血坏死性胰腺炎。因此,本例应诊断为急性重症胆源性胰腺炎合并胆管炎。伴胆道感染的急性胰腺炎为手术适应证,故本例应行急诊剖腹探查。②急性重症胰腺炎应常规使用抗生素,严禁单独注射吗啡。静脉点滴生长抑素可抑制胰液分泌。补液输血为辅助治疗措施。

1185. ABCDE　①血清淀粉酶的高低与急性胰腺炎的病情轻重不成比例,血清淀粉酶>1000U/L可能为轻症胰腺炎,无须手术治疗,故答D。②急性胰腺炎伴胆总管下端梗阻,多为胆总管结石所致,称为胆源性胰腺炎,应早期手术,既可清除胰腺坏死组织,又可解除胆道梗阻。急性胰腺炎合并大出血,保守治疗无效时,须手术治疗。急性胰腺炎并发巨大假性囊肿(>5cm),常产生胃肠压迫症状,须手术治疗。胰周组织坏死继发感染须手术引流,以控制症状。急性腹膜炎不能排除其他急腹症时,可行剖腹探查,以明确病因。

1186. ABCDE　①患者饮酒后突发剧烈持续性腹痛,腹膜刺激征明显,血清淀粉酶>500U/L(Somogyi法),可确诊为急性胰腺炎。患者Cullen征阳性,应考虑急性出血坏死性胰腺炎。需行手术治疗,最常用的手术方式是坏死组织清除+胰周引流术。②急性重症胰腺炎一般不行部分胰腺切除,否则易导致胰瘘。若为胆源性胰腺炎,在引流胰周时,应同时行胆囊切除+胆总管探查+T管引流术,故不答B、D。急性坏死性胰腺炎术后禁食时间一般超过1个月,应常规行空肠造瘘或胃造瘘,以便术后行肠内营养。可见,B、C、D均为一般性手术方式,故最佳答案为E。

1187. ABCDE　①治疗时需要绝对禁食的疾病是急性胰腺炎早期,因为禁食可减少胃酸分泌,使促胰液素分泌减少,使胰腺得到充分的休息,有利于胰腺功能的恢复。②B、C、D、E治疗过程中都不需要绝对禁食。

1188. ABCDE　1189. ABCDE　①Grey-Turner征阳性见于急性重症胰腺炎。②扑翼样震颤是指嘱患者两臂平伸,手指分开时,出现上肢大关节急促而不规则的扑击样抖动,常见于肝性脑病,为诊断肝性脑病最有意义的体征。③腹壁反射消失常见于同侧锥体束病损。腱反射亢进为上运动神经元瘫痪的表现。Babinski征阳性为锥体束受损的表现。

1190. ABCDE　1191. ABCDE　A为输尿管结石的腹痛特点,B为急性出血坏死性胰腺炎的腹痛特点,C为消化性溃疡穿孔的腹痛特点,D为胆总管结石嵌顿的腹痛特点,E为胆道蛔虫病的腹痛特点。

1192. ABCDE　1193. ABCDE　①Grey-turner征常见于重症急性胰腺炎。②腹膜刺激征常见于消化性溃疡穿孔。③Murphy征常见于急性胆囊炎。Courvoisier征常见于胆总管下段癌。移动性浊音常见于腹腔积液。

1194. ABCDE　1195. ABCDE　①自身免疫性胰腺炎是由自身免疫介导,以胰腺和胰管结构改变为特征、糖皮质激素治疗有效的一种特殊类型的慢性胰腺炎,40%~60%的患者IgG4阳性。参阅16版《实用内科学》P2261。②诊断急性胰腺炎常用的血清学指标包括血清淀粉酶、血清脂肪酶。

第十篇 外科学试题答案及详细解答

1196. ABCDE   1197. ABCDE   ①患者暴饮暴食后左上腹痛,左上腹压痛、反跳痛,血清淀粉酶显著增高,CT 示胰腺肿大,应考虑急性胰腺炎。患者血压降低,Cullen 征阳性(脐周青紫色瘀斑),应诊断为急性出血坏死胰腺炎,可能出现低钙血症、高钾血症、代谢性酸中毒,故答 D。②低钙血症的治疗首选静脉注射葡萄糖酸钙。A 为降血糖的措施。B、C、D 为高钾血症的治疗措施。

1198. ABCDE   1199. ABCDE   1200. ABCDE   ①呕吐后腹痛不缓解是急性胰腺炎的临床特点。患者高脂餐后持续上腹疼痛,呕吐后腹痛无缓解,左上腹压痛、反跳痛,应诊断为急性胰腺炎。急性胃炎、急性心肌梗死均不会出现腹膜刺激征。急性胆囊炎常表现为阵发性右上腹痛,右上腹压痛。肠梗阻多表现为痛、吐、胀、闭。②为明确急性胰腺炎的诊断,应首选血清淀粉酶测定。血清脂肪酶常于发病后 24～72 小时开始升高,而患者发病仅 8 小时,故不宜选用。血常规无特异性,故不答 B。立位腹部 X 线片常用于诊断消化性溃疡穿孔。心电图常用于诊断心律失常。③急性胰腺炎的治疗,应首选针对大肠埃希菌、厌氧菌,且能透过血胰屏障的抗生素,如喹诺酮类(环丙沙星)、头孢类,联合抗厌氧菌的甲硝唑。上述治疗无效时才使用亚胺培南,故不答 D。

1201. ABCDE   1202. ABCDE   1203. ABCDE   1204. ABCDE   ①患者酗酒后中上腹痛,放射至腰部,恶心呕吐,腹膜刺激征阳性,应考虑急性胰腺炎。患者腰腹部出现蓝棕色瘀斑(Grey-Turner 征)、休克(血压 75/55mmHg),应诊断为急性出血坏死性胰腺炎。急性胆囊炎常表现为右上腹阵发性绞痛,Murphy 征阳性。急性胃炎常表现为上腹部不适,恶心呕吐,剑突下轻压痛。急性肠梗阻多表现为痛、吐、胀、闭。急性胆管炎常表现为 Charcot 三联征,即腹痛、寒战高热、黄疸。②为明确急性胰腺炎的诊断,应首选血清淀粉酶测定。尿淀粉酶常于发病后 24 小时开始升高,而患者发病仅 8 小时,故不宜选用。血、尿常规,胸腹部 X 线片对胰腺炎诊断价值不大。腹部 B 超为急性胰腺炎的首选影像学检查,但其定性价值不如血清淀粉酶。③对于出血坏死性胰腺炎,如腹腔穿刺液淀粉酶增高,则有助于明确诊断。剖腹探查因创伤太大,不是首选方法。内镜逆行胰胆管造影术(ERCP)为医源性胰腺炎的常见诱因,应慎用。抗感染治疗观察易延误病情。抗休克治疗不能用于诊断,故不选 D。④所有急腹症在明确诊断之前,严禁使用吗啡等强镇痛剂,以便掩盖病情,延误治疗。A、C、D、E 都是急性胰腺炎的常用治疗方法。

1205. ABCDE   1206. ABCDE   1207. ABCDE   ①患者有胃病,餐后突发剑突下痛,上腹部腹膜刺激征阳性,应考虑胃十二指肠溃疡穿孔。患者有胆结石病史,间断胆绞痛发作,本次餐后突发右上腹痛,应考虑急性胆囊炎。患者突发腹痛,伴恶心呕吐、全腹胀,应考虑急性肠梗阻。患者有胆结石病史,餐后突发剑突下痛,伴恶心呕吐,尿淀粉酶增高,应考虑急性胰腺炎。急性胃肠炎一般不会出现腹膜刺激征,但患者腹膜刺激征阳性,故答 E。②A、B、C、D 均可出现腹膜刺激征,但急性胃肠炎不会出现明显腹膜刺激征,故可排除急性胃肠炎。③急诊 B 超为急腹症的首选影像学检查。立位腹部 X 线片可确诊消化性溃疡穿孔。血淀粉酶测定可确诊急性胰腺炎。诊断性腹腔穿刺常用于诊断消化性溃疡穿孔、急性胰腺炎。急诊上消化道钡餐检查对 A、B、C、D、E 这 5 种疾病均无诊断价值。

1208. ABCDE   1209. ABCDE   1210. ABCDE   ①患者大量饮酒后出现上腹部剧烈疼痛,呕吐后腹痛不缓解,上腹部腹膜刺激征阳性,应考虑急性胰腺炎。患者出现休克,脐周及背部可见大片青紫瘀斑,即 Grey-Turner 征和 Cullen 征阳性,应诊断为重症急性胰腺炎。十二指肠乳头肿瘤常表现为进行性黄疸。消化性溃疡穿孔常表现为突发上腹痛,后扩散至右下腹甚至全腹,板状腹,肠鸣音消失。急性肝脓肿常表现为畏寒发热,右上腹胀痛,肝大。急性梗阻性化脓性胆管炎常表现为 Reynolds 五联征,即腹痛、畏寒发热、黄疸、休克、神经精神症状。②急性胰腺炎首选的影像学检查为腹部 B 超,参阅 7 版《外科学》P580。腹部 X 线片、血常规、肝功能对急性胰腺炎的诊断价值不大。血清糖类抗原 19-9(CA19-9)测定常用于胰腺癌的诊断。③重症急性胰腺炎保守治疗 2 天无效,应行手术治疗,手术前应积极纠正休克,术后常规使用抗生素。

1211. ABCDE   1212. ABCDE   1213. ABCDE   1214. ABCDE   ①患者突发上腹痛,发热,呕吐,上腹部

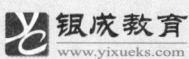

1127

腹膜刺激征阳性，外周血白细胞升高，应考虑急性胰腺炎。急性心肌梗死常表现为发作性心前区持续性疼痛，而不是上腹痛。胆石症常表现为脂肪餐后突发上腹或右上腹阵发性绞痛，上腹腹肌紧张，但黄疸明显。患者X线检查膈下未见游离气体，故不答D。肠梗阻常表现为痛、吐、胀、闭，X线检查可见阶梯状液平面。②为明确急性胰腺炎的诊断，应首选血清淀粉酶测定。血、尿常规检查无特异性，故不答B、E。患者发病仅7小时，血清脂肪酶、尿淀粉酶均没有升高，故不答C、D。③禁食和胃肠减压可减少胃酸分泌，使促胰液素分泌减少，从而使胰液分泌减少，胰腺得到充分休息，有利于胰腺功能的恢复，因此禁食和胃肠减压是急性胰腺炎的基本治疗措施。急诊手术并不是基本治疗措施，如轻型急性胰腺炎即可保守治疗而无须手术，故不答A、D。急性胰腺炎常有严重腹胀，腹腔穿刺引流难以成功，故不答C。轻型急性胰腺炎无须使用抗生素，只有重症急性胰腺炎才需常规应用抗生素，故不答E。④急性胰腺炎患者胰液积聚在胰腺周围，被纤维包裹可形成胰腺假性囊肿，常表现为上腹部囊性包块。患者为急性胰腺炎，不可能并发腹膜转移癌、胰腺癌、结肠癌，故不答A、D、E。粘连性肠梗阻常表现为痛、吐、胀、闭，不会出现腹部包块，故不答B。

1215. ABCDE　1216. ABCDE　1217. ABCDE　①患者饮酒后出现持续性上腹痛，向腰背部放射，中上腹部压痛，应诊断为急性胰腺炎。急性胆囊炎常表现为Murphy征阳性。消化性溃疡常表现为长期周期性上腹部疼痛。急性胃炎不会出现腹膜刺激征。急性肠梗阻多表现为痛、吐、胀、闭。②患者发病8小时，为明确诊断，首选血尿淀粉酶测定。重症急性胰腺炎可有血钙降低，但轻型急性胰腺炎血钙多正常，故血清电解质测定对本病的诊断价值不大。胃镜常用于诊断消化性溃疡。立位腹部X线片常用于诊断消化性溃疡穿孔。腹部B超为急性胰腺炎首选的影像学检查方法，但因上腹部胃肠气体的干扰，其准确性较差，故不答E。③急性胰腺炎的基础治疗为禁食、补液及营养支持。若有手术指征，可行手术治疗，故不答A。B、C、D均为辅助治疗措施。

1218. ABCDE　1219. ABCDE　1220. ABCDE　①患者饮酒后出现上腹部胀痛，伴呕吐，上腹部腹膜刺激征，应考虑急性胰腺炎。患者休克（BP80/50mmHg）、Grey-Turner征，应诊断为重症急性胰腺炎。患者B超示胆囊结石，应诊断为胆源性胰腺炎。血清脂肪酶发病24~72小时开始升高，持续7~10天。患者发病仅8小时，血清脂肪酶还没有升高，其诊断意义最小。重症急性胰腺炎发病8小时可表现为血常规WBC增高，血清淀粉酶升高，C反应蛋白（CRP）阳性，血糖增高，血钙降低，故A、C、D、E均有诊断价值。②对于重症急性胰腺炎，最有诊断价值的影像学检查是腹部增强CT扫描，不仅能诊断急性胰腺炎，而且能鉴别是否合并胰腺组织坏死。腹部MRI常用于诊断复发性胰腺炎、原因不明的胰腺炎。腹部B超是诊断胰腺炎的首选影像学检查方法，但不能鉴别水肿性和坏死性胰腺炎，对决定是否手术无帮助。内镜逆行胰胆管造影（ERCP）常用于阻塞性黄疸的鉴别。③重症急性胰腺炎患者应常规使用抗生素，可静脉滴注生长抑素抑制胰液分泌，补充血容量为对症治疗措施。禁食和胃肠减压为急性胰腺炎的基本治疗。禁食后应行完全胃肠外营养支持，可给予脂肪乳剂和葡萄糖作为能源，但不应给予高浓度脂肪乳剂，否则难以耐受，故答C。

1221. ABCDE　①患者上腹痛1年，慢性脂肪泻，中腹部压痛，B超示胰腺钙化，应诊断为慢性胰腺炎。患者主要症状为脂肪泻，此为胰腺外分泌功能不足的表现，可口服胰酶制剂以帮助脂类食物的消化。②慢性胰腺炎的腹痛一般较为顽固，普通的解痉止痛药物难以达到效果，故不答A。C、D、E对慢性胰腺炎的治疗效果不佳。

1222. ABCDE　①A、D、E腹部平片都不可能出现钙化影，故不答A、D、E。②慢性胆囊炎合并胆囊结石，在腹部平片于右上腹可见不透X线钙化影。慢性胰腺炎反复发作多合并胰管结石，腹部平片于左上腹可见钙化影，故答C而不是B。

1223. ABCDE　胰头癌的病理分类以导管细胞腺癌最常见（约占90%），黏液性囊腺癌、腺泡细胞癌少见。

1224. ABCDE　①上腹疼痛是胰头癌常见的首发症状。②无痛性黄疸是胰头癌主要的临床表现（占90%），呈进行性加重。③消瘦、贫血为晚期胰头癌的恶病质症状。④食欲下降为消化道症状，无特

第十篇　外科学试题答案及详细解答

异性。⑤晚期偶可扪及上腹部肿块,质硬,固定。

1225. **ABCDE**　胰头癌的临床表现以上腹疼痛、饱胀不适、黄疸、食欲减退、消瘦最为多见。

1226. **ABCDE**　①中晚期胰头癌可侵犯腹腔神经丛,出现持续剧烈腹痛,向腰背部放射,为最突出的临床表现。②食欲不振、体重减轻为消化道症状,无特异性。寒战高热提示胰头癌合并胆道感染。渐进性无痛性黄疸为胰头癌最主要的临床表现。胰头癌很少出现肝脾大。

1227. **ABCDE**　①胰腺癌常见的首发症状是上腹疼痛。②黄疸是胰腺癌最主要的症状,不要误答 A。胰腺癌可有稀便,无特异性。贫血、皮肤瘙痒常见于晚期胰腺癌。

1228. **ABCDE**　①患者黄疸伴皮肤瘙痒,为阻塞性黄疸的典型表现。当胆总管下端梗阻时,胆汁排出受阻,胆总管内压力增高,胆汁可经胆囊管逆行进入胆囊,造成胆囊内胆汁淤积,使胆囊被动性充盈肿大,可于右上腹扪及无痛性肿块,称为 Courvoisier 征。②胆总管囊肿、肝囊肿、胆管癌早期一般不能于腹部扪及肿块。胰头癌在晚期可扪及肿块,但一般位于上腹部偏左侧。

1229. **ABCDE**　①老年患者,黄疸进行性加重,体重减轻,Courvoisier 征阳性,应诊断为胰头癌。Courvoisier 征阳性是指胰头癌压迫胆总管下端导致胆道阻塞、黄疸进行性加深、胆囊显著肿大但无压痛。②慢性胰腺炎常表现为上腹部隐痛,脂肪泻,病程长,早期不会出现黄疸及 Courvoisier 征阳性。胆总管结石表现为波动性黄疸,阵发性腹痛,若有胆囊肿大,则肿大的胆囊有触痛。胆囊癌一般不会出现黄疸。肝门部胆管癌可有黄疸进行性加重,但不会出现无痛性胆囊肿大。

1230. **ABCDE**　①中年男性,无痛性黄疸进行性加重,胆囊肿大,胆总管增粗,胰头占位性病变,应诊断为胰头癌,治疗首选胰头十二指肠切除术(Whipple 手术)。②胰腺空肠吻合术常用于胰头横断伤的治疗。胰头部分切除术易造成术后胰瘘,临床上很少采用。全胰切除术常用于全胰癌的治疗。胆囊空肠吻合术为姑息性减黄手术。

1231. **ABCDE**　①腹部增强 CT 是诊断胰腺癌的首选影像学检查,对胰腺癌的定性、定位诊断均有重要价值,尤其能清楚地显示肿瘤是否侵犯大血管,对术前胰腺癌的可切除性评估具有重要意义。②腹腔血管造影也可显示胰头癌与邻近大血管的关系,因其有创性,目前已被增强 CT 所替代。内镜超声、B 超常用于诊断胰头癌。磁共振胆胰管成像(MRCP)可显示胰、胆管梗阻部位和胰胆管扩张程度。

1232. **ABCDE**　①患者上腹隐痛,黄疸进行性加重,血清糖类抗原 19-9(CA19-9)增高,应考虑胰腺癌。CA19-9 是诊断胰腺癌最常用的肿瘤学标志物。为明确胰腺癌的诊断、术前评估胰腺癌的可切除性,首选胰腺增强 CT 检查。②上消化道钡剂造影对胰腺癌的诊断价值不大。腹部 MRI 诊断胰腺癌的价值并不优于增强 CT,故不答 B。ERCP 为有创检查,不能作为首选。腹部 B 超由于肠气干扰,对胰腺癌的诊断价值较小。

1233. **ABCDE**　①糖原抗原 19-9(CA19-9)是胰腺癌最常用的术前诊断和术后随访的标志物。②CA153 常用于诊断乳腺癌,CA125 常用于诊断卵巢癌。甲胎蛋白(AFP)常用于诊断肝细胞肝癌。癌胚抗原(CEA)常用于诊断结、直肠癌。

1234. **ABCDE**　①胆总管结石常表现为波动性黄疸;胰头癌常表现为进行性加重的黄疸,此为两者的主要鉴别点(B 对)。②胆总管结石和胰头癌均可引起胆胰共同通路受阻,使胆总管内压力增高,胆囊充盈性肿大及胰腺腺泡细胞受损,血尿淀粉酶增高。由于两者均可引起阻塞性黄疸,因此都可导致皮肤瘙痒、肝功能受损。因此 A、C、D、E 都不能作为两者的鉴别依据。

1235. **ABCDE**　①胰腺癌(尤其是胰体尾癌)需到中晚期,肿瘤长到很大时,才能压迫胆总管下端,阻塞胆道引起黄疸。因此胰腺癌的患者往往就诊晚,确诊晚,手术切除率低,预后不良。②壶腹癌早期就可压迫胆总管下端出现黄疸,能够早就医、早发现、早治疗,因此手术切除率高,预后较好。

1236. **ABCDE**　①老年患者,无痛性黄疸,Courvoisier 征阳性(黄疸患者右上腹触及无痛性肿大的胆囊),应诊断为胰头癌。②胆总管结石常表现波动性黄疸,腹膜刺激征阳性。肝癌不会触及肿大的胆囊。慢性胰腺炎常表现为腰背部疼痛及消化不良。胆结石可有胆囊触痛性肿大,但多无黄疸。

1237. ABCDE　1238. ABCDE　①患者有寒战、高热、上腹绞痛、黄疸,为典型的 Charcot 三联征,常见于胆总管结石合并急性胆管炎。②患者有黄疸,无腹痛,触及无痛性肿大的胆囊,称为 Courvoisier 征,常见于壶腹部肿瘤。③病毒性肝炎、肝硬化、原发性肝癌可有肝细胞性黄疸,但不会出现上腹部绞痛、寒战高热,也不会出现胆囊无痛性肿大。

1239. ABCDE　1240. ABCDE　①糖类抗原 19-9(CA19-9)是胰腺癌最重要的肿瘤标志物,正常值<3.7万 U/L。患者黄疸,可触及无痛性肿大的胆囊(Courvoisier 征阳性),CA19-9 增高,胰腺钩突部低密度影,应诊断为胰头癌。B、C、D、E 均不会出现 Courvoisier 征阳性。②胰头癌的首选手术方式是胰十二指肠切除术,即 Whipple 手术。

1241. ABCDE　①Buerger 试验(体位色泽改变试验)是先将下肢抬高 70°~80°,持续 1 分钟,肢体远端皮肤保持淡红色或稍微苍白,若呈苍白或蜡白色,提示动脉供血不足;再将下肢下垂于床沿,正常人皮肤色泽可在 10 秒内恢复,若恢复时间超过 45 秒,且色泽不均匀者,进一步提示动脉供血障碍。Buerger 试验阳性提示血栓闭塞性脉管炎。②足背动脉搏动消失见于血栓闭塞性脉管炎、动脉硬化性闭塞症、下肢动脉栓塞等。Homans 征(踝关节过度背屈试验)阳性常见于下肢深静脉血栓形成。Trendelenburg 试验(大隐静脉瓣膜功能试验)、Perthes 试验(下肢静脉通畅度试验)均与单纯性下肢静脉曲张有关。

1242. ABCDE　恒温环境下,如肢体双侧对称部位皮肤温度相差≥2.0℃,则说明动脉血流减少。

1243. ABCDE　血栓闭塞性脉管炎分为 4 期:Ⅰ期常无明显临床症状,Ⅱ期的典型表现为间歇性跛行,Ⅲ期的主要症状为静息痛,Ⅳ期主要表现为趾(指)发黑坏死、溃疡形成。

1244. ABCDE　①患者间歇性跛行,双下肢皮温降低,足背动脉搏动消失,应诊断为血栓闭塞性脉管炎Ⅱ期。根据最大间歇性跛行距离分为:Ⅱa 期>200m;Ⅱb 期<200m,可见本例应诊断为Ⅱb 期。②Ⅰ期不会出现间歇性跛行,体检可见足背动脉搏动减弱,而不是消失。Ⅲ期主要表现为静息痛。Ⅳ期常表现为趾端缺血坏疽。

1245. ABCDE　①动脉硬化性闭塞症好发于中老年男性,多有高血压、糖尿病、冠心病等病史,主要累及大中动脉,常有下肢慢性缺血性表现,如下肢间歇性跛行,患肢皮温降低、色泽苍白,下肢远端动脉搏动减弱或消失。根据题干,本例应诊断为动脉硬化性闭塞症。②患者病史 3 年,不可能诊断为急性动脉栓塞,故不答 A。血栓闭塞性脉管炎好发于有吸烟嗜好的男性青年,无高血压、糖尿病、冠心病等病史,主要累及下肢中小动静脉,故不答 C。深静脉血栓形成常表现为突发性下肢肿胀,疼痛,病程进展快,故不答 D。血栓性浅静脉炎常表现为寒战高热,沿浅静脉走行的红肿,故不答 E。

1246. ABCDE　①血栓闭塞性脉管炎好发于青壮年男性,多数有吸烟嗜好,无高血压、糖尿病等病史,常表现为肢体慢性缺血,足背动脉搏动减弱或消失。根据题干,本例应诊断为血管闭塞性脉管炎。②动脉硬化性闭塞症好发于 45 岁以上中老年人,常有高血压、糖尿病、高脂血症等病史,故不答 B。原发性下肢静脉曲张常表现为下肢浅静脉迂曲。深静脉血栓形成常表现为突发下肢肿胀。血栓性浅静脉炎常表现为浅表静脉红、肿、热、痛。

1247. ABCDE　①患者左下肢疼痛,间歇性跛行,左小腿皮温降低、足背动脉搏动消失,应考虑血栓闭塞性脉管炎。Buerger 试验(体位色泽改变试验)是先将下肢抬高 70°~80°,持续 1 分钟,肢体远端皮肤保持淡红色或稍微苍白,若呈苍白或蜡白色,提示动脉供血不足;再将下肢下垂于床沿,正常人皮肤色泽可在 10 秒内恢复,若恢复时间超过 45 秒,且色泽不均匀者,进一步提示动脉供血障碍。Buerger 试验阳性提示血栓闭塞性脉管炎。②Perthes 试验(下肢静脉通畅度试验)、Pratt 试验(交通静脉瓣膜功能试验)、Trendelenburg 试验(大隐静脉瓣膜功能试验)均与单纯性下肢静脉曲张有关。③Homans 试验(踝关节过度背屈试验)阳性常见于下肢深静脉血栓形成。

1248. ABCDE　①血栓闭塞性脉管炎好发于吸烟的男性,早期出现间歇性跛行,晚期趾(指)可发生缺血坏疽。根据题干,本例应诊断为血栓闭塞性脉管炎。②治疗时,应严格禁烟,防止受冷受潮,但不应

第十篇　外科学试题答案及详细解答

使用热疗,以免组织需氧增加而加重缺血。疼痛严重者,可给予止痛剂及镇痛剂,以减轻症状。有手术指征者,可行手术治疗,目的是重建动脉血流通道,增加肢体血供,改善缺血引起的后果。高压氧舱治疗可提高血氧含量,增加肢体的血氧弥散,改善组织缺氧,参阅5版《外科学》P674。

1249. **ABCDE**　①男性吸烟患者,无高血压、糖尿病史,右下肢间断疼痛,皮温降低,足背动脉搏动减弱,应诊断为血栓闭塞性脉管炎。②治疗时,应严格禁烟。可应用血管扩张药(如前列腺素E_1、妥拉苏林),以改善微循环,防止血栓繁衍。对于Ⅰ、Ⅱ期患者可行腰交感神经节切除术,可解除血管痉挛,促进侧支循环形成,有良好的近期效果。高压氧舱治疗可提高血氧含量,增加肢体的血氧弥散,改善组织缺氧。③急性期血液呈高凝状态,可行链激酶溶栓治疗,但患者病史4年,为慢性期病变,故溶栓治疗无效。

1250. **ABCDE**　1251. **ABCDE**　①血栓闭塞性脉管炎好于吸烟的青年男性,主要累及四肢中小动静脉,晚期可有足背动脉搏动减弱或消失,30%的患者小腿可反复发作游走性血栓性浅静脉炎。患者多为青年男性,故无高血压、高脂血症、糖尿病病史。②动脉硬化性闭塞症好于中老年男性,常有高血压、高脂血症、糖尿病病史。患者主要累及大中动脉,故多无游走性浅静脉炎病史。③踝关节过度背伸试验(Homans征)阳性见于小腿深静脉血栓形成。

1252. **ABCDE**　1253. **ABCDE**　①血栓闭塞性脉管炎的治疗原则是防止病变进展,促进下肢血液循环。保守治疗时,应严格戒烟,因为烟叶中的烟碱能使血管收缩,戒烟可使病情缓解,而再度吸烟后病情又会复发。A、B、C、E均属于一般性治疗措施。②血栓闭塞性脉管炎和动脉硬化性闭塞症都可有间歇性跛行、足背动脉搏动消失、夜间静息痛及下肢肌肉萎缩,因此这些特点不能用于两者的鉴别。但两者的好发年龄不同:前者多见于青年男性,后者多见于中老年男性。

1254. **ABCDE**　①单纯性下肢静脉曲张(原发性下肢静脉曲张)是指隐静脉伸长、迂曲而呈曲张状态。静脉壁薄弱、静脉瓣膜缺陷及浅静脉内压升高,是引起浅静脉曲张的主要原因。②妊娠、盆腔巨大肿瘤、长时间站立是使瓣膜压力增大的常见因素。由髂股静脉血栓形成引起本病者少见。

1255. **ABCDE**　①静脉壁薄弱、静脉瓣膜缺陷及浅静脉内压升高,是引起单纯下肢静脉曲张的主要原因。静脉壁薄弱和静脉瓣膜缺陷,与遗传因素有关。②重体力劳动、长期站立、妊娠、习惯性便秘,均可使静脉瓣膜承受过高的压力,使之逐渐松弛,不能紧密关闭,从而导致单纯性下肢静脉曲张,故答E。

1256. **ABCDE**　①患者右下肢浅静脉迂曲扩张多年,长时间站立加重,应诊断为原发性下肢静脉曲张。②患肢局部组织缺血缺氧,易发生皮肤溃疡。患肢浅静脉迂曲,血流缓慢,易发生血栓性浅静脉炎。患者下肢浅静脉迂曲,血液回流变慢和逆流,使血液含氧量降低,毛细血管通透性增加,红细胞渗至血管外,血红蛋白的代谢产物含铁血黄素沉积于皮下,可导致足踝周围色素沉着。下肢曲张静脉可破裂出血。③原发性下肢静脉曲张不累及趾端动脉,故不会发生足趾缺血坏死,故答A。

1257. **ABCDE**　①原发性下肢静脉曲张主要表现为外观改变、酸胀不适、肿胀、小腿皮肤营养不良。足靴区皮肤营养性变化包括皮肤萎缩、色素沉着、皮炎、湿疹、皮下脂质硬化、溃疡形成。②A、B属于外观改变,C属于普通并发症,D属于营养障碍性并发症。参阅7版《黄家驷外科学》P1217。

1258. **ABCDE**　①患者长期右下肢静脉迂曲,踝部水肿,足靴区皮肤营养性变化,深静脉通畅试验阴性,应诊断为单纯性下肢静脉曲张。②下肢深静脉血栓形成起病急,病情进展快,不会迁延10年,深静脉通畅试验应为阳性。血栓闭塞性脉管炎主要累及四肢中、小动静脉,常表现为患肢怕冷,皮温降低,苍白,间歇性跛行。动静脉炎、血栓性浅静脉炎常表现为沿浅表血管走行的红肿疼痛。

1259. **ABCDE**　①血管疾病最有价值的诊断依据当然是血管造影检查。下肢大隐静脉曲张患者行下肢静脉造影,可清楚地显示病变部位、性质、范围及程度。②大隐静脉瓣膜功能(Trendelenburg)试验可判断大隐静脉瓣膜功能是否完善,深静脉通畅(Perthes)试验可判断深静脉是否通畅,交通静脉瓣膜功能(Pratt)试验可判断深静脉交通支瓣膜功能是否不全,临床表现可提示浅表静脉曲张,A、B、C、E均不能确诊原发性下肢静脉曲张。

1260. **ABCDE** ①深静脉通畅试验(Perthes 试验):用止血带结扎大腿浅静脉主干,嘱患者用力踢腿或作下蹲活动连续 10 余次,迫使浅静脉血液向深静脉回流,使曲张静脉排空。若活动后浅静脉曲张更明显,则表明深静脉不通畅,为 Perthes 试验阳性。②大隐静脉瓣膜功能试验(Trendelenburg 试验):患者平卧,抬高患肢使静脉排空,在大腿根部扎止血带,阻断大隐静脉;然后让患者站立,迅速释放止血带,如出现自上而下的静脉逆向充盈,提示瓣膜功能不全。③交通静脉瓣膜功能试验(Pratt 试验):患者仰卧,抬高患肢,在大腿根部扎止血带,然后从足趾向上至腘窝缚缠第一根弹力绷带;再自止血带处向下,扎上第二根弹力绷带。让患者站立,一边向下解开第一根弹力绷带,一边向下继续缚缠第二根弹力绷带,如果在两根绷带之间的间隙内出现曲张静脉,即提示该处有功能不全的交通静脉。④握拳尺偏试验(Finkelstein 试验):握拳尺偏腕关节时,桡骨茎突处出现疼痛,称为 Finkelstein 试验阳性,见于桡骨茎突狭窄性腱鞘炎。Buerger 试验阳性常见于血栓闭塞性脉管炎。

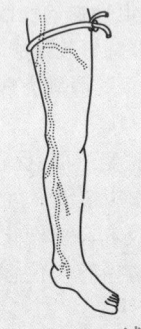 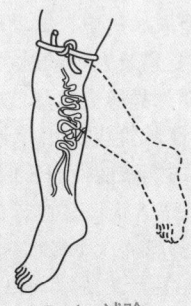 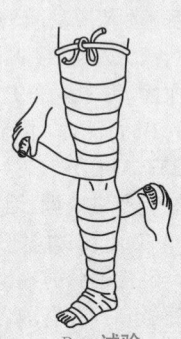

Trendelenburg 试验　　　　Perthes 试验　　　　Pratt 试验

1261. **ABCDE** ①中年女性,下肢浅静脉扩张、迂曲 10 年,局部皮肤色素沉着,大隐静脉瓣膜功能试验阳性,应诊断为原发性下肢静脉曲张。②血栓性浅静脉炎常表现为寒战高热,沿浅静脉走行的红肿,故不答 B。动静脉瘘常表现为搏动性肿块。动脉硬化性闭塞症常表现为下肢远端缺血。原发性下肢深静脉瓣膜功能不全可有浅静脉曲张,但病变发展极快,不会迁延 10 年。

1262. **ABCDE** 患者左大隐静脉曲张明显,大隐静脉瓣膜功能不全,应诊断为单纯性下肢静脉曲张,在行大隐静脉结扎术之前,必须确认下肢深静脉通畅,即 Perthes 试验阴性。否则,大隐静脉结扎后,远端肢体的静脉血不能经深静脉回流,将导致严重后果。

1263. **ABCDE** ①患者左下肢静脉迂曲 10 年,应诊断为原发性下肢静脉曲张。②应避免久站、久坐,而不是减少下肢活动。休息时抬高患肢、穿弹力袜可使曲张静脉处于萎瘪状态,减轻症状。

1264. **ABCDE** ①手术治疗原发性下肢静脉曲张的目的是消除静脉淤血及并发症,恢复下肢静脉功能。目前认为其最佳方法是大隐静脉高位结扎+剥脱术+结扎切断功能不全的交通静脉。②穿弹力袜仅适用于症状轻微又不愿手术者。硬化剂注射、压迫疗法常作为术后残留曲张静脉的辅助治疗方法。静脉瓣膜修复术适用于下肢深静脉瓣膜功能不全。本病内科药物治疗效果不佳。

1265. **ABCDE**　1266. **ABCDE**　①Perthes 试验,也称深静脉通畅试验,可判断深静脉是否通畅。②Pratt 试验,也称交通静脉瓣膜功能试验,可判断深静脉交通支瓣膜功能是否不全。

1267. **ABCDE**　1268. **ABCDE**　①患者右下肢浅静脉迂曲,长时间站立加重,平卧位消失,应考虑原发性下肢静脉曲张。大隐静脉曲张常表现为小腿和大腿内侧浅静脉迂曲,小隐静脉曲张仅表现为小腿后部浅静脉曲张。根据题干,本例应诊断为大隐静脉曲张,故答 B 而不是 A。动静脉瘘常表现为搏动性肿块。下肢静脉炎常表现为沿下肢静脉走行的红肿疼痛。深静脉血栓形成常表现为患肢肿胀、疼痛。②大隐静脉瓣膜功能试验(Trendelenburg 试验):患者平卧,抬高患肢使静脉排空,在大腿根部扎止血带,阻断大隐静脉,然后让患者站立,迅速释放止血带,如出现自上而下的静脉逆向充盈,提示大隐静脉瓣膜功能不全。若未放开止血带,止血带下方的静脉迅速(在 30 秒内)充盈,则表

第十篇　外科学试题答案及详细解答

明有交通静脉瓣膜功能不全。参阅7版《外科学》P614,9版《外科学》已删除。单纯性大隐静脉曲张在未释放止血带时,不会出现下肢静脉充盈,故不答A。下肢深静脉血栓形成常表现为Perthes试验阳性。隐-股静脉瓣膜功能不全患者行Trendelenburg试验时,常表现为释放止血带后,立即出现自上而下的静脉逆向充盈。原发性下肢深静脉瓣膜功能不全常需静脉造影才能确诊。

1269. **ABCDE** ①静脉损伤是深静脉血栓形成的重要因素。②长期服用避孕药、妊娠可使血液呈高凝状态,久病卧床可造成血流缓慢,均可导致血栓形成。③脾功能亢进将导致血小板减少,不易形成血栓。

1270. **ABCDE** ①患者,剖宫产术后1周,长时间卧床,左下肢肿胀,左小腿Homans阳性,应诊断为左下肢深静脉血栓形成。静脉损伤、血流缓慢、血液高凝状态是深静脉血栓形成的三大因素。妊娠晚期血液呈高凝状态,剖宫产术后长时间卧床可使血流缓慢,都是深静脉血栓形成的因素,故不答A、B、C、D。②早日下地活动是预防术后深静脉血栓形成的措施,故答E。

1271. **ABCDE** ①直肠癌根治术后下床活动少,下肢血流缓慢,易导致下肢深静脉血栓形成。根据题干,答案为C。②血栓性浅静脉炎、大隐静脉曲张均不会导致左下肢肿胀。患者足背动脉搏动存在,说明不是下肢动脉栓塞。淋巴水肿可导致下肢慢性肿胀,而不是急性肿胀。

1272. **ABCDE** ①病人左下肢突然肿胀,股三角区疼痛,皮温先增高后降低,呈股青肿,应诊断为左下肢深静脉血栓形成。②对于发病后3~5天内的下肢深静脉血栓应行取栓术,最常用的方法是Fogarty导管取栓术。本例发病仅24小时,故首选Fogarty导管取栓术。③肝素抗凝治疗常用于预防血栓形成,不是主要治疗措施。抬高患肢、右旋糖酐、丹参祛聚疗法等均为辅助治疗措施。应用尿激酶溶栓疗效不好,危险性高,现已少用。

1273. **ABCDE** ①癌症患者血液呈高凝状态,手术后卧床休息,血流缓慢,突发左下肢肿胀,足背动脉搏动存在,应诊断为左下肢深静脉血栓形成。为明确诊断,最有意义的体征是Homans试验(踝关节过度背屈试验)阳性,即足向背侧急剧弯曲时,由于腓肠肌、比目鱼肌被动伸长,可引起小腿深部肌肉疼痛。②Trendelenburg试验阳性提示瓣膜功能不全。Perthes试验阳性提示下肢深静脉阻塞。Pratt试验阳性提示深静脉交通支瓣膜功能不全。Buerger试验阳性提示下肢动脉供血障碍。

1274. **ABCDE** ①宫颈癌患者血液呈高凝状态,手术后长时间卧床致血流缓慢,突发左小腿肿胀疼痛,左足不能着地踏平(Homans试验阳性),足背动脉搏动存在,应诊断为左下肢深静脉血栓形成。超声多普勒可确定下肢深静脉主干是否阻塞,为首选检查方法。②同位素骨扫描常用于诊断恶性肿瘤骨转移。下肢CT、MRI价格昂贵,不作为首选检查。下肢X线片对本病诊断价值不大。

1275. **ABCDE** 下肢深静脉血栓形成分为三型。①中央型(髂-股静脉血栓形成):常表现为全下肢明显肿胀,患侧髂窝、股三角区疼痛,浅静脉扩张,患肢皮温升高。②周围型:包括小腿深静脉血栓形成、股静脉血栓形成,前者常表现为小腿肿胀疼痛,患足不能着地踏平,作踝关节过度背屈试验可致小腿剧痛(Homans征阳性);后者常表现为大腿肿胀疼痛,由于髂-股静脉通畅,故下肢肿胀多不明显。③混合型(全下肢深静脉血栓形成):常表现为全下肢明显肿胀,股三角区、腘窝、小腿肌层均有压痛,常伴体温升高和脉率加快。本例应诊断为髂-股静脉血栓形成。

1276. **ABCDE** 患者手术后卧床休息6天,右下肢肿胀,皮温增高,股三角区深压痛,应诊断为下肢深静脉血栓形成,当然不能使用止血药物。B、C、D、E都是血栓形成的常用治疗方法。

1277. **ABCDE**　1278. **ABCDE** ①单纯性下肢静脉曲张的治疗主要是大隐静脉或小隐静脉高位结扎+剥脱术。②下肢深静脉血栓形成可有Homans征(踝关节过度背屈试验)阳性。

1279. **ABCDE**　1280. **ABCDE** ①患者手术后卧床休息血流缓慢,突发左下肢肿胀,皮温升高,股三角疼痛,应诊断为左下肢深静脉血栓形成。大隐静脉曲张常表现为小腿和大腿内侧浅静脉曲张,不会出现下肢肿胀。丹毒常表现为下肢片状皮肤红疹,色鲜红,中间稍淡,境界清楚。淋巴水肿多缓慢起病,常表现为从踝部开始,由下而上的下肢肿胀。皮肤管状淋巴管炎常表现为条形触痛区,相应淋巴结肿大。②下肢深静脉血栓脱落后,可顺血流方向,经下腔静脉→右心房→右心室→肺动脉,引起急性肺栓塞,可导致患者突然死亡。急性肺栓塞常表现为呼吸困难、胸痛、咯血三联征。根据题干,本例应诊断为急性肺栓塞。急性脑出血、脑血栓形成多有颅内定位症状。急性心肌梗死常表现为突发持续性胸痛,很少出现呼吸困难。呼吸道出血窒息与题干所述无关。

1281. **ABCDE**　①隐睾易发生恶变,恶变概率较普通人高 40 倍。②隐睾也可导致男性不育,但不是最严重的后果,故答 C 而不是 A。隐睾导致睾丸炎、睾丸扭转、睾丸萎缩少见。

1282. **ABCDE**　隐睾是指睾丸下降异常,不能下降至阴囊内。1 岁以内的睾丸有自行下降的可能。若 1 岁以后睾丸仍未下降,可短期应用绒毛膜促性腺激素。若 2 岁以前睾丸仍未下降,应行睾丸固定术。

1283. **ABCDE**　①根据题干,本例应诊断为隐睾症。1 岁以内,睾丸有自行下降可能,应随诊观察。1~2 岁,可给予绒毛膜促性腺激素治疗。2 岁以前睾丸仍未下降者,应行睾丸固定术。②无张力疝修补术常用于治疗腹股沟疝。睾丸自体移植术适于双侧腹腔内隐睾不能下降复位者。

1284. **ABCDE**　①2 岁男孩,右侧阴囊内未触及睾丸,B 超示右侧睾丸位于右腹股沟,应诊断为右侧隐睾。患儿右侧腹股沟包块,卧位可消失,应考虑腹股沟斜疝。故本例应诊断为右侧隐睾合并腹股沟斜疝。②隐睾的治疗原则:a. <1 岁的隐睾有自行下降的可能;b. 1 岁以后睾丸仍未下降,可短期应用绒毛膜促性腺激素治疗;c. 2 岁以前睾丸仍未下降,应行睾丸下降固定术。2 岁患儿,腹股沟斜疝的手术方式为疝囊高位结扎,故答 E。

1285. **ABCDE**　①B、C、D、E 都是肾损伤的病理类型。肾蒂由肾动脉、肾静脉和肾盂组成,当肾蒂血管损伤时,可导致大出血、休克,甚至在短期内死亡,为最严重的肾损伤类型。②自发性肾破裂很少导致死亡。肾挫伤仅局限于部分肾实质,一般症状轻微,可以自愈。肾部分裂伤为肾实质的部分裂伤伴包膜破裂,经积极治疗可以治愈。肾全层裂伤为实质深度裂伤,一般症状明显,需手术治疗。

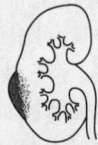 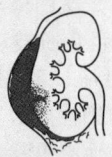 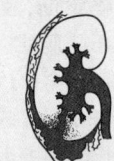 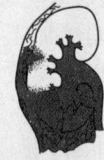 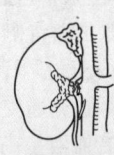 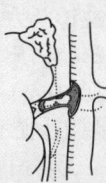

肾挫伤　　肾部分裂伤　　肾全层裂伤　　肾横断伤　　肾蒂断裂　　肾动脉内膜断裂

1286. **ABCDE**　肾损伤多有血尿,但血尿与损伤程度不成比例。肾损伤可有少量血尿,严重肾裂伤(如肾全层裂伤、肾部分裂伤、肾盂部分撕裂)可有大量肉眼血尿。肾蒂断裂时,大量血液流入腹膜后间隙,可不出现血尿。

1287. **ABCDE**　①患者腰背部外伤,伤后大量肉眼血尿,肾区叩痛,应考虑肾损伤。患者脉搏增快,血压降低呈休克状态,应诊断为肾全层裂伤。②肾挫伤可有少量血尿,症状轻微,不引起休克。肾实质损伤可引起被膜下血肿,血尿明显,但很少引起休克。肾实质与肾盂肾盏破裂可有血块堵塞尿路,血尿反而少见。肾蒂断裂可在短时间内大量出血,常死于现场,来不及诊治。

1288. **ABCDE**　①肾脏 CT 可清晰显示肾皮质裂伤、尿外渗和血肿范围,为肾损伤的首选检查,参阅 7 版《外科学》P642。②肾挫伤若不累及肾集合系统,可不出现血尿,故不能将尿常规作为肾挫伤的首选检查。静脉尿路造影可评价肾损伤的范围和程度,临床少用。血细胞比容可反映失血情况。血肌酐常用于检测肾功能。

1289. **ABCDE**　逆行肾盂造影是指经膀胱尿道镜行输尿管插管,注入有机碘对比剂来显示输尿管和肾集合系统,属于有创检查,可导致肾外伤患者泌尿系统逆行感染,故不宜进行该项检查。

1290. **ABCDE**　肾损伤的手术方式包括肾修补、肾部分切除和肾切除术。严重肾全层裂伤、肾蒂血管损伤应行病侧肾切除,其他肾损伤行肾修补或肾部分切除术。

1291. **ABCDE**　①放射性核素肾显像可显示有无上尿路梗阻,测定分肾功能。②尿路平片(KUB)、血尿素氮(BUN)、血肌酐(Scr)测定、CT 平扫、逆行尿路造影(RP)均不能了解分侧肾功能。

第十篇 外科学试题答案及详细解答

1292. **ABCDE**　①患者左侧腹部及左下胸部外伤,左侧腹压痛,血尿,应考虑左肾损伤。患者脉搏 120 次/分,血压 80/60mmHg,应诊断为重度肾裂伤合并失血性休克,可在积极抗休克的同时,准备剖腹探查。②抗感染治疗不是目前治疗的重点。输血、输液为抗休克的措施,但有些活动性出血的患者,不手术治疗难以止血。该患者已处于中度休克状态,若继续观察将错失抢救时机,故不答 C。25%的甘露醇为降低颅内压,防止脑疝的治疗措施,不适合本例的急救。

1293. **ABCDE**　"前"尿道损伤常由"骑"跨伤所致,多见于尿道"球"部;"后"尿道损伤常由"骨"盆骨折所致,多见于尿道"膜"部(记忆为"前骑球,后骨膜")。

1294. **ABCDE**　①"前"尿道损伤常由"骑"跨伤所致,多见于尿道"球"部;"后"尿道损伤常由"骨"盆骨折所致,多见于尿道"膜"部(记忆为"前骑球,后骨膜")。本例为骑跨伤,最可能的诊断为前尿道球部损伤。②前尿道球部损伤时,尿液可外渗至会阴浅筋膜,使会阴、阴囊、阴茎肿胀,有时可向上扩展至腹壁,故答 A。③膀胱周围、耻骨后间隙为后尿道损伤时尿液外渗的部位。

1295. **ABCDE**　①骨盆挤压试验和分离试验阳性为骨盆骨折的特征性体征。根据题干,本例应诊断为骨盆骨折。②"前"尿道损伤常由"骑"跨伤所致,多见于尿道"球"部;"后"尿道损伤常由"骨"盆骨折所致,多见于尿道"膜"部(记忆为"前骑球,后骨膜")。本例为骨盆骨折,最可能合并后尿道损伤。③输尿管损伤、肾皮质损伤临床上少见。膀胱损伤多为憋尿时被人踢伤下腹部所致。

1296. **ABCDE**　患者为骑跨伤,故多为前尿道球部损伤。

1297. **ABCDE**　①男性尿道以尿生殖膈为界,分前、后两段。前尿道包括阴茎部和球部,后尿道包括膜部和前列腺部。尿道损伤以球部和膜部多见,阴茎部尿道损伤并不多见,故答 B。②前尿道损伤多见于骑跨伤,多为球部损伤(记忆为前骑球)。后尿道损伤多见于骨盆骨折,多为膜部损伤(记忆为后骨膜)。③医源性尿道狭窄虽然少见,但近年来有增多趋势。

1298. **ABCDE**　①前尿道包括阴茎部、球部,损伤好发于球部。后尿道包括膜部、前列腺部,损伤好发于膜部。②当前尿道球部损伤时,尿液可外渗至会阴浅筋膜包绕的会阴部及阴囊;因后方有尿生殖膈阻挡,故尿液不会外渗至两侧股部。当前尿道阴茎部损伤时,尿液外渗可使阴茎肿胀。③当后尿道损伤时,尿液可外渗至耻骨后间隙和膀胱周围;因下方有尿生殖膈阻挡,尿液不会外渗至会阴部及阴囊、阴茎。④患者为骑跨伤,多为前尿道球部损伤,故尿液应外渗至会阴部及阴囊。

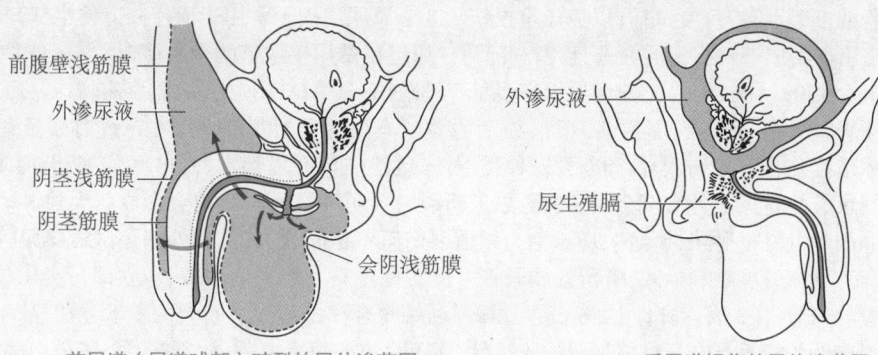

前尿道(尿道球部)破裂的尿外渗范围　　　后尿道损伤的尿外渗范围

1299. **ABCDE**　①骨盆分离挤压试验阳性为骨盆骨折的特征性体征,故本例应考虑骨盆骨折。骨盆骨折易造成后尿道损伤。患者导尿管插入未引出尿液,应考虑尿道损伤,故本例应诊断为骨盆骨折合并后尿道断裂。②骨盆骨折合并膀胱损伤少见。若为膀胱损伤,则导尿管可以顺利插入膀胱。A、B、C 显然不是正确答案。

1300. **ABCDE**　①患者骨盆骨折后尿潴留,导尿管不能插入膀胱,应考虑尿道断裂,而不是膀胱破裂,膀胱破裂导尿管可插入膀胱。②前尿道损伤多见于骑跨伤,多为球部损伤,记忆为前骑球。后尿道损伤多见于骨盆骨折,多为膜部损伤,记忆为后骨膜。患者为骨盆骨折,应为后尿道的膜部损伤。

1301. ABCDE ①对于尿道损伤的患者,应首先插入导尿管引流。若导尿管可插入膀胱,则多为膀胱破裂;若导尿管插入失败,则多为尿道损伤。②B超只能判断有无尿潴留,不能确诊有无尿道损伤。尿道造影易导致逆行感染,尿道探子易形成假道,临床上均少用。尿道损伤时,膀胱镜难以插入。

1302. ABCDE ①对于尿道损伤的患者,应首先插入导尿管引流,既可避免尿潴留,也可作为尿道不全裂伤的生长修复支架。②当导尿管插入失败时,常行耻骨上膀胱造瘘以解决急性尿潴留,以待后期再次手术恢复尿道连续,如经会阴尿道修补术、经腹会阴尿道会师术,同时将外渗的尿液引流。

1303. ABCDE ①患者外伤后未排尿,应考虑尿道损伤。患者伤后血压<90/60mmHg,心率增快,应考虑失血性休克。患者伤后骨盆分离挤压试验阳性,应考虑骨盆骨折。而骨盆骨折易并发腹膜后出血、后尿道损伤,因此本例应诊断为骨盆骨折合并失血性休克、后尿道损伤。②失血性休克是应优先处理的并发症,故入院后应立即开通静脉补液通路,抢救休克。③A、B、C、E均可留待后期处理。

1304. ABCDE ①骨盆骨折常导致后尿道膜部损伤,一般不宜插入导尿管,以免加重局部损伤。对于不能自行排尿,且有尿潴留者,急诊处理时可行耻骨上膀胱造瘘引流尿液。②针灸、热敷只适用于动力性尿潴留。骨盆骨折一般出血量较大,常常伴有休克,不宜施行急症尿道会师术。尿道断端吻合术为二期手术方式,一期作此手术常因尿瘘而失败。

1305. ABCDE 会阴骑跨伤常导致前尿道球部损伤。前尿道损伤分为挫伤、裂伤、完全断裂3种类型。①尿道挫伤时仅有水肿和出血,可自愈,无须特殊处理。②尿道裂伤可引起尿外渗,一般不引起尿潴留,可插入导尿管1周;若导尿失败,应行经会阴尿道修补。③尿道完全断裂可有断端分离,血肿较大,易发生尿潴留。患者不能自行排尿,阴囊肿大,故应诊断为前尿道完全断裂。前尿道完全断裂者应立即行经会阴尿道断端吻合,并引流外渗尿液。抗感染、应用止血药,为辅助治疗措施,故不答A、B。膀胱造瘘主要用于尿道损伤尿潴留的急症处理,而题干要求回答的不是急症处理方法,故不答C。尿道断裂难以插入导尿管,故不答D。

1306. ABCDE 1307. ABCDE ①尿道造影可显示尿道损伤的部位和程度。尿道挫伤无造影剂外溢;如有外溢提示部分裂伤;如造影剂未进入后尿道而大量外溢,提示尿道断裂。②试插导尿管可了解尿道的连续性和完整性。如一次导尿成功,提示尿道损伤并不严重。如一次插入困难,说明可能有尿道裂伤或断裂,不应反复试插,以免加重损伤。③金属尿道探子常用于治疗尿道狭窄、膀胱颈挛缩。B超常用于泌尿外科疾病的筛选、诊断和随访。尿道镜常用于尿道的全面检查。

1308. ABCDE 1309. ABCDE ①前尿道损伤多见于骑跨伤,多为球部损伤,记忆为前骑球。后尿道损伤多见于骨盆骨折,多为膜部损伤,记忆为后骨膜。本例为男性骑跨伤,常导致前尿道球部损伤。②前尿道损伤分为挫伤、裂伤和断裂三种类型;尿道挫伤仅有局部水肿、出血,不会出现尿外渗;尿道裂伤可有少量尿液外渗至会阴、阴囊;尿道断裂时会阴、阴囊、阴茎内会形成巨大血肿。本例"会阴部和阴囊处轻度肿胀、瘀斑",应诊断为尿道裂伤而不是断裂,其首选处理是试插导尿管+抗感染治疗。若导尿管能顺利插入,可留置导尿管引流2周左右。若插入失败,应立即行会阴尿道修补,并留置导尿管2~3周。耻骨上膀胱造瘘、尿道断端吻合都是前尿道断裂的手术方法,故不答A、B。尿道损伤的治疗重点在于恢复尿道的连续性,而不是单纯清除血肿,故不答C。尿道会师复位为后尿道损伤的手术方法,故不答D。

1310. ABCDE 1311. ABCDE ①患者骨盆骨折,容易造成后尿道膜部损伤。后尿道损伤常表现为尿潴留,直肠指检可触及直肠前有柔软的血肿,可有前列腺尖端浮动。肾损伤、膀胱破裂常见于开放性损伤或直接暴力损伤。输尿管损伤多为医源性损伤。前尿道损伤常见于骑跨伤。②为明确后尿道损伤的诊断,应首选逆行尿道造影检查,可清楚地显示尿道损伤部位及程度。膀胱造影常用于诊断膀胱破裂。CT、B超常用于诊断肾损伤。静脉尿路造影常用于诊断肾结核。

1312. ABCDE ①中年男性,排尿后尿道灼痛并溢尿6个月,前列腺液检查示卵磷脂减少,WBC>10个/HPF,

应诊断为慢性前列腺炎。②膀胱炎好发于育龄期女性,常表现为尿频尿急尿痛。尿道炎常表现为尿道刺痒、尿频、尿痛、尿道分泌物等。肾结核常表现为慢性膀胱刺激症状。膀胱结石常表现为排尿中断,改变体位后可继续排尿。

1313. **ABCDE** ①急性前列腺炎常表现为突发尿频尿急尿痛,排尿困难,会阴部及耻骨上疼痛,可伴寒战高热。根据题干,本例应诊断为急性前列腺炎。②膀胱结石常表现为排尿突然中断,改变姿势后可继续排尿。急性尿道炎常表现为尿道刺痛,尿道口红肿,分泌物增多。急性膀胱炎好发于育龄期妇女,常表现为尿频尿急尿痛,但一般不会出现寒战、高热。急性附睾炎好发于中青年,常表现为畏寒发热,患侧阴囊明显肿胀,局部皮肤红肿、发热、疼痛。

1314. **ABCDE** ①患者病史1年余,不可能诊断为急性细菌性前列腺炎,故可首先排除C。②患者无进行性排尿困难,故不答A。③慢性前列腺炎常表现为尿频、尿急、尿痛,排尿后和便后常有白色分泌物自尿道口流出,俗称"滴白",可有会阴部隐痛不适。根据题干,本例应诊断为慢性前列腺炎。④慢性膀胱炎不会出现"滴白"。慢性尿道炎常表现为尿道口红肿,排出大量脓性分泌物。

1315. **ABCDE** ①急性附睾炎的治疗措施包括卧床休息,并将阴囊托起,镇痛、热敷;选用广谱抗生素治疗;有脓肿形成时,应切开引流。②急性附睾炎时,附睾充血、水肿明显,性生活会加重肿胀,不利于炎症消退,故答C。

1316. **ABCDE** ①肾结核的病变在肾脏,临床表现在膀胱,即膀胱刺激征。肾结核早期尿液中的结核分枝杆菌及脓细胞,随尿流进入膀胱,刺激膀胱引起尿频、尿急、尿痛等症状。②肾癌常表现为肉眼血尿、腰痛、腹部肿块"三联征"。肾结石常表现为有痛性血尿。尿路感染常表现为尿频、尿急、尿痛、发热、肾区叩痛等。膀胱结石常表现为排尿困难、尿流中断,改变体位后可继续排尿。

1317. **ABCDE** ①肾结核最常起源于肺结核,30%~50%的患者既往有肺结核病史。参阅7版《黄家驷外科学》P2328。②肠结核、骨结核常继发于肺结核。膀胱结核、生殖系结核常继发于肾结核。

1318. **ABCDE** ①肾结核的病变在肾脏,症状在膀胱,常表现为慢性膀胱刺激症状。②肾结核一般无明显腰痛、发热盗汗、消瘦等全身中毒症状。肾结核的血尿常为终末血尿,全程肉眼血尿少见。

1319. **ABCDE** ①肾结核常表现为尿频、尿急、尿痛等慢性膀胱刺激症状,普通抗生素治疗无效,故答A。②肾积水常表现为肾绞痛、恶心、呕吐、血尿等。肾肿瘤常表现为无痛性肉眼血尿。肾结石常表现为阵发性疼痛及血尿。急性肾炎常表现为血尿、蛋白尿、水肿、高血压等。

1320. **ABCDE** 中年女性,长期膀胱刺激征,抗生素治疗无效,应考虑肾结核。其尿液呈酸性,有较多红细胞和白细胞(脓细胞)。尿沉渣革兰氏染色无细菌生长,抗酸染色50%~70%可找到抗酸杆菌。

1321. **ABCDE** ①肾结核患者行尿液结核分枝杆菌培养虽时间较长(4~8周),但可靠,阳性率可达90%,对确诊肾结核有决定性意义。②尿液中找到抗酸杆菌,仍然不能确诊肾结核,因为包皮垢杆菌、枯草杆菌也是抗酸杆菌,故不答E。膀胱镜不能直接确诊肾结核,故不答A。静脉尿路造影、肾CT均为影像学检查,不能确诊肾结核。

1322. **ABCDE** ①患者慢性膀胱刺激征,午后低热,抗生素治疗无效,应考虑肾结核。为明确诊断,最有意义的检查是尿沉渣找结核分枝杆菌。②尿相差显微镜常用于区分血尿来源。尿蛋白定量常用于诊断肾病综合征。尿普通细菌培养常用于诊断尿路感染。尿细胞学检查常用于诊断肾盂癌。

1323. **ABCDE** ①确诊肾结核检查的临床意义为:尿结核分枝杆菌培养>尿沉渣找抗酸杆菌>静脉尿路造影(IVU)。IVU是诊断肾结核的标准方法,既能明确诊断,又可确定病变程度和范围,还可测定分肾功能。参阅3版8年制《外科学》P737。②尿路平片常用于诊断尿路结石。肾图常诊断上尿路梗阻。B超常用于诊断肾积水。膀胱镜检常用于诊断膀胱癌。

1324. **ABCDE** ①静脉尿路造影(IVU)可以了解分侧肾功能、病变程度与范围,对肾结核治疗方案的选择必不可少。②膀胱刺激症状不仅见于肾结核,还可见于急性膀胱炎等,故不选A。血尿程度与肾结核病变严重程度不成正比,故不选B。尿中找到结核分枝杆菌只能确诊肾结核,但不能判断肾结核的病变范围和程度,故不选 C。膀胱镜检查是肾结核的间接诊断方法,故不答 D。

1325. ABCDE ①肾结核的典型临床表现为慢性膀胱刺激症状,静脉尿路造影(IVU)早期表现为肾盏虫蚀样破坏,故答案为 D。②肾肿瘤常表现为无痛性肉眼血尿,而不是膀胱刺激征。肾盂肾炎常表现为畏寒、发热,肾区疼痛,脓尿、菌尿。急性肾炎常表现为血尿、蛋白尿、水肿、高血压、一过性肾功能减退等。肾乳头炎常表现为右肾区疼痛,寒战、发热,很少出现膀胱刺激征。

1326. ABCDE ①患者膀胱刺激征 1 周,可首先排除急性肾小球肾炎、肾病综合征,因为这两种疾病很少出现膀胱刺激征。②肾结核的典型临床表现为膀胱刺激征,可有肾脏干酪样坏死后形成的钙化斑。根据题干,本例应诊断为肾结核。③急性肾盂肾炎、急性膀胱炎虽可出现膀胱刺激征,但不会出现肾脏钙化斑,注意,此钙化斑不是肾结石的钙化影。

1327. ABCDE ①无功能的结核肾是肾切除的指征之一,故可首先排除 A、B、E。②一侧肾结核合并对侧肾积水的治疗原则:若对侧肾积水较轻、肾功能能够代偿,可直接行患侧肾切除;若对侧肾积水严重,肾功能代偿不良,应先行肾造瘘引流肾积水,待对侧功能好转后再切除无功能的患肾。本例左肾结核+右肾轻度积水且功能正常,可直接行左肾切除,而无须先行右肾造瘘,故答 C。

1328. ABCDE ①若 A 侧肾结核+B 侧轻度肾积水,B 侧肾功能可以代偿,可直接行 A 侧肾切除;若 A 侧肾结核+B 侧重度肾积水,应先行 B 侧肾造瘘,引流 B 侧肾积水,待 B 侧肾功能改善后,再行 A 侧肾切除,否则直接行 A 侧肾切除,则患者肾功能不能代偿而死亡,故答 B 而不是 C。②膀胱扩大术常用于治疗膀胱挛缩。肾结核病灶清除术常用于与肾盂不相通的肾结核闭合性脓肿的治疗。膀胱造瘘术常用于尿道损伤的治疗。

1329. ABCDE ①肾结核并发膀胱挛缩,在患肾切除及抗结核治疗 3~6 个月,待膀胱结核痊愈后,若对侧肾功能正常,可行膀胱扩大术。患者因右肾结核右肾已切除,抗结核治疗已半年,说明膀胱结核已控制,其尿频加重为膀胱挛缩所致,治疗可行膀胱扩大术。②左肾轻度肾积水,无须行左肾造瘘术。肾结核多采用 2HRZ/4HR 短程化疗方案,疗程 6 个月,患者化疗已半年多,无须继续化疗。输尿管皮肤造瘘术适用于合并严重下尿路梗阻的膀胱挛缩。膀胱挛缩不能行膀胱造瘘术。

1330. ABCDE 1331. ABCDE 1332. ABCDE ①肾结核是进行性破坏性病变,不能自愈。由于 90%的肾结核为单侧性,因此肾切除是肾结核的主要治疗手段。若一侧肾结核无功能,对称肾功能正常,应行患侧肾切除。②对侧肾积水为肾结核的晚期并发症,若对侧肾积水较轻、肾功能能够代偿,可直接行患侧肾切除;若对侧肾积水严重,并发尿毒症,应先行对侧肾造瘘引流肾积水,待肾功能好转后再切除无功能的患侧肾。③一侧肾结核,上肾盏呈不规则虫蚀样改变,多可化疗治愈而无须手术,参阅 9 版《外科学》P547。④病灶清除术常用于治疗与肾盂不相通的肾结核闭合性脓肿。

1333. ABCDE 1334. ABCDE ①肾结核常表现为慢性膀胱刺激征。肾结核干酪样坏死灶可有钙化影,静脉尿路造影(IVU)常提示肾无功能。根据题干,本例应诊断为肾结核。肾肿瘤常表现为无痛性肉眼血尿。肾结石常表现为有痛性肉眼血尿。肾盂肾炎可有膀胱刺激征,但肾无钙化,IVU 示肾盂肾盏变形、狭窄。肾积水常无症状,不会出现肾钙化影。②为明确肾结核的诊断,最有价值的检查当然是尿结核分枝杆菌培养。尿三杯试验常用于定位血尿的来源。尿蛋白测定常用于诊断肾病综合征。尿常规为一般性检查,无特异性。尿普通细菌培养常用于诊断尿路感染。

1335. ABCDE 1336. ABCDE ①患者左侧腰部胀痛为左肾积水的临床表现。患者左肾积水、静脉尿路造影(IVU)示左肾显影不清晰,右肾正常,应考虑左肾结核。IVU 是诊断肾结核最重要的检查,若 IVU 显影不良,可施行逆行肾盂造影,能清晰观察到肾盂、输尿管的形态变化,故答 D。腹部平片(KUB)、CT 平扫对诊断肾结核的价值不大,故不答 A、E。放射性核素肾显像一般不用于肾结核的诊断,故不答 B。题干已有 B 超检查结果,故不答 C。②患者总肾功能正常,说明肾功能尚未失代偿。肾结核患者 IVU 检查示左肾无功能,右肾正常,应首选左肾切除。抗结核化疗仅适用于早期肾结核,患者 IVU 示左肾显影不清晰,提示左肾功能丧失,故不选 A、C。肾盂输尿管成形、输尿管支架

第十篇　外科学试题答案及详细解答

引流常用于治疗输尿管结核合并狭窄。

1337. ABCDE　90%的肾结核来源于肺结核，90%的附睾结核来源于肾结核。

1338. ABCDE　**1339. ABCDE**　①输精管增粗，呈"串珠状"改变，为输精管结核的特征性表现，故本例应诊断为左侧输精管结核。A、B、C、D 均不会导致输精管串珠状改变。男性生殖系统结核大多继发于肾结核，一般来自后尿道感染，首先在前列腺、精囊中引起病变，以后经输精管蔓延到附睾和睾丸。患者已从前列腺结核（直肠指检前列腺略大，有大小不等的结节）演变为"输精管结核、附睾结核"，尚未达睾丸。②因 90%的男性生殖器结核继发于肾结核，故应重点询问有无结核病史。不洁性生活史常引起性病。泌尿系统感染史常引起泌尿系统慢性感染。附睾炎病史、睾丸炎病史与输精管结核关系不大。

1340. ABCDE　①放射性核素肾图可显示上尿路有无梗阻及梗阻程度，还可测定分侧肾功能。②逆行肾盂造影、MRI、CT、B 超都是影像学检查方法，不能用于肾功能的测定。

1341. ABCDE　①B 超为肾积水的首选检查方法，肾积水一般需经静脉尿路造影（IVU）确诊。患者已作 B 超检查提示肾积水，故答 C。②腹部 CT 价格昂贵，不作为首选。腹部 X 线片对肾积水的诊断价值不大。逆行肾盂造影常用于 IVU 显影不清晰者。放射性核素肾图常用于测定分肾功能。

1342. ABCDE　①患儿超声示左肾体积增大，左肾盂、肾盏扩张，肾实质变薄，应考虑肾积水，肾盂输尿管连接处狭窄的可能性大。②A、B、C、D 均应有相应的超声表现。

1343. ABCDE　前列腺增生主要为细胞增生，而不是肥大。前列腺由移行带、中央带、外周带组成，前列腺增生主要发生于前列腺尿道周围的移行带。请注意：前列腺癌常发生于外周带。

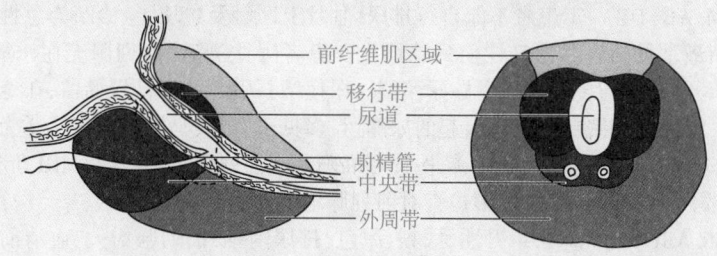

前列腺正常解剖

1344. ABCDE　①尿频是前列腺增生患者最常见的早期症状，夜间更为明显。每日排尿次数超过 8 次即可称为尿频。早期尿频是由于前列腺充血刺激引起。②请注意：膀胱刺激症状中的尿急、尿痛在前列腺增生时并不常见，故不答 D、E。排尿困难是前列腺增生最重要的症状，多见于病程的中晚期。血尿在前列腺增生并不多见，可因局部充血、结石、合并感染引起。

1345. ABCDE　良性前列腺增生最早出现的症状是尿频，最典型的临床表现是进行性排尿困难。

1346. ABCDE　①充溢性尿失禁也称假性尿失禁，是指膀胱过度充盈而造成尿液的不断溢出。老年男性常有前列腺增生，可致尿路梗阻，当梗阻加重到一定程度时，过多的残余尿可使膀胱逼尿肌功能受损，收缩力减弱，逐渐发生尿潴留，并出现充溢性尿失禁。②使用利尿剂后患者尿量增多，是患者有意识控制的尿液排出，不属于尿失禁。输尿管结石多表现为肾绞痛及血尿。严重下尿路（膀胱）感染常导致急迫性尿失禁，而不是充盈性尿失禁。直肠脱垂常表现为肿物自肛门脱出，伴排便不尽和下坠感，一般不会出现充盈性尿失禁。

1347. ABCDE　①老年患者进行性排尿困难，应考虑前列腺增生。前列腺增生患者早期主要表现为尿频，尿道梗阻可诱发逼尿肌功能受损，膀胱顺应性降低，尿频明显可并发急迫性尿失禁。晚期主要表现为排尿困难，当梗阻加重，膀胱过度充盈时，可出现充溢性尿失禁。可见前列腺增生早期表现为尿频+急迫性尿失禁，晚期表现为排尿困难+充溢性尿失禁。②压力性尿失禁是指腹压突然增高尿液不随意地流出。真性尿失禁、混合性尿失禁都不是规范的尿失禁分类。

1348. ABCDE ①B超检查可直接测定前列腺大小。②膀胱残余尿量与前列腺大小不成比例,因此测定残余尿不能准确反映前列腺大小。③膀胱造影、膀胱镜检查都只能反映膀胱本身的病变,而不能准确反映前列腺大小。直肠指检可粗略判断前列腺大小。

1349. ABCDE ①测定膀胱残余尿量有两种方法:经腹部B超和导尿术测定。经腹部B超测定为无创检查,临床上常用,但不准确。在患者排尿后立即插入导尿管进行导尿测定残余尿,结果最准确可靠,但属有创检查。参阅7版《黄家驷外科学》P2407。②排泄性尿路造影常用于诊断肾结核。膀胱区叩诊阳性提示膀胱内残余尿量>150ml,不能准确测定残余尿量。放射性核素肾图常用于测定分肾功能。

1350. ABCDE ①尿流率测定是确定前列腺增生患者排尿梗阻程度的有效方法。最大尿流率正常值≥15ml/s,若小于15ml/s表明排尿不畅,若小于10ml/s表明梗阻较为严重。②残余尿量测定主要用于评估手术方法和疗效评价。MRI、CT、膀胱镜很少用于前列腺增生的诊断。

1351. ABCDE ①老年男性,进行性排尿困难,应诊断为良性前列腺增生。手术指征为残余尿量>50ml、最大尿流率<10ml/s(正常值≥15ml/s)。患者残余尿100ml,应手术治疗,目前最常用的手术方式是经尿道前列腺切除术(TURP),答案为D。②开放手术损伤较大,现已少用,故不答A、E。经尿道热疗少用。耻骨上膀胱造瘘常用于治疗前列腺增生合并尿路感染者。

1352. ABCDE ①老年男性患者进行性排尿困难,B超提示前列腺增大,残余尿量400ml,应诊断为良性前列腺增生。②患者残余尿量>50ml,说明下尿道梗阻严重,应手术治疗,药物治疗效果不佳,故不答B、C。患者目前合并尿路感染(体温39℃、脓尿)、双肾积水、肾功能不全,故不宜急症手术切除前列腺,可先行耻骨上膀胱造瘘引流尿液,同时抗感染治疗,待症状改善后再择期手术。

1353. ABCDE 1354. ABCDE ①患者不能自行排尿,耻骨上区触及包块,应诊断为急性尿潴留。老年男性急性尿潴留最常见的病因为良性前列腺增生。患者因饮酒后,前列腺充血水肿,导致急性尿潴留。尿道狭窄、膀胱肿瘤多表现为慢性尿潴留。尿道结石引起的急性尿潴留,在老年男性不如前列腺增生见。神经性膀胱功能障碍引起的尿潴留,多见于脊髓、马尾损伤等。②为明确前列腺增生的诊断,其首选影像学检查为B超,B超检查可准确测定前列腺大小。CT、MRI价格昂贵,不作为首选检查。腹部平片(KUB)、膀胱造影检查对前列腺增生的诊断价值不大。

1355. ABCDE 1356. ABCDE ①老年男性,尿频、尿急、排尿困难,前列腺增大,血清前列腺特异性抗原(PSA)正常,应诊断为良性前列腺增生。良性前列腺增生早期主要累及尿道周围移行带,前列腺癌主要累及外周带。前列腺正常大小为4.0×3.0cm×2.0cm,血清PSA正常值<4.0μg/L。②该患者膀胱残余尿量>50ml,应手术治疗,首选经尿道前列腺切除。

1357. ABCDE 1358. ABCDE ①前列腺增生的手术适应证为:残余尿量>50ml、最大尿流率<10ml/s、既往出现过急性尿潴留。患者半年内曾发生急性尿潴留4次,说明尿道梗阻严重,应手术治疗。长期留置导尿管易导致泌尿系统感染。5α还原酶抑制剂常用于症状较轻的患者。抗感染治疗常用于合并尿路感染者。球囊尿道扩张术不能用于发生过尿潴留的严重尿道梗阻患者。②前列腺增生的保守治疗首选α受体阻滞剂+5α还原酶抑制剂。α₁受体阻滞剂可降低膀胱颈及前列腺的平滑肌张力,减少尿道阻力,可立即改善排尿症状、增加尿流率。5α还原酶抑制剂可阻止睾酮转变为有活性的双氢睾酮,进而使前列腺体积缩小,改善排尿症状,一般在服药3个月见效。间歇反复导尿易导致泌尿系统感染。花粉制剂在欧洲应用较多,我国应用极少。

1359. ABCDE 1360. ABCDE ①老年男性进行性排尿困难,直肠指检示前列腺体积增大,中央沟消失,应诊断为良性前列腺增生。膀胱结石常表现为排尿中断,改变体位后可继续排尿。膀胱颈部挛缩者常于40~50岁出现排尿不畅,但前列腺体积不大。前列腺癌常表现为前列腺增大,质硬,结节状。神经源性膀胱为动力性尿道梗阻,前列腺不增大。②前列腺增生的手术适应证为:残余尿量>50ml、最大尿流率<10ml/s、既往出现过急性尿潴留。患者最大尿流率10ml/s,表明下尿路梗阻严重,应行手术治疗,首选经尿道前列腺切除术。膀胱造瘘常用于急性尿潴留的急救处理。根治性前

第十篇 外科学试题答案及详细解答

列腺切除术常用于治疗前列腺癌。多沙唑嗪为 α_1 受体阻滞剂,非那雄胺(保列治)为 5α 还原酶抑制剂,常用于治疗轻症前列腺增生。膀胱切开取石常用于治疗巨大膀胱结石。

1361. ABCDE ①引起急性尿潴留的病因分为机械性梗阻和动力性梗阻两类。膀胱结石、膀胱肿瘤可从膀胱内阻塞尿道开口,导致尿潴留;尿道狭窄是尿道本身的病变引起尿潴留;前列腺增生可从尿道外压迫阻塞尿道,引起尿潴留,这些均属于机械性梗阻。②外伤性脊髓损伤是排尿动力障碍所致的尿潴留,属于动力性梗阻。

1362. ABCDE ①尿道结石可从尿道内阻塞尿道,导致尿潴留,属于机械性梗阻。②正常人排尿反射初级中枢位于脊髓骶段。肛管、直肠手术常采用骶麻,阻断的是骶脊神经,因此可出现排尿反射障碍,导致急性尿潴留。外伤造成的脊髓损伤性高位截瘫,也可引起排尿动力障碍。阿托品可松弛膀胱平滑肌,造成排尿困难,导致急性尿潴留。长时间使用利尿剂可导致逼尿肌麻痹,引起急性尿潴留。A、B、C、D 所致的尿潴留均无膀胱出口、尿道的机械性梗阻,均属于动力性梗阻。

1363. ABCDE A、B、C、D、E 均可引起急性尿潴留,其中前列腺增生是老年男性急性尿潴留的最常见病因。

1364. ABCDE ①急性尿潴留的处理首选导尿术,这是解除尿潴留最简便常用的方法。②利尿会加重急性尿潴留。针灸主要用于动力性尿潴留。膀胱穿刺抽尿为有创治疗,仅用于不能插入导尿管的患者,临床上少用。耻骨上膀胱造瘘为有创治疗方法,一般用于尿道损伤所致的急性尿潴留。

1365. ABCDE ①老年男性饮酒后不能排尿,应诊断为前列腺增生所致的急性尿潴留,最常用的治疗方法是导尿并留置尿管。若导尿失败,可作耻骨上膀胱穿刺或耻骨上膀胱穿刺造瘘。②对于有指征的患者才行手术治疗,故不答 B。口服 α_1 受体阻滞剂,见效较慢,不适用于急性尿潴留的急救。

1366. ABCDE ①在碱性尿液中,某些金属离子可与尿中的磷酸根结合,形成磷酸盐。当这些成石物质达到过饱和时,可迅速形成结晶,导致磷酸盐结石。②在酸性尿液中易形成尿酸结石和胱氨酸结石。草酸盐结石的形成主要与高钙血症有关。黄嘌呤结石主要与先天性缺乏黄嘌呤氧化酶有关。

1367. ABCDE 尿路结石由晶体和基质组成。晶体成分占 97%,主要有草酸钙、磷酸钙、尿酸、碳酸钙、磷酸镁铵和胱氨酸。在尿结石中,以含钙结石最多见,在腹部 X 线片上能显影,称为阳性结石,如磷酸钙结石、草酸钙结石、碳酸钙结石、混合性结石。尿酸结石不含钙盐,可透过 X 线,在 X 线片上不显影,称为阴性结石。

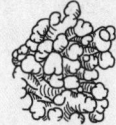 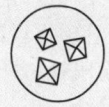  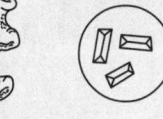 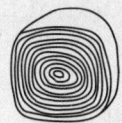 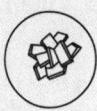

草酸盐结石　　　　　　　磷酸盐结石　　　　　　　尿酸盐结石

1368. ABCDE ①由尿路感染引起的结石主要是磷酸镁铵结石,最常见的致病菌为变形杆菌,这种细菌含有解脲酶,能将尿素分解为 NH_3 和 CO_2。NH_3 与水结合生成 NH_4OH 后,尿 pH 明显升高,当 pH 达到 7.2 时,铵与尿中的镁和磷酸根结合,形成磷酸镁铵。当这些成石物质达到过饱和时,可迅速形成结晶导致尿路结石。②草酸盐结石主要与高钙血症有关。胱氨酸结石只发生于胱氨酸尿症的患者。黄嘌呤结石主要与先天性黄嘌呤氧化酶缺少有关。尿酸结石与尿酸代谢异常有关。

1369. ABCDE ①尿路结石可引起泌尿道直接损伤、梗阻、感染或恶性变。结石在肾盏内缓慢长大,可充满肾盂、肾盏,形成鹿角形结石;结石可合并感染;也可无任何症状;少数病例尿路移行上皮发生鳞化可继发鳞癌,此为鹿角形结石最严重的后果。②B、C、D、E 都是普通泌尿系统结石的病理损害。

1370. ABCDE ①上尿路(肾输尿管)结石的典型临床表现为阵发性肾绞痛及血尿,肾绞痛常于活动后出现。②尿频、尿急、尿痛为膀胱刺激征,常见于急性膀胱炎。间歇性无痛血尿常见于膀胱癌。下腹部疼痛并有恶心常见于卵巢囊肿蒂扭转。排尿突然中断常见于膀胱结石。

1371. ABCDE ①尿路平片能发现大多数不透 X 线结石,但在正位 X 线片上,上尿路结石常与腹腔钙化灶混淆,此时可拍摄侧位 X 线片,上尿路结石位于椎体前缘之后,腹腔内钙化阴影位于椎体之前,此为两者的主要鉴别点。②静脉尿路造影常用于尿路结石的诊断。CT、MRI 价格昂贵,不作为尿路结石的首选检查。B 超对肾结核有一定的诊断价值。

1372. ABCDE ①患者同位素肾图提示右肾梗阻,在所给 5 个选项中,只有右侧输尿管结石才可能引起尿路梗阻。患者反复发作右下腹疼痛,右下腹深压痛,镜下血尿(++),应诊断为右输尿管下段结石。②慢性膀胱炎、急性阑尾炎、慢性附件炎、急性肾盂肾炎均不会导致右侧尿路梗阻。

1373. ABCDE 肾绞痛的治疗以解痉止痛为主。常用解痉药包括 M 胆碱受体阻断剂、钙通道阻滞剂等。常用止痛药物包括非甾体镇痛抗炎药(双氯芬酸)、阿片类镇痛药(哌替啶)等。

1374. ABCDE 肾结石的治疗方案与结石直径有关:①直径<4mm 的结石,可待其自然排出,自排率约为 90%;②直径<6mm 的结石可行药物治疗;③直径≤20mm 的结石,首选体外冲击波碎石(ESWL),有效率可达 90%;④直径≥20mm 的肾结石,首选经皮肾镜碎石取石术(PCNL)。按此原则,患者肾盂结石直径 1.2cm,结石远端无梗阻,应首选体外冲击波碎石治疗。

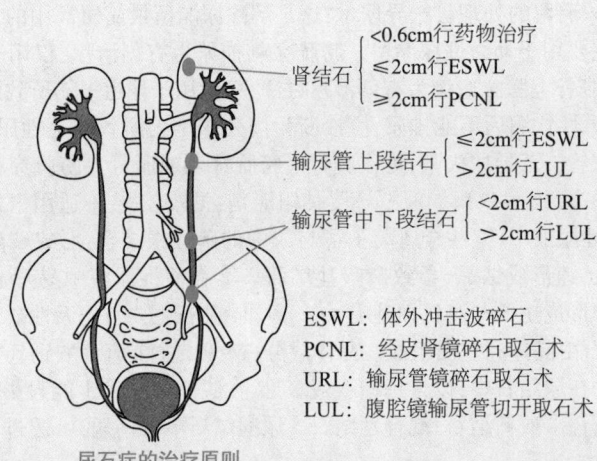

尿石症的治疗原则

1375. ABCDE ①输尿管上段结石的治疗原则是:结石直径≤2cm 行体外冲击波碎石,直径>2cm 行腹腔镜输尿管切开取石术。根据此原则,本例应行体外冲击波碎石。②输尿管中下段结石≤2cm 行输尿管镜碎石取石术。≥2cm 的肾结石应行经皮肾镜碎石取石术。开放输尿管切开取石损伤大,现已很少使用。

1376. ABCDE ①患者左腰背部疼痛 1 天,KUB 及 CT 检查发现左肾盂内高密度结节,应诊断为左肾结石,可首先排除 D、E。②对于肾结石,直径<0.6cm 者行药物治疗;直径 0.6~2cm 者行体外冲击波碎石治疗;直径≥2cm 者行经皮肾镜碎石取石治疗。本例结石最大径 12mm,应行体外冲击波碎石治疗。

1377. ABCDE 体外冲击波碎石(ESWL)是肾结石和上段输尿管结石的首选治疗方法,其原理是利用 B 超定位结石,然后应用聚焦冲击波从体外穿透至体内,对准结石连续发射冲击波,将结石粉碎成细砂,随尿液排出体外。当输尿管有狭窄时,即使肾结石已经由大变小,也无法经输尿管排出,因此输尿管狭窄为 ESWL 的主要禁忌证。其他禁忌证还包括妊娠、出血性疾病、严重心脑血管疾病、血肌酐≥265μmol/L、急性尿路感染等。可知,A、B、C、D 都不是 ESWL 的禁忌证。

1378. ABCDE ①输尿管狭窄为体外冲击波碎石(ESWL)的禁忌证。患者左肾结石合并输尿管狭窄,故不宜行 ESWL,只能行开放手术取出结石,同时行输尿管成形。②大量饮水是肾结石的辅助治疗。肾结石药物治疗适用于直径<6mm 的小结石。经皮肾镜碎石取石常用于直径≥20mm 的大结石。

1379. ABCDE 患者左输尿管上段结石,左肾重度积水,高热,白细胞总数及中性粒细胞比例增高,脓尿,应考虑合并尿路感染。应先行左肾穿刺造瘘,以解除尿路梗阻,控制感染,然后二期行体外冲击波碎石,故答 D。

1380. ABCDE　1381. ABCDE　①泌尿系统结石的治疗方法主要取决于结石大小和部位。其中,肾结石的治疗原则为:<0.6cm 的结石,可行药物治疗;≤2.0cm 的结石,行体外冲击波碎石;>2.0cm 的结石,行经皮肾镜碎石取石术。患者肾盂结石直径 3.5cm,治疗宜首选经皮肾镜碎石取石术。②输尿管上段结石的治疗原则为:<0.6cm 的结石,行药物治疗;≤2.0cm 的结石,行体外冲击波碎石;>2.0cm 的结石,行腹腔镜输尿管切开取石术。患者输尿管上段结石 0.4cm×0.3cm,应首选药物排石。

1382. ABCDE　1383. ABCDE　①肾结石长径 1.5cm,应行体外冲击波碎石。②肾结石长径 3.5cm,应行经皮肾镜碎石取石术。

1384. ABCDE　1385. ABCDE　①输尿管结石的治疗原则:直径<6mm 的结石可行药物治疗;直径≤20mm 的结石,输尿管上段结石可行体外冲击波碎石,输尿管下段结石可行输尿管镜碎石取石术;直径>20mm 的结石行腹腔镜输尿管切开取石术。按此原则,直径 4mm 的输尿管结石,结石远端无梗阻,应行药物治疗。②肾结石的治疗原则为:直径<0.6cm 的结石,可行药物治疗;直径≤2.0cm 的结石,行体外冲击波碎石(ESWL);直径≥2.0cm 的结石,行经皮肾镜碎石取石术(PCNL)。患者肾结石直径 2.0cm,应首选 ESWL 而不是 PCNL,因为 ESWL 为无创治疗,而 PCNL 为有创治疗,故答 A。

1386. ABCDE　1387. ABCDE　1388. ABCDE　①肾结核(泌尿系统结核)常表现为慢性膀胱刺激征及血尿,膀胱刺激征即尿频尿急尿痛,血尿多为终末血尿。②泌尿系统肿瘤多表现为无痛性全程肉眼血尿,多为肿瘤侵入肾盂、肾盏所致。③尿路结石多表现为腰背部阵发性绞痛伴血尿,多为镜下血尿。④初始血尿多见于后尿道、膀胱颈部出血。血红蛋白尿常见于血管内溶血。

1389. ABCDE　1390. ABCDE　①静脉尿路造影(IVU)、放射性核素肾显像均可测定分侧肾功能。CT、MRI、B 超、尿路平片(KUB)均不能反映分肾功能。②对于一侧肾结石合并对侧输尿管结石,应先处理输尿管结石,因输尿管结石对肾功能影响较大。患者为右侧肾结石+左侧输尿管上段结石+左肾积水,故应先处理左侧输尿管结石,故不答 B、E。输尿管上段结石的治疗原则为:直径<6mm 的结石可行药物治疗;直径≤20mm 的结石,可行体外冲击波碎石;直径>20mm 的结石行腹腔镜输尿管切开取石术。患者左侧输尿管上段结石直径 1.0cm,应首选体外冲击波碎石,故答 A。

1391. ABCDE　①原发性膀胱结石多见于男孩,与营养不良、低蛋白饮食有关。②继发性膀胱结石常见于前列腺增生、膀胱憩室、神经源性膀胱、膀胱异物、肾输尿管结石排入膀胱等。其中,老年男性发生膀胱结石最常见的诱因是前列腺增生。

1392. ABCDE　①膀胱结石好发于男孩,典型症状为排尿因疼痛突然中断,改变排尿姿势后可继续排尿。②尿道瓣膜分为前尿道瓣膜和后尿道瓣膜,前者常表现为排尿困难、膀胱内大量残余尿;后者常表现为排尿困难、尿失禁、遗尿等。尿道狭窄常表现为排尿困难,尿潴留等。神经源性膀胱常表现为排尿困难、残余尿量增多、肾积水、肾功能不全等。前尿道结石多表现为会阴部剧烈疼痛后出现急性排尿困难,不能完全排空膀胱内的尿液。

1393. ABCDE　1394. ABCDE　①排尿中断,改变体位后可继续排尿为膀胱结石的特有症状,故答 C。②膀胱结石的治疗首选经尿道膀胱镜碎石取石术。

1395. ABCDE　①左肾下极肾癌患者,由于右肾萎缩,若行左肾根治性切除,可能导致术后肾功能不全,因此只能行左肾部分切除术。②左肾切除、左肾根治性切除适用于对侧肾功能正常的右侧肾癌。左肾动脉栓塞术适用于体积较大的肾癌术前治疗。

1396. ABCDE　①无痛性肉眼血尿是泌尿系统肿瘤最典型的临床表现。②泌尿系统感染常表现为尿频、尿急、尿痛、高热、肾区叩痛等。泌尿系统结核常表现为慢性膀胱刺激征,如尿频、尿急、尿痛。泌尿系统结石常表现为有痛性肉眼血尿。泌尿系统畸形根据病情不同表现各异。

1397. ABCDE　肾肿瘤(肾癌)的三大症状为血尿、疼痛和肿块。多表现为间隙无痛性肉眼血尿、腰部钝痛或隐痛、腹部或腰部肿块。多数患者仅出现上述症状的一项或两项,三项均出现者仅占 10% 左右。

1398. ABCDE 肾癌患者常表现为无痛性肉眼血尿,出现血尿表明肿瘤已侵及肾盂、肾盏。

1399. ABCDE ①CT对肾细胞癌(肾癌)的确诊率较高,能显示肿瘤部位、大小、有无邻近器官受累,是目前诊断肾癌最可靠的影像学方法。CT检查包括平扫及增强扫描,增强扫描是在平扫基础上进行的,以进一步了解细微结构,结果较平扫更可靠,故答E而不是A。②B超的分辨率不如CT,故不答B。尿路平片+静脉尿路造影常用于诊断尿路结石。肾动脉造影常用于诊断肾动脉狭窄。

1400. ABCDE ①B超是肾脏肿瘤首选的影像学检查,CT是肾脏肿瘤最可靠的影像学检查方法,故答D。B超对早期肾肿瘤的诊断准确率达93%,参阅1版《黄家驷外科学》P1668。②尿路平片+排泄性尿路造影常用于诊断上尿路结石。肾动脉造影常用于诊断肾动脉狭窄。同位素扫描临床上少用。

1401. ABCDE ①根治性肾切除术是肾癌最主要的治疗方法,切除范围包括患肾、肾周脂肪及筋膜等。②对于孤立肾的肾癌可行肾肿瘤剜除术。单纯肾切除的疗效不如根治性肾切除,目前少用。肾输尿管全切除主要用于肾盂癌的治疗。肾癌对化疗不敏感。

1402. ABCDE ①患者左肾占位性病变,增强CT提示肿瘤强化明显,未侵及左肾集合系统,应诊断为左肾癌而不是左肾盂癌。患者右肾形态及功能正常,治疗首选根治性左肾切除术。②分子靶向药物治疗主要适用于晚期肾癌。放射治疗对肾癌无效。左肾动脉栓塞术疗效差。左肾部分切除术主要适用于孤立肾的肾癌。

1403. ABCDE 1404. ABCDE ①根治性肾切除术是肾癌最主要的治疗方法,本例对侧肾功能正常,故可行根治性肾切除术。②患者右肾下极局限性癌肿,而左肾无功能,因此不能行根治性肾切除术,仅能行右侧肾下极部分切除术。③肾癌对放射治疗和化学治疗均不敏感。

1405. ABCDE ①肾盂癌最常见的症状是间歇性无痛性肉眼血尿,约占75%。②肾盂癌可因血块堵塞输尿管引起肾绞痛,但少见。高血压、腹部包块、精索静脉曲张多见于肾癌,而不是肾盂癌。

1406. ABCDE ①间歇性无痛性肉眼血尿为肾肿瘤的典型表现,故可首先排除A、C、E。②患者膀胱镜检显示左侧输尿管口喷血,说明出血来源于左肾。患者静脉尿路造影(IVU)显示左肾盂内不规则充盈缺损,说明左肾盂存在占位性病变,故应诊断为肾盂癌而不是肾癌。

1407. ABCDE ①老年男性,无痛性肉眼血尿,应考虑泌尿系统肿瘤。患者肉眼血尿伴条状血凝块,B超示左肾实质性肿块,应诊断为肾盂癌而不是肾癌,肾癌无条状血凝块。为明确诊断,应首选尿细胞学检查,若发现癌细胞即可确诊。②肾动脉造影常用于诊断肾动脉狭窄。静脉尿路造影、CT均属于影像学检查,虽可用于肾盂癌的诊断,但不能确诊肾盂癌。尿路平片常用于诊断尿路结石。

1408. ABCDE ①肾盂癌的标准手术方式是切除病肾及全长输尿管。②肾结核、肾母细胞瘤的手术方式多为肾切除。肾癌的手术方式多为根治性肾切除。单纯的萎缩肾很少手术切除。

1409. ABCDE ①患者无痛性肉眼血尿,尿细胞学检查发现肿瘤细胞,应诊断为泌尿系统肿瘤。患者静脉尿路造影(IVU)显示右肾盂充盈缺损,应诊断为右肾盂癌。肾盂癌的标准术式为病肾+输尿管全切术。②肾盂癌放射治疗效果不肯定,不宜常规应用。化学治疗仅用于晚期肾盂癌。右肾切除术为肾结核的手术方式。局部肿瘤切除仅适用于孤立肾的肾盂癌。

1410. ABCDE 1411. ABCDE ①肾盂癌静脉尿路造影可见肾盂充盈缺损、梗阻和肾积水。②肾细胞癌静脉尿路造影可见肾盏、肾盂因肿瘤挤压或侵犯出现不规则变形、拉长、移位、狭窄或充盈缺损,甚至病肾不显影。③肾结石静脉尿路造影可见肾内高密度结石影。肾结核静脉尿路造影早期可见肾盏不光滑、变形,空洞充盈不全,晚期由于肾功能丧失,病肾不显影。肾积水静脉尿路造影可见肾盏、肾盂扩张,肾盂杯口消失或呈囊状显影。

1412. ABCDE 1413. ABCDE ①患者反复无痛性肉眼血尿,尿细胞学检查可见癌细胞,应诊断为泌尿系统肿瘤。患者膀胱镜检见右输尿管口喷血,提示出血来源于右肾。患者血尿伴条状血块,应诊断为右肾盂癌而不是肾癌,因为肾癌不会出现条状血块,也不会出现输尿管口喷血。肾盂癌行静脉尿路造影的典型表现为肾盂内充盈缺损。肾不显影为肾结核的表现。肾积水为尿路梗阻的表现。肾萎

第十篇 外科学试题答案及详细解答

缩为晚期肾小球病变的表现。肾盏破坏为肾癌的表现。②肾盂癌的主要治疗为外科手术,其标准手术方式是切除病肾及全长输尿管。肾切除术为肾结核的手术方式。肾盂癌对全身化疗不敏感。放疗仅用于晚期肾盂癌。免疫治疗主要用于肾癌。

1414. ABCDE   1415. ABCDE　①患者无痛性肉眼血尿伴条状血块,应考虑肾盂癌。最有价值的尿液检查为细胞学检查,若发现癌细胞即可确诊。尿常规检查无特异性。尿细菌培养常用于诊断尿路感染。尿沉渣找结核分枝杆菌常用于诊断肾结核。尿三杯试验常用于判断血尿的来源。②肾盂癌行静脉尿路造影的典型表现为肾盂充盈缺损。肾积水提示尿路梗阻,患肾无功能提示肾结核,肾萎缩提示慢性肾小球病变的终末期,肾畸形为先天性疾病。

1416. ABCDE　肾母细胞瘤好发于5岁以下的儿童,最常见最重要的症状是腹部包块(占75%)。镜下血尿占33%,高血压占25%~63%,偶有腹痛及低热。参阅7版《黄家驷外科学》P2614。

1417. ABCDE　①5岁以下的患儿出现腹部肿块,应首先考虑肾母细胞瘤,这是小儿最常见的恶性肿瘤,肿瘤多位于上腹季肋区,表面光滑,中等硬度,无压痛,有一定活动度。②A、C、D、E在5岁以下患儿少见。

1418. ABCDE　肾母细胞瘤好发于5岁以下的儿童,是小儿最常见的恶性肿瘤。腹部肿块是最常见最重要的症状,发现小儿上腹部表面光滑的肿块,应首先考虑肾母细胞瘤。

1419. ABCDE　5岁以下的患儿出现腹部肿块,应首先考虑肾母细胞瘤。A、B、C、E在小儿中少见。

1420. ABCDE　①目前肾母细胞瘤多采用手术+放疗+化疗的综合治疗。因此术前、术后均可辅以放化疗。因肾母细胞瘤对放疗高度敏感,对化疗中度敏感,故术后首选的辅助治疗措施是放疗,其次为化疗,故答B而不是A。②生物治疗、基因治疗、中医药治疗为肾癌的治疗措施。

1421. ABCDE　在我国,泌尿系统肿瘤以膀胱癌最常见,其次为肾肿瘤。欧美国家以前列腺癌最常见。

1422. ABCDE　①膀胱癌最常见的症状是全程无痛性肉眼血尿,见于70%~98%的患者。②尿频、尿急、尿痛、排尿困难少见。③疼痛+血尿为上尿路结石的典型表现。

1423. ABCDE　根据肿瘤的浸润深度,膀胱癌的 TNM 分期标准如下。①T_{is}:原位癌。②T_a:无浸润的乳头状癌。③T_1:浸润黏膜固有层。④T_2:浸润肌层(T_{2a} 浸润浅肌层,T_{2b} 浸润深肌层)。⑤T_3:浸润膀胱周围脂肪组织。⑥T_4:浸润前列腺、子宫、阴道及盆壁等邻近器官。

1424. ABCDE　根据膀胱癌的 TNM 分期标准,T_a 期是指无浸润的乳头状癌。T_1 期是指膀胱癌浸润黏膜固有层。T_{2a} 期是指浸润浅肌层。T_{2b} 期是指浸润深肌层。T_3 期是指浸润膀胱周围脂肪组织。

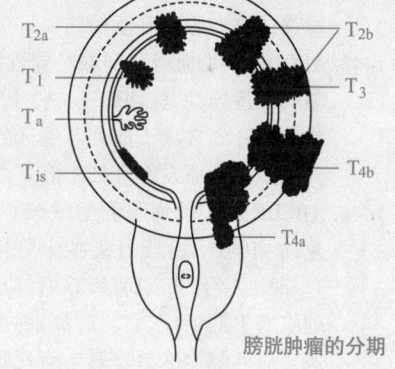

膀胱肿瘤的分期

1425. ABCDE　膀胱癌病理与其组织学分级、生长方式、浸润深度有关,其中组织学分级和浸润深度对预后的影响最大。

1426. ABCDE　①膀胱颈部肿瘤可造成膀胱出口梗阻,导致排尿困难和尿潴留。参阅10版《外科学》P570。②膀胱区胀痛常见于尿潴留。尿频、尿急、尿痛多见于肌层浸润性膀胱癌。

1427. ABCDE　①膀胱癌的典型症状是无痛性血尿。根据题干,本例应诊断为膀胱癌。②A、C、D、E 均不会出现无痛性肉眼血尿。

1428. ABCDE　T_1 期膀胱癌应行经尿道膀胱肿瘤电切术(TURBT),术后辅助腔内化疗或免疫治疗。

1429. ABCDE　①膀胱癌侵犯膀胱全层,应为 T_3 期,治疗首选根治性膀胱切除术。②经尿道膀胱肿瘤电切术常用于 T_{is}、T_a、T_1 期膀胱癌的治疗。对于无法手术治愈的转移性膀胱癌应行化疗。

1430. ABCDE　①T_3 期膀胱癌应行根治性膀胱切除术。②经尿道膀胱肿瘤切除术适用于 T_a、T_1 期膀胱癌。膀胱内灌注化疗适用于膀胱原位癌。放疗常用于 T_3 期膀胱癌的术前治疗。

1431. ABCDE　膀胱腺癌属于浸润性膀胱癌,无论分期,均应行根治性膀胱切除术联合盆腔淋巴结清扫。

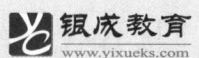

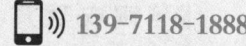

1145

1432. ABCDE　　T_3 期膀胱癌治疗首选根治性膀胱切除术。

1433. ABCDE　　1434. ABCDE　　①膀胱癌以移行细胞癌最常见(约占90%),鳞癌和腺癌各占2%～3%,横纹肌肉瘤少见。②肾细胞癌分为透明细胞癌(占70%～80%)、乳头状癌(占10%～15%)、嫌色细胞癌(约占5%)、集合管癌(约占1%)、未分类性肾细胞癌(占3%～5%)。

1435. ABCDE　　1436. ABCDE　　①确诊膀胱癌的主要依据是膀胱镜+活检,准确率接近100%。尿脱落细胞学检查也可确诊膀胱癌,但其阳性率仅70%～80%,故答 B 而不是 E。②CT 平扫+增强多用于膀胱浸润性癌的诊断,可了解肿瘤浸润范围及深度、局部淋巴结和盆腔转移情况。③X 线片常用于诊断尿路结石。B 超检查常用于膀胱癌的初筛。

1437. ABCDE　　1438. ABCDE　　①患者间歇性无痛性肉眼血尿,B 超示膀胱内新生物,应诊断为膀胱癌。为明确诊断,最重要的检查是膀胱镜+活检,准确率约100%。尿常规检查无特异性,故不答 A。尿脱落细胞学检查也可确诊膀胱癌,但阳性率仅70%～80%,故答 C 而不是 B。静脉尿路造影(IVU)常用于诊断尿路结石,对膀胱癌诊断价值不大。CT 为影像学检查,不能确诊膀胱癌,故不答 E。②膀胱癌最常用的治疗方法是经尿道膀胱肿瘤电切术。膀胱灌注化疗适用于膀胱原位癌。开放手术创伤大,现已少用。局部放疗和全身化疗为膀胱癌的辅助治疗措施。

1439. ABCDE　　1440. ABCDE　　1441. ABCDE　　①患者间歇性无痛性全程血尿,B 超示膀胱内新生物,应诊断为膀胱癌。为明确诊断,应首选膀胱镜+活检。尿常规检查无特异性。尿脱落细胞学检查阳性率及准确率均不及膀胱镜检查,故不选 B。静脉尿路造影常用于诊断上尿路结石。CT 为影像学检查,不能确诊膀胱癌。②膀胱癌的手术方式主要根据患者的全身情况、肿瘤大小、数量、种类、浸润深度、分化程度等决定,但以浸润深度最为重要,因为手术方式主要取决于临床分期,而临床分期又由浸润深度决定。③膀胱癌最常用的治疗方法是经尿道膀胱肿瘤电切术。开放手术创伤大,现已少用。局部放疗和全身化疗为膀胱癌的辅助治疗措施。

1442. ABCDE　　老年男性,排尿困难,前列腺增大,触及结节。为区分良性前列腺增生和前列腺癌,首选检查是前列腺穿刺活检。

1443. ABCDE　　①血清前列腺特异性抗原(PSA)测定是诊断前列腺癌的基本方法之一。PSA 对前列腺组织有特异性,前列腺癌常伴 PSA 增高。②血清癌胚抗原(CEA)升高多见于结直肠癌。血清酸性磷酸酶升高多见于前列腺癌远处转移,但由于其不稳定,已被 PSA 所取代。血清甲胎蛋白(AFP)升高多见于原发性肝细胞癌。血清碱性磷酸酶升高多见于骨肉瘤。

1444. ABCDE　　①前列腺癌的组织学分级:Gleason 分级评分 2～4 分属于分化良好;5～7 分属于中等分化,8～10 分属于分化差或未分化。患者前列腺癌结节黄豆大小,局限于左叶,未侵犯精囊,应属于 T_{2a} 期。对于 T_2 期前列腺癌,应首选根治性前列腺切除术。②经尿道前列腺切除术常用于良性前列腺增生的治疗。T_3、T_4 期前列腺癌应以内分泌治疗为主,全身化疗仅用于内分泌治疗失败的病例。前列腺冷冻治疗属于前列腺癌的局部治疗措施,不作为首选治疗方法。

1445. ABCDE　　1446. ABCDE　　前列腺癌的临床分期多采用 TNM 分期系统,分为以下4期。T_1 期是指前列腺增生手术标本中偶然发现的小病灶;T_2 期是指肿瘤局限于前列腺包膜内;T_3 期是指肿瘤穿破包膜或侵犯精囊(其中,T_{3a} 为肿瘤侵犯包膜,T_{3b} 为肿瘤侵犯精囊);T_4 期是指肿瘤侵犯膀胱颈、尿道外括约肌、直肠、提肛肌和/或盆壁。

1447. ABCDE　　1448. ABCDE　　①前列腺癌的确诊检查当然是前列腺穿刺活检。②MRI 检查可了解前列腺癌有无侵犯包膜、精囊、膀胱颈,有无盆腔淋巴结转移,对前列腺癌的临床分期具有重要诊断价值。参阅3版8年制《外科学》P774。③前列腺癌常伴血清前列腺特异性抗原(PSA)增高,直肠指检可触及前列腺结节,B 超检查可发现前列腺内低回声病灶,但均不能确诊前列腺癌。

1449. ABCDE　　1450. ABCDE　　①老年患者前列腺结节,血清前列腺特异性抗原(PSA)明显增高(正常值<4μg/L,即<4ng/ml),应首先考虑前列腺癌。为明确诊断,最重要的检查方法当然是前列腺穿刺

第十篇　外科学试题答案及详细解答

活检。膀胱尿道镜检查常用于诊断膀胱癌。B、C、E 均为影像学检查,不能确诊前列腺癌。②前列腺 MRI、B 超可了解前列腺癌的局部浸润情况。放射性核素扫描、X 线片常用于诊断前列腺癌骨转移。膀胱尿道造影对前列腺癌的病情评价意义不大。

1451. ABCDE　1452. ABCDE　①前列腺癌 TNM 分为 4 期:T_1 期是指前列腺增生标本中偶然发现的小病灶;T_2 期是指癌局限在前列腺包膜以内的前列腺癌;T_3 期是指前列腺癌已穿破包膜,侵犯精囊;T_4 期是指前列腺癌侵犯膀胱颈、尿道外括约肌、直肠、盆壁或有远处转移灶(此为大致记忆方法,教材上的详细分期很难记住)。本例确诊为前列腺癌,放射性核素骨显像见腰椎转移病灶,说明已有远处转移,应属于 T_4 期。②T_4 期前列腺癌属于晚期,已失去根治手术机会,应以内分泌治疗为主,可行去势治疗+抗雄激素制剂治疗。去势治疗可采用双侧睾丸切除或药物去势,故答 B。

1453. ABCDE　①患者右侧睾丸增大,质硬,说明不是液体,可首先排除鞘膜积液,故不答 A。睾丸炎、睾丸扭转均表现为局部剧烈持续性疼痛,而本例仅有阴囊坠胀感,故不答 B、C。睾丸结核常是附睾结核直接蔓延所致,多表现为阴囊部肿胀不适或下坠感,附睾呈结节状,疼痛不明显,故不答 E。②睾丸肿瘤好发于 20~40 岁男性,典型表现为睾丸肿胀,表面光滑,质硬而沉重,附睾、输精管正常。

1454. ABCDE　患者左侧睾丸肿大,质硬,与睾丸界限不清,应诊断为睾丸肿瘤,首选手术治疗。

1455. ABCDE　阴茎癌的主要病因是包皮过长、包茎、慢性包皮龟头炎等,尽早行包皮环切是预防阴茎癌的最主要措施。

1456. ABCDE　精索静脉曲张以左侧多见,其原因为:①左精索内静脉成直角注入左肾静脉,左肾静脉通过主动脉和肠系膜上动脉之间,左精索内静脉下段位于乙状结肠后面,这些解剖特点使左精索内静脉容易受压,故精索静脉曲张以左侧多见;②左精索内静脉进入左肾静脉的入口处有瓣膜防止逆流,如静脉瓣发育不全,静脉丛的平滑肌薄弱,会导致精索静脉曲张。可知 B、C、D、E 均为错,答案为 A。

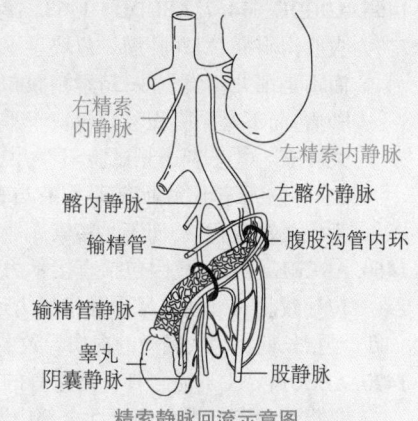

精索静脉回流示意图

1457. ABCDE　精索静脉曲张患者,在站立位检查可见患侧较健侧阴囊明显松弛下垂,曲张静脉似蚯蚓团块状。平卧位后曲张静脉缩小或消失。故临床上检查精索静脉曲张患者,应取站立位。

1458. ABCDE　鞘膜积液是指鞘膜囊内积液增多而形成囊肿者,分为 4 种临床类型,即睾丸鞘膜积液,精索鞘膜积液,睾丸、精索鞘膜积液和交通性鞘膜积液,其中以睾丸鞘膜积液最多见。

1459. ABCDE　①患者透光试验阳性,B 超示液性暗区,说明肿物为液体而不是实性肿块,故不答 B、C、D。②患者肿物有囊性感,触不到睾丸和附睾,应诊断为睾丸鞘膜积液,而不是精索囊肿,因为精索囊肿应可触及睾丸。

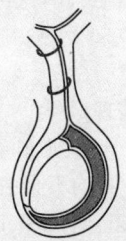　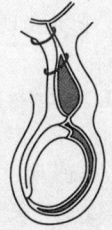　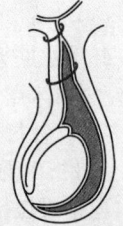　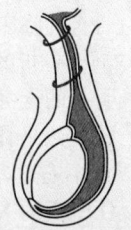

　睾丸鞘膜积液　　精索鞘膜积液　　睾丸、精索鞘膜积液　　交通性鞘膜积液

1460. ABCDE　①小儿右侧阴囊内肿块,卧位时肿块不消失,可排除腹股沟疝和交通性鞘膜积液,故不答

1147

A、E。②阴囊内肿块有波动感，说明不是实质性肿块而是液体，可排除隐睾，故不答C。③精索鞘膜积液患者在其下端应可触及睾丸，但本例不能触及睾丸，故应诊断为睾丸鞘膜积液。

1461. ABCDE　①患者透光试验阳性，提示为鞘膜积液，而不是睾丸肿瘤、腹股沟斜疝，可首先排除B、C。②睾丸鞘膜积液时睾丸触摸不清，而本例双侧睾丸附睾可清楚触及，大小位置正常，应诊断为精索鞘膜积液。③阴囊象皮肿为丝虫感染所致，表现为下肢、阴囊皮革样增厚，与本例不符。

1462. ABCDE　①4岁患儿透光试验阳性，提示为鞘膜积液，而不是腹股沟斜疝、睾丸肿瘤、附睾结核，可首先排除C、D、E。②患儿右侧阴囊包块，平卧位可消失，说明积液与腹腔相通，应诊断为交通性鞘膜积液，而不是睾丸鞘膜积液，答案为B。

1463. ABCDE　透光试验阳性提示为鞘膜积液，而不是睾丸内实质性占位性病变，如睾丸肿瘤、腹股沟斜疝、附睾结核、精索静脉曲张等。

1464. ABCDE　婴儿鞘膜积液，常可自行吸收消退，无须手术治疗。A、B、C、E鞘膜积液均需手术治疗。

1465. ABCDE　①成人的睾丸鞘膜积液，如积液量少，无任何症状，不需要手术治疗。若积液量多，体积巨大，应行睾丸鞘膜翻转术。②鞘膜囊全部切除主要适用于精索囊肿。内环处高位结扎鞘状突主要用于治疗交通性鞘膜积液。婴儿的鞘膜积液常可自行吸收，成人鞘膜积液不会自行吸收。鞘膜积液穿刺抽液一般只用于小儿鞘膜积液的术中处理。

1466. ABCDE　1467. ABCDE　1468. ABCDE　①阴囊包块，透光试验阳性，提示包块为鞘膜积液，而不是腹股沟斜疝、睾丸肿瘤。包块于平卧位消失，说明鞘膜积液与腹腔相通，应诊断为交通性鞘膜积液，而不是睾丸鞘膜积液、精索鞘膜积液。②阴囊包块，透光试验阴性，提示包块为腹股沟斜疝或睾丸肿瘤，而不是鞘膜积液。包块于平卧位消失，说明包块可还纳腹腔，应诊断为腹股沟斜疝而不是睾丸肿瘤。③患者透光试验阳性，说明阴囊内为鞘膜积液而不是睾丸肿瘤、腹股沟斜疝。患者阴囊肿块，卧位无缩小，说明鞘膜积液与腹腔不相通，故可排除交通性鞘膜积液。患者摸不到睾丸，应诊断为睾丸鞘膜积液，而不是精索鞘膜积液，因为精索鞘膜积液可及睾丸。

1469. ABCDE　骨折成因包括直接暴力、间接暴力、疲劳性骨折。直接暴力是指暴力直接作用于骨折部位导致骨折。间接暴力是指暴力通过传导、杠杆、旋转和肌收缩使肢体远处发生骨折。疲劳性骨折是指长期、反复、轻微的损伤导致肢体某一特定部位的骨折，如远距离行军易致腓骨下1/3骨折。

1470. ABCDE　①不完全骨折是指骨的完整性和连续性部分中断，如裂缝骨折、青枝骨折。②完全骨折是指骨的完整性和连续性全部中断，如横形骨折、压缩性骨折、螺旋形骨折、嵌插骨折、骨骺分离等。

1471. ABCDE　稳定性骨折是指骨折端不易移位或复位后不易再发生移位者，如裂缝骨折、青枝骨折、横形骨折、压缩性骨折、嵌插骨折等。A、B、C、E均属于不稳定性骨折。

1472. ABCDE　不稳定性骨折是指骨折端易移位或复位后易再移位者，如斜形骨折、螺旋形骨折、粉碎性骨折等。A、C、D、E均属于稳定性骨折。

1473. ABCDE　裂缝骨折、青枝骨折、横形骨折、嵌插骨折等均属于稳定性骨折。A、C、D、E均属于不稳定性骨折。请注意：椎体压缩性骨折，<1/4者为稳定性骨折，>1/4者为不稳定性骨折。

1474. ABCDE　骨折的临床表现分为全身表现和局部表现，全身表现包括休克和发热。肿胀、疼痛、畸形、瘀斑均属于骨折的局部表现，其中畸形为骨折的特有体征。

1475. ABCDE　骨折的全身表现包括发热和休克。B、C、D、E均为骨折局部表现。

1476. ABCDE　①发热是骨折的全身表现。骨折后一般体温正常，出血量大的骨折，血肿吸收时可出现低热，但一般不超过38℃。开放性骨折出现高热，应考虑感染。②A、C、D、E均不会引起高热。

1477. ABCDE　①骨折的X线检查时，应拍摄包括骨折端邻近一个关节在内的正、侧位片，以便了解骨折移位情况，故答A。②有时不易确定损伤情况时，尚需加拍对侧肢体相应部位的X线片，以便进行对比。有些轻微的裂缝骨折，急诊拍片未见明显骨折线，若高度怀疑骨折，应于伤后2周拍片复查。X线检查对骨折的诊断具有重要价值。因此怀疑骨折时，应常规进行X线检查，以明确诊断。

第十篇 外科学试题答案及详细解答

1478. ABCDE ①老年妇女,臀部外伤,腰部疼痛,不能活动,应考虑骨折的可能,为明确诊断,应首选 X 线片检查。②CT、MRI 由于价格昂贵,不作为首选检查。B 超、核素扫描不能诊断骨折。

1479. ABCDE ①患者 X 线片示左股骨皮质连续性中断,应诊断为左股骨骨折。反常活动是骨折的特有体征,故答 A。②B、C、D、E 都是骨折的一般局部表现,不能凭此体征确诊骨折。

1480. ABCDE ①骨折部位的血液供应是影响骨折愈合的重要因素,若骨折断端完全丧失血液供应,则发生骨折不愈合的可能性较大。②神经损伤对骨折愈合的影响不大。软组织损伤、静脉血栓是影响骨折愈合的局部因素,健康状况是影响骨折愈合的全身因素,但都不是最重要的因素。

1481. ABCDE 骨折的特有体征为局部畸形、异常活动、骨擦音或骨擦感。

1482. ABCDE 骨折的专有体征包括局部畸形、异常活动、骨擦音或骨擦感,但有些骨折如裂缝骨折和嵌插骨折,可不出现骨折专有体征。头骨骨折多为裂缝骨折,可不出现骨折专有特征。

1483. ABCDE 骨筋膜室综合征是指由骨、骨间膜、肌间隔、深筋膜形成的骨筋膜室内肌肉和神经因急性缺血而产生的早期综合征,属于骨折的早期并发症。A、B、C、E 均属于骨折的晚期并发症。

1484. ABCDE ①急性骨萎缩是指骨折所致关节附近的疼痛性骨质疏松,系因骨折后反射性神经血管营养不良引起,属于骨折的晚期并发症。②B、C、D、E 均属于骨折的早期并发症。

1485. ABCDE ①短期内失血量超过 800ml 可发生休克。骨盆骨折失血量可达 500~5000ml,因此容易导致失血性休克。②A、B、C、E 骨折不易发生休克。

1486. ABCDE ①患者,左股骨干骨折内固定术后第 2 天,突发胸痛、咳嗽、低氧血症,应考虑脂肪栓塞综合征。②急性呼吸窘迫综合征常发生于严重创伤后,早期主要表现为低氧血症进行性加重,不能为一般吸氧所缓解。肺血栓栓塞常表现为胸痛、呼吸困难、咯血三联征,但多于卧床 1 周后下床活动时突然发生。胸膜炎与题干所述病史无关。肺不张肺部检查常有阳性发现,故不答 E。

1487. ABCDE 脂肪栓塞综合征是由于骨折处髓腔内血肿张力过大,骨髓被破坏,脂肪滴进入破裂的静脉窦内,从静脉→右心房→右心室→肺动脉,造成肺动脉栓塞。直径<20μm 的脂滴栓子,可通过肺毛细血管→肺静脉→左心房→左心室→主动脉→脑动脉,造成脑栓塞。因此脂肪栓塞综合征最易栓塞的部位是肺,其次为脑。

1488. ABCDE ①骨折后长期卧床不起的患者,咳嗽反射减弱,呼吸道引流不畅,分泌物在肺内沉积,易发生坠积性肺炎。②脂肪栓塞常发生于伤后 1~3 天。创伤性关节炎多见于关节内骨折。损伤性骨化多见于关节扭伤、脱位或关节附近骨折。缺血性骨坏死多见于股骨颈头下型骨折。

1489. ABCDE ①关节内骨折,关节面遭到破坏,若未能准确复位,骨愈合后可使关节面不平整,长期磨损易引起创伤性关节炎。②缺血性骨坏死多见于股骨颈头下型骨折、腕舟状骨骨折。骨化性肌炎多见于关节扭伤、脱位或关节附近骨折。骨生成异常多导致骨折不愈合或延迟愈合。

1490. ABCDE ①肱骨干中、下 1/3 段后外侧有桡神经沟,其中有桡神经通过,此处骨折易损伤桡神经。②伸直型肱骨髁上骨折容易损伤肱动脉、正中神经。注意:肱骨内上髁骨折不是肱骨髁上骨折。③在腓骨颈,有腓总神经由腘窝后、外侧斜向下外方,经腓骨颈进入腓骨长、短肌及小腿前方肌群,因此腓骨小头和颈部骨折可引起腓总神经损伤。④左或右下位肋骨骨折时,骨折断端可刺破脾或肝导致脾破裂或肝破裂。⑤股骨颈骨折,尤其头下型骨折,容易导致股骨头缺血坏死。

1491. ABCDE ①骨筋膜室是指由骨、骨间膜、肌间隔和深筋膜组成的间隙。前臂有尺骨和桡骨组成的骨筋膜室,小腿有胫骨和腓骨组成的骨筋膜室,因此前臂和小腿是骨筋膜室综合征的好发部位。伸直型肱骨髁上骨折由于近折端向前下移位,极易刺破肱动脉,加上损伤后的组织反应,局部肿胀严重,可造成骨筋膜室压力增高,使远端肢体血运障碍,导致骨筋膜室综合征。②A、B、C、E 损伤,没有两根骨干围成的骨筋膜室,不容易并发骨筋膜室综合征。

1492. ABCDE ①青年男性,车祸后急诊入院,血压<90/60mmHg,面色苍白,应诊断为失血性休克。②患者外伤后立即入院,不可能诊断为骨髓炎、坠积性肺炎、缺血性骨坏死,故不答 B、D、E。题干所述不

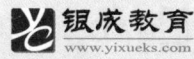

1149 139-71118-1888

能诊断为神经损伤,故不答 C。

1493. **ABCDE** ①前臂是骨筋膜室综合征的好发部位。伸直型肱骨髁上骨折患者由于近折端向前下移位,极易刺破肱动脉,加上局部组织严重肿胀,可造成骨筋膜室压力增高,远端肢体血运障碍,导致骨筋膜室综合征,若处理不当将发生缺血性肌挛缩。患者左肱骨髁上骨折,前臂高度肿胀,手部青白发凉,说明存在血运障碍,应诊断为骨筋膜室综合征,其严重并发症为缺血性肌挛缩。②感染多见于开放性骨折。缺血性骨坏死多见于股骨颈骨折。骨化性肌炎也称损伤性骨化,多见于关节扭伤、脱位、关节附近的骨折。关节僵硬多为患肢长时间外固定所致。

1494. **ABCDE** 损伤性骨化也称骨化性肌炎,多见于关节扭伤、关节脱位、关节附近的骨折。特别多见于肘关节,如肱骨髁上骨折,若反复暴力复位,可导致损伤性骨化。

1495. **ABCDE** ①损伤性骨化为骨折的晚期并发症,多见于关节扭伤、脱位、关节附近的骨折。②骨折不会导致骨肉瘤、骨结核、腱鞘炎等。骨折造成的骨髓炎少见,临床上以血源性骨髓炎多见。

1496. **ABCDE** ①在肱骨干中下 1/3 段后外侧有桡神经沟,桡神经内后方紧贴骨面斜向外前方进入前臂,因此此处骨折易损伤桡神经。②坠积性肺炎常见于骨折后长期卧床的患者。前臂骨折极少发生尺动脉损伤。缺血性骨坏死多见于股骨颈头下型骨折。创伤性关节炎多见于关节内骨折。

1497. **ABCDE** 在腓骨颈,有腓总神经由腘窝后、外侧斜向下外方,经腓骨颈进入腓骨长、短肌及小腿前方肌群,因此腓骨颈骨折可引起腓总神经损伤,表现为小腿外侧和足背感觉障碍。

1498. **ABCDE** ①骨折的愈合过程分为三个阶段:血肿炎症机化期、原始骨痂形成期和骨板形成塑形期(骨痂改造塑形期)。在原始骨痂形成期,骨内、外膜增生,新生血管长入,成骨细胞大量增生,使骨折端附近内外形成的骨样组织逐渐骨化,形成新骨,称为膜内成骨。填充于骨折断端和髓腔内的纤维组织逐渐转化为软骨组织,并侵入软骨基质,软骨基质经钙化而成骨,即软骨内成骨。在骨折愈合过程中,膜内成骨比软骨内成骨快。②根据 Wolff 定律,骨的机械强度取决于骨的结构,成熟的板骨经成骨细胞和破骨细胞相互作用,在生理应力轴线上的成骨细胞相对活跃,故有更多的新骨形成坚强的板层骨。③骨折的愈合分为一期愈合和二期愈合两种形式,临床上骨折的愈合过程多为二期愈合。④在骨板形成塑形期,新生骨小梁逐渐增粗,排列渐趋规则。在新生血管、破骨细胞和成骨细胞的共同作用下,骨折端的死骨被吸收,新骨逐渐爬行替代(D 对)。⑤在骨板形成塑形期,原始骨痂为排列不规则的骨小梁所组成,尚欠牢固。随着肢体的活动和负重,在应力轴线上的骨痂,不断地得到加强和改造,骨小梁的排列逐渐规则和致密。在应力轴线以外的骨痂,逐步被清除。

1499. **ABCDE** ①骨折的愈合过程分为三个阶段:血肿炎症机化期、原始骨痂形成期、骨痂改造塑形期。血肿炎症机化期在骨折后 2 周内完成,包括血肿形成、无菌性炎症反应、肉芽组织形成和纤维连接四个阶段。②A、C、D、E 均属于原始骨痂形成期的病理改变。

1500. **ABCDE** ①骨折的愈合过程分为三个阶段:第一期为血肿炎症机化期,第二期为原始骨痂形成期,第三期为骨痂改造塑形期。②膜内化骨期、软骨内化骨期均属于不规范的名称,故不答 D、E。

1501. **ABCDE** 骨折的愈合过程分为三个阶段:血肿炎症机化期约需 2 周,原始骨痂形成期 12~24 周,骨痂改造塑形期需 1~2 年,答案为 D。

1502. **ABCDE** 骨折临床愈合标准:①局部无压痛及纵向叩击痛。②局部无异常活动。③X 线片显示骨折处有连续性骨痂,骨折线已模糊。④拆除外固定后,如为上肢能向前平举 1kg 重物持续 1 分钟;如为下肢不扶拐能在平地连续步行 3 分钟,并不少于 30 步;连续观察 2 周骨折处不变形。参阅 7 版《外科学》P728。10 版《外科学》已删除了标准④。

1503. **ABCDE** ①胫骨平台骨折属于关节内骨折,应行解剖学复位,否则易并发创伤性骨关节炎。②B、C、D、E 均不属于关节内骨折,只要达到功能复位标准即可,无须达到解剖学复位。

1504. **ABCDE** ①影响骨折愈合的全身因素包括年龄和健康状况。不同年龄骨折愈合差异很大,儿童骨折愈合较快,成人骨折愈合较慢。②发热、休克、血压、肥胖均不属于影响骨折愈合的直接因素。

第十篇　外科学试题答案及详细解答

1505. ABCDE ①影响骨折愈合的因素包括全身因素和局部因素。全身因素包括年龄和健康状况。②局部因素包括骨折类型、数量、血供情况、软组织损伤程度、软组织嵌入、感染、治疗方法等。其中骨折治疗方法包括复位、固定、功能锻炼。可见，在所给5个选项中，只有"固定"是影响骨折愈合的因素。

1506. ABCDE 胫骨两端有许多小孔，许多小血管从关节囊、韧带和肌腱附着处穿入这些小孔进入骨内。在胫骨干中下1/3处没有血管孔，仅在上中1/3交界处有一血管孔，滋养动脉由此孔进入骨干内，自上而下承担整个中下1/3骨干的大部分血液供应。若胫骨中下1/3处骨折，滋养动脉断裂后，远折端丧失了大部分血液供应，将导致骨折延迟愈合。

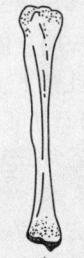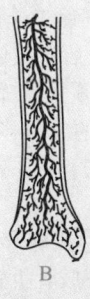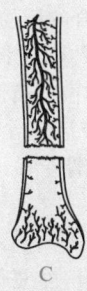

A 许多小血管经胫骨两端的小孔进入骨内，故胫骨两端血运丰富
B 滋养动脉由血管孔自上而下进入骨干，保证中、下1/3血液供应
C 胫骨干中、下1/3骨折后，滋养动脉断裂，远端丧失大部分血供

　　　A　　　　B　　　　C

胫骨骨折对血液循环的影响

1507. ABCDE 骨折不愈合的常见原因有4种：骨折端间嵌夹较多软组织、开放性骨折清创时去除的骨片较多而造成骨缺损、多次手术对骨的血液供应破坏较大、内固定失败。

1508. ABCDE ①肱骨干骨折手法复位+外固定术后8个月，骨折线仍然存在，断端有间隙，骨髓腔封闭硬化，应诊断为骨折不愈合。②对于骨折不愈合，不可能通过延长治疗时间而达到愈合，需手术切除硬化骨，打通骨髓腔，修复骨缺损，然后行植骨+内固定治疗。

1509. ABCDE ①患者股骨干骨折治疗10个月后X线片示骨折线清晰可见，不可能诊断为骨折临床愈合、骨折正常愈合。②X线示骨折线清晰，未出现连续性骨痂，骨折端少量骨痂形成，但无硬化骨表现，应诊断为骨折延迟愈合，而不是骨折不愈合，骨折不愈合可有硬化骨形成。③骨折畸形愈合是指对位、对线未达到功能复位的要求。

1510. ABCDE 管型石膏外固定后，应密切观察肢体远端皮肤的颜色、温度、毛细血管充盈、感觉和手指的运动。如有持续性剧烈疼痛、患指麻木、颜色发紫、皮温下降，则为石膏外固定过紧引起的肢端受压，应立即将石膏拆除，否则可导致肢体缺血坏疽。患者前臂骨折，管型石膏外固定5小时后出现患肢胀痛，手指麻木，活动受限，说明肢体受压，应立即拆除外固定，以恢复血运。

1511. ABCDE 固定是骨折急救的重要措施，其目的包括：①避免骨折端在搬运过程中对重要血管、神经、内脏的损伤；②减少骨折端的活动，减轻患者疼痛；③便于运输。"恢复肢体的正常解剖关系"是骨折复位的目的，不属于骨折急救。

1512. ABCDE 骨折的急救处理包括：①抢救休克，保持呼吸道通畅，必要时行气管插管；若有心跳、呼吸骤停，应立即行心肺复苏。②包扎止血，对于开放性骨折，绝大多数伤口出血可用加压包扎止血。③妥善固定是骨折急救最重要的措施。④现场急救不宜复位脱出的内脏，以免加重感染。

1513. ABCDE ①骨折急救原则包括抢救休克、包扎伤口、妥善固定、迅速转运。②彻底清创是开放性骨折的治疗措施，而不是骨折的急救原则，如闭合性骨折急救时即不需要彻底清创，故答C。

1514. ABCDE ①患者为开放性骨折伴活动性出血。骨折的急救措施包括抢救休克、包扎伤口、妥善固定、迅速转运，但应优先处理危及生命的并发症。患者伤口大量活动性出血，当然应首先处理，即加压包扎止血。休克也属优先处理的合并症，但骨折休克多为出血所致，因此加压包扎止血是抗休克的病因治疗措施，故答D而不是A。②清创缝合、骨折复位不属于骨折现场急救措施。

1515. ABCDE 患者左小腿外伤，局部畸形、反常活动，可确诊左小腿骨折。骨折现场急救包括抢救休克、包扎伤口、妥善固定、迅速转运，其中最重要的措施是妥善固定。骨折现场急救不应作清创缝合。

1151

1516. ABCDE　①现场急救时,骨折外固定的主要目的是避免骨折端在搬运过程中对周围重要组织,如血管、神经、内脏的损伤;减少骨折端的活动,减轻患者疼痛;便于运送。②现场急救的外固定与手术中的复位无关,故不答A。防止休克的措施是快速补液,而不是外固定。减少出血的急救措施是加压包扎,而不是外固定。目前尚无有效措施预防脂肪栓塞,故不答D。

1517. ABCDE　①骨折治疗的三大原则是复位、固定、康复治疗(功能锻炼)。②A、B、D为骨折的急救原则,而不是治疗原则。骨折患者只在有指征时才进行手术,而不能笼统地说应"积极手术"治疗。

1518. ABCDE　①骨折治疗的三大原则是复位、固定、康复治疗。A、B、E属于固定措施。D为康复治疗措施。②骨折愈合有其自身规律,不要求使用促进骨折愈合的药物,故C不属于骨折的治疗原则。

1519. ABCDE　经复位后,两骨折段虽未恢复至正常的解剖关系,但在骨折愈合后对肢体功能无明显影响者,称功能复位。功能复位的标准:①骨折部位的分离移位、旋转移位必须完全矫正;②儿童下肢缩短<2cm在生长发育过程中可自行矫正(B对);③与关节活动方向一致的成角移位可自行矫正,与关节活动方向垂直的侧方成角移位必须完全复位;④长骨干横形骨折时,骨折端对位至少1/3,干骺端骨折至少应对位3/4。

1520. ABCDE　①按骨折功能复位的标准,下肢骨缩短移位成人应小于1cm。②旋转移位、分离移位必须完全矫正。③与关节活动方向垂直的侧方成角移位必须完全复位。④下肢骨折轻微向前或向后成角,与关节活动方向一致,日后可在骨痂改造期自行矫正。患者骨折向前方成角5°,与踝关节、膝关节活动方向一致,符合功能复位的标准,故答E。

1521. ABCDE　闭合性骨折切开复位内固定的指征:①骨折端之间有软组织嵌入,手法复位失败者;②关节内骨折,手法复位后对位不良,将影响关节功能者;③手法复位后未达到功能复位(不是解剖学复位)的标准,将严重影响患肢功能者;④骨折并发主要血管、神经损伤;⑤多处骨折。

1522. ABCDE　股骨干骨折患者,足背动脉、胫后动脉搏动细弱,说明合并大血管损伤,应手术探查。

1523. ABCDE　①骨折切开复位的最大优点是可使手法不能复位的骨折达到解剖复位;其次是有效的内固定,可使患者提前下床活动,减少肌萎缩和关节僵硬;方便护理,减少并发症。②手术切开复位内固定,可增加局部软组织损伤的程度,降低局部抵抗力,易于发生感染。内固定并不能缩短制动时间、缩短骨折愈合时间。切开复位时需分离软组织和骨膜,加重了骨折部位的损伤。

1524. ABCDE　开放性骨折的清创原则:①切除创缘皮肤1～2mm,清除异物,切除污染和失去活力的皮下组织、筋膜、肌肉,尽量保留肌腱、神经和血管的完整性以便修复。②骨外膜应尽量保留,以保证愈合;若已污染,可仔细将其表面切除。③粉碎性骨折的骨片应妥善处理:游离的骨片,无论大小,都应去除,因其无血运,抗生素不能在其内达到有效浓度,易滋生细菌,造成感染(D对);较大的骨片去除后形成的骨缺损应在伤口愈合后的6～8周进行植骨,以降低感染率;与组织尚有联系的小骨片应予保留,有助于骨折愈合。④毛刷洗刷只能用于皮肤的消毒,不能进入创口内消毒污染的骨质。

1525. ABCDE　闭合性骨折是指骨折处皮肤及筋膜或骨膜完整,骨折端不与外界相通。开放性骨折是指骨折处皮肤及筋膜或骨膜破裂,骨折端与外界相通。因此,开放性骨折,特别是污染较重、软组织损伤较重者,易发生骨与软组织感染。

1526. ABCDE　1527. ABCDE　1528. ABCDE　①伸直型肱骨髁上骨折由于近折端向前下移位,极易刺破肱动脉和正中神经。②骨盆出血量达500～5000ml,可致失血性休克。③成人股骨头的血液供应包括股骨干滋养动脉升支、股骨头圆韧带内的小凹动脉及旋股内、外侧动脉的分支。后者是股骨头、颈的最重要营养血管。股骨颈头下型骨折时,可损伤旋股内、外侧动脉,导致股骨头缺血坏死。④锁骨骨折易损伤臂丛神经。Colles骨折易产生"银叉"畸形、"枪刺样"畸形。

1529. ABCDE　1530. ABCDE　①伸直型肱骨髁上骨折近折端向前下移位,极易刺破肱动脉,加上局部组织肿胀严重,可造成远端肢体血液循环障碍,导致骨筋膜室综合征。若早期处理不当,可发生福克曼(Volkmann)肌萎缩。②胫骨的营养血管从胫骨干上、中1/3交界处进入骨内,因此,胫骨下1/3

第十篇 外科学试题答案及详细解答

骨折可使营养动脉损伤,导致下 1/3 段胫骨的血供显著减少;同时下 1/3 段胫骨几乎无肌附着,由于胫骨远端获得的血供很少,故胫骨下 1/3 骨折容易发生延迟愈合或不愈合。③前臂桡骨下端骨折易产生"银叉"畸形。腓骨颈骨折易损伤腓总神经。踝部骨折易造成创伤性关节炎。

1531. ABCDE 1532. ABCDE ①骨筋膜室是指由骨、骨间膜、肌间隔和深筋膜组成的间隙。前臂有尺骨和桡骨组成的骨筋膜室,小腿有胫骨和腓骨组成的骨筋膜室,因此前臂和小腿是骨筋膜室综合征的好发部位。②损伤性骨化多见于关节扭伤、脱位或关节附近的骨折。尤其多见于肘关节,如肱骨髁上骨折,是由反复暴力复位或骨折后肘关节伸屈活动受限而反复牵拉所致。

1533. ABCDE 1534. ABCDE 1535. ABCDE ①患者受伤后左小腿中段畸形,应诊断为左胫腓骨骨折。胫腓骨中段骨折易并发骨筋膜室综合征,常表现为局部肿胀,张力增高,远端肢体动脉搏动减弱。根据题干,本例应诊断为左胫腓骨骨折合并骨筋膜室综合征,宜立即行骨筋膜室切开减压,以免压迫太久,造成远端肢体缺血坏死。②骨筋膜室综合征是由于骨筋膜室内压力增高,压迫远端肢体血管(先压迫静脉,后压迫动脉)所致,故答 D 而不是 B、C。③骨筋膜室综合征为骨科急诊,需紧急手术切开减压。延迟手术将导致远端肢体缺血坏死或爪形足畸形,故答 A。

1536. ABCDE 1537. ABCDE 1538. ABCDE ①患者受伤后右大腿中段向外侧成角畸形并有异常活动,应诊断为股骨干骨折,现场急救应妥善固定右下肢。A、B、C、E 都是骨折的治疗措施,而不是急救措施。②股骨干骨折的首选检查是拍摄 X 线片。③患者血压 60/40mmHg,心率 150 次/分,说明合并失血性休克,首先应进行的处理是补充血容量。手术治疗宜在休克纠正后进行。

1539. ABCDE ①患儿右肩部摔伤,头向右侧偏斜,右肩下沉,应考虑锁骨骨折。②正中神经损伤常表现为拇指对掌功能障碍、手的桡侧半感觉障碍。桡骨头半脱位主要发生于上肢突然受牵拉的小儿。肘关节脱位常表现为肘部畸形,肘后三角关系改变。Dugas 征阴性可排除肩关节脱位,故不答 E。

1540. ABCDE ①幼儿锁骨的青枝骨折,由于稳定性较好,可不作特殊处理,仅用三角巾悬吊 3~6 周即可开始活动。②"8"字绷带固定、锁骨带固定适用于有移位的锁骨中段骨折。切开复位内固定适用于合并神经血管损伤、开放性骨折者。外固定架固定常用于开放性胫腓骨骨折的治疗。

1541. ABCDE 锁骨近端骨折 2/3 对位,稳定性较好,可行"8"字绷带固定,无须手术治疗。B、C、D、E 均属于锁骨骨折的手术指征。

1542. ABCDE ①患者右肩部外伤史,右锁骨中段隆起,触及骨擦感,应诊断为锁骨中段骨折。②80%~90%的锁骨中段骨折可采取手法复位加横形"8"字绷带外固定治疗。③理疗、按摩常用于治疗运动系统慢性损伤。三角巾悬吊常用于治疗儿童的锁骨青枝骨折。手法复位加胸带固定常用于治疗肩关节脱位。切开复位内固定常用于治疗锁骨骨折合并神经、血管损伤。

1543. ABCDE 仅一个部位发生骨折并且移位者,称为两部分骨折。它有 4 种形式,即解剖颈骨折、大结节骨折、小结节骨折和外科颈骨折。本例属于 Neer 两部分骨折。

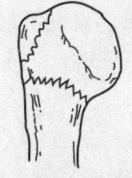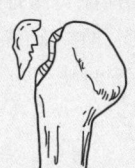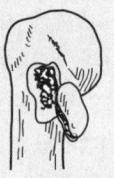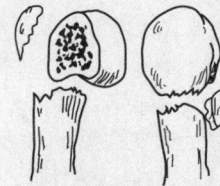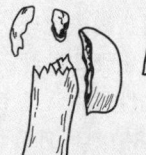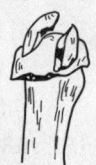

| 一部分骨折 | 两部分骨折 | 三部分骨折 | 四部分骨折 |

肱骨近端骨折的 Neer 分型

1544. ABCDE ①肱骨外科颈位于解剖颈下方 2~3cm,内侧有腋神经、腋血管经过,因此肱骨外科颈骨折时,可造成腋神经损伤。腋神经损伤常表现为三角肌麻痹致肩外展障碍及三角肌表面皮肤麻木。②桡神经损伤常表现为垂腕。尺神经损伤常表现为爪形手。正中神经损伤表现为拇指屈曲、对掌障碍。肌皮神经损伤常表现为前臂外侧皮肤感觉障碍。

1545. ABCDE　肱骨外科颈为肱骨大结节、小结节移行为肱骨干的交界部位,是松质骨和密质骨的交接处,位于解剖颈下方2~3cm。

1546. ABCDE　肱骨干上1/3骨折,近折端受胸大肌、背阔肌、大圆肌的牵拉而向前、向内移位,远折端因三角肌、喙肱肌、肱二头肌、肱三头肌的牵拉而向外、向近端移位,故答A。

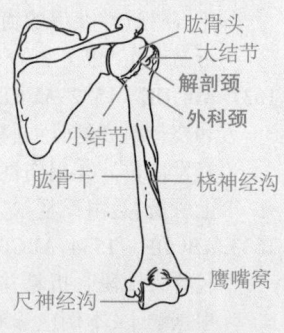
肱骨解剖示意图

1547. ABCDE　①无明显移位的肱骨外科颈骨折,可用三角巾悬吊3~4周。②多数有移位的肱骨外科颈骨折,可行切开复位+钢板内固定。

1548. ABCDE　①患者腕部外伤,桡骨下端骨皮质不连续,应诊断为桡骨下端骨折。对于无移位的桡骨下端骨折,治疗首选手法复位外固定。②切开复位内固定仅用于严重粉碎性骨折移位明显者。

1549. ABCDE　老年女性,左肩部跌伤,X线检查示左肱骨大结节与肱骨干交界处可见多个碎骨块,应诊断为肱骨外科颈骨折。由于患者为粉碎性骨折,高龄,对线尚可,既往脑梗死,一般情况较差,治疗时可用三角巾悬吊,任其自然愈合,无须手术治疗。

1550. ABCDE　①肱骨干中下1/3段后外侧有桡神经沟,有由臂丛发出的桡神经经内后方紧贴骨面斜向外前方进入前臂,此处骨折容易损伤桡神经。②尺神经、正中神经损伤多发生于腕部或肘部损伤时。肌皮神经位置隐蔽,不易受损伤。腋神经损伤多见于肱骨外科颈骨折。

1551. ABCDE　①肱骨干中下段有桡神经沟,沟内有桡神经紧贴骨面通过,故肱骨中段骨折易损伤桡神经。桡神经损伤的典型表现为垂腕、手背桡侧和桡侧3个半或2个半指背面感觉障碍。10版《外科学》P645:桡神经支配手背桡侧及桡侧2个半手指皮肤,10版《外科学》P695:桡神经支配手背桡侧及桡侧3个半手指皮肤。②正中神经损伤的典型表现为拇指屈曲、对掌功能障碍。尺神经受损常表现为爪形手。臂丛神经损伤受累广泛。

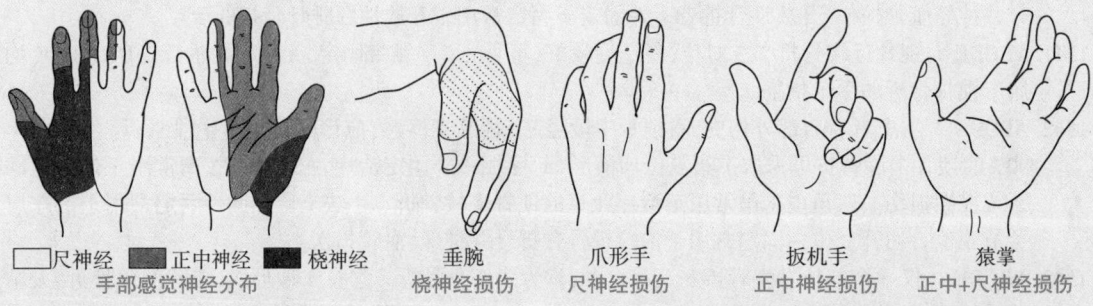

1552. ABCDE　①肱骨干骨折患者经手法复位、牵引治疗后效果不理想,X线片证实两骨折端分离,说明骨折尚未愈合。骨折不愈合的典型X线表现为骨折端骨痂少,骨端分离,两端萎缩光滑,骨髓腔被致密硬化的骨质所封闭。②题干未述及桡神经损伤、肩关节强直、肘关节僵硬,故不答A、B、C。损伤性骨化常见于关节扭伤、脱位或关节附近的骨折,与本例不符。

1553. ABCDE　伸直型肱骨髁上骨折多见于10岁以下的儿童。

1554. ABCDE　①患儿X线片示肱骨远端骨折,未累及关节面,可首先排除A、B、C。②伸直型肱骨髁上骨折常有手掌着地受伤史,远折端向上移位。屈曲型肱骨髁上骨折常有肘后方着地受伤史,远折端向前移位,骨折线从前上斜向后下方。根据题干,本例应诊断为屈曲型肱骨髁上骨折。

1555. ABCDE　患者肘部外伤,左肘部畸形,X线示肱骨远端骨折,肘后三角关系正常,应诊断为肱骨髁上骨折。患者桡动脉搏动消失、手部感觉麻木,说明合并神经和血管损伤,故诊断为伸直型肱骨髁上骨折,因为屈曲型肱骨髁上骨折很少合并神经、血管损伤。根据受伤机制,伸直型肱骨髁上骨

第十篇　外科学试题答案及详细解答

折最易损伤肱动脉和正中神经，故答 D。

1556. ABCDE　①肱骨髁上骨折可有肘部疼痛肿胀、皮下瘀斑，肘部向后突出处于半屈位。②因伸直型肱骨髁上骨折不涉及肘关节，故肘后三角关系（肱骨内上髁、外上髁与尺骨鹰嘴）无异常改变，故答 C。肘后三角异常见于肘关节脱位。③由于伸直型肱骨髁上骨折易损伤肱动脉，可造成远端肢体血供不足，表现为手部皮肤苍白、皮温降低，甚至发生前臂缺血性肌坏死。

1557. ABCDE　①桡骨下 1/3 骨折合并尺骨小头脱位，称为盖氏（Galeazzi）骨折。②尺骨上 1/3 骨干骨折合并桡骨小头脱位，称为孟氏（Monteggia）骨折。伸直型桡骨下端骨折称为 Colles 骨折。屈曲型桡骨下端骨折称为 Smith 骨折。

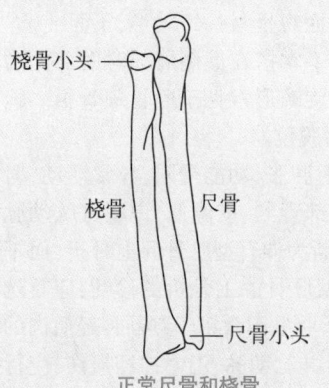
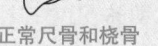
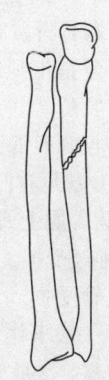
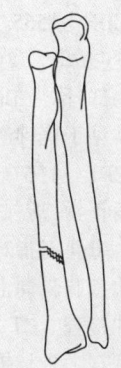

正常尺骨和桡骨　　　　孟氏（Monteggia）骨折　　　　盖氏（Galeazzi）骨折

1558. ABCDE　患者右前臂畸形，桡骨中下 1/3 交界处触及骨擦感，应考虑桡骨中下 1/3 交界处骨折。腕部可触及异常凸起的尺骨远端，说明尺骨小头脱位。患者桡骨中下 1/3 骨折合并尺骨小头脱位，应诊断为盖氏（Galeazzi）骨折。

1559. ABCDE　①桡骨下端骨折分为伸直型骨折（Colles 骨折）和屈曲型骨折（Smith 骨折）。Colles 骨折多为腕关节处于背伸位、手掌着地受伤所致，X 线可见远折端向桡、背侧移位，近折端向掌侧移位。Smith 骨折多为腕关节处于屈曲位、手背着地受伤所致，X 线可见远折端向掌侧、桡侧移位，近折端向背侧移位，故答 C。②Chance 骨折为胸、腰椎椎体水平状撕裂性损伤。Jefferson 骨折是指第一颈椎双侧性前、后弓骨折。Barton 骨折是指桡骨远端关节面骨折伴腕关节脱位。

1560. ABCDE　①桡骨远端骨折分为伸直型骨折（Colles 骨折）和屈曲型骨折（Smith 骨折）。Colles 骨折多因腕关节处于背伸位、手掌着地受伤所致。Smith 骨折多因腕关节处于屈曲位、手背着地受伤所致。患者右手背着地，根据受伤机制，应诊断为 Smith 骨折。②尺神经损伤常表现为爪形手。桡神经损伤常表现为腕下垂，但一般为骨折的并发症，跌倒时单纯造成桡神经损伤罕见，故不答 D。腕关节脱位多发生于腕背屈时受重压、摔倒时手掌支撑着地所致，其受伤机制与题干所述不符。

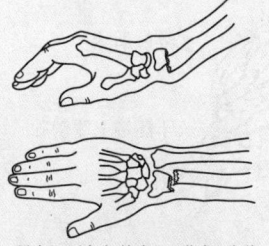
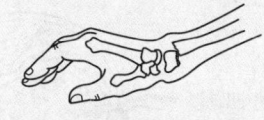
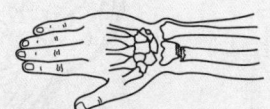
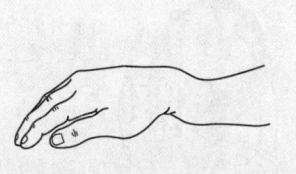
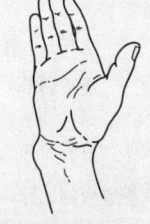

骨折远端向桡侧、背侧移位　　骨折远端向掌侧、桡侧移位　　"银叉"畸形　　"刺刀样"畸形
骨折近端向掌侧移位　　　　　骨折近端向背侧移位　　　　（侧面观）　　（正面观）
伸直型桡骨远端骨折　　　　　屈曲型桡骨远端骨折　　　　伸直型桡骨远端骨折后的畸形

1561. ABCDE ①伸直型桡骨下端骨折侧面观的典型畸形是"银叉"畸形，正面观呈"刺刀样"畸形。②垂腕见于桡神经损伤。爪形手见于尺神经损伤、缺血性肌挛缩。

1562. ABCDE ①"刺刀样"畸形为 Colles 骨折正面观的典型畸形，故答 B。②盖氏(Galeazzi)骨折是指桡骨干下 1/3 骨折合并尺骨小头脱位。孟氏(Monteggia)骨折是指尺骨上 1/3 骨干骨折合并桡骨头脱位。Chance 骨折是指胸腰椎椎体水平状撕裂性损伤。Smith 骨折是指屈曲型桡骨下端骨折。

1563. ABCDE ①Colles 骨折的治疗以手法复位+小夹板或石膏外固定为主。②只有少数患者需手术治疗，切开复位指征为：严重粉碎性骨折移位明显，桡骨下端关节面破坏；手法复位失败，或复位成功，但外固定不能维持复位，故不答 E。③A、B、C 均不适合用于 Colles 骨折的治疗。

1564. ABCDE 1565. ABCDE ①伸直型桡骨下端骨折(Colles 骨折)侧面观呈"银叉"畸形，正面观呈"刺刀样"畸形。②将患侧肘部紧贴胸壁时，手掌搭不到健侧肩部，或手掌搭在健侧肩部时肘部无法贴近胸部，称为 Dugas 征阳性，常见于肩关节脱位。③下肢短缩、外旋畸形常见于股骨颈骨折。腕下垂常见于桡神经损伤。下肢短缩，内旋、内收畸形常见于髋关节后脱位。

1566. ABCDE 1567. ABCDE 1568. ABCDE ①患儿右肘部摔伤，右肘肿胀，功能受限，异常活动，肘后三角正常，应排除肘关节脱位，诊断为右肱骨髁上骨折。患者手部青紫、皮温低，说明有肱动脉受损。患儿拇指对掌功能障碍，说明有正中神经受损。故本例应诊断为伸直型肱骨髁上骨折，而不是屈曲型肱骨髁上骨折，因为后者无神经、血管受损。为明确伸直型肱骨髁上骨折的诊断，应首选 X 线片检查。CT、MRI 可用于骨折的诊断，但一般不作为首选检查。肌电图常用于判断神经肌肉的功能状态。骨扫描常用于诊断恶性肿瘤骨转移。②肱骨髁上骨折合并肱动脉、正中神经损伤，应行手术治疗。③儿童期肱骨下端有骨骺，若肱骨髁上骨折的骨折线穿过骺板，可影响骨骺发育，造成肘内翻畸形，此为骨折的晚期并发症。参阅 1 版《黄家驷外科学》P1882。创伤性骨关节炎常见于关节内骨折，本例不属于关节内骨折，故不答 A。损伤性骨化常见于肱骨髁上骨折反复牵拉暴力复位，而本例为手术切开复位，故不答 B。肱骨髁上骨折不会发生骨折不愈合，故不答 C。肘关节僵直常见于患肢长时间固定者，适时拆除外固定，不会造成关节僵直，故不答 D。

1569. ABCDE 1570. ABCDE ①患儿有外伤史，左肘部疼痛、肿胀，局部压痛，有骨擦音，肘前方可扪及骨折断端，可确诊为伸直型肱骨髁上骨折。骨擦音为骨折的特有体征，不可能出现于桡骨头半脱位。B、D、E 时均不可能在肘前方扪及骨折断端。②垂腕为桡神经损伤的典型表现。肌损伤常表现为相应关节活动障碍，而不是垂腕。正中神经损伤常表现为拇指对掌、拇指屈曲功能障碍。尺神经损伤常表现为爪形手。缺血性肌挛缩为骨筋膜室综合征的晚期并发症，主要表现为爪形手、爪形足。

1571. ABCDE 股骨头血供来源有 3 支：①小凹动脉提供股骨头凹部的血液供应。②股骨干滋养动脉升支沿股骨颈进入股骨头。③旋股内、外侧动脉又细分为骺外侧动脉、干骺端上侧动脉、干骺端下侧动脉，提供股骨头绝大部分的血液供应，故旋股内、外侧动脉是股骨头的最重要营养动脉。

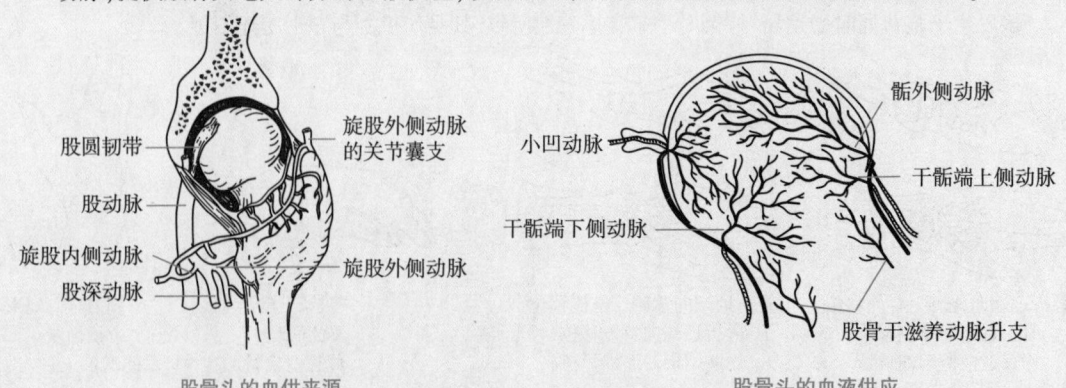

股骨头的血供来源　　　　　股骨头的血液供应

第十篇　外科学试题答案及详细解答

1572. **ABCDE**　旋髂深动脉为髂外动脉的分支，主要营养髂嵴内唇。

1573. **ABCDE**　旋股内、外侧动脉的分支是股骨头最重要的营养动脉，当股骨颈骨折损伤该动脉时，将造成股骨头缺血坏死。A、B、C、D 都不是股骨颈骨折易发生股骨头坏死的主要原因。

1574. **ABCDE**　按骨折线部位不同，将股骨颈骨折分为 3 类。①股骨头下骨折：骨折线位于股骨头下，股骨头仅有小凹动脉很少量的供血，若骨折损伤旋股内、外侧动脉的分支，则股骨头严重缺血，因此此型发生股骨头缺血坏死的概率最大。②经股骨颈骨折：骨折线位于股骨颈中部，股骨头供血也明显不足，若骨折损伤股骨干滋养动脉升支，也易发生股骨头缺血坏死。③股骨颈基底骨折：骨折线位于股骨颈与大、小转子间连线处，由于有旋股内、外侧动脉分支吻合形成的动脉环供血，对骨折部血供干扰较小，骨折容易愈合，股骨头不易坏死。

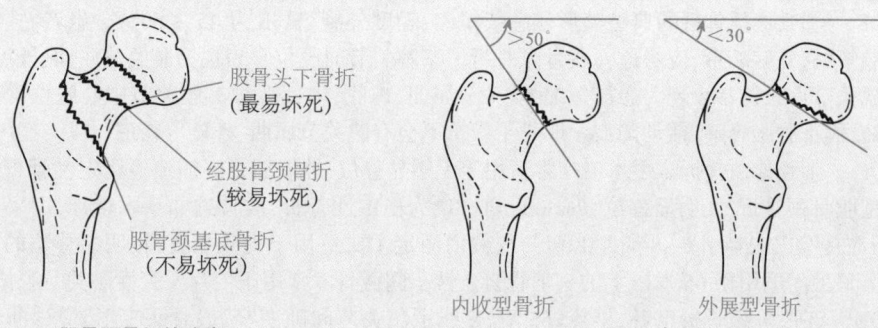

1575. **ABCDE**　①旋股内、外侧动脉的分支是股骨头最重要的营养动脉，股骨颈骨折患者易损伤旋股内、外侧动脉的分支，导致股骨头缺血坏死。②A、C、D、E 都不是股骨颈骨折的常见并发症。

1576. **ABCDE**　①Pauwels 角是指远端骨折线与两侧髂嵴连线的夹角。根据骨折线方向不同，将股骨颈骨折分为内收型和外展型。内收型骨折 Pauwels 角>50°，外展型骨折 Pauwels 角<30°。本例 Pauwels 角为 60°，应诊断为内收型骨折。②按骨折移位程度不同，将股骨颈骨折分为Ⅰ~Ⅳ型（Garden 分型）：Ⅰ型是指不完全骨折，骨完整性部分中断；Ⅱ型是指完全骨折但不移位；Ⅲ型是指完全骨折，部分移位且股骨头与股骨颈有接触；Ⅳ型是指完全移位的骨折。本例 X 线检查示左股骨颈中段骨折并有短缩完全移位，应诊断为 Garden Ⅳ型骨折。

1577. **ABCDE**　Pauwels 角是指股骨颈骨折线与两侧髂嵴连线之间的夹角。

1578. **ABCDE**　按 X 线表现，将股骨颈骨折分为两类。①内收型骨折：Pauwels 角>50°，骨折稳定性差。②外展型骨折：Pauwels 角<30°，骨折稳定性好。

1579. **ABCDE**　患者股骨颈骨折，Pauwels 角>50°，应为内收型骨折，骨折稳定性差。

1580. **ABCDE**　Pauwels 角与股骨颈骨折稳定性成反比。内收型骨折，Pauwels 角>50°，骨折稳定性差。外展型骨折，Pauwels 角<30°，骨折稳定性好。A、B、C 稳定性均较差。

1581. **ABCDE**　①患者为股骨颈骨折，Pauwels 角>50°，为内收型骨折，故骨折稳定性很差，不能行保守治疗，需手术治疗，故不答 B、D、E。患者为股骨颈头下骨折，股骨头的血液循环常严重破坏，股骨头坏死的概率很高。患者年龄>65 岁，需行人工关节置换术。②石膏固定不适于股骨颈骨折的治疗。

1582. **ABCDE**　患者 X 线片示右股骨颈基底部皮质连续性中断，应诊断为右股骨颈基底部骨折，骨折容易愈合，不会发生股骨头坏死。患者 Pauwels 角<30°，为外展型骨折，说明骨折稳定性好，且患者年老，心力衰竭（心功能Ⅳ级），难以耐受手术，故采用非手术治疗，即下肢中立位皮肤牵引 6~8 周，3 个月后可逐渐扶双拐下地，6 个月后借助助行器练习行走。

1583. **ABCDE**　①股骨颈骨折患者由于承重关系，可导致患肢短缩。此外，还可发现患者轻度外旋，一般为 45°~60°。由于骨折远端失去了关节囊及髂股韧带的稳定作用，附着于大转子的臀中肌、臀小肌、臀大肌的牵拉,和附着于小转子的髂腰肌、内收肌群的牵拉,发生外旋畸形。因此股骨颈骨折的常见畸形为短缩、外旋45°~60°。②髋关节后脱位常表现为患肢短缩,髋关节屈曲、内收、内旋畸形。髋关节前脱位常表现为髋关节屈曲、外展、外旋畸形。

1584. ABCDE　①患者外伤史,右下肢短缩,外旋畸形,应考虑股骨颈骨折、股骨转子间骨折。②髋关节后脱位常表现为患肢短缩,髋关节屈曲、内收、内旋畸形。髋关节前脱位常表现为髋关节屈曲、外展、外旋畸形。髋关节挫伤、髂骨翼骨折常无畸形。髋臼骨折常见肢短缩,内旋、内收畸形。

1585. ABCDE　①股骨颈骨折的典型畸形是患肢短缩及轻度外旋。股骨颈骨折时,大转子可向上移位而突出,叩髋轴向叩痛阳性。②患者平卧位时,由髂前上棘向水平画垂线,再由大转子与髂前上棘的垂线画水平线,构成 Bryant 三角。股骨颈骨折时,Bryant 三角底边较健侧缩短,故答 E。

1586. ABCDE　①股骨颈骨折的典型畸形是患肢短缩、轻度外旋(一般为45°~60°)。患者左髋部外伤,左下肢短缩,外旋畸形,应考虑左股骨颈骨折。②髋关节前脱位常表现为髋关节屈曲、外展、外旋畸形。髋关节后脱位常表现为患肢短缩,髋关节屈曲、内收、内旋畸形。髋关节中心脱位常表现为患肢缩短,髋部肿胀疼痛,活动障碍。股骨干骨折不会有髋关节屈曲、外旋等畸形。

1587. ABCDE　①股骨颈骨折非手术治疗常适用于无明显移位、外展型或嵌插型等稳定性骨折。患者为嵌插型股骨颈骨折,无明显移位,Pauwels 角<30°为稳定性骨折,故首选非手术治疗,即采用穿防旋鞋+下肢持续皮肤牵引6~8周。②切开复位内固定主要适用于内收型骨折、明显移位的骨折。人工关节置换术适用于65岁以上的头下骨折。转子间截骨术常用于治疗发育性髋关节脱位。

1588. ABCDE　①股骨颈骨折患者,年龄>65岁,X线示髋关节间隙变窄,股骨头变形,应诊断为股骨头缺血坏死,可行人工股骨头置换或全髋关节置换治疗。②左下肢皮肤牵引为股骨颈骨折的非手术治疗方法,主要用于无明显移位、外展或嵌插型等稳定性骨折。切开复位钢板内固定主要用于内收型、有明显移位的股骨颈骨折。闭合复位内固定常用于儿童股骨颈骨折的治疗。

1589. ABCDE　1590. ABCDE　1591. ABCDE　①患者股骨头下骨折,因年龄过大,一般状态差,合并高血压、肺源性心脏病、糖尿病,不能耐受人工关节置换术,故不宜手术治疗,可选择非手术治疗。患肢中立位,穿防旋鞋,下肢皮肤牵引6~8周。②旋股内、外侧动脉是股骨头的重要营养血管。旋股内侧动脉在股骨颈基底部关节囊滑膜反折处,分为骺外侧动脉、干骺端上侧动脉、干骺端下侧动脉进入股骨头。骺外侧动脉供应股骨头2/3~4/5区域的血液循环,是股骨头最主要的供血来源。旋股外侧动脉分支供应股骨头小部分血液循环。股骨头下骨折损伤旋股内、外侧动脉分支,可导致股骨头缺血坏死,但主要是旋股内侧动脉损伤所致,故答 D 而不是 E。③股骨头下骨折易发生股骨头缺血坏死,若患者全身情况好,能耐受手术,年龄在65岁以上,治疗宜选用人工髋关节置换术。切开复位内固定主要适用于手法复位失败、青壮年陈旧性骨折不愈合者。

1592. ABCDE　1593. ABCDE　1594. ABCDE　①老年患者髋部外伤史,下肢短缩,外旋畸形,应诊断为股骨颈骨折。髋关节后脱位常表现为患肢短缩,髋关节屈曲、内收、内旋畸形。股骨干骨折、髋部软组织损伤均不会出现患肢短缩、外旋畸形。髋关节前脱位常表现为髋关节屈曲、外展、外旋畸形。②为明确股骨颈骨折的诊断,当然首选髋部 X 线检查。核素扫描常用于诊断恶性肿瘤骨转移。关节造影常用于诊断关节疾病。MRI、CT 价格昂贵,不作为首选检查。③对于65岁以上的股骨颈骨折,可行人工髋关节置换术,术后早期即可离床活动,可减少骨折并发症,提高生活质量。下肢持续皮肤牵引为股骨颈骨折的保守治疗方法,常用于无明显移位、外展或嵌插型等稳定性骨折。股骨近端截骨术多用于股骨头坏死的治疗。胫骨结节或股骨髁上持续骨牵引,常用于治疗股骨转子间骨折。髋人字石膏固定多用于治疗发育性髋关节脱位。

1595. ABCDE　股骨颈骨折和股骨转子间骨折患者均可有髋关节压痛、患肢缩短、Bryant 三角底边短缩,因此 A、C、E 不能作为两者的鉴别依据。两种骨折均可出现患肢外旋畸形(B 错):股骨颈骨折外旋45°~60°,股骨转子间骨折外旋约90°。因此,两者的鉴别要点是患肢外旋角度的不同(D 对)。

第十篇 外科学试题答案及详细解答

1596. ABCDE　1597. ABCDE　1598. ABCDE　①患者右髋部外伤,右下肢轴向叩击痛阳性,外旋90°,短缩畸形,应诊断为股骨转子间骨折。股骨颈骨折常表现为患肢缩短,外旋45°。骨盆骨折常表现为骨盆挤压试验和分离试验阳性。股骨骨折常表现为局部畸形、骨擦音/骨擦感。髋关节后脱位常表现为髋关节屈曲、内收、内旋畸形。髋关节前脱位常表现为髋关节屈曲、外展、外旋畸形。②为明确股骨转子间骨折的诊断,首选检查是X线片。③股骨转子间骨折非手术治疗卧床时间较长,并发症多,病死率高,近几年主张早期手术治疗,首选闭合复位内固定。

1599. ABCDE　股骨干下1/3骨折时,远折端由于腓肠肌的牵拉及肢体重力的作用而向后方移位,近折端由于股前、外、内肌牵拉的合力而向前上移位。

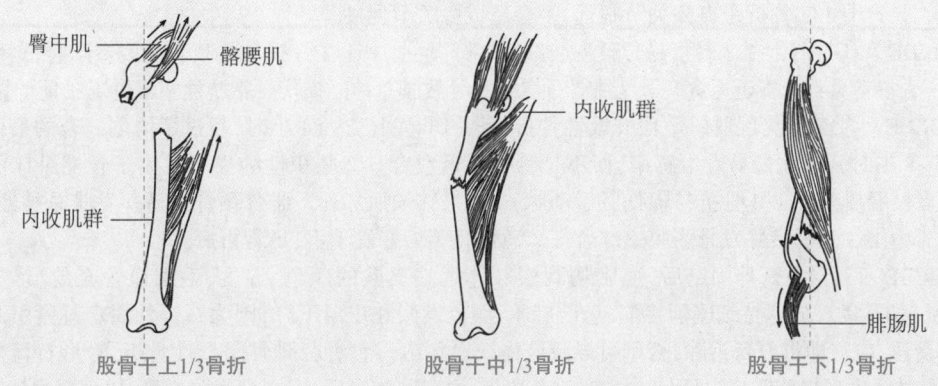

股骨干上1/3骨折　　股骨干中1/3骨折　　股骨干下1/3骨折

1600. ABCDE　股骨干下1/3骨折时,远折端向后方移位,有可能损伤腘动脉、腘静脉、胫神经、腓总神经,一般不会损伤股神经、股动脉、股静脉及闭孔神经。

1601. ABCDE　骨折的特有体征为局部畸形、异常活动、骨擦音或骨擦感,故确诊股骨干骨折最主要的依据是大腿中部异常活动。A、B、C、E都是骨折的一般性表现。

1602. ABCDE　①患者左大腿外伤,左股骨干中段骨折,足背及胫后动脉搏动细弱,提示腘动脉损伤,应行手术探查+切开复位内固定。②垂直悬吊牵引主要用于3岁以下儿童股骨干骨折的治疗。持续胫骨结节或股骨髁上骨牵引主要用于成人稳定型股骨干骨折的治疗。由于下肢肌肌力强大,一般不采用手法复位小夹板固定或石膏外固定。

1603. ABCDE　①3岁以内儿童的股骨干骨折常采用Bryant架双下肢垂直悬吊牵引治疗,而不能行髓内针内固定,以免损伤骨骺而发生早期闭合,影响生长发育。②A、B、C、D均属于髓内针内固定的适应证。请注意,粉碎性骨折也是其适应证之一,不要错选C。

1604. ABCDE　①股骨干骨折的功能复位标准,成人缩短移位不应超过1cm;3岁以下儿童不应超过2cm,否则可导致跛行(A对)。对于旋转移位必须完全矫正(D错)。②3岁以下幼儿的股骨干骨折,多采用垂直悬吊皮肤牵引,靠自身体重牵引复位。切开复位内固定、持续骨牵引是成人股骨干骨折的常用治疗方法。可知,儿童和成人股骨干骨折的治疗原则不同。

1605. ABCDE　①患儿右股骨干中段骨折,无明显移位,应采用非手术治疗,故不答B、C、D。股骨干骨折的非手术治疗方法主要根据伤者的年龄而定。5岁患儿,应选用手法复位、小夹板固定、皮肤牵引。②垂直悬吊皮肤牵引为3岁以下小儿股骨干骨折的治疗方法。

1606. ABCDE　胫骨是承重的重要骨骼,胫骨干上1/3横切面呈三棱形,在中、下1/3交界处,变成四边形。三棱形和四边形移行部位(交界处)是胫骨骨折的好发部位。

1607. ABCDE　①胫骨干上1/3横切面呈三棱形,在中、下1/3交界处变成四边形,在三棱形和四边形交界处是胫骨骨折的好发部位(E对)。②因胫骨负重量较大,易遭受直接暴力损伤,故易引起横形、短斜形或粉碎性骨折。由于局部皮下软组织较少,因此易发生开放性骨折。

1608. ABCDE　①胫骨营养血管从胫骨干上、中1/3交界处进入骨内,中、下1/3骨折使营养动脉损伤,供应下1/3段胫骨的血液循环显著减少;同时下1/3段胫骨几乎无肌附着,由胫骨远端获得的血液循环很少,因此下1/3段骨折愈合较慢,容易发生延迟愈合或不愈合。本例胫骨中下段骨折,术后半年骨折仍未愈合,其原因即为骨折处血液循环差。②内固定强度不足常导致再次骨折。胫骨骨折完全愈合的时间一般为10~12周,故不答C。目前,药物治疗、功能锻炼均不能促进骨折愈合。

1609. ABCDE　①小腿的肌筋膜与胫骨、腓骨和胫腓骨间膜一起构成四个筋膜室。胫骨中1/3骨折后因髓腔出血、肌肉损伤出血或血管损伤出血,可导致骨筋膜室高压,造成骨筋膜室综合征。②股骨干下1/3骨折易损伤腘动、静脉。腓骨颈骨折易损伤腓总神经。胫骨下1/3骨折易导致骨折延迟愈合。胫骨中1/3骨折距离膝关节很远,不会造成膝关节僵硬。

1610. ABCDE　①胫骨上1/3骨折易导致下肢缺血坏死;胫骨中1/3骨折易导致骨筋膜室综合征;胫骨下1/3骨折易导致骨折延迟愈合。②腓骨颈骨折易导致腓总神经损伤。脂肪栓塞常见于股骨干骨折。

1611. ABCDE　①患者为胫腓骨下段开放性骨折,且受伤时间已达24小时,超过了清创缝合的最佳时间(6~8小时),因此最易发生感染,而不是骨折延迟愈合。②坠积性肺炎多发生于长期卧床的骨折患者。胫腓骨上1/3骨折易损伤胫后动脉,造成肢体缺血坏死。腓骨颈骨折易并发腓总神经损伤。胫骨中1/3骨折易并发骨筋膜室综合征。急性骨萎缩好发于手、足骨折后。

1612. ABCDE　管形石膏外固定后,应密切观察肢体远端皮肤的颜色、温度、毛细血管充盈、感觉和指(趾)的运动。如遇持续剧烈疼痛、患肢麻木、颜色发紫和皮温下降,则为石膏外固定过紧引起的肢体受压,应立即将石膏拆除,否则可导致肢体缺血坏疽。患者胫腓骨闭合性骨折,管形石膏外固定3小时后出现患肢胀痛,足趾麻木,被动牵拉痛,说明肢体受压,应立即拆除石膏,以恢复血运。

1613. ABCDE　①石膏固定是闭合性胫腓骨骨折的常用方法。对于开放性胫腓骨骨折不宜使用,因早期使用容易造成压迫坏死,故不答C。②对软组织损伤严重的开放性胫腓骨骨折,在彻底清创后,可行复位+内固定术或外固定术。该患者受伤时间已达12小时,超过了清创缝合的最佳时间6~8小时,且软组织挫伤严重,因此术后极易发生感染,清创后不宜一期缝合伤口。此时,若放置内固定器,应同时作局部肌皮瓣转移覆盖创面,否则内固定器直接暴露于创口,更易导致感染。因患者软组织挫伤严重,不可能行局部肌皮瓣转移,故不宜行内固定术(A、B、D均属于内固定范畴),而只能选用外固定架进行固定,既可稳定骨折,又方便术后换药,故答E。

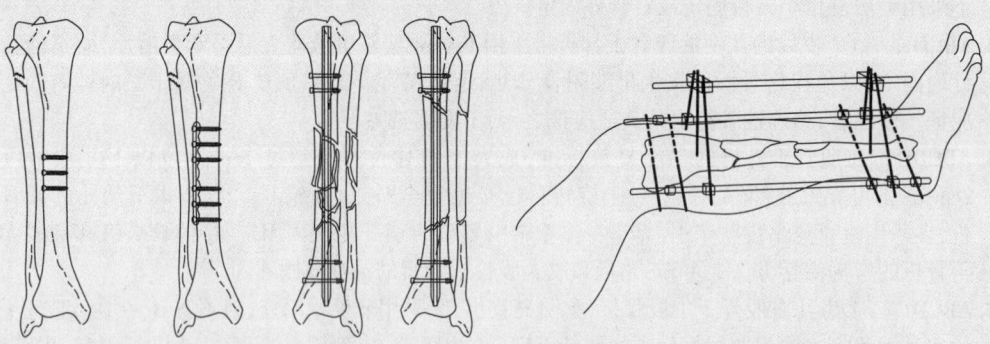

螺丝钉内固定　接骨板内固定　自锁髓内针内固定　　　三角形外固定架固定

1614. ABCDE　①根据题干,本例应诊断为左胫骨远端骨折、下胫腓联合分离,治疗首选切开复位加内固定。②手法复位,石膏固定适用于无移位、无下胫腓联合分离的单纯内踝或外踝骨折。

1615. ABCDE　①胫骨上端与股骨下端形成膝关节,与股骨下端接触的关节面为称胫骨平台。胫骨平台是膝的重要负重结构,一旦发生骨折,将使内、外平台受力不均,长期磨损易导致创伤性关节炎。②骨筋膜室综合征好发于小腿和前臂。缺血性骨坏死好发于股骨颈头下骨折。骨化性肌炎多见于

第十篇　外科学试题答案及详细解答

关节扭伤、脱位或关节附近骨折。骨折不愈合多见于胫骨下1/3骨折。

1616. ABCDE ①患者右踝扭伤2小时，踝关节X线片未见骨折，应考虑踝部扭伤。急性损伤应立即冷敷，以减少局部出血和肿胀，不宜局部按摩，以免加重出血。②B、C、D、E都是踝部扭伤急性期的对症治疗措施。

1617. ABCDE ①患者X线片示左侧踝关节骨小梁形态正常，可排除踝部撕脱性骨折。②踝关节囊纤维层增厚形成的韧带有3组，即内侧副韧带、外侧副韧带和下胫腓韧带。内侧副韧带损伤多为踝关节外翻暴力所致，X线片常表现为内侧关节间隙增宽。外侧副韧带损伤多为踝关节内翻暴力所致，X线片常表现为外侧关节间隙增宽。根据题干，本例应诊断为外侧副韧带损伤。③下胫腓韧带损伤临床上少见。④跟腱断裂多为直接暴力所致。

1618. ABCDE 胸腰椎骨折常分为4类，如下图所示。Chance骨折是指胸腰椎水平状撕裂性损伤，也可以是前后纵韧带-椎间盘-后柱韧带部分的损伤。

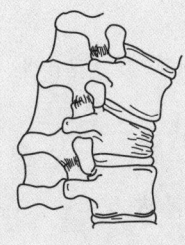压缩骨折　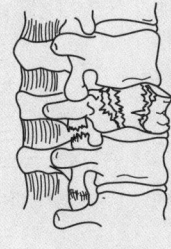爆裂骨折　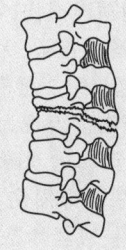Chance骨折　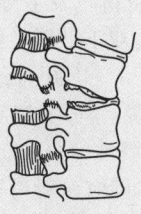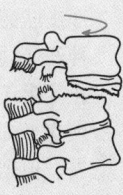骨折-脱位

1619. ABCDE ①单纯性腰椎横突骨折稳定性好，一般不会造成脊髓损伤。②Chance骨折是指经椎体、椎弓及棘突的横向骨折；Jefferson骨折是指寰椎的前、后弓双侧骨折；腰椎爆裂骨折是指椎体呈粉碎性骨折，骨折块向四周移位，向后移位可压迫脊髓、神经；枢椎椎弓根骨折可造成颈椎过伸，导致脊髓损伤。可见，A、C、D、E均属于不稳定性骨折。

1620. ABCDE ①椎体骨折患者双侧腹股沟水平以下感觉障碍，大小便失禁，说明骨折块突入椎管导致脊髓T_{12}节段水平受压，需急诊手术解除骨折块对脊髓的压迫，并恢复脊柱的稳定性。②平卧硬板床、牵引治疗均为颈椎骨折的保守治疗方法。

1621. ABCDE ①脊髓震荡是最轻微的脊髓损伤。脊髓遭受强烈震荡后立即发生弛缓性瘫痪，表现为损伤平面以下感觉、运动、反射功能全部丧失，但组织形态学上并无病理改变，只是暂时性功能抑制，在数分钟或数小时内即可完全恢复。请记住脑震荡和脊髓震荡的特点：伤后立即功能抑制，数分钟至半小时(脑震荡)或数小时(脊髓震荡)完全恢复正常，其他脑外伤和脊髓损伤，均不会在如此短的时间内恢复正常。②患者腰背部外伤后，立即出现腹股沟以下感觉、运动、反射障碍，2小时后恢复正常，应诊断为脊髓震荡。B、C、D、E均不会在2小时内恢复正常。

1622. ABCDE 感觉平面判断的标准：T_2为胸骨柄上缘，T_4为两侧乳头连线，T_6为剑突下，T_8为季肋部肋缘下，T_{10}平脐，T_{12}为耻骨联合上2～3cm。本例感觉障碍平面平双侧肋缘水平，应定位T_8，故答B。

1623. ABCDE ①患者高空坠落伤，C_{4-5}骨折脱位，很可能合并脊髓损伤。膈肌属于呼吸肌，由颈4(C_4)支配，故C_4以上颈髓损伤可导致膈肌麻痹，极度呼吸困难。若不及时行气管切开控制呼吸，将危及患者生命。本例呼吸困难、四肢瘫痪，与C_4损伤有关。故首先应行气管切开，以保持呼吸道通畅。②颈托制动是颈椎骨折后预防脊髓损伤的措施。颌枕带牵引常用于治疗神经根型颈椎病。手术复位固定应在气管切开后进行，故不答D。呼吸兴奋剂对膈肌麻痹效果不好，故不答E。

1624. ABCDE ①脊髓从上至下有2个梭形膨大，C_4～T_1节称为颈膨大，L_1～S_3节称为腰骶膨大。脊神经共31对，每对脊神经连于1个脊髓节段。患者损伤平面定位于C_4(颈)以下水平，即相当于颈膨

1161

大的部位,故不答 B、C、E。②上肢由 $C_5 \sim C_8$ 支配,下肢由 $L_1 \sim S_5$ 支配,若为颈膨大受损,则上肢表现为周围性瘫痪,下肢表现为中枢性瘫痪,而患者为四肢中枢性瘫痪,提示受损部位在颈膨大以上的颈髓。

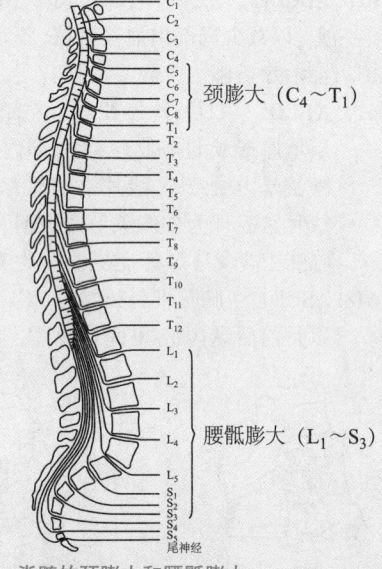

脊髓的颈膨大和腰骶膨大

1625. ABCDE ①患者高处坠落伤,伤后四肢麻木无力,说明合并脊髓损伤,可首先排除 B。②上肢主要由臂丛神经支配,下肢主要由腰骶丛神经支配。臂丛神经损伤常表现为上肢软瘫,下肢活动正常。颈髓损伤常表现为上肢软瘫,下肢硬瘫。胸髓损伤常表现为上肢正常,下肢硬瘫。腰髓损伤常表现为上肢正常,下肢软瘫。患者四肢麻木无力,说明上下肢均瘫痪,应诊断为颈椎骨折脱位伴脊髓损伤。

1626. ABCDE ①脊髓终止于第 1 腰椎椎体的下缘,因此第 12 胸椎和第 1 腰椎骨折可发生脊髓圆锥损伤,常表现为会阴部皮肤感觉障碍,双下肢感觉和运动正常,无瘫痪,无根性神经痛,腱反射正常。马尾神经起自第 2 腰椎的骶脊髓,终止于第 1 骶椎下缘。马尾神经损伤常表现为根性神经痛,损伤平面以下弛缓性瘫痪,有感觉和运动障碍,腱反射消失。根据题干,本例应诊断为脊髓圆锥损伤。②脊髓震荡为脊髓功能的生理性停滞状态,一般经历数小时至数天,感觉和运动功能可恢复正常。脊髓损伤常表现为截瘫、感觉和运动障碍等。

1627. ABCDE 1628. ABCDE 1629. ABCDE 1630. ABCDE ①局部畸形为骨折的特有体征,患者背部外伤,胸腰段后凸畸形并有压痛,应诊断为胸腰椎骨折。伤后下肢无力,不能行走,双下肢不全瘫,应考虑合并脊髓损伤。感觉异常平面位于双侧腹股沟水平,提示受损脊髓节段位于 T_{12} 左右。脊髓受损的定位标准为:胸骨角平 T_2,双侧乳头平 T_4,剑突平 T_6,肋弓平 T_8,脐平 T_{10},腹股沟平 T_{12}。故本例应诊断为第 12 胸椎(T_{12})骨折合并脊髓损伤。为明确诊断,应首选的检查是 MRI,而不是 X 线片或 CT。因为 MRI 检查既可确诊椎体骨折,又可确诊脊髓损伤;而 X 线片、CT 检查只能确诊有无椎体骨折,不能显示脊髓受损情况。②怀疑有脊髓损伤的脊柱骨折患者,急救时应采用担架、木板进行搬运。三人用手将伤员托至木板上,或两人采用滚动法,使伤员保持平直状态,成一整体滚动至木板上,平卧进行搬运。③胸椎骨折患者伤后立即出现双下肢运动和感觉功能障碍,说明合并脊髓损伤,但伤后 3 小时逐渐恢复正常,应诊断为脊髓震荡。在所给 5 个选项中,只有脊髓震荡能在数小时内恢复正常,A、B、D、E 均不会在 3 小时内恢复正常。④患者腰背部外伤,可能导致腹膜后血肿,刺激腹腔,使肠蠕动减弱而出现腹胀、腹痛、粪便秘结。肾脏损伤表现为腰痛及血尿。直肠损伤常表现为弥漫性腹膜炎或直肠周围感染。膀胱和尿道损伤常表现为尿外渗、尿潴留。

1631. ABCDE 1632. ABCDE 1633. ABCDE ①患者高处坠落伤,腰部疼痛,活动受限,不能站立行走,应考虑脊柱骨折合并脊髓损伤。神经损伤常表现为感觉和运动功能障碍,因此检查双下肢感觉运动功能是否正常,有助于明确有无神经损伤。直腿抬高试验常用于诊断腰椎间盘突出症。椎旁肌按压、逐个棘突按压主要用于检查脊柱有无压痛、有无骨折。腰部过伸过屈试验主要用于检查脊柱活动度有无受限。②为明确腰椎有无骨折,首选的影像学检查当然是腰椎正侧位 X 线片。③为明确有无脊髓损伤,当然首选 MRI 检查。

1634. ABCDE 青年患者,外伤史,骨盆分离试验和挤压试验均为阳性,应诊断为骨盆骨折。会阴部瘀斑是耻骨和坐骨骨折的特有体征。X 线检查可确诊骨盆骨折。若条件允许,应常规做 CT 检查。CT 检查可更清晰地显示骶髂关节情况,CT 三维重建还可更直观地显示骨折类型和移位方向。

1635. ABCDE ①耻骨联合骨折可刺破膀胱,导致血尿,故不答 A。会阴部瘀斑为耻骨骨折的特有体征,

第十篇 外科学试题答案及详细解答

骨盆挤压试验和分离试验阳性为骨盆骨折的特征性体征,故不答 B、D、E。②坐骨神经源自 $L_{4,5}$ 和 S_{1-3},因此骶骨骨折常损伤坐骨神经,而耻骨位于骨盆前方,不易损伤坐骨神经,故答案为 C。

1636. **ABCDE** ①脊髓位于椎管内,下端平 L_1 下缘,故骨盆骨折不会损伤脊髓造成高位截瘫。但坐骨神经由 L_{4-5} 和 S_{1-3} 组成,因此骨盆骨折可造成坐骨神经损伤。②耻骨联合分离和耻骨支骨折移位常导致尿道、膀胱损伤。③耻骨下支和坐骨支骨折可刺破直肠,导致直肠损伤。④骨盆是松质骨,邻近又有髂内、髂外动静脉的分支,因此骨盆骨折可引起广泛出血,血液可沿腹膜后疏松结缔组织间隙蔓延形成腹膜后血肿。

1637. **ABCDE** ①患者车祸致伤,骨盆挤压和分离试验阳性,应诊断为骨盆骨折。为明确有无腹腔脏器损伤,最有价值的检查是诊断性腹腔穿刺。②骨盆骨折出血量可达 500～5000ml,常合并失血性休克,不宜过多搬动患者做一些不必要的检查,如 B 超、CT 等,故不答 C、E。血常规检查无特异性。腹部 X 线片只能用于骨盆骨折的诊断,对腹腔脏器损伤的诊断无帮助,故不答 B。

1638. **ABCDE** ①骨盆边缘性骨折的治疗原则为:无移位者不必特殊处理,可卧床休息 3～4 周。本例为髂骨翼部骨折无明显移位,属于骨盆边缘性骨折,只需卧床休息 3～4 周,即可下床活动(C 对)。②手术复位+内固定主要用于骨盆环双处骨折伴骨盆环断裂的治疗。骨盆兜悬吊固定主要用于单纯性耻骨联合分离的治疗。骨盆骨折不行小夹板外固定、下肢牵引等治疗,故不答 B、E。

1639. **ABCDE** ①骨盆挤压试验及分离试验阳性为骨盆骨折的特征性体征。患者外伤后脉搏增快,血压降低,应诊断为骨盆骨折合并失血性休克,故答 A。②B、C、D、E 均不会导致患者失血性休克。

1640. **ABCDE** 患者高处坠落伤,骨盆分离和挤压试验阳性,应诊断为骨盆骨折。患者会阴部瘀斑,应考虑耻骨骨折,因为会阴部瘀斑是耻骨及坐骨骨折的特有体征,故答 A。

1641. **ABCDE** ①肩关节脱位最常见,约占全身关节脱位的 50%。②肘关节脱位为次常见的关节脱位。

1642. **ABCDE** 根据肱骨头脱位的方向,肩关节脱位可分为前脱位、后脱位、上脱位及下脱位 4 型,其中以前脱位最常见(占 95%)。肩关节脱位以前脱位最多见,肘关节、髋关节脱位以后脱位最多见。

1643. **ABCDE** ①将患侧肘部紧贴胸壁时,手掌搭不到健侧肩部,或手掌搭在健侧肩部时,肘部无法贴近胸部,称为杜加(Dugas)征阳性,常见于肩关节脱位。②托马斯(Tomas)征阳性见于髋关节结核。川德伦伯(Trendelenburg)征阳性提示大隐静脉和小腿交通支静脉瓣膜功能不全。直腿抬高试验及加强试验阳性见于腰椎间盘突出症。

1644. **ABCDE** ①患者左肩外伤,左肱盂关节失去正常对应关系,应诊断为左肩关节脱位。Dugas 征阳性、肩胛盂空虚、方肩畸形、弹性固定都是肩关节脱位的特征性体征,因此手法复位成功后,不会出现这些体征,故答案为 B。②Mills 征(伸肌腱牵拉试验)阳性常见于肱骨外上髁炎。

1645. **ABCDE** 方肩畸形、杜加(Dugas)征阳性为肩关节脱位的特有体征,故本例应诊断为肩关节脱位。

1646. **ABCDE** ①肩胛盂空虚、Dugas 征阳性为肩关节脱位的特征性体征,故本例应诊断为右侧肩关节脱位。无论何种类型的肩关节脱位,均首选手法复位+外固定治疗。一般采用局部浸润麻醉,用 Hippocrates 法复位。②切开复位仅用于陈旧性肩关节脱位影响上肢功能者。单纯性肩关节脱位复位后可用三角巾悬吊上肢。肩部绷带固定、外展支具固定一般不用于肩关节脱位的治疗。

1647. **ABCDE** 肩关节前脱位手法复位后可用三角巾悬吊上肢,肘关节屈曲 90°,腋窝处垫棉垫固定 3 周。

1648. **ABCDE** 1649. **ABCDE** ①肩关节前脱位的治疗首选 Hippocrates 法复位。②髋关节后脱位的治疗首选 Allis 法复位。

1650. **ABCDE** 桡骨头半脱位多发生于 5 岁以下的儿童。由于儿童桡骨头发育尚未完全,环状韧带薄弱,当腕手被向上提拉、旋转时,薄弱的环状韧带和部分关节囊嵌入肱骨小头和桡骨头之间,取消牵拉以后,桡骨头不能回到正常解剖位置,而是向桡侧移位,形成桡骨头半脱位。

1651. **ABCDE** 桡骨头半脱位的治疗措施是手法复位,复位后不必固定。

1652. **ABCDE** 桡骨头半脱位的治疗措施是手法复位,复位后不必固定。B、C、D、E 复位后均需固定。

1653. ABCDE　3岁男童,玩耍后右臂不适,经屈肘90°做前臂旋前、旋后运动后症状好转,应诊断为桡骨头半脱位。其受伤机制为儿童的手、腕过度向上牵拉所致,故答E。

1654. ABCDE　①桡骨头半脱位好发于5岁以下的小儿,患童腕、手有被向上牵拉的受伤史,感肘部疼痛,前臂处于半屈位及旋前位,X线检查常为阴性。根据题干,本例应诊断为桡骨头半脱位。②患童无上肢神经受损的表现,故不答A、C、D。肘关节脱位X线检查可有阳性发现,故不答B。

1655. ABCDE　①桡骨头半脱位的治疗以手法复位为主,复位时无须麻醉,故不答C、D、E。②术者一手握住小儿腕部,另一手托住肘部,以拇指压在桡骨头部位,肘关节屈曲至90°,作轻柔的前臂旋后、旋前活动,反复数次,并用拇指轻轻推压桡骨头即可复位。复位后无须固定。

1656. ABCDE　5岁以下的儿童,有前臂牵拉史,出现肘部疼痛,桡骨近端压痛,应诊断为桡骨头半脱位,其治疗以手法复位为主,复位后无须固定。桡骨头半脱位是唯一X线检查阴性的关节脱位。

1657. ABCDE　①关节弹性固定为关节脱位的特征性体征,故不答B、C。②髋关节脱位分为后脱位、前脱位和中心脱位。髋关节前脱位常表现为髋关节呈屈曲、外展、外旋位,故本例应诊断为髋关节前脱位。③髋关节后脱位常表现为患肢缩短,髋关节呈屈曲、内收、内旋畸形,故不答D。髋关节中心脱位常表现患肢缩短,髋部肿胀、疼痛、活动障碍,故不答E。

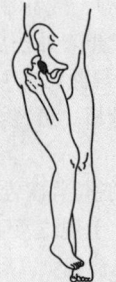 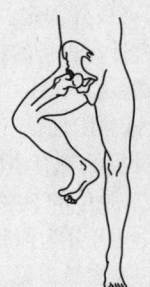 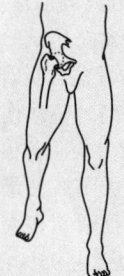

髋关节后脱位　　　　髋关节前脱位　　　　髋关节中心脱位

1658. ABCDE　①患者髋部外伤,患肢缩短,髋关节呈屈曲、内收、内旋畸形,应诊断为髋关节后脱位。②股骨颈骨折常表现为患肢缩短,轻度外旋畸形。股骨干骨折常表现为大腿部畸形、骨擦音、骨擦感等。髋关节前脱位常表现为患肢缩短,髋关节呈屈曲、外展、外旋畸形。坐骨神经损伤常表现为下肢运动和感觉障碍。

1659. ABCDE　①患者髋部外伤,患肢缩短,髋关节呈屈曲、内收、内旋畸形,应诊断为髋关节后脱位。足背屈无力定位于L_5,而坐骨神经由$L_{4~5}$和$S_{1~3}$组成,因此本例应诊断为坐骨神经损伤,故答E。②股神经由$L_{2~4}$组成,损伤后常表现为股四头肌麻痹所致的膝关节伸直障碍和小腿内侧感觉障碍。闭孔神经损伤罕见。

1660. ABCDE　①髋关节脱位分为后脱位、前脱位和中心脱位,其中,以后脱位多见,占90%。②髋关节后脱位大多数为高能量暴力所致,常合并髋臼后壁骨折。③复位后需卧床休息4周,并不是立即活动。④手法复位4周后扶双拐下地活动。3个月后可完全承重。⑤复位后卧床期间进行股四头肌收缩锻炼。

1661. ABCDE　髋关节后脱位复位的最佳时机是伤后24~48小时。应尽可能在24小时内进行复位,48~72小时后,局部肿胀严重,再进行复位十分困难,且并发症增多。

1662. ABCDE　1663. ABCDE　①患者髋部外伤,X线片示股骨头向后方脱位,应诊断为髋关节后脱位。髋关节后脱位常表现为患肢短缩,髋关节呈屈曲、内收、内旋畸形。C为髋关节前脱位的典型畸形。②髋关节后脱位的治疗首选手法复位,复位后应作皮肤牵引或穿丁字鞋2~3周,不必作石膏外固定。髋关节后脱位只有合并关节内骨折时,才需切开复位+内固定。

第十篇 外科学试题答案及详细解答

1664. ABCDE　1665. ABCDE　1666. ABCDE ①关节弹性固定为关节脱位的特征性表现，患者髋部外伤，患肢短缩，髋关节内收、内旋畸形，应考虑髋关节后脱位。为明确诊断，应首选 X 线检查。肌电图常用于检查神经肌肉兴奋性及传导功能。CT、MRI 价格昂贵，不作为首选检查。血型及血常规对关节脱位的诊断无帮助。②髋关节后脱位的治疗首选手法复位，复位后应作皮肤牵引或穿丁字鞋2~3周，一般不主张手术切开复位。肢体重力复位常用于 3 岁以下儿童股骨干骨折的治疗。③坐骨神经经梨状肌下孔出盆腔，位于臀大肌深面，在坐骨结节与股骨大转子之间下行至股后区。髋关节后脱位时，股骨头从髋关节囊的后下部薄弱区脱出，可造成坐骨神经挫伤，常表现为足背屈无力。急性骨萎缩常见于手、足骨折。股骨头坏死常见于股骨颈头下骨折。下肢深静脉血栓多见于长期卧床的老年人。下肢淋巴水肿常见于淋巴管阻塞。

1667. ABCDE ①进行抽屉试验检查时，膝关节屈曲 90°，小腿下垂，检查者固定患者足部，用双手握住胫骨上段作拉前和推后动作，并注意胫骨结节前后移动的幅度。前移增加表示前交叉韧带断裂，后移增加表示后交叉韧带断裂。②Hoffman 征为病理反射，或为深反射亢进的表现。Mills 征阳性常见于肱骨外上髁炎。直腿抬高试验阳性常见于腰椎间盘突出症。拾物试验阳性常见于腰椎结核。

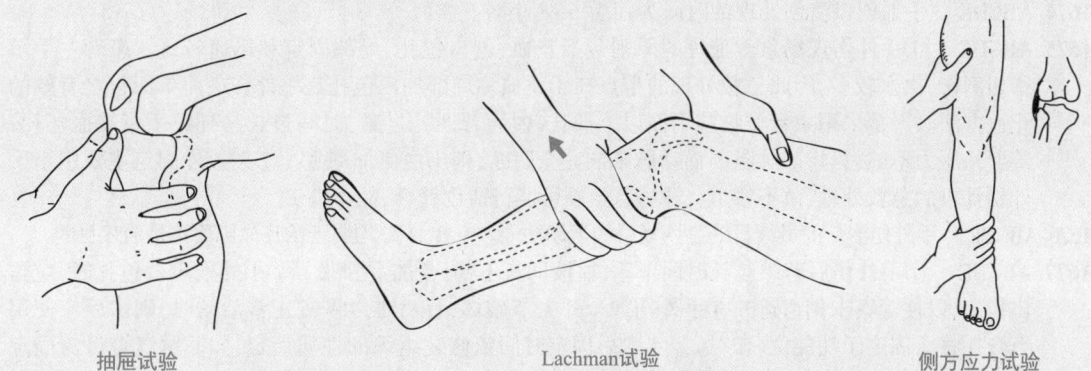

抽屉试验　　　　　　Lachman试验　　　　　　侧方应力试验

1668. ABCDE ①抽屉试验和 Lachman 试验阳性均提示前交叉韧带或后交叉韧带损伤，但 Lachman 试验的阳性率高于抽屉试验。本例抽屉试验阴性，Lachman 试验阳性，应诊断为前交叉韧带或后交叉韧带损伤。膝关节交叉韧带损伤可有局部出血，导致浮髌试验，故答 C。②McMurray 试验阴性，提示无半月板损伤。内侧副韧带损伤、外侧副韧带损伤常表现为侧方应力试验阳性。

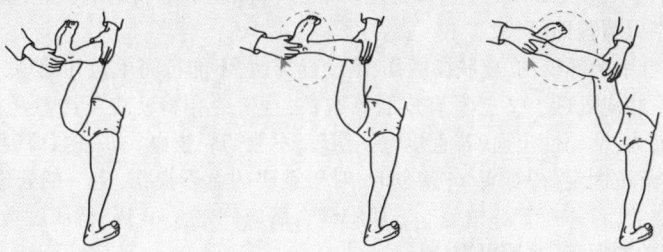

McMurray试验（半月板旋转挤压试验）

1669. ABCDE ①膝关节过伸试验、过屈试验、Apley 试验（研磨试验）、McMurray 试验（半月板旋转挤压试验）均属于半月板损伤的特殊检查。②Lachman 试验常用于诊断膝关节交叉韧带损伤。

1670. ABCDE ①Froment 征是指尺神经损伤时，由于骨间肌和拇收肌麻痹，导致示指与拇指对指时，出现示指近侧指间关节屈曲，远侧指间关节过伸，而拇指的掌指关节过伸、指间关节屈曲。②固定近侧指间关节于伸直位，嘱患者主动屈曲远侧指间关节，若不能主动屈曲，则提示指深屈肌断裂。固定伤指以外的三指处于伸直位，嘱患者主动屈曲近侧指间关节，若不能主动屈曲，则提示指浅屈肌断裂。桡神经损伤常表现为垂腕。正中神经损伤常表现为扳机手。

1671. ABCDE　①小指和环指皮肤感觉由尺神经支配，因此小指和环指尺侧半感觉消失，应为尺神经损伤所致。②正中神经损伤表现为示指、中指远节感觉障碍。桡神经损伤常表现为桡侧3.5个指头感觉障碍、手背虎口区感觉障碍。前臂内侧皮神经损伤常表现前臂内侧尺前、后面感觉障碍。

1672. ABCDE　①由于手部尺动脉、桡动脉组成的掌浅弓、掌深弓，加之侧支循环丰富，因此单独的尺动脉、桡动脉损伤，不易引起手指血供障碍。Allen试验是判断尺、桡动脉吻合通畅的有效方法：让患者用力握拳，检查者两手拇指用力分别按压阻断腕与前臂交界处的尺、桡动脉，让患者手掌放松、伸指，此时手掌部皮肤苍白，然后放开尺动脉，手掌迅速变红。重复上述试验，放开桡动脉，得到相同结果，则表明尺、桡动脉吻合通畅。否则，可能为动脉损伤或解剖变异。②Froment征主要用于检查尺神经损伤程度。Tinel征(叩击试验)主要用于评估神经损伤后的恢复情况。

1673. ABCDE　①手部创伤止血时，止血带应缚于上臂上1/3部位。②止血带不能扎在上臂中、下1/3，因为此处有桡神经通过。前臂有尺骨和桡骨共同形成的骨间隙，因此止血带也不能结扎在前臂，因为不能阻断骨间隙之间的血运。

1674. ABCDE　手部创口清创处理的时限为伤后6~8小时。类似的：断肢(指)再植时限为6~8小时。

1675. ABCDE　①手外伤现场急救处理的原则包括止血、创口包扎、局部固定和迅速转运。患者左手示指切割伤，出血较多，因此急救处理的重点在于止血。局部加压包扎是手外伤最简单而行之有效的止血方法。严禁采用束带类腕平面以上捆扎，因为若捆扎过紧、时间过长易导致手指缺血坏死；若捆扎压力不够，只将静脉阻断而动脉未能完全阻断，则出血更加严重。②夹板外固定主要用于手外伤骨折的急救处理，故不答B。现场急救不可能行清创缝合，故不答E。

1676. ABCDE　手外伤治疗的最终目的是恢复手的运动功能。A、B、D、E均属于治疗原则而不是治疗目的。

1677. ABCDE　①手外伤后若患肢长时间下垂，血液回流不畅，会加重肿胀。②手外伤患者包扎时，应露出指尖，以便观察末梢血运。③手外伤如合并关节破坏，日后难以恢复正常活动时，则术后应使用石膏托将手固定于功能位(C对)。④术后固定时间依修复组织的性质而定，如肌腱缝合后需固定3~4周，神经修复后应固定4周。

1678. ABCDE　①患者示指末节掌侧皮肤缺损，直接缝合皮肤，则张力太大，不利于愈合，且术后影响手指功能，故不答C。②局部转移皮瓣主要适用于皮肤缺损而伴有重要深部组织如肌腱、神经、骨关节外露者，但患者没有这些合并伤，故无须行局部转移皮瓣移植，故不答A、D、E。③患者有皮肤缺损，但缺损范围较小，仅1cm×0.5cm，局部组织损伤不重，基底部软组织良好，皮下脂肪裸露，只要游离周围软组织予以覆盖即可，故答B。

1679. ABCDE　①患者手腕部绞伤，皮肤撕脱伤，活动性出血，不能行简单包扎处理，应彻底清创止血，并根据术中情况作相应处理。②患者有皮肤撕脱伤，直接缝合将使皮下严重积血，不能保证皮瓣存活。该患者创面大，活动性出血，若直接包扎伤口，不能彻底止血。③按照清创原则，所有的骨折和脱位，均需立即复位固定(C对)。④清创时，对于重要的血管损伤，应一期处理，如行血管吻合、结扎、缝扎、人工血管、自体血管移植等。⑤肌腱缝合后应固定3~4周，待肌腱愈合后，拆除外固定再开始活动，进行功能锻炼，并辅以理疗。

1680. ABCDE　①患者右前臂外伤，有皮肤裂伤，污染严重，活动性出血，腕不能背伸，应立即行清创术。按清创术原则，非重要血管可结扎处理，不会引起肢体缺血。但对于重要的主干血管，必须一期吻合，否则可导致远端肢体的缺血坏死，故不答E。②对于神经断裂，修复越早效果越好，应尽量在清创时，争取一期修复；否则，在清创缝合后应及时转院，待2~3周后，伤口无感染再行修复，故不答C。③肌腱是手部关节活动的传动装置，具有良好的滑动功能，肌腱损伤可导致严重的手部活动功能障碍。因此只要有良好的皮肤覆盖，肌腱损伤均应一期修复，故答D。

1681. ABCDE　①手外伤后应争取在伤后6~8小时内彻底清创。清创应在良好的麻醉和气囊止血带控

第十篇　外科学试题答案及详细解答

制下进行，从浅层到深层，按顺序将各种组织清晰辨别、认真清创，以防漏诊。②影响手部血液循环的血管应立即修复，骨折、关节脱位应及时复位固定。③肌腱是关节活动的传动装置，其损伤将严重影响手的功能，因此无论是伸肌还是屈肌，均应一期修复。手部开放性神经断裂，应尽量在清创时一期修复。若创口污染严重或合并皮肤缺损，可在清创时将神经两断端的神经外膜固定于周围组织，防止神经退缩，以利于二期修复，故答 B。④当皮肤缺损时，若基底软组织良好，可采用自体游离皮肤移植修复。若神经、肌腱、骨关节外露，则应采用皮瓣移植修复。

1682. **ABCDE**　断指远距离运输应采用干燥冷藏保存，即将断指用清洁的干燥无药敷料包裹，植入塑料袋中密封，再放于加盖的容器内，外周放冰块保护。切忌将断指浸泡于任何溶液中。

1683. **A**　断指再植的时限原则上是越早越好，一般以 6~8 小时为限。

1684. **ABCDE**　断肢的条件是影响再植肢体成活率的重要因素。切割伤一般断面整齐，污染较轻，血管、神经、肌腱等重要组织挫伤较轻，再植成活率高。碾压伤，如机床、火车碾压、绞断伤，受伤部位组织损伤严重，再植成活率不如切割伤。

1685. **ABCDE**　①正中神经肘上损伤常表现为拇指对掌功能障碍，拇指、示指、中指屈曲障碍。②尺神经损伤常表现为爪形手畸形。桡神经损伤常表现为垂腕。

1686. **ABCDE**　①尺神经肘部损伤常表现为手部尺侧半和尺侧 1 个半手指感觉障碍，特别是小指感觉消失，环指、小指末节屈曲功能障碍。②肌皮神经损伤常表现为前臂外侧皮肤感觉障碍。正中神经损伤常表现为拇指对掌功能障碍、手的桡侧半感觉障碍。桡神经损伤常表现为垂腕。

1687. **ABCDE**　①尺神经为臂丛内侧束延续，于肱动脉内侧下行。在前臂段发出分支支配尺侧腕屈肌和环指、小指指深屈肌；在腕上 5cm 发出手背支支配手背尺侧皮肤；腕尺管分为深、浅支，深支穿小鱼际肌进入手掌深部，支配小鱼际肌、全部骨间肌和第 3、4 蚓状肌，拇收肌、拇短屈肌内侧头，浅支支配手掌尺侧及尺侧 1.5 个手指的皮肤感觉。②尺神经腕部损伤主要表现为骨间肌、蚓状肌、拇收肌麻痹所致的环指、小指爪形手畸形，手指内收、外展障碍，Froment 征，手部尺侧半和尺侧 1.5 个手指感觉障碍。③尺神经肘部损伤除上述表现外，另有环指、小指末节屈曲功能障碍，一般仅表现为屈曲无力。患者手指不能内收、外展，夹纸试验阳性，应诊断为尺神经损伤。

1688. **ABCDE**　①Froment 征是指尺神经损伤时，由于骨间肌和拇收肌麻痹，导致示指与拇指对指时，出现示指近侧指间关节屈曲，远侧指间关节过伸，而拇指的掌指关节过伸、指间关节屈曲。②握拳尺偏腕关节时，桡骨茎突处出现疼痛，称为握拳尺偏(Finkelstein)试验阳性，常见于桡骨茎突狭窄性腱鞘炎。垂腕常见于桡神经损伤。拇指对掌功能受限常见于正中神经损伤。

1689. **ABCDE**　①桡神经来自臂丛后束，行腋动脉之后，在肩胛下肌、大圆肌表面斜向后下，经肱骨桡神经沟至臂外侧，沿肱三头肌外侧头下行，然后在肱肌与肱桡肌之间至肘前外侧，于肱桡肌与桡侧腕长伸肌之间进入前臂，分为浅、深两支。浅支支配手背桡侧及桡侧 3.5 个手指皮肤。桡神经在上臂分支支配肱三头肌，在肘部支配肱桡肌、桡侧腕长伸肌，其深支支配桡侧腕短伸肌、旋后肌、尺侧腕伸肌、指总伸肌、示指和小指固有肌、拇长展肌和拇长、短伸肌。②桡神经在肱骨中下 1/3 损伤表现为伸腕、伸拇、前臂旋后障碍及手背虎口区感觉障碍。典型畸形是垂腕。若为桡骨头脱位所致的桡神经深支损伤，因桡侧腕长伸肌功能完好，伸腕功能基本正常，而仅有伸拇、伸指障碍，无手部感觉障碍。③A、E 为正中神经损伤的表现。C 为尺神经损伤的表现。

1690. **ABCDE**　垂腕是桡神经损伤的典型表现，故答 A。

1691. **ABCDE**　①正中神经腕部损伤常表现为拇指对掌障碍、手的桡侧半感觉障碍，特别是示、中指远节感觉消失。②垂腕畸形为桡神经损伤的表现。爪形手畸形、拇指背伸障碍和手指内收、外展障碍均为尺神经损伤的表现。

1692. **ABCDE**　①垂腕是桡神经损伤的典型体征，故答 A。②肌皮神经由 C_5、C_6 组成，支配喙肱肌、肱二头肌及肱肌，损伤后常表现为屈肘无力、前壁外侧部分皮肤感觉减弱。正中神经损伤常表现为拇指

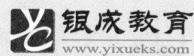

1167

对掌功能障碍、手的桡侧半感觉障碍。尺神经损伤常表现为爪形手畸形。腋神经损伤常表现为臂不能外展、臂旋外力减弱、肩部感觉障碍、三角肌萎缩等。

1693. ABCDE　1694. ABCDE　①正中神经在手掌部发出分支支配拇对掌肌，因此正中神经损伤可导致拇指对掌功能障碍。②桡神经深支支配桡侧腕长伸肌、桡侧腕短伸肌、尺侧腕伸肌、指总伸肌、旋后肌等，浅支支配手背桡侧及桡侧3.5个手指皮肤，因此桡神经损伤可导致伸腕、伸拇、前臂旋后功能障碍和虎口区感觉异常。

1695. ABCDE　①腓总神经于腘窝沿股二头肌内缘斜向外下，经腓骨颈进入腓骨长、短肌及小腿前方肌群。腓总神经损伤常表现为小腿前外侧伸肌麻痹，出现足背伸和外翻障碍，呈内翻下垂畸形。患者膝关节加压包扎后出现足不能背屈，应诊断为腓总神经损伤。②骨筋膜室综合征常表现为足背动脉搏动消失。坐骨神经损伤常表现为股后部肌肉、小腿和足部肌肉全部瘫痪。胫神经损伤常表现为小腿后侧屈肌群、足底内在肌麻痹。深静脉血栓形成时肢体感觉、运动功能仍存在。

1696. ABCDE　①腓骨小头骨折易合并腓总神经损伤，导致踝关节背伸、外翻障碍，呈足内翻下垂畸形，故答C。②坐骨神经高位伤常表现为下肢肌肉全部瘫痪。胫神经损伤常表现为踝跖屈、内收、内翻障碍，足趾跖屈、外展、内收障碍。D、E显然不是正确答案。

1697. ABCDE　①胫神经支配小腿后侧屈肌群和足底感觉，损伤后表现为小腿后侧屈肌群和足底内在肌麻痹，出现足跖屈、内收、内翻、足趾跖屈、外展和内收障碍，小腿后侧、足背外侧、跟外侧和足底感觉障碍。②腓肠神经受损常表现为足下部、小腿外侧感觉障碍。腓总神经损伤常表现为足下垂、内翻畸形。股神经损伤常表现为膝关节伸直障碍、股前和小腿内侧感觉障碍。

1698. ABCDE　腓总神经于腘窝沿股二头肌内缘斜向外下，经腓骨长肌两头之间绕腓骨颈，分为腓浅、腓深神经下行，支配小腿前外侧肌群、小腿前外侧和足背皮肤。腓骨颈骨折易引起腓总神经损伤，导致小腿前外侧伸肌麻痹，出现踝背伸、外翻功能障碍，呈足内翻下垂畸形(A对)。伸踇、伸趾功能丧失，小腿前外侧和足前、内侧感觉障碍。

1699. ABCDE　运动系统慢性损伤的病因：①全身疾病造成的局部组织病理性紧张、痉挛；②由于环境温度变化引起局部血管痉挛，循环供给下降，局部代谢产物积聚；③长期、反复、持续地重复同一姿势、学习、工作和职业动作，超过了人体局部代偿能力，造成组织损伤并得不到及时修复；④操作中技术不熟练、注意力不集中、姿势不正确，使局部产生异常应力；⑤身体生理结构或姿态性异常，应力分布不均，故答B；⑥急性损伤后未得到正确的康复，转为慢性损伤。

1700. ABCDE　运动系统慢性损伤非甾体抗炎药的使用原则如下：①为减少对肝功能的影响可选用结构简单、不含氮的药物，不宜使用吲哚美辛和阿司匹林；②病灶局限且较表浅者，可使用非甾体抗炎药的外用剂型；③为减少对胃肠道的损害，可使用选择性环氧化酶2抑制剂(C对)；④非甾体抗炎药应单用，合用的抗炎镇痛效果不但不会增加反而会使药物副作用倍增；⑤短期使用。

1701. ABCDE　①糖皮质激素进行封闭治疗可抑制局部炎症反应，迅速缓解疼痛症状。②封闭治疗多在表浅部位进行，不能反复多次使用，否则局部过量使用糖皮质激素，会引起肌腱、韧带等组织的退变。

1702. ABCDE　弹响指、弹响拇是狭窄性腱鞘炎的特征性体征，故答E。

1703. ABCDE　①狭窄性腱鞘炎好发于中指、环指，常表现为近侧指间关节疼痛，中指屈曲，不能伸直，体检可于掌指关节掌侧触及黄豆大小痛性结节，可随屈肌腱上下活动。根据题干，本例应诊断为狭窄性腱鞘炎。②狭窄性腱鞘炎首选保守治疗，如局部制动、夹板固定、短期使用非甾体抗炎药。若保守治疗无效，可行局部封闭注射。若非手术治疗无效，可行手术治疗。

1704. ABCDE　狭窄性腱鞘炎是指腱鞘因机械性摩擦而引起的慢性无菌性炎症。手指屈肌狭窄性腱鞘炎患者体检时，可在远侧掌横纹处触及黄豆大小的痛性结节，屈伸患指该结节随屈肌腱上、下移动，可出现弹响，称为弹响指。

1705. ABCDE　①前臂伸肌牵拉试验(Mills征)：伸肘、握拳、屈腕，然后前臂旋前，此时肘外侧出现疼痛

第十篇 外科学试题答案及详细解答

为阳性,常见于肱骨外上髁炎。②杜加征(Dugas征)阳性常见于肩关节脱位。髋屈曲畸形试验(Thomas征)阳性常见于髋关节结核。压头试验(Spurling试验)阳性常见于神经根型颈椎病。"4"字试验阳性常见于髋关节结核。

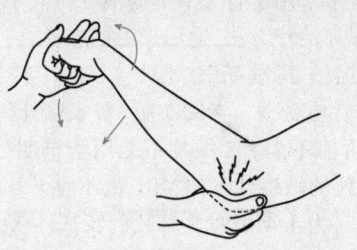
Mills征(前臂伸肌牵拉试验)阳性

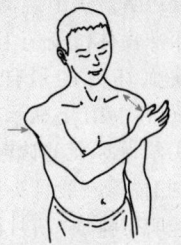
Dugas征阳性及方肩畸形

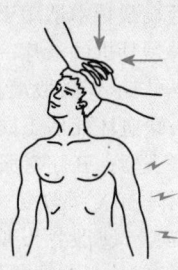
Spurling征

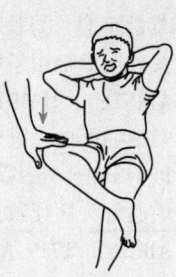
"4"字试验阳性

1706. ABCDE　①肱骨外上髁炎的治疗首选局部封闭,常于压痛点注射醋酸泼尼松龙1ml+2%利多卡因1~2ml的混合液。只要注射方法正确,就能取得极佳的近期效果。②疗效是否巩固,与能否限制腕关节(而不是肘关节)活动关系很大,故不答C。治疗肱骨外上髁炎时,应适当减少运动量,而不是加强功能锻炼,故不答A。肱骨外上髁炎是伸肌总腱起点附近的慢性损伤性炎症,不是细菌感染所致,故无须使用抗生素消炎。保守治疗为本病的主要治疗方法,很少需手术治疗。

1707. ABCDE　伸肘、握拳、屈腕,然后前臂旋前,此时肘外侧疼痛者为Mills征(前臂伸肌牵拉试验)阳性,常见于肱骨外上髁炎。限制以用力握拳、伸腕为主要动作的腕关节活动是治疗和预防复发的关键。

1708. ABCDE　肩关节周围炎好发于50岁左右的妇女,俗称五十肩。

1709. ABCDE　肩周炎是自限性疾病,一般在6~24个月自愈。

1710. ABCDE　①肩周炎是肩周肌、肌腱、滑囊及关节囊的慢性损伤性炎症,因为关节内、外粘连,而以活动时疼痛、功能受限为其临床特点。②"静息时疼痛、功能受限"为强直性脊柱炎的特点。

1711. ABCDE　①肩周炎好发于50岁左右的女性,俗称五十肩,女性多于男性,左侧多于右侧。②肩周炎的特点是活动疼痛加重,功能受限。③肩关节各方向主动、被动活动均有不同程度受限,以外展外旋、内旋后伸受限最重。患者可有三角肌轻度萎缩、斜方肌痉挛。

1712. ABCDE　①肩周炎好发于50岁左右的妇女。患者无外伤史,肩关节外展、外旋、后伸明显受限,X线片可见肩关节结构正常。根据题干,本例应诊断为肩周炎。②肩关节结核好发于青壮年,常有低热、盗汗等结核中毒症状。骨肿瘤多见于儿童,好发于长骨的干骺端,发生于肩关节者少见。肱骨外上髁炎多表现为Mills征阳性。风湿性关节炎多表现为游走性大关节炎,常反复发作。

1713. ABCDE　①肩周炎治疗的目的是缓解疼痛、恢复功能。早期可给予理疗、针灸、适度的推拿按摩,可改善症状。②痛点明显时,可局部封闭注射醋酸泼尼松,能明显缓解疼痛。疼痛持续、夜间难以入睡时,可短期服用非甾体抗炎药。③无论病程长短,症状轻重,均应每日进行肩关节的主动活动,以活动不引起剧痛为限,而不是限制肩关节活动,故答E。

1714. ABCDE　①肩周炎好发于50岁左右妇女,常表现为肩关节活动受限,严重时不能梳头、洗面、扣腰带。X线片示肩关节结构正常,MRI示肩关节囊增厚。根据题干,本例应考虑肩周炎。②若肩关节疼痛持续,夜间难以入睡,可短期服用非甾体抗炎药。早期给予理疗、按摩,可改善症状。无论病程长短,症状轻重,均应每日进行肩关节的主动活动。使用糖皮质激素封闭治疗,能明显缓解疼痛症状。③肩周炎大多可保守治疗痊愈,很少需要手术治疗,故答C。

1715. ABCDE　①股骨头主要由旋股内、外侧动脉供血,股骨颈骨折易损伤其分支,导致股骨头缺血坏死。左股骨颈骨折患者,行闭合复位螺钉内固定,术后3年出现髋部疼痛,活动受限,应诊断为股骨头缺血坏死。②髋关节感染、骨关节炎、股骨颈骨折不愈合都不是股骨颈骨折的常见并发症,故不答 A、C、D。题干所述无髋部再次外伤史，故不能诊断为股骨颈再次骨折。

1716. ABCDE　①老年患者，右髋部疼痛20余年，X线片示右髋关节间隙消失，关节边缘骨质增生，股骨头变扁，应诊断为股骨头坏死Ⅳ期（股骨头脱位期）。患者髋臼和股骨头均受累，应行人工全髋关节置换术。②股骨近端截骨术适用于Ⅱ期患者。关节镜清理术常用于骨关节炎的治疗。人工股骨头置换术常用于股骨颈骨折的治疗。口服非甾体抗炎药为保守治疗方法，适用于Ⅰ期患者。

1717. ABCDE　①MRI是早期诊断股骨头缺血坏死的最佳方法，其敏感性88%～100%，特异性98%～100%。股骨头缺血坏死后1周，即可在MRI上显示出骨质受损。参阅7版《黄家驷外科学》P2848、P3151。②血管造影、B超对股骨头缺血坏死的诊断价值不大。X线片不能用于早期诊断，因股骨头坏死数月后才有X线改变。CT扫描诊断股骨头坏死的敏感性不如MRI，故不答E。

1718. ABCDE　1719. ABCDE　①股骨头弧形透明带构成"新月征"，为Ⅰ期股骨头坏死的特征性X线片表现。根据题干，本例应诊断为股骨头坏死。A、B、C、D均不会在X线片上出现"新月征"。②MRI可用于股骨头坏死的早期诊断。血清HLA-B27测定常用于诊断强直性脊柱炎。结核菌素试验常用于诊断结核病。B超对本病诊断价值不大。关节腔穿刺积液检查常用于诊断化脓性关节炎。

1720. ABCDE　①脊髓型颈椎病常表现为四肢麻木无力，僵硬，行走及持物不稳，双足踩棉花感，双手精细动作障碍，病理征阳性。②眩晕、猝倒为椎动脉型颈椎病的临床表现。视物障碍、恶心、呕吐为交感神经型颈椎病的临床表现。颈肩痛、压头试验阳性为神经根型颈椎病的临床表现。

1721. ABCDE　①椎动脉为脑的主要供应血管，颈椎退变结构可压迫椎动脉，造成椎-基底动脉供血不全，出现猝倒为其特征性症状。猝倒多在头部突然旋转或屈伸时发生，倒地后再站起即可继续正常活动。②椎动脉型颈椎病虽然可有听力下降，但不是典型症状。足下踩棉花感、持物不稳为脊髓型颈椎病的表现。手指麻木为神经根型颈椎病的表现。

1722. ABCDE　①牵拉试验（Eaton试验）、压头试验（Spurling试验）阳性为神经根型颈椎病的特征性体征，故答E。②肩峰撞击综合征常表现为肩外侧痛，肩关节外展、上举障碍。患者肩关节活动正常，故不答B。冈上肌腱炎常表现为肩峰大结节处疼痛，并向颈肩部、上肢放射。肩袖损伤常表现为肩关节无力，被动活动范围基本正常。

1723. ABCDE　①Hoffmann征阳性为脊髓型颈椎病的特征性体征，故答C。②神经根型颈椎病常表现为上肢相应部位感觉异常，牵拉试验及压头试验阳性。椎动脉型颈椎病常表现为猝倒。交感型颈椎病常表现为交感神经功能紊乱。脊髓空洞症表现为节段性分离性感觉障碍。

1724. ABCDE　①中年女性，颈肩痛伴左上肢放射痛，臂丛神经牵拉（Eaton）试验阳性，颈部CT示颈椎间盘向后突出，X线检查示椎间孔狭窄，应诊断为神经根型颈椎病。对于病程较短、症状较轻的患者，应先行非手术治疗，措施包括颈椎牵引、颈部制动、颈部理疗等，故答E。②颈项肌锻炼常用于治疗颈肩痛。只有保守治疗半年以上无效、严重影响正常生活和工作者和神经根性疼痛剧烈保守治疗无效者，才考虑手术治疗。

1725. ABCDE　①A、B、C、D、E为颈椎病的常见临床分型。椎动脉型颈椎病是颈椎退变结构压迫椎动脉所致，可造成椎动脉痉挛、椎-基底动脉供血不足，出现头痛眩晕、视觉障碍、猝倒等，其中猝倒为其特征性症状，故答D。②神经根型颈椎病常表现为颈肩痛，向上肢放射。脊髓型颈椎病常表现为上肢或下肢麻木无力、病理征阳性。交感神经型颈椎病常表现为交感神经受刺激的症状。

1726. ABCDE　①椎动脉型颈椎病脑供血不足时，常表现为眩晕、恶心呕吐，此为脑前庭系统缺血的表现；脑干和小脑缺血时，可使眼外肌麻痹而出现复视等视觉障碍，故答案为D。②四肢肌肉萎缩、四肢放射性疼痛为脊髓型颈椎病的表现。四肢（手足）多汗为交感神经型颈椎病的表现。压头试验阳性为神经根型颈椎病的表现。

1727. ABCDE　①颈椎病分神经根型、脊髓型、交感神经型和椎动脉型等类型。颌枕带牵引可解除肌痉挛、增大椎间隙，减小椎间盘压力，减少对神经根的刺激，缓解症状。颌枕带牵引主要适用于神经根型、交感神经型和椎动脉型颈椎病。②脊髓型颈椎病禁用颌枕带牵引,否则可导致脊髓损伤致瘫痪。

1728. ABCDE 1729. ABCDE ①神经根型颈椎病是颈椎退变结构压迫神经根所致,常表现为颈肩痛,并向上肢放射,可有手指麻木,臂丛神经牵拉试验(Eaton试验)及压头试验(Spurling征)阳性,故答D。②脊髓型颈椎病是颈椎退变结构压迫脊髓所致,常表现为手足麻木无力,双足踩棉花感,足尖不能离地,手持物经常掉落,后期可出现括约肌功能障碍,病理征阳性。③椎动脉型颈椎病常表现为突发眩晕及猝倒。交感神经型颈椎病常表现为交感神经受刺激的症状。

1730. ABCDE 1731. ABCDE 1732. ABCDE ①儿童锁骨青枝骨折属于稳定性骨折,仅用三角巾悬吊患肢3~6周即可。②神经根型颈椎病可以采用非手术治疗,如颈椎悬吊牵引、颈部制动、颈部理疗等。③桡骨远端骨折首选手法复位石膏托外固定,部分需要手术治疗。④肩关节脱位多采用手法复位加三角巾悬吊外固定治疗。桡骨头半脱位常采用手法复位,无须固定。

1733. ABCDE 1734. ABCDE ①脊髓型颈椎病是颈椎退变结构压迫脊髓所致,常表现为四肢乏力、站立不稳。晚期可出现上运动神经元性瘫痪,表现为双下肢肌张力增高,腱反射亢进,病理征阳性。根据题干,本例应诊断为脊髓型颈椎病。神经根型颈椎病常表现为颈肩痛,并向上肢放射。椎动脉型颈椎病常表现为突发眩晕及猝倒。交感神经型颈椎病常表现为交感神经受刺激的症状。混合型颈椎病少见,常有以上两种或多种类型症状同时出现。②脊髓型颈椎病应手术治疗,严禁采用非手术治疗,否则可导致脊髓损伤致瘫痪。A、C、D、E均为非手术治疗措施。

1735. ABCDE ①腰椎间盘突出症以$L_{4~5}$、L_5~S_1间隙发病率最高,占90%~96%。②$L_{4~5}$=L_5,L_5~S_1=S_1,等号左边为椎间隙,等号右边为脊神经根。$L_{4~5}$椎间孔穿出的神经根是L_4,此时L_5神经根还在椎管内紧贴椎管壁下行,然后由L_5椎体下缘椎间孔穿出。由于椎间盘最容易压迫的是椎管内容物,因此$L_{4~5}$椎间盘突出时,L_4神经根因已经从椎间孔穿出,L_5以下的神经根处于游离状态均不易受累,只有L_5神经根在椎管内下行且位置相对固定,而最易受压。同理,L_5~S_1椎间盘突出症压迫的是S_1神经根。请注意:$L_{4~5}$椎间孔穿出的神经根是L_4,椎间盘突出后压迫的神经根是L_5;L_5~S_1椎间孔穿出的神经根是L_5,椎间盘突出后压迫的神经根是S_1。

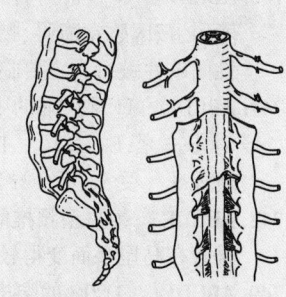

脊神经根斜形向下穿出椎间孔而不是水平穿出

1736. ABCDE 腰椎间盘突出症的典型症状是腰痛及坐骨神经痛。腰痛为最先出现的症状,发生率约91%,为突出的髓核受到刺激所致。坐骨神经由$L_{4~5}$和$S_{1~3}$组成,而腰椎间盘突出症以$L_{4~5}$、L_5~S_1突出最常见,故常表现为坐骨神经受压而出现疼痛。

1737. ABCDE ①患者仰卧,伸膝,被动抬高患肢,正常人下肢抬高到60°~70°始感腘窝不适。若抬高到60°以内即出现坐骨神经痛,称为直腿抬高试验阳性。然后缓慢降低患肢高度,待放射痛消失,此时再被动背屈患肢踝关节,以牵拉坐骨神经,如又出现放射痛,称为加强试验阳性。腰椎间盘突出症由于神经根受压,常表现为直腿抬高试验和加强试验均为阳性。②托马斯征阳性常见于髋关节结核,拾物试验阳性常见于腰椎结核。③腰椎间盘突出症好发于20~50岁男性。早期局部分层穿刺为诊断急性化脓性骨髓炎的方法。

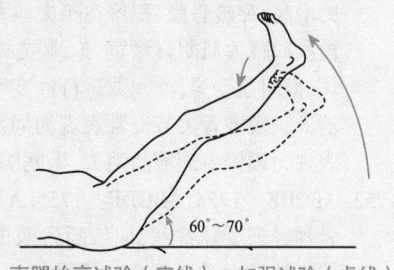

直腿抬高试验(实线),加强试验(虚线)

1738. ABCDE 直腿提高试验,正常一般至少提高到60°~70°。

1739. ABCDE 1740. ABCDE ①踇短伸肌属于足背肌,主要功能是伸踇趾,由L_5支配,因此$L_{4~5}$椎间盘突出,可造成L_5受压,导致踇趾背伸力弱。②踇短屈肌属于足底肌,主要功能是屈踇趾,由S_1支配,因此$L_5\sim S_1$椎间盘突出,可造成S_1受压,导致踇趾跖屈力弱。

1741. ABCDE　1742. ABCDE　①膝反射的反射中枢位于L_{2-4},跟腱反射的中枢位于S_{1-2}。L_{4-5}椎间盘突出,压迫的神经根为L_5,因此膝反射、跟腱反射均正常,故答A。$L_5\sim S_1$椎间盘突出,受压的神经根为S_1,故膝反射正常,跟腱反射减弱,故答C。②下肢病理反射征阳性、下肢腱反射亢进均为锥体束受损的表现,而不是脊神经受累的表现,故不答D、E。

1743. ABCDE　①MRI可直接观察椎体、椎间盘、髓核病变,是诊断腰椎间盘突出症最有价值的检查方法。CT可直接观察椎体、椎间盘病变,是诊断腰椎间盘突出症有较大价值的检查方法。X线片可直接观察椎体退行性病变,但不能观察椎间盘病变,对本病诊断价值不大。可见,对腰椎间盘突出症的诊断价值:MRI>CT>X线片。所给5个选项中,未出现MRI,故最佳答案为C。②透视无助于本病的诊断。核素骨扫描常用于诊断恶性肿瘤骨转移。肌电图可协助判断神经受损的节段。

1744. ABCDE　所给5个选项中,只有MRI检查才能显示脊髓神经根受累的情况。

1745. ABCDE　①腰椎间盘突出症和椎管内肿瘤均可有鞍区感觉障碍、肛门括约肌功能障碍,因此不能作为两者的鉴别点。X线片不能显示腰椎间盘和椎管内的病变,故不答C。CT可显示脊柱的骨性结构,但不能显示椎管内肿瘤,故不答E。②椎管内肿瘤行MRI检查可见椎管内占位性病变,腰椎间盘突出症行MRI检查可了解髓核突出的程度和位置,因此鉴别两者最有意义的检查是MRI。

1746. ABCDE　①腰椎间盘突出症和腰椎管狭窄症均可出现神经根、马尾受压,因此均可表现为大小便障碍、鞍区感觉障碍、腰痛、下肢放射痛、双下肢无力,故不答A、B、C、D。②腰椎管狭窄症以神经源性间歇性跛行为主要临床表现,为两者的鉴别要点。

1747. ABCDE　①踝反射的中枢位于S_{1-2},而$L_5\sim S_1$腰椎间盘突出症可造成S_1受压,所以可导致踝反射消失,故答E。②L_{1-2}、L_{2-3}、L_{3-4}、L_{4-5}腰椎间盘突出症,分别压迫的脊神经根为L_2、L_3、L_4、L_5,均不会造成S_{1-2}受压,不会导致踝反射消失,故不答A、B、C、D。

1748. ABCDE　中央型腰椎间盘突出症患者出现尿便障碍,说明马尾神经受压,为手术治疗的指征,因为椎管在马尾平面变得较宽大,马尾受压说明椎间盘突出严重,应急诊手术治疗。

1749. ABCDE　①80%的腰椎间盘突出症可经非手术治疗痊愈。对于初次发作,病程较短的患者,应首选非手术治疗,A、B、C、D均属于非手术治疗措施。②腰椎间盘突出症手术治疗的指征为非手术治疗无效者;马尾神经受压者。患者无大小便功能障碍,说明无马尾受压,不宜手术治疗,故答E。

1750. ABCDE　1751. ABCDE　1752. ABCDE　①对于腰椎间盘突出症,X线片不能直接反应是否存在椎间盘突出,虽然可见脊柱侧凸,椎体边缘增生及椎间隙变窄等退行性改变,但这些均属于间接证据,不能作为其诊断依据。②腰椎结核导致椎体破坏后可形成寒性脓肿,当椎旁脓肿积聚至一定程度后,压力增高,突破骨膜,积聚在腰大肌鞘内,形成腰大肌脓肿。在腰椎正位片上,可表现为一侧腰大肌阴影模糊或腰大肌阴影增宽、饱满或局限隆起。③边缘型腰椎结核的X线片常表现为椎体边缘骨质破坏,椎间盘受累,椎间隙进行性变窄。④腰椎骨折X线片常表现为椎体变形压缩、脱位,生理性前凸消失。腰椎骨关节炎常表现为局部软组织肿胀,椎间隙变窄,椎体边缘骨质增生。颈椎病X线片常表现为颈椎生理前凸消失,椎间隙变窄,椎体前、后缘骨质增生。

1753. ABCDE　1754. ABCDE　1755. ABCDE　①中年男性,腰痛伴下肢放射痛,直腿抬高试验阳性,有坐骨神经根受压症状,应诊断为腰椎间盘突出症。腰肌劳损主要表现为腰部胀痛,有固定性压痛点,但无神经根受压表现。腰椎肿瘤的临床表现与腰椎间盘突出症相似,但发病较缓慢,损害进行性加重。腰椎结核常有低热、盗汗等结核中毒症状。强直性脊柱炎常累及骶髂关节,表现为下腰部疼痛、晨僵,活动后缓解。②患者踇趾背伸肌力减退,应定于L_5受压,即L_{4-5}腰椎间盘突出症。$L_5\sim S_1$腰椎间盘突出症常表现为踇趾跖屈力减退,故不答E。L_{1-2}、L_{2-3}、L_{3-4}腰椎间盘突出症均表现为踇趾伸、屈力正常,故不答A、B、C。③80%~90%的腰椎间盘突出症可经保守治疗痊愈,患者初次发作,病程仅3个月,可行保守治疗,即卧床休息、持续牵引、理疗、推拿、按摩等。腰椎间盘突出症不

第十篇 外科学试题答案及详细解答

是细菌感染所致，无须使用抗生素和抗结核药物，故不答 A、C。手术治疗适用于保守治疗无效、马尾受压者，患者无马尾受压的临床表现，故不答 D、E。

1756. ABCDE　**1757.** ABCDE　**1758.** ABCDE　**1759.** ABCDE　①患者为重体力劳动者，腰腿痛，腰部活动受限，直腿抬高试验阳性，应诊断为腰椎间盘突出症。腰肌劳损主要表现为腰部胀痛，有固定性压痛点，但无神经根受压表现。腰椎管狭窄症常表现为神经源性间歇性跛行。强直性脊柱炎常累及骶髂关节，多表现为双侧骶髂关节及下腰部疼痛，活动后缓解。腰椎结核常有低热、盗汗等结核中毒症状。②患者足趾跖屈力及跟腱反射减弱，应定位于 S_1 受压，即 $L_5 \sim S_1$ 椎间盘突出症。L_{4-5} 椎间盘突出症常表现为足趾背伸力减弱，故不答 D。L_{1-2}、L_{2-3}、L_{3-4} 椎间盘突出症常表现为足趾屈、伸力正常，故不答 A、B、C。③确诊腰椎间盘突出症最有价值的检查是 MRI，其次为 CT，所给的 5 个选项中无 MRI，故选 CT 作为最佳答案。X 线检查、B 型超声对本病有辅助诊断价值。腰椎穿刺不用于本病的诊断。肌电图可协助判断神经受损的节段。④患者出现尿便障碍，说明马尾神经受压，为手术治疗的指征，因为椎管在马尾平面变得较宽大，马尾受压说明椎间盘突出严重，应手术治疗。A、B、C、D 均为非手术治疗措施。

1760. ABCDE　**1761.** ABCDE　**1762.** ABCDE　**1763.** ABCDE　①中年男性，腰痛伴下肢放射痛，直腿抬高试验及加强试验均阳性，应诊断为腰椎间盘突出症。急性腰扭伤常有外伤史，直腿抬高试验阳性，但加强试验阴性。腰 3 横突综合征常表现为腰痛，无坐骨神经受压表现（即下肢放射痛），也无椎间隙狭窄。腰椎椎管狭窄症常表现为神经性间歇性跛行。梨状肌综合征常表现为臀部和下肢痛，直腿抬高试验阳性，但无椎间隙狭窄。②腰椎结核的死骨和脓肿、腰椎肿瘤的瘤体、脊椎滑脱症滑动的椎体、腰椎管狭窄症增生的骨赘，均可压迫神经根或马尾，引起腰痛和下肢放射痛，X 线片显示椎间隙狭窄。而腰肌劳损是腰部肌及附着点筋膜的慢性损伤性炎症，无脊神经根受刺激引起的腰痛及放射痛，也无椎间隙狭窄。根据题干，患者 L_{4-5} 椎间隙变窄，故可完全排除腰肌劳损的诊断。③患者 L_{4-5} 椎间隙狭窄，可导致 L_5 受压，常表现为小腿外侧、足背感觉障碍。股前侧麻木为股神经受累的表现。小腿前内侧麻木为 L_{3-4} 椎间盘突出症的表现。小腿后侧及足底麻木为胫神经受累的表现。臀部及股后侧麻木为骶丛神经受累的表现。④对腰椎间盘突出症最有定位定性诊断意义的检查方法是 MRI，其次为 CT，所给的 5 个选项中无 MRI，故选 CT 作为最佳答案。X 线检查不能确诊本病。心功能、心导管、超声心动图检查常用于诊断心脏疾病。

1764. ABCDE　**1765.** ABCDE　**1766.** ABCDE　①35 岁男性，先有腰痛，后出现下肢放射痛，直腿抬高试验阳性，应诊断为腰椎间盘突出症。强直性脊柱炎可累及骶髂关节和脊柱，不会出现下肢放射性疼痛。腰椎骨折不会经 1 周理疗即可缓解。类风湿关节炎常对称性累及双侧手足小关节。患者无低热、盗汗等结核中毒症状，故不答 D。②对腰椎间盘突出症最有价值的检查是 MRI，其次为 CT，所给选项中无 MRI，故选 CT 作为最佳答案。电生理检查常用于诊断外周神经损伤。X 线、B 超检查对本病的诊断价值不大。核素扫描常用于诊断恶性肿瘤骨转移。③对于年龄较轻、初次发作的腰椎间盘突出症一般采用卧床休息、牵引等非手术治疗，故答 E 而不是 B、D。手术治疗仅用于症状严重、反复发作、非手术治疗无效者。应用非甾体抗炎药只能对症止痛，故不答 C。

1767. ABCDE　①老年女性，右膝关节疼痛 8 年，膝关节 X 线片示关节间隙狭窄，胫骨边缘骨赘形成，应诊断为骨关节炎。②患者右膝关节内翻、屈曲、挛缩畸形，只能行人工膝关节置换。

1768. ABCDE　急性化脓性骨髓炎好发于儿童，12 岁以下的儿童占 80%。长骨干骺端为好发部位，因为儿童干骺端的骨滋养动脉在此处为终末端，血流缓慢，经血液循环播散的细菌易于在此停留。

1769. ABCDE　儿童化脓性骨髓炎好发于长骨干骺端，细菌首先在干骺端的松质骨内繁殖，引起局部急性炎症反应，而后白细胞坏死释放溶蛋白酶破坏骨基质形成脓肿，脓肿可向骨干髓腔蔓延，因为小儿骺板抵抗力较强，不易通过，所以脓液多流入骨髓腔，使骨髓腔受累，导致化脓性骨髓炎。

1770. ABCDE　①急性化脓性骨髓炎最具早期诊断价值的检查是局部脓肿分层穿刺涂片+细菌培养，若抽出脓液即可确诊。②B超、白细胞计数对急性骨髓炎的诊断价值不大。CT检查无早期诊断价值。X线片在起病2周内往往无异常发现,故不能用于急性骨髓炎的早期诊断。

1771. ABCDE　①患儿左胫骨近端骨髓炎,窦道流脓,X线片示大块死骨,有新生骨和包壳形成,应诊断为慢性骨髓炎。其治疗以手术为主,应行病灶清除术,即清除死骨、炎性肉芽组织,消灭无效腔。②抗生素常用于慢性骨髓炎急性发作期的治疗,故不答B、D。石膏固定是预防病理性骨折的措施,故不答C。仅作窦道刮除术而不作病灶清除术,则慢性骨髓炎不会痊愈。

1772. ABCDE　①急性化脓性骨髓炎起病14天内X线检查常为阴性,早期X线片常表现为层状骨膜反应与干骺端骨质疏松,晚期可出现干骺端虫蛀样骨质破坏,具有诊断价值。②B、C、D无特异性,对急性骨髓炎具有辅助诊断价值。"皮肤窦道有死骨排出"为慢性骨髓炎的特点。

1773. ABCDE　男孩,右膝关节剧痛,右侧胫骨上端深压痛,X线片示膝关节无异常,应诊断为急性化脓性骨髓炎,最常见的致病菌是金黄色葡萄球菌。

1774. ABCDE　①患儿高热,白细胞计数显著增高,应考虑化脓性感染性疾病,故可首先排除A、B、D。②患儿右胫骨上端肿胀压痛,核素扫描显示右胫骨上端有浓聚区,说明病变部位在干骺端而不在膝关节,应诊断为急性化脓性骨髓炎而不是化脓性关节炎,故答C而不是E。

1775. ABCDE　①儿童运动后膝关节疼痛,局部压痛,高热,外周血白细胞计数显著增高,且中性粒细胞比例增高,应考虑为急性化脓性细菌感染,故答B。急性化脓性骨髓炎早期(发病2周内)X线检查常为阴性。②A、C、E均不会出现全身中毒症状。根据题干所述,病变部位在膝关节,不能诊断为急性蜂窝织炎,故不答D。

1776. ABCDE　1777. ABCDE　1778. ABCDE　①患儿高热,白细胞计数和中性粒细胞比例显著增高,说明全身中毒症状严重,可首先排除骨结核、骨肉瘤。患儿右大腿下段局限性压痛,而膝关节无明显肿胀,说明病变部位在干骺端而不在膝关节,应诊断为急性化脓性骨髓炎而不是化脓性关节炎,故答E而不是B。急性蜂窝织炎可有局部红肿热痛,但不会影响关节活动,故不答A。②急性化脓性骨髓炎最有诊断价值的检查是局部脓肿分层穿刺,若抽出脓液即可确诊。MRI、核素骨扫描虽然具有早期诊断价值,但特异性不如局部脓肿分层穿刺,故不答A、E。X线、CT检查均无早期诊断价值。③急性化脓性骨髓炎一旦确诊,应立即开始联合足量抗生素治疗。若48~72小时不能控制局部症状,应行手术治疗。钻孔引流、开窗减压为其手术方法。病灶清除术为慢性骨髓炎的手术方法。休息制动为急性骨髓炎的辅助治疗措施。

1779. ABCDE　①男童,左膝外伤后出现寒战、高热,左膝关节肿胀,压痛明显,浮髌试验阳性,外周血白细胞计数增高,应诊断为化脓性关节炎。②A、C、D均不会出现化脓性感染所致的中毒症状。急性化脓性骨髓炎不会出现浮髌试验阳性。

1780. ABCDE　①早期化脓性关节炎最有价值的诊断是关节腔穿刺+关节液检查,如果关节腔穿刺抽出脓液可确诊。②关节活动度检查无特异性。化脓性关节炎X线表现出现较晚,不能作为早期诊断依据。MRI是急性化脓性骨髓炎的早期诊断方法。手术探查创伤大,不宜采用。

1781. ABCDE　①化脓性关节炎的治疗包括合理有效地使用抗生素、及时引流和功能锻炼等。抗生素的应用应早期、足量、联合、敏感。抗生素既可全身使用,也可局部注射并用,以提高局部血药浓度,改善疗效。②膝关节位置表浅,治疗早期在足量有效使用抗生素的同时,可每天做1次关节穿刺,抽出浑浊脓液后,再向关节腔内注入抗生素,直至关节积液消失、体温正常。

1782. ABCDE　化脓性关节炎为关节内的化脓性感染,因此早期足量全身性使用抗生素是其治疗的基本原则。膝关节位置表浅,因此化脓性膝关节炎多采用关节腔内注射抗生素或腔内持续性灌洗。髋关节位置较深,穿刺插管难以成功,因此化脓性髋关节炎应及时切开引流。

1783. ABCDE　骨与关节结核发病率最高的部位是脊柱(约占50%),其次为膝关节、髋关节等。

1784. ABCDE　脊柱结核中,腰椎结核的发生率最高,胸椎次之,颈椎再次之,骶尾椎结核罕见。

第十篇 外科学试题答案及详细解答

1785. ABCDE ①在骨与关节结核中,脊柱结核最常见,约占50%。②脊柱结核晚期常有脊柱畸形,如下胸椎结核常有脊柱后凸畸形,腰椎结核常有拾物试验阳性。③疼痛是最先出现的症状,劳累后加重,夜间休息时减轻。④就诊时70%~80%的脊柱结核合并有寒性脓肿,寒性脓肿是少数患者就诊的最早体征(D对)。⑤脊柱结核患者常有低热、盗汗等结核中毒症状。

1786. ABCDE MRI在脊柱结核的早期炎性浸润阶段即可显示异常信号,比其他检查方法更为敏感,具有早期诊断价值。注意:MRI对骨与关节结核、膝关节结核、股骨头坏死均具有早期诊断价值。

1787. ABCDE ①脊柱结核一般先侵犯椎体后侵犯椎弓根,常表现为椎体骨质破坏,椎体压缩成楔形,导致椎间隙狭窄。②B为骨关节炎的特点,C为强直性脊柱炎的特点,E为脊柱转移癌的特点。

1788. ABCDE ①腰椎结核常表现为拾物试验阳性,患者从地上拾物时,不能弯腰,需挺腰屈膝屈髋下蹲才能取物,称为拾物试验阳性。②研磨(Apley)试验阳性常见于膝关节半月板损伤,直腿抬高试验阳性常见于腰椎间盘突出症,抽屉试验阳性常见于交叉韧带断裂,"4"字试验阳性见于髋关节结核。

1789. ABCDE ①拾物试验阳性常见于腰椎结核。中心型脊柱结核好发于成人,常累及相邻椎体前缘,可有椎间隙变窄及寒性脓肿(腰大肌影像模糊)。根据题干,本例应诊断为腰椎结核。②腰椎肿瘤常先累及椎弓根,后累及椎体。腰大肌损伤常表现为直腿抬高试验阳性。腰椎退行性变常表现为腰痛及坐骨神经痛。骨质疏松症不会出现寒性脓肿。

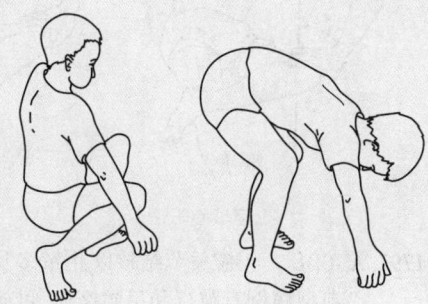

腰椎结核拾物试验阳性　　　正常

1790. ABCDE ①边缘型脊柱结核多见于成人,病变局限于椎体的上下缘。早期可侵犯椎间盘,导致椎间隙变窄,晚期可有脊柱后凸畸形。患者背痛,第6胸椎后凸畸形,X线片示椎间隙狭窄,上下缘模糊,应诊断为边缘型胸椎结核。②椎体骨软骨病好发于胸椎中段,X线片显示多个相邻椎体前缘变窄、密度增高、椎间隙狭窄。胸椎血管瘤常表现为局部疼痛、肌肉痉挛,X线片检查见椎体膨胀变大、椎弓根变宽、椎板增厚。胸椎转移癌常表现为椎弓根骨质破坏,椎间隙正常。化脓性脊柱炎常表现为寒战高热,X线片示椎体虫蚀状破坏。

1791. ABCDE ①骨关节结核早期表现为单纯性滑膜结核或单纯性骨结核,其关节间隙因局部肿胀而增宽;晚期表现为全关节结核,其关节间隙因承重而狭窄。患者膝关节肿痛半年,X线片示关节间隙变窄,应诊断为全关节结核,而不是单纯性骨结核、单纯性滑膜结核。②化脓性关节炎、化脓性骨髓炎均急性起病,病程短,常表现为寒战高热,局部皮肤红肿热痛,而患者皮肤色泽正常,故不答D、E。

1792. ABCDE A、B、C、D、E均属于脊柱结核的并发症,当然截瘫为最严重的并发症。脊柱结核并发截瘫的发生率约为10%,以胸椎结核最为多见,颈椎结核发生四肢瘫次之,腰椎并发马尾受压罕见。

1793. ABCDE ①骨与关节结核的手术适应证和禁忌证并不涉及患者年龄大小,故不答A。②合并其他脏器活动性结核者,不宜手术治疗,以免感染扩散。③骨与关节结核手术前均需应用抗结核药物4~6周,至少2周,故不答C。④骨与关节结核窦道流脓经久不愈,应行病灶清除术,否则不易痊愈(D对)。⑤全身中毒症状严重者,不宜急症手术,以免感染扩散。

1794. ABCDE ①对于骨关节结核患者,直接进入病灶部位,将脓液、死骨、结核性肉芽组织与干酪样坏死物质彻底清除,并放入抗结核药物,称为病灶清除术。为提高手术的安全性,术前需应用抗结核药物4~6周,至少2周。术后继续行抗结核治疗。②死骨形成后再手术为慢性骨髓炎的特点。

1795. ABCDE ①年轻患者乏力、盗汗,应考虑结核中毒症状。患者腰背部疼痛,L_{2-3}椎间隙狭窄,应诊断为腰椎结核。患者X线片示腰大肌阴影增宽,提示存在寒性脓肿,应行结核病灶清除术。为提高手术的安全性,术前均需应用抗结核药物4~6周,至少2周,故答A而不是E。②腰椎结核不是普通细菌感染所致,不能使用普通抗炎药物治疗,故不答B。C、D为辅助治疗措施,无特异性。

1796. ABCDE ①髋关节结核以儿童多见(A对)，单侧发病居多，双侧髋关节受累少见，约为1/500。髋关节结核为结核分枝杆菌引起的特异性感染，可导致寒性脓肿。②"4"字试验包括髋关节屈曲、外展、外旋三种运动。检查时让患儿平卧于检查桌上，蜷其患肢，将外踝置于健侧肢髌骨上方，检查者用手下压其患侧膝部，若患髋出现疼痛而使膝部不能接触床面即为阳性，常见于髋关节结核。③髋关节过伸试验：患儿俯卧位，检查者一手按住其骨盆，另一手握住其踝部把下肢提起，直到骨盆开始从床面升起为止。同样试验对侧髋关节，两侧对比，可以发现患侧髋关节在后伸时有抗拒感，因而后伸的范围不如健侧大。正常侧可以有10°后伸。髋关节过伸试验阳性常见于髋关节结核。

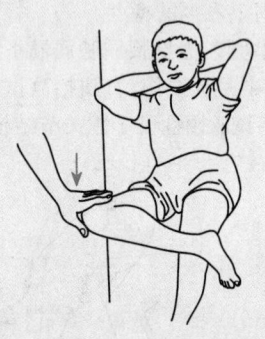 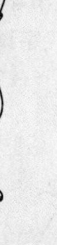 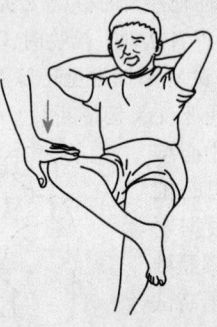 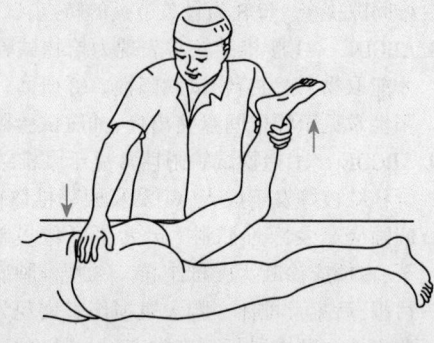

"4"字试验阴性　　　　　　"4"字试验阳性　　　　　　　　髋关节过伸试验

1797. ABCDE ①髋关节结核以儿童多见，单侧性居多。早期病变以单纯性滑膜结核多见，故不答B。②典型病例有跛行和患髋疼痛，可放射至膝部，患儿常诉同侧膝关节内侧疼痛，因而易误诊为膝关节疾病。③髋关节结核患儿4字征（"4"字试验）常阳性。④早期由于局部肿胀，髋关节间隙增宽，随着病情发展，由于承重关系，髋关节间隙进行性变窄。

1798. ABCDE ①患者有低热盗汗、食欲不振，应考虑为结核中毒症状。患者左髋部疼痛，跛行，关节间隙变窄，Thomas征阳性，应诊断为髋关节结核。②股骨头坏死可有髋部疼痛，跛行，Thomas征阳性，但无低热、盗汗等结核中毒症状，X线片示股骨头密度增高，骨骺破裂变形。急性骨髓炎好发于长骨的干骺端而不是髋关节，常表现为寒战高热，髋关节间隙增宽。骨关节炎常表现为局部疼痛，X线片示关节间隙变窄，关节边缘骨赘形成。急性化脓性关节炎常表现为寒战高热，髋关节屈曲、外展、外旋位，X线片示关节间隙增宽。

1799. ABCDE 1800. ABCDE ①Schober试验：患者直立时在脊柱中线与左右两侧第5腰椎棘突连线的交叉点上作一记号，再在脊柱中线距该记号10cm处作第二记号。嘱患者最大限度前屈脊柱而膝关节保持完全伸直位。在正常情况下，两点之间的距离可增加5cm以上。若增加距离<4cm，称为Schober试验阳性，见于腰椎活动减少。强直性脊柱炎常累及骶髂关节和脊柱，可导致双侧骶髂关节及下腰部疼痛，晨僵，Schober试验阳性。88%~96%的患者HLA-B27阳性。X线片示骶髂关节骨质疏松，关节边缘虫蛀样改变，关节间隙变窄，"竹节样"脊柱。根据题干，应诊断为强直性脊柱炎。

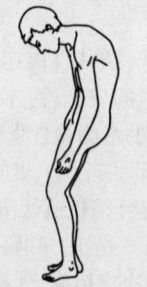 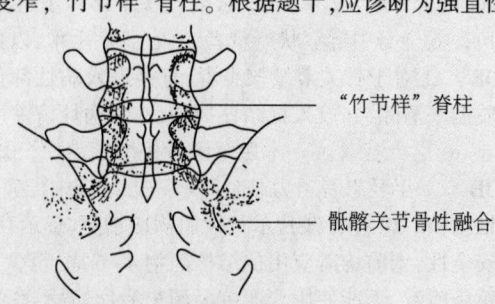

强直性脊柱炎的典型驼背畸形　　　　　　强直性脊柱炎的典型X线表现

②脊柱结核可有低热、盗汗、消瘦等结核中毒症状，胸椎结核可有脊柱后凸畸形导致生理性前凸消失。腰椎结核可有椎体骨质破坏，寒性脓肿形成，突破骨膜后，积聚在腰大肌鞘内形成腰大肌脓肿。根据题干，应诊断为脊柱结核。③脊柱肿瘤常表现为椎弓根骨质破坏，椎间隙正常。腰椎骨关节炎常表现关节间隙变窄，关节边缘骨赘形成。腰椎间盘突出症常表现为腰痛及坐骨神经痛。

1801. ABCDE　1802. ABCDE　①前臂伸肌牵拉试验(Mills 征)阳性是指伸肘、握拳、屈腕，然后前臂旋前，此时肘外侧出现疼痛，常见于肱骨外上髁炎，即网球肘。②托马斯(Thomas)征阳性用来检查髋关节有无屈曲畸形，常见于髋关节结核。患者平卧于检查床上，检查者将其健侧髋、膝关节完全屈曲，使膝部贴住或尽可能贴近前胸，此时腰椎前凸完全消失而腰背平贴于床面。若患髋存在屈曲畸形，即能一目了然，根据大腿与床面所成角度，判定屈曲畸形为多少。③Froment 试验阳性常见于尺神经损伤。Dugas 征阳性常见于肩关节脱位。Eaton 试验阳性常见于神经根型颈椎病。

1803. ABCDE　1804. ABCDE　①寒性脓肿为结核分枝杆菌所致的特异性感染，故本例应诊断为胸椎结核。胸椎骨折常有外伤史，但无寒性脓肿。脊柱转移癌一般先侵犯椎弓根，再侵犯椎体，故椎间隙正常。脊柱骨髓炎常表现为寒战高热，腰背痛，起病急，病程短，无寒性脓肿形成。强直性脊柱炎常先累及骶髂关节，后累及脊柱，X 线片示"竹节样"脊椎。②骨与关节结核有明显死骨及大脓肿形成，为结核病灶清除术的指征，患者合并椎体骨质破坏，死骨形成及椎旁寒性脓肿，应行病灶清除术。为提高手术的安全性，术前均需应用抗结核药物 4～6 周，故答 E 而不是 C。A 为一般性治疗措施。骨与关节结核为结核分枝杆菌感染所致，无须使用抗生素和抗肿瘤药物。

1805. ABCDE　1806. ABCDE　①患者低热、盗汗、乏力，应考虑为结核中毒症状。患者腰痛、腰椎叩痛，拾物试验阳性，应诊断为腰椎结核。腰椎结核 X 线片常表现为骨质破坏和椎间隙狭窄；中心型椎体结核可有椎体中央骨质模糊，椎体压缩成楔状；腰大肌脓肿可表现为腰大肌阴影模糊或增宽；晚期可有腰椎后凸畸形。腰椎边缘大量骨质增生为骨关节炎的典型 X 线表现。②腰椎结核患者腰肌痉挛，说明合并腰大肌脓肿，应行结核病灶清除术。为提高手术的安全性，术前均需应用抗结核药物 4～6 周。A、D 为辅助治疗。腰椎结核的化疗不得少于 12 个月，故不答 B。

1807. ABCDE　1808. ABCDE　1809. ABCDE　①拾物试验阳性为腰椎结核的典型表现。患者进行性背痛，腰部叩痛阳性，腰椎间隙变窄，椎旁软组织阴影(寒性脓肿的 X 线表现)，应诊断为腰椎结核。A、B、D、E 均不会出现椎旁软组织阴影，即寒性脓肿。②为明确腰椎结核的诊断，最有价值的检查当然是腰椎穿刺+活组织检查。MRI、CT、B 型超声均为影像学检查，不能确诊腰椎结核。血沉测定可了解结核病是否处于活动期。③患者腰椎 X 线片示椎旁软组织影，提示寒性脓肿。腰椎结核存在寒性脓肿，应行病灶清除术，术前均需应用抗结核药物至少 2 周。因题干要求回答的是"目前最适宜的治疗"，故答 A 而不是 D。B、C、E 均为一般性治疗措施。

1810. ABCDE　骨软骨瘤好发于长骨(长管骨)干骺端，如股骨远端、胫骨近端、肱骨近端。

1811. ABCDE　骨肉瘤好发于长骨干骺端，如股骨远端、胫骨近端、肱骨近端。

1812. ABCDE　①骨软骨瘤属良性骨肿瘤，一般无症状，骨性包块生长缓慢(A 对)。②因骨软骨瘤属于良性肿瘤，故肿物与周围界限清楚，X 线无明显骨膜反应，皮肤表面无静脉怒张，生长缓慢，无疼痛。

1813. ABCDE　①患者骨肿瘤生长缓慢，无明显疼痛，X 线片示股骨干骺端杵状肿块，边缘清楚，应考虑良性骨肿瘤，可首先排除恶性、交界性骨肿瘤，故不答 A、B、C。②骨软骨瘤、骨样骨瘤均属于良性骨肿瘤，前者主要表现为骨性肿块、无痛，后者主要表现为疼痛，故答 D 而不是 E。

1814. ABCDE　①患者左股骨干骺端有一外生性骨性包块，边界清楚，无痛，为良性骨肿瘤的特点，最可能的诊断为骨软骨瘤。②骨结核多有低热、盗汗等结核中毒症状，好发于脊柱，X 线多有骨质破坏，无骨性突起。急性骨髓炎常表现为寒战高热，局部红肿热痛，无骨性肿块。骨肉瘤为典型的恶性骨肿瘤，X 线片常表现为肿瘤界限不清，骨膜反应严重，骨质破坏。骨巨细胞瘤为交界性肿瘤，X 线片可见骨端偏心性、溶骨性、囊性破坏，呈肥皂泡样改变。

1815. ABCDE ①患者右小腿骨性肿块,边界清,骨结构无明显破坏,应考虑为良性骨肿瘤,故不答A、C,因骨肉瘤为恶性骨肿瘤,骨巨细胞瘤为交界性骨肿瘤。良性骨肿瘤以骨软骨瘤最多见,故答D。②慢性骨髓炎常表现为皮肤窦道,死骨排出。患者病程4年,不是幼年起病,不属于胫骨先天畸形。

1816. ABCDE 骨巨细胞瘤为交界性骨肿瘤,具有潜在恶性(E对)。好发部位为长骨干骺端和椎体,特别是股骨远端和胫骨近端。主要症状为疼痛和肿胀,由于不是恶性骨肿瘤,因此疼痛不剧烈。由于本病为交界性骨肿瘤,恶性程度不高,因此X线片上无骨膜反应,骨膜反应明显为恶性骨肿瘤的特点。本病好发年龄为20～40岁,女性略多。

1817. ABCDE 骨巨细胞瘤的好发年龄是20～40岁。

1818. ABCDE X线片示骨膜增生呈放射状阴影,为骨肉瘤的典型表现,故答B。

1819. ABCDE ①X线片示右股骨下端溶骨性破坏,伴有骨膜反应(Codman三角),为骨肉瘤的特征,故本例应诊断为骨肉瘤。血碱性磷酸酶明显增高常见于成骨性肿瘤,如骨肉瘤。②转移性骨肿瘤好发于躯干骨,常表现为溶骨性改变。急性骨髓炎常表现为寒战高热,长骨干骺端疼痛。骨结核多见于脊柱,X线片可见骨质破坏,椎间隙狭窄。骨巨细胞瘤X线片多呈肥皂泡样改变。

1820. ABCDE 骨囊肿好发于长管状骨(长骨)干骺端,如肱骨近端、股骨近端、胫骨近端和桡骨远端。

1821. ABCDE ①患者X线片示胫骨上段圆形病灶,边界清楚,说明为良性病变,故可首先排除骨肉瘤、骨巨细胞瘤。②骨囊肿X线片表现为圆形或椭圆形溶骨性病灶。骨软骨瘤常表现为从骨皮质突向软组织的骨性突起。骨结核X线片早期表现为区域性骨质疏松,晚期表现为骨坏死、骨膜反应等。根据题干,本例应诊断为骨囊肿。

1822. ABCDE ①动脉瘤样骨囊肿是一种从骨内向骨外膨胀性生长的骨性血性囊肿,以疼痛和肿胀为主要症状,其典型X线表现为膨胀性囊状溶骨性改变,偏心,边界清晰,内有骨性间隔,将囊腔分隔成蜂窝状或泡沫状。根据特征性X线表现,本例应诊断为动脉瘤样骨囊肿。②骨囊肿的典型X线表现为干骺端圆形或椭圆形界限清楚的溶骨性病灶,骨皮质膨胀变薄,无骨膜反应,无骨性间隔。骨纤维异样增殖症X线表现为磨砂玻璃样改变。内生性软骨瘤的典型X线表现为局限性分叶状、膨胀性、椭圆形透明阴影,位于骨中央,骨皮质变薄,肿瘤周围有增生硬化,阴影内可见斑点状钙化影。骨肉瘤X线表现为溶骨性破坏,Codman三角。

1823. ABCDE 骨纤维异样增殖症现已改称骨纤维发育不良,其典型X线表现为受累骨骼膨胀变粗,密质骨变薄,髓腔扩大呈磨砂玻璃样,界限清楚。根据题干,本例应诊断为骨纤维异样增殖症。

1824. ABCDE 乳腺癌易发生腰椎转移。患者1年前因乳腺癌行手术治疗,现出现进行性腰痛,应考虑乳腺癌腰椎转移。为明确诊断,首选核素骨扫描检查。核素骨扫描是检测转移性骨肿瘤的敏感方法。

1825. ABCDE 1826. ABCDE ①骨巨细胞瘤好发于长骨干骺端,X线表现为骨端偏心位、溶骨性、囊性骨质破坏,而无骨膜反应,肥皂泡样改变为骨巨细胞瘤的特点。根据题干,本例应诊断为骨巨细胞瘤。②患者左膝内侧骨性包块,与正常组织分界清楚,应考虑为良性肿瘤,以骨软骨瘤最多见。③骨肉瘤X线常表现为骨质破坏,Codman三角。骨转移性癌X线常表现为溶骨性改变。骨囊肿X线常表现为干骺端圆形或椭圆形界限清楚的溶骨性病灶。

1827. ABCDE 1828. ABCDE ①外生性骨性病损为骨软骨瘤的特征。②Codman三角为恶性骨肿瘤的特征性X线表现,骨肉瘤是最常见的恶性肿瘤,故答E。③A为骨巨细胞瘤的X线表现,B为软骨肉瘤的X线表现,D为尤因肉瘤的X线表现。

1829. ABCDE 1830. ABCDE ①X线片显示日光放射状骨膜反应(Codman三角),常提示恶性骨肿瘤,多见于骨肉瘤。②骨囊肿X线片常表现为干骺端圆形或椭圆形界限清楚的溶骨性病灶,骨皮质变薄,无硬化性边缘,无骨膜反应。③骨巨细胞瘤X线片多呈肥皂泡样改变。骨软骨瘤X线片常表现为外生性骨性突起。骨纤维异常增殖症X线片示磨砂玻璃样改变。

1831. ABCDE 1832. ABCDE A为慢性骨髓炎的X线表现,B为骨巨细胞瘤的X线表现,C为骨肉瘤的

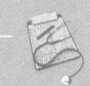

第十篇　外科学试题答案及详细解答

X线表现,D为尤因肉瘤的X线表现,E为骨囊肿的X线表现。

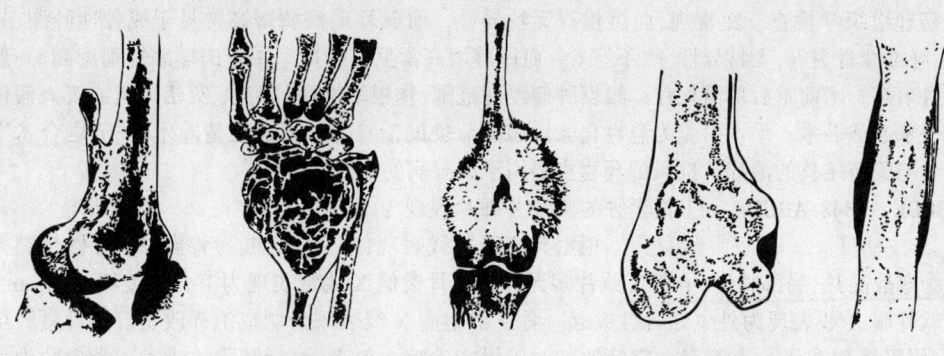

骨软骨瘤　　　骨巨细胞瘤　　　骨肉瘤　　　软骨肉瘤　　　尤文肉瘤

1833. ABCDE　　1834. ABCDE　　①血碱性磷酸酶主要反映成骨活动,成骨性肿瘤如骨肉瘤患者血碱性磷酸酶可明显升高。②机体内的钙99%贮存于骨骼中,因此当骨质破坏时,可释放出大量钙离子,使血钙升高。如广泛溶骨性转移性骨肿瘤血钙往往升高。③血磷升高常见于急性肾衰竭、甲状旁腺功能低下等。血酸性磷酸酶增高常见于前列腺癌、原发性骨肿瘤等。血总蛋白浓度升高常见于血液浓缩、严重脱水、休克、饮水不足等。

1835. ABCDE　　1836. ABCDE　　①骨肉瘤是最常见的恶性骨肿瘤,故需根治性切除。因对化疗较敏感,因此术前、术后均应化疗。骨肉瘤对放疗不敏感,故不答 B、E,A、C 有片面性,故答 D。②骨巨细胞瘤为交界性骨肿瘤,以手术治疗为主。本病对放化疗均不敏感,故不答 A、B、D、E。

1837. ABCDE　　1838. ABCDE　　1839. ABCDE　　①X线片示肥皂泡样阴影为骨巨细胞瘤的特点,故本例应诊断为骨巨细胞瘤。骨结核常表现为低热盗汗,X线片示骨质破坏及椎间隙或关节间隙狭窄。急性骨髓炎常表现为畏寒高热,局部红肿疼痛,2周内X线片无阳性征象。骨肉瘤为恶性骨肿瘤,X线片示Codman三角。骨软骨瘤常表现为骨性突起。②骨巨细胞瘤为交界性骨肿瘤,应以手术治疗为主,常采用病灶刮除术+灭活处理,再植入自体或异体骨或骨水泥。本病对放疗不敏感,不宜使用。本病为交界性肿瘤,不宜作截肢手术,单纯性截肢手术常用于治疗骨肉瘤。骨巨细胞瘤无须使用抗生素及抗结核药物。③骨肉瘤对化疗较敏感,因此术前术后均需化疗,常采用"化疗→肿瘤切除→化疗"的治疗方案。

1840. ABCDE　　1841. ABCDE　　1842. ABCDE　　①确诊骨肿瘤的检查当然首选骨组织活检。CT、MRI、B超、核素扫描均为影像学检查,不能确诊骨肿瘤。②X线片见左胫骨近端呈溶骨性破坏,日光放射状骨膜反应,为骨肉瘤的特征性表现,故本例应诊断为骨肉瘤。骨囊肿X线表现为干骺端圆形或椭圆形界限清楚的溶骨性病灶,无骨膜反应。骨巨细胞瘤X线表现为肥皂泡样改变。急性骨髓炎常表现为寒战高热,长骨干骺端疼痛,早期X线检查常为阴性。骨结核好发于脊柱,X线片可见骨质破坏、椎间隙狭窄。③骨肉瘤是典型的恶性骨肿瘤,故应行根治性切除瘤段、植入假体的保肢手术或截肢手术。因骨肉瘤对化疗敏感,故术前术后均应行化疗。

1843. ABCDE　　1844. ABCDE　　1845. ABCDE　　1846. ABCDE　　①骨肿瘤好发于长骨干骺端,即股骨下端、胫骨上端。恶性骨肿瘤常表现为持续性疼痛、消瘦、皮温高、静脉怒张,故本例恶性骨肿瘤的可能性较大,恶性骨肿瘤以骨肉瘤最常见。急性骨髓炎常表现为寒战高热,起病急,发展快,一般不会持续2个月。骨结核常表现为低热、盗汗,不会出现皮温高、静脉怒张。风湿性关节炎常表现为游走性大关节炎,不会出现皮温增高。骨关节炎多见于中老年,常表现为膝关节疼痛,关节肿胀,关节积液,活动受限。②骨肉瘤是典型的恶性骨肿瘤,X线片可见Codman三角或日光放射样改变。磨砂玻璃样改变为骨纤维发育不良的特点。葱皮样改变为尤因肉瘤的特点。肥皂泡样改变为骨巨细胞瘤的特点。骨性突起呈蒂状改变,为骨软骨瘤的特点。③为明确骨肿瘤的诊断,最可靠的依据当然是病理组织学检查。血常规、血沉检查无特异性。血碱性磷酸酶增高常见于成骨性肿瘤、骨软化症、纤维性骨炎等,无特异性,故不答 C。血尿酸增高常见于痛风。④骨肉瘤恶性程度高,一般采用综合治疗。术前术后均需化疗。根据肿瘤浸润范围,作根治性瘤段切除、灭活再植或置入假体的保肢手术或截肢术。手术引流为急性化脓性髋关节炎的治疗方法。病灶清除术、关节融合术主要用于骨与关节结核的治疗。抗风湿药物主要用于风湿病的治疗。

1847. ABCDE　1848. ABCDE　①骨囊肿的典型 X 线片表现为干骺端圆形或椭圆形界限清楚的溶骨性病灶,骨皮质膨胀变薄,无骨膜反应。根据其特殊 X 线表现,本例应诊断为骨囊肿。急性骨髓炎常表现为寒战高热,局部肿痛,早期 X 线片多无异常。骨肉瘤 X 线常表现为溶骨性破坏、Codman 三角。骨软骨瘤 X 线表现为外生性骨性突起。骨巨细胞瘤 X 线表现为肥皂泡样改变。②骨囊肿可以自愈,用甲泼尼龙注入囊腔有一定疗效。对于保守治疗无效者,可行刮除植骨术。骨囊肿为良性肿瘤,无须放化疗及截肢。本病不是感染性疾病,无须抗感染治疗。

第十一篇 妇产科学试题答案及详细解答

（正确答案为绿色的选项）

1. **ABCDE** ①大阴唇的脂肪中含有丰富的静脉,若受外伤,容易形成血肿。②阴阜、阴蒂、大阴唇、小阴唇均属于外阴。会阴是指阴道口与肛门之间的软组织。

2. **ABCDE** ①大阴唇的脂肪中含有较多的静脉,因此外阴部受伤,容易发生血肿。②小阴唇位于两侧大阴唇内侧,不易裂伤。处女膜常因性交或剧烈运动而破裂,但外伤性破裂少见。阴道前庭位于小阴唇内侧,也不易受伤。前庭大腺肿大常见于腺管口闭塞。

3. **ABCDE** ①大阴唇皮下为疏松结缔组织和脂肪组织,含丰富血管、淋巴管和神经。阴阜为耻骨联合前方的皮肤隆起,皮下脂肪组织丰富。阴蒂与男性阴茎同源,由海绵体构成,可勃起。②阴道前庭为一菱形区域,前为阴蒂,后为阴唇系带,两侧为小阴唇。③小阴唇是位于两侧大阴唇内侧的一对皮肤皱襞,表面湿润。大阴唇为两股内侧的一对纵形皮肤皱襞,内侧面湿润似黏膜,外侧面为皮肤,故答E。

4. **ABCDE** ①子宫韧带共有4对,即圆韧带、阔韧带、主韧带和宫骶韧带。②宫颈与阴道间的圆周状隐窝,称为阴道穹隆,按其位置分为前、后、左、右4部分,其中以后穹隆最深。③子宫内膜分为功能层和基底层,功能层受卵巢性激素的影响,可发生周期性变化,基底层不受性激素影响,不发生周期性变化。④子宫峡部非孕期长约1cm。⑤在子宫后面,腹膜沿子宫壁向下,至子宫颈后方及阴道后穹隆再折向直肠,形成直肠子宫陷凹,此为站立位时腹膜腔的最低位置(E对)。

5. **ABCDE** ①卵巢内侧(子宫端)以卵巢固有韧带与子宫相连,卵巢外侧(盆壁端)以卵巢悬韧带与盆壁相连。②子宫圆韧带起自宫角前面、输卵管近端的稍下方,经腹股沟管止于大阴唇前端。宫骶韧带起自宫体宫颈交界处,向两侧绕过直肠达第2、3骶椎前面的筋膜。卵巢悬韧带又称骨盆漏斗韧带,位于子宫阔韧带中。子宫主韧带又称宫颈横韧带,在阔韧带下部,横行于宫颈两侧和骨盆侧壁之间。

6. **ABCDE** 子宫韧带共4对。①子宫主韧带:是固定宫颈位置、防止子宫下垂的主要结构。②子宫圆韧带:起自宫角前面、输卵管近端的稍下方,经腹股沟管止于大阴唇前端,是维持子宫呈前倾位的韧带。③子宫阔韧带:位于子宫两侧呈翼状的双层腹膜皱襞,是限制子宫向两侧倾斜的韧带。④宫骶韧带:起自宫体宫颈交界处,向两侧绕过直肠达第2、3骶椎前面的筋膜,可向后向上牵引宫颈,维持子宫前倾位置。腹股沟韧带不属于子宫的固定装置。维持子宫前倾的是子宫圆韧带、宫骶韧带,记忆为钱(前)是圆的(骶);防止子宫下垂的是子宫主韧带。

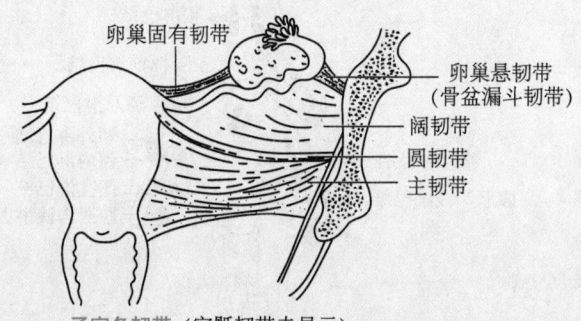

子宫各韧带（宫骶韧带未显示）

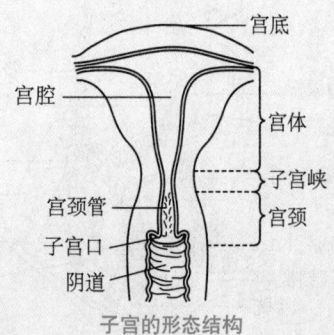

子宫的形态结构

7. **ABCDE** 维持子宫前倾的韧带是子宫圆韧带。

8. ABCDE　①骨盆漏斗韧带也称卵巢悬韧带,起自小骨盆侧缘,向内下至卵巢的上端,韧带内有卵巢动静脉穿行,它是术中寻找卵巢动、静脉的标志。②输卵管、中肾管遗迹走行于阔韧带中。输尿管、子宫动静脉均从阔韧带基底部穿过。

9. ABCDE　①圆韧带、阔韧带、主韧带都是固定子宫的韧带,当行全子宫切除时,当然都要切断。②卵巢悬韧带和卵巢固有韧带都是固定卵巢的韧带。卵巢悬韧带(骨盆漏斗韧带)在子宫阔韧带中走行,在行全子宫+双附件切除时,将会被切断。③卵巢固有韧带自卵巢下端连至输卵管与子宫结合处的后下方,子宫全切时,可与子宫、附件一并整块切除,无须切断。

10. ABCDE　①圆韧带起自子宫角的前面,经腹股沟管止于大阴唇前端。阔韧带含有丰富的血管、神经、淋巴管及大量疏松结缔组织,而不是富含肌纤维,富含肌纤维的是宫骶韧带。卵巢固有韧带是卵巢的固定装置,不是维持子宫后倾的韧带。②主韧带位于阔韧带下部,横行于宫颈两侧和骨盆侧壁之间(D对)。③子宫动静脉从阔韧带下部穿过。从阔韧带上部穿过的是卵巢固有韧带。

11. ABCDE　①子宫分为宫底、宫体、宫颈三部。宫体与宫颈之间最狭窄的部分,称为子宫峡部(B对)。②子宫峡部的上端因解剖上狭窄,称为解剖学内口,其下端因在此处子宫内膜转变为宫颈黏膜,称为组织学内口。③成年女子的子宫长7~8cm,宽4~5cm,厚2~3cm。宫体与宫颈的比例因年龄而异,幼年期为1:2,成年妇女为2:1,老年期为1:1。

12. ABCDE　宫体与宫颈之间最狭窄的部分为子宫峡部。子宫峡部上端为解剖学内口,下端为组织学内口。子宫峡部在非孕期长约1cm(B对),妊娠期逐渐变软变长变薄,扩展为宫腔的一部分,临产后伸展形成子宫下段,不会达脐平。

13. ABCDE　卵巢表面无腹膜,由单层立方上皮覆盖,称为生发上皮。上皮的深面有一层致密纤维组织,称为卵巢白膜。再往内为卵巢实质,由疏松结缔组织、血管、神经、淋巴管等构成。皮质是卵巢的主体,由各级发育卵泡、黄体等组成。

14. ABCDE　育龄期妇女卵巢大小4cm×3cm×1cm,重5~6g。卵巢表面无腹膜,由单层立方上皮覆盖,称为生发上皮(C对)。上皮的深面有一层致密纤维组织,称为卵巢白膜。卵巢实质分为皮质和髓质两部分,皮质由各级发育卵泡、黄体组成,髓质由丰富的血管、神经、淋巴管等构成。

15. ABCDE　①女性生殖器的血液供应主要来自卵巢动脉、子宫动脉、阴道动脉及阴部内动脉。髂外动脉主要支配下肢。②卵巢动脉起自腹主动脉,子宫动脉、阴道动脉及阴部内动脉是髂内动脉的分支。

16. ABCDE　①子宫动脉为髂内动脉的分支,在腹膜后沿骨盆侧壁向下向前行,经阔韧带基底部、宫旁组织到达子宫外侧,分布于宫底、宫体、卵巢、宫颈及阴道上段。②卵巢动脉来自腹主动脉。髂总动脉分为髂内动脉和髂外动脉。髂外动脉支配下肢的血供。肾动脉不支配子宫的血供。

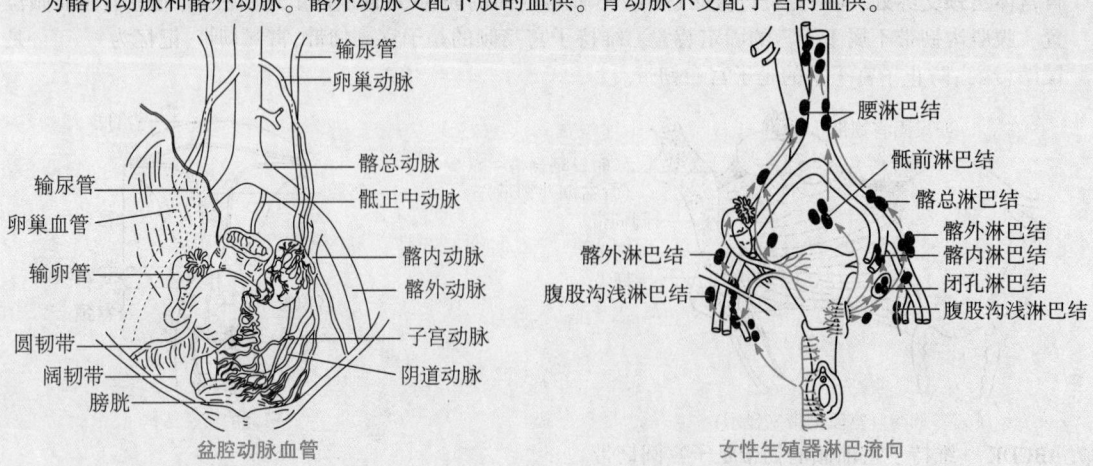

盆腔动脉血管　　　女性生殖器淋巴流向

第十一篇 妇产科学试题答案及详细解答

17. **ABCDE** ①卵巢静脉起自卵巢静脉丛,在卵巢悬韧带内上行,合成卵巢静脉,左侧以直角注入左肾静脉,右侧以锐角注入下腔静脉。②髂总静脉由髂内静脉和髂外静脉汇合而成。在下腹部,与腹主动脉伴行的是下腔静脉而不是腹主静脉。

18. **ABCDE** ①宫颈淋巴大部分汇入髂内淋巴结及闭孔淋巴结,故答 A。宫体两侧淋巴沿圆韧带汇入腹股沟浅淋巴结。②阴道下段淋巴主要汇入腹股沟浅淋巴结。阴道上段淋巴大部分汇入髂内淋巴结及闭孔淋巴结,小部分汇入髂外淋巴结,并经宫骶韧带汇入骶前淋巴结。③女性内生殖器淋巴分为髂淋巴、腰淋巴和骶前淋巴组。

19. **ABCDE** 骨盆底由多层肌肉和筋膜构成,分外、中、内三层。外层由球状海绵体肌、坐骨海绵体肌、会阴浅横肌、肛门外括约肌构成,无会阴深横肌。

20. **ABCDE** ①骨盆底由外层、中层和内层组成。内层为盆膈,由肛提肌及其内、外面各覆一层筋膜组成。②肛门外括约肌、球海绵体肌、坐骨海绵体肌均属于骨盆底外层结构。会阴深横肌为骨盆底中层结构。

21. **ABCDE** 真骨盆有上、下两口,两口之间为骨盆腔。骨盆腔后壁是骶骨和尾骨,两侧为坐骨、坐骨棘和骶棘韧带,前壁为耻骨联合和耻骨支。坐骨棘位于真骨盆中部,在肛诊或阴道诊时可触及,是分娩过程中衡量胎先露部下降程度的重要标志。

22. **ABCDE** 骨盆底由多层肌肉和筋膜构成,封闭骨盆出口,承托并保持盆腔脏器于正常位置。骨盆底由外向内分为3层。①外层由会阴浅筋膜及其深面的三对肌肉及一括约肌组成,即球海绵体肌、坐骨海绵体肌、会阴浅横肌和肛门外括约肌。②中层为泌尿生殖膈,由上、下两层坚韧的筋膜及其间的一对会阴深横肌及尿道括约肌组成。③内层为盆膈,是骨盆底最坚韧的一层,由肛提肌及其内、外面各覆一层筋膜组成。

23. **ABCDE** WHO 规定女性青春期为 10～19 岁。在青春期,卵巢增大,功能增强,卵泡发育过程中可分泌大量雌激素。青春期可出现女性第二性征,并不是开始出现女性第二性征。月经初潮为女性青春期的重要标志(E 对)。注意:乳房发育为青春期发动的标志,为女性第二性征的最初特征。

24. **ABCDE** ①月经初潮为女性青春期的重要标志(A 对)。②女性青春期,在促性腺激素作用下卵巢增大。③青春期并不是性成熟期,其下丘脑-垂体-性腺轴功能尚未成熟。④肾上腺可分泌性激素,故在青春期,肾上腺的功能也有改变。⑤乳房发育一般比月经初潮早 2.5 年。

25. **ABCDE** ①月经初潮为青春期的重要标志,乳房发育为青春期发动的标志。乳房发育一般比月经初潮早 2.5 年,因此青春期开始的重要标志应为乳房发育,而不是月经初潮,但"乳房发育"未出现于选项中,故只能选 C 作为最佳答案。②在青春期开始阶段,卵巢功能尚不健全,月经周期、卵泡发育及排卵多无规律性。青春期可出现女性第二性征,并不是开始出现第二性征。虽然青春期可有体格发育高峰,但不能作为青春期开始的标志。

26. **ABCDE** ①WHO 规定女性青春期为 10～19 岁。乳房发育为女性青春期发动的标志,也是第二性征的最初特征。女孩约 10 岁时乳房开始发育。②月经初潮平均晚于乳房发育 2.5 年。11～12 岁青春期少女体格发育直线加速,平均每年生长 9cm。骨盆发育、皮下脂肪蓄积,均晚于乳房的发育。

27. **ABCDE** 月经初潮年龄多在 13～14 岁,经期一般为 2～8 天,平均 4～6 天。月经周期一般为 21～35 天,平均 28 天。正常月经量为 20～60ml,超过 80ml 为月经过多,一般在经期的 2～3 天经量最多。

28. **ABCDE** ①正常月经周期约为 28 天,分为排卵前期和排卵后期,各激素水平随月经周期而变化。卵泡刺激素(FSH)、黄体生成素(LH)浓度逐渐升高,刺激雌激素分泌增加,至排卵前 1 天达第 1 次高峰。此时雌激素高峰对下丘脑-垂体轴不是起负反馈作用,而是起正反馈作用,使 GnRH 分泌增多,刺激 LH 和 FSH 分泌,其中以 LH 分泌增加更为显著,形成 LH 高峰,引起排卵。②LH 升高,可作用于黄体细胞分泌雌激素和孕激素,导致排卵后雌激素第 2 次高峰和孕激素高峰。最后,黄体退化,雌激素、孕激素降低。可见,在整个月经周期中,对下丘脑-垂体轴有正反馈作用的是雌激素。记忆为:雌激素为两高峰,两反馈(正反馈+负反馈);孕激素为一高峰,一反馈(只有负反馈)。

29. ABCDE 在整个月经周期中,雌激素出现过2次高峰,孕激素有1次高峰。

30. ABCDE 排卵多发生在下次月经来潮前14日左右。本例月经周期为30天,上次月经为4月18日,本次月经应为5月18日,故排卵日期大约在5月4日。

31. ABCDE ①在每个月经周期的黄体期向卵泡期转化时,由于垂体FSH分泌增加,10~20个小窦状卵泡被募集,进入FSH高度依赖的快速生长时期,其中只有一个优势卵泡最后发育成熟并排卵,此为优势卵泡的选择。可见促卵泡发育成熟的主要激素是FSH(卵泡刺激素)。②黄体生成素(LH)是促进排卵的关键激素。雌激素是卵泡发育过程中产生的激素,并不是促卵泡发育成熟的激素。孕激素是黄体发育产生的激素。人绒毛膜促性腺激素是胎盘滋养细胞产生的激素。

32. ABCDE 整个月经周期中,卵巢分为卵泡期和黄体期。排卵后卵泡颗粒细胞和卵泡内膜细胞形成黄体,排卵后7~8天,黄体体积和功能达高峰。若卵子未受精,黄体在排卵后9~10天开始退化,最后黄体细胞萎缩变小,组织纤维化,成为白体。

33. ABCDE ①月经周期分为卵泡期和黄体期,黄体期长短较为恒定,在非孕妇女为14天,卵泡期长短变化很大,故月经周期的长短主要取决于卵泡期的长短。卵巢卵泡期相当于子宫增生期,故答C。②月经周期长短的影响因素为月经期、增生期及分泌期的长短,与黄体、白体的寿命等无关。

34. ABCDE ①卵巢分泌的激素主要是雌激素和孕激素,还有少量的雄激素,均为甾体激素。②促性腺激素(卵泡刺激素、黄体生成素)、催乳素均由腺垂体分泌。

35. ABCDE 卵巢合成的性激素包括雌激素、孕激素和少量雄激素,其合成原料都是胆固醇。卵泡膜细胞内的胆固醇经细胞色素P_{450}侧链裂解酶催化,形成孕烯醇酮。孕烯醇酮经Δ^4和Δ^5两条途径合成雄烯二酮。雄烯二酮再转化为睾酮,睾酮可转变为雌二醇。性激素的合成顺序:孕激素→雄激素→雌激素。

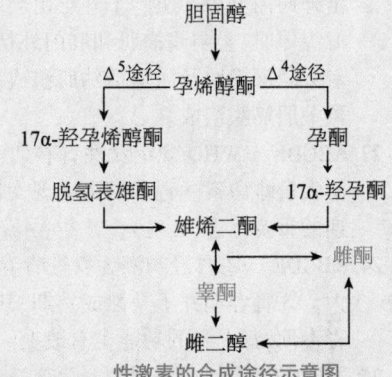

性激素的合成途径示意图

36. ABCDE ①雌激素可促进子宫发育,使子宫内膜发生增生期变化。②高浓度的雌激素可使醛固酮分泌增多而导致水钠潴留。③雌激素可促进输卵管上皮增生。④雌激素可增强成骨细胞活动和钙磷沉积,促进骨的成熟和骨骺愈合。⑤雌激素可使阴道上皮增生和角化,黏膜变厚。

37. ABCDE ①雌激素可使宫颈黏液分泌增加。②雌激素可使阴道上皮增生和角化,黏膜变厚。③雌激素可促进乳腺导管细胞增生发育,孕激素可促进乳腺腺泡细胞的发育。④高浓度的雌激素可使醛固酮分泌增多而导致水钠潴留。⑤雌激素能促进输卵管肌层的发育,加强输卵管平滑肌节律性收缩振幅。

38. ABCDE ①女性雄激素主要由肾上腺分泌,卵泡膜细胞也可少量分泌,主要功能是促进非优势卵泡闭锁和提高性欲。②孕激素可促进水钠排泄,而雌激素可促进水钠潴留。③孕激素可使宫颈黏液分泌减少,性状变黏稠;雌激素可使宫颈黏液分泌增加,性状变稀薄。④孕激素可兴奋下丘脑体温调节中枢,使基础体温在排卵后升高0.3~0.5℃,在临床上可作为判断排卵日期的标志(D对)。⑤雌激素可使子宫内膜增生,孕激素可使增生期子宫内膜转化为分泌期子宫内膜。

39. ABCDE ①雌激素可促进输卵管肌层发育及上皮的分泌活动,并可加强输卵管平滑肌节律性收缩的振幅。②雌激素可促进水钠潴留,促进肝脏高密度脂蛋白的合成,维持和促进骨基质代谢(B对)。③雌激素可使宫颈口松弛、扩张,宫颈黏液分泌增加,性状变稀薄,富有弹性,易拉成丝状。④雌激素可促进阴道上皮细胞增生和角化,黏膜变厚。⑤雌激素可使子宫平滑肌对缩宫素的敏感性。A、C、D、E均属于孕激素的生理作用。

40. ABCDE ①孕激素可使阴道上皮细胞脱落加快。②孕激素可使宫颈黏液分泌减少,性状变黏稠。雌激素可使子宫肌层增厚、子宫内膜增生,可降低血液循环中的胆固醇水平。

41. ABCDE ①雌激素可促进子宫内膜发生增生期变化,而孕激素是使子宫内膜由增生期转化为分泌期,使腺体分泌增加。②雌激素、雄激素和 FSH 三者协同作用,可促进卵泡的发育,而孕激素无此种作用。③雌激素可促进乳腺管的增生,孕激素可促进乳腺腺泡的发育。④能促进水钠潴留的是雌激素而不是孕激素。⑤孕激素对下丘脑体温调节中枢有兴奋作用,可使基础体温在排卵后升高 0.3～0.5℃,临床上常以此作为判断排卵日期的标志(E 对)。

42. ABCDE 子宫内膜从组织形态学上可分为增殖期、分泌期、月经期 3 个阶段。在雌激素作用下,子宫内膜出现增殖期变化。在孕激素作用下,子宫内膜出现分泌期变化。雌、孕激素撤退后分泌期子宫内膜脱落形成月经。在月经期,子宫内膜功能层从基底层崩解脱落。

43. ABCDE 子宫内膜分为基底层和功能层。基底层靠近子宫肌层,占内膜的 1/3,不受卵巢激素周期性变化的影响,月经期不脱落。功能层占内膜的 2/3,受卵巢激素的影响而周期性脱落。

44. ABCDE 在雌、孕激素作用下,输卵管、子宫、卵巢、阴道均可发生周期性变化,其中以子宫内膜的变化最显著。子宫内膜在雌激素作用下,发生增殖期变化;在雌激素和孕激素共同作用下主要发生分泌期变化,当雌激素和孕激素都降低时,子宫内膜脱落,月经来潮。

45. ABCDE 以月经周期 28 日为例,子宫内膜的组织形态学变化分为月经期、增殖期和分泌期。又将增殖期和分泌期细分为早、中、晚期,其时间对应分别为:月经期(月经周期第 1～4 日)、增殖早期(第 5～7 日)、增殖中期(第 8～10 日)、增殖晚期(第 11～14 日)、分泌早期(第 15～19 日)、分泌中期(第 20～23 日)、分泌晚期(第 24～28 日)。本例上次月经来临 11 天,子宫内膜应处于增殖晚期。

46. ABCDE ①糖原是由子宫内膜腺体的分泌上皮细胞分泌的,因此出现含糖原小泡,应属于分泌期,而不是增殖期,可首先排除 A、C、E。因为增殖期表现为子宫内膜增厚、腺体增多,但腺体无分泌。②子宫内膜腺上皮细胞核下开始出现含糖原小泡,称为核下空泡,为分泌早期的特征。③子宫内膜腺体内的分泌上皮细胞顶端细胞膜破裂,细胞内糖原排入腺腔,称为顶浆分泌,为分泌中期的特征。

47. ABCDE ①在雌激素、孕激素作用下,阴道黏膜上皮、子宫内膜、宫颈黏膜、输卵管黏膜均可随月经周期发生周期性变化。②卵巢生发上皮为卵巢表面覆盖的单层立方上皮,对性激素不敏感,不发生周期性变化。

48. ABCDE ①在雌激素、孕激素作用下,宫颈腺细胞分泌黏液的量及性状均发生周期性变化。月经期雌激素浓度降低,宫颈管分泌的黏液量很少。进入增殖期后,雌激素浓度不断增多,宫颈黏液分泌量不断增加,至排卵期变得稀薄、透明,拉丝度可达 10cm 以上。若将黏液行涂片检查,干燥后镜下可见羊齿状结晶。这种结晶在月经周期第 6～7 天开始出现,到排卵期最典型。②排卵期后,受孕激素影响,黏液分泌逐渐减少,羊齿状结晶消失。

49. ABCDE ①宫颈黏液涂片有时可见大量羊齿状结晶,这种结晶在月经周期第 6～7 日开始出现,到排卵期最为清晰而典型。排卵后,这种结晶逐渐减少,至月经周期第 22 日完全消失,而代之以排列成行的椭圆体。临床上,可根据羊齿状结晶的出现与否判断有无排卵,月经前仍可见羊齿状结晶表示无排卵,故答 E 而不是 D。②子宫内膜呈分泌期改变或增殖期改变,只说明子宫内膜受卵巢激素变化的调节,而与卵巢是否排卵无关,故不答 A、B。基础体温呈单相提示卵巢无排卵,呈双相提示卵巢有排卵。

50. ABCDE   51. ABCDE ①阴道壁自内向外由黏膜、肌层和纤维组织膜构成,黏膜层由非角化复层鳞状上皮组成。②宫颈黏膜上皮为单层高柱状上皮,黏膜内腺体可分泌碱性黏液,形成黏液栓堵塞宫颈管。③宫颈外口柱状上皮与鳞状上皮交接处是宫颈癌的好发部位。卵巢表面被覆生发上皮。

52. ABCDE   53. ABCDE   54. ABCDE ①月经周期中,雌激素有两次分泌高峰,其他性激素均为一次分泌高峰。②黄体生成素(LH)在排卵前 1 日骤升达高峰,在排卵后 1 日迅速降低,以后维持在低水平。记忆为:LH 就像一把尖刀,在排卵期刺破卵泡引起排卵。③排卵后卵泡演变为黄体,并逐渐发育成熟。由黄体分泌的孕激素逐渐增加,至排卵后第 7～8 日达高峰,8～9 日后开始下降。

55. ABCDE   56. ABCDE ①女型骨盆指骨盆入口呈横椭圆形,入口横径较前后径稍长,骨盆侧壁直,坐骨棘不突出,耻骨弓较宽。②单纯扁平型骨盆指骨盆入口呈扁椭圆形,前后径短而横径正常,耻骨弓宽,骶岬向前下凸出,骶骨失去正常弯度,变直向后翘。③男型骨盆指骨盆入口略呈三角形,两侧壁内聚，坐骨棘突出，耻骨弓较窄，骶骨较直而前倾，致出口后矢状径较短，骨盆呈漏斗形。类人猿型骨盆指骨盆入口呈长椭圆形，入口前后径大于横径，骨盆两侧稍内聚，坐骨棘较突出，耻骨弓较窄。

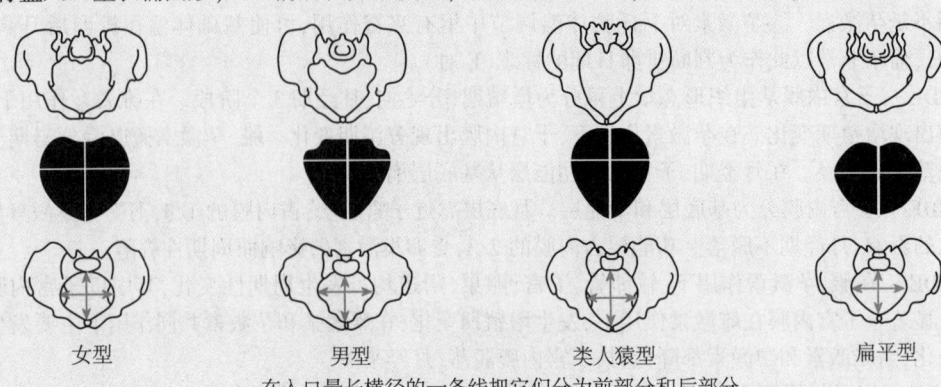

在入口最长横径的一条线把它们分为前部分和后部分
骨盆的四种基本类型

57. ABCDE 58. ABCDE ①青春期开始，女性雄激素分泌增加，可促使阴蒂、阴唇和阴阜的发育，促进阴毛、腋毛的生长。②孕激素可使阴道上皮细胞脱落加快。③能使阴道上皮细胞增生角化的是雌激素。能直接调控卵巢周期性变化的是 FSH 和 LH。能抑制腺垂体 FSH 分泌的是雌激素。

59. ABCDE ①曲细精管是精子的生成部位，此时的精子尚不成熟，不具备使卵子受精的能力。新生成的精子无运动能力，需在附睾内进一步发育成熟，才能获得运动能力，因此附睾是使精子获得运动能力的部位。输精管与精子的运动有关，前列腺分泌的前列腺素可促进精子的运行，这些都与精子的获能无关。②人类的精子必须在子宫或输卵管中停留几个小时，才能获得使卵子受精的能力，称精子的获能。

60. ABCDE 精子和卵子结合，形成受精卵的过程称为受精。精子获能部位在宫腔和输卵管腔内。卵子从卵巢排出，经输卵管伞部进入输卵管内，停留在输卵管壶腹部与峡部连接处等待受精。

61. ABCDE 胎盘由羊膜、叶状绒毛膜和底蜕膜构成。羊膜构成胎盘的胎儿部分，在胎盘最内层。叶状绒毛膜构成胎盘的胎儿部分，占胎盘主要部分。底蜕膜构成胎盘的母体部分，占胎盘很小部分。

62. ABCDE 受精卵着床后，在雌激素、孕激素的作用下，子宫内膜增大增厚，称为蜕膜。按蜕膜与囊胚的关系，将蜕膜分为3部分。①底蜕膜：囊胚着床部位的子宫内膜，与叶状绒毛膜相贴，以后发育成为胎盘的母体部分（D对）。②包蜕膜：覆盖在囊胚表面，随囊胚发育逐渐突向宫腔。③真蜕膜：底蜕膜和包蜕膜以外覆盖宫腔其他部分的蜕膜。

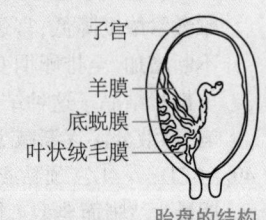

胎盘的结构

63. ABCDE 胎盘由羊膜、叶状绒毛膜和底蜕膜构成。底蜕膜构成胎盘的母体部分（B对）。底蜕膜是位于囊胚与子宫肌层之间的蜕膜。羊膜在胎盘最内层，构成胎儿的胎儿部分。

64. ABCDE ①雌激素在妊娠早期由卵巢黄体合成，妊娠10周以后，主要由胎儿-胎盘单位合成。②子宫平滑肌无内分泌功能，不会分泌雌激素。成年女性肾上腺皮质可以合成雄激素，但胎儿肾上腺皮质无此作用。胎盘合体滋养细胞可合成绒毛膜促性腺激素、胎盘生乳素、缩宫素酶等。

65. ABCDE 雌二醇、雌三醇、胎盘生乳素、催产素酶均可由胎盘的滋养细胞合成，故这些物质的含量均可大致反映胎盘的功能。由于孕妇雌二醇值为非孕妇女的 100 倍，雌三醇值为非孕妇女的 1000 倍，因此反映胎盘功能最有意义的检查是测定孕妇血清游离雌三醇值，其他三种物质均不如雌三醇敏感。

66. ABCDE ①绒毛膜促性腺激素（hCG）是由合体滋养细胞合成的糖蛋白激素。②胎膜主要参与甾体激素的代谢。卵巢黄体主要分泌雌激素和孕激素。叶状绒毛膜主要构成胎盘的胎儿部分。胎儿胎盘单位主要分泌雌激素。

第十一篇　妇产科学试题答案及详细解答

67. ABCDE　hCG 在妊娠早期分泌量增长快,至妊娠 8~10 周血清浓度达高峰,持续约 10 日迅速下降。
68. ABCDE　脐带是连接胎儿与胎盘的条索状组织,内含两条脐动脉,一条脐静脉。
69. ABCDE　①妊娠早期的羊水主要来自母体血清经胎膜进入羊膜腔的透析液。②妊娠中期的羊水主要来源于胎儿尿液。③妊娠晚期胎肺参与羊水的生成,每日 600~800ml 从肺泡分泌至羊膜腔。
70. ABCDE　①"宫底在脐与剑突之间"说明为妊娠 32 周末,为晚期妊娠。妊娠中期以后,胎儿尿液成为羊水的主要来源;妊娠晚期胎肺参与羊水的生成,故答 A。②妊娠早期的羊水主要来自母体血清经胎膜进入羊膜腔的透析液。胎儿皮肤渗出量少,不是羊水的主要来源。
71. ABCDE　羊水量分别为:妊娠 10 周 30ml,妊娠 20 周 400ml,妊娠 38 周 1000ml,妊娠 40 周 800ml。
72. ABCDE　自妊娠 12~14 周起,子宫可出现不规律无痛性收缩,这种生理性无痛性宫缩称为 Braxton Hicks 收缩,其特点为宫缩稀发、不规律、不对称,随妊娠进展而增加。
73. ABCDE　①妊娠末期,尤其接近分娩期,挤压乳房时,可有少量淡黄色稀薄液体溢出,称为初乳。②妊娠期胎盘分泌大量雌激素刺激乳腺腺管发育,分泌大量孕激素刺激乳腺腺泡发育。③妊娠中期乳头增大变黑,易勃起,乳晕颜色加深,其周围出现蒙氏结节。
74. ABCDE　正常妊娠时,随着子宫增大,心脏向左、上、前移位,心脏沿纵轴顺时针方向扭转,加之血流量增加及血流速度加快,心浊音界稍扩大,部分孕妇可于心尖部闻及 Ⅰ~Ⅱ 级收缩期吹风样杂音。妊娠晚期踝部轻度水肿属于正常妊娠改变。
75. ABCDE　①妊娠期黄体及胎盘分泌的大量雌激素、孕激素,可负反馈抑制下丘脑及腺垂体,导致黄体生成素(LH)、卵泡刺激素(FSH)分泌减少。②催乳素在妊娠 7 周开始增多,随妊娠进展而逐渐增加,妊娠足月前达高峰,为非孕妇女的 10 倍(B 对)。③妊娠期受 TSH 和 hCG 的影响,血清甲状腺素水平增高。因雌激素刺激肝脏产生的甲状腺结合球蛋白增加,故血清游离甲状腺激素并未增加。④肾上腺皮质受妊娠期雌激素大量分泌的影响,束状带分泌皮质醇增多。
76. ABCDE　孕妇在妊娠末期心脏容量约增加 10%,循环容量增加 40%~45%。
77. ABCDE　妊娠期母体循环血容量于妊娠 6~8 周开始增加,至妊娠 32~34 周达高峰,增加 40%~45%。
　　请注意:孕妇心排出量也于妊娠 32~34 周达高峰。
78. ABCDE　①随着孕周增大,子宫血流量也逐渐增大。妊娠早期子宫血流量为 50ml/min,足月妊娠时子宫血流量为 450~650ml/min。②妊娠期子宫增大主要是由于肌细胞的肥大、延长,也有少量肌细胞数目的增加。③妊娠期子宫颈黏液增多,形成黏稠黏液栓。④妊娠期子宫内膜发生蜕膜样变,分为三个部分,即底蜕膜、包蜕膜和真蜕膜。⑤非孕时子宫峡部约长 1cm,妊娠期子宫峡部变软,逐渐伸展拉长变薄,扩展为宫腔的一部分,临产后伸展至 7~10cm,成为产道的一部分,称为子宫下段(E 对)。
79. ABCDE　妊娠 6~8 周时,双合诊检查子宫峡部极软,感觉宫颈与宫体之间似不相连,称黑加(Hegar)征阳性。黑加征并非妊娠所特有,偶尔非妊娠的子宫壁特别软时,也会出现此现象。
80. ABCDE　①部分孕妇于心尖区可闻及柔和的收缩期杂音。②妊娠 12 周后,可在耻骨联合上方触及宫底。③妊娠期,阴道皱襞增多。④乳房红肿、疼痛为急性乳腺炎的表现。⑤妊娠 6~8 周时双合诊检查,感觉宫颈与宫体之间似不相连,称为黑加征,故答 E。
81. ABCDE　①妊娠 13 周末之前称为早期妊娠。A、B、C、D、E 均属于早期妊娠的临床表现,均无特异性,相对而言,"子宫增大变软与停经月份相符"较其他选项对诊断早期妊娠价值更大,故答 E。②早期妊娠时,乳晕周围皮脂腺增生出现深褐色结节,称为蒙氏结节。早期妊娠时,孕妇厌恶油腻、恶心、晨起呕吐,称为早孕反应。妇科检查双合诊子宫可增大变软。早期妊娠时,前倾增大的子宫在盆腔内压迫膀胱可致尿频。
82. ABCDE　①妊娠 13 周末之前,称为早期妊娠。A、B、C、D、E 均为早期妊娠的临床表现,其中最具特异性的表现是停经 10 天以上。育龄期有性生活的健康妇女,平时月经规则,停经 10 天以上,应高度怀疑妊娠。②妊娠早期可有乳房增大、蒙氏结节;前倾增大的子宫在盆腔内压迫膀胱,可导致尿频;在停经 6 周左右,可出现晨起呕吐等早孕反应;停经 6~8 周子宫逐渐增大变软,可出现黑加征。

83. **ABCDE** 妊娠6周后B超检查见到原始心管搏动,即可确诊妊娠,而且是活胎,当然最佳答案为E。
84. **ABCDE** 健康育龄妇女出现恶心、食欲减退等消化道症状,应首先考虑早期妊娠,问诊时,不应忽视的病史是月经史。
85. **ABCDE** B超诊断早期妊娠快速、准确。最早在停经4~5周,做阴道B超在宫腔内即可见到妊娠囊。停经5周时,妊娠囊内可见到原始心管搏动。
86. **ABCDE** 经产妇自觉胎动在妊娠16周末。初孕妇自觉胎动在妊娠20周。听到胎心音多在妊娠20周末。
87. **ABCDE** 不同妊娠周数的手测宫底高度:妊娠8~10周末宫底位于盆腔,不能触及;妊娠12周末宫底位于耻骨联合上2~3横指;妊娠16周末宫底位于脐耻之间。
88. **ABCDE** ①产妇末次月经为2000年3月10日,就诊日期为2000年10月13日,故妊娠=21+30×3+31×3+13=217天,即刚满31周。②正常情况下,妊娠28周末宫底高度为脐上3横指,妊娠32周末宫底高度为脐与剑突之间。本例妊娠31周末,宫底在脐上2横指,应诊断为宫底高度低于正常。
89. **ABCDE** 正常妊娠36周末、40周末宫底高度分别为32cm、33cm。本例宫高34cm,孕周约为40周。
90. **ABCDE** 胎心率正常范围为110~160次/分。
91. **ABCDE** ①子宫杂音为孕妇血液流过扩大的子宫血管时出现的吹风样低音响,故杂音频率与母体心率一致。②脐带杂音为脐带血流受阻出现的吹风样低音响,与胎心音一致。胎心音正常值为110~160次/分,与母体心率不一致。正常胎动为3~5次/小时。正常肠鸣音为4~5次/分。
92. **ABCDE** ①胎头有前后两个囟门,前囟门大,位于胎儿颅顶前部,为矢状缝、额缝与冠状缝的会合处;后囟门小,位于枕顶部,为矢状缝与人字缝会合处。②胎头小囟门位于母体骨盆左前方,提示为枕先露,且为枕前位。③右斜径是指母体右骶髂关节至髂耻隆突间的距离。胎头矢状缝与母体骨盆入口右斜径一致,提示为枕左前位。
93. **ABCDE** 胎头矢状缝与骨盆入口左斜径一致的胎位是枕右前位或枕左后位。胎头矢状缝与骨盆入口右斜径一致的胎位是枕左前位。

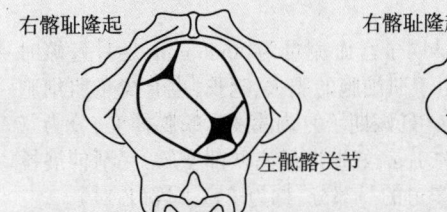

左斜径:左骶髂关节至右髂耻隆起
枕右前位

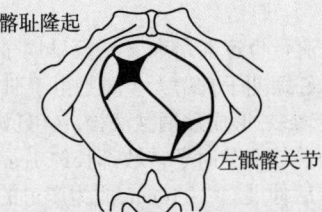

左斜径:左骶髂关节至右髂耻隆起
枕左后位

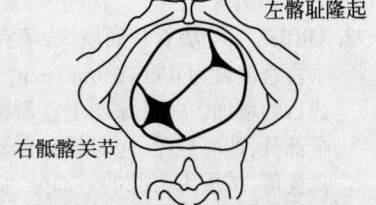

右斜径:右骶髂关节至左髂耻隆起
枕左前位

94. **ABCDE**　95. **ABCDE**　①胎产式是指胎儿纵轴与母体纵轴的关系,包括纵产式(约占99.75%)、横产式(0.25%)、斜产式。②胎方位是指胎儿先露部的指示点与母体骨盆的关系。枕先露以枕骨、面先露以颏骨、臀先露以骶骨、肩先露以肩胛骨为指示点,每个指示点与母体骨盆入口左、右、前、后、横不同而有不同胎位。③胎先露是指最先进入骨盆入口的胎儿部分。胎姿势是指胎儿在子宫内的姿势。骨盆轴是指连接骨盆各平面中点的假想曲线。

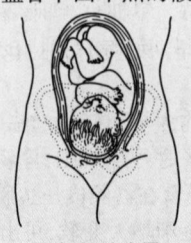

纵产式-头先露

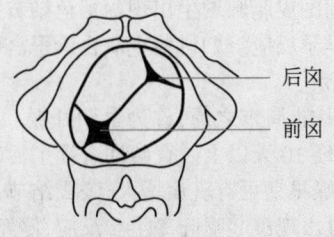

枕左前位

第十一篇 妇产科学试题答案及详细解答

96. **ABCDE** 97. **ABCDE** ①人绒毛膜促性腺激素（hCG）由胎盘合体滋养细胞合成,在受精卵着床后1日可自母体血清中测出,妊娠8~10周达高峰,以后迅速下降,产后2周内消失。测定血清或尿中hCG浓度,有助于早孕的诊断。②主要由胎儿-胎盘单位合成的激素是雌激素（雌三醇）。母体胆固醇在胎盘内转变为孕烯醇酮后,经胎儿肾上腺转化为硫酸脱氢表雄酮,再经胎儿肝内16α-羟化酶作用,形成16α-羟基硫酸脱氢表雄酮,在胎盘合体滋养细胞硫酸酯酶作用下,去硫酸根形成16α-羟基硫酸脱氢表雄甾酮,随后经胎盘芳香化酶作用成为16α-羟基雌二酮,最终形成游离雌三醇。

98. **ABCDE** 围生期是指产前产时和产后的一段时期,从妊娠满28周至产后1周。

99. **ABCDE** 胚胎移植术后判断孕周的方法有3种。①根据胚胎移植时间计算:将移植当天标记为孕周开始日,实际孕周需要加上14天。②根据末次月经计算孕周。③根据B超测定的妊娠囊大小确定:此法最准确。如果前两者与B超结果不一致,应以B超结果为准,故答A。

100. **ABCDE** ①临床上常根据末次月经推算预产期,若孕妇月经不规则,则可根据B超测定胎儿的头臀长（CRL）核对胎龄,推算预产期。在10~14周测量CRL是目前核对胎龄最准确的参数。②虽然早孕反应开始的时间、胎动开始出现的时间,均有助于推算预产期,但不如CRL测量准确。

101. **ABCDE** 推算预产期,应按末次月经（LMP）第1天算起。

102. **ABCDE** ①由末次月经推算预产期的方法是按末次月经（LMP）第1天算起,月份-3或+9,日数+7。但应注意,预产期根据上述公式计算后,还需根据实际年份、月份进行调整;产科中所说的月份都是以每月28天计算的。②孕妇LMP为2008年6月24日,预产期年份肯定为2009年。月份为-3或+9:若为+9,则月份超过12个月,故只能-3,因此预产期月份=末次月经的月份-3=6-3=3月份。日期=末次月经日期+7=24+7=31日。最后对月份、日数进行调整,本例预产期为3月份,3月有31天,故无须对预产期进行调整,预产期即为2009年3月31日。

103. **ABCDE** ①先看年份,末次月经为2002年1月28日,故预产期年份应为2002年。②再看月份,预产期月份=末次月经月份-3或+9,本例只能采用+9,即1+9=10月份。③再看日期:预产期日数=末次月经日数+7=28+7=35天。④最后调整月份及日数。10月有31天,因此预产期调整为2002年11月4日。

104. **ABCDE** ①由末次月经推算预产期的方法是按末次月经（LMP）第1天算起,月份-3或+9,日数+7。但应注意,预产期根据上述公式计算后,还需根据实际年份、月份进行调整;产科中所说的月份都是以每月28天计算的。②孕妇LMP为2024年1月12日,预产期年份肯定为2024年。月份为-3或+9,预产期月份为10月。日期=末次月经日期+7=12+7=19日。预产期即为2024年10月19日。

105. **ABCDE** ①先看年份,末次月经为2005年11月25日,故预产期年份应为2006年。②再看月份,预产期月份=末次月经月份-3或+9,本例若采用+9,则月份>12,故只能采用-3,即11-3=8月份。③再看日期:预产期日数=末次月经日数+7=25+7=32日。④最后调整月份及日数。本例预产期8月有31天,调整后预产期应为2006年9月1日。

106. **ABCDE** ①髂棘间径是指孕妇伸腿仰卧,测得的两髂前上棘外缘之间的距离,正常值为23~26cm。②骶耻外径是指孕妇左侧卧位,右腿伸直,左腿屈曲,测得的第5腰椎棘突下至耻骨联合中点的距离,正常值为18~20cm。③骨盆入口前后径值=骶耻外径-1/2尺桡周径,尺桡周径=围绕右侧尺骨茎突测得的前臂下端周径。骨盆入口前后径正常值为11cm,故答C。④坐骨棘间径是指两坐骨棘间的距离,检查者将一示指、中指伸入阴道,触及两侧坐骨棘,估计其间的距离;也可用中骨盆测量器测得,正常值为10cm。⑤坐骨结节间径是指孕妇仰卧,两腿向腹部屈曲,双手抱双膝,测得的两坐骨结节内侧缘的距离,正常值为8.5~9.5cm。若坐骨结节间径<8cm,需加测出口后矢状径。若坐骨结节间径+出口后矢状径<15cm,为骨盆狭窄。

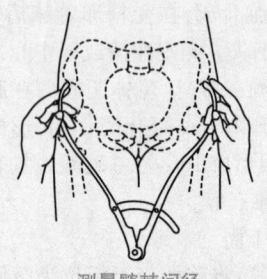
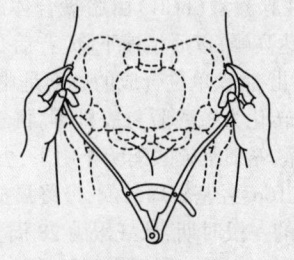
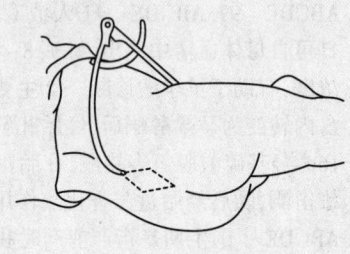

测量髂棘间径　　　　　　测量髂嵴间径　　　　　　测量骶耻外径

107. ABCDE 髂棘间径正常值为 23～26cm。髂嵴间径指两髂嵴外缘最宽处的距离，正常值为 25～28cm。骶耻外径正常值为 18～20cm。坐骨棘间径正常值为 10cm。坐骨结节间径正常值为 8.5～9.5cm。

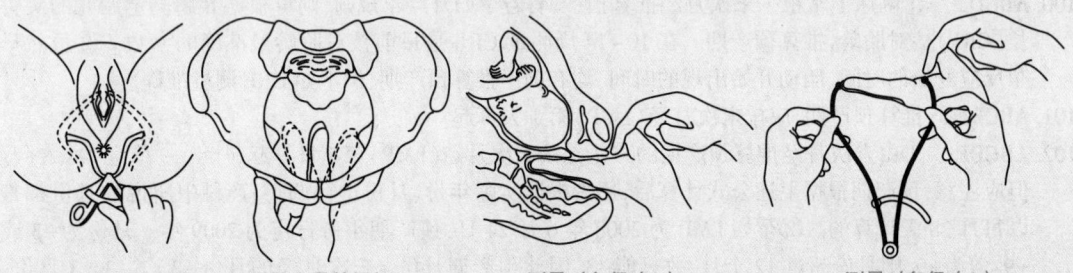

测量坐骨结节间径　　测量坐骨棘间径　　　测量对角径（1）　　　测量对角径（2）

108. ABCDE ①孕妇仰卧，两腿向腹部屈曲，双手抱双膝，测量两坐骨结节内侧缘的距离，称为坐骨结节间径。坐骨结节间径为骨盆出口横径的长度，正常值为 8.5～9.5cm。若坐骨结节间径<8cm，应加测骨盆出口后矢状径，以了解骨盆出口是否狭窄。出口后矢状径为坐骨结节间径中点至骶骨尖端的长度，正常值为 8～9cm。若坐骨结节间径+出口后矢状径<15cm，提示骨盆狭窄，需行剖宫产。②髂嵴间径是指两髂嵴外缘最宽处的距离。坐骨棘间径是指两坐骨棘间的距离，是中骨盆最短的径线。骶耻外径是指孕妇左侧卧位，右腿伸直，左腿屈曲，测量第 5 腰椎棘突下至耻骨联合中点的距离。

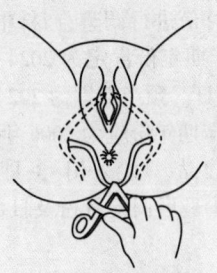
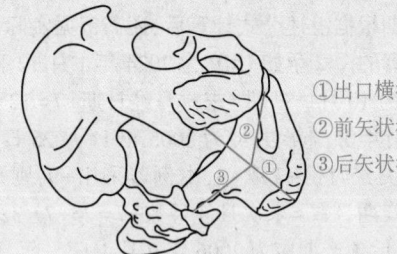

　　　　　　　　　　　　　　　　　　　①出口横径
　　　　　　　　　　　　　　　　　　　②前矢状径
　　　　　　　　　　　　　　　　　　　③后矢状径

　　　　　　　　　　　①+③>15cm阴道分娩；①+③<15cm行剖宫产
测量坐骨结节间径　　　骨盆出口平面（斜面观）

109. ABCDE 对角径是指耻骨联合下缘至骶岬上缘中点的距离。检查者将一手示、中指伸入阴道，用中指指尖触到骶岬上缘中点，示指上缘紧贴耻骨联合下缘，另一手示指标记此接触点，抽出阴道内的手指，测量其中指尖到此接触点的距离，即为对角径。

110. ABCDE ①坐骨切迹宽度代表中骨盆后矢状径，其宽度为坐骨棘与骶骨下部间的距离。将阴道内的示指置于骶棘韧带上移动，能容纳 3 横指（5.5～6cm）为正常，否则为中骨盆狭窄。②骶耻外径、髂嵴间径、髂棘间径是判断骨盆入口平面狭窄的指标。坐骨结节间径是判断骨盆出口平面狭窄的指标。

111. ABCDE 高危孕妇应于妊娠（孕）32～34 周开始评估胎儿健康状况，有严重妊娠并发症的孕妇应于妊娠 26～28 周开始检测。本例无严重妊娠并发症，故进行胎儿健康状况评估的时间为妊娠 32～34 周。

第十一篇　妇产科学试题答案及详细解答

112. **ABCDE**　①B超是首选的胎儿影像学监护仪器,可观察胎儿大小、胎动及羊水情况。②孕妇不宜行腹部X线片,以免放射线对胎儿产生不利影响。多普勒超声常用于探测胎心音。临床上胎儿心电图检查少用。羊水甲胎蛋白测定常用于筛查胎儿开放性神经管缺陷。

113. **ABCDE**　高危儿包括:①孕龄<37周或≥42周;②出生体重<2500g;③巨大儿;④出生后1分钟Apgar评分≤4分;⑤产时感染;⑥高危产妇分娩的新生儿;⑦手术产儿;⑧新生儿的兄姐有新生儿期死亡;⑨双胎或多胎儿。

114. **ABCDE**　①胎心率晚期减速的特点是胎心率减速多在宫缩高峰后开始出现,即波谷落后于波峰,时间差多在30~60秒,下降幅度<50次/分,胎心率恢复水平所需时间较长。晚期减速为胎盘功能不良、胎儿缺氧的表现。②胎心率早期减速提示宫缩时胎头受压。胎心率变异减速提示宫缩时脐带受压导致迷走神经兴奋。胎心率加速提示胎儿良好。胎心率无应激试验反应型提示胎儿储备能力正常。

115. **ABCDE**　①胎心率晚期减速多见于胎盘功能不良、胎儿缺氧,多为胎儿预后不良的信号。由于胎儿缺氧早期可表现为心动过速;缺氧严重时可表现为心动过缓;胎儿电子监护可出现晚期减速、重度变异减速等,无特异性。而胎盘功能减低多表现为晚期减速,故答E而不是A。②胎动、子宫收缩多表现为胎心率暂时性加快或减慢。胎头受压常表现为早期减速。

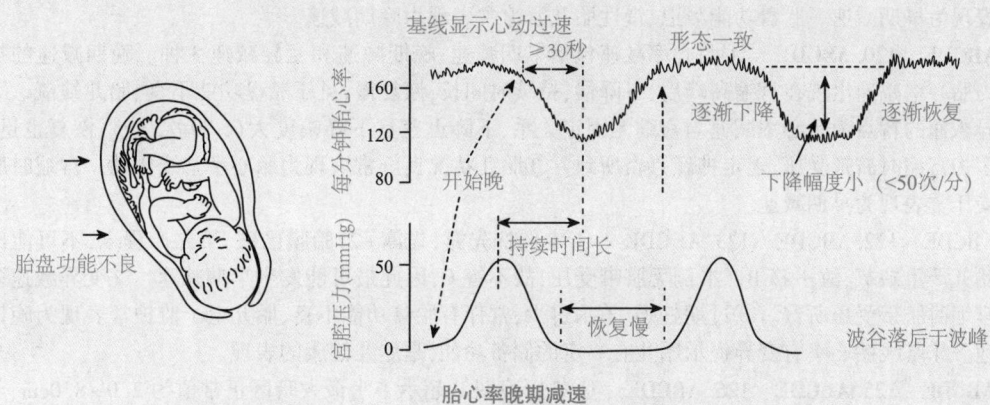

116. **ABCDE**　①胎心率早期减速的特点是胎心率(FHR)曲线下降几乎与宫缩曲线上升同时开始,FHR曲线最低点与宫缩曲线高峰相一致,即波谷对波峰。下降幅度<50次/分,持续时间短,恢复快,宫缩后迅速恢复正常。一般发生于第一产程后期,为宫缩时胎头受压引起。②胎儿缺氧常表现为频繁晚期减速、重度变异减速。胎动、子宫收缩多表现为胎心率暂时性加快或减慢。胎盘功能减低常表现为晚期减速。

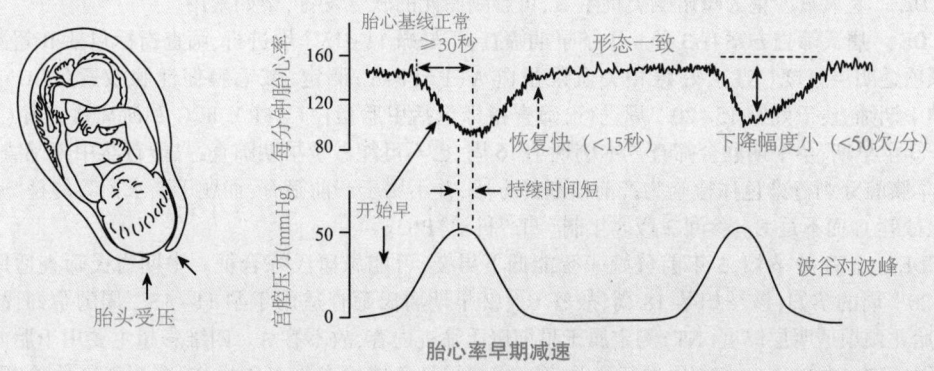

117. **ABCDE**　胎心率变异减速的特点是胎心率减速与宫缩无固定关系,下降迅速且下降幅度大

(>70次/分),持续时间长短不一,但恢复迅速,一般认为是宫缩时脐带受压兴奋迷走神经引起。

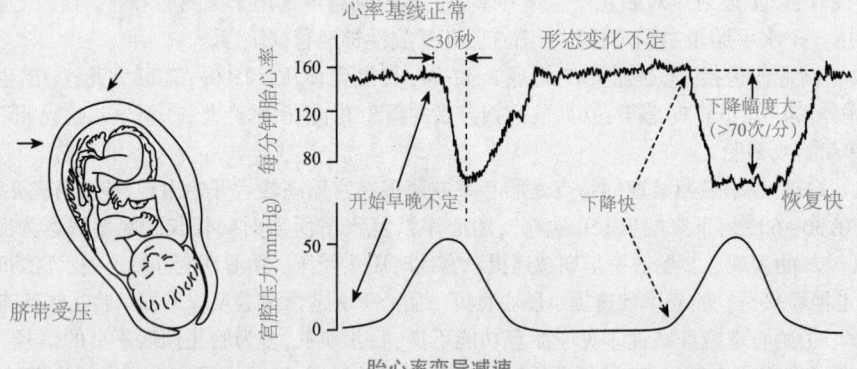

118. **ABCDE** ①胎儿脐带受压常表现为变异减速。本例胎儿突然变异减速,胎心减慢的原因首先应考虑脐带受压兴奋迷走神经所致。②胎盘早剥可引起胎儿急性缺氧,常表现为晚期减速。胎头受压常表现为早期减速。胎盘功能减退、慢性胎儿窘迫常表现为晚期减速。

119. **ABCDE** 120. **ABCDE** ①胎心率减速包括早期减速、晚期减速和变异减速3种。晚期减速的特点为胎心率减速出现在宫缩高峰后,下降慢,持续时间长,恢复慢,见于胎盘功能不良、胎儿缺氧。②变异减速的特点为胎心率减速与宫缩无固定关系,下降迅速且下降幅度大(>70次/分),恢复也迅速,多为宫缩时脐带受压,迷走神经兴奋所致。③胎儿状况良好常表现为胎心率基线摆动。宫缩时胎头受压常表现为早期减速。

121. **ABCDE** 122. **ABCDE** 123. **ABCDE** ①本例枕先露,先露+2,胎膜已破,第二产程末,不可能出现胎儿严重缺氧,故不答B。本例无脐带受压,故不答C,因此最可能发生早期减速。②变异减速多为宫缩时脐带受压所致。③过期妊娠、羊水过少,常伴有胎盘功能不良,胎儿电子监护常表现为晚期减速。④基线胎心率有变异提示胎儿有一定的储备功能,是胎儿健康的表现。

124. **ABCDE** 125. **ABCDE** 126. **ABCDE** ①妊娠晚期B超示羊水最大暗区正常值为2.0~8.0cm,羊水指数(AFI)5.0~20.0cm,说明本例无羊水过多或羊水过少。参阅1版《医学超声影像学》P309。A、B、D、E均属于妊娠晚期常用的检查方法,MRI很少使用。②孕妇无腹痛,说明无宫缩,未临产,且胎心正常,目前尚无引产指征,故不答A、E。静脉注射地西泮、人工破膜都是第一产程的处理措施,故不答C、D。排除A、C、D、E,正确答案为B。③该孕妇临产开始后,胎心监护示频繁晚期减速,说明胎儿宫内窘迫,应立即行剖宫产术。

127. **ABCDE** 左氧氟沙星为喹诺酮类抗生素,可影响胎儿的软骨发育,孕妇禁用。

128. **ABCDE** 唐氏筛查方案有3种。①孕早期筛查:于妊娠11~13^{+6}周进行,筛查指标包括B超测量胎儿颈项透明层厚度(NT)、妊娠相关血浆蛋白A(PAPP-A)测定、绒毛膜促性腺激素(hCG)测定。②孕中期筛查:于妊娠15~20^{+6}周进行,筛查指标包括甲胎蛋白(AFP)、hCG和游离雌三醇(E_3)测定。③孕早期、孕中期联合筛查。本例现孕16周,已不可能做孕早期筛查,只能行孕中期筛查,故答C。羊膜腔穿刺行染色体检查为产前诊断的方法,并不属于产前筛查,而题干要求回答的是"筛查事宜",故答C而不是E。参阅2版8年制《妇产科学》P62。

129. **ABCDE** ①高龄孕妇,3年前分娩一智能低下男婴,可能患唐氏综合征。中期唐氏筛查适用于孕15~20^{+6}周的孕妇,该孕妇孕18周,故答C。②早期唐氏筛查适用于孕11~13^{+6}周的孕妇,故不答B。胎儿颈项透明层厚度(NT)测定属于早期唐氏筛查内容,故不答A。四维彩超主要用于胎儿结构畸形的筛查,常在孕20~24周进行。羊膜腔穿刺行染色体检查为有创操作,多用于产前诊断,而不是产前筛查。

第十一篇 妇产科学试题答案及详细解答

130. ABCDE ①羊水穿刺：一般在妊娠14～20周进行。在B超引导下，穿刺避开胎盘，直接进入羊水量相对较多的液性暗区，抽取少量羊水进行染色体检查。②胎儿镜下活检：是用直径0.5～2mm的纤细光纤内镜通过孕妇腹壁进入羊膜腔观察胎儿，并可采取羊水、胎儿血、胎儿体表组织进行遗传病检查。③经皮脐血穿刺技术：在超声引导下进行脐血管穿刺，抽取少量脐血进行染色体核型分析。④绒毛穿刺取样：多在妊娠10～13周进行，在B超引导下，穿刺针经腹壁、子宫穿刺入胎盘绒毛边缘部分，吸取绒毛组织进行产前检查。⑤孕妇血提取胎儿细胞：在妊娠过程中，少量胎儿细胞可通过胎盘进入母体循环系统，因此可从母血中分离胎儿细胞进行产前检查。可见，B、C、D、E都是通过有创手段直接获取胎盘或胎儿的成分进行检查，因此准确性较高。孕妇血提取胎儿细胞是采用无创的间接方法获得胎儿细胞成分进行检查，故准确性较差。

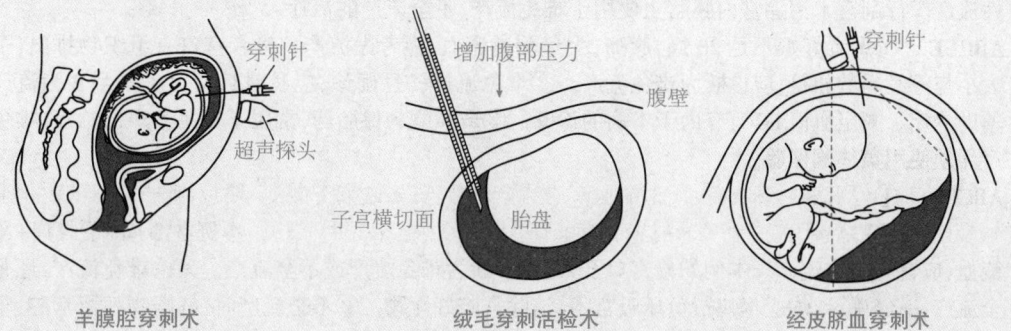

羊膜腔穿刺术　　　　　绒毛穿刺活检术　　　　　经皮脐血穿刺术

131. ABCDE ①在妊娠18～24周，可通过B超对胎儿的各器官进行系统筛查，以便产前诊断胎儿畸形，胎儿畸形的产前超声检出率为50%～70%。②胎儿心电图临床上少用。羊膜腔穿刺羊水检查可用于胎儿染色体异常的产前诊断。胎儿头皮血pH检查可了解胎儿宫内缺氧情况。羊膜镜检查常用于诊断胎儿窘迫、胎膜破裂、胎盘早剥等。

132. ABCDE ①进行产前诊断时，获取胎儿细胞和染色体的方法包括胚胎植入前诊断、绒毛穿刺取样、羊水穿刺、经皮脐血穿刺、胎儿组织活检。②血清学测甲胎蛋白为产前筛查神经管畸形的方法，并不是产前诊断方法。

133. ABCDE ①进行产前诊断时，可以利用羊水、绒毛、胎儿细胞培养进行染色体核型分析，检测胎儿染色体疾病。②可以进行基因检测，诊断胎儿基因疾病。③可以利用影像学（超声、胎儿镜、MRI）检查胎儿结构，观察有无畸形。④可以利用羊水、羊水细胞、绒毛细胞、血液，进行蛋白质、酶、代谢产物检测，诊断胎儿神经管缺陷、先天性代谢性疾病等。⑤脐血流监测属于产前检查方法，而不属于产前诊断方式。

134. ABCDE 高龄孕妇，妊娠16周，5年前曾生过一个唐氏儿，须进行产前筛查和产前诊断。A、B、D属于产前诊断，C属于产前筛查。卵黄囊穿刺无须进行。

135. ABCDE ①妊娠不足28周，胎儿体重不足1000g而终止者，称为流产。妊娠12周前终止者，称为早期流产。妊娠12周不足28周终止者，称为晚期流产。②妊娠满28周至不满37周间分娩称为早产。妊娠满37周至不足42周分娩称为足月产。妊娠42周之后分娩称为过期产。

136. ABCDE ①妊娠12周之前终止妊娠者称为早期流产。患者停经9周，出现少量阴道流血，应考虑早期流产。可首选B超检查，了解妊娠囊的形态，有无胎心搏动，确定胎儿是否存活，以决定是否继续妊娠。②尿妊娠试验常用于诊断早期妊娠。胎心监测常用于产前检查。胎盘功能检查常用于诊断胎儿窘迫。血孕酮监测常用于了解胎盘的合成功能，判断自然流产的预后。

137. ABCDE ①不全流产是指流产时胎儿及部分胎盘组织排出，部分胎盘或整个胎盘仍留置在宫腔内，故不答D、E。由于宫腔内有部分妊娠物残留，影响子宫收缩，可导致阴道大量出血，且出血时间较长，易发生失血性休克和感染。②不全流产下腹痛轻微。阴道流血不是不全流产的特有表现。

138. **ABCDE**　妊娠12周(84天)之前终止者,称为早期流产。患者停经80天后发生阴道流血,宫颈口有肉样组织,伴血液持续流出,子宫小于孕周,应考虑不全流产。患者发热,阴道分泌物恶臭味,子宫压痛,应考虑合并感染。患者阴道流血1周,面色苍白,脉搏增快,血压降低,应考虑合并失血性休克。本例应诊断为不全流产合并失血性休克、感染,在立即补充血容量抗休克治疗、抗感染治疗的同时,应彻底清宫。

139. **ABCDE**　①患者妊娠40天,下腹痛伴少量阴道流血,应考虑早期流产。患者宫口未开,可首先排除难免流产和不全流产,应考虑为先兆流产和完全流产。先兆流产子宫大小与孕周相符,完全流产子宫大小小于孕周,因此本例应诊断为先兆流产。先兆流产的治疗首选卧床休息保胎,禁止性生活,必要时给予对胎儿危害小的镇静剂。②行宫颈内口环扎术保胎主要适用于宫颈功能不全导致的复发性流产。行刮宫术清除宫内胚胎主要用于难免流产、不全流产的治疗。

140. **ABCDE**　①患者妊娠不足28周,腹痛,大量阴道流血,应考虑流产。患者宫口有组织物排出,子宫大小与停经周数相符,应诊断为难免流产。②难免流产一旦确诊,应及时行清宫术。A、B为流产的辅助治疗。测定血清hCG,有助于本病的诊断。③黄体酮为保胎药,常用于先兆流产的治疗,难免流产无须使用黄体酮保胎。

141. **ABCDE**　①妊娠早期下腹痛+阴道流血多为流产所致;妊娠晚期下腹痛+阴道流血多为胎盘早剥;妊娠晚期无下腹痛+阴道流血多为前置胎盘。请牢记该公式,解题时常用。本例孕8周+下腹痛+阴道流血,应首先考虑流产。本例妇检宫口开大,应诊断为难免流产或不全流产。无论难免流产,还是不全流产,一经确诊,均应尽快行负压吸宫术,清除宫腔妊娠物。②不全流产时,妊娠物残留宫腔,子宫收缩不良,静脉滴注止血药物难以止血。硫酸沙丁胺醇(舒喘灵)常用于早产的治疗。硫酸镁常用于妊娠期高血压疾病的治疗。黄体酮常用于习惯性流产的治疗。

142. **ABCDE**　①患者妊娠早期阵发性腹痛、阴道流血,应考虑流产。患者宫口开大,应考虑难免流产或不全流产。妇检子宫小于孕周,应诊断为不全流产。②对于不全流产一经确诊,应尽快行刮宫术,清除宫内残留组织。若阴道出血量大并伴有休克,应同时输液输血,给予抗生素预防感染。按摩子宫为分娩后的治疗方法。剖腹探查为异位妊娠破裂的治疗方法。

143. **ABCDE**　144. **ABCDE**　①早期流产最常见的原因是胚胎染色体异常,占50%~60%。②晚期习惯性流产的常见原因为宫颈口松弛,约占所有流产的37.6%,参阅《中华妇产科学》P312。

145. **ABCDE**　146. **ABCDE**　①妊娠28周前出现少量阴道流血,首先应考虑流产。B超示宫内妊娠,胚胎存活,说明为先兆流产。B、C、D、E胚胎不可能存活。②正常情况下,妊娠12周末子宫在耻骨联合上方可触及。本例妊娠13周,子宫在耻骨联合上方未扪及,说明妊娠子宫小于停经周数,可排除A、B,因为先兆流产、难免流产妊娠子宫与停经周数基本相符。患者宫颈口无妊娠物堵塞,故可排除C。完全流产患者,宫腔内不可能残留胚胎,而本例胚胎如8周大小,故可排除D。患者胎心未闻及,说明为稽留流产。

147. **ABCDE**　148. **ABCDE**　149. **ABCDE**　150. **ABCDE**　①流产是胎儿及胎盘组织排出体外。若部分胎盘或整个胎盘仍留置在宫腔内,称为不全流产。由于宫腔内有部分妊娠物残留,子宫不能很好地收缩,阴道出血较多,时间较长,容易引起宫内感染。②稽留流产是指胚胎或胎儿已死亡,仍滞留宫腔内未及时自然排出,可能发生凝血功能障碍,导致弥散性血管内凝血(DIC)。③不全流产常影响子宫收缩,导致大出血,因此一经确诊,应立即清宫。④先兆流产是指妊娠物尚留在宫腔内,但出现流产的临床症状,如28周前出现少量阴道流血。

151. **ABCDE**　152. **ABCDE**　①育龄期妇女,停经70天,应首先考虑早期妊娠。突然阴道流血1天,应考虑早期流产。体检宫口见组织物堵塞,子宫小于孕周,应诊断为不全流产,首选处理措施为立即清宫。②已婚妇女停经58天,应考虑早期妊娠。突发腹痛、阴道流血,应考虑早期流产。体检见宫口闭,子宫稍小于孕周,应诊断为先兆流产。B超显示有心管搏动,说明胚胎存活,宜行保胎治疗。

第十一篇　妇产科学试题答案及详细解答

153. ABCDE　154. ABCDE　155. ABCDE　①育龄期妇女停经50天,应首先考虑早孕。患者下腹痛伴阴道流血半天,应考虑流产。患者宫口未开,可排除不全流产和难免流产；患者子宫大小与孕周相符,应诊断为先兆流产而不是完全流产。稽留流产是指胎已死亡而滞留宫内未能及时排出,故不答D。②患者腹痛加重,阴道流血增多,宫口处有胚胎组织堵塞,应考虑难免流产或不全流产。患者子宫大小与孕周相符,应诊断为难免流产而不是不全流产。③难免流产一旦确诊,应尽早清宫,使胚胎或胎盘组织完全排出。

	先兆流产	难免流产	不全流产	完全流产
出血量	少	中→多	少→多	少→无
下腹痛	无或轻	加剧	减轻	无
组织排出	无	无	部分排出	全部排出
宫颈口	闭	扩张或有妊娠物堵塞	扩张或有妊娠物堵塞	闭
子宫大小	与妊娠周数相符	相符或略小	小于妊娠周数	正常或略大

156. ABCDE　157. ABCDE　①育龄期女性,有性生活史,停经58天,应首先考虑早期妊娠。患者下腹痛伴阴道流血10天,5天前似有组织块自阴道排出,应考虑不全流产。流产过程中,若阴道流血时间长,有组织残留于宫腔内,可引起宫腔感染。患者近3天下腹痛加重,阴道流血量多,有臭味,外周血白细胞总数和中性粒细胞比例均增高,应考虑感染,故本例应诊断为流产合并感染。②流产合并感染的治疗原则为控制感染的同时尽快清除宫内残留物。若阴道流血不多,可先用广谱抗生素2~3日,待感染控制后再行清宫。若阴道流血量多,在静脉滴注抗生素及输血的同时,先用卵圆钳将宫内残留大块组织夹出,使出血量减少,术后继续使用抗生素,待感染控制后再行彻底清宫。

158. ABCDE　159. ABCDE　160. ABCDE　①育龄期妇女,平素月经规律,突然停经45天,尿hCG阳性,应考虑早期妊娠。患者阴道流出少量咖啡色物,无腹痛,应诊断为先兆流产。难免流产不会有阴道流出物,不全流产可有腹痛,故不答A、D。完全流产一般无症状,故不答C。感染流产常表现为高热,长时间阴道流血,故不答E。②为明确流产类型,应首选B超检查。血hCG、血常规检查均不能确定流产类型。妇科检查对流产具有辅助诊断价值。测定基础体温常用于判断有无排卵。③患者停经45天,尿hCG阳性,首先应考虑早期妊娠,故最需要与异位妊娠相鉴别。A、B、C、E均不会出现尿hCG阳性。

161. ABCDE　162. ABCDE　163. ABCDE　①患者停经3个月,阴道少许流血,应考虑早期流产。为明确诊断,当然首选B超检查。腹部CT检查有放射性,不用于诊断早期流产。多普勒超声常用于检查组织器官的血流速度和血流状态。诊断性刮宫主要适用于不全流产。血孕酮测定常用于判断先兆流产的预后。②稽留流产为胎死宫中未能及时排出,常表现为早孕反应消失,宫口闭合,子宫较停经周数小,不能闻及胎心。患者宫口已闭,子宫小于孕周,但大于正常子宫,应诊断为稽留流产(D对)。完全流产常表现为宫口闭合,但子宫如正常大小,故不答A。难免流产常表现为宫口扩张,故不答B。流产感染常表现为阴道长时间流出脓血性物,寒战高热,故不答C。先兆流产常表现为宫口闭合,但子宫大小与孕周相等,故不答E。③稽留流产的处理原则为：先口服炔雌醇,以提高子宫肌对缩宫素的敏感性；子宫<妊娠12周者可行刮宫术；子宫>妊娠12周者,可静脉滴注缩宫素,促使胎儿胎盘排出。患者子宫如妊娠8周大,故应在雌激素治疗后刮宫。

164. ABCDE　165. ABCDE　166. ABCDE　①患者妊娠早期阵发性下腹痛+阴道流血,应考虑流产。患者宫口未开,应考虑先兆流产或完全流产而不是难免流产、不全流产,因为难免流产和不全流产宫口均应开大。患者子宫较正常稍大,应诊断为先兆流产而不是完全流产,因为完全流产子宫小于孕周。习惯性流产是指自然流产3次或3次以上。②难免流产多在先兆流产基础上发展而来,常表现为阴

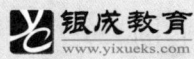

1195　📞 139-7118-1888

道流血增多,下腹疼痛加剧,宫口扩张,胚胎组织堵塞宫口,故本例应诊断为难免流产。虽然不全流产也可有宫口扩张,宫口妊娠物堵塞,但下腹痛常减轻而不是加剧,因此本例只能诊断为难免流产而不是不全流产。先兆流产常表现为宫口闭合。稽留流产常为胎死宫中。③对于难免流产,应尽早行刮宫术,使胚胎及胎盘组织完全排出。若不彻底清除宫腔内残留组织,则子宫收缩不良,出血不止,即使应用止血药物或阴道纱布填塞,效果均不好,故不答 A、B、D。本例早孕仅46天,胚胎很小,压迫下腹部,不可能排出胚胎组织。

167. ABCDE 输卵管妊娠以壶腹部妊娠最多见,约占78%,其次为峡部、伞部妊娠,间质部妊娠较少见。

168. ABCDE ①输卵管妊娠最常见的病因是慢性输卵管炎,约占60%,包括输卵管黏膜炎、输卵管周围炎。②其他病因,如输卵管手术(占10%~20%)、输卵管发育异常、子宫肌瘤或卵巢肿瘤压迫输卵管等少见。

169. ABCDE ①输卵管妊娠的典型症状为停经、腹痛、阴道流血,少数患者可有失血性休克、腹部包块。②70%~80%的患者有停经史。腹痛是最常见的症状,90%以上的患者主诉腹痛。阴道流血多为少量,点滴状,淋漓不尽,大量出血少见。

170. ABCDE ①输卵管妊娠破裂后,短期内可发生腹腔大量出血,患者半卧位时,血液流向盆腔积聚,妇检时,阴道后穹隆饱满,可有触痛。若将宫颈轻轻上抬可引起剧烈疼痛,称为宫颈举痛。当内出血较多时,妇检可见子宫漂浮感。可于子宫一侧扪及触痛包块,边界不清。②直肠子宫陷凹触及痛性结节多见于子宫内膜异位症,故答 B。

171. ABCDE ①已婚妇女,平时月经规则,现停经数天,突然下腹痛,血压降低,应考虑输卵管妊娠破裂出血。对诊断最有意义的体征是宫颈举痛,后穹隆饱满。可有腹部压痛、反跳痛,但腹肌紧张轻微。当出血量较多时,可有腹部移动性浊音阳性。②子宫稍大变软,双合诊黑加征阳性多见于早期妊娠。

172. ABCDE 已婚妇女,突发下腹持续性剧痛,阴道流血,血压降低,应考虑输卵管妊娠破裂出血,因此最有价值的体征为阴道后穹隆穿刺抽出不凝血。A、C、D、E体征均无特异性。

173. ABCDE ①育龄期妇女停经6周,应首先考虑早期妊娠。患者少量阴道流血,下腹剧烈疼痛,血压下降,左侧附件区压痛,应诊断为输卵管妊娠破裂伴失血性休克。由于患者处于休克状态,因此应一边输液输血,纠正休克,一边准备行剖腹探查术(C 对)。②患者处于休克状态,若直接手术,不抗休克,则患者可能难以耐受手术而死亡,故不答 A。刮宫术不能处理输卵管妊娠破裂出血,故不答 B。本例若仅行输液输血,观察病情进展,而不急诊手术,很可能失去手术机会,造成严重后果,故不答 D。大多数输卵管妊娠破裂出血,不经手术彻底止血,休克难以纠正,故不答 E。

174. ABCDE ①育龄期妇女,停经50天,腹痛,肛门坠胀感,血压降低,应考虑输卵管妊娠破裂出血。常表现为子宫增大变软,宫颈紫蓝色,宫颈举痛;阴道后穹隆饱满,有触痛。②宫颈光滑为正常表现。

175. ABCDE ①青年女性,有性生活史,停经40天,应考虑早期妊娠。患者少量阴道流血,子宫稍大,宫颈举痛,左侧附件区触及压痛性包块,应考虑输卵管妊娠。为明确诊断,应首选超声检查,超声检查对异位妊娠的诊断必不可少。②腹腔穿刺常用于诊断腹部实质性脏器破裂。异位妊娠常经阴道后穹隆穿刺。诊断性刮宫常用于子宫内膜癌、异常子宫出血的诊断。宫腔镜检查常用于诊断宫腔病变。腹腔镜很少作为异位妊娠的检查,而是作为治疗手段。

176. ABCDE ①育龄期妇女,停经45天,子宫稍大,左侧附件区增厚、压痛,囊性包块,应诊断为左侧输卵管妊娠。患者阴道流血,说明胚胎已死亡。患者脉搏和血压基本正常,盆腔积液不多,说明输卵管妊娠尚未破裂。②对于输卵管妊娠尚未破裂、妊娠囊直径<4cm、腹腔无明显内出血者,可行药物治疗。可在 B 超引导下穿刺,将甲氨蝶呤直接注入妊娠囊内,使胚胎组织坏死、脱落、吸收。③诊断性刮宫仅用于阴道流血较多的患者,故不答 B。输卵管妊娠不宜介入治疗,故不答 D。血清 hCG 测定为宫外孕的辅助检查,而不是处理措施,故不答 E。

177. ABCDE ①患者下腹疼痛,脉搏增快,血压降低(90/60mmHg),面色苍白,说明有腹腔内出血。患者阴道后穹隆穿刺抽出不凝血,应诊断为输卵管妊娠破裂伴失血性休克,应立刻行腹腔镜探查止血。

第十一篇 妇产科学试题答案及详细解答

②患者处于失血性休克状态,不宜行中医中药及化学药物治疗,故不答A、E。也不能行期待疗法,否则患者可能死于失血性休克。刮宫术对于输卵管妊娠不适用,故不答D。

178. **ABCDE** 输卵管妊娠化疗的适应证:①无药物治疗禁忌证;②输卵管妊娠未发生流产或破裂;③血hCG<2000U/L;④输卵管妊娠包块直径≤4cm;⑤无腹腔内出血。

179. **ABCDE** 180. **ABCDE** ①输卵管妊娠破裂常表现为孕6周突发一侧下腹部剧痛,若短期内腹腔内出血过多,可导致失血性休克。卵巢黄体破裂常表现为黄体期一侧下腹部剧痛,可短期内腹腔内出血导致失血性休克,因此两者临床表现相似,极易混淆。②输卵管妊娠流产或破裂,若长期反复内出血形成的盆腔血肿不消退,可机化变硬粘连,临床上称为陈旧性宫外孕,机化性包块可存在多年。妇科体检可扪及子宫一侧有肿物,质软,表面不规则,有压痛,后穹隆穿刺可阳性。输卵管卵巢囊肿也可扪及子宫一侧肿物,质软,因此两者极易混淆。

181. **ABCDE** 182. **ABCDE** 183. **ABCDE** ①前置胎盘的典型表现是妊娠晚期无痛性反复阴道流血。②异位妊娠多发生于输卵管,约占95%,其典型症状为停经、腹痛、阴道流血,腹痛为最常见的症状,90%以上的患者主诉腹痛。流产、早产也可引起急性腹痛,故本题并不严谨。③子痫属于妊娠期高血压综合征的重型,常发生子痫性抽搐,多见于妊娠晚期或临产前。

184. **ABCDE** 185. **ABCDE** 186. **ABCDE** ①已婚女性停经40天,应考虑早期妊娠。患者突发右下腹痛,压痛、反跳痛,宫颈举痛,右附件区包块,失血性休克,应诊断为输卵管妊娠破裂。A、C、E不会出现失血性休克,故不答A、C、E。卵巢黄体囊肿破裂可有右下腹疼痛,失血性休克,但无停经史,故不答D。②患者腹部移动性浊音阳性,说明出血量较大。为明确诊断,最简单可靠的方法是阴道后穹隆穿刺,若抽出血液即可确诊。患者处于休克状态,不宜过多搬动做CT、X线检查。宫腔镜检查对本病的诊断价值不大。腹腔镜为有创方法,不作为首选检查。③输卵管妊娠破裂合并失血性休克,应一边抗休克,一边准备急诊手术治疗。

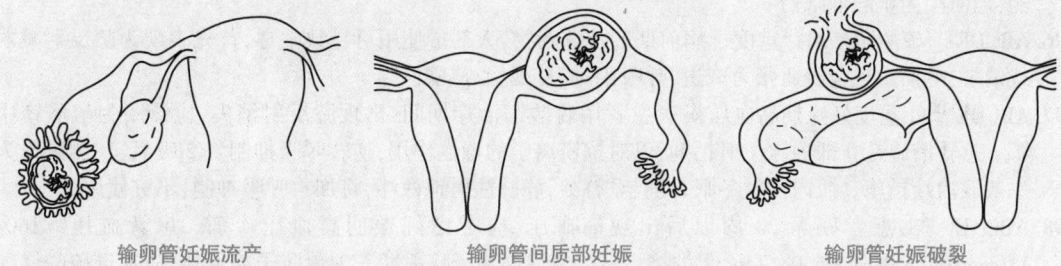

输卵管妊娠流产　　　　输卵管间质部妊娠　　　　输卵管妊娠破裂

187. **ABCDE** ①约10%的妊娠剧吐患者并发Wernicke综合征,为严重呕吐引起维生素B_1严重缺乏所致,常表现为眼肌麻痹、眼球震颤、视力障碍、躯干共济失调、步态不稳、遗忘性精神症状等。为预防Wernicke综合征的发生,应注意补充维生素B_1。②普通的妊娠剧吐可给予维生素B_6、维生素C进行治疗。维生素A常用于治疗维生素A缺乏症。维生素E常用于治疗先兆流产、习惯性流产。

188. **ABCDE** 子痫前期的高危因素包括:孕妇年龄≥40岁、子痫前期病史、抗磷脂抗体阳性、高血压、慢性肾炎、糖尿病、多胎妊娠、羊水过多、营养不良、妊娠间隔≥10年、孕早期血压≥130/80mmHg,故答D。

189. **ABCDE** ①妊娠期高血压疾病患者血管内皮细胞受损、系统性炎性反应可引起血管痉挛,全身小动脉痉挛是其基本病变。A、C、D、E都是在此基础上发生的病理过程。②妊娠期高血压疾病患者常伴凝血因子缺乏或变异,可导致血液呈高凝状态,重症患者可发生慢性弥散性血管内凝血。由于全身小血管痉挛,血管壁渗透性增加,血液常高度浓缩。由于血浆孕激素转换酶增加,妊娠晚期盐皮质激素增加可致水钠潴留。肾素-血管紧张素-前列腺素系统平衡失调是导致全身小动脉痉挛的主要原因。

190. **ABCDE** ①妊娠20周以后发生高血压、蛋白尿、水肿,严重时出现抽搐和昏迷者,称为妊娠期高血压疾病。根据此定义,本例可诊断为妊娠期高血压疾病。妊娠期高血压疾病分为妊娠期高血压、子痫前期、子痫、慢性高血压并发子痫前期、妊娠合并慢性高血压等类型。子痫常表现为蛋白尿和/或水肿，伴有抽搐。其他类型均不会出现抽搐，故应诊断为子痫。②脑出血为妊娠期高血压疾病的并发症之一，且常有颅内出血的定位体征。癔症为精神病范畴，常由精神因素诱发。癫痫常反复发作，发作时神志丧失。脑血栓形成好发于老年，多有高血压病史，发作后常有颅内定位症状和体征。

191. **ABCDE** ①患者既往身体健康，说明无高血压，可首先排除 A、D、E。②妊娠 20 周后出现高血压、水肿、蛋白尿，应诊断为妊娠期高血压疾病。患者血压 140～160/90～110mmHg，应诊断为子痫前期。③子痫患者血压常≥160/110mmHg，伴抽搐、昏迷等。

192. **ABCDE** ①拉贝洛尔为 α、β 肾上腺素能受体阻滞剂，可降低血压但不影响肾及胎盘血流量，并可对抗血小板凝集，促进胎肺成熟，是妊娠期高血压的首选降压药物。②血管紧张素转换酶抑制剂（卡托普利）、血管紧张素Ⅱ受体拮抗剂（缬沙坦）可引起妊娠妇女胎儿畸形，故不答 A、E。妊娠期高血压不推荐使用阿替洛尔，故不答 B。为防止血液浓缩、有效循环血量减少和高凝倾向，妊娠期一般不宜使用利尿剂降压，故不答 D。

193. **ABCDE** ①妊娠 20 周以后出现高血压、蛋白尿，应考虑妊娠期高血压疾病。孕妇血压>160/110mmHg，抽搐，应诊断为子痫。其治疗原则是抽搐控制 2 小时后终止妊娠，控制抽搐首选静脉滴注硫酸镁。②静脉滴注缩宫素常用于子宫收缩乏力。子痫仅在合并急性心力衰竭、肺水肿、脑水肿时，才需使用呋塞米。静脉滴注白蛋白为辅助性治疗。西地兰常用于心力衰竭的治疗。

194. **ABCDE** ①患者，妊娠 32 周，出现头痛、头晕，血压增高，应诊断为妊娠期高血压疾病，首选治疗药物是硫酸镁。②硝普钠为强效血管扩张剂，其代谢物（氰化物）对胎儿有毒性作用，不宜妊娠期使用，故不答 A。妊娠期高血压疾病不主张常规使用利尿剂，仅用于合并肺水肿、脑水肿、肾功能不全者，故不答 B。妊娠 32 周，严禁使用缩宫素，故不答 D。本例无感染征象，故不答 E。

195. **ABCDE** ①子痫的首选治疗药物是硫酸镁。②硝普钠、硝苯地平为降压药，胺碘酮为抗心律失常药，地西泮为镇静催眠药。

196. **ABCDE** 硫酸镁是治疗重度子痫前期的首选药物，大剂量使用可导致中毒，首先表现为膝反射减弱或消失，继而出现全身肌张力减退、呼吸困难、复视、心搏骤停。

197. **ABCDE** ①重度妊娠期高血压疾病患者用硫酸镁治疗期间，出现膝反射消失，应诊断为硫酸镁中毒。急救措施是立即静脉注射钙剂，以对抗镁离子的毒性作用，逆转呼吸抑制。②吸氧、左侧卧位为一般性治疗措施。肌内注射冬眠合剂、哌替啶，静脉注射地西泮，将加重呼吸抑制，不宜使用。

198. **ABCDE** ①患者妊娠 20 周以后出现高血压，应考虑妊娠期高血压疾病。患者血压≥160/110mmHg，尿蛋白≥5.0g/24h，无抽搐、昏迷，应诊断为子痫前期。为预防子痫发作，应首选硫酸镁缓慢静脉滴注。②头颅 CT 检查常用于诊断颅内占位性病变。妊娠期高血压疾病为防止血液浓缩、有效循环血量减少，不宜给予利尿剂降压，故不答 C。硝普钠静脉滴注常用于治疗高血压危象。

199. **ABCDE** ①初产妇，妊娠 20 周以后出现高血压、蛋白尿，应考虑妊娠期高血压疾病。患者血压≥160/110mmHg，有头痛，无抽搐，应诊断为子痫前期。②对于子痫前期妊娠 34 周以上的患者，应在胎儿成熟后终止妊娠，故不答 A、B。③患者 B 超示羊水深度为 2cm，说明羊水过少。胎儿大小相当于32 周，说明胎儿发育不良，可能存在胎盘功能减退，故应在硫酸镁解痉后剖宫产。④引产适用于病情控制、宫颈成熟者，故不答 D、E。

200. **ABCDE** ①妊娠晚期出现高血压、蛋白尿、头痛、视物不清，应考虑妊娠期高血压疾病。孕妇血压 180/110mmHg，尿蛋白(+)，无抽搐、昏迷，应诊断为子痫前期。无应激试验(NST)无反应型提示胎盘功能不良。②对于妊娠>34 周的子痫前期应考虑终止妊娠。本例胎盘功能不良，应在保守治疗的同时准备剖宫产术，故答 E 而不是 C。硫酸镁对胎儿呼吸有抑制作用，不可长期使用。重度妊娠期高血压疾病不宜使用利尿剂。促宫颈成熟为引产前的准备工作。

201. **ABCDE** ①妊娠晚期出现高血压、蛋白尿、视物模糊，应考虑妊娠期高血压疾病。孕妇血压 160/

第十一篇 妇产科学试题答案及详细解答

104mmHg,尿蛋白(+),无抽搐,应诊断为重度子痫前期。妊娠≥34 周患者应考虑终止妊娠。②本例无剖宫产指征,故不答 A。重度子痫前期随时可能发生子痫抽搐,危及母子生命,故应积极治疗,不能等待自然分娩,故不选 B。催产素引产只适用于宫颈成熟者,本例尚未临产,严禁静脉滴注催产素引产。

202. **ABCDE** ①妊娠晚期出现高血压、蛋白尿、抽搐、昏迷,应考虑妊娠期高血压疾病。孕妇出现抽搐、昏迷,应诊断为子痫。子痫的处理原则为控制抽搐,待抽搐控制后终止妊娠。②静脉推注硫酸镁为控制子痫抽搐的措施。患者妊娠38 周,不宜引产。抽搐控制后,若未积极终止妊娠,很可能再次发作,危及母儿生命,故不答 E。

203. **ABCDE** ①患者妊娠晚期出现高血压、蛋白尿、头痛,应考虑妊娠期高血压疾病。孕妇血压160/110mmHg,尿蛋白(++),无抽搐,应诊断为重度子痫前期。对于妊娠>37 周的重度子痫前期患者,应积极药物治疗的同时终止妊娠,不应等到 24 小时后剖宫产。②硫酸镁只能暂时控制病情,不能从根本上解除病因,只有适时终止妊娠才是治疗妊娠期高血压疾病的有效措施,故不答 A、B。静脉滴注缩宫素引产,仅适用于病情控制且宫颈成熟者,故不答 C。

204. **ABCDE** ①患者妊娠晚期出现高血压、蛋白尿、头痛,应考虑妊娠期高血压疾病。孕妇血压>160/110mmHg,尿蛋白(++),无抽搐,应诊断为重度子痫前期。对于妊娠>37 周的妊娠期高血压疾病患者,应终止妊娠。但由于患者剧烈头痛,为重度高血压颅内高压所致,应首选甘露醇降低颅内压后再行剖宫产。由于题干要求回答的是"应立即采取的处理措施",故答 E 而不是 C。静脉滴注硫酸镁为预防子痫的常规措施。②重度妊娠期高血压疾病为尽快结束妊娠,应放宽剖宫产指征,故不答 A、B。肌内注射哌替啶常用于治疗不协调性宫缩乏力。

205. A**CDE** 206. **ABCDE** ①终止妊娠是治疗妊娠期高血压疾病的有效措施。对于孕龄>34 周的子痫患者,应在抽搐控制 2 小时后终止妊娠,首选剖宫产术。因为 A、C、D、E 治疗措施都不能在短时间内结束分娩。②轻度妊娠期高血压疾病患者,妊娠 39 周,宫口已开全,S+3 提示胎头已降至中骨盆最狭窄的坐骨棘水平以下,因此可经阴道分娩,但因心率减慢、羊水轻度粪染,说明胎儿缺氧,存在窘迫征象,应行低位产钳术尽快结束分娩。胎头下降 S≥+3 者,一般行阴道分娩,不能行剖宫产。

207. **ABCDE** 208. A**CDE** ①重度妊娠期高血压综合征孕妇头痛剧烈伴呕吐,说明颅内压增高,应首选25%甘露醇快速静脉滴注以迅速降低颅内压。然后再用硫酸镁解痉,预防子痫抽搐发作。②不协调性子宫收缩乏力的处理原则是调节子宫收缩,恢复子宫正常节律性及极性。可给予强镇静剂哌替啶肌内注射,使产妇充分休息,醒后不协调性宫缩多能恢复为协调性宫缩。③肼苯达嗪为血管扩张剂,常用于妊娠期高血压疾病的降压治疗。氯丙嗪常用于硫酸镁治疗无效的镇静治疗。

209. **ABCDE** 210. A**CDE** 211. **ABCDE** ①妊娠晚期出现头痛、视物模糊,应考虑妊娠期高血压疾病。妊娠期高血压疾病常表现为高血压、蛋白尿、水肿、头痛、视物模糊等,其中最有意义的临床表现当然是高血压,故答 E。下肢水肿、蛋白尿并不是妊娠期高血压疾病的必有临床表现,如妊娠期高血压即无蛋白尿,故不答 A、C。B、D 对妊娠期高血压疾病的诊断价值不大。②妊娠期高血压疾病最重要的临床表现是血压升高,因此对诊断最有价值的病史是既往血压正常。虽然重度子痫前期可出现头痛,但本病的发生与头痛史无关,故不答 B。患者即使有高血压家族史,但自己并不一定患病,故不答 C。D、E 与本病的发生无关。③对于孕龄>37 周的子痫前期患者,应在积极治疗(静脉滴注硫酸镁+甘露醇)的同时终止妊娠。肌内注射地西泮只能镇静,静脉滴注肼屈嗪只能降低血压,都不能从根本上解除病因,故不答 A、C。胎心率184 次/分(正常值 110~160 次/分),说明胎儿缺氧并不严重,无须急诊剖宫产。患者尚未临产,严禁使用缩宫素引产。

212. A**CDE** ①下生殖道感染可逆行而上,造成宫内感染,导致早产。②早产与遗传因素无关。孕激素可降低子宫平滑肌对缩宫素的敏感性,抑制子宫收缩,不会导致早产。胎儿畸形、头盆不称主要导致异常分娩,而不是早产。

1199

213. ABCDE ①A、B、C、E都是引起早产的病因,其中以胎膜早破最常见,占30%~40%。②羊水过多可导致子宫过度膨胀,是早产的常见病因之一,羊水过少不会引起早产。

214. ABCDE ①哌替啶可通过胎盘抑制胎儿和新生儿呼吸,故临产后不宜使用。②利托君、沙丁胺醇、硫酸镁可抑制子宫平滑肌收缩,地塞米松可促进胎儿肺成熟,均常用于早产的治疗。

215. ABCDE ①患者孕31周,既往有早产史,出现阴道流血,应考虑早产,故应积极治疗,抑制宫缩,避免胎盘早剥、胎膜早破,制止阴道出血,促进胎儿肺成熟,减少危险性,故答A。②取左侧卧位、注意休息、给予镇静剂、氧气吸入均为辅助治疗措施。任其自然,只会使病情恶化,故不答D。

216. ABCDE ①妊娠满28周至不足37周分娩者,称为早产。本例孕33周分娩,应属于早产。早产分为先兆早产和早产临产两个阶段。早产临产的诊断标准:出现规律宫缩,伴宫颈管进行性缩短,且宫口扩张≥2cm。可见本例应诊断为先兆早产而不是早产临产。对于先兆早产的患者,若胎膜完整,应抑制宫缩,尽量延长孕周至34周。利托君为β受体激动剂,可抑制子宫平滑肌收缩,为治疗先兆早产的常用药物。②地西泮为镇静剂,常用于第二产程,故不答A。吲哚美辛为前列腺素合成酶抑制剂,可抑制宫缩,但仅在孕32周前短期应用,而本例已孕33周,故不答B。本例不宜使用哌替啶,以免抑制新生儿呼吸中枢。缩宫素为加强宫缩的药物,严禁使用。

217. ABCDE ①先兆早产指规则宫缩(20分钟≥4次)伴宫颈管进行性缩短。②早产临产指规则宫缩(20分钟≥4次),伴宫颈管进行性缩短,且宫口扩张≥2cm。

218. ABCDE 因宫颈机能不全引起的复发性流产,有3次及以上的妊娠中期自然流产史或自发性早产史的患者,应行预防性宫颈环扎术。

219. ABCDE 复发性流产(习惯性流产)患者行预防性宫颈环扎术应于妊娠12~14周进行。

220. ABCDE 221. ABCDE 222. ABCDE ①患者妊娠满28周不足37周分娩,应考虑早产,故不答B、C、D。早产分为先兆早产、早产临产两个阶段。10版《妇产科学》P101:先兆早产指规则宫缩(20分钟≥4次)伴宫颈管进行性缩短。早产临产指规则宫缩(20分钟≥4次),伴宫颈管进行性缩短,且宫口扩张≥2cm。9版《妇产科学》P96:早产临产的诊断标准为宫颈扩张≥1cm。按10版《妇产科学》观点,答案为A,按9版《妇产科学》观点答E。本题为2021年考题,按9版教材给出答案为E。②妊娠<34周的胎儿,因胎肺发育不成熟,出生后死亡率极高,本例妊娠32周,故不宜使用缩宫素引产。可以选择左侧卧位、静脉滴注硫酸镁、使用少量镇静剂、口服沙丁胺醇抑制宫缩,尽量延长孕周。③倍他米松为糖皮质激素,可促胎儿肺成熟。A、B、E均不能促使胎儿肺成熟。硝苯地平可抑制宫缩。

223. ABCDE ①过期妊娠是指妊娠≥42周尚未分娩。羊水过多时子宫张力增高,易发生胎膜早破及早产,而不是过期妊娠。②头盆不称、胎儿巨大可使胎先露部不能紧贴子宫下段及宫颈内口,反射性子宫收缩减少,容易发生过期妊娠。雌、孕激素比例失调,雌激素减少可降低子宫对缩宫素的敏感性,使分娩难以启动,造成过期妊娠。胎盘硫酸酯酶缺乏症是一种隐性遗传病,可导致过期妊娠。

224. ABCDE 10%~20%的过期妊娠并发胎儿成熟障碍。

225. ABCDE ①妊娠期羊水量逐渐增加,妊娠38周约为1000ml,以后羊水量逐渐减少。至妊娠40周,羊水量约为800ml。妊娠42周后羊水量迅速减少,可减少至300ml以下,故答D。②妊娠达到或超过42周尚未分娩者,称为过期妊娠。过期妊娠时,胎盘功能减退,胎儿在宫内慢性缺氧,可导致胎儿生长受限、胎儿过熟综合征。过期妊娠时,由于羊水减少,胎粪排出障碍,可导致羊水粪染。过期妊娠时,大部分胎盘功能减退,但仍有少部分胎盘功能正常。

226. ABCDE ①过期妊娠出现胎盘功能减退、胎儿宫内窘迫时需迅速终止妊娠。10版《妇产科学》P136:胎动计数≥10次/2小时为正常,<6次/2小时提示胎儿缺氧。②无应激试验(NST)反应型为正常,提示胎儿宫内储备良好。缩宫素激惹试验(OCT)阳性提示胎儿不能耐受缺氧,需终止妊娠。③胎心监护早期减速提示宫缩时胎头受压,不是胎儿缺氧的表现,只有晚期减速才是胎儿缺氧的表现。④B超羊水最大暗区垂直深度(AFV)≥8cm为羊水过多,≤2cm为羊水过少,本例AFV=4cm,

说明羊水量正常,胎盘功能尚未明显减退,故无须终止妊娠。

227. **ABCDE** ①过期妊娠实施引产的指征为宫颈已成熟,胎头已衔接。②胎儿宫内窘迫、CST 或 OCT 评估为Ⅲ类均提示胎儿宫内缺氧,应尽快剖宫产结束分娩。③估计胎儿体重>4500g,为巨大胎儿,难以从阴道分娩,应适当放宽剖宫产指征。④高龄初产妇阴道弹性差,体力相对较差,自然分娩变得困难,常需剖宫产或产钳助产。

228. **ABCDE** ①初孕妇,平素月经规律,妊娠达 42 周,尚未分娩,应诊断为过期妊娠。过期妊娠常合并胎盘功能减退。②胎头双顶径≥8.5cm 提示胎儿成熟,故不答 A。羊水指数≥8cm 提示羊水过多,≤2cm 提示羊水过少,故不答 C。B 超未提示胎儿畸形,故不答 D。羊膜腔感染常表现为发热、腹痛、胎膜早破,故不答 E。

229. **ABCDE** ①患者妊娠 42 周尚未分娩,应诊断为过期妊娠。缩宫素激惹试验(OCT)阳性提示胎盘功能减退。B 超示羊水深度 3.0cm,为正常范围。足月儿胎头双顶径正常值为 9.3cm,本例为 10cm,应考虑巨大儿。②过期妊娠,胎盘功能减退,巨大儿,应行剖宫产终止妊娠。

230. **ABCDE** ①尿雌激素/肌酐(E/C)比值可反映胎盘功能。妊娠晚期,孕妇雌激素水平显著升高,E/C 比值增高。正常 E/C 比值>15,若 E/C 比值<10 提示胎盘功能不良。②初产妇孕期>42 周,应诊断为过期妊娠。本例跨耻征阳性,胎头高浮,说明胎头没有入盆,不可能经阴道分娩,故不答 A、B、C。D 为辅助治疗措施。③本例尿 E/C 比值<10,说明胎盘功能不良,应及时行剖宫产。

231. **ABCDE** 妊娠合并心脏病的种类和顺位是先天性心脏病(占 35%~50%)、风湿性心脏病、妊娠期高血压疾病性心脏病、围生期心脏病、贫血性心脏病、心肌炎等。

232. **ABCDE** ①妊娠合并心脏病应根据患者心脏病类型、病变程度、心功能分级,作出能否耐受妊娠的诊断。若心功能Ⅰ~Ⅱ级,既往无心力衰竭病史,则可以妊娠。若心功能Ⅲ~Ⅳ级,既往有心力衰竭病史,则发生心力衰竭的可能性极大,不宜妊娠。可见孕妇能否耐受妊娠,主要取决于其心功能分级。②虽然心脏病种类、孕妇年龄均为相关因素,但不是主要因素。

233. **ABCDE** 心脏病孕妇最容易发生心力衰竭的时期是妊娠 32~34 周,因为孕妇的血容量在妊娠 32~34 周达高峰。

234. **ABCDE** ①无明显血流动力学改变的轻度二尖瓣狭窄患者可耐受妊娠;但伴有肺动脉高压的重症患者,应在妊娠前纠正二尖瓣狭窄,已妊娠者应于妊娠早期终止妊娠,故 C 不是 E。②动脉导管未闭患者若导管口径较小,肺动脉压正常,可继续妊娠;若已有肺动脉高压或右向左分流,则应终止妊娠。二尖瓣关闭不全患者由于妊娠期外周阻力下降,二尖瓣反流程度减轻,因此一般情况下能较好地耐受妊娠。轻度室间隔缺损患者,较少发生肺动脉高压和心力衰竭,一般能顺利度过妊娠期。

235. **ABCDE** ①妊娠合并心脏病患者能否继续妊娠,主要取决于其心功能状态,心功能Ⅰ~Ⅱ级,既往无心力衰竭病史者,可以妊娠。心功能Ⅲ~Ⅳ级者,不宜妊娠。②缺铁性贫血、急性气管炎、骨盆狭窄都不是终止妊娠的指征。

236. **ABCDE** 患者曾有心力衰竭病史,说明心功能极差,不能耐受妊娠,应在妊娠 12 周以前终止妊娠,故不答 A、B、D。负压吸引流术适用于妊娠 10 周以内者,故不答 C。药物流产适用于停经≤49 日者,本例为妊娠 8 周,不宜行药物流产。

237. **ABCDE** ①妊娠合并心脏病者在孕 32~34 周、分娩期、产后 3 日内,心脏负担最重,极易发生心力衰竭。②心功能Ⅰ、Ⅱ级者,胎儿不大,胎位正常,宫颈条件良好,可在严密监护下经阴道分娩,故不答 A。心功能Ⅲ、Ⅳ级者,产后不宜哺乳,故不答 B。既往有心力衰竭病史的患者不宜妊娠,故不答 D。

238. **ABCDE** ①初产妇心慌,不能平卧,心界向左下扩大,双肺满布湿啰音,应诊断为急性左心衰竭 NYHAⅣ级。②对于妊娠晚期发生心力衰竭,治疗原则是待心力衰竭控制后再行产科处理,应放宽剖宫产指征,对于心功能 NYHAⅢ~Ⅳ级者,均应行剖宫产,故答 C。

239. **ABCDE** ①心脏病孕妇经阴道分娩,在第三产程胎儿娩出后,应立即在产妇腹部放置沙袋,以防腹压骤降而诱发心力衰竭。②为防止产后出血过多加重心肌缺血,可肌内注射缩宫素。禁用麦角新碱,以防静脉压增高。产后立即下床活动,将加重心脏负担,诱发心力衰竭。③由于感染是严重的并发症,极易诱发心力衰竭,因此产前即应给予广谱抗生素预防感染,直至产后1周左右。④不宜再妊娠者,可在产后1周行绝育术。

240. **ABCDE** ①本例为妊娠合并心脏病,足月临产,心功能Ⅱ级,准备经阴道分娩。若产妇平卧位休息,回心血量增加,将加重心脏负担,诱发心力衰竭。②一旦发现心力衰竭征象,应取半卧位,高浓度面罩吸氧,并给予强心苷。③在第二产程应避免产妇用力屏气加腹压,可行会阴侧切、胎头吸引、产钳助产,以尽可能缩短产程。④胎儿娩出后严禁使用麦角新碱,以防静脉压增高。⑤在第三产程胎儿娩出后,应立即在产妇腹部放置沙袋,以防腹压骤降而诱发心力衰竭,故答E。

241. **ABCDE** ①妊娠早期发生心力衰竭,说明患者心功能难以耐受继续妊娠,应积极治疗心力衰竭,待心力衰竭好转后终止妊娠。②妊娠晚期合并心力衰竭,应在心力衰竭控制后再行产科处理,应放宽剖宫产指征。③若为严重心力衰竭,各种治疗均未能奏效,则应边控制心力衰竭边紧急剖宫产。

242. **ABCDE** ①妊娠早期合并心力衰竭,应积极治疗心力衰竭,待心力衰竭好转后终止妊娠。患者妊娠45天,应行负压吸宫术终止妊娠。②负压吸宫术适用于妊娠10周以内,钳刮术适用于妊娠10~14周。

243. **ABCDE** ①患者妊娠合并风心病,枕左前位,胎心率152次/分,估计胎儿3300g,说明胎位胎心正常、胎儿不大。患者宫口开大4cm,说明处于第一产程活跃期。对于心功能Ⅰ~Ⅱ级、胎儿不大、胎位胎心正常者,可在严密监护下经阴道分娩,故不答B。②在第一产程应安慰及鼓励产妇,消除其紧张情绪;适当应用镇静剂;一旦发现心力衰竭征象,应立即取半卧位,高浓度面罩吸氧,并给予洋地黄。③静脉滴注缩宫素为第三产程的处理措施,故不答T。E为第二产程的处理措施,故不答E。

244. **ABCDE** ①75g口服葡萄糖耐量试验(OGTT)诊断妊娠期糖尿病(GDM)的标准:空腹、服糖后1小时、服糖后2小时的血糖值分别≥5.1mmol/L、10.0mmol/L、8.5mmol/L,任何一个时点血糖值达标,即可诊断为GDM。患者餐后1小时血糖升高,故应诊断为GDM。②GDM的治疗首先是饮食控制。只有在饮食控制血糖不能达标时,才考虑使用胰岛素治疗。GDM不宜使用口服降糖药物。

245. **ABCDE** 糖尿病合并妊娠的处理原则:若血糖控制良好,且无母儿并发症,在严密监测下,妊娠至39周后终止妊娠;若血糖控制不满意,出现母儿并发症,应根据病情决定终止妊娠的时机。本例孕36周,血糖控制良好,胎动、胎心率、胎儿大小、胎盘、羊水均正常,应在严密监测下,妊娠至39周分娩。

246. **ABCDE** 247. **ABCDE** 248. **ABCDE** ①正常情况下,孕35周宫底高度约30cm,本例为35cm,提示可能为巨大儿或羊水过多。患者尿糖阳性,应考虑是否合并糖尿病。妊娠合并糖尿病的诊断标准为空腹血糖≥7.0mmol/L,而本例空腹血糖为6.2mmol/L,没有达到确诊标准,故应行口服葡萄糖耐量试验(OGTT)以明确诊断。A、B、E为一般性检查项目,显然不是正确答案。尿雌三醇检测主要用于判断胎盘功能。②本例胎心率正常(正常值为110~160次/分),但无应激试验(NST)为无反应型,提示胎儿宫内储备不良,应行生物物理评分,以全面评估胎儿状况。A、B、C显然不是正确答案。只有Manning评分<6分的孕妇,才需立即终止妊娠,故不答D。③早产是指妊娠满28周至不足37周分娩者,而该产妇入院治疗2周后妊娠已满37周,故新生儿不属于早产儿。对于妊娠合并糖尿病产妇所生新生儿无论体重大小,均按早产儿处理,故不答A,参阅3版《实用妇产科学》P197。妊娠合并糖尿病产妇所生新生儿出生时应留脐血,测定血糖、胰岛素、胆红素、钙、磷、镁;注意保暖和吸氧;重点防止新生儿低血糖,应在开奶同时,定期滴服葡萄糖液。早产儿加压吸氧易导致视网膜病变,故答E。

249. **ABCDE** 250. **ABCDE** 251. **ABCDE** ①所有尚未确诊为孕前糖尿病的孕妇,在妊娠24周以后都要进行口服葡萄糖耐量试验(OGTT)。75g OGTT的诊断标准:空腹、服糖后1小时、服糖后2小时的血糖分别≥5.1mmol/L、10.0mmol/L、8.5mmol/L,任何一个时点血糖值达标即可诊断为妊娠期糖尿病。尿量测定主要用于了解肾功能。空腹及三餐后血糖测定主要用于确诊病例的血糖监测。下肢水肿程度主要用于妊娠期高血压疾病的辅助诊断。24小时动态血压监测主要用于了解血压波动情况。

第十一篇 妇产科学试题答案及详细解答

②医学营养治疗是妊娠期糖尿病血糖管理的最主要手段,大多数妊娠期糖尿病患者可以通过医学营养治疗、运动指导等措施达到理想的血糖控制,仅有少部分需要加用降糖药物治疗。③38周末胎儿正常体重约3000g,坐骨结节间径正常值8.5~9.5cm。本例胎儿体重4300g,坐骨结节间径7.5cm,难以经阴道分娩,应行剖宫产。

252. ABCDE ①人体内大多数凝血因子由肝脏合成,因此重症肝炎产妇由于肝功能不良,凝血因子合成减少,会造成凝血功能障碍,导致产后出血不止。②A、B、C、D为普通产妇产后出血的常见原因。

253. ABCDE 妊娠合并重症肝炎患者短期内病情多数难以康复,临床上应积极治疗,待病情有所稳定后,选择有利时机终止妊娠,即凝血功能、白蛋白、胆红素、转氨酶等重要指标改善并稳定24小时左右。终止妊娠首选剖宫产,必要时剖宫产同时行子宫次全切除术。

254. ABCDE 妊娠早期患急性肝炎,若为轻症肝炎应积极治疗,可以继续妊娠。若重症肝炎,妊娠对母儿威胁较大,应适当治疗肝炎,待病情好转后行人工流产术终止妊娠。

255. ABCDE ①妊娠合并急性病毒性肝炎,如肝功能损害严重,可造成血氨增高,导致肝性脑病。口服新霉素可抑制大肠埃希菌的生长繁殖,减少游离氨的形成。②妊娠合并病毒性肝炎无须预防细菌感染,口服新霉素的目的是减少氨的产生而不是控制肠道内感染灶。抗生素不能控制重症肝炎的进展。新霉素只能抑制大肠埃希菌等需氧菌的生长,对厌氧菌无效。

256. ABCDE ①孕妇恶心呕吐、黄疸、肝酶及血清胆红素明显增高,HBsAg阳性,应诊断为急性重型乙肝。②妊娠中晚期合并肝炎的处理原则:合并非重型肝炎者,不主张终止妊娠,应积极保肝治疗,继续妊娠;若病情恶化,则考虑终止妊娠。合并重型肝炎者,应积极治疗24小时后及时终止妊娠,故答E。参阅3版《妇产科学》(北京大学医学出版社)P195。

257. ABCDE ①妊娠期高血压疾病可引起子宫胎盘灌注不足,导致胎儿生长受限。②过期妊娠时,羊水过少,可导致胎儿生长受限,故不答B。多次刮宫导致宫腔粘连常导致异位妊娠,而不是胎儿生长受限,故不答C。妊娠期糖尿病常导致巨大胎儿,而不是胎儿生长受限,故不答D。合并卵巢小囊肿不会影响胎儿的生长发育,故不答E。

258. ABCDE 259. ABCDE ①宫高低于正常第10个百分位数时,应考虑胎儿宫内生长受限(FGR),准确率85%以上。胎儿发育指数=子宫长度(cm)−3×(月份+1)。指数−3~+3为正常,<−3提示可能为FGR。正常情况下,孕35周宫高一般为(30.8±2.06)cm,第10个百分位数为29.0cm。本例宫高仅25cm,胎儿发育指数=25−3×(9+1)=−5,应诊断为胎儿生长受限。题干所述与肝硬化、肾炎无关,故不答A、C。虽然孕妇有贫血表现,但不能解释题干所述全部症状,故不答B。孕妇血压正常,不能诊断为先兆子痫。②对于胎儿生长受限,越早治疗效果越好。一般孕32周开始治疗效果较佳,孕36周后疗效较差。患者已孕35周,故治疗效果较差,应首选终止妊娠。A、B、C为一般性治疗措施。D为抑制宫缩治疗。

260. ABCDE 巨大胎儿是指胎儿体重≥4000g。目前欧美国家定义为胎儿体重≥4500g。

261. ABCDE ①巨大胎儿经阴道分娩,子宫过度扩张,可导致子宫收缩乏力、产程延长,易引起产后出血。经阴道分娩肩难产的发生率与胎儿体重成正比,因此巨大胎儿易发生肩难产。巨大胎儿经阴道分娩头盆不称的发生率明显增加。②羊水栓塞不是巨大胎儿经阴道分娩的并发症。

262. ABCDE ①正常足月儿双顶径为9.3cm,若胎体巨大,双顶径>10cm、股骨长≥8cm,腹围>33cm,应考虑巨大胎儿。本例腹围增大(自觉腹胀、腹形较妊娠月份大)、B超示胎儿双顶径11cm,应诊断为巨大胎儿。②羊水过多常发生于妊娠20~24周,孕妇感腹胀、呼吸困难、不能平卧,子宫大于妊娠月份,但胎儿双顶径不大。双胎妊娠B超容易确诊。胎头高直位不会出现胎儿双顶径>10cm。胎儿宫内发育迟缓应表现为胎儿双顶径较正常小而不是增大。

263. ABCDE 胎儿在宫内缺氧称为胎儿窘迫,多发生于分娩期,偶发生于妊娠晚期。急性胎儿窘迫早期主要表现为胎动频繁,晚期主要表现为胎动减弱及次数减少,甚至消失。

264. **ABCDE** 正常胎动>10次/2小时。若胎动<6次/2小时为胎动减少，提示胎儿缺氧。

265. **ABCDE** ①正常胎心率为110～160次/分。胎心率变化是急性胎儿窘迫的一个重要征象。胎儿窘迫早期，缺氧较轻时胎心率在无宫缩时加快，可>160次/分。胎儿窘迫晚期，缺氧严重时胎心率常<110次/分。②胎心频发晚期减速、频发重度变异减速均提示胎儿窘迫。③胎心早期减速是宫缩时胎头受压，脑血流一时性减少的表现，是无伤害性的，故答C。

266. **ABCDE** ①胎心率<100次/分，伴频发晚期减速，提示急性胎儿窘迫。②胎儿窘迫早期表现为胎动频繁，晚期表现为胎动减少，甚至消失。③10%～20%的分娩中会出现羊水胎粪污染，单纯的羊水胎粪污染不能直接诊断为胎儿窘迫。④胎盘功能减退当然会导致胎儿窘迫。⑤胎儿脐血 pH<7.00，可诊断为胎儿酸中毒，提示胎儿窘迫。

267. **ABCDE** ①胎儿窘迫早期表现为胎动频繁，晚期表现为胎动减少，甚至消失。②胎心早期减速是宫缩时胎头受压，脑血流一时性减少的表现，并不是胎儿窘迫的征象。③胎儿头皮血 pH<7.20，可诊断为胎儿酸中毒，提示急性胎儿窘迫。④急性胎儿窘迫早期，胎心监护可见胎心率基线代偿性加快、晚期减速、重度变异减速；随着产程进展，尤其在宫缩较强时胎心率基线可下降到<110次/分。

268. **ABCDE** ①第一产程潜伏期是指从临产规律宫缩至宫口开大5cm。本例规律宫缩12小时，宫口开大3cm，处于第一产程潜伏期。胎心监护见多个晚期减速，说明急性胎儿窘迫，应立即行剖宫产结束分娩，以免胎死宫中。②持续吸氧，严密观察产程进展，将延误病情、危及胎儿安全。C 为一般性治疗措施。本例宫口尚未开全，严禁使用缩宫素，否则将导致子宫破裂。

269. **ABCDE** ①胎心率出现频发晚期减速，提示急性胎儿窘迫，应立即结束分娩，以免胎死宫中。②快速结束分娩的原则为：若S≥+3，应行产钳术助产或胎头吸引助产，经阴道分娩；若S≤+2，应行剖宫产。本例S+3，宫口开全，应采用产钳助产，尽快结束分娩。③尼可刹米为呼吸兴奋剂，常用于呼吸骤停。静脉滴注缩宫素常用于治疗协调性宫缩乏力。硫酸镁常用于预防和控制子痫。

270. **ABCDE** ①妊娠20周后胎儿在子宫内死亡，称为死胎。听到胎心音，可确诊活胎，但没听到胎心音，并不能确诊死胎，B超检查可确诊死胎。②死胎一旦确诊，应尽早引产。③死胎易导致DIC，胎死宫内4周以上尚未排出者，应行凝血功能检查。死胎应尽量经阴道分娩，也可行剖宫产。

271. **ABCDE** ①患者B超示胎心音消失，无胎动，应诊断为死胎。死胎一旦确诊，应尽早引产。②死胎在宫腔内停留过久，可导致母体凝血功能障碍，故不答A、E。对于孕22周的死胎，应行引产而不是清宫，故不答C。死胎应尽量经阴道分娩，剖宫产仅限于特殊情况下使用，故不答D。

272. **ABCDE** ①双胎妊娠羊水过多发生率约为12%，较单胎高。②经阴道分娩的双胎妊娠平均产后出血量≥500ml，与子宫过度膨胀、产后宫缩乏力有关。③双胎妊娠易导致早产，而不是过期妊娠，约50%的双胎妊娠并发早产。④胎盘早剥是双胎妊娠产前出血的主要原因。⑤双胎妊娠胎儿畸形的发生率是单胎的2倍。请注意：双胎妊娠最重要的并发症是妊娠期高血压疾病。

273. **ABCDE** 双胎分娩的处理原则：①第一胎及第二胎均为头位，均经阴道分娩。②第一胎为非头位，应行剖宫产。③第一胎为头位，第二胎为非头位：第一胎试经阴道分娩；第二胎若体重>2000g，经阴道分娩，产程中可行外倒转术、臀位助产。参阅2版《实用妇产科学》P240。

274. **ABCDE** ①双胎妊娠可导致胎儿生长受限，而不是巨大胎儿，故答C。参阅2版《实用妇产科学》P236。②经阴道分娩的双胎妊娠平均产后出血量≥500ml，与子宫过度膨胀导致产后宫缩乏力有关。若胎位为臀头位，则胎头交锁易造成难产，导致产程延长。约50%的双胎妊娠并发早产，其风险为单胎妊娠的7～10倍。双胎妊娠并发妊娠期高血压疾病的概率比单胎妊娠多3～4倍。

275. **ABCDE** 若为双卵双胎，则双胎性别可不一致，故答B。

276. **ABCDE** ①受精卵滋养层发育迟缓，当受精卵到达子宫腔后，滋养层尚未发育到可以着床的阶段，继续向下移动，着床于子宫下段而发育成前置胎盘。子宫内膜炎、多次刮宫均可损伤子宫内膜，引发前置胎盘。双胎妊娠时胎盘面积过大，前置胎盘发生率较单胎妊娠高1倍。②高龄初产妇（>35

第十一篇　妇产科学试题答案及详细解答

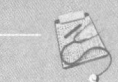

岁）、经产妇、多产妇均属于前置胎盘的高危人群，而初产妇不是前置胎盘的病因。

277. **ABCDE**　前置胎盘的典型临床表现是妊娠晚期或临产后发生无明显诱因、无痛性反复阴道流血。A、D、E均为胎盘早剥的临床特点。

278. **ABCDE**　①B型超声（B超）检查可清楚显示胎盘位置，确定前置胎盘的类型，准确率95%以上，且可重复检查，是目前前置胎盘最安全可靠的诊断方法。②对于前置胎盘，不宜作阴道内诊检查，以免出血。腹部X线片、放射性同位素扫描对前置胎盘无诊断价值。当前置胎盘附着于子宫前壁时，可在耻骨联合上方听到胎盘杂音；如前置胎盘附着于子宫下段后壁，则听不到胎盘杂音，故不答C。

279. **ABCDE**　①妊娠晚期突然出现无痛性阴道流血，应考虑前置胎盘。②早产是指妊娠满28周至不足37周分娩。本例无子宫收缩，故不能诊断为早产及临产。胎盘早剥常表现为妊娠晚期突然出现有痛性阴道出血。宫颈炎与妊娠无关，也不会出现阴道出血，故不答D。

280. **ABCDE**　①初产妇妊娠晚期出现无痛性阴道出血，应首先考虑前置胎盘。患者自觉头晕，脉搏110次/分，血压80/50mmHg，面色苍白，说明出血量较大，已合并失血性休克。为挽救母儿，应尽快剖宫产终止妊娠。②本例尚未临产，故不答A、E。患者胎头高浮，说明尚未入盆，不能在短期内经阴道分娩，故不答B。前置胎盘不宜作阴道检查，以免加重出血，故不答C。

281. **ABCDE**　①患者妊娠晚期突然出现无痛性阴道流血，应诊断为前置胎盘。患者脉搏增快，血压80/60mmHg，说明合并失血性休克。为挽救母儿，应立即输液输血，同时行剖宫产术。②B超检查只能证实诊断，不能抢救休克。行人工破膜产程太长，可能危及母儿安全。前置胎盘出血量大，有时不积极手术不足以纠正休克。无应激试验只能了解胎儿宫内缺氧情况，不能救治孕母休克。

282. **ABCDE**　患者妊娠晚期突然出现无痛性阴道流血，应诊断为前置胎盘。患者无腹痛，子宫软，说明未临产。胎儿枕左前位，胎心164次/分，说明胎心、胎位正常。患者血压稳定，应择期行剖宫产，因择期剖宫产是处理前置胎盘的首选措施。参阅3版8年制《妇产科学》P159。

283. **ABCDE**　284. **ABCDE**　285. **ABCDE**　①妊娠期高血压综合征为胎盘早剥的常见病因。妊娠晚期突然出现有痛性阴道出血，应首先考虑胎盘早剥。②先兆子宫破裂常表现为子宫强直性收缩，产妇烦躁不安，下腹剧痛难忍，少量阴道出血，下腹拒按，子宫病理性缩复环，血尿等。③妊娠28周后突然出现无痛性阴道出血，应首先考虑前置胎盘。④羊水过多常表现为腹部胀痛，表情痛苦，呼吸困难，不能平卧，无阴道出血。子宫破裂将出现严重的腹膜刺激征及休克征象。

286. **ABCDE**　287. **ABCDE**　288. **ABCDE**　①妊娠晚期无痛性阴道流血，应首先考虑前置胎盘。当前置胎盘附着于子宫前壁时，可在耻骨联合上方闻及胎盘血流杂音。根据题干，本例应诊断为前置胎盘。先兆临产常表现为不规律宫缩，胎儿下降感，见红。本例无宫缩，无腹痛，故不答A。胎盘早剥常表现为妊娠晚期有痛性阴道流血，故不答B。子宫破裂常发生于分娩过程中，故不答C。先兆早产常表现为规则或不规则子宫收缩，伴有宫颈管进行性缩短，故不答E。②为明确诊断，应首选B超检查，可明确前置胎盘的位置、类型。前置胎盘不宜行阴道检查，故不答A。肛门指诊常用于检查胎先露的位置、胎方位。MRI是常用于胎儿的影像学检查。OCT常用于了解胎盘功能，有无胎儿宫内窘迫。③前置胎盘的治疗首选剖宫产。

289. **ABCDE**　290. **ABCDE**　291. **ABCDE**　292. **ABCDE**　①患者妊娠晚期突然出现无痛性阴道流血，应诊断为前置胎盘。胎盘早剥常表现为妊娠晚期有痛性阴道流血。患者无腹痛及宫缩，不可能发生先兆子宫破裂和子宫破裂。妊娠期高血压疾病常表现为妊娠20周以后高血压、蛋白尿、水肿、头痛头晕、视物模糊，甚至抽搐昏迷等。②前置胎盘一般不作阴道内诊及穹隆部触诊，以免诱发阴道出血；剖宫产前为明确诊断，若在阴道后穹隆触及较厚软组织，即可确诊。血压>160/100mmHg提示妊娠期高血压疾病。胎心音听不清提示胎儿宫内窘迫。子宫局限性压痛、贫血程度与阴道流血量不成正比，提示胎盘早剥。③确诊前置胎盘首选B超检查，准确率95%以上。胎心监护只能了解子宫胎儿情况。血hCG测定常用于早孕的诊断。阴道后穹隆穿刺、腹腔镜检查常用于确诊输卵管妊娠破裂出血。④前置胎盘首选剖宫产术,本例妊娠>34周,胎肺已成熟,可行剖宫产。经阴道分娩适用于边缘性前置胎盘、枕先露、阴道流血不多,估计短时间内能结束分娩者。在经阴道试产时,人工破膜、产钳助产可加快产程。患者尚未临产,严禁使用子宫收缩剂。

293. ABCDE 294. ABCDE 295. ABCDE ①患者妊娠晚期或临产前出现无痛性阴道出血,应考虑前置胎盘。流产是指妊娠不足28周而终止,本例已妊娠37周,因此不属于流产范畴,故不答B、D。胎盘早剥常表现为妊娠晚期有痛性阴道出血。题干没有提及是否破膜,故不能诊断为胎膜早破。②前置胎盘胎先露高浮,约1/3并发胎位异常。孕妇反复阴道出血,可出现贫血,其贫血程度与阴道流血量相符,故答B。出血严重者可发生休克,但少见。宫颈管消失常见于宫口开全,本例尚未临产,不会有宫颈管消失。贫血程度与阴道流血量不相符,为胎盘早剥的特点。③前置胎盘首选剖宫产术,本例妊娠>34周,胎肺已成熟,可行剖宫产。经阴道分娩适用于边缘性前置胎盘、阴道流血不多者。在经阴道试产时,人工破膜可加快产程。患者尚未临产,严禁使用缩宫素。

296. ABCDE 297. ABCDE 298. ABCDE ①患者妊娠晚期反复发生无痛性阴道流血,应考虑前置胎盘,故不答E。前置胎盘分为4种类型:中央性前置胎盘、部分性前置胎盘、边缘性前置胎盘、低置胎盘。中央性前置胎盘初次阴道出血多在妊娠28周,边缘性前置胎盘初次阴道出血多在妊娠37~40周或临产后。部分性前置胎盘出血时间多介于两者之间。低置胎盘是指胎盘位于子宫下段,胎盘边缘极为接近但未达到宫颈内口。本例妊娠29周开始反复阴道出血,应诊断为中央性前置胎盘。②确诊前置胎盘首选B超检查,准确率95%以上。血雌三醇测定常用于了解胎盘功能。血常规及尿常规检查无特异性。前置胎盘不宜作肛诊和后穹隆触诊检查,以免诱发阴道出血。盆腔X线片不能确诊前置胎盘。③本例妊娠<34周,胎肺尚未成熟,若出血停止,可行期待疗法,争取孕36周后再终止妊娠。期待治疗过程中,应卧床休息,应用宫缩抑制剂。前置胎盘不宜作阴道检查,以免诱发阴道出血。输液备血为一般性治疗措施。若阴道出血继续,即使未达孕36周,出现胎儿窘迫征象,仍应行剖宫产以终止妊娠。

299. ABCDE 300. ABCDE ①妊娠28周后无痛性阴道流血,应考虑前置胎盘。生理性子宫收缩多发生于妊娠12~14周,本例已妊娠33周,故不答A。早产的主要临床表现是子宫收缩,而本例无腹痛不适,说明无子宫收缩,故不答B、C。胎盘早剥常表现为妊娠晚期有痛性阴道流血。②前置胎盘的治疗原则是抑制宫缩、纠正贫血、预防感染、适时终止妊娠。对于妊娠<36周、胎儿存活、一般情况良好、阴道流血量少的孕妇,可抑制宫缩,行期待治疗。若出血量大、妊娠>37周,可选择终止妊娠。

301. ABCDE ①胎盘由羊膜、叶状绒毛膜和底蜕膜构成。羊膜构成胎盘的胎儿部分,在胎盘最内层。叶状绒毛膜构成胎盘的胎儿部分,占胎盘主要部分。底蜕膜构成胎盘的母体部分,占胎盘很小部分。②胎盘早剥的主要病理变化是底蜕膜出血并形成血肿,使胎盘从附着处分离。

302. ABCDE 胎盘由羊膜、叶状绒毛膜、底蜕膜构成。胎盘早剥的主要病理变化是底蜕膜出血并形成血肿,使胎盘从附着处分离。

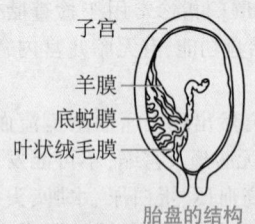
胎盘的结构

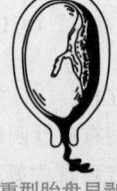
重型胎盘早剥

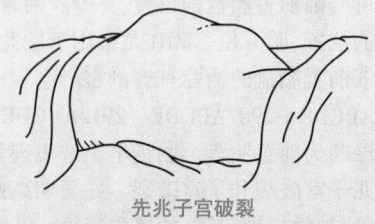
先兆子宫破裂

303. ABCDE ①重型胎盘早剥相当于Sher分型的2、3度胎盘早剥,常有重度妊娠期高血压疾病病史,表现为剧烈腹痛,阴道流血,腹部检查见子宫硬如板状,但不会出现病理性缩复环。②先兆子宫破裂常有剖宫产病史,表现为剧烈下腹痛、血尿,腹部检查见下腹压痛、病理性缩复环、胎先露升高、跨耻征阳性。因此两种疾病的共有临床表现是剧烈腹痛。

第十一篇　妇产科学试题答案及详细解答

304. ABCDE　①妊娠20周后出现血压增高,应考虑妊娠期高血压疾病。全身小血管痉挛,胎盘血流灌注减少,可导致胎盘早剥。妊娠20周以后出现有痛性阴道流血,应首先考虑胎盘早剥。患者妊娠36周,血压升高,应考虑妊娠期高血压疾病。患者持续性腹痛,阴道流血,腹部隆起,板状腹,胎方位不清,应诊断为胎盘早剥。②前置胎盘常表现为妊娠晚期无痛性阴道出血。先兆子宫破裂常表现为子宫强直性收缩、病理性缩复环、血尿、胎心音消失。子宫破裂在先兆子宫破裂的基础上突然腹痛稍缓解,腹部可触及胎体。临产常表现为规律性子宫收缩。

305. ABCDE　①重型胎盘早剥发生子宫卒中时,可影响子宫肌层收缩,导致产后出血。②重型胎盘早剥易并发DIC,胎盘早剥是妊娠期发生凝血功能障碍最常见的原因。③重型胎盘早剥阴道大量出血,造成肾脏灌注严重不足,可导致肾缺血,引起急性肾衰竭。④胎盘早剥不会导致子宫破裂,子宫破裂常见于产程长、梗阻性难产患者。

306. ABCDE　①胎盘早剥是妊娠期发生凝血功能障碍最常见的原因,伴有死胎时约1/3患者可发生弥散性血管内凝血。胎盘早剥、稽留流产者均易发生DIC。②前置胎盘者易发生植入性胎盘。产后出血者易发生希恩综合征。羊水过多者易发生胎膜早破、早产。轻度子痫前期易发生抽搐。

307. ABCDE　①妊娠晚期腹部外伤,易发生胎盘早剥,常表现为有痛性阴道流血。根据题干,本例应诊断为胎盘早剥。②患者阴道出血量少,胎心率正常,妊娠仅34周,可以卧床休息,观察病情变化,不应立即行剖宫产结束妊娠。③患者阴道出血量少,无须静脉滴注止血药物,以免对母婴造成影响。胎盘早剥时应避免肛查和阴道检查。

308. ABCDE　309. ABCDE　①第一产程潜伏期是指临产至宫口开大5cm。经产妇宫口开大2cm,处于第一产程潜伏期,但临产已超过14小时,说明第一产程潜伏期延长。孕妇临产后16小时,先露高,尚未入盆,说明有产道梗阻。先兆子宫破裂常见于产程长、有梗阻性难产的产妇,常有子宫病理性缩复环、下腹压痛、胎心率异常、血尿四大表现,故本例应诊断为先兆子宫破裂。子宫破裂将出现严重的腹膜刺激征及休克征象。胎盘早剥常表现为有痛性阴道出血。本例为枕左前位,不是忽略性肩先露,不会出现脐带脱垂。②孕妇临产后出现有痛性阴道出血,子宫板状硬,休克,应诊断为胎盘早剥。子宫板状硬为胎盘早剥的特点,先兆子宫破裂的特点是病理性缩复环。

310. ABCDE　311. ABCDE　312. ABCDE　①患者妊娠20周后出现高血压、蛋白尿,应考虑妊娠期高血压疾病。妊娠期高血压疾病是胎盘早剥的常见病因。妊娠期高血压疾病患者妊娠晚期突发有痛性阴道流血,应考虑为胎盘早剥。患者持续性腹痛伴阵发性加剧,阴道流血量少,应诊断为重型胎盘早剥,故腹部检查可见不规则宫缩,子宫较硬,有压痛,宫缩间歇期子宫不完全松弛。轻型胎盘早剥常表现为阴道大量流血,子宫软,规律性宫缩,宫缩间歇期子宫完全松弛,腹部压痛不明显,故答A而不是C。E为先兆子宫破裂的临床表现。②对诊断胎盘早剥最有价值的检查是B型超声检查。眼底检查常用于了解妊娠期高血压疾病的严重程度。肝功能检查常用于诊断HELLP综合征。白细胞计数无特异性。血细胞比容常用于了解失血程度。③本例应诊断为胎盘早剥。前置胎盘常表现为妊娠晚期无痛性阴道出血。子宫肌瘤红色样变常表现为剧烈腹痛、发热、白细胞增高。先兆早产常表现为子宫收缩,其过程与足月产相似。先兆子宫破裂常表现为子宫病理性缩复环、下腹压痛、胎心率异常和血尿。

313. ABCDE　314. ABCDE　315. ABCDE　①子痫前期是胎盘早剥的常见高危因素。患者妊娠晚期突然出现有痛性大量阴道出血,失血性休克,应诊断为胎盘早剥。子宫破裂、先兆子宫破裂多发生在分娩过程中,而本例尚未临产,故不答A、B。前置胎盘常表现为妊娠晚期无痛性阴道流血,故不答D。早产是指妊娠满28周至不足37周间分娩者,而本例已妊娠40周,故不答E。②确诊胎盘早剥首选B超检查。血常规、尿常规、凝血功能检查均无特异性,故不答A、D。眼底检查常用于了解妊娠期高血压疾病的严重程度。胎盘功能测定常用于诊断胎儿窘迫。③本例胎心音已消失,说明胎儿已窒息死亡。产妇宫颈管未消失,宫口未开大,不可能经阴道分娩,只能行剖宫产,故不答B、D、E。产妇胎盘早剥,病情危重,应在纠正休克的同时尽快剖宫产。

316. ABCDE　317. ABCDE　318. ABCDE　①初产妇妊娠晚期出现有痛性阴道流血，首先应考虑胎盘早剥。胎盘早剥常表现为失血性休克，腹部检查见子宫硬如板状，胎位扪不清，胎心音消失。根据题干，本例应诊断为胎盘早剥。临产常表现为规律宫缩且逐渐增强，伴进行性宫颈管消失。前置胎盘常表现为妊娠晚期无痛性阴道流血。子宫破裂常继发于先兆子宫破裂，多表现为突发下腹撕裂样剧痛，子宫收缩停止，全腹压痛、反跳痛，腹壁下可扪及胎体，胎心音消失。妊娠合并急性胰腺炎与题干所述不符。②患者胎心音未闻及，说明胎儿已死亡。患者宫口开大2cm，先露-2，说明不能立即经阴道分娩，应急症剖宫产。③胎盘早剥是妊娠期发生凝血功能障碍（DIC）最常见的原因，约1/3伴有死胎的患者可发生DIC。子痫、HELLP综合征为妊娠期高血压疾病的常见表现。心力衰竭为妊娠合并心脏病患者的常见并发症。产褥感染为产褥期常见的并发症。

319. ABCDE　320. ABCDE　①腹部钝性创伤是胎盘早剥常见的病因。妊娠晚期妇女，腹部受撞击后持续腹痛，阴道少量流血，应考虑胎盘早剥。孕妇宫口未开，不能诊断为早产临产，因为早产临产的诊断标准为宫口扩张1cm以上。巨大胎儿与题干所述无关，故不答B。前置胎盘常表现为妊娠晚期无痛性阴道流血，子宫破裂常表现为胎心音消失，故不答D、E。②A、B、C、E均属于胎盘早剥的并发症，胎盘残留多为子宫收缩乏力所致，并不是胎盘早剥的并发症。

321. ABCDE　①胎膜早破是指临产前发生的胎膜破裂。生殖道感染、羊膜腔压力增高、胎膜受力不均，均为胎膜早破的常见原因，故不答D。双胎妊娠可使宫内压力增加，导致胎膜早破（B对）。②胎膜早破应积极处理。足月胎膜早破是临产的征兆，若检查宫颈已成熟，可以进行观察，一般在破膜后12小时内自然临产；若12小时内仍未临产，应予药物引产。因此并不是所有的胎膜早破均要立即剖宫产。

322. ABCDE　胎膜早破的病因如下。①病原微生物上行感染：细菌可产生蛋白酶、弹力蛋白酶，直接降解胎膜的基质和胶质，使胎膜局部抗张能力下降而破裂；②羊膜腔压力增高：双胎妊娠、羊水过多可使宫腔内压力增加，覆盖于宫颈内口处的胎膜自然成为薄弱环节而容易发生破裂；③胎膜受力不均：头盆不称、胎位异常使胎先露部不能衔接，前羊膜囊所受压力不均，易导致胎膜早破；④维生素C缺乏：可使胎膜抗张力下降，易引起胎膜早破。胎膜早破的病因不包括钙缺乏。

323. ABCDE　①足月妊娠产妇，无痛性阴道流液，清亮，应诊断为胎膜早破。②产妇无羊水过少，骨盆测量、胎位、胎心率均正常，说明无剖宫产指征，故不答D。羊水指数（AFI）正常值为8~25cm，AFI≤5cm诊断为羊水过少。③对无剖宫产指征的胎膜早破，宜在破膜后2~12小时积极引产，故答C。④本例已经破膜，无须行人工破膜，故不答B。静脉注射哌替啶常用于治疗不协调性宫缩过强。

324. ABCDE　①臀先露孕妇，宫口开大2cm，破膜后阴道内触诊及搏动条索状物，提示脐带脱垂。胎心率90次/分（正常110~160次/分），说明胎儿急性宫内窘迫。为抢救胎儿，应立即行剖宫产。产妇采取头低臀高位，可减少羊水流出，为术前准备赢得时间，故答A。②胎心率减慢是由于脐带脱垂造成的胎儿急性宫内窘迫，普通吸氧不能使胎心率恢复，更不能挽救胎儿。外转胎位术、内转胎位术多于妊娠期32~34周进行，而不是在分娩期进行。臀牵引应在S≥+3时才能进行，本例S=-2，故不答D。

325. ABCDE　①妊娠满37周至不满42周期间分娩，称为足月产（A对）。②妊娠满42周及以后分娩，称为过期产。妊娠满28周至不满37周期间分娩，称为早产。妊娠不满28周而终止妊娠者称为流产。妊娠20周以后胎儿在宫内死亡称为死胎。胎儿在分娩过程中死亡，称为死产，是死胎的一种。

326. ABCDE　产力是指将胎儿及其附属物从宫腔内逼出的力量，包括子宫收缩力、腹壁肌及膈肌收缩力、肛提肌收缩力。子宫收缩力是临产后的主要产力，贯穿于分娩的全过程，不仅仅在第一产程中起作用。第二产程主要是子宫收缩力的作用，腹壁肌和膈肌收缩是第二产程胎儿娩出的重要辅助力量。子宫收缩力的特点包括节律性、对称性、极性和缩复作用。肛提肌收缩力可协助胎先露部在骨盆腔内进行内旋转。

327. ABCDE　临产后正常宫缩起自两侧宫角部（受起搏点控制），以微波形式向宫底中线集中，左右对称，然后以2cm/s的速度向子宫下段扩散，最后扩展至整个子宫，此为子宫收缩力的对称性。

第十一篇 妇产科学试题答案及详细解答

328. ABCDE ①临产后子宫收缩的特点包括节律性、对称性、极性和缩复作用,不包括规律性。②节律性是指宫缩呈进行期→极期→退行期→间歇期,如此反复的特点。对称性是指宫缩起自两侧宫角部,以微波形式向宫底中线集中,左右对称,向子宫下段扩散。极性是指宫缩以宫底部最强、最持久,向下逐渐减弱。缩复作用是指宫缩时,肌纤维缩短变宽,间歇期肌纤维不能恢复到原长度,经反复收缩,肌纤维越来越短,能使宫腔内容积逐渐缩小,迫使胎先露部下降。

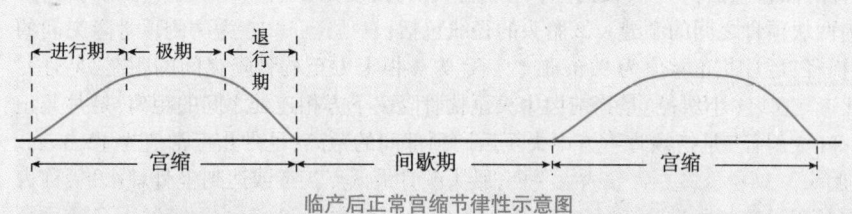
临产后正常宫缩节律性示意图

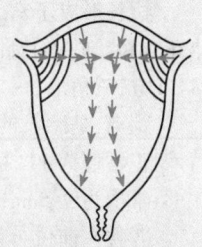
子宫收缩力的对称性

329. ABCDE ①临产后子宫收缩的特点包括节律性、对称性、极性和缩复作用。极性是指宫缩以子宫底部最强,宫体次之,下段最弱。节律性是指宫缩呈进行期→极期→退行期→间歇期,如此反复,随着产程的进展,宫缩间歇期越来越短,持续时间越来越长。②子宫收缩时,肌纤维变短变宽,间歇期肌纤维不能恢复到原长度,此为宫缩的缩复作用,故答 E。

330. ABCDE 产力是指将胎儿及其附属物从宫腔内逼出的力量,包括子宫收缩力、腹壁肌及膈肌收缩力、肛提肌收缩力。肛提肌收缩力可协助胎先露部在骨盆腔进行内旋转(E 对);当胎头枕部露于耻骨弓下时,能协助胎头仰伸及娩出;胎儿娩出后,当胎盘降至阴道时,能协助胎盘娩出。

331. ABCDE ①胎儿能否衔接入盆主要取决于骨盆入口平面是否狭窄。衡量骨盆入口平面大小的骨性指标有三个,即入口前后径、入口横径、入口斜径,三者的正常值分别为 11cm、13cm、12.75 cm,可见入口前后径最短,因此是衡量胎儿是否衔接入盆最为重要的径线。骨盆入口前后径是指耻骨联合上缘中点至骶岬上缘正中点的距离。②坐骨棘间径、中骨盆前后径是衡量中骨盆大小的骨性指标,坐骨结节间径是衡量骨盆出口大小的骨性指标。

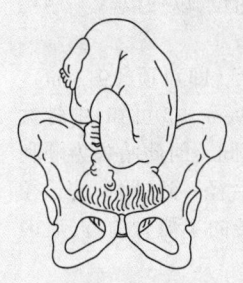
胎头能否衔接取决于骨盆入口平面大小

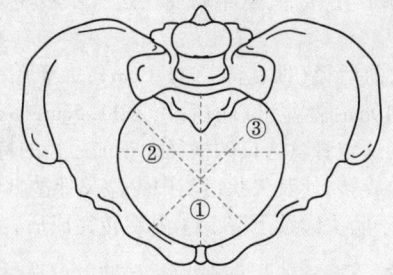
①前后径11cm; ②横径13cm; ③斜径12.75cm
骨盆入口平面的3个径线

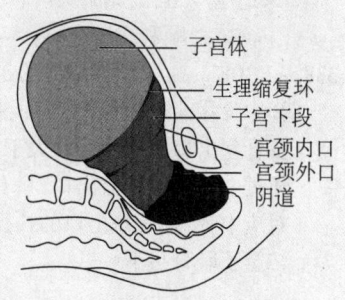
软产道在临产后的变化

332. ABCDE ①临产前宫颈管长 2~3cm,临产后的规律性宫缩牵拉宫颈内口的子宫肌纤维及周围韧带,使宫颈管形成漏斗形,随后宫颈管逐渐缩短直至消失。②初产妇多是宫颈管先短缩消失,宫口后扩张;经产妇多是宫颈管短缩与宫口扩张同时进行。③临产后,子宫收缩肌缩复向上牵拉使得宫口扩张,子宫下段胎膜与蜕膜分离而向宫颈管突出形成前羊水囊,促进宫口扩张。宫口开全,破膜后胎先露部直接压迫宫颈,扩张宫口的作用更为显著。

333. ABCDE ①软产道由子宫下段、宫颈、阴道、盆底软组织共同组成。②阔韧带为子宫的 4 条韧带之一,不参与软产道的组成。

1209

334. ABCDE ①子宫下段由非孕时的子宫峡部形成,非孕时长约1cm,故不答A、B。②妊娠末期,子宫下段可延长至7~11cm,峡壁薄弱,是剖宫产常用的切口部位。③子宫颈鳞状上皮和柱状上皮的交界处,称为子宫颈移行带。④子宫峡部有上、下两个内口,上端因解剖上狭窄,称为解剖学内口;其下端因在此处子宫内膜转变为子宫颈黏膜,称为组织学内口。

335. ABCDE 非孕期子宫峡部长约1cm,于妊娠12周以后逐渐扩展为宫腔的一部分,至妊娠末期被逐渐拉长形成子宫下段。

336. ABCDE ①胎头颅骨的标志包括:前囟(大囟门)位于胎头前方,菱形;后囟(小囟门)位于胎头后方,三角形。矢状缝为两块顶骨之间的颅缝。②胎头的径线包括:双顶径(BPD)为两侧顶骨隆突间的距离,是胎头的最大横径,足月儿正常值为9.3cm;枕额径为鼻根上方至枕骨隆突间的距离,足月儿正常值为11.3cm;枕下前囟径(小斜径)是指前囟中央至枕骨隆突下方相连处之间的距离,足月儿正常值为9.5cm;枕颏径(大斜径)是指颏骨下方中央至后囟顶部间的距离,足月儿正常值为13.3 cm。③枕左前位分娩时,胎头以双顶径进入骨盆入口平面,胎头颅骨最低点接近或达到坐骨棘水平,称为衔接。胎头取半俯屈状态以枕额径进入骨盆入口进行衔接。因枕额径(11.3cm)>骨盆入口前后径(11cm),故胎头矢状缝坐落在骨盆入口右斜径(12.75cm)上,胎头枕骨在骨盆左前方。

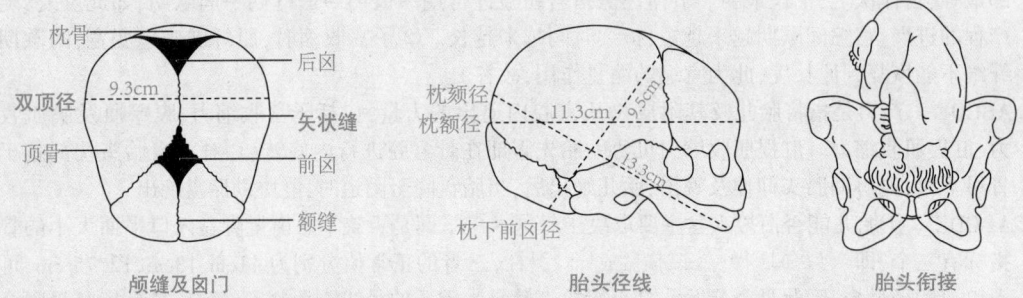

颅缝及囟门　　　　胎头径线　　　　胎头衔接

337. ABCDE 在胎头的4条径线中,除最大横径双顶径(9.3cm)外,枕下前囟径(9.5cm)<枕额径(11.3cm)<枕颏径(13.3cm),可见,枕下前囟径是最小的。在通过产道时,胎头总是以最小的径线来适应产道,因此胎头以较大的枕额径衔接后,从半俯屈位进一步转变为俯屈位,以便以较小的枕下前囟径顺利通过产道。

338. ABCDE ①矢状缝对应的是胎头的前后径(即枕额径11.3cm),大于胎头横径(即双顶径9.3cm)。②中骨盆前后径为11.5cm,横径为10cm;骨盆出口前后径为11.5cm,横径为9cm。③可知,中骨盆及骨盆出口的前后径均大于其横径,这与骨盆入口的横径大于前后径的特点不同。因此胎头为顺利通过中骨盆及骨盆出口,只有进行内旋转,使其矢状缝与中骨盆及骨盆出口前后径一致,胎头的长径对应中骨盆、骨盆出口的长径,以利于胎头继续下降。④内旋转完成后,前囟转向了骶骨前方,后囟转至了耻骨弓下。

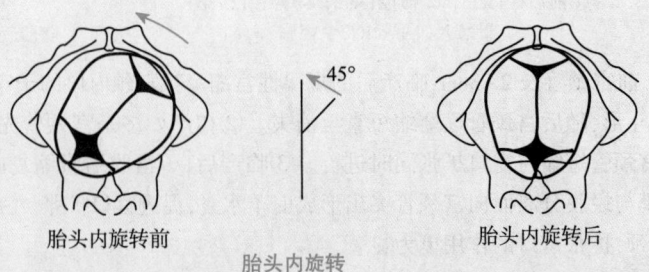

胎头内旋转前　　胎头内旋转　　胎头内旋转后

339. ABCDE ①枕先露分娩时,胎头以双顶径进入骨盆入口平面,以枕额径进行衔接。②当胎头降至骨盆底时,原处于半俯屈位的胎头枕部遇到肛提肌阻力,借杠杆作用进一步俯屈(B对)。③当胎头枕部达到骨盆底最低位置时,肛提肌的收缩力使胎头进行内旋转。④宫缩和腹压使胎头下降,而不是仰伸。后仰是宫缩、腹压、肛提肌、耻骨弓共同作用的结果。⑤分娩过程中,要经过衔接→下降→俯屈→内旋转→仰伸→复位及外旋转→胎肩及胎儿娩出诸多过程,可见胎头并不是持续下降的。

340. **ABCDE** ①枕左前位的分娩过程包括衔接→下降→俯屈→内旋转→仰伸→复位及外旋转→胎肩及胎儿娩出诸多过程,下降动作并不是持续的。②胎头以双顶径进入骨盆入口平面,以枕额径进行衔接。当胎头下降至骨盆底时,进行俯屈。③俯屈动作完成后,胎头以较小的枕下前囟径通过产道。④当胎头达骨盆底最低位置时,出现内旋转动作。胎头在第一产程末完成内旋转动作(E对)。

341. **ABCDE** 枕先露行阴道助产时,胎头先通过产道,临床上常以囟门和矢状缝作为确定胎位的重要标志。

342. **ABCDE** ①先兆临产的特点是不规律宫缩、胎儿下降感、见红。临产的标志是规律宫缩。本例为不规则下腹痛,应诊断为先兆临产而不是临产。②流产是指妊娠未达到28周终止者,本例已妊娠38周,不可能诊断为流产。前置胎盘常表现为妊娠晚期无痛性阴道流血,胎盘早剥常表现为妊娠晚期有痛性阴道流血。

343. **ABCDE** ①临产的重要标志为有规律且逐渐增强的子宫收缩,持续30秒或以上,间歇5~6分钟,同时伴随进行性宫颈管消失、宫口扩张和胎先露部下降。②分娩发动前24~48小时,因宫颈内口附近的胎膜与该处的子宫壁分离,毛细血管破裂而少量出血,与宫颈管内的黏液相混合呈淡血性黏液排出,称为见红,是分娩即将开始的比较可靠征象,是先兆临产的表现,并不是临产的标志。

344. **ABCDE** ①临产开始的标志是规律且逐渐增强的宫缩。②见红是先兆临产的临床表现,一般出现于临产前24~48小时内,故不答A。下腹隐痛无特异性,故不答B。宫颈变软为规律宫缩的后果,故不答C。胎先露部衔接一般发生于临产前1~2周,故不答E。

345. **ABCDE** ①Bishop宫颈成熟度评分标准如下,宫口位置在前得2分。②B、C、E为3分,D为1分。

指标	0分	1分	2分	3分
宫口开大(cm)	0	1~2	3~4	≥5
宫颈管消退(未消退为2~3cm)	0~30%	40%~50%	60%~70%	≥80%
先露位置(坐骨棘水平=0)	-3	-2	-1~0	+1~+2
宫颈硬度	硬	中	软	—
宫口位置	朝后	居中	朝前	—

346. **ABCDE** 第一产程又称宫颈扩张期,是指从规律宫缩开始到宫颈口开全(10cm),分为潜伏期和活跃期。潜伏期是指从规律宫缩开始到宫颈口扩张至5cm。活跃期是指宫口扩张5~10cm。

347. **ABCDE** 第二产程又称胎儿娩出期,是指从宫口开全至胎儿娩出的过程。未实施硬膜外麻醉者,初产妇最长不应超过3小时,经产妇不应超过2小时;实施硬膜外麻醉镇痛者,可在此基础上延长1小时,即初产妇不应超过4小时,经产妇不应超过3小时。

348. **ABCDE** 第三产程又称胎盘娩出期,是指从胎儿娩出到胎盘娩出的过程,一般为5~15分钟,不应超过30分钟。

349. **ABCDE** ①第一产程是指从规律宫缩开始到宫颈口开全(10cm),分为潜伏期和活跃期。潜伏期是指从规律宫缩开始到宫颈口扩张至5cm,活跃期是指宫口扩张5~10cm。本例宫口开大6cm,应属于第一产程活跃期,故不答B。②胎膜早破是指胎膜在临产前破裂,本例临产后1小时破膜,故不答A。初产妇潜伏期>20小时,称为潜伏期延长,故不答D。第一产程初产妇超过16小时为第一产程延长,故不答E。排除A、B、D、E,正确答案为C。

350. **ABCDE** ①初产妇宫口开大7cm,处于第一产程活跃期。初产妇潜伏期不应超过20小时,本例规律宫缩8小时,已达潜伏期,此为正常产程。②初产妇第一产程活跃期,一旦胎膜破裂,应立即监测胎心,并观察羊水性状,故答D。③静脉滴注硫酸镁常用于治疗妊娠期高血压疾病。静脉滴注缩宫素常用于治疗协调性宫缩乏力。只在有剖宫产指征时,才需行剖宫产术,本例无剖宫产指征,故不答C。静脉滴注地塞米松常用于早产儿促胎儿肺成熟的治疗。

351. **ABCDE** ①初产妇规律宫缩10小时,宫口开大8cm,说明处于第一产程活跃期,且无潜伏期和活跃期延长。胎头-2,说明先露部胎头已入盆。可见,该产妇产程正常,无须干涉产程。②静脉滴注缩宫素、人工破膜常用于治疗协调性宫缩乏力。肌内注射哌替啶常用于不协调性宫缩乏力的治疗。本例无剖宫产指征,故不答E。

352. **ABCDE** ①第一产程是指临产规律宫缩至宫口开大10cm,分为潜伏期和活跃期。潜伏期是指从临产规律宫缩至宫口开大5cm,活跃期是指宫口开大5~10cm。本例宫口开大2cm,应处于第一产程潜伏期。初产妇第一产程潜伏期>20小时,称为潜伏期延长,本例为6小时,潜伏期正常。②产妇骨盆测量无异常,胎膜未破,胎心率正常,故无须干涉产程,继续观察产程进展。

353. **ABCDE** ①第一产程是指临产规律宫缩至宫口开大10cm,分为潜伏期和活跃期。潜伏期是指从临产规律宫缩至宫口开大5cm,活跃期是指宫口开大5~10cm。本例宫口开大1cm,应处于第一产程潜伏期。初产妇潜伏期>20小时,称为潜伏期延长,本例为12小时,潜伏期正常。②产妇骨盆测量无异常,胎膜未破,胎心率正常,故无须干涉产程,继续观察。

354. **ABCDE** ①初产妇规律宫缩,宫口由6cm开大至9cm,处于第一产程活跃期。活跃期宫口扩张<0.5cm/h称为活跃期延长。本例2小时内宫颈由6cm开大至9cm,故无活跃期延长。初产妇潜伏期>20小时,称为潜伏期延长。本例规律宫缩12小时,宫颈已扩张9cm,潜伏期正常,属于正常产程范围。且胎头下降至S+1,胎心音正常,故应严密观察产程进展,等待自然分娩,无须人工破膜及剖宫产。②肌内注射哌替啶常用于治疗不协调性宫缩乏力,缩宫素常用于治疗协调性宫缩乏力。

355. **ABCDE** 初产妇规律宫缩7小时,宫口开大3cm,应处于第一产程潜伏期。初产妇第一产程潜伏期>20小时称为潜伏期延长,本例为7小时,潜伏期正常。先露S=0,说明胎先露部已达坐骨棘水平。胎心率140次/分,说明胎心率正常。故本例为正常产程,无须人工干扰产程,严密观察产程即可。

356. **ABCDE** ①第二产程又称胎儿娩出期,是指从宫口开全至胎儿娩出的过程。第二产程的主要标志是宫口开全,即宫口开大10cm。②外阴膨隆、胎头拨露、胎头着冠、肛门括约肌松弛,都属于第二产程的临床表现,而不是第二产程开始的标志。

357. **ABCDE** 临产后助产人员要观察子宫收缩情况,最简单的方法是助产人员将手掌放在产妇腹壁上,定时连续观察宫缩持续时间、强度、规律性及间歇时间。宫缩以宫底部最强最持久,向下逐渐减弱,此为子宫收缩的极性。临产后,腹部触诊不能观察到子宫收缩的极性。

358. **ABCDE** ①经产妇宫口开大3cm,应处于第一产程潜伏期。正常情况下,经产妇潜伏期不应超过14小时,本例为6小时,属于正常范围。本例宫缩、胎心、胎位均正常,无胎膜早破,属于正常产程。②本例已临产,不可能放在急诊室观察处理。③产妇进入产房的条件是初产妇宫口开全、经产妇宫口扩张5cm以上且宫缩规律有力。本例为经产妇,宫口开大3cm,故不能送入产房接产,只能送入待产室。④人工破膜、静脉滴注催产素常用于治疗协调性宫缩乏力。

359. **ABCDE** ①在第二产程,当胎头拨露使阴唇后联合紧张时,助产者应站在产妇右侧,开始保护会阴,以免会阴撕裂。方法:在会阴部铺盖消毒巾,助产者右肘支在产床上,右拇指与其余四指分开,利用手掌大鱼际肌顶住会阴部。每当宫缩时应向上向内方托压,左手同时下压胎头枕部,协助胎头俯屈,使胎头缓慢下降。在宫缩间歇期,保护会阴的右

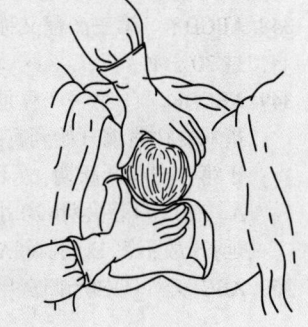

保护会阴

手稍放松,以免压迫过久过紧引起会阴水肿。②宫口开全为第二产程的标志。见到胎头提示宫口已开。胎头着冠、胎头复位、胎头拨露,均为第二产程的临床表现,但都不属于保护会阴的合适时机。

360. ABCDE 新生儿娩出后的处理步骤:①清理呼吸道;②处理脐带;③阿普加评分;④擦洗新生儿;⑤协助胎盘娩出。新生儿娩出后应首先清理呼吸道,以免发生吸入性肺炎或窒息死亡。当确认呼吸道通畅而未啼哭时,可用手轻拍新生儿足底,新生儿大哭即可处理脐带。

361. ABCDE 阿普加(Apgar)评分依据包括心率、呼吸、肌张力、喉反射、皮肤颜色5项指标,故答E。

362. ABCDE 生后1分钟内进行Apgar评分,满分为10分,8~10分为正常新生儿,4~7分为轻度窒息,0~3分为重度窒息。本例Apgar评分为3分,属于重度窒息,应紧急抢救,可首先清理呼吸道,然后再行吸氧、人工呼吸等治疗。

363. ABCDE ①第三产程是指从胎儿娩出到胎盘娩出的过程,一般需5~15分钟,不应超过30分钟。本例胎儿娩出后仅5分钟胎盘未娩出,属于正常分娩,助产者应协助胎盘娩出。助产者不应在胎盘尚未完全剥离时用力下压宫底,以免导致胎盘部分剥离或子宫内翻,故答A。正确协助胎盘娩出的方法:当确认胎盘已完全剥离时,于宫缩时以左手握住宫底并按压(并不是直接按压宫底),同时右手轻拉脐带,协助胎盘娩出。应注意观察阴道出血量,并测量血压。②检查宫体是否变硬可以了解子宫收缩复原情况。观察脐带是否自行延长可了解有无脐带断裂。

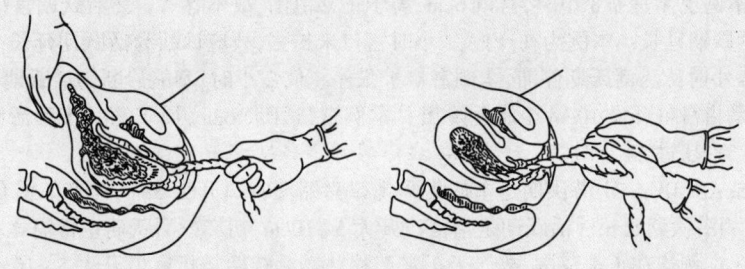

协助胎盘和胎膜娩出

364. ABCDE ①助产者用手在产妇耻骨联合上方轻压子宫下段时,宫体上升而外露的脐带回缩,说明胎盘尚未剥离。对于胎盘剥离不全伴阴道流血者,应徒手剥离胎盘。参阅3版《实用妇产科学》P371。②胎盘娩出需5~15分钟,不应超过30分钟,本例胎儿娩出已30分钟,故应积极处理,不应等待胎盘剥离。助产者不应在胎盘尚未完全剥离时按压宫底、牵拉脐带,以免引起胎盘部分剥离而出血或拉断脐带,甚至造成子宫内翻。本例阴道出血仅200ml,无须立即输血。麦角新碱只能用于胎盘完全娩出后阴道出血较多者,本例胎盘尚未娩出,严禁使用。

365. ABCDE ①麦角新碱能选择性兴奋子宫平滑肌,起效迅速,作用强而持久。大剂量可引起子宫平滑肌强直性收缩,机械压迫子宫肌层血管而达到止血目的,因此主要用于产后出血、子宫复原等,但一定要在胎盘娩出后使用,否则将造成胎盘嵌顿。故麦角新碱不能用于催产和引产。②注意:催产素于胎肩娩出时、胎儿娩出时、胎盘娩出时均可使用,故可用于催产、引产及产后止血。③胎头拨露阴唇后联合紧张时,应立即保护会阴。

366. ABCDE 367. ABCDE ①缩宫素(催产素)既可用于催产、引产,也可用于产后止血。预防产后出血时,剂量较大,常于胎盘娩出后静脉滴注缩宫素20U+5%葡萄糖液500ml。②用于催产时,剂量较小,常用缩宫素2.5U+5%葡萄糖液500ml静脉滴注。

368. ABCDE 第一产程分为潜伏期和活跃期,活跃期是指宫口扩张5~10cm的过程。若宫缩正常,宫颈口停止扩张≥4小时,称为活跃期停滞。

369. ABCDE 第一产程分为潜伏期和活跃期,活跃期是指宫口扩张5~10cm的过程。初产妇活跃期约需4小时,若超过8小时,称为活跃期延长。

370. ABCDE 第一产程分为潜伏期和活跃期,潜伏期是指从临产规律宫缩开始至宫口扩张5cm。初产妇潜伏期正常约需8小时,最大时限为20小时,若超过20小时称为潜伏期延长。

371. ABCDE ①第一产程是指正式临产至宫口开全(10cm),分为潜伏期和活跃期。潜伏期是指从临产规律宫缩至宫口开大5cm,活跃期是指宫口开大5~10cm。本例宫口开大6cm,应处于第一产程活跃期,故不答A、B、C。②当破膜且宫口扩张≥5cm后,若宫缩正常,宫口停止扩张≥4小时,称为活跃期停滞,故答D。胎头下降停滞是指第二产程胎头先露停留在原处不下降>1小时,本例处于第一产程活跃期,故不答E。参阅10版《妇产科学》P176。

372. ABCDE ①第一产程是指临产规律宫缩至宫口开大10cm,分为潜伏期和活跃期。潜伏期是指从临产规律宫缩至宫口开大5cm,活跃期是指宫口开大5~10cm。②初产妇潜伏期>20小时,称为潜伏期延长,本例潜伏期6小时,属于正常范围,故不答A。③第一产程活跃期,初产妇正常需4小时,若超过8小时,称为活跃期延长。本例活跃期已达10小时(从10时至20时),应诊断为活跃期延长,故答B。10版《妇产科学》已删除该知识点。④进入活跃期后,宫口不再扩张达4小时以上,称为活跃期停滞,根据题干所给条件不能诊断为活跃期停滞。⑤第二产程是指宫口开大10cm至胎儿娩出的时间。因本例尚处于第一产程阶段,故不答D、E。

373. ABCDE ①潜伏期是指从临产规律宫缩开始至宫口扩张5cm。初产妇潜伏期超过20小时称为潜伏期延长。本例规律宫缩8小时,宫口6cm,属于正常范围,故不答A。②活跃期宫口扩张速度<0.5cm/h,称为活跃期延长。本例为初产妇,2小时宫口未扩张,故应诊断为活跃期延长。③活跃期宫口扩张停止≥4小时称为活跃期停滞,本例宫口扩张停止仅2小时,不能诊断为活跃期停滞,故不答C。④第二产程是指宫口开大10cm至胎儿娩出。本例宫口开大6cm,属于第一产程活跃期,故不答D。滞产是指总产程超过24小时。

374. ABCDE 375. ABCDE ①潜伏期是指从临产规律宫缩至宫口开大5cm,初产妇潜伏期正常需8小时,>20小时为潜伏期延长。活跃期是指宫口开大5~10cm,初产妇活跃期正常需4小时,>8小时为活跃期延长。本例均在正常范围,故属于正常产程。②活跃期是指宫口开大5~10cm。活跃期宫颈口扩张速度<0.5cm/h,称为活跃期延长。本例活跃期宫颈口扩张速度为2cm/5小时(10时至15时仅扩张2cm),应诊断为活跃期延长。胎头下降延缓为第二产程异常,而本例处于第一产程活跃期,故不答C。

376. ABCDE 377. ABCDE ①第一产程分为潜伏期和活跃期,潜伏期是指从临产规律宫缩至宫口开大5cm,活跃期是指宫口开大5~10cm。本例宫口开大6cm,处于第一产程活跃期。初产妇宫缩正常,但4小时后宫口仍为6cm,宫颈口停止扩张≥4小时,应诊断为活跃期停滞。②初产妇宫口开大2cm,说明处于第一产程潜伏期。若超过20小时称为潜伏期延长。本例临产后22小时仍处于潜伏期,应诊断为潜伏期延长。

378. ABCDE 379. ABCDE ①第二产程是指从宫口开全(10cm)至胎儿娩出的时间,初产妇超过3小时,经产妇超过2小时,称为第二产程延长。本例宫口开全3小时10分钟尚未分娩,应诊断为第二产程延长。②潜伏期是指从临产规律宫缩至宫口开大5cm,初产妇潜伏期正常需8小时,>20小时为潜伏期延长。本例潜伏期已达20小时30分钟(凌晨1时至21时30分),故应诊断为潜伏期延长。本例处于第一产程潜伏期,故可首先排除A、B。

380. ABCDE ①节律性宫缩是临产的重要标志。宫缩表现为进行期→极期→退行期→间歇期→再次收缩期,周而复始。②本例胎头已拨露,说明已进入第二产程。第二产程正常宫缩应为持续60秒,间歇1~2分钟,而本例为宫缩持续40秒、间歇5~6分钟,显示宫缩乏力,可导致胎先露下降延缓,应诊断为协调性宫缩乏力。③不协调性宫缩乏力属于原发性宫缩乏力,即第一产程就出现宫缩乏力,本例已进入第二产程,故不答B。本例胎头已拨露,说明骨产道和胎位无异常。本例胎心率正常,说明不存在胎儿窘迫。分娩各期子宫收缩的变化如下,这些数据请牢记,解答有关子宫收缩乏力的试题

第十一篇 妇产科学试题答案及详细解答

时常常用到。数据来源于《中华妇产科学》P247。

	持续时间(秒)	宫缩间歇期(分)	宫腔压力(mmHg)
妊娠晚期	<30	不规律	0~15
第一产程潜伏期	30~40	5~6	25~30
第一产程活跃期	40~60	3~4	40~60
第二产程	60	1~2	100~150

381. ABCDE　①协调性子宫收缩乏力可使产程延长,若破膜时间超过12小时应给予抗生素预防感染。②对于排尿困难的产妇,应及时导尿,排空膀胱。③不能进食的产妇,应静脉补充能量,进行营养支持。④地西泮能使宫颈平滑肌松弛,软化宫颈,促进宫口扩张,适用于宫口扩张缓慢及宫颈水肿者。排除A、B、C、D后,得出正确答案为E。

382. ABCDE　①人工破膜指征:宫口开大≥3cm,无头盆不称,胎头已衔接而产程进展缓慢者。按此指征,要求宫口扩张至少3cm,故可首先排除A、B;足先露、肩先露为异常胎位,胎头不能衔接,故可排除C、D。②枕先露为正常胎位,S=0,说明胎头已衔接,宫口开大4cm,可行人工破膜。

383. ABCDE　①宫口开大7cm,说明产妇处于第一产程活跃期。宫缩逐渐减弱,胎心良好,应诊断为协调性宫缩乏力。对于第一产程活跃期宫缩乏力、胎膜已破者,可静脉滴注缩宫素加强宫缩,以加快产程。第一产程静脉滴注缩宫素适合于协调性宫缩乏力、宫口扩张≥3cm、胎心率良好、胎位正常、头盆相称者。②静脉注射地西泮主要用于宫口扩张缓慢及宫颈水肿者。肌内注射缩宫素、静脉注射麦角新碱均易导致子宫强直性收缩,在分娩中禁用,主要用于产后止血。只有经人工破膜、静脉滴注缩宫素等处理后,产程仍无进展或出现胎儿窘迫征象时,才行剖宫产术,故不答E。

384. ABCDE　初产妇,规律宫缩12小时,羊膜囊完整,胎头S+1,胎心率140次/分,均属于正常范围,无须干扰产程,故答B。

385. ABCDE　①不协调性宫缩乏力的处理原则是调节子宫收缩,恢复其正常节律性及极性。可给予强镇痛剂哌替啶肌内注射,使产妇充分休息,醒后95%以上的不协调性宫缩可以恢复为协调性宫缩。②A、B、D、E均是协调性宫缩乏力的治疗措施。

386. ABCDE　分娩总产程不足3小时,称为急产,多发生于经产妇,常见于协调性宫缩过强。

387. ABCDE　①宫缩过强,可造成羊膜腔内压力过高,导致羊水栓塞。协调性宫缩过强,若无产道梗阻,可导致急产。不协调性宫缩过强,可导致胎儿窘迫,甚至胎死宫内。宫缩过强,若软产道弹性较差,可导致产道裂伤。②宫缩乏力可导致胎盘滞留,宫缩过强不会导致胎盘滞留。

388. ABCDE　①协调性宫缩乏力表现为宫缩弱而无力,持续时间短而间歇时间长,无下腹部剧痛,产程延长或停滞,故不答A。②强直性子宫收缩表现为子宫强力收缩,宫缩间歇期短或无间歇期,产妇烦躁不安,持续腹痛,拒按,胎位触不清,胎心因听不清,故答案为B。③先兆子宫破裂常见于产程长、有梗阻性难产因素的产妇,主要表现为子宫病理性缩复环、下腹部压痛、胎心率异常和血尿四联征。

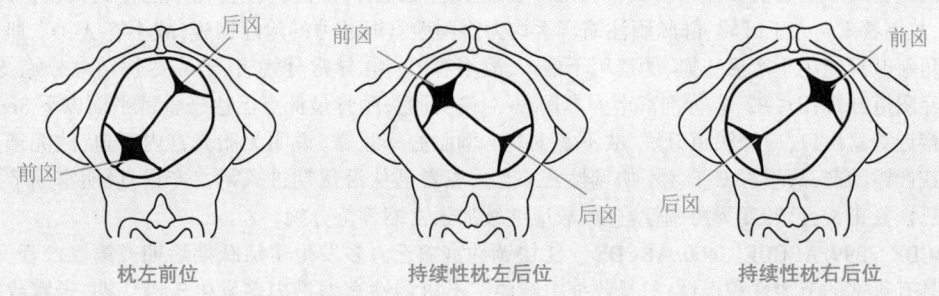

枕左前位　　　持续性枕左后位　　　持续性枕右后位

④阴道检查后囟位于1点处应诊断为枕左前位,此为最常见的正常分娩胎位;持续性枕左后位,后囟应位于4点处;持续性枕右后位,后囟应位于8点处,故不答D。⑤宫颈扩张活跃期停滞是指进入活跃期后,宫口不再扩张达4小时以上。根据题干所述,本例不能确诊为活跃期停滞,故不答E。

389. ABCDE 390. ABCDE ①胎盘多在胎儿娩出后15分钟内排出,若30分钟内胎盘仍未排出,可能为胎盘滞留,多为子宫收缩乏力,以致胎盘虽已全部从子宫壁剥离,但仍滞留于子宫腔内。②子宫收缩过强,产程过快,可导致初孕妇宫颈、阴道及会阴撕裂伤。③胎盘粘连常见于多次人工流产、宫腔感染损伤子宫内膜等。胎盘嵌顿是指子宫痉挛性收缩时,形成的狭窄环使已完全剥离的胎盘嵌顿于子宫腔内。凝血功能障碍常见于稽留流产、羊水栓塞等。

391. ABCDE 392. ABCDE ①初产妇宫口开大8cm,说明处于第一产程活跃期。第一产程活跃期正常宫缩40~60秒,间歇3~4分钟。本例有宫缩,但持续时间30秒,间隔5分钟,宫体不硬,应诊断为协调性宫缩乏力。因子宫宫体不硬,有宫缩间歇期,故不能诊断为子宫收缩过强。胎儿双顶径为9.0cm,属于正常范围,不属于巨大儿,故不答B。胎儿大小正常,宫口已开大8cm,胎头已拨露,根据题干所给条件,不能诊断为骨盆狭窄。胎儿畸形与题干所述无关。②第一产程协调性宫缩乏力,若宫口≥3cm、无头盆不称、胎头已衔接,可首先人工破膜以加速产程;若观察半小时产程仍无进展,可静脉点滴催产素。剖宫产仅用于经上述处理后产程仍无进展或出现胎儿窘迫征象者,本例胎心率良好,无胎儿窘迫,故无须剖宫产。肌内注射哌替啶主要用于非协调性宫缩乏力的治疗。

393. ABCDE 394. ABCDE ①初产妇,孕39周,为足月产。估计胎儿2700g,为正常儿,胎心率142次/分。骨盆外测量未见异常。宫口开大5cm,说明处于第一产程潜伏期末或活跃期初。初产妇潜伏期正常约需8小时,本例为6小时,属于正常范围。可见,产力、产道、胎儿均无异常,应等待自然分娩,无须干扰产程。②活跃期是指宫口开大5~10cm。患者宫口开大8cm,说明处于第一产程活跃期。活跃期宫颈口扩张速度<0.5cm/h,称为活跃期延长。本例活跃期宫颈口扩张速度为3cm/12小时(规律宫缩6小时至产程18小时),应诊断为活跃期延长。本例"宫缩逐渐减弱",应诊断为协调性宫缩乏力所致的活跃期延长。由于胎膜已破,故可静脉滴注缩宫素,以加速产程。地西泮仅用于宫口扩张缓慢合并宫颈水肿者,故不答A。肌内注射缩宫素、静脉注射麦角新碱只能用于产后止血,严禁用于催产。剖宫产适用于经上述处理后产程仍无进展或出现胎儿窘迫征象者,故不答E。

395. ABCDE 396. ABCDE 397. ABCDE ①初产妇宫口开大2cm,说明处于第一产程潜伏期。正常潜伏期每次宫缩30~40秒,间歇5~6分钟,但本例每次宫缩35秒,间歇9分钟,故应诊断为子宫收缩节律异常。子宫收缩对称性是指宫缩起自两侧宫角部,然后向宫底中线集中。子宫收缩极性是指宫缩于宫底最强,宫体次之,子宫下段最弱。子宫收缩的缩复作用是指宫缩时肌纤维变短变宽,间歇期不能复原。可见,题干所述与B、C、D无关。腹肌和膈肌收缩力是第二产程的辅助产力,而本例尚处于第一产程潜伏期,故不答E。②协调性宫缩乏力多发生于活跃期后期或第二产程;不协调性宫缩乏力多发生于潜伏期。本例处于第一产程潜伏期,子宫收缩节律异常,应诊断为不协调性宫缩乏力而不是协调性宫缩乏力。不协调性宫缩乏力的治疗包括肌内注射哌替啶,使产妇充分休息,醒后不协调性宫缩乏力多能恢复为协调性宫缩。若经上述处理后,不协调性宫缩未能得到纠正,可行剖宫产,故不答E。人工破膜、静脉滴注缩宫素均为协调性宫缩乏力的治疗措施,故不答A、D。肌内注射麦角新碱只能用于产后止血,严禁用于催产,故不答C。③异常分娩者,若需尽快结束分娩,S≥+3,应经阴道分娩;S≤+2,应行剖宫产。本例S+3,说明胎头颅骨最低点已达坐骨棘平面以下3cm,胎头已接近骨盆出口,应经阴道分娩,故不答E。本例胎心率正常,说明无胎儿宫内窘迫,故无须胎头吸引或产钳助产,故不答C、D。不协调性宫缩乏力患者已从潜伏期进入第二产程,说明宫缩节律和极性已恢复正常,已转变为协调性宫缩,故应继续加强宫缩等待分娩。

398. ABCDE 399. ABCDE 400. ABCDE ①协调性宫缩乏力多发生于活跃期后期或第二产程,子宫收缩具有正常的节律性和极性,只是收缩力减弱。不协调性宫缩多发生于潜伏期,子宫收缩节律

第十一篇 妇产科学试题答案及详细解答

失常、极性倒置。本例宫口开大2cm，说明处于第一产程潜伏期。临产后正常宫缩具有极性，即宫缩以子宫底部最强，子宫体部次之，子宫下段最弱。但本例宫缩频率较高，子宫下段收缩最强，说明宫缩时极性倒置，应诊断为不协调性宫缩乏力而不是协调性宫缩乏力。骨盆狭窄、胎位不正主要表现为先露部不能衔接入盆，而本例已入盆，故不答C、D。正常分娩临产后不会发生宫缩极性倒置，故不答E。②不协调性宫缩乏力多属于原发性宫缩乏力，常合并头盆不称和胎位异常。羊水过多、多胎妊娠、巨大胎儿、子宫畸形，常导致早产。③治疗不协调性宫缩乏力，首选哌替啶100mg肌内注射，使产妇充分休息，醒后不协调性宫缩乏力多能恢复为协调性宫缩。若经上述处理后，不协调性宫缩未能得到纠正，或出现胎儿窘迫，则行剖宫产，故不答B。静脉滴注缩宫素、人工破膜为协调性宫缩乏力的治疗措施，故不答A、D。

401. ABCDE ①坐骨切迹宽度代表中骨盆后矢状径，其宽度为坐骨棘与骶骨下部间的距离。将阴道内的示指置于骶棘韧带上移动，能容纳3横指为正常，否则为中骨盆狭窄。②坐骨棘间径是中骨盆最短的径线，正常值为10cm，此径线过小提示中骨盆狭窄。③骨盆侧壁越陡直，先露部越容易经过中骨盆，越有利于分娩。因此，骨盆侧壁倾斜度（不是骨盆倾斜度）与中骨盆狭窄有关。④骶骨弯曲度（骶骨翘度）是指产妇直立时骶骨前面上下端连线与垂直线形成的角度，翘度在40°~49°者较适合分娩。⑤骶尾关节活动度与出口平面狭窄有关，而与中骨盆狭窄无关，参阅2版《实用妇产科学》P416。

402. ABCDE ①骶耻外径：孕妇左侧卧，右腿伸直，左腿屈曲，测量第5腰椎棘突下至耻骨联合中点的距离，此径线可间接推测骨盆入口前后径长度，是骨盆外测量中最重要的径线。骶耻外径正常值18~20cm，≤16cm提示骨盆入口绝对狭窄，需行剖宫产。②枕后位、持续性枕后位、完全臀先露虽属异常胎位，但若胎儿较小，仍可经阴道试产。部分性前置胎盘并不是经阴道分娩的禁忌证。

403. ABCDE ①足月妊娠产妇，已有规律宫缩，宫口开大3cm，胎头尚未衔接，说明跨耻征阳性，提示骨盆入口狭窄。诊断骨盆入口狭窄的最重要指标为骨盆入口前后径<10cm、骶耻外径<18cm、对角径<11.5cm，故答E。②对角径是指骶骨岬上缘中点到耻骨联合下缘的距离，正常值为12.5~13cm。骨盆入口前后径（真结合径）=对角径-（1.5~2cm），正常值为11cm。骶耻外径是指第5腰椎棘突下米氏菱形窝上角至耻骨联合中点的距离，正常值为18~20cm。髂棘间径正常值为23~26cm，髂嵴间径正常值为25~28cm，坐骨棘间径正常值为10cm。

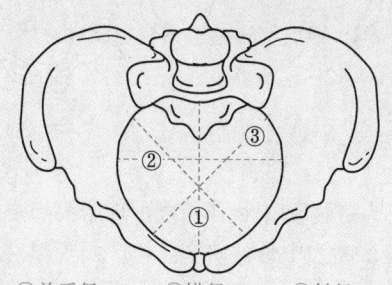

①前后径11cm；②横径13cm；③斜径12.75cm
骨盆入口平面径线

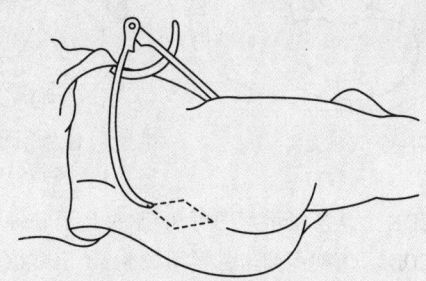

测量骶耻外径

404. ABCDE ①临产后胎头未衔接，胎头迟迟不入盆，说明骨盆入口平面狭窄。衡量骨盆入口平面是否狭窄最重要的径线为对角径，故答E。②髂棘间径、髂嵴间径、骶耻外径并不能预测产时头盆不称，无须常规测量，故不答C。

405. ABCDE ①从所给示意图可知，胎头低于耻骨联合平面，表示胎头可以入盆，为头盆相称，说明无骨盆入口平面狭窄，因此代表骨盆入口前后径的骶耻外径应正常。骶耻外径正常值为18~20cm，故答C。②子宫收缩过强常造成子宫破裂、急产。髂嵴间径正常值为25~28cm。本例为头先露，属于正常胎位，故不答D。题干所给示意图涉及的是第一产程，而不是第二产程，故不答E。

406. **ABCDE** ①产妇宫口开大2cm,说明处于第一产程潜伏期。本例枕左前位,头先露S=0,说明胎头双顶径刚达坐骨棘水平。产妇坐骨棘间径9cm(正常值>10cm),应诊断为中骨盆狭窄。胎儿双顶径10cm(正常值为9.3cm),说明胎儿体积较大。本例胎儿较大而中骨盆狭窄,不可能经阴道分娩,只能行剖宫产。②肌内注射哌替啶常用于治疗不协调性宫缩乏力。静脉滴注缩宫素常用于治疗协调性宫缩乏力。本例中骨盆狭小,不能继续放任观察产程。静脉滴注5%葡萄糖液无产科特异性。

407. **ABCDE** ①跨耻征是临产后检查头盆是否相称的方法,检查者将手放在耻骨联合上方,将浮动的胎头向骨盆腔方向推压。若胎头高于耻骨联合平面,表示胎头不能入盆,头盆明显不称,称为胎头跨耻征阳性,不可能出现胎头衔接。若胎头低于耻骨联合平面,表示胎头可以入盆,头盆相称,称为胎头跨耻征阴性。若胎头与耻骨联合在同一平面,表示可疑头盆不称,称为胎头跨耻征可疑阳性。②跨耻征阳性者,由于头盆不称和胎位异常,常出现不协调性宫缩乏力;也可发生梗阻性难产,出现病理性缩复环,造成先兆子宫破裂;可使胎先露部不能衔接,前羊水囊所受压力不均,导致胎膜早破。

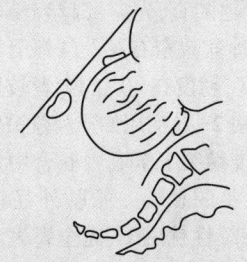
跨耻征阴性（头盆相称）

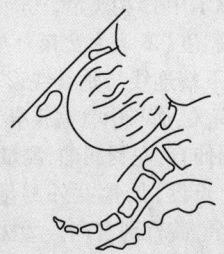
跨耻征可疑阳性（头盆可能相称）

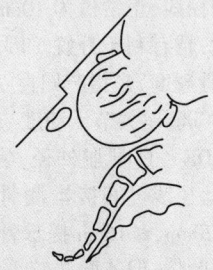
跨耻征阳性（头盆不称）

408. **ABCDE** 根据骨盆外测量结果,骨盆可分为:①扁平骨盆:骶耻外径<18cm;②漏斗型骨盆:坐骨结节间径<8cm,耻骨弓角度<90°;③均小骨盆:骨盆外测量各径线<正常值2cm或以上;④偏斜骨盆:骨盆两侧斜径及同侧直径相差>1cm。本例坐骨结节间径<8cm,应诊断为漏斗型骨盆。

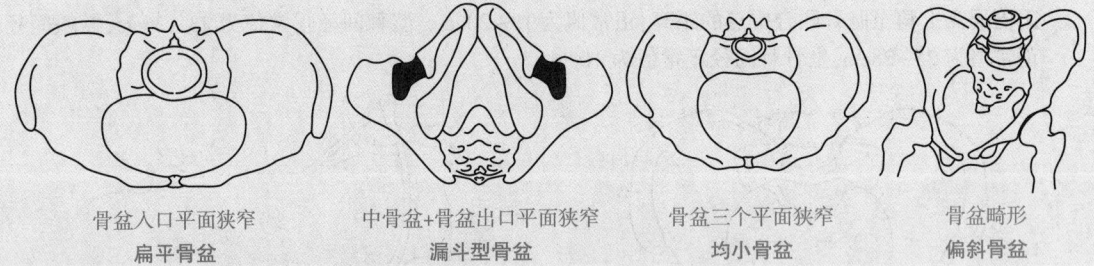

骨盆入口平面狭窄　　中骨盆+骨盆出口平面狭窄　　骨盆三个平面狭窄　　骨盆畸形
扁平骨盆　　　　　　漏斗型骨盆　　　　　　　　均小骨盆　　　　　偏斜骨盆

409. **ABCDE** 从所给示意图可知,胎头高于耻骨联合平面,为跨耻征阳性,不可能出现胎头衔接。

410. **ABCDE** ①初产妇坐骨棘间径8cm(正常值10cm),应诊断为中骨盆狭窄。初产妇规律宫缩12小时,宫口开大9cm,但胎先露尚未达S+3,故应行剖宫产。②徒手旋转胎头常用于治疗持续性枕横位。人工破膜加速胎头下降常用于治疗协调性宫缩乏力。产钳助娩、胎头吸引适用于S≥+3者。

411. **ABCDE** ①本例坐骨结节间径+出口后矢状径<15cm,应诊断为骨盆出口狭窄,足月胎儿不能经阴道分娩,而应行剖宫产术。②本例有骨盆出口狭窄,不能使用缩宫素,以免子宫破裂。B、C、D均属于经阴道分娩的方式,本例严禁使用。

412. **ABCDE** 413. **ABCDE** 414. **ABCDE** ①根据骨盆外测量结果,骨盆分类如下。a.扁平骨盆:骶耻外径<18cm;b.漏斗型骨盆:坐骨结节间径<8cm,耻骨弓角度<90°;c.均小骨盆:骨盆外测量各径线<正常值2cm或以上;d.偏斜骨盆:骨盆两侧斜径及同侧直径相差>1cm。本例坐骨结节间径<8cm,耻骨弓角度<90°,应诊断为漏斗型骨盆。②本例中骨盆横径(坐骨棘间径)<10cm,属于中骨盆狭窄,且胎儿较大

(3700g),不能经阴道分娩,应行剖宫产术,故答 C 而不是 A、D、E。只有骨盆入口轻度狭窄者可以试产,中骨盆及骨盆出口狭窄者不宜试产,故不答 B。③本例出口横径(坐骨结节间径)= 7cm、出口后矢状径=8.5cm,两者之和>15cm,足月正常儿可经阴道分娩,因此本例能从阴道分娩的条件是体重正常,即胎儿体重 2800g 左右。持续性枕后位、完全臀先露都属于难产,一般不宜经阴道分娩,故不选 A、D。胎儿窘迫应立即行剖宫产结束分娩,以免胎死宫中,故不答 C。

415. ABCDE 416. ABCDE 417. ABCDE ①本例坐骨结节间径+出口后矢状径<15cm,应诊断为骨盆出口狭窄。中骨盆狭窄常表现为坐骨棘间径<10cm。偏斜骨盆常表现为骨盆两侧斜径及同侧直径相差>1cm,根据题干,不答 A、E。骨盆入口狭窄常表现为骶耻外径<18cm,故不答 B。均小骨盆常表现为骨盆外测量各径线<正常值 2cm 或以上,而本例骶耻外径(正常值 18~20cm)、髂棘间径(正常值 23~26cm)均正常,故不答 D。②产妇宫口扩大 4cm,尚未开全,正常情况下产妇不会向下屏气用力。若为持续性枕后位,因枕骨持续位于骨盆后方压迫直肠,产妇自觉肛门坠胀及排便感,致使宫口尚未开全的产妇也要屏气使用腹压。因此,对于宫口尚未开全,多次宫缩时屏气却不见胎头顺利下降者,应考虑持续性枕后位。胎头高直位常表现为胎头衔接、下降困难。持续性枕横位表现为母体腹部 1/2 被胎儿肢体占据,1/2 为胎儿背部占据,耻骨联合上触及胎头比枕前位宽。枕前位为正常分娩体位,在宫口开全前产妇不会提前屏气用力。前不均倾位为枕横位的特例。③持续性枕后位是分娩过程中常见的异常胎位,若人工破膜后发现羊水呈棕黄色(Ⅲ度羊水粪染)、胎心率缓慢(正常值 110~160 次/分),可诊断为胎儿窘迫,应行剖宫产结束分娩,以免胎死宫内。

418. ABCDE ①枕左横位(LOT)为异常胎位。胎心率 100 次/分(正常值 110~160 次/分),提示胎儿宫内窘迫,应尽快结束分娩。②若需尽快结束分娩,S≥+3,应经阴道分娩;S≤+2,应行剖宫产。本例 S=0,只能行剖宫产,而不能经阴道分娩。③A、B、C、D 均属于经阴道分娩的措施,故不答。

419. ABCDE ①产妇宫口已开全,S+3 说明胎头已通过中骨盆的坐骨棘。正常情况下,胎头下降至中骨盆、骨盆出口平面之间时,应进行内旋转,但本例为枕左横位,需用手将胎头枕部转向前方,然后继续经阴道分娩。②本例胎头 S+3,只能经阴道分娩,不能行剖宫产。缩宫素常用于协调性宫缩乏力。若不纠正枕左横位,则无法进行内旋转,不能使胎头最大的前后径与中骨盆、骨盆出口较大的前后径一致而继续下降,故不答 C。本例胎心率正常,无胎儿窘迫,无须行产钳助产。

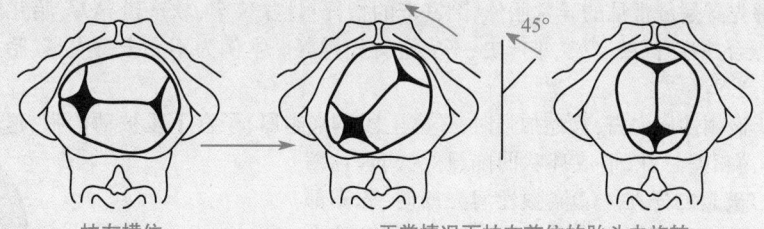

枕左横位　　　　　　　　正常情况下枕左前位的胎头内旋转

420. ABCDE 臀先露是最常见的异常胎位,根据胎儿两下肢所取的姿势分以下 3 类。

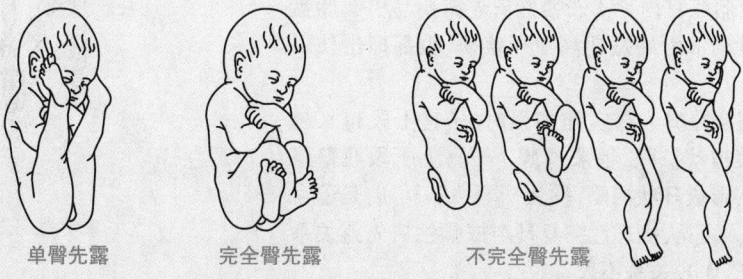

单臀先露　　　完全臀先露　　　　不完全臀先露

①单臀先露(腿直臀先露):胎儿双髋关节屈曲,双膝关节伸直,以臀部为先露。此类最常见。②完全

臀先露(混合臀先露):胎儿双髋关节及双膝关节均屈曲,犹如盘膝坐,以臀部和双足为先露。③不完全臀先露:以一足或双足、一膝或双膝、一足一膝为先露。膝先露是暂时的,产程开始后转为足先露。

421. ABCDE　完全臀先露的特点为胎儿双髋关节及双膝关节均屈曲。

422. ABCDE　①足月初产妇,主诉肋下有块状物,此为较硬的胎头。臀先露腹部检查时,在宫底可扪及圆而硬、有浮球感的胎头,子宫呈纵椭圆形,胎儿纵轴与产妇纵轴一致;若未衔接,在耻骨联合上方可触及不规则、软而宽的胎臀,胎心在脐左(或右)上方听得最清楚。故本例应诊断为臀先露。②枕先露腹部触诊时,在宫底可触及柔软宽大的胎臀,耻骨联合上方触及圆而硬的胎头。面先露腹部触诊时,可见宫底位置较高,胎头极度仰伸入盆受阻,胎体伸直。肩先露时,子宫呈横椭圆形,子宫底高度低于妊娠周数,子宫横径宽,宫底部及耻骨联合上方空虚,在母体腹部一侧触到胎头,另一侧触到胎臀。复合先露多表现为胎手露于胎头旁,或胎足露于胎臀旁。

423. ABCDE　10版《妇产科学》P192:臀先露行外转胎位术的最佳时机是妊娠36~37周后。

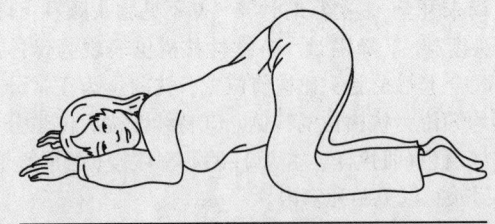

胸膝卧位　　　　　　　　　臀先露外转胎位术

424. ABCDE　臀先露在妊娠30周之前,多能自行转为头先露,本例于妊娠26周来诊,无须处理。

425. ABCDE　臀先露分为单臀先露、完全臀先露(混合臀先露)和不完全臀先露(包括单足先露、单膝先露、双膝先露等)。臀位分娩最大的危害是围产儿死亡率明显升高,其原因是脐带脱垂。臀位的脐带脱垂发生率为4%~5%,为头位的10倍。单臀先露由于完全填满了宫颈口,脐带脱垂的发生率最低,仅1%左右;完全臀先露为2%~5%;不完全臀先露达10%~18%。因此围产儿预后相对较好的臀先露是单臀先露。参阅3版《实用妇产科学》P342。

426. ABCDE　臀先露是最常见的异常胎位,剖宫产的指征:骨盆狭窄、软产道异常、胎儿体重>3500g、胎儿窘迫、妊娠合并症、高龄产妇、难产史、不完全臀先露等。本例为不完全臀先露、胎儿体重>3500g,故应行剖宫产术。

427. ABCDE　①嵌顿性肩先露,宫缩加强时,子宫上段越来越厚,子宫下段被动扩张,越来越薄,子宫上下段肌壁厚薄相差悬殊,形成环状凹陷,称为病理性缩复环,是子宫破裂的先兆。②嵌顿性肩先露时,先露部胎肩对宫颈压力不均,容易导致胎膜早破,引起宫腔内感染。③破膜后羊水外流,胎儿上肢或脐带容易脱出,导致胎儿窘迫、胎死宫内。④嵌顿性肩先露不易引起胎盘早剥,胎盘早剥常由妊娠期高血压疾病、腹部撞击伤引起。

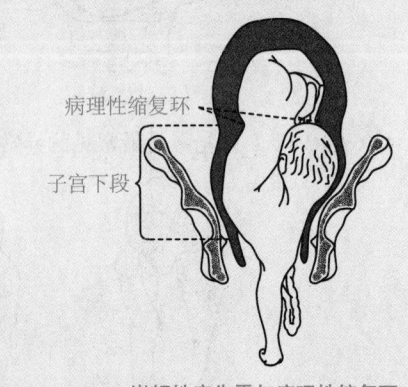

嵌顿性肩先露与病理性缩复环

428. ABCDE　嵌顿性肩先露宫缩加强时,子宫上段越来越厚,子宫下段被动扩张,越来越薄。子宫上下段肌壁厚薄相差悬殊,形成环状凹陷,称为病理性缩复环,是子宫破裂的先兆。可见,病理性缩复环与嵌顿性肩先露关系密切,与B、C、D、E关系不大。

第十一篇 妇产科学试题答案及详细解答

429. **ABCDE** ①足先露属于不完全臀先露,在分娩过程中容易发生脐带脱垂,预后较差,不宜经阴道分娩,应首选剖宫产。臀先露经阴道分娩的条件:孕龄≥36周;单臀先露;胎儿体重2500～3500g;骨盆大小正常;无其他剖宫产指征。本例为不完全臀先露,胎儿体重>3500g,不宜经阴道分娩。②A、B属于臀先露妊娠期的处理措施,故不答。足先露易发生胎膜早破,不宜行人工破膜。

430. **ABCDE** 胎头枕骨靠近骶岬,应诊断为胎头高直后位。初产妇宫口开大3cm,说明处于第一产程潜伏期末,但胎头高浮,提示胎露尚未入盆,故不能经阴道分娩,应尽早剖宫产。

431. **ABCDE** ①本例胎心率88次/分(正常值110～160次/分),说明急性胎儿窘迫,应立即结束分娩,故不答E。②尽快结束分娩的方式有两种:若胎先露≥S+3,经阴道分娩;若胎先露≤S+2,应行剖宫产。本例胎头S+3,应经阴道分娩,故不答D。③为尽快结束分娩抢救胎儿,应行产钳助产术。在第二产程,产钳助产要较静脉滴注缩宫素、应用前列腺素助产快得多,因此在胎儿宫内窘迫的危急情况下,应首选产钳助产术,A、C只是辅助治疗。④解答此类试题时,请记住原则:S+3表示胎头已接近骨盆出口,因为坐骨棘平面距骨盆出口约5cm。因此胎先露≥S+3,应经阴道分娩;若合并胎儿窘迫,应加行产钳助产术;胎先露≤S+2,应行剖宫产。

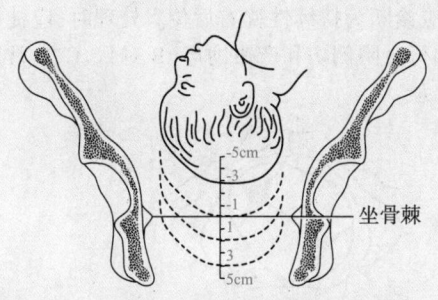

坐骨棘平面是判断胎头高低的标志
S-3 胎头颅骨最低点在坐骨棘平面以上3cm
S0 胎头颅骨最低点平坐骨棘平面
S+3 胎头颅骨最低点在坐骨棘平面以下3cm

阴道检查判断胎头高低示意图

432. **ABCDE** ①本例胎心率92次/分(正常值110～160次/分),应诊断为急性胎儿窘迫,应尽快结束分娩,抢救胎儿,故不答B、C、D。②本例胎头S+3,应经阴道分娩,不宜行剖宫产,故不答E。为尽快结束分娩,应会阴侧切后产钳助产。

433. **ABCDE** ①本例胎心率100次/分,应诊断为急性胎儿窘迫,需立即结束分娩,抢救胎儿。②患者S=0,故不能经阴道分娩,而应立即剖宫产。A、C、D、E均属于经阴道分娩的措施,故不答。

434. **ABCDE** ①继发性宫缩乏力是指产程开始宫缩正常,但在活跃期或第二产程宫缩转弱。原发性宫缩乏力是指产程一开始就出现宫缩乏力。患者宫口开全,说明开始时产程进展顺利,宫缩正常,现宫缩转弱,应考虑继发性宫缩乏力而不是原发性宫缩乏力。②继发性宫缩乏力常见于中骨盆狭窄或骨盆出口狭窄,患者胎先露S+1,提示胎先露受阻于中骨盆水平,故应诊断为中骨盆狭窄而不是骨盆出口狭窄。③患者胎先露S+1,说明胎先露已入盆,无骨盆入口狭窄。C为一般性干扰项。

435. **ABCDE** ①第三产程是指胎盘娩出期,即从胎儿娩出到胎盘娩出的时间,需5～15分钟,一般不超过30分钟。胎盘延迟娩出的常见原因为子宫收缩乏力和胎盘粘连。本例子宫轮廓清,说明无宫缩乏力。胎儿娩出35分钟后胎盘仍未娩出,应立即检查宫腔和胎盘,明确胎盘是否剥离,并协助胎盘娩出。在胎盘尚未完全剥离之前,接产者切忌用手下压宫底或牵拉脐带,以免引起胎盘部分剥离而出血或拉断脐带,甚至造成子宫内翻,故答E。参阅2版《实用妇产科学》P132。②在确认胎盘完全剥离后,可按摩子宫、轻柔牵拉脐带,协助胎盘娩出。给予缩宫素、建立静脉通道补液都是一般处理措施。

436. **ABCDE** 437. **ABCDE** ①孕妇宫口开大4cm,说明处于第一产程活跃期。初产妇活跃期正常需4小时,大于8小时为活跃期延长,本例临产仅6小时,故活跃期正常。孕妇骨盆测量、胎儿发育、胎位均正常,故属于正常产程,应等待自然分娩。②孕妇宫颈口开大4cm,说明处于第一产程活跃期。但胎膜早破后胎心率仅102次/分(正常为110~160次/分),应诊断为急性胎儿窘迫,为抢救胎儿,应立即行剖宫产。③B常用于治疗协调性宫缩乏力,D常用于治疗子痫,E常用于引产。

438. ABCDE 439. ABCDE 440. ABCDE ①B超是评估羊水量的常用方法,最大羊水暗区垂直深度(AFV)≥8cm为羊水过多,AFV≤2cm为羊水过少。本例羊水平段3.8cm,故羊水量正常。影响分娩方式的主要因素包括产力、产道和胎儿因素,本例规律宫缩说明产力正常,骨盆外测量正常说明骨产道正常,胎儿胎心率、双顶径、羊水及孕周均正常,因此本例的正确处理是严密观察产程进展,自然分娩。剖宫产主要适用于头盆不称、产道狭窄者。静脉滴注缩宫素常用于治疗协调性宫缩乏力。缓慢静脉注射能量合剂无产科特异性。肌内注射维生素K₁常用于合并肝疾病的产妇。②胎头降至+3(S+3),可经阴道分娩,由于宫口未开全,可行人工破膜以加速产程进展。本例宫缩正常,无须静脉滴注缩宫素。让产妇于宫缩时屏气增加腹压,常在宫口开全时使用,过早使用将造成产妇疲劳,使产程延长。肥皂水灌肠主要适用于初产妇宫口开大<4cm。胎头S+3,不应剖宫产,剖宫产仅适用于S≤+2者。③本例宫口开全,S=+4,应经阴道分娩,严禁行剖宫产。肛查发现盆腔后部空虚,提示枕后位。阴道检查若矢状缝在骨盆左斜径上,前囟在骨盆右前方,诊断为枕左后位;若矢状缝在骨盆右斜径上,前囟在骨盆左前方,则为枕右后位,故本例应诊断为持续性枕右后位。处理时,应徒手将胎头枕部转向前方,使矢状缝与骨盆前后径一致,可加行会阴侧切和产钳助产(B对)。C、D常用于治疗协调性宫缩乏力。E常用于治疗不协调性宫缩乏力。

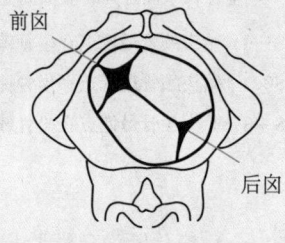
持续性枕左后位

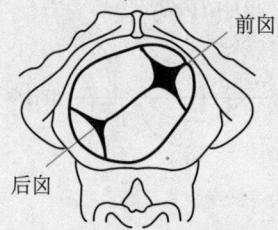
持续性枕右后位

441. ABCDE 442. ABCDE 443. ABCDE ①初孕妇,足月妊娠,自觉胎动减少,尚未确诊,当然不能随意终止妊娠,故答案为E。可行胎儿电子监护、生物物理评分,以了解宫内胎儿情况。可给予孕妇间断吸氧,左侧卧位。②足月妊娠,B超羊水平段的正常值为2~7cm,本例属正常范围,说明无羊水过多或过少。无应激试验反应型提示胎儿储备能力良好。由于分娩尚未发动,因此应采用期待疗法,间歇吸氧并密切观察。人工破膜、静脉滴注缩宫素常用于治疗协调性宫缩乏力。米索前列醇常用于引产,而不用于催产。③5小时后产程发动,胎心率降至100次/分,应诊断为急性胎儿窘迫,应立即剖宫产尽快结束分娩,以免胎死宫中。产钳助产主要适用于经阴道分娩、S≥+3且要短时间内结束分娩者。宫缩抑制剂常用于子宫收缩过强者。急性胎儿窘迫需积极抢救,不应继续观察。

444. ABCDE 产后出血是指胎儿娩出后24小时内失血量超过500ml,剖宫产超过1000ml。

445. ABCDE 产后出血、产褥感染、妊娠合并心脏病、严重的妊娠期高血压疾病是导致孕产妇死亡的四大原因,导致我国产妇死亡的首位原因是产后出血。

446. ABCDE ①子宫收缩乏力是产后出血最常见的原因。胎儿娩出后,子宫肌收缩和缩复对肌束间的血管能起到有效的压迫作用,故宫缩乏力会引起产后出血。②胎盘植入是指胎盘绒毛穿入子宫壁肌层,部分植入血窦开放,出血不易止住。胎盘嵌顿是指胎儿娩出后子宫发生局限性环形缩窄及增厚,将已剥离的胎盘嵌顿于宫腔内,多为隐性出血。胎盘粘连是指胎盘绒毛仅穿入子宫壁表层,若完全粘连一般不出血,若部分粘连可造成产后出血。血小板减少可引起凝血功能障碍,造成产后出血。

447. ABCDE ①子宫收缩乏力、胎盘因素、软产道裂伤、凝血功能障碍是产后出血的四大原因。②产后出血的常见原因不包括胎膜早破、宫内感染。胎膜早破可导致阴道流液,而不是阴道流血。

第十一篇 妇产科学试题答案及详细解答

448. ABCDE　产后出血常表现为阴道大量流血,根据其出血特点可判断出血部位和原因。①胎儿娩出后立即出血,色鲜红,多为软产道裂伤;②胎儿娩出后数分钟出血,色暗红,多为胎盘因素;③胎盘娩出后阴道流血,多为子宫收缩乏力;④胎儿娩出后阴道持续流血且血液不凝,多为凝血功能障碍。本例胎儿娩出后5分钟阴道出血,应考虑胎盘部分剥离。子宫胎盘卒中常见于胎盘早剥阴道流血,与产后阴道流血关系不大。

449. ABCDE　①胎盘娩出后阴道流血较多,应考虑子宫收缩乏力或胎盘、胎膜残留。经产妇双胎妊娠,子宫过度膨胀,易发生子宫收缩乏力,导致产后出血,故答C而不是A、B。②宫颈裂伤常表现为胎儿娩出后立即出现阴道流血,鲜红色。凝血功能障碍常表现为胎儿或胎盘娩出后阴道持续流血,且血液不凝。

450. ABCDE　①胎盘娩出后阴道持续大量流血,无血凝块,应考虑凝血功能异常所致。②晚期产后出血是指分娩24小时以后,在产褥期内发生的子宫大量出血。胎盘因素导致的产后出血,因凝血功能正常,出血时多有血凝块,故不答B、E。本例子宫缩小,质硬,可排除子宫收缩乏力,故不答C。

451. ABCDE　**452. ABCDE**　①胎儿娩出后持续性阴道流血,鲜红色,应诊断为软产道裂伤所致产后出血。②胎儿娩出后阴道出血,子宫轮廓不清,应诊断为子宫收缩乏力所致产后出血,故答D。子宫轮廓不清为子宫收缩乏力的典型临床表现。③胎盘残留、胎盘植入常表现为胎儿娩出数分钟后出现阴道流血。凝血功能异常常表现为胎儿或胎盘娩出后阴道持续流血,且血液不能凝固。

453. ABCDE　**454. ABCDE**　**455. ABCDE**　**456. ABCDE**　①患者产后24小时内发生阴道大量出血,应诊断为产后出血,最常见的原因是宫缩乏力。巨大胎儿(体重>4000g)可致子宫肌纤维过分伸展,是导致宫缩乏力的常见病因。软产道裂伤常表现为胎儿娩出后立即出血,本例为胎盘娩出后出血,故不答A。本例胎盘娩出后检查胎盘无异常,故不答B。子宫内翻不属于产后出血的常见病因,故不答D。凝血功能障碍所致的产后出血常表现为胎儿娩出后阴道持续流血,且血液不凝固,故不答E。②A、B、C、E均属于宫缩乏力性产后出血的治疗方法,不应行刮宫术。③宫缩乏力治疗有效的主要指标当然是子宫变硬。阴道出血控制后,出血量将减少,休克即可纠正,表现为血压上升、心率减慢、尿量增加,故答D。④为防止宫缩乏力导致产后出血,可在胎肩娩出后肌内注射缩宫素。

457. ABCDE　**458. ABCDE**　①子宫收缩乏力常表现为子宫质软、轮廓不清,但本例子宫轮廓清楚,说明宫缩正常,故不答A。软产道损伤常表现为胎儿娩出后立即出血,本例胎盘娩出后4小时仍出血,故不答B。本例胎盘胎膜完整,故不答C。凝血功能障碍出血多不凝固,而本例阴道流血可凝固,故不答D。尿潴留可使胎盘滞留导致产后出血,而本例无胎盘滞留,故本题设计不严谨。②尿潴留引起的产后出血,首选处理措施当然是导尿。按摩子宫常用于治疗宫缩乏力性出血。产后出血使用常规止血剂效果不佳。软产道损伤所致的产后出血,应仔细检查软产道,彻底缝合止血。刮宫常用于治疗胎盘胎膜残留所致的产后出血。

459. ABCDE　**460. ABCDE**　①宫缩乏力性出血常表现为胎盘娩出后出血,出血量随宫缩变化而时多时少,子宫收缩时出血量减少,子宫松弛时出血量增多。本例在胎盘娩出后阴道流血,时多时少,应诊断为宫缩乏力性出血。宫缩乏力的常见病因为滞产、子宫因素(如多胎、剖宫产史、子宫肌瘤)、临产后使用过多宫缩抑制剂。本例在家中分娩,不可能使用宫缩抑制剂,题干也未述及子宫因素,因此应考虑滞产所致的宫缩乏力,故答B。贫血、高龄初产妇都不是宫缩乏力的病因,故不答A、C。臀先露经阴道分娩易造成宫颈撕裂伤,表现为胎儿娩出后立即阴道流血。本例新生儿体重3200g,不属于巨大儿,只有巨大儿才是引起宫缩乏力的常见原因,故不答E。②治疗产后出血时,首先应输液输血,补充血容量。虽然静脉滴注缩宫素、静脉推注麦角新碱可用于治疗宫缩乏力性产后出血,但应在输液输血的基础上应用,故答A而不是C、D。本例阴道流血有凝血块,说明产妇凝血功能正常,无须补充纤维蛋白原。消毒纱条填塞宫腔只适用于医疗条件有限、出血不能控制的危急情况。

461. ABCDE　**462. ABCDE**　**463. ABCDE**　①产后2小时内极易发生严重并发症,如产后出血、子痫、产

后心力衰竭等,因此产后2小时应留置在产房内,严密观察产妇的生命体征、子宫收缩情况及阴道流血量。②患者子宫质软,轮廓不清,应诊断为宫缩乏力。阴道裂伤常表现为胎儿娩出后立即发生阴道流血,胎盘残留常表现为胎儿娩出后数分钟开始阴道流血,本例胎盘娩出30分钟才开始阴道流血,故不答A、B。患者阴道内有大量血凝块,说明凝血功能正常。子宫破裂常表现为下腹部撕裂疼痛,子宫收缩停止,胎儿进入腹腔。③宫缩乏力所致的产后出血,治疗首选注射缩宫药物。缝合撕裂的阴道适用于阴道裂伤。手取残留胎盘适用于胎盘残留。缝合破裂子宫适用于子宫破裂。静脉注射止血药物对产后出血效果不好。

464. ABCDE　①羊水栓塞是指分娩过程中,羊水突然进入母体血液循环,引起急性肺栓塞、过敏性休克、DIC等病理改变的严重分娩并发症,死亡率19%~86%,是孕产妇死亡的主要原因。临床上少见,发病率1.9/10万~7.7/10万。②产后出血是我国产妇死亡的最常见病因,临床上常见,发病率5%~10%,故不答A。脐带脱垂、子痫均不属于分娩期并发症,故不答B、C。子宫破裂虽然少见,但临床上症状明显,易于诊断,因此产妇死亡率较低,故不答D。

465. ABCDE　羊膜腔内压力过高、血窦开放和胎膜破裂是导致羊水栓塞发生的基本条件。胎膜破裂后,羊水由开放的子宫黏膜静脉、胎盘附着处的静脉窦进入母体的血液循环。

466. ABCDE　①妊娠合并二尖瓣狭窄首先引起左心衰竭。②子痫引起全身血管痉挛,首先发生左心衰竭。③羊水中有形物质形成栓子,经肺动脉进入肺循环阻塞小血管,引起肺动脉高压,导致右心衰竭。④重型胎盘早剥易导致失血性休克,产褥感染易导致感染性休克,常引起急性左心衰竭。

467. ABCDE　①羊水栓塞是羊水进入母体血液循环栓塞肺动脉所致,栓子当然含有羊水有形成分,如胎儿毳毛、胎脂、胎粪、角化上皮细胞等。②羊水栓塞易引起弥散性血管内凝血(DIC)为其临床特点之一。③羊水的有形物质可使肺血管反射性痉挛,致使肺动脉高压,造成右心负荷加重,导致急性右心扩张和充血性右心衰竭。④羊水栓塞常表现为低氧血症、低血压和凝血功能障碍"三联征"。⑤羊水栓塞时,羊水中的抗原成分可引起I型变态反应,而不是II型变态反应,故答E。

468. ABCDE　①正常情况下,初产妇第一产程需12小时,第二产程需1~2小时。而本例第一、第二产程大大缩短,说明不恰当使用缩宫素后宫缩极强,羊膜腔内压力很高。此时,羊水内的有形成分易经开放的静脉或血窦进入母体肺动脉引起羊水栓塞。羊水栓塞常表现为分娩过程中,突然出现呼吸困难、发绀、抽搐,甚至休克、死亡。根据题干,本例应诊断为羊水栓塞。②缩宫素过敏是指产妇对缩宫素极度敏感而引起子宫强直性收缩,短期内可造成胎儿窘迫或死亡,母体发生子宫破裂。羊水栓塞是急性肺栓塞的一种,若将本题答案选为C,则答案不确切。心源性休克是指心泵功能衰竭导致的休克,不会出现寒战、咳嗽、阴道出血等症状。子宫收缩乏力不会导致产程大大缩短。

469. ABCDE　①羊水栓塞是产科危急重症,应积极抢救,如抗过敏、纠正呼吸、循环衰竭、改善低氧血症、抗休克、防止DIC和肾衰竭,其中最重要的是纠正呼吸、循环衰竭。②羊水栓塞常发生于分娩过程中,情况危急,抢救时常来不及终止妊娠、切除子宫,故不答D、E。

470. ABCDE　①宫缩过强、胎膜早破是羊水栓塞的常见病因。产妇在分娩过程中突然出现寒战、咳嗽、呼吸困难、血压降低、抽搐,甚至昏迷、死亡,应首先考虑羊水栓塞。本例血涂片发现羊水有形物质,故可确诊羊水栓塞。本病的急救措施首先是抗过敏、解除肺动脉高压、改善低氧血症,首选药物为糖皮质激素快速静脉注射。②气管切开正压给氧,主要用于ARDS的急救。静脉缓注氨茶碱主要用于支气管哮喘的急救。静脉滴注多巴胺、低分子右旋糖酐常用于休克的治疗。

471. ABCDE　因胎先露部下降受阻,子宫收缩过强,子宫体部肌肉增厚变短,子宫下段肌肉变薄拉长,在两者之间形成环状凹陷,称为病理性缩复环,常见于先兆子宫破裂,而与B、C、D、E无关。

第十一篇　妇产科学试题答案及详细解答

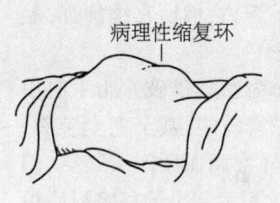
先兆子宫破裂

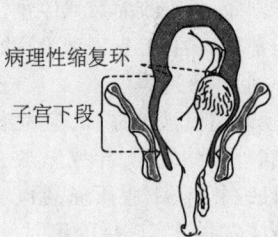
病理性缩复环

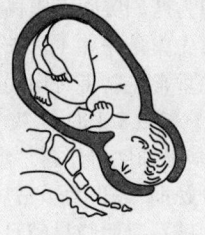
痉挛性狭窄环围绕胎颈

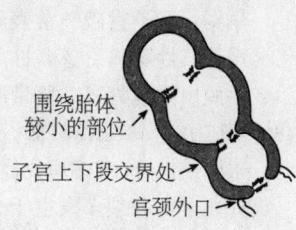
痉挛性狭窄环好发部位

472. ABCDE　①完全性子宫破裂常见于瘢痕子宫的体部，常无先兆子宫破裂的典型症状。完全性子宫破裂多见于分娩期，常表现为突然下腹剧痛后，子宫收缩骤然停止，全腹压痛、反跳痛，胎心音消失，先露部升高，开大的宫口缩小。根据题干，本例应诊断为完全性子宫破裂。②羊水栓塞常表现为分娩过程中突发呼吸困难、低氧血症、低血压、凝血功能障碍等。胎盘早剥常表现为妊娠晚期有痛性阴道流血。腹腔感染常表现为寒战高热，腹部疼痛，压痛、反跳痛。先兆子宫破裂不会出现先露部升高，开大的宫口缩小。

473. ABCDE　①初产妇临产后查体见脐下方一环状凹陷，此为病理性缩复环，是先兆子宫破裂的特点。患者临产后8小时出现烦躁不安，腹部拒按，胎心音不清，病理性缩复环，血尿，应诊断为先兆子宫破裂。②羊水栓塞常表现为分娩过程中产妇突发气急，烦躁不安，呼吸困难，发绀，昏迷，呼吸、循环衰竭。子宫破裂常在先兆子宫破裂的基础上发生，表现为突发下腹撕裂样疼痛，子宫收缩骤然停止，全腹压痛、反跳痛，胎心音消失，腹壁下可扪及胎体。重型胎盘早剥常有妊娠期高血压疾病病史，子宫呈板状硬，胎位不清，阴道出血。急性阑尾炎常表现为转移性右下腹痛，右下腹压痛、反跳痛。

474. ABCDE　①初产妇，宫缩10小时，宫口开大4cm，说明产妇已进入活跃期。患者下腹压痛明显并出现凹陷，此凹陷为病理性缩复环，应诊断为先兆子宫破裂，其首选治疗为哌替啶肌内注射。②患者症状不典型，易误诊为协调性宫缩乏力而误答B。协调性宫缩乏力常表现为宫缩高峰时指压宫底部肌壁可出现凹陷，但腹部无压痛。而本例腹部压痛明显，故不能诊断为协调性宫缩乏力，B、C、D、E均为协调性宫缩乏力的治疗措施。

475. ABCDE　①初产妇腹痛2天，仍未分娩，说明产程延长。阴道口可见胎儿上肢，说明是肩先露，此为异常胎位。下腹拒按，说明宫缩强烈。排尿困难和血尿是先兆子宫破裂的典型表现。根据题干，应诊断为先兆子宫破裂。胎心音消失，说明已胎死宫中。对于肩先露合并先兆子宫破裂者，无论胎儿死活，均应抑制子宫收缩，并立即行剖宫产术，以防止子宫破裂。②胎头吸引术、产钳助产术均属于经阴道分娩的助产术式，而本例为肩难产，不能经阴道分娩，故不答A、D。内倒转后臀牵引为臀先露的处理方式，故不答B。毁胎术主要用于死胎已足月、宫口开大者。

476. ABCDE　477. ABCDE　①因胎先露下降受阻，子宫收缩过强，子宫体部肌肉增厚变短，子宫下段肌肉变薄拉长，在两者间形成环状凹陷，称为病理性缩复环。病理性缩复环是先兆子宫破裂的特征性体征，故答A。②子宫破裂常发生于瞬间，产妇生产过程中突感下腹一阵撕裂样剧痛，宫缩消失，腹痛稍缓解后，因羊水、血液进入腹腔刺激腹膜，出现全腹持续性疼痛，并伴有低血容量休克，故答B。③前置胎盘常表现为妊娠晚期无痛性阴道出血。胎盘早剥常表现为妊娠晚期有痛性阴道出血。羊水栓塞常表现为生产过程中突然出现低氧血症、低血压、凝血功能障碍三联征。

478. ABCDE　479. ABCDE　①经产妇宫口开大2cm，说明处于第一产程潜伏期。患者潜伏期>16小时，应诊断为潜伏期延长。患者胎先露高浮，说明尚未入盆衔接，应考虑骨盆入口狭窄。若宫缩过强，可导致子宫破裂。先兆子宫破裂多发生于分娩期，好发于产程长、有梗阻性难产因素的产妇，表现为子宫病理性缩复环、下腹压痛、胎心异常和血尿四大特点。②胎盘早剥常表现为妊娠晚期或分娩期有痛性阴道出血，失血性休克，子宫板状硬为其特点，触诊胎位不清，胎心听不到，故本例应诊断为胎盘早剥。③子宫破裂常表现为产妇突感下腹撕裂样剧痛,子宫收缩突然停止,腹痛稍减轻,随后再次出现持续性腹痛。忽略性肩先露是先兆子宫破裂的常见病因,首先表现为宫缩乏力,然后宫缩加强,胎手脱出阴道外等。脐带脱垂常见脐带脱出阴道外、胎儿窘迫等。

480. ABCDE 481. ABCDE ①产妇8小时前突然出现阴道流液如尿样,应考虑为胎膜早破。胎手脱出于阴道口,应考虑肩先露。嵌顿性肩先露易出现病理性缩复环,导致先兆子宫破裂,甚至完全破裂。先兆子宫破裂多发生于分娩期,表现为子宫病理性缩复环、下腹压痛、胎心异常和血尿四大特点,因此本例应诊断为先兆子宫破裂。胎膜早破只是造成先兆子宫破裂的病因,故不答A。子宫破裂后可有腹痛减轻,休克加重。前置胎盘常表现为妊娠晚期无痛性阴道出血。胎盘早剥常表现为妊娠晚期有痛性阴道流血。②先兆子宫破裂一旦确诊,应立即抑制子宫收缩,肌内注射哌替啶,并同时准备行剖宫产术。口服地西泮起效慢、效果差,不宜应用。本例为嵌顿性肩先露导致的先兆子宫破裂,应尽快结束分娩,以免导致母儿死亡,故不能采取B、C、E治疗措施。

482. ABCDE 483. ABCDE 484. ABCDE 485. ABCDE ①产妇髂棘间径24cm(正常值23~26cm)、骶耻外径19cm(正常值18~20cm)均正常,因此不能诊断为骨盆入口狭窄。坐骨结节间径也称骨盆出口横径,正常值为9cm,本例为7.5cm,应诊断为骨盆出口狭窄(B对)。坐骨棘间径也称中骨盆横径,正常值为10cm,可见本例中骨盆正常。扁平骨盆的诊断标准为骶耻外径<18cm,漏斗型骨盆的诊断标准为坐骨结节间径<8cm、耻骨弓角度<90°,故本例也可诊断为漏斗型骨盆。但由于题干要求回答的是"产程受阻的原因",因此最佳答案为B而不是E。②对于骨盆出口狭窄的产妇,分娩过程中产妇腹痛难忍,宫缩强,子宫下段压痛,应首先考虑先兆子宫破裂。无刺激时胎心率140次/分,宫缩时胎心率116次/分,说明胎心率正常,故不答A。不协调性子宫收缩过强常见于临产后不适当地使用缩宫素,多表现为子宫强烈收缩,宫缩无间歇,而本例宫缩有间歇期存在,故不答B。不协调性子宫收缩乏力常表现为宫缩弱,宫缩<2次/10分钟。重型胎盘早剥常表现为妊娠晚期有痛性阴道流血。③一旦确诊先兆子宫破裂,应立即肌内注射哌替啶抑制子宫收缩,同时准备行剖宫产,故答C而不是E。A、B、D显然不是正确答案。④先兆子宫破裂经哌替啶抑制子宫收缩后,无论胎儿是否存活,均应立即行剖宫产,尽快结束分娩。

486. ABCDE ①从胎盘娩出至产妇全身各器官除乳腺外恢复至正常未孕状态的一段时间,称为产褥期,通常为6周。正常情况下,血性恶露持续3~4日。②产后脉搏在正常范围内,一般略慢,60~70次/分。产后呼吸深慢,14~16次/分,是由于产后腹压降低,膈肌下降,由妊娠期的胸式呼吸转变为胸腹式呼吸所致。③宫缩痛于产后1~2日出现,持续2~3日自然消失。④胎盘娩出后,宫底在脐下1指,产后1日略上升至平脐,以后每日下降1~2cm,至产后10日子宫降入骨盆腔内(D对)。⑤产后3~4日可出现37.8~39℃的发热,称为泌乳热,一般持续4~16小时,不属于病态。

487. ABCDE ①正常产妇体温可在产后24小时内略升高,一般不超过38℃。产后1日宫底略上升至平脐,子宫圆而硬,无压痛。产后可出现宫缩痛,表现为下腹部阵发性疼痛,持续3~4日自然消失。产后可有阴道少量流血,暗红色,少于月经量,为产后恶露。根据题干,该产妇属于正常产褥。②产褥感染常表现为发热、疼痛、异常恶露等。软产道损伤常表现为胎儿娩出后立即发生阴道流血。产后出血是指胎儿娩出后24小时内,阴道出血量大于500ml。本例子宫复旧正常,故不答E。

488. ABCDE 子宫在胎盘娩出后逐渐恢复至未孕状态的全过程,称为子宫复旧,需时6周。子宫于产后6周恢复到孕前大小,子宫内膜再生约需3周,但胎盘附着部位全部修复需至产后6周。

489. ABCDE ①产后3~4日出现乳房血管、淋巴管极度充盈,乳房胀大,体温37.8~39℃,称为泌乳热,一般持续4~16小时,体温即下降,不属病态。②阴道流出血性恶露,无异味,可排除B。会阴切口略红,无渗出,说明无会阴切口感染。双侧乳房胀痛,无局部红肿、波动感,不能诊断为急性乳腺炎。E显然不是正确答案。

490. ABCDE ①恶露常分为血性恶露、浆液恶露和白色恶露三类,故可首先排除A、D。②血性恶露、浆

第十一篇　妇产科学试题答案及详细解答

液恶露和白色恶露分别持续3～4日、10日、3周。记忆为"血性恶露三四日，浆液恶露有十日，白色恶露二十一日"。本例产后8天，应为浆液恶露。

491. **ABCDE**　①阴道分娩的产妇，产后3天，下腹部阵发性疼痛伴阴道少量流血，应属于正常表现，可不予处理，故不答D。②产后3～4日，出现乳房血管、淋巴管极度充盈，乳房胀大，伴体温升高，称为泌乳热，一般持续4～16小时体温即下降，不属于病态。③产妇自觉乳房胀痛，多因乳房过度充盈、乳腺管阻塞所致，正确处理措施包括：哺乳前湿热敷3～5分钟，并按摩乳房，频繁哺乳，排空乳房。④A、B、E均属于急性乳腺炎的治疗措施。

492. **ABCDE**　①产褥早期产妇处于高凝状态，血纤维蛋白原、凝血酶、凝血酶原于产后2～4周降至正常。②红细胞沉降率于产后3～4周降至正常。③红细胞计数及血红蛋白一般于产后1周左右逐渐回升。④白细胞总数于产褥早期较高，于产后1～2周恢复正常。血小板逐渐升高恢复正常。

493. **ABCDE**　①产妇的产后体温多在正常范围内，可在产后24小时内略有升高，但一般不超过38℃。②胎盘娩出后，由于子宫复旧，产后1日宫底平脐。③产后子宫胎盘血液循环终止，大量血液从子宫涌入产妇体循环，产后72小时内，产妇循环血量可增加15%～25%。循环血量一般于产后2～3周恢复至未孕状态。④产后血性恶露、浆液恶露、白色恶露分别持续3～4日、10日、3周左右。⑤胎盘娩出后，宫颈外口呈环状。于产后2～3天，宫口可容纳2指。产后1周宫颈内口关闭，宫颈管复原。产后4周宫颈恢复至非孕状态(E对)。

494. **ABCDE**　①产褥感染的诱因包括产妇体质虚弱、营养不良、孕期贫血、胎膜早破、羊膜腔感染、产科手术、产程延长、产前产后出血过多、多次宫颈检查等。②产褥感染的诱因不包括多产。

495. **ABCDE**　①产褥期是指从胎盘娩出至产后6周。正常恶露含有血腥味，但无臭味。而本例为脓血性恶露，有恶臭，且体温高达39℃，白细胞计数增高，应诊断为产褥感染。②晚期产后出血是指分娩24小时后，在产褥期内发生的子宫大量出血。而本例无子宫大量出血，故不答A。产褥中暑常表现为体温增高，口渴，多汗，四肢乏力。急性膀胱炎常表现为尿频、尿急、尿痛等膀胱刺激征。

496. **ABCDE**　产褥感染是指分娩及产褥期生殖道受病原体侵袭，引起的局部或全身感染。产褥病率是指分娩24小时以后的10日内，每日用口表测量体温4次，间隔时间4小时，有2次体温≥38℃。

497. **ABCDE**　①患者为产褥期，有发热、下腹痛，应诊断为产褥感染。②患者子宫压痛，子宫右侧触及压痛性包块，说明病变部位在子宫及输卵管，应诊断为急性盆腔结缔组织炎。③急性子宫内膜炎、急性子宫肌炎病变部位限于子宫，不会出现宫旁炎性肿块。急性盆腔腹膜炎、弥漫性腹膜炎主要累及盆腔、盆腹膜，可有直肠子宫凹陷局限性脓肿，不会出现子宫增大、压痛。

498. **ABCDE**　①产后出血是指胎儿娩出后24小时内失血量超过500ml。②晚期产后出血是指分娩24小时后，在产褥期内发生的子宫大量出血，以产后1～2周最多见。产褥期是指胎盘娩出至产后6周。

499. **ABCDE**　①子宫胎盘附着部位复旧不良引起的晚期产后出血多发生于产后2周左右，表现为突然大量阴道流血，子宫大而软，宫口松弛，阴道及宫口有血凝块。根据题干，本例应诊断为胎盘附着部位复旧不良。②胎盘胎膜残留引起的晚期产后出血多发生于产后10天左右，表现为血性恶露持续时间延长，以后反复出血。子宫颈裂伤可导致产后出血，而不是晚期产后出血。子宫内膜炎可引起晚期产后出血，常表现为寒战高热，子宫压痛明显。子宫脱垂不会导致阴道出血，故不答D。

500. **ABCDE**　501. **ABCDE**　502. **ABCDE**　①晚期产后出血是指分娩24小时后，在产褥期内发生的子宫大量出血。本例产后16天阴道大量流血，应诊断为晚期产后大出血。晚期产后出血的常见原因：胎盘胎膜残留、蜕膜残留多于产后10日发生，胎盘附着面复旧不全多于产后2周发生，剖宫产术后子宫切口裂开多于术后2～3周发生，常表现为子宫突然大量出血，可导致失血性休克。本例剖宫产术后16天，突然阴道大量出血，失血性休克，应考虑剖宫产术后子宫切口裂开出血。②患者呈失血性休克状态，故应立即建立静脉通道，补液、输血抢救休克，静脉滴注广谱抗生素预防感染，静脉滴注缩宫素以减少出血，待病情稳定后行B超检查以明确出血原因。对于子宫切口裂开出血，严禁行清宫术止血。③2版《实用妇产科学》P460:对于剖宫产术后子宫切口裂开出血,若出血多,患者已处于失血性休克状态,应积极抢救休克,立即剖腹探查。术中发现切口裂开,应做次全子宫切除术。因为子宫切口裂开多发生于产后2周左右,局部组织水肿严重,且存在宫腔感染,如果行裂口修补,多不易愈合,且有再度裂开的可能,故答C而不是B。

503. ABCDE　①在维持阴道微生态平衡中,乳杆菌、雌激素、阴道pH起重要作用。生理情况下,雌激素可使阴道上皮变厚并增加细胞内糖原含量,阴道上皮细胞分解糖原为单糖,阴道乳杆菌可将单糖转化为乳酸,维持阴道正常的酸性环境。正常阴道微生物群中,乳杆菌为优势菌,可通过维持阴道的酸性环境,而抑制其他病原体生长,称为阴道自净作用。②B、C、D、E均属于阴道正常微生物群,但不是优势菌。

504. ABCDE　①正常阴道内多种因素维持生态平衡,主要是乳杆菌、雌激素和阴道pH的共同作用。生理情况下,雌激素使阴道上皮增生变厚并增加细胞内糖原含量,阴道上皮细胞分解糖原为单糖,乳杆菌可将单糖转化为乳酸,维持阴道正常的酸性环境(pH≤4.5),从而抑制其他病原体生长,称为阴道自净作用。②A、C、D、E均与阴道自净作用无关。

505. ABCDE　正常情况下,阴道维持在酸性环境(pH≤4.5),有利于乳杆菌的生长,故答B,不答A、C、D、E。

506. ABCDE　①经性交直接传播是滴虫阴道炎最主要的传播途径。其次,滴虫阴道炎也可间接传播,即经公共浴池、浴盆、浴巾、游泳池、坐式便器、衣物、污染的器械、敷料等传播。②滴虫阴道炎不会经淋巴、血液循环途径感染。内源性感染为外阴阴道假丝酵母菌病的主要传播途径。

507. ABCDE　①滴虫阴道炎的典型白带为稀薄脓性、黄绿色、泡沫状、有臭味。分泌物呈脓性是因为分泌物中含有白细胞,若合并其他感染则呈黄绿色、泡沫状、有臭味是因滴虫无氧酵解糖类,产生腐臭气体。②泔水状恶臭白带见于子宫颈癌。白色稠厚凝乳状(豆腐渣样)白带见于外阴阴道假丝酵母菌病。白色均匀稀薄、鱼腥臭味白带见于细菌性阴道病。脓血性白带见于严重萎缩性阴道炎。

508. ABCDE　①因滴虫阴道炎可同时合并尿道、尿道旁腺、前庭大腺滴虫感染,单纯局部用药不易彻底治愈,故需全身用药。阴道局部用药虽可较快缓解症状,但不易彻底杀灭滴虫,停药后容易复发。故答A而不是B、C。但由于甲硝唑能通过乳汁排泄,故用药期间及用药后24小时不宜哺乳。参阅4版《实用妇产科学》P547。②1%龙胆紫涂抹阴道黏膜现已弃用。局部用克林霉素软膏无效。

509. ABCDE　①滴虫阴道炎常表现为阴道分泌物增多,稀薄脓性、泡沫状、有异味,妇检可见阴道黏膜充血,宫颈出血点。根据题干,本例应诊断为滴虫阴道炎。②非特异性外阴炎常表现为外阴充血肿胀、糜烂,有抓痕、溃疡等。细菌性阴道病常表现为阴道分泌物增多,鱼腥臭味,灰白色、均匀一致、稀薄状。萎缩性阴道炎常见于老年女性。外阴阴道假丝酵母菌病常表现为阴道分泌物增多,白色稠厚、呈豆腐渣样。

510. ABCDE　①滴虫阴道炎常在月经后复发。治疗后,应于月经干净后复查阴道分泌物,经连续检查3次阴性,方为治愈。②治疗后无症状者不需随访,但有症状者需随访至症状消失。

511. ABCDE　①外阴阴道假丝酵母菌病的阴道分泌物由脱落上皮细胞、念珠菌菌丝体、酵母菌和假菌丝组成,其特征为白色稠厚、呈凝乳或豆腐渣样。②滴虫阴道炎的典型白带为稀薄脓性、黄绿色、泡沫状、有臭味。细菌性阴道病为白色、均质、稀薄分泌物。淋菌性阴道炎为脓性分泌物。萎缩性阴道炎的阴道分泌物稀薄,呈淡黄色。

512. ABCDE　阴道分泌物呈豆腐渣样为外阴阴道假丝酵母菌病的特点,故答E。

513. ABCDE　①"阴道分泌物呈豆腐渣样"为外阴阴道假丝酵母菌病的特点,故答E。②萎缩性阴道炎患者阴道分泌物稀薄,呈淡黄色。细菌性阴道病患者阴道分泌物稀薄,有鱼腥味。滴虫阴道炎患者阴道分泌物稀薄,脓性,泡沫状,有异味。淋病患者阴道分泌物为脓性。

514. ABCDE　一年内有症状,并经真菌学证实的外阴阴道假丝酵母菌病发作4次或以上,称为RVVC。

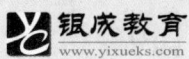
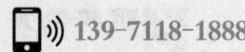

第十一篇 妇产科学试题答案及详细解答

①初始治疗:若为局部治疗,延长治疗时间为7~14天;若口服氟康唑150mg,则于第4天、第7天各加服1次。②巩固(维持)治疗:可口服氟康唑150mg,每周1次,连续6个月。

515. ABCDE ①患者阴道分泌物增多,呈豆腐渣样,为外阴阴道假丝酵母菌病的特征性表现,故本例应诊断为外阴阴道假丝酵母菌病,首选抗真菌治疗。②甲硝唑常用于滴虫阴道炎、细菌性阴道病的治疗。雌激素常用于萎缩性阴道炎的治疗。常规阴道冲洗为一般性治疗,故不答C。

516. ABCDE ①白带呈乳块状为外阴阴道假丝酵母菌病的特点,镜检发现真菌菌丝,应确诊为外阴阴道假丝酵母菌病。局部治疗主要是在阴道内放置咪康唑或克霉唑栓剂,每晚1粒,连用7日(A对)。②阴道内放置甲硝唑栓为滴虫阴道炎的治疗方法。阴道内放置己烯雌酚栓、外阴应用0.5%醋酸液清洗,均为萎缩性阴道炎的治疗方法。外阴应用氢化可的松软膏为外阴鳞状上皮增生的治疗方法。

517. ABCDE ①外阴阴道假丝酵母菌病主要表现为外阴瘙痒、灼痛、性交痛、尿痛及阴道分泌物增多,检查可见阴道黏膜被白色膜状豆腐渣样分泌物覆盖,擦除后露出红肿黏膜面。故本例应诊断为外阴阴道假丝酵母菌病,其治疗可选用咪康唑栓剂(商品名达克宁栓)、克霉唑栓剂放置阴道内。②2%克林霉素软膏阴道涂擦主要用于治疗细菌性阴道病。阴道内放置甲硝唑片主要用于治疗滴虫阴道炎。阴道内放置尼尔雌醇片、外阴部用0.5%醋酸液洗涤主要用于治疗萎缩性阴道炎。

518. ABCDE ①患者阴道分泌物镜检可见假菌丝,应诊断为外阴阴道假丝酵母菌病,治疗首选制霉菌素。②放线菌素、博来霉素为抗肿瘤抗生素,克林霉素为抗菌药物,均不属于抗真菌药物,故不答A、C、D。甲硝唑常用于滴虫阴道炎的治疗。

519. ABCDE 520. ABCDE ①滴虫阴道炎是由阴道毛滴虫引起的常见阴道炎,主要经性交直接传播,也可由公共浴池、浴巾、污染的器械等间接传播。②外阴阴道假丝酵母菌病的传染途径主要为内源性感染(即寄生于阴道、口腔及肠道等处的假丝酵母菌,在条件适宜时引起的感染),少数为性交直接传染,极少数通过接触污染的衣物等间接传染,无飞沫、血液及垂直传播。

521. ABCDE 522. ABCDE ①克霉唑为广谱抗真菌药,局部用药可治疗各种浅部真菌感染,如外阴阴道假丝酵母菌病。②滴虫阴道炎的治疗首选甲硝唑口服。③补充雌激素常用于治疗萎缩性阴道炎。局部涂擦孕激素(黄体酮油膏)、雄激素(丙酸睾酮油膏),常用于治疗外阴硬化性苔藓。

523. ABCDE 524. ABCDE ①患者浅黄色稀薄白带,泡沫状,有臭味,应考虑滴虫阴道炎,治疗首选甲硝唑口服,治愈率达90%~95%。②患者白带增多,白色稠厚,呈豆腐渣样,应考虑外阴阴道假丝酵母菌病,治疗首选抗真菌药物(克霉唑)。③青霉素、克林霉素均为抗菌药物。雌激素常用于治疗萎缩性阴道炎。

525. ABCDE 细菌性阴道病为阴道内正常菌群失调所致的一种混合性感染。正常阴道内以乳杆菌占优势。细菌性阴道病时,乳杆菌减少,导致其他微生物大量繁殖,主要有加德纳菌、厌氧菌、人型支原体,其中以厌氧菌居多,厌氧菌数量可增加100~1000倍。

526. ABCDE ①下列4项中有3项阳性,即可临床诊断为细菌性阴道病:匀质、稀薄、白色阴道分泌物;线索细胞阳性;阴道分泌物pH>4.5;胺臭味试验阳性。②B为滴虫阴道炎的特点,故答B。

527. ABCDE ①阴道分泌物增多,稀薄,灰白色,有鱼腥味,为细菌性阴道病的特点,故答A。②外阴阴道假丝酵母菌病的阴道分泌物呈凝乳块状。萎缩性阴道炎常表现为阴道黏膜萎缩,阴道皱襞消失,阴道分泌物稀薄,淡黄色。滴虫阴道炎阴道分泌物呈稀薄脓性、黄绿色、泡沫状、有臭味。衣原体阴道炎少见,阴道分泌物呈黏液脓性。

528. ABCDE ①细菌性阴道病的典型白带为匀质、稀薄、白色、有鱼腥味,线索细胞为其特征性细胞。根据题干,本例应诊断为细菌性阴道病。其常见病原菌为加德纳菌、厌氧菌,首选药物为甲硝唑。甲硝唑能抑制厌氧菌生长,不影响乳杆菌生长,是理想的治疗药物。②链霉素因为耳毒性较大,临床上少用。红霉素、青霉素常用于G^+菌感染的治疗。氧氟沙星常用于G^-感染的治疗。

529. ABCDE ①线索细胞是细菌性阴道病具有诊断意义的细胞。②细菌性阴道病是阴道内正常菌群失

1229

调导致的混合性感染，治疗时可选用抗厌氧菌药物如甲硝唑、克林霉素等。③细菌性阴道病白带为匀质、稀薄、白色分泌物。④患细菌性阴道病时，阴道内乳杆菌减少，加德纳菌、厌氧菌等大量繁殖。用酸性溶液冲洗阴道，可抑制厌氧菌生长，促进乳杆菌繁殖，故答 D。用碱性溶液冲洗阴道常用于治疗外阴阴道假丝酵母菌病。参阅2版《实用妇产科学》P559。⑤细菌性阴道病的阴道分泌物呈鱼腥味改变，性交后加重。分泌物呈鱼腥味是由厌氧菌繁殖产生胺类物质(尸胺、腐胺、三甲胺)所致。

530. ABCDE 531. ABCDE 532. ABCDE ①滴虫阴道炎的典型阴道分泌物呈稀薄脓性、黄绿色、泡沫状、有臭味。分泌物呈脓性是因为分泌物中含有白细胞；若合并其他感染则呈黄绿色；分泌物呈泡沫状、有臭味是因滴虫无氧酵解糖类，产生腐臭气体。②细菌性阴道病为匀质、稀薄、灰白色阴道分泌物，常黏附于阴道壁。③外阴阴道假丝酵母菌病的阴道分泌物由脱落上皮细胞、菌丝体、酵母菌、假菌丝组成，其特征为白色稠厚、呈凝乳状或豆腐渣样。④萎缩性阴道炎为稀薄、淡黄色白带。衣原体阴道炎的白带呈黏液脓性。

533. ABCDE 萎缩性阴道炎常见于绝经期妇女，患者卵巢功能衰退，雌激素水平降低，阴道壁萎缩，黏膜变薄，上皮细胞内糖原减少，故答 C。阴道内 pH 增高，多为 5.0~7.0(正常 pH≤4.5)，嗜酸性的乳杆菌不再为优势菌，局部抵抗力降低，其他致病菌过度繁殖或容易入侵引起炎症。

534. ABCDE 535. ABCDE 536. ABCDE ①萎缩性阴道炎和滴虫阴道炎均可出现阴道黏膜散在出血点，前者阴道分泌物稀薄，呈淡黄色；后者阴道分泌物稀薄，呈黄绿色，脓性，泡沫样，有臭味，故本例应诊断为萎缩性阴道炎而不是滴虫阴道炎。淋菌性阴道炎为脓性分泌物。细菌性阴道病分泌物匀质、稀薄、白色、有鱼腥臭味。外阴阴道念珠菌病分泌物白色稠厚，呈凝乳状或豆腐渣样。②萎缩性阴道炎好发于老年妇女，是由于雌激素水平降低，阴道壁萎缩，上皮细胞内糖原减少，阴道 pH 增高，导致局部抵抗力降低。③萎缩性阴道炎首选治疗为补充雌激素，增加阴道抵抗力。局部使用制霉菌素常用于治疗外阴阴道念珠菌病。局部使用甲硝唑常用于治疗滴虫阴道炎。

537. ABCDE ①急性子宫颈炎常表现为阴道分泌物增多，呈黏液脓性，若合并尿路感染，可有尿频、尿急、尿痛等膀胱刺激征。根据题干，本例应诊断为急性子宫颈炎。为明确诊断，可行子宫颈管脓性分泌物培养。②尿培养常用于诊断急性肾盂肾炎，A、B、D 显然不是正确答案。

538. ABCDE 子宫颈糜烂按糜烂区所占子宫颈面积的比例分为3度：①轻度糜烂指糜烂面积占整个子宫颈面积的1/3 以内；②中度糜烂是指糜烂面积占子宫颈面积的1/3~2/3；③重度糜烂是指糜烂面积占子宫颈面积的2/3 以上。子宫糜烂为慢性子宫颈炎的病理改变。

539. ABCDE 慢性子宫颈炎主要表现为白带增多，常刺激外阴引起外阴不适和瘙痒。

540. ABCDE 生殖道感染淋病奈瑟菌可导致盆腔炎性疾病，包括子宫内膜炎、输卵管炎、输卵管卵巢脓肿、盆腔腹膜炎等，其中以输卵管炎最常见。参阅3版8年制《妇产科学》P267。

541. ABCDE 542. ABCDE 2010 年美国 CDC 盆腔炎性疾病的诊断标准如下。①最低标准：子宫颈举痛或子宫压痛或附件区压痛。②附加标准：体温＞38.3℃；子宫颈或阴道异常黏液脓性分泌物；阴道分泌物湿片见到大量白细胞；血沉升高；C-反应蛋白升高；实验室证实的子宫颈淋病奈瑟菌或衣原体阳性。③特异标准：子宫内膜活检证实为子宫内膜炎；经阴道超声或核磁共振检查显示输卵管增粗、输卵管积液，或腹腔镜检查发现盆腔炎性疾病征象。

543. ABCDE ①患者，月经期性生活后下腹痛，阴道脓性分泌物增多，子宫颈举痛，外周血白细胞计数增高和中性粒细胞比例增高，应诊断为急性盆腔炎(盆腔炎性疾病)。②B、C、D、E 均不会出现子宫颈化脓性炎的临床表现。

544. ABCDE ①患者下腹痛，高热，说明为炎性疾病，可首先排除 A、B、E。②急性子宫颈炎常表现为阴道脓性分泌物，子宫颈充血、水肿，很少出现腹膜刺激征和附件压痛。③盆腔炎性疾病常表现为下腹痛、阴道脓性分泌物，宫颈举痛，双侧附件压痛，故答 C 而不是 D。

545. ABCDE 546. ABCDE ①人工流产是急性盆腔炎的常见病因。患者人工流产术后 1 周发热，下腹

第十一篇 妇产科学试题答案及详细解答

痛,子宫颈口脓性分泌物,子宫颈举痛,外周血白细胞总数和中性粒细胞比例增高,应诊断为急性盆腔炎。急性膀胱炎常表现为尿频、尿急、尿痛等膀胱刺激征。流产不全常表现为阴道不规则流血。异位妊娠破裂可有子宫颈举痛,但主要表现为腹腔内出血,而不是感染征象。急性阑尾炎不会出现子宫颈举痛,阴道大量脓性分泌物。②对指导急性盆腔炎治疗最有价值的检查当然是病原体检测,如子宫颈管分泌物、后穹隆穿刺液培养及药敏试验等。盆腔B超有助于急性盆腔炎的诊断,但对指导治疗价值不大。尿妊娠试验常用于诊断早孕。尿常规、血常规为一般性检查项目,故不答D、E。

547. ABCDE 548. ABCDE 549. ABCDE ①中年妇女,药物流产后高热,下腹痛,脓性白带,子宫颈举痛,右侧附件区压痛,应诊断为急性盆腔炎。宫外孕、急性阑尾炎、急性肠梗阻均不会出现脓性白带。②患者药物流产后仅3天,尿hCG不可能降至正常,故尿hCG检测无助于诊断。阴道分泌物直接涂片可发现致病菌,后穹隆穿刺抽出脓性液体即可确诊急性盆腔炎。B超可发现盆腔液性暗区,子宫增大。腹腔镜可在"直视"下观察盆腔情况,当然可确诊急性盆腔炎。③急性盆腔炎以抗生素治疗为主,必要时手术治疗。在子宫颈分泌物细菌培养结果出来之前,可行经验治疗。

550. ABCDE 551. ABCDE 552. ABCDE ①宫腔镜检查为急性盆腔炎的常见病因。患者宫腔镜检查术后出现下腹痛,高热,阴道分泌物增多,右侧附件区压痛性包块,外周血白细胞总数增高,应诊断为急性盆腔脓肿。盆腔结核常慢性起病,病程迁延,不会出现高热及严重腹膜刺激征。宫外孕常表现为突发下腹痛,腹腔内出血征象,而不是腹膜刺激征。急性阑尾炎常表现为转移性右下腹疼痛,患者病程仅2天,发展为阑尾脓肿的可能性不大。子宫穿孔常于宫腔镜检查过程中出现,而不是术后出现。②宫腔镜检查导致的急性盆腔炎多为内源性感染,致病菌以需氧菌及厌氧菌混合感染多见,最常见的致病菌依次为链球菌、葡萄球菌、大肠埃希菌、厌氧菌。参阅2版《实用妇产科学》P578。③经常规治疗10天后,盆腔脓肿无缩小,即保守治疗无效,则应行脓肿切开引流。

553. ABCDE 子宫内膜异位症是指有活性的子宫内膜组织在子宫内膜及肌层以外的部位生长,最常累及卵巢,其次为宫骶韧带、直肠子宫陷凹、子宫后壁下段、盆腔腹膜、输卵管、子宫颈等。

554. ABCDE 子宫内膜异位症最常累及卵巢,其次为宫骶韧带、直肠子宫陷凹、子宫后壁下段、盆腔腹膜,输卵管很少受累。

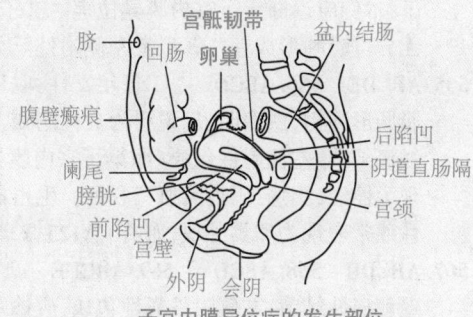
子宫内膜异位症的发生部位

555. ABCDE ①子宫内膜异位症的典型症状是继发性痛经,进行性加重。②阴道分泌物增多见于阴道炎症。阴道不规则流血见于异常子宫出血。接触性出血见于子宫颈癌。月经量增多见于子宫肌瘤。

556. ABCDE ①子宫内膜异位症(内异症)好发于25~45岁的育龄期妇女,主要症状是继发性痛经、进行性加重。可有月经异常,主要表现为经量增多、经期延长或月经淋漓不尽,不会出现月经稀发,故答E。②内异症患者不孕率高达40%。发生于直肠子宫陷凹的内异症可有性交疼痛。

557. ABCDE 子宫内膜异位症是在腹腔镜下或剖腹探查手术时进行临床分期的,分期标准是根据异位内膜的部位、数目、大小、粘连程度等进行的综合评分。A、B、C、E都不是子宫内膜异位症的临床分期依据。

558. ABCDE ①抗子宫内膜抗体(EMAb)是以子宫内膜为靶抗原的自身抗体,常见于子宫内膜异位症,其阳性率为70%~80%。子宫内膜异位症的典型症状是继发性痛经,进行性加重,一侧或双侧附件异位囊肿,直肠子宫陷凹痛性结节,血清CA125轻度增高,EMAb阳性。根据题干,本例应诊断为子宫内膜异位症。②卵巢上皮癌多无痛经,血清CA125常显著增高(正常值<35U/ml)。转移性卵巢肿瘤、盆腔结核、盆腔炎性包块均不会出现进行性痛经,故不答B、D、E。

559. ABCDE ①凡育龄期妇女继发性痛经进行性加重,盆腔有触痛性结节或子宫旁有不活动的囊性包块,即可诊断为子宫内膜异位症。本例子宫右后方扪及的囊性包块为卵巢子宫内膜异位囊肿。②A、B、C、D均不会出现继发性痛经进行性加重。

560. ABCDE ①子宫内膜异位症的根治性手术是指将子宫、双侧附件、盆腔内所有异位内膜均予以切除,适用于45岁以上的重度患者。②保留卵巢功能手术适合于Ⅲ、Ⅳ期患者,症状明显且无生育要求的45岁以下的患者。保留生育功能手术适用于药物治疗无效、年轻、有生育要求的患者。

561. ABCDE ①子宫内膜异位症的药物治疗多采用假孕或假绝经性激素疗法,主要是使用大剂量孕激素,通过抑制垂体促性腺激素分泌,而造成无周期性的低雌激素状态,从而抑制子宫内膜增生,使子宫内膜蜕膜化,内膜坏死萎缩。②性激素疗法可有镇静、止痛、调节月经周期、减轻痛经的作用,但这不是它的主要作用机制,故不答A、B、C。性激素疗法会抑制排卵而不是促进排卵,故D不正确。

562. ABCDE ①A、B、C、D都是治疗子宫内膜异位症的常用药物。孕激素可通过抑制垂体促性腺激素分泌,造成无周期性的低雌激素状态,导致高孕激素性闭经,称为假孕疗法。②孕三烯酮、达那唑均可抑制FSH、LH峰值,使体内雌激素水平降低,导致子宫内膜萎缩,称为假绝经疗法。③促性腺激素释放激素激动剂(GnRH-α)可竞争性抑制垂体GnRH受体,使促性腺激素分泌减少,卵巢激素水平降低而闭经,称为药物性卵巢切除。④雌激素可促进子宫内膜增生,故禁用于子宫内膜异位症的治疗。

563. ABCDE ①A、B、C、D均属于子宫内膜异位症的异位病灶,当然高效孕激素和假孕疗法治疗效果较好,故不答。②子宫腺肌病是指子宫内膜异位至子宫肌层,由于异位的子宫内膜为基底层内膜,并不是功能层内膜,故对孕激素并不敏感,因此高效孕激素和假孕疗法对子宫腺肌病无效,故答E而不是A,很多医考参考书将答案错为A。参阅2版《实用妇产科学》P750。

564. ABCDE ①子宫内膜异位症的典型症状是继发性痛经、不孕、子宫后倾固定,直肠子宫陷凹可扪及痛性结节,一侧或双侧附件处触及囊实性包块(子宫内膜异位囊肿),可有血清CA125升高。根据题干,本例应诊断为子宫内膜异位症。②子宫内膜异位症的药物治疗只适用于痛经明显、有生育要求、无异位囊肿形成者。③患者左侧附件巨大异位囊肿,不宜药物治疗,而应首选腹腔镜手术治疗。

565. ABCDE 566. ABCDE ①青年女性,取环后10天,发热,子宫颈举痛,子宫压痛,右侧附件区可触及腊肠形肿物,触痛明显,说明为炎性病变,应诊断为急性盆腔炎。②青年女性,不孕,痛经,后穹隆有触痛结节,左侧附件包块(卵巢子宫内膜异位囊肿),应诊断为子宫内膜异位症。③输卵管妊娠常表现为停经、腹痛、阴道流血三联征。生殖器结核常表现为低热、盗汗、盆腔炎、腹水、不孕。卵巢上皮性癌常表现为卵巢肿块,血清CA125显著增高。

567. ABCDE 568. ABCDE 569. ABCDE ①育龄期女性,继发性痛经进行性加重,妇科检查扪及子宫后壁触痛性结节,右侧附件囊性包块,应诊断为子宫内膜异位症。右侧附件包块即为卵巢内膜异位囊肿。卵巢滤泡囊肿、卵巢黄体囊肿、输卵管卵巢囊肿、多囊卵巢综合征均不会出现继发性痛经进行性加重,故不答A、B、D、E。②腹腔镜检查是目前诊断子宫内膜异位症的最佳方法。腹部X线片对本病的诊断价值不大。盆腔B超常用于子宫内膜异位症的定位诊断。诊断性刮宫活组织检查常用于诊断子宫内膜癌。子宫输卵管碘油造影常用于诊断输卵管梗阻。③年轻患者,婚后未孕,应行保留生育功能的手术,故可首先排除双侧附件切除的C、D、E。患者病灶为子宫后壁结节及右侧卵巢异位囊肿,手术时应一并切除,故答A而不是B。

570. ABCDE 571. ABCDE ①抗子宫内膜抗体(EMAb)是以子宫内膜为靶抗原的自身抗体,常见于子宫内膜异位症,其阳性率为70%~80%。子宫内膜异位症的典型症状是继发性痛经,进行性加重,一侧或双侧附件异位囊肿,直肠子宫陷凹痛性结节,血清CA125轻度增高(CA125正常值<35U/ml),EMAb阳性。根据题干,本例应诊断为子宫内膜异位症。A、B、C、D均不会出现痛经进行性加重,故不答。②促性腺激素激动剂(GnRH-α)可抑制垂体分泌促性腺激素,导致卵巢激素分泌减少,出现暂时性闭经,称为药物性卵巢切除,适用于子宫内膜异位症的治疗。A、B、C、D均不适用于本病的治疗。

572. ABCDE ①子宫腺肌病的典型症状是继发性痛经进行性加重,约占70%。一般认为痛经系月经期

第十一篇 妇产科学试题答案及详细解答

病灶出血,刺激子宫平滑肌产生痉挛性收缩所致。病变越广泛,痛经越严重。参阅3版《实用妇产科学》P628。②经量增多、经期延长见于40%~50%的子宫腺肌病患者。③阴道不规则流血为无排卵性异常子宫出血的典型症状。阴道分泌物增多为阴道炎的典型症状。

573. **ABCDE** ①子宫腺肌病的典型表现是继发性痛经,进行性加重,经量增多,经期延长,子宫均匀性增大,质硬,压痛,B超示子宫肌层增厚。根据题干,本例应诊断为子宫腺肌病。②子宫肌瘤、子宫内膜癌、子宫内膜炎均不会出现继发性痛经进行性加重。③子宫内膜异位症可有继发性痛经进行性加重,但常有卵巢巧克力囊肿。

574. A**BCDE** ①患者继发性痛经,子宫均匀性增大,质硬,应诊断为子宫腺肌病。②子宫腺肌病的手术治疗首选子宫切除术。本病不是恶性肿瘤,故无须行广泛性子宫切除术、改良广泛性子宫切除术。患者仅45岁,不宜切除双侧附件,故不答D。骶神经切断术可缓解痛经,但临床上少用。

575. A**BCDE** 576. A**BCDE** 577. **ABCDE** ①患者继发性痛经,进行性加重,应考虑子宫内膜异位症和子宫腺肌病。查体见子宫均匀增大,质硬,有压痛,两侧附件无异常,应诊断为子宫腺肌病,而不是子宫内膜异位症,因为子宫内膜异位症常有子宫旁触痛性结节。子宫内膜癌、子宫肌瘤、子宫息肉均不会出现继发性痛经,故不答C、D、E。②为明确子宫腺肌病的诊断,首选检查是妇科B超。阴道镜、宫腔镜对子宫腺肌病的诊断价值不大。盆腔CT、PET-CT价格昂贵,不作为首选检查。③对于症状严重、无生育要求的子宫腺肌病患者,可行全子宫切除术。

578. **ABCDE** 579. **ABCDE** 580. **ABCDE** ①患者进行性痛经,经量增多,经期延长,子宫均匀性增大,有压痛,应诊断为子宫腺肌病。子宫肌瘤、子宫内膜癌、异常子宫出血、子宫内膜炎均不会出现进行性痛经。②子宫腺肌病常伴血清CA125升高,有辅助诊断价值。A、B、C、E均为普通生化检查,无特异性。③子宫腺肌病症状严重,应首选全子宫切除术。本病药物治疗无效,故不答B、C。患者症状较重,不能选择期待疗法,故不答D。患者年仅46岁,不宜行双侧附件切除,故不答E。

581. **ABCDE** ①分娩时造成子宫颈、主韧带、子宫骶韧带、筋膜及肌肉损伤,产后未能恢复是子宫脱垂的主要病因,参阅3版《实用妇产科学》P644。②慢性咳嗽、习惯性便秘、长期重体力劳动、腹型肥胖等,均可使腹腔内压力增加,导致子宫脱垂,可见A、B、C、E均属于子宫脱垂的病因,但不是最主要的病因。

582. A**BCDE** 子宫脱垂是指子宫从正常位置沿阴道下降,子宫颈外口达坐骨棘水平以下。本例子宫颈位于处女膜缘外2cm,应诊断为子宫脱垂。A、C、D、E显然不是正确答案。

583. A**BCDE** 子宫从正常位置沿阴道下降,宫颈外口达坐骨棘水平以下,称为子宫脱垂。以患者平卧用力向下屏气时,子宫下降最低点为分度标准,将子宫脱垂分3度。①Ⅰ度轻型:宫颈外口距处女膜缘<4cm,尚未达到处女膜缘。Ⅰ度重型:宫颈外口已达处女膜缘,在阴道口能见到宫颈。②Ⅱ度轻型:宫颈已脱出阴道口外,宫体仍在阴道内。Ⅱ度重型:宫颈及部分宫体已脱出至阴道口外。③Ⅲ度:宫颈及宫体全部脱出至阴道口外。

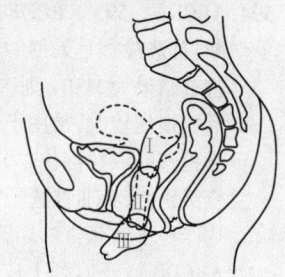

子宫脱垂分度

584. **ABCDE** 曼氏手术(Manchester手术)是指阴道前后壁修补、主韧带缩短、宫颈部分切除术,适用于年龄较轻、宫颈延长、希望保留子宫的Ⅱ、Ⅲ度子宫脱垂伴阴道前后壁脱垂患者。

585. A**BCDE** ①老年妇女,G_4P_2,宫颈及部分宫体脱出于阴道口外,应诊断为子宫脱垂Ⅱ度重型。因患者年龄较大,无须再次生育,故可行子宫切除术+盆底修复。②Manchester手术适用于年龄较轻、宫颈延长的患者。经腹圆韧带缩短术临床上少用。患者年龄仅56岁,需保留性交功能,故不能行阴道全封闭术、阴道半封闭术。

586. A**BCDE** 患者部分宫体与宫颈外露于阴道口,应诊断为Ⅱ度重型子宫脱垂。因患者宫颈较长,年龄较轻,应选用保留子宫的Manchester手术。

587. ABCDE　①曼氏手术(Manchester手术)是指阴道前后壁修补、主韧带缩短、宫颈部分切除术,适用于年龄较轻、宫颈延长、希望保留子宫的Ⅱ、Ⅲ度子宫脱垂伴阴道前后壁脱垂患者(C对)。②阴道前后壁修补术适合Ⅰ、Ⅱ度单纯阴道前后壁膨出者。子宫切除+阴道前后壁修补术适用于Ⅱ、Ⅲ度子宫脱垂伴阴道前后壁脱垂,年龄较大,无须保留子宫的患者。阴道纵隔形成术仅适合于年老体弱不能接受较大手术,且无须保留性交功能者。子宫悬吊术适用于单纯性轻度子宫脱垂患者。

588. ABCDE　589. ABCDE　①患者宫颈及部分宫体已脱出至阴道口外,应诊断为Ⅱ度重型子宫脱垂。②患者年龄60岁,孕4产4,无生育要求,无须保留子宫,可行经阴道子宫切除术。放置子宫托适用于全身情况较差不宜手术者。阴道纵隔形成术适用于年老体弱不能接受较大手术、不需保留性交功能者。曼氏手术适用于年龄较轻、宫颈延长、希望保留子宫的Ⅱ、Ⅲ度子宫脱垂患者。盆底肌肉锻炼为辅助治疗措施。

590. ABCDE　①人乳头瘤病毒(HPV)高危型(HPV16、18型)与CINⅢ的发病密切相关。高危型HPV可产生病毒癌蛋白,其中E6、E7分别作用于宿主细胞的抑癌基因$p53$、Rb,使之失活或降解,继而通过分子事件导致癌变。②HIV为艾滋病的病原体。HSV(单纯疱疹病毒)是生殖器疱疹的病原体。HCV、HBV分别是丙型肝炎、乙型肝炎的病原体。

591. ABCDE　①子宫颈活组织检查是确诊子宫颈上皮内瘤变最可靠的方法。②子宫颈刮片细胞学检查为最简单的子宫颈上皮内瘤变的辅助检查方法,约有20%的假阴性率。醋酸涂抹、阴道镜检查常用于诊断子宫颈癌。阴道分泌物检查常用于诊断阴道炎。

592. ABCDE　①中老年妇女,接触性出血,应首先考虑子宫颈癌。②子宫颈上皮内瘤变的诊断应遵循"三阶梯式"诊断程序,即细胞学检查(或加HPV检测)→阴道镜检查→组织病理学检查。若细胞学检查发现异常细胞,则应作阴道镜+活组织检查,以明确诊断。③子宫颈电热圈切除术、子宫颈冷刀锥切主要用于CINⅡ和CINⅢ的治疗。子宫颈管搔刮主要用于诊断子宫颈管病变。高危HPV-DNA检测常与子宫颈细胞学检查联合用于子宫颈癌的筛查。

593. ABCDE　①子宫颈上皮内瘤变Ⅲ级(CIN3)是指Ⅲ级非典型增生及原位癌。至少20%的CIN3在10年内可发展为子宫颈浸润癌,因此CIN3应积极治疗,最常用的治疗方法是子宫颈锥切术。②全子宫切除术用于年龄较大、无生育要求的CIN3确诊患者,故不答B。CIN3不是浸润癌,无须放疗,故不答C、D。改良根治性子宫切除术常用于Ⅰ$_{A2}$期子宫颈癌的治疗,故不答E。

594. ABCDE　595. ABCDE　596. ABCDE　①患者接触性出血,子宫颈糜烂,应考虑子宫颈癌。为明确诊断,首选检查是无创的子宫颈细胞学检查。A、B、C、D均为有创检查,不作为首选。②若子宫颈细胞学检查结果为HSIL,则选用阴道镜下活检+病理学检查,以进一步明确其病理性质。子宫颈锥形切除术+活检损伤较大,常用于子宫颈细胞学检查阳性,而子宫颈活检阴性者。子宫颈碘试验常用于定位细胞学检查的取材部位。分段诊刮术常用于确诊子宫内膜癌。③子宫颈上皮内瘤变的治疗主要取决于瘤变级别。CINⅢ首选子宫颈锥形切除术,如子宫颈环形电切除术(LEEP)、冷刀锥切术。子宫切除术适用于经子宫颈锥形切除术确诊为CINⅢ、年龄较大、无生育要求者。CINⅢ一般不行放疗和化学治疗。

597. ABCDE　子宫颈上皮由子宫颈阴道部鳞状上皮和子宫颈管柱状上皮组成。在子宫颈鳞状上皮与柱状上皮交接部,称为移行带。柱状上皮可发生鳞状上皮化生,进而癌变,转化为子宫颈癌。因此,子宫颈移行带为子宫颈癌的常见始发部位。

598. ABCDE　①人乳头瘤病毒(HPV)有120多个型别,其中HPV16、HPV18型与子宫颈癌的发病密切相关。HPV16、HPV18型可产生E6、E7癌蛋白,与宿主细胞的抑癌基因$p53$、Rb结合使之失活,导致细胞周期控制失常而发生癌变。②单纯疱疹病毒(HSV)有2个血清型,即HSV-1和HSV-2,HSV-1常引起龈口炎,HSV-2常引起生殖器疱疹。巨细胞病毒(CMV)常引起胎儿子宫内先天性感染和畸形,如智力低下、运动障碍、耳聋、视力障碍等。

599. ABCDE　子宫颈癌的病理类型分为浸润性鳞癌(占75%~80%)、腺癌(占20%~25%)、腺鳞癌。

第十一篇 妇产科学试题答案及详细解答

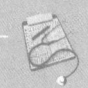

600. ABCDE ①子宫颈癌的危险因素包括性生活过早、多个性伴侣、多孕多产、性混乱、社会经济地位低下、营养不良、吸烟、生殖道微生物（HPV、淋球菌、衣原体、真菌）感染、性激素影响等。②多产属于子宫颈癌的危险因素，未生育不是危险因素。参阅3版《实用妇产科学》P528。

601. ABCDE ①患者接触性出血，子宫颈菜花状肿物，应考虑子宫颈癌。为明确诊断，应首选子宫颈活组织检查。②HPV检查、子宫颈细胞学检查均用于子宫颈癌的普查。子宫颈锥切术常用于子宫颈上皮内瘤变的治疗。超声检查不能确诊子宫颈癌。

602. ABCDE ①接触性出血是子宫颈癌的典型症状。老年妇女，接触性出血，子宫颈有菜花状新生物，应诊断为子宫颈癌。②慢性子宫颈炎多无症状，少数患者可有阴道分泌物增多，妇科检查可有子宫颈糜烂。急性子宫颈炎常表现为阴道分泌物增多，妇科检查可见子宫颈充血、水肿。子宫内膜炎常表现为寒战、高热、白细胞计数增高、阴道脓血性分泌物等。子宫颈肌瘤常表现为子宫颈实质性不规则肿块，无接触性出血。

603. ABCDE 淋巴转移是子宫颈癌次常见的转移方式，主要转移至局部淋巴结。淋巴转移一级组包括宫旁、子宫颈旁、闭孔、髂内、髂外、髂总、骶前淋巴结；二级组包括腹股沟深浅淋巴结、腹主动脉旁淋巴结。

604. ABCDE ①中年女性，接触性阴道流血，宫颈菜花状肿块，镜下见异型细胞浸润性生长，应诊断为子宫颈癌。淋巴转移是其重要的转移途径，最先转移至子宫颈旁淋巴结，晚期可转移至腹股沟淋巴结，故答A而不是B。②晚期宫颈癌的可经血行转移至肺、脑、肾、脊柱等，但少见，故不答C、E。子宫颈癌可直接蔓延至盆腔，但一般发生于晚期而不是早期，故不答D。

605. ABCDE 子宫颈癌的临床分期是根据术中观察的癌灶大小、深度、侵袭及转移情况来确定的，故答B而不是A。若为ⅣB期子宫颈癌，有远处转移，则不仅仅包括盆腔探查情况，故A不正确。

606. ABCDE 子宫颈癌的临床分期如下。①Ⅰ期是指癌灶局限在子宫颈（包括累及子宫体）：ⅠA期为镜下浸润癌，最大间质浸润深度≤5mm；ⅠA1期为间质浸润深度≤3mm；ⅠA2期为间质浸润深度>3mm，但≤5mm。ⅠB期为癌灶局限于子宫颈，间质浸润深度>5mm（超过ⅠA期）：ⅠB1期为癌灶浸润深度>5mm，最大径线≤2cm；ⅠB2期为癌灶最大径线>2cm，但≤4cm；ⅠB3期为癌灶最大径线>4cm。②Ⅱ期是指癌灶已超出子宫，但未达阴道下1/3或骨盆壁：ⅡA期为癌灶累及阴道上2/3，无子宫旁受累；ⅡA1期为癌灶最大径线≤4cm；ⅡA2期为癌灶最大径线>4cm；ⅡB期为有子宫旁受累，但未达骨盆壁。③Ⅲ期是指癌灶累及阴道下1/3和/或扩散到骨盆壁和/或导致肾盂积水或无功能肾和/或累及盆腔和/或主动脉旁淋巴结：ⅢA期为癌灶累及阴道下1/3，但未达骨盆壁；ⅢB期为癌灶已达骨盆壁和/或导致肾盂积水或无功能肾（除外已知其他原因）；ⅢC期为不论肿瘤大小和扩散范围，癌灶累及盆腔和/或主动脉旁淋巴结。④Ⅳ期是指癌浸润膀胱黏膜或直肠黏膜（活检证实）和/或超出真骨盆：ⅣA期为癌灶侵袭邻近盆腔器官；ⅣB期为癌灶扩散至远处器官。本题A为0期，B为ⅠA期，C为Ⅱ期，D为Ⅲ期，E为ⅣA期。

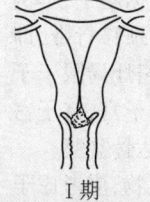 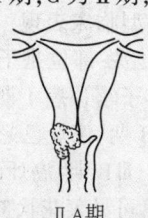 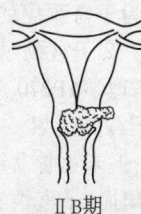 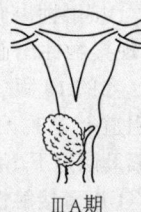 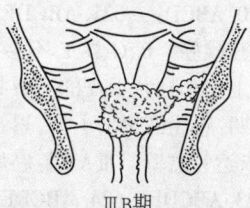 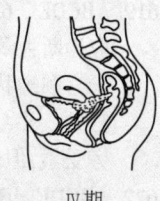

Ⅰ期　　　ⅡA期　　　ⅡB期　　　ⅢA期　　　ⅢB期　　　Ⅳ期

子宫颈癌的FIGO临床分期

607. ABCDE 患者镜下子宫颈浸润癌应属于ⅠA期。间质浸润深度<3mm，宽度<7mm，应为ⅠA1期。

608. ABCDE ①阴道出血是子宫颈癌的主要症状，占80%～85%。早期多为接触性出血，晚期多为不规则阴道流血。年轻患者多为经期延长、经量增多。老年患者常为绝经后不规则阴道流血。②晚期子宫颈癌浸润膀胱时，可出现尿频、尿急。③疼痛是晚期子宫颈癌的症状，癌肿沿宫旁组织延伸，侵犯骨盆壁，压迫坐骨神经，可引起下肢肿痛。④晚期癌组织坏死伴感染，可有大量米汤样恶臭白带。

609. ABCDE ①阴道出血是子宫颈癌的主要症状，早期多为接触性出血，老年患者多为绝经后不规则阴道流血。②多数患者有阴道排液，可为血性、水样、米泔状白带，有腥臭味。③子宫颈癌可以合并妊娠。

610. ABCDE ①子宫颈刮片细胞学检查是目前普查子宫颈癌的主要方法，取材需在子宫颈转化区，鳞癌准确率可达90%~95%，腺癌可达50%~60%。②阴道镜检查一般用于子宫颈刮片细胞学检查巴氏Ⅲ级及Ⅲ级以上者。妇科三合诊检查是判断子宫颈癌临床分期不可缺少的方法。子宫颈碘试验对子宫颈癌的诊断无特异性。子宫颈活组织检查为有创检查方法，不可能用于普查。

611. ABCDE 子宫颈癌患者临床病灶局限于子宫颈，无明显宫旁浸润，癌灶<4cm，应诊断为子宫颈癌ⅠB1期。其治疗首选广泛性子宫切除及盆腔淋巴结切除术，必要时行腹主动脉旁淋巴结取样。

612. ABCDE ①目前对早期子宫颈癌的诊断常采用"三阶梯"检查：子宫颈细胞学检查和/或高危型 HPV DNA 检测→阴道镜检查→子宫颈活组织检查。子宫颈细胞学检查常用于子宫颈癌的筛查。阴道镜检查可提高诊断的准确率。子宫颈及子宫颈管活体组织检查为子宫颈癌的确诊依据。②子宫颈碘试验常用于定位可疑病变部位。参阅3版8年制《妇产科学》P300。

613. ABCDE ①中老年妇女，接触性出血，应首先考虑子宫颈癌，为明确诊断首选子宫颈和子宫颈管活检。②子宫颈锥形切除术为有创检查，仅用于子宫颈涂片多次阳性而子宫颈活检阴性者。子宫颈刮片细胞学检查对子宫颈鳞癌的准确率为90%~95%，腺癌仅50%~60%，故不答C。阴道镜检查为肉眼直接观察，若不取材做病理检查，则无确诊价值。子宫颈荧光检查不能确诊子宫颈癌。

614. ABCDE ①子宫颈癌患者，已扩散至盆壁，应诊断为ⅢB期。②子宫颈癌的治疗多采用以手术和放疗为主，化疗为辅的综合治疗方案。ⅢB期子宫颈癌已失去手术根治机会，只能行放疗和/或化疗，可不答A、C、E。因放疗为主要治疗措施，故答D而不是B。

615. ABCDE ①中年妇女，接触性出血，子宫颈有菜花状肿物，应首先考虑子宫颈癌。本例已累及阴道上2/3，盆腔无浸润，宫旁未提及受累，癌灶直径4cm，应诊断为ⅡA1期子宫颈癌。②ⅡA1期子宫颈癌的治疗应选用广泛性子宫切除术+盆腔淋巴结切除术。放疗主要用于部分ⅠB2期、ⅡA2期、ⅡB~ⅣA子宫颈癌，ⅡA1期子宫颈癌无须放疗，故答案为E。③子宫全切术是ⅠA1期子宫颈癌的手术方式。子宫颈锥切术为子宫颈上皮内瘤变（CIN Ⅱ或CIN Ⅲ）的手术方式。

616. ABCDE 617. ABCDE 618. ABCDE ①子宫颈癌的主要转移途径是直接蔓延和淋巴转移，血行转移极少见。其中，以直接蔓延最常见，多表现为癌组织局部浸润，向邻近器官及组织扩散。②卵巢癌的主要转移途径是直接蔓延和腹腔种植，淋巴转移也是重要的转移途径，血行转移少见，参阅7版《妇产科学》P278。③绒毛膜癌为高度侵袭性肿瘤，只有滋养细胞，而无肿瘤间质，因没有间质血管，故只能从宿主细胞获得营养。绒毛膜癌侵袭破坏血管的能力很强，极易经血道转移。

619. ABCDE 620. ABCDE 621. ABCDE ①接触性出血为子宫颈癌的典型临床表现。根据题干，本例应诊断为子宫颈癌。B、C、D、E不会出现接触性出血。②子宫颈癌的始发部位是子宫颈移行带，即子宫颈鳞状上皮和柱状上皮的交界处。参阅10版《病理学》P270。③子宫颈癌Ⅰ期：癌灶局限于子宫颈。ⅡA期：癌灶已超出子宫，累及阴道上2/3，无子宫旁受累。ⅡB期：癌灶已超出子宫，有子宫旁受累，但未达骨盆壁。ⅢA期：癌灶累及阴道下1/3，但未达骨盆壁。ⅢB期：癌灶已骨盆壁。

622. ABCDE 623. ABCDE 624. ABCDE ①患者接触性出血，子宫颈前唇可见菜花状赘生物，应考虑子宫颈癌。为明确诊断，首选子宫颈活组织检查。盆腔超声、盆腔CT主要用于了解盆腔浸润程度。宫腔镜主要用于诊断子宫内膜癌。宫颈细胞学检查准确性没有子宫颈活组织检查高，故答D而不是E。②子宫颈癌的发病与HPV感染密切相关。HSV是单纯疱疹的病原体。HIV是艾滋病的病原体。EBV与霍奇金淋巴瘤的发病有关。HCV是丙型病毒性肝炎的病原体。③子宫颈癌未侵犯宫外组织,首选手术治疗。

625. ABCDE　626. ABCDE　627. ABCDE　628. ABCDE　①中年妇女接触性出血,白带恶臭,子宫颈赘生物,应首先考虑子宫颈癌。子宫颈息肉、子宫颈结核、子宫颈绒癌均不会出现接触性出血。子宫内膜异位症常表现为继发性痛经进行性加重。②为明确子宫颈癌的诊断,最可靠的检查方法是子宫颈活组织检查(活检)。子宫颈刮片细胞学检查常用于子宫颈癌的筛查。碘试验常用于子宫颈取材部位的选择。阴道镜检查为肉眼直接观察,若不取材做病理检查,则无确诊价值。子宫颈荧光检查不能确诊子宫颈癌。③患者子宫颈癌局限于子宫颈,直径>4cm,无宫旁及阴道浸润,故应诊断为ⅠB2期。④ⅠB2期子宫颈癌的治疗首选广泛性子宫切除术+盆腔淋巴结清扫。子宫颈锥切常用于CIN2、CIN3的治疗。放射治疗适用于ⅡB～Ⅳ期子宫颈癌的治疗。全子宫切除术主要用于ⅠA1期子宫颈癌的治疗。次广泛性子宫切除术+盆腔淋巴结切除术常用于ⅠA2期子宫颈癌的治疗。

629. ABCDE　630. ABCDE　631. ABCDE　①子宫颈癌间质浸润深度>5mm,应诊断为子宫颈ⅠB1期。②ⅠB1期子宫颈癌的治疗首选广泛性子宫切除术+盆腔淋巴结清扫。筋膜外全子宫切除术为ⅠA1期子宫颈癌的手术方式。B为ⅠA2期子宫颈癌的手术方式。子宫颈锥切术常用于治疗CIN2、CIN3。③子宫颈癌治疗以手术+放疗为主,化疗为辅,故不答E。术后放疗指征:盆腔淋巴结阳性、子宫颈深肌层浸润、宫旁组织有浸润、脉管内有浸润等,本例无淋巴结转移及脉管浸润,无术后放疗,故不答B、C。术后化疗一般用于经病理证实有脉管内转移的病例,本例无脉管转移,故无须行术后化疗,故不答D。参阅2版《实用妇产科学》P643。子宫颈癌治疗后复发50%在1年内,75%～80%在2年内,故治疗后2年内应每3个月复查1次,3～5年内每6个月复查1次,第6年开始每年复查1次。

632. ABCDE　子宫肌瘤失去原有的典型结构,称为肌瘤变性,包括玻璃样变(最常见)、囊性变、红色样变、肉瘤样变和钙化。

633. ABCDE　①A、B、C、D、E都是子宫肌瘤常见的变性形式。其中,红色样变多见于妊娠期或产褥期,为肌瘤的一种特殊类型坏死,可能与肌瘤内小血管退行性变引起血栓及溶血、血红蛋白渗入肌瘤内有关。②玻璃样变为最常见的变性。肉瘤样变常见于年龄较大的妇女。钙化常见于绝经后妇女。

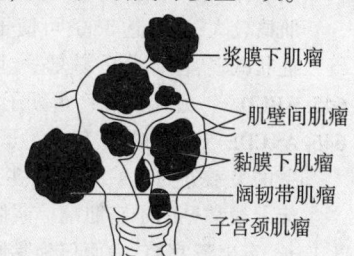

各型子宫肌瘤

634. ABCDE　①子宫肌瘤红色样变多见于妊娠期或产褥期,常表现为剧烈腹痛,伴恶心、呕吐、发热,白细胞计数增高,检查发现肌瘤迅速增大、压痛。②其他子宫肌瘤变性不引起特殊临床表现。

635. ABCDE　①子宫肌瘤红色样变多见于妊娠期或产褥期,为肌瘤的特殊类型坏死。患者可有剧烈腹痛,恶心、呕吐、发热,白细胞计数增高。本例应诊断为子宫肌瘤红色样变。②子宫肌瘤囊性变不会出现剧烈腹痛。子宫肌壁间肌瘤不会出现蒂扭转。急性阑尾炎常表现为右下腹痛,但不会很剧烈,血常规多有白细胞显著升高。子宫肌瘤合并感染病情发展不会如此迅速,且不会出现剧烈腹痛。

636. ABCDE　①子宫肌瘤红色样变多见于妊娠期或产褥期,常表现为剧烈腹痛,伴恶心、呕吐、发热。根据题干,本例应诊断为子宫肌瘤红色样变。②产褥感染常表现为发热、下腹疼痛、异常恶露三大症状,但本例阴道分泌物无异味,故不答A。子宫肌瘤恶性变(肉瘤样变)常见于年龄较大的妇女,多表现为肌瘤在短期内迅速增大、不规则阴道流血。子宫肌瘤玻璃样变、囊性变无特殊临床表现,常在切除标本送病理检查时发现。

637. ABCDE　①子宫肌瘤患者的症状轻重与肌瘤部位、大小、有无变性相关,而与肌瘤数目关系不大,可首先排除B、D。②黏膜下肌瘤即使体积很小,也可引起明显的临床表现,即经量增多、经期延长;而大的浆膜下肌瘤未必有临床症状,故不答C。③并不是所有子宫肌瘤均发生变性,故不答E。

638. ABCDE　①经量增多、经期延长是子宫肌瘤最常见的症状,多见于子宫黏膜下肌瘤、肌壁间肌瘤。②患者B超示宫腔内低回声团块,说明病灶位于宫腔而不在子宫肌壁,应诊断为子宫黏膜下肌瘤而不是肌壁间肌瘤,故应在宫腔镜下切除肌瘤。③口服避孕药常用于治疗子宫内膜异位症。雌激素可促进子宫肌瘤生长,禁用。子宫切除术常用于不要求保留生育功能者。子宫肌瘤使用止血药物无效。

639. ABCDE　①青年女性,月经量增多、经期延长、不规则阴道流血,B超示子宫肌瘤,应诊断为子宫肌瘤。②药物治疗适用于症状较轻的近绝经期患者,故不答 A、C。③患者尚未生育,只能采用对子宫损伤最小的方法切除肌瘤。因肌瘤完全凸向宫腔,故首选宫腔镜肌瘤切除术。④开腹行肌瘤切除术对子宫损伤较大,不宜采用。射频消融术主要用于不能耐受手术、不愿手术者,为非主流治疗方法。

640. ABCDE　①子宫黏膜下肌瘤的典型症状是经量增多、经期延长、月经周期正常,可伴不孕。B超示子宫腔内低回声区。根据题干,本例应诊断为子宫黏膜下肌瘤。②子宫肉瘤、子宫内膜癌、子宫腺肌病均可有子宫增大。尿妊娠试验阴性,故不答 D。

641. ABCDE　①患者经阴道彩超提示子宫肌层内低回声多发结节,说明病变位于子宫肌层,可首先排除 A、B、E。②子宫肌瘤多无痛经,子宫腺肌症多有继发性痛经,故答 C 而不是 D。

642. ABCDE　无症状的子宫肌瘤一般无须治疗,可每 3～6 个月随访 1 次。

643. ABCDE　①患者头晕、心悸,血红蛋白 80g/L,应诊断为中度贫血。贫血病因为月经过多。子宫肌瘤合并继发性贫血,应手术治疗。患者年龄 45 岁,无须保留生育功能,故可行子宫切除术。②随访观察常用于无症状的子宫肌瘤患者。子宫肌瘤不宜使用宫缩剂、止血剂,因疗效不佳。雄激素现已少用,故不答 C。肌瘤摘除术用于年轻妇女要求保留生育能力者,故不答 D。

644. ABCDE　①患者血红蛋白 80g/L,应诊断为中度贫血。子宫肌瘤合并继发性贫血,应手术治疗。因要求保留生育能力,故只能先行肌瘤切除术,待恢复后再考虑妊娠,不能行子宫切除术。②患者子宫肌瘤较大,直径达 8cm,可使子宫变性或内膜供血不足引起流产,故不答 B。药物治疗可使肌瘤缩小、症状减轻,但停药后易复发,且所用药物常影响妊娠,故不答 E。

645. ABCDE　妊娠期和产褥期子宫肌瘤易发生红色样变,保守治疗通常能缓解,无效者再手术治疗。

646. ABCDE　647. ABCDE　①子宫肌瘤按肌瘤生长部位分为宫体肌瘤和子宫颈肌瘤,按肌瘤与子宫肌壁的关系分为肌壁间肌瘤、浆膜下肌瘤和黏膜下肌瘤。肌壁间肌瘤占所有肌瘤的 60%～70%,是临床上最常见的子宫肌瘤。浆膜下肌瘤占 20%,黏膜下肌瘤占 10%～15%。②黏膜下肌瘤向宫腔内生长,突出于宫腔,表面仅为黏膜层覆盖,可阻碍受精卵着床导致不孕症。浆膜下肌瘤、阔韧带肌瘤均向子宫腔外生长,不会影响受精卵着床。

648. ABCDE　①内源性或外源性雌激素对子宫内膜的长期刺激,可导致子宫内膜增生症,在此基础上可发生子宫内膜癌。②性激素水平的紊乱(雌激素过高而孕激素缺乏)可导致子宫内膜增生症,而不是子宫内膜增生症导致性激素水平紊乱。子宫内膜增生症虽可导致异常子宫出血、不孕、流产,但与癌变相比,危害并不是最大,故最佳答案为 A 而不是 C、D、E。

649. ABCDE　子宫内膜癌的病因如下。①不孕和无排卵性异常子宫出血:15%～20% 的子宫内膜癌患者有不孕史,这些患者常有月经失调,长期无排卵,导致孕激素缺乏,子宫内膜受到雌激素的持续性刺激而发病。②肥胖:超过标准体重 9.5～22.7kg 者,子宫内膜癌的发生率较正常体重妇女高 3 倍;超过标准体重 22.7kg 以上者,发生子宫内膜癌的相对危险性增加 10 倍。参阅 2 版《实用妇产科学》P664。③糖尿病:子宫内膜癌患者糖尿病的发生率为 4.3%。卵巢早衰将导致雌激素分泌减少,子宫内膜不易增生,子宫内膜癌发生率降低。

650. ABCDE　子宫内膜癌分为内膜样腺癌(占 80%～90%)、腺癌伴鳞状上皮分化(包括腺鳞癌)、浆液性腺癌(占 1%～9%)、透明细胞癌(约 5%)等。子宫内膜为腺上皮,故鳞癌、腺鳞癌少见,故不答 D、E。

651. ABCDE　子宫内膜癌 FIGO(2009)分期几乎每年必考,应牢记。A 为ⅠB 期,B 为ⅡA 期,C 为ⅡB 期,D 为ⅢA 期,E 为ⅢB 或ⅢC 期。

第十一篇 妇产科学试题答案及详细解答

分期	描述
Ⅰ期	肿瘤局限于子宫体
ⅠA	肿瘤浸润深度<1/2肌层
ⅠB	肿瘤浸润深度≥1/2肌层
Ⅱ期	肿瘤侵袭子宫颈间质,但无子宫体外蔓延
Ⅲ期	肿瘤局部和/或区域扩散
ⅢA	肿瘤累及子宫浆膜和/或附件
ⅢB	肿瘤累及阴道和/或子宫旁组织
ⅢC	盆腔淋巴结和/或腹主动脉旁淋巴结转移
ⅢC1	盆腔淋巴结转移
ⅢC2	腹主动脉旁淋巴结转移伴和/或不伴盆腔淋巴结转移
Ⅳ期	肿瘤侵袭膀胱和/或直肠黏膜,和/或远处转移
ⅣA	肿瘤侵袭膀胱和/或直肠黏膜
ⅣB	远处转移,包括腹腔内和/或腹股沟淋巴结转移

652. **ABCDE** 子宫内膜癌已累及宫颈间质,应为ⅡB期。

653. **ABCDE** 绝经后妇女子宫内膜癌主要表现为阴道流血,未绝经女性主要表现为经量增多、经期延长或月经紊乱。

654. **ABCDE** ①绝经期老年妇女阴道少量出血,首先应考虑子宫内膜癌。②输卵管癌常表现为阴道排液、腹痛及盆腔肿块"三联征"。子宫颈癌常表现为接触性出血。子宫内膜炎常表现为阴道大量脓性分泌物,且有臭味。萎缩性阴道炎主要表现为阴道分泌物增多及外阴瘙痒、灼热感。

655. **ABCDE** ①绝经后妇女,阴道不规则流血,分段诊刮病理结果显示子宫内膜腺体高度异型增生,形成筛孔状结构,应诊断为子宫内膜癌。②盆腔MRI检查显示子宫韧带完整,说明其临床分期为Ⅰ期或Ⅱ期,应首选手术治疗。

656. **ABCDE** ①绝经后患者,不规则阴道出血,子宫内膜增厚,子宫见不均质回声光团,有丰富血流信号,应诊断为子宫内膜癌。②子宫内膜炎常表现为寒战、高热、下腹痛,阴道脓性分泌物,子宫触痛。黏膜下子宫肌瘤B超表现为内膜下肌层低回声结节,突向宫腔。子宫内膜息肉B超表现为宫腔内不均匀增强回声团,呈水滴状。子宫肉瘤B超表现为宫腔内实性结节,为不均质低回声。

657. **ABCDE** ①围绝经期妇女,不规则阴道流血,应考虑子宫内膜癌。为明确诊断,首选子宫内膜分段诊刮+病理检查。②B超、MRI均为影像学检查,不能确诊子宫内膜癌。阴道镜检查常用于宫颈癌的诊断。液基细胞学技术(TCT)常用于宫颈癌的筛查。

658. **ABCDE** ①子宫内膜样低分化腺癌(G3)腺体高度异常增生,恶性程度高,术后需辅以放射治疗,可降低局部复发率,改善无瘤生存期。子宫内膜癌术后放射治疗的指征:伴有高危因素的Ⅰ期(深肌层浸润、G3)、Ⅱ期、ⅢC期患者。根据题干,本例术后首选放射治疗。②A、D为术后一般性处理。子宫内膜癌很少行生物治疗。内分泌(孕激素)治疗主要用于保留生育功能的早期患者。

659. **ABCDE** ①子宫内膜癌患者局限于子宫体,未侵犯子宫颈,应考虑为Ⅰ期。Ⅰ期患者应行筋膜外全子宫切除加双侧附件切除术。②Ⅱ期患者行改良广泛性全子宫切除加双侧附件切除术。

660. **ABCDE** ①绝经期妇女阴道流血,分段诊刮示宫腔内膜腺癌,应诊断为子宫内膜癌。患者宫颈刮出物病理结果为腺癌,说明肿瘤已侵犯宫颈,应诊断为子宫内膜癌Ⅱ期。Ⅱ期子宫内膜癌应行改良广泛性子宫切除+双侧附件切除术,同时行盆腔淋巴结及腹主动脉旁淋巴结切除,故答E。②Ⅰ期患者应行筋膜外全子宫切除+双侧附件切除术。Ⅲ期和Ⅳ期患者应行肿瘤细胞减灭术。

661. **ABCDE** ①研究表明，早期子宫内膜癌使用孕激素辅助治疗无明显效果，不能预防复发，也不能提高5年生存率，但不良反应常见且严重，故目前认为早期子宫内膜癌不宜使用孕激素治疗。②孕激素在子宫内膜癌主要用于治疗晚期、复发及不能手术的病例，也可试用于早期、要求保留生育功能的患者。参阅《中华妇产科学》P629。

662. **ABCDE** 663. **ABCDE** 664. **ABCDE** ①绝经期妇女阴道不规则流血，首先应考虑子宫内膜癌。患者宫颈光滑，故不答A。子宫内膜炎常表现为阴道大量脓性分泌物，且有臭味。子宫息肉多位于子宫颈，位于子宫内膜者少见。萎缩性阴道炎常表现为阴道分泌物增多及外阴瘙痒、灼热感。②近年来，经阴道B超已成为子宫内膜癌的首选筛查方法。绝经后子宫内膜厚度平均为(3.4±1.2)mm，子宫内膜癌平均为(18.2±6.2)mm。子宫内膜癌病变位于子宫内膜，阴道镜、阴道涂片、腹腔镜检查、后穹窿穿刺检查对本病的诊断价值均不大。③确诊子宫内膜癌，最佳检查方法是子宫分段诊刮。宫腔涂片细胞学检查只能作为筛查。子宫颈管细胞学检查、子宫颈活检常用于诊断子宫颈癌。宫腔镜检查常用于分段诊刮阴性，但临床上高度怀疑子宫内膜癌的患者。

665. **ABCDE** 666. **ABCDE** 667. **ABCDE** ①绝经期妇女不规则阴道流血，B超示子宫内膜不规则增厚，应诊断为子宫内膜癌。为明确诊断，最常用的方法是子宫分段诊刮。子宫颈活检常用于诊断子宫颈癌。本病病变主要在子宫内膜，故阴道镜、腹腔镜检查对其诊断价值不大。目前尚未发现子宫内膜癌具有诊断价值的血清肿瘤标志物，故不答E。②本例应诊断为子宫内膜癌。黏膜下肌瘤常表现为月经过多、经期延长，但不会有子宫内膜增厚。子宫颈癌常表现为接触性出血。子宫肉瘤常表现为阴道不规则流血、腹痛、腹部包块。子宫息肉多位于子宫颈，位于子宫内膜者少见。③早期子宫内膜癌首选手术治疗。化学治疗为晚期子宫内膜癌的综合治疗措施。放射治疗是子宫内膜癌的有效治疗方法，但不是首选方法。子宫内膜癌无须行抗炎治疗。中医药治疗为辅助治疗措施。

668. **ABCDE** 669. **ABCDE** 670. **ABCDE** ①绝经后妇女不规则阴道流血，首先应考虑子宫内膜癌。子宫内膜增生过度主要表现为子宫不规则出血，但绝经后增生少见。子宫息肉多位于子宫颈，子宫膜息肉少见。子宫颈癌常表现为接触性出血。子宫黏膜下肌瘤好发于30~50岁患者，常表现为月经量多、经期延长而周期正常。②确诊子宫内膜癌最有价值的方法是子宫内膜分段诊刮，刮出物送病理检查。B超检查常用于子宫内膜的筛查。本病病灶在子宫内膜，故阴道镜检查、后穹窿穿刺检查对其诊断价值不大。碘试验常用于定位子宫颈癌活检取材的部位。③Ⅰ期子宫内膜癌首选筋膜外全子宫切除+双附件切除术。刮宫常用于异常子宫出血的治疗。子宫颈锥形切除常用于CIN3的治疗。鉴于子宫内膜癌的发病与雌激素有关，且卵巢转移率达5%~12%，故原则上应同时切除两侧附件(包括卵巢)，故不答C。放射治疗是子宫内膜癌的辅助治疗措施。

671. **ABCDE** 卵巢上皮性肿瘤是最常见的卵巢肿瘤，占原发性卵巢肿瘤的50%~70%，占卵巢恶性肿瘤的85%~90%。

672. **ABCDE** ①卵巢肿瘤最常见的并发症是蒂扭转，发生率约为10%。②破裂发生率约为3%，恶变极少见，感染较少见，瘤体内出血不属于并发症。

673. **ABCDE** ①蒂扭转是卵巢肿瘤最常见的并发症，好发于瘤蒂较长、中等大、活动度良好、重心偏于一侧的肿瘤，如成熟畸胎瘤(即皮样囊肿)，故答A。常在体位突然改变、妊娠期、产褥期，子宫大小、位置改变时发生蒂扭转。②B、C、D、E虽然也可发生蒂扭转，但不常见。

674. **ABCDE** 晚期卵巢癌常表现为腹胀、腹部肿块、腹腔积液等，部分患者可有消瘦、贫血等恶病质表现。

675. **ABCDE** ①患者1个月前B超提示左侧附件有一囊性肿物，现突发下腹剧痛，应考虑卵巢肿瘤蒂扭转。②妇科检查时可触及肿物，故不答A、C。子宫肌瘤变性多发生于妊娠期和产褥期，故不答B。子宫浆膜下肌瘤多为实性肿物，而不是囊性肿物，故不答E。

676. **ABCDE** ①卵巢囊肿患者突发右下腹疼痛，扪及右下腹包块，压痛明显，应诊断为卵巢肿瘤蒂扭转。

第十一篇　妇产科学试题答案及详细解答

首选治疗是急诊剖腹探查。②继续观察等待,将会使卵巢囊肿坏死,造成严重盆腹腔感染。盆腔磁共振成像、急查血清 CA125 及甲胎蛋白均为诊断措施,而不是治疗方法,故不答 B、D。卵巢囊肿不是感染性疾病,早期无须使用抗生素,故不答 C。

677. **ABCDE**　①血清甲胎蛋白(AFP)增高对卵黄囊瘤有特异性诊断价值,在所给 5 个选项中,只有卵黄囊瘤血清 AFP 可明显增高,故答案为 C。②支持-间质细胞瘤可分泌雄激素,颗粒细胞瘤可分泌雌激素,卵巢上皮性癌可有 CA125 增高。

678. **ABCDE**　①卵巢恶性肿瘤的治疗原则是手术为主,辅以化学治疗、放射治疗等综合治疗。晚期卵巢癌应行肿瘤细胞减灭术,手术目的是切除所有原发灶,尽可能切除所有转移灶,使残余肿瘤直径越小越好。卵巢癌对化学治疗较敏感,即使已有广泛转移也能取得一定疗效,但卵巢癌对放射治疗不敏感,故晚期卵巢癌的治疗首选肿瘤细胞减灭术+化学治疗。②肿瘤切除术为卵巢良性肿瘤的治疗方法。激素治疗为子宫肌瘤、子宫内膜癌的治疗方法。

679. **ABCDE**　680. **ABCDE**　①卵巢内胚窦瘤(卵黄囊瘤)绝大多数能分泌甲胎蛋白(AFP),血清 AFP 升高对卵巢内胚窦瘤有特异性诊断价值。②癌抗原 125(CA125)是一种糖蛋白性肿瘤相关抗原。胚胎发育期的体腔上皮可找到此抗原,但在正常卵巢组织中不存在。约 80% 的卵巢上皮性癌(尤其是浆液性腺癌)患者血清 CA125 升高,但黏液性卵巢癌不存在 CA125,故卵巢浆液性囊腺癌最常用的肿瘤标志物是血清 CA125。③血清 hCG 增高常见于滋养细胞肿瘤和早孕。血清雌激素增高常见于颗粒细胞瘤和卵泡膜细胞瘤。血清雄激素增高常见于支持-间质细胞瘤。

681. **ABCDE**　682. **ABCDE**　683. **ABCDE**　①老年妇女,腹胀,腹水征,左侧附件巨大囊实性包块,应考虑卵巢肿瘤。腹腔镜检查可取活检行术中快速切片,有助于鉴别卵巢良、恶性肿瘤。腹水查癌细胞可确定卵巢肿瘤的性质。血肿瘤标志物(如 CA125、AFP)检测分别有助于诊断卵巢上皮性癌、卵黄囊瘤等。盆腔 B 超检查有助于了解肿瘤大小、部位、形态等。消化道内镜检查对卵巢肿瘤的诊断价值不大。②血清癌抗原 125(CA125)正常值<25U/ml,卵巢上皮性癌患者 CA125 多明显升高。本例血清 CA125 为 1260U/ml,应首先考虑卵巢上皮性癌。③卵巢上皮性癌对化学治疗较敏感,即使已有广泛转移也能取得一定疗效,因此手术后应首选化学治疗。内分泌治疗是乳腺癌术后的辅助治疗。卵巢上皮性癌无须行抗结核治疗。放射治疗对卵巢肿瘤价值有限。生物治疗尚未广泛应用于临床。

684. **ABCDE**　685. **ABCDE**　①患者消瘦乏力,为晚期肿瘤恶病质的表现。妇科检查子宫正常,于子宫右侧发现巨大包块,应考虑为卵巢肿瘤。后穹隆扪及质硬结节,为卵巢癌盆腔转移所致。腹部移动性浊音阳性为卵巢癌腹腔转移所致,故本例应诊断为卵巢癌盆腹腔转移。盆腹腔结核常表现为低热、盗汗等结核中毒症状,可有腹胀、腹水,但不会扪及右侧附件区巨大肿块。子宫内膜异位症的典型表现为继发性痛经、进行性加重,无盆腔巨大肿块。慢性盆腔炎常表现为下腹痛、阴道脓性分泌物增多、宫颈举痛等。晚期胃癌的原发灶在胃内,可发生卵巢转移形成 Krukenberg 瘤,但卵巢转移灶一般为双侧,且较原发灶小。②癌抗原 125(CA125)是卵巢上皮性癌的首选辅助检查项目,约 80% 的患者血清 CA125 升高。胸部 X 线片、血雌激素水平检测对卵巢癌的诊断价值不大。胃镜主要用于胃癌、消化性溃疡的诊断。旧结核菌素试验主要用于结核病的诊断。

686. **ABCDE**　687. **ABCDE**　688. **ABCDE**　①畸胎瘤分为成熟畸胎瘤和未成熟畸胎瘤,前者为良性肿瘤,后者为恶性肿瘤。对于未成熟畸胎瘤,若患者年轻并希望保留生育能力,手术原则是无论期别早晚,只要对侧卵巢和子宫未被肿瘤浸润,在进行全面手术分期的基础上,均可行保留生育功能的保守性手术,手术范围包括患侧附件切除+对侧附件活检+大网膜、腹膜、腹膜后淋巴结活检。本例年仅 20 岁,未婚,希望保留生育能力,切除双侧附件和/或子宫将失去生育能力,故答 B 而不是 C、E。阑尾切除与题干所述无关,故不选 D。② I A 期卵巢癌是指肿瘤局限于一侧卵巢,包膜完整,卵巢表面无肿瘤,腹腔冲洗液未见癌细胞。未成熟畸胎瘤分为 3 级: I 级分化良好; II 级中等分化; III 级低分化。恶性生殖细胞肿瘤的化疗原则: I 期无性细胞瘤、 I 期分化 I 级的未成熟畸胎瘤无须化疗,其他患者均需化疗。本例为ⅠA期、Ⅱ级未成熟畸胎瘤,术后仍需化疗。未成熟畸胎瘤对放疗不敏感,故不答B、E。卵巢肿瘤不采用内分泌治疗,故不答D。③恶性生殖细胞肿瘤的化疗首选 BEP 方案,即博来霉素+依托泊苷+顺铂。

689. ABCDE 690. ABCDE 691. ABCDE ①癌抗原125(CA125)是一种糖蛋白性肿瘤相关抗原,存在于上皮性卵巢癌组织、子宫、输卵管、宫颈内膜等,其正常值<25U/ml,卵巢上皮癌 CA125 多明显升高。本例血清 CA125 为 3865U/ml,应首先考虑卵巢上皮癌。卵巢转移性肿瘤常由胃印戒细胞癌转移而来,血清 CEA 常升高,但本例正常,故不答 A。子宫内膜异位症常表现为痛经进行性加重,一侧或两侧附件常可扪及囊性包块(卵巢异位囊肿),可有血清 CA125 轻度增高。盆腔炎性包块常表现为高热,盆腔可扪及触痛性包块。盆腔结核常表现为低热,盗汗,不会有血清 CA125 升高。②为明确卵巢上皮癌的诊断,应首选盆腔 B 超检查。宫腔镜、胃肠镜、结核菌素试验、子宫颈分泌物培养对卵巢上皮癌并无诊断价值。③卵巢上皮癌术后应给予化学药物治疗。A、B、C、E 均不适合本病的治疗。

692. ABCDE ①卵巢上皮性肿瘤包括浆液性囊腺瘤、黏液性囊腺瘤、子宫内膜样肿瘤、透明细胞癌、Brenner 瘤、未分化癌等。②颗粒细胞瘤属于卵巢性索间质肿瘤。

693. ABCDE ①患者肿物呈多房性,故不答 C,因为皮样囊肿多为单房性肿瘤。患者为囊性肿物,故不答 D、E,因为卵泡膜细胞瘤、透明细胞癌均为实性肿瘤。②浆液性囊腺瘤、黏液性囊腺瘤均可为单侧多房性囊性肿瘤,但前者大小不等,很少能达 50cm,后者常体积巨大,可达数十厘米,故答 B。

694. ABCDE 卵巢上皮癌常用的化疗方案:①TC 方案=紫杉醇(T)+卡铂;②PC 方案=顺铂(P)+环磷酰胺;③TP 方案=紫杉醇(T)+顺铂(P)。

695. ABCDE ①前庭大腺囊肿系分泌物积聚于腺管而形成,子宫颈腺囊肿是腺体分泌物引流受阻形成的囊肿,两者均不属于肿瘤。②子宫内膜异位症时卵巢内的异位内膜可因反复出血而形成单个或多个囊肿,称为卵巢巧克力囊肿,也不是肿瘤。③输卵管炎症波及卵巢时,液体渗出可形成输卵管卵巢囊肿,故不答 D。④卵巢皮样囊肿也称成熟畸胎瘤,属于良性肿瘤。

696. ABCDE ①畸胎瘤常由外胚层、中胚层、内胚层结构组成,偶可向单一胚层分化,形成高度特异性畸胎瘤,如卵巢甲状腺肿,可分泌大量甲状腺激素,引起甲状腺功能亢进症。②颗粒细胞瘤常分泌雌激素,导致子宫内膜增生。无性细胞瘤常合并难以纠正的高钙血症,参阅 2 版《实用妇产科学》P700。卵泡膜细胞瘤常合并子宫内膜增生。纤维瘤常合并胸腹水,称为 Meigs 综合征。

697. ABCDE ①无性细胞瘤为中等恶性的实性肿瘤,对放射治疗(放疗)高度敏感,但放疗常造成患者生育功能的丧失。②浆液性囊腺瘤、黏液性囊腺瘤、未成熟畸胎瘤对放疗不敏感,通常采用手术治疗,可辅以化疗。注意比较:内胚窦瘤(卵黄囊瘤)是对化疗最敏感的卵巢恶性肿瘤。

698. ABCDE ①内胚窦瘤(卵黄囊瘤)起源于胚外结构的卵黄囊,恶性程度高,生长迅速,易早期转移,预后差。②浆液性囊腺瘤、黏液性囊腺瘤、皮样囊肿(成熟畸胎瘤)、纤维瘤均为良性肿瘤。

699. ABCDE ①内胚窦瘤常见于儿童及年轻妇女,发病中位年龄为 16~18 岁。②黏液性囊腺瘤、浆液性囊腺瘤多见于中老年妇女。纤维瘤常见于中年妇女。颗粒细胞瘤分为成人型和幼年型,前者好发于 45~55 岁,后者好发于青少年。

700. ABCDE ①畸胎瘤起源于多个胚层,有时腔内充满油脂和毛发,有时可见牙齿或骨质。②内胚窦瘤能产生甲胎蛋白。卵泡膜细胞瘤、颗粒细胞瘤能分泌雌激素。纤维瘤常伴胸腔积液或腹腔积液。

701. ABCDE ①卵巢内胚窦瘤(卵黄囊瘤)起源于胚外结构的卵黄囊,瘤细胞可产生甲胎蛋白(AFP),因此患者血清中 AFP 浓度可显著增高,为其特异性肿瘤标志物。②癌抗原125(CA125)是卵巢浆液性腺癌的肿瘤标志物。hCG 常用于诊断早期妊娠。血清前列腺特异性抗原(PSA)常用于诊断前列腺癌。癌抗原 19-9(CA19-9)常用于诊断胰腺癌。

702. ABCDE ①盆腔 B 超提示子宫旁巨大肿物,应考虑卵巢肿瘤。患者血清甲胎蛋白(AFP)显著升高,应诊断为卵巢内胚窦瘤。AFP 正常值<25μg/L。②A、C、D、E 均不会出现血清 AFP 显著增高。

第十一篇 妇产科学试题答案及详细解答

703. ABCDE　①卵巢恶性生殖细胞肿瘤的化疗首选 BEP 方案,即博来霉素+依托泊苷+顺铂。若 BEP 方案无效,可以采用 VIP 方案,即长春新碱+异环磷酰胺+顺铂。②顺铂+紫杉醇、紫杉醇+卡铂,为卵巢上皮癌常用的化疗方案。

704. ABCDE　705. ABCDE　①卵巢畸胎瘤属于卵巢生殖细胞肿瘤,包括成熟畸胎瘤和未成熟畸胎瘤。②卵巢颗粒细胞瘤属于卵巢性索-间质肿瘤。

706. ABCDE　707. ABCDE　708. ABCDE　①卵巢未成熟畸胎瘤属恶性肿瘤,有复发转移的潜能,这种潜能与所含神经上皮的数量和未成熟程度直接相关。约 1/3 可在短期内自发由未成熟组织向成熟转化,即恶性程度逆转现象。②癌抗原 125(CA125)是一种糖蛋白性肿瘤相关抗原,约 80%的卵巢浆液性囊腺癌患者血清 CA125 升高,具有诊断价值。③卵巢皮样囊肿也称卵巢成熟畸胎瘤,占卵巢肿瘤的 10%~20%,是最常见的卵巢良性肿瘤。④hCG 升高常见于滋养细胞肿瘤。具有男性化作用的卵巢肿瘤是支持细胞-间质细胞瘤。

709. ABCDE　710. ABCDE　①上皮性卵巢癌的治疗首选 TC 方案,即卡铂+紫杉醇;或 PC 方案,即顺铂+环磷酰胺;或 TP 方案,即紫杉醇+顺铂,答案为 C。②卵巢恶性生殖细胞肿瘤的常用化疗方案是 BEP(依托泊苷+顺铂+博来霉素)、EP(依托泊苷+顺铂)、VIP(顺铂+长春碱+异环磷酰胺)。

711. ABCDE　712. ABCDE　713. ABCDE　①血清甲胎蛋白(AFP)正常值＜5μg/L。AFP 增高对卵黄囊瘤有特异性诊断价值。在所给 5 个选项中,只有卵黄囊瘤血清 AFP 可明显增高,故答 A。卵巢颗粒细胞瘤可分泌雌激素。卵巢上皮性癌可有 CA125 增高。卵巢支持细胞-间质细胞瘤可分泌雄激素。②卵黄囊瘤为卵巢生殖细胞高度恶性肿瘤,对于年轻并希望保留生育能力者,无论期别早晚,只要对侧卵巢和子宫未被肿瘤浸润,均可行保留生育功能的手术。③卵黄囊瘤手术后均需化学治疗。放疗会破坏患者卵巢功能,不宜采用。对于生殖系统恶性肿瘤,不宜使用内分泌治疗、生物治疗。

714. ABCDE　①颗粒细胞瘤属于低度恶性的卵巢性索间质细胞肿瘤。②卵泡膜细胞瘤、间质细胞瘤均属于良性肿瘤,颗粒-卵泡膜细胞瘤为交界性肿瘤,无性细胞瘤为中度恶性的卵巢生殖细胞肿瘤。

715. ABCDE　①颗粒细胞瘤属于卵巢性索间质细胞肿瘤。②胚胎癌、畸胎瘤、卵巢甲状腺肿(即高度特异性畸胎瘤)均属于生殖细胞肿瘤,绒毛膜癌属于滋养细胞肿瘤。

716. ABCDE　颗粒细胞瘤能分泌雌激素,故有女性化作用。A、C、D、E 均不能分泌雌激素。

717. ABCDE　①颗粒细胞瘤能分泌雌激素,引起子宫内膜增生,表现为月经紊乱,青春期前性早熟等。②A、B、D、E 均不会分泌雌激素或孕激素,故不会导致子宫内膜增生。

718. ABCDE　①卵泡膜细胞瘤能分泌雌激素,可使子宫内膜增生,具有女性化作用,常与颗粒细胞瘤同时存在。②A、C、D、E 均不能分泌雌激素导致子宫内膜增生。

719. ABCDE　①卵巢颗粒细胞瘤能分泌雌激素,导致子宫内膜增生,表现为生育年龄患者出现月经紊乱,绝经期患者出现不规则阴道出血。因此绝经期妇女出现不规则阴道出血,首先应考虑卵巢颗粒细胞瘤。②A、C、D、E 均不会分泌雌激素导致不规则阴道出血。

720. ABCDE　①卵泡膜细胞瘤可分泌雌激素,导致子宫内膜增生,引起不规则阴道出血。本例为绝经期妇女,右侧附件巨大肿物,应考虑卵巢肿瘤。阴道脱落细胞检查提示雌激素高度影响,应诊断为卵泡膜细胞瘤。②卵巢纤维瘤常合并胸腔积液(胸水)和/或腹腔积液(腹水)。卵巢浆液性囊腺瘤、黏液性囊腺瘤均属于上皮细胞瘤,良性畸胎瘤属于生殖细胞瘤,均不会产生雌激素,不会导致不规则阴道出血。

721. ABCDE　①内胚窦瘤(卵黄囊瘤)是起源于婴幼儿生殖细胞的高度恶性肿瘤。库肯勃瘤是指原发于胃癌的卵巢转移癌。颗粒细胞瘤是起源于女性性索-间质细胞的低度恶性肿瘤。无性细胞瘤是由原始生殖细胞组成的恶性肿瘤。②卵泡膜细胞瘤为起源于女性性索-间质细胞的良性肿瘤。

722. ABCDE　①卵巢纤维瘤患者出现胸腔积液和/或腹腔积液,称为梅格斯(Meigs)综合征。②Meniere(梅尼埃)综合征是指内耳迷路病变导致的眩晕、耳鸣、耳聋等症状。Down 综合征是指先天愚型、21-三体综合征。Cushing(库欣)综合征为各种病因造成肾上腺分泌过多糖皮质激素所致疾病的总称。

类癌综合征是胃肠道类癌引起的以发作性皮肤潮红和腹泻为主要临床表现的综合征。

723. ABCDE　卵巢转移瘤(Krukenberg瘤)最常见的原发部位是胃肠道,尤其是胃的印戒细胞癌。转移途径包括血行转移、淋巴转移和种植转移。参阅10版《妇产科》P340。

724. ABCDE　①胃腺癌可种植转移至双侧卵巢,称为库肯勃瘤。中年女性,3年前行胃癌根治术,现发现双侧附件区椭圆形包块,最可能的诊断是库肯勃瘤。②卵巢无性细胞瘤好发于青春期、生育期妇女,常为单侧卵巢肿瘤,实性,触之橡皮样。卵巢畸胎瘤好发于青年女性,多为单侧肿瘤,中等大小,质硬。卵巢上皮性癌常表现为卵巢肿块,血清CA125升高。卵巢纤维瘤多见于中年妇女,单侧居多,常伴腹水、胸水。

725. ABCDE　726. ABCDE　①库肯勃瘤(Krukenberg瘤)是指原发于胃癌(尤其是胃的印戒细胞癌)的卵巢转移癌,故答A。②卵巢纤维瘤常伴腹水和/或腹水,称为Meigs综合征,手术切除肿瘤后,胸水、腹水可自行消失。③无性细胞瘤、畸胎瘤均属于卵巢生殖细胞肿瘤。浆液性癌为卵巢上皮性肿瘤。

727. ABCDE　①葡萄胎表现为胎盘绒毛的滋养细胞增生和绒毛间质水肿,使绒毛变成大小不等的水泡。若胎盘绒毛全部受累,整个子宫腔内充满水泡,无胎儿及胎盘附属物,称为完全性葡萄胎。若胎盘绒毛部分受累,还保存一部分胎盘组织,或同时有胎儿、胎盘附属物,则称为不完全性葡萄胎。②由于滋养层细胞包括细胞滋养层和合体滋养层,因此完全性葡萄胎和部分性葡萄胎均可有细胞滋养层和合体滋养层细胞增生。③镜下,完全性葡萄胎绒毛体积大,轮廓规则,间质水肿,间质内胎源性血管消失;部分性葡萄胎绒毛大小不一,轮廓不规则,部分间质水肿,间质内可见胎源性血管,故答E。

728. ABCDE　①患者停经8周,血、尿hCG升高,子宫增大,刮出物为水泡状物,超声检查未见原始心管搏动,子宫腔内回声呈"落雪状",应诊断为葡萄胎。"落雪状"为葡萄胎的特征性超声表现。②葡萄胎常表现为滋养层细胞增生,绒毛高度水肿,绒毛间质内血管消失。③C为绒毛膜癌的病理特点。

729. ABCDE　①正常孕妇宫底平脐,提示妊娠22周。本例停经85天,宫底平脐,说明患者子宫大于妊娠周数,可首先排除D、E。②患者血清hCG显著增高,应考虑妊娠滋养层细胞疾病。侵蚀性葡萄胎全部继发于葡萄胎妊娠;绒毛膜癌既可继发于葡萄胎妊娠,也可继发于非葡萄胎妊娠,而本例G_0P_0,说明尚未妊娠,故答案为B而不是A、C。

730. ABCDE　①患者,停经3个月,子宫如孕4个月大,妇科B超见子宫腔内层"落雪征",应诊断为葡萄胎。"落雪征"是葡萄胎的典型超声表现。②葡萄胎诊断一经成立,应及时清宫,故答A而不是B。③清宫术旨在清除子宫内异常组织、胚胎等,适用于药物流产不彻底、葡萄胎等。刮宫术主要是刮出子宫内膜组织,适用于不规则阴道出血、阴道分泌物异常等。

731. ABCDE　①因为葡萄胎清宫时出血较多,子宫大而软,容易穿孔,所以清宫应在输液、备血条件下,充分扩张宫颈管后进行(A对)。②为减少出血和预防子宫穿孔,可在术中静脉滴注缩宫素。在得到病理检查结果之前,尚未明确葡萄胎组织的性质,不能先化疗,再吸宫。清宫的副作用主要是出血而不是缺氧,不需要先吸氧再吸宫。在清宫过程中,若发生肺动脉栓塞,应予相应的抢救,而不是先行子宫动脉栓塞,再吸宫。

732. ABCDE　①患者停经60天,子宫大于相应孕周,血hCG显著升高,B超示宫内充满不均质密集状回声,双侧卵巢黄素化囊肿,应诊断为葡萄胎。②葡萄胎诊断一旦成立,应及时清宫。葡萄胎清宫时出血较多,应在输液、备血的情况下进行。为减少出血和预防子宫穿孔,开始吸宫后可静脉滴注缩宫素。若有持续子宫出血,可行二次刮宫。③卵巢肿物为黄素化囊肿,在清宫后会自行消退,一般无须处理,故答E。

733. ABCDE　葡萄胎清宫后应避孕6个月,避孕方法首选避孕套,也可选用口服避孕药,一般不选用宫内节育器,以免穿孔或混淆子宫出血的原因。

734. ABCDE　葡萄胎清宫后应定期随访,随访应包括:①hCG定量测定;②定期妇科检查,注意月经是否规则,有无异常阴道流血,定期作盆腔B超、胸部X线摄片或CT检查,以了解有无肺转移;③应严格

第十一篇 妇产科学试题答案及详细解答

避孕6个月。无须定期作阴道脱落细胞学检查。

735. ABCDE 736. ABCDE 737. ABCDE ①患者不规则流血,子宫大于停经周数,质软,血清hCG显著增高,应诊断为葡萄胎。患者双侧附件区可触及5cm囊性包块,此为卵巢黄素囊肿,为大量hCG刺激卵巢内膜细胞发生黄素化而形成的囊肿。宫外孕以输卵管妊娠多见,常于妊娠6周破裂,很少能妊娠至2月余。卵巢巧克力囊肿不会出现血清hCG显著增高。子宫肌瘤红色变、早孕合并子宫肌瘤均不会出现双侧附件肿块。②B超是诊断葡萄胎的重要检查方法,可见子宫大于相应孕周,宫腔呈"落雪状"或"蜂窝状"。血清CA125测定常用于诊断卵巢浆液性囊腺癌。盆腔CT价格昂贵,不作为首选检查。腹部X线片、腹腔镜检查对葡萄胎的诊断价值不大。③葡萄胎一经确诊,应及时清宫。葡萄胎无须常规使用抗生素。葡萄胎病变在宫腔,腹腔镜不能处理宫腔病变。葡萄胎常用吸宫术,无须借助宫腔镜。性激素常用于异常子宫出血的治疗,葡萄胎无须进行性激素治疗。

738. ABCDE 739. ABCDE ①患者尿妊娠试验阳性,应考虑妊娠或滋养细胞疾病。正常情况下,孕10周不应在耻骨联合上触及宫底,孕22周左右宫底平脐,而患者停经70天(孕10周),宫底平脐,说明子宫明显大于正常妊娠周数,应考虑葡萄胎。为明确诊断,应首选B超检查。盆腔CT价格昂贵,不作为首选检查。本例已查尿hCG增高,再查血hCG价值不大。诊断刮宫常用于异常子宫出血的诊断。PPD试验常用于结核病的诊断。②葡萄胎清宫后应常规随访,以防恶变。随访内容包括hCG定量测定、妇科B超检查、注意月经是否规律、拍摄胸部X线片了解有无肺转移,无须定期作性激素水平测定。

740. ABCDE 741. ABCDE ①育龄妇女停经8~12周后阴道不规则流血,应首先考虑葡萄胎。妇科检查可见子宫大于孕周,质地变软。双侧附件区可扪及囊性包块,此为卵巢黄素化囊肿,系大量hCG刺激卵巢内膜细胞发生黄素化而形成的囊肿。输卵管结核常隐匿起病,表现为低热、盗汗、不孕、月经失调、下腹坠胀等。输卵管积水常表现为单侧输卵管条状包块,月经多正常。卵巢畸胎瘤、纤维瘤常表现为单侧肿块,双侧少见。②卵巢黄素化囊肿只是葡萄胎的常见临床表现之一,因此一旦确诊,仍应及时清宫,囊肿在葡萄胎清宫后会自行消退,一般无须特殊处理。葡萄胎不是胎儿,静脉滴注缩宫素不能使宫腔内容物排出。葡萄胎是良性疾病,无须常规预防性化疗,也无须切除子宫,子宫切除只适用于少数年龄较大、无生育要求者。

742. ABCDE ①妊娠滋养细胞肿瘤可继发于葡萄胎、流产、足月妊娠、异位妊娠,其中侵蚀性葡萄胎全部继发于葡萄胎妊娠,绒毛膜癌既可继发于葡萄胎妊娠,也可继发于非葡萄胎妊娠(D对)。②侵蚀性葡萄胎属于交界性肿瘤,大多数仅造成局部侵犯,但约4%的患者可并发子宫外(如肺、阴道)转移。③绒毛膜癌好发于育龄期妇女,少数为绝经期妇女。④葡萄胎清宫后1年以上继发的妊娠滋养细胞肿瘤多数为绒毛膜癌,半年以内多数为侵蚀性葡萄胎,半年至1年者绒毛膜癌和侵蚀性葡萄胎均有可能。

743. ABCDE ①剖宫产后不规则阴道流血,血清hCG显著增高,诊刮见滋养细胞大量浸润,应考虑滋养细胞肿瘤。葡萄胎排空后1年以上发病多诊断为绒毛膜癌,半年以内发病多诊断为侵蚀性葡萄胎。②本例剖宫产后1年余,故应诊断为绒毛膜癌,最常见的远处转移部位是肺(80%)。

744. ABCDE 绒毛膜癌常见转移部位依次为肺(80%)、阴道(30%)、盆腔(20%)、肝(10%)、脑(10%)。

745. ABCDE ①人工流产术后刮出物行病理检查,见滋养细胞显著增生,说明是滋养细胞疾病,可首先排除D、E。②镜下见绒毛结构,可排除C,因为绒毛膜癌无绒毛、无间质、无血管。③人工流产后半年发生肺转移,应诊断为侵蚀性葡萄胎而不是葡萄胎,因为葡萄胎为良性病变,不可能发生转移,侵蚀性葡萄胎为交界性肿瘤,可发生肺转移。

746. ABCDE ①绒毛膜癌与侵蚀性葡萄胎都属于滋养细胞肿瘤,均可分泌大量hCG,故两者尿hCG均为阳性。②侵蚀性葡萄胎的镜下特点:有绒毛,且绒毛侵入子宫肌层;有间质,且间质高度水肿;可有间质血管。绒毛膜癌的镜下特点是"三无":无绒毛,无间质,无间质血管。因此,侵蚀性葡萄胎与绒毛膜癌的最主要区别是镜下有无绒毛结构。③卵巢黄素化囊肿是hCG持续作用的结果,由于绒毛膜癌与侵蚀性葡萄胎均可大量分泌hCG,因此两者均可出现黄素化囊肿。④绒毛膜癌为高度恶性肿瘤,侵蚀性葡萄胎为交界性肿瘤,两者均可发生肺转移及阴道转移,故不答 D、E。

747. ABCDE ①患者 B 超示"子宫肌壁有不均匀密集光点或暗区蜂窝状",说明子宫肌壁有浸润,应考虑侵蚀性葡萄胎或绒毛膜癌而不是葡萄胎,因葡萄胎无浸润性。②葡萄胎妊娠后可继发侵蚀性葡萄胎或绒毛膜癌,而非葡萄胎妊娠后只继发绒毛膜癌。患者 3 个月前人工流产为非葡萄胎妊娠,故应诊断为绒毛膜癌。③吸宫不全常表现为吸宫后即出现阴道流血。异位妊娠常于妊娠 6 周破裂,很少妊娠至 3 个月。

748. ABCDE ①育龄妇女停经 8～12 周后阴道不规则流血,应首先考虑妊娠滋养细胞疾病。患者子宫增大,hCG 阳性,阴道转移征象(紫蓝色结节),应诊断为侵蚀性葡萄胎而不是葡萄胎,葡萄胎为良性疾病,不会发生阴道转移。②双胎妊娠、妊娠合并子宫肌瘤、先兆流产均不会发生阴道转移。

749. ABCDE ①患者阴道紫蓝色结节活检示大量高度增生的滋养细胞,应考虑滋养细胞肿瘤,故不答 B、E。②活组织镜检无绒毛结构,应诊断为绒毛膜癌。因为葡萄胎、侵蚀性葡萄胎都有绒毛结构。

750. ABCDE ①侵蚀性葡萄胎属于交界性肿瘤,宜采用化学治疗(化疗)为主,手术和放射治疗(放疗)为辅的综合治疗。②放疗主要用于肝、脑转移灶和肺部耐药病灶的治疗。全子宫切除术主要用于无生育要求的无转移患者。肺叶切除主要用于多次化疗未吸收的耐药病灶。

751. ABCDE ①低危滋养细胞肿瘤患者首选单一药物化疗。高危滋养细胞肿瘤患者选择联合化疗,首选 EMA-CO(依托泊苷+放线菌素-D+甲氨蝶呤+长春新碱+环磷酰胺)方案。②PVB(顺铂+长春新碱+博来霉素)、BEP(博来霉素+依托泊苷+顺铂)、EP-EMA(EMA-CO 中的 CO 被顺铂和依托泊苷所替代)为滋养细胞肿瘤耐药复发病例的化疗方案。TP(紫杉醇+顺铂)为卵巢上皮性癌的化疗方案。

752. ABCDE 子宫绒毛膜癌无肿瘤间质、无营养血管,只能依靠宿主细胞获得营养物质,且其侵袭破坏血管的能力很强,故极易经血道转移,以肺转移最多见,其次为阴道、盆腔、肝、脑。

753. ABCDE ①患者阴道壁有紫蓝色结节,应考虑滋养细胞肿瘤的转移病灶,故可首先排除 A、B,因为葡萄胎、不全流产不会发生转移。②胎盘部位滋养细胞肿瘤临床上罕见,多数不发生转移,故不答 C。③葡萄胎妊娠后可继发侵蚀性葡萄胎或绒毛膜癌,而非葡萄胎妊娠后只继发绒毛膜癌。本例前次妊娠为自然流产,为非葡萄胎妊娠,故答 E 而不是 D。

754. ABCDE 755. ABCDE ①绒毛膜癌首选的治疗方法是化疗,手术和放疗均为辅助治疗。②卵巢无性细胞瘤为中度恶性的生殖细胞肿瘤,首选手术治疗。尽管无性细胞瘤对放疗高度敏感,但因无性细胞瘤患者多为年轻人,要求保留生育功能,故目前放疗应用较少,不是其一线治疗,故不答 A。参阅 3 版《实用妇产科学》P578。

756. ABCDE 757. ABCDE ①患者人工流产术后长期不规则阴道流血,子宫增大,尿 hCG 阳性,有肺转移征象(胸部 X 线片示肺部阴影),应诊断为妊娠滋养细胞肿瘤。侵蚀性葡萄胎和绒毛膜癌均可发生肺转移,但非葡萄胎妊娠后只继发绒毛膜癌而不继发侵蚀性葡萄胎,故本例应诊断为绒毛膜癌。患者 1 年前已行绝育术,故不答 A、B。月经失调不会出现肺转移,故不答 C。②绒毛膜癌对化疗高度敏感,应首选化疗。患者已行人工流产术,无须再次刮宫。后穹隆穿刺常用于诊断宫外孕破裂。子宫全切术常用于治疗绒毛膜癌大出血。绒毛膜癌病灶部位在宫腔,腹腔镜检查价值不大。

758. ABCDE 759. ABCDE 760. ABCDE ①患者足月顺产,阴道不规则流血,子宫增大,血清 hCG 阳性,应诊断为妊娠滋养细胞疾病。正常产褥血清 hCG 于产后 2 周已不能测出,故不答 A。子宫内膜炎、肌瘤变性、月经不调都不会出现血清 hCG 阳性。②为确诊妊娠滋养细胞疾病,首选 B 超检查。宫腔镜检常用于异常子宫出血的诊断。盆腔 CT、MRI 价格昂贵,不作为首选检查。腹部 X 线片对妊娠滋养细胞疾病的诊断价值不大。③妊娠滋养细胞肿瘤首选化疗。全子宫切除常用于治疗绒毛膜癌合并大出血。全子宫切除+双附件切除、广泛性子宫切除均为子宫内膜癌的手术方式。

761. ABCDE 762. ABCDE 763. ABCDE ①育龄期妇女,人工流产后长期不规则阴道流血,应考虑滋养细胞肿瘤。为明确诊断,应首选血清 hCG 测定,因为滋养细胞肿瘤可产生大量 hCG,导致血清 hCG

第十一篇 妇产科学试题答案及详细解答

持续升高。患者人工流产术后已3周，无须再次刮宫。宫腔镜检查前需应用膨宫介质扩张宫腔，故滋养细胞肿瘤不宜作此检查。滋养细胞肿瘤病灶在宫腔，腹腔镜检查对其诊断价值不大。孕激素撤退试验常用于判断闭经的程度。②患者人工流产术中见绒毛结构，应诊断为侵蚀性葡萄胎，而不是绒毛膜癌，因为绒毛膜癌并无绒毛。不全流产、月经不调、子宫肌瘤均不会出现尿hCG长期阳性。③侵蚀性葡萄胎的治疗是以化疗为主、手术和放疗为辅的综合治疗。

764. ABCDE **765.** ABCDE ①葡萄胎清宫术后长期不规则阴道流血，子宫增大，质软，尿hCG长期阳性，应考虑妊娠滋养细胞肿瘤。双侧附件囊性肿物为卵巢黄素化囊肿，此为滋养细胞分泌大量hCG，刺激卵巢卵泡内膜细胞发生黄素化而形成的囊肿，常为双侧，活动度好。葡萄胎妊娠后既可继发侵蚀性葡萄胎，也可继发绒毛膜癌。本例在葡萄胎清宫后半年以内发病，应诊断为侵蚀性葡萄胎而不是绒毛膜癌，绒毛膜癌一般于清宫后1年发病。不全流产不会出现卵巢黄素化囊肿，故不答B。卵巢囊肿一般为单侧，而黄素化囊肿一般为双侧，故不答C。患者尿hCG阳性，故不答E。②侵蚀性葡萄胎的治疗是以化疗为主、手术和放疗为辅的综合治疗。卵巢黄素化囊肿无须处理，可自行消退。本例3个月前已清宫，无须再次清宫。

766. ABCDE **767.** ABCDE **768.** ABCDE ①患者停经80天，尿hCG阳性，应考虑妊娠或妊娠滋养细胞疾病。正常情况下妊娠22周宫底平脐，但本例孕11^{+3}周宫底平脐，说明子宫明显大于妊娠周数，故不答D、E，因为先兆流产子宫等于孕周，稽留流产子宫小于孕周。因侵蚀性葡萄胎、绒毛膜癌只能继发于妊娠，而患者既往无孕产史，故答A而不是B、C。②为明确葡萄胎的诊断，应首选B超检查。若发现宫腔呈"落雪征"或"蜂窝状"，即可确诊本病。A、B、D、E均不能确诊葡萄胎。③葡萄胎的初始治疗应为清宫术。患者清宫术后8周，血hCG再次升高，B超示肌层有不均质回声，内有丰富的低阻力型血流信号，且病程短于半年，应诊断为侵蚀性葡萄胎。宜采用以化疗为主、手术和放疗为辅的综合治疗。卵巢黄素化囊肿一般无须处理，可自行消退。

769. ABCDE ①无排卵性异常子宫出血患者由于卵巢不排卵，孕激素缺乏，子宫内膜仅受雌激素持续影响而无孕激素拮抗，故可发生不同程度的增生性改变，无分泌期变化，故答A。少数绝经过渡期患者子宫内膜可呈萎缩性改变。子宫内膜增生性改变包括单纯性增生、复杂性增生、不典型增生。②无排卵性异常子宫出血的诊刮宜在经前期或月经来潮后6小时内进行。若在月经第5~6日诊刮发现"分泌期与增生期内膜并存"，提示有排卵月经的子宫内膜不规则脱落。

770. ABCDE ①无排卵性异常子宫出血时，子宫内膜仅有单一雌激素刺激而无孕激素对抗，可发生雌激素突破性出血或撤退性出血。在青春期，下丘脑-垂体-卵巢轴激素间的反馈调节尚未成熟，大脑中枢对雌激素的正反馈作用存在缺陷，FSH呈持续低水平，无促排卵性LH陡直高峰形成，而不能排卵（B错，C对）。②雌激素突破性出血有两种类型：雌激素维持在阈值水平，可发生间断性少量长时间出血；高水平雌激素维持在有效浓度，引起长时间闭经，因无孕激素参与，容易发生急性突破性出血，血量汹涌。雌激素撤退性出血表现为子宫内膜在单一雌激素作用下持续增生，此时多数生长卵泡退化闭锁，导致雌激素水平突然急剧下降，内膜失去激素支持而剥脱出血，故不答A、D、E。

771. ABCDE ①围绝经期患者月经周期延长，经量增多，诊刮表现为子宫内膜增生，应考虑无排卵性异常子宫出血。其子宫内膜增生可表现为单纯性增生、复杂性增生、不典型增生。②黄体功能不足常表现为月经周期缩短，月经频发，诊刮见子宫内膜分泌反应较实际周期日至少落后2日。子宫内膜不规则脱落常表现为月经周期正常，但经期延长，诊刮见子宫内膜呈分泌-增生期并存。子宫内膜炎常表现为发热、下腹疼痛、阴道大量脓性分泌物，有臭味。子宫内膜癌前病变诊刮应表现为子宫内膜不典型增生。

772. ABCDE ①无排卵性异常子宫出血常表现为不规则子宫出血，出血期间一般无腹痛，故答A。②子宫黏膜下肌瘤扭转时可出现急性腹痛。慢性盆腔炎可有不同程度的下腹坠痛，经期加重。子宫内膜异位症、子宫腺肌病主要症状是继发性痛经进行性加重。因此B、C、D、E均可出现腹痛，故均与痛经有关。

773. ABCDE ①正常情况下,子宫内膜受下丘脑-垂体-卵巢轴的影响,呈增殖期-分泌期的周期性变化。诊断性刮宫是了解这种周期性变化最可靠的方法。②子宫内膜受雌激素、孕激素的共同作用,才表现出增殖期-分泌期周期性改变,因此测定血清雌激素含量,不能准确反映子宫内膜的这种变化。③宫颈黏液检查、基础体温测定常用于观察有无排卵。尿雌二醇测定常用于了解胎盘功能。

774. ABCDE A、B、C、D、E均可检查卵巢功能,但题干要求回答的是"简便易行"的方法,答案只能是基础体温测定。基础体温测定可于每天早晨醒后进行,记录并绘制成基础体温曲线图,以了解卵巢功能,有无排卵、排卵日期及卵巢黄体功能。

775. ABCDE ①基础体温呈单相型,提示无排卵;基础体温呈双相型,提示有排卵,故不答A、C、E。②无排卵性异常子宫出血常表现为子宫不规则出血,即月经周期紊乱,经期长短不一,经量不定,故答B。

776. ABCDE ①患者基础体温呈单相型,提示无排卵,可首先排除C。青春期少女月经紊乱,应首先考虑无排卵性异常子宫出血。②卵巢早衰常表现为40岁以前绝经,常伴围绝经期症状。子宫内膜异位症常表现为继发性痛经,进行性加重。特纳综合征属于先天性性腺发育不全,表现为原发性闭经。

777. ABCDE ①A、B、D可了解排卵功能。②月经周期前半期子宫内膜活检,正常情况下应为增生期,达排卵期后应为分泌期变化,故经子宫内膜活检可了解排卵功能。③肾上腺功能检测主要用于了解肾上腺皮质、髓质的功能状态,并不能了解排卵功能。

778. ABCDE ①青春期少女,月经不规律,此次阴道出血已10天,双侧附件未见异常,应诊断为无排卵性异常子宫出血。对于青春期无排卵性异常子宫出血,首选的止血措施是给予大量雌激素,可迅速提高血清雌激素水平,促使子宫内膜生长,短期内修复创面而止血。②大剂量雄激素可用于老年妇女无排卵性异常子宫出血的治疗。大剂量孕激素不适用于青春期患者。诊断性刮宫主要用于围绝经期异常子宫出血的鉴别诊断。抗纤溶、促凝药物对异常子宫出血的治疗效果不佳。

779. ABCDE ①青春期无排卵性异常子宫出血的治疗原则为止血、调整月经周期。青春期患者不应采用促排卵药物来控制月经周期。②生育期妇女异常子宫出血以止血、调整月经周期、促排卵为主。绝经过渡期妇女异常子宫出血的治疗原则为止血、调整周期、减少经量,防止子宫内膜病变。

780. ABCDE ①围绝经期妇女月经周期延长,经量增多,经期延长,应考虑无排卵性异常子宫出血。由于出血量较大,最有效的止血方法是刮宫术。诊断性刮宫可在短时间内基本刮净子宫内膜而快速止血,同时可对子宫内膜作组织学检查,以排除子宫内膜癌。②异常子宫出血患者使用止血药物只能起到辅助治疗作用,故不答A。大剂量雌激素常用于治疗青春期无排卵性异常子宫出血。口服大量安宫黄体酮主要用于体内已有一定雌激素水平的异常子宫出血患者。口服甲基睾丸素主要用于绝经期异常子宫出血患者。

781. ABCDE ①不孕症患者,基础体温为双相型,月经规则,应考虑排卵性月经失调。②患者月经周期缩短,基础体温高温相<11日,应考虑黄体功能不足。于月经来潮后6小时行子宫内膜活检,可显示分泌反应至少落后2日,即分泌期子宫内膜腺体分泌不良。③A、C、D为无排卵性异常子宫出血的病理改变。B为子宫内膜不规则脱落(黄体萎缩不全)的病理改变。

782. ABCDE 排卵性异常子宫出血常见于生育期妇女,无排卵性异常子宫出血常见于青春期、绝经期妇女。

783. ABCDE ①排卵性异常子宫出血多见于生育期妇女,患者虽有排卵,但黄体功能异常,包括黄体功能不足和子宫内膜不规则脱落。前者主要表现为黄体期孕激素分泌不足导致子宫内膜分泌反应延迟;后者虽然黄体发育良好,但萎缩过程延长,导致子宫内膜不规则脱落,在月经第5~6日诊刮仍可见分泌性子宫内膜(正常情况下月经第3~4日,分泌期子宫内膜应已全部脱落,转为增殖期内膜),故答B。②A、C、D、E均属于无排卵性异常子宫出血的子宫内膜病理改变。

784. ABCDE 黄体萎缩不全常表现为黄体萎缩过程延长,可导致子宫内膜不规则脱落。正常月经第3~4日,分泌期子宫内膜应已全部脱落,转为增殖期子宫内膜。黄体萎缩不全时,月经期第5~6日

第十一篇 妇产科学试题答案及详细解答

仍能见呈分泌反应的子宫内膜,常表现为分泌-增生共存。因此黄体萎缩不全的诊刮时机应选择在月经期第5~6日。

785. ABCDE ①患者基础体温曲线呈双相型,说明为排卵性异常子宫出血,故不答A。②排卵性异常子宫出血包括黄体功能不足和子宫内膜不规则脱落,前者表现为月经周期缩短,后者表现为月经周期正常、经期延长、经量增多,故答C而不是B。③早期妊娠会出现闭经,而不是月经周期缩短。

786. ABCDE ①子宫内膜受雌激素和孕激素的影响而呈周期性变化,称为月经周期。孕激素主要由黄体产生,当黄体萎缩不全时,孕激素将产生过多。正常月经周期第3~4天,分泌型子宫内膜已完全脱落,而呈增殖期改变。黄体萎缩不全的患者,内膜持续受孕激素影响,以致不能如期完全脱落。在月经第5~6天刮宫,仍能见到呈分泌期反应的子宫内膜,常表现为增殖期与分泌期并存。②增殖期子宫内膜主要见于正常月经周期的第5~14天,分泌期子宫内膜主要见于正常月经周期的第15~28天。单纯性增生、复杂性增生的子宫内膜主要见于无排卵性异常子宫出血。

787. ABCDE 黄体功能不足是由黄体期孕激素分泌不足或黄体早衰,子宫内膜分泌反应不良所致。常表现为月经周期缩短,月经频发,但经期和经量均正常,答案为B。

788. ABCDE ①生育年龄妇女基础体温呈双相曲线,应考虑排卵性异常子宫出血。患者月经周期缩短,子宫内膜活检示分泌反应落后3日,应诊断为黄体功能不足。治疗重点在于促进卵泡发育和排卵,可在卵泡期使用小剂量雌激素、氯米芬促进卵泡发育;待卵泡成熟时,可肌内注射绒促性素(hCG)促进月经中期LH峰形成;可肌内注射黄体酮以补充孕激素不足。②患者年仅26岁,无生殖器官质性病变,不宜行子宫内膜去除术,此为治疗无排卵性异常子宫出血的方法。

789. ABCDE 790. ABCDE ①基础体温呈双相曲线提示有排卵;呈单相曲线提示无排卵。题干已表明为"无排卵性异常子宫出血",故为单相曲线,因此可首先排除C、D、E。正常育龄期女性的基础体温有一定规律:在月经周期的前半期(卵泡期)为低温相(36.5℃);在排卵稍下降;在月经周期后半期(黄体期)为高温相,一般上升0.3~0.5℃,此为孕激素作用的结果。青春期无排卵性异常子宫出血由于孕激素水平低下,高温相缺失,常表现为单相曲线,故答B。②黄体功能不足表现为排卵性异常子宫出血,故基础体温呈双相曲线。黄体期为高温相,若黄体功能不足当然高温相会缩短。

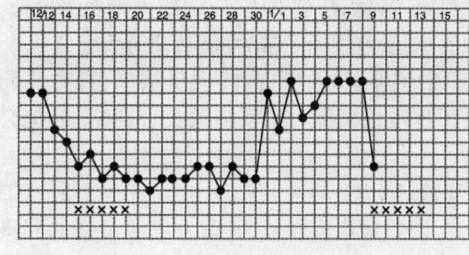
黄体功能不足(月经周期缩短)

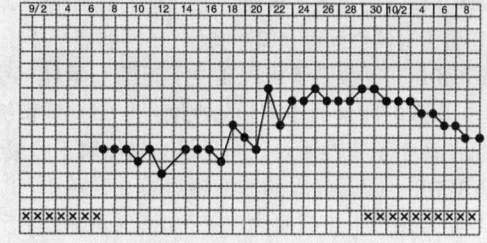
子宫内膜不规则脱落(月经周期正常、经期↑、经量↑)

791. ABCDE 792. ABCDE ①无排卵性异常子宫出血患者由于卵巢不排卵,孕激素缺乏,子宫内膜仅受雌激素持续影响而无孕激素拮抗,常发生不同程度的增生期改变,而无分泌期变化,因此经前期诊刮子宫呈增生性改变。②卵巢黄体功能不足患者虽然月经周期中有卵泡发育和排卵,但由于黄体功能不足,孕激素分泌减少,从而导致子宫内膜分泌不良,经前期诊刮显示分泌反应较实际周期日数至少落后2日。③A、B为子宫内膜不规则脱落的病理变化。D为早期妊娠的病理改变。

793. ABCDE 794. ABCDE ①青春期女性,月经不规律,B超提示子宫及附件正常,各种性激素水平正常,应首先考虑无排卵性异常子宫出血。A、B、D、E行B超检查均可能有阳性发现,且多囊卵巢综合征还可有性激素水平异常,故不答A、B、D、E。②青春期无排卵性异常子宫出血的治疗主要是止血、调周期。本例止血后的主要治疗是调节月经周期,临床上以雌、孕激素序贯疗法最常用,因为这种疗法最符合生理，可使子宫内膜发生相应变化，引起周期性脱落。雌激素治疗不宜单独使用。孕激素治疗适用于增生期内膜异常出血。雄激素治疗适用于绝经过渡期异常子宫出血。青春期未婚女性，无须采用氯米芬促排卵治疗。

795. ABCDE　796. ABCDE　797. ABCDE　①潮热是雌激素水平低下的特征性表现。绝经过渡期患者长期不规则子宫出血，无腹痛，子宫大小、形态正常，双侧附件无异常，子宫内膜无增厚(B超检查子宫内膜正常值：月经期 3～6mm，增殖期 10mm，分泌期 10～13mm，参阅《医学超声影像学》P258)，说明患者除子宫颈轻度糜烂外，无生殖系统器质性病变，故应诊断为异常子宫出血。患者无停经、子宫增大、附件肿块，故不答 A。患者尚未作病理学检查，故不答 C。患者子宫颈轻度糜烂，无接触性出血，故不答 D。急性子宫内膜炎常表现为发热、下腹痛、阴道脓性分泌物、子宫触痛。②为确诊绝经前期异常子宫出血，最有价值的检查是诊断性刮宫，既可了解子宫内膜病理，又可排除子宫内膜癌。HPV检测、子宫颈细胞学检查常用于子宫颈癌的筛查。尿妊娠试验常用于早孕的诊断。血清性激素水平测定可确定有无排卵及黄体功能。③异常子宫出血的治疗首选激素类药物止血，而不是手术治疗。腹腔镜探查术常用于异位妊娠的治疗。急性子宫内膜炎可行抗炎治疗。子宫颈锥切常用于 CIN Ⅱ 的治疗。广泛性子宫切除术常用于子宫内膜癌的治疗。

798. ABCDE　下丘脑-垂体-卵巢-子宫是一个生理调节轴，因此继发性闭经按此轴分为下丘脑性、垂体性、卵巢性、子宫性闭经等类型。无阴道性闭经。

799. ABCDE　①原发性闭经是指年龄超过 13 岁，第二性征未发育；或年龄超过 15 岁，第二性征已发育，月经还未来潮。特纳(Turner)综合征是指性腺先天性发育不全，可导致第二性征缺乏的原发性闭经。②A、B、C、E 均属于继发性闭经的病因。

800. ABCDE　闭经分为原发性和继发性两类。原发性闭经，约占 5%。A、B、C、D 都属于继发性闭经，其中下丘脑性闭经最常见。

801. ABCDE　A、B、C、E 均属于原发性闭经的常见原因，D 属于继发性闭经的原因。

802. ABCDE　希恩综合征是指产后大出血休克，导致腺垂体缺血坏死，引起腺垂体功能低下而出现一系列症状，如闭经、无泌乳、性欲减退、毛发脱落等。因此，希恩综合征属于垂体性闭经。

803. ABCDE　①患者 2 年前分娩时发生出血性休克，现自觉畏寒、嗜睡、性欲低下，应诊断为希恩综合征。它属于垂体性闭经。②不要因"子宫明显小于正常"而误答 A，子宫性闭经常为宫腔粘连所致。

804. ABCDE　①颅咽管瘤可压迫下丘脑和垂体柄引起闭经、生殖器萎缩、肥胖、颅内压增高、视力障碍等，所致的闭经属于下丘脑性闭经。②空蝶鞍综合征属于垂体性闭经。子宫内膜炎、Asherman 综合征均属于子宫性闭经。卵巢早衰当然属于卵巢性闭经。

805. ABCDE　①月经周期的维持需要下丘脑(GnRH)-垂体(FSH/LH)-卵巢(雌/孕激素)-子宫-阴道轴的正常调节。患者肌内注射孕激素(黄体酮)后阴道流血，说明体内存在雌激素，分泌雌激素的卵巢正常，且子宫、阴道无异常，故不答 C、D。②静脉注射 GnRH 后，LH 可增高 3 倍，说明垂体正常，故不答 B。因此，本例闭经的病变部位在下丘脑。③E 显然不是正确答案。

806. ABCDE　①特纳综合征属于性腺先天性发育不全，常表现为原发性闭经，智力正常，卵巢不发育，身材矮小，第二性征发育不良。因卵巢不发育，故雌二醇水平低下，对垂体负反馈抑制作用减弱，故血FSH 升高。根据题干，本例应诊断为特纳综合征。②唐氏综合征现已改称 21-三体综合征，多表现为智力发育落后、生长发育迟缓、特殊面容。希恩(Sheehan)综合征是指产后大出血休克，导致腺垂体缺血坏死所致的腺垂体功能低下。多囊卵巢综合征常表现为持续性无排卵、雄激素过多和胰岛素抵抗等。雄激素不敏感综合征是指分泌的雄激素因受体缺陷而无生物学效应，常表现为女性外生殖器发育异常，无女性内生殖器，睾丸位于腹股沟内，无阴毛、腋毛、体毛少等。

807. ABCDE　Asherman 综合征是指宫腔粘连引起的继发性闭经，常见于人工流产刮宫过度、流产后感染、产褥感染、子宫内膜结核、宫腔手术感染等。可见，Asherman 综合征属于子宫性闭经。

第十一篇 妇产科学试题答案及详细解答

808. **ABCDE** 人工流产可造成宫腔粘连,导致继发性闭经,称为子宫内膜损伤粘连综合征(Asherman综合征)。TSH正常值为0.4~5.0mIU/L。

809. **ABCDE** ①患者孕激素试验阴性(停药后无撤药性出血),说明不是Ⅰ度闭经。患者雌、孕激素序贯试验阳性(出现撤药性流血),提示子宫内膜正常,可排除子宫性闭经,引起闭经的原因是患者体内雌激素水平低,为Ⅱ度闭经。②垂体兴奋试验(GnRH刺激试验)时,若注射LHRH后LH峰值较注射前升高2~4倍,说明垂体功能正常,病变在下丘脑,为下丘脑性闭经;若注射LHRH后,LH峰值不升高说明垂体功能减退,为垂体性闭经。

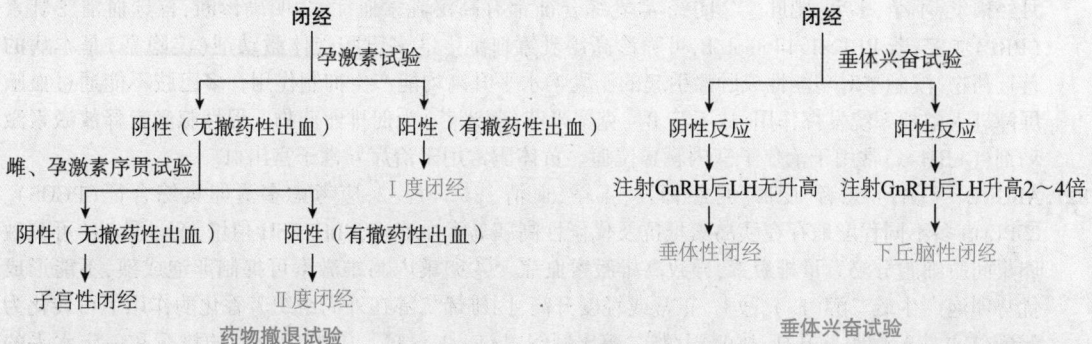

810. **ABCDE** ①月经周期的维持需要下丘脑(GnRH)-垂体(FSH/LH)-卵巢(雌/孕激素)-子宫-阴道轴的正常调节。子宫性闭经是由子宫内膜受损,宫腔粘连所致,对卵巢分泌的雌激素、孕激素均无反应,故雌、孕激素序贯试验阴性,即无撤退性出血。②注射黄体酮有撤药性出血,称为阳性反应,提示子宫内膜已受一定水平雌激素影响,为Ⅰ度闭经;注射黄体酮无撤退性出血,称为阴性反应,提示Ⅱ度闭经或子宫性闭经,应继续作雌、孕激素序贯试验予以鉴别。③行雌、孕激素序贯试验时,若有撤退性出血,称为阳性反应,提示子宫内膜正常,可排除子宫性闭经,确定为Ⅱ度闭经。

811. **ABCDE** 子宫内膜出现剥脱性出血,是雌激素和孕激素同时降低所致。因此,闭经患者行孕激素试验时,若出现撤药性阴道出血(阳性反应),提示子宫内膜已受一定水平雌激素影响,为Ⅰ度闭经。

812. **ABCDE** ①尿促性素(hMG)内含FSH和LH各75U,可促进卵泡发育。氯米芬是最常用的促排卵药物。人绒毛膜促性腺素(hCG)可促成熟卵泡排卵。卵泡刺激素可以促卵泡发育。可见,A、B、C、D均有促排卵作用。②孕激素没有此作用,孕激素的主要作用是促进子宫内膜呈分泌期变化。

813. **ABCDE** ①月经周期的维持需要下丘脑(GnRH)-垂体(FSH/LH)-卵巢(雌激素/孕激素)-子宫-阴道轴的正常调节,任何一个环节发生障碍均可导致闭经。FSH、LH均降低,提示下丘脑-垂体功能低下;FSH、LH升高,提示卵巢功能低下。②FSH正常值:卵泡期、黄体期均为1~9U/L,排卵期为6~26U/L。患者血清FSH55U/L,明显升高,提示卵巢功能衰竭,为卵巢性闭经。

814. **ABCDE** ①月经周期的维持需要下丘脑(GnRH)-垂体(FSH/LH)-卵巢(雌激素/孕激素)-子宫-阴道轴的正常调节,任何一个环节发生障碍均可导致闭经,故不答A。②患者孕激素试验有出血,说明子宫、阴道正常,故不答E。③患者血清FSH、LH正常,说明无卵巢功能衰竭,可排除卵巢性闭经,故不答B。④患者垂体兴奋试验LH不增高,说明垂体功能衰竭,应诊断为垂体性闭经,故答D。

815. **ABCDE** ①希恩综合征是指产后大出血,腺垂体缺血性坏死所致,腺垂体FSH、LH分泌减少,血清FSH、LH降低,故答A。②LH/FSH≥2常见于多囊卵巢综合征。PRL>25μg/L常见于催乳素瘤。

816. **ABCDE** 817. **ABCDE** ①胎盘早剥大出血可导致腺垂体缺血坏死,引起腺垂体功能低下而出现一系列症状,如闭经、无泌乳、性欲减退、毛发脱落、畏寒、嗜睡、低血压等,称为希恩(Sheehan)综合。希恩综合征为垂体性闭经。②"下丘脑(GnRH)-腺垂体(FSH/LH)-卵巢(E/P)-子宫"是一个调节轴(HPO)。卵巢早衰或绝经后雌激素(E)降低,对腺垂体负反馈抑制作用减弱,导致FSH升高。因此血清 FSH 升高(>40IU/L)、E 降低(<100pmol/L),提示卵巢性闭经,故答 C。正常值:育龄期女性 FSH<20IU/L,雌激素>100pmol/L。

818. **ABCDE** 819. **ABCDE** 820. **ABCDE** ①患者的临床特点是闭经和溢乳,故应考虑闭经-溢乳综合征,答案为 D。特纳(Turner)综合征属于性腺先天性发育不全,常表现为原发性闭经,卵巢不发育,身材矮小,第二性征发育不良。雄激素分泌不敏感综合征为男性假两性畸形,性腺为睾丸,表型为女性,青春期乳房隆起丰满,但乳头不发育,阴道为盲端,子宫和输卵管缺如。希恩综合征是由产后大出血,腺垂体缺血坏死所致,常表现为闭经、无泌乳、性欲减退、毛发脱落。多囊卵巢综合征常表现为月经稀发,不孕,多毛,肥胖。②闭经-溢乳综合征常有高泌乳素血症,为明确诊断,首选血清泌乳素(PRL)测定,若 PRL>1.14nmol/L,可确诊高泌乳素血症。③多巴胺受体激动剂(溴隐亭)是本病的首选药物,溴隐亭对功能性或肿瘤引起的泌乳素水平升高均能产生抑制作用。多巴胺不能通过血脑屏障进入中枢系统发挥作用,故不答 B。克罗米芬(氯米芬)为促排卵药物。促性腺激素释放激素激动剂(GnRH-α)常用于治疗子宫内膜异位症。黄体酮常用于治疗异常子宫出血。

821. **ABCDE** ①青年患者,肥胖,月经稀发,不孕,血清 LH/FSH>2,应考虑多囊卵巢综合征(PCOS)。②PCOS 多不同程度地存在胰岛素抵抗及代偿性高胰岛素血症。③LH/FSH 值增大,过量 LH 可刺激卵巢间质细胞分泌大量雄激素,导致高雄激素血症。④卵巢内高雄激素可抑制卵泡成熟,不能形成优势卵泡产生雌二醇(E_2),故 E_2 正常或轻度升高;因雄烯二醇在外周组织芳香化酶作用下可转化为雌酮(E_1)使雌酮明显升高,故雌酮/雌二醇比例倒置($E_1/E_2>1$)。⑤持续分泌的雌酮和一定水平的雌二醇作用于下丘脑和垂体,对 LH 分泌产生正反馈作用,使 LH 维持在高水平,不形成月经中期的 LH 峰,故无排卵发生,也无法产生孕激素,不会出现高孕激素血症,故答 D。

822. **ABCDE** ①多囊卵巢综合征(PCOS)是以雄激素分泌过多、持续无排卵、卵巢多囊改变、胰岛素抵抗、肥胖为特征的临床综合征。由于存在胰岛素抵抗,患者可出现代偿性高胰岛素血症,导致空腹胰岛素水平增高,故不答 A。②卵巢内高雄激素可抑制卵泡成熟,不能形成优势卵泡产生雌二醇(E_2),故 E_2 正常或轻度升高;因雄烯二醇在外周组织芳香化酶作用下可转化为雌酮(E_1)使雌酮明显升高,故雌酮/雌二醇比例倒置($E_1/E_2>1$)。正常情况下 $E_1/E_2<1$。③由于垂体对促性腺激素释放激素(GnRH)敏感性增加,可分泌过量 LH;而高水平的雌激素对 FSH 呈负反馈,使 FSH 水平相对降低,导致 LH/FSH 值增大,≥2~3(C 对)。④部分 PCOS 患者表现为轻度高催乳素(PRL)血症,可能为雌激素持续刺激所致。

823. **ABCDE** ①多囊卵巢综合征由于雄激素分泌过多,最主要的症状是月经失调,多表现为月经稀发或闭经。也可表现为不规则子宫出血,月经周期、经期或经量无规律。②黄体功能不足常表现为月经周期缩短,月经频发。黄体萎缩不全常表现为月经周期正常,经期延长。

824. **ABCDE** ①患者月经稀发,肥胖,高雄激素表现(上唇细须、面部痤疮),应诊断为多囊卵巢综合征。②Turner 综合征属于性腺先天性发育不全,表现为原发性闭经,患者并没有闭经,故不答 A、D、E。卵巢早衰常表现为女性 40 岁以前出现闭经。

825. **ABCDE** 826. **ABCDE** ①多囊卵巢综合征多见于青春期,常表现为月经失调、不孕、多毛、阴毛浓密呈男性型、痤疮、肥胖、无排卵、基础体温呈单相型、卵巢增大。根据题干,本例应诊断为多囊卵巢综合征。生殖器结核常表现为低热盗汗、盆腔炎、腹水、不孕。卵巢早衰常表现为月经改变、雌激素水平低下。黄体功能不足常表现为月经周期缩短。②氯米芬为促排卵的首选药物,诱发排卵时易发生卵巢过度刺激综合征,需严密监测。

827. **ABCDE** 妇女绝经后最明显的变化是卵巢功能衰竭,绝经后卵巢不再分泌雌激素及孕激素,其水平降低。雌激素及孕激素对促性腺激素的负反馈减弱,故促性腺激素分泌增加,答案为 D。

828. **ABCDE** 绝经后雌激素降低,其血脂成分改变为血清胆固醇增高、低密度脂蛋白增高、高密度脂蛋白降低。参阅 2 版《实用妇产科学》P853。

第十一篇 妇产科学试题答案及详细解答

829. **ABCDE** 潮热是雌激素降低的特征性表现。围绝经期妇女出现潮热、多汗、月经紊乱,应首先考虑绝经综合征。A、C、D、E 均不会出现潮热、多汗等血管舒缩紊乱的症状。

830. **ABCDE** 老年女性,绝经后感潮热、多汗,阴道干涩,应考虑绝经综合征,首选药物是雌激素。

831. **ABCDE** 有正常性生活,未经避孕1年未妊娠者,称为不孕症。未避孕而从未妊娠者称为原发性不孕。曾有过妊娠而后未避孕连续1年不孕者,称为继发性不孕。

832. **ABCDE** 导致女性不孕的因素以输卵管因素最常见(约占50%),其次为排卵障碍(占25%~35%)、子宫因素和宫颈因素等。输卵管因素主要为输卵管阻塞或输卵管通而不畅。

833. **ABCDE** ①排卵障碍占女性不孕症病因的25%~35%,并不是女性不孕症最常见的原因,女性不孕症最常见的病因是盆腔因素(包括输卵管病变),故答B。②A、C、D、E 均属于不孕症的病因。

834. **ABCDE** ①正常月经周期中,卵巢会发生周期性变化,分为卵泡期→排卵→黄体期。在卵泡期,随着卵泡发育,雌激素水平逐渐升高,到排卵前达高峰;排卵后卵巢形成黄体,分泌孕激素,使孕激素水平逐渐增高。②在月经周期中,雌激素可使宫颈黏液分泌量增加,性状变稀薄;孕激素可使宫颈黏液分泌减少,性状变黏稠。③本例基础体温曲线呈单相型,说明月经周期中无排卵,无黄体形成,故孕激素分泌减少,在单一雌激素作用下宫颈黏液持续分泌,故黏液量多而稀薄。

835. **ABCDE** ①生殖器结核好发于20~40岁妇女,原发灶多为肺或腹膜结核,常表现为不孕、月经失调、下腹坠痛等。生殖器结核输卵管受累占90%~100%,子宫内膜受累占50%~80%。根据题干,本例应考虑生殖器结核,"双侧附件区不规则包块"为输卵管结核的表现。②为确诊生殖器结核,可行诊断性刮宫以了解有无子宫内膜结核,可拍摄腹部X线片了解盆腹腔有无结核钙化灶;可行子宫输卵管碘油造影以了解有无输卵管结核,可行宫腔分泌物结核分枝杆菌培养以明确致病菌。③基础体温测定只能用于判断有无排卵而不能确诊生殖器结核。

836. **ABCDE** ①宫颈细胞学检查常用于宫颈癌的筛查,不能了解卵巢功能,故答 A。②卵巢可合成雌激素和孕激素,因此性激素测定可了解卵巢的功能。③宫颈黏液受卵巢分泌的雌激素和孕激素的影响,故宫颈黏液检查可了解卵巢功能。④基础体温测定可了解月经周期中卵巢是否排卵,若有排卵基础体温呈双相曲线,若无排卵则基础体温呈单相曲线。⑤子宫内膜受雌激素和孕激素的影响而发生周期性变化,因此月经期前子宫内膜活组织检查,也可了解卵巢的功能。

837. **ABCDE** 838. **ABCDE** ①患者结婚3年未孕,可诊断为不孕症。女性不孕的最常见原因是输卵管阻塞(约占50%),其次为排卵障碍(占25%~35%),子宫因素和宫颈因素少见。因此为明确女性不孕的原因,应首选输卵管通畅检查。子宫输卵管造影为输卵管通畅检查的方法之一,故最佳答案为B而不是E。阴道脱落细胞学检查仅能了解阴道黏膜的周期性变化,宫颈黏液结晶检查仅能间接了解卵巢功能,这两项检查对确诊不孕症的病因价值不大。子宫内膜病理检查为有创检查,可加重子宫内膜损伤,增加不孕机会,不孕症患者不宜作此项检查。②排卵后子宫内膜从增生期转换为分泌期,卵巢黄体形成,分泌雌激素和孕激素。若黄体功能不良,则孕激素分泌减少,应在排卵后给予黄体酮(孕激素)治疗。雌激素可促进子宫内膜增殖,加重病情,不宜应用。人工周期(雌、孕激素序贯疗法)主要用于无排卵性异常子宫出血的治疗,而黄体功能不足有排卵,故不答 C。肾上腺皮质激素对黄体发育不良无治疗作用。溴隐亭主要用于治疗高泌乳素血症导致的排卵障碍,故不答 E。

839. **ABCDE** ①女性未避孕正常性生活至少12个月未孕,称为不孕症。根据题干,本例应诊断为不孕症。患者基础体温呈双相,说明排卵正常。②患者输卵管造影提示双侧输卵管积水,应考虑输卵管性不孕症,可行体外受精-胚胎移植术(IVF-ET),即从卵巢内取出卵子,在体外与精子受精并培养3~5天,再将发育到卵裂球期或囊胚期的胚胎移植到子宫腔内。

840. **ABCDE** ①女性未避孕正常性生活至少12个月未孕,称为不孕症。根据题干,本例应诊断为不孕症。②患者3年前患"输卵管积水",应考虑输卵管性不孕症,可行体外受精-胚胎移植术,即从卵巢内取出卵子,在体外与精子受精并培养3~5天,再将发育到卵裂球期或囊胚期的胚胎移植到子宫腔内。③输卵管不通不适合人工授精。卵胞质内单精子注射适合于严重少精症、弱精症。胚胎植入前遗传学检测适合于单基因相关遗传病。促排卵治疗适合于排卵异常者。

841. **ABCDE** ①宫内节育器(IUD)的抗生育作用主要是子宫内膜对异物的组织反应而影响受精卵着床。IUD 作为异物长期刺激,可导致子宫内膜损伤及慢性炎症反应,产生前列腺素,改变输卵管蠕动,使受精卵运行速度与子宫内膜发育不同步,受精卵着床受阻。②米非司酮的药物流产机制是抗孕激素。抑制排卵为甾体激素避孕药的主要抗生育机制。阻碍受精为输卵管结扎术的抗生育机制。

842. **ABCDE** 含铜宫内节育器(IUD)的主要作用机制包括:①宫内节育器压迫局部子宫内膜,发生炎症反应,炎症细胞对胚胎有毒性作用;②铜离子具有使精子头尾分离的毒性作用,使精子不能获能;③长期异物刺激,导致子宫内膜损伤及慢性炎症反应,产生前列腺素,改变输卵管蠕动,使受精卵运行速度与子宫内膜发育不同步,受精卵着床受阻;④铜离子进入细胞内,影响糖原代谢、雌激素摄入及 DNA 合成,使内膜细胞代谢受到干扰,使受精卵着床及囊胚发育受到影响。E 为左炔诺孕酮宫内节育器的作用机制,不是含铜 IUD 的作用机制。

843. **ABCDE** ①放置宫内节育器(IUD)前必须排除妊娠,流产后 2 个月,可能已经妊娠,不宜放置 IUD。人工流产术后即刻、产后 6 周恶露干净时均可放置 IUD,故不答 A、B。②成人未孕宫腔正常大小为 5.5~8.8cm,若宫腔≤5.5cm,不宜放入 IUD;若宫腔>9.0cm,则放入的 IUD 易脱落,故不答 C、D。③心功能Ⅲ级者,妊娠期间极易发生心力衰竭,不宜妊娠,应放置 IUD。

844. A**BCDE** ①宫内节育器(IUD)需经阴道放入,故急性阴道炎患者不宜放置 IUD。②月经干净后 3~7 天无性交、人工流产术后即刻、剖宫产术后半年,均为 IUD 的适合放置时间。有时在哺乳期,月经虽未复潮但已排卵,因此哺乳期放置 IUD 前应排除早孕。

845. A**BCDE** ①宫内节育器(IUD)的主要副作用是不规则阴道流血,表现为经量增多、经期延长,故月经稀发者可以放置 IUD,而月经过多者不宜放置 IUD。②生殖道急、慢性炎症当然不能放置 IUD。生殖器肿瘤需行相应治疗,不应放置 IUD。宫颈内口松弛者放置 IUD,易脱落,属于禁忌证。子宫畸形难以放入 IUD,故属禁忌证。

846. A**BCDE** 宫内节育器(IUD)取出术的适应证:计划再生育或不需避孕、放置期已满需更换、绝经过渡期停经 1 年内、有并发症或副作用治疗无效、带器妊娠等。

847. A**B**CDE 宫内节育器(IUD)以月经干净后 3~7 天放置为宜。其优点如下:①月经干净后内膜刚开始增生,较薄,不易引起操作损伤而出血;②不易感染;③可以极大程度排除妊娠。

848. **ABCDE** 宫内节育器(IUD)并发症如下。①感染:若医务人员放置 IUD 时不严格无菌操作,或放置后不注意个人卫生,则易引起子宫和盆腔感染。②出血:放置后 IUD 与子宫壁接触,引起子宫收缩,导致内膜局部损伤时产生少量不规则出血。③子宫穿孔:IUD 本身较硬且有棱角,如操作不当可戳入宫壁导致子宫穿孔。④腰酸:放置 IUD 后可出现腰骶部疼痛及白带增多。放置 IUD 后可导致不规则阴道流血,表现为经量增多、经期延长,而不是闭经,故答 E。

849. A**B**CDE 宫内节育器的主要副作用是不规则阴道流血,表现为经量增多、经期延长。本例月经规律,但经量增多,故不宜使用 IUD 避孕,故答 B。其他方法均可采用。

850. **ABCD**E ①避孕套不适用于宫颈糜烂者。短效避孕药对肝功能有影响,不适用于慢性肝炎患者。阴道隔膜避孕我国尚未引进。安全期避孕并不安全,失败率高达 20%,不宜使用。②注意:子宫脱垂、宫口松弛为宫内节育器的禁忌证,但宫颈糜烂是其适应证,因此本例可选择宫内节育器避孕,故答 D。

851. A**BCDE** ①放置宫内节育器(IUD)后应休息 3 日,1 周内忌重体力劳动,2 周内忌性交及盆浴,保持外阴清洁,以防感染。②含铜节育器是我国应用最广泛的 IUD。带铜丝的 T 形 IUD 一般可放置 5~7 年,带铜套的 T 形 IUD 可放置 10~15 年,宫铜 IUD 可放置 20 年左右,因此带铜节育器的放置时间依 IUD 类型而定,故答 C。带铜 T 形 IUD 以聚乙烯为支架,在纵臂或横臂上绕有铜丝,便于检查和取出。若术后未见尾丝,应行超声检查。③术后月经来潮应注意有无节育器脱落及带器妊娠。

852. **ABCDE** ①IUD的放置时限为10年(含铜)、20年(宫铜),本例已放置10年。不规则阴道流血是放置IUD的常见副作用,但一般仅发生于刚放置后的3~6个月,可自行恢复。本例IUD放置10年后出现不规则阴道流血,对于围绝经期患者,应考虑子宫内膜癌的可能,故取出IUD,行诊断性刮宫以排除子宫内膜癌。②对不明原因的阴道出血,单纯止血治疗效果不好,故不答A。根据题干,本例无感染征象,故不答B、D。本例为围绝经期患者,无须行人工周期调节,故不答E。

853. **ABCDE** 854. **ABCDE** 855. **ABCDE** ①放置或取出宫内节育器(IUD)的时间都是月经干净第3~7日。②为了解黄体功能,应在经前期(月经来潮6小时内)进行诊刮。若为黄体功能不足,则可显示分泌反应落后2日。③为明确子宫内膜不规则脱落的诊断,应在月经期第5~6日诊刮,若见到呈分泌反应的子宫内膜,即可确诊。

856. **ABCDE** 857. **ABCDE** ①宫内节育器的副作用之一是不规则阴道流血。已生育妇女,身体健康,要求长期避孕,月经量少,宫内节育器为最佳适应证。紧急避孕药为避孕失败的补救措施,不作为常规避孕使用,故不答B。安全期避孕并不安全,失败率高达20%,不宜采用。长效口服避孕药可以选用,但应坚持服用,使用不方便,故最佳答案为A而不是D。外用杀精子剂使用不当,失败率达20%以上,不作为避孕首选药。②宫内节育器的避孕原理主要是局部组织对异物的组织反应而影响受精卵着床。抑制卵巢排卵、改变宫颈黏液性状为甾体激素避孕药的主要机制。阻止精子和卵子相遇为输卵管绝育术的主要机制。

858. **ABCDE** 859. **ABCDE** ①避孕贴剂主要在英、美、澳等国使用,我国尚无注册上市的避孕贴剂。哺乳期不宜使用口服复方短效避孕药,以免影响乳汁质量。患者有乳胶过敏史,不宜使用男用避孕套。自然避孕法失败率高,并不可靠,不宜推广。排除B、C、D、E后,得出正确答案为A。②避孕药的避孕机制如下。免疫避孕法:导向药物避孕。宫内节育器避孕:干扰受精卵着床。外用杀精剂:可杀灭精子。激素避孕:抑制下丘脑-垂体-卵巢轴(HPO轴)。可见,A、B、C、D都是常见的避孕机制。

860. **ABCDE** 短效口服避孕药的激素成分是雌激素和孕激素,其作用机制如下。①抑制排卵:避孕药中的雌激素、孕激素负反馈抑制下丘脑释放GnRH,从而抑制垂体分泌FSH及LH,使之不出现排卵前LH峰,使排卵受到抑制。②改变宫颈黏液性状:孕激素使宫颈黏液减少,黏稠度增加,不利于精子穿透。③改变子宫内膜形态与功能:避孕药可抑制子宫内膜增殖性变化,使子宫内膜分泌不良,不适于受精卵着床。精子获能的部位在女性子宫和输卵管,短效口服避孕药不影响精子的获能,故答C。

861. **ABCDE** A、B、D、E均属于甾体激素避孕药的避孕机制。C为避孕套、输卵管绝育术的避孕机制。

862. **ABCDE** ①短效避孕药的激素成分是雌激素和孕激素。正常情况下,雌激素主要在肝内灭活,慢性肝炎患者因肝功能减退,可影响雌激素的灭活,使体内雌激素水平增高,故不宜使用短效避孕药。②哺乳期不宜使用短效避孕药,因避孕药中的雌激素可抑制乳汁分泌,影响乳汁质量。③月经稀少是短效避孕药的主要副作用,因此月经稀少者不宜使用。④长期服用雌激素类避孕药可使血液呈高凝状态,导致血栓形成,因此血栓性疾病患者不宜使用短效避孕药。⑤宫颈糜烂本质上是慢性炎症,因此不是短效避孕药的禁忌证。

863. **ABCDE** 短效口服避孕药是雌激素和孕激素组成的复方制剂。雌激素成分为炔雌醇,孕激素成分各不相同,构成不同的配方及制剂。

864. **ABCDE** 复方短效避孕药(复方炔诺酮片、复方甲地孕酮片)于月经第5日开始服用第1片,连服22日,停药7日后服第2周期。一般在停药2~3日发生撤退性阴道出血,犹如月经来潮。

865. **ABCDE** 探亲片(甲地孕酮片)的服用方法:于探亲前1日或当日中午服用1片,此后每晚服1片,至少连服10~14日。探亲片的服用不受月经周期的限制,在任何一日开始服用均能发挥避孕作用。参阅7版《妇产科学》P368,10版《妇产科学》已删除。

866. **ABCDE** 安全期避孕并不安全,失败率高达20%,不宜采用。宫颈糜烂不宜使用阴茎套避孕。外用避孕药我国少用。宫内节育器不适用于子宫脱垂、阴道前后壁明显膨出者。正确答案为E。

867. ABCDE 安全期避孕并不安全,失败率高达20%,不宜采用。阴茎套避孕不适于宫颈糜烂者。阴道隔膜,我国尚无此类产品。宫内节育器不适用于宫口松弛者。排除A、B、C、D后,得出正确答案为E。

868. ABCDE 阴茎套避孕不适用于宫颈糜烂者。安全期避孕并不安全,失败率高达20%,不宜采用。宫内节育器不适用于宫口松弛者。体外排精易造成部分精液遗漏在阴道内,导致避孕失败。故答A。

869. ABCDE ①口服短效避孕药含有雌激素和孕激素,使用后1%~2%的妇女可发生闭经。②长期服用短效避孕药,少数妇女体重增加。③研究表明,长期服用短效避孕药,对预防卵巢癌有一定作用,故答C。④服用短效避孕药后,约10%的妇女可出现类早孕反应,为雌激素刺激胃黏膜所致。⑤服用短效避孕药后,约5%的妇女可出现面部淡褐色色素沉着,停药后多能逐步恢复。

870. ABCDE 服用短效避孕药期间部分妇女可出现不规则阴道出血,称为突破性出血,可能为雌激素不足所致。若出血量较少,可不用处理。若出血量偏多,可在每晚服用避孕药的同时加服少量雌激素。若出血量接近月经量,则应停药。

871. ABCDE 服用短效避孕药期间,部分妇女可出现突破性出血,为雌激素不足所致,可在每晚服用避孕药的同时加服少量雌激素(炔雌醇)。

872. ABCDE ①紧急避孕方法主要有两种,一种是放置带铜宫内节育器,另一种是使用紧急避孕药。因题干要求回答的是简便、安全的措施,故不答A。②紧急避孕药分为三类。a.雌孕激素复方制剂:复方左炔诺孕酮片(18-甲基炔诺酮)含炔雌醇30μg、左炔诺孕酮150μg,应在性生活后72小时内服用4片,12小时再服4片;b.单孕激素制剂:左炔诺孕酮片,0.75mg,应在性生活72小时内服1片,12小时重复1片;c.米非司酮:为抗孕激素制剂,于1993年用于紧急避孕,尚在研制中。在这三种制剂中,以18-甲基炔诺酮最为常用,故答B。③复方甲地孕酮片为口服短效避孕药,不能作为紧急避孕药使用。甲醚抗孕丸为"甲地孕酮+奎孕醇"的复方制剂,可用于紧急避孕,但我国很少应用。

873. ABCDE 患者子宫脱垂伴阴道前后壁明显膨出,不适合应用宫内节育器及外用避孕药膜。口服避孕药对肝功能有影响,故有肝炎病史者不宜使用。安全期避孕失败率高达20%,不提倡。

874. ABCDE ①患者月经量增多,不宜行宫内节育器避孕,故不答A。体外排精易造成部分精液遗漏在阴道内,导致避孕失败,故不答C。紧急避孕仅对一次无保护性生活有效,避孕有效率明显低于常规避孕方法,不能替代常规避孕,故不答D。年龄>35岁的妇女,不宜使用口服避孕药,以免增加心血管疾病发病率,故不答E。②排除A、C、D、E后,得出正确答案为B。

875. ABCDE ①在所给A、B、C、D、E 5种避孕方法中,避孕效果最不可靠的是安全期避孕,避孕有效率仅80%,其失败率高达20%。②宫内节育器在我国应用最广泛,避孕有效率在90%以上。阴茎套避孕有效率达93%~95%。皮埋避孕法有效率99%以上。口服短效避孕药有效率接近100%。

876. ABCDE 安全期避孕通过将性生活避开排卵前后4~5日的不安全期而达到避孕目的,故答A。

877. ABCDE ①输卵管绝育术是指通过手术将输卵管结扎或用药物使输卵管粘连堵塞,阻断精子与卵子相遇而达到绝育的目的。②抑制排卵为甾体激素避孕药的主要作用机制。杀灭精子、降低精子成活率为壬苯醇醚的避孕机制。降低宫颈黏液的黏稠度为雌激素的生理作用,而不是避孕机制。

878. ABCDE ①输卵管结扎术的适应证包括:夫妻双方已有子女不愿再生育,因某些疾病,如心脏病、肾病、肝病及严重遗传疾病不宜生育。该妇女已处于围绝经期,半年前因早孕行药物流产,说明该妇女不愿再生育,且有肾病不宜再次妊娠,故应行输卵管结扎术。②安全期避孕并不安全,失败率高达20%,不宜使用。避孕药对肝、肾功能有影响,不适用于慢性肾炎患者,故不答B、C。本例虽可选用阴茎套避孕,但有效率仅93%~95%,若意外妊娠,需再次人工流产,故答E而不是D。

879. ABCDE ①心功能Ⅲ级者不宜妊娠,应行绝育手术,故答D。②A、B、C、E都不是绝育手术,故不答。

880. ABCDE 输卵管结扎术的最佳时间为非孕妇女月经干净后3~4日,人工流产或分娩后宜在48小时内,哺乳期或闭经妇女应在排除早孕后。

1256

第十一篇 妇产科学试题答案及详细解答

881. **ABCDE** 输卵管绝育术的并发症如下。①出血或血肿：过度牵拉损伤输卵管或输卵管系膜血管，可引起腹腔内积血或血肿。②脏器损伤：多因局部解剖关系辨认不清或操作粗暴损伤膀胱、肠管等。③肠粘连：开腹手术的常见并发症。④月经异常：属于晚期并发症。子宫内膜异位症多与宫腔内手术操作有关，而输卵管绝育术常于腹腔内进行，不会进行宫腔内操作，故答 D。

882. **ABCDE** 人工流产负压吸宫术适用于妊娠 10 周以内者。药物流产适用于停经≤49 日者。钳刮术适用于妊娠 10~14 周者。利凡诺羊膜腔注射常用于终止中晚期妊娠。

883. **ABCDE** 人工流产负压吸引术的禁忌证包括生殖道炎症（如阴道炎、急慢性盆腔炎、性传播疾病）未经治疗者、各种疾病的急性期、全身情况差不能耐受手术、术前两次体温>37.5℃。请注意：慢性宫颈炎不属于人工流产的禁忌证，参阅 3 版《实用妇产科学》P746。

884. **ABCDE** ①根据题干，本例应诊断为妊娠合并室间隔缺损。缺损面积<1.25cm^2，分流量小，一般能顺利度过妊娠与分娩。缺损面积>1.25cm^2，易出现肺动脉高压、心力衰竭，死亡率极高，应禁忌妊娠。若意外妊娠，应早期终止妊娠，故不答 A、B、C。②人工流产适于 10 周以内的早期妊娠，本例为妊娠 70 日，可以选择，故答 D。药物流产只适于≤49 日的早期妊娠，故不答 E。

885. **ABCDE** ①肌内注射缩宫素、麦角新碱都不能用于流产。②羊膜腔注射依沙吖啶引产主要适用于孕 16~26 周者，本例孕 7 周，故不答 C。③负压吸引适用于孕 10 周内要求终止妊娠而无禁忌证者，本例可以选用。④米索前列醇禁用于支气管哮喘患者，因其可诱发哮喘发作，故不答 E。

886. **ABCDE** ①人工流产负压吸宫术毕，应仔细检查吸出物，观察有无绒毛，以防漏吸。应将吸出物过滤，测量血液和吸出物容量，若未见绒毛组织，应送病理检查。②术中应严格遵守无菌操作规程，防止术后宫内感染。应正确判断子宫大小及方向，动作应轻柔，以免造成子宫穿孔。③吸宫吸头进出宫颈管时应关闭负压，以免损伤宫颈。④术后在观察室休息 1~2 小时，注意阴道流血情况，如无异常可以回家。⑤术后 2 周内禁止盆浴，1 个月内禁止性生活，故答 E。

887. **ABCDE** ①人工流产负压吸宫术适用于妊娠 10 周以内者，但妊娠月份较大时，因子宫较大，子宫收缩欠佳，出血量较多。此时，应在扩张宫颈后，尽快取出胎盘及胎体，排空宫腔内容物，才能止血。②输液输血、使用止血剂都是一般性治疗措施，对于子宫出血效果不佳，故不选 A、D、E。在宫腔内容物没有排空前，按摩子宫可能加重出血。

888. **ABCDE** ①负压吸宫时，术者突觉"无底"感，为子宫穿孔的特征，故本例应诊断为子宫穿孔。②患者心率不快，故不答 A。流产不全常表现为术后阴道长时间流血。羊水栓塞常表现为突发呼吸困难、窒息死亡。人工流产综合反应常表现为心动过缓、心律不齐、面色苍白、头晕、大汗淋漓。

889. **ABCDE** ①钳刮术中见到黄色脂肪样组织，即可确诊子宫穿孔。此"黄色脂肪样组织"即为大网膜，是腹腔内的大网膜经子宫穿孔部位，进入宫腔，脱出于阴道所致。②一旦确诊子宫穿孔，应立即停止宫腔操作。小的穿孔，若无脏器损伤或内出血，手术已完成，可注射子宫收缩剂保守治疗，并给予抗生素预防感染。若破口大、有内出血、合并脏器损伤，应剖腹探查。本例穿孔情况未明，故不能立即剖腹探查。请注意：肌内注射子宫收缩剂，将使脱出于阴道的大网膜嵌顿在穿孔部位，而不能还纳回腹腔，故也可答 C，但标答为 D。

890. **ABCDE** ①负压吸宫术出血量多在 30ml 以下。若术后出血超过 10 日，出血量过多或出血停止后又有大量流血，应考虑吸宫不全。②子宫穿孔多表现为器械进入宫腔突然出现"无底"感觉，或其探查深度明显超过检查时子宫大小。若胎盘附着面感染，子宫复旧不良引起出血，常表现为大量阴道出血，检查发现子宫大而软。子宫内膜炎常表现为寒战、高热、下腹痛、阴道脓血性分泌物。子宫绒毛膜癌常表现为停经后不规则阴道流血，多发生于人工流产术后 1 年以上。

891. **ABCDE** ①人工流产术后 10 日以上还有阴道大量出血，应首先考虑吸宫不全。患者下腹疼痛，体温 38.5℃，应考虑合并宫腔内感染，故本例应诊断为吸宫不全并发感染。②漏吸常表现为刮出物肉眼未见绒毛，术后胚胎继续生长。输卵管妊娠常导致漏吸，最终以破裂为结局。人工流产综合反应常表现为心动过缓、心律不齐、面色苍白、头晕、胸闷、大汗淋漓。

892. ABCDE　①人工流产术后10日以上还有阴道大量出血,应首先考虑吸宫不全。吸宫不全是指人工流产术后部分妊娠组织残留,故尿妊娠试验多为阳性,子宫稍大。根据题干,本例应诊断为吸宫不全。②绒毛膜癌常表现为停经后不规则阴道流血,多于人工流产术后1年发病。侵蚀性葡萄胎可继发于葡萄胎后,但不会继发于人工流产术后。子宫内膜炎常表现为寒战、高热、下腹痛、阴道脓血性分泌物。若胎盘附着面感染,子宫复旧不良,可引起出血,常表现为大量阴道出血。

893. ABCDE　人工流产综合反应是指患者在术中或术毕出现心动过缓、心律不齐、面色苍白、头晕、胸闷、大汗淋漓,严重者有血压下降、昏厥、抽搐等症状,主要是由宫颈和子宫遭受机械性刺激引起迷走神经兴奋所致,并与孕妇精神紧张、不能耐受宫颈扩张、牵拉和负压过高等有关。

894. ABCDE　①人工流产综合反应是人工流产负压吸引术常见的并发症,常表现为术中心动过缓、心律不齐、面色苍白、大汗淋漓,严重者出现血压下降等迷走神经兴奋症状。根据题干,本例应诊断为人工流产综合反应。②羊水栓塞常表现为分娩过程中突发呼吸困难、低氧血症、低血压、凝血功能障碍等。子宫穿孔常表现为术者出现子宫无底感,或手术器械进入深度超过原来所得深度。患者虽有血压降低,但心率缓慢,不能诊断为失血性休克。急性腹膜炎应发生于术后,而不是术中,故不答E。

895. ABCDE　①患者人工流产术中出现胸闷、头晕、面色苍白、大汗淋漓、血压降低、心率缓慢,应考虑人工流产综合反应,主要为迷走神经兴奋所致,其治疗首选阿托品静脉注射。②输血输液、苯巴比妥钠肌内注射为一般性治疗。迅速清除宫腔内容物,为术中阴道出血较多时的处理原则。阿拉明为升压药,患者血压降低、心率缓慢为迷走神经兴奋所致,其治疗首选阿托品,而不是阿拉明。

896. ABCDE　A、C、D、E均属于人工流产术的近期并发症,B属于人工流产术的晚期并发症。

897. ABCDE　①目前,药物流产的常用方案为米非司酮加米索前列醇。米非司酮是一种合成类固醇,具有抗孕激素、糖皮质激素和轻度抗雄激素的作用。米非司酮对子宫内膜孕激素受体的亲和力比孕激素大5倍,因此能与孕激素竞争结合蜕膜的孕激素受体,从而阻断孕激素活性而终止妊娠。②米索前列醇为前列腺素E_1类似物,对妊娠子宫有明显收缩作用。

898. ABCDE　米索前列醇为前列腺素E_1(PGE_1)的衍生物,常用于治疗消化性溃疡、药物流产等。

899. ABCDE　药物流产的常用方案为米非司酮加米索前列醇,这两种药物本身具有较明显的胃肠道反应,使用后可加重恶心、呕吐症状,故妊娠剧吐者不宜药物流产。

900. ABCDE　901. ABCDE　①育龄期妇女停经55天,子宫增大,应首先考虑早孕。临床上,为确诊早孕,首选尿hCG检查和妇科B超。血清hCG在妊娠早期也可升高,但此法临床上少用,故最佳答案为A而不是D。经阴道B超于停经5周起,在妊娠囊内见到胚芽和原始心管搏动,即可确诊宫内妊娠。基础体温测定常用于判断有无排卵。宫颈黏液检查常用于了解卵巢的功能状态。黄体酮试验常用于了解体内雌激素水平,以确定闭经程度。②本例为孕7^{+6}周,终止妊娠应首选负压吸宫术。负压吸宫术适用于妊娠10周以内。药物流产适用于停经≤49日者。钳刮术适用于妊娠10~14周者。乳酸依沙吖啶引产主要用于终止中晚期妊娠。缩宫素静脉滴注主要用于早产和足月分娩。

902. ABCDE　903. ABCDE　①吸宫后探查宫腔探不到宫底,为子宫穿孔的特征性表现,故答B。根据题干所述条件不能诊断子宫畸形。人工流产综合反应常表现为心动过缓、心律不齐、面色苍白、头晕、胸闷、大汗淋漓等。羊水栓塞多表现为突发呼吸困难、窒息死亡。葡萄胎多表现为吸出物为葡萄状胎块。②发生子宫穿孔后应立即停止手术。小的穿孔,如无脏器损伤或内出血,手术已完成,可肌内注射缩宫素;若破口大、有内出血、有脏器损伤,应剖腹探查。本例出血不多,症状不重,应暂停手术,密切观察病情。吸氧、注射阿托品为人工流产综合反应的治疗措施。

904. ABCDE　905. ABCDE　①患者人工流产术中出现恶心、呕吐、出汗、面色苍白、血压下降、心率减慢,应诊断为人工流产综合反应。HELLP综合征是妊娠期高血压疾病的严重并发症,以溶血、肝酶升高及血小板减少为特点。Turner综合征属于性腺先天性发育不全,常表现为原发性闭经、卵巢不发育、身材矮小、第二性征发育不良。Sheehan 综合征是由产后大出血休克,导致腺垂体缺血坏死而引起的腺垂体功能低下综合征。宫腔粘连综合征是指各种原因导致子宫内膜破坏后引起子宫前后壁粘连而出现的腹痛、经量减少、闭经、继发性不孕、重复性流产等一系列临床表现。②人工流产综合反应是迷走神经兴奋所致,一旦发生,应立即静脉注射阿托品 0.5～1mg。A、B、D、E 均不正确。

906. **ABCDE** 907. **ABCDE** ①年轻女性停经 44 天,尿妊娠试验阳性,应考虑早孕。早期妊娠时,子宫内膜由蜕膜和绒毛组成。本例吸出物未见绒毛,故吸出的组织最可能为蜕膜组织。葡萄胎常于停经 8～12 周才开始出现不规则阴道出血,故不答 A。子宫息肉好发于宫颈。本例已妊娠,不可能出现增生期或分泌期子宫内膜。②本例 B 超确诊妊娠囊位于宫底部,但负压吸宫的吸出物未见绒毛和胚胎,应考虑漏吸。吸宫不全是指人工流产后部分妊娠组织物残留,而漏吸是指人工流产时未吸出胚胎及绒毛而导致继续妊娠。宫腔感染常表现为寒战、高热、阴道脓性分泌物增多。子宫畸形与负压吸宫无关。子宫穿孔常表现为吸宫时"无底感"。

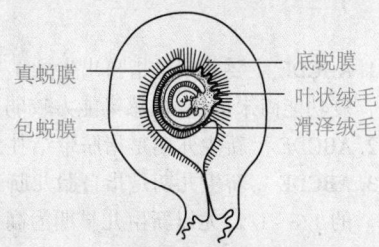

早期妊娠子宫蜕膜与绒毛的关系

908. **ABCDE** ①未哺乳产妇在产后 6～10 周月经复潮,恢复排卵平均在产后 10 周。哺乳产妇月经复潮延迟,平均在产后 4～6 个月恢复排卵,因此哺乳期妇女应坚持避孕。②哺乳期避孕首选阴茎套,不宜使用避孕药,因避孕药中的雌激素可抑制乳汁分泌。宫内节育器应在剖宫产后半年放置。

909. **ABCDE** 从胎盘娩出至产后 6 周称为产褥期。产褥期内禁忌性交。产后 42 日起应采取避孕措施。

910. **ABCDE** ①哺乳期妇女首选阴茎套避孕,也可选用单孕激素制剂长效避孕针。阴道套国内尚无供应。宫内节育器可于产后 42 日恶露干净后放置。②哺乳期妇女不宜选用含雌激素的复方口服避孕药,因为避孕药中的雌激素可抑制乳汁分泌,影响乳汁质量。

911. **ABCDE** ①哺乳期妇女首选阴茎套避孕,皮下埋置法为哺乳期妇女的次选避孕方法。②短效口服避孕药多为雌激素+孕激素的复方制剂,不宜使用,因为避孕药中的雌激素可抑制乳汁分泌,影响乳汁质量。安全期避孕法失败率达 20% 以上,不宜提倡。宫内节育器应在剖宫产半年后放置。

912. **ABCDE** ①新婚夫妇还未适应性生活,应首选短效口服避孕药,使用方便,避孕效果好。待性生活适应后可选用阴茎套避孕。②安全期避孕并不安全,失败率高达 20%,不宜采用。新婚夫妇尚未生育,不应选用宫内节育器。新婚夫妇 1 年后要孩子,不宜采用长效避孕制剂皮下埋植 NorplantⅡ。

913. **ABCDE** 914. **ABCDE** ①阴茎套不适合宫颈糜烂者,宫内节育器不适合宫颈口松弛者,体外排精和安全期避孕失败率较高,故本例宜选用口服避孕药避孕。②阴茎套是哺乳期的最佳避孕方式,因为不影响乳汁质量和婴儿健康。哺乳期放置宫内节育器易发生子宫损伤,故不答 B。含有雌激素的口服避孕药,可影响乳汁分泌,故不答 E。

915. **ABCDE** 916. **ABCDE** ①本例尚未生育,不应选用宫内节育器。安全避孕并不安全,失败率高达 20%,不宜采用。紧急避孕药仅用于避孕失败、遭受性暴力者,故不答 C。本例仅需避孕半年,不宜使用长效复方避孕注射剂,故答 D。②雌激素可抑制乳汁分泌,影响乳汁质量,故哺乳期避孕不宜选用含雌激素的避孕药。复方短效口服避孕药、长效复方避孕注射剂均含有雌激素,不宜使用,故不答 D、E。排除 B、C、D、E 后,得出正确答案为 A。哺乳期放置宫内节育器应先排除早孕。

917. **ABCDE** ①生育期保健主要是维护生殖功能正常,保证母婴安全,降低孕产妇死亡率和围产儿死亡率。②孕期保健包括孕前保健,妊娠早期、中期和晚期保健。国家卫生健康委针对分娩期提出了"五防一加强"的方针,即防产后出血、防产褥期感染、防产程停滞、防产道损伤、防新生儿窒息,加强产时监护和产程处理。哺乳保健包括提倡母乳喂养、哺乳期用药应慎重。围产期保健是指从妊娠前、妊娠期、分娩期、产褥期、哺乳期为孕产妇、胎儿、新生儿的健康所施行的一系列保健措施。

第十二篇 儿科学试题答案及详细解答

（正确答案为绿色的选项）

1. AB**C**DE　婴儿期是指自出生到1岁,各器官的生长发育尚不完善,来自母体的抗体逐渐减少,自身免疫功能尚未成熟,抗感染能力较弱,易发生各种感染和传染性疾病。

2. ABCD**E**　新生儿期是指脐带结扎到出生后28天之前。

3. A**B**CDE　新生儿期是指自胎儿脐带结扎至出生后28天内,此期发病率高,死亡率也高,占婴儿死亡率的1/3~1/2,尤以新生儿早期为高。

4. ABC**D**E　体重和身长的增速在生后第1年,尤其前3个月最快,因此第1年为生后的第一个生长高峰。第2年以后生长速度逐渐减慢,至青春期生长速度又加速,出现第二个生长高峰。

5. ABCD**E**　小儿在各年龄阶段的生长发育速度不同:生后第1年,尤其是前3个月(婴儿期)生长发育很快,为生后第一个生长高峰期;第2年以后生长速度逐渐减慢,至青春期生长发育又加快,出现第二个生长高峰期。

6. ABCD**E**　①小儿身高和体格的生长发育有两个高峰期,即生后第1年和青春期。②小儿的生长发育存在个体差异,受遗传、环境因素的影响。③小儿各系统、各器官的生长发育并不平衡,如神经系统的发育较早,生殖系统发育较晚。④小儿生长发育遵循自上而下、由近到远、由粗到细、由低级到高级、由简单到复杂的规律。⑤小儿的生长发育是连续的、有阶段性的、非匀速过程。

7. ABC**D**E　男婴出生体重约为(3.38±0.40)kg,出生1周内因奶量摄入不足、水分丢失、胎粪排出,可出现暂时性体重下降,称为生理性体重下降,在生后第3~4天达最低点,下降范围为3%~9%,以后逐渐回升,至生后第7~10天恢复到出生时的体重。本例体重为新生儿的正常生理性波动,故答D。

8. ABCD**E**　①儿童各系统的生长发育速度并不一致。②儿童生长发育存在个体差异。③儿童生长发育有两个高峰期,即生后第1年和青春期,并不是年龄越大,发育越慢。④小儿生长发育遵循由近到远的规律。⑤婴儿期是儿童生长发育最快的时期。

9. ABCD**E**　①判断小儿体格发育应选择易于测量、有较大人群代表性的指标。一般常用的形态指标有体重、身高、头围、胸围、上臂围、皮下脂肪等。②神经反射、动作、语言及智力发育水平,均为神经心理发育的常用指标。

10. ABC**D**E　正常足月儿出生时身高平均为50cm,1岁时达75cm,2岁时约87cm,即1~2岁增长约12cm。

11. A**B**CDE　正常足月儿出生时身高平均为50cm,1岁时达75cm,2岁时约87cm。

12. **A**BCDE　足月儿出生时头围33~34cm,1岁时46cm,2岁达48cm,5岁时约50cm,15岁接近成人。

13. A**B**CDE　正常足月儿出生时头围33~34cm,生后前3个月头围增长约6cm,故3个月婴儿头围39~40cm。

14. ABCD**E**　正常足月儿出生时头围33~34cm,1岁时约为46cm,2岁达48cm,5岁时为50cm,15岁时为54~58cm,基本与成人相同。

15. A**B**CDE　①正常足月儿出生时身高约50cm,前3个月身高增长较快,为11~13cm,因此3个月小儿身高=50+(11~13)=61~63cm。②正常足月儿出生时头围33~34cm,生后前3个月头围增长约6cm,故3个月小儿头围39~40cm,答案为B。

16. ABC**D**E　正常足月儿出生时胸围约32cm,略小于头围1~2cm。1岁时胸围约等于头围,即46cm。

17. ABCD**E**　1岁时胸围约等于头围,即46cm。

第十二篇　儿科学试题答案及详细解答

18. **ABCDE**　1~6岁小儿体重的计算公式为体重(kg)=年龄(岁)×2+8。

19. **ABCDE**　1~6岁小儿体重的计算公式为体重(kg)=年龄(岁)×2+8,2岁小儿体重=2×2+8=12kg。

20. **ABCDE**　身高(cm)=65+(月龄−6)×1.5,婴儿身长68cm,估计月龄为8个月。3~12个月小儿体重=[年龄(月)+9]/2,婴儿体重7.5kg,估计月龄6个月。头围44cm,估计婴儿月龄约8个月。2岁以内乳牙数=月龄−(4~6),婴儿乳牙4个,估计月龄8~10个月。能独坐,月龄8个月。能以拇、示指拿取小球,估计月龄为10~11个月,故答案为B。

21. **ABCDE**　理论上,1岁小儿体重应为10kg,身高应为75cm,头围=胸围=46cm,出牙=月龄−(4~6)=6~8颗。根据题干,该小儿可能年龄约为1岁。

22. **ABCDE**　头围是指经眉弓上缘、枕骨结节左右对称环绕头一周的长度。

23. **ABCDE**　3~12个月小儿体重=[年龄(月)+9]/2。体重8kg小儿,理论年龄约为7个月。7~12个月婴儿身长的计算公式为:身长=65+(月龄−6)×1.5。本例身长为68cm,推测该女婴月龄为8个月。正常发育的7月龄小儿会翻身,自己能独坐很久,可将玩具从一手换入另一手;能发"爸爸""妈妈"等复音;能自握饼干,故答案为B。

24. **ABCDE**　前囟是左、右两块额骨与左、右两块顶骨围成的菱形区域,前囟的大小是菱形两个对边中点连线的距离,出生时为1.5~2cm,以后随颅骨生长而增大,6月龄左右逐渐骨化而变小,最迟于2岁闭合。

25. **ABCDE**　小儿头颅有前囟和后囟。前囟为大囟门,位于儿头前方,呈菱形,在1~1.5岁闭合,最迟在2岁闭合。后囟为小囟门,位于儿头后方,呈三角形,出生时多已闭合,最迟在6~8周龄闭合。

26. **ABCDE**　小儿脊柱弯曲形成的时间如下。①3个月能抬头,颈椎前凸,形成第1个生理弯曲;②6个月能坐,胸椎后凸,形成第2个生理弯曲;③12个月开始行走,腰椎前凸,形成第3个生理弯曲。

27. **ABCDE**　小儿脊柱弯曲形成的时间:3个月能抬头形成颈椎前凸,6个月能坐形成胸椎后凸,12个月开始行走形成腰椎前凸。

28. **ABCDE**　长骨的生长主要由干骺端的软骨骨化,骨膜下成骨,使长骨增长、增粗。腕部在出生时无骨化中心,其出生后的出现次序为头状骨、钩骨(3个月左右)、下桡骨骺(1岁)、三角骨(2~2.5岁)、月骨(3岁)、大小多角骨(3.5~5岁)、舟骨(5~6岁)、下尺骨骺(6~7岁)、豆状骨(9~10岁)。10岁时出全,共10个。1~9岁腕部骨化中心的数目大约为其岁数+1,故6岁小儿腕部骨化中心数目约为7个。

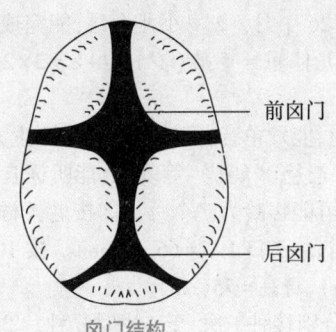

囟门结构

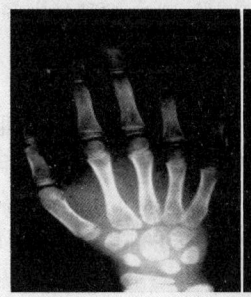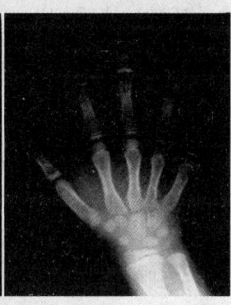

小儿腕关节片示骨龄

29. **ABCDE**　新生儿出生后1周内因奶量摄入不足、水分丢失、胎粪排出,可出现暂时性体重下降,称为生理性体重下降。在出生后第3~4日达最低点,下降范围为3%~9%,以后逐渐回升,至出生后第7~10日恢复到出生时的体重。

30. **ABCDE**　多数小儿萌出第1恒磨牙的年龄是6岁,又称6龄牙。

31. **ABCDE**　乳牙出齐共20个,恒牙出齐为28~32个。

32. **ABCDE**　①恒牙的骨化从新生儿期开始,18~24个月时第三横臼齿已骨化。②对比记忆:乳牙出生时已骨化,乳牙萌出自4~10个月开始,恒牙出自6岁开始。

33. ABCDE ①根据身高公式"身高(cm)=年龄(岁)×7+75",可推测儿童的理论年龄为5~6岁。②根据体重公式"体重(kg)=年龄(岁)×2+8",可推测儿童的理论年龄为6岁。③1~9岁小儿的腕部骨化中心数目=岁数+1,该儿童骨化中心数为7个,推测其理论年龄为6岁。

34. ABCDE ①2个月小儿能抬头,能发出和谐的喉音,能微笑,有面部表情。②3个月能侧卧,用手摸东西,咿呀发音,头能转动。

35. ABCDE 2岁以内乳牙数=月龄-(4~6),小孩乳牙12颗,估计月龄为16~18个月。小孩会爬楼梯,会表示大小便的意愿,估计年龄为18个月,故答C。

36. ABCDE ①根据公式:身高=年龄×7+75,可推知该小儿理论年龄约为2岁。按公式:1~6岁小儿体重=年龄(岁)×2+8,推知该小儿理论年龄约为2.2岁。②小儿会双脚跳,会用勺子吃饭,推知小儿约为2岁。

37. ABCDE 小儿会双脚跳,会用勺子吃饭,会说2~3个字的短句,推知该小儿约2岁。

38. ABCDE ①正常小儿7个月能独坐很久,能发"爸爸""妈妈"等复音;8个月会爬,会自己坐起来,能重复大人所发简单音节,两手会传递玩具。②一般认为,小儿语言和运动发育落后6个月以上,即为发育迟缓,故答D。

39. ABCDE 40. ABCDE 小儿生长发育特点:先快后慢的是神经系统,先慢后快的是生殖系统。

41. ABCDE 42. ABCDE ①体重为各器官、系统、体液的总重量。体重易于准确测量,是最易获得的反映儿童生长与营养状况的指标。营养不良时,首先表现为体重不增或增长缓慢。②身高通常作为衡量骨骼发育的重要指标,如骨骼发育不良常表现为身材矮小。③头围是反映脑和颅骨生长的指标。胸围是反映肺和胸廓生长的指标。腹围临床上少用。

43. ABCDE 44. ABCDE 正常足月儿出生时头围33~34cm,3个月时为39~40cm,1岁时约为46cm,2岁时约为48cm,5岁时约为50cm。

45. ABCDE 46. ABCDE ①在体格生长发育常用指标中,以头围判断年龄较准确,尤其2岁以内的小儿。正常足月儿出生时头围33~34cm,6个月时为42~43cm,1岁时约为46cm,2岁时约为48cm,5岁时约为50cm。本例头围47cm,说明小儿年龄为1~2岁。②1~6岁儿童体重的估算公式为:体重(kg)=年龄×2+8。该小儿为1.5岁,故体重=1.5×2+8=11kg。

47. ABCDE 48. ABCDE ①小儿1岁时身高75cm,2岁时约87cm。头围1岁时46cm,2岁时达48cm。2岁以内乳牙数=月龄-(4~6),本例20颗乳牙出齐,月龄24~26个月。2岁小儿会跳,能完成简单动作,能表达喜怒哀乐。故本例小儿年龄约为2岁。②2岁小儿体重=年龄(岁)×2+8=2×2+8=12(kg)。

49. ABCDE 50. ABCDE ①小儿6个月能独坐一会儿,坐得不稳,能发单音,能认识熟人和陌生人,不能听懂自己的名字;小儿7个月能自己独坐很久,不会爬,能发"爸爸""妈妈"等复音,能听懂自己的名字;小儿8个月会爬,能重复大人所发简单音节。故该小儿的可能年龄为7个月。②按老教材公式计算:7月龄小儿体重=[年龄(月)+9]/2=8(kg),身高=65+(月龄-6)×1.5=66.5(cm)。按10版《儿科学》P9公式计算:7月龄小儿体重=[年龄(月)+9]/2=8(kg),身高=75(cm)。

51. ABCDE ①脊髓灰质炎疫苗在出生后2个月、3个月、4个月分别接种1次,于4岁时复种。②乙脑疫苗在8个月、2岁时接种。百白破疫苗在出生后3个月、4个月、5个月接种。麻疹疫苗在出生后8个月接种。卡介苗在出生时接种。

52. ABCDE ①预防接种的实施程序是常考点,请对照下表牢记。原卫生部规定的计划免疫必须在1岁以内完成卡介苗、脊髓灰质炎、百白破疫苗(即百日咳、白喉、破伤风疫苗)、麻疹疫苗、乙肝疫苗的基础免疫,简称五苗防七病。非计划性免疫包括乙脑、流脑、流感(杆菌)、风疹、水痘、甲肝、肺炎、腮腺炎、轮状病毒等疫苗的接种。预防接种的时间记忆口诀为:出生乙肝卡介苗,二月脊灰炎正好,三四五月百白破,八月麻风和乙脑。②根据此口诀可知,卡介苗在出生时就要预防接种,故答A。

第十二篇 儿科学试题答案及详细解答

疫苗种类	出生时	1月龄	2月龄	3月龄	4月龄	5月龄	6月龄	8月龄	9月龄	18月龄	2岁	3岁	4岁	6岁
乙肝疫苗	1	2					3							
卡介苗	1													
脊灰灭活疫苗			1	2										
脊灰减毒活疫苗					3								4	
百白破疫苗				1	2	3				4				
麻腮风疫苗								1		2				
乙脑减毒活疫苗								1			2			
乙脑灭活疫苗								1,2				3		4
A群流脑疫苗								1	2					
A+C流脑疫苗												3		4
甲肝减毒活疫苗										1				
甲肝灭活疫苗										1	2			

53. ABCDE ①预防接种时间记忆为"出生乙肝卡介苗,二月脊灰炎正好,三四五月百白破,八月麻风和乙脑"。二月龄婴儿应接种的疫苗是脊髓灰质炎灭活疫苗。②甲肝减毒活疫苗于18个月接种。乙肝疫苗于出生时、出生后1个月接种。百白破疫苗于出生后3、4、5个月接种。麻腮风疫苗于出生8个月、18个月接种。

54. ABCDE 首次接种时间:乙肝疫苗为出生时,水痘疫苗为出生后12~24个月,风疹疫苗为出生后8个月,流脑疫苗为出生后6个月,甲肝疫苗为出生后18个月。参阅8年制4版《儿科学》P50。

55. ABCDE 预防接种的时间记忆口诀:出生乙肝卡介苗,二月脊灰炎正好,三四五月百白破,八月麻风和乙脑。7个月以前须接种B、C、D、E项疫苗,麻腮风疫苗于出生后18个月接种。

56. ABCDE 57. ABCDE 58. ABCDE ①出生时、出生1个月、出生6个月时需接种的疫苗是乙肝疫苗。②出生2个月、3个月、4个月时需接种的疫苗是脊髓灰质炎三价混合疫苗。③出生3个月、4个月、5个月时需接种的疫苗是百白破混合制剂。

59. ABCDE 60. ABCDE 预防接种的时间记忆口诀:出生乙肝卡介苗,二月脊灰炎正好,三四五月百白破,八月麻风和乙脑。因此麻疹疫苗初种年龄是8个月,百白破疫苗初种年龄是3个月。

61. ABCDE 62. ABCDE 预防接种的时间记忆口诀:出生乙肝卡介苗,二月脊灰炎正好,三四五月百白破,八月麻风和乙脑。根据此口诀,新生儿出生后就要接种卡介苗,麻疹疫苗应在8个月时接种。脊髓灰质炎疫苗在2个月时接种,百白破疫苗在3个月、4个月、5个月时接种,流感疫苗属于非计划疫苗。

63. ABCDE 64. ABCDE 预防接种的时间记忆口诀:出生乙肝卡介苗,二月脊灰炎正好,三四五月百白破,八月麻风和乙脑。根据此口诀,新生儿出生后就要接种乙肝疫苗,脊髓灰质炎疫苗在2个月时接种。

65. ABCDE 1岁以内婴儿的基础能量需求为每日每千克体重55kcal。

66. ABCDE 儿童总能量消耗量包括基础代谢(占50%)、食物的热效应(占7%~8%)、生长和活动消耗(占32%~35%)、排泄损失(占10%)五个方面。

67. ABCDE 儿童对能量的需要包括基础代谢、食物热力作用、活动消耗、排泄消耗、生长所需5个方面,其中前4个方面是成人和儿童共有的能量消耗,生长所需(生长发育)是指组织生长合成所消耗的能量,为儿童特有。生长所需能量与儿童生长的速度成正比。

68. ABCDE 小儿总的能量需要包括基础代谢、食物热力作用(食物特殊动力作用)、活动消耗、排泄消耗、生长所需5个方面。婴儿无思维活动,故无须在此方面消耗能量。

69. ABCDE 儿童总能量消耗量包括基础代谢、食物特殊动力作用、活动消耗、排泄消耗、生长所需5个方面。其中,生长发育所需能量为小儿所特有,生长发育越快所需能量越大。1岁以内的婴幼儿生长发育最快,此项所需能量占总能量的20%~30%。因此,婴儿每日所需能量与营养素较成人相对要高。参阅8版《诸福棠实用儿科学》P89。

70. ABCDE　①每克糖、脂肪和蛋白质在机体内完全氧化,可分别供给4kcal、9kcal、4kcal的能量,淀粉类物质在体内可转化为糖,产生能量。能为机体提供能量的物质包括糖、脂肪、蛋白质、淀粉类。②维生素是维持机体正常代谢和生理功能所必需的一大类有机化合物,不产生能量,人体需要量甚微。

71. ABCDE　①糖类是供能的最主要物质,所产生的能量占总能量的50%~65%。②脂类为次要供能物质,所产生的能量占总能量的20%~30%。蛋白质的主要功能是构成机体组织器官的重要成分,所产生的能量仅占总能量的8%~15%。矿物质和膳食纤维不参与供能。

72. ABCDE　碳水化合物、脂类、蛋白质分别提供儿童总能量的50%~65%、20%~30%、8%~15%。矿物质和膳食纤维不参与供能。

73. ABCDE　婴儿每日需水量为110~155ml/kg,平均150ml/kg。

74. ABCDE　①人乳中乳糖含量丰富,有利于脑的发育。②人乳中铁含量虽与牛奶相似,但人乳中铁吸收率(49%)高于牛奶(4%),故母乳喂养的婴幼儿缺铁性贫血的发生率较低。③人乳中钙磷比例适当,为2∶1,易于吸收,故母乳喂养的婴幼儿较少发生佝偻病。④人乳含不饱和脂肪酸较多,初乳中更高,故答D。⑤母乳中白蛋白、酪蛋白含量分别为0.4g/100g、0.4g/100g,牛乳中白蛋白、酪蛋白含量分别为0.4g/100g、2.7g/100g。参阅8版《诸福棠实用儿科学》P108。

75. ABCDE　人乳分为初乳、过渡乳和成熟乳3类。初乳是指孕后期与分娩4~5日以内的乳汁。初乳含脂肪较少而蛋白质较多(主要为免疫球蛋白)。各期乳汁中乳糖的含量较为恒定。

76. ABCDE　正常足月儿生后母乳喂养应尽早开奶(产后15分钟至2小时内),因为吸吮乳头是反射性泌乳的主要条件刺激。尽早开奶还可减轻婴儿生理性黄疸,减少生理性体重下降、低血糖的发生。

77. ABCDE　一般市售的婴儿配方奶粉100g供能约500kcal。

78. ABCDE　对于母乳喂养的婴儿,《中国居民膳食指南(2022)》推荐满6月龄起必须添加辅食。

79. ABCDE　添加辅食的月份分别记忆为春夏秋冬四季(即1~3月、4~6月、7~9月、10~12月),四季分别对应添加的食物为"汁泥破碎"(支离破碎),即汁状、泥状、末状、碎状食物。因此1~3个月的婴儿只能添加汁状辅食,如鲜果汁、青菜汁、米汤、代乳粉等,不宜添加泥状食物蛋黄。蛋黄为4~6个月添加的辅食,故答E。

80. ABCDE　①婴儿4~6个月时唾液腺发育完全,唾液量显著增加,并富含淀粉酶,此时婴儿体内贮存铁已经耗尽,因此5个月婴儿应及时添加含强化铁的米粉。②鱼类、肉类、蛋为7~9个月时添加的辅食。面为10~12个月时添加的辅食。

81. ABCDE　①4~6个月婴儿应首先添加的是含强化铁的米粉,此外,还可添加泥状食物,如菜泥、水果泥、配方奶等。②肉末为末状食物,宜7~9个月时添加,故答D。

82. ABCDE　①3月龄男婴,应添加汁状辅食,不能添加米粉,故答B而不是A、C、E。②添加辅食时应从一种到多种,不能一次添加2~3种辅食,故不答D。

83. ABCDE　①6个月男婴正常体重=(月龄+9)/2=(6+9)/2=7.5(kg);正常身长为61~75cm。根据题干,男婴生长发育正常。②《中国居民膳食指南(2022)》推荐满6月龄起必须添加辅食。此时,母乳的营养价值逐渐下降,不能满足婴儿生长需要,且婴儿消化道发育逐渐成熟,可逐渐接受其他食物。

84. ABCDE　85. ABCDE　每次哺乳过程,乳汁的成分随时间而变化。最初部乳汁脂肪含量低而蛋白质含量高,以后脂肪含量越来越高而蛋白质含量越来越低。末段乳汁中的脂肪含量较最初部分可高2~3倍,故每次哺乳时,应让婴儿吸吮完一只乳房的乳汁再换另一只,让婴儿能摄入较丰富的脂肪。

86. ABCDE　87. ABCDE　88. ABCDE　①添加辅食的月份分别记忆为春夏秋冬四季(即1~3月、4~6月、7~9月、10~12月),四季分别对应添加的食物为"汁泥破碎"(支离破碎),即汁状、泥状、末状、碎状食物。因此1~3个月的婴儿只能添加汁状辅食,如果汁、菜汁、鱼肝油;4~6个月的婴儿应添加泥状辅食,如果泥、菜泥、米糊;7~9个月的婴儿应添加末状辅食,如肉末、豆腐、芋头。②蛋黄为4~6个月时添加的辅食。豆制品、碎肉、碎菜为10~12个月时添加的辅食。

89. ABCDE 90. ABCDE 91. ABCDE ①为预防维生素D的缺乏,母乳喂养的足月儿应从出生后数天即开始补充维生素D400IU/d。参阅9版《儿科学》P80,10版《儿科学》已删除。②人工喂养的足月儿应在出生后4~6个月添加泥状辅食,如菜泥、水果泥、含铁米粉等。③人工喂养的足月儿应在出生后7~9个月添加末状辅食,如稀饭、肉末、菜末、蛋、鱼泥、豆腐等。④出生后2个月无须添加辅食,出生后10~12个月需添加碎食物,如软饭、碎菜、蛋、鱼肉等。

92. ABCDE ①蛋白质-能量营养不良最早的表现是活动减少、精神较差、体重不增。随着营养不良的加重,才会出现体重减轻,故答C而不是B。②A、D、E都是蛋白质-能量营养不良的晚期表现。

93. ABCDE ①1岁婴儿,食欲差,长期米糊、稀饭喂养,未添加其他辅食,易造成蛋白质-能量营养不良。早期表现为活动减少、精神差、体重不增。②中期常表现为消瘦、皮下脂肪减少,晚期可表现为皮肤干燥、身长低于正常、肌张力降低。

94. ABCDE 蛋白质-能量营养不良患儿皮下脂肪消耗的顺序为腹部→躯干→臀部→四肢→面颊。

95. ABCDE ①自发性低血糖是蛋白质-能量营养不良常见的并发症,多表现为突然面色苍白、神志不清、脉搏减慢、呼吸暂停、体温不升但无抽搐。根据题干,本例应诊断为自发性低血糖。②A、C、D、E都不是蛋白质-能量营养不良的并发症。

96. ABCDE 重度蛋白质-能量营养不良患儿易发生自发性低血糖,常表现为突然面色苍白、神志不清、脉搏减慢、呼吸暂停、体温不升但无抽搐,若诊治不及时,可危及生命。A、C、D、E都不是蛋白质-能量营养不良的并发症。

97. ABCDE 蛋白质-能量营养不良可伴有多种维生素缺乏,以维生素A缺乏最常见,其次为维生素D缺乏。维生素B_1、维生素C、维生素E缺乏少见。

98. ABCDE 长期缺乏维生素A,可导致夜盲症,表现为夜间视物不清。比托斑为维生素A缺乏的典型体征,故答A。参阅10版《儿科学》P69。

99. ABCDE ①蛋白质-能量营养不良可并发营养性贫血,以小细胞低色素性贫血最常见。因免疫功能低下,故易发生各种感染,如呼吸道感染、尿路感染、腹泻等。重度营养不良可发生自发性低血糖。②蛋白质-能量营养不良患儿生长发育迟缓,钙、磷需要量较少,继发严重维生素D缺乏较为少见,因此很少引起佝偻病。参阅7版《诸福棠实用儿科学》P510。

100. ABCDE 101. ABCDE 102. ABCDE 103. ABCDE ①3岁儿童理想体重=年龄×2+8=3×2+8=14kg,本例仅7.5kg,实际体重较正常值低约46%,腹部皮下脂肪厚度约0.3cm,应诊断为中-重度营养不良。先天性甲状腺功能减退症常表现为生长发育迟缓、智能落后、生理功能低下。从题干所给资料,不能诊断为营养性贫血。婴幼儿腹泻常表现为大便次数增多,大便性状改变。心功能不全常表现为心率增快、唇绀缺氧、肝大。②毕脱斑(比托斑)为维生素A缺乏的典型体征,故本例应诊断为维生素A缺乏。维生素B_1缺乏常导致脚气病、末梢神经炎。维生素C缺乏常导致坏血病。维生素D缺乏常导致佝偻病。截至目前,尚未发现维生素E缺乏症。③营养不良患儿突然面色苍白、神志不清、体温不升、呼吸暂停,应考虑并发自发性低血糖。A、B、C、E均不是营养不良的常见并发症。④自发性低血糖的急救措施为立即测定血糖,同时静脉注射高渗葡萄糖。A为呼吸骤停的急救措施,B为婴幼儿腹泻的治疗措施,C为维生素D缺乏性佝偻病的急救措施,D为心力衰竭的急救措施。

104. ABCDE ①体质指数(BMI)在同性别、同年龄段参考值的P_{85}~P_{97}为超重,>P_{97}为肥胖。②儿童单纯性肥胖的治疗原则是减少产热能食物的摄入、增加机体对热能的消耗,使体脂减少并接近其理想状态。饮食控制和运动疗法是最主要的措施。一般不主张药物治疗。③肥胖患儿当然要常规监测体重。肥胖患儿由于怕被别人讥笑而不愿与其他小儿交往,故常有心理障碍,如自卑、胆怯、孤独等,应常规做心理辅导。

105. ABCDE　①婴幼儿体内维生素D的来源有三个途径：母体-胎儿的转运、食物中的维生素D、皮肤的光照合成。天然食物和母乳含维生素D均很少，谷类、蔬菜、水果中不含维生素D，肉和白鱼含量很少，因此婴幼儿若长期奶糕喂养、偏食、单纯母乳或牛奶喂养，若不进行户外活动，均可导致维生素D摄入不足，而发生营养性维生素D缺乏性佝偻病。②配方奶粉和米粉摄入足够量，婴幼儿可从这些强化维生素D食物中获得足够的维生素D，很少发生佝偻病。③患儿消化吸收障碍，影响维生素D的肠道吸收，当然会导致维生素D缺乏。

106. ABCDE　①男婴，夜啼，多汗，纯母乳喂养，按压颅骨有乒乓球样感，应诊断为营养性维生素D缺乏性佝偻病。②维生素D缺乏可造成肠道吸收钙、磷减少和低钙血症。低钙血症可刺激甲状旁腺激素（PTH）的分泌，PTH可抑制肾小管对磷的重吸收，因此营养性维生素D缺乏性佝偻病患者尿磷排泄增加。③营养性维生素D缺乏性佝偻病患者甲状旁腺可以代偿，使血钙维持在正常水平或接近正常水平，故答E。④甲状旁腺代偿不足是维生素D缺乏性手足搐搦症的发病机制。

107. ABCDE　营养性维生素D缺乏性佝偻病分为4期。①初期：常表现为非特异性神经精神症状，如易激惹、烦闹、汗多刺激头皮而摇头等（E对）；②活动期（激期）：常表现为骨骼改变和运动功能发育迟缓；③恢复期：常表现为症状减轻或接近消失；④后遗症期：症状消失。

108. ABCDE　①营养性维生素D缺乏性佝偻病早期常表现为神经兴奋性增高，如易激惹、烦哭、夜惊、多汗等，但这些症状均无特异性。②方颅、手镯、蛙状腹都属于营养性维生素D缺乏性佝偻病激期的临床表现。

109. ABCDE　①营养性维生素D缺乏性佝偻病激期，由于血钙降低，可刺激甲状旁腺分泌甲状旁腺激素（PTH），PTH可使肾脏合成1,25-$(OH)_2D_3$增加，致血钙稍恢复，血磷降低，因此患者血钙稍降低、血磷显著降低。②因成骨细胞活跃，血清碱性磷酸酶升高。

110. ABCDE　①营养性维生素D缺乏性佝偻病分为初期、激期、恢复期和后遗症期。初期常表现为神经兴奋性增高，如易激惹、烦闹、多汗等。激期除初期症状外，还可出现骨骼畸形（O形腿），血钙稍降低，血磷显著降低，碱性磷酸酶（AKP）升高。故本例应诊断为激期。②恢复期常表现为血钙、血磷、AKP逐渐恢复正常。后遗症期多见于2岁以上的小儿，多表现为临床症状消失，血生化正常。

111. ABCDE　①营养性维生素D缺乏性佝偻病患儿颅骨软化常于生后3~6个月出现，多表现为枕顶骨软化呈乒乓球样，为最早出现的骨骼改变，6月龄后颅骨软化消失。②肋骨串珠常于1岁左右出现。O形腿见于1岁以上的儿童。手镯、足镯常见于6个月以上的小儿。方颅常于生后7~8个月出现。

112. ABCDE　①营养性维生素D缺乏性佝偻病临床上分为4期：初期（早期）、活动期（激期）、恢复期和后遗症期。早期多为神经兴奋性增高的表现，如易激惹、烦闹、汗多刺激头皮而摇头等。②A、B、C、D均属于活动期的表现，而不是早期表现。

113. ABCDE　①颅骨软化是营养性维生素D缺乏性佝偻病最早出现的骨骼改变，常于3~6个月的婴儿（A对）。②方颅常见于7~8个月婴儿。肋骨串珠多见于1岁左右小儿。夜间惊啼、枕秃均为神经系统兴奋性增高的表现，多见于6个月以内的小婴儿，属于非特异性症状，故答A而不是C、E。

114. ABCDE　①颅骨软化是营养性维生素D缺乏性佝偻病最早出现的骨骼改变，常于3~6个月的婴儿（A对）。②方颅常见于7~8个月婴儿。鸡胸常见于1岁左右的婴儿。X形腿、O形腿常见于1岁以上的儿童。

115. ABCDE　营养性维生素D缺乏性佝偻病活动期主要表现为钙磷代谢失常所致的骨骼改变，如颅骨软化、方颅、前囟增大、肋骨串珠、鸡胸、漏斗胸、手镯、足镯、X形腿、O形腿等。②营养性维生素D缺乏性佝偻病活动期还可表现为肌肉松弛、语言发育迟缓，但不是主要表现，故不答A、B。低热、盗汗为结核病的常见症状。突然惊厥或喉痉挛为维生素D缺乏性手足搐搦症的表现。

116. ABCDE　①颅骨软化常见于3~6个月的营养性维生素D缺乏性佝偻病患儿，6个月后颅骨软化消失。肋骨串珠、鸡胸、肋膈沟多见于1岁左右患儿。②方颅常发生于7~8个月婴儿,故9~10个月婴儿可见方颅畸形。

117. **ABCDE** ①营养性维生素D缺乏性佝偻病分为初期、活动期、恢复期和后遗症期四期。后遗症期多见于2岁以上的儿童,重症患儿可残留骨骼畸形;骨骼X线片示长骨干骺端病变消失;血磷、血钙、血碱性磷酸酶均正常。②易激惹、烦闹、多汗为初期的临床表现。

118. **ABCDE** ①方颅是由骨样组织增生所引起。②肋膈沟(赫氏沟)是由于膈肌附着处的肋骨受牵拉而内陷形成。鸡胸或漏斗胸是由于肋骨骺部内陷、胸骨向前突出或向内凹陷所致。O形腿或X形腿是由骨质软化与肌肉关节松弛而引起。脊椎后突或侧弯是由韧带松弛而引起。

119. **ABCDE** ①营养性维生素D缺乏性佝偻病常表现为乳牙萌出延迟、恒牙钙化不良。维生素D缺乏可使骨质钙化不良,导致成人骨质疏松。②皮肤瘀斑常见于维生素K缺乏。

120. **ABCDE** ①维生素D包括维生素D_2和维生素D_3,食物中的维生素D_2经肠道吸收入血,皮肤合成的维生素D_3直接吸收入血。吸收入血的维生素D_2、维生素D_3与血浆维生素D结合蛋白(DBP)结合运送至肝脏,在肝25-羟化酶作用下生成25-(OH)D_3,后者在肾1α-羟化酶作用下转变成1,25-(OH)$_2D_3$。其中,维生素D_2、维生素D_3在体内没有生物活性;25-(OH)D_3是血液循环中维生素D的主要形式,但生理活性较弱;1,25-(OH)$_2D_3$是维生素D在体内的主要活性形式。②营养性维生素D缺乏性佝偻病可表现为血清维生素D_2、维生素D_3、25-(OH)D_3、1,25-(OH)$_2D_3$均降低,但由于25-(OH)D_3是血液循环中维生素D的主要形式,因此血清25-(OH)D_3[而不是1,25-(OH)$_2D_3$]水平降低是营养性维生素D缺乏性佝偻病最可靠的诊断指标。③虽然营养性维生素D缺乏性佝偻病可有血钙、血磷降低,血清碱性磷酸酶增高,但都不是早期可靠的诊断指标。

食物摄入的维生素D_2 吸收入血 与DBP结合运送至肝脏 肝25-羟化酶 25-(OH)D_3 肾1α-羟化酶 1,25-(OH)$_2D_3$
皮肤合成的维生素D_3

121. **ABCDE** 6个月男婴,人工喂养,平时多汗,夜间惊醒哭闹,枕秃明显,应考虑营养性维生素D缺乏性佝偻病。为明确诊断,早期可靠的实验室指标是血清25-(OH)D_3下降。

122. **ABCDE** ①10个月小儿,经常出现夜惊、多汗、烦闹,未添加辅食,应诊断为营养性维生素D缺乏性佝偻病。营养性维生素D缺乏性佝偻病患儿在生后7~8个月可出现方颅,可有乳牙萌出延迟(正常小儿4~10个月乳牙开始萌出)、肌张力降低。②A、C为蛋白质-能量营养不良的临床表现,B为贫血的临床表现。

123. **ABCDE** ①患儿方颅、肋膈沟、O形腿、血钙和血磷降低,应诊断为营养性维生素D缺乏性佝偻病激期。②营养不良常表现为体重不增,可有骨骼生长缓慢,但不会出现畸形。本例无抽搐症状,不能诊断为维生素D缺乏性手足搐搦症。软骨营养不良是一种遗传性软骨发育障碍,出生时即可见四肢短、头大、前额突出、腰椎前突、臀部后突。抗维生素D病为遗传性疾病,常表现为血钙正常,血磷明显降低,尿磷增加。

124. **ABCDE** ①11个月女婴,睡眠不安、头部多汗、方颅,应诊断为营养性维生素D缺乏性佝偻病。给予维生素D及钙剂治疗后骨骼X线改变应有所改善,出现不规则的钙化线,以后钙化带致密增厚、骨骺软骨盘<2mm,逐渐恢复正常。②X线片示临时钙化带模糊、消失,干骺端呈毛刷样、杯口状改变,长骨弯曲畸形,均属于本病活动期的表现,故不答A、C、D、E。

125. **ABCDE** ①早产儿,5个月,易激惹,烦闹,枕秃,颅骨软化,应诊断为营养性维生素D缺乏性佝偻病。②锌缺乏常表现为消化功能减退、生长发育落后、免疫功能降低等。原发性甲状腺功能减退症患儿多为过期产,而不是早产。维生素A缺乏常表现为干眼症。脑积水常有脑神经受累的表现。

126. **ABCDE** ①患儿多汗、烦躁、前囟未闭、方颅、血钙稍低、血磷降低、血清碱性磷酸酶增高,X线片示干骺端呈毛刷样,应诊断为营养性维生素D缺乏性佝偻病活动期。其治疗包括补充维生素D和钙剂。②口服剂量为2000~4000IU/d,连服1个月后,改为400~800IU/d。③适当补充钙剂。

127. **ABCDE**　营养性维生素D缺乏性佝偻病的治疗以口服维生素D为主,无论婴儿大小,剂量一般为2000~4000IU/d,连服1个月后,改为预防量400~800IU/d。

128. **ABCDE**　①皮肤经紫外线照射可合成维生素D,孕妇或出生后婴儿多作户外活动,多晒太阳,可预防婴儿营养性维生素D缺乏性佝偻病。②母乳中钙磷比例为2∶1,最适于吸收,因此母乳喂养的婴幼儿不易发生维生素D缺乏性佝偻病。③孕母补充足够的维生素D及钙剂,可防止胎儿宫内维生素D的缺乏。④处于生长高峰期的婴儿采取综合预防措施,保证户外活动,给于预防量维生素D、钙剂,及时添加辅食,可预防佝偻病。⑤足月儿生后2周给予预防量维生素D至2岁。早产儿出生后即应补充维生素D。

129. **ABCDE**　为预防营养性维生素D缺乏性佝偻病,足月儿在出生后2周开始补充维生素D400IU/d;早产儿出生后即应补充维生素D800~1000IU/d,3个月后改为预防量400~800IU/d,补充至2岁。

130. **ABCDE**　①及时添加含钙的辅食,可预防婴儿营养性维生素D缺乏性佝偻病。②足月新生儿生后2周开始补充维生素D400IU/d,补充至2周岁。③母乳中钙磷比例为2∶1,最适于吸收,因此母乳喂养的婴幼儿不易发生本病。④皮肤经紫外线照射可合成维生素D,因此孕妇或出生后婴儿多作户外活动,多晒太阳,可预防本病。⑤足月儿每日补充维生素D400IU/d,早产儿补充维生素D800~1000IU/d,均补充至2岁。

131. **ABCDE**　①冬季出生婴儿,户外活动机会少,易患营养性维生素D缺乏性佝偻病,其预防措施为口服维生素D400IU/d,补充至2周岁。②母亲摄入富含钙、磷、维生素D的食物,为预防宫内胎儿维生素D缺乏的措施,故不答A、B。婴儿单次肌内注射维生素D30万IU,为治疗重症佝偻病的方法。

132. **ABCDE**　①维生素D缺乏性手足搐搦症分为典型发作和隐匿型。隐匿型没有典型发作,但可刺激神经肌肉引出体征,表现为Trousseau(陶瑟)征阳性:以血压计袖带包裹上臂,使血压维持在收缩压和舒张压之间,5分钟之内该手出现痉挛为阳性。②喉痉挛为典型发作表现。Kernig征、Brudzinski征均属于脑膜刺激征,见于脑膜炎。Babinski征属于病理反射,阳性提示锥体束受损。

133. **ABCDE**　以手指尖或叩诊锤骤击患儿颧弓与口角间的面颊部(第7脑神经孔处),引起眼睑和口角抽动为面神经叩击试验(Chvostek征)阳性,常见于维生素D缺乏性手足搐搦症,新生儿可呈假阳性。

134. **ABCDE**　做陶瑟征检查时,以血压计袖带包裹上臂,使血压维持在收缩压和舒张压之间,5分钟之内该手出现痉挛为阳性,常见于维生素D缺乏性手足搐搦症。

135. **ABCDE**　营养性维生素D缺乏性佝偻病是机体维持血钙水平而对骨骼造成的损害,长期严重维生素D缺乏可导致低钙血症。当血钙下降而甲状旁腺不能代偿性分泌增加,导致总血钙<1.75mmol/L时,可引起神经肌肉兴奋性增高而出现抽搐,即为维生素D缺乏性手足搐搦症。因神经系统兴奋性增高是甲状旁腺反应迟钝的结果,故答E而不是C。

136. **ABCDE**　①维生素D缺乏时,血钙降低,当血钙浓度<1.0mmol/L时,可引起神经肌肉兴奋性增高,出现手足搐搦、无热惊厥,故答案为C。②手足搐搦症发生惊厥是低钙抽搐所致,虽然血磷、血镁浓度也参与血钙浓度的调节,但不是主要调节因素。血钾、血钠浓度与惊厥的发生无关。

137. **ABCDE**　①维生素D缺乏性手足搐搦症当然由维生素D缺乏导致。当维生素D缺乏时,血钙降低,可导致神经肌肉兴奋性增高。②维生素D缺乏时,血钙降低而甲状旁腺不能代偿性分泌增加,称为甲状旁腺反应迟钝。本病血磷可正常、降低或增高,参阅7版《诸福棠实用儿科学》P546。③当总血钙<1.75mmol/L、血清离子钙<1.0mmol/L时,可出现惊厥,故答E。

138. **ABCDE**　①患婴,人工喂养,枕部颅骨有乒乓球样感,应考虑营养性维生素D缺乏性佝偻病。患婴反复惊厥,每次1~2分钟,应诊断为维生素D缺乏性手足搐搦症。②蛋白质-能量营养不良常表现为活动减少,精神差,体重不增,消瘦,皮下脂肪逐渐减少。婴儿痉挛症常突然发作,表现为头、躯干、上肢连续成串出现的强直性痉挛。癫痫发作与题干所述病史无关。

第十二篇 儿科学试题答案及详细解答

139. **ABCDE** ①5个月婴儿,混合喂养,未添加辅食,易造成维生素D缺乏。今晨突发抽搐约半分钟,抽后精神好,不发热,不吐,应诊断为维生素D缺乏性手足搐搦症。为明确诊断,首选血钙测定。②根据题干,本例不能诊断为败血症、中枢神经系统感染、癫痫、低血糖,故不答A、B、C、D。

140. **ABCDE** ①4个月婴儿,人工喂养,未添加辅食,易造成维生素D缺乏。今晨突发抽搐,每次持续2分钟,缓解后意识恢复,应诊断为维生素D缺乏性手足搐搦症。为明确诊断,首选血钙、血磷及碱性磷酸酶测定。②心电图常用于诊断心律失常。B、C、D对确诊低钙抽搐价值不大。

141. **ABCDE** 4个月婴儿,生后牛乳喂养,易发生维生素D缺乏。突发惊厥,缓解后活动正常,应诊断为维生素D缺乏性手足搐搦症。当惊厥发作时,应首先迅速控制惊厥(地西泮静脉注射或肌内注射),然后静脉滴注钙剂,待惊厥控制后改为口服钙剂及维生素D。

142. **ABCDE** ①维生素D缺乏性手足搐搦症患儿发生惊厥时,应严格遵守治疗原则和用药顺序,即"先治标后治本",不可颠倒。应立即控制惊厥,解除喉痉挛,然后补充钙剂,最后补充维生素D_3。控制小儿惊厥首选地西泮肌内注射或静脉注射。②A、B都是惊厥控制以后的治疗措施。静脉滴注硫酸镁为控制妊娠期子痫发作的治疗措施。静脉滴注甘露醇为降低颅内压的方法。

143. **ABCDE** 144. **ABCDE** 145. **ABCDE** 146. **ABCDE** ①5个月婴儿,人工喂养,易造成维生素D缺乏。患婴易惊,多汗,睡眠少,颅骨软化(枕后有乒乓球感),应诊断为营养性维生素D缺乏性佝偻病。患婴突然惊厥,应诊断为维生素D缺乏性手足搐搦症,故最可能合并低钙血症。本病血镁、血钠、血糖均正常,血磷可正常、降低或增高。②本例诊断为维生素D缺乏性手足搐搦症。癫痫发作不会出现佝偻病表现。低血糖症常于清晨空腹发病,发作时血糖常低于2.2mmol/L。脑膜炎常表现为脑膜刺激征,惊厥症状不会自行缓解。营养不良常表现为体重不增,不会出现手足搐搦。③维生素D缺乏性手足搐搦症惊厥发作时,应首先使用地西泮静脉注射,迅速控制惊厥,然后再给予10%葡萄糖酸钙稀释后缓慢静脉注射。待惊厥控制后可口服钙剂及维生素D_3等。10%葡萄糖为能量供应剂,20%甘露醇为脱水剂。④低钙惊厥发生后,当然应该静脉滴注、口服钙剂,可同时补充维生素D、鱼肝油等。

147. **ABCDE** 早产儿是指胎龄<37周的新生儿。胎龄<28周者称为超早产儿。

148. **ABCDE** 出生体重(出生后1小时内的体重)<2500g的新生儿称为低出生体重儿。出生体重<1500g的新生儿称为极低出生体重儿。出生体重<1000g的新生儿称为超低出生体重儿。

149. **ABCDE** 出生体重>4000g的新生儿,称为巨大儿。

150. **ABCDE** ①足月儿是指胎龄≥37周而不足42周的新生儿,早产儿是指胎龄≥28周而<37周的新生儿。本例胎龄35周,应为早产儿,故不答B、C。②正常出生体重儿是指出生体重≥2500g而≤4000g的新生儿。低出生体重儿是指出生体重<2500g。极低出生体重儿是指出生体重<1500g的新生儿。本例出生体重1900g,应为低出生体重儿,故可排除E。③适于胎龄儿是指婴儿的出生体重在同胎龄儿出生体重的$P_{10}\sim P_{90}$之间。小于胎龄儿是指婴儿的出生体重在同胎龄儿出生体重的P_{10}以下。本例出生体重位于同胎龄儿出生体重的P_5,应诊断为小于胎龄儿,故答A。

151. **ABCDE** ①足月儿是指胎龄≥37周而不足42周的新生儿,过期产儿是指胎龄≥42周的新生儿。本例胎龄42^{+1}周,应为过期产儿而不是足月儿,故可首先排除A、D、E。②适于胎龄儿是指婴儿的出生体重在同胎龄儿出生体重的$P_{10}\sim P_{90}$之间。小于胎龄儿是指婴儿的出生体重在同胎龄儿出生体重的P_{10}以下。大于胎龄儿是指婴儿的出生体重在同胎龄儿出生体重的P_{90}以上。本例出生体重位于同胎龄儿出生体重的P_{80},应诊断为适于胎龄儿。

152. **ABCDE** 153. **ABCDE** ①小于胎龄儿是指婴儿的出生体重在同胎龄儿出生体重的P_{10}以下。②适于胎龄儿是指婴儿的出生体重在同胎龄儿出生体重的$P_{10}\sim P_{90}$之间。③大于胎龄儿(LGA)是指出生体重在同胎龄儿出生体重的P_{90}以上。

154. **ABCDE** 155. **ABCDE** ①足月儿是指37≤胎龄<42周的新生儿,早产儿是指胎龄<37周的新生儿。本例胎龄为30周,应考虑为早产儿。低出生体重儿是指出生体重<2500g的新生儿。极低出生体重

儿是指出生体重<1500g 的新生儿。超低出生体重儿是指出生体重<1000g 的新生儿。本例出生体重 1550g,故答 A。②胎粪吸入综合征多见于足月儿或过期产儿,故答 D。A、B、C、E 均常见于早产儿。

156. ABCDE　　36 周产女婴为早产儿,其特点为指甲软,指甲未达指尖。反甲也称匙状甲,常见于缺铁性贫血,不见于早产儿。甲面多白纹为儿童指甲的特点。早产儿和足月儿的鉴别是常考点。

	早产儿	正常足月儿
定义	胎龄≥28 周而<37 周的新生儿	胎龄≥37 周而<42 周的新生儿
皮肤	绛红,水肿,毳毛多	红润,皮下脂肪丰满,毳毛少
头	头更大,占全身比例 1/3	头大,占全身比例 1/4
头发	细而乱	分条清楚
耳壳	软,缺乏软骨,耳舟不清楚	软骨发育好,耳舟成形、直挺
乳腺	无结节或结节<4mm	结节>4mm,平均 7mm
外生殖器	睾丸未全降,大阴唇不能遮盖小阴唇	睾丸已降至阴囊,大阴唇遮盖小阴唇
指(趾)甲	未达指(趾)端	达到或超过指(趾)端
跖纹	足底纹理少	足纹理遍及整个足底

157. ABCDE　　正常足月儿肤色红润,皮下脂肪丰满,毳毛少(E 对)。
158. ABCDE　　①早产儿男婴阴囊皱褶少,睾丸未降或未全降。女婴大阴唇不能遮盖小阴唇。②足月儿男婴阴囊有多条皱褶,睾丸已下降。女婴大阴唇遮盖小阴唇。
159. ABCDE　　早产儿跖纹少而浅,仅在中前部有 1~2 条足纹(B 对)。足月儿整个足底有足纹交错分布。
160. ABCDE　　①早产儿呼吸浅快不规则,易出现周期性呼吸、呼吸暂停(A 对)。②湿肺为自限性疾病,是由肺淋巴管和/或静脉吸收肺液功能暂时低下,肺液积留于淋巴管、静脉、间质、叶间胸膜和肺泡等处,影响气体交换造成的。③肺表面活性物质是由肺泡Ⅱ型上皮细胞合成的,孕 18~20 周开始产生,继之缓慢上升,孕 35~36 周迅速增加达肺成熟水平。④足月儿生后第 1 小时内呼吸频率可达 60~80 次/分,1 小时后降至 40~50 次/分,以后安静时维持在 40 次/分。
161. ABCDE　　足月儿生后 24 小时内排胎便,2~3 天排完。若生后 24 小时仍不排胎便,应排除肛门闭锁。
162. ABCDE　　新生儿脊髓相对较长,其末端在第 3、4 腰椎下缘,故腰穿时应在腰 4~5 间隙进针。
163. ABCDE　　①足月儿出生时已具备多种暂时性原始反射,如觅食反射、握持反射、拥抱反射、吸吮反射等。正常情况下,这些反射生后数月自然消失。②腹壁反射属于浅反射,要到 1 岁以后才能引出。
164. ABCDE　　①拥抱反射:新生儿仰卧,从背部托起婴儿,一手托住婴儿颈背部,另一手托起枕部,然后托住枕部的手突然下移数厘米使婴儿头及颈部"后倾"数厘米,正常可见两上肢外展并伸直,手指张开,然后上肢屈曲回缩。拥抱反射属于先天性原始反射,在出生数月后自然消失。②吞咽反射、角膜反射终身存在,不可能消失。提睾反射、腹壁反射为成年人都有的浅反射,也不会消失。
165. ABCDE　　35 周儿为早产儿,护理时应使婴儿处于中性温度。从下表可知,体重 1.5kg 的早产儿生后 10 天内,其中性温度为 34℃,故答 B。

出生体重(kg)	中性温度为 35℃	中性温度为 34℃	中性温度为 33℃	中性温度为 32℃
1.0	初生 10 天内	10 天~3 周	3 周~5 周	5 周以后
1.5	—	初生 10 天内	10 天~4 周	4 周以后
2.0	—	初生 2 天内	2 天~3 周	3 周以后
>2.5	—	—	初生 2 天内	2 天以后

第十二篇 儿科学试题答案及详细解答

166. ABCDE　早产儿护理时,暖箱温度置于中性温度,环境湿度为 50%~60%。
167. ABCDE　①凝血因子Ⅱ、Ⅶ、Ⅸ、Ⅹ的合成需要维生素 K 的参与,因胎儿肝脏维生素 K 的储存量少,故这些凝血因子的活性较低。因此,新生儿易凝血功能障碍而发生出血,首选止血方法是补充维生素 K。②肝素为抗凝剂而不是止血剂。去甲肾上腺素为血管收缩剂,副作用大,临床上少用。氨甲苯酸为纤溶抑制剂,常用于纤维蛋白溶解症所致的出血。肾上腺素很少作为止血剂应用。
168. ABCDE　早产儿出血首选维生素 K,0.5~1mg,肌内注射,连用 3 天;足月儿仅用 1 次即可。
169. ABCDE　新生儿疾病筛查是指通过血液检查对某些危害严重的先天性代谢病及内分泌病进行群体过筛,以便早诊早治。《母婴保健法》规定的筛查疾病有先天性甲状腺功能减退症、苯丙酮尿症。
170. ABCDE　新生儿几种常见的生理状态如下。①乳房增大:男、女新生儿生后 4~7 天可有乳腺增大,2~3 周消退,与来自母体的雌激素、孕激素有关。②"马牙":在口腔上腭中线和齿龈部位,有黄色、米粒大小的小颗粒,数周后可自然消退。③阴道出血:出生后 5~7 天阴道流出少许血性分泌物,可持续 1 周,与来自母体的雌激素突然中断有关。④生理性黄疸:足月儿生后 2~3 天出现黄疸,4~5 天达高峰,5~7 天消退。红臀是指尿布皮炎,不属于生理性改变。
171. ABCDE　新生儿窒息 Apgar 评分标准包括 5 项:皮肤颜色、心率、弹足底或插鼻管反应、肌张力、呼吸,不包括拥抱反射。
172. ABCDE　Apgar 评分标准如下表,按皮肤颜色、心率、对刺激的反应、肌张力、呼吸 5 项指标评分后,各项总和即为 Apgar 评分。本例心率 90 次/分=1 分;呼吸慢而不规则=1 分;躯干红而四肢青紫=1 分;四肢略屈曲=1 分,有皱眉反应=1 分,故总分=5 分,为轻度窒息。

体征	0 分	1 分	2 分
心率(次/分)	无	<100	>100
呼吸	无	慢,不规则	正常,哭声响
皮肤颜色	青紫或苍白	身体红,四肢青紫	全身红
肌张力	松弛	四肢略屈曲	四肢活动
弹足底或插鼻管反应	无反应	有些动作,如皱眉	哭,打喷嚏

173. ABCDE　①Apgar 评分 8~10 分为正常,4~7 分为轻度窒息,0~3 分为重度窒息。按 Apgar 评分标准,本例皮肤颜色(身体红,四肢青紫=1 分)、心率(<100 次/分=1 分)、对刺激的反应(弹足底有皱眉反应=1 分)、肌张力(四肢能活动=2 分)、呼吸(24 次/分=1 分),Apgar 总评分=6 分,为轻度窒息。②新生儿缺氧缺血性脑病也分为轻、中、重度,但分度指标为意识、肌张力、原始反射、惊厥、中枢性呼吸衰竭、瞳孔改变、脑电图等,与本例所述指标不一致,不能凭题干所给指标判断有无新生儿缺氧缺血性脑病,故不答 A、B、D。
174. ABCDE　①胎心音减慢,羊水黄绿色,为羊水Ⅱ度污染,说明胎儿宫内窘迫。出生时患儿无呼吸,四肢青紫,说明新生儿已窒息,应立即行心肺复苏,其首要措施是清理呼吸道,即吸净口、咽及鼻部黏液。②A、B、C、D 都应在清理呼吸道之后进行。
175. ABCDE　176. ABCDE　①按照新生儿窒息复苏的操作流程,经气管插管、正压通气及胸外心脏按压后心率仍小于 60 次/分,应药物治疗,首选肾上腺素脐静脉导管内注入,必要时间隔 3~5min 重复给药。②在有效的正压通气、胸外按压、使用肾上腺素后,如心率仍<60 次/分,并有血容量不足的表现时,应给予生理盐水扩容。复苏过程中,一般不推荐使用碳酸氢钠。
177. ABCDE　①新生儿缺氧缺血性脑病(HIE)是由围生期窒息而导致脑的缺氧缺血性损害。从定义即可知 HIE 的最主要病因是窒息。新生儿窒息可由多种因素导致,包括产前因素(约占 20%)、出生时因素(约占 70%)、出生后因素(约占 20%)。②B、C、D、E 很少引起窒息缺氧

178. ABCDE ①患婴,2天,有窒息史,有神经系统症状并持续24小时以上,如肌张力减弱,原始反射(拥抱反射)异常,前囟张力增高,应诊断为新生儿缺氧缺血性脑病。②胎粪吸入综合征应有胎粪吸入病史,常表现为生后呼吸窘迫。新生儿湿肺常表现为生后数小时内出现呼吸增快,但吃奶佳、哭声响亮、反应好。新生儿低血糖症常表现为面色苍白,神志不清,脉搏减慢,呼吸暂停,体温不升。新生儿肺透明膜病多见于早产儿,常表现为生后6小时内出现呼吸窘迫,进行性加重。

179. ABCDE ①新生儿缺氧缺血性脑病根据病情分为轻、中、重3度,故不答A、E。患儿Apgar评分为3分,为重度窒息。患儿昏迷,吸吮反射消失,应诊断为重度缺氧缺血性脑病。②轻度缺氧缺血性脑病表现为兴奋,易激惹,吸吮反射正常;中度表现为嗜睡或抑制,吸吮反射减弱。

180. ABCDE ①脑电图可客观反映新生儿缺氧缺血性脑病(HIE)脑损害的严重程度,用于预后判断,应在出生后1周内进行检查。②血清脑型肌酸磷酸激酶(CPK-BB)对HIE的诊断价值不大。颅脑超声常用于HIE早期的动态监测。临床表现、头颅CT可用于HIE的诊断,但不能作为判断病情严重程度的主要依据。

181. ABCDE ①头颅MRI对判断缺氧缺血性脑病(HIE)脑损伤具有重要价值,尤其对伤后1~2天的脑组织缺血诊断更敏感。②CT检查最佳时间为生后4~7天,对HIE具有辅助诊断价值。③脑电图可客观地反映HIE脑损害的严重程度、判断预后,为首选检查项目,但应在生后1周内进行检查。④颅脑透照试验主要用于脑积水的筛查。⑤B超可在伤后72小时内进行动态监测,但敏感性不高。可见,HIE病后1~2天首选MRI,72小时内选用B超,4~7天内选用CT,1周内选用脑电图。若不考虑HIE病程,诊断HIE首选脑电图检查。本例为出生后30小时,应首选MRI检查。

182. ABCDE ①新生儿缺氧缺血性脑病发生惊厥时,首选苯巴比妥控制惊厥。因为苯巴比妥不仅可镇静止痉,还可降低脑代谢率,改善脑血流,减轻脑水肿,清除氧自由基。②若苯巴比妥无效,或患儿肝功能不良,可改用苯妥英钠。③甘露醇、呋塞米都是治疗脑水肿的药物,而不能控制惊厥。现在不主张使用糖皮质激素(地塞米松)治疗本病。

183. ABCDE ①患婴出生1分钟Apgar评分为3分,说明有重度窒息。出生6小时出现抽搐,应诊断为新生儿缺氧缺血性脑病。为控制惊厥,首选苯巴比妥静脉滴注。②若肝功能不良,则改用苯妥英钠。呋塞米、甘露醇常用于治疗脑水肿。一般不主张使用糖皮质激素(地塞米松)。

184. ABCDE 肺表面活性物质由肺泡Ⅱ型细胞分泌,主要生理作用是降低肺泡表面张力,保持肺泡的稳定性,减少液体自毛细血管向肺泡内渗出。早于34周出生的早产儿,肺表面活性物质合成不足,将导致新生儿呼吸窘迫综合征(肺透明膜病)。

185. ABCDE ①早产儿肺表面活性物质(PS)分泌不足,使肺泡表面张力增加,肺泡趋于萎陷,生后不久(一般为6小时内)出现呼吸困难,并呈进行性加重,称为新生儿呼吸窘迫综合征。②先天性心脏病常表现为严重缺氧、心力衰竭、肺炎等。胎粪吸入综合征多见于足月儿或过期产儿,而不是早产儿,常表现为生后出现呼吸困难,持续而严重的青紫。吸入性肺炎常表现为发热、咳嗽、喘息。湿肺多见于足月儿或剖宫产儿,常表现为生后数小时内出现呼吸频率增快,但一般状态较好。

186. ABCDE 187. ABCDE 肺表面活性物质由肺泡Ⅱ型细胞分泌,孕18~20周开始产生,孕35~36周迅速增加达肺成熟水平。

188. ABCDE ①新生儿败血症可引起溶血,使胆红素生成过多,导致黄疸。②胆汁黏稠综合征、先天性胆道闭锁均可导致胆汁排泄障碍引起黄疸。新生儿窒息使肝细胞葡萄糖醛酸转移酶活性降低,结合胆红素生成减少,导致胆红素代谢障碍产生黄疸。先天性甲状腺功能减退症可致胆红素代谢障碍引起黄疸。

189. ABCDE 正常情况下,未结合胆红素进入肝细胞后,与Y、Z蛋白结合运送至滑面内质网,在葡萄糖醛酸转移酶作用下,形成葡萄糖醛酸胆红素(结合胆红素),后者经胆汁排泄至肠道。水杨酸、磺胺类等药物可与未结合胆红素竞争Y、Z蛋白的结合位点,从而使血清中未结合胆红素增高,引起新生

第十二篇 儿科学试题答案及详细解答

儿黄疸,故婴幼儿不宜应用此类药物。

190. **ABCDE**　新生儿病理性黄疸常表现为血清结合胆红素>34μmol/L。
191. **ABCDE**　生理性黄疸的特点:①50%~60%的足月儿和80%的早产儿出现生理性黄疸。②足月儿生后2~3天出现黄疸,早产儿生后3~5天出现黄疸。③足月儿黄疸一般在生后5~7天消退,最迟不超过2周;早产儿一般在生后7~9天消退,最迟3~4周消退。④一般情况良好。⑤血清胆红素<221μmol/L。
192. **ABCDE**　①本例为足月新生儿,一般情况良好,生后第3天出现黄疸,血清总胆红素<221μmol/L,应诊断为新生儿生理性黄疸。②B、C、D、E均属于病理性黄疸。
193. **ABCDE**　①足月儿生后3天出现黄疸,血清总胆红素<221μmol/L,无发热、肝、脾不大、吃奶好,应诊断为生理性黄疸。②A、B、C、E均属于病理性黄疸。新生儿溶血病常在生后24小时内出现黄疸并迅速加重。新生儿败血症常表现为黄疸退而复现。新生儿肝炎存在一定潜伏期,黄疸常在生后1~3周或更晚出现。先天性胆道闭锁常表现为生后1~2周黄疸逐渐加深。
194. **ABCDE**　生理性黄疸一般无须特殊治疗,可自行消退。B、C、D、E都是病理性黄疸,需要相应治疗。
195. **ABCDE**　①新生儿溶血病常表现为生后24小时内出现黄疸,并迅速加重,可有贫血、肝脾大。患儿总胆红素>342μmol/L,可出现胆红素脑病,表现为嗜睡、反应低下、吸吮无力、肌张力低下等。根据题干,本例应诊断为新生儿溶血病合并胆红素脑病。②新生儿肝炎存在一定潜伏期,黄疸常在生后1~3周或更晚出现。新生儿细菌性脑膜炎常表现为急性发热、惊厥、意识障碍、颅内压增高等。新生儿败血症常表现为黄疸退而复现。新生儿缺氧缺血性脑病常有胎儿宫内窘迫史,多表现为肌张力减退、惊厥、原始反射改变。
196. **ABCDE**　①母亲血型为O型,父亲血型为AB型,则新生儿血型为A型或B型。ABO血型不合溶血病主要发生在母亲血型为O型而胎儿为A型或B型者,常表现为生后2~3天出现黄疸,血清胆红素以非结合胆红素为主。根据题干,本例应诊断为ABO血型不合溶血病。②Rh阴性的母亲怀有Rh阳性的胎儿,第二胎时可使Rh阳性的胎儿产生Rh血型不合溶血病,而本例母亲为Rh阳性,故不答D。新生儿母乳性黄疸是指母乳喂养的新生儿在出生3个月内仍有黄疸。新生儿肝炎综合征是指1岁以内小儿由不同病因引起的,表现为黄疸、肝功能损害、肝脾大的一组症状。新生儿败血症常表现为"五不一低下"(即不吃、不哭、不动、体重不增、体温不升、反应低下)。
197. **ABCDE**　ABO溶血病多发生于母亲为O型,婴儿为A型或B型时,这是因为O型血的母亲在首次妊娠前,已受到自然界A或B血型物质的刺激,产生了抗A或抗B抗体(IgG)。这种IgG可以通过胎盘进入胎儿血液循环,与胎儿红细胞的相应A型或B型抗原结合,发生免疫反应而引起红细胞溶血。
198. **ABCDE**　①IgG分子量小,属于不完全抗体,可通过胎盘,导致第一胎发生新生儿ABO血型不合溶血病。②IgA、IgD、IgE、IgM分子量大,均不能通过胎盘,不可能在第一胎发生新生儿ABO血型不合溶血病。
199. **ABCDE**　①新生儿Rh溶血病常于生后24小时内出现黄疸,并迅速加重。②新生儿生理性黄疸常于生后2~3天出现,4~5天达高峰,5~7天消退。新生儿败血症常表现为生理性黄疸迅速加重或退而复现。先天性胆道闭锁常表现为生后1~2周黄疸逐渐加深。新生儿脑膜炎常表现为生后数日出现黄疸,参阅7版《诸福棠实用儿科学》P438。
200. **ABCDE**　①新生儿溶血病是指由母婴血型不合引起的胎儿或新生儿同族免疫性溶血,A、D、E均不是血型不合引起的溶血,本身不属于新生儿溶血病。②ABO血型不合引起的新生儿溶血病症状一般较轻,除黄疸外,其他改变不明显。Rh血型不合引起的溶血病症状重,可造成胎儿重度贫血,甚至心力衰竭,故答C而不是B。
201. **ABCDE**　①男婴生后24小时内即出现黄疸,属于病理性黄疸。母亲血型为O型,应考虑新生儿ABO血型不合引起的溶血病。为明确诊断,应首选改良直接抗人球蛋白试验(改良Coombs试验)或抗体释放试验,这两种试验都是新生儿溶血病的确诊试验。抗体释放试验:通过加热,患儿血中致敏红细胞的血型抗体释放于释放液中,将与患儿相同血型的成人红细胞(ABO 系统)或 O 型标准红细胞(Rh 系统)加入释放液中致敏,再加入抗人球蛋白血清,如有红细胞凝聚为阳性,是检测致敏红细胞的敏感试验,也是确诊试验,Rh 溶血病和 ABO 溶血病一般均为阳性。②胆红素测定只能反映溶血后肝脏处理游离胆红素的能力。血型测定常用于溶血病的筛查。网织红细胞计数可了解骨髓的造血功能。血清游离抗体测定有助于评价是否继续溶血,而不能确诊溶血病。

202. ABCDE ①新生儿溶血病以未结合胆红素升高为主,光照治疗是降低血清未结合胆红素简单而有效的方法。新生儿溶血病光照治疗的指征为血清总胆红素>205μmol/L,换血治疗的指征为血清总胆红素>425μmol/L。本例血清总胆红素 258μmol/L,应首选光照治疗,故答 B 而不是 C。参阅 7 版《诸福棠实用儿科学》P479。②苯巴比妥为病理性黄疸的辅助治疗。白蛋白常用于治疗蛋白质营养不良。利尿药常用于水肿的治疗。

203. ABCDE 新生儿溶血病行换血治疗时,换血量为 150～180ml/kg,相当于患儿血量的 2 倍。

204. ABCDE Rh 溶血病换血治疗时,其血源的选择原则为 Rh 系统与母亲同型,ABO 系统与患儿同型。本例母亲 Rh 系统为 ccdee,患儿 ABO 系统为 O 型,故答案为 C。

205. ABCDE ①静脉滴注白蛋白,可增加其与非结合胆红素的联结,减少胆红素脑病的发生。②静脉滴注地塞米松很少用于新生儿溶血病的治疗。换血疗法可置换出血中大量胆红素,防止胆红素脑病的发生。光照疗法可降低血清非结合胆红素浓度。静脉滴注丙种球蛋白可阻断单核巨噬细胞系统 Fc 受体,抑制吞噬细胞破坏已被抗体致敏的红细胞。

206. ABCDE 207. ABCDE 208. ABCDE ①母亲血型为 O 型,父亲血型为 AB 型,则婴儿血型应为 A 型或 B 型。ABO 溶血常发生于母亲为 O 型血而胎儿为 A 型或 B 型血的情况下,临床症状一般较轻,除黄疸外无其他明显异常,黄疸多于出生后 2～3 天出现。Rh 血型不合溶血病常见于 Rh 阴性的母亲在第二胎时所怀 Rh 阳性的胎儿,临床症状一般较重,可有黄疸、贫血、肝脾大,黄疸多在出生 24 小时内出现。本例母亲血型为 Rh 阳性,不可能发生 Rh 溶血病,故应诊断为 ABO 血型不合溶血病。新生儿败血症常表现为"五不一低下"(不吃、不哭、不动、体重不增、体温不升、反应低下)。新生儿肝炎综合征是指 1 岁以内小儿由不同病因引起的,表现为黄疸、肝功能损害、肝脾大的一组症状。母乳性黄疸是指母乳喂养的新生儿在出生 3 个月内仍有黄疸。②改良直接抗人球蛋白试验(改良 Coombs 试验)为新生儿溶血病的确诊试验。血型检查常用于溶血病的筛查,并不能确诊溶血病,故不答 D。血培养常用于诊断新生儿败血症。肝功能测定常要用于诊断病理性黄疸。血涂片红细胞形态检查常用于诊断缺铁性贫血。③光照疗法的指征为血清总胆红素>205μmol/L。本例血清总胆红素 289μmol/L,应首选光照疗法。ABO 溶血病无细菌感染,无血浆白蛋白降低,因此无须使用抗生素和白蛋白。口服苯巴比妥为病理性黄疸的辅助治疗。换血疗法适用于血清总胆红素>425μmol/L 的重症患者,参阅 7 版《诸福棠实用儿科学》P479。

209. ABCDE 210. ABCDE 211. ABCDE ①足月生后 24 小时内出现黄疸,应首先考虑新生儿溶血病,溶血病以未结合胆红素升高为主,故答 C。新生儿肝炎存在一定潜伏期,黄疸常在生后 1～3 周或更晚出现。新生儿胆管发育不佳(胆道闭锁)常于生后 24 小时出现黄疸,且较重,但以结合胆红素升高为主,而本例以未结合胆红素升高为主,故不答 B。新生儿败血症多于生后 3～7 天出现黄疸,常表现为黄疸退而复现。新生儿硬肿症常表现为低体温、皮肤硬肿。②新生儿溶血病由母婴血型不符所致,故首选的检查是查母婴 ABO、Rh 等血型。肝功能只能了解胆红素升高的情况,并不能确诊溶血病。血常规检查无特异性。血细菌培养常用于确诊新生儿败血症。肾功能检查常用于了解溶血病有无肾脏损害。③患儿生后 24 小时内出现黄疸,拒哺,嗜睡,说明有胆红素脑病的早期表现,无论血清胆红素水平是否达标,均应行换血治疗而不是光照治疗。输注葡萄糖液为辅助治疗措施。本病不是细菌或病毒感染,故无须使用抗生素、病毒唑。

212. ABCDE 新生儿败血症的病原体以葡萄球菌最常见,其次为大肠埃希菌等革兰氏阴性杆菌。

第十二篇 儿科学试题答案及详细解答

213. **ABCDE** 新生儿败血症的早期症状和体征常不典型,无特异性,尤其是早产儿。一般表现为反应差、嗜睡、不吃、不哭、不动、发热或体温不升、体重不增等。

214. **ABCDE** ①黄疸有时可为新生儿败血症的唯一表现,表现为黄疸迅速加深,或黄疸退而复现,严重时可发展为胆红素脑病,故答 D。②A、B、C、E 均无特异性。

215. **ABCDE** ①羊膜早破可造成新生儿感染,引起新生儿败血症。败血症常表现为反应差、体温不升、少吃、肝脾大、生理性黄疸逐渐加重、面色苍灰。新生儿白细胞正常值(15~20)×10^9/L,C-反应蛋白(CRP)<8mg/L,本例 CRP 升高,提示细菌感染。根据题干,本例应诊断为新生儿败血症。②颅内出血常表现为神志改变、前囟隆起、抽搐、凝视、瞳孔不等大。新生儿低血糖常表现为面色苍白、神志不清、脉搏缓慢、呼吸暂停、体温不升。患婴肺部未闻及湿啰音,故不答 D。患婴出生第 4 天,血清总胆红素<221μmol/L,应考虑生理性黄疸,而不是病理性黄疸。溶血病常表现为病理性黄疸,故不答 E。

216. **ABCDE** ①新生儿败血症常表现为"五不一低下",即不吃、不哭、不动、体重不增、体温不升、反应低下,可有黄疸、肝脾大等,脐部脓性分泌物为引起败血症的原发性感染灶。根据题干,本例应诊断为新生儿败血症。②患婴前囟平软,说明无颅内压增高,可排除颅内出血。患婴出生仅 10 天,不可能诊断为新生儿肝炎。脐炎不会出现"五不一低下"的表现。新生儿溶血病常表现为病理性黄疸,故不答 E。

217. **ABCDE** ①足月儿是指胎龄≥37 周而<42 周的新生儿。患婴为孕 38 周出生,应诊断为足月儿,故不答 A、C。②我国将胎龄已足月,而体重<2500g 的新生儿,称为足月小样儿。本例足月儿体重仅 2300g,应诊断为足月小样儿,故不答 B。参阅 7 版《诸福棠实用儿科学》P410。③新生儿败血症常表现为"五不一低下",即不吃、不哭、不动、体重不增、体温不升、反应低下,可有黄疸、肝脾大,故本例应诊断为新生儿败血症。④新生儿溶血病常表现为生后 24 小时内出现黄疸、贫血、肝脾大。

218. **ABCDE** ①新生儿败血症常表现为"五不一低下",即不吃、不哭、不动、体重不增、体温不升、反应低下,可有黄疸、肝脾大等,脐部脓性分泌物为引起败血症的原发性感染灶。根据题干,本例应诊断为新生儿败血症。②新生儿 Rh 溶血病常表现为生后 24 小时内出现黄疸并迅速加重,可有不同程度的肝脾大,不会出现脐炎。新生儿肝炎存在一定潜伏期,黄疸常在生后 1~3 周或更晚出现。新生儿 ABO 溶血病常见于母亲为 O 型血而婴儿为 A 型或 B 型血,婴儿为 O 型血不会发生 ABO 溶血病。母乳性黄疸是新生儿以母乳喂养后不久即出现黄疸,血清胆红素较高,一般>342μmol/L。

219. **ABCDE** ①新生儿败血症是指病原体侵入新生儿血液循环,并在其中生长、繁殖、产生毒素而造成的全身性炎症反应,故血培养是确诊新生儿败血症最有意义的检查。②血浆 CRP(C-反应蛋白)测定、血常规检查常用于诊断细菌感染。分泌物涂片革兰氏染色常用于细菌性感染的筛查。免疫功能测定常用于了解患婴的免疫功能。

220. **ABCDE** ①新生儿败血症是病原体侵入血液循环,并在其中生长繁殖所致,因此其治疗的关键是抗生素(头孢他啶)治疗。②碳酸氢钠主要用于治疗严重代谢性酸中毒。使用地塞米松可使感染扩散,不宜应用。鲁米那为镇静剂,地高辛为强心药,都不是治疗新生儿败血症的常用药物。

221. **ABCDE** 222. **ABCDE** ①新生儿厌氧菌败血症治疗首选甲硝唑,甲硝唑的硝基在无氧环境中可还原成氨基而显示抗厌氧菌作用,对拟杆菌属、梭形杆菌属、梭状芽胞杆菌属等厌氧菌均具有较好的抗菌作用。②新生儿金黄色葡萄球菌败血症的治疗首选万古霉素,因为近年来青霉素的耐药率达 90% 以上。③阿米卡星由于其肾毒性,很少在儿科使用。氨苄西林主要用于治疗流感嗜血杆菌、革兰氏阴性杆菌、革兰氏阳性球菌所致的败血症。

223. **ABCDE** 224. **ABCDE** ①新生儿败血症常表现为"五不一低下",即不吃、不哭、不动、体重不增、体温不升、反应低下,可伴黄疸,皮肤呈大理石样花纹等,故本例应诊断为新生儿败血症。新生儿寒冷损伤综合征常表现为不吃、不哭、不动、反应低下、低体温、皮肤硬肿等。新生儿溶血病常在生后 24 小时内出现黄疸并迅速加重。新生儿窒息常发生于出生时。新生儿缺血缺氧性脑病常表现为意识障碍、惊厥、瞳孔缩小,对光反射迟钝等。②确诊新生儿败血症首选血细菌培养,若阳性即可确诊。血常规检查无特异性。免疫球蛋白测定常用于了解婴儿的免疫功能。血清胆红素测定常用于诊断新生儿黄疸。脑 CT 检查常用于诊断新生儿缺血缺氧脑病。

225. **ABCDE**　新生儿坏死性小肠结肠炎(NEC)好发于早产儿,多于生后 2~3 周发病,典型表现为腹胀、呕吐、血便,B 超示肠蠕动减弱、肠壁血流减少。根据题干,本例应诊断为 NEC。腹部 X 线平片对 NEC 诊断具有重要意义,主要表现为麻痹性肠梗阻、肠壁间隙增宽、肠壁积气、门静脉充气征、部分肠袢固定、腹腔积液和气腹。其中,肠壁积气、门静脉充气征为其特征性表现。

226. **ABCDE**　新生儿坏死性小肠结肠炎是一种获得性肠道炎症综合征。母乳喂养是预防本病的重要措施,应作为早产儿的首选饮食方案。

227. **ABCDE**　小儿末梢血中性粒细胞和淋巴细胞比例相等的时间段有两个,即出生后 4~6 天和 4~6 岁。新生儿出生时中性粒细胞约占 0.65,淋巴细胞约占 0.30。随着白细胞总数下降,中性粒细胞比例逐渐下降,生后 4~6 天时两者比例约相等。至 1~2 岁时淋巴细胞约占 0.60,中性粒细胞约占 0.35,之后中性粒细胞比例逐渐升高,至 4~6 岁时两者比例又相等。

228. **ABCDE**　新生儿补体经典途径成分(CH50、C3、C4、C5)活性是其母亲的 50%~60%,生后 3~6 个月达到成人水平。

229. **ABCDE**　①B 细胞的功能在胚胎早期即已成熟,但因缺乏抗体及 T 细胞多种信号的辅助刺激,B 细胞产生抗体的能力低下。②新生儿期 T 细胞自身的发育已完善,但其功能仍然低下,只能产生大约成人水平 50% 的 TNF 和 GM-CSF。③IgG 是唯一能通过胎盘的免疫球蛋白,故答 C。④胎儿期已能产生 IgM,脐血 IgM 水平过高,提示宫内感染。⑤新生儿血清补体活性是其母亲的 50%~60%,生后 3~6 个月达成人水平。

230. **ABCDE**　①川崎病又称皮肤黏膜淋巴结综合征,是一种急性全身性中、小动脉炎,好发于冠状动脉。患儿可有高热,体温 39~40℃,呈稽留热或弛张热,抗生素治疗无效。②患儿唇充血皲裂,舌乳头突起、充血,呈草莓舌。③可有单侧或双侧颈淋巴结肿大,坚硬有触痛,但表面不红、无化脓。④发病第 1 周可出现多形性红斑和猩红热样皮疹。⑤起病 3~4 天出现球结膜充血,无脓性分泌物,故答 E。

231. **ABCDE**　川崎病易累及冠状动脉,冠状动脉损害多发生于病程第 2~4 周。

232. **ABCDE**　①川崎病的诊断标准:发热;双侧球结膜充血;口唇干红、口咽部黏膜弥漫性充血;皮疹;手足发红、肿胀;非化脓性淋巴结肿大。根据题干,本例应诊断为川崎病。②猩红热、风疹常表现为发热 1~2 天后出疹。麻疹常表现为发热 3~4 天后出疹,可有麻疹斑。传染性单核细胞增多症常表现为发热、扁桃体炎、颈淋巴结肿大、肝脾大、眼睑水肿、皮疹等。

233. **ABCDE**　①患儿发热,抗生素治疗无效,球结膜充血,口唇皲裂,杨梅舌,颈部淋巴结肿大,多形性红斑,应诊断为川崎病。川崎病是一种急性全身性中、小动脉炎,好发于冠状动脉,15%~25% 的患儿可发生冠状动脉瘤,瘤体破裂可导致患儿猝死。②川崎病可发生心肌炎、心包炎,但不会导致患儿猝死。脑栓塞、脑出血不是川崎病的常见并发症。

234. **ABCDE**　发热 5 天以上,伴下列 5 项临床表现中 4 项者,排除其他疾病后,即可诊断川崎病。①四肢变化:急性期掌跖红斑、手足硬性水肿,恢复期指(趾)端膜状脱皮;②多形性红斑;③眼结膜充血,非化脓性;④唇充血皲裂,草莓舌;⑤颈部淋巴结肿大。

235. **ABCDE**　①川崎病的皮肤损害常表现为多形性红斑、猩红热样皮疹、手足硬性水肿。手足硬性水肿为川崎病的手足症状,并不是皮肤特征,故本题不严谨。②蝶形红斑常见于系统性红斑狼疮。皮下小结常见于风湿热。丘疹样荨麻疹常见于虫咬皮炎。湿疹样改变常见于传染性湿疹样皮炎。

236. **ABCDE**　237. **ABCDE**　238. **ABCDE**　①小儿发热 5 天以上,抗生素治疗无效,眼结膜非化脓性充血,口唇干裂,草莓舌,颈部淋巴结肿大,指、趾硬性肿胀,应诊断为川崎病。猩红热常表现为全身皮肤针尖大小丘疹,退疹后全身大片脱皮,无色素沉着。幼儿急疹常表现为发热 3~5 天热退出疹。麻

第十二篇　儿科学试题答案及详细解答

疹常表现为发热 3~4 天出疹,出疹时高热,可出现口腔黏膜麻疹斑。咽结合膜热常表现为发热、咽炎、结膜炎。②川崎病的治疗首选阿司匹林+丙种球蛋白。阿司匹林可抑制环氧化酶,阻断前列腺素的合成,抑制血小板产生血栓素 A_2,具有抗炎、抗凝作用。大剂量丙种球蛋白可有效改善症状,降低冠状动脉病变的发生率,缩短病程。对丙种球蛋白无效者,可选用糖皮质激素。川崎病为免疫性疾病,无须使用青霉素。③川崎病患儿常见的猝死原因是冠状动脉病变,因此最重要的随访检查是使用心脏彩超监测冠状动脉病变(冠状动脉瘤)。

239. ABCDE　麻疹患儿多在发热 3~4 天出疹,此时中毒症状加重,体温更高。

240. ABCDE　麻疹的出现顺序:耳后→发际→额→面→颈部→躯干→四肢→手掌→足底。

241. ABCDE　①Koplik 斑(麻疹黏膜斑)是麻疹早期的特征性体征,一般在出疹前 1~2 天出现,见于下磨牙相对的颊黏膜上,为直径 0.5~1.0mm 的灰白色小点,于出疹后逐渐消失。②发热、流涕、咳嗽为麻疹的前驱期症状,无特异性。③患儿有麻疹接触史,并不是感冒接触史。④耳后淋巴结肿大为风疹的特点。⑤手、足出现红色斑丘疹为麻疹出疹期的表现。

242. ABCDE　①患儿 5 天前上呼吸道感染,发热 3 天后出疹,耳后及面部斑丘疹,口腔黏膜粗糙(Koplik 斑),应诊断为麻疹。②风疹、猩红热常表现为发热 1~2 天后出疹。川崎病常表现为发热,双侧球结膜充血,口唇干红,口咽部黏膜弥漫性充血,皮疹;手足发红、肿胀,非化脓性淋巴结肿大。幼儿急疹常表现为突然高热 3~5 天,热退出疹。

243. ABCDE　①2 岁男孩,发热 4 天出疹,全身皮肤可见红色斑丘疹,疹间皮肤正常,应考虑麻疹。麻疹脑炎为麻疹的少见并发症,大多发生在出疹后 2~6 天,临床表现为嗜睡、烦躁、共济失调、呕吐、惊厥、昏迷、脑膜刺激征等。本例出疹后第 3 天出现惊厥,呕吐,嗜睡,脑膜刺激征,应诊断为麻疹脑炎。②热性惊厥可自行缓解,恢复后一切如常,故不答 A、E。细菌性脑膜炎常为化脓性细菌感染所致,而本例为麻疹病毒感染,故不答 C。风疹一般为发热第 1~2 天出疹,伴有耳后、颈部淋巴结肿大,且风疹并发脑炎者少见,故不答 D。

244. ABCDE　A、B、C、D、E 都是麻疹的并发症。其中,肺炎是麻疹最常见的并发症,主要见于重度营养不良或免疫功能低下的小儿。

245. ABCDE　麻疹病程中持续高热、食欲不振,可致营养不良和维生素缺乏,以维生素 A 缺乏最常见,可引起干眼症,严重者出现视力障碍。A、C、D、E 均不会引起维生素 A 缺乏。

246. ABCDE　对于未接种过麻疹疫苗的婴幼儿,若在接触麻疹 5 天内,注射丙种球蛋白可预防发病。若在接触麻疹 5 天以后注射,则能减轻症状。丙种球蛋白对 A、C、D、E 无预防作用。

247. ABCDE　248. ABCDE　249. ABCDE　250. ABCDE　①麻疹的传染性很强,易感者接触麻疹后约 90%发病。麻疹患儿为主要传染源,在潜伏期末至出疹后 5 天均具有传染性,因此麻疹患者应隔离至出疹后 5 天。②肺炎是麻疹最常见的并发症,麻疹合并肺炎患儿需隔离至出疹后 10 天。③易感者接触麻疹后应隔离检疫 3 周,并给予被动免疫,以便控制传染源。④风疹患儿须隔离至出疹后 5 天。参阅第 8 版《诸福棠实用儿科学》P823。

251. ABCDE　252. ABCDE　①患儿发热 3 天后出疹,颜面、躯干可见红色斑丘疹,结膜充血,应考虑麻疹。患儿口腔黏膜充血且粗糙,可见细小白点,此为 Koplik 斑,为麻疹早期的特征性表现,故答 B。②麻疹患儿常合并维生素 A 缺乏,WHO 推荐补充大量维生素 A,有利于疾病的恢复。高热时可酌情使用退热药物,但应避免急骤退热,特别是在出疹期,故答 B。患儿频繁剧咳可用镇咳剂或雾化吸入,烦躁可适当给予镇静药物。

253. ABCDE　①水痘常于发热 1~2 天后出疹,首发于头面和躯干,继而扩展到四肢,末端稀少,呈向心性分布。②皮疹最初为红色斑丘疹,继之形成水疱,24 小时后水疱破裂,2~3 天后结痂,表现为"斑疹、丘疹、疱疹、结痂"同时出现,即"四世同堂"。③口腔、眼结膜、生殖器等处的黏膜可出现皮疹。④皮疹陆续分批出现,伴明显痒感,故不答 E。

254. ABCDE ①水痘的病原体为水痘-带状疱疹病毒(VZV),潜伏期约为14天(10~20天),常于发热1~2天出疹,皮疹结痂消退后一般不留瘢痕。水痘皮疹的特点是分批出现,分批消退,不会有皮疹融合。②水痘皮疹最初为红色斑丘疹,继之形成水疱,24小时后水疱破裂,2~3天后结痂,表现为"斑疹、丘疹、疱疹、结痂"同时出现,即"四世同堂"。

255. ABCDE 水痘皮疹结痂后一般不留瘢痕,故答E。

256. ABCDE ①水痘的特点是发热1天后出疹,首发于颜面部,继而扩散至躯干,四肢末端少见。最初为红色斑丘疹,继之变为透明水疱。根据题干,本例应诊断为水痘。②麻疹常表现为发热3~4天出疹,猩红热常表现为发热2天后出疹,但无水疱。风疹、幼儿急疹均无水疱出现。

257. ABCDE ①水痘最初的皮疹为红色斑丘疹伴强烈瘙痒感,搔抓后易继发皮肤感染。②水痘并发肺炎少见,主要发生在免疫缺陷儿和新生儿。麻疹最常见的并发症为肺炎。③少数水痘可并发心肌炎、肝炎、肾炎、脑炎、关节炎等。

258. ABCDE 259. ABCDE 260. ABCDE ①4岁患儿,发热伴瘙痒性皮疹,斑疹、丘疹、疱疹、结痂"四世同堂",应诊断为水痘。麻疹为发热3~4天后出疹,多为红色斑丘疹,无痒感,皮损无"四世同堂"表现。风疹常为发热1~2天出疹,多伴有耳后及颈部淋巴结肿大。猩红热常于发热1~2天出疹,可有高热、杨梅舌。急性荨麻疹常急性起病,荨麻疹散布全身,瘙痒明显,无发热。②水痘的传染期从出疹前1~2天至病损结痂,为7~8天,为控制传染源,应将患儿隔离至皮疹全部结痂为止。麻疹、风疹的隔离期为出疹后5天,麻疹合并肺炎的隔离期为出疹后10天。③水痘的病原体为水痘-带状疱疹病毒,抗病毒感染首选阿昔洛韦。早期使用干扰素能较快抑制皮疹发展,加速病情恢复。继发细菌感染时可给予抗生素治疗,若发热可给予退热剂对症治疗。糖皮质激素对水痘病程有不利影响,可导致病毒感染播散,不宜使用。

261. ABCDE ①风疹常于发热1~2天出疹,1天内出齐。出疹常从面部开始,到颈部、躯干、四肢,但手掌、足底常无皮疹。患儿多有枕后、耳后淋巴结肿大,皮疹多于3天内迅速消退,疹退后不留色素沉着。根据题干,本例应诊断为风疹。②手足口病常表现为手、足、臀出现斑丘疹和疱疹,皮疹具有不痛、不痒、不结痂、不结疤的特点。幼儿急疹常表现为热退出疹。猩红热多于发热1~2天出疹,常从颈、腋下、腹股沟等处开始,24小时遍及全身。麻疹常于发热3~4天出疹。

262. ABCDE ①风疹常为低热,潜伏期虽有卡他症状,但多较轻微。麻疹多为高热,发热3~4天出疹,且出疹期间热度更高,一般可达39~40℃,全身症状重。因此全身症状的轻重为两者的鉴别要点。②在出疹后期,无论风疹还是麻疹,皮疹均可满布全身。两者均可出现局部充血、斑丘疹。风疹的皮疹常1日内出齐,麻疹的皮疹常在1~2天内迅速增加,故不答D。风疹患儿白细胞总数正常或稍低,麻疹患儿白细胞总数常减少,故不答E。

263. ABCDE ①幼儿急疹的病原体是人类疱疹病毒6型(HHV6)。②柯萨奇病毒是手足口病的病原体。EB病毒是传染性单核细胞增多症的病原体。水痘-带状疱疹病毒为水痘的病原体。麻疹病毒为麻疹的病原体。

264. ABCDE 幼儿急疹是由人类疱疹病毒6型引起的,以高热、皮疹为特点的疾病。发热常持续3~5天,体温在39℃以上。热退后出疹,皮疹为红色斑丘疹(B对)。皮疹常于1~3天消退,无色素沉着。

265. ABCDE 幼儿急疹常突发高热,体温39~40℃,持续3~5天后体温骤退,热退后出疹(B对)。皮疹呈红色斑疹、斑丘疹,很少融合,主要见于躯干、颈部、上肢。皮疹于1~3天消退,无色素沉着。

266. ABCDE 幼儿急疹常突发高热,体温39~40℃,可伴高热惊厥。3~5天后热退出疹(故答D),皮疹主要分布于躯干、颈部、上肢,为红色斑丘疹。少数患儿可有颈部、耳后淋巴结肿大。

267. ABCDE "热退疹出"为幼儿急疹的特点,故答E。

268. ABCDE 突发高热3~5天,"热退疹出"为幼儿急疹的特点,故答E。

269. ABCDE 猩红热是A组乙型溶血性链球菌引起的急性出疹性传染病,临床特征为发热、咽炎、草莓舌、全身皮疹、疹退后脱皮。

270. ABCDE 猩红热常在发热 1～2 天出疹。

271. ABCDE ①猩红热常表现为发热 1～2 天出疹，全身皮肤弥漫性充血发红，皮疹为密集而均匀的红色细小丘疹，呈鸡皮样，触之砂纸感，舌乳头红肿突起，称为草莓舌。根据题干，本例应诊断为猩红热。②风疹、水痘常为发热 1～2 天出疹，无草莓舌。麻疹常于发热 3～4 天出疹。幼儿急疹常为热退疹出。

272. ABCDE 本例虽然出疹时间不典型，但皮疹特点仍与猩红热相符，故应诊断为猩红热。

273. ABCDE 帕氏（Pastia）线为猩红热的特征性体征，故答 A、B、C、D、E 均不会出现帕氏线。

274. ABCDE ①猩红热是由乙型溶血性链球菌引起的急性出疹性传染病，治疗首选青霉素。可给予青霉素 5 万 U/kg，分 2 次肌内注射，疗程 7～10 天。②对青霉素过敏者，可选用头孢曲松。复方新诺明临床上少用。利福平为抗结核分枝杆菌药，对溶血性链球菌无效。链球菌对庆大霉素耐药，不宜应用。

275. ABCDE 276. ABCDE ①幼儿急疹常表现发热 3～5 天体温骤降，出现皮疹。皮疹呈红色斑疹、斑丘疹，很少融合，疹间皮肤正常，可有咽部充血，头颈部浅表淋巴结肿大，全身症状轻。根据题干，本例应诊断为幼儿急疹。②猩红热常表现为高热、咽痛、头痛、腹痛，杨梅舌为其特征性表现。根据题干，本例应诊断为猩红热。③麻疹常表现为发热 3～4 天出疹，可有麻疹斑。川崎病常表现为发热、球结膜充血、手足硬性水肿、颈淋巴结肿大。水痘常表现为发热 1～2 天出疹，全身症状较轻。

277. ABCDE 278. ABCDE ①急性肺炎是小儿麻疹最常见的并发症，占麻疹患儿死因的 90%，多见于 5 岁以下的小儿。②部分猩红热患儿于发病 2～3 周后可出现变态反应，并发肾小球肾炎、风湿热。

279. ABCDE 280. ABCDE ①手足口病是由肠道病毒引起的传染性疾病，病原体以柯萨奇病毒 A 组 16 型、肠道病毒 71 型多见。②流行性角结膜炎由腺病毒 8、19 型引起，主要通过接触传染。③埃可病毒常引起病毒性心肌炎。轮状病毒常引起小儿秋冬季腹泻。脊髓灰质炎病毒常引起脊髓灰质炎。

281. ABCDE ①传染性单核细胞增多症是由 EB 病毒所致的急性感染性疾病，临床上以发热，肝、脾和淋巴结肿大，外周血淋巴细胞增多并出现异型淋巴细胞为特征。②EB 病毒 VCA-IgM 阳性提示新近感染 EB 病毒。本病血清嗜异性凝集试验阳性率 80%～90%。参阅 10 版《儿科学》P175。③冷凝集试验阳性常见于肺炎支原体肺炎。

282. ABCDE ①卡介苗是一种毒力很低的牛型结核分枝杆菌，接种后可使人体产生抗体，提高对结核分枝杆菌的抵抗力和免疫力。结核性脑膜炎患者、结核菌素试验阳性者、严重的结核病患者，因机体已受结核分枝杆菌感染，体内已产生抗体，故无须接种卡介苗。②人体对结核病的免疫力主要与细胞免疫有关，故细胞免疫功能低下者，接种卡介苗后将导致全身结核分枝杆菌播散感染，治疗相当困难，严重者可致死亡，故不宜应用。③卡介苗接种主要适用于未受结核分枝杆菌感染者。年龄越小，结核分枝杆菌自然感染率越低，故新生儿、3 岁以下结核菌素试验阴性的儿童为最佳接种对象。

283. ABCDE ①粟粒性肺结核属于重症肺结核，由于机体免疫功能低下，PPD 试验可呈假阴性反应（A 对）。②PPD 试验阳性仅提示机体曾感染结核分枝杆菌，并不表示一定有结核病。③PPD 试验阴性可见于重症结核病、麻疹、水痘等，并不能排除结核病。④卡介苗接种成功，PPD 试验呈阳性。强阳性表示体内有活动性结核病。⑤小儿感染结核分枝杆菌 4～8 周后 PPD 试验才会呈阳性，因此初次感染结核分枝杆菌后 2 周，PPD 试验应为阴性。

284. ABCDE PPD 试验：结核菌素纯蛋白衍生物（PPD）1：2000 的稀释液 0.1ml（5 个结核菌素单位），于左前臂掌侧面中下 1/3 处皮内注射，使之形成直径 6～10mm 的皮丘。48～72 小时后观察结果，以局部硬结直径表示。

285. ABCDE PPD 试验结果的判断标准为硬结大小，而不是红晕直径，因为硬结为特异性变态反应，红晕为非特异性变态反应。判断标准：①硬结直径<5mm 为阴性(-)；②硬结直径 5～9mm 为阳性(+)；③硬结直径 10～19mm 为中度阳性(++)；④硬结直径≥20mm 为强阳性(+++)；⑤局部除硬结外，还有水肿、破溃、淋巴管炎、双圈反应等为极强阳性(++++)。

286. **ABCDE** 判断PPD试验结果时,只要出现"水肿、水疱、破溃、淋巴管炎、双圈反应",均为极强阳性,此时不再以硬结直径为标准。

287. **ABCDE** PPD试验硬结直径20mm,应判定为强阳性(+++)。

288. **ABCDE** ①结核菌素(PPD)试验以局部硬结直径作为判断标准:硬结直径<5mm为阴性(-);5~9mm为阳性(+);10~19mm为中度阳性(++);≥20mm为强阳性(+++);局部除硬结外,还有水肿、破溃、淋巴管炎、双圈反应等为极强阳性(++++)。本例PPD试验局部硬结直径20mm,应判定为强阳性(+++),提示体内有活动性结核病灶。②接种卡介苗后PPD试验硬结直径多为5~9mm,既往有过结核感染硬结直径多为10~15mm,故不答A、E。CD不属于结核病,显然不是正确答案。

289. **ABCDE** ①PPD试验由阴性反应转为阳性反应,或反应强度由原来小于10mm增大至16mm以上,表示新近感染结核分枝杆菌,故答C。②PPD试验阳性是指硬结直径为5~9mm,表示曾感染结核分枝杆菌,故不答B、D。

290. **ABCDE** ①PPD试验结果:硬结直径<5mm为阴性;5~9mm为(+);10~19mm为(++);≥20mm为(+++);除硬结外,还有水肿、破溃、淋巴管炎、双圈反应为(++++)。本例应诊断为PPD(++)。②患者PPD(++),应考虑新近感染结核分枝杆菌。③接种卡介苗后阳性反应持续时间较短,一般2~3天即消失,而本例PPD阳性反应时间持续7天,故不答B。PPD(+),提示曾感染结核分枝杆菌。PPD≥(+++),提示体内有活动性结核病。

291. **ABCDE** ①部分危重结核病、急性传染病、应用糖皮质激素治疗、原发或继发免疫缺陷病患者,由于机体免疫功能低下,PPD试验可呈假阴性反应。②结核分枝杆菌感染机体后需4~8周才建立免疫反应,因此结核变态反应前期,PPD试验为真阴性反应,而不是假阴性。

292. **ABCDE** PPD试验假阴性是由机体免疫功能低下或受抑制所致,见于急性粟粒性肺结核、急性传染病、体质极度衰弱、应用糖皮质激素治疗、原发性或继发性免疫缺陷病等患者,故答B。

293. **ABCDE** 密切接触家庭内开放性肺结核患者,3岁以下婴幼儿未接种卡介苗而结核菌素试验阳性者,均需给予预防性抗结核治疗,可口服异烟肼,疗程6~9个月;或异烟肼+利福平,疗程3个月。

294. **ABCDE** 未接种卡介苗的婴幼儿,PPD试验阳性说明体内有新的结核病灶,应预防性抗结核治疗。其适应证如下:①密切接触家庭内开放性肺结核者;②3岁以下婴幼儿未接种卡介苗而PPD试验阳性者;③PPD试验新近由阴性转为阳性者;④PPD试验阳性伴结核中毒症状者;⑤PPD试验阳性,新患麻疹或百日咳小儿;⑥PPD试验阳性小儿需长期使用糖皮质激素或其他免疫抑制剂者。

295. **ABCDE** ①原发性肺结核是指结核分枝杆菌初次侵入肺部后发生的原发感染,是小儿肺结核的主要类型,占儿童各型肺结核的85%。②按2004年我国制定的结核病分类标准,结核病分为6类:原发性肺结核、血行播散型肺结核(包括粟粒性肺结核)、继发型肺结核、结核性胸膜炎、其他肺外结核病(包括结核性脑膜炎、结核性腹膜炎)、菌阴肺结核。可见B、C、D、E都不属于原发性肺结核。

296. **ABCDE** 原发性肺结核常表现原发灶+淋巴管炎+肺门淋巴结结核,肿大的肺门淋巴结压迫气管分叉处可出现百日咳样痉挛性咳嗽(B对),压迫支气管可引起喘鸣,压迫喉返神经可致声嘶。

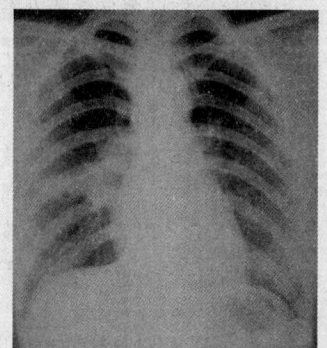

右中肺模糊影、肺门淋巴结肿大
原发综合征

297. **ABCDE** ①支气管淋巴结结核可有结核中毒症状(如低热),最常见的表现是干咳、轻度呼吸困难。肿大的淋巴压迫气管分叉处可出现痉挛性咳嗽。胸部X线片可见肺门区圆形致密阴影,边界清楚。根据题干,本例应诊断为支气管淋巴结结核。②A、B、C、E均不会出现肺门区致密阴影。

298. **ABCDE** ①低热、干咳、颈淋巴结肿大为肺结核的常见症状。原

第十二篇 儿科学试题答案及详细解答

发性肺结核高度过敏状态的小儿可出现眼疱疹性结膜炎、皮肤结节性红斑、多发性一过性关节炎。本例应诊断为原发性肺结核。②风湿热常表现为发热、心脏炎、关节炎、舞蹈病、环形红斑、皮下结节。传染性单核细胞增多症是由 EB 病毒感染引起的自限性淋巴细胞增生性疾病,常表现为发热、咽峡炎、扁桃体充血肿大、肝脾大、腹膜后淋巴结肿大。类风湿关节炎常表现为手足小关节对称性反复发作性肿胀疼痛。川崎病常表现为高热而不是低热,可有球结膜充血而不是疱疹性结膜炎,可有多形性红斑而不是结节性红斑,可有颈淋巴结肿大,但无关节炎症状,很多医考参考书将答案错为 E。

299. ABCDE   300. ABCDE   301. ABCDE   ①患儿食欲减退、消瘦乏力、低热、盗汗,为结核病的全身中毒症状。患儿干咳 2 个月,PPD 试验阳性,应诊断为肺结核。小儿以原发性肺结核多见,成人以浸润性肺结核多见,故应诊断为原发性肺结核。支气管肺炎无低热、盗汗等结核中毒症状,故不答 B。原发性肺结核包括原发综合征和支气管淋巴结结核,故答 A 而不是 C、E。本例不能仅凭"颈部数个肿大淋巴结"而误选 E。②原发性肺结核应首选胸部 X 线检查,然后作痰结核分枝杆菌培养以确诊。血沉检查常用于了解结核病有无活动性。脑脊液检查常用于诊断结核性脑膜炎。抗结核抗体检测不能确诊肺结核,临床上少用。③无明显症状的原发性肺结核,可采用标准疗法,即每日服用异烟肼(INH)、利福平(RFP)和/或乙胺丁醇(EMB),疗程 9~12 个月。活动性原发性肺结核宜采用直接督导下短程化疗(DOTS),常用方法为 2HRZ/4HR。本例为活动性肺结核,故答案 B 并不严谨。

302. ABCDE   303. ABCDE   304. ABCDE   ①患儿低热、盗汗、咳嗽为肺结核的常见症状。部分原发性肺结核可有疱疹性结膜炎、颈淋巴结肿大,故本例应诊断为原发性肺结核。咳嗽变异型哮喘常表现为反复发作性干咳,不会出现低热、盗汗等结核中毒症状。肺炎、急性上呼吸道感染常表现外周血白细胞增高,不会有颈淋巴结肿大。支气管异物常表现为吸入性呼吸困难。②原发性肺结核常表现为原发综合征,即原发灶+淋巴管炎+肺门淋巴结结核。肺门淋巴结结核的病理改变为渗出、增殖、干酪样坏死。③原发性肺结核首选抗结核治疗(C)。大环内酯类抗生素、抗病毒治疗对肺结核无效。糖皮质激素可使结核病灶扩散,不宜应用。E 显然不是正确答案。

305. ABCDE   结核性脑膜炎的纤维蛋白渗出物波及颅神经鞘,可造成颅神经受损,如视神经(Ⅱ)、动眼神经(Ⅲ)、滑车神经(Ⅳ)、展神经(Ⅵ)、面神经(Ⅶ)、舌下神经(Ⅻ),其中以面神经受损最常见。

306. ABCDE   小儿结核性脑膜炎引起的颅神经受累常见的有视神经(Ⅱ)、动眼神经(Ⅲ)、滑车神经(Ⅳ)、外展神经(Ⅵ)、面神经(Ⅶ)、舌下神经(Ⅻ)。参阅 3 版 8 年制《儿科学》P525。

307. ABCDE   ①结核性脑膜炎的病程分为早期(前驱期)、中期(脑膜刺激期)、晚期(昏迷期)三期。早期主要表现为小儿性格改变,如少言、懒动、表情淡漠、好哭、嗜睡。可有低热、盗汗、食欲减退等结核中毒症状。也可有呕吐、便秘(婴儿可为腹泻)等胃肠道症状。年长儿可自诉头痛、呕吐,多轻微或呈非持续性。②反复惊厥为晚期表现,而不是早期表现。

308. ABCDE   ①结核性脑膜炎早期主要表现为小儿性格改变,如少言、懒动、表情淡漠、好哭、嗜睡。②脑膜刺激征阳性、急性高热伴剧烈呕吐为中期表现。昏睡伴意识朦胧为晚期表现。请注意:出现惊厥为中期表现,频繁惊厥为晚期表现。

309. ABCDE   ①昏迷为结核性脑膜炎的晚期表现。②嗜睡、呕吐为中期表现,头痛为早期表现。

310. ABCDE   ①昏迷、频繁惊厥属于结核性脑膜炎的晚期表现。②脑膜刺激征、颅神经障碍为中期表现。性格改变为早期表现。肢体瘫痪或偏瘫为不典型结核性脑膜炎的表现。

311. ABCDE   ①结核性脑膜炎常表现为小儿性格改变,颅内压增高(剧烈头痛、喷射性呕吐、惊厥)、脑膜刺激征、病理征阳性;脑脊液无色透明或呈毛玻璃样,白细胞增高,多为(50~500)×10⁶/L[正常值(0~10)×10⁶/L],以淋巴细胞为主,蛋白质增高(正常值 0.2~0.4g/L),氯化物降低(正常值 117~127mmol/L)。根据题干,本例应诊断为结核性脑膜炎,治疗首选四联抗结核药物。②应用糖皮质激素是结核性脑膜炎的辅助治疗方法。大剂量丙种球蛋白主要用于治疗川崎病。阿昔洛韦常用于病毒性脑膜炎的治疗。头孢曲松+万古霉素常用于细菌性脑膜炎的治疗。

312. ABCDE 313. ABCDE 314. ABCDE ①结核性脑膜炎多亚急性起病,常表现为低热,性格改变,颅内压增高(头痛、呕吐),颈项强直,脑膜刺激征阳性。右眼球外展受限为展神经受累的表现。麻疹患者因免疫反应受到暂时抑制,可导致体内原有潜伏的结核病灶重趋活跃,甚至发展为结核性脑膜炎。结核性脑膜炎患儿PPD试验常为阴性。根据题干,本例应诊断为结核性脑膜炎。细菌性脑膜炎好发于2岁以下幼儿,起病急,进展快,常表现为高热、惊厥、意识障碍、颅内压增高、脑膜刺激征。流行性脑脊髓膜炎好发于2岁以下儿童,起病急,中毒症状严重,常有皮肤瘀点。隐球菌性脑膜炎病程进展缓慢,以颅内高压为主要表现。病毒性脑膜脑炎全身中毒症状较轻,病程自限,一般不超过2周。②为明确结核性脑膜炎的诊断,应首选脑脊液检查。A、B、C、E均不能确诊本病。③昏迷是结核性脑膜炎的晚期表现。颅神经受损、惊厥、腹壁反射消失为中期表现。肢体偏瘫为早期表现。请注意:惊厥为结核性脑膜炎的中期表现,频繁惊厥为晚期表现。

315. ABCDE 316. ABCDE 317. ABCDE ①脑脊液中找到结核分枝杆菌当然可确诊结核性脑膜炎。PPD试验阳性仅表示曾感染结核分枝杆菌,或曾接种卡介苗,不能确诊结核性脑膜炎。头颅CT示脑室扩大、脑实质改变,仅提示颅内高压或有颅内病变。脑脊液蛋白增高,糖、氯化物降低,脑脊液外观呈毛玻璃样,为结核性脑膜炎的典型脑脊液改变,但并不能凭此确诊结核性脑膜炎。②结核性脑膜炎强化治疗阶段可联合应用异烟肼(INH)、利福平(RFP)、吡嗪酰胺(PZA)及链霉素(SM),疗程3~4个月。③结核性脑膜炎患儿突然心率增快,呼吸节律不整,双瞳孔不等大,提示颅内压增高导致脑疝,可行B、C、D、E项抢救,不能作腰椎穿刺减压,以防脑疝加重,突然死亡。

318. ABCDE 在母体内,胎儿肠道是无菌的,生后数小时细菌即侵入肠道,多分布在结肠和直肠。肠道菌群受食物成分的影响较大,单纯母乳喂养儿以双歧杆菌占绝对优势,人工喂养儿肠内的大肠埃希菌、嗜酸杆菌、双歧杆菌、肠球菌所占比例几乎相等。肠道菌群不能合成维生素D,只能合成维生素K和B族维生素。

319. ABCDE 婴幼儿肠道菌群受食物成分的影响较大,单纯母乳喂养儿以双歧杆菌占绝对优势,人工喂养和混合喂养儿肠内的大肠埃希菌、嗜酸杆菌、双歧杆菌及肠球菌所占比例几乎相等。

320. ABCDE 小儿腹泻好发于6个月至2岁婴幼儿,其中1岁以内约占50%。

321. ABCDE 小儿腹泻的易感因素包括内在因素和外在因素。内在因素包括:①婴幼儿消化系统发育尚未成熟,胃酸和消化酶分泌少,酶活力偏低,不能适应食物质和量的较大变化。②婴儿胃肠道负担较重,且对缺水的耐受力差,一旦失水容易发生体液紊乱。③机体防御功能差:婴儿胃酸偏低,胃排空较快,胃酸对进入胃内的细菌杀灭能力较弱;血清免疫球蛋白和胃肠道分泌型IgA均减低,肠黏膜免疫的防御反应不完善。肠道内感染为小儿腹泻的易感外在因素,而不是内在因素。

322. ABCDE ①小儿腹泻分为轻型和重型,轻型腹泻常以胃肠道症状为主,表现为食欲不振、呕吐、大便次数增多,无脱水和全身中毒症状。重型腹泻除有较重的胃肠道症状外,还有较明显的脱水、电解质平衡紊乱和全身感染中毒症状,如发热或体温不升、烦躁、萎靡、嗜睡、休克等。②可见,D、E均正确,但由于全身中毒症状为晚期表现,鉴别意义不大,故最佳答案为D而不是E。

323. ABCDE 患儿腹泻后四肢乏力,肠鸣音减弱,心电图示U波明显,应诊断为低钾血症,最主要的治疗措施是静脉补钾。

324. ABCDE ①鼠伤寒沙门菌肠炎的临床特点是腹泻频繁,大便呈黏液状,带脓血,有腥臭味。②轮状病毒肠炎腹泻特点是大便次数及水分多,呈黄色水样或蛋花汤样,带少量黏液。产毒性大肠埃希菌引起的肠炎腹泻特点是量多,呈水样或蛋花汤样,混有黏液。致病性大肠埃希菌引起的肠炎腹泻特点是黄绿色蛋花汤样,有发霉臭味和较多黏液。隐孢子虫病引起的腹泻特点是水样腹泻,体液丢失严重。参阅3版8年制《儿科学》P182。

325. ABCDE ①轮状病毒肠炎多发生于秋、冬季,故曾称为秋季腹泻,故答A。产毒性细菌引起的肠炎常见于夏季。②轮状病毒肠炎好发于6~24个月婴儿,4岁以上者少见。本病起病急,常伴发热和上

第十二篇 儿科学试题答案及详细解答

呼吸道感染症状,表现为大便次数多,量多,水分多,黄色水样便或蛋花汤样便,带少量黏液(记忆为:三多一少)。常并发脱水、酸中毒、电解质紊乱。

326. **ABCDE** 　轮状病毒肠炎好发于6~24个月婴儿,由于大便次数多,量多,水分丢失多,因此常并发脱水、酸中毒及电解质紊乱。

327. **ABCDE** 　①轮状病毒肠炎是婴幼儿秋冬季常见的腹泻病,大便呈"三多一少"特点(量多、次数多、水分多、白细胞少),黄色水样或蛋花汤样,无腥臭味。根据题干,本例应诊断为轮状病毒肠炎,故答B。②金黄色葡萄球菌肠炎多表现为黄色水样便,黏液较多,大便镜检有大量脓细胞。白色念珠菌肠炎多表现为大便次数多,黄色稀便,泡沫多,带黏液,可见豆腐渣样细块。致病性大肠埃希菌肠炎多表现为腹痛,水样便。侵袭性大肠埃希菌肠炎多表现为腹泻频繁,黏液状大便,带脓血,有腥臭味。

328. **ABCDE** 　①患儿11月8日发病,即秋季发病,秋季以轮状病毒腹泻最常见。患者腹泻2天,水样便,大便镜检可见少量白细胞。根据题干,本例应诊断为轮状病毒肠炎。②致病性大肠埃希菌肠炎多见于夏季,腹泻频繁,大便呈黏液,带脓血。霉菌性(真菌性)肠炎为黄色稀便,泡沫较多,带黏液。腺病毒肠炎的临床表现与轮状病毒肠炎相似,但症状较轻,无明显季节性,少见,故答E而不是C。金黄色葡萄球菌肠炎多发生于使用大量抗生素后,常表现为发热、呕吐、腹泻,大便呈暗绿色,量多带黏液,镜检可见大量脓细胞,故不答D。

329. **ABCDE** 　①患儿9月13日发病,即秋季发病,秋季以轮状病毒腹泻最常见。轮状病毒腹泻全身症状较轻,大便呈水样或蛋花汤样,故本例应诊断为轮状病毒肠炎。②细菌性痢疾常有流行病学史,全身中毒症状重,脓血便,里急后重。进食过量或喂养不当常因喂奶过多、过急引起,多表现为呕吐。生理性腹泻常见于6个月以内的婴儿,除大便次数增多外,无其他症状。致病性大肠埃希菌肠炎好发于夏季,大便呈黏液状,带脓血,有腥臭味。

330. **ABCDE** 　①致病性大肠埃希菌肠炎好见于1岁以下小儿,5~8月份为发病高峰,常表现为腹泻,每日5~10次,大便呈黄绿色或蛋花样,黏液较多,有发霉臭味,镜检大便有少量白细胞。根据题干,本例应诊断为致病性大肠埃希菌肠炎。参阅3版8年制《儿科学》P182。②真菌性肠炎病情迁延,常伴鹅口疮,常表现为腹泻,黄色稀便,泡沫较多,带黏液,可见豆腐渣样细块,故不答B。铜绿假单胞菌很少导致腹泻,故不答C。轮状病毒肠炎多发生于秋冬季,而本例为夏季发病,故不答D。细菌性痢疾常有流行病学史,全身中毒症状重,常有脓血便,里急后重,故不答E。

病原体	粪便外观	大便镜检
轮状病毒	黄色水样或蛋花样,无腥臭味	有脂肪球,少量WBC,无RBC
致病性大肠埃希菌	黄绿色或蛋花样,较多黏液,有发霉臭味	少量白细胞
金黄色葡萄球菌	暗绿色,水样,量多,黏液较多	大量脓细胞、成簇G$^+$球菌
难辨梭状芽胞杆菌	假膜性小肠结肠炎为黄绿色水样便	可有假膜排出
真菌	稀黄,泡沫较多,带黏液,可见豆腐渣样细块	真菌孢子和菌丝

331. **ABCDE** 　①金黄色葡萄球菌肠炎多继发于大量使用抗生素后,常表现为发热、呕吐、腹泻,大便呈暗绿色,量多,带黏液,镜检有大量脓细胞,故答E。②病毒性肠炎大便镜检多无白细胞或仅有少量白细胞。真菌性肠炎多为黄色稀便,泡沫较多,带黏液,镜检可见真菌孢子和菌丝。致病性大肠埃希菌肠炎多为黄绿色或蛋花样大便,黏液较多,有发霉臭味,镜检可有少量白细胞。侵袭性大肠埃希菌肠炎多为黏液便,带脓血,有腥臭味。

332. **ABCDE** 　6个月以下的小婴儿,除腹泻外,无其他症状,外观虚胖,面部湿疹,应诊断为生理性腹泻。

333. **ABCDE** 　①生理性腹泻多见于6个月以下的婴儿,常表现为出生后不久即腹泻,除大便次数增多外,无其他症状,食欲好,不影响生长发育。根据题干,本例应诊断为生理性腹泻。②慢性细菌性痢疾常有流行病学史,大便次数多,量少,为脓血便,伴里急后重,影响生长发育。肠结核多表现为低热、盗汗、腹痛、腹泻、右下腹包块。真菌性肠炎常伴鹅口疮,病程迁延,大便次数多,为黄色稀便,泡沫较多,带黏液。迁延性腹泻常伴有营养不良,体重减轻,故不答E。

334. **ABCDE**　根据大便性状解题。大便"黄色,稀薄,泡沫较多,带黏液,可见豆腐渣样细块"为真菌性肠炎的特点。

335. **ABCDE**　①白色念珠菌肠炎的大便特点为黄色稀便,泡沫较多,带黏液,可见豆腐渣样细块(此为真菌菌落)。②轮状病毒肠炎多为黄色水样或蛋花汤样大便,带少量黏液,无腥臭味。鼠伤寒沙门菌肠炎多为黏液便,带脓血,有腥臭味。致病性大肠埃希菌肠炎大便呈黄绿色蛋花汤样,带较多黏液,有霉臭味。金黄色葡萄球菌肠炎大便呈暗绿色,量多,带黏液。

336. **ABCDE**　①低渗性脱水是指血钠<130mmol/L的脱水。由于细胞外低渗,水从细胞外进入细胞内,循环容量在体外丢失的情况下,因水向细胞内转移而进一步减少,严重者血压下降,进展至低血容量性休克而危及患儿生命。②低渗性脱水伴有低钙血症时可出现肌肉抽搐、惊厥,伴低钾血症时可出现无力、腹胀、肠梗阻、心律失常等,伴代谢性酸中毒时可出现深大呼吸。若有严重低钠血症,则可出现脑细胞水肿、嗜睡等神经系统症状。

337. **ABCDE**　前囟凹陷常见于脱水,轻度脱水者前囟正常,中度脱水者前囟轻度凹陷,重度脱水者前囟深度凹陷。

338. **ABCDE**　①血钠正常值为130~150mmol/L,本例血钠为125mmol/L,应诊断为低渗性脱水,故可首先排除B、C、E。②患儿皮肤弹性差,前囟及眼眶明显凹陷,脉细速,四肢稍凉,应诊断为中度脱水。

339. **ABCDE**　①血钠正常值为130~150mmol/L,患儿血钠135mmol/L,应为等渗性脱水,可排除A、C、E。②患儿皮肤弹性差,呈花纹状,前囟、眼窝明显凹陷,四肢厥冷,应为重度脱水,故答D。

340. **ABCDE**　患儿血钠在130~150mmol/L,属于等渗性脱水,故不答A、B。患者尿量减少,哭时少泪,皮肤弹性差,眼窝及前囟明显凹陷,应为中度脱水,故本例应诊断为中度等渗性脱水。

341. **ABCDE**　①婴儿感染性腹泻不宜使用止泻药,如洛哌丁醇,因为它能抑制胃肠动力,增加细菌繁殖和毒素的吸收。②A、B、C、E都是婴儿感染性腹泻的治疗措施。

342. **ABCDE**　①重度低渗性脱水伴休克时,首先应进行扩容治疗以纠正休克,首选2:1等张含钠液(0.9%NaCl 2份+1.4%NaHCO₃ 1份)20ml/kg,于30~60分钟内快速输入。②1/3张、1/2张、2/3张含钠液分别用于高渗性脱水、等渗性脱水、低渗性脱水第二阶段补充累积损失量。重度脱水患者静脉补液治疗方案如下图所示,轻、中度脱水无须第一阶段治疗。

第一阶段:扩容(改善循环)0.5~1小时		2:1等张含钠液		20ml/kg
		↓情况改善↓		
第二阶段:纠正累积损失量8~12小时 [8~10ml/(kg·h)]	低渗性脱水 2/3张含钠液	等渗性脱水 1/2~2/3张含钠液	高渗性脱水 1/3张含钠液	80ml/kg
第三阶段:继续补液阶段12~16小时 [5ml/(kg·h)]	补充 ↓ 1/3~1/2张含钠液	继续损失量 + 生理需要量 ↓ 1/3~1/2张含钠液		50~80ml/kg

343. **ABCDE**　①重度脱水扩容治疗首选2:1等张含钠液,即0.9%NaCl 2份+1.4%NaHCO₃ 1份。碳酸氢钠为碱性溶液,可以纠正代谢性酸中毒,1.4%的碳酸氢钠兼有扩容及纠酸的作用。②2:3:1溶液为1/2张溶液,适用于等渗性脱水第二阶段的治疗。5%的碳酸氢钠溶液只具有纠酸作用。11.2%的乳酸钠溶液只具有扩容作用。5%的生理盐水为高渗溶液,只用于成人低渗性脱水的治疗。

第十二篇 儿科学试题答案及详细解答

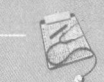

344. **ABCDE** ①口服补液盐(ORS)有多种配方,1985年WHO推荐的老配方为:NaCl 3.5g+NaHCO$_3$ 2.5g+KCl 1.5g+无水葡萄糖20g,加水至1000ml,总渗透压245mOsm/L,为2/3张。②2002年WHO推荐的配方为:NaCl 2.6g+枸橼酸钠2.9g+KCl 1.5g+无水葡萄糖13.5g,加水至1000ml,总渗透压245mOsm/L。

345. **ABCDE** 口服补液盐(ORS)主要用于纠正婴儿腹泻轻、中度脱水,重度脱水常采用静脉输液治疗。

346. **ABCDE** 小儿重度脱水有明显周围循环障碍,首先应进行扩容治疗以纠正休克,首选2:1等张含钠液20ml/kg(0.9%NaCl 2份+1.4%NaHCO$_3$ 1份),于30~60分钟内快速输入。

347. **ABCDE** ①9个月女婴,腹泻,10次/日,应诊断为婴幼儿腹泻。婴幼儿腹泻的治疗重点在于维持水、电解质平衡,对于中度脱水的患者应补液治疗。②对于水样腹泻的患儿,一般不使用抗生素。助消化药、肠道微生态制剂都是一般性治疗措施,故不答B、C。对于婴儿腹泻,无须使用止吐药。

348. **ABCDE** ①小儿血钠正常值为130~150mmol/L,本例血钠127mmol/L,应诊断为低渗性脱水,补充累积损失量应选用2/3张含钠液。②4:3:2含钠液=4份0.9%氯化钠+3份5%或10%葡萄糖+2份1.4%碳酸氢钠或1.87%乳酸钠,溶液张力=(4+2)/(4+3+2)=2/3张。③2:3:1含钠液=2份0.9%氯化钠+3份5%或10%葡萄糖+1份1.4%碳酸氢钠或1.87%乳酸钠,故溶液张力=(非含糖液份数)/溶液总份数=(2+1)/(2+3+1)=1/2张。1:1液=1份0.9%氯化钠+1份5%或10%葡萄糖,溶液张力=1/2张。可见A、C、D、E均非2/3张溶液,均不适合本例的治疗。

349. **ABCDE** ①腹泻伴重度脱水患儿第1天补液总量为150~180ml/kg,包括累积损失量+继续损失量和生理需要量,其中,累积损失量=100ml/kg(分两阶段补给,第一阶段快速扩容20ml/kg,剩余80ml/kg第二阶段缓慢滴注),第三阶段补液量(继续损失量和生理需要量)=50~80ml/kg。②本例1岁小儿体重=10kg,第1天累积损失量=100ml/kg×体重=100×10=1000ml。③因输入的混合溶液中含有部分碱性溶液,输液后循环和肾功能改善,酸中毒一般可自行纠正。对于重度酸中毒者,可用5%碳酸氢钠纠酸,首次补充量为5ml/kg。本例为重度酸中毒,纠酸时可给予5%碳酸氢钠50ml。

350. **ABCDE** 351. **ABCDE** 352. **ABCDE** ①腹泻并重度脱水(无论脱水类型)的扩容治疗首选2:1等张含钠液,即0.9%NaCl 2份+1.4%NaHCO$_3$ 1份。②婴儿肺炎易发生钠潴留,故钠的摄入量不宜过多,不合并腹泻者,一般不应超过3mmol/(kg·d),相当于0.9%NaCl 20ml/(kg·d),可以选用生理盐水与10%葡萄糖配制成1:4或1:5的混合液。参阅7版《诸福棠实用儿科学》P1185。③重度营养不良腹泻常导致低渗性脱水,补入液体中钠盐含量应适当提高,宜选用2/3张混合液。

353. **ABCDE** 354. **ABCDE** 355. **ABCDE** ①新生儿重度窒息应推迟喂养,以防呕吐物再度引起窒息,第1天静脉补液量为50~60ml/kg。参阅7版《诸福棠实用儿科学》P449。②小儿腹泻第1天的补液总量=累积损失量+继续损失量+生理需要量,轻度脱水为90~120ml/kg,中度脱水为120~150ml/kg,重度脱水为150~180ml/kg。

356. **ABCDE** 357. **ABCDE** 358. **ABCDE** ①患儿前囟、眼窝凹陷,皮肤弹性差,四肢稍凉,应诊断为中度脱水。小儿血钠正常值为130~150mmol/L,患儿血钠127mmol/L,应诊断为低渗性脱水。BE为剩余碱,其正常值为(-2.3~+2.3)mmol/L,BE越多表示碱越多,为代谢性碱中毒,是正值;BE越少表示碱越少,为代谢性酸中毒,是负值。本例BE-15mmol/L,说明合并代谢性酸中毒,故应诊断为中度低渗性脱水,代谢性酸中毒。②患儿有蛋花汤水样便,为轮状病毒肠炎的特点,故答E。侵袭性大肠埃希菌肠炎多为黏液便,带脓血,有腥臭味。白色念珠菌肠炎多为稀黄便,泡沫较多,带黏液。产毒性大肠埃希菌肠炎多为水样便,呈蛋花汤样,量多,有黏液。金黄色葡萄球菌肠炎多为暗绿色水样便,黏液较多。③患儿合并代谢性酸中毒,在补液过程中,当酸中毒纠正后,血浆游离钙离子减少,可发生低钙抽搐。为明确诊断,应首选电解质(血钙)测定。头颅MRI、CT常用于颅内占位性病变的诊断。脑脊液检查常用于脑膜炎的鉴别诊断。血糖常用于糖尿病、低血糖症的诊断。

359. **ABCDE** 360. **ABCDE** 361. **ABCDE** ①患者血钠<130mmol/L,应诊断为低渗性脱水。患者尿量减少,眼窝凹陷,皮肤弹性差,四肢尚暖,应为中度脱水,故本例应诊断为中度低渗性脱水。②婴儿腹泻

第1天的补液总量:轻度脱水为90~120ml/kg,中度脱水为120~150ml/kg,重度脱水为150~180ml/kg,本例为中度脱水,故答案为D。③低渗性脱水,第1天应补充2/3张含钠液。等渗性脱水补充1/2张含钠液。高渗性脱水补充1/3张含钠液。本例为低渗性脱水,故答案为A。

362. ABCDE 363. ABCDE 364. ABCDE ①血钠正常值为130~150mmol/L,本例血钠132mmol/L,应诊断为等渗性脱水。患儿嗜睡,精神萎靡,皮肤干燥,弹性差,眼窝及前囟明显凹陷,哭时泪少,尿量少,应考虑中度脱水,故本例应诊断为中度等渗性脱水。②等渗性脱水第1天补液应首选1/2张含钠液。1:4含钠液为1/5张。2:3:1含钠液为1/2张。ORS液为2/3张。1.4%碳酸氢钠为等张液。2:6:1含钠液=2份0.9%氯化钠+6份5%或10%葡萄糖+1份1.4%碳酸氢钠,张力=(2+1)/(2+6+1)=1/3张,故答B。③10%葡萄糖为高渗液。0.9%氯化钠为等渗等张。ORS液为2/3张。1:4含钠液为1/5张。1:1含钠液为1/2张。患儿第2天生理需要量用1/3~1/5张含钠液补充,故答D。

365. ABCDE 366. ABCDE 367. ABCDE 368. ABCDE 369. ABCDE ①大肠埃希菌肠炎多有高热,常表现为频繁腹泻,大便呈黏液状,带脓血,有腥臭味,大便镜检示大量白细胞和数量不等的红细胞。轮状病毒肠炎为黄色水样或蛋花汤样大便,无腥臭味。金黄色葡萄球菌肠炎多继发于使用大量抗生素后,粪便性状为暗绿色,水样,量多,带黏液,腥臭味,大便镜检有大量脓细胞。细菌性痢疾早期为水样便,晚期为脓血便。真菌性肠炎为稀便,泡沫较多,带黏液,可见豆腐渣样细块。②血钠正常值为130~150mmol/L,本例血钠135mmol/L,应诊断为等渗性脱水。患儿精神萎靡,嗜睡,前囟、眼窝凹陷,皮肤弹性差,应为中度脱水,故答B。③婴儿腹泻第1天补液总量:轻度脱水为90~120ml/kg,中度脱水为120~150ml/kg,重度脱水为150~180ml/kg,故答C。④患儿无休克征象,无须扩容治疗。患儿为等渗性脱水,第1天补液应采用1/2张含钠液。低渗性脱水选用2/3张含钠液,高渗性脱水选用1/3张含钠液。⑤婴儿腹泻严禁使用止泻药物,因为它们能抑制胃肠道动力,增加细菌繁殖和毒素的吸收。水样腹泻的患儿一般不用抗生素,黏液脓血便的患儿可选用敏感抗生素治疗。微生态制剂有助于恢复肠道菌群的生态平衡,控制腹泻。对于婴儿腹泻,有严重呕吐者,可禁食4~6小时,然后尽快恢复母乳喂养及原来已经熟悉的饮食。肠黏膜保护剂能吸附病原体和毒素,维持肠道细胞的吸收和分泌功能。

370. ABCDE 371. ABCDE 372. ABCDE 373. ABCDE ①轮状病毒肠炎好发于秋冬季,多为黄色水样便或蛋花汤样便,带少量黏液,无腥臭味,镜检偶见白细胞。根据题干,本例应诊断为轮状病毒肠炎。细菌性痢疾为黏液脓血便,伴里急后重。大肠埃希菌肠炎多表现为大便黏液状,带脓血,有腥臭味。金黄色葡萄球菌肠炎多为暗绿色水样便,量多,有腥臭味,镜检见大量白细胞。埃可病毒肠炎极少见。②腹泻患儿精神萎靡,呈嗜睡状,前囟、眼窝明显凹陷,皮肤弹性差,可见花纹、手脚凉,脉搏弱,心音低钝,应诊断为重度脱水,故第1天补液量应为150~180ml/kg。轻度脱水补液量为90~120ml/kg,中度脱水为120~150ml/kg。③重度脱水常伴代谢性酸中毒,当液体补足、酸中毒纠正后,易发生低钾血症。腹胀加重、肌张力低下,都是低钾血症的典型临床表现,故本例应诊断为低钾血症。低钠血症症状常不明显,可有细胞内水肿、循环不良、脱水等表现。低氯血症常伴碱中毒,症状不明显。低钙血症、低镁血症常有神经肌肉兴奋性增高的表现。④在酸中毒纠正后,血清游离钙减少,可导致低钙血症,出现惊厥,故本例应诊断为低钙血症。低钠血症症状常不明显。低钾血症常表现为腹胀、肌无力。颅内感染、中毒性脑病与题干所述无关。

374. ABCDE 375. ABCDE 376. ABCDE ①女婴腹泻3天,大便每天10~15次,可造成脱水、电解质和酸碱平衡紊乱。患婴口唇樱红为代谢性酸中毒的表现。患婴皮肤干燥,前囟和眼眶明显凹陷,为重度脱水的表现。经补液治疗12小时后,患婴口唇樱红消失,说明代谢性酸中毒已经纠正;尿量增多,说明重度脱水已基本纠正;患婴出现嗜睡,心音低钝,腹胀明显,肠鸣音减弱,说明合并低钾血症。参阅10版《儿科学》P43。为明确是否合并低钾血症,首选检查为血清电解质检测。脑脊液检查常用于诊断脑膜炎。心肌酶学测定常用于诊断急性心肌梗死。腹部超声对低钾血症的诊断价值不大。

血常规及 C 反应蛋白(CRP)测定常用于诊断细菌感染性疾病。②对于低钾血症患者,最重要的治疗措施是静脉补钾。A、B、C、D 都是腹泻病的辅助治疗措施。③腹泻病的液体疗法包括补充生理需要量、累积损失量和继续损失量。生理需要量是每天生理所需,必须补充的。累积损失量是指发病以来累积损失的液体量。继续损失量为继续腹泻丢失的体液量。患婴经正确处理,脱水症状好转,说明累积损失量已补足,下一阶段只需补充继续损失量和生理需要量即可。

377. ABCDE　A、B、C、D、E 均属于先天性肥厚性幽门狭窄的临床表现,但胃蠕动波不是特有体征,而右上腹肿块为其特有体征,具有诊断意义,临床检出率可达 60%～80%。

378. ABCDE　呕吐为先天性肥厚性幽门狭窄的主要症状,开始为溢乳,逐渐加重呈喷射性呕吐。由于幽门梗阻,十二指肠内的胆汁不可能反流至胃内,因此呕吐物不含胆汁,故答 B。喂奶后常见胃蠕动波。可有右上腹肿块,为本病的特有体征。肾功能损害时,可合并代谢性酸中毒。

379. ABCDE　①先天性肥厚性幽门狭窄的主要症状为呕吐,一般在生后 2～4 周出现,少数于生后 1 周发病。右上腹肿块(幽门肿块)为本病的特有体征,临床检出率 60%～80%。早期可表现为患儿体重不增或下降。胃蠕动波为常见体征,从左季肋下向右上腹移动,到幽门即消失。②幽门痉挛常表现为生后即出现间歇性不规则呕吐,非喷射性,偶见胃蠕动波,但无右上腹包块。胃扭转常表现为生后数周内呕吐,移动体位时呕吐加剧。胃食管反流病常表现为非喷射性呕吐,无胃肠蠕动波和右上腹包块。先天性巨结肠多表现为生后 24～48 小时无胎便排出,于生后 2～3 天出现低位肠梗阻症状,以后出现顽固性便秘。

380. ABCDE　①呕吐为先天性肥厚性幽门狭窄的主要症状,开始为溢乳,逐渐加重呈喷射性呕吐,呕吐物不含胆汁。早期可表现为体重不增或下降,发育延迟。体检可发现胃蠕动波及右上腹包块(幽门肿块)。根据题干,本例应诊断为先天性肥厚性幽门狭窄。②喂养不当常因喂奶过多、过急引起,可有一过性呕吐,但无胃蠕动波及右上腹包块。胃食管反流病常表现为非喷射性呕吐,呕吐物含胆汁。幽门痉挛多在生后即出现间歇性不规则呕吐,非喷射性,偶见胃蠕动波,右上腹不能扪及包块。胃扭转常于生后数周出现呕吐,体位变动时呕吐加剧。

381. ABCDE　①先天性巨结肠既简便又具有诊断价值的检查是钡剂灌肠,其诊断率约为 90%。②B、C、D、E 均属于先天性巨结肠的辅助检查方法。

382. ABCDE　小肠结肠炎、肠穿孔、败血症都是先天性巨结肠的并发症,其中以小肠结肠炎最常见。

383. ABCDE　384. ABCDE　①先天性巨结肠常表现为胎便排出延迟、顽固性便秘和腹胀,病史较长者可出现营养不良。②先天性肥厚性幽门狭窄常表现为喷射性呕吐,呕吐物不含胆汁,喂食后常出现胃蠕动波,右上腹包块为其特有体征。③幽门痉挛多在生后即出现间歇性不规则呕吐,非喷射性,偶见胃蠕动波,右上腹不能扪及包块。胃食管反流病为非喷射性呕吐,呕吐物含胆汁,上腹部无胃蠕动波和肿块。胃扭转常于生后数周出现呕吐,体位变动时呕吐加剧。

385. ABCDE　①小儿呼吸道的非特异性和特异性免疫功能均较差。婴幼儿的 SIgA、IgA、IgG 均降低,故易患呼吸道感染。E 为上呼吸道(不是呼吸道)易发生感染的原因,故最佳答案为 D 而不是 E,很多医考参考书将答案错为 E。②婴幼儿易患呼吸道感染与 A、B、C 无关。

386. ABCDE　①各种病毒和细菌均可引起急性上呼吸道感染,但 90% 以上为病毒感染,其中以呼吸道合胞病毒、鼻病毒、流感病毒、副流感病毒、腺病毒、冠状病毒等常见。②轮状病毒主要引起秋季腹泻,故不答 D。由细菌引起的上呼吸道感染少见,故不答 B、C、E。

387. ABCDE　①疱疹性咽峡炎好发于夏季,常表现为突发高热、咽痛、流涎、厌食、呕吐,体检可发现咽部充血,在咽腭弓、软腭、腭垂的黏膜上可见 2～4mm 的疱疹。根据题干,本例应诊断为疱疹性咽峡炎,其病原体为柯萨奇病毒 A 组。②咽结合膜热的病原体为腺病毒。

388. ABCDE　①疱疹性咽峡炎常表现为高热、咽痛、流涎、厌食、呕吐,查体可见咽部充血,在咽腭弓、软腭、腭垂的黏膜上可见多个 2～4mm 灰白色的疱疹,1～2 日后破溃形成小溃疡。根据题干,本例应诊断为疱疹性咽峡炎。②咽结合膜热常表现为高热,咽部刺痛,体检可见咽部充血,白色点块状分泌物,球结膜出血,颈部及耳后淋巴结肿大。疱疹性口腔炎常表现为发热,头痛,肌肉疼痛,淋巴结肿大,口腔黏膜成簇小水疱,易破,可形成大面积糜烂面。化脓性扁桃体炎常表现为发热,扁桃体充血肿大,脓点。流行性感冒有明显流行病学病史,局部症状较轻,全身症状较重。

389. ABCDE　①同学中有数人发病,说明有明显的流行病学史,故应诊断为流行性感冒。②A、B、C、E均无流行性。

390. ABCDE　腺病毒可引起咽结合膜热、肺炎、脑炎、膀胱炎、肠炎等。患儿高热,咽痛,咽部充血,眼结膜充血,应诊断为咽结合膜热,其病原体为腺病毒3、7型。

391. ABCDE　392. ABCDE　393. ABCDE　①幼儿急疹的病原体是人类疱疹病毒6型。②疱疹性咽峡炎的病原体为柯萨奇A组病毒。③咽结合膜热的病原体为腺病毒3、7型。④带状疱疹病毒是水痘的病原体。呼吸道合胞病毒是毛细支气管炎的病原体。

394. ABCDE　395. ABCDE　396. ABCDE　①咽结合膜热好发于春夏季,常表现为高热、咽痛、眼部刺痛,体检可见咽部充血,一侧或双侧滤泡性眼结膜炎,可伴球结膜出血,颈部及耳后淋巴结肿大。根据题干,本例应诊断为咽结合膜热。流行性感冒多有流行病学病史,局部症状较轻,全身症状较重,常有高热、头痛、四肢肌肉酸痛等。结膜炎常表现为结膜充血,分泌物增多,畏光流泪,视力下降,不会出现发热、咽痛。猩红热常表现为高热1~2天后出疹,24小时遍及全身,疹退后大片脱皮。扁桃体炎常表现为咽痛,一侧或两侧扁桃体肿大。②咽结合膜热的病原体是腺病毒3、7型。单纯疱疹病毒是生殖器疱疹的病原体。流感病毒是流行性感冒的病原体。麻疹病毒是麻疹的病原体。溶血性链球菌为猩红热的病原体。③咽结合膜热为腺病毒引起的急性上呼吸道感染,若不合并细菌感染,则无须使用抗生素治疗。A、C、D、E均为咽结合膜热的治疗措施。

397. ABCDE　①小儿肺炎的病因分类包括病毒性肺炎、细菌性肺炎、支原体肺炎、衣原体肺炎、原虫性肺炎、真菌性肺炎、非感染性肺炎(吸入性肺炎、坠积性肺炎、嗜酸性粒细胞性肺炎)。②间质性肺炎不属于病因分类,而属于病理分类。

398. ABCDE　①轻症肺炎仅表现出呼吸系统症状,重症肺炎由于严重缺氧和毒血症,除呼吸系统症状外,可累及其他系统,发生循环系统(心肌炎、心力衰竭)、神经系统(中毒性脑病)、消化系统(中毒性肠麻痹)等功能障碍,故答C。②A、B、D、E均无特异性。

399. ABCDE　①患儿咳嗽,发热,气促,唇绀,双肺闻中小水泡音,应诊断为支气管肺炎。②支气管炎以咳嗽为主,肺部可闻及干啰音和中粗湿啰音。支气管哮喘常表现为反复发作性喘息,双肺满布哮鸣音。原发性肺结核常无肺部啰音。毛细支气管炎常表现为喘憋、三凹征、气促等。

400. ABCDE　①重症肺炎发生缺氧性中毒性肠麻痹时,常表现为频繁呕吐、严重腹胀、呼吸困难加重,听诊肠鸣音消失,故答E。②低钙血症常表现为频繁抽搐。重症肺炎发生严重腹胀并不是消化不良所致。低钾血症可引起严重腹胀,但重症肺炎很少发生低钾血症。低钠血症症状常不明显。

401. ABCDE　重症肺炎可有严重缺氧和CO_2潴留。严重缺氧时,体内无氧糖酵解增加,酸性代谢产物增多,常引起代谢性酸中毒。CO_2潴留时,可产生呼吸性酸中毒。因此重症肺炎常存在不同程度的混合性酸中毒。

402. ABCDE　支气管肺炎可闻及固定的中、细湿啰音,多位于背部两侧下方及脊柱两旁。支气管炎可有不固定的散在干啰音和中粗湿啰音,故答案为D。A、B、C、E无特异性,为两病所共有。

403. ABCDE　患儿呼吸困难,右肺叩诊鼓音,肺部呼吸音消失,语颤减弱,应考虑气胸。为明确诊断,首选胸部立位X线检查。参阅10版《儿科学》253。

404. ABCDE　①金黄色葡萄球菌肺炎常引起肺组织广泛出血坏死和多发性小脓肿形成,故易并发脓胸、脓气胸。②其他病原体所致肺炎不导致肺组织坏死,极少出现脓胸、脓气胸。

405. ABCDE　①患儿发热、咳嗽、鼻扇,肺部散在干、湿啰音,应诊断为急性支气管肺炎。患儿惊厥、昏

第十二篇 儿科学试题答案及详细解答

迷,应考虑合并中毒性脑病。②呼吸衰竭的诊断标准为 $PaO_2<50mmHg$。肺炎合并心力衰竭常表现为呼吸频率增快(>60次/分)、心率突然增快(>180次/分)、明显发绀、心音低钝、肝大等。肺炎合并中毒性肠麻痹常表现为频繁呕吐、严重腹胀、呼吸困难加重。肺炎合并 DIC 常表现为血压下降、四肢发凉、脉搏细速、皮肤黏膜及胃肠道出血。

406. ABCDE　肺炎支原体肺炎的 X 线改变:①支气管肺炎;②间质性肺炎;③均匀一致的片状阴影似大叶性肺炎改变;④肺门阴影增浓。肺炎支原体肺炎不会造成肺组织坏死,形成多发空洞,故答 D。常导致肺部多发空洞的是金黄色葡萄球菌肺炎。

407. ABCDE　肺炎链球菌肺炎应用抗生素的疗程一般为 7~10 天。

408. ABCDE　肺炎支原体肺炎应用抗生素的疗程一般为 10~14 天。

409. ABCDE　治疗肺炎支原体肺炎首选大环内酯类抗生素,如阿奇霉素、红霉素、罗红霉素等。

410. ABCDE　小儿发热、咳喘,口周青紫,应考虑急性支气管肺炎,可采用鼻前庭导管给氧,氧流量 0.5~1L/min,氧浓度≤40%。新生儿或婴幼儿可用面罩给氧,氧流量 2~4L/min,氧浓度 50%~60%。

411. ABCDE　①腺病毒肺炎的并发症为心肌炎、心力衰竭、细菌感染、弥散性血管内凝血。参阅 7 版《诸福棠实用儿科学》P1194。②肺脓肿、肺大疱、脓气胸、脓胸都是金黄色葡萄球菌肺炎的并发症。肺炎不常合并张力性气胸。

412. ABCDE　①呼吸道合胞病毒肺炎好发于 1 岁以下的婴幼儿,常表现为呼吸困难,喘憋,发绀,三凹征明显,肺部闻及湿啰音与哮鸣音,由于肺过度充气,肝、脾可被推向肋缘下,因此肋缘下可触及肝、脾。胸部 X 线片示两肺小点片状、斑片状阴影,部分患者有不同程度的肺气肿。根据题干,本例应诊断为呼吸道合胞病毒肺炎。②肺炎支原体肺炎好发于学龄儿童,咳嗽为突出症状,多为顽固性干咳,肺部体征不明显。金黄色葡萄球菌肺炎起病急,发展快,常表现为呼吸、心率增快,咳嗽,可有黄脓痰或脓血痰,全身中毒症状严重,易出现肺脓肿、脓气胸。支气管哮喘常表现为反复发作性呼气性呼吸困难,发作时满肺哮鸣音,无湿啰音。腺病毒肺炎常表现为频繁咳嗽,阵发性喘憋,中毒症状较重,常有嗜睡、萎靡等神经系统症状,肺部体征出现较晚,一般于病程 3~5 天才会出现湿啰音。

413. ABCDE　①患者外周血白细胞总数及中性粒细胞比例显著增高,应首先考虑细菌性肺炎,而不是病毒性肺炎和支原体肺炎,故不答 A、C、D。②肺炎链球菌肺炎可有肺部斑片状阴影,但不会形成肺大疱,故不答 B。③金黄色葡萄球菌肺炎起病急,全身中毒症状明显,两肺有散在中细湿啰音,胸部 X 线片可有斑片状阴影,小脓肿和肺大疱常见,故答 E。

414. ABCDE　①肺炎支原体肺炎多见于 5 岁以下儿童,属于间质性肺炎,因此常表现为剧烈干咳,无痰或少痰,肺部体征不明显。根据题干,本例应诊断为肺炎支原体肺炎。②百日咳鲍特菌肺炎病程较长,可持续 2~3 个月。肺炎链球菌肺炎常表现为高热、呼吸急促、咳铁锈色痰。呼吸道合胞病毒肺炎常表现为大量流涕、咳嗽,肺部闻及干、湿啰音。军团菌肺炎儿童少见。

415. ABCDE　①10 岁男童,刺激性咳嗽,双肺散在干啰音,胸部 X 线片示左肺下野淡薄片状阴影,应诊断为肺炎支原体肺炎,治疗首选大环内酯类抗生素(红霉素)。②肺炎支原体对青霉素、头孢菌素、链霉素、无环鸟苷均不敏感。

416. ABCDE　①患儿高热,但外周血白细胞计数不高,故细菌性肺炎的可能性不大,可首先排除 A、E。②患儿中毒症状严重(高热、精神差),肺部有中湿啰音,故可排除肺炎支原体肺炎。③腺病毒肺炎中毒症状严重,常表现为高热、嗜睡、烦躁不安,频繁咳嗽,阵发性喘憋,鼻翼扇动,胸部 X 线片示大小不等的片状阴影,故本例应诊断为腺病毒肺炎。④虽然呼吸道合胞病毒肺炎也可有高热、呼吸困难、喘憋、鼻翼扇动、三凹征等典型表现,但一般无频繁咳嗽,故最佳答案为 C 而不是 B。

417. ABCDE　418. ABCDE　419. ABCDE　①支气管肺炎的病原体可为细菌和病毒,但临床上以肺炎链球菌最常见。②重症肺炎引起肺脓肿的常见病原体是金黄色葡萄球菌,因金黄色葡萄球菌常引起肺组织广泛坏死、化脓。注意比较:成人肺脓肿最常见的病原体为厌氧菌。③喘憋性肺炎现已改称毛细支气管炎,其病原体包括呼吸道合胞病毒、副流感病毒、鼻病毒、腺病毒等,其中以呼吸道合胞病毒最常见,约占58%。④腺病毒常引起腺病毒肺炎,肺炎支原体常引起肺炎支原体肺炎。

420. **ABCDE** 421. **ABCDE** ①患儿发热、咳嗽,双肺有固定性中细湿啰音,应诊断为急性支气管肺炎。②毛细支气管炎好发于6个月以内小婴儿,以喘憋、三凹征、气促为突出表现,肺部可闻及呼气性哮鸣音,胸部X线片可见不同程度的肺气肿或肺不张,故本例应诊断为毛细支气管炎。③腺病毒肺炎中毒症状重,常表现为频繁咳嗽、阵发性喘憋、肝、脾增大等。肺炎支原体肺炎常表现为剧烈干咳。葡萄球菌肺炎中毒症状重,多有皮疹、肺脓肿、脓气胸等。

422. **ABCDE** 423. **ABCDE** ①金黄色葡萄球菌肺炎的病理改变以肺组织广泛出血坏死、多发性小脓肿形成为特点,因此病情发展迅速,组织破坏严重,故易形成肺脓肿、脓气胸、肺大疱。体检发现肺部体征出现较早,两肺有散在中细湿啰音,故答E。②腺病毒肺炎多见于6个月至2岁儿童,中毒症状严重,常有高热,体温可达39℃以上,呈稽留热或弛张热,热程长,可持续2~3周。患儿肺部体征(湿啰音)出现较晚,多于高热3~7天后才出现,故答C。③嗜酸性粒细胞增高常见于寄生虫感染。B为支气管哮喘的特点。D为支原体肺炎的特点。

424. **ABCDE** 425. **ABCDE** 426. **ABCDE** ①患儿发热、咳嗽,双肺闻及中细湿啰音,呼吸频率增快,应诊断为急性支气管肺炎。患儿嗜睡、抽搐、肝大,应考虑为重症支气管肺炎。急性左心衰竭常表现为呼吸困难、心率增快。支气管哮喘常表现为反复发作性喘息。过敏性肺炎常于接触过敏原数小时发病,表现为发热、干咳、呼吸困难、胸痛、发绀。支气管异物常有突然剧烈呛咳史,以吸气性呼吸困难为主要表现。②为确诊急性支气管肺炎,当然首选胸部X线检查。痰培养常用于诊断细菌性肺炎。心电图常用于诊断心律失常。血常规检查无特异性。血气分析常用于诊断呼吸衰竭。③重症肺炎患儿若出现烦躁不安、脑脊液压力增高,应考虑并发中毒性脑病。并发脓胸常表现为高热不退、呼吸困难加重、患侧呼吸运动受限、叩诊浊音。并发心力衰竭常表现为呼吸频率增快(>60次/分)、心率突然增快(>180次/分)、明显发绀、心音低钝等。并发DIC常表现为血压下降、四肢厥冷、脉速而弱、皮肤黏膜及胃肠道出血。癫痫不是肺炎的常见并发症。

427. **ABCDE** 428. **ABCDE** ①患儿发热、咳喘,双肺有固定性中细湿啰音,应诊断为急性支气管肺炎。毛细支气管炎好发于6个月以内的小婴儿,以喘憋、三凹征、气促为突出表现。支气管哮喘常表现为反复发作性喘息,满肺哮鸣音。本例有急性扁桃体炎的体征,但不能涵盖肺炎症状,故最佳答案为C而不是D。急性支气管炎一般无发热或仅有低热,可有肺部不固定的中粗湿啰音,而不是中细湿啰音。②重症肺炎胸部X线片见空洞形成,首先应考虑金黄色葡萄球菌肺炎,因金黄色葡萄球菌易导致肺组织化脓坏死,形成空洞。B、C、D、E感染极少形成肺部空洞。

429. **ABCDE** 430. **ABCDE** 431. **ABCDE** ①患儿发热、咳嗽、气急、两肺满布中细湿啰音,应诊断为急性支气管肺炎。患儿呼吸频率加快,达60次/分,心率达180次/分,烦躁不安、面色苍白、肝大,应考虑重症肺炎合并心力衰竭。单纯金黄色葡萄球菌肺炎不会出现心力衰竭的症状。毛细支气管炎好发于6个月以内的小婴儿,以喘憋、三凹征、气促为突出表现。腺病毒肺炎中毒症状严重,可有高热、频繁咳嗽、阵发性喘憋、肝脾大等表现。支气管肺炎合并败血症可有不吃、不哭、不动、体温不升等表现。②重症肺炎合并心力衰竭的治疗原则为吸氧、镇静、利尿、强心、使用血管活性药物。③重症肺炎合并中毒性脑病的诊断标准:a.烦躁、嗜睡、眼球上窜、凝视;b.球结膜水肿、前囟隆起;c.昏睡、昏迷、惊厥;d.瞳孔对光反射消失;e.呼吸节律不整、呼吸心跳解离;f.有脑膜刺激征(脑脊液检查除压力增高外,其他均正常)。若有a、b两项提示脑水肿,伴其他1项以上者可确诊。本例有抽搐、前囟饱满、球结膜水肿,脑脊液压力增高,应考虑合并中毒性脑病。高热惊厥、癫痫均不会出现前囟饱满、脑脊液压力增高。低钙常导致抽搐,但无颅内压增高的表现。低钠血症症状不明显。

432. **ABCDE** 433. **ABCDE** ①患儿白细胞计数不高,可排除细菌性肺炎,故不答A、B。肺炎支原体肺炎常表现为剧烈干咳,肺部体征不明显。毛细支气管炎好发于6个月以内的小婴儿,以喘憋、三凹征、

第十二篇 儿科学试题答案及详细解答

气促为突出表现。腺病毒肺炎中毒症状严重,可有高热、频繁咳嗽、阵发性喘憋、肝脾大,故答 E。②重症肺炎出现惊厥、嗜睡,脑脊液压力增高,应考虑合并中毒性脑病。肺炎合并心力衰竭常表现为呼吸、心率加快,心音低钝,肝大。高热惊厥、败血症、癫痫都不是肺炎的常见并发症。

434. ABCDE 435. ABCDE 436. ABCDE ①肺炎支原体肺炎好发于学龄儿童,突出症状是刺激性咳嗽,痰少或无痰,肺部体征常不明显,故剧烈咳嗽与轻微体征不一致是本病的特点之一。根据题干,本例应诊断为肺炎支原体肺炎。腺病毒肺炎好发于6个月至2岁儿童,急性起病,中毒症状重,阵发性喘憋明显,可有轻重不等的呼吸困难和发绀,常有肺部湿啰音。呼吸道合胞病毒肺炎多见于婴幼儿,常表现为呼吸困难、喘憋、口唇发绀、鼻翼扇动、三凹征、肺部湿啰音。肺炎链球菌肺炎多见于5岁以下儿童,常表现为突发寒战高热、呼吸急促、鼻翼扇动、发绀、咳铁锈色痰。金黄色葡萄球菌肺炎好发于婴幼儿,起病急,病情严重,进展快,全身中毒症状明显。②肺炎支原体肺炎的典型胸部 X 线表现为支气管肺炎、间质性肺炎、均匀一致的片状阴影似大叶性肺炎、肺门阴影增浓。A 为呼吸道合胞病毒肺炎的胸部 X 线表现。B、E 为肺炎链球菌肺炎的胸部 X 线表现。D 为金黄色葡萄球菌肺炎的胸部 X 线表现。③肺炎支原体肺炎首选大环内酯类抗生素,如阿奇霉素、红霉素、罗红霉素等。

437. ABCDE 438. ABCDE 439. ABCDE ①呼吸道合胞病毒肺炎好发于婴幼儿,常表现为发热、呼吸困难、喘憋,肺部闻及湿啰音及哮鸣音,由于肺过度充气,肝、脾可被推向肋缘下,因此肋下可触及肝、脾。根据题干,本例应诊断为呼吸道合胞病毒肺炎。腺病毒肺炎常表现为频繁咳嗽、阵发性喘憋、中毒症状较重,常有嗜睡、萎靡等神经系统症状,肺部体征出现较晚,一般于病程3~5天才会出现湿啰音。金黄色葡萄球菌肺炎起病急,发展快,常表现为呼吸、心率增快,咳嗽,青紫,可有黄脓痰或脓血痰,全身中毒症状严重,易出现肺脓肿、脓气胸。肺炎支原体肺炎好发于学龄儿童,咳嗽为突出症状,多为顽固性干咳,肺部体征不明显。衣原体肺炎多见于1~3个月小婴儿,起病缓慢,多有结膜炎,常表现为阵发性咳嗽。②呼吸道合胞病毒肺炎胸部 X 线片示两肺小点片状、斑片状阴影,部分患儿可有不同程度的肺气肿。A 为肺炎支原体肺炎的特点,B 为腺病毒肺炎特点,C 无特异性,E 为金黄色葡萄球菌肺炎的特点。③肺炎患儿出现惊厥、双眼凝视,对光反射迟钝,应考虑合并中毒性脑病。其治疗包括:使用甘露醇脱水治疗,降低颅内压;使用酚妥拉明扩张脑血管,改善脑微循环,减轻脑水肿;静脉注射地西泮止痉治疗;使用地塞米松减少血管与血脑屏障的通透性,治疗脑水肿。毛花苷丙常用于治疗肺炎合并心力衰竭。

440. ABCDE 小儿咳嗽变异型哮喘的诊断标准(不分年龄):①持续咳嗽超过1个月,常在夜间和/或清晨发作,运动、遇冷空气或嗅到特殊气味后加重,痰少,临床上无感染征象,或经较长时间抗生素治疗无效;②支气管舒张剂可使咳嗽发作缓解(基本诊断条件);③有个人或家族过敏史、家族哮喘病史,过敏原检测阳性可作为辅助诊断;④排除其他原因引起的慢性咳嗽,故答案为 E。

441. ABCDE ①"既往有湿疹史"提示患儿为过敏体质,因此支气管哮喘的可能性大。患儿反复咳嗽,痰不多,夜间加重,抗生素治疗无效,应诊断为咳嗽变异型哮喘。②支气管炎、支气管肺炎、喘息性支气管炎对抗生素治疗有效,故不答 A、D、E。支气管异物多表现为吸气性呼吸困难、三凹征。

442. ABCDE ①支气管哮喘患儿,脉率明显增快,前弓位,三凹征阳性,双肺弥漫性哮鸣音,应诊断为重度支气管哮喘。②轻度、中度支气管哮喘不会出现前弓位。危重度支气管哮喘多为胸腹矛盾运动而不是三凹征。

443. ABCDE ①6岁男孩,咳嗽伴喘息1天,呼吸急促,轻度三凹征,双肺满布哮鸣音,应诊断为支气管哮喘急性发作中度,首选的治疗是吸入沙丁胺醇。因为 β_2 受体激动剂是目前最有效、临床应用最广的支气管舒张剂,是哮喘发作的首选治疗药物。②静脉注射地塞米松为重度哮喘、哮喘持续状态的首选治疗药物。本例为中度哮喘,故答 A 而不是 E。本例为支气管哮喘急性发作,无明显肺部感染体征,故不答 B。白三烯调节剂常用于哮喘慢性持续期的治疗。西替利嗪常用于治疗过敏性鼻炎。

444. ABCDE ①吸入治疗是目前治疗哮喘最好的方法,吸入药物以较高浓度迅速达到病变部位,因此起效迅速,所用药物剂量较小,全身不良反应较轻。糖皮质激素是目前最有效的抗炎药物,能有效预防和控制哮喘发作,故答 A。②全身使用糖皮质激素副作用较大,主要用于缓解病情较重的急性哮喘发作,不是哮喘的基本治疗方法。$β_2$ 受体激动剂常用于缓解哮喘的急性发作。茶碱类药物常用于哮喘急性发作的辅助治疗。肥大细胞膜稳定剂(色甘酸钠)常用于预防运动性哮喘。

445. **ABCDE** ①吸入型糖皮质激素是小儿支气管哮喘长期控制的首选药物。②吸入型抗胆碱能药物(如溴化异丙托品)起效较慢,常用于治疗迷走神经张力过高引起的支气管哮喘。小儿哮喘不合并感染时,无须使用抗生素。$β_2$ 受体激动剂吸入常用于缓解支气管哮喘的急性发作。茶碱类药物常用于哮喘急性发作的辅助治疗,不单独用于哮喘的治疗。

446. **ABCDE** ①哮喘发作在合理应用常规缓解药物治疗后,仍有严重或进行性呼吸困难者,称为哮喘危重状态(哮喘持续状态),表现为哮喘急性发作、出现咳嗽、喘息、呼吸困难、大汗淋漓、烦躁不安等。结合病史及临床表现,本例应诊断为哮喘危重状态,应选用效果最好、起效迅速的糖皮质激素静脉滴注,以迅速控制症状。②机械通气仅在有指征时才采用。哮喘不合并感染时,无须使用抗生素。哮喘患者慎用镇静剂。补液纠酸为一般性治疗措施。

447. **ABCDE** ①哮喘持续状态为危急重症,应首选效果最好、起效迅速的糖皮质激素静脉滴注,以迅速控制症状。②哮喘不合并感染时,无须使用抗生素头孢他啶。阿托品为 M 受体拮抗剂,副作用大,一般不用于哮喘的治疗。哌替啶为镇痛剂,右旋糖酐为扩容剂,一般无须使用。

448. **ABCDE** ①患儿自幼有哮喘发作史,支气管舒张试验阳性,应确诊为支气管哮喘。此次发作表现为呼吸困难、大汗淋漓、三凹征、无哮鸣音、心音较低钝,应诊断为哮喘危重状态。对于危重哮喘,应注意补液纠酸,维持水电解质平衡,故不答 A。所有危重哮喘患儿均存在低氧血症,均需常规氧疗,故不答 D。当 $PaCO_2 ≥ 65mmHg$、出现意识障碍时,应辅以机械通气,故不答 C。患者应常规吸入速效 $β_2$ 受体激动剂,以舒张支气管,故不答 E。②全身应用糖皮质激素是儿童危重哮喘的一线治疗,应尽早使用。病情严重时,不能以吸入治疗代替全身糖皮质激素治疗,以免延误病情,故答 B。

449. **ABCDE** 450. **ABCDE** 451. **ABCDE** 452. **ABCDE** 453. **ABCDE** ①患儿反复咳嗽 2 个月,两肺哮鸣音,抗生素治疗无效,有过敏反应病史,故应诊断为咳嗽变异型哮喘。喘息性支气管炎、肺炎抗生素治疗应有效,故不答 A、C。毛细支气管炎多见于 6 个月以内的小婴儿,以喘憋和肺部哮鸣音为突出表现,病程一般为 1~2 周,故不答 B。气管异物常表现为吸气性呼吸困难、三凹征。②肺部疾病首选胸部 X 线检查。支气管镜常用于气管异物的确诊和治疗。血培养常用于败血症的诊断。气管分泌物病毒分离常用于病毒性肺炎的辅助诊断。心电图常用于心律失常的诊断。③沙丁胺醇为 $β_2$ 受体激动剂,是控制轻、中度哮喘急性发作的首选药。哮喘不合并感染时,无须使用抗生素。病毒唑常用于病毒性肺炎的治疗。骨化三醇为维生素 D_3 的活性代谢产物之一,主要用于维生素 D 缺乏性佝偻病的治疗。多巴酚丁胺为升压药。④本例为支气管哮喘急性发作,可给予氨茶碱、地塞米松、异丙肾上腺素缓解哮喘症状。哮喘持续状态如合并严重代谢性酸中毒,可使用碳酸氢钠纠酸。比索洛尔为选择性 $β_1$ 受体拮抗药,可使支气管痉挛,故支气管哮喘患儿禁用。⑤若患儿病情恶化,出现呼吸音减弱,则患儿将出现严重低氧血症,应立即进行机械通气。哮喘持续状态行机械通气的指征:持续严重的呼吸困难;呼吸音减低或几乎听不到呼吸音;意识障碍;$PaCO_2 ≥ 65mmHg$。纯氧吸入易导致氧中毒。胸外按摩常用于心搏骤停的急救。头部冰枕是高热的物理降温方法。当患儿烦躁不安时,可试用水合氯醛灌肠。

454. **ABCDE** 455. **ABCDE** ①支气管哮喘急性发作患儿,意识模糊,应诊断为危重度,故答 E。②支气管哮喘急性发作的首选治疗药物是吸入速效 $β_2$ 受体激动剂。糖皮质激素是控制支气管哮喘最有效的药物,对于危重患者,宜尽早静脉滴注糖皮质激素,故答 E。

456. **ABCDE** 动脉导管为胚胎时期连接肺动脉和主动脉之间的血管,足月儿约 80% 在生后 10~15 小时形成功能性关闭。约 80% 婴儿于生后 3 个月、95% 婴儿于生后 1 年内形成解剖上关闭。

第十二篇　儿科学试题答案及详细解答

457. ABCDE　458. ABCDE　①出生后，当左心房压力超过右心房时，卵圆孔瓣膜即在功能上关闭；至出生后5~7个月，解剖上大多关闭。②足月儿的动脉导管约80%在生后10~15小时形成功能性关闭。约80%婴儿于生后3个月、95%婴儿于生后1年内形成解剖上关闭。

459. ABCDE　①左向右分流型先天性心脏病出现显著肺动脉高压时，右心室射出的血液不易进入肺动脉，右心室容量负荷增加，可首先导致右心室增大，晚期可出现右心房增大。②肺动脉高压时，右心室血液不易经肺循环进入左心房、左心室，故不会出现左心房和左心室增大。

460. ABCDE　先天性心脏病分为三种：①左向右分流型（潜伏青紫型），如房间隔缺损、室间隔缺损、动脉导管未闭；②右向左分流型（青紫型），如法洛四联症、大动脉转位；③无分流型（无青紫型），如肺动脉狭窄、主动脉缩窄等。

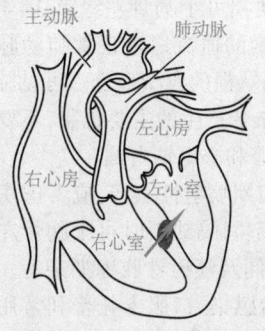
法洛四联症（右向左分流）

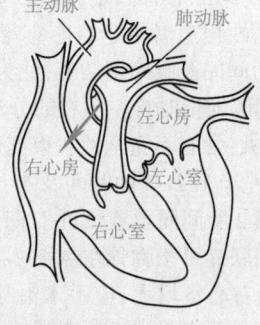
房间隔缺损（左向右分流）

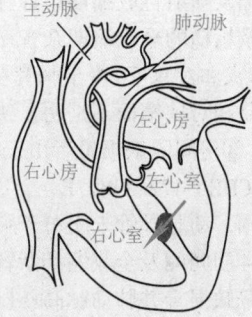
室间隔缺损（左向右分流）

461. ABCDE　①左向右分流型先天性心脏病患儿由于左向右分流的存在，体循环血量低于正常，因而其生长发育落后于同龄儿。因肺循环血量增加，故易发生肺部感染。因存在左向右分流，故胸骨左缘可闻及收缩期杂音。患儿左心室及主动脉的压力可经异常通道传至右心室和肺动脉，造成肺动脉高压，导致肺动脉瓣区第二心音增强。②蹲踞现象常见于右向左分流型先天性心脏病，如法洛四联症。

462. ABCDE　①右向左分流型先天性心脏病，如法洛四联症、大动脉转位等，由于右侧前向血流梗阻或大血管连接异常，右心大量静脉血流入体循环，可出现皮肤和黏膜持续性青紫。②口唇樱桃红常见于一氧化碳中毒。皮肤苍白常见于贫血。皮肤发绀常见于缺氧。

463. ABCDE　①法洛四联症由室间隔缺损+右心室流出道梗阻+主动脉骑跨+右心室肥厚组成，由于右心室流出道受阻，右心室压力增高并超过左心室，使血流经室间隔缺损处右向左分流，可出现持续性青紫。②房间隔缺损、室间隔缺损、动脉导管未闭均可发生左向右分流，故平时不出现青紫。当哭闹、屏气致使肺动脉压增高超过左心压，出现右向左分流时，可导致暂时性青紫。肺动脉狭窄无分流，不会产生青紫。

464. ABCDE　房间隔缺损时，左心房的血液向右心房分流，右心房接受腔静脉回流的血液加上左心房分流的血液，导致右心室舒张期容量负荷过重。收缩期右心室血液射入肺动脉，通过肺动脉瓣的血流增加，造成肺动脉瓣相对狭窄，在胸骨左缘第2~3肋间产生收缩中期2~3级喷射性杂音。

465. ABCDE　①出生后左心房压力高于右心房，当房间隔缺损时可出现左向右分流，使左心房→右心室→肺动脉→肺循环的血流量增加，而左心室→主动脉→体循环血流量减少。②由于左心室压力高于右心室，当室间隔缺损时，可出现左向右分流，右心室→肺动脉→肺循环的血流量增加，而左心室→主动脉→体循环血流量减少。

466. ABCDE　①房间隔缺损常有第二心音增强呈固定分裂。第二心音固定分裂是指S_2分裂不受吸气、呼气的影响，S_2分裂的两个成分时距较固定。②室间隔缺损、肺动脉瓣狭窄常导致S_2通常分裂，故不答B、E。动脉导管未闭可有肺动脉瓣区第二心音增强，但一般无S_2分裂。法洛四联症常有肺动脉瓣区第二心音减弱,故不答 D。

467. ABCDE　①患儿自幼体弱,易患呼吸道感染,说明肺血增多,存在左向右分流型先天性心脏病,故不答 B、D,因为法洛四联症属于右向左分流型先天性心脏病,风湿性心脏病一般无分流。②患儿胸骨左缘第 2 肋间闻及 3/6 级收缩期杂音,P_2 亢进,固定分裂,应诊断为房间隔缺损,第二心音固定分裂为房间隔缺损的特有体征。③动脉导管未闭可于胸骨左缘第 2 肋间闻及连续性杂音。室间隔缺损可于胸骨左缘第 3~4 肋间闻及全收缩期杂音。

468. ABCDE　469. ABCDE　470. ABCDE　①第二心音固定分裂为房间隔缺损的特有体征,胸骨左缘第 2~3 肋间闻及收缩期喷射性杂音,为房间隔缺损的典型体征,故本例应诊断为房间隔缺损。动脉导管未闭常于胸骨左缘第 2 肋间闻及连续性机械样杂音。单纯肺动脉瓣狭窄可于胸骨左缘第 2~3 肋间闻及喷射性收缩期杂音,但不会出现第二心音固定分裂。室间隔缺损可于胸骨左缘第 3~4 肋间闻及粗糙的全收缩期杂音。②房间隔缺损患者由于右心室增大,大量的血流通过正常肺动脉瓣时(形成相对狭窄)可于胸骨左缘第 2 肋间闻及收缩期杂音,此为房间隔缺损的典型杂音。可见肺动脉瓣是相对狭窄而不是明显狭窄。房间隔缺损时自左向右的分流不是杂音产生的主要机制,不要误答 E。③房间隔缺损患者由于右心室肥大,常有不完全性右束支传导阻滞和心电轴右偏。

471. ABCDE　472. ABCDE　①患儿胸骨左缘第 2~3 肋间闻及 3/6 级收缩期喷射性杂音,应考虑房间隔缺损。动脉导管未闭可于胸骨左缘第 2 肋间闻及连续性双期杂音。室间隔缺损时可于胸骨左缘第 3~4 肋间闻及全收缩期杂音。法洛四联症可于胸骨左缘第 2~4 肋间闻及喷射性收缩期杂音。②房间隔缺损合并肺动脉高压(P_2 亢进)、右心室增大,应手术治疗。防治感染、口服卡托普利常用于主动脉瓣关闭不全的内科治疗。口服吲哚美辛常用于治疗新生儿动脉导管未闭。

473. ABCDE　①正常人左心室的压力显著高于右心室,若存在室间隔缺损,则左心室收缩时,左心室会有部分血液经室间隔缺损流入右心室,使右心室负荷加重,导致右心室肥大→肺动脉血流增加→肺动脉高压→肺动脉段突出。②部分由左心室经室间隔缺损进入右心室的血液,经肺动脉→肺静脉→左心房,又回到左心室,使左心房、左心室的容量负荷增加,久之可使左心房、左心室肥大。③室间隔缺损时,右心房血流量变化不大,故无右心房增大,故答 B。

474. ABCDE　①室间隔缺损分为三种:小型室间隔缺损是指缺损直径<5mm 或面积<0.5cm²/m² 体表面积,中型室间隔缺损是指缺损直径 5~15mm 或面积 0.5~1.0cm²/m² 体表面积,大型室间隔缺损是指缺损直径>15mm 或面积>1.0cm²/m² 体表面积。②室间隔缺损于 1879 年由 Roger 首先报道,故将小型室间隔缺损称为 Roger 病。

475. ABCDE　①大型室间隔缺损病程早期,由于左心室压力高于右心室,可出现左向右的大量分流,肺循环血量可为体循环血量的 3~5 倍。肺循环血量增加可使肺小动脉痉挛,产生动力型肺动脉高压。②在病程晚期,逐渐引起继发性肺小动脉内膜、中层增厚及硬化,形成梗阻型肺动脉高压。此时,左向右分流量逐渐减少,继而呈现双向分流,甚至右向左分流,临床上出现青紫,称为艾森门格综合征。

476. ABCDE　①房间隔缺损时,左心房血液分流入右心房,经三尖瓣进入右心室,使右心室容量负荷增加,最终导致右心房、右心室肥大。②法洛四联症患者,肺动脉狭窄,右心室血液射入肺动脉受阻,导致右心室代偿性肥大,故不答 C、E。③艾森门格综合征为房间隔缺损、室间隔缺损的晚期结果,存在右心室肥大。④小型室间隔缺损对血流动力学影响不大,一般不会出现右心室肥大。

477. ABCDE　①室间隔缺损时,由于左心室压高于右心室,血液从左心室→室间隔缺损→右心室分流,使右心室及肺循环血量增加,久之出现肺动脉高压,导致右心室压力高于左心室而出现双向分流,乃至右向左分流→发生持续性青紫,即艾森门格综合征。室间隔缺损早期多不出现青紫,只表现为活动耐力下降,至青春期前青紫出现,晚期出现艾森门格综合征时,表现为持续性青紫。参阅 7 版《诸福棠实用儿科学》P1443。②差异性青紫常见于动脉导管未闭。

478. ABCDE　①患儿胸骨左缘第 2 肋间闻及粗糙响亮的连续机器样杂音,应考虑动脉导管未闭。患儿胸

第十二篇 儿科学试题答案及详细解答

骨左缘第4肋间闻及4/6级粗糙的全收缩期杂音,应考虑室间隔缺损,故答E。②房间隔缺损可于胸骨左缘第2~3肋间闻及收缩期杂音。法洛四联症常于胸骨左缘第2~4肋间闻及喷射性收缩期杂音。

479. ABCDE ①患者肺血流量增大,说明存在左向右分流,故不答B、C,因为法洛四联症、肺动脉瓣狭窄常表现为肺血流量减少。②室间隔缺损时,当左心室收缩时,左心室射出的血液有一部分经室间隔缺损进入右心室,使右心室容量负荷增加,久之导致右心室增大。右心室血流量增加,可使肺循环充血,左心房、左心室回血增加,久之可使左心房、左心室肥大。当左心室收缩时,左心室射出的血液有一部分经室间隔缺损分流至右心室,没有全部进入主动脉,因此主动脉结缩小,故答E。③动脉导管未闭主要表现为左心房、左心室增大。房间隔缺损常表现为右心房、右心室增大。

480. ABCDE ①室间隔缺损时,当左心室收缩时,左心室射出的血液有一部分经室间隔缺损进入右心室,使右心室容量负荷增加,肺循环充血,肺动脉扩张。动脉导管未闭晚期可有肺动脉高压,肺动脉扩张,扩张的肺动脉可压迫喉返神经导致声音嘶哑。参阅7版《诸福棠实用儿科学》P1446。②室间隔缺损时主动脉不是扩张而是缩小的,故不答B。室间隔缺损时,对右心房的充盈影响不大,不会出现右心房增大,故不答C、E。室间隔缺损时虽有左心房扩大,但不会压迫喉返神经,故不答D。

481. ABCDE ①左向右分流型先天性心脏病(如房间隔缺损、室间隔缺损、动脉导管未闭),可造成肺循环血量增加,导致反复肺部感染。②右向左分流型先天性心脏病(如法洛四联症)易发生脑血栓、脑脓肿、感染性心内膜炎。各种先天性心脏病晚期均可发生心力衰竭,无特异性,故不答E。

482. ABCDE 室间隔缺损是儿童最常见的先天性心脏病类型,由于存在左向右分流,肺循环血量增加,导致反复肺部感染而发生心力衰竭。中、大型室间隔缺损的患儿常在出生后半年内发生充血性心力衰竭。参阅3版8年制《儿科学》P250。虽然各种先天性心脏病晚期均可发生心力衰竭,但没有室间隔缺损常见,故不答A、C、D、E。

483. ABCDE 484. ABCDE ①患儿胸骨左缘第3~4肋间闻及粗糙的全收缩期杂音,应考虑室间隔缺损,可排除A、D、E。患儿咳嗽,气促,呼吸增快,肺部湿啰音,肝大,应考虑心力衰竭。患儿发热,咳嗽,气促,吸气性三凹征,肺部湿啰音,应考虑支气管肺炎,故答B。②室间隔缺损伴心力衰竭、支气管肺炎患儿最紧急的治疗是纠正心力衰竭。同时,可治疗支气管肺炎(呼吸机辅助通气、控制感染),最后可处理室间隔缺损(心脏介入治疗、心脏外科手术)。

485. ABCDE 486. ABCDE 487. ABCDE ①患儿胸骨左缘第3~4肋间闻及4/6级收缩期杂音,应考虑室间隔缺损。室间隔缺损可有左、右心室及左心房增大;肺循环充血、肺血管影增多;肺动脉高压、肺动脉段突出。房间隔缺损可于胸骨左缘第2肋间闻及喷射性收缩期杂音,可有右心房、右心室增大。肺动脉瓣狭窄可于胸骨左缘第2~3肋间闻及喷射性收缩期杂音。动脉导管未闭可于胸骨左缘第2肋间闻及连续性机器样杂音。法洛四联症可于胸骨左缘第2~4肋间闻及(2~3)/6级粗糙喷射性收缩期杂音。②超声心动图可准确显示室间隔缺损的部位及大小,且简便易行,为手术前必做的检查。心电图常用于诊断心律失常。心脏磁共振成像临床上少用。心功能检查只能了解心脏的功能状态,不能确诊室间隔缺损,故不答C。心导管检查为有创检查项目,一般不作为首选。③室间隔缺损患儿若出现永久性青紫,说明已发生从右向左的分流,属于病程晚期,即艾森门格综合征,A、C、D、E均不会发生永久性青紫。室间隔缺损早期发生左向右分流,出现暂时性青紫;晚期发生右向左分流,出现永久性青紫。

488. ABCDE 489. ABCDE 490. ABCDE ①患儿胸骨左缘第3~4肋间闻及4/6级粗糙的全收缩期杂音,应考虑室间隔缺损。②早期室间隔缺损常发生从左向右的分流,使肺循环血量增加,易并发支气管肺炎、肺水肿、充血性心力衰竭、感染性心内膜炎等,并发脑血栓少见。脑血栓形成常见于右向左分流型先天性心脏病,如法洛四联症。③室间隔缺损患儿若出现永久性青紫,说明已发生从右向左的分流,属于病程晚期,即艾森门格综合征。Roger病是指小型室间隔缺损,多无明显症状。室间隔缺损患儿出现心力衰竭,多表现呼吸频率及心率增快、烦躁不安、肝大。卵圆孔未闭多见于房间隔损,故不答 D。室间隔缺损时,可有肺动脉血流量增加,肺动脉扩张而不是狭窄。

491. ABCDE ①动脉导管是胎儿时期连接主动脉和肺动脉之间的血管,应在出生后自行关闭,若生后1年仍未关闭,则称为动脉导管未闭。正常时,无论在收缩期还是舒张期,主动脉压力均超过肺动脉,因此动脉导管未闭患儿主动脉内的血液可通过未闭的动脉导管发生左向右的分流。血液分流至肺动脉,使肺循环、左心房、左心室、升主动脉的血流量明显增加,从而导致左心房、左心室增大及肺动脉段凸出。②晚期可导致肺动脉高压,使右心室负荷过重,导致右心室肥大。③动脉导管未闭对右心房血流量影响较小,不会造成右心房增大。

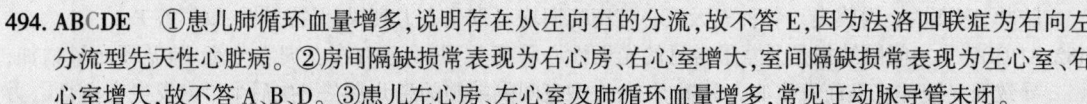

动脉导管未闭(左向右分流)

492. ABCDE 动脉导管未闭早期可导致左心房、左心室增大(典型表现),晚期可有右心室肥大,不会出现右心房增大,故答 B 而不是 D。

493. ABCDE ①患儿反复发生肺炎,胸部 X 线片示肺纹理增多,说明存在从左向右的分流,故不答 D、E,因为法洛四联症、艾森门格综合征均为从右向左型分流。②房间隔缺损常表现为右心房、右心室增大,室间隔缺损常表现为左心室、右心室增大,故不答 A、B。③患儿左心房、左心室增大,应诊断为动脉导管未闭。

494. ABCDE ①患儿肺循环血量增多,说明存在从左向右的分流,故不答 E,因为法洛四联症为右向左分流型先天性心脏病。②房间隔缺损常表现为右心房、右心室增大,室间隔缺损常表现为左心室、右心室增大,故不答 A、B、D。③患儿左心房、左心室及肺循环血量增多,常见于动脉导管未闭。

495. ABCDE ①差异性青紫是指下半身青紫而上半身不紫。动脉导管未闭时,从主动脉射出的血液可从未闭的动脉导管从左向右分流至肺动脉,使肺循环、左心房、左心室血流量明显增加,长期大量血流向肺循环冲击,肺小动脉可发生反应性痉挛,形成肺动脉高压。当肺动脉压超过主动脉压时,左向右分流明显减少或停止,产生肺动脉血流逆向分流入主动脉,患儿呈现差异性青紫。②法洛四联症、完全性大动脉转位常表现为持续性青紫,房间隔缺损和室间隔缺损表现为暂时性青紫。

496. ABCDE ①患者胸骨左缘第 2 肋间闻及连续机器样杂音,应诊断为动脉导管未闭(PDA),可首先排除 A、D、E。PDA 是指连接主动脉弓和肺动脉之间的动脉导管在出生后 1 年仍未闭合。②PDA 早期,主动脉压高于肺动脉压,主动脉血流经未闭的动脉导管流入肺动脉,导致左向右的分流。随着左向右分流量的加大,肺循环血流增加,肺动脉压逐渐升高。③PDA 晚期,当肺动脉压升高至超过主动脉压时,含氧少的肺动脉血流经未闭的动脉导管反流回主动脉(此为右向左的分流),借助重力作用,经降主动脉灌注下肢,导致下肢严重缺氧发绀。上肢由左心室射出的含氧丰富的血液供应,不会发生发绀(右上肢)或轻度发绀(左上肢)。这种现象,称为差异性发绀。

497. ABCDE ①动脉导管未闭的典型杂音特点是胸骨左上方连续性机械样杂音,占据整个收缩期和舒张期。当肺循环阻力增高时,杂音的舒张期成分可减弱或消失,此时仅表现为收缩期杂音。因此本例不要根据"胸骨左缘上方可闻及收缩期杂音",误诊为房间隔缺损。因为房间隔缺损时,血液从左心房→房间隔缺损部位→右心房→右心室→肺动脉,导致右心室血氧含量高于肺动脉,与题干所述不符,故不答 A。②动脉导管连接主动脉和肺动脉的两端,由于主动脉压高于肺动脉压,若动脉导管未关闭,则不论收缩期还是舒张期,血液均经未闭的动脉导管从主动脉向肺动脉分流,导致肺动脉血氧含量高于右心室,故答 D。③法洛四联症的杂音出现在胸骨左缘中下方(第 2~4 肋间),故不答 B。肺动脉高压常表现为 P_2 亢进,而不是收缩期杂音,故不答 C。

498. ABCDE 大多数先天性心脏病不能用药物治愈,但动脉导管未闭在出生 1 周以内使用吲哚美辛(消炎痛)治疗,可使 90% 的患儿治愈,仅有 10% 的患儿需手术治疗。

499. ABCDE 动脉导管未闭在生后 1 周内使用吲哚美辛治疗,可使 90% 以上的患儿痊愈。

500. ABCDE 501. ABCDE 502. ABCDE ①胸骨左缘上方闻及双期连续性杂音为动脉导管未闭的特有

第十二篇 儿科学试题答案及详细解答

体征,故答 D。A、B、C、E 均为收缩期杂音而不是双期杂音,故不答。②动脉导管未闭患儿由于舒张压降低,脉压增大,可出现毛细血管搏动征。③动脉导管未闭婴幼儿期最易发生的并发症是肺部感染和心力衰竭。参阅 7 版《诸福棠实用儿科学》P1449。

503. ABCDE　法洛四联症由右心室流出道梗阻、室间隔缺损、主动脉骑跨和右心室肥厚四种畸形组成。其中,右心室流出道狭窄是决定患儿病理生理、病情严重程度、预后的主要因素。

504. ABCDE　法洛四联症可于胸骨左缘第 2~4 肋间闻及(2~3)/6 级粗糙的收缩期杂音,此为肺动脉狭窄所致而不是室间隔缺损所致,故法洛四联症杂音响度主要取决于肺动脉狭窄的程度。

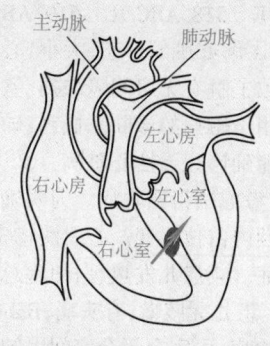

法洛四联症(右向左分流)

505. ABCDE　法洛四联症患者青紫的程度、杂音的响度均取决于肺动脉狭窄的程度。

506. ABCDE　①法洛四联症包括室间隔缺损、主动脉骑跨、右心室流出道梗阻(肺动脉狭窄)、右心室肥厚 4 种畸形。由于室间隔缺损为非限制性,因此左、右心室的压力基本相等。根据右心室流出道梗阻程度不同,心室血液可发生左向右、双向或右向左分流。当肺动脉狭窄较轻时,可出现左向右分流,此时患者无明显发绀。当肺动脉狭窄严重时,可出现右向左分流,含氧量低的右心室血液经室间隔缺损直接分流至左心室,进入体循环,导致明显的发绀,故答 D。②A、B、C、E 均可出现发绀,但都没有心脏的异常通道,故不答。

507. ABCDE　法洛四联症的临床症状如下。①蹲踞:患儿每于行走时,常主动下蹲片刻,以使缺氧症状缓解;②阵发性缺氧性晕厥:多在吃奶、哭闹、情绪激动、感染时发生;③杵状指(趾):患儿长期缺氧,可使指(趾)端毛细血管扩张增生,局部软组织和骨组织增生肥大,导致杵状指(趾);④活动耐力下降。法洛四联症患儿由于慢性缺氧,可刺激骨髓代偿性产生过多的红细胞,不会出现贫血。

508. ABCDE　①法洛四联症易发生阵发性缺氧发作,其诱因包括吃奶、哭闹、情绪激动等,常表现为阵发性呼吸困难,严重者可突然昏厥、抽搐,甚至死亡。其原因为在肺动脉漏斗部狭窄的基础上突然发生该处肌部痉挛,引起一过性肺动脉梗阻,使脑缺氧加重。②B、C、D、E 均不可能在 2~3 分钟内缓解。

509. ABCDE　法洛四联症由右心室流出道梗阻(肺动脉狭窄)、室间隔缺损、主动脉骑跨、右心室肥厚 4 种畸形组成。

510. ABCDE　法洛四联症由右心室流出道梗阻、室间隔缺损、主动脉骑跨、右心室肥厚组成,常表现为青紫、蹲踞现象、杵状指,胸骨左缘第 2~4 肋间可闻收缩期杂音,胸部 X 线片示"靴形心"、肺野清晰。根据题干,本例应诊断为法洛四联症。

511. ABCDE　为预防法洛四联症小儿缺氧发作,可选用普萘洛尔,以解除右心室流出道肌肉痉挛。

512. ABCDE　513. ABCDE　514. ABCDE　①法洛四联症由右心室流出道梗阻、室间隔缺损、主动脉骑跨、右心室肥厚组成。由于右心室流出道梗阻、肺动脉狭窄,因此收缩期从右心室射入肺动脉的血液减少,不会出现肺淤血,因此胸部 X 线片上显示两肺纹理减少,肺透亮度增加。②动脉导管为胎儿期连接主动脉和肺动脉的血管,正常时应在出生后 15 小时关闭,若持续开放,则称为动脉导管未闭。因主动脉压力高于肺动脉,故收缩期主动脉血液可经未闭的动脉导管进入肺动脉,使肺循环血量增加,肺血增多。若动脉导管较粗,分流量较大,则胸部 X 线片上可见主动脉弓增大。③房间隔缺损、大型室间隔缺损、动脉导管未闭均可发生左至右分流,导致肺血增加。房间隔缺损常表现为右心房、右心室增大,故答 B。大型室间隔缺损常表现为左、右心室增大,动脉导管未闭常表现为左心房、左心室增大,故不答 A、E。小型室间隔缺损对血流动力学影响较小,故不答 C。法洛四联症常表现为肺血减少,故不答 D。

515. ABCDE　516. ABCDE　①法洛四联症包括室间隔缺损、主动脉骑跨、肺动脉狭窄及右心室肥厚 4 种畸形。②法洛四联症患儿可发生阵发性晕厥、抽搐，其原因是在肺动脉漏斗部狭窄的基础上，突然发生该处肌部痉挛，引起一时性肺动脉梗阻，使脑缺氧加重所致。

517. ABCDE 518. ABCDE 519. ABCDE 520. ABCDE ①先天性心脏病患儿首选的检查是胸部X线片，可了解心脏的形态、大小、心腔有无扩大，肺动脉段有无凸出、肺野有无淤血、有无肺门舞蹈征等，以大致了解有无房间隔缺损、室间隔缺损、动脉导管未闭等常见情况。血常规检查无特异性。脑电图常用于癫痫的诊断。血钙、磷测定常用于维生素D缺乏症的诊断。腹部B超(不是心脏B超)当然不能确诊先天性心脏病。②患儿持续性青紫，杵状指，胸骨左缘第2~4肋间听到2~3级收缩期杂音，应考虑法洛四联症。为明确诊断，应行右心导管造影。脑电图常用于诊断癫痫。头部CT常用于诊断颅内占位病变。心肌酶谱常用于诊断急性心肌梗死。腹部B超(不是心脏B超)不能确诊法洛四联症。③患儿发热、白细胞总数及中性粒细胞比例增加，说明为细菌化脓性感染所致，故不答B、D、E。患儿无咳嗽，有头痛，Babinski征阳性，应诊断为脑脓肿而不是肺炎。④根治法洛四联症应行手术治疗，可完全闭合室间隔缺损，妥善解除右心室流出道梗阻，扩大狭窄的肺动脉。预防外伤为先天性血友病的治疗措施。口服维生素D为维生素D缺乏佝偻病的预防措施。长期应用激素，将产生严重的毒副作用，不宜采用。长期应用抗生素为风湿热的预防措施。

521. ABCDE 522. ABCDE 523. ABCDE 524. ABCDE ①法洛四联症常表现为青紫、蹲踞、杵状指(趾)、阵发性缺氧，心前区隆起，胸骨左缘第2~4肋间闻及(2~3)/6级收缩期杂音，无震颤，肺动脉瓣第二心音减弱。根据题干，本例应诊断为法洛四联症。A、B、C、D均与题干所述心脏杂音不符。②法洛四联症心电图检查常提示电轴右偏，右心室肥大，狭窄严重时可出现右心房肥大，故答D而不是A。B、C、E表现少见。③法洛四联症在肺动脉漏斗部狭窄的基础上，突然发生该处肌部痉挛，可引起一时性肺动脉梗阻，使脑缺氧加重，导致突然晕厥。B、C、D、E都不是晕厥的原因。④缺氧严重，晕厥发作时，应取胸膝位，吸氧，静脉注射普萘洛尔。必要时，可皮下注射吗啡，静脉滴注碳酸氢钠纠正酸中毒。患儿已神志不清，不宜使用口服药物，故答E。

525. ABCDE A、C、D、E均属于肾脏的生理功能。抗利尿激素是由下丘脑视上核和室旁核产生的。

526. ABCDE 新生儿的肾脏已具有内分泌功能，其血浆肾素、血管紧张素、醛固酮均等于或高于成人，生后数周内逐渐降低。新生儿肾血流量低，因而前列腺素合成速率较低。因胎儿血氧分压较低，故胚肾合成的促红细胞生成素较多，出生后合成减少(C对)。婴儿血清1,25-(OH)$_2$D$_3$水平高于儿童期。

527. ABCDE 急性肾小球肾炎是A组乙型溶血性链球菌感染引起的免疫反应(占51%)，由其他细菌引起者少见。

528. ABCDE 少数急性链球菌感染后肾炎患儿在疾病早期(起病2周以内)，可出现严重循环充血、高血压脑病、急性肾损伤，此为严重病例。

529. ABCDE 90%的小儿急性肾小球肾炎有A组乙型溶血性链球菌前驱感染，在前驱感染1~3周后起病。呼吸道感染者，前驱期为6~12天(平均10天)，皮肤感染者，前驱期为14~28天(平均20天)。

530. ABCDE ①男孩，血尿、蛋白尿、水肿、高血压，抗链球菌溶血素"O"(ASO)阳性，病前2周有咽炎病史，应考虑急性肾小球肾炎。为明确诊断，最有意义的检查是补体C3测定。②A、B、C、E对本病的诊断价值不大。

531. ABCDE ①男孩上呼吸道感染2周后出现血尿、蛋白尿、水肿、高血压，应考虑急性肾小球肾炎。为明确诊断，应进行的检查是补体C3、血清ASO测定。②肾脏B超、心电图、血肌酐、尿素氮对急性肾小球肾炎的诊断价值不大。肾脏活检为有创检查，不作为首选。

532. ABCDE ①患儿病前2周有上呼吸道感染史，出现血尿、蛋白尿、水肿、高血压，应诊断为急性肾小球肾炎。②题干没有交代肾功能急剧衰竭，故不能诊断为急进性肾炎。急性肾炎早期尿中可有白细胞增多，不要仅凭"尿镜检示白细胞8~10个/HPF"，而误诊为急性泌尿系统感染。IgA肾病常表现为上呼吸道感染24~72小时后出现血尿、蛋白尿。患儿尿蛋白仅(++)，不能诊断为肾病综合征。

第十二篇 儿科学试题答案及详细解答

533. ABCDE ①患儿水肿、血尿、蛋白尿、少尿、高血压,应考虑急性肾炎。患儿头痛、头晕、呕吐、抽搐,应考虑合并高血压脑病,故答 D。②急进性肾炎常表现为短期内肾功能急剧减退,而本例血尿素氮(BUN)正常(正常值 1.78~8.92mmol/L),故不答 A。本例病程仅 4 天,故不答 B。本例无颅内占位病变体征,故不答 C。肾炎性肾病常表现为尿蛋白(+++~++++),血尿少见,故不能诊断为肾炎性肾病。

534. ABCDE ①患儿 2 周前患急性扁桃体炎,血清抗链球菌溶血素"O"升高,说明曾有乙型溶血性链球菌感染。患者血尿、蛋白尿、水肿、高血压、肾功能正常,应诊断为急性肾小球肾炎。②急性肾小球肾炎为自限性疾病,不宜使用糖皮质激素。A、B、D、E 都是急性肾小球肾炎的治疗措施。

535. ABCDE ①患儿半个月前患"脓皮病",此为链球菌感染的前驱症状。近来有水肿,尿量减少,高血压,应考虑为急性肾小球肾炎。患者心率增快,肝大,有压痛,说明存在严重循环充血,故本例应诊断为急性肾炎伴严重循环充血。②严重循环充血系因血容量扩大所致,而与真正心泵衰竭不同,此时心搏出量常增多而不是减少,故洋地黄效果不佳,而应用利尿剂常能使其缓解。故本症治疗的重点在纠正水钠潴留、恢复血容量,可使用利尿剂(呋塞米),答案为 C 而不是 E。③卡托普利为降压药,不是本病的首选药物。吸氧为一般性治疗。急性肾炎一般不用糖皮质激素,故不答 D。

536. ABCDE 急性肾炎需卧床休息 2~3 周,直到肉眼血尿消失、水肿消退、血压正常,即可下床活动。血沉正常时可上学。尿沉渣细胞绝对计数(阿迪氏计数)正常后可恢复体力活动。

537. ABCDE 急性肾炎患儿恢复上学的标准是血沉正常。

538. ABCDE 小儿急性肾炎的治疗原则:①急性期需卧床休息 2~3 周,直到肉眼血尿消失、水肿消退、血压正常,即可下床进行轻微活动。②血沉正常可上学,但应避免重体力活动。③尿检完全正常方可恢复体力活动。小儿尿沉渣镜检的正常值:RBC<3 个/HPF,WBC<5 个/HPF。可见本例血沉正常,可恢复上学;但尿检并不正常,不能恢复体力活动,故答 B。

539. ABCDE ①男孩,水肿、血尿、蛋白尿、高血压、尿量减少,应诊断为急性肾小球肾炎。患儿双肺底可闻及湿啰音,肝大,应考虑严重循环充血,故应诊断为急性肾小球肾炎合并严重循环充血,首选强利尿剂呋塞米静脉注射,以纠正水钠潴留。②毛花苷丙适用于急性肾炎合并心力衰竭的治疗。青霉素适用于急性肾炎合并扁桃体炎的治疗。地西泮适用于急性肾小球肾炎合并高血压脑病、惊厥的治疗。

540. ABCDE 541. ABCDE ①患儿水肿、尿少、高血压,应考虑急性肾小球肾炎。患儿剧烈头痛、烦躁、惊厥、血压>150/100mmHg,应考虑合并高血压脑病,故本例应诊断为急性肾小球肾炎合并高血压脑病,急救时应首选硝普钠静脉滴注,以迅速降低血压。②患儿血尿、蛋白尿、水肿、高血压、少尿,应诊断为急性肾小球肾炎。对于少尿者,应给予袢利尿剂呋塞米利尿,而不宜使用螺内酯。因为呋塞米对肾小管无损伤,螺内酯为保钾性利尿剂,可导致高钾血症。急性肾小球肾炎为自限性疾病,无须使用糖皮质激素泼尼松。患儿血压 130/90mmHg,不能使用升压药多巴胺,也不能使用强降压药硝普钠。

542. ABCDE 543. ABCDE 544. ABCDE ①患儿半个月前患过扁桃体炎,说明近期有链球菌感染史。患儿血尿、蛋白尿、水肿,应考虑急性肾小球肾炎(急性肾炎)。急性肾炎的诊断依据为病前链球菌感染史;急性起病;具有血尿、蛋白尿、水肿、高血压等特点;急性期血清 ASO 滴度升高,补体 C3 降低。为明确诊断,最有意义的检查是 ASO 和补体 C3 测定。血沉(ESR)增快,说明疾病处于活动期。血肌酐(Scr)、血尿素氮(BUN)升高提示肾功能减退,这些都不属于急性肾炎的诊断指标。血浆蛋白电泳常用于诊断多发性骨髓瘤。②急性肾炎患儿若出现呼吸频率加快、心率增快、奔马律、双肺中小水泡音,应考虑合并严重循环充血。合并急性肺炎不会出现奔马律、肝大等表现。合并急性肾功能不全表现为少尿、尿闭、血肌酐升高等。合并高血压脑病常表现为头痛、呕吐、惊厥、昏迷、血压>150/100mmHg 等。低钠血症常表现为精神萎靡、嗜睡、面色苍白、体温降低。③本例为急性肾炎合并严重循环充血,可给予强利尿剂呋塞米静脉注射,以纠正水钠潴留。降压药物主要用于经休息、控制水盐、利尿后血压仍然升高者,故不答 A。抗生素仅用于感染灶活动期。氯化钠仅用于合并低钠血症者。血液透析常用于合并急性肾衰竭者。

545. ABCDE　546. ABCDE　547. ABCDE　①患儿半个月前患过扁桃体炎,说明近期有链球菌感染史。患儿血尿、蛋白尿、水肿,应诊断为急性肾小球肾炎。急性泌尿系统感染常表现为尿频、尿急、尿痛。急进性肾炎常表现为短期内肾功能急剧减退,题干未说明肾功能情况,故不能诊断为急进性肾炎。单纯性肾病、肾炎性肾病均属于肾病综合征,常表现为大量蛋白尿、血浆白蛋白降低。②急性肾小球肾炎患儿出现尿量减少、水肿加重、精神萎靡、氮质血症、水电解质平衡紊乱,应考虑合并急性肾功能不全。急性肺炎、急性肝功能不全不是急性肾小球肾炎的常见并发症,故不答 A、E。急性肾小球肾炎合并严重循环充血常表现为呼吸困难、双肺湿啰音、心脏扩大、肝大。急性肾小球肾炎合并高血压脑病常表现为头痛、呕吐、惊厥、昏迷、血压>150/100mmHg。③急性肾小球肾炎合并急性肾功能不全,最有效的治疗方法是血液透析。降压药物主要用于经休息、控制水盐、利尿后血压仍然升高者,故不答 A。抗生素仅用于感染灶活动期。强心药常用于心力衰竭的治疗。补充电解质应根据化验结果而定。

548. ABCDE　549. ABCDE　550. ABCDE　①患儿 3 周前曾患脓疱病,ASO 升高,说明近期有链球菌感染史。患儿血尿、蛋白尿、水肿、高血压、少尿、血清补体 C3 下降,应诊断为急性肾小球肾炎(急性肾炎)。急性肾炎的降压治疗可以选用硝苯地平(钙通道阻滞剂)和卡托普利(ACEI),但临床上以硝苯地平更常用,故答 C 而不是 A,参阅 7 版《诸福棠实用儿科学》P1637。患儿血压>150/100mmHg,但无头痛、呕吐、惊厥等症状,故不能诊断为高血压脑病,因此不宜使用硝普钠或二氮嗪,因为硝普钠和二氮嗪均用于高血压危象的急救。哌唑嗪副作用多,临床上少用。②急性肾炎患儿水肿期、高血压者应限制钠盐摄入,水肿消退后因大量利尿,钠盐丢失,故不应限盐。血沉正常是可以恢复上学的指标。肉眼血尿消失是下床活动的指标。参阅人民卫生出版社邹典定主编的《现代儿科诊疗学》P828。③急性肾炎患儿急性期血清补体 C3 常降低,应在 8 周内恢复正常。

551. ABCDE　552. ABCDE　553. ABCDE　①患儿血尿、蛋白尿、水肿、高血压、尿少,应诊断为急性肾小球肾炎。急性尿路感染常表现为尿频、尿急、尿痛,白细胞尿。急进性肾炎常表现为短期内肾功能急剧衰竭,而题干未述及肾功能,故不答 B。肾病综合征包括单纯性肾病和肾炎性肾病,常表现为大量蛋白尿(+++~++++)、低白蛋白血症,很少出现血尿,故不答 C、E。②急性肾小球肾炎患儿突然出现头痛、恶心、呕吐、视物模糊、抽搐,应考虑合并高血压脑病。合并急性肾衰竭常表现为尿少、氮质血症。合并严重电解质紊乱不会出现脑水肿的表现。急性肾小球肾炎合并严重循环充血常表现为呼吸困难、双肺湿啰音、心脏扩大、肝大。合并急性代谢性酸中毒常表现为呼吸加深加快,故不答 D。③治疗急性肾小球肾炎合并高血压脑病,患儿血压可达 150~160mmHg/100~110mmHg,应给予强有力的降压药物硝普钠静脉滴注,以快速降低血压。强心药常用于治疗心力衰竭。补钾、补钙应根据化验检查结果而定。血液透析常用于治疗肾衰竭。给予碱性液体常用于治疗严重代谢性酸中毒。

554. ABCDE　肾病综合征的特点为"三高一低",即大量蛋白尿、低白蛋白血症、高脂血症、明显水肿。其中,前两项为诊断的必备条件。

555. ABCDE　①肾炎型肾病综合征主要累及肾小球滤过膜,而不是肾小管间质,故答 B。②肾炎型肾病综合征常表现为反复或持续出现高血压;2 周内 3 次离心尿镜检 RBC≥10 个/HPF;持续或反复低补体血症;肾功能不全。

556. ABCDE　①患儿血浆白蛋白<30g/L、尿蛋白(++++),应诊断为肾病综合征。肾病综合征分为单纯型肾病综合征和肾炎型肾病综合征两型。单纯型肾病综合征常表现为低白蛋白血症、大量蛋白尿、高脂血症(血清胆固醇正常值为 1.8~5.2mmol/L)、水肿。肾炎型肾病综合征常表现为单纯型肾病综合征+尿 RBC≥10 个/HPF、血压≥130/90mmHg、补体 C3 降低。可见,补体 C3 是否降低可作为肾病综合征的分型依据,故答 D。②A、B、C、E 均不属于肾病综合征分型的依据。

557. ABCDE　①患儿水肿、血浆白蛋白<30g/L,应考虑肾病综合征。肾病综合征分为单纯型肾病综合征和肾炎型肾病综合征,前者表现为大量蛋白尿、低白蛋白血症、高脂血症、明显水肿;后者表现为单纯型肾病综合征+尿 RBC≥10 个/HPF、血压≥130/90mmHg、C3 降低。可见本例应诊断为单纯型肾病

第十二篇　儿科学试题答案及详细解答

综合征,而不是肾炎型肾病综合征。②急进性肾小球肾炎常表现为短期内肾功能急剧衰竭,而题干未述及肾功能,故不答 C。急性肾小球肾炎不会出现低白蛋白血症,故不答 D。患儿病程仅 5 天,不能诊断为慢性肾小球肾炎。

558. **ABCDE**　①患儿尿蛋白(+++),血清白蛋白<25g/L,应诊断为肾病综合征,故不答 C、D、E。②肾病综合征分为单纯型肾病综合征和肾炎型肾病综合征两类。凡具有以下 4 项中 1 项或多项者,诊断为肾炎型肾病综合征:2 周内分别 3 次以上离心尿检查 RBC≥10 个/HPF;反复或持续高血压,学龄儿童血压≥130/90mmHg,学龄前儿童血压≥120/80mmHg;肾功能不全;持续补体血症。本例有低补体血症,故应诊断为肾炎型肾病综合征而不是单纯型肾病综合征。C3 正常值为 0.85～1.93g/L,儿童抗链球菌溶血素"O"(ASO)正常值<250U/ml。

559. **ABCDE**　①水肿是小儿肾病综合征最常见的临床表现,常最早为家长所发现。水肿开始于眼睑,以后逐渐遍及全身,呈凹陷性。②无并发症的患儿常无肉眼血尿。水肿常伴少尿。患儿可因蛋白质丢失出现蛋白质营养不良,表现为面色苍白、皮肤干燥。患儿可有精神萎靡、食欲减退。

560. **ABCDE**　①感染是肾病综合征最常见的并发症和最常见的死因。易发生感染的原因包括:体液免疫功能低下;细胞免疫功能低下;补体不足;蛋白质营养不良;大量糖皮质激素和免疫抑制剂的使用。②A、C、D、E 均属于肾病综合征的并发症,但不常见。

561. **ABCDE**　①A、B、C、D 均属于肾病综合征的常见电解质紊乱,尤以低钠血症最常见。患儿不恰当地长期禁用食盐、过多使用利尿剂、感染、呕吐、腹泻均可导致低钠血症。②因患儿水肿、水潴留,故可导致稀释性低钾、低钙、低镁血症,一般不发生高钾血症。

562. **ABCDE**　①肾病综合征常并发的电解质紊乱有低钠、低钾、低钙血症。患儿长期无盐饮食、反复呕吐均可导致低钠血症,常表现为厌食、乏力、懒言、嗜睡、血压下降,甚至休克、抽搐等。根据题干,本例应诊断为低钠血症。因临床上肾病综合征并发低钠血症较低钙血症常见,故最佳答案为 A 而不是 D。不要仅凭"突发全身抽搐"而误诊为低钙血症,因为严重的低钠血症也可引起抽搐。②长期大量使用泼尼松,可导致肾上腺皮质功能不全,表现为恶心、呕吐、腹痛、休克等,故不答 B。肾病综合征很少并发高血压脑病,常并发高血压脑病的是急性肾小球肾炎,故不答 C。

563. **ABCDE**　①患儿大量蛋白尿(+++)、水肿,应考虑肾病综合征。本例尿红细胞 0～3 个/HPF,应为正常,不属于血尿。小儿理想收缩压=年龄×2+80(mmHg),舒张压=收缩压的 2/3(mmHg),收缩压高于此标准 20mmHg,称为高血压。本例理想收缩压=5×2+80=90(mmHg),实际血压为 100/70mmHg,属于正常范围。患儿既无血尿,又无高血压,应诊断单纯型肾病综合征而不是肾炎型肾病综合征。②急进性肾小球肾炎常表现为短期内肾功能急剧衰退,但题干尚未交代肾功能情况,故不答 C。镜下血尿是急性肾小球肾炎必有的症状,而本例镜下血尿阴性,故不答 D。患儿病程仅 2 天,不可能诊断为慢性肾小球肾炎。

564. **ABCDE**　肾病综合征患儿使用糖皮质激素治疗 3 周后尿蛋白转阴,停药 2 周后复发,说明为激素依赖型。"该情况 1 年内出现过 3 次"说明为频复发,故答 C。

565. **ABCDE**　大量使用利尿剂(尤其是排钾性利尿剂)可增加尿钾排泄,导致低钾血症,常表现为肌无力、腹胀、膝反射减弱或消失、心电图 U 波出现,故本例应诊断为低钾血症,治疗中需及时补钾。

566. **ABCDE**　肾病综合征的治疗首选糖皮质激素,确诊后应尽早选用泼尼松治疗。①短程疗法共 8 周:泼尼松2mg/(kg·d),连用 4 周;4 周后无论疗效如何,均改为 1.5mg/(kg·d),每 2 天 1 次,连用 4 周。②中程疗法共 6 个月:泼尼松 2mg/(kg·d),分次服用;若 4 周内尿蛋白转阴,则自转阴后至少巩固 2 周,后改为2mg/(kg·d),每 2 天 1 次,连用 4 周,以后每 2～4 周总量减 2.5～5mg,直至停药。③长程疗法共 9 个月:泼尼松 2mg/(kg·d),分次服用;4 周后尿蛋白未转阴,可继续服至尿蛋白转阴后 2 周,一般不超过 8 周;以后改为2mg/(kg·d),每 2 天 1 次,连用 4 周,以后每 2～4 周减量 1 次,直至停药,故答 A。

567. **ABCDE**　568. **ABCDE**　①链球菌感染后急性肾小球肾炎的病理类型为毛细血管内增生性肾小球肾

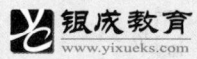

炎,以内皮细胞及系膜细胞增生为主。②儿童原发性肾病综合征的病因以微小病变肾病最常见(占76.4%),其次为局灶节段性肾小球硬化(6.9%)、膜性增生性肾炎(7.5%)、增生性肾炎(2.3%)、局灶性硬化(1.7%)、其他。③膜性肾病为老年肾病综合征最常见的病因。

569. ABCDE 570. ABCDE 571. ABCDE ①根据糖皮质激素正规足量治疗 4 周的反应,肾病综合征分类如下。a. 激素敏感型:以泼尼松足量[2mg/(kg·d)]治疗≤4周,尿蛋白转阴;b. 激素耐药型:以泼尼松足量治疗 4 周,尿蛋白仍呈阳性;c. 激素依赖型:对激素敏感,但减量或停药 2 周内复发,重复 2 次以上。②按复发情况,肾病综合征可分为复发和频复发两类。a. 复发:指连续 3 天,尿蛋白由阴性转为(+++)或(++++);b. 频复发:指肾病病程中半年内复发≥2次,或 1 年内复发≥3次。

572. ABCDE 573. ABCDE 574. ABCDE 575. ABCDE ①患儿尿蛋白>(+++)、血浆白蛋白<30g/L,应诊断为原发性肾病综合征,故不答 A、B、D。IgA 肾病的临床表现多样,但仅有 7% 的患儿表现为肾病综合征,故不答 C。②原发性肾病综合征的首选治疗药物是糖皮质激素,常用泼尼松分次口服,故答案为 C 而不是 D。免疫抑制剂仅用于频复发、激素依赖型患者,故不答 A、B。青霉素是抗炎药物,不适于肾病综合征的治疗,故不答 E。③患儿长期限盐,易导致低钠血症。呋塞米为强利尿剂,大剂量使用易导致血容量减少,加上低钠血症,更容易出现低血容量性休克。患儿使用大剂量呋塞米后,精神萎靡、恶心、呕吐、尿量减少、血压降低、四肢冰凉,应诊断为低血容量性休克。肾上腺皮质功能不全与题干所述无关,故不答 A。高血压脑病患儿血压应>150/100mmHg,但本例血压 66/45mmHg,故不答 B。肾病综合征合并的电解质紊乱以低钠血症最多见,低钠血症可表现为厌食、乏力、嗜睡、血压下降、休克等,但不能解释患儿尿量明显减少,故本例应诊断为在低钠血症基础上出现的低血容量性休克,而不是单纯的低钠血症。急性肾衰竭可有尿量减少,但不会出现休克表现。④肾病综合征复发是指连续 3 天,尿蛋白由阴性转为(+++)或(++++)。频复发是指肾病病程中 6 个月以内复发≥2次,或 1 年内复发≥3次。患儿经糖皮质激素治疗,尿蛋白转阴 9 个月后再次出现尿蛋白(+++),应诊断为肾病综合征复发而不是频复发。对于非频复发的肾病综合征,应积极寻找复发诱因,重新使用糖皮质激素治疗,不宜加用免疫抑制剂。对于频复发者可加用免疫抑制剂治疗,故答 A。免疫调节剂可作为糖皮质激素的辅助治疗。肾病综合征若无感染,无须预防性使用抗生素。

576. ABCDE 577. ABCDE ①患儿尿蛋白>(+++)、血浆白蛋白<30g/L,应诊断为肾病综合征,故不答 A、B、E。单纯型肾病综合征的诊断标准:大量蛋白尿(+++~++++)、低白蛋白血症<30g/L、高脂血症、水肿。在单纯型肾病综合征的基础上,出现下列 4 项中的 1 项或多项即可诊断为肾炎型肾病综合征:离心尿镜检 RBC≥10 个/HPF;高血压(学龄儿童血压≥130/90mmHg,学龄前儿童血压≥120/80mmHg);肾功能不全;低补体血症。本例为学龄儿童,血压≥130/90mmHg,血尿素氮增高(正常值 1.78~8.92mmol/L),补体 C3 降低(正常值 0.85~1.93g/L),应诊断为肾炎型肾病综合征。②肾静脉血栓形成是肾病综合征的常见并发症,多表现为突发腰痛、血尿、少尿、肾衰竭,故答 A。间质性肾炎常表现为肾小管功能损害,如夜尿增多、低比重尿等。急性肾损伤的诊断标准为血尿素氮≥15 mmol/L。肾结石常表现为阵发性有痛性肉眼血尿。尿路感染常表现为尿频、尿急、尿痛,白细胞尿。

578. ABCDE 579. ABCDE 580. ABCDE ①患儿大量蛋白尿(+++),高度水肿,肾功能正常,应考虑肾病综合征,故不答 A、B。肾病综合征分为单纯型和肾炎型两种类型,故不答 E。患儿尿 RBC>10 个/HPF,应诊断为肾炎型肾病综合征,而不是单纯型肾病综合征。②患儿应用糖皮质激素治疗 10 周,尿蛋白仍为强阳性,应判断为激素耐药。复发是指连续 3 天,尿蛋白由阴性转为(+++)或(++++)。频复发是指肾病病程中半年内复发≥2次或 1 年内复发≥3次。激素依赖是指患儿对激素敏感,但连续 2 次减量或停药 2 周内复发。激素敏感是指以泼尼松足量治疗≤8 周,尿蛋白转阴。③小儿理想收缩压=年龄×2+80,舒张压=收缩压的 2/3,10 岁小儿血压应为 100/67mmHg。本例血压为 60/40mmHg,说明血压降低。血钠正常值 130~150mmol/L,血钾正常值为 3.5~5.5mmol/L,说明患儿合并有低钠血症、血钾正常。A、B、C、D 均属于肾病综合征的常见并发症,故不答 E。肾病综合征患

第十二篇 儿科学试题答案及详细解答

儿因水肿过多使用利尿剂、感染均可造成低钠血症,易出现低血容量性休克,表现为血压降低、四肢冰凉、尿少,故答D。肾小管功能障碍常表现为肾性糖尿、氨基酸尿。急性肾衰竭常表现为尿少或无尿、低钠血症、高钾血症、氮质血症。肾静脉血栓形成常表现为腰痛,少尿或无尿、血尿。

581. ABCDE 582. ABCDE 583. ABCDE ①患儿尿蛋白(+++)、血清白蛋白<25g/L,应诊断为肾病综合征,故不答A、B、C。凡具有以下4项中1项或多项者,诊断为肾炎型肾病综合征:2周内分别3次以上离心尿检查RBC≥10个/HPF;高血压(学龄儿童血压≥130/90mmHg,学龄前儿童血压≥120/80mmHg);肾功能不全;低补体血症。根据题干,本例应诊断为单纯型肾病综合征,而不是肾炎型肾病综合征。②患儿双下肢明显水肿,应短期内限制钠盐摄入,采用少盐饮食,可给予氢氯噻嗪利尿消肿,故不答A、D。泼尼松是治疗肾病综合征的首选治疗药物,故不答B。患儿双肺呼吸音粗糙,为肺部感染的早期体征,可给予青霉素抗感染治疗(防治感染是肾病综合征的治疗原则之一,但一般不预防性使用抗生素)。患儿胆固醇(TC)>5.7mmol/L,说明合并高脂血症,但儿童是否加用降脂药物,尚有争议。参阅第3版《儿科学》(北京大学医学出版社)P288。③肾病综合征患儿极易罹患各种感染,引起发热,常见为呼吸道、皮肤、尿路感染等,其中以上呼吸道感染最多见,占50%以上。

584. ABCDE 正常情况下,骨髓为造血器官。小儿骨髓外造血器官包括肝、脾、淋巴结。

585. ABCDE 正常情况下,小儿出生后主要是骨髓造血。只有在发生感染性贫血、溶血性贫血时,才会有肝、脾、淋巴结造血。

586. ABCDE ①小儿出生时RBC数$5.0×10^{12}/L$~$7.0×10^{12}/L$,Hb150~220g/L;出生后RBC数逐渐降低;至生后2~3个月RBC降至$3.0×10^{12}/L$,Hb降至100g/L,出现轻度贫血,称为生理性贫血。②生理性贫血呈自限性,3个月以后,RBC及Hb逐渐增加,于12岁达成人水平。

587. ABCDE 小儿外周血细胞计数达成人水平的时间:RBC为12岁,WBC为8岁,Plt在出生时。

588. ABCDE 小儿中性粒细胞和淋巴细胞的比例随年龄的增长而变化,在出生后4~6天和4~6岁时,淋巴细胞和中性粒细胞比例相等。患儿为5岁,其淋巴细胞和中性粒细胞的比例应大致相等,故答E。

589. ABCDE 出生时中性粒细胞占0.65,淋巴细胞占0.30。随着白细胞总数的下降,中性粒细胞比例逐渐下降,生后4~6天两者比例相等。1~2岁时淋巴细胞占0.60,中性粒细胞占0.35,之后中性粒细胞比例逐渐上升,至4~6岁两者比例又相等。以后白细胞分类与成人相似。

590. ABCDE WHO规定,Hb低限值在6个月至6岁为110g/L,6~14岁为120g/L,低于此值者称为贫血。

591. ABCDE 新生儿贫血分为四度:轻度贫血Hb144~120g/L;中度贫血Hb~90g/L;重度贫血Hb~60g/L;极重度贫血Hb<60g/L。20天男婴属新生儿期,Hb50g/L应属于极重度贫血。

592. ABCDE ①患儿Hb90g/L,应诊断为轻度贫血。血涂片示红细胞大小不等,小细胞为多,应考虑为小细胞低色素性贫血。根据题干,本例应诊断为缺铁性贫血。A、B、C、E均属于缺铁性贫血的病因,其中以铁摄入不足为主要原因,故答C。②红细胞破坏过多为溶血性贫血的病因。

593. ABCDE 单纯母乳喂养既可导致缺铁性贫血,又可导致营养性巨幼红细胞贫血,但由于缺铁性贫血发病率远高于营养性巨幼红细胞贫血,故答A而不是B。

594. ABCDE ①缺铁性贫血患儿可有面色苍白、食欲不振、呕吐、腹泻等表现。贫血严重时,可有心率、呼吸频率加快。由于髓外造血,肝、脾可轻度肿大。②缺铁性贫血患儿不会出现肢体震颤,肢体震颤为营养性巨幼红细胞贫血的神经精神症状。

595. ABCDE ①缺铁性贫血患儿由于髓外造血,肝、脾可轻度肿大。年龄越小,病程越长,贫血越重,肝、脾大越明显,故答A。②B为缺铁性贫血的神经系统症状。C为消化系统症状。D为免疫系统症状。E为贫血的一般临床表现。

596. ABCDE ①正常情况下,食物中的铁在十二指肠和空肠上段以Fe^{2+}形式被吸收,进入肠黏膜细胞的Fe^{2+}被氧化成Fe^{3+}。其中一部分与细胞内的去铁蛋白结合,形成铁蛋白暂时保存在肠黏膜细胞中;另

一部分 Fe^{3+} 与细胞质中载体蛋白结合后移出胞外进入血液,与血浆中的转铁蛋白结合,经血液循环将铁运输至组织利用,未被利用的部分则与去铁蛋白结合形成铁蛋白,作为贮存备用铁。因此血清铁蛋白较敏感地反映了体内贮存铁的情况,因而是诊断缺铁性贫血铁减少期的敏感指标。②红细胞游离原卟啉(FEP)增高提示细胞内缺铁,因此 FEP 是红细胞生成缺铁期的敏感指标。

597. ABCDE　①骨髓可染铁是反映体内贮存铁敏感而可靠的指标。骨髓涂片用普鲁士蓝染色镜检,观察细胞外铁和红细胞内铁粒细胞数。若红细胞内铁粒细胞数<15%,提示贮存铁(细胞内铁)减少。请注意:反映体内贮存铁较敏感的指标为血清铁蛋白,参阅 9 版《儿科学》P329。②血清转铁蛋白饱和度(TS)、血清铁(SI)、血清总铁结合力(TIBC)都是反映血浆中铁含量的指标,故不答 A、D、E。外周血网织红细胞计数是反映骨髓红系增生情况的指标,故不答 C。

598. ABCDE　①9 个月婴儿 Hb68g/L,应诊断为中度贫血。6 个月至 2 岁的婴幼儿以缺铁性贫血最常见,营养性巨幼红细胞贫血次之。因患婴缺乏神经精神症状,故应考虑缺铁性贫血。为明确诊断,首选检查为血清铁、总铁结合力测定。请注意:确诊缺铁性贫血首选有关铁代谢的生化检查,而不是骨髓检查,故答 C 而不是 A,很多医考参考书将答案错为 A。②红细胞渗透脆性试验常用于诊断遗传性球形细胞增多症。维生素 B_{12} 和叶酸浓度测定常用于诊断营养性巨幼红细胞贫血。血红蛋白电泳和胎儿血红蛋白(HbF)检查常用于诊断地中海贫血。

599. ABCDE　①缺铁性贫血患儿红细胞内缺铁时,红细胞游离原卟啉(FEP)不能完全与铁结合成血红素,血红素减少又反馈性刺激 FEP 合成增加,未被利用的 FEP 在红细胞内堆积,导致 FEP 增高。②A、B、C、D 均属于缺铁性贫血的实验室检查结果。

600. ABCDE　①患婴面色苍白,Hb70g/L,应诊断为中度贫血。患婴平均红细胞容积(MCV)<80fl,应考虑小细胞低色素性贫血,以缺铁性贫血最多见。②生理性贫血是指生后 2~3 个月一过性红细胞减少,而患婴已 8 个月,故不答 B。题干未交代失血、溶血病史,故不能诊断为失血性贫血、溶血性贫血。营养性巨幼红细胞贫血常表现为大细胞性贫血,其 MCV 应>94fl,故不答 D。

601. ABCDE　①患儿面色苍白,Hb68g/L,应考虑贫血。外周血涂片示红细胞大小不一,以小细胞为主,中央淡染区明显,应诊断为缺铁性贫血。②生理性贫血多见于出生后 2~3 个月。再生障碍性贫血为正常细胞性贫血,营养性巨幼红细胞贫血为大细胞性贫血,均不属于小细胞性贫血,故不答 C、E。地中海贫血外周血象见红细胞大小不等,可出现异形、靶形红细胞。

602. ABCDE　成熟儿生后 4 个月至 3 岁每日约需铁 1mg/kg,早产儿约需 2mg/kg,因此早产儿更易发生缺铁性贫血。故对于早产儿,宜从 2 个月左右开始给予铁剂预防。

603. ABCDE　①母乳虽含铁量不多,但其吸收较好,故应提倡母乳喂养,以降低缺铁性贫血的发病率。②婴幼儿如以牛奶喂养,必须经加热处理,以减少因过敏引起的肠道失血。③使用铁强化婴幼儿食品,可补充体内铁的缺乏。④早产儿较成熟儿更易发生缺铁性贫血,故应早期补铁,宜从 2 个月左右开始给予铁剂预防。⑤补充维生素 B_{12} 为营养性巨幼红细胞贫血的治疗方法,不能预防缺铁性贫血,故答 E。

604. ABCDE　①提倡母乳喂养为预防缺铁性贫血的措施之一。②牛奶中铁的含量与人乳相似,但牛奶中铁的吸收率(4%)显著低于人乳(49%),故牛奶喂养易发生缺铁性贫血。C 为营养性巨幼红细胞贫血的治疗措施。D 为锌缺乏的治疗措施。E 为维生素 D 缺乏性佝偻病的预防措施。

605. ABCDE　606. ABCDE　①《儿科学》正常值:平均红细胞容积(MCV)为 80~94fl,平均红细胞血红蛋白量(MCH)为 28~32pg,平均红细胞血红蛋白浓度(MCHC)为 32%~38%。②营养性巨幼红细胞贫血为大细胞性贫血,表现为 MCV>94fl,MCH>32pg,MCHC 为 32%~38%。③缺铁性贫血为小细胞低色素性贫血,表现为 MCV<80fl,MCH<28pg,MCHC<32%。

607. ABCDE　608. ABCDE　609. ABCDE　610. ABCDE　①10 个月患儿面色苍白,Hb80g/L,应诊断为中度贫血。临床上 6 个月至 2 岁的婴幼儿以缺铁性贫血最常见。母乳加米糕喂养,未添加其他辅食,铁摄入不足,易发生营养性缺铁性贫血。营养性巨幼红细胞贫血常有神经精神症状,面色蜡黄而不是苍白,故不答B。地中海贫血为遗传性疾病,其发病与喂养方法无关,血涂片可见靶形红细胞。营养性混合性贫血是由于饮食中同时缺乏铁和维生素B_{12}或叶酸等造血物质所致,血象兼有大、小细胞性贫血的特点,红细胞大小相差悬殊。再生障碍性贫血常表现为全血细胞减少,肝、脾不大,故不答E。②本例拟诊为缺铁性贫血,为明确诊断应首选有关铁代谢的生化检查(血清铁蛋白测定),而不是骨髓检查,故答B而不是A。红细胞形态检查主要用于大细胞性、小细胞性贫血的鉴别。胎儿血红蛋白测定常用于诊断地中海贫血。血红蛋白量测定主要用于贫血的诊断及分度。③缺铁性贫血的治疗首选硫酸亚铁+维生素C口服。维生素B_{12}+叶酸、维生素C+叶酸为营养性巨幼红细胞贫血的治疗方案。缺铁性贫血不合并感染时无须使用抗生素。严重贫血病例,可输注红细胞悬液而不是全血。④缺铁性贫血患儿口服铁剂后2~3天网织红细胞计数开始上升,5~7天达高峰,2~3周后下降至正常。治疗1~2周后血红蛋白开始上升,3~4周达正常。网织红细胞为成熟红细胞的前体,因此红细胞计数升高、形态学改变,均发生在网织红细胞计数升高之后。可见,口服铁剂后最早发生的变化是网织红细胞计数升高。

611. **ABCDE** 612. **ABCDE** 613. **ABCDE** ①4个月患儿,面色苍白,食欲减退,Hb80g/L,应诊断为中度贫血。患儿平均红细胞容积(MCV)<80fl、平均红细胞血红蛋白量(MCH)<28pg、平均红细胞血红蛋白浓度(MCHC)<32%,应诊断为小细胞低色素性贫血。所给5个选项中,A为正细胞性贫血,B为巨细胞性贫血,D兼有大细胞性和小细胞性贫血的特点,故不答A、B、D。虽然感染性贫血和缺铁性贫血均为小细胞低色素性贫血,但本例无慢性感染征象,且临床上以缺铁性贫血最常见,故答E。②缺铁性贫血补充铁剂12~24小时后,细胞内含铁酶活性开始恢复。网织红细胞于服药后2~3天开始上升,血红蛋白于服药后1~2周开始升高。网织红细胞为成熟红细胞的前体,因此红细胞计数升高一定晚于网织红细胞升高,故答E而不是C,很多医考参考书将答案错为C。缺铁性贫血治疗后红细胞游离原卟啉应下降而不是升高,故不答D。③缺铁性贫血铁剂治疗1~2周后血红蛋白开始升高,3~4周达正常水平,仍需继续服用铁剂6~8周,以增加贮存铁。

614. **ABCDE** 615. **ABCDE** 616. **ABCDE** ①生后母乳喂养,不添加辅食为缺铁性贫血的常见原因。患儿1岁,Hb85g/L,应诊断为中度贫血。患儿MCV<80fl,MCH<28pg,MCHC<32%,应诊断为小细胞低色素性贫血,以缺铁性贫血最常见。营养性巨幼红细胞贫血为大细胞性贫血,溶血性贫血、再生障碍性贫血为正常细胞性贫血,故不答A、D、E。患儿无慢性感染病史,不能诊断为感染性贫血,故不答B。②为确诊缺铁性贫血,应首选铁代谢指标测定,而不是骨髓检查,因为骨髓检查不能确诊本病,故答D而不是B。抗碱血红蛋白测定、血红蛋白电泳常用于诊断珠蛋白生成障碍性贫血。叶酸、维生素B_{12}浓度测定常用于诊断营养性巨幼红细胞贫血。③缺铁性贫血的治疗首选口服琥珀酸亚铁,可加用维生素C以促进铁剂的吸收,由于主要治疗药物是铁剂而不是维生素C,故答D而不是B。红细胞输注仅用于治疗严重贫血。维生素B_{12}、叶酸常用于治疗营养性巨幼红细胞贫血。

617. **ABCDE** ①内因子由胃壁细胞分泌,可促进维生素B_{12}的吸收,当内因子缺乏时,维生素B_{12}吸收减少,可导致维生素B_{12}缺乏性巨幼红细胞贫血。②叶酸转运障碍是一种少见的常染色体隐性遗传性疾病,患儿出生后2~3个月即可因叶酸缺乏,而出现营养性巨幼红细胞贫血。③羊奶的叶酸含量很低,单纯用羊奶喂养而未添加辅食的婴儿易致叶酸缺乏。④慢性腹泻可引起叶酸吸收不良,导致叶酸缺乏。⑤婴儿生长发育较快,对叶酸的需要量增加,可导致叶酸相对缺乏。

618. **ABCDE** ①维生素B_{12}能促使脂肪代谢产生的甲基丙二酸转变成琥珀酸而参与三羧酸循环,此作用与神经髓鞘中脂蛋白形成有关,因此能保持中枢和外周髓鞘神经纤维的功能完整性。当维生素B_{12}缺乏时,可导致中枢和外周神经髓鞘受损,而出现神经系统症状和精神症状。叶酸缺乏不引起神经系统症状,但可导致精神异常。因此维生素B_{12}缺乏与叶酸缺乏所致营养性巨幼红细胞贫血临床表现的主要区别点是前者有神经系统症状,后者无神经系统症状。②A、C、D、E都不是两者的鉴别点。

619. **ABCDE** ①营养性巨幼红细胞贫血患儿多呈虚胖,颜面水肿,毛发稀疏发黄。长期贫血患儿由于存在髓外造血,故常有肝、脾大。维生素 B_{12} 缺乏所致的营养性巨幼红细胞贫血可表现为表情呆滞,智力、动作发育落后,重症病例可出现不规则性震颤。患儿可有消化系统症状,如厌食、恶心、呕吐、腹泻、舌炎等。②头围增大不是营养性巨幼红细胞贫血的临床表现。

620. ABCDE ①营养性巨幼红细胞贫血多见于 6 个月至 2 岁小儿,表现为面色蜡黄,毛发稀疏,易怒少哭,动作发育延迟,严重病例有神经精神症状,如不规则性震颤、手足无意识运动、抽搐、共济失调、踝阵挛、Babinski 征阳性。根据题干,本例应诊断为营养性巨幼红细胞贫血。②21-三体综合征有特殊面容、智力低下、通贯手。多动症是以注意集中困难、注意持续时间短暂、活动过度或冲动为特征的一组综合征。病毒性脑膜炎应有脑膜刺激征。癫痫小发作不会导致动作发育延缓。

621. ABCDE ①患儿血红蛋白 100g/L,应诊断为轻度贫血。患儿面色蜡黄、动作发育延迟、肢体震颤,应诊断为营养性巨幼红细胞贫血。②低钙血症常表现为手足抽搐而不是肢体颤抖,不会有贫血的表现,故不答 A、B、C。缺铁性贫血常表现为面色苍白而不是苍黄,不会出现神经系统症状,故不答 E。

622. ABCDE 1 岁患儿 Hb90g/L,应诊断为轻度贫血。患儿平均红细胞容积(MCV)>94fl、平均红细胞血红蛋白量(MCH)>32pg、平均红细胞血红蛋白浓度(MCHC)32%~38%,应诊断为大细胞性贫血。所给 5 个选项中,A、B 为正细胞性贫血,C、E 为小细胞低色素性贫血,D 为大细胞性贫血,故答 D。

623. ABCDE ①营养性巨幼红细胞贫血常表现为面色蜡黄,毛发稀疏,智力发育倒退,动作发育延迟,严重病例可有神经精神症状,如不规则性震颤、手足无意识运动、抽搐、共济失调、踝阵挛、Babinski 征阳性。根据题干,本例应诊断为营养性巨幼红细胞贫血。②营养性巨幼红细胞贫血为大细胞性贫血,常表现为平均红细胞血红蛋白浓度(MCHC)320~380g/L、平均红细胞血红蛋白量(MCH)>32pg,平均红细胞容积(MCV)>94fl;网织红细胞(Ret)常减少;幼红细胞核发育落后于胞质(即核幼浆老),故答 E。幼红细胞质发育落后于胞核,即核老浆幼,常见于缺铁性贫血。

624. ABCDE 营养性巨幼红细胞贫血常表现为红细胞巨幼变,严重者可有粒细胞巨幼变,表现为中性粒细胞核大、畸形,胞质中颗粒粗大,分叶过多,常在 5 叶以上,甚至多达 16 叶。因此,贫血患儿外周血象中性粒细胞分叶过多,应考虑营养性巨幼红细胞贫血,为叶酸和/或维生素 B_{12} 缺乏所致。

625. ABCDE ①1 岁患儿 Hb89g/L,应诊断为中度贫血。患儿面色苍黄,毛发稀枯,骨髓象幼红细胞巨幼变,应诊断为营养性巨幼红细胞贫血。为明确诊断,首选血清维生素 B_{12}、叶酸测定。②血清维生素 B_6 测定常用于诊断维生素 B_6 反应性贫血。血清铁蛋白、血清铁测定常用于诊断缺铁性贫血。

626. ABCDE ①1 岁患儿 Hb80g/L,应诊断为中度贫血。患儿平均红细胞容积(MCV)>94fl、平均红细胞血红蛋白量(MCH)>32pg、平均红细胞血红蛋白浓度(MCHC)32%~38%,应诊断为大细胞性贫血,常见于营养性巨幼红细胞贫血,其治疗首选维生素 B_{12} 肌内注射。②贫血患者不宜输全血,即使是重症病例也仅需输注红细胞悬液。脾切除常用于治疗遗传性球形细胞增多症。口服铁剂常用于治疗缺铁性贫血。口服维生素 C 可促进铁剂或叶酸的吸收。

627. ABCDE 口服维生素 C 可促进叶酸的吸收,参阅 8 版《儿科学》P360。

628. ABCDE ①维生素 B_{12} 能促使脂肪代谢产生的甲基丙二酸转变成琥珀酸而参与三羧酸循环,此作用与神经髓鞘中脂蛋白的形成有关,因而能保持中枢和外周髓鞘神经纤维的功能完整性。当维生素 B_{12} 缺乏时,不仅可导致营养性巨幼红细胞贫血,还可导致中枢和外周神经髓鞘受损,因而出现神经精神症状。因此,有明显神经精神症状的营养性巨幼红细胞贫血,应首选维生素 B_{12} 治疗。②单用叶酸治疗仅能改善贫血症状,反而有加重神经精神症状的可能。同时口服维生素 C,有助于叶酸的吸收。硫酸亚铁、右旋糖酐铁都是治疗缺铁性贫血的药物。

629. ABCDE ①营养性巨幼红细胞贫血伴神经精神症状者,首选维生素 B_{12} 治疗。维生素 B_{12}500~1000μg 一次肌内注射;或每次 100μg 肌内注射,每周 2~3 次,连用数周。②当有神经系统受累表现时,可给予维生素 B_{12}1000μg 每日肌内注射 1 次,连续肌内注射 2 周以上。对于维生素 B_{12} 吸收缺陷的患者,需每月肌内注射 1mg,长期应用。

第十二篇 儿科学试题答案及详细解答

630. **ABCDE** ①患儿面色蜡黄、虚胖、肝、脾大、肢体震颤、抽搐，应诊断为营养性巨幼红细胞贫血，治疗首选维生素 B_{12}。②患儿有神经系统症状，开始治疗时不宜选用叶酸。维生素 C 可促进叶酸的吸收。铁剂常用于治疗缺铁性贫血。泼尼松常用于治疗温抗体型自身免疫性溶血性贫血。

631. **ABCDE** 632. **ABCDE** 633. **ABCDE** ①患儿血红蛋白 80g/L，应考虑贫血。患儿面色苍黄，运动发育落后，表情呆滞，手足颤抖，应诊断为营养性巨幼红细胞贫血。大脑发育不全不会出现运动发育倒退（原可站立，现坐不稳）。缺铁性贫血常表现为面色苍白而不是苍黄，不会出现神经精神症状。维生素 D 缺乏性手足搐搦症不会表现为面色苍黄、表情呆滞。维生素 D 缺乏症常见于户外运动较少的人工喂养儿，不会出现手足抽搐。②为确诊营养性巨幼红细胞贫血，应首选血清维生素 B_{12}、叶酸测定。脑 CT 检查常用于诊断颅内占位性病变。脑电图检查常用于诊断癫痫。血清铁测定常用于诊断缺铁性贫血。血清钙、磷、碱性磷酸酶测定常用于诊断维生素 D 缺乏性佝偻病。③营养性巨幼红细胞贫血出现神经精神症状，应首选维生素 B_{12} 治疗。静脉补钙常用于治疗维生素 D 缺乏性手足搐搦症。维生素 C 口服可促进叶酸的吸收。治疗营养性巨幼红细胞贫血无须肌内注射维生素 B_6。

634. **ABCDE** ①膝腱反射生后即活跃，可终生存在。参阅 8 版《诸福棠实用儿科学》P1972。②腹壁反射属于浅反射，新生儿期不经常存在，故不答 A。觅食反射初生时出现，4～7 个月消失。握持反射初生时出现，3～4 个月消失。拥抱反射初生时出现，3～6 个月消失。

635. **ABCDE** ①正常 18 个月以下的婴儿由于神经系统发育不完善，可出现双侧 Babinski 征阳性。②颈项强直、Kernig 征阳性属于脑膜刺激征，不会见于 8 个月正常婴儿。拥抱反射、吸吮反射均属于暂时性反射，于初生时出现，分别于 3～6 个月、4～7 个月消失。

636. **ABCDE** ①小儿能独站片刻，能模仿成人动作，估计为 10～11 月龄。②A、B、C、D 均属于病理反射，一般情况下，正常小儿均为阴性，但 18 个月以下正常婴幼儿可呈现双侧 Babinski 征阳性。③Brudzinski 征为脑膜刺激征，正常小儿不可能为阳性。

637. **ABCDE** ①在胎儿时期，神经系统发育最早，尤其脑的发育最为迅速，但神经髓鞘的形成和发育并不完善，神经纤维约在 4 岁时才完成髓鞘化。在婴幼儿期，神经髓鞘形成不完善，当外界刺激作用于神经纤维传入大脑时，因没有髓鞘的隔离，兴奋可传入邻近的神经纤维，不易在大脑皮质形成明确的兴奋灶。②出生时神经细胞数目已与成人接近，不再增加，但其树突、轴突少而短。此为小儿神经系统发育的特点，并不是外界刺激不易在大脑皮质形成明确兴奋灶的原因。

638. **ABCDE** 正常 18 个月以下的婴儿可出现双侧 Babinski 征阳性。若 18 个月以后出现 Babinski 征阳性，则提示锥体束损害。

639. **ABCDE** 脊髓的增长和运动功能的发育是平行的。在胎儿期脊髓下端平 L_2 的下缘，4 岁时平 L_1。

640. **ABCDE** ①男婴，5 个月，高热（T39.3℃），突然双目凝视，口吐白沫，四肢强直，呼之不应，持续 1～2 分钟缓解，应诊断为热性惊厥。②低钙惊厥常合并维生素 D 缺乏性佝偻病。中毒性脑病、细菌性脑膜炎引起的惊厥不可能在 2 分钟内缓解。癫痫引起的抽搐常无发热、上呼吸道感染病史。

641. **ABCDE** ①控制高热惊厥，首选静脉推注地西泮，起效快，数分钟内可控制惊厥。②苯巴比妥肌内注射，用药后 15 分钟才起作用，不能立即止惊，不适合作为急救的一线用药。苯妥英钠主要用于惊厥持续状态。抗生素为抗菌药物，甘露醇为脱水药，均不能控制高热惊厥。

642. **ABCDE** ①控制普通高热惊厥首选地西泮静脉注射，但控制新生儿惊厥首选苯巴比妥。②苯妥英钠多用于惊厥持续状态。硫喷妥钠多用于上述止惊药物无效者。异丙嗪为吩噻嗪类抗组胺药，不用于惊厥的治疗。

643. **ABCDE** 644. **ABCDE** 645. **ABCDE** ①男婴，突发高热，抽搐，缓解后无神经系统阳性体征，应诊断为热性惊厥。低钙血症、维生素 D 缺乏性手足搐搦症可有抽搐，但无高热。中毒性脑病、细菌性脑膜炎可有发作性抽搐，但常有神经系统阳性体征。②热性惊厥好发于 6 个月至 3 岁小儿，70% 的患儿有上呼吸道感染，常表现为高热时突发惊厥，持续数秒至 10 分钟，发作后不留任何神经系统症状，神志清楚。可见,热性惊厥的诊断依据与 A、B、D、E 有关,而与 C 无关。③热性惊厥的止惊治疗首选地西泮静脉注射,惊厥多于 1~3 分钟内控制。苯巴比妥多用于地西泮控制惊厥后的维持治疗。苯妥英钠多用于惊厥持续状态。硫喷妥钠多用于上述止惊药物无效者。物理降温为对症治疗。

646. ABCDE　①新生儿细菌性脑膜炎常缺乏典型症状和体征,颅内压增高和脑膜刺激征常不明显。发热可有可无,甚至体温不升。主要表现为少动、哭声弱或呈高调、拒食、吐奶、吸吮力差、黄疸、面色青灰、发绀、呼吸不规则,甚至惊厥、休克、昏迷等。②苦笑面容是破伤风的典型表现,故答 A。

647. ABCDE　①患婴吐奶、嗜睡、前囟紧张,应考虑颅内压增高。脐部有脓性分泌物,提示感染灶为脐炎。因此本例应诊断为急性细菌性脑膜炎而不是败血症。败血症常见于新生儿,多表现为不吃、不哭、不动、体温不升、体重不增、黄疸、出血倾向等。②为确诊细菌性脑膜炎,最重要的检查为脑脊液检查。不要顾虑腰穿诱发脑疝而误选 A。临床上,对于有颅内压增高的患儿,在行腰穿前常快速静脉滴注甘露醇降低颅内压,半小时后选用带内芯的腰穿针穿刺,以防诱发脑疝。③头颅 CT 主要用于诊断颅内占位性病变。血常规、血气分析无特异性,故不答 C、D。

648. ABCDE　①急性细菌性脑膜炎多见于 5 岁以下的儿童,占 90%。3 个月以下婴儿的临床症状不典型。②30%患儿有反复的全身或局限性惊厥发作。③D、E 均属于结核性脑膜炎的临床表现。

649. ABCDE　前囟出生时平均为 2.5cm,婴儿患急性细菌性脑膜炎时,由于前囟和颅骨骨缝尚未闭合,颅内压增高表现(头痛、喷射性呕吐)可不明显,仅表现为前囟膨隆、颅缝增宽、头围增大。

650. ABCDE　①新生儿颅内压增高常表现为前囟饱满与张力增高、头围增大等。②A、B、C 无特异性。发热为细菌感染性疾病的常见症状。

651. ABCDE　男婴,高热、惊厥,外周血白细胞总数和中性粒细胞比例均增高,应考虑细菌性脑膜炎。患婴应有颅内压增高的表现(前囟饱满、张力增高)以及脑膜刺激征阳性(颈强直、Kernig 征、Brudzinski 征)。因婴幼儿脑膜刺激征一般不明显,故查体最有意义的体征是前囟隆起,故答 A 而不是 B、C、E。2 岁以下的婴幼儿因神经系统发育未完善,可有双侧 Babinski 征阳性,并不属于病理性,故不答 D。

652. ABCDE　细菌性脑膜炎脑脊液的典型改变是压力增高,外观混浊似米汤,白细胞总数显著增高,常≥1000×10⁶/L,分类以中性粒细胞为主,糖和氯化物含量明显降低,蛋白质含量显著增高。

653. ABCDE　①3 个月~3 岁婴幼儿的细菌性脑膜炎致病菌以肺炎链球菌、流感嗜血杆菌、脑膜炎双球菌多见。患儿高热,有脑膜刺激征,脑脊液检查示外观混浊,白细胞总数显著增加,中性粒细胞为主,糖含量和氯化物降低,蛋白质增高,应诊断为急性细菌性脑膜炎。脑脊液正常值:白细胞(0~10)×10⁶/L,糖 2.8~4.5mmol/L,氯化物 117~127mmol/L,蛋白质 0.2~0.4g/L。②隐球菌性脑膜炎、结核性脑膜炎的脑脊液呈毛玻璃样。中毒性脑病、病毒性脑膜炎的脑脊液清亮,而不是混浊。

654. ABCDE　①2 岁患儿,高热后惊厥 2 次,应考虑热性惊厥。本次惊厥发作时出现颈抵抗,双侧布氏征阳性。为排除中枢神经系统感染导致的发热期惊厥,须行脑脊液检查。参阅 3 版《儿科学》(北京大学医学出版社)P348。②脑电图主要用于排除癫痫发作,本例为高热后惊厥,癫痫可能性小,故不答 A。B、C、E 显然不是正确答案。

655. ABCDE　①正常情况下脑脊液是无菌的,脑脊液中检出化脓性细菌即可确诊细菌性脑膜炎。②A 无特异性,B、C 提示颅内压增高,D 提示病原体感染,都不能确诊细菌性脑膜炎。

656. ABCDE　①硬脑膜下积液为细菌性脑膜炎的常见并发症,好发于 1 岁以下的婴儿,多见于起病后 7~10 天,常表现为细菌性脑膜炎治疗过程中体温不降,或退而复升;或一般症状好转后又出现意识障碍、惊厥、颅内压增高,如前囟隆起、颅缝分离、头围增大、呕吐、惊厥、叩诊破壶音等。若硬脑膜下积液量>2ml,蛋白质>0.4g/L,RBC<100×10⁶/L,即可确诊。根据题干,本例应诊断为硬脑膜下积液。②脑膜炎复发不会如此迅速出现,故不答 A。C、D、E 都不是细菌性脑膜炎的常见并发症。

657. ABCDE　细菌性脑膜炎患者,若高度怀疑合并脑室管膜炎,可行侧脑室穿刺,如果脑脊液白细胞≥

50×10^6/L、糖<1.6mmol/L、蛋白质>400mg/L,或细菌学检查阳性,即可确诊。可见,当 E 单独存在时,即可诊断为细菌性脑膜炎合并脑室管膜炎。参阅 2 版 8 年制《儿科学》P413。

658. ABCDE ①婴儿细菌性脑膜炎合并硬脑膜下积液,应行头颅透光试验和 CT 检查以协助诊断,确诊有赖于硬脑膜下穿刺。其中,首选的简便无创检查方法是颅脑透光试验(C)。A、B、E 检查少用。
②颅脑透光试验:将患儿囟门四周头发剃净,平卧于暗室检查床上。用大号手电筒在发光一端罩上适当厚度(1~1.5cm),在中央剪一圆孔的海绵,保留约 1cm 宽的边缘。透照时,将海绵平面紧贴头皮上以免漏光,在额、颞、顶、枕各区依次观察手电筒外围光圈大小和形态。大脑半球由于有大脑镰分隔,投照一侧时光线不透至另一侧。若光圈宽度超过一定范围(未成熟儿 3cm、新生儿 2cm、2~12个月儿 1.5cm、13~18 个月儿 0.5cm),同时边缘不整齐,即为阳性。颅脑透光试验与硬脑膜下穿刺结果符合率达 80%。

659. ABCDE 660. ABCDE 661. ABCDE ①大肠埃希菌为革兰氏阴性菌,治疗大肠埃希菌性脑膜炎应首选头孢曲松、阿米卡星、美罗培南。参阅 3 版 8 年制《儿科学》P385。②肺炎球菌性脑膜炎首选大剂量青霉素静脉滴注,故按老教材观点,答案为 C。9 版《儿科学》P380 认为,目前半数以上的肺炎球菌对青霉素耐药,应选用头孢曲松、头孢噻肟等,故按 9 版《儿科学》观点,答案为 E。③对病原菌尚未明确的细菌性脑膜炎患儿,应选用对肺炎链球菌、脑膜炎球菌、流感嗜血杆菌三种常见致病菌均有效的抗生素。目前常选用能快速在患儿脑脊液中达到有效灭菌浓度的第三代头孢菌素,如头孢噻肟、头孢曲松。疗效不理想时,可联合使用万古霉素。

662. ABCDE 663. ABCDE 664. ABCDE ①结核性脑膜炎可出现脑神经障碍,以面神经受累最常见,其次为动眼神经和外展神经受累。②隐球菌性脑膜炎的致病菌为真菌,行脑脊液墨汁染色阳性率较高。取患者新鲜脑脊液,置于玻片上,加墨汁 1 滴,覆以盖玻片,在显微镜暗视野下找到隐球菌即可确诊本病。③约 80%的细菌性脑膜炎可并发硬脑膜下积液,主要见于 1 岁以内的幼婴。

665. ABCDE 666. ABCDE 667. ABCDE ①细菌性脑膜炎好发于 2 岁以下小儿,常表现为发热、烦躁不安、进行性加重的意识障碍(惊厥)、颅内压增高(呕吐)、脑膜刺激征(颈抵抗、Babinski 征阳性)。根据题干,本例应诊断为细菌性脑膜炎,故答 B。中毒性细菌性痢疾常有全身中毒症状及轻微的胃肠道症状,但脑膜刺激征少见。患儿病程仅 3 天,不可能诊断为脑发育不全。患儿体温仅 38.2℃,且有脑膜刺激征,不可能诊断为热性惊厥。手足搐搦症发作间歇期应正常,也不会出现脑膜刺激征,故不答 E。②为明确诊断,应首选腰穿脑脊液检查。脑脊液检查是确诊细菌性脑膜炎的重要依据,故答 C。脑电图常用于癫痫的诊断。血钙、磷测定常用于维生素 D 缺乏性佝偻病的诊断。粪镜检及培养常用于中毒性细菌性痢疾的诊断。血培养+药敏试验常用于败血症的诊断。③硬脑膜下积液是细菌性脑膜炎最常见的并发症,常表现为有效治疗 48~72 小时后体温不退或下降后再次升高;或一般症状好转后又出现意识障碍、惊厥、前囟隆起、颅内压增高。本例静脉滴注抗生素 3 天后热退,精神好转,但再次发热、呕吐、惊厥,应诊断为合并硬脑膜下积液。脑脓肿不是细菌性脑膜炎的常见并发症。并发脑积水常表现为烦躁不安、嗜睡、呕吐、惊厥、头颅进行性增大。并发脑室管膜炎常表现为发热不退、惊厥、意识障碍不改善。合并院内上呼吸道感染常表现为咳嗽、咳痰、肺部湿啰音。

668. ABCDE 669. ABCDE 670. ABCDE ①患儿高热、外周血白细胞显著增高,以中性粒细胞为主,应考虑化脓性细菌感染性疾病,故不答 B、D、E。患儿头痛、呕吐、抽搐,应诊断为细菌性脑膜炎。高热惊厥常表现为突发高热,抽搐,抽搐后无神经系统症状和体征,故不答 A。②细菌性脑膜炎患儿常有脑膜刺激征,如颈有抵抗,神经系统检查可有阳性发现。A、B 常见于脑疝。C 常见于流行性脑脊髓膜炎。D 常见于偏瘫。③为明确细菌性脑膜炎的诊断,应首选脑脊液检查。血常规检查无特异性。血培养常用于诊断败血症。脑电图常用于诊断癫痫。头颅 CT 常用于诊断颅内占位性病变。

671. ABCDE 672. ABCDE ①细菌性脑膜炎患儿治疗过程中体温退而复升、病情好转后再次出现惊厥、颅内压增高(前囟饱满、颅缝分离),应诊断为硬脑膜下积液。脑水肿晚期常出现落日眼,神经精神症状逐渐加重。脑室管膜炎一旦发生,病情危重。脑性低钠血症可有惊厥发作、意识障碍,但临床上少见。脑积水患儿常出现进行性头围增大,晚期出现落日眼。②为明确细菌性脑膜炎合并硬脑膜下积液的诊断,应首选脑脊液检查。头颅 CT 检查仅具有辅助诊断价值,故不答 E。血常规检查无特异性。血细菌培养常用于诊断败血症。脑电图常用于诊断癫痫。

673. ABCDE　674. ABCDE　675. ABCDE　676. ABCDE　①患儿呕吐、前囟饱满,提示颅内压增高。患儿发热、抽搐、精神差,应考虑脑膜炎。患儿脑脊液混浊,白细胞明显增高(正常值 $0\sim20\times10^6/L$),以中性粒细胞为主,蛋白质明显增加(正常值 $0.2\sim0.4g/L$),糖明显降低(正常值 $3.9\sim5.0mmol/L$),氯化物轻度减少(正常值 $110\sim122mmol/L$),应诊断为急性细菌性脑膜炎。病毒性脑膜炎的脑脊液白细胞多正常或轻度增加,以淋巴细胞为主,蛋白质、糖、氯化物均正常。结核性脑膜炎的脑脊液常表现为白细胞总数轻度增高,以淋巴细胞为主,蛋白质增高,糖和氯化物均降低。隐球菌性脑膜炎的脑脊液常表现为白细胞总数轻度增高,以单核细胞为主,蛋白质增高,糖和氯化物均降低。中毒性脑病的脑脊液常表现为白细胞总数、蛋白质、糖和氯化物均正常。②急性细菌性脑膜炎的致病菌以肺炎链球菌、脑膜炎球菌、流感嗜血杆菌最常见,经验治疗首选第三代头孢菌素(如头孢曲松、头孢噻肟),因其在脑脊液中药物浓度较高。阿昔洛韦为抗病毒药,异烟肼为抗结核药,甘露醇为脱水剂,氯康唑为抗真菌药,均不宜选用。③急性细菌性脑膜炎合并硬脑膜下积液,若积液量较大引起颅内压增高,应作硬脑膜下穿刺放液,放液量每次、每侧不宜超过 15ml。④细菌性脑膜炎局部炎症刺激神经垂体可致抗利尿激素过量分泌,引起脑性低钠血症。确诊后可用 3% 氯化钠 6ml/kg 缓慢静脉滴注,以提高血钠浓度。参阅 7 版《诸福棠实用儿科学》P920。

677. ABCDE　678. ABCDE　679. ABCDE　①患婴高热,脐部见少量脓性分泌物,提示体内有原发感染灶。患婴频繁呕吐、前囟膨隆,提示颅内压增高。患婴嗜睡、双眼凝视、反应差,应考虑细菌性脑膜炎,原发灶为脐部化脓性感染。颅内出血、缺氧缺血性脑病常见于新生儿,而本例已 3 个月,故不答 A、B。脑发育不全不会有脐部感染灶、发热等。低钙惊厥常见于佝偻病婴,一般无发热,故不答 E。②对于细菌性脑膜炎合并颅内压增高者,不宜腰穿,否则易诱发脑疝危及患婴生命,故答 E。A、B、C、D 都是细菌性脑膜炎的治疗措施。③30%~60% 的细菌性脑膜炎并发硬脑膜下积液,为细菌性脑膜炎最常见的并发症。细菌性脑膜炎的其他并发症还包括脑室管膜炎、脑积水、抗利尿激素异常分泌综合征等。

680. ABCDE　681. ABCDE　682. ABCDE　683. ABCDE　684. ABCDE　①3 个月以内的幼婴细菌性脑膜炎临床表现多不典型:体温可高可低,甚至不升;颅内压增高表现不明显,可有吐奶、尖叫、前囟饱满;惊厥可不典型,可表现为局部阵挛、双眼凝视。本例为 2 个月幼婴,有脐部原发性感染灶,根据题干,应诊断为细菌性脑膜炎。胆红素脑病多表现为生后 24 小时出现黄疸,无发热。颅内出血常见于新生儿,本例为 2 个月幼婴,故不答 C。低钙血症常见于佝偻病,可有惊厥,但无高热及颅内高压表现。热性惊厥发作后一切恢复正常,无神经系统症状和体征。②为明确细菌性脑膜炎的诊断,应首选脑脊液检查。脑电图常用于诊断癫痫。脑超声波常用于新生儿缺氧缺血性脑病的辅助诊断。血胆红素测定常用于诊断病理性黄疸。血清钙测定常用于诊断低钙血症。③细菌性脑膜炎的治疗主要是抗生素治疗。维生素 K_1 常用于治疗新生儿出血。钙剂、维生素 D 常用于治疗维生素 D 缺乏性佝偻病。蓝光治疗主要适用于新生儿溶血病。④细菌性脑膜炎治疗过程中突然出现体温退而复升,病情好转后再次出现意识障碍、惊厥、前囟饱满,应考虑合并硬脑膜下积液。脑性低钠血症可有惊厥发作、意识障碍,但应有血钠降低。脑水肿不是细菌性脑膜炎的常见并发症,故不答 C。脑积水常表现为患儿头围进行性增大。脑室管膜炎一旦发生,病情较危重。⑤患婴呕吐、抽搐、前囟饱满,提示颅内压增高,说明硬脑膜下积液量较大,应作硬脑膜下穿刺放液,以减轻症状。滴注高渗盐水常用于治疗抗利尿激素异常分泌综合征。使用脱水剂常用于降低颅内压。脑室穿刺引流常用于治疗脑室管膜炎。地塞米松常用于中毒症状较重的细菌性脑膜炎。

685. ABCDE　①甲状腺功能减退症(甲减)按病变部位分为原发性甲减和继发性甲减。原发性甲减按发

第十二篇　儿科学试题答案及详细解答

病机制和起病年龄,又分为先天性甲减和获得性甲减。②先天性甲减是由甲状腺激素合成不足所造成的一种疾病,根据病因不同又细分为散发性和地方性。散发性甲减系先天性甲状腺发育不良、异位或甲状腺激素合成途径中酶缺陷所造成。地方性甲减是由水、土、食物中缺碘所致。

686. ABCDE　散发性先天性甲减的病因包括:①甲状腺不发育、发育不全或异位:造成先天性甲减的最主要原因,约占90%;②甲状腺激素合成障碍是导致先天性甲减的第2位原因;TSH、TRH缺乏,也称中枢性甲减。碘缺乏是导致地方性甲减的原因,并不是散发性甲减的病因,故答E。

687. ABCDE　①先天性甲减分为散发性和地方性,其中散发性甲减占绝大多数。近来随着我国碘化食盐的广泛应用,地方性甲减已很少见。②A、B、D、E都是散发性甲减的病因,其中以甲状腺不发育或发育不全最常见,约占先天性甲减的90%。③碘缺乏为地方性甲减的病因,少见。

688. ABCDE　①甲减患儿由于缺乏甲状腺激素,肠蠕动减弱,故胎粪排出延迟、生后腹胀、便秘,而不是腹泻。甲状腺激素缺乏可导致基础代谢率降低,心率缓慢、体温低、四肢冷。②新生儿甲减早期可有生理性黄疸消退延迟、嗜睡、少哭、吸吮力差。贫血为甲减的晚期表现。

689. ABCDE　①甲减患儿由于缺乏甲状腺激素,肠蠕动减弱,可导致腹胀、便秘,而不是腹泻。②甲减患儿的典型特征包括智能低下、生长发育落后和生理功能低下。由于缺乏甲状腺激素,基础代谢率降低,常导致心率缓慢、血压降低、体温低、四肢冷。

690. ABCDE　①甲减的典型特征包括智能低下、生长发育落后和生理功能低下。根据临床表现,本例应考虑甲状腺激素缺乏所致的先天性甲减。②生长激素缺乏常导致侏儒症,可表现为发育迟缓、身材矮小,但智能正常。甲状旁腺激素的主要功能是升血钙、降血磷,不影响骨骼的生长发育和神经系统发育。胰岛素的主要功能是降低血糖浓度,缺乏时常导致糖尿病。胰高血糖素的主要功能是升高血糖,缺乏时常导致血糖降低。

691. ABCDE　①新生儿先天性甲减的筛查采用干血滤纸片法,以生后2~3天新生儿干血滴纸片,检测TSH浓度作为初筛。若TSH>15~20mU/L,为初筛阳性,需进一步检测血清T_4、TSH以确诊。②可见,血清T_3、T_4及TSH检测主要用于筛查结果可疑或阳性患儿的确诊。

692. ABCDE　①先天性甲状腺功能减退症患儿常表现为智能落后、生长发育迟缓、生理功能低下,可有腹胀、便秘,可伴心包积液,可有特殊面容(头大、颈短、皮肤粗糙、面部黏液水肿、眼睑水肿、眼距宽、鼻梁低平、舌大而宽厚、身材矮小、躯干长而四肢短小)。根据题干,本例应诊断为先天性甲状腺功能减退症,为明确诊断,最有价值的检查是甲状腺功能测定。②血苯丙氨酸测定常用于诊断苯丙酮尿症。骨龄测定(骨龄片)常用于骨骼发育障碍性疾病的诊断。染色体核型分析常用于21-三体综合征的诊断。立位腹部X线片常用于消化性溃疡穿孔的诊断。

693. ABCDE　下丘脑(TRH)-垂体(TSH)-甲状腺(T_3、T_4)是一个生理调节轴。先天性甲状腺功能减退症时,血清T_3、T_4降低,对垂体TSH的负反馈减弱,因此血清TSH升高,故答C。

694. ABCDE　①正常2岁小儿身高=年龄×7+75=89cm,可见该患儿生长发育迟缓。患儿智力低下,生长发育迟缓,皮肤粗糙,鼻梁低平,应诊断为先天性甲状腺功能减退症(甲减),不要误诊为21-三体综合征。先天性甲减常有腹胀、便秘、脐疝。确诊先天性甲减,最有价值的检查当然是甲状腺功能测定。②血钙测定常用于诊断维生素D缺乏性佝偻病。骨龄测定常用于了解小儿的生长发育情况。血氨基酸分析常用于诊断苯丙酮尿症。染色体核型分析常用于诊断21-三体综合征。

695. ABCDE　①先天性甲状腺功能减退症(甲减)的小婴儿不会出现甲减的特殊面容,但可表现为基础代谢低下,如多睡、不爱哭闹、心率缓慢、心音低钝、腹胀、便秘、胎粪排出延迟等,故本例应诊断为先天性甲减。②先天性巨结肠也可有胎粪排出延迟、腹胀、便秘、脐疝,但不会出现反应迟钝、黄疸、心音低钝,故答C而不是B。婴儿肝炎综合征是指1岁以内小儿由不同病因引起的,表现为黄疸、肝功能损害、肝脾大的一组症状。21-三体综合征、胃食管反流病不会出现黄疸、脐疝、胎粪排出延迟。

696. ABCDE　①患儿智力低下,生长发育延迟,有先天性甲状腺功能减退症(甲减)的特殊面容,应诊断为先天性甲减。②21-三体综合征虽有智力发育障碍,但特殊面容与甲减不同,皮肤毛发正常。黏多糖病常表现为新生儿出生正常,1岁时出现智力落后,肝脾大,面容粗糙,前额突出,四肢关节畸形。苯丙酮尿症可有智力发育障碍,但无甲减面容及基础代谢率低下的表现。软骨发育不良不会出现智力低下。

697. ABCDE　①甲状腺激素是影响神经系统发育最重要的激素,因此散发性先天性甲状腺功能减退症(甲减)一旦确诊,应尽早治疗,以避免对脑组织的损害。治疗方法为终身服用甲状腺素片,不能中断。饮食中应富含蛋白质、维生素及矿物质。②并不是所有的甲减均需使用碘剂治疗,只有地方性甲减才需要使用碘剂治疗,散发性甲减大多为甲状腺先天性发育不全所致,无须使用碘剂,故答D。

698. ABCDE　①散发性呆小病多为先天性甲状腺发育不全所致,需终身补充甲状腺素片。②碘剂常用于治疗地方性甲状腺功能减退症(甲减)。钙剂、维生素D常用于治疗维生素D缺乏性佝偻病。生长激素常用于治疗侏儒症。

699. ABCDE　先天性甲状腺功能减退症(甲减)需终身服用甲状腺素片,若药物过量可出现烦躁、多汗、消瘦、腹痛、腹泻。患儿在服用甲状腺素片过程中出现烦躁不安、多汗、腹痛、腹泻,应考虑药物过量,故应减少甲状腺素片的剂量。

700. ABCDE　①先天性甲状腺功能减退症(甲减)在新生儿期常表现为胎便排出延迟,生后常有腹胀、便秘、脐疝;生理性黄疸延迟;患儿常处于睡眠状态,对外界反应差。这些症状和体征均无特异性。②A、C、D、E均属于先天性甲减的典型症状,但常于生后半年出现。

701. ABCDE　702. ABCDE　①患儿智能低下,具有先天性甲状腺功能减退症(甲减)的特殊面容(皮肤粗糙、眼距宽、鼻梁低平、舌宽厚、舌常伸出口外、毛发干枯)、生长发育延迟(身高80cm、骨龄延迟),应诊断为先天性甲减。为明确诊断,首选血清T_3、T_4、TSH测定。题干已经叙及智力落后,行智能测定不能确诊甲减,因为21-三体综合征、苯丙酮尿症等均可有智能落后。尿三氯化铁试验为苯丙酮尿症较大儿童的筛查方法。尿黏多糖分析常用于诊断黏多糖病。生长激素测定常用于诊断侏儒症。②先天性甲减一旦确诊,应立即治疗,需终身服用甲状腺素片。低苯丙氨酸饮食常用于治疗苯丙酮尿症。生长激素常用于治疗侏儒症。低铜饮食常用于治疗肝豆状核变性。脑活素、脑复康常用于治疗儿童发育迟缓。

703. ABCDE　704. ABCDE　705. ABCDE　①患儿有先天性甲状腺功能减退症(甲减)的特殊面容、腹胀、便秘、脐疝等表现,应诊断为先天性甲减。黏多糖病常表现为新生儿出生正常,1岁时出现智力落后,肝脾大,面容粗糙,前额突出,四肢关节畸形。21-三体综合征虽有智力发育障碍,但特殊面容与甲减不同。骨软骨发育不良常表现为侏儒症,四肢短,特别是上臂和股部明显,而躯干正常。先天性巨结肠虽可有腹胀、便秘、脐疝,但不会出现先天性甲减的特殊面容。②为确诊先天性甲减,首选的检查是血T_3、T_4、TSH测定,常表现为T_3、T_4降低,TSH增高。染色体核型分析主要用于确诊21-三体综合征。尿黏多糖测定主要用于诊断黏多糖病。骨龄测定主要用于了解小儿的生长发育状况。B超检查肛管测压主要用于诊断先天性巨结肠。③先天性甲减的治疗主要是补充甲状腺激素。补充生长激素常用于治疗生长激素缺乏症。补充碘剂常用于治疗地方性散发性甲减。

706. ABCDE　①21-三体综合征又称唐氏综合征,其主要特征为智能落后,特殊面容和生长发育迟缓,并可有多种畸形。其特殊面容如下:眼裂小,眼距宽,双眼外眦上斜,可有内眦赘皮;鼻梁低平,外耳小;硬腭窄小,常张口伸舌,流涎多;头小而圆,前囟大且关闭延迟;颈短而宽。②21-三体综合征常合并先天畸形,50%的患儿合并先天性心脏病。③患儿出生时身长、体重均较正常儿低,生后体格发育、动作发育均迟缓,身材矮小,骨龄落后,出牙延迟,肌张力低下,四肢短,手指粗短,中间指骨向内弯曲。④21-三体综合征的特点为皮肤细腻,皮肤粗糙增厚多见于先天性甲状腺功能减退症。

707. ABCDE　2岁女孩身高仅60cm,不会站,说明生长发育延迟。根据患儿典型畸形,应诊断为21-三体综合征。佝偻病多见于小婴儿,可有骨骼改变,但一般不影响智力发育,故不答A。苯丙酮尿症以智力发育落后为突出表现,皮肤白皙,头发由黑变黄,尿液和汗液有鼠尿臭味为其特征,故不答B。营养不良常表现为体重不增,消瘦,皮下脂肪消失,一般不影响智力发育,故不答 C。先天性甲状腺功能减退症常表现为智力低下,但其特殊面容与 21-三体综合征不同,故不答 E。

708. ABCDE 通贯手为 21-三体综合征的特征性表现。根据题干,本例应诊断为 21-三体综合征,为第 21 号染色体先天性异常所致。

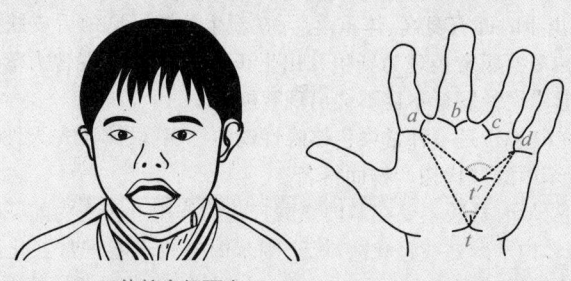

21-三体综合征面容　　　　通贯手

709. ABCDE ①急性风湿热、先天性心脏病都不会出现智能低下,可首先排除 C、D。苯丙酮尿症、先天性甲状腺功能减退症都可有智能低下,但一般不合并先天性心脏病,故不答 B、E。②21-三体综合征常有智能发育障碍,约 50% 的患者合并先天性心脏病,可闻及心脏杂音,故答案为 A。

710. ABCDE ①21-三体综合征的染色体核型可分为 3 型:标准型(约占 95%)、易位型(占 2.5%~5%)和嵌合体型(占 2%~4%)。正常人有 23 对染色体,即 22 对常染色体(由大至小分为 A~G 组)+1 对性染色体(女性为 XX,男性为 XY)。②21-三体综合征标准型是由亲代(多数为母亲)的生殖细胞在减数分裂时第 21 号染色体不分离所致,使患儿体细胞多一条额外的 21 号染色体,其核型特征为 47,XX,+21,或 47,XY,+21,故答 A。

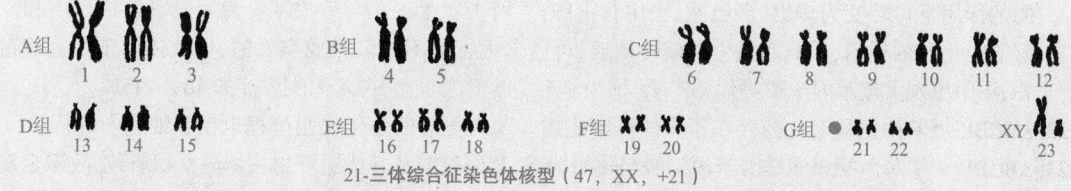

21-三体综合征染色体核型(47,XX,+21)

711. ABCDE 21-三体综合征的细胞遗传学特征是第 21 号染色体呈三体征,行染色体核型分析可以确诊本病。A、B、C、D 都是 21-三体综合征的常见临床表现,有助于诊断但不能确诊本病。

712. ABCDE ①通贯手为 21-三体综合征的特征性表现,故本例应考虑 21-三体综合征。为明确诊断,当然首选染色体核型分析。②智力测定不能确诊 21-三体综合征。血清 T_3、T_4 检测常用于诊断先天性甲状腺功能减退症。头颅 CT 常用于诊断颅内占位性病变。超声心动图常用于诊断心脏病。

713. ABCDE ①21-三体综合征主要表现为智能落后、特殊面容(表情呆滞、眼裂小、眼距宽、双眼外眦上斜、鼻梁低平、外耳小、头小而圆)、生长发育迟缓(身材矮小、四肢短、手指短、小指内弯、肌张力低下)。根据题干,本例应诊断为 21-三体综合征。为明确诊断,最有意义的检查是染色体核型分析。②血氨基酸分析、尿三氯化铁试验常用于苯丙酮尿症的诊断,血 T_3、T_4、TSH 测定常用于先天性甲状腺功能减退症的诊断,血钙、磷、碱性磷酸酶检测常用于营养性维生素 D 缺乏性佝偻病的诊断。

714. ABCDE ①21-三体综合征是最常见的染色体疾病,由亲代之一的生殖细胞在减数分裂形成配子时,或受精卵在有丝分裂时,21 号染色体发生不分裂所致。羊水细胞或绒毛膜细胞染色体核型分析是本病产前诊断的确诊方法。参阅 8 年制 4 版《儿科学》P472。②A、B、C、D 均不能确诊 21-三体综合征。

715. ABCDE　716. ABCDE ①通贯手为 21-三体综合征的特征性体征。患儿智能低下,特殊愚型面容,皮肤细嫩、肌张力低下,应诊断为 21-三体综合征。②尿液有鼠尿气味为苯丙酮尿症的特征性临床表现。患儿智能低下,皮肤色素减少,应诊断为苯丙酮尿症。③软骨发育不良、维生素 D 缺乏病均不会有智能低下。先天性甲状腺功能减退症虽有智能低下，但不会出现上述特殊面容。

717. ABCDE　718. ABCDE　①21-三体综合征和先天性甲状腺功能减退症均有智力低下、表情呆滞、眼裂小、身材矮小、颈短、舌伸于口外、四肢短小、肌张力降低。但21-三体综合征头小、舌体小、皮肤细腻、通贯手；先天性甲状腺功能减退症头大、舌体大、皮肤粗糙、无通贯手，此为两者的鉴别点。②Turner综合征患儿出生时即有身高、体重落后，在新生儿期可见颈后皮肤折叠、手足背水肿等特殊症状，无智力低下。黏多糖病常表现为新生儿出生正常，1岁时出现智力落后，肝脾大，面容粗糙，前额突出，四肢关节畸形。软骨发育不良不会出现智能低下。

719. ABCDE　苯丙酮尿症（PKU）是一种常染色体隐性遗传性疾病，属于先天性氨基酸代谢障碍性疾病，因患儿尿中排出大量苯丙酮酸代谢产物而得名。

720. ABCDE　正常情况下，苯丙氨酸主要在苯丙氨酸羟化酶作用下转变为酪氨酸，经转氨基途径生成苯丙酮酸的量很少。若体内苯丙氨酸羟化酶缺乏，则苯丙氨酸不能正常羟化而转变为酪氨酸，导致体内苯丙氨酸蓄积，并经转氨基作用生成苯丙酮酸。此时，尿中出现大量苯丙酮酸、苯乙酸、苯乳酸、对羟基苯乙酸等代谢产物，称经典型苯丙酮尿症。

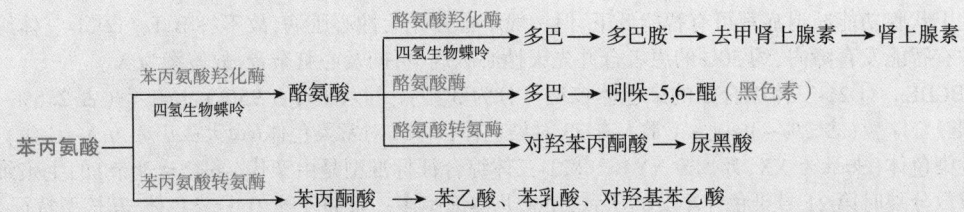

721. ABCDE　正常情况下，苯丙氨酸在苯丙氨酸羟化酶作用下可转变为酪氨酸。酪氨酸在酪氨酸羟化酶的作用下可转变为多巴、多巴胺、去甲肾上腺素、肾上腺素。四氢生物蝶呤为苯丙氨酸羟化酶和酪氨酸羟化酶的辅酶，因此四氢生物蝶呤缺乏，可使苯丙氨酸不能氧化成酪氨酸，导致体内苯丙氨酸蓄积，尿中出现大量苯丙酮酸等代谢产物，称为非典型苯丙酮尿症，占苯丙酮尿症的10%~15%。

722. ABCDE　苯丙氨酸羟化酶存在于人体肝细胞内。苯丙氨酸的生化代谢过程也在肝细胞内进行。

723. ABCDE　①苯丙酮尿症是因苯丙氨酸羟化酶缺乏，苯丙氨酸及其代谢产物在体内蓄积所致，故需定期监测血清苯丙氨酸浓度。②正常人体内苯丙氨酸可转化为酪氨酸，但苯丙酮尿症患儿不能进行这种生化反应，故无须监测血酪氨酸浓度。尿有机酸分析常用于苯丙酮尿症的生化诊断。尿蝶呤图谱分析常用于三种非典型苯丙酮尿症的鉴别诊断。尿三氯化铁试验常用于较大儿童的筛查。

724. ABCDE　①苯丙酮尿症最突出的临床表现是智力发育落后，患儿智商常低于正常。②尿和汗液有鼠尿臭味为苯丙酮尿症患儿特征性临床表现。少数患儿可呈现肌张力增高和腱反射亢进。由于黑色素合成减少，患儿头发由黑变黄，皮肤白皙。8%的患儿有惊厥。请注意：正确答案为D而不是C。

725. ABCDE　①苯丙酮尿症患儿由于尿和汗液排出较多的苯乙酸，可有明显鼠尿臭味，此为特征性临床表现。②注意：智力发育落后为苯丙酮尿症最突出的临床表现，但因为先天性甲状腺功能减退症、21-三体综合征等均可有智力发育落后，故不属于特征性临床表现，故答E而不是A。

726. ABCDE　苯丙酮尿症最突出的神经系统受损表现是智力发育落后。可有行为异常，如兴奋不安、忧郁、多动、孤僻等。也可有癫痫小发作，少数呈现肌张力增高、腱反射亢进。

727. ABCDE　①患儿智力低下，头发、皮肤色泽变浅，间断抽搐，应考虑苯丙酮尿症（PKU），筛查首选尿三氯化铁试验。②Guthrie试验仅用于新生儿PKU的筛查，不适合较大儿童的筛查。尿蝶呤分析常用于PKU经典型和非典型的分型鉴别，而不能筛查或确诊PKU，故答C而不是D。脑电图检查常用于诊断新生儿缺氧缺血性脑病。血钙、磷检测常用于诊断维生素D缺乏性佝偻病。

728. ABCDE　①苯丙酮尿症（PKU）是因苯丙氨酸羟化酶基因突变引起酶活性降低，苯丙氨酸及其代谢产物在体内积蓄导致的疾病。因此,血清苯丙氨酸浓度测定是确诊 PKU 最有意义的检查。血清苯丙氨酸浓度正常值<120μmol/L,若>120μmol/L,可确诊为 PKU。②尿三氯化铁试验、尿 2,4-二硝基苯肼试验均适用于较大儿童的筛查。尿蝶呤分析主要用于鉴别三种非典型 PKU。Guthrie 细菌生长抑制试验适用于新生儿期筛查。

729. **ABCDE**　尿蝶呤分析是指应用高效液相色谱测定尿液中新蝶呤(N)和生物蝶呤的含量,主要用于苯丙酮尿症(PKU)分型的鉴别。①苯丙氨酸羟化酶缺乏所致的经典型 PKU,表现为尿中蝶呤总量增高,N/B 正常;②GTP-CH 缺乏型 PKU,表现为尿中蝶呤总量减少,N/B 正常;③PTPS 缺乏型 PKU,表现为新蝶呤排出量增加,N/B 增高;④DHPR 缺乏型 PKU,表现为尿中蝶呤总量增高,N/B 降低。

三磷酸鸟苷(GTP) $\xrightarrow{\text{GTP-CH}}$ 三磷酸二氢新蝶呤 $\xrightarrow{\text{PTPS}}$ 6-丙酮酰四氢蝶呤 $\longrightarrow$ 四氢生物蝶呤 $\xrightarrow{\text{DHPR}}$ 二氢生物蝶呤

GTP-CH 为三磷酸鸟苷环化水解酶,PTPS 为 6-丙酮酰四氢蝶呤合成酶,DHPR 为二氢生物蝶啶还原酶。Guthrie 细菌生长抑制试验主要用于新生儿 PKU 筛查。尿三氯化铁试验、尿 2,4-二硝基苯肼试验主要用于较大儿童 PKU 的筛查。尿有机酸分析主要用于 PKU 的生化诊断。

730. **ABCDE**　①患儿智力发育落后,头发、皮肤色泽变浅,间断抽搐,应考虑苯丙酮尿症(PKU),为明确诊断可行尿有机酸分析。若为阳性,可测定血苯丙氨酸、酪氨酸含量进一步确诊。②染色体核型分析主要用于 21-三体综合征的诊断。血钙测定常用于诊断维生素 D 缺乏性佝偻病。脑电图检查常用于诊断新生儿缺氧缺血性脑病。血 TSH、T₄ 测定常用于先天性甲状腺功能减退症的诊断。

731. **ABCDE**　①患儿智力发育落后,头发、皮肤色泽变浅,间断抽搐,应考虑苯丙酮尿症(PKU),为明确诊断可行尿有机酸分析。尿有机酸分析常用于 PKU 的生化诊断。②染色体核型分析常用于 21-三体综合征的诊断。血清甲状旁腺激素测定常用于诊断甲状旁腺功能亢进症。血 TSH、T₄ 测定常用于先天性甲状腺功能减退症的诊断。血钙、磷、镁、碱性磷酸酶测定常用于诊断维生素 D 缺乏性佝偻病。

732. **ABCDE**　①苯丙酮尿症(PKU)是一种常染色体隐性遗传病,属于可治疗的遗传代谢性疾病,常采用低苯丙氨酸配方奶(饮食)治疗。②尿三氯化铁试验常用于较大儿童 PKU 的初筛,并不能用于鉴别三种非典型 PKU。尿蝶呤图谱分析常用于鉴别三种非典型 PKU,故答 B。③患儿的尿液和汗液排出较多的苯乙酸,可有明显霉臭味或鼠尿臭味。④患儿神经系统发育明显落后,会出现运动能力下降。

733. **ABCDE**　"尿液有鼠尿臭味"为苯丙酮尿症具有诊断意义的临床表现,故答 A。B、C、D、E 都不会出现尿液有鼠尿臭味。

734. **ABCDE**　①典型苯丙酮尿症属于可治性遗传代谢性疾病,一旦确诊,应尽早治疗。小婴儿治疗主要采用低苯丙氨酸奶方,首选母乳喂养。较大婴儿及儿童治疗采用低苯丙氨酸饮食,如牛奶、粥、面、蛋等,应根据血清苯丙氨酸浓度调节饮食。低苯丙氨酸饮食治疗至少持续到青春期。②四氢生物蝶呤、5-羟色胺、左旋多巴主要用于四氢生物蝶呤缺乏所致的非典型苯丙酮尿症患者。

735. **ABCDE**　736. **ABCDE**　①苯丙酮尿症患儿由于缺乏苯丙氨酸羟化酶,苯丙氨酸不能正常转变为酪氨酸,造成体内苯丙氨酸蓄积,导致通过代谢旁路产生的苯丙酮酸及其代谢产物从尿中大量排出。新生儿筛查苯丙酮尿症(PKU)多采用细菌抑制法(Guthrie 法)以测定血中苯丙氨酸浓度。新生儿哺乳后 3 天,针刺足跟采集外周血,滴于采血滤纸上,放在含有抑制剂的变异型枯草杆菌培养基上进行培养,根据细菌生长带的大小,可以估计血中苯丙氨酸浓度。若血中苯丙氨酸浓度>0.24mmol/L 即为筛查试验阳性。②尿三氯化铁试验适用于较大儿童 PKU 的筛查,如果尿中苯丙酮酸增多,则呈现绿色反应,称为阳性。新生儿由于苯丙氨酸代谢旁路尚未健全,患儿尿液测定应为阴性,故本试验不适用于新生儿 PKU 的筛查。③尿氨基酸分析不能用于诊断 PKU。尿有机酸分析常用于 PKU 的生化诊断。血清苯丙氨酸测定常用于 PKU 的确诊,而不是筛查。

737. **ABCDE**　738. **ABCDE**　①儿童苯丙酮尿症的初筛检查是三氯化铁试验。②血浆苯丙氨酸浓度测定主要用于筛查试验阳性患者的确诊,血浆苯丙氨酸正常值<120μmol/L,经典型 PKU 者血浆苯丙氨酸

值>1200μmol/L。③尿蝶呤分析主要用于血浆苯丙氨酸增高类型的鉴别。染色体核型分析主要用于确诊 21-三体综合征。血 TSH 测定主要用于诊断甲状腺功能减退症。

739. ABCDE　740. ABCDE　741. ABCDE　①患儿智力发育落后,头发、皮肤色泽变浅,间断抽搐,应考虑苯丙酮尿症(PKU)。21-三体综合征、先天性甲状腺功能减退症均可出现智力低下,但不会出现头发、皮肤色泽变浅。维生素 D 缺乏性手足搐搦症、癫痫均可反复抽搐,但智力发育正常。②儿童的 PKU 筛查首选尿三氯化铁试验。血钙、磷测定常用于诊断维生素 D 缺乏性佝偻病。染色体核型分析常用于诊断 21-三体综合征。血 T_3、T_4 测定常用于诊断先天性甲状腺功能减退症。脑电图检查常用于诊断新生儿缺氧缺血性脑病。③PKU 新生儿筛查首选 Guthrie 细菌生长抑制试验。尿 2,4-二硝基苯肼试验、尿三氯化铁试验常用于较大儿童 PKU 的筛查。血 T_3、T_4、TSH 测定常用于诊断先天性甲状腺功能减退症。

742. ABCDE　743. ABCDE　744. ABCDE　①患儿智力发育落后,头发、皮肤色泽变浅,尿有鼠尿味,应诊断为苯丙酮尿症(PKU)。A、B、C、E 均不会出现鼠尿臭味。②PKU 较大儿童的筛查选用尿三氯化铁测定。血钙、磷测定常用于诊断维生素 D 缺乏性佝偻病。染色体核型分析常用于诊断 21-三体综合征。血 T_3、T_4、TSH 测定常用于诊断先天性甲状腺功能减退症。脑电图检查常用于诊断癫痫。③PKU 的治疗首选低苯丙氨酸饮食,至少持续到青春期。苯巴比妥常用于治疗小儿癫痫发作。维生素 D 常用于治疗维生素 D 缺乏性佝偻病。脑活素常用于治疗婴儿大脑发育不全。低铜饮食常用于治疗肝豆状核变性。

745. ABCDE　746. ABCDE　747. ABCDE　①尿有鼠尿臭味为苯丙酮尿症(PKU)的特征性表现,患儿智力发育落后、头发色素变浅、皮肤白皙、间断抽搐,应诊断为 PKU。A、C、D、E 均不会出现鼠尿臭味。②PKU 较大儿童的筛查选用尿三氯化铁试验。若为阳性,再行血氨基酸分析加以确诊,故答 C 而不是 B。血钙测定常用于诊断维生素 D 缺乏性佝偻病。血清 T_3、T_4、TSH 测定常用于诊断先天性甲状腺功能减退症。染色体核型分析常用于诊断 21-三体综合征。③PKU 应首选低苯丙氨酸饮食治疗,至少持续到青春期。抽搐时给予止抽药物为对症治疗。口服甲状腺素片常用于治疗先天性甲状腺功能减退症。口服碘化钾常用于治疗甲状腺危象。"静推 10%葡萄糖酸钙,同时口服维生素 D"常用于治疗维生素 D 缺乏性手足搐搦症。

第十三篇　传染病学与皮肤性病学试题答案及详细解答

（正确答案为绿色的选项）

1. **ABCDE**　A、B、C、D、E属于感染过程的五种表现形式。其中，隐性感染是指病原体侵入机体后，仅诱导机体产生特异性免疫应答，而不引起或只引起轻微的组织损伤，因而在临床上不显出任何症状、体征甚至生化改变，只有通过免疫学检查才能发现。隐性感染是最常见的表现形式，其数量远远超过显性感染（10倍以上）。

2. **ABCDE**　①传染病流行病学特征包括流行性、季节性、地方性和外来性。流行性可分为散发、暴发、流行和大流行。②传染病流行病学特征不包括隐性感染，隐性感染属于传染病感染过程的表现形式。

3. **ABCDE**　①病原体侵入人体后，临床上不显示任何症状、体征，但可产生特异性免疫，称为隐性感染。②潜伏性感染是指病原体感染人体后寄生于某些部位，由于机体免疫功能足以将病原体局限化而不引起显性感染，但又不足以将病原体清除时，病原体可长期潜伏起来。病原体被清除是指病原体进入人体后，被机体的非特异免疫或特异性免疫系统所清除。显性感染是指病原体侵入人体后，不但诱导机体发生免疫应答，而且通过病原体本身的作用或机体的免疫应答，导致组织损伤，引起病理改变和临床表现。病原携带状态是指人体无临床症状，但携带有病原体。

4. **ABCDE**　A、B、C、D、E都是传染病感染过程的表现形式，其中以隐性感染最常见，显性感染最少见。

5. **ABCDE**　法定传染病包括流行性和地方性斑疹伤寒（病原体为立克次体）、伤寒和副伤寒（病原体为细菌）、疟疾（病原体为原虫）、流行性感冒（病原体为病毒）。法定传染病的病原体不包括弓形虫。

6. **ABCDE**　潜伏性感染是指病原体感染人体后，寄生于某些部位，由于机体免疫功能足以将病原体局限化而不引起显性感染，但又不足以将病原体清除时，病原体可长期潜伏起来，待机体免疫功能下降时，则可引起显性感染（B对）。潜伏感染期，病原体一般不排出体外。并不是所有的感染性疾病均可有潜伏性感染，常见的潜伏性感染有单纯疱疹病毒、水痘病毒、疟原虫、结核分枝杆菌等感染。

7. **ABCDE**　①传染病的病原体可因环境因素、遗传因素、机体免疫力、抗生素或抗病毒药物的大量应用而发生变异。②病原体数量与病原体变异无关，只与其致病力有关。

8. **ABCDE**　①参与传染病感染过程的特异性免疫包括细胞免疫和体液免疫。②补体、溶菌酶、肿瘤坏死因子-α、单核-巨（吞）噬细胞系统均参与非特异性免疫应答。

9. **ABCDE**　传染病流行过程需要三个基本条件，包括传染源、传播途径和易感人群，可首先排除D、E。本案例中，厨师显然属于传染源，而不是传播途径和易感人群。

10. **ABCDE**　①传染病有多种传播途径。肠道传播是指病原体污染食物、水源或食具，易感者于进食时感染，如伤寒、细菌性痢疾、霍乱等。②丁型肝炎主要通过血液制品、体液传播。血吸虫病、钩端螺旋体病主要通过接触传播。斑疹伤寒主要通过虫媒传播。

11. **ABCDE**　①巨细胞病毒感染主要通过母婴垂直传播、接触传播、性传播。②A、B、D、E均可经血液传播。

12. **ABCDE**　①传染病的流行过程是指传染病在人群中发生、发展和转归的过程，三个基本条件包括传染源、传播途径和易感人群。②传染源是指能排出病原体的人和动物。传播途径是指病原体离开传染源到达另一个易感者的途径。易感人群是指对某种传染病缺乏特异性免疫力的人。

13. **ABCDE**　传染病有别于其他疾病的基本特征如下。①病原体：传染病都由特异性病原体引起。②传染性：这是传染病与其他疾病的主要区别。③流行病学特征：流行性、季节性、地方性、外来性。④感

1317

染后免疫:免疫功能正常的人体经显性或隐性感染某种病原体后,都能产生针对该病原体及其产物的特异性免疫。传染病无遗传性,答案为E。

14. ABCDE　①传染病的病原学检查方法有多种,如病毒分离、细菌培养可分别检测到感染的病毒或细菌,病原体特异性核酸检测、特异性抗原检测可快速提供病原体存在的证据。②由于粪便中细菌种类复杂,因此粪便涂片革兰氏染色阳性不能作为确诊传染病病原体的依据。

15. ABCDE　目前,需按照甲类传染病采取预防控制措施的乙类传染病("乙类甲管")包括严重急性呼吸综合征、肺炭疽。

16. ABCDE　病原体的侵袭力是指病原体侵入机体并在机体内生长、繁殖的能力。

17. ABCDE　人感染H7N9禽流感属于乙类传染病,要求在诊断后24小时内通过传染病疫情监测信息系统上报。

18. ABCDE　传染病的隔离是指把处在传染期的患者或病原携带者,置于特定医疗机构、病房或其他不能传染给别人的环境中,防止病原体向外扩散和传播,以便于管理、消毒和治疗。

19. ABCDE　①传染病的预防措施包括管理传染源、切断传播途径和保护易感人群。隔离病人、消毒为切断传播途径的主要措施。②预防性治疗、注射疫苗为保护易感人群的措施。治愈阳性病人、通过疫情监测系统上报病例为管理传染源的措施。

20. ABCDE　21. ABCDE　①针对传播途径的预防措施包括隔离和消毒,狭义的消毒是指消灭污染环境的病原体,广义的消毒还包括消灭传播媒介(如杀虫),故答A。②针对传染源的预防措施包括对传染病患者进行隔离和治疗,对病原携带者进行隔离、医学观察和治疗,对传染病接触者进行检疫、留验、医学观察,故答E。③预防接种、药物预防、个人防护都是保护易感人群的预防措施。

22. ABCDE　乙型肝炎病毒(HBV)的基因组为环状双链DNA,有4个开放阅读框(ORF):S基因区、C基因区、P基因区和X基因区。其中,P基因区编码HBV DNA多聚酶,具有DNA指导的DNA多聚酶(DDDP)、RNA指导的DNA多聚酶(RDDP,即逆转录酶)和RNA酶H活性。HBV DNA复制过程较为特殊:正链在肝细胞内DDDP的作用下,先延伸补齐缺口,形成共价闭合环状DNA(cccDNA)。再以cccDNA为模板,在宿主肝细胞转录酶即DNA指导的RNA多聚酶(DDRP)的作用下,转录成复制中间体(又称前基因组RNA)。再以前基因组RNA为模板,在RDDP(逆转录酶)作用下逆转录合成子代负链DNA。前基因组RNA模板即被病毒RNA酶H水解。然后,在病毒RDDP作用下,以子代负链DNA为模板,合成子代正链DNA。该双链DNA部分环化,即完成HBV基因组复制。可见,HBV虽然不是逆转录病毒,但在其复制时存在逆转录过程。

23. ABCDE　A、B、C、D、E 5种肝炎病毒,仅乙型肝炎病毒(HBV)属于DNA病毒,其余均属于RNA病毒。

24. ABCDE　人群对戊肝病毒普遍易感,青壮年发病率高,儿童和老年人发病率较低。儿童以隐性感染多见,成人以显性感染所见。一般隐性感染发生率随年龄增长而下降,显性感染发生率随年龄增长而上升。

25. ABCDE　携带病原体的持续时间短于3个月者,称为急性携带者。时间长于3个月者,称为慢性携带者。乙型肝炎、丙型肝炎、细菌性痢疾、伤寒患者均可在病情恢复后转变为慢性携带者,而甲型肝炎多为急性发病,病情恢复后不会转变为慢性携带者。

26. ABCDE　甲型肝炎无病毒携带者,传染源为急性期患者和隐性感染者。甲型肝炎病毒主要经粪-口传播。粪便污染饮用水、食物、玩具等可引起流行。日常生活接触多为散发病例,输血后患甲型肝炎极罕见。A、C、D都不是甲型肝炎的传播途径。

27. ABCDE　乙型肝炎最常见的传播途径是经血液和血制品传播,日常密切接触、性传播、母婴传播少见。

28. ABCDE　①甲型肝炎病程中,传染性最强的阶段是黄疸前期。②甲型肝炎患者在潜伏期和黄疸前期,粪便中可排出大量甲型肝炎病毒。在潜伏期末至出现发热症状的10天内排出的病毒最多,是传染性最强的阶段。黄疸出现后,排毒量减少。至黄疸出现后20天,不再排出病毒。

29. ABCDE　①抗-HAV IgM是新近感染的证据,是早期诊断甲型肝炎(甲肝)最可靠的血清学指标。患

第十三篇　传染病学与皮肤性病学试题答案及详细解答

者抗-HAV IgM 阴性,不能诊断为甲肝,故可首先排除 A、D。②HBsAg 在感染 HBV 两周后即可呈阳性,无症状携带者和慢性患者可持续阳性多年。抗-HBs 为保护性抗体,阳性表示对 HBV 有免疫力,HBsAg 和抗-HBs 均阳性提示 HBV 感染恢复期。而患者 HBsAg 阳性,但抗-HBs 阴性,说明不是乙型肝炎恢复期,故不答 C。③抗-HBc IgM 是 HBV 感染后较早出现的抗体,阳性提示 HBV 现症感染,故答 B。

30. **AB**CDE　①患者有长期乙型肝炎病史,肝性脑病,明显出血征象,凝血酶原活动度(PTA)<40%,血清总胆红素>171μmol/L,扑翼样震颤阳性,腹水征阳性,应诊断为重型肝炎(肝衰竭),故不答 C、D、E。②亚急性重型肝炎是指发病 15 天至 26 周内出现肝衰竭症候群,而本例病史 9 年,故答 A 而不是 B。

31. A**BCDE**　①HBsAg(+)、HBeAg(+)、抗-HBc IgM(+)提示 HBV 现症感染,且 HBV 复制活跃,有传染性。②抗-HAV IgM 阳性是早期诊断甲型肝炎的特异性指标。抗-HAV IgG 阳性出现于病程恢复期,表示既往感染,较持久,甚至终生阳性,是获得免疫力的标志,不是诊断指标,仅用于流行病学调查,故可首先排除 B、C、D,直接得出答案为 A。参阅 4 版《实用传染病学》P524。

32. A**BCDE**　①HBsAg 在感染 HBV 两周后即可呈阳性,HBsAg 阳性反映 HBV 现症感染。患者 HBsAg 阴性,故不答 A。②抗-HBs 为保护性抗体,阳性表示对 HBV 有免疫力。抗-HBc IgM 在 HBV 感染后较早出现;抗-HBc IgG 出现较晚,可在血清中长期存在,高滴度表示现症感染,低滴度表示过去感染。患者 HBsAg(−)、抗-HBs(+)、抗-HBc(+)提示感染过 HBV,现已产生免疫力。③HBeAg 阳性表示体内病毒复制活跃且有传染性。接种过乙肝疫苗者常表现为 HBsAg(−)、抗-HBs(+)、抗-HBc(−)。

33. AB**C**DE　①HBeAg 与 HBV DNA 有良好的相关性,HBeAg 阳性表示病毒复制活跃且有较强的传染性。②HBsAg 阳性提示现症 HBV 感染。抗-HBs 阳性表示机体对 HBV 有免疫力。HBcAg 主要存在于 HBV 完整颗粒中,常规方法不能检出。抗-HBc 阳性有助于急性乙型肝炎的诊断。

34. A**BCDE**　①乙肝病毒核心抗原(HBcAg)在 HBV 复制时主要表达于肝细胞内,在血清中极少游离存在,常规方法不能检出。②A、B、D、E 均可从血清的常规检查中检测到。

35. **A**BCDE　①甲型肝炎主要经消化道传播,多见于儿童,常表现为急性肝炎。患者为 14 岁儿童,经常进食不洁食物,急性发病,血清 ALT 和总胆红素显著增高,应首先考虑甲型肝炎。②乙型肝炎和丁型肝炎多有输血史、不洁注射史,两者多重叠感染,故不答 B、D。丙型肝炎好发于成人,多有输血、静脉吸毒、多个性伴侣等病史,故不答 C。戊型肝炎多见于成人,故不答 E。

36. A**B**CDE　①患者乙型肝炎病史 20 年,肝功能异常半年,应考虑慢性乙型肝炎。恩替卡韦为环戊酰鸟苷类似物,可有效抑制 HBV DNA 复制,是治疗慢性乙型肝炎最重要的药物。②患者有肝掌、蜘蛛痣,说明合并肝硬化,不宜使用干扰素。拉米夫定、阿德福韦酯耐药率较高,不作为慢性乙型肝炎的首选药物。利巴韦林常用于慢性丙型肝炎的治疗。

37. ABC**D**E　①目前预防乙型肝炎(乙肝)的方法主要是注射乙肝疫苗和乙肝免疫球蛋白(HBIG),前者为主动免疫,需机体自身产生抗体后才具有保护作用;后者为被动免疫,注射后可立即起到保护作用。所以对于暴露于 HBV 的易感者,应尽早注射 HBIG,保护率可达 95%以上。②注射抗生素、注射丙种球蛋白不能预防乙肝,故不答 A、B。注射干扰素 α 主要用于乙肝的抗病毒治疗,不属于预防措施。

38. A**B**CDE　A、B、C、D、E 都是预防乙型肝炎的措施。其中,接种乙型肝炎疫苗是我国预防和控制乙型肝炎流行的最关键措施,故答 B。参阅 10 版《传染病学》P49。

39. ABCD**E**　40. ABCD**E**　①戊型肝炎的传播途径与甲型肝炎类似,主要通过粪-口途径传播,即经消化道传播。②丙型肝炎的传播途径与乙型肝炎类似,主要经输血及血品传播,约占 70%。

41. **A**BCDE　42. ABCD**E**　①抗-HBs 为乙型肝炎的保护性抗体,阳性表示对 HBV 有免疫力。②HBV DNA 是病毒复制和传染性的直接标志。抗-HBs、抗-HBe、抗-HBc 均为抗体,不能代表病毒复制。

43. ABC**D**E　44. AB**C**DE　①患者病程超过半年,应考虑慢性肝炎。慢性肝炎根据病情轻重分为轻、中、重三度。轻度常表现为乏力、头晕、食欲缺乏、肝区不适、肝大、脾大,肝功能轻度异常。重度常表现为肝病面容、肝掌、蜘蛛痣、脾大、ALT 或 AST 持续升高、白蛋白降低、总胆红素增高。中度症状和体征居于轻度和重度之间。根据题干,本例应诊断为慢性肝炎,重度。患者没有门静脉高压的临床表现,故不答 D、E。②甲型肝炎很少转变为慢性,故不答 A。抗-HCV IgM、抗-HDV IgM、抗-HEV IgM 阳性均属于现症感染的标志,常用于诊断急性肝炎,对于慢性肝炎的诊断价值不大,故不答 C、D、E。HBsAg 常于感染 HBV 后 2 周出现阳性,大多数不能转阴,故 HBsAg 阳性对慢性乙型肝炎的诊断价值较大。

45. **ABCDE** 46. **ABCDE** ①患者 HBsAg、抗-HBc 阳性,说明为 HBV 现症感染。HBeAg 阳性、HBV DNA>1000copies/ml,说明病毒复制活跃。根据题干,本例应诊断为乙型肝炎病毒复制活跃期。患者 HBV DNA≥10^5copies/ml、ALT≥2×正常值上限(ULN),应行抗病毒治疗,首选核苷类似物恩替卡韦,不宜选用干扰素,因为血清胆红素≥2 倍正常值上限为干扰素治疗的禁忌证。护肝片、茵栀黄口服液、甘草酸二胺均为辅助治疗药物。②抗病毒治疗结束后,应进行监测和随访,每 3 个月检测 1 次 ALT、AST、TBil、HBV DNA,至少随访 12 个月。

47. **ABCDE** 肾综合征出血热的病原体为汉坦病毒。在我国,肾综合征出血热的主要传染源是黑线姬鼠、褐家鼠,人(患者+病毒携带者)并不是主要传染源。猪是乙脑、钩体病的主要传染源。

48. **ABCDE** 患者,农民,可能接触老鼠。发热、尿少、球结膜充血,腋下皮肤出血点,尿蛋白(+++),应诊断为肾综合征出血热,其传染源为鼠,故答 B。

49. **ABCDE** ①流行性出血热(肾综合征出血热)早期休克是血管通透性增加,血浆外渗,血容量下降所致,故答 B。②晚期休克的主要原因是出血。A、D、E 不是肾综合征出血热休克的常见病因。

50. **ABCDE** A、B、C、D、E 是肾综合征出血热的 5 个临床分期。发热期主要表现为发热、全身中毒症状、毛细血管损伤和肾损害。全身中毒症状表现为头痛、腰痛、眼眶痛,称为三痛征。毛细血管损害可表现为颜面、颈、胸皮肤充血潮红,称为皮肤三红征;眼结膜、软腭、咽部黏膜充血,称为黏膜三红征。

51. **ABCDE** 肾综合征出血热分为 5 期,即发热期、低血压休克期、少尿期、多尿期、恢复期,无肾衰期。

52. **ABCDE** ①患者,高热,尿少,球结膜充血,面部充血,腋下条索状瘀点,尿蛋白强阳性,应考虑肾综合征出血热。②钩端螺旋体病多有腓肠肌痛。细菌性痢疾常表现为腹泻,里急后重,脓血便。患者颈无抵抗,Kernig 征阴性,说明无脑膜炎体征,故不答 C、E。

53. **ABCDE** ①肾综合征出血热是由汉坦病毒引起的传染病,特异性抗汉坦病毒 IgM 抗体检测有利于早期确诊。IgM 抗体于病程第 1~2 日即可检出,第 4~6 天阳性率超过 90%,第 7 天接近 100%。②A、C、D、E 对本病的诊断价值不大。

54. **ABCDE** ①患者高热,伴三痛征(头痛、腰痛、眼眶痛),血压降低,外周血异型淋巴细胞增多,蛋白尿,血肌酐升高,应考虑肾综合征出血热。为明确诊断,应首选汉坦病毒特异性 IgM 抗体检测。②肾穿刺活检很少用于确诊肾综合征出血热。血培养加药敏试验常用于诊断感染性心内膜炎。尿培养加药敏试验常用于诊断尿路感染。骨髓穿刺细胞学检查常用于诊断血液病。

55. **ABCDE** 肾综合征出血热的预防措施如下。①控制传染源:防鼠灭鼠最为关键;②切断传播途径:防止鼠类排泄物污染食品,防止鼠咬伤;③保护易感人群:使用汉坦病毒灭活疫苗。

56. **ABCDE** 57. **ABCDE** 58. **ABCDE** 59. **ABCDE** ①肾综合征出血热的好发季节为 11 月至次年 1 月,常表现为发热、皮肤充血潮红、结膜充血、腋下及胸背部出血点、肾损害(大量蛋白尿)、中性粒细胞增多、外周血异型淋巴细胞增多、血小板减少。根据题干,本例应诊断为肾综合征出血热。立克次体病包括流行性和地方性斑疹伤寒、恙虫病、人无形体病等多种疾病,临床表现各异,故不答 A。急性肾炎常表现为血尿、蛋白尿、水肿、高血压、肾功能一过性损害。流行性感冒、钩端螺旋体病均不会有腋下出血点、大量蛋白尿。②肾综合征出血热的病原体为汉坦病毒,在发病第 2 日即可检出其特异性 IgM 抗体,血清汉坦病毒特异性抗体检测对本病有确诊价值。肥达-外斐反应常用于诊断伤寒。钩端螺旋体显微凝集试验常用于诊断钩端螺旋体病。尿细菌培养常用于诊断尿路感染。咽拭子培养常用于诊断上呼吸道感染。③肾综合征出血热的病原体为汉坦病毒,其病原治疗首选抗病毒药物利巴韦林。它可抑制病毒增殖,减轻病情,缩短病程。金刚烷胺也属于抗病毒药物,但主要用于流感病毒的治疗

第十三篇　传染病学与皮肤性病学试题答案及详细解答

A、B、E均属于抗菌药物,显然不是正确答案。④青霉素为抗菌药物,而本病为病毒感染所致,故不宜使用。肾综合征出血热低血压休克期可以使用糖皮质激素改善微循环、使用5%的碳酸氢钠纠正酸中毒、使用平衡盐液快速补充血容量,故不答A、B、D。应用抗病毒药为病原治疗,故不答C。

60. **ABCDE**　　流行性乙型脑炎主要通过蚊虫叮咬而传播。

61. **ABCDE**　　流行性乙型脑炎的典型临床表现分为4期:初期、极期、恢复期和后遗症期。极期主要表现为持续高热7~10天,意识障碍(嗜睡、谵妄、昏迷、定向力障碍),惊厥或抽搐,中枢性呼吸衰竭,循环衰竭,病理反射征阳性等,不包括肾衰竭。

62. **ABCDE**　　流行性乙型脑炎与普通病毒感染不同,常表现为外周血白细胞总数增高,一般为$(10~20)\times 10^9/L$,中性粒细胞比例>80%。A、B、C、D常表现为外周血淋巴细胞而不是中性粒细胞比例增高。

63. **ABCDE**　　①流行性乙型脑炎好发于7~9月,主要通过蚊虫叮咬而传播。患者传染源、传播途径阳性,突发高热,颅内压增高(剧烈头痛、频繁呕吐、CSF压力230mmH$_2$O)、病理征阳性,应诊断为流行性乙型脑炎。②流行性脑脊髓膜炎常表现为突发高热、剧烈头痛、频繁呕吐、皮肤黏膜瘀点瘀斑及脑膜刺激征。钩端螺旋体病常表现为高热、腓肠肌疼痛、眼结膜充血。结核性脑膜炎常表现为发热、脑膜刺激征。肾综合征出血热常表现为发热、三痛征、三红征、肾功能损害、大量蛋白尿。

64. **ABCDE**　65. **ABCDE**　①肾综合征出血热的传染源主要为啮齿动物,在我国主要是鼠。患者不是主要传染源。②患者和猪都可成为流行性乙型脑炎的传染源。人感染乙型脑炎病毒后,可出现短暂的病毒血症,但病毒量较少,且持续时间短,因此患者不是主要传染源。仔猪经过一个流行季节几乎100%受到感染,因此仔猪是本病的主要传染源。

66. **ABCDE**　67. **ABCDE**　68. **ABCDE**　①流行性乙型脑炎是由乙型脑炎病毒引起的中枢神经系统急性传染病,主要传播媒介为库蚊、伊蚊和按蚊。蚊叮咬感染乙型脑炎病毒的动物尤其是猪后,病毒进入蚊体内繁殖,然后移行至唾液腺,在唾液中保持较高浓度,经叮咬将病毒传给人。②地方性斑疹伤寒是由莫氏立克次体引起,以鼠蚤为传播媒介的急性传染病。立克次体感染家鼠后,通过鼠蚤在鼠间传播。鼠蚤叮咬人体后,可排出含病原体的粪便和呕吐物污染伤口,立克次体经抓破处进入人体。③流行性斑疹伤寒是由普氏立克次体引起,以人虱为传播媒介的急性传染病。

69. **ABCDE**　70. **ABCDE**　①流行性乙型脑炎是由乙型脑炎病毒引起的急性传染病,主要通过蚊叮咬而传播,因此主要预防措施是灭蚊。②肾综合征出血热是由汉坦病毒引起的自然疫源性疾病,主要传染源是鼠类,因此主要预防措施是灭鼠。

71. **ABCDE**　72. **ABCDE**　73. **ABCDE**　①流行性乙型脑炎通过蚊虫叮咬而传播,好发于7、8、9三个月。患者突发高热,头痛,意识障碍,颈项强直,脑膜刺激征阳性,病理征阳性,皮肤未见瘀点,白细胞总数增高,应诊断为流行性乙型脑炎。流行性脑脊髓膜炎常有皮肤瘀点。结核性脑膜炎常表现为低热、盗汗,颅内压增高,脑膜刺激征。病毒性脑膜炎主要表现为脑实质损害和颅内高压的症状,如发热、头痛、呕吐、抽搐等。新型隐球菌脑膜炎常表现为脑膜刺激征、抽搐、瘫痪等。②为明确流行性乙型脑炎的诊断,首选血清特异性IgM检测,该抗体在病后3~4天即可出现,脑脊液中最早在病程2天即可检测到,为早期诊断指标。脑脊液培养不能用于早期诊断,不要误答E。头颅CT常用于诊断颅内占位性病变。血培养常用于诊断败血症。隐球菌抗原检测常用于诊断隐球菌脑膜炎。③患者颅内压增高,应立即给予甘露醇降低颅内压,以免发生抽搐、脑疝。A、B、C、D均属于一般性治疗措施。

74. **ABCDE**　75. **ABCDE**　①流行性乙型脑炎好发于7~9月,常表现为发热、头痛、恶心呕吐、抽搐、病理征阳性,脑脊液检查符合病毒性脑膜炎的特点,如外观清亮,白细胞$(50~500)\times 10^6/L$,以淋巴细胞为主。根据题干,本例应诊断为流行性乙型脑炎。中毒性细菌性痢疾常表现为严重毒血症状、休克、痢疾样大便。流行性脑脊髓膜炎常表现为高热、头痛、呕吐、皮肤瘀斑、脑膜刺激征阳性,脑脊液检查结果常为化脓性脑膜炎,如外观透明或微混、脓样、白细胞>1000$\times 10^6/L$,故不答B、E。结核性脑膜炎脑脊液呈毛玻璃样。②患儿高热不退,反复抽搐,意识不清,呼吸节律不整,应为脑水肿、颅内高压所致,应给予20%的甘露醇静脉注射行脱水治疗。患儿呼吸节律不整为颅内高压所致,给予呼吸兴奋剂、地塞米松无效。退热剂常用于治疗热性惊厥。镇静剂常用于治疗脑实质病变引起的抽搐。

76. ABCDE　①艾滋病是获得性免疫缺陷综合征(AIDS)的简称,是由人免疫缺陷病毒(HIV)引起的慢性传染病。②沙眼衣原体有18个血清型,人疱疹病毒有8种,均可引起不同类型的感染。苍白密螺旋体是梅毒的病原体。巨细胞病毒可累及多种脏器和系统。

77. ABCDE　①艾滋病主要经性接触传播,但也可经母婴传播。HIV 阳性的孕妇11%～60%会发生母婴传播,即感染 HIV 的孕妇经胎盘将病毒传给胎儿。②甲型病毒性肝炎主要经消化道传播。流行性乙型脑炎、疟疾主要通过蚊虫叮咬而传播。狂犬病主要通过咬伤而传播。

78. ABCDE　①CD4 分子是 HIV 的主要受体,当 HIV 进入人体后,嵌于病毒包膜上的 gp120 与 $CD4^+T$ 细胞膜上的 CD4 受体结合,病毒 RNA 链经反转录酶作用不断进行复制。病毒复制的同时可直接导致受感染的 $CD4^+T$ 细胞破坏、溶解,晚期可导致 $CD4^+T$ 细胞进行性减少,甚至消失殆尽。②HIV 进入人体后,主要侵犯 $CD4^+T$ 细胞,很少累及 $CD8^+T$ 细胞,故不答 A。HIV 虽可感染单核细胞,但不是主要受累细胞,故不答 C。HIV 一般不累及 NK 细胞、粒细胞等。

79. ABCDE　艾滋病的病原体是艾滋病病毒(HIV),其感染途径主要是性接触、血液接触(输注血制品、不洁注射)、母婴传播等。目前尚无证据表明,HIV 可经日常生活接触、食物、呼吸道传播。

80. ABCDE　①艾滋病患者肺部机会性感染最常见的病原体是肺孢子虫。70%～80%的患者可经历一次或多次肺孢子虫感染,约50%的患者死于肺孢子虫感染。②艾滋病患者白色念珠菌病的发病率约为6%。结核分枝杆菌也是艾滋病常见的机会性感染致病菌,但疱疹病毒、巨细胞病毒感染较少见。

81. ABCDE　①抗-HIV 抗体阳性是确诊艾滋病最重要的血清学指标。②CD4 分子是 HIV 的主要受体,HIV 进入人体后,可与 $CD4^+T$ 细胞膜上的 CD4 受体结合,导致 $CD4^+T$ 细胞受损而致病,故 $CD4^+T$ 细胞减少为其诊断指标,而不是 $CD8^+T$ 细胞显著减少,故答 B。③肺孢子虫肺炎为艾滋病最常见的机会性感染,Kaposi 肉瘤为艾滋病最常并发的肿瘤,故两者均为艾滋病的诊断标准。④约70%的艾滋病患者有中枢神经系统受累,常表现艾滋病性痴呆,因此中青年出现痴呆也是艾滋病的诊断标准。

82. ABCDE　①东南亚为艾滋病高发区,说明患者可能有艾滋病接触史。男性青年,长期腹泻,体重减轻,肛周疱疹,应首先考虑艾滋病。②结肠癌常表现为腹痛腹泻,黏液脓血便,体重减轻,但不会出现肛周疱疹。溃疡性结肠炎常表现为腹痛腹泻,黏液脓血便,多反复发作。慢性细菌性痢疾、慢性肠炎均不会出现肛周疱疹。

83. ABCDE　有同性伴侣为艾滋病的高危因素。患者长期间断发热、咳嗽,多处淋巴结肿大、口腔有白膜(可能为真菌感染所致),应诊断为艾滋病,故答 E。

84. ABCDE　①抗艾滋病病毒的药物主要分4类:核苷类反转录酶抑制剂(NRTI)、非核苷类反转录酶抑制剂(NNRTI)、蛋白酶抑制剂(PI)、进入和融合抑制剂(EI/FI)。其中,NNRTI 主要作用于反转录酶某位点使其失去活性,常用药物有奈韦拉平、依非韦伦等。②齐多夫定、拉米夫定、司他夫定均属于 NRTI。利托那韦属于蛋白酶抑制剂。

85. ABCDE　①同学中有数人发病,说明有明显的流行病史,故应诊断为流行性感冒。②A、B、C、E 均无流行性。

86. ABCDE　①伤寒杆菌(伤寒沙门菌)属革兰氏阴性菌,不产生外毒素,其菌体裂解所释放的内毒素在发病机制中起重要作用。②伤寒杆菌不产生神经毒素,故不答 D。伤寒杆菌菌体抗原(O 抗原)可刺激机体产生特异性非保护性抗体,并不是主要的致病因素,故不答 E。

87. ABCDE　①伤寒的病原体为伤寒沙门菌,属于沙门菌属 D 组,革兰氏染色阴性。②伤寒沙门菌具有脂多糖菌体抗原(O 抗原)、鞭毛抗原(H 抗原)和多糖毒力抗原(Vi 抗原)。③O 抗原、H 抗原的抗原性较强,可刺激机体产生特异性抗体,用于伤寒的诊断。Vi 抗原的抗原性较弱,当伤寒沙门菌从人体内清除后,Vi 抗体也随之消失,因此 Vi 抗体不能用于伤寒的诊断,仅用于调查伤寒带菌者,故答 B。

第十三篇　传染病学与皮肤性病学试题答案及详细解答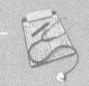

④伤寒沙门菌不产生外毒素，其菌体裂解所释放的内毒素在发病机制中起重要作用。

88. ABCDE　①通过"人-土壤-人"途径传播的病原体包括伤寒杆菌、痢疾杆菌、肠道病毒等。②通过"动物-土壤-人"途径传播的病原体包括钩端螺旋体、炭疽芽胞杆菌等。通过"土壤-人"途径传播的病原体包括破伤风梭菌、肉毒梭菌等。

89. ABCDE　①伤寒是由伤寒杆菌引起的急性传染病，以全身单核巨噬细胞增生为病变特征，以回肠末端淋巴组织病变最为突出，且最具有特征性。②升结肠为肠阿米巴病的好发部位。乙状结肠和直肠为细菌性痢疾的好发部位。肝脾为血吸虫虫卵结节最易沉积的部位。

90. ABCDE　肥达试验（Widal test）是采用伤寒杆菌菌体抗原（O）、鞭毛抗原（H），使用凝集法分别测定患者血清中相应抗体的凝集效价。伤寒杆菌凝集效价的正常值为 H 效价<1:160，O 效价<1:80。分析结果时应注意：①接种过伤寒疫苗者 H 效价可明显升高，因此单独出现 H 效价增高，而 O 效价不高，只提示预防接种，而无诊断意义。②无论是伤寒还是副伤寒患者，血清 O 效价均可增高，因此单独 O 效价增高，而 H 效价不高，只能诊断伤寒类杆菌（沙门菌属）感染，而不能区分伤寒和副伤寒（A、E 错）。③伤寒流行区的正常人群中，部分个体有低效价的凝集抗体存在，因此只有当 H 效价>1:160、O 效价>1:80，即两者同时增高时，才有助于伤寒的诊断（D 对）。

91. ABCDE　①伤寒的典型临床表现为持续发热、表情淡漠、相对缓脉、玫瑰疹、肝脾大。②玫瑰疹为病灶周围血管扩张所致，并不属于出血性皮疹。

92. ABCDE　①伤寒复发是指症状消失 1~3 周后再次发病，临床表现与初次发作相似，血培养又转为阳性，可能与病灶内的细菌未被完全消除有关。伤寒再燃是指患者体温逐渐下降，但未降至正常时再度升高，血培养可阳性，可能与菌血症尚未得到完全控制有关。②C、D、E 都不是伤寒的典型表现。

93. ABCDE　①伤寒的临床分期包括初期、极期、缓解期和恢复期四期，故可首先排除 C。②患者表情淡漠，间断出现谵妄，此为神经系统中毒症状，为极期的典型表现，故答 B。

94. ABCDE　①伤寒患者常伴有外周血中性粒细胞计数减少，故血常规有助于诊断。血培养、骨髓培养是确诊伤寒的常用方法。肥达反应是诊断伤寒的常用血清学检查。②血沉测定对伤寒的诊断价值不大。

95. ABCDE　①伤寒沙门菌培养阳性可确诊伤寒，血液培养于病程 1~2 周阳性率最高（80%~90%），2 周后逐渐降低，3 周后迅速降低。②胆汁培养操作不方便，临床上很少使用。粪便培养于病程第 2 周起阳性率逐渐增高，第 3~4 周达最高（75%）。尿液培养初期多为阴性，病程第 3~4 周阳性率约为 25%。多数患者在病程第 2 周出现肥达反应阳性，第 3 周阳性率达 50%，第 4~5 周阳性率达 80%。

96. ABCDE　伤寒的并发症包括肠出血、肠穿孔、中毒性肝炎、中毒性心肌炎、支气管炎、肺炎等。其中，肠穿孔为最严重的并发症，常发生于病程的第 2~3 周。

97. ABCDE　①患者有消化道症状（乏力、纳差、腹胀）、持续高热、相对缓脉（体温 39℃但脉搏仅 80 次/分）、皮疹、脾大、中性粒细胞减少，应诊断为伤寒，其致病菌为伤寒沙门菌。②立克次体常引起流行性和地方性斑疹伤寒，大肠埃希菌常引起急性肠炎，军团菌常引起肺炎，布鲁菌常引起布鲁菌病。

98. ABCDE　99. ABCDE　①喹诺酮类药物为伤寒经验治疗的首选药物，常用的第三代喹诺酮类药物有诺氟沙星、左氧氟沙星、环丙沙星、培氟沙星、洛美沙星等，故答 D。②钩端螺旋体对青霉素高度敏感，尚未发现耐药株出现，因此钩端螺旋体病的治疗首选青霉素，故答 B。

100. ABCDE　101. ABCDE　①患者持续发热，相对缓脉（体温 39℃而脉搏 84 次/分），脾大，表情淡漠，WBC 降低，玫瑰疹，应诊断为伤寒。斑疹伤寒是由立克次体引起的急性传染病，结核病是由结核分枝杆菌引起的传染病，布鲁菌病是由布鲁菌引起的人畜共患病，均不会出现相对缓脉。疟疾常表现为间歇性高热。②在伤寒病程的第 1~2 周，血细菌培养阳性率可达 80%~90%，故血培养是发病第 1 周确诊伤寒的首选方法。外斐试验常用于诊断流行性斑疹伤寒、恙虫病等。PPD 试验常用于诊断结核病。布氏杆菌凝集试验常用于诊断布鲁菌病。血涂片找疟原虫常用于诊断疟疾。

102. ABCDE　103. ABCDE　①患者长期高热，表情淡漠，相对缓脉（体温 39.6℃而脉搏仅 64 次/分），脾大,外周血白细胞计数降低,应诊断为伤寒。系统性红斑狼疮、淋巴瘤、恶性组织细胞病均不会出现相对缓脉。败血症常表现为高热,白细胞计数及中性粒细胞比例增高。②喹诺酮类药物为伤寒经验治疗的首选药物。第三代头孢菌素也可选用,但对于成年男性不作为首选,可作为儿童及孕妇的首选药物(因为喹诺酮类可导致胎儿畸形、儿童骨质发育障碍)。伤寒沙门菌为革兰氏阴性菌,青霉素治疗无效。利福平为抗结核药,不宜选用。磺胺类主要用于敏感菌株的治疗,不作为伤寒的首选药物。

104. ABCDE 霍乱是由霍乱弧菌引起的甲类传染病,主要通过污染的水或食物经消化道传播。

105. ABCDE ①霍乱弧菌能产生内毒素、外毒素、血凝素、Zot毒素、Ace毒素等。其中,外毒素即为霍乱肠毒素,可引起分泌性腹泻,是主要致病因素。②霍乱弧菌不分泌透明质酸酶,故不答 D。O139 霍乱弧菌有荚膜,可以抵抗人体血清的杀伤作用,故 O139 可进入血液引起菌血症。

106. ABCDE ①典型霍乱常表现为剧烈腹泻,继之呕吐,多为喷射性,无发热、无腹痛、无里急后重。②声嘶、腓肠肌痉挛均为霍乱脱水期的表现。

107. ABCDE 霍乱的典型表现为严重腹泻,黄色水样便或米泔水样变,剧烈呕吐,无发热、无里急后重,多不伴腹痛。

108. ABCDE "粪便动力试验(+),碱性蛋白胨水培养有细菌生长"为霍乱的典型特征,故答 C。

109. ABCDE ①霍乱弧菌常通过污染水产品等引起传播。患者进食海蟹后剧烈腹泻,10 小时内 20 余次,水样便,无臭味,腹泻之后出现呕吐,脱水征,应诊断为霍乱。为明确诊断,可以选用 C、D、E 检查。②霍乱弧菌不进入血液循环,因此血培养无诊断价值。③血清抗凝集素抗体一般在发病后 5 天才出现,因此血清凝集试验不能用于霍乱的早期诊断,可见答案 B 并不严谨。

110. ABCDE ①患者 8 月份发病,有明确流行病学病史(2 天前曾到海边旅游),突发严重腹泻,水样便,无腹痛、发热及里急后重,脱水貌,应考虑霍乱。为明确诊断,首选检查是粪动力学试验和制动试验。②结肠镜检查常用于诊断结、直肠癌。粪隐血试验常用于诊断消化道出血。血生化检查常用于了解霍乱患者水、电解质平衡紊乱状况。血培养常用于诊断脓毒血症。

111. ABCDE 112. ABCDE 113. ABCDE ①患者 7 月份发病,突发腹泻,水样便,无发热、无腹痛、腓肠肌痉挛,重度脱水征,应诊断为霍乱。急性细菌性痢疾多有不洁饮食史,常表现为腹痛腹泻、黏液脓血便、里急后重。急性肠炎多表现为腹痛腹泻,无腓肠肌痉挛,无脱水征。细菌性食物中毒多有不洁饮食史,常表现为腹痛腹泻,粪便可呈水样、血水样、黏液或脓血便等。轮状病毒感染多见于 6~24 月龄婴幼儿,好发于秋冬季,常有发热,先吐后泻,为黄色水样便或蛋花样便。②大便细菌培养是确诊霍乱的准确方法。霍乱弧菌不进入血液循环,血细菌培养对诊断霍乱无价值。血清学检查常用于流行病学的追溯诊断,不能用于早期诊断。大便常规检查无特异性。大便涂片染色为霍乱弧菌的初筛检查。③霍乱腹泻严重,可造成大量体液丢失,因此治疗霍乱的关键是足量补液,纠正水、电解质失衡。抗菌治疗仅作为液体疗法的辅助治疗。霍乱不是病毒感染引起的,故无须抗病毒治疗。霍乱的补液治疗多采用与患者丢失的电解质浓度相近的 541 液,一般不采用低分子右旋糖酐。霍乱患者低血压是血容量不足所致,因此应首先补足血容量,而不是首选升压药。

114. ABCDE ①急性细菌性痢疾常表现为腹泻及里急后重,里急后重为直肠刺激症状,故急性细菌性痢疾病变最显著的部位是直肠和乙状结肠。②若急性细菌性痢疾主要累及 A、C、D、E,则不会出现直肠刺激症状。

115. ABCDE 细菌性痢疾的病原体为志贺菌属,俗称痢疾杆菌。根据菌体抗原(O 抗原)不同,分为 4 群:痢疾志贺菌、福氏志贺菌、鲍氏志贺菌、宋内志贺菌。在我国,以福氏和宋内志贺菌多见。

116. ABCDE 细菌性痢疾分慢性迁延型、急性发作型、慢性隐匿型 3 型,其中以慢性迁延型最多见。细菌性痢疾病程反复发作或迁延不愈达 2 个月以上者,即为慢性细菌性痢疾。

117. ABCDE ①患者发热、腹泻、呕吐 2 天,左下腹压痛,粪便镜检示 WBC>15 个/HPF,应诊断为急性普通型细菌性痢疾。②急性阑尾炎不会出现粪便 WBC40 个/HPF,故不答 A。溃疡性结肠炎常表现为

第十三篇　传染病学与皮肤性病学试题答案及详细解答

脓血便,而本例无血便,故不答 B。霍乱常表现为剧烈腹泻之后频繁呕吐,无腹痛,无发热,故不答 C。急性阿米巴痢疾常有阿米巴原虫感染史,故不答 E。

118. **ABCDE**　患者寒战、高热,腹泻,先为稀水样便,后为黏液脓血便,伴下腹痛,粪常规镜检示大量白细胞(>15 个/HPF),应诊断为急性细菌性痢疾,病原治疗首选喹诺酮类药物(环丙沙星)。

119. **ABCDE**　中毒型细菌性痢疾多见于 2~7 岁儿童,多数患儿体质较好,成人偶有发生。

120. **ABCDE**　①休克型中毒型细菌性痢疾患者已处于休克状态,抢救时应积极补充血容量,而不是脱水,否则血容量减少,会加重休克。②在补足血容量的基础上,可给予山莨菪碱、酚妥拉明、多巴胺等血管活性药物,以改善重要脏器血流灌注。细菌性痢疾当然需要使用抗生素进行病原治疗。纠正酸中毒为休克的一般性治疗措施。

121. **ABCDE**　①中毒型细菌性痢疾多见于 2~7 岁儿童,起病急,病情凶险,初期可无明显肠道症状,可迅速发生感染性休克和呼吸衰竭。患儿高热,体温可达 40℃以上,可有反复高热惊厥。②中毒型细菌性痢疾分休克型、脑型和混合型 3 种类型,脑型可出现脑膜刺激征,但并不是所有患者均有脑膜刺激征。

122. **ABCDE**　①患儿为 7 岁以下儿童,有不洁饮食史,起病急,中毒症状严重(高热、惊厥、昏睡、四肢冰凉),而肠道症状轻微,外周血白细胞计数显著增高,应诊断为中毒型细菌性痢疾。②热性惊厥多见于 2 岁以下的小儿,多在高热期间发作惊厥,发作后恢复正常,无全身中毒症状。化脓性脑膜炎、病毒性脑炎可有惊厥,但常有脑膜刺激征。流行性脑脊髓膜炎常于流行季节发病,表现为儿童突起高热、头痛、呕吐、神志改变,体检发现皮肤黏膜有瘀点、瘀斑,脑膜刺激征阳性,外周血白细胞计数显著增高。

123. **ABCDE**　124. **ABCDE**　125. **ABCDE**　①"发病前曾进食未清洗的葡萄"为急性细菌性痢疾常见的病因。患儿高热、抽搐、休克、脑膜炎症状和体征,白细胞计数和中性粒细胞比例显著增高,应诊断为中毒型细菌性痢疾。A、C、D 都没有典型的消化道传播途径。急性胃肠炎不会出现严重的中毒症状。②为明确中毒型细菌性痢疾的诊断,首选检查是肛拭子粪便镜检。如镜检发现白细胞≥15 个/HPF、脓细胞、巨噬细胞等,有助于诊断。A 常用于诊断疟疾。B 常用于诊断流行性脑脊髓膜炎。C 常用于诊断流行性乙型脑炎。E 常用于诊断败血症。③患儿中毒症状严重,应快速补液,积极扩容,纠正酸中毒。A、B、C、D 均属于对症治疗措施。

126. **ABCDE**　127. **ABCDE**　①患者进食不洁食物后畏寒发热,腹痛腹泻,伴里急后重,排黏液脓血便,应诊断为急性普通型细菌性痢疾。轻型细菌性痢疾症状轻微,大便有黏液而无脓血,患者有脓血便,故不答 A。中毒型细菌性痢疾多见于 2~7 岁儿童,常表现为严重全身中毒症状,而肠道症状轻微,故不答 C。慢性细菌性痢疾是指细菌性痢疾病程超过 2 个月,而患者病程仅 1 天,故不答 D。急性胃肠炎多表现为恶心呕吐,腹痛腹泻,多为水样便,脓血便少见,一般无里急后重。②急性细菌性痢疾的首选治疗药物是喹诺酮类(环丙沙星),其抗菌谱广,口服吸收好,副作用小,耐药菌株相对较少。

128. **ABCDE**　流行性脑脊髓膜炎的病原体是脑膜炎奈瑟菌,为革兰氏阴性双球菌。

129. **ABCDE**　脑膜炎奈瑟菌(脑膜炎双球菌)为革兰氏染色阴性双球菌,专性需氧,根据荚膜多糖抗原的不同,可将其分为 A、B、C、D、W、Y、Z、29E、W135、H、I、K、L 13 个亚群,90%以上为 A、B、C 3 个亚群。我国流行菌株以 A 群为主,近年来 B 群和 C 群有增多趋势。

130. **ABCDE**　流行性脑脊髓膜炎的传染源是带菌者和患者,可首选排除 C、D、E。本病隐性感染率较高,流行期间人群带菌率高达 50%,感染后细菌寄生于正常人鼻咽部,不引起症状而不易被发现,而患者经治疗后细菌很快消失,因此,带菌者作为传染源的意义更重要,故答 B。

131. **ABCDE**　流行性脑脊髓膜炎的病原菌为脑膜炎奈瑟菌,主要经咳嗽、打喷嚏借飞沫由呼吸道直接传播。对于 2 岁以下的婴幼儿,可经密切接触(如同睡、怀抱、接吻)等途径传播。

132. **ABCDE**　①普通型流行性脑脊髓膜炎(流脑)分为前驱期、败血症期、脑膜脑炎期、恢复期 4 期。败血症期的主要特点是皮肤瘀点、瘀斑。70%以上的患者可出现皮肤黏膜瘀点、瘀斑,初为鲜红色,迅速增多,扩大,常见于四肢、软腭、眼结膜及臀部等。②B、C、D、E 都不是流脑的皮损表现。

133. **ABCDE** 普通型流行性脑脊髓膜炎的临床分期包括前驱期、败血症期、脑膜炎期、恢复期4期,不包括发热期。

134. **ABCDE** ①流行性脑脊髓膜炎(流脑)好发于6个月至2岁的婴幼儿,发病高峰为冬春季。2岁小儿高热、昏迷、皮肤黏膜瘀斑、瘀点,中毒症状严重,应考虑流脑。为明确诊断,最简单快速的方法是皮肤瘀点涂片做细菌学检查,阳性率可达60%~80%。②凝血功能检查常用于DIC的诊断,头颅MRI检查常用于颅内占位性病变的诊断,血常规检查无特异性,故不答A、B、C。脑脊液检查虽然是确诊流脑的重要方法,但病初或休克型患者,脑脊液多无改变,且不能用于快速诊断,故不答D。

135. **ABCDE** ①5岁儿童于流行季节突发高热、头痛、呕吐,伴神志改变,皮肤瘀斑,应首先考虑流行性脑脊髓膜炎。②流行性乙型脑炎、钩端螺旋体病、脑型疟疾均不会出现皮肤瘀斑,故不答A、B、D。流行性出血热(肾综合征出血热)可有皮肤抓痕、出血点,但多无颅内压增高的表现,故不答C。

136. **ABCDE** ①流行性脑脊髓膜炎是由脑膜炎奈瑟菌引起的急性化脓性脑膜炎,在败血症期,约70%的患者可出现皮肤瘀点、瘀斑。取皮肤瘀点处的组织液涂片菌检,阳性率可达60%~80%,是早期确诊流行性脑脊髓膜炎的重要方法。但化脓性脑膜炎患者无皮肤瘀点、瘀斑,故答C。②A、B、D、E是流行性脑脊髓膜炎和化脓性脑膜炎都可出现的临床表现,无特异性,不能用于两者的鉴别。

137. **ABCDE** ①流行性脑脊髓膜炎好发于冬春季。患者于流行季节突发高热、头痛、呕吐,伴神志改变,皮肤瘀斑,脑膜刺激征阳性,白细胞计数和中性粒细胞比例增高,脑脊液(CSF)检查示细胞计数>$10×10^6$/L,蛋白(质)增高,糖和氯化物明显降低,应诊断为流行性脑脊髓膜炎。②A、B、D、E均不会出现皮肤瘀斑。

138. **ABCDE** ①患儿于流行季节突发高热、头痛、呕吐,皮肤瘀斑,脑膜刺激征,应诊断为流行性脑脊髓膜炎,抗菌治疗首选青霉素。对于青霉素过敏者,首选氯霉素。②磺胺嘧啶为A群脑膜炎奈瑟菌的首选药物。第三代头孢菌素(头孢曲松)为C群脑膜炎奈瑟菌的首选药物。红霉素为支原体感染的首选药物。环丙沙星为急性细菌性痢疾的首选药物。

139. **ABCDE** 我国钩端螺旋体分为19群,74型,常见的流行群有黄疸出血群、波摩那群、犬群、流感伤寒群、澳洲群、秋季群、七日群、爪哇群。波摩那群分布最广,是洪水型和雨水型的主要菌群;黄疸出血群毒力最强,是稻田型的主要菌群。

140. **ABCDE** ①多数钩端螺旋体病患者经2周左右退热后痊愈,少数患者于恢复期再次出现症状和体征,称为钩体后发症(原称并发症),表现为后发热、眼后发症(葡萄膜炎、虹膜睫状体炎)、反应性脑膜炎、闭塞性脑动脉炎。②肾损害不属于钩端螺旋体病的并发症,而属于器官损伤期的临床表现。

141. **ABCDE** A、B、C、D、E均属于钩端螺旋体病的临床分类,以流感伤寒型最常见。

142. **ABCDE** ①患者28天内有疫水接触史(渔民,收割水稻),5天前出现发热、头痛、眼结膜充血、腹股沟淋巴结肿大、腓肠肌压痛,应诊断为钩端螺旋体病。腓肠肌压痛对本病具有诊断意义。②B、C、D、E均不会出现腓肠肌压痛。

143. **ABCDE** 144. **ABCDE** 145. **ABCDE** ①农民可能接触到钩端螺旋体病的传染源鼠或猪。钩端螺旋体病常表现为三症状(发热、酸痛、全身软)、三体征(眼红、腿痛、淋巴大)、腓肠肌疼痛。根据题干,本例应诊断为钩端螺旋体病。病毒性肝炎、败血症均无结膜充血、腓肠肌压痛。肾综合征出血热常表现为发热、三痛征、三红征、大量蛋白尿。伤寒常表现为高热、表情淡漠、肝脾大、玫瑰疹、相对缓脉、白细胞计数降低。②钩端螺旋体病的病原体是钩端螺旋体。汉坦病毒为肾综合征出血热的病原体。肝炎病毒为病毒性肝炎的病原体。痢疾杆菌是细菌性痢疾的病原体。伤寒杆菌是伤寒的病原体。③接触疫水是钩端螺旋体病的主要传播方式,人主要通过皮肤、黏膜接触被携带钩端螺旋体动物排尿污染的水源而感染。

146. **ABCDE** 疟疾的传播媒介为雌性按蚊,主要经叮咬人体而传播。

147. **ABCDE** 蚊虫叮咬人体,进入人体导致疟原虫感染的阶段是子孢子,导致疟疾传播的阶段是配子体。

148. **ABCDE** ①疟疾再燃是由血液中残存的疟原虫引起的,多见于病愈后1~4周。复发是由寄生于肝

第十三篇 传染病学与皮肤性病学试题答案及详细解答

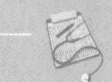

细胞内的迟发型子孢子引起的,多见于病愈后 3~6 个月。根据题干,本例应诊断为再燃,而不是复发。②患者第一次发病后再没有去过疟疾流行区,不可能再次感染疟原虫,故不答 C。间日疟、卵形疟的潜伏期为 13~15 天,三日疟为 24~30 天,恶性疟为 7~12 天,可见,各种疟疾的潜伏期均不超过 1 个月,患者 4 个月前从非洲回国,不可能发生混合感染。若为疟原虫产生耐药,使用氯喹后体温很少降至正常,故不答 E。

149. **ABCDE** 疟原虫的传播媒介主要为雌性按蚊。在平原地区间日疟的主要传播媒介是中华按蚊;山区疟疾的传播以微小按蚊为主;丘陵地区以嗜人按蚊为主;海南省的山林地区以大劣按蚊为主。

150. **ABCDE** ①间日疟的典型症状为突发寒战→高热→大量出汗→间歇 48 小时→再次周期性发作。间日疟每次发作时无前驱期。②间日疟的潜伏期为 13~15 天。请注意:潜伏期≠前驱期。

151. **ABCDE** ①患者发病前到过疟疾流行区泰国,有蚊虫叮咬史。2 周来间断发热,大汗,贫血,脾大,应诊断为疟疾。②斑疹伤寒起病急,常表现为高热、全身酸痛、剧烈头痛、结膜充血、皮疹。钩端螺旋体病常表现为高热、头痛、全身酸痛、腓肠肌疼痛、淋巴结肿大。伤寒常表现为发热、表情淡漠、相对缓脉、玫瑰疹、白细胞计数降低。流行性感冒常有发热,上呼吸道感染症状。

152. **ABCDE** ①患者病前到过疟疾流行区(南方),突发寒战→高热→大汗→2 天后再次高热,应诊断为疟疾。②急性血吸虫病应有疫水接触史,常表现为尾蚴性皮炎、间歇热、荨麻疹、外周血嗜酸性粒细胞增多等。流行性乙型脑炎常表现为高热、头痛、恶心呕吐、抽搐、病理征阳性。败血症常表现为寒战高热,但无周期性发作。伤寒常表现为高热、表情淡漠、相对缓脉、脾大、玫瑰疹。

153. **ABCDE** ①非洲为疟疾高发区。青年男性,间歇发作寒战、高热,隔日发作 1 次,应考虑疟疾。为明确诊断,首选外周血涂片显微镜检测疟原虫,此为诊断疟疾的"金标准"。②血清特异性 IgM 检测常用于某些传染病的早期诊断。血培养加药敏试验常用于诊断感染性心内膜炎。肥达试验、骨髓培养常用于诊断伤寒。

154. **ABCDE** ①疟疾复发由寄生于肝细胞内的迟发型子孢子引起,蚊虫叮咬人体,进入人体导致疟疾传播的阶段是配子体。伯氨喹可杀灭肝细胞内迟发型子孢子和红细胞内疟原虫配子体,因此能防止疟疾的复发及传播。②氯喹、奎宁常用于控制疟疾的临床发作。青蒿素常用于凶险疟疾的抢救和控制临床发作。乙胺嘧啶常用于疟疾的预防。

155. **ABCDE** ①非洲为疟疾的高发区。患者从非洲回京,说明有传染源接触史。现周期性寒战、高热,血涂片找到疟原虫滋养体,应确诊为疟疾。患者每 2 天发作 1 次,应诊断为间日疟。②10 版《传染病学》P274:间日疟的治疗首选氯喹/伯氨喹 8 日疗法、青蒿素联合伯氨喹。

156. **ABCDE** ①乙胺嘧啶能杀灭各种红细胞外期疟原虫,对红细胞内期未成熟的裂殖体有抑制作用,但对已成熟的裂殖体无效,故有预防作用,对控制临床发作的效果较慢。②奎宁、氯喹常用于控制疟疾的临床发作。青蒿素常用于凶险疟疾的抢救。伯氨喹常用于防止疟疾的复发及传播。

157. **ABCDE** 赴疟疾流行区前,可选择化学药物进行预防。成人常用氯喹,口服 0.5g,每周 1 次,或磷酸哌喹 0.6g,每个月 1 次。连续服用不超过 3 个月。参阅 10 版《传染病学》P275。吡喹酮常用于治疗血吸虫病。

158. **ABCDE** 159. **ABCDE** ①氯喹可干扰原虫的核酸代谢、干扰原虫的蛋白酶,迅速杀灭红细胞内裂殖体,为控制疟疾临床发作最常用、最有效的药物。②疟疾复发由寄生于肝细胞内的迟发型子孢子引起,伯氨喹可杀灭细胞内迟发型子孢子,常用于防止疟疾的复发。③乙胺嘧啶常用于疟疾的预防。奎宁可用于控制疟疾的临床发作,现已少用。哌喹为长效抗疟药,常用于疟疾抑制性预防。

160. **ABCDE** ①血吸虫虫卵大多滞留在宿主肝脏和结肠壁内,引起主要病变。在肝脏,早期表现为充血肿胀、虫卵结节;晚期表现为肝纤维化、肝硬化,最后可引起门静脉高压症。在结肠,病变以直肠、乙状结肠、降结肠最严重,早期表现为黏膜充血水肿、片状出血;晚期表现为肠壁纤维组织增生、肠壁增厚狭窄。②血吸虫成虫主要寄生在人体门静脉-肠系膜静脉系统内。血吸虫虫卵寄生在肺内,称为异位损害,表现为间质性虫卵肉芽肿伴周围肺泡浸润。虫卵累及脾脏主要表现为充血、水肿,晚期可引起门静脉高压、脾功能亢进。血吸虫的生活史如下图。

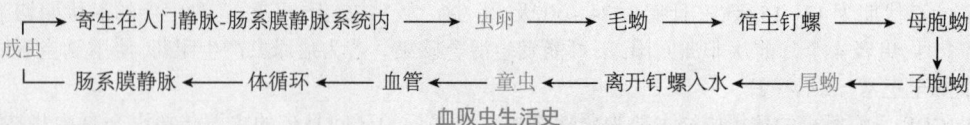

血吸虫生活史

161. **ABCDE** ①血吸虫成虫主要寄生在人体门静脉-肠系膜静脉系统内。②血吸虫虫卵大多滞留在人体肝脏和结肠壁内。虫卵和/或成虫寄生在肺、脑称为异位损害。

162. **ABCDE** 晚期血吸虫病分为4型:巨脾型、腹水型、结肠肉芽肿型和侏儒型,其中以巨脾型最常见。

163. A**BCDE** 晚期血吸虫病分为4型:巨脾型、腹水型、结肠肉芽肿型和侏儒型,不包括脑病型。

164. **ABCDE** 血吸虫肉芽肿位于门静脉系统以外的器官或组织,称为异位血吸虫病。人体常见的异位损害在肺和脑。肺部病变常为间质性虫卵肉芽肿,脑部病变以顶叶、颞叶虫卵肉芽肿多见。

165. A**BCDE** ①患者为渔民,有血吸虫疫水接触史,发热,腹痛,腹泻,肝、脾大,外周血嗜酸性粒细胞增多,应诊断为急性血吸虫病,治疗首选吡喹酮。②青霉素、环丙沙星主要用于治疗细菌感染。异烟肼主要用于治疗结核病。阿苯达唑主要用于治疗蛔虫病、蛲虫病。

166. **ABCDE** ①囊尾蚴病是猪带绦虫幼虫(囊尾蚴)寄生于人体各组织器官所致的疾病。人因吞食猪带绦虫卵而被感染。猪带绦虫卵经口感染后,在胃和小肠消化液的作用下,六钩蚴脱囊孵出,钻入肠壁,经血液散布于全身,约3周后发育成有感染性的囊尾蚴。囊尾蚴寄生人体的常见部位是脑、皮下组织和肌肉,其中脑囊尾蚴病最常见,占总数的60%~90%。②囊尾蚴在猪体内寄生的最常见部位是肌肉,很多医考参考书将答案错认为D。

167. **ABCDE** ①患者病史半年,无高血压、心脏病病史,可首先排除B、E,因为脑出血、腔隙性脑梗死起病急骤,病情进展较快。②患者头痛、呕吐,视乳头水肿,应考虑颅内压增高。患者头颅CT示脑实质内多个低密度病灶,应诊断为囊尾蚴病,而不是脑脓肿、脑肿瘤,因为脑脓肿、脑肿瘤多为单个低密度病灶。参阅上海科技出版社4版《实用神经病学》P616。

168. **ABCDE** 脑囊尾蚴病分为以下4型。①脑实质型:常表现为偏瘫、感觉缺失、偏盲、失语。若囊虫结节寄生于运动区,则以癫痫为突出症状。②脑室型:囊虫结节常寄生于第四脑室,多表现为颅内压升高。③蛛网膜型:常表现为颅内压增高、眩晕、听力减退等。④混合型:以上三型混合存在。本例有癫痫发作和智力下降,应诊断为脑实质型。

169. **ABCDE** ①青年男性,职业为厨师,可能接触"米猪肉"(患囊尾蚴病的猪肉),多次大便排出白色条片,躯干部皮下结节(囊尾蚴结节),应诊断为囊尾蚴病。为明确诊断,首选皮下结节活检,找到猪囊尾蚴即可确诊。②粪便检查可找到虫卵或节片,但阳性率不高,故不答A、B。血培养、血常规检查对确诊本病价值不大。

170. **ABCDE** 171. **ABCDE** ①人若误食含有猪带绦虫卵的猪肉,虫卵经胃进入小肠发育成囊尾蚴,可引起囊尾蚴病。成虫寄生于小肠内,呈带状,体分节,长2~4m,患者常无症状,多因发现粪便内节片而就诊。囊尾蚴可寄生于组织脏器内,其危害性远大于成虫。脑组织是囊尾蚴最常见的寄生部位,患者可表现为癫痫发作、抽搐、头痛、恶心呕吐等。囊尾蚴也可寄生在眼内,引起视力下降、视野改变、结膜损害。患者大便中发现成虫带状节片,抽搐,头痛,视物模糊,应诊断为脑囊尾蚴病。A、B、C为脑膜炎,常表现为发热、头痛、脑膜刺激征。脑肿瘤常引起颅内占位性病变和颅内高压的症状。②诊断脑囊尾蚴病,首选脑MRI检查。头颅X线片常用于了解有无钙化灶。腰穿脑脊液检查常用于诊断脑膜炎。脑室造影常用于了解有无梗阻性脑积水。脑电图检查常用于诊断癫痫。

172. **ABCDE** 173. **ABCDE** ①患者平素喜食烧烤,有进食"米猪肉"的可能。患者出现皮下结节,抽搐1次,外周血嗜酸性粒细胞增多,应考虑囊尾蚴病。为明确诊断,应行脑CT和MRI检查,对诊断脑囊尾

1328

第十三篇　传染病学与皮肤性病学试题答案及详细解答

尾蚴病具有重要价值。B、C、D、E 对脑囊尾蚴病的诊断价值不大。②囊尾蚴病的治疗首选阿苯达唑。吡喹酮不良反应发生率高且严重,不作为首选药物。青霉素、环丙沙星均为抗菌药物。异烟肼为抗结核药物。

174. **ABCDE**　我国性传播疾病重点监测病种包括梅毒、淋病、生殖道沙眼衣原体感染、尖锐湿疣、生殖器疱疹、艾滋病 6 种疾病。外阴阴道假丝酵母菌病未列入性传播疾病监测病种。

175. **ABCDE**　①梅毒分为三期。一期梅毒传染性极强,约 95% 的患者通过不洁性交传染。②一期梅毒的特征性表现为外生殖器硬下疳。早期梅毒血清学常为阴性,晚期为阳性。③心血管梅毒多在感染 10~30 年后发生,为三期梅毒而不是一期梅毒的表现,故答 D。④一期梅毒硬下疳的表面可发生坏死,形成无痛性小溃疡,直径 1~2cm,圆形或椭圆形,境界清楚,表面可有浆液性渗出物。

176. **ABCDE**　①硬下疳、梅毒疹、树胶样肿分别为一期、二期、三期梅毒的特征性病变。②早期梅毒包括一期梅毒、二期梅毒和早期潜伏梅毒。晚期梅毒包括三期梅毒、心血管梅毒、神经梅毒和晚期潜伏梅毒。

177. A**BCDE**　二期梅毒的典型表现是梅毒疹,常累及躯干。在肛周、阴唇、腹股沟、阴茎、大腿内侧等潮湿部位,常可见到扁平湿疣,其中有大量梅毒螺旋体,极具传染性。

178. A**BCDE**　①硬下疳、梅毒疹、树胶样肿分别为一期、二期、三期梅毒的特征性病变。②腹股沟淋巴结肿大为一期梅毒的一般性表现。软下疳不是梅毒的表现,而是杜克雷嗜血杆菌感染引起的性传播疾病。

179. A**BCDE**　①梅毒传染性最强的阶段是一期梅毒。一期梅毒的特征性表现是硬下疳,其表面的无痛性溃疡可分泌大量浆液,内含大量梅毒螺旋体,故传染性极强。②二期梅毒的传染性较强,三期梅毒(晚期梅毒)无传染性。先天性梅毒是指胎传梅毒。

180. ABCD**E**　①青年女性,有不洁性交史,应考虑性传播疾病。患者大阴唇 1 元钱硬币大、硬韧、无痛性隆起物,此为硬下疳,为一期梅毒的特征性表现,故答 E。②淋病常表现为宫颈口红肿,触痛,脓性分泌物。巨细胞病毒感染不属于性传播疾病,故不答 B。生殖器疱疹常表现为阴唇、阴蒂等处小水疱、浅溃疡,疼痛明显,常有腹股沟淋巴结肿大。尖锐湿疣常表现为阴唇、尿道口乳头状、菜花状、蕈样状疣体。

181. ABCD**E**　①快速血浆反应素环状卡片试验(RPR)为梅毒螺旋体抗原血清试验,常用于梅毒的筛查。梅毒螺旋体颗粒凝集试验(TPPA)用于检测抗螺旋体抗体,常用于梅毒的特异性诊断。患者有不洁性交史,RPR 和 TPPA 均为阳性,应诊断为梅毒。②梅毒的首选治疗药物是青霉素。青霉素过敏者,宜选用第三代头孢菌素,如头孢曲松、头孢他啶、头孢克肟等,故答 E。

182. **ABCDE**　淋病是由淋球菌(淋病奈瑟菌)引起的最常见的性传播疾病,好发于 15~30 岁青年女性。

183. **ABCDE**　淋球菌主要侵犯黏膜,尤其对单层柱状上皮和移行上皮所形成的黏膜有亲和力,通常沿生殖道上行,引起泌尿生殖系统的化脓性感染。

184. A**BCDE**　①宫颈管分泌物淋菌培养是诊断淋病的"金标准"。②尿培养常用于诊断尿路感染。淋菌对柱状上皮、移行上皮亲和力较强,常隐匿于女性泌尿生殖道引起感染,故血培养、血清学检查不可能作为诊断淋病的金标准。阴道分泌物易污染,其培养结果也不能作为诊断淋病的金标准。

185. A**BCDE**　①青年女性,宫颈管分泌物涂片见中性粒细胞内有革兰氏阴性双球菌,应考虑淋病奈瑟菌性盆腔炎,治疗首选头孢曲松。②淋病奈瑟菌对青霉素耐药性较高,故不答 B。

186. **ABCDE**　①淋病是由淋病奈瑟菌引起的泌尿生殖系统化脓性炎症,其潜伏期为 2~10 天,常表现为尿道口红肿,大量黄色脓性分泌物溢出。淋病奈瑟菌为革兰氏阴性球菌,常成双排列。根据题干,本例应诊断为淋病。②B、C、D、E 的病原体均不是革兰氏阴性双球菌。

187. **ABCDE**　患者外阴瘙痒,子宫颈脓性分泌物,涂片染色镜示大量中性粒细胞,说明为化脓性炎症;见革兰氏阴性双球菌,提示为淋病奈瑟菌。根据题干,本例应诊断为淋病,治疗首选头孢曲松。

188. **ABCDE**　①生殖道衣原体感染主要通过性接触传播,潜伏期为 1~3 周。常表现为尿道刺痒不适,体检可见尿道口轻度红肿,尿道分泌物呈浆液性,量少,晨起时尿道口有少量分泌物结痂封住尿道口(糊口现象)。根据题干,本例应诊断为生殖道衣原体感染。②梅毒常表现为硬下疳、腹股沟淋巴结

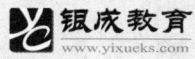　1329　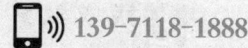

肿大,而不是尿道分泌物。尿道分泌物涂片未见革兰氏阴性双球菌,说明淋病可能性不大。生殖器疱疹常表现为生殖器散在小水疱、糜烂、浅溃疡等。巨细胞病毒感染常表现为肝脾大、淋巴结肿大、皮疹、支气管炎、肺炎等。

189. ABCDE　①外生殖器、肛门周围皮肤黏膜润湿区为尖锐湿疣的好发部位,女性多见于大小阴唇、阴道口、阴蒂、会阴及肛周。皮损初起为多个散在的淡红色小丘疹,质地柔软,顶端尖锐,后逐渐增大,形成粉色小乳头状突起。根据题干,本例应诊断为尖锐湿疣。②淋病、外阴炎不会出现粉红色疣体。外阴肿瘤起病缓慢,不会在1周内长出。早期梅毒常表现为外生殖器硬下疳,而不是疣体。

190. ABCDE　①醋酸白试验阳性常见于尖锐湿疣。根据题干,本例应诊断为尖锐湿疣。②尖锐湿疣的特征性病理变化是颗粒层和棘层上部可见空泡化细胞,即凹空细胞。③浆细胞浸润为梅毒的病理改变。嗜酸性粒细胞增多常见于寄生虫病。中性粒细胞浸润常见于化脓性炎症。

191. ABCDE　①尖锐湿疣是由人乳头瘤病毒引起的性传播疾病,由于是病毒感染所致,故使用红霉素无效。②尖锐湿疣可给予外用药物(80%三氯醋酸)治疗,也可行激光、冷冻、微波等物理治疗。

192. ABCDE　①成人主要经性交直接感染沙眼衣原体,间接感染少见。②新生儿可通过宫内、产道、出生后感染沙眼衣原体,但以经产道感染最常见。

193. ABCDE　①经产妇,阴道分泌物增多,外阴可见多个鸡冠状、指状突起,应诊断为尖锐湿疣。②对于妊娠36周以前的孕妇,若病灶较小、位于外阴,可选用80%~90%三氯醋酸涂擦病灶局部。若病灶较大、有蒂,可行激光、冷冻、微波等去除病灶。妊娠期禁忌干扰素治疗。

194. ABCDE　①淋病奈瑟菌是性传播疾病淋病的病原体,主要侵犯黏膜,导致泌尿生殖系统的化脓性感染。②人乳头瘤病毒是尖锐湿疣的病原体,苍白密螺旋体是梅毒的病原体,金黄色葡萄球菌是各种化脓性感染的常见病原体,沙眼衣原体是生殖道衣原体感染的病原体。

195. ABCDE　①凹空细胞是鳞状上皮的底层细胞受到人乳头瘤病毒作用后,加速成熟而形成的表层鳞状细胞,为尖锐湿疣的特征性病理改变,故答B。②A、C、D、E均不会出现凹空细胞。细菌性阴道病可见线索细胞,而不是凹空细胞。

196. ABCDE　197. ABCDE　198. ABCDE　①梅毒是由梅毒螺旋体引起的一种慢性传染病。梅毒螺旋体不易着色,故又称苍白密螺旋体。②艾滋病的病原体是人免疫缺陷病毒。③人乳头瘤病毒是尖锐湿疣的病原体。④沙眼衣原体为生殖道衣原体感染的病原体。解脲支原体是非淋菌性尿道炎常见的病原体。

199. ABCDE　200. ABCDE　①妊娠期生殖道沙眼衣原体感染应首选阿奇霉素,非孕首选红霉素。红霉素可透过胎盘屏障,故妊娠妇女慎用。3版8年制《感染病学》P232:妊娠期首选红霉素、阿奇霉素均可,故答A。孕妇不宜使用四环素类、喹诺酮类,因可影响胎儿生长发育。②孕妇感染苍白密螺旋体(梅毒的病原体)首选青霉素治疗,青霉素过敏者可选用红霉素口服。

201. ABCDE　202. ABCDE　①登革病毒是登革热的病原体,主要通过伊蚊叮咬进入人体而致病。②人乳头瘤病毒为尖锐湿疣的病原体,主要通过性接触传播,间接传播、产道传播少见。

203. ABCDE　204. ABCDE　①淋病的病原体是淋病奈瑟菌,其首选药物为头孢曲松。②梅毒的病原体为梅毒螺旋体,其首选药物为青霉素,青霉素过敏者可改用红霉素、头孢曲松。

205. ABCDE　206. ABCDE　①男性青年,包皮周围出现小水疱,可自行好转痊愈,劳累时复发,应考虑生殖器疱疹,为单纯疱疹病毒感染所致。②女性青年,阴唇、阴道口菜花状赘生物,粉红色,应诊断为尖锐湿疣,为人乳头瘤病毒感染所致。

第十四篇 神经病学试题答案及详细解答

（正确答案为绿色的选项）

1. **ABCDE** ①一侧视束受损常表现为双眼对侧视野同向性偏盲，偏盲侧瞳孔直接对光反射消失。②视神经受损常表现为同侧视力下降或全盲。视交叉受损常表现为同侧眼鼻侧视野缺损。视辐射受损常表现为双眼对侧视野同向性偏盲。枕叶视中枢受损常表现为对侧偏盲。参阅9版《神经病学》P29。

2. **ABCDE** ①三叉神经为混合性神经，含有躯体感觉和一般运动两种神经纤维。其感觉神经自三叉神经半月节发出后，分为眼神经、上颌神经、下颌神经三支，分布于头皮前部、面部皮肤、眼鼻口腔内黏膜，因此左侧三叉神经麻痹可导致左侧面部感觉障碍。②三叉神经运动纤维与下颌神经融合后，支配咀嚼肌，因此左侧三叉神经麻痹可导致左侧咀嚼肌瘫痪，张口时下颌偏向左侧。③角膜反射通路：角膜→三叉神经眼支→三叉神经半月节→三叉神经感觉主核→两侧面神经核→面神经→眼轮匝肌→闭眼反应。可见，角膜反射由三叉神经眼支、面神经共同完成。当三叉神经受损时，可出现同侧角膜反射消失。④面部表情肌由面神经单一支配，因此三叉神经麻痹不会出现面部表情肌瘫痪，故答C。

3. **ABCDE** 舌前2/3味觉由面神经支配，舌后1/3味觉由舌咽神经支配，答案为C。

4. **ABCDE** ①舌咽神经和迷走神经彼此邻近，有共同的起始疑核，疑核发出的纤维随舌咽神经、迷走神经支配软腭、咽、喉部的横纹肌。疑核受损可表现为声音嘶哑、吞咽困难、饮水呛咳、咽反射消失等。②迷走神经背核发出的纤维终止于迷走神经丛的副交感神经节，发出的节后纤维分布于胸腹腔诸脏器，控制平滑肌、心肌、腺体的活动。下泌涎核发出的纤维随鼓室神经、岩浅小神经，终止于耳神经节，其节后纤维分布于腮腺，司腮腺分泌。面神经核发出的纤维随面神经下行，支配除咀嚼肌、上睑提肌以外的面部表情肌。三叉神经运动核发出的纤维随下颌神经走行，支配咀嚼肌、鼓膜张肌等。

5. **ABCDE** 迷走神经是混合性神经。①一般躯体感觉纤维：其胞体位于上神经节内，中枢突止于三叉神经脊束核，周围突分布于外耳道、耳郭凹面的部分皮肤。②一般内脏感觉纤维：其胞体位于下神经节内，中枢突止于孤束核，周围突分布于咽、喉、食管、气管、胸腹腔内脏器官。③特殊内脏运动纤维起自疑核。④副交感神经起自迷走神经背核。

6. **ABCDE** ①舌下神经核位于舌下神经三角深面，由该核发出的轴突组成舌下神经根，自前外侧沟出脑，支配舌肌的运动。②三叉神经运动核发出的纤维走行于下颌神经内，支配咀嚼肌的运动。迷走神经背核发出迷走神经副交感纤维，支配内脏运动。疑核发出迷走神经特殊内脏运动纤维，支配软腭、咽喉部的横纹肌。动眼神经核发出的纤维组成动眼神经，支配眼外肌的运动。③舌下神经核只受对侧大脑皮质脑干束支配，A、B、C、E均受双侧皮质脑干束的支配，故答D，参阅8版《神经病学》P45。

7. **ABCDE** ①动眼神经的运动纤维支配上睑提肌、上直肌、内直肌、下直肌、下斜肌，其副交感节后纤维支配瞳孔括约肌和睫状肌，参与缩瞳和调节反射。因此动眼神经受损常表现为同侧上睑下垂，眼球向外下斜视，不能内收，不能向上、下转动，复视，瞳孔散大，直接、间接对光反射均消失。②视神经受损常表现为同侧视力下降或全盲。三叉神经受损常表现为同侧面部分离性感觉障碍，同侧咀嚼肌无力。展神经受损常表现为同侧眼球内斜视，外展运动受限，复视。滑车神经受损表现为眼球位置稍偏上，向外下方活动受限，下视时出现复视。

8. **ABCDE** 下运动神经元性瘫痪由脑干运动神经核及其轴突组成的脑神经运动纤维、脊髓前角细胞及其轴突组成的前根、神经丛及其周围神经所致，常表现为腱反射减弱或消失、明显肌(肉)萎缩、肌张力降低、病理征阴性、神经传导检查异常、肌电图可有失神经电位。

9. ABCDE　①周围神经末梢受损常表现为双侧四肢远端对称性"手套"或"袜套"样感觉障碍。②脊髓后根受损常表现为根性(节段性)疼痛和感觉障碍。临床上很少单独出现脊髓后角受损。不同的神经丛、神经干受损的临床表现各异。参阅4版《实用神经病学》P19。

10. ABCDE　①锥体束受损时,大脑失去了对脑干和脊髓的抑制作用而出现异常反射,包括 Babinski 征、Oppenheim 征、Gordon 征、Chaddock 征。②Brudzinski 征属于脑膜刺激征,故答 E。

11. ABCDE　①Chaddock 征是指用竹签由外踝下方向前轻划至足背外侧,阳性表现为蹈趾背屈,其余各趾呈扇形散开。Chaddock 征属于病理反射,阳性提示锥体束损害。②皮质脑干束损害常表现为病灶对侧下面部表情肌瘫痪(如鼻唇沟变浅),伸舌偏向对侧,而皱眉、皱额、闭眼等均无障碍。脊髓丘脑束损害常表现为病灶对侧水平以下痛温觉及原始触觉障碍。薄束和楔束组成同侧脊髓后束,传导同侧躯干及上下肢肌、腱、关节的本体感觉和皮肤的精细触觉,损伤时常表现为闭目难立征、感觉性共济失调、精细触觉丧失。参阅2版8年制《系统解剖学》P309。

12. ABCDE　①小脑损害常表现为共济失调,指鼻试验阳性,轮替运动阳性,跟膝胫试验阳性,脊髓小脑损害可表现为意向性震颤,肌张力减低。②皮质运动区受损常表现为上运动神经元瘫痪或偏身感觉障碍、失语等。一侧脑干受损常导致交叉性瘫痪,或交叉性感觉障碍。基底神经节受损表现为舞蹈病,肌张力障碍,手足徐动,肢体强直等。脊髓横贯性损害常表现为受损部位以下运动、感觉、括约肌功能障碍;脊髓单侧损害常表现为脊髓半切损害综合征。

13. ABCDE　小脑损害常表现为共济失调,行走不稳,指鼻试验阳性,故答 B。

14. ABCDE　患者水平方向眼球震颤,指鼻试验阳性,跟-膝-胫试验阳性,病损应定位于小脑。患者血压180/100mmHg,头痛、眩晕,应考虑小脑出血。为明确诊断,首选颅脑 CT 检查。

15. ABCDE　①感觉过敏是指一般情况下对正常人不会引起不适感觉或只能引起轻微感觉的刺激,患者却感觉非常强烈,甚至难以忍受。正常情况下,臂丛损伤后应表现为支配肌麻痹及相应皮肤感觉区域感觉减退或消失。患者左臂丛损伤频发左上臂疼痛,该疼痛应属于痛觉过敏。②感觉倒错是指对刺激产生的错误感觉,常见于顶叶病变、癔症。放射性痛是指中枢神经病变时,疼痛不仅发生在局部,还扩散至神经支配区。扩散性痛是指刺激由一个神经分支扩散到另一个神经分支而产生的疼痛。牵涉痛是指内脏病变时出现在相应体表区的疼痛。

16. ABCDE　①大脑皮质与皮质下各中枢间上下行的投射纤维大部分经过内囊,故内囊受损常表现为偏身感觉障碍、对侧偏瘫、偏盲的三偏症状,少数患者可有病灶对侧中枢性面瘫、舌瘫或运动性失语。根据题干,本例应诊断为右侧内囊出血。②中央前回为躯体运动区,受损后将导致对侧肢体瘫痪、肌张力增高、腱反射亢进、病理征阳性。中央后回为躯体感觉区,受损后将导致对侧痛温觉丧失。

17. ABCDE　①上肢肌由臂丛支配,臂丛由 $C_{5\sim8}$ 和 T_1 前支组成。患者双上肢肌张力和肌力正常,说明臂丛未受损,且受损部位在 T_1 以下,故不答 D。②膝反射的中枢在 $L_{2\sim4}$,踝反射中枢在 $S_{1\sim2}$。患者双侧膝、踝反射亢进,此为上运动神经元受损的表现,说明受损部位在 L_2 以上、T_1 以下,故答 C 而不是 E。

18. ABCDE　①脊髓半侧伤常表现为受损平面以下同侧深感觉障碍,对侧痛温觉障碍,称为脊髓半切综合征(Brown-Sequard 综合征),常见于髓外占位性病变、脊髓外伤。患者一侧 C_5 平面以下痛觉消失,对侧深感觉消失,应诊断为脊髓半侧损伤。②脊髓横贯伤常表现为截瘫。脊髓后根伤常表现为单侧节段性感觉障碍。脊髓前联合受损常表现为双侧节段性对称性分离性感觉障碍。脊髓后角损伤常表现为患侧节段性分离性感觉障碍。

19. ABCDE　①运动性失语是 Broca 区受损所致,常表现为患者能听懂他人的讲话内容,但不能讲话,见于脑梗死、脑出血。为明确诊断,应首选头颅 CT 检查。②颈动脉 B 超、经颅多普勒超声常用于动脉粥样硬化的诊断。超声心动图常用于心脏病变的诊断。脑电图常用于癫痫的诊断。

20. ABCDE　①丘脑受损常表现为对侧感觉缺失、对侧偏身自发性疼痛(丘脑痛)。患者有高血压病史多

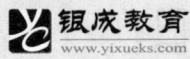
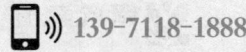

第十四篇 神经病学试题答案及详细解答

年,突发头痛,右侧偏身感觉减退伴轻度自发疼痛,应诊断为左侧丘脑出血,故答 C 而不是 D。②下丘脑受损常表现为尿崩症。上丘脑受损常表现为双侧瞳孔对光反射消失、眼球垂直同向运动障碍。底丘脑受损常表现为以对侧上肢为重的舞蹈运动。

21. **ABCDE** 22. **ABCDE** ①Babinski 征是指用竹签在足底外侧自后向前划过,阳性表现为跗趾背屈,其余各趾呈扇形散开。Babinski 征阳性提示锥体束受损、昏迷、深睡眠的正常人。②患者双足并拢站立,双手向前平伸、闭目。闭眼时出现摇摆甚至跌倒,称为 Romberg 征(闭目难立征)阳性,提示小脑病变、脊髓后束病变。③Brudzinski 征和 Kernig 征均属于脑膜刺激征,阳性常见于脑膜炎。Weber 综合征为大脑后动脉脚间支或脉络膜后动脉梗阻引起的交叉性瘫痪,表现为病灶侧动眼神经瘫痪,对侧面神经、舌下神经及肢体的上运动神经元瘫痪。

23. **ABCDE** 24. **ABCDE** ①Babinski 征阳性提示锥体束受损,1 岁半以下的婴儿由于锥体束未发育成熟,Babinski 征可呈阳性。②患者取坐位,腰背挺直,做最大限度的屈颈低头,正常人下颌角触及胸骨柄而无不适,如在 1 分钟内出现肩臂痛、麻木、头昏耳鸣、站立不稳、下肢麻木无力等任何一项,称为屈颈试验阳性,提示颈椎病、C_{1-4} 神经根受刺激。③Kernig 征阳性提示腰骶段脊神经根受刺激。单侧节段性分离性感觉障碍常见于脊髓一侧后角病变,如脊髓空洞症;双侧对称性节段性分离性感觉障碍常见于脊髓中央部病变,如脊髓内肿瘤。共济失调常见于前庭系统、小脑受损。

25. **ABCDE** 26. **ABCDE** 27. **ABCDE** ①感觉过敏是指仅有轻微感觉的刺激引起患者强烈的感觉,常见于浅感觉障碍。②感觉异常是指没有外界刺激时,患者有自发感觉,如麻木感、蚁走感,但客观检查无感觉障碍,常见于周围神经病变、自主神经病变。③抑制性感觉障碍包括感觉缺失、完全性感觉缺失、分离性感觉障碍、感觉减退等。

28. **ABCDE** 偏头痛的特点是反复发作,多为单侧、中重度、搏动性头痛,常伴恶心、呕吐,多见于中青年女性,多为无先兆偏头痛。

29. **ABCDE** ①紧张型头痛常表现为双颞部、额顶部、枕部头痛,呈紧箍感、压迫感等,头痛可呈发作性或持续性,但多无恶心呕吐、畏光畏声,疼痛部位肌肉可有压痛点。根据题干,本例应诊断为紧张型头痛。②血管性头痛多表现为高血压患者额、枕部搏动性头痛,患者无高血压,故不答 A。交感神经型颈椎病可有头痛或偏头痛,在头部转动时加剧,可伴恶心呕吐、视物模糊、视力下降等。无先兆偏头痛常表现为一侧搏动性头痛,伴恶心呕吐、出汗、畏光等。体检张口颞颌关节无弹响,故不答 D。

30. **ABCDE** ①患者头痛发作前视物模糊,有暗影,此为先兆症状。每次发作头痛不超过 72 小时,神经系统体检和颅脑 CT 检查无异常,应诊断为偏头痛。②偏头痛急性发作时,首选乙酰氨基酚,如无效可用曲普坦类。严重发作时,可直接选用偏头痛的特异性治疗药物曲普坦类,故答 D。③氟桂利嗪常用于偏头痛的预防性治疗。

31. **ABCDE** ①苯噻啶为 5-羟色胺(5-HT)受体拮抗剂,能降低偏头痛的发作频率、减轻发作程度,疗效显著,副作用少,但对偏头痛急性发作无即刻缓解作用,故临床上常作为预防治疗药物。②麦角胺咖啡因、舒马曲普坦均为 5-HT 受体激动剂,均可终止偏头痛的急性发作,常用于治疗中、重度偏头痛的急性发作。阿司匹林为抗血小板药,不适合偏头痛的治疗。消炎痛为非特异性镇痛药物,一般用于急性发作期的治疗,而不用于预防性治疗。

32. **ABCDE** ①大型随机对照试验研究表明,β 受体阻滞剂普萘洛尔、美托洛尔可用于偏头痛的预防性治疗,其作用机制不清。②舒马曲普坦、麦角胺咖啡因为治疗偏头痛的特异性药物。偏头痛合并烦躁者,可给予地西泮镇静。甲芬那酸(甲灭酸)为解热镇痛药,可用于轻、中度偏头痛的镇痛治疗。

33. **ABCDE** ①患者反复发作额颞部搏动样头痛,有伴随症状(恶心呕吐、怕光)、先兆症状(视物变形和亮点),脑内无器质性病变(多次脑 CT 正常),应诊断为有先兆偏头痛,急性发作时首选麦角胺治疗。麦角胺为 $5-HT_1$ 受体非选择性激动剂,能终止偏头痛的急性发作,为控制偏头痛发作的首选药。②哌替啶属阿片类药物,易成瘾,不建议常规应用,仅用于麦角胺、曲普坦类不宜使用的病例,如合并心脏病、周围血

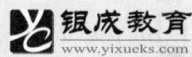

1333

管病、妊娠期偏头痛等。舒马曲普坦(英明格)适用于麦角胺治疗无效者。丙戊酸仅用于预防性治疗，对急性发作效果不佳。乙酰氨基酚常用于轻、中度偏头痛。

34. **ABCDE** ①短暂性脑缺血发作多见于老年人，脑内无责任病灶，神经系统检查无异常。②脑出血、脑梗死、蛛网膜下腔出血，均有脑内责任病灶，症状不可能在30分钟内自行缓解，故不答B、C、D。失神发作多见于儿童，青春期前停止发作，故答A而不是E。

35. **ABCDE** ①老年女性，发作性肢体无力伴言语不利，30分钟内缓解，颅脑CT无责任病灶，应诊断为短暂性脑缺血发作。②癫痫发作的特点与题干不符。脑出血、脑梗塞(死)患者颅脑CT检查均可有阳性发现。自发性低血糖不会出现单侧肢体无力。

36. **ABCDE** ①患者病程仅1小时，不可能为脑炎、脑肿瘤，故不答A、B。②老年男性，睡醒后发现右侧偏瘫，右侧Babinski征阳性，头颅CT未见异常，应诊断为缺血性脑卒中，而不是脑出血、蛛网膜下腔出血，因为脑出血、蛛网膜下腔出血急诊CT检查多有阳性发现，故答C而不是D、E。

37. **ABCDE** 脑血栓形成最常见的病因是脑动脉粥样硬化，高龄、高血压病、高脂血症、糖尿病、吸烟等是其重要的危险因素。

38. **ABCDE** ①小脑出血常表现为眼球震颤、病变侧共济失调、站立不稳、行走不稳、肌张力降低、颈项强直，无偏瘫。根据题干，本例应诊断为小脑出血。②脑室出血常表现为头痛，呕吐，脑膜刺激征阳性，昏迷，双侧瞳孔针尖样大，病理征阳性。延髓出血常表现为突然猝倒、意识障碍、血压下降、呼吸骤停，继而死亡。脑桥出血常表现为突然头痛、呕吐、眩晕、复视、眼球不同轴、侧视麻痹、交叉性瘫痪等。丘脑出血常表现为垂直凝视或侧视麻痹、双眼分离性斜视、凝视鼻尖、瞳孔对光反射迟钝。

39. **ABCDE** 心源性脑栓塞最常见的病因是心房颤动，约占50%。栓子主要来源于左心耳。心房颤动可造成血流缓慢淤滞，在低剪切率作用下激活凝血级联反应，最后形成红色血栓，导致脑栓塞。

40. **ABCDE** ①青年男性，突发剧烈头痛，脑膜刺激征阳性，CT示脑沟及脑池密度增高，应诊断为蛛网膜下腔出血。②脑血管痉挛不会有CT阳性发现。患者病程仅3小时，脑栓塞、急性脑梗死CT检查多无阳性发现。患者病程仅3小时，不可能为急性脑膜炎。

41. **ABCDE** ①偏瘫是指一侧肢体的上下肢瘫痪，如缺血性卒中常表现为对侧肢体偏瘫。②吉兰-巴雷综合征常表现为肢体对称性迟缓性瘫痪。癫痫常表现为全身强直-阵挛发作。急性脊髓炎常表现为截瘫。蛛网膜下腔出血常表现为头痛、脑膜刺激征，若为大脑动脉瘤破裂，可表现为偏瘫、失语、抽搐。

42. **ABCDE** ①脑梗死又称脑缺血性卒中，是指各种原因所致脑部血液供应障碍，导致局部脑组织缺血、缺氧性坏死，包括脑血栓形成、脑栓塞、腔隙性梗死等。②脑出血、蛛网膜下腔出血均属于脑出血性病变，并不是脑缺血所致，故不答B、C、D。短暂性脑缺血发作为脑血管功能性病变，故不答E。

43. **ABCDE** 延髓背外侧综合征由小脑后下动脉或椎动脉供应延髓外侧的分支动脉闭塞所致，主要表现如下。①前庭神经核损害:眩晕、恶心、呕吐、眼球震颤;②疑核、舌咽、迷走神经损害:饮水呛咳、吞咽困难、构音障碍;③绳状体、脊髓小脑束、部分小脑半球损害:病灶侧肢体共济失调;④交叉性感觉障碍:同侧面部痛温觉缺失(三叉神经束核损害)，对侧偏身痛温觉丧失(脊髓丘脑束损害);⑤交感神经下行纤维损害:Horner综合征。锥体束征阳性为锥体束损害的表现。

44. **ABCDE** ①心肌梗死后附壁血栓脱落，易随血流造成脑栓塞。脑栓塞的栓子最常来源于心脏，占60%~75%。②蛛网膜下腔出血最常见的病因是颅内动脉瘤。脑血栓形成最常见的病因是动脉粥样硬化。脑出血最常见的病因为高血压。脑动脉炎的常见病因为梅毒螺旋体感染等。

45. **ABCDE** ①心房颤动多伴左心房球形血栓，脱落后容易造成心源性脑栓塞，表现为突发缺血性脑卒中，早期CT检查可能为阴性。根据题干，本例应诊断为心源性脑栓塞。②动脉粥样硬化血栓形成多缓慢起病。脑出血、硬脑膜下出血时，颅脑CT多有阳性发现。腔隙性脑梗死病灶较小，症状较轻。

46. **ABCDE** 基底节脑出血最常见的病因是原发性高血压(占50%~60%)，其次为淀粉样变(占20%~30%)、动脉瘤、动静脉畸形等。参阅上海科技出版社4版《实用神经病学》P432。

第十四篇　神经病学试题答案及详细解答

47. **ABCDE**　①老年患者,突发偏瘫,颅脑 CT 示内囊区高密度影,应诊断为脑出血。②A、B、C、E 均不符合颅脑 CT 结果。

48. **ABCDE**　①患者颅内压增高,脑膜刺激征,问话不能正确回答,应考虑意识障碍或语言中枢受累,故答 E。因为丘脑为网状上行系统的组成部分,受累后可有意识障碍;语言中枢位于大脑皮质。②小脑受损常表现为共济失调,指鼻试验、跟-膝-胫试验、闭目难立征阳性,眼震颤、吟诗样语言等,故不答 A、C。基底核受损表现为偏瘫,故不答 B。延髓受损常导致呼吸骤停而死亡,故不答 D。

49. **ABCDE**　①高血压脑出血以基底节区最常见,占所有脑出血的 60%~75%。②脑干出血约占 10%,小脑出血约占 10%,脑室出血占 3%~5%,脑叶出血占 5%~10%。

50. **ABCDE**　高血压患者,意识模糊伴剧烈呕吐,CT 示左侧基底节区高密度影,应诊断为基底节出血,最常见的原因是豆纹动脉破裂。豆纹动脉自大脑中动脉成直角发出,承受压力较高的血流冲击,易破裂出血,故又称为出血动脉。若选项中没有豆纹动脉,则选大脑中动脉作为正确答案。

51. **ABCDE**　天气寒冷为高血压患者脑出血的常见诱因,并不是导致脑出血的直接因素,导致脑出血的直接因素为血压急剧升高,故答 B。

52. **ABCDE**　①患者为高血压脑出血,预防的关键是控制高血压。研究表明,未经治疗的高血压者发生脑卒中的概率比控制高血压者高 10 倍,故答 B。参阅上海科技出版社 4 版《实用神经病学》P434。②长期使用他汀类、阿司匹林,可预防心肌梗死的发作。B 族维生素不能预防脑出血。尼莫地平可缓解脑血管痉挛。

53. **ABCDE**　高血压脑内血肿按出血部位分为三型。①外侧型:血肿位于内囊外侧(大脑皮质下及壳核),手术时对脑组织损伤较小,术后并发症较少,宜积极手术治疗;②内侧型:血肿位于内囊内侧(丘脑、脑干),手术时组织受损较重,术后并发症多;③小脑型:血肿位于小脑半球,易形成脑疝,应尽快手术。因此高血压脑内血肿手术治疗的最佳适应证为外侧型血肿,病情加重。

54. **ABCDE**　①确诊自发性蛛网膜下腔出血,首选头部 CT 检查,准确率几近 100%,常表现为脑池和蛛网膜下腔高密度影,答案为 B。②对于疑有蛛网膜下腔出血的患者不宜做腰椎穿刺,以免诱发脑疝。蛛网膜下腔出血的病灶,在发病后 1~2 周内头颅 MRI 很难显示,故 MRI 不能用于本病的早期诊断。脑血管造影是诊断颅内动脉瘤的"金标准"。头颅正侧位 X 线片对本病无诊断价值。

55. **ABCDE**　①蛛网膜下腔出血最常见的病因是颅内动脉瘤,动脉瘤的大小与破裂出血的风险有关,直径>10mm 者极易破裂,故不答 A。②血压越高,颅内动脉瘤当然越容易破裂出血,故不答 B。③颅内压剧烈变化可造成脑血流量急剧增加或减少,导致颅内动脉瘤破裂,故不答 D。④脑血管畸形范围越大,越易形成畸形血管团,血管壁越薄弱,越易破裂出血,故不答 E。⑤排除 A、B、D、E 后,正确答案为 C。

56. **ABCDE**　蛛网膜下腔出血患者脑底部或脑表面血管破裂后,血液进入蛛网膜下腔,通过围绕在脑和脊髓周围的脑脊液迅速播散,刺激脑膜可引起脑膜刺激征。B、C、D、E 一般不会出现脑膜刺激征阳性。

57. **ABCDE**　患者头颅 CT 示高密度影,说明为出血病灶,故可首先排除 A、B、C。患者有脑膜刺激征,头颅 CT 示脑沟、脑池高密度影,应诊断为蛛网膜下腔出血。脑出血不会出现颈项强直。

58. **ABCDE**　59. **ABCDE**　60. **ABCDE**　61. **ABCDE**　①对于偶尔发作的短暂性脑缺血发作(TIA),应口服阿司匹林或氯吡格雷等,行抗血小板治疗。②对于频繁发作的 TIA,应使用低分子肝素、华法林等,行抗凝治疗。③急性缺血性脑卒中起病 3 小时内,应行静脉溶栓治疗,常用的药物是重组人纤溶酶原激活剂等。④未行溶栓治疗的急性缺血性脑卒中患者,应在起病 48 小时内,尽早服用阿司匹林等,行抗血小板治疗。

62. **ABCDE**　63. **ABCDE**　64. **ABCDE**　①导致脑梗死最常见的病因是脑血栓形成,占 50%~60%。②心房颤动时左心房收缩性降低,血流缓慢淤滞,易导致附壁血栓,栓子脱落易引起脑栓塞。心房颤动是心源性脑栓塞最常见的病因。③分水岭脑梗死是指脑内相邻动脉供血区之间的边缘带发生的脑梗死。④短暂性脑缺血发作是由局部脑或视网膜缺血引起的短暂性神经功能缺损。腔隙性脑梗死是指

1335

大脑半球或脑干深部的小穿通动脉,在长期高血压等危险因素基础上,血管壁发生病变,最终管腔闭塞,导致脑组织缺血引起的脑梗死。

65. ABCDE　66. ABCDE　67. ABCDE　①患者反复发生命名物名困难,每次持续2~15秒,无神经系统器质性病变,头颅CT正常,应诊断为短暂性脑缺血发作(TIA)。A、B、C、D均不会自行恢复正常,头颅CT检查常有阳性发现。②患者发生命名性失语,其病损定位于优势半球颞中回后部,此为大脑后动脉闭塞所致,故答D。基底动脉或椎动脉闭塞常引起脑干梗死,表现为眩晕、四肢瘫痪、共济失调、昏迷。颈内动脉闭塞常表现为对侧偏瘫、偏身感觉障碍、同向偏盲。大脑前动脉闭塞常表现为运动性失语,而不是命名性失语。③心房颤动患者易形成附壁血栓,血栓脱落可引起脑栓塞,因此伴发心房颤动的TIA,属于脑卒中高危患者,应使用华法林行抗凝治疗,而不是抗血小板治疗,故B而不是A。阿司匹林为抗血小板制剂,仅用于偶尔发作的脑卒中低危TIA患者。丙戊酸钠常用于预防偏头痛。胞二磷胆碱常用于治疗颅脑损伤。降纤酶适用于高纤维蛋白原血症的TIA患者。

68. ABCDE　69. ABCDE　70. ABCDE　①患者急诊头颅CT检查未见异常,可首先排除B、D,因为脑出血、蛛网膜下腔出血均可发现高密度影。根据题干所述,不可能诊断为癫痫发作,故不答E。脑血栓形成、脑栓塞发病24小时内均可表现为头颅CT正常,但前者多见于60岁以上的老年人,常在安静状态起病,起病缓慢(数小时至2天);后者常见于青壮年,常在活动中急骤发病,多有心房颤动病史。根据题干,本例应诊断为脑血栓形成而不是脑栓塞,故答A。②大脑中动脉血栓形成常表现为对侧偏瘫、偏身感觉障碍、同向性偏盲、优势半球受累可出现失语。患者右侧偏瘫、失语,应诊断为左侧大脑中动脉血栓形成,故答B。大脑前动脉血栓形成常表现为截瘫、运动性失语、下肢感觉障碍、面部无受累。基底动脉血栓形成常表现为眩晕、四肢瘫痪、共济失调、瞳孔大小固定等。③患者脑血栓形成未超过4.5小时,应首选静脉溶栓治疗。一般不在溶栓治疗后24小时内进行抗凝或抗血小板治疗,以免增加脑出血风险,故不答A、C。外科手术治疗不宜在发病24小时内进行,故不答D、E。

71. ABCDE　72. ABCDE　73. ABCDE　①老年患者,高血压,活动时突发头痛、呕吐、眩晕,应考虑脑出血。患者双眼震颤,右手指鼻不准,右侧跟膝胫试验阳性,应诊断为小脑出血。由于小脑出血的临床表现位于病灶同侧,因此本例应诊断为右小脑半球出血,答案为A。②脑出血的诊断,首选头颅CT检查。脑血管造影常用于脑血管畸形的诊断。详细追问有关病史不能确诊脑出血。脑电图常用于诊断癫痫发作。脑出血患者,严禁行腰椎穿刺+脑脊液检查,以免诱发脑疝。③对于脑出血的患者应首先快速静脉注射甘露醇,降低颅内压,然后根据病情决定是否手术治疗。利血平副作用较多,临床上少用,故不答A。快速静脉滴注地塞米松不能降低颅内压,故不答B。D显然不是正确答案。小脑出血≥10ml,才需手术治疗,故不答E。

74. ABCDE　75. ABCDE　76. ABCDE　①患者突发头痛,一过性意识障碍,无颅内局灶性体征,有颈项强直及脑膜刺激征,应诊断为蛛网膜下腔出血。脑梗死好发于老年人,起病较慢,多无头痛、意识障碍及脑膜刺激征,故不答A。高血压脑出血、脑动静脉畸形出血均有明显的三偏征,而脑膜刺激征不重。颅脑肿瘤不会突然发病,故不答E。②诊断蛛网膜下腔出血首选头颅CT检查,准确率约为100%。蛛网膜下腔出血不宜做腰椎穿刺,以免诱发脑疝。脑电图常用于诊断癫痫。视力检查、视神经孔像具有辅助诊断价值,不能确诊本病。③蛛网膜下腔出血患者,若为后交通动脉瘤破裂出血则可压迫邻近的动眼神经,产生动眼神经麻痹,表现为患侧上睑下垂,瞳孔散大。面神经麻痹常表现为面部表情肌瘫痪。小脑幕切迹疝常表现为患侧瞳孔散大,但不会出现上睑下垂。题干未述及糖尿病,故不答D。视神经受损常导致视力减退或丧失,故不答E。

77. ABCDE　①儿童重症肌无力以眼肌型最多见,大多数病例仅限于眼外肌麻痹,很少累及全身骨骼肌。常表现为一侧或双侧眼睑下垂。②"易发生延髓肌瘫痪,易发生重症肌无力危象"为成年重型肌无力的特点。

78. ABCDE　①重症肌无力常表现为受累骨骼肌病态疲劳,严重者可出现呼吸肌受累,以致不能维持正常的换气功能,称为重症肌无力危象,包括肌无力危象、胆碱能危象和反拗危象。反拗危象是指患者突然对抗胆碱酯酶药物不敏感,从而出现严重的呼吸困难。②一旦发生反拗危象,应立即停用抗胆碱酯酶药物新斯的明,以减少气管内分泌物;同时行气管插管或气管切开,进行人工辅助呼吸。

79. ABCDE ①患者双眼睑下垂,视物成双,吞咽困难,劳累时加重,休息后缓解,应考虑重症肌无力。为明确诊断,须进行的检查包括肌疲劳试验、新斯的明试验、常规肌电图检查、胸部 MRI 检查。②重症肌无力应行乙酰胆碱受体抗体滴度测定,而不是乙酰胆碱抗体检测。

80. ABCDE ①中年女性,右眼睑下垂,复视,四肢无力,休息后减轻,疲劳后加重,应诊断为重症肌无力,主要是由神经-骨骼肌接头处(终板膜上)的乙酰胆碱受体破坏所致。②神经-骨骼肌接头由接头前膜、接头间隙、接头后膜(终板膜)组成。运动神经末梢电压门控 Ca^{2+} 通道失活将导致神经-骨骼肌接头信息传递受阻。终板膜因胆碱酯酶失活而持续去极化,将导致骨骼肌持续收缩,表现为肌肉震颤。神经-骨骼肌接头处乙酰胆碱释放减少、骨骼肌肌膜上的电压门控 Na^+ 通道失活均可导致骨骼肌收缩力减弱,但并不是重症肌无力的发病机制。

81. ABCDE ①患者全身无力,双眼睑下垂,晨轻暮重,应诊断为重症肌无力。②为明确诊断,可行胸腺 CT 检查,以确定有无胸腺瘤。重复神经电刺激为重症肌无力的确诊检查方法。约5%的重症肌无力患者合并有甲状腺功能亢进症,因此可行甲状腺功能检查。新斯的明试验阳性有助于本病的诊断。③重症肌无力是神经-肌肉接头传递障碍所致,肌肉本身无病变,故无须进行肌肉活检。

82. ABCDE 万古霉素可抑制神经-骨骼肌接头处的兴奋传递,加重重症肌无力症状,严禁使用。

83. ABCDE ①胆碱酯酶抑制剂可使瞳孔括约肌收缩,导致瞳孔缩小。②胆碱酯酶抑制剂可导致体内乙酰胆碱堆积,使心率减慢、心输出量下降。③大剂量胆碱酯酶抑制剂可增加唾液腺的基础分泌,导致流涎。④若重症肌无力患者对胆碱酯酶抑制剂不敏感,可导致反拗危象,出现严重的呼吸困难。

84. ABCDE ①重症肌无力危象分为肌无力危象、胆碱能危象和反拗危象3型。胆碱能危象是由抗胆碱酯酶药物使用过量所致,常表现为患者肌无力加重,并出现明显胆碱酯酶抑制剂的不良反应,如肌束颤动、毒蕈碱样反应等。②肌无力危象是由疾病本身发展所致,常由感染、分娩、氨基糖苷类药物等诱发。反拗危象是由抗胆碱酯酶药物突然失效所致。

85. ABCDE ①重症肌无力常表现为受累骨骼肌病态疲劳。肌无力于下午或傍晚因活动劳累后加重,晨起或休息后减轻,称为晨轻暮重。②重症肌无力多以脑神经支配的肌肉最先受累,首发症状常为眼外肌麻痹,如上睑下垂、斜视、复视等。重复神经电刺激的典型表现为动作电位波幅第5波比第1波在低频刺激时递减10%以上,或高频刺激时递减30%以上。

86. ABCDE ①醛固酮的生理作用是保钠保水排钾,原发性醛固酮增多症患者由于醛固酮分泌增多,尿钾排出增加,造成血钾浓度降低,可导致肌无力。由于肌无力的直接原因为低钾血症,故最佳答案为 E 而不是 D。②持续性高血压、钠水潴留过多都是原发性醛固酮增多症的常见临床表现。

87. ABCDE ①周期性瘫痪是一组反复发作的以骨骼肌弛缓性瘫痪为特征的肌病,与钾代谢异常有关,分为低钾型、高钾型和正常钾型周期性瘫痪。对于频繁发作者,可在发作间歇期给予乙酰唑胺以预防发作。乙酰唑胺对各型周期性瘫痪均有效,其作用机制未明。请注意:乙酰唑胺可增加尿钾排出,降低血钾浓度,但能预防低钾型周期性瘫痪的发作。古德曼·吉尔曼《治疗学的药理学基础》P590 认为其机制不明,可能与乙酰唑胺诱发的代谢性酸中毒有关。类似的,与药理作用相反的适应证还有氢氯噻嗪为利尿药,可用于尿崩症的治疗。②胸腺摘除适用于药物治疗无效的重症肌无力。泼尼松可用于预防正常钾型周期性瘫痪。吡啶斯的明也称溴吡斯的明,为抗胆碱酯酶药物,常用于治疗重症肌无力。卡马西平为癫痫部分性发作的首选药。

88. ABCDE   89. ABCDE   90. ABCDE ①动眼神经麻痹常表现为上睑下垂、眼裂变小、眼球向外下斜视、不能向上向内向下转动、复视、瞳孔散大、对光反射及调节反射均消失。瞳孔对光反射的通路:视网膜→视神经→视交叉→双侧视束→上丘臂→中脑顶盖前区→双侧动眼神经副核→动眼神经→睫状神经节→节后纤维→瞳孔括约肌收缩→双侧瞳孔缩小。故动眼神经受损,可导致直接对光反射消失。②霍纳综合征为颈交感神经受累所致,常表现为患侧眼睑下垂、眼裂缩小、瞳孔缩小、眼球下陷、结膜充血、面部无汗。颈交感神经不参与对光反射的调节,故霍纳综合征患者直接对光反射正常。③重症肌无力眼肌型仅累及眼外肌,常表现为上睑下垂、眼裂缩小、复视、瞳孔正常。因不累及动眼神经,故直接对光反射正常。

91. ABCDE　92. ABCDE　93. ABCDE　①甲状腺功能亢进症(甲亢)患者突发双下肢软瘫,膝反射减退,无肌萎缩,Babinski 征阴性,颅脑 CT 正常,可排除中枢性瘫痪,应诊断为甲亢性周期性瘫痪。甲状腺毒症心脏病(甲亢性心脏病)不会出现四肢软瘫,故不答 A。甲亢性肌炎病程缓慢,常表现为进行性加重的肌无力,但无瘫痪和感觉障碍。重症肌无力常表现为部分或全身骨骼肌无力和极度疲劳,晨轻暮重,休息可减轻。癔症常因精神因素诱发,无躯体疾病。②甲亢性周期性瘫痪导致双下肢瘫痪的主要原因是血钾降低。③其治疗为补钾,可静脉滴注氯化钾溶液。

94. ABCDE　①老年患者,一侧肢体静止性震颤,肌张力齿轮样增高,运动迟缓,应诊断为帕金森病,为黑质多巴胺能系统受损所致。②大脑皮质受损常表现为感觉丧失、四肢随意运动障碍。小脑受损常表现为共济失调。内囊受损常表现为三偏综合征。脑桥受损常表现为交叉性瘫痪。

95. ABCDE　①帕金森病常表现为静止性震颤(出现 4~6Hz 频率震颤)、写字过小("小字征")、前冲步态或慌张步态、步幅小、步态窄,故答 B。②"行走不稳,易摔倒"为帕金森病的晚期表现。

96. ABCDE　①氟桂利嗪属于哌嗪类钙拮抗药,可阻断 Ca^{2+} 内流,同时对内源性多巴胺具有阻滞作用,在用药数周或数月后可出现帕金森综合征。患者服用氟桂利嗪 3 个月后出现动作徐缓、僵硬、手部震颤、面具脸、肌张力增高,应诊断为药物性帕金森综合征。②原发性帕金森病是指病因未明的帕金森综合征,约占所有帕金森综合征的 75%。A、D 均属于继发性帕金森综合征。帕金森叠加综合征是指一组神经系统的变性疾病,临床症状类似帕金森病,但病变范围更广泛。

97. ABCDE　①65 岁以上的帕金森病患者治疗首选复方左旋多巴,必要时可加用多巴胺受体激动剂、单胺氧化酶 B 型抑制剂或儿茶酚-氧位-甲基转移酶抑制剂。司来吉兰为单胺氧化酶 B 型抑制剂,能阻止脑内多巴胺的降解,增加多巴胺浓度,与复方左旋多巴合用可增强疗效,改善症状波动,活动性溃疡患者禁用。②金刚烷胺进入脑组织后可促进多巴胺的释放,延缓多巴胺代谢,从而发挥抗震颤作用,但肾功能不全者禁用。溴隐亭为麦角类多巴胺受体激动剂,可导致心脏瓣膜病变、肺胸膜纤维化,国内已停用。苯甲托品、苯海索均属于抗胆碱能药物,青光眼患者禁用。

98. ABCDE　99. ABCDE　100. ABCDE　101. ABCDE　①老年男性,静止性震颤,肌张力明显增高,运动迟缓,面容呆板,慌张步态,应诊断为帕金森病。小舞蹈病也称风湿性舞蹈病,常表现为面、手、足快速舞蹈样不自主运动,肌张力降低。亨廷顿病常表现为舞蹈样不自主运动、运动性震颤。肝豆状核变性常自幼发病,表现为肢体舞蹈样及手足徐动样动作,肌张力增高,静止性、意向性或姿势性震颤,K-F 环。肌张力障碍常表现为扭转痉挛、痉挛性斜颈、手足徐动症、书写痉挛等。②65 岁以上帕金森病患者的治疗首选左旋多巴,对震颤、强直、运动迟缓均有较好疗效。地西泮为镇静催眠药,氯丙嗪为吩噻嗪类抗精神病药,D-青霉胺为抗风湿药,均不适用于帕金森病的治疗。多巴胺不易通过血脑屏障,不用于帕金森病的治疗,左旋多巴为多巴胺的前体,可进入中枢转变为多巴胺发挥治疗作用。③A、B、D、E 均为黑质受损,脑内多巴胺含量下降,乙酰胆碱功能相对亢进所致,故左旋多巴可改善这些症状。但静止性震颤不是由黑质病变引起,而是丘脑外侧腹核功能异常所致,因此左旋多巴不能缓解静止性震颤。④目前帕金森病的治疗,只能改善症状,不能阻止病情进展,更无法治愈。

102. ABCDE　①继发性癫痫也称症状性癫痫,是指由各种明确的中枢神经系统结构损伤或功能异常所致的癫痫,其病因明确,任何局灶性或弥漫性脑部疾病,均可引起癫痫,故脑内常有器质性病变,如皮质发育异常、颅内肿瘤、脑外伤等(C 对)。②继发性癫痫若能明确病因,行病因治疗效果较好,故不答 B。③继发性癫痫的初发年龄多在 20 岁以前,各年龄段均可发病。儿童开始发病为特发性癫痫的特点,故不答 D。④癫痫发作的国际分类将癫痫分为 3 类,即全面性发作、部分性发作、不能分类的癫痫发作。继发性癫痫由于病因明确,可归为前两类,故不答 E。

103. ABCDE　①癫痫全面性发作起源于双侧脑部,因此症状涉及双侧肢体,而患者发作仅涉及左上肢及口角,故不答 A、B、E,因为 A、B、E 均属于全面性发作。②单纯部分性发作、复杂部分性发作均属于癫痫部分性发作,前者无意识障碍,后者有意识障碍,而患者每次发作都出现短暂意识障碍,故答 D 而不是 C。

104. ABCDE　①失神发作的典型表现是突然短暂(5~10 秒)的意识丧失和正在进行的动作中断,双眼茫然凝视,呼之不应,可伴失张力,如手中持物坠落,一般不会跌倒,事后对发作全无记忆。发作后立即清醒,醒后不能回忆,发作间期查体无异常。根据题干,本例应诊断为失神发作。②强直-阵挛性发作从发作到意识恢复需 5~15 分钟,故不答 A。复杂部分性发作多见于成人,常有意识障碍。单纯部分性发作无意识障碍,故不答 C。患者仅有手持物体失落,而无肌痉挛性发作,故不答 D。

105. ABCDE　①患者意识丧失 10 分钟,全身强直伴抽搐,应诊断为强直-阵挛发作。②单纯性发作不是规范化名称,故不答 A。失神发作、复杂部分性发作均可有意识障碍,但均不会出现强直抽搐,故不答 C、D。单纯部分性发作不会出现意识丧失,故不答 E。

106. ABCDE　①患者"事后不能回忆",说明存在意识障碍,故可首先排除 A、B、D。因为单纯运动性发作、单纯感觉性发作均属于单纯部分性发作,均无意识障碍。②患者发作开始时无意识障碍,发作后期才出现意识障碍,因此可排除癫痫全面性发作,故不答 E,因为失神发作属于全面性发作,常表现为发作初期就有意识障碍。③排除 A、B、D、E 后,得出正确答案为 C。

107. ABCDE　①诊断癫痫的最主要依据是临床表现,而不是脑电图,详细而准确的病史是诊断癫痫的主要依据。因患者发作时大多数伴有意识障碍,故应详细询问患者的亲属或目击者。②脑电图是诊断癫痫最重要的辅助检查方法,阳性率仅 50%左右。癫痫发作间歇期行神经系统检查常为阴性,故不能作为诊断依据。脑 CT 主要用于排除脑内其他病变。脑脊液检查对癫痫的诊断价值不大。

108. ABCDE　①正电子发射计算机断层(PET)显像可反映脑组织局部代谢变化,可用于癫痫病灶的定位诊断。②发作时脑电图上有无痫样发电、对抗癫痫治疗是否有效,是鉴别癫痫发作与假性癫痫的关键。典型临床表现是确定癫痫发作类型的主要依据。头颅 CT 或 MRI 检查可用于了解脑结构病变,有助于鉴别原发性癫痫和继发性癫痫。临床上,主要根据发作类型来选择抗癫痫药物。

109. ABCDE　①男性青年,突发四肢抽搐,强直,口吐白沫,小便失禁,发作约 3 分钟,间歇期正常,应诊断为癫痫。②癔症多在有人的场所发作,无小便失禁,每次发作多长达数小时,故不答 D。晕厥、脑血管意外、中暑均不可能在发作 3 分钟后缓解,故不答 A、C、E。

110. ABCDE　①假性癫痫发作是由心理障碍而非脑电紊乱所致,故脑电图正常。患者常表现为哭叫、手足抽动、过度换气、眼睑紧闭、眼球乱动,但瞳孔对光反射存在,无大小便失禁,病理征阴性。根据题干,本例应诊断为假性癫痫发作。②晕厥为脑缺血缺氧所致的意识瞬间丧失和跌倒,多有明显诱因,跌倒时较缓慢。癫痫发作常为突然刻板发作,发作时上睑抬起、眼球上窜,对光反射消失,脑电图异常,故不答 B、C。短暂性脑缺血发作为一过性脑血管病变,症状多在 1 小时内自行缓解。

111. ABCDE　①假性癫痫发作是一种非癫痫性的发作性疾病,是由心理障碍而非脑电紊乱引起的脑部功能异常。假性癫痫发作的临床表现与癫痫相似,癫痫患者发作时常出现的感觉、运动、情感症状在假性发作中能都见到,故 A、B、C、D 均无鉴别价值。②但癫痫大发作时常有意识丧失,表现为瞳孔散大、对光反射消失;假性发作者无意识障碍,常表现为瞳孔大小正常,对光反射存在。此为两者的鉴别要点。

112. ABCDE　①控制单纯失神发作首选乙琥胺。若失神发作合并全身强直-阵挛性发作,则首选丙戊酸钠。②地西泮、苯妥英钠常用于癫痫持续状态的治疗。苯巴比妥为小儿癫痫的首选药物。

113. ABCDE　患者反复发作全身抽搐,每次 30 秒,伴意识丧失,应诊断为癫痫全面强直-阵挛发作(大发作)。成人癫痫大发作的治疗首选卡马西平、丙戊酸钠。

114. ABCDE　①癫痫持续状态是指癫痫单次发作时间超过30分钟,其治疗首选地西泮静脉注射。②若未能终止发作,可给予丙戊酸钠、苯妥英钠、苯巴比妥等二线药物。癫痫持续状态气管插管非常困难,常致失败。

115. ABCDE　癫痫持续状态是指癫痫单次发作时间超过30分钟,或短时间内癫痫频繁发作且发作间期意识不清。患者频繁抽搐发作,持续意识不清,应诊断为癫痫持续状态,急救首选地西泮静脉注射。

116. ABCDE　117. ABCDE　①癫痫的复杂部分性发作占成人癫痫发作的50%以上,病灶多在颞叶,也可见于额叶、嗅皮质等部位。②帕金森病是由黑质多巴胺能神经元变性,纹状体内多巴胺含量下降所致,因黑质-纹状体属于锥体外系统,故答案为B。③杰克逊(Jackson)癫痫的病灶在对侧中央前回运动区。小脑受损常表现为共济失调。枕叶癫痫常表现为伴有视觉症状的单纯部分性发作。

118. ABCDE　119. ABCDE　120. ABCDE　①癫痫复杂部分性发作的治疗首选卡马西平。参阅17版《新编药物学》P215。②癫痫持续状态的治疗首选地西泮,次选氯硝西泮。参阅3版8年制《神经病学》P333。③癫痫失神发作的治疗首选丙戊酸钠、拉莫三嗪、乙琥胺。

121. ABCDE　122. ABCDE　123. ABCDE　124. ABCDE　①治疗原发性三叉神经痛首选卡马西平,有效率可达70%~80%。②托吡酯为抗癫痫药物,可用于预防慢性偏头痛的发作。③癫痫典型失神发作首选乙琥胺,次选丙戊酸钠。④丙戊酸钠是一种广谱抗癫痫药,对各型癫痫都有一定的疗效,是全面性发作,尤其是全面强直-阵挛发作合并典型失神发作的首选药。⑤氯硝西泮是肌阵挛-失张力发作性癫痫的首选药物。

125. ABCDE　126. ABCDE　①癫痫发作分为部分性发作和全面性发作。部分性发作又细分为单纯部分性、复杂部分性、部分性继发全面性发作3类,前者无意识障碍,后两者有意识障碍。患者发作时神志清楚,故不答E。全身强直阵挛发作属于全面性发作,发作时也有意识障碍,故不答B。患者发作时口角、面部、右上肢、右下肢抽动,为运动异常而不是感觉异常,故应诊断为单纯部分运动性发作,而不是单纯部分感觉性发作,故答D而不是A。假性癫痫发作多由精神因素诱发,发作形式多样,不会出现刻板性发作,故不答C。②癫痫单纯部分性发作的治疗首选卡马西平。苯妥英钠、苯巴比妥可能有效。拉莫三嗪可用于部分性发作的治疗,但不作为首选。托吡酯常用于难治性部分性发作的治疗。

127. ABCDE　视神经脊髓炎患者血清水通道蛋白4(AQP4)抗体多为阳性,为其相对特异性自身抗体。

128. ABCDE　129. ABCDE　130. ABCDE　①当脊髓受压时,神经根痛症状对判断脊髓病变部位具有重要价值。髓外硬膜内病变常有剧烈神经根痛,而脊髓髓内病变极少出现神经根痛。患者双下肢麻木无力,背痛明显,说明神经根痛明显,应考虑脊髓髓外病变。故可首先排除A、C。脊髓压迫症常出现感觉障碍同深对浅(即一侧脊髓受损,常表现为病灶同侧深感觉障碍+对侧浅感觉障碍)。患者右下肢深感觉障碍(右下肢足趾振动觉、位置觉消失),左侧浅感觉障碍(左半侧胸8以下痛、温觉消失),应考虑脊髓病变部位在右侧,故应诊断为右侧胸8附近脊髓外病变。右侧锥体束受压可引起病变以下右侧肢体痉挛性瘫痪,腱反射亢进,Babinski征阳性。②脊髓髓外病变患者因髓外肿瘤血流丰富,故MRI检查呈高信号肿块(D对)。脊髓髓内病变MRI检查示脊髓梭形膨大。C为脊髓空洞症的MRI表现。③脊髓半切综合征(Brown-Sequard综合征)常表现为病灶同侧损伤平面以下深感觉障碍和上运动神经元瘫痪,对侧损伤平面以下痛温觉消失。根据题干,本例应诊断为Brown-Sequard综合征(C对)。脊髓后角损害常表现为病灶同侧节段性感觉分离,即病灶同侧痛温觉障碍而深感觉保留,故不答A。脊髓横贯性损害常表现为截瘫,即病灶平面以下深、浅感觉均减退,故不答B。脊神经根损害为运动障碍,与感觉无关,故不答D。脊髓后索损害常表现为深感觉障碍;脊髓侧索损害常影响脊髓丘脑侧束,出现病灶对侧受损平面以下痛温觉消失,而运动无损害,故不答E。

131. ABCDE　①三叉神经痛患者面部某一区域可能特别敏感,易触发疼痛,稍加触动即可引起疼痛发作,且疼痛从此点开始,立即放射至其他部位。凡能引起疼痛发作的部位,称为触发点、扳机点。触发点常位于口角、鼻翼、颊部、舌部等处。②A、C、D、E均无疼痛触发点。

第十四篇　神经病学试题答案及详细解答

132. **ABCDE**　①三叉神经为混合性神经,其运动纤维支配的咀嚼肌包括颞肌、咬肌、翼内肌、翼外肌。翼内肌、翼外肌的功能是将下颌推向前下,故一侧三叉神经麻痹张口时下颌应向患侧偏斜。②角膜反射通路:角膜→三叉神经眼支→三叉神经感觉主核→两侧面神经核→面神经→眼轮匝肌→闭眼反应。可见,角膜反射由三叉神经与面神经共同完成。当三叉神经受损时,可出现同侧角膜反射消失。

133. **ABCDE**　①三叉神经痛常表现为面颊上下颌剧烈疼痛,电击样、针刺样、刀割样、撕裂样疼痛,持续数秒至1~2分钟,停发自止,间歇期完全正常。洗脸、刷牙、讲话均可诱发。根据题干,本例应诊断为三叉神经痛。②舌咽神经痛少见,疼痛常局限于扁桃体、舌根、咽及耳道深部。患者查体颞颌关节无明显压痛,故不答 C。腮腺炎常表现为腮腺区红肿疼痛,为持续性疼痛。牙周炎为持续性牙痛,局限于牙龈部。

134. **ABCDE**　135. **ABCDE**　136. **ABCDE**　①原发性与继发性三叉神经痛的鉴别要点:前者不伴三叉神经麻痹,后者伴三叉神经麻痹。一侧三叉神经麻痹常表现为同侧面部感觉减退、张口时下颌偏向患侧、同侧角膜反射减退或消失。因此本例诊断为原发性三叉神经痛的条件是不应合并三叉神经麻痹的征象,即同侧面部痛温觉正常、张口时下颌居中、同侧角膜反射存在(C 对)。②原发性三叉神经痛的首选药物是卡马西平,其有效率为70%~80%。③经皮半月神经节射频热凝术的原理:三叉神经中传导痛觉的无髓细纤维($A_δ$和 C 类纤维)加热到 70~75℃即发生变性,而传导触觉的有髓粗纤维($A_β$纤维)能耐受更高温度,因此对其控制加温(65~75℃),可以选择性破坏痛觉纤维,保留触觉功能。操作时在 CT 引导下,将射频针经皮刺入三叉神经节处,射频发生器将针头加热到 65~75℃,维持 1 分钟,即可达到治疗目的。本法属微创操作,在局麻下即可完成,疗效达 90%。患者药物治疗无效,不宜全身麻醉,可选用该法治疗。A、C、D、E 均为开颅手术,均需全身麻醉,不宜选用。

137. **ABCDE**　①急性面神经炎常表现为偏侧面部全部表情肌瘫痪,额纹消失,不能皱额,眼裂不能闭合。②上运动神经元损伤所致的面神经麻痹常表现为病灶对侧面下部表情肌瘫痪,即鼻唇沟变浅、口角轻度下垂,而面上部肌肉不受累。

138. **ABCDE**　①面神经麻痹多急性起病,常表现为单侧周围性面瘫,如患侧闭目、闭唇、皱眉、鼓腮无力,口角歪向健侧,患侧口角下垂,患侧鼻唇沟变浅。若面神经镫骨肌分支受累,可有患侧听觉过敏。根据题干,本例应诊断为右侧面神经麻痹。②B、C、D、E 与题干所述临床表现不符。

139. **ABCDE**　①Bell 征为面神经炎(特发性面神经麻痹)具有诊断意义的体征,故答 C。②A、B、D、E 都不会出现 Bell 征。

140. **ABCDE**　面神经炎的治疗原则为改善局部血液循环,减轻面神经水肿,缓解神经受压,促进神经功能恢复。①糖皮质激素为主要治疗药物,急性期应尽早使用。②维生素 B_1 和维生素 B_{12},肌内注射,可促进神经髓鞘的恢复。③抗病毒药阿昔洛韦适用于 Ramsay-Hunt 综合征患者。④急性期可在茎乳口附近行超短波透热治疗、红外线照射等,有利于改善局部血液循环,减轻面神经水肿。非甾体抗炎药对面神经炎无效,答案为 E。

141. **ABCDE**　吉兰-巴雷综合征是一种自身免疫介导的多发性脊神经根神经病,典型症状是肢体对称性弛缓性肌无力(核心症状),感觉障碍相对较轻。

142. **ABCDE**　Miller-Fisher(米勒-费雪)综合征(MFS)属于吉兰-巴雷综合征的一种亚型,以眼外肌麻痹、共济失调、腱反射消失为主要临床特点。多以复视起病,相继出现对称性或不对称性眼外肌麻痹、眼睑下垂,可有躯干或肢体共济失调、腱反射减弱或消失,肌力正常或轻度减退。

143. **ABCDE**　高颈段急性脊髓炎休克期常表现为截瘫,早期出现尿便障碍,发生严重尿潴留。吉兰-巴雷综合征急性期常表现为肢体弛缓性瘫痪,多无括约肌功能障碍,不会发生严重尿潴留。是否发生尿潴留是两者的鉴别要点。

144. **ABCDE**　吉兰-巴雷综合征是自身免疫介导的周围神经病,主要损害脊神经根和周围神经,也常累及脑神经。首发症状多为对称性弛缓性瘫痪,严重病例可累及肋间肌、膈肌致呼吸肌麻痹,危及生命。

1341

145. **ABCDE** 吉兰-巴雷综合征的脑脊液蛋白-细胞分离是指蛋白质含量增高，而细胞数正常。参阅3版8年制《神经病学》P145。

146. **ABCDE** ①吉兰-巴雷综合征常表现为四肢对称性弛缓性瘫痪，感觉障碍一般比运动障碍轻，多表现为肢体感觉异常，如烧灼感、麻木感、刺痛、不适感等，呈手套-袜套样分布。②重症肌无力、多发性肌炎、周期性麻痹一般无感觉障碍，故不答B、C、E。急性脊髓炎常表现为病损平面以下肢体截瘫、传导束性感觉障碍、尿便障碍等。

147. **ABCDE** ①吉兰-巴雷综合征患者起病前4周内常有上呼吸道感染史，主要表现为对称性肢体无力，进行性加重，四肢腱反射减弱或消失。根据题干，本例应诊断吉兰-巴雷综合征。②周期性瘫痪常表现为反复发作的对称性肢体无力，持续数小时至数天自行缓解，常伴低钾血症。急性脊髓炎常表现为截瘫。重症肌无力常表现为眼外肌麻痹，且晨轻暮重。多发性肌炎常表现为对称性四肢近端无力，腱反射正常。

148. **ABCDE**　149. **ABCDE**　①患者病前3周有上呼吸道感染史，4天前双下肢对称性弛缓性瘫痪，有感觉障碍，双下肢肌力下降，膝反射减弱，应诊断为吉兰-巴雷综合征。急性脊髓炎常表现为受累平面以下截瘫。急性横贯性脊髓炎常表现为截瘫，伴传导束性感觉障碍。周期性瘫痪常表现为受累骨骼肌病态疲劳，无感觉障碍。脊髓压迫症常表现为急性脊髓横贯性损害。②吉兰-巴雷综合征是一种自身免疫介导的周围神经病，可行血浆置换直接去除血浆中的致病抗体，疗效满意。本病为自身免疫性疾病，无须使用抗生素、抗病毒药物、抗凝剂。皮质类固醇治疗本病仍有争议。

150. **ABCDE**　151. **ABCDE**　①吉兰-巴雷综合征是一种自身免疫介导的周围神经病，主要损害脊神经根和周围神经，常表现为四肢对称性弛缓性瘫痪，自远端向近端发展，四肢腱反射减弱，病理反射阴性，感觉障碍一般比运动障碍轻。根据题干，本例应诊断为吉兰-巴雷综合征，病变部位位于周围神经。患者无意识障碍、惊厥发作、视物不清、言语含糊，说明无脑神经受累，故不答A、B、C、E。②为明确吉兰-巴雷综合征的诊断，应行神经传导速度检查，可见周围神经存在脱髓鞘性病变。头颅CT检查常用于诊断颅内占位性病变。B超、X线片、心电图对本病的诊断价值不大。

第十五篇 精神病学试题答案及详细解答

（正确答案为绿色的选项）

1. **ABCDE** ①幻觉是指没有现实刺激作用于感觉器官时出现的知觉体验,是一种虚幻的知觉。②妄想是指在病态推理和判断基础上形成的一种病理性歪曲的信念。人格是指个体在社会与生活环境中一贯所表现出来的行为模式。错觉是指对客观事物歪曲的知觉。知觉是客观事物的各种属性在人脑中经过综合,并借助过去的经验所形成的一种完整的印象,知觉改变常见于精神疾病。

2. **ABCDE** ①幻觉是没有现实刺激作用于感觉器官时出现的知觉体验,如独处时听见有人叫自己去跳楼,属于幻听。②"觉得自己被红外线控制"属于物理影响妄想。"看到别人说话,觉得是在议论自己"属于关系妄想。"把输液管看成蛇"属于错觉。"感觉自己的鼻子越来越大"属于自身感知障碍。

3. **ABCDE** ①错觉是对客观事物歪曲的知觉,如患者把输液管看成一条蛇。②A、C属于视物变形症,D属于幻触,E属于幻听。

4. **ABCDE** ①E为空间感知综合障碍,A、B为视物变形症,D为体形知觉综合障碍,均属于感知觉综合障碍。②C属于功能性幻听,而不属于感知觉综合障碍。

5. **ABCDE** 幻觉是没有现实刺激作用于感觉器官时出现的知觉体验,是一种虚幻的知觉。

6. **ABCDE** ①幻触又称皮肤黏膜幻觉,是指患者感到皮肤或黏膜表面有接触、针刺、虫爬等异常感觉。②感觉过敏是指对刺激的感受性增高,感觉阈值降低,表现为对外界一般强度的刺激产生强烈的感觉体验。感觉倒错是指对刺激产生的错误感觉。本体幻觉是指患者感到内脏被捏、拉及膨胀感、虫爬、刀割样体验。错觉是对客观事物的一种错误感知。

7. **ABCDE** ①言语性幻听是指幻觉内容为言语交谈。若言语内容是评论患者的言行,称为评论性幻听。若言语内容是争论性的,称为争论性幻听,即有两个或多个人的声音对患者的人品、能力、表现发表各不相同的看法。若言语内容为命令患者做某事,称为命令性幻听。根据题干,本例应诊断为争论性幻听。②如果听到的声音为患者自己的声音,称为思维化声。思维鸣响是指患者体验到自己的思想变成了声音,患者"听到"声音说出自己正在思考的内容。

8. **ABCDE** ①功能性幻觉是指现实刺激引起同类感觉分析器出现幻觉。患者听到电话铃声（听觉器官）,同时就听到辱骂自己的声音（还是听觉器官）,可见伴随现实刺激而出现幻觉的器官是同一感觉器官,故该症状是功能性幻听。②反射性幻听也是伴随现实刺激而出现的幻觉,但涉及两个不同的感觉器官,故不答C。心因性幻听是在强烈心理因素影响下出现的幻觉。元素性幻听是指非言语性幻听。假性幻听是存在于自己的主观空间内,不通过感觉器官而获得的幻觉。

9. **ABCDE** ①视物变形症是指患者虽对客观事物整体的感知正确,但对个体属性（如形状、大小、体积等）发生了感知错误,如视物显大症、视物显小症。②幻觉是指没有现实刺激作用于感觉器官时出现的知觉体验。谵妄是指患者在意识清晰度降低的同时,出现大量的幻觉、错觉。错觉是指对客观事物歪曲的知觉。妄想是指在病态推理和判断基础上形成的一种病理性歪曲的信念。

10. **ABCDE** ①强迫性对立观念是指患者反复出现对立的观念,如听到"和平",马上想到"战争";听到"安全",马上想到"危险"等。②强迫性穷思竭虑是指患者反复思考毫无意义的问题,如为什么2+3=5。强迫意向是指患者反复出现某种冲动的欲望,虽然从不表现具体行动,但使患者感到非常紧张害怕。牵连观念是指将无关的外界现象解释为与本人有关,而且往往是恶意的,可成为妄想的前兆。超价观念是指一种在意识中占主导地位的观念,是思维内容障碍的表现形式之一。

11. **ABCDE**　①错视是指有客观刺激作用于视觉器官,但被错误地感知,如患者将一盏球形灯看成一副娃娃脸的画面。②视物变形症属于感知综合障碍,患者对客观事物的整体属性能够正确感知,只是对个别属性(如大小、形状、颜色等)产生了错误的感知,本例中患者将灯看成了娃娃脸,属于整体属性感知错误,故不答A。幻视是指患者看到了并不存在的事物。非真实感是指患者感到周围的事物和环境变得不真实,犹如隔了一层窗纱。妄想是指在病态推理和判断基础上形成的一种病理性歪曲的信念。

12. **ABCDE**　①思维破裂表现为患者的言语有结构完整的句子,但各句含义互不相关,变成了语句堆积,整段内容令人不能理解。根据题干,本例应诊断为思维破裂。②思维奔逸是指思维联想速度加快、数量增多和转换加速。思维不连贯是指在意识障碍背景下出现的语言支离破碎和杂乱无章。病理性赘述是指思维联想活动迂回曲折,联想枝节过多。强制性思维是指思维联想的自主性障碍。

13. **ABCDE**　①思维破裂常表现为患者说的话,单独就一句话而言,语法结构正确,含义可以理解,但句子与句子之间却缺乏内在联系,整个谈话内容使人无法理解。本例应诊断为思维破裂。②思维插入是指患者感到有某种不属于自己的思想被强行塞入。思维云集常表现为患者感到脑内涌现大量无现实意义、不属于自己的联想,是被外力强加的。音联意联是指音韵联想、字意联想。

14. **ABCDE**　①非真实感是指患者感到周围事物和环境变得不真实,犹如隔了一层窗纱,故答A。②幻觉是一种虚幻的知觉。错觉是对客观事物歪曲的知觉。感觉减退是指对刺激的感受性降低。内感性不适是指躯体内部产生的不舒适感觉。

15. **ABCDE**　思维贫乏是指思维数量减少、概念缺乏,患者感到脑子空空荡荡,没有什么思想。多见于精神分裂症,脑器质性精神障碍。参阅3版8年制《精神病学》P13。

16. **ABCDE**　强迫症是以强迫观念、强迫冲动或强迫行为等强迫症状为主要表现的一种神经症,其核心症状为强迫观念,强迫行为多系为减轻强迫观念引起的焦虑而不得不采取的顺应行为。

17. **ABCDE**　①疑病妄想是指患者毫无根据地坚信自己患了某种严重的躯体疾病或不治之症。严重时,患者认为自己的五脏六腑都已经腐烂、变空了,大脑成了一个空壳,血液干枯了,称为虚无妄想。②幻觉是没有现实刺激作用于感觉器官时出现的知觉体验。虚构是指在遗忘的基础上,患者以想象的、未曾亲身经历的事件来填补记忆的缺损。感知综合障碍是指患者对客观事物的整体属性能够正确感知,但对某些个别属性,如大小、性状、颜色、距离等产生错误的感知。错觉是指对客观事物歪曲的知觉。

18. **ABCDE**　妄想是一种病理性的歪曲信念,是难以纠正的病态信念,信念内容与客观事实不符合,没有客观现实基础,但患者坚信不疑。妄想内容均涉及患者本人,总是与个人利害攸关。妄想内容因文化背景和个人经历而有所差异。这些想法主要是由思想方法、认识水平、环境作用以及个人情感影响等,缺乏科学知识等因素所造成的。因此,随着知识的掌握,通过教育和生活经验的积累,是可以纠正的,即受教育程度越高越不容易出现,故答E。

19. **ABCDE**　①原发性妄想为突然发生,内容不可理解,与既往经历、当前处境无关,也不是来源于其他异常心理活动的病态信念。爆发战争就是这种不可理解、与当前处境无关的异常心理病态信念。②错觉是指对客观事物歪曲的知觉,临床上以错听和错视多见。幻觉是指没有现实刺激作用于感觉器官时出现的知觉体验。感知综合障碍是患者对客观事物的整体能够正确认识,但对部分属性产生错误的知觉体验。继发性妄想是对原发症状的反应,两者之间存在可以理解的关系。

20. **ABCDE**　①思维散漫是指患者联想范围松散,缺乏固定的指向和目的,属于思维形式障碍而不属于思维内容障碍。②思维内容障碍包括妄想、被监视感、被洞悉感、被控制感、思维被播散等。

21. **ABCDE**　①关系妄想是指患者认为周围环境中所发生的与自己无关的事情均与自己有关,如患者认为街上行人的举动、报刊电视中的内容都与自己有关。②被害妄想的患者感到自己被人迫害、监视、跟踪、窃听、毁谤、诬陷、毒害等。情感脆弱属于情感波动性障碍,表现为患者极易多愁善感,动辄鸣咽

第十五篇 精神病学试题答案及详细解答

哭泣。影响妄想是指患者觉得自己的一言一行都受到外界某种力量的控制。焦虑是指患者在缺乏相应的客观因素下,出现内心极度不安的期待状态,伴有大祸临头的恐惧感。

22. ABCDE ①被害妄想是指患者坚信自己被某些人或某组织进行迫害,如投毒、跟踪、监视、诽谤、窃听、诬陷等。②关系妄想是指患者认为周围环境中所发生的与自己无关的事情均与自己有关。夸大妄想是指患者认为自己拥有非凡的才能、智慧、财富、权利、地位等。疑病妄想是指患者毫无根据地坚信自己患了某种严重的疾病,各种详细的检查和反复的医学验证都不能纠正。内心被揭露感是指患者感到内心所想的事情,虽然没有说出来,也没有用文字写出来,但都被别人知道了。

23. ABCDE ①亚木僵状态是指患者少语、少动、表情呆滞,常见于急性应激障碍、严重抑郁发作、精神分裂症等。患者在创伤事件后立即发生急性应激障碍,出现动作减少、少言、目光呆滞、表情茫然,应属于亚木僵状态。②偏执状态起病隐匿,发展缓慢,临床表现以妄想为主。患者无情绪低落、无望、无助、无用表现,不能诊断为抑郁状态。谵妄状态是指患者在意识清晰度降低的同时出现大量的幻觉、错觉。痴呆的发生往往具有器质性病变的基础,患者无脑器质性病变,故不答 E。

24. ABCDE ①违拗症是指患者对他人的要求加以抗拒,可分为主动性违拗和被动性违拗。主动性违拗表现为不但拒绝执行他人要求,而且还做出与要求截然相反的行为。被动性违拗表现为对他人的要求一概拒绝执行。根据题干,本例应诊断为主动性违拗。②木僵是指动作行为和言语活动被完全抑制。缄默症是指言语活动明显受到抑制。强迫动作是指患者明知没有必要,却难以克制地重复做某种动作行为。

25. ABCDE 随境转移(注意转移)是指被动注意/不随意注意明显增强,表现为患者的注意极易被外界的事物所吸引,且注意的对象经常变换,主要见于躁狂症发作,是躁狂症的主要症状之一。

26. ABCDE 模仿动作是指患者无目的地模仿别人的动作,如医生动一下头发,患者也跟着动一下自己的头发。常与模仿言语同时存在,多见于精神分裂症。

27. ABCDE ①智能障碍可分为精神发育迟滞和痴呆。前者在脑发育完成之前产生,后者在脑发育完成以后因脑器质性疾病(如脑外伤、脑缺氧、脑血管病变、颅内感染)造成,故答 E。②焦虑症、强迫障碍属于神经症性障碍,抑郁发作属于心境障碍,精神分裂症病因未明,A、B、C、D 均无脑器质性病变。

28. ABCDE ①情感脆弱是指在外界轻微刺激下,患者的情绪很容易发生波动。一旦流泪或发笑,便会失控而痛哭不止或笑个不停。②情感幼稚是指情感受直觉和本能活动的影响,情感反应退化到儿童时期,缺乏节制。病理性激情是指患者骤然发生的、强烈而短暂的情感暴发状态。情感倒错是指情感表现与其内心体验或处境明显不相协调。环性情绪是指躁狂和抑郁均处于低水平的状态。

29. ABCDE ①焦虑症状是指在缺乏相应客观刺激情况下,出现的内心不安状态,表现为顾虑重重,紧张恐惧,坐立不安。②恐惧是指面临某种事物或处境时出现的紧张不安反应。惊恐发作主要表现为突然发作的、不可预测的、反复出现的强烈惊恐体验。强迫症状主要表现为强迫观念和强迫行为。强制思维是指强制涌入大量无意义的联想。

30. ABCDE ①情感淡漠是情感活动的严重衰退,是指患者对外界任何刺激均缺乏相应情感反应,对能引起正常人悲伤或愉快的事无动于衷,对周围发生的事漠不关心,常见于精神分裂症。②焦虑是指在缺乏相应客观因素的情况下,患者表现为顾虑重重、紧张恐惧。情感倒错是指情感表现与其内心体验或处境不相协调。情感低落是指患者表情忧愁、唉声叹气、心境苦闷、自觉前途灰暗、悲观绝望。情感脆弱属于情感波动性障碍,表现为患者极易多愁善感,动辄呜咽哭泣。

31. ABCDE ①意志增强是指意志活动增多。在病态情感或妄想的支配下,患者可以坚持某些行为,表现出极大的顽固性,如有疑病妄想的患者到处求医,有被害妄想的人反复要求安全保障等。②意志消沉不是精神病学规范化名词,故不答 A。意志减弱是指意志活动减少,表现为动机不足,常与情感淡漠或情感低落有关。意志缺乏是指意志活动缺乏,表现为对任何活动都缺乏动机、要求,生活处于被动状态。犹豫不决表现为遇事缺乏果断,常常反复考虑,不知如何是好。

32. ABCDE ①协调性精神运动性兴奋表现为患者动作、言语增多，与思维、情感活动的增多相一致，并与环境密切配合。因此患者的活动增多是有目的的，是可以被周围人理解的，多见于轻度躁狂发作；②激越性抑郁症、广泛性焦虑障碍、精神分裂症常表现为不协调性精神运动性兴奋。创伤后应激障碍常表现为精神运动性抑制。

33. ABCDE 自知力又称领悟力或内省力，是指患者对自己精神状态的认识和判断能力（D对）。临床上，一般精神症状消失，并认识到自己的精神症状是病态的，即为自知力恢复。自知力缺乏是重型精神障碍的重要标志，临床上往往将有无自知力及自知力恢复的程度作为判断病情轻重和疾病好转程度的重要指标。自知力完全恢复是精神障碍康复的重要指标。

34. ABCDE ①痴呆多见于脑器质性疾病（如脑外伤、脑缺氧、脑血管病变、颅脑感染），常表现为记忆、思维、计算、判断能力减退，生活自理能力、社交能力下降，但意识清楚。②精神分裂症病因未明，广泛性焦虑症属于神经症性障碍，抑郁症、躁狂症属于心境障碍，A、C、D、E均无脑器质性病变。

35. ABCDE ①精神发育迟滞是先天性疾病，属于智力发育障碍，是指由于各种原因影响智力发育造成的智力低下和社会适应困难状态。痴呆是后天性疾病，是指智力发育成熟以后，由于各种原因损害原有智力所造成的智力低下状态，故答B。②精神发育迟滞和痴呆均有理解力、分析概括能力、智力、记忆力减退，这些不能作为两者的鉴别点。

36. ABCDE 遗忘综合征又称柯萨可夫综合征，以近事遗忘（记忆障碍）、虚构、定向障碍为特征，无意识障碍，智能完好，常见于慢性酒精中毒。

37. ABCDE ①谵妄常表现为意识障碍昼轻夜重、神志恍惚、注意力不集中，对周围环境和事物的觉察清晰度降低。②处于昏睡状态的患者不会双上肢胡乱挥舞，故不答A。幻觉是指没有现实刺激作用于感觉器官时出现的知觉体验。患者白天昏睡，不可能是躁狂状态，故不答D。妄想是指在病态推理和判断基础上形成的一种病理性的歪曲的信念。

38. ABCDE 39. ABCDE ①思维散漫是指患者的思维缺乏目的性、连贯性、逻辑性，患者讲了一段话，每句话的语法结构完整，但整篇谈话没有中心观念，缺乏观念之间应有的联系，使听者不得要领，不知道患者要说什么问题。②思维贫乏是指患者思维缺乏联想，内容空泛，回答简单，词穷句短，默默少语。③思维被夺取常表现为患者突然感到自己的思维被外力夺走，复谈时不能继续原有的话题。思维被洞悉是指患者感到自己内心体验被他人知晓。思维迟缓易与思维贫乏混淆，思维迟缓主要表现为言语缓慢，回答问题吞吞吐吐，拖延很久，需再三提问才能得到回答。

40. ABCDE 41. ABCDE ①强迫性思维是指患者脑中反复出现某一想法，明知不合理和没有必要，但又无法摆脱，常伴有痛苦体验。②思维奔逸是指思维的联想速度过度加快和思维量增加，患者表现为脑内概念不断涌现，一个意念接着一个意念。③强制性思维是思维联想的自主性障碍，表现为患者感到脑内涌现大量无现实意义、不属于自己的联想，是被外力强加的。思维插入表现为患者感到有某种不属于自己的思想被强行塞入自己的脑中。思维中断是指思维联想过程突然发生中断。

42. ABCDE 43. ABCDE ①思维迟缓是指思维联想速度减慢、数量减少和转换困难，常表现为语量少、语速慢、语音低、反应迟钝。②病理性赘述是指思维联想活动迂回曲折，联想枝节过多，常表现为患者在叙述一件事时，加入许多不必要的细节，无法简明扼要讲清问题，言语啰唆，但最终能够回答出有关问题。③思维贫乏常表现为寡言少语，谈话时言语内容空洞单调或词穷句短，回答问题简单，严重者对什么问题都回答"不知道"。思维散漫常表现为在交谈时，患者联想松弛，内容散漫，缺乏主题，话题转换缺乏必要的联系。思维破裂常表现为患者的言语或书写内容有完整的句子，但各句含义互不相关，变成了语句堆积，整段内容令人不能理解。

44. ABCDE 45. ABCDE ①痴呆常见于脑器质性疾病，表现为记忆、思维、计算、判断能力减退，生活自理能力、社交能力下降，缺乏同情心，但意识清楚。②抑郁症主要表现为显著而持久的心境低落，常伴兴趣减退、思维迟缓、意志活动减少、言语动作减少，但无意识障碍。③情感淡漠是指患者对客观事物和自身情况漠不关心,缺乏应有的内心体验和情感反应。脑衰弱综合征是指由于大脑萎缩而出现脑功能逐渐衰退的症候群,主要表现为易兴奋、易疲劳、情绪不稳定、情感脆弱。缄默状态是指患者缄默不语,不回答问题,有时可用手势、纸笔表达意思。

46. ABCDE 47. ABCDE ①持续言语是指患者持续或不恰当地重复同样的思维内容。在连续问话时,患者只能正确回答第一个问题,而此后对所有问话均给予同样的回答。如问患者几岁了? 回答:"30岁。"(回答正确)又问他做什么工作? 还是回答:"30岁。"需要重复多次后,患者才能正确回答具体的工作。②刻板言语是指患者不断地、机械地、无目的地重复某些简单的言语,可自发产生,也可因提示产生。③赘述症是指患者在叙述一件事情时,加入许多不必要的细节,无法简明扼要地讲清问题。模仿言语是指患者对别人的言语进行毫无意义的模仿。思维散漫是指患者思维的目的性、连贯性和逻辑性障碍,表现为联想松弛,内容散漫,缺乏主题。

48. ABCDE 近记忆障碍常为阿尔茨海默病首发及最明显的症状,故最佳答案为B而不是A。

49. ABCDE ①老年男性,渐进性记忆力减退,生活不能完全自理,无脑血管病病史,应诊断为阿尔茨海默病。②帕金森病常表现为静止性震颤、肌强直、运动迟缓等。抑郁症的核心症状是心境低落。血管性神经认知障碍多急性起病,有神经系统定位体征,既往有脑血管病病史。精神分裂症常表现为幻觉、妄想、瓦解症状群等。

50. ABCDE 51. ABCDE ①阿尔茨海默病和血管性痴呆均可有记忆障碍和智能障碍,两者的记忆障碍相似,表现为从近记忆障碍进展为远记忆障碍;阿尔茨海默病随着病情进展,可出现全面智能障碍,血管性痴呆的智能障碍呈波动性、进行性发展。②阿尔茨海默病早期即可出现人格改变,自知力缺乏;而血管性痴呆不会出现人格改变,自知力存在。③部分阿尔茨海默病、血管性痴呆患者可出现妄想、错觉、幻觉,而不是常有妄想、错觉、幻觉,故不答A、E。部分血管性痴呆患者可出现短暂意识障碍。

52. ABCDE 53. ABCDE 54. ABCDE ①老年患者,进行性记忆力下降半年,有人格改变、精神行为障碍,应诊断为阿尔茨海默病。偏执性精神病又称妄想性障碍,内容以被害、嫉妒、诉讼、钟情、夸大、疑病妄想等多见,妄想的内容和时间常与患者的生活处境有关,故不答A。患者无脑血管病史,故不答B。中毒性脑病是毒物引起的中枢神经系统器质性病变。精神分裂症常表现为五个症状维度,即幻觉妄想症状群、阴性症状群、瓦解症状群、焦虑抑郁症状群及激越症状群。②患者进行性记忆力下降,此为近事遗忘。患者行为幼稚,此为人格改变。患者常与邻居发生争执,此为易激惹。患者认为爱人对自己不忠诚,此为嫉妒妄想。强制性思维是指思维联想的自主性障碍,常表现为患者感到脑内涌现大量无现实意义、不属于自己的联想,是被外界强加的,病史中未提及强制性思维。③阿尔茨海默病患者若出现严重的行为紊乱、幻觉、妄想等症状,则可选用新一代抗精神病药物利培酮进行治疗,因其无明显抗胆碱能不良反应。曲唑酮常用于治疗抑郁症。丁螺环酮、阿普唑仑常用于治疗广泛性焦虑症。丙戊酸钠常用于治疗癫痫大发作。

55. ABCDE ①患者长期吸食冰毒后出现被害妄想,应首先考虑苯丙胺类兴奋剂所致精神障碍。患者以前无类似发作史,故暂不考虑精神分裂症。②分裂情感性精神障碍常表现为分裂性症状与情感性症状同时出现,反复发作。应激相关障碍不会出现被害妄想。妄想性障碍常无精神活性药物服用史。

56. ABCDE ①酒精戒断综合征常发生于戒酒6~28小时内,主要表现为情绪障碍、睡眠障碍、幻觉、妄想、震颤谵妄,意识障碍等。②A、B、C、D均属于慢性酒精中毒的精神障碍表现。

57. ABCDE ①酒精与苯二氮䓬类药物药理作用相似,临床上常短期使用苯二氮䓬类药物治疗酒精戒断综合征。用药时间不超过7天,以免发生对苯二氮䓬类药物的依赖。②苯二氮䓬类药物不仅可抑制酒精戒断症状,还可预防震颤谵妄、戒断性癫痫的发生,无须使用抗精神病药物及抗癫痫药物。治疗酒精戒断综合征需行支持治疗,包括补液、纠正水和电解质平衡紊乱、补充大剂量B族维生素等。

58. ABCDE ①患者长期大量饮酒,停止饮酒48小时后双手震颤,兴奋激越,自主神经功能亢进(心悸、大汗、发热),幻觉,应诊断为震颤谵妄。②治疗震颤谵妄应首选苯二氮䓬类药物地西泮缓解戒断症状;控制精神症状首选氟哌啶醇;支持治疗包括纠正水、电解质平衡紊乱,补充维生素;机体处理应激状态,免疫功能受损,应注意预防感染。③对于长期饮酒所致的震颤谵妄,当然不能饮酒缓解戒断症状。

59. **ABCDE**　①患者有甲状腺功能亢进症的典型临床表现(食欲增加、出汗、怕热、体重下降、活动增加),血清T_3、T_4增高,应考虑甲状腺功能亢进症。②患者独处时偶尔听到有人议论她,此为评论性幻听。患者觉得一些行人对她吐痰,此为关系妄想。在诊断精神疾病之前,首先要排除器质性疾病和精神活性物质所致的精神障碍。根据题干,本例应诊断为甲状腺功能亢进症所致精神障碍。

60. **ABCDE**　①普通成人饮高度白酒250~300g,酒精血液浓度达0.06%时,才会出现醉酒状态,参阅3版8年制《精神病学》P218。患者饮白酒50~100g即出现醉酒状态,应诊断为病理性醉酒,而不是单纯性醉酒。病理性醉酒见于对酒精高度敏感者,常表现为一次性少量饮酒后出现较深的意识障碍,可出现不成比例的极度兴奋,带有攻击和暴力行为,常有被害妄想。可持续数小时,以入睡告终,一般对发作有完全性遗忘。②遗忘综合征无意识障碍,常见于慢性酒精中毒。患者怀疑同饮者欲加害于他,此为被害妄想,为病理性醉酒的症状之一。患者幼年受过脑外伤,25年后导致精神障碍的可能性不大,因为脑外伤和精神症状相隔越久,其直接因果关系越小。

61. **ABCDE**　①在诊断精神障碍之前,首先要排除器质性疾病和精神活性物质所致的精神障碍。嗜酒患者,停止饮酒后出现精神症状,应考虑戒断症状,故首先排除A、B、E。震颤谵妄多发生于断酒后48小时,常表现为伴有生动幻觉或错觉的谵妄、全身肌肉震颤、行为紊乱三联征。幻觉以恐怖性幻视多见。根据题干,本例应诊断为震颤谵妄。②酒精性痴呆多在长期慢性酒精中毒之后缓慢起病,先是人格改变、记忆障碍,逐渐发展为痴呆。患者急性起病,故不答C。

62. **ABCDE**　长期大量饮酒的患者,突然停止饮酒后出现肢体震颤、谵妄、幻觉,应诊断为震颤谵妄。

63. **ABCDE**　①长期饮酒可导致记忆障碍,称为柯萨可夫(Korsakoff)综合征,主要表现为近事记忆障碍、虚构、定向障碍三大特征。②Wernicke脑病是由长期饮酒导致维生素B_1缺乏所致,表现为眼球震颤、眼球不能外展、明显意识障碍,伴定向障碍、记忆障碍、震颤谵妄等。精神发育迟滞常表现为智力低下、社会适应困难。阿尔茨海默病多见于老年人,常表现为进行性记忆下降,有人格改变、精神行为障碍。酒精性痴呆是指长期、大量饮酒后出现的持续性智力减退,表现为短期、长期记忆障碍,抽象思维及理解判断障碍,人格改变。

64. **ABCDE**　①A、B、C、D都是慢性酒精中毒的常见临床表现。②病理性醉酒见于对酒精高度敏感者,常表现为一次性少量饮酒后出现较深的意识障碍。

65. **ABCDE**　①戒酒综合征是指嗜酒者长期大量饮酒后突然中断饮酒而出现的一系列症状和体征。②戒断反应多发生于断酒后6~28小时,常表现为手足震颤、恶心呕吐、失眠、头痛、焦虑、情绪不稳等,故答B。③戒酒者可有情绪障碍、思维障碍、意识障碍等表现。严重者可出现震颤谵妄而死亡,震颤谵妄的死亡率约为10%。④戒酒综合征为慢性酒精中毒的临床表现之一。

66. **ABCDE**　67. **ABCDE**　68. **ABCDE**　①氯氮平可阻断5-羟色胺(5-HT_{2A})受体和多巴胺(DA)受体,为非典型抗精神病药(第二代抗精神病药),氯丙嗪为典型抗精神病药(第一代抗精神病药),答案为A。②氟西汀可选择性抑制5-HT的重吸收,阻断突触前膜对5-HT的再摄取,延长和增加5-HT的作用,从而产生抗抑郁作用。③阿扑吗啡的结构式与多巴胺相似,能竞争性拮抗多巴胺受体,刺激延髓的催吐化学感受区,反射性兴奋呕吐中枢,产生强烈的催吐作用,从而用于治疗酒精依赖。④卡马西平为抗癫痫药,常用于治疗癫痫单纯性局限性发作和大发作。

69. **ABCDE**　①精神分裂症可有不适当的情感症状,患者的情感表达与外界环境和内心体验不协调。②精神分裂症既可有幻觉、妄想等阳性症状,也可有意志减退、情感迟钝等阴性症状。③精神分裂症还可有冲动暴力行为等激越症状。④精神分裂症患者通常意识清晰,没有明显的记忆力减退,故答D。

70. **ABCDE**　①精神分裂症的阳性症状是指精神功能的异常亢进,包括幻觉、妄想、思维散漫、不协调情志活动等,故答C。②精神分裂症的阴性症状是指精神功能的减退缺乏,包括思维缺乏、情感淡漠、

第十五篇 精神病学试题答案及详细解答

情感平淡、意志减弱、兴趣缺失等。

71. **ABCDE** 幻听、幻嗅、幻味、幻触在精神分裂症患者中均可出现,但以听幻觉最常见。一般来说,在意识清晰状态下,出现评论性幻听、争论性幻听、命令性幻听常指向精神分裂症。

72. **ABCDE** ①物理影响妄想也称被控制感,患者感到自己的思想、情感、意志行为受到某种外界力量的控制而身不由己。如患者经常描述被红外线、电磁波、超声波或某种特殊的先进仪器控制。物理影响妄想是精神分裂症的特征性症状,故答 E。参阅 3 版北京大学医学出版社《精神病学》P27。②被害妄想见于各种精神病状态。夸大妄想常见于躁狂发作、精神分裂症、脑器质性精神障碍。疑病妄想常见于抑郁发作、精神分裂症。嫉妒妄想常见于精神分裂症、偏执性精神障碍等。

73. **ABCDE** ①精神分裂症可急性起病,但多数起病隐匿,许多患者在出现明显的精神分裂症症状之前,已有前驱症状数周、数月,甚至数年,故答 B。②精神分裂症多发病于青壮年,发病的高峰年龄段男性为 10~25 岁,女性为 25~35 岁。③患者常有自知力丧失,但一般没有意识障碍和智能障碍。④精神分裂症临床分型包括单纯型、青春型、紧张型、偏执型、未分化型、残留型等,其中以偏执型最多见,约占 50%。⑤患者常有感知、思维、情感、行为障碍和精神活动的不协调。

74. **ABCDE** ①精神分裂症单纯型多为青少年起病,以阴性症状为主,极少有幻觉、妄想,表现为逐渐加重的孤僻离群、被动退缩,生活懒散,对工作、学习的兴趣日益减低,缺乏进取心,情感日益淡漠,冷淡亲友,对情绪刺激缺乏相应的反应。根据题干,本例应诊断为精神分裂症单纯型。②重性抑郁症迟滞型常表现为几乎每天大部分时间情绪低落,对活动的兴趣显著下降,体重明显减轻或增加。中度精神发育迟滞常表现为智力低下、社会适应困难。精神分裂症紧张型主要表现为紧张综合征,紧张性木僵和紧张性兴奋交替出现。精神分裂症衰退型为不规范名称。

75. **ABCDE** ①患者有被害妄想(怀疑有人监视他的言行)、评论性幻听(个人独处时听到有人议论他的衣着打扮或批评他),应诊断为精神分裂症。②评论性幻听是精神分裂症具有诊断意义的症状,B、C、D、E 均不会出现评论性幻听。

76. **ABCDE** ①喹硫平、奥氮平、氯氮平为多受体作用药,利培酮为 5-羟色胺和多巴胺受体拮抗剂,均属于第二代抗精神病药,即非典型抗精神病药。②舒必利为第一代抗精神病药。

77. **ABCDE** ①氟哌啶醇为第一代抗精神病药,容易引起锥体外系不良反应,如急性肌张力障碍,表现为眼上翻、斜颈、面肌痉挛、角弓反张、张口困难等。急性肌张力障碍是由于氟哌啶醇拮抗了黑质-纹状体通路的 D_2 样受体,使纹状体中的多巴胺功能减弱、乙酰胆碱的功能增强而引起的,可以使用抗胆碱能药物东莨菪碱缓解症状。②服用抗精神病药期间,若发生急性肌张力障碍,可减少药物剂量,加服抗胆碱能药物;或换服锥体外反应低的药物。B、C、D 均不适合锥体外反应的处理。

78. **ABCDE** ①青年患者,出现紧张性木僵(不食、不语、头颈悬空不动、面无表情)、紧张性兴奋(突然拍门或抢病友的东西)、违拗症(拒绝服从医生的简单指令),病程 6 个月,应诊断为紧张型精神分裂症。对于有木僵、违拗的患者,首选改良电抽搐治疗,可迅速缓解症状。②氯丙嗪、氟哌啶醇为第一代抗精神病药,不良反应较多,现已少用,故不答 A、B。地西泮为镇静剂,故不答 C。利培酮为第二代抗精神病药,为一线常用药物,但对于合并木僵的患者不首选药物治疗,而是改良电抽搐治疗,故不答 E。

79. **ABCDE** ①患者走到大街上觉得人们都在议论自己、骂自己,应诊断为精神分裂症。治疗过程中出现肌肉震颤、手抖等症状,此为抗精神病药的不良反应类帕金森症,应服用抗胆碱药物苯海索以减轻症状,同时抗精神病药缓慢加药或使用最低剂量。抗精神病药不能突然停药,故不答 A。②多巴胺受体激动剂溴隐亭常用于治疗泌乳素瘤。抗组胺药物常用于治疗过敏性疾病、消化性溃疡。

80. **ABCDE** 81. **ABCDE** ①氟哌啶醇属于第一代抗精神病药,主要通过阻断中枢多巴胺 D_2 受体发挥抗精神病作用,容易产生锥体外系不良反应。A、B、C、E 均属于第二代抗精神病药,在阻断多巴胺 D_2 受体基础上,还可通过阻断脑内 5-羟色胺受体(主要是 $5-HT_{2A}$ 受体)发挥抗精神病作用,较少产生锥体外系不良反应。②粒细胞缺乏是氯氮平常见的严重不良反应,发生率为 1%~2%,为其他抗精神病药物的10倍。除氯丙嗪、硫利达嗪偶可发生粒细胞缺乏外,其他抗精神病药尚未见报道。

82. ABCDE　83. ABCDE　①抗精神病药物常用于治疗精神分裂症,第一代抗精神病药物为脑内多巴胺D_2受体拮抗剂,第二代抗精神病药物为多巴胺D_2受体和5-羟色胺受体拮抗剂,故答E。②抑郁发作与中枢神经系统内5-羟色胺功能活动降低有关。因为5-羟色胺是兴奋性神经递质,所以,5-羟色胺再摄取抑制剂可阻滞5-羟色胺的回吸收,提高中枢5-羟色胺浓度,具有抗抑郁作用。③苯二氮䓬类为镇静催眠药。心境稳定剂(如碳酸锂)为双相障碍的基础治疗药物。

84. ABCDE　85. ABCDE　86. ABCDE　①患者自言自语,有时对空漫骂,此为幻听所致。患者感觉被人监视和跟踪,此为被害妄想。患者感觉自己的思想和行为被某种外力控制,此为物理影响妄想。患者情绪低落,觉得被逼得走投无路,睡眠差,此为抑郁症状。根据题干,本例应诊断为精神分裂症。妄想性障碍患者病前常有性格缺陷,妄想内容有一定事实基础,思维有条理和逻辑。抑郁发作常表现为情绪低落、思维迟缓、意志活动减退三低症状。本例情绪低落只是精神分裂症的症状之一,不能凭此诊断为抑郁发作。双相障碍常表现为抑郁与躁狂交替发作。分裂情感性精神障碍表现为分裂性症状与情感性症状同时出现,反复发作。②长期使用利培酮,可使催乳素分泌增加,导致妇女泌乳、闭经、性快感受损。A、B、D、E均不会造成催乳素分泌增加,导致停经和泌乳。③利培酮可拮抗下丘脑结节-漏斗通路中的D_2受体,造成催乳素释放抑制因子分泌减少,导致催乳素释放增加,引起停经、泌乳等不良反应。利培酮可通过拮抗中脑皮质通路、中脑边缘系统通路而发挥治疗作用。黑质纹状体通路受损常见于帕金森病。

87. ABCDE　88. ABCDE　89. ABCDE　①病理性象征性思维属于概念转换,患者以无关的具体概念代替某一抽象概念,不经患者本人解释,他人无法理解。如本例中,患者使用青菜和白萝卜代表一清二白。强迫思维是指患者脑中反复出现的某一概念或相同内容的思维,明知不合理和没有必要,但又无法摆脱。妄想是指在病态推理和判断的基础上形成的一种病理性歪曲的信念。思维奔逸是指思维联想速度加快、数量增多和转换加速。语词新作是概念的融合、浓缩和无关概念的拼凑。②病理性象征性思维常见于精神分裂症,故答D。③精神分裂症的治疗首选抗精神病药。

90. ABCDE　91. ABCDE　92. ABCDE　①恶性综合征是抗精神病药引起的一种少见而严重的不良反应,典型表现包括高热、意识障碍、肌肉强直、自主神经功能紊乱、血清肌酸磷酸激酶(CPK)浓度升高,最常见于氟哌啶醇、氯丙嗪、氟奋乃静等药物治疗时。药物加量过快、剂量过大时易发生。根据题干,本例应诊断为恶性综合征。迟发型运动障碍多见于用药数年后,常表现为面部、躯干、手足不自主运动。急性肌张力障碍常表现为脑神经支配的肌群持续性痉挛,如眼外肌痉挛可致眼球上翻,面部肌群痉挛可致口歪、张口、伸舌、言语和吞咽困难等。5-羟色胺综合征常表现为激越、轻躁狂、精神错乱三联征。药源性帕金森综合征常表现为动作迟缓、肌张力增高、面部表情缺乏、静止性震颤、自主神经功能紊乱等。②发生恶性综合征后,首先应停用抗精神病药物氟哌啶醇,给予支持治疗及对症治疗。③对于恶性综合征的对症治疗,可以使用多巴胺受体激动剂溴隐亭、肌肉松弛剂丹曲林,苯二氮䓬类可以选用,但效果不佳,故答B而不是D。A、C、E对恶性综合征无效。

93. ABCDE　94. ABCDE　95. ABCDE　①患者独处时常听见有声音对她讲话,说母亲病故与某人有关,是被害妄想和言语性幻听的表现。患者失眠、情绪低沉,不愿与人交往,是情绪低落的表现。患者感到自己的思维、情绪不由自己支配,自己的想法还未说出人人皆知,是思维被洞悉妄想的表现。可见,该患者没有出现的症状是强制性思维。②原发性妄想是精神分裂症的特征性表现,患者有被害妄想,故应诊断为精神分裂症。患者情绪低落、失眠、不愿与人交往,应考虑抑郁症。故本例应诊断为精神分裂症伴抑郁症。③利培酮属于第二代抗精神病药物,能有效地控制精神分裂症的阴性症状,同时在纠正阳性症状方面也优于第一代抗精神病药物氯丙嗪,且不良反应较少,故答E而不是C。氯硝西泮(氯硝安定)为广谱抗癫痫药。氟西汀、丙米嗪均为抗抑郁药。

96. ABCDE　WHO有关全球疾病总负担的统计显示,1990年抑郁症和双相情感障碍分别排在第5位和

第十五篇　精神病学试题答案及详细解答

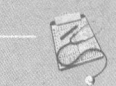

第18位,抑郁症与自杀加在一起占5.9%,列第2位。预计到2020年,抑郁症的疾病负担将列冠心病之后上升至第2位,成为在全球疾病负担中排首位的精神障碍。

97. **ABCDE**　A、B、D、E均属于心境障碍的临床类型。惊恐发作属于神经症性障碍。
98. **ABCDE**　抑郁症患者常有睡眠障碍,以入睡困难最多见,早醒最具有特征性,醒后无法入睡。
99. **ABCDE**　①三无症状是指无望、无助、无用。三自症状是指自责、自罪、自杀。患者对未来不抱任何希望,此为"无望";患者孤独,没有人关心自己,此为"无助";患者自觉无用,此为"无用"。可见,患者的突出症状是"三无"症状。根据题干,本例应诊断为抑郁症。②B、C、E均属于抑郁症的一般症状。
100. **ABCDE**　①患者病程3年,不能诊断为急性抑郁障碍。患者无躁狂发作,不能诊断为双相障碍。患者抑郁症状持续2年以上,其间无缓解,其发病由生活事件(高考发挥不好)诱发,应诊断为恶劣心境。②B、C显然不是正确答案。
101. **ABCDE**　①青年男性,被公司辞退后,感到消极、悲观,自认为没有存在价值,想自杀,应诊断为抑郁症。②B、C、D、E均不会出现"三低"表现(情绪低落、思维迟缓、意志活动减退)。
102. **ABCDE**　氟西汀属于选择性5-羟色胺再摄取抑制剂。文拉法辛、度洛西汀属于5-羟色胺和去甲肾上腺素再摄取抑制剂。米氮平属于$α_2$肾上腺素受体阻滞剂。利培酮属于第二代抗精神病药物。
103. **ABCDE**　选择性5-羟色胺再摄取抑制剂治疗抑郁症一般2周内显效。
104. **ABCDE**　①帕罗西汀为选择性5-羟色胺再摄取抑制剂,常用于抑郁症的治疗,其常见不良反应为5-羟色胺综合征,发生率约15%,由5-羟色胺兴奋性增高所致,多表现为肌震颤、坐立不安、站立不稳、谵妄、自主神经功能紊乱(恶心呕吐、腹痛、腹泻、出汗、发热、心动过速、血压升高)等。根据题干,本例应诊断为5-羟色胺综合征。②帕罗西汀停药反应常表现为头晕、恶心、呕吐、乏力、激惹、睡眠障碍等,故不答B。"头晕、恶心、坐立不安、站立不稳"不属于抑郁、焦虑症状,故不答C、D。恶性综合征属于抗精神病药的不良反应,患者没有使用抗精神病药,故不答E。
105. **ABCDE**　①双相障碍躁狂发作的治疗以心境稳定剂为主,首选碳酸锂,既可用于躁狂的急性发作,又可用于缓解期的维持治疗。②抗焦虑药常用于治疗焦虑症。镇静睡眠药用于治疗失眠症。胆碱酯酶抑制剂常用于治疗有机磷农药中毒。抗抑郁药常用于治疗抑郁症。
106. **ABCDE**　锂盐(碳酸锂)是治疗躁狂症的首选药物,其治疗窗狭窄,中毒剂量与治疗剂量接近。临床上在使用锂盐时,应监测血锂浓度。根据血锂浓度调节剂量,确定有无中毒。治疗急性病例时,血锂浓度应控制在0.6~1.2mmol/L,超过1.4mmol/L易引起中毒反应。参阅8版《精神病学》P218。
107. **ABCDE**　抑郁症的全程治疗包括急性期治疗、巩固期治疗和维持期治疗。急性期治疗时间为8~12周,巩固期治疗时间为4~9个月,维持期治疗时间至少2~3年。
108. **ABCDE**　①患者近1个月情绪低落,不想工作,觉得自己什么都做不好,生不如死,应诊断为抑郁发作。②对于有严重自杀企图和行为的抑郁发作,应给予改良电抽搐治疗,有效率可达86.7%~94%。参阅8年制3版《精神病学》P322。③A、B、C、D均属于抑郁发作的治疗方法。
109. **ABCDE**　110. **ABCDE**　111. **ABCDE**　①患者分娩后情绪低落(整日以泪洗面)、出现无用(认为自己很笨,没有能力带好小孩,怕小孩夭折,觉得丈夫不再喜欢自己了)、自杀观念(称不想活了,甚至要带孩子一起去死)、睡眠障碍(出现失眠)、焦虑(烦躁),应诊断为抑郁发作。适应障碍是指在明显的生活改变或环境变化时产生的短暂、轻度的烦恼状态和情绪失调。焦虑状态是指在缺乏相应客观刺激情况下出现的内心不安状态。妄想性障碍患者病前常有性格缺陷,妄想内容有一定事实基础,思维有条理和逻辑。分裂样情感障碍是指既有明显的抑郁症状或躁狂症状,又有精神分裂症症状,两类症状在同一次发病中同时出现。②患者情绪好转,易激惹,自我评价夸大,应诊断为躁狂发作。患者先有抑郁发作,治疗后躁狂发作,应诊断为双相障碍,目前处于躁狂发作状态。精神分裂症也可有继发性躁狂发作,其原发症状是思维障碍。环性心境障碍是指反复出现心境高涨或低落,但不符合躁狂或抑郁发作诊断标准,心境不稳定至少2年。③双相躁狂发作的治疗以心境稳定剂及抗精神病药为主。参阅3版

8年制《精神病学》P306。患者处于躁狂发作状态,不宜使用抗抑郁药物,故不答A、B、C、D。

112. **ABCDE** ①广泛性焦虑障碍起病缓慢,其发病与一些心理社会因素有关。②焦虑障碍患者常常因自主神经症状主动就诊。焦虑障碍不伴幻觉、妄想。焦虑障碍患者认知力存在,社会功能受损不重。

113. **ABCDE** ①广泛性焦虑障碍以焦虑为核心症状,没有明确的焦虑对象,常表现为紧张不安、多虑、注意力难以集中、失眠,可有心动过速、阵发性心悸、胸闷、头晕、头痛等自主神经功能紊乱的表现。根据题干,本例应诊断为广泛性焦虑障碍。②躯体形式障碍是一种以持久地担心或相信各种躯体症状的优势观念为特征的精神障碍。X综合征常表现为发作性胸痛,但硝酸甘油治疗无效。恐惧性焦虑障碍常由特定对象或处境引起,呈境遇性和发作性,而患者无特定的恐惧对象或处境,故不答D。疑病障碍是指患者坚信自己得病而表现出对疾病的恐惧,而本例未坚信自己得病,故不答E。

114. **ABCDE** 恐惧障碍和广泛性焦虑障碍都以焦虑为核心症状,但恐惧障碍的焦虑由特定对象引起,呈境遇性和发作性,而焦虑障碍的焦虑常没有特定对象,多持续存在。

115. **ABCDE** ①广泛性焦虑障碍的首选治疗药物是选择性5-羟色胺再摄取抑制剂,如氟西汀、帕罗西汀等,药物不良反应少,患者接受性好。②氯氮平、氯丙嗪、利培酮常用于治疗精神分裂症。碳酸锂属于心境稳定剂,常用于治疗躁狂症。

116. **ABCDE** 特定恐惧症是指患者对某些情境、活动、客体的非理性恐惧,患者极力回避所恐惧的情境或客体。临床上常见的类型如下。①动物恐惧:表现为对动物或昆虫的恐惧。②自然环境恐惧:如恐高、黑暗、雷电、风、水等。③血液-注射-损伤恐惧:对鲜血、外伤、打针、拔牙、手术的恐惧。④幽闭恐惧:如对电梯等密闭空间的恐惧。⑤其他类型的恐惧:害怕窒息、尖锐锋利物品等。社交恐惧症不属于特定恐惧症,故答B。

117. **ABCDE** ①惊恐障碍常突发突止,一般持续数分钟至数十分钟,但不久可突然再发。②恐惧性障碍常表现为对特定对象或处境的恐惧。广泛性焦虑障碍常表现为持续存在的焦虑症状。分离障碍常表现为部分或全部丧失了对过去的记忆或身份,或出现具有发泄特点的情感暴发。患者心电图示窦性心动过速为自主神经功能紊乱的表现,不是心脏病所致的焦虑障碍。

118. **ABCDE** ①女性患者,反复发作胸闷、气短、心悸、濒死感,持续15分钟可自行缓解,心电图正常,应诊断为惊恐障碍,可长期服用5-羟色胺再摄取抑制剂帕罗西汀,此药无依赖性。②劳拉西泮也可用于惊恐障碍的治疗,但长期应用易导致药物依赖,而题干要求回答的是"长期服用的药物",故答B而不是D。普萘洛尔常用于治疗心律失常,他巴唑常用于治疗甲状腺功能亢进症。阿立哌唑主要用于治疗精神分裂症。

119. **ABCDE** 120. **ABCDE** 121. **ABCDE** ①惊恐发作常表现为患者在无特殊的恐惧性处境时,突然发作的、不可预测的惊恐体验,如紧张、害怕、恐惧,常伴严重的自主神经功能紊乱,如出汗、胸闷、呼吸困难、心律失常等。惊恐发作通常突发突止,一般历时数分钟至数十分钟。根据题干,本例应诊断为惊恐发作。嗜铬细胞瘤常表现为阵发性高血压,不会有紧张、害怕等恐惧感。支气管哮喘常表现为反复发作性呼气性呼吸困难。心绞痛常表现为阵发性心前区疼痛,多与劳累有关。分离障碍常因暗示而发作,也因暗示而终止。②患者首先需要做的辅助检查是心电图(ECG),以排除心绞痛。A、B、C均对惊恐发作的鉴别诊断价值不大。EEG为脑电图检查,常用于诊断癫痫。③选择性5-羟色胺再摄取抑制剂帕罗西汀是治疗惊恐障碍的首选药物。可合并使用苯二氮䓬类阿普唑仑、氯硝西泮,而不是地西泮,故不答C。参阅3版8年制《精神病学》P328。氨茶碱常用于治疗支气管哮喘发作。苯乙肼常用于治疗抑郁症。普萘洛尔常用于治疗高血压、慢性心力衰竭等。

122. **ABCDE** 强迫障碍常表现为强迫观念、强迫行为和回避行为。强迫洗涤属于常见的强迫行为,表现为患者为了消除对受到脏物、毒物或细菌污染的担心,反复不断地洗手、洗澡或洗衣服等。根据题干,本例应诊断为强迫障碍。

123. **ABCDE** ①疑病障碍患者常坚信自己患有某种严重躯体疾病而反复就医,多次阴性检查结果和医

第十五篇　精神病学试题答案及详细解答

生的反复解释,也不能打消其疑虑。本例患者怀疑自己得了脑瘤,反复检查无阳性发现,拒绝医生的解释,应诊断为疑病障碍。②强迫障碍和疑病障碍均可有重复行为,但强迫障碍的思维内容和反复行为在"自身疾病"以外,疑病障碍的思维内容是担心或怀疑自己患了某种严重的躯体疾病,相应的重复行为如反复核查、反复询问医生,都是围绕"疾病"进行的,故不答 A。精神分裂症早期可出现疑病障碍,但表现古怪,无求治要求,此外,还可有特征性思维、联想障碍、情感不协调等,故不答 B。恐惧性焦虑障碍和广泛性焦虑障碍均可有严重躯体疾病的征象,但患者通常能因医生给出的生理学解释而放心,不再认为自己有躯体疾病,故不答 D、E。

124. ABCDE　125. ABCDE　①强迫症是以强迫观念、强迫冲动或强迫行为等强迫症状为主要表现的一种神经症,其核心症状为强迫观念,强迫行为多系为减轻强迫观念引起的焦虑而不得不采取的顺应行为。②广泛性焦虑障碍是一种以焦虑为主要临床表现的精神障碍,患者常常有不明原因的提心吊胆、紧张不安,并有显著的自主神经功能紊乱症状及运动性不安。③被害妄想和被控制妄想、紧张性木僵、思维中断常见于精神分裂症。思维不连贯常见于谵妄状态。

126. ABCDE　127. ABCDE　128. ABCDE　①强迫障碍的特点是强迫观念和强迫行为。患者因怕脏而出现强迫洗涤,反复洗手,应诊断为强迫障碍。疑病障碍是指患者坚信自己得病而表现出对疾病的恐惧,而本例未坚信自己得病,故不答 A。广泛性焦虑障碍是一种以焦虑为主要临床表现的精神障碍,患者常有不明原因的提心吊胆、紧张不安。分离障碍属于假性癫痫发作,故不答 C。恐惧性焦虑障碍的恐惧对象来自客观现实,焦虑对象明确,但强迫症患者的强迫观念和强迫行为常起源于患者的主观体验。②氯米帕明为5-羟色胺再摄取抑制剂(SRI),常用于强迫症的治疗。奥氮平、利培酮为常用抗精神病药物。丁螺环酮、阿普唑仑常用于治疗广泛性焦虑症。③认知行为治疗中的暴露疗法和反应预防是治疗强迫障碍的有效方法,可以选用。暴露疗法是要求患者直接面对垃圾车和公共厕所,反应预防是要求患者缩短洗手时间,减少洗手频度,甚至放弃洗手。

129. ABCDE　①分离障碍常表现为分离性遗忘、漫游、木僵、出神、附体等,常因暗示而发作,也可因暗示而终止。②本病发作时可有精神病症状,但无特异性,故不答 A。本病常因明显精神因素如重大生活事件、暗示或自我暗示而发病,故不答 B。患者自知力完整,社会功能不受损。

130. ABCDE　躯体化障碍女性多见,临床表现为多种多样、反复出现、时常变化、查无实据的躯体主诉至少 2 年,未发现任何恰当的躯体疾病来解释上述症状;拒绝多名医生关于其症状没有躯体疾病解释的忠告与保证,不遵医嘱;患者深感痛苦,不断求医,症状及其所致行为造成一定程度的社会和家庭功能损害。

131. ABCDE　132. ABCDE　①女性患者,反复发作意识不清、口吐白沫、角弓反张、四肢肌肉阵挛性收缩,应考虑分离性抽搐或癫痫发作。为明确诊断,应首选脑电图检查,因为分离性抽搐脑电图检查无异常,而癫痫常有特征性变化。头颅 CT 主要用于诊断颅内占位性病变,不要误选 A。B、C、D 显然不是正确答案。②分离性抽搐发作时无唇舌咬伤及大小便失禁,而癫痫发作常有唇舌咬伤及大小便失禁,故答 C 而不是 A。恐惧性焦虑障碍以恐惧症和焦虑障碍为核心症状,与题干不符。急性应激障碍常于应激刺激后数分钟或数小时内发病,持续数小时至 1 周完全缓解,故不答 D。惊恐障碍的主要特点是突发突止,不可预测,反复出现,有强烈的惊恐体验,一般历时 5~20 分钟。

133. ABCDE　134. ABCDE　①患者主诉的躯体症状涉及较多系统,在各医院进行多项检查,结果正常仍不能缓解其对躯体症状的过分关注,应诊断为躯体忧虑障碍。分离障碍多有心理致病的证据,表现为时间上与应激事件有明确关系。广泛性焦虑障碍是以焦虑为主要临床表现的疾病,常常有不明原因的提心吊胆、紧张不安。抑郁障碍以心境低落为主,可有自罪自责、自杀言行等。本例显然不是更年期综合征。②A、B、C、E 都是医师正确的处理方式。医师不可能与精神障碍患者探讨疾病与应激情绪的关系。

135. ABCDE　心理应激源是指作用于个体,使其产生应激反应的刺激物。应激源分为以下 3 类。①家

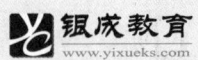

1353

庭因素：如夫妻分居或离婚、夫妻一方或双方外遇、配偶患病、配偶死亡等。②工作或学习因素：如社会分配不公、工作伙伴之间激烈竞争、缺乏人际交流、任务目标不确定等。③社会因素：如日常生活困扰、自然灾害与人为灾害（如洪水、战争）等。

136. **ABCDE** ①急性应激障碍以急剧、严重的精神刺激作为直接原因，在受刺激后立即发病。在应激源消除后，症状历时短暂，可在几天至一周内完全恢复。根据题干，本例应诊断为急性应激障碍。②分离障碍常表现为分离性遗忘、漫游、木僵、出神、附体等，常因暗示而发作，也可因暗示而终止。创伤后应激障碍多在遭受创伤刺激后数日至数月发病，可长期持续存在精神障碍。适应障碍是指在明显的生活改变或环境变化时，产生的短期、轻度烦恼状态和情绪失调。急性短暂性精神病性障碍是指患者受到精神刺激后，出现的短时间精神异常、短时间恢复到正常精神状态的情况。

137. **ABCDE** ①创伤后应激障碍常于创伤后数天至半年内发病，急性应激障碍常于应激事件后数分钟或数小时内发病。本例在创伤后4周发病，应诊断为创伤后应激障碍而不是急性应激障碍。②C、D、E显然不是正确答案。

138. **ABCDE** ①青年女性，因情绪波动而暴饮暴食，当然应诊断为神经性贪食，而不是神经性厌食、神经性呕吐，故答B。②躁狂发作常表现为情感高涨、思维奔逸、活动增多三高症状。抑郁发作常表现为情绪低落、兴趣缺乏、快感缺失。

139. **ABCDE** 患者主动节制饮食、担心体重增加、总觉得自己过胖，应诊断为神经性厌食症。

140. **ABCDE** 诊断神经性厌食时，体重指数（BMI）≤17.5kg/m^2，或体重保持在至少低于正常体重的15%以上的水平。

141. **ABCDE** ①夜惊是儿童常见的睡眠障碍，多表现为反复出现从睡眠中突然醒来并惊叫的症状，伴有心率增快、呼吸急促、出汗、瞳孔散大等自主神经兴奋症状。每次发作1~10分钟，醒后对发作场景不能回忆。根据题干，本例应诊断为夜惊。②梦魇是指在睡眠中被噩梦突然惊醒，引起恐惧不安、心有余悸的睡眠障碍。梦魇者一旦醒来就变得清醒，且对梦境中的恐怖内容能清晰回忆。分离障碍常表现为具有发泄特点的情感暴发。睡行症是指患者在睡眠过程中尚未清醒时起床在室内或户外行走。神经衰弱以精神易兴奋却易疲劳为特点，常表现为紧张、烦恼、易激惹、睡眠障碍。

142. **ABCDE** 143. **ABCDE** 144. **ABCDE** ①失眠症常表现为难以入睡、睡眠不深和早醒。患者由于对失眠产生越来越多的恐惧和对失眠所致后果的过分担心，导致就寝时紧张、焦虑、担心，次日感到疲乏无力、工作效率下降。根据题干，本例应诊断为失眠症。疑病症多表现为患者长期确信自己有严重疾病，但反复检查都不能找到充分的躯体疾病来解释。恐惧症常表现为过分、不合理地惧怕外界某种客观事物或情境，常伴有明显的焦虑和自主神经功能紊乱。焦虑症常表现为持续显著的紧张不安和担心。神经衰弱以精神易兴奋却易疲劳为特点，常表现为紧张、烦恼、易激惹、睡眠障碍。②失眠症的治疗首选苯二氮䓬类药物艾司唑仑（舒乐安定）。苯巴比妥为长效巴比妥类药物，醒后后遗效应大，偶用于顽固性失眠症。B、C、D均为抗精神病药物。③使用催眠药物只是失眠症的辅助治疗手段，一般选用半衰期短、副作用和成瘾性较小的药物，小剂量、短疗程使用，疗程以1~2周为宜。

145. **ABCDE** 146. **ABCDE** ①患者担心肥胖而极端限制饮食，消瘦，近来伴暴食发作，有抑郁症状，应诊断为神经性厌食症。非器质性失眠症常表现为入睡困难、睡眠不深、易醒等。贪食症常表现为反复大量进食，有难以控制的进食欲望，故不答B、E。神经性呕吐常表现为进食后呕吐，但体重减轻不明显。②电抽搐治疗仅用于严重抑郁、有强烈自杀企图、拒食、紧张性木僵等重症患者，本例不宜采用。神经性厌食症的治疗通常采用认知疗法、行为治疗。患者情绪低落，说明有抑郁症状，可给予抗抑郁药物治疗。患者失眠、整夜难以入睡、不能坚持上课，可行小剂量抗精神病药物治疗。患者日渐消瘦，可行营养支持治疗，故不答D。

第十六篇　医学心理学试题答案及详细解答

（正确答案为绿色的选项）

1. **ABCDE**　医学模式指一定时期内人们对疾病和健康的总体认识,体现了该时期医学发展的指导思想。
2. **ABCDE**　医学模式的发展经历了以下几个阶段。①神灵主义医学模式:大约形成于1万年以前的原始社会。由于当时的生产力水平极为低下,科学思想尚未确立,人们对健康和疾病的理解是超自然的,相信"万物有灵",认为人类的生命和健康由神灵所主宰,疾病和灾祸是天谴神罚。②自然哲学医学模式:公元前3000年前后开始出现。中医典籍中有关"天人合一、天人相应"的观点,正是这一模式的反映,这一观点至今仍有一定的指导意义,但毕竟是基于朴素的唯物论,带有一定的局限性。③生物医学模式:形成于欧洲14～17世纪的文艺复兴运动。哈维等人提出的血液循环学说,把医学推向了一个新的时期,这就是以生物躯体为中心的生物医学观的时期。④生物-心理-社会医学模式:该模式认为,在思考人类的疾病和健康问题的时候,无论是致病、治病、预防及康复,都应将人视为一个整体,充分考虑到心理因素和社会因素的作用,综合考虑各方面因素的交互作用,而不能机械地将它们分割开。
3. **ABCDE**　中医典籍中有关"天人合一、天人相应"的观点,正是自然哲学医学模式的反映。
4. **ABCDE**　①自然哲学医学模式:公元前3000年前后开始出现。例如,在西方,医学之父希波克拉底指出"治病先治人""一是语言,一是药物"的治疗观,就是自然哲学医学模式的观点。②其他医学模式包括生物医学模式、神灵主义医学模式、生物-心理-社会医学模式等。
5. **ABCDE**　医学心理学的6个基本观点如下:①心身统一的观点;②社会对个体影响的观点;③认知评价的观点;④主动适应和调节的观点;⑤情绪因素作用的观点;⑥个性特征作用的观点——面对同样的社会应激,有的人得病,有的人则游刃有余,很快渡过难关,这与不同人的个性特征有十分密切的关系。
6. **ABCDE**　医学心理学的基本观点包括心身统一的观点、社会对个体影响的观点、认知评价的观点、情绪因素作用的观点、个性特征作用的观点、主动适应和调节的观点(不是被动适应的观点)。
7. **ABCDE**　医学心理学是研究人的疾病和健康及其相互转化过程中所涉及的各种心理行为问题及解决这些问题的方法和措施。也就是说,医学心理学要解决各种影响人们身心健康的心理学问题。
8. **ABCDE**　人的心理本质体现在:心理是脑的功能,脑是心理活动的器官;客观现实是心理的源泉和内容,人的一切心理活动都是人脑对客观现实的能动反映。心理是人脑对客观物质世界的主观反映,而不是客观反映,故答E。
9. **ABCDE**　形象思维是用直观思维和表象解决问题的思维,其特点是具有形象性。爱因斯坦利用记号和意象,通过对它们进行再生和组合解决问题,属于形象思维。
10. **ABCDE**　按需要的起源和发展,可将人的需要分为生物性需要和社会性需要。生物性需要是指维持个体保存和种族延续而产生的需要,如空气、食物、水、休息、配偶等。社会性需要是指人在社会活动中为适应社会生活而产生的需要,如交往、求知、劳动、尊重等。
11. **ABCDE**　①由于刺激物对感受器的持续作用,感受性提高或降低的现象,称为感觉适应。如刚进入电影院时,除了屏幕什么也看不见,过一会儿则能看清座位上的观众,这种现象称为暗适应,是视觉感受性的提高。在各种感觉中,嗅觉的适应性最强,"入芝兰之室,久而不闻其香;入鲍鱼之肆,久而不闻其臭",就是指嗅觉适应。②感觉过敏是指轻微感觉的刺激,引起患者强烈的感觉。感觉相互作用是指某种感觉器官受到刺激而对其他器官的感受性造成影响的现象。感觉减退是指对外界刺激的感受性降低。人的各种感受性都是在生活实践中发展起来的,在某种感受受损或缺失后,其他感受会予以补偿,这种现象称为感受性补偿。

12. **ABCDE**　①感觉补偿是指某种感觉缺失后,其他感受性会增强而起到部分弥补作用的现象。比如,盲人没有视觉,但可以通过触觉阅读;听力障碍者听觉缺失,但可以用眼睛来"听"(手势语)。②感觉适应是指由于刺激物对感觉器官的持续作用而导致感受性发生变化的现象。感觉融合是指感受器把同时作用于它的不同刺激的反应联合起来而产生单一感觉的现象。感觉后效是指刺激物停止作用于感受器后,感觉仍暂留一段时间的现象。感觉对比是指同一感受器接受不同的刺激而使感受性发生变化的现象。

13. **ABCDE**　感觉是人脑对直接作用于感觉器官的客观事物的个别属性的反映。知觉是人脑对直接作用于感觉器官的客观事物的整体属性的反映。

14. **ABCDE**　①知觉的基本特征包括知觉的选择性、整体性、理解性和恒常性,可首先排除B。②人在知觉客观世界时,总是有选择性地把少数事物当成知觉的对象,而把其他事物当成知觉的背景,以便更清晰地感知一定的事物与对象,这种特性称为知觉的选择性。例如,在课堂上,同学们认真听课,把老师的声音当成知觉的对象,而周围环境中的其他声音(窗外驶过汽车的声音)便称为知觉的背景。③知觉的整体性是指在知觉过程中,人能够把由多种属性构成的事物知觉为一个统一的整体。知觉的理解性是指人在知觉的过程中,以过去的知识经验为依据,力求对知觉对象做出某种解释,使它具有一定的意义。知觉的恒常性是指当知觉的客观条件在一定范围内改变时,知觉的映像在相当程度上保持着它的稳定性。

15. **ABCDE**　①知觉是人脑对直接作用于感觉器官的客观事物的整体属性的反映。知觉具有选择性、整体性、理解性和恒常性的特点。知觉的理解性是指人以知识经验为基础,对感知的事物加工处理,并用词语加以概括,用概念的形式反映事物的特征。②知觉的多维性是一个错误的概念,故不答A。知觉的整体性是指人根据自己的知识经验,把直接作用于感官的客观事物的多种属性整合为统一整体的过程。知觉的恒常性是指当知觉的客观条件在一定范围内改变时,知觉形象仍然保持不变。知觉的选择性是指人类根据当前的需要,将外来的刺激物有选择地作为知觉对象进行加工的过程。

16. **ABCDE**　识记是个体获取经验、记住事物的过程,也就是外界信息输入大脑并进行编码的过程。识记的内容不能再认与回忆称为遗忘。德国心理学家艾宾豪斯(H·Ebbinghaus)通过实验研究发现的遗忘曲线表明:①遗忘的速度是先快后慢,遗忘最快发生在识记后的第1天,以识记后的第1小时最显著;②遗忘的数量随时间推移而增加;③1天以后,虽然时间间隔很长,但所剩的记忆内容基本上不再明显减少而趋于平稳。

17. **ABCDE**　迁移是指已获得的知识、技能和方法对解决新问题的影响。这种影响可能产生积极的、有利的作用,称为正迁移,如举一反三、触类旁通;也可能产生消极、不利的作用,称为负迁移,如方言太浓可能影响普通话的正确发音等。

18. **ABCDE**　思维是人脑对客观现实概括的、间接的反映,是认识的高级形式。认知过程是指人们获得知识或应用知识的过程,是对客观世界的认识和察觉,包括感觉、知觉、记忆、思维与想象、注意等心理活动。因此思维是属于心理活动的认知过程,答案为B。

19. **ABCDE**　①聚合思维:把问题提供的各种信息聚合起来,得出一个正确的或最好的答案。例如,医生根据患者的临床表现、体格检查、实验室检查的结果等信息,综合归纳后给患者诊断疾病的过程。②发散思维:根据已有信息,从不同角度、不同方向思考,寻求多样性答案的一种展开性思维方式。③动作思维:以实际动作作为支柱的思维。如手机不能接听,看看是否电池已经用完了。④抽象思维:运用概念进行判断、推理的思维活动。⑤形象思维:以事物的具体形象和表象为支柱的思维。

20. **ABCDE**　人类心理过程的认知过程是指人们获得知识或应用知识的过程,包括感觉、知觉、记忆、思维与想象、注意等心理活动,不包括信念。

第十六篇　医学心理学试题答案及详细解答

21. **ABCDE**　①注意是心理活动对某种事物的指向和集中,指向性和集中性是注意的两个特点。②人格是指一个人的整个精神面貌,具有一定倾向性的、稳定的心理特征的总和。记忆是人脑对过去经历过的事物的反映。情感是人的高级心理现象,是人对精神性和社会性需要的态度性体验。想象是对大脑中已有表象进行加工改造,形成新形象的过程。

22. **ABCDE**　①认知过程是指人们获得知识或应用知识的过程,是对客观世界的认识和察觉,包括感觉、知觉、记忆、思维与想象、注意等心理活动。②意志是人自觉地确定目的、支配行为、克服困难以实现预定目的的心理过程。人格倾向性是指对事物的选择性反应。人格特征包括倾向性、复杂性、独特性、稳定性、完整性和积极性。情感过程包括内心体验、外显行为和生理变化3个方面。

23. **ABCDE**　①人在生活过程中,个体经验的获得而引起行为发生相对持久变化的过程,称为学习。②记忆是人脑对过去经历过的事物的反映。感觉是人脑对直接作用于感觉器官的客观事物的个别属性的反映,是最基本的认知过程。知觉是人脑对直接作用于感觉器官的客观事物的整体属性的反映。思维是人脑间接地概括地对客观事物的反映。

24. **ABCDE**　情绪和情感是对客观事物与个人需要之间关系的体验过程,是人对客观事物是否符合自身需要而产生的态度体验。从产生的基础和特征表现上来看,两者是有区别的:①情绪出现较早,多与人的生理性需要相联系;情感出现较晚,多与人的社会性需要相联系。②情绪是人和动物共有的,但只有人才会有情感。③情绪具有情景性和暂时性;情感则具有深刻性和稳定性(D 对)。④情绪具有冲动性和明显的外部表现;情感则比较内隐。

25. **ABCDE**　20 世纪60 年代,美国心理学家沙赫特提出了情绪的产生受认知过程、环境刺激、生理反应3 种因素的制约,其中,认知因素对情绪的产生起关键作用,故称为情绪认知理论。

26. **ABCDE**　①心境是指微弱而持久,带有渲染性的情绪状态。②情绪状态分为心境、激情和应激3 种状态,心情和热情不属于情绪状态,可首先排除 C、D。激情是一种迅猛爆发、激动短暂的情绪状态。应激是指人们遇到某种危险或面临某种突然事变时,身心处于高度紧张的状态。

27. **ABCDE**　意志品质是指构成人意志的某些比较稳定的心理特征。①自觉性:意志的自觉性是指一个人有明确的行动目的,能主动地支配自己的行动,使其能达到既定目标的心理过程。它具体表现在意志行动过程中确定目的的自觉性、行动服从目的的自觉性、行动过程中克服困难的自觉性、行动结果时自我评价的自觉性。意志自觉性的品质,贯穿于意志行动的全过程,故答 E。②坚韧性是指一个人在执行决定时能坚持到底,顽强地克服各种困难的意志品质。果断性是指一个人善于明辨是非、抓住时机、迅速而合理地做出决定,并实现所做决定的意志品质。自制力是指在意志行动中善于控制和约束自己的能力。C 本身是错误的,故不答 C。

28. **ABCDE**　①A、B、C、D 均属于意志品质特征。果断性是指一个人善于明辨是非、抓住时机、迅速而合理地做出决定,并实现所做决定的意志品质。②自觉性是指一个人有明确的行动目的,能主动地支配自己的行动,使其能达到既定目标的心理过程。坚韧性是指一个人在执行决定时能坚持到底,顽强地克服各种困难的意志品质。自制力是指在意志行动中善于控制和约束自己的能力。

29. **ABCDE**　美国心理学家马斯洛将需要分为5 个不同的层次。①生理的需要:在人类的各种需要中占最强的优势,其中以饥饿和渴的需要为主;②安全的需要:如生命安全、财产安全、职业安全、心理安全等;③归属和爱的需要:当上述需要获得满足后,人类就会产生进一步的社会性需要,即归属和爱的需要;

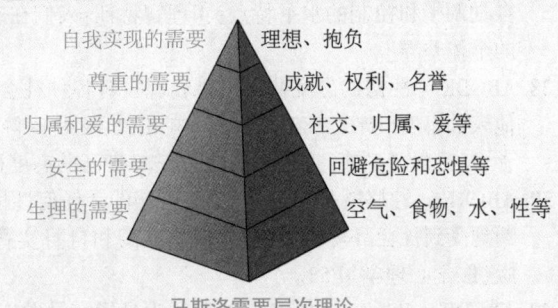

马斯洛需要层次理论

④尊重的需要:指个体对自身价值的认同;⑤自我实现的需要:在前四种需要获得满足的基础上产生的最高层次的需要,如理想、抱负的实现等。

30. **ABCDE** 按马斯洛的观点,人最低层次的需要是生理的需要,最高层次的需要是自我实现的需要。

31. **ABCDE** 动机是推动人从事某种活动,并朝一个方向前进的内部动力,为实现一定目的而行动的原因。动机和人们的需要有着密切的联系,需要是动机的基础和根源。引起动机的内在条件是需要,引起动机的外在条件是诱因(E 对)。诱因是指驱使机体产生一定行为的外部因素。

32. **ABCDE** 动机冲突分为双趋冲突、双避冲突、趋避冲突、双重趋避式冲突4类,不包括矛盾冲突。

33. **ABCDE** 动机冲突分为4种基本类型:①双趋冲突也称接近-接近式冲突,是指两个目标具有相同的吸引力,引起同样强度的动机,但无法同时实现,二者必择其一,即鱼和熊掌不可兼得。②双避冲突也称避-避式冲突,是指一个人同时受到两种事物的威胁,产生同等强度的逃避动机,但迫于情势,必须接受其中一个,才能避开另一个,处于左右为难、进退维谷的紧张状态,即前有狼,后有虎。③趋避冲突也称接近-避式冲突,是指一个人对同一事物同时产生两种动机,既向往得到它,同时又想拒绝和避开它,既对人有吸引力,又要付出代价。④双重趋避式冲突也称双重接近-避式冲突,是指人们常会遇到多个目标,每个目标对自己都有利有弊,反复衡拿不定主意所产生的冲突。本例既对人有吸引力(参加比赛),又要付出代价(被人讥笑),因此属于趋避冲突。

34. **ABCDE** 战士有两个目标(一个为参加抗洪救灾,另一个为回家探望生病的母亲)具有相同的吸引力,但这两个目标无法同时实现,二者必择其一,故属于双趋冲突。

35. **ABCDE** ①古希腊著名医学家希波克拉底将人的气质分为多血质、黏液质、胆汁质、抑郁质4种类型。胆汁质气质的人常表现为精力充沛,动作快而猛,有力,性急,易冲动,情绪易爆发,不易自制,活动中缺乏耐性。②多血质的人常表现为活泼好动,敏感但不持久,注意力易转移,兴趣易变换,精力易分散。黏液质的人常表现为安静沉着,注意稳定,善忍耐,情绪反应慢,持久而不显露,容易冷淡。抑郁质的人常表现为敏感怯懦,情感体验深,稳定而不易表露,动作缓慢,有时近于呆板,易伤感,孤僻,善于观察细小事情。

36. **ABCDE** 希波克拉底将人的气质分为多血质、胆汁质、黏液质和抑郁质4种类型。①胆汁质(兴奋型):这种气质的人神经活动强而不均衡,兴奋性很高,脾气暴躁,性情直率,精力旺盛,能以很高的热情埋头事业。兴奋时,决心克服一切困难;精力耗尽时,情绪又一落千丈。②多血质为活泼型,黏液质为安静型,抑郁质为抑制型气质。

37. **ABCDE** 性格是人在生活过程中形成的,对客观现实稳固的态度,以及与之相适应的习惯了的行为方式。性格特征如下。①态度特征:主要表现在对各种社会关系的处理上,包括3个方面,一是对社会、集体、他人的态度(如爱集体、善交际、有礼貌,还是孤僻、粗暴等);二是对工作、学习、生活的态度(认真负责,还是敷衍了事、得过且过);三是对自己的态度(如自信或自卑、羞怯或大方等);②情绪特征:包括情绪活动的强度、情绪的稳定性、情绪的持久性及主导心境;③意志特征:个体对自己的行为自觉调整和控制的水平特点;④理智特征:人们在感知觉、记忆、思维和想象等认知过程中所表现出来的个体差异。

38. **ABCDE** 性格的态度特征主要表现在对各种社会关系的处理上,包括3个方面,一是对社会、集体、他人的态度(如爱集体、善交际、有礼貌,还是孤僻、粗暴等);二是对工作、学习、生活的态度(认真负责,还是敷衍了事、得过且过);三是对自己的态度(如自信或自卑、羞怯或大方等)。

39. **ABCDE** 性格既是稳定的,也是可塑的。任何性格特征都不是一朝一夕形成的。它是从儿童时期不断地受到社会环境的影响,教育的熏陶和自身实践的长期塑造而成的。参阅北京大学医学出版社4版《医学心理学》P52。

40. **ABCDE** Friedman 提出的 A 型行为是指容易发生冠心病的行为模式,其特征如下:①时间紧迫感,行为急促,说话快,走路快,办事快;②脾气暴躁,容易激动;③争强好胜;④对人有敌意等。A 型行为的

第十六篇　医学心理学试题答案及详细解答

人容易得冠心病。C型行为的人容易得溃疡病、哮喘、癌症、糖尿病、皮肤病等。

41. ABCDE　①A型行为的人有强烈的进取心和竞争欲,有时间紧迫感,脾气暴躁,容易激动,人际关系不协调,有敌意倾向(A对)。②B型行为的人与A型行为相反,缺乏竞争性,喜欢不紧张的工作,喜欢过松散的生活,无时间紧迫感,有耐心,无主动的敌意。③C型行为的人面对不愉快的、压力大的事情,比较压抑自己的情绪,过分忍让,谦虚,过分依从社会,回避矛盾。④混合型行为的人表现为两种气质的综合。

42. ABCDE　43. ABCDE　44. ABCDE　①《传染病防治法》规定,淋病属于乙类传染病。甲类传染病包括鼠疫、霍乱两种。按甲类管理的乙类传染病包括严重呼吸综合征、肺炭疽、人感染高致病性禽流感。②在临床诊疗过程中,医师应遵循保密守信原则,但若隐私涉及他人或社会的利益,对他人或社会具有一定的危害性时,可以解密。因此,本例中医师应劝说患者告知其妻子实情。因医师应尊重患者的隐私,故不宜将实情直接告知其妻子。D、E显然不是正确答案。③医师一方面要将实情告知其妻子,另一方面患者拒绝将病情告知其妻子,医师处于左右为难、进退维谷的状态,属于双避冲突。

45. ABCDE　心理卫生也称心理健康,是指以积极的、有效的心理活动,平稳的、正常的心理状态,对当前和发展着的社会、自然环境及自我内环境的变化具有良好的适应能力,并由此不断地发展健全的人格,提高生活质量,保持旺盛的精力和愉快的情绪。

46. ABCDE　①心理健康的研究角度包括病理学角度、统计学角度和文化学角度,故可首先排除B、C。②病理学角度是指脑的结构、生理生化方面发生障碍而出现的心理异常。统计学角度是指将大多数在统计坐标上分配居中(即接近平均数)者视为正常,而把两端视为异常。文化学角度是指依据个体的心理和行为是否符合社会生活环境与行为规范来判断心理是否健康的研究角度,可见正确答案为D。

47. ABCDE　心理健康的研究角度分为病理学角度、统计学角度、文化学角度。文化学角度认为人总是生活在一定的社会文化环境中,在正常情况下,人与其文化氛围应是协调一致的,可依照社会生活的需要来适应和改造环境,故可从人的心理和行为是否符合其生活环境的要求,是否符合社会行为规范、道德标准等方面来判断。符合者为正常,否则为异常。这种标准也不是一成不变的,会随着时间的变迁而变化。

48. ABCDE　A、B、C、D、E均属于心理健康的标准。其中,智力正常是人正常生活的最基本的心理条件,是心理健康的首要标准。

49. ABCDE　①人际和谐是心理健康的标准之一,包括乐于与人交往,既有稳定而广泛的人际关系,又有知己的朋友;在交往中保持独立而完整的人格,有自知之明,不卑不亢;能客观评价别人,取人之长补己之短,宽以待人,乐于助人。②人际和谐不包括自我完善。

50. ABCDE　心理健康的标准:智力正常,情绪良好,人际和谐,适应环境,人格完整,不包括意识清晰。

51. ABCDE　心理健康的标准:智力正常,情绪良好,人际和谐,适应环境,人格完整(不是人格完美)。

52. ABCDE　青少年在接触外界的过程中,不仅在学习知识和积累经验,也在不断地接受家庭、学校和社会的教化,使得自己的行为社会化,从而完成从自然人到社会人的过渡。随着个体社会化的进程,自我意识也发展到一个新的高度。少年"逆反期"的反抗现象是自我意识增强的重要标志。当社会化过程基本完成、自我意识基本确立时,各种心理品质就基本稳定了,人格也就基本形成了。

53. ABCDE　中年人的知识积累和思维能力达到了较高的水平,智力发展到最佳状态,故答E。A、B、C、D显然是中年人常常遇到的危机。

54. ABCDE　①应激源按属性可分为躯体性应激源、心理性应激源、社会性应激源、文化性应激源,可首先排除D。②社会性应激源是指造成个人生活样式或风格的变化,并要求人们对其做出调整或适应的事件或刺激,如应激性生活事件、日常生活困扰、工作相关应激源、环境应激源等。躯体性应激源是指对人的躯体直接产生刺激作用的刺激物,如高温、低温、酸碱刺激、不良食物、微生物等。最为常见的文化性应激源是"文化性迁移",如由一种语言环境进入另一种语言环境,或由一个民族聚居区迁

1359

入另一个民族聚居区、一个国家迁入另一个国家。心理性应激源是指来自自身的紧张性信息,如心理冲突、不切实际的期望、不祥预感等。按照题意,正确答案为C。

55. ABCDE　应激源是指环境对个体提出的各种要求,经个体认知评价后可引起心理或生理反应的刺激。根据应激源的定义,可知正确答案为A。

56. ABCDE　①认知评价是指个体对遇到的生活事件的性质、程度和可能的有害情况进行评估。对生活事件的认知评价直接影响个体的应对活动和心身反应,因此,患者的认知评价是生活事件到应激反应的中介因素。②生活事件是应激的开始,而不是应激的结局。个性特征可影响应激时的社会支持、应激强度及生理反应,因此,应激时患者受到的社会支持、应激强度、生理反应均具有特异性。

57. ABCDE　个体面临或觉察到环境变化对机体有威胁或挑战时,做出的适应性和应对性反应过程,称为心理应激,故答A。

58. ABCDE　①患者与家属激烈争吵时,可发生应激反应。当交感-肾上腺髓质系统兴奋时,儿茶酚胺大量分泌,导致心率加快,心输出量增加,血压升高,可诱发急性心肌梗死。当下丘脑-垂体-肾上腺皮质系统兴奋时,糖皮质激素大量分泌,可以启动某些代谢性应激反应(如发热、炎症等),故答B而不是C。②应激反应时,有内源性阿片系统、肾素-血管紧张素-醛固酮系统、下丘脑-垂体-甲状腺系统等参与,但这些都不是主要的生理反应,故不答A、D、E。参阅8版《医学心理学》P82。

59. ABCDE　①社会支持是指在应激状态下的个体,受到来自社会各方面的心理上和物质上的支持或援助。②催眠治疗是运用暗示的方法使患者进入一种特殊的意识状态,控制患者的心身活动,从而解除和治疗患者的心身问题,显然本例不属于催眠治疗。自我防御反应是指借助自我防御机制,个体面对环境的挑战,对自己的应对效果做出新的解释,以减轻应激所引起的紧张和内心痛苦,本例显然没有自我防御。本例与专业思想教育无关,故不答C。从题干可知,该新生未退学,没有回避应激源。

60. ABCDE　应对心理应激的方法包括:①消除、逃避或回避应激源。②调整对应激事件的认知和态度,常常需要降低期望值。③增加对应激事件的可控性和可预测性。④提高自身应对能力与经验。⑤采用自我防御机制。⑥学会放松和自我调节。⑦取得社会支持和安慰,利用各种有效的外在资源。⑧请心理咨询师或心理治疗师给予帮助,必要时选用适当药物。按照题意,正确答案为B。

61. ABCDE　①心身疾病是指心理社会因素在发病、发展过程中起重要作用的躯体器质性疾病。A型行为的人易得冠心病,C型行为的人容易得消化性溃疡、哮喘、癌症、糖尿病、皮肤病等。此外高血压的发病也与心理社会因素有关,也属于心身疾病。②精神分裂症不属于心身疾病,而属于精神病。

62. ABCDE　个体应对应激的心理反应包括情绪反应、认知反应、行为反应3个方面。情绪反应包括焦虑、抑郁、恐惧、愤怒等。认知反应包括偏执、灾难化、反复沉思、闪回与闯入。行为反应分为积极的和消极的行为性应激,积极的行为应激反应包括问题解决策略和情绪缓解策略;消极的行为应激反应包括逃避与回避、退化与依赖、敌对与攻击、无助与自怜、物质滥用等。逃避是指已经接触应激源后远离应激源的行为;回避是指预先知道应激源会出现,而提前远离,如拖延、闭门不出、离家出走、离校、辞职等。可见,受到批评后选择辞职,属于消极的行为应激反应。

63. ABCDE　在个体觉察到应激源的威胁后,通过心理和生理中介机制的整个作用产生心理、生理反应,这种变化称为应激反应,包括应激的生理反应和心理反应。应激的生理反应包括神经系统、内分泌系统和免疫系统反应。应激的心理反应包括情绪反应、认知反应和行为反应。①应激的情绪反应常表现为焦虑、抑郁、恐惧、愤怒。②应激的认知反应常表现为偏执、灾难化、反复沉思、闪回与闯入,其中偏执是指个体在应激后出现认知狭窄、偏激、钻牛角尖,平日非常理智的人变得固执、蛮不讲理。可见本例属于认知反应的偏执,故答E而不是C。③应激的行为反应包括积极和消极的行为性应激。

64. ABCDE　A、B、C、D、E均属于应激的情绪反应。焦虑是个体预期将要发生危险或不良后果的事物时所表现的紧张、恐惧、担心等情绪状态。恐惧是个体企图摆脱、逃避某种情境,或面临、预感危险而又缺乏应付能力时产生的情绪。愤怒是愿望得不到满足,实现愿望的行为一再受阻引起的紧张积累而

第十六篇 医学心理学试题答案及详细解答

产生的情绪。悲哀是个体失去某种他所重视和追求的事物时产生的情绪。

65. **ABCDE** 布雷迪(Brady)用"作抉择的猴子"实验说明应激与消化性溃疡(溃疡病)的关系。让两只猴子各自坐在约束的椅子上,每20秒给一次电击。每只猴子都有一个压杆,其中一只若在接近20秒时压一下,能使两只猴子避免电击。否则,两只猴子便一起受到同样电击。因此,这只猴子总是惦记压杆,以免被电击;另一只猴子是否压杆与电击无关。结果表明,两只猴子被电击的次数和强度虽然一致,但疲于压杆的猴子患上了胃溃疡,另一只猴子却安然无恙,答案为A。参阅2版8年制《医学心理学》P219。

66. **ABCDE** 1976年,美国一些学者把182名被试者按行为类型分为A、B、C三类,研究行为模式(人格特点)与患病率之间的关系。随访观察16年发现,A型行为类型的人易患冠心病等心血管系统疾病,而C型行为类型的人易患癌症、溃疡病、支气管哮喘、糖尿病、皮肤病等。

67. **ABCDE** 胃溃疡属于心身疾病,即发病与精神因素密切相关,心理压力大或心情紧张可加重病情,应在抗溃疡病治疗的同时给予心理治疗,故答B。

68. **ABCDE** ①调查法是指采用事先设计的调查问卷,现场或通过函件交由被试者填写,然后对回收的问卷分门别类地进行分析研究。调查法可在短时间内书面收集大范围人群的相关资料,如了解某特殊人群的身心健康水平、调查住院患者的需要等。本案例是某大型社群居民的心理健康状态筛查,可采用调查法。②A、B、C、E不能用于大规模人群的心理评估。

69. **ABCDE** ①会谈法是评估者与被评估者进行面对面的语言交流而进行心理评估的一种方法。②观察法是通过对被评估者的行为进行观察或观测而进行心理评估的一种方法。调查法是指从相关人员那里获得资料的一种间接、迂回的评估方法。作品分析法即产品分析法。心理测验法是指对心理现象的某些特定方面进行系统评定的方法。

70. **ABCDE** A、B、C、D、E都是心理评估的常用方法。作品分析法是指通过分析来访者所作的日记、书信、图画、工艺等文化性创作,有效地评估其心理状态的方法。

71. **ABCDE** ①心理测验是一种心理测量的工具,是根据一定的法则和心理学原理,使用一定的操作程序,对人的认知、行为、情感的心理活动予以量化。②心理评估是指根据心理学的理论和方法对人的心理品质及水平所做出的鉴定。

72. **ABCDE** 标准化心理测验需要的条件是要有一定的效度、信度、常模等。效度反映的是测验的有效性与准确性,信度反映的是测验的可靠性与一致性。常模是比较的标准,故答B。

73. **ABCDE** 心理测验工作应遵守的原则如下。①标准化原则:因为心理测验是一种数量化手段,因此标准化原则必须坚持;②保密原则:包括测验工具的保密、测验结果的保密;③客观性原则:对结果做出评价时要遵循客观性原则,不能仅依靠一两次测验结果就下结论。信度、效度、常模为标准化心理测验的技术指标。

74. **ABCDE** ①心理测验的基本原则包括标准化原则、保密原则、客观性原则。保密原则是指有关测验的内容、答案、记分方法,只有做此项工作的有关人员才能掌握,不允许随意扩散,更不允许在出版物上公开发表,否则会影响测验结果的真实性。②标准化原则是指测验工具的标准化,操作措施标准化,指导用语标准化。心理测验的结果只是测出来的东西,对结果做出评价时要遵循客观性原则。

75. **ABCDE** ①心理测验所遵循的原则包括标准化原则、保密原则和客观性原则。②心理测验的结果只是测出来的东西,所以对结果做出评价时要遵循客观性原则。对结果的解释要符合受试者的实际情况。如两个智力测验的结果,智商同样为85分,未接受过正规教育的老年人,可考虑他的智力水平基本正常;而另一个是大学教授,应考虑颅脑损伤所致的智力障碍。③标准化原则是指测验工具的标准化,操作措施标准化,指导用语标准化。保密性原则包括测验工具的保密和测验结果的保密。

76. **ABCDE** ①Wechsler提出的离差智商计算公式为 $IQ=[15(X-M)]/S+100$。式中,M为该年龄阶段样本智力测验的平均成绩,X为某受试者智力测验的成绩,S为样本成绩的标准差。②比率智商由Terman提出,计算公式为 $IQ=(MA/CA)\times 100$。式中,MA为心理年龄(智力年龄),是某一儿童在智力测验时成绩所达到的水平。CA为实际年龄，即儿童在测验时的实际岁数。③C、D、E都不是正确的心理学名称。

77. **ABCDE** ①作业法是非文字测验,让被检者进行实际操作,多用于测量感知和运动操作能力。②会谈法是主试者与被检者面对面交流的一种心理评估方法。投射法的测验材料无严谨的结构,如一些意义不明的图像、一片模糊的墨迹或一句不完整的句子,要求被检者根据自己的理解随意做出回答,借以诱导出被检者的经验、情绪或内心冲突。如洛夏墨迹测验即使用10张墨迹图,让被检者说出从图中看到了什么,通过被检者的想象而将其心理活动从内心深处投射出来。问卷法多采用结构式问题的方式,让被检者以"是"或"否",或在有限的几种选项中做出回答的心理评估方法。观察法是指通过对被检者的行为表现直接或间接的观察而进行心理评估的一种方法。

78. **ABCDE** ①8岁男孩学习成绩不好,心理治疗师首先应评估该儿童的智力是否正常,多采用韦克斯勒儿童智力量表(WISC)进行评估,WISC适用于6~16岁儿童,故答A。②抑郁自评量表(SDS)主要用于评估患者的抑郁严重程度。卡特尔16项人格因素问卷(16PF)、艾森克人格问卷(EPQ)主要用于人格测验。焦虑自评量表(SAS)主要用于评估焦虑严重程度。

79. **ABCDE** 人格测量主要分为两大类。①客观性人格测量：如艾森克人格问卷(EPQ)、明尼苏达多项人格调查表(MMPI)、卡特尔16项人格因素问卷(16PF)等。②投射性人格测量：如洛夏墨迹测验、主题统觉测验(TAT)等。16PF由卡特尔(Cattell)采用主成分分析方法编制而成。他认为16个根源特质是构成人格的内在基础因素,测量这些特质即可知道人体的人格特征。16PF用来测量以下特质：A乐群性、B智慧性、C稳定性、E恃强性、F兴奋性、G有恒性、H敢为性、I敏感性、L怀疑性、M幻想性、N世故性、O忧虑性、Q1激进性、Q2独立性、Q3自律性、Q4紧张性。

80. **ABCDE** ①"受试者根据自己的理解和感受对一些意义不明的图像、墨迹作出回答,借以诱导出受试者的经验、情绪或内心冲突",此为洛夏测验,是现代心理测验中最常用的投射测验。②智力测验常采用比奈智力量表。运动测验常采用斯特龙伯格敏捷测验、奥康纳手指灵活测验等。感知测验常采用B-L视觉测验、视知觉发展测验(DTVP)等。人格测验常采用明尼苏达多项人格调查表、卡特尔16项人格因素问卷等。

81. **ABCDE** ①洛夏测验是现代心理测验中最主要的投射测验,其测验材料由10张结构模糊的墨迹图组成,常用于正常和异常人格的理论和临床研究。②B、C、D、E都是心理评估时常用的方法。

82. **ABCDE** ①明尼苏达多相人格调查表主要用于人格测验,其中临床量表有10个。若调查表测试显示偏执状态(也称妄想状态),提示该被试者常表现为过分敏感多疑,考虑问题偏激,甚至有妄想存在,故答B。②疑病状态常表现为对自己的身体健康过分关注。精神衰弱状态常表现为强迫症状、焦虑、恐惧等神经症的特点。病态性偏离状态常表现为无视社会道德规范或习俗,对他人怀有敌意,行为具有攻击性。癔症状态常表现为以自我为中心。

83. **ABCDE** ①明尼苏达多项人格调查表(MMPI)是编织者先以大量题目施测于效标组(临床已确诊的心理异常者)和控制组(临床确定为无任何异常的正常人),然后比较两组被试者对每道题目的反应,选择两组反应明显不同的题目而构成的。MMPI以精神病患者作为效标团体,可以协助医生对患者的精神状况做出诊断,并确定病情轻重,对疗效判断和病情预后有一定参考价值。②艾森克人格问卷(EPQ)、焦虑自评量表(SAS)一般用于正常人。SCL-90为常用的自评量表。主题统觉测验(TAT)主要用于人格测量。

84. **ABCDE** ①女大学生,最近感到心情低落,表情淡漠,有厌世、自杀想法,应考虑抑郁症。心理医生应使用抑郁自评量表(SDS)对病情进行评估。②16PF、MMPI、EPQ常用于人格测验。WISC常用于智力测验。

85. **ABCDE** ①SDS为抑郁自评量表,主要适用于具有抑郁症状的成年人。②神经心理学检测常用于临床神经系统检查。艾森克人格问卷常用于人格测验。SCL-90主要适合心理健康状态的评定。SAS为

第十六篇　医学心理学试题答案及详细解答

焦虑自评量表。

86. **ABCDE**　①90项症状自评量表为精神症状评定量表,常用于心身疾病的调查、门诊心理咨询和治疗,故答B。②A为智力测验量表,C、D、E为人格测验量表。

87. **ABCDE**　①弗洛伊德将意识结构分为3个层面,即意识、前意识和潜意识。潜意识也称无意识,是指人们对自己一些行为的真正原因和动机不能意识到,当被觉察到时会引起难堪和焦虑,所以常常被意识所排斥,但也常常在不经意中流露出来,如日常生活中的口误、笔误、做梦等。本例中,该经理在开幕式上致辞后宣布"会议闭幕",即为潜意识(无意识)的口误所致,参阅3版8年制《医学心理学》P16。②意识是指人们在清醒状态下能觉察到的各种有目的的心理活动。前意识是指在意识下面,平时不为人所知,但集中注意或加以提醒可进入意识。超我是理想的自我,代表一个人的良知、良心,是心灵的道德知觉和人们的理想抱负。本我是与生俱来的,具有生物的基本属性。

88. **ABCDE**　弗洛伊德把人的心理活动分为意识、潜意识和前意识3个层次。潜意识又称无意识,是人的心理活动的深层结构,是不能被人意识到的。正常人的大部分心理活动是在潜意识中进行的。潜意识里的心理活动内容包括人的原始的盲目冲动、各种本能活动和被压抑的愿望。

89. **ABCDE**　①精神分析学派弗洛伊德提出的心理地形学认为,人的心理活动分为意识、前意识、潜意识3个层次,故不答A、E。②意识是指那些在任何时刻都被知觉到的心理要素,包括感觉系统所提供的对外部世界的感受、知觉及各种情绪体验。潜意识是指人的心理结构的深层,那些我们意识不到的,但激发我们大多数的言语、情感、行为的原始冲动或本能欲望。前意识介于意识和潜意识之间,包括所有当时意识不到,但在某些情况下可以意识到的那些心理因素。

90. **ABCDE**　①精神分析学派认为童年时的特殊事件或压抑在潜意识中的心理冲突是引起各种心理障碍的根源。精神分析师可耐心地倾听患者的自由联想,随患者的联想走进患者的潜意识世界,寻找精神障碍的病因,分析导致思维、情感、行为异常的无意识隐私,然后通过解释帮助患者逐步重新认识自己,使被压抑的潜意识的内容不断通过自由联想和梦的解析显露出来,以此达到治疗的目的。本例即可采用精神分析疗法进行治疗。②生物反馈疗法主要用于治疗紧张性头痛、血管性头痛等。系统脱敏主要用于治疗焦虑症、恐怖症。眼动治疗主要用于创伤、灾难后的心理康复。放松训练常用于治疗焦虑症。

91. **ABCDE**　心理治疗的适应证包括各类神经症性障碍,如焦虑症、抑郁症、强迫症、恐惧症、躯体形式障碍、人格障碍、性心理障碍、恢复期(不是急性发作期)精神分裂症等。

92. **ABCDE**　A、B、C、D、E均属于精神分析法常用的技术。移情是指患者把自己早年生活中对某个人的情感或态度转移到治疗师身上。投射是一种常见的心理防御机制,常将自己认为要不得的观念、品质归于他人,经常对他人怀有敌意,以减轻自己内心的不安和痛苦。患者迟到后大发雷霆,显然是一种投射的表象。释文是指心理治疗师对出现在自由联想、梦、阻抗和治疗关系中的行为进行解释或引导。变形是指梦中将潜意识的欲望或意念用其他相反的形式表现出来。象征是指用一种中性事物来替代一种忌讳的事物,可避免引起梦中自我的痛苦或创伤。

93. **ABCDE**　①移情是指患者将过去对其有重要影响的人物的情绪在与治疗师的关系里重现出来,表现为患者对治疗师产生强烈的情绪反应。焦虑患者将自己不安的心情(可能下雨、气温可能下降)移情至治疗师身上,故答B。②认同和投射主要强调患者与治疗师之间的两人互动关系。象征是指用一种中性事物来替代一种忌讳的事物,以避免引起梦中自我的痛苦或创伤。阻抗是指患者抵制痛苦的治疗过程的各种力量。

94. **ABCDE**　①关系限定原则是指心理治疗师在心理治疗时,应按照本专业的道德规范与患者建立良好的治疗关系,不得利用患者对自己的信任或依赖谋取私利,不得与患者发展专业工作以外的社会关系。②真诚原则是指在心理治疗过程中,医生对患者要真诚。回避原则是指心理治疗师不要给亲友、熟人进行心理治疗。保密原则是指在心理治疗过程中,治疗师应尊重患者的权利和隐私。客观中立原则是指在心理治疗时,治疗师应保持中立的态度和立场。

95. ABCDE 心理治疗关系的建立原则如下。①单向性:治疗关系一旦建立,就是单向性的,一切为了患者的利益,它不同于友谊的双向互利关系。②系统性:心理治疗有着明确的目的和对象,治疗者应采取一系列措施,有计划地帮助患者解决问题。③正式性:治疗者的目的和职责是给患者提供帮助,一切活动均不能超出这种关系约定的目标与范围。④时限性:治疗关系是以达到治疗目标为终结的,如果以后再有问题,还可以重新建立治疗关系。保密性为心理治疗原则,而不是心理治疗关系建立的原则,故不答 A。

96. ABCDE ①厌恶疗法是用引起躯体痛苦反应的非条件刺激与形成不良行为的条件刺激结合,使患者发生不良行为的同时感到躯体的痛苦反应,从而对不良行为产生厌恶而使其逐渐消退。此法主要适用于恋物癖、性变态者、酒精依赖等。②人本主义疗法主要用于治疗轻度心理障碍。自由联想、梦的分析均属于精神分析疗法,主要用于治疗各种神经症、心境障碍。系统脱敏主要用于治疗恐惧症、癔症。

97. ABCDE 厌恶疗法是用引起躯体痛苦反应的非条件刺激与形成不良行为的条件刺激结合,使患者发生不良行为的同时感到躯体的痛苦反应,从而对不良行为产生厌恶而使其逐渐消退。

98. ABCDE ①代币疗法也称奖励标记法,是指通过强化而产生某种期望的良好行为的行为疗法。当来访者做出预期的良好行为表现时,马上就能获得奖励,即可得到强化,从而使来访者表现的良好行为得以形成和巩固,同时使其不良行为得以消退。当孤独症患儿出现良好表现时,立即给予奖励(小星星)予以强化,即为代币疗法。②自我管理包括自我监督、自我奖赏、自我契约、刺激控制和自我榜样等,主要用于治疗贪食症、焦虑、抑郁等。系统脱敏、满灌疗法(冲击疗法)主要用于治疗恐怖症、癔症等。

99. ABCDE ①该患者应诊断为社交恐惧症。系统脱敏的最佳适应证是恐惧症,包括社交恐惧症、广场恐惧症等,因此本例应首选系统脱敏治疗(B)。②生物反馈疗法主要用于治疗紧张性头痛、血管性头痛等。自由联想属于精神分析疗法,主要用于治疗各种神经症、心境障碍等。催眠疗法主要用于治疗各种神经症、心身疾病等。人本主义疗法主要用于治疗轻度心理障碍。

100. ABCDE ①冲击疗法和系统脱敏法都是将患者置于他所惧怕的情境中,但前者是将患者一开始就暴露于他最惧怕的情境中,而后者是采取缓和的方法,逐步暴露于他所惧怕的情境中。前者能较快地消除恐惧症状,后者需时较长。答案是 C 而不是 A。②惩罚法、习惯转换法都不是心理学规范名词,故不答 B、E。厌恶疗法常用于治疗恋物癖、性变态者、酒精依赖等。

101. ABCDE ①治疗焦虑症患者时,让其将内心的恐惧讲出来,治疗师只是认真倾听,不做指导,这是以人为本的人本主义理论。②精神分析理论包括自由联想、阻抗、移情、释梦和解梦。认知行为学派认为个体对周围事件的认知影响其社会功能、情绪和行为。心理生理学派认为躯体器官的生理活动取决于遗传素质和个性特征。行为主义学派认为各种心理疾病和心身疾病的产生都是通过错误学习而习得的条件反射。

102. ABCDE 人本主义疗法的特点是以患者为中心,把心理治疗看成一个转变过程,而不是指令性治疗。治疗过程中,心理治疗师只是认真地倾听,而不做指令性指导。

103. ABCDE ①厌恶疗法是将欲戒除的目标行为或症状与某种不愉快的或惩罚性的刺激相结合,反复多次,通过厌恶性条件作用,达到使患者最终因感到厌恶而戒除或减少目标行为的目的。厌恶疗法的主要适应证为恋物癖、性变态、嗜烟、酒精依赖、药物成瘾等。本例 13 岁小孩养成抽烟习惯,可行厌恶疗法戒烟。②条件反射是由条件刺激与非条件刺激在时间上的结合而建立起来的。E 为移情疗法。

104. ABCDE ①家庭治疗是以家庭为干预单位,通过会谈、行为作业及其他非言语技术消除病理现象,促进个体和家庭系统功能的心理治疗方法。循环提问是家庭治疗中最重要的提问技术。②行为疗法是根据行为学习及条件反射,消除和纠正异常,并建立一种新的条件反射和行为的治疗方法。人本主义疗法是以人为本的治疗方法。精神分析疗法通过内省的方式,以自由联想、精神疏泄、分析解释的方法,改变原有的病理模式,重建自己的人格,达到治疗目的。认知疗法通过改变个体的认知过程和由这一过程中产生的观念,来纠正个体适应不良的情绪和行为。

105. ABCDE　①生物反馈疗法常用于治疗与紧张应激有关的心身疾病,如紧张、焦虑等,故答A。②精神分析疗法常用于治疗神经症。眼动疗法主要用于治疗创伤后应激障碍。冲击疗法常用于治疗恐怖症。厌恶疗法常用于治疗癖症,如酒瘾、烟瘾、毒瘾等。

106. ABCDE　①冥想结合深呼吸的方法来改善自己的情绪是自我调节放松的基本方法。②取得社会支持是指在应激状态下个体受到来自社会各方面的心理上和物质上的支持或援助。恰当评估应激事件、自己的应对风格和能力,并能合理运用心理防御机制,能较好地适应和应对应激源。调整认知评价是指调整个体对应激事件所抱有的态度和信念。本例应激源(术后限制亲属探视)显然没有消除,故不答C。

107. ABCDE　心理治疗的原则包括信赖性原则(真诚原则)、整体性原则、发展性原则、个性化原则、中立性原则、保密性原则、回避性原则等,不包括正义原则。

108. ABCDE　①B、D不属于心理治疗的原则,因此可首先排除B、D。②心理治疗的灵活原则是指治疗师应根据不同的患者、不同的病情阶段进行不同的治疗。中立原则是指治疗师在心理治疗过程中,应保持中立的态度和立场。回避性原则是指治疗师不能给亲友和熟人进行心理治疗。本例中,咨询师不替患者做出择友决定,显然遵守的是中立原则。

109. ABCDE　①心理治疗的保密原则要求心理医生尊重患者的权利和隐私。②心理治疗的其他原则还包括信赖原则、整体性原则、发展性原则、个性化原则、中立性原则、回避原则、尊重原则、接纳原则等。

110. ABCDE　A、B、C、D、E均属于心理治疗的原则,由于心理治疗中往往涉及个人隐私,交谈十分深入,因此不宜给熟人做心理治疗,此为回避原则。

111. ABCDE　心理治疗需患者主动参与,与治疗师建立相互信任的工作联盟,因此要求患者具有自主性。

112. ABCDE　①A、B、C、D、E均属于常见的心理咨询方式。门诊心理咨询,咨询师可与来访者直接见面,能进行面对面的对话,咨询较深入,效果较好。信函心理咨询只能初步了解情况,对咨询者进行安抚和稳定情绪,无法面对面深入磋商,最终还是需要过渡到门诊咨询。电话心理咨询主要适用于处于急性情绪危象、濒于精神崩溃、企图自杀,但不愿面谈、怕暴露身份的人。专题心理咨询主要针对公众关心的心理问题,在报纸、杂志、电台、电视台进行专题讨论和答疑。网上心理咨询主要用于了解求助者的问题,进行远程案例讨论和会诊等。②患者失恋后十分痛苦,企图自杀,最适合行电话心理咨询。

113. ABCDE　心理咨询的手段如下。①接受其宣泄:来咨询者将其郁积已久的情绪烦恼及变态行为倾诉给咨询人员的过程。②帮助其领悟:来询者在咨询人员的帮助下,全面深刻地认识其心理不适与情绪障碍的过程。③强化自我控制:可使来询者解除某种不良情绪状态与行为对自我的禁锢,协调个人与环境的关系,从而获得内心的和谐。④指导其放松;调节自我与环境的不协调,以乐观的态度对待人生。心理治疗的成功在一定程度上取决于治疗师能否唤起患者的希望、获得患者的信任,因此治疗初期的重点应放在建立一个适合患者与治疗师相互信任的工作联盟上,而不是"对质其懦弱"。

114. ABCDE　超纲题,此为危机干预试题。首先应对危机干预进行评估,确保当事人安全是工作的首要前提(包括对患者及相关人员如其女友的保护)。同时对患者提供支持,选择相应的方法进行心理诊治,故答案为E。

115. ABCDE　医患交谈应遵循的原则包括尊重患者、有针对性、及时反馈。针对性原则是指医患交往毕竟是医疗活动的一部分,交谈应该有目的、有计划地进行,在交谈之前,医护人员应做好充分的准备,明确交谈的目的、步骤、方式。A、B、C、D都不是医患交谈的原则。

116. ABCDE　医患沟通中的非言语沟通是指通过表情动作、目光接触、周围环境信息等手段表达自己的情感,从而达到交往的目的。其沟通形式包括面部表情、身段姿势、目光接触、人际距离、语调表情等,不包括引导话题。引导话题属于言语沟通。

117. **ABCDE** ①导致医患沟通障碍的因素可来自医患双方。在诊治过程中,若医生经常使用专业术语,未被患者理解,甚至造成患者误解,可造成医患沟通障碍。②依从性差是指患者对医嘱的执行率较低。医生使用专业术语,为沟通方式问题,并不表明医生同情心不够、信息缺乏。回忆不良是指患者记不住医嘱。

118. **ABCDE** 医患沟通过程中,医生采用以下措施有助于患者的记忆。①将医嘱内容进行归纳:所患疾病的名称,病情可能出现的变化,需要进一步做的检查,要进行的处理,生活方式做哪些改变等。②指导问题力求具体:对需要患者进行配合的要求应明确具体,不要一般而言或模糊笼统。③重要的医嘱首先提出:心理学中的首因效应提示最先认识的项目回忆最好。④语句表达通俗易懂,简洁明了。⑤复述可以增加记忆:在患者离开前让其将医嘱复述一遍,有利于增强记忆。

119. **ABCDE** 医生可以采取以下措施来加强患者对医嘱的记忆:①尽量采用书面形式,特别是重要的医嘱。②重要的医嘱首先提出,心理学中的首因效应提示最先认识的项目回忆最好。③让患者复述医嘱可增强记忆。④让患者将医嘱写下来,以便记忆。医嘱只说一次,显然不利于患者对医嘱的记忆,故答 A。

120. **ABCDE** ①除非某些重要医疗文书的签署,在医患沟通中很少采用书面沟通,故不答 A。②尽量不要采用医学术语进行医患沟通,以免造成对方误解。③医患沟通时,应抓住主要问题,并不是提供的信息越多越好。④医患沟通时,应善用问句,引导话题。交谈过程必须围绕交谈目的,既要充分交流,又要简单明了。运用提问引导话题,有利于抓住核心问题。⑤医患沟通时,应善于表达态度和情感。

121. **ABCDE** ①造成医患沟通障碍的因素既可来自医务人员方面,也可来自患者方面,A、B 属于前者,C、D 属于后者。②医务人员采取必要的防御与保护措施,不会造成医患沟通障碍。

122. **ABCDE** 医患交往主要以口头语进行,医生不要以专业术语(如热量不超过 1200kcal、低盐低脂、低糖饮食)交流,否则患者难以理解,故答案为 D 而不是 A、B。糖尿病患者应控制碳水化合物的摄入,故不答 C、E。

123. **ABCDE** 医患关系是指医生和患者在健康与疾病问题上建立起来的真诚、信任、彼此尊重的人际关系,是一种特殊的人际关系。医患双方虽然在人格上是平等的,但医生与患者在疾病治疗方面的知识、信息、能力上是不对等的,故答 D。A、B、C、E 显然是正确的。

124. **ABCDE** ①布朗斯坦提出的医患关系模式包括传统模式和人本模式。传统模式是指医师拥有绝对权威,为病人做出决定,病人则听命服从,执行决定。人本模式体现了对病人意志和权利的尊重,将病人看成一个完整的人,重视病人的心理、社会方面的因素,对病人不仅要求给予技术方面的帮助,而且医师要有同情心、关切和负责的态度。②权威模式、契约模式是维奇提出的医患关系模式。③共同参与型、指导-合作型是萨斯-荷伦德提出的医患关系模式。参阅 4 版《医学伦理学》P87。

125. **ABCDE** 病人角色又称病人身份,是一种特殊的社会角色,是处于患病状态中同时有求医的要求和医疗行为的社会角色。①病人角色行为缺如是指病人未能进入病人角色,不承认自己是病人,虽然医生已做出疾病的诊断,但病人尚未意识到自己患病或不愿承认自己是病人。②角色行为强化是指病人"小病大养"。角色行为冲突是指同一个体承担着多个社会角色,在适应病人角色过程中,与病前的各种角色发生心理冲突,从而引起行为的不协调。角色行为减退是指个体进入病人角色后,由于某种原因又重新承担起本应免除的社会角色的责任,放弃病人角色去承担其他角色的活动。角色行为异常是指病人无法承受患病或不治之症的挫折和压力,对病人角色感到厌倦、悲观、绝望,由此导致行为异常。

126. **ABCDE** ①角色行为减退是指个体进入病人角色后,由于某种原因又重新承担起本应免除的社会角色的责任,放弃病人角色,去承担其正常时角色的责任和义务。本例先进入病人角色,接受手术,休息 2 个月后,再次正常工作,应诊断为角色行为减退。若患者从未进入病人角色,不承认自己有病,不接受手术,则诊断为角色行为缺如。②角色行为强化是指小病大养。角色行为异常是指病人无法承受患

第十六篇 医学心理学试题答案及详细解答

病或不治之症的挫折和压力,对病人角色感到厌倦、悲观、绝望,由此导致行为异常。角色行为冲突是指同一个体承担着多个社会角色,在适应病人角色过程中,与病前的各种角色发生心理冲突,从而引起行为的不协调。

127. **ABCDE** ①角色行为冲突是指当多种社会地位和多种角色集于一人时,在其自身内部产生的冲突。个体在适应病人角色过程中,与其病前的各种角色发生心理冲突而引起行为的不协调。患者病前的社会角色是工程师,生病后需要休息和静养,但病人还是按照自己以往的习惯行事,自行离院回单位开会,从而引起角色行为冲突。②角色行为强化即"小病大养"。角色行为异常是指病人无法承受患病或不治之症的挫折和压力,对病人角色感到厌倦、悲观、绝望,由此导致行为异常。角色行为适应是指病人与病人角色的期望基本相符合。角色行为缺如是指患者未能进入病人角色,不承认自己是病人。

128. **ABCDE** 角色行为异常是指病人无法承受患病或不治之症的挫折和压力,对病人角色感到厌倦、悲观、绝望,由此导致行为异常。本例因无法承受慢性肾衰竭的压力,从而出现攻击性行为,应诊断为角色行为异常。

129. **ABCDE** ①角色行为适应是指患者基本上已与患者角色的"指定心理活动和行为模式"相符合,表现为比较冷静、客观地面对现实,"既来之,则安之",关注自身的疾病,遵循医嘱,主动采取必要的措施减轻病痛。②角色行为冲突是指同一个体承担着多个社会角色,在适应患者角色过程中,与病前的各种角色发生心理冲突,从而使患者焦虑不安、烦恼,甚至痛苦等。角色行为减退是指个体进入病人角色后,由于某种原因又重新承担起本应免除的社会角色的责任,放弃病人角色去承担其他角色的活动。角色行为异常是指患者无法承受患病或患不治之症的挫折和压力,表现出悲观、绝望、冷漠。角色行为缺如是指病人未能进入患者角色,不承认自己是病人。

130. **ABCDE** 常见的求医行为分为3种:①主动求医行为:人们为治疗疾病、维护健康而主动寻求医疗帮助的行为。②被动求医行为:病人无法或无能力做出求医决定和实施求医行为,而由第三者帮助代为求医的行为,如婴幼儿、休克、昏迷、危重病人。③强制性求医行为:公共卫生机构或病人的监护人为了维护人群或病人的健康和安全,而给予强制性治疗的行为,主要对象是严重危害公众安全的传染病和精神病人。由病人的家长、家属或他人决定的求医类型,属于患者被动接受的被动求医。

131. **ABCDE** ①求医类型包括主动求医、被动求医和强制求医三类,可首先排除D、E。②主动求医是指当个体感到身体不适时,在自我意识的支配下产生求医动机,自己到医院就诊。③被动求医是指由他人做出决定,并陪同前往医院就医。④强制求医是指某些对社会人群健康有严重危害的特殊患者,虽本人不愿求医,但社会需对其给予强制性医治。

132. **ABCDE** 情绪不稳定是患病后普遍存在的情绪反应,病人控制能力下降,易激惹。可出现焦虑、行为退化、愤怒、抑郁、悲观、孤独、猜疑心加重等反应。行为退化是指其行为表现与年龄、社会角色不相称,退回到婴儿时期,患病后常有行为退化,表现为以自我为中心,兴趣变得有限,情绪的依赖性增强,全神贯注于自己的机体功能。

133. **ABCDE** ①儿童在患病期间,对父母更加依赖,对门诊或住院治疗造成与父母短时或相对较长时间的分离,会引起儿童的极大情绪反应,造成"分离性焦虑"情绪。②学龄期儿童初入院时有惧怕心理,缺乏安全感,表现为孤僻、胆怯、悲伤、焦虑等。③儿童患者一般不会出现抑郁心境,故答C。

134. **ABCDE** 青少年的情绪情感发展较快,特点如下。①情感丰富:自我情感、社会情感日益丰富。②情感倾向稳定:青少年的自我意识逐步发展,爱憎变得十分分明。③情绪强烈:青少年处于狂风怒涛时期,对很多事情均反应十分强烈。④情绪不稳定:时高时低,甚至上午情绪良好,下午就想自杀。⑤情绪心境化:可能出现较长时期的心情郁闷不乐,大多由生活事件所致。

135. **ABCDE** 心理护理的目标包括:①提供良好的心理环境;②满足患者的合理需求;③消除不良情绪反应(B对);④提高患者的适应能力。

136. **ABCDE** 　心理护理的原则包括交往原则、服务性原则、主动性原则、启迪性原则、针对性原则、自我护理的原则。①针对性原则是指心理护理无统一的模式，它应根据每个患者在疾病的不同阶段所出现的不同心理状态，分别有针对性地采取各种对策。②启迪性原则是指护士对患者进行心理护理，必须不断地运用医学知识及医学心理学知识向患者做宣传解释，给患者以启迪，从而消除患者对疾病的错误观点、错误认识，使患者正确对待疾病、对待治疗，并在态度上由被动转为主动。

137. **ABCDE** 　癌症患者常见的心理反应分为四期，即休克-恐惧期、否认-怀疑期、愤怒-沮丧期和接受-适应期。当患者初次得知自己身患癌症时，常表现为震惊和恐惧(休克-恐惧期)，同时会出现一些躯体反应，如心慌、眩晕甚至晕厥，持续时间不超过1周。否认-怀疑期持续时间为1~2周，愤怒-沮丧期常在确诊后2周出现，接受-适应期常在4周后出现。

第十七篇　医学伦理学试题答案及详细解答

（正确答案为绿色的选项）

1. **ABCDE**　伦理学分为四种基本类型,即规范伦理学、元伦理学(分析伦理学)、美德伦理学和描述伦理学。其中,规范伦理学是伦理学的传统伦理模式,它通过对人类行为的善恶价值进行分析,研究道德的起源、本质和发展规律,构建人类的道德规范体系,确定人们的行为标准,以调整人与人之间、人与社会之间的关系,旨在达到完善社会、完善人自身的目的。

2. **ABCDE**　①伦理学学派众多,其中,规范伦理学、元伦理学、描述伦理学是学术界普遍接受的伦理学的三种基本类型。规范伦理学是指围绕着道德价值、道德义务和道德品质展开其理论形式,确定其道德原则、准则等行为规范的伦理学。规范伦理学又分为一般规范伦理学和应用规范伦理学。医学伦理学属于规范伦理学。②元伦理学又称分析伦理学,是指研究伦理学本身,即对伦理学的性质、道德概念、道德逻辑分析和道德判断等进行研究,不制定道德规范和价值标准,并且对任何道德规范、价值标准都采取中立立场的伦理学。描述伦理学又称记述伦理学,是指对道德现象的研究,既不涉及行为的善恶及其标准,也不谋求制定行为准则或规范,只是依据其特有的学科立场和方法对道德现象进行经验性描述和再现的伦理学。

3. **ABCDE**　①伦理学的基本理论有美德论、义务论和效果论等,效果论又称目的论、功利论,主张以行动者的行为所产生的可能或实际效果作为道德价值的评价标准。19世纪,英国哲学家杰里米·边沁和约翰·斯图亚特·密尔确立了功利论理论体系,被称为功利论主义之父。边沁主张所谓"善或好的东西"就是那些能够最大限度地促进人的快乐和减少痛苦的行为或事物,提出"最大多数人的最大幸福"原则。密尔对边沁的功利主义进行了批判和修正,强调快乐不仅有量上的区别,也有质上的区别;不仅有肉体感官上的快乐,而且有精神上的快乐,且后者较前者更为高尚。②苏格拉底、亚里士多德为美德论的代表。康德为义务论的代表。

4. **ABCDE**　①效果论也称后果论、目的论或功利论,主张以行动者的行为所产生的可能或实际效果作为道德价值判断之基础或道德评价之依据。②义务论也称道义论,是关于责任、应当的理论,主要内容是在社会中人们应该做什么和不应该做什么,即根据哪些标准来判断行为者的行为是正当的,以及行为者应负的道德责任。美德论也称品德论,主要研究作为人所应该具备的品德、品格等。

5. **ABCDE**　医学伦理学具有3个显著的特征:实践性、继承性、时代性,故答B。

6. **ABCDE**　①此语出自晋代名医杨泉《物理论》,答案为A。②唐代孙思邈的常考名言为《备急千金要方》"人命至重,有贵千金,一方济之,德逾于此",《大医精诚论》"大慈恻隐之心,好生之德","普同一等,一心赴救"。宋代林逋的常考名言为《省心录·论医》"无恒德者,不可以为医"。

7. **ABCDE**　①《大医精诚论》的作者是唐代孙思邈。②《伤寒杂病论》的作者是东汉张仲景。华佗、扁鹊为古代名医。希波克拉底是古希腊《希波克拉底誓言》的作者。

8. **ABCDE**　孙思邈是唐代名医,在《备急千金要方》中提出"人命至重,有贵千金,一方济之,德逾于此"。

9. **ABCDE**　春秋战国时期的名医扁鹊曾提出"六不治"的行医准则,即"骄恣不论于理,一不治也;轻身重财,二不治也;衣食不能适,三不治也;阴阳并,藏气不定,四不治也;形羸不能服用,五不治也;信巫不信医,六不治也"。

10. **ABCDE**　1941年,毛泽东为延安中国医科大学题写了"救死扶伤,实行革命的人道主义",对解放区

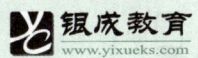
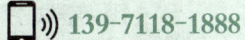

的医务人员产生了巨大的影响。

11. ABCDE　"身体是革命的本钱,健康是人生的财富"是毛泽东主席在中国革命时期提出的。

12. ABCDE　医学伦理学的研究对象包括医学实践中所有的医德现象,即以医患关系道德为核心的医疗、预防、科研、健康诸方面的医德活动、医德关系、医德意识等。具体研究对象包括医务人员与患者及家属之间、医务人员相互之间、医务人员和社会之间、医务人员和医学科学发展之间的关系。

13. ABCDE　医学伦理学是研究医学道德关系的学科,同时,它是医学与伦理学的交叉学科,是认识、解决医疗卫生实践和医学科学发展中人们之间、医学与社会之间伦理道德关系的学科。

14. ABCDE　医学伦理学具有3个显著的特征。①实践性:医学伦理学是与实践密切相关的学科。②继承性:弘扬伦理道德是医学进步的基本条件和重要标志。③时代性:医学道德反映社会对医学的需求,为医学的发展导航,为符合道德的医学行为辩护是医学伦理学的任务。直接提高医务人员的医疗技术为临床医学的任务,而不是医学伦理学的任务,故答C。

15. ABCDE　①医学伦理学的基本观点包括生命观和人道观。人道观是关于为人之道的根本观点,简而言之就是应当把人当作人来对待的基本观点。医学人道观主要是指尊重患者的生命,尊重患者的人格,平等地对待患者,尊重患者的生命价值,其中尊重患者的生命是医学人道主义最基本的思想,尊重患者平等的医疗保健权利是医学人道观的基本主张和重要目标。②对患者尽量使用高新技术涉及医学新技术伦理,并不是医学人道观的基本内容。

16. ABCDE　生命观包括生命神圣论、生命质量论和生命价值论,可首先排除D、E。①生命神圣论:认为人的生命是神圣不可侵犯的、极其宝贵的,具有至高无上的道德价值,因而人们应该尊重、善待和救治每一个人的生命。②生命质量论:可以根据人的自然素质的优劣高低,对人的生命采取不同对待方法。③生命价值论:可以根据生命对自身和他人、社会的效用如何,而采取不同对待方法。

17. ABCDE　医德规范是指在医学伦理学基本原则指导下协调医疗人际关系及医务人员、医疗卫生机构与社会关系的行为准则或要求,它强调以医务人员应履行的义务为内容,以"应该做什么、不应该做什么以及如何做"的形式出现。

18. ABCDE　①尊重原则是指在医疗实践中,医务人员对患者的人格尊严及其自主性的尊重,包括尊重患者的生命权、人格尊严权、个人隐私权、自主选择权、知情同意权等。②社会免责权为患者角色的特征之一,而不属于尊重原则的基本内容。

19. ABCDE　①医学伦理学的尊重原则是指在医疗实践中,医务人员对患者的人格尊严及其自主性的尊重。患者的自主性是指患者对与自己有关的医护问题,经过深思熟虑后,所做出的合乎理性的决定并据此采取行动。如知情同意、知情选择、要求保守秘密等。因此尊重原则要求医务人员尊重患者知情同意和选择的权利,对无行为能力的患者,应由其家属代理履行知情同意。②有利原则是指在医疗实践中,医务人员的诊治、护理行为对患者有益,既能减轻痛苦,又能促进康复。不伤害原则是要求医务人员在诊疗护理过程中,不使患者的身心受到损伤。公正原则是指同样有医疗需求的患者,应得到同样的医疗待遇。公益原则不属于医学伦理学的原则,故不答D。

20. ABCDE　医学伦理学的尊重原则是指在医疗实践中,医务人员对患者的人格尊严及其自主性的尊重。患者享有人格权,所谓人格权,是一个人生下来即享有并应该得到肯定和保护的权利,如人的生命权、健康权、身体权、姓名权、肖像权、名誉权、隐私权、遗体权等。可见,医患纠纷的原因是患者的隐私权未得到医生的尊重。

21. ABCDE　①早在2500多年前,古希腊名医希波克拉底在其主要著作《希波克拉底誓言》中最早提出"不伤害原则、为患者利益原则和保密原则"。②古罗马盖伦指出"作为医生,不可能一方面赚钱,一方面从事伟大的艺术——医学"。维萨里为近代解剖学的创始人。

22. ABCDE　①早在2500多年前,古希腊名医希波克拉底在其主要著作《希波克拉底誓言》中最早提出"不伤害原则、为患者利益原则和保密原则"。②明代陈实功《外科正宗·医家五戒十要》就医生的专

第十七篇 医学伦理学试题答案及详细解答

业学习、道德修养、言行举止、服务态度及如何处理好与同行之间的关系,做了明确论述。德国胡弗兰德《医德十二篇》论述了救死扶伤、治病救人。东汉张仲景《伤寒杂病论·自序》论述了"精研方术"、"爱人知人"、"上以疗君亲之疾,下以救贫贱之厄,中可保身长全"。1948 年,世界医协大会将《希波克拉底誓言》修订为《日内瓦宣言》,将它作为国际医务道德规范。

23. **ABCDE** ①医学伦理的基本原则包括尊重原则、不伤害原则、有利原则和公正原则,可首先排除 E。②有利原则要求医务人员权衡利害得失,选择收益最大(本案中避免患者发生败血症死亡)、伤害最小(失去坏疽足趾)的医疗决策,故答 C。③尊重原则是指让患者签署知情同意书。不伤害原则是针对责任伤害提出的,在医疗实践中,把可控伤害控制在最低限度之内。公正原则是指医务人员公正地分配卫生资源。

24. **ABCDE** 只有对患者健康利益有益的医师行为,才符合医学伦理原则,故答 C。

25. **ABCDE** ①有利原则是指医务人员的诊治、护理行为对患者有益,既能减轻痛苦,又能促进康复。有利原则要求医务人员的行为:要与解除患者的痛苦有关;可能减轻或解除患者的痛苦;对患者利害共存时,要使行为给患者带来最大的利益和最小的伤害;为使者受益而不会给他人带来太大的伤害。②若医疗实践使患者受益,但给别人造成了较大的伤害,是不符合有利原则的。③在人体试验中,受试者可能并不受益,但这种实验对社会大众有好处,这是不违反有利原则的,故不答 E。

26. **ABCDE** 分配卫生资源时,应坚持公正的原则,包括绝对公正和相对公正。绝对公正是指对于基本医疗保健,应人人同样享有,即对同样的人给予相同的待遇,对不同的人给予不同的待遇。相对公正是指对于特殊医疗保健,如稀有医疗资源分配,必须根据每个人的实际需要、能力和对社会的贡献,其中医学标准是优先保证的首要标准,而不应该是个人之间的平均分配。

27. **ABCDE** 公正原则包括形式公正和内容公正。形式公正是指对同样的人给予相同的待遇,对不同的人给予不同的待遇。内容公正是指依据个人的地位、能力、贡献、需要等分配相应的负担和收益。

28. **ABCDE** ①公正原则是分配和实现医疗和健康利益的伦理原则。当代倡导的医学服务公正观,应该是形式公正与内容公正的有机统一。即具有同样医疗需要以及同等社会贡献和条件的患者,则得到同样的医疗待遇,不同的患者则分别享受有差别的医疗待遇。②尊重原则、不伤害原则、有利原则也属于医学伦理学的基本原则。医学伦理原则不包括公益原则。

29. **ABCDE** ①A、B、C、D、E 均属于我国《医疗机构从业人员行为规范》规定的医师行为规范。规范行医是指严格遵循临床诊疗和技术规范,使用适宜诊疗技术和药物,因病施治,合理医疗,不隐瞒、误导或夸大病情,不过度医疗。②严格权限是指严格遵守医疗技术临床应用管理规范和单位内部规定的医师执业等级权限,不违规临床应用新的医疗技术。救死扶伤是指认真履行医师职责,积极救治,尽职尽责为患者服务,增强责任安全意识,努力防范和控制医疗责任差错事件。重视人文是指学习掌握人文医学知识,提高人文素质,对患者实行人文关怀,真诚、耐心与患者沟通。规范文书是指认真执行医疗文书书写与管理制度,规范书写、妥善保存病历材料,不隐匿、伪造或违规涂改、销毁医学文书及有关资料,不违规签署医学证明文件。

30. **ABCDE** ①医际关系是指医务人员之间的关系,正确处理医际关系的原则如下:共同维护患者利益和社会公益;彼此平等,相互尊重;彼此独立,相互支持和帮助;彼此信任,相互协作和监督;相互学习,共同提高和发挥优势。答案为 B。②A 不正确,C、D、E 只涵盖了医际关系的一部分,不全面。

31. **ABCDE** 医务人员之间的相互关系称为医际关系。正确处理医际关系的原则为彼此信任,相互协作。

32. **ABCDE** 33. **ABCDE** ①公正原则要求分配基本医疗卫生资源时,做到绝对公正,即人人同样享有,故答 A。②在患者充分知情并同意后实施医疗决策,称为知情同意,此为尊重原则的具体体现,故答 E。③不伤害原则是指医务人员在整个医疗行为中,均应避免对患者造成伤害。有利原则是指医务人员的诊治、护理行为对患者有益,既能减轻痛苦,又能促进康复。整体性原则不属于医学伦理学基本原则。

34. **ABCDE** 35. **ABCDE** ①人体试验的伦理原则为医学目的原则,知情同意原则,维护受试者利益的原则,随机对照原则。故临床诊疗或开展以人为研究对象的医学研究时,首先应坚持知情同意原则。②医疗公正是指社会上的每一个人都具有平等合理享受卫生资源或享有公平分配的权利。人人享有卫生保健是公正原则的体现。③B、D为心理治疗的基本原则。C为处理医际关系的原则。

36. ABCDE　37. ABCDE　38. ABCDE　①医学伦理学的基本范畴包括权利与义务,情感与良心,审慎与保密。②医学伦理学的基本原则包括不伤害,有利,尊重,公正。③医学伦理学的基本规范为救死扶伤,实现社会主义人道主义;尊重病人的人格与权力;文明礼貌服务;廉洁奉公,自觉遵守法纪,不以医谋私;为病人保守医密;互学互尊,团结协作;严谨求实,奋发进取,钻研医术,精益求精。

39. ABCDE　医患关系是指医疗卫生活动中,以医务人员为一方和以患者及其家属为一方所建立的各种联系。从伦理上说,医患关系是一种信托关系,医务人员和医疗机构受患者的信托和委任,保障患者在诊治、护理过程中的健康利益不受损害,并有所促进。在这种关系中,患者缺乏医学知识,对医务人员和医疗机构抱有极大的信任,将自己的生命和健康交托给医务人员和医疗机构,促使医务人员努力维护患者的健康,完成患者的信托。

40. ABCDE　医患关系的本质特征是具有契约性质的信托关系。

41. ABCDE　医患关系是一种具有契约性质的信托关系。从法律上说,医患关系是一种医疗契约关系。然而这种契约关系与一般的契约关系不完全相同,这种契约没有订立一般契约的相关程序和条款,承诺内容未必与要约内容完全一致,医方负有更重的义务,如注意义务、忠实义务、披露义务、保密义务,以及急危重症时强制的缔约义务等,对患者一方没有严格的约束力等。

42. ABCDE　A、B、C、D、E都是医患关系的特点。医师耐心回答患者的问题,向患者详细说明服药的注意事项,既反映了医师对患者的尊重,也说明医患双方在医学知识和能力上的不对等,故答D。

43. ABCDE　①医患关系的基本模式分为3种类型:主动-被动型、指导-合作型和共同参与型,故不答B、E。共同参与型是指在医疗活动中,医务人员与患者具有近似相等的权利和地位,医患双方共同制订并实施诊断方案。这种模式适用于患慢性病且具有一定医学科学知识水平的患者,故答D。②主动-被动型是指在医疗活动中,医务人员处于完全主动的地位,而患者则处于完全被动的地位,这种模式适用于昏迷、休克、严重精神障碍、严重智力低下者以及婴幼儿等。指导-合作型是指在医疗活动中,医患双方具有一定的主动性,但仍以医务人员为主,医务人员具有权威性并充当指导者,患者接受医务人员的指导并主动或被动地进行配合,医患双方在一定程度上进行信息交流,这种模式主要适用于大多数患者,尤其是急性患者,虽然病情较重但神志清楚、能够表达表情而与医生合作的患者。

44. ABCDE　急性阑尾炎术后的患者神志清楚,病情较轻,可在医务人员指导下进行康复,因此可采用指导-合作型模式。

45. ABCDE　①A、B、C均属于医患关系的伦理模式,可首先排除D、E。②主动-被动型主要适合休克、昏迷、难以表达主观意见的患者。指导-合作型主要适合病情较轻的患者,如阑尾炎手术后。共同参与型适合大多数慢性病的治疗,糖尿病属于慢性病,故答C。

46. ABCDE　①主动-被动型医患关系是指在医疗活动中,医务人员处于完全主动的地位,而患者则处于完全被动的地位,这种模式适用于昏迷、休克、严重精神障碍(精神分裂症缺乏自知力)、严重智力低下(痴呆)患者及婴幼儿。②焦虑障碍患者宜采用共同参与型。

47. ABCDE　医患关系分为A、B、C三种类型。本例为昏迷患者,医患关系应属于主动-被动型。

48. ABCDE　最优化原则是指医务人员在诊治疾病的过程中,从各种可能的诊治方案中选择代价最低而效果最优的方案。最优化原则要求医务人员做到效果最佳、痛苦最小、耗费最少、安全无害。

49. ABCDE　①医务人员之间的医际关系特点包括协作性、平等性、同一性和竞争性,故不答C。医务人员之间的竞争性体现在医疗质量、护理质量、诊疗水平、科研成果、服务内容等各个方面。竞争的目的是形成"比、学、赶、帮、超"的人际关系,以取得良好的医学角色地位,实现更好地为患者或人群服务的医德宗旨。②协作性是指医院的分科和医务人员的专业分工越来越细,面对一个患者往往需要诸

第十七篇　医学伦理学试题答案及详细解答

多科室医务人员的共同努力和密切配合。平等性是指医务人员之间有职责分工不同,但没有高低贵贱之分,彼此处于相互平等的同志关系之中。同一性是指医务人员的一切诊疗活动,都以救死扶伤、防病治病、为人民的健康服务为宗旨。

50. **ABCDE**　医学伦理学的基本原则包括尊重原则、不伤害原则、有利原则和公正原则,不包括克己。

51. **ABCDE**　医生的干涉权又称为医生的特殊权,是指在特定情况下,限制患者自主权利以达到对患者应尽责任的目的。医生干涉权的应用范围如下:①精神病患者和自杀未遂等患者拒绝治疗时,可采取约束措施控制其行为;②在进行人体试验性治疗时,虽然患者已知情同意,但在出现高度危险时,医生必须终止试验以保护患者利益;③对需要进行隔离的传染病患者进行隔离(A 对);④危重病患者要求了解自己疾病的真相,但当了解后很可能不利于诊治或产生不良后果时,医生有权隐瞒真相;⑤若患者要求提供不符合事实的病情介绍和证明,医生在了解情况、全面分析的基础上,能行使干涉权。

52. **ABCDE**　①A、B、C、D均属于临床诊疗伦理原则。医师在诊疗过程中泄露患者诊疗信息,显然违背了保密守信原则。②有利原则是医学伦理的基本原则。

53. **ABCDE**　①在临床诊疗过程中,应遵守知情同意原则,即医务人员在选择和确定疾病的治疗方案时,要让患者充分知情并自主选择与决定,对于一些特殊检查、特殊治疗和手术,还要以患者或患者家属签字为据。为此,要求医务人员对患者告知信息,患者在对信息理解的基础上做出自由的选择和决定。本案例中,医师未向患者丈夫说明患者病情和手术详情,直接让患者丈夫在知情同意书上按手印,显然违背了知情同意原则,故答 C。②术前患者出现焦虑和精神紧张,医师不可能告知患者本人其诊断和治疗详情,故不答 E。A、B、D 显然不是正确答案。

54. **ABCDE**　保密守信原则是临床诊疗的基本伦理原则,是指医务人员在对患者疾病诊疗的过程中及以后要保守患者的秘密和隐私,并遵守诚信的伦理准则。本案例中,主治医师未经孕妇同意泄露患者隐私,显然违背了保密守信原则。

55. **ABCDE**　①《医疗机构管理条例及其实施细则》规定,医疗机构对危重患者应当立即抢救,故不答 A、B、D。②在临床诊治过程中,医生应遵循知情同意原则。即医生在决定和实施诊疗措施前,应向患者(或家属)作详尽的说明,并取得患者或其家属的充分理解,并签字同意,故不答 C。排除 A、B、C、D,正确答案为 E。

56. **ABCDE**　①任何患者都有健康权,社区医师不应放弃对患者的诊治,故不答 A。患者生病,显然不应报告派出所,故不答 B。任何人都有信仰自由,故不答 C。除非是甲类传染病,否则不能对患者实行强制诊治,故不答 D。②患者有知情同意权,对于拒绝接受治疗的患者,医师只能利用自己的专业知识,耐心解释,规劝其接受相应诊治,故答 E。

57. **ABCDE**　知情同意原则是指在临床诊疗过程中,医生在决定和实施诊疗措施前,都应向患者做详尽的说明,并取得患者的充分理解和同意。对于一些特殊检查、特殊治疗和手术,以患者或其家属(或监护人)签字为据。有权同意具有完全民事行为能力且意识清醒的患者实施特殊治疗的人员是患者本人。

58. **ABCDE**　①A、B、E 为手术前的伦理要求,C、D 为手术中的伦理要求,故可首先排除 C、D。②A 是指手术前医务人员判断在当时条件下手术是最优治疗方案。B 是指手术前医务人员必须客观地向患者介绍手术的必要性、手术方式、可能发生的不良情况等,让其充分理解后,做出是否手术的决定。E 是指手术前医务人员应认真做好术前准备,同时,还要协助患者做好心理上、躯体上的准备,因为患者容易产生情绪波动,既期盼手术尽早实施,又惧怕手术,对此医务人员应予以解释和安慰,使患者以良好的心境去迎接手术,故答 E。

59. **ABCDE**　在医疗活动中,患者在道德上享有正当权利和利益的同时,也负有道德义务,故答 D。

60. **ABCDE**　①医际关系是指医疗活动中,医务人员之间的关系。医患关系是指医疗活动中,医务人员和患方的关系。可见,医际关系和医患关系都是在医疗实践活动中产生的,因此医际关系与医患关系

1373

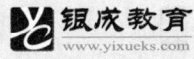

既相互独立又相互关联,良好的医际关系有助于形成良好的医患关系,良好的医患关系也有助于维持和谐的医际关系。当然,医际关系的恶化在一定程度上将对医患关系产生不良影响,医患关系的恶化也在一定程度上影响医际关系。②处理医际关系的伦理原则为共同维护患者利益和社会公益;彼此平等,相互尊重;彼此独立,相互帮助;彼此信任,相互监督;相互学习,共同提高。处理医患关系的伦理原则为相互尊重,平等协作;科学行医,文明就医;社会公益,以人为本;共同遵守法律和规章制度。故处理医际关系和医患关系所依据的伦理原则并不相同,参阅8年制《医学伦理学》P91、P94。

61. ABCDE　①知情同意是临床诊疗工作的基本伦理原则,A显然不符合此原则。按照临床诊疗的患者至上原则,护士打错针后应马上告诉护士长采取应急措施,以保证患者安全(C对)。②打错针后护士对患者进行了严密观察,但若发生过敏反应,来不及救治,则违背患者至上原则,故不选B。根据常识,D、E显然不正确。

62. ABCDE　体格检查时,医生应遵守的伦理要求如下:①全面系统,认真细致;②关心体贴,减少痛苦;③尊重患者,心正无私。医生简单检查后漏诊宫外孕,违背了"全面系统,认真细致"的临床诊疗原则。

63. ABCDE　在询问病史的过程中,医生应遵守的伦理要求:举止端庄,态度热情;全神贯注,语言得当;耐心倾听,正确引导。"全神贯注,语言得当"是指在询问病史时,医生精神集中而冷静,语言得当,可增强患者信任感,有利于获得准确的病史。相反,医生在询问病史时,无精打采、他事干扰过多或漫无边际地反复提问,会使患者产生不信任感。

64. ABCDE　医生在用药过程中应遵循的伦理要求:对症下药,剂量安全;合理配伍,细致观察;节约费用,公正分配。根据题干,正确答案为C。

65. ABCDE　66. ABCDE　67. ABCDE　①医师开具精神药品处方时,首先应遵守《麻醉药品和精神药品管理条例》。②医生进行药物治疗的伦理要求:对症下药,剂量安全;合理配伍,细致观察;节约费用,公正分配。B、D、E均属于药物治疗的伦理要求,医生根据临床诊断选择相应的药物,为对症下药。③医生采取"多头堵""大包围"的方式开具大处方,不符合"合理配伍"的用药原则。

68. ABCDE　69. ABCDE　70. ABCDE　①体格检查的伦理要求:全面系统,认真细致;关心体贴,减少痛苦;尊重患者,心正无私。②询问病史的伦理要求:举止端庄,态度热情;全神贯注,语言得当;耐心倾听,正确引导。③医务人员在手术中应遵循的伦理要求:关心患者,体贴入微;态度严肃,作风严谨;精诚团结,密切协作。④A为辅助检查过程中,医技人员应遵循的伦理要求。廉洁奉公为药学技术人员应遵循的伦理要求。

71. ABCDE　72. ABCDE　①询问病史过程中,医师应遵守的伦理原则:举止端庄,态度热情;全神贯注,语言得当;耐心倾听,正确引导。②体格检查过程中,医师应遵守的伦理原则:全面系统,认真细致;关心体贴,减少痛苦;尊重患者,心正无私。③B为辅助检查过程中,医技人员应遵守的伦理原则。C为手术治疗前,医师应遵守的伦理原则。E为药物治疗时,医师应遵守的伦理原则。

73. ABCDE　安宁疗护是一种特殊服务,是指向临终患者及其家属提供包括医疗、护理、心理和社会等各方面的照护,目的是使临终患者的症状得到控制、痛苦得以缓解、生存质量得以提高。

74. ABCDE　安宁疗护的服务对象主要是晚期恶性肿瘤的临终患者,故答B。

75. ABCDE　安宁疗护是由社会不同人士向临终患者及其家属提供的全方位的照护。安宁疗护不以延长患者的生存时间为目的,而是以注重维护患者的尊严、提高患者临终生存质量为宗旨,故答B而不是A、C、D。安宁疗护不可能满足患者的所有需求,故不答E。

76. ABCDE　主动安乐死是指在无法挽救患者生命的情况下,医务人员或其他人采取措施主动结束患者生命或加速患者死亡的过程。实施安乐死的首要社会条件是安乐死合法化。由于安乐死在我国没有合法化,我国医务人员对于临终患者只能提供安宁疗护,而不能实施安乐死。

77. ABCDE　①消极安乐死也称被动安乐死,是指医生应临终患者或家属请求,不再给予积极治疗,而仅仅给予减轻痛苦的适当维持治疗,任其自行死亡。②积极安乐死又称主动安乐死,是指鉴于患者治愈

第十七篇　医学伦理学试题答案及详细解答

无望、极度痛苦,应患者和家属的请求,医生采用药物或其他积极手段结束患者的生命,让其安然逝去。根据题干,本例显然不属于终止治疗,故不答 C。医助自杀是不规范的伦理学名词,故不答 E。

78. **ABCDE**　对于符合安乐死条件的病人,医生使用药物结束其痛苦的生命,称为主动安乐死。

79. **ABCDE**　实施脑死亡标准的伦理意义包括:①更科学地判断人的死亡;②维护了死者的尊严;③有利于节约卫生资源和减轻家属的负担;④有利于器官移植。其中,①②是实施脑死亡标准的动机和直接目的,③④是实施脑死亡标准的间接效果,故答案为 C。

80. **ABCDE**　①脑死亡并不是判断患者死亡的唯一标准。②使用脑死亡标准有利于节约卫生资源,但目的不是节约卫生资源。③使用脑死亡标准有利于器官移植,但并不是实施器官移植的必然要求。④使用脑死亡标准,并不要求心肺功能必须完全丧失。⑤使用脑死亡标准有利于科学准确地判定人的死亡。

81. **ABCDE**　2002 年,比利时成为世界上第二个安乐死合法化的国家。

82. **ABCDE**　公共卫生伦理原则如下。①全社会参与原则:公共卫生是全民的医学,以关注人群健康为宗旨,为达到预防疾病、促进健康和提高生活质量的目的,不能单靠医疗保健人员的孤军奋战,必须依靠政府、社会、团体和公众的广泛参与才能实现;②社会公益原则;③社会公正原则;④互助协同原则;⑤信息公开原则。B、C、D 为医学伦理学的基本原则。

83. **ABCDE**　①全社会参与原则是指公共卫生工作必须依靠政府、社会、团体和公众的广泛参与才能实现。如 COVID-19 防控期间,推出全民健康码出行,取得较好的防控效果。②社会公益原则是指公共卫生工作中,应将社会公共利益置于优先考虑的位置。社会公正原则是指在公共卫生工作中,必须坚持社会公正。信息公开原则是指信息公开在预防疾病、防范和控制疫情方面起到警示作用,提醒人们关注和重视可能存在的公共卫生问题。互助协同原则是指在公共卫生工作中,需要不同领域的人员之间互助与协作。

84. **ABCDE**　①全社会参与原则:公共卫生工作需要全社会的参与,不能单纯依靠医疗保健人员的孤军奋战,必须依靠政府、社会、团体和公众的广泛参与才能实现。②社会公益原则:在公共卫生工作中,为了维护人群健康,在处理社会与个人的利益关系时,公共卫生从业人员应坚持社会公益原则,将社会公共利益置于优先考虑的位置。③社会公正原则:公共卫生工作政策的制定、资金的筹措、资源的分配以及公共卫生相关信息的公开都要坚持社会公正原则。④互助协同原则:公共卫生工作不仅需要全社会的参与,而且需要不同领域人员之间的互助与协作。⑤信息公开原则:在公共卫生工作中,信息公开在预防疾病、防范和控制疫情方面起到警示的作用。

85. **ABCDE**　公共卫生伦理原则包括全社会参与原则、社会公益原则、社会公正原则、互助协同原则和信息公开原则,不包括以患者为中心原则,故答 C。

86. **ABCDE**　①A、B、C、D、E 均属于公共卫生伦理原则。社会公益原则是指应将社会公共利益置于优先考虑的位置,并兼顾个人权利与健康福利,要坚持个人利益服从社会利益。对疑似甲类传染病患者予以隔离,干预措施可能对个人效益很小,但对整个社会的健康却有很大的好处。②社会公正原则是指公共卫生政策制定、资金的筹措、资源的分配、公共卫生相关信息的公开等都要坚持社会公正原则。互助协同原则是指公共卫生工作不仅需要全社会的参与,而且需要不同领域的人员相互协作。全社会参与原则是指公共卫生工作必须依靠政府、社会、团体及公众的广泛参与才能实现。信息公开原则是指让广大群众知晓预防疾病、防范和控制疫情的有关情况。

87. **ABCDE**　公共卫生从业人员在传染病防控中应遵循的伦理原则:①积极开展传染病的防控,对广大群众的健康负责;②遵守国家法律规定,认真做好传染病的监测和报告,履行其道德和法律责任;③尊重科学,具有奉献精神;④尊重传染病患者的人格和权利;⑤严格执行隔离消毒措施和各项操作规程。医患冲突是临床医生与患者之间的矛盾,不属于公共卫生处理原则,故答 B。

88. **ABCDE**　医学科研人员应坚持实事求是、忠于客观事实。诚实是医学科研的灵魂和医学科研人员的良心。科学的东西来不得半点虚假,医学科学研究必须尊重事实,坚持真理。

89. **ABCDE**　动物实验伦理的"3R"原则如下。①replacement(替代):尽可能用没有知觉的实验材料代替活体动物,或使用低等动物替代高等动物;②reduction(减少):尽可能使用最少量的动物获取同样多的实验数据,或使用一定数量的动物获得更多的实验数据;③refinement(优化):尽量减少非人道程序对动物的影响范围和程度。

90. **ABCDE**　涉及人的生物医学研究首先应进行伦理审查,故不答 C。涉及人的生物医学研究应遵循的伦理原则包括医学目的原则,知情同意原则,维护受试者利益的原则,随机对照原则,免费和补偿原则等。免费和补偿原则要求对参加研究的受试者不得收取任何费用,对于受试者在受试过程中支出的合理费用还应给予适当补偿,故答 A。

91. **ABCDE**　人体试验的基本伦理原则包括维护受试者利益原则、医学目的原则、知情同意原则、随机对照原则,其中首要原则是维护受试者利益原则。凡人体试验首先应考虑的是维护受试者的健康利益,必须有益于改进疾病的诊治、了解疾病的病因和发病机制。当这一原则与人体试验的其他原则发生矛盾时,应遵循这一原则,把这一原则放在高于科学与社会利益的位置。

92. **ABCDE**　涉及人的生物医学研究的伦理审查:①卫计委、省级卫生行政部门的医学伦理专家委员会是伦理审查指导的咨询组织,必要时可组织对重大科研项目的伦理审查;②各医疗卫生机构、疾病预防控制机构、科研院所、妇幼保健机构设立的伦理委员会,对本机构涉及人的生物医学研究进行伦理审查。

93. **ABCDE**　对涉及人的生物医学研究进行伦理审查的目的是保护所有受试者的尊严、权利、安全和福利,保障研究结果的可信性,促进社会公正;同时,在某种意义上对科研人员也有一定的保护作用。

94. **ABCDE**　A、B、C、D、E 均属于涉及人的生命科学和医学研究必须遵守的伦理原则。本案例中,医师在穿刺前没有让患者签署知情同意书,显然违背了知情同意原则。

95. **ABCDE**　《人类辅助生殖技术和人类精子库伦理原则》规定:医务人员不得为任何女性实施代孕技术。

96. **ABCDE**　体外授精-胚胎移植技术引发的伦理问题包括:①供精、供卵、供胚胎、代孕的父母如何确定?②代孕母亲能否商业化?③剩余的胚胎、卵子如何处理?浪费胚胎、卵子是不是浪费生命?能否用于科学研究?④卵泡浆内单精子注射生育的后代风险高,那么如何权衡风险与收益?⑤是否可以利用胎儿和尸体的生殖细胞通过培育进行体外受精?《人类辅助生殖技术管理办法》第十七条规定,实施人类辅助生殖技术的医疗机构不得进行性别鉴定。

97. **ABCDE**　《人类辅助生殖技术管理办法》规定,医疗机构和医务人员不得实施任何形式的代孕技术。

98. **ABCDE**　《人类辅助生殖技术和人类精子库伦理原则》规定,供精者应是完全自愿地参加供精,有权知道其精液的用途及限制供精次数的必要性,并签署知情同意书;供精者在心理、生理不适或其他情况下有权随时终止供精;应建立完善的供精者管理机制,严禁同一供精者多处供精而使 5 名以上妇女受孕;为保护供精者和受者夫妇及所出生后代的权益,供精者和受者夫妇应保持互盲,供精者和实施人类辅助生殖技术的医务人员应保持互盲,供精者和后代应保持互盲。可见,不是供精者与精子库的医务人员保持互盲,而是供精者与实施人类辅助生殖技术的医务人员应保持互盲,故答 E。

99. **ABCDE**　2003 年原卫生部发布的《人类辅助生殖技术和人类精子库伦理原则》规定,同一供者的精子、卵子最多只能使 5 名妇女受孕。

100. **ABCDE**　《人体器官移植条例》第八条规定,医疗机构摘取尸体器官的,必须取得死者配偶、成年子女、父母的书面同意。器官移植首先征得家属的知情同意是一个最基本的伦理原则。

101. **ABCDE**　①参与器官移植的医生,不应在本地、本国或国际上从事宣传;不能参与死后捐赠器官者的死亡判断;不能接受器官接受者与提供器官移植器械、药品的厂家或公司的"红包"或任何馈赠;如果是伦理委员会成员,要回避自己参加的器官移植的伦理审查,以防止利益冲突。②对尸体捐赠者,应坚持家属知情同意,医生准确无误地判定死亡后摘取器官,且参与抢救的人员不能参加手术移植。对器官分配,应坚持医学标准和参照社会价值标准,尽量做到公正分配,并且使器官得到最佳利用。

第十七篇 医学伦理学试题答案及详细解答

102. **ABCDE** 保密原则是人体器官移植的基本伦理要求。该原则要求参与人体器官移植的医师应当对人体器官捐献者、接受者和申请人体器官移植手术患者的个人资料保密。在器官移植中,医师应对供、受者与此手术相关的所有信息予以保密。

103. **ABCDE** 医学道德修养是指医务人员在医德方面所进行的自我教育、自我锻炼和自我陶冶的过程,以及在此基础上达到的医学道德境界。

104. **ABCDE** 医学道德(医德)修养来源于医疗实践,又服务于实践,因此医务人员坚持医疗卫生保健实践是医德修养的根本途径和方法。同时还要坚持自觉、不断地学习医德理论知识和医德榜样人物、有的放矢、持之以恒、追求慎独等医德修养的途径或方法。

105. **ABCDE** 医学道德评价标准是判断医学道德行为善恶以及行为者品德优劣的价值尺度。其具体评价标准主要如下:①是否有利于患者疾病的缓解和康复;②是否有利于人类生存和环境的保护与改善;③是否有利于优生和人群的健康长寿;④是否有利于医学科学的发展和社会的进步。其中,①是医学道德评价的首要的至上标准,故答 C 而不是 A、B。

106. **ABCDE** ①医学道德评价的方式分为 3 种,即社会舆论、传统习俗、内心信念,故不答 A、C。②内心信念是指医务人员发自内心地对医学道德义务的真诚信仰和强烈的责任感,是对自己行为进行善恶评价的精神力量。③社会舆论是众人对医务人员的医学伦理行为发表的各种议论、意见和看法,表明的褒贬态度和情感。传统习俗是人们在漫长的历史发展过程中逐渐积累形成和沿袭下来的习以为常的行为倾向、行为规范和道德风尚。

107. **ABCDE** 《医疗机构从业人员基本行为规范》"以人为本,践行宗旨"包括:坚持救死扶伤、防病治病的宗旨,发扬大医诚理念和人道主义精神,以患者为中心,全心全意为人民服务。

108. **ABCDE** 109. **ABCDE** 110. **ABCDE** ①在人体试验开始之前,让准备参加试验的人员知情同意,并签字;对缺乏或丧失自主能力的受试者,应由家属、监护人或代理人代表签署知情同意书。故"弱势人群若参加试验,需要监护人签字",体现了人体试验的知情同意原则。②知情同意原则允许受试者在任何阶段无条件退出研究,即使已参加人体试验的受试者,在任何时候都可以退出试验,而无须得到专家的允许。A 为人体试验的定义,故不答 A。B、C、D 显然不是正确答案。③在人体试验过程中,应遵循医学科学研究的规律,采用试验对照和双盲的方法。

111. **ABCDE** 112. **ABCDE** ①医疗机构从业人员的基本行为规范:以人为本,践行宗旨;遵纪守法,依法执业;尊重患者,关爱生命;优质服务,医患和谐;廉洁自律,恪守医德;严谨求实,精益求精;爱岗敬业,团结协作;乐于奉献,热心公益。②《医疗机构从业人员行为规范》规定的医师行为规范:尊重科学,规范行医,重视人文,规范文书,严格报告,救死扶伤,严格权限,规范试验。

113. **ABCDE** 114. **ABCDE** 115. **ABCDE** ①医疗机构从业人员理想的人格形象应是一种崇高医德人格,即"大医精诚"。其中,精是指医术修养达到高超水准,诚是指医德修养进入高尚境界。②全心全意为人民健康服务是医务人员在执业活动中的具体体现,也是医德的价值目标。③防病治病,救死扶伤,保护人民健康是执业医师的神圣职责。超纲题。

第十八篇　医学统计学试题答案及详细解答

（正确答案为绿色的选项）

1. A**B**CDE　P值是指由H_0(无效假设)所规定的总体做重复随机抽样,获得≥(或≤)当前检验统计量的概率。在假设检验中,若$P>\alpha$,则不拒绝H_0,可得出统计学结论差异没有统计学意义,意为比较的总体本质可能无差异,样本统计量的差异由抽样误差引起的可能性很大。当拒绝H_0时,研究者相信比较的总体本质有差异,样本统计量间的差异不仅仅是由抽样误差造成的。

2. AB**C**DE　由于抽样不同引起的样本均数与总体均数之间的差异称为抽样误差。抽样误差产生的原因包括:①个体之间存在变异;②抽样时只能抽取总体中的一部分样本。

3. **A**BCDE　统计工作分为实验设计、收集资料、整理资料和分析资料4个步骤。其中,实验设计是整个研究工作的基础,是指根据研究的目的,制订总的研究方案。

4. A**B**CDE　实验设计必须遵循3个基本的统计学原则,即对照原则、随机原则和重复原则。对照原则要求实验设计必须设立对照组,以衬托处理因素的效应。本药物试验没有合理地设计对照组,因此不能作出恰当的统计学结论,答案为B。

5. A**B**CDE　统计变量分为定性变量、定量变量和有序变量3种类型。①定性变量:也称分类变量、计数资料,其观察值是定性的,为互不相容的类别或属性,包括分类变量(如职业、性别)和有序变量(如满意度的好坏);②定量变量:也称计量资料,变量的观察值是定量的,如脉搏、白细胞计数等;③有序变量:也称半定量变量、等级资料,变量的观察值是定性的,但各类别(属性)之间有程度或顺序上的差别,如尿糖化验结果分为-、+、++、+++、++++,药物治疗效果分为显著、有效、好转、无效等。故答B。

6. ABCD**E**　变量可分为数值变量和分类变量两类。数值变量通常是使用仪器或某种尺度测定出来的,表现为数值的大小,多有度量单位,如A、B、C、D均属于数值变量。分类变量表现为互不相容的类别或属性,如民族即为分类变量。

7. ABCD**E**　①变量资料可分为定量资料(数值变量资料)和定性资料(分类变量资料)。定量资料通常是使用仪器或某种尺度测定出来的,表现为数值的大小,多有度量单位,如年龄、身高、体重、腰围均属于定量资料。②定性资料表现为互不相容的类别或属性,等级资料也称半定量资料。

8. A**B**CDE　频数分布表由变量值的分组和各组段的例数构成,对资料的组数、组距、组段均有要求。组数通常选择8~15,若资料在100例以上,一般取10组左右(答案为B)。组距=(数据中的最大值-最小值)/组数,根据习惯和专业知识作适当的调整。

9. AB**C**DE　①平均数是描述数值变量资料集中趋势的指标,包括算术平均数、几何平均数与中位数。有些呈偏态分布的资料经过对数转换后呈对称分布,即可用几何平均数描述其平均水平。如医学研究中的某些特殊资料,如抗体滴度、细菌计数、药物的平均效价等。本例描述的是血清抗体滴度,应选用几何平均数来描述集中趋势。②标准差为描述资料变异程度的指标。极差、四分位数间距为描述离散趋势的指标。算术平均数是描述计量资料集中趋势的指标。

10. AB**C**DE　①抗体滴度资料显然呈偏态分布,但经对数转换后呈对称分布,可用几何均数描述其平均水平,故答C。②中位数常用于描述一端或两端无确定数值、分布不清等资料的集中趋势。四分位数间距、标准差、极差均属于描述资料离散趋势的指标。

11. ABCDE　①对于偏态分布资料,描述集中趋势和离散程度的统计学指标分别是中位数和四分位数间

第十八篇　医学统计学试题答案及详细解答

距。②对于正态分布资料,描述集中趋势和离散程度的统计学指标分别是算术均数和标准差。极差也属于描述偏态分布资料离散程度的指标,但少用,故答 B 而不是 E。

12. **ABCDE**　将一组观测值按从小到大的顺序排列,各等分含 1% 的观察值,分割界限上的数值就是百分位数。某生理指标服从偏态分布,且过低属于异常,只要计算出 P_5,>P_5 的数值即为 95% 正常参考值范围。

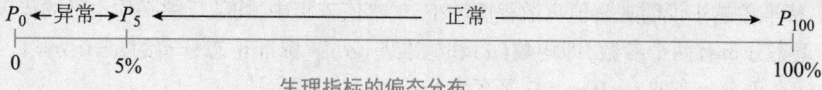

生理指标的偏态分布

13. **ABCDE**　自由度 $v=n-1$(n 为样本例数),故本统计资料自由度 $=10-1=9$,答案为 A。
14. **ABCDE**　①对定量资料的统计描述,若两组观察值度量单位相同,且均数相差不大,使用标准差来直接比较两组数据的变异程度。若两组观察值度量单位不同或均数相差较大,则常用变异系数来比较两组数据的变异程度。由于身高和体重两组数据单位不同,因此比较两组数据变异程度的大小,只能选用变异系数。②方差是描述多组数据变异程度的指标,一般不用于描述两组数据的变异程度。极差、四分位数间距是描述偏态分布资料离散程度的指标。
15. **ABCDE**　①两组正态分布的数值变量资料,均数相差很大,若比较离散趋势,宜选用的指标是变异系数。②A、B 是描述偏态分布资料离散程度的指标。C 是描述多组(并不是两组)数据变异程度的指标。两组正态分布的数值变量资料,均数相差不大,若比较离散趋势,宜选用的指标为标准差。
16. **ABCDE**　①变异系数常用于比较度量单位不同或均数相差较大的两组(或多组)观察值的变异程度。②衡量样本抽样误差大小的指标是标准误。衡量正态分布变异程度的指标是均数(μ)和标准差(σ)。衡量测量准确度的指标是随机测量误差。衡量偏态分布变异程度的指标是四分位数间距。
17. **ABCDE**　新生儿身长和 6 岁儿童身高的均数相差较大,若要比较两者的变异程度,应选择的指标是变异系数。
18. **ABCDE**　①标准差是描述正态分布的数值变量资料离散程度的常用指标。资料的变异程度越小,其标准差越小,说明观察值离散程度越小,也说明用均数反映平均水平的代表性越好。②全距(极差)是描述数据分布离散程度的指标。百分位数常用来描述资料的观察值序列在某百分位置的水平。变异系数常用于比较度量单位不同或均数相差较大的两组(或多组)观察值的变异程度。
19. **ABCDE**　正态分布是一种重要的连续分布的钟形曲线,以均数为中心,左右两侧基本对称,靠近均数两侧频数较多,离均数越远,频数越少,形成一个中间多、两侧逐渐减少、基本对称的分布。正态分布有两个参数,即均数(μ)和标准差(σ),答案为 B。

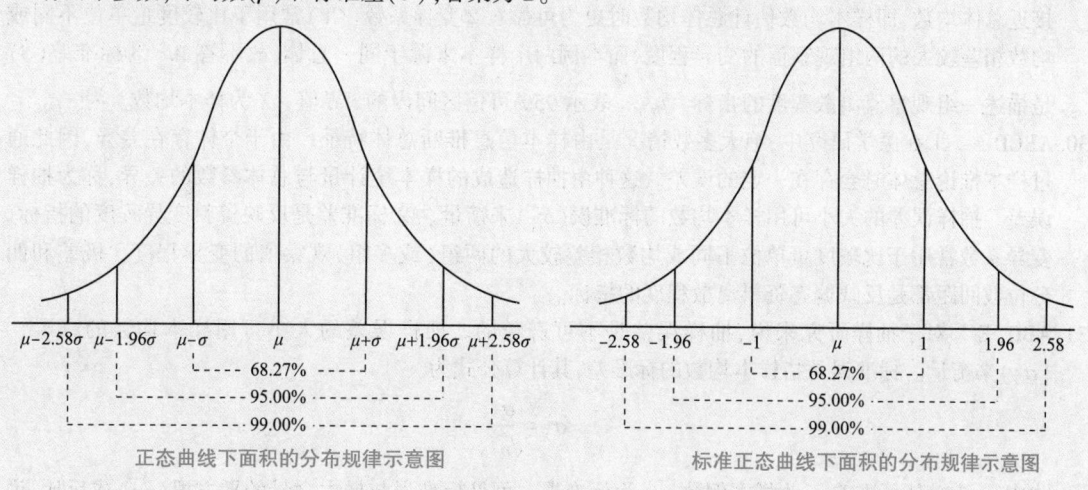

正态曲线下面积的分布规律示意图　　标准正态曲线下面积的分布规律示意图

20. ABCDE　①有些呈偏态分布的资料(如抗体滴度、细菌计数)经对数转换后呈对称分布,可使用几何均数描述其集中趋势。②调和均数即倒数平均数,少用。众数是指一组数据中出现次数最多的数值。中位数常用于描述偏态分布资料的集中趋势。算术均数常用于描述正态分布资料的集中趋势。

21. ABCDE　标准差可反映全部观察值的离散程度,标准差越大说明观察值变异越大,数据越分散,均数代表性越差。标准差越小说明观察值离散程度越小,观察值越集中,均数反映平均水平的代表性越好。

22. ABCDE　正态分布有两个参数,即均数(μ)和标准差(σ)。标准正态分布的$\mu=0$、$\sigma=1$。

23. ABCDE　标准正态分布的$\mu=0$、$\sigma=1$,答案为E。

24. ABCDE　①对于正态分布的资料,单侧95%的医学参考值为P_{95}。根据临床专业知识,血铅值过高为异常,因此血铅含量的95%医学参考值范围为$<P_{95}$,故答A。②$P_{2.5}\sim P_{97.5}$为双侧95%医学参考值范围。

25. ABCDE　26. ABCDE　①反映一组观察值离散程度的最好指标是标准差。虽然四分位数间距也是反映离散趋势的指标,但因没有考虑全部观察值的变异度,故不答A。四分位数间距常用于描述偏态分布及分布的一端或两端无确切数值资料的离散程度。②若偏态分布资料一端或两端无确切的数值,描述其集中趋势的常用指标是中位数,因为中位数的确定仅取决于它在数据序列中的位置,而不是由全部观察值综合计算得出,因此不受少数特大值、特小值、两端数值的影响。③算术均数、几何均数均属于描述正态分布资料集中趋势的指标。

27. ABCDE　①在医学研究中,通过抽取样本推论总体时会存在一定的误差,如样本均数$\bar{X}$往往不等于总体均数μ。这种由抽样造成的样本均数与总体均数的差异,称为抽样误差。②系统误差是指由于仪器未调零、标准试剂未校正、医生掌握疗效的标准偏差、而造成的观察结果倾向性偏大或偏小。测量误差属于随机误差。B、C说法本身是错误的。

28. ABCDE　抽样误差的大小用样本均数的标准误($\sigma_{\bar{X}}$)来衡量。

$$\sigma_{\bar{X}}=\frac{\sigma}{\sqrt{n}}$$

式中,σ为总体标准差,n为样本例数,$\sigma_{\bar{X}}$为标准误。实际工作中,总体标准差σ往往是未知的,因此常常用样本均数标准误来反映均数抽样误差的大小。样本均数标准误的估计值$S_{\bar{X}}$的计算公式为

$$S_{\bar{X}}=\frac{S}{\sqrt{n}}$$

29. ABCDE　①样本均数标准误($S_{\bar{X}}$)是反映均数抽样误差的大小的常用指标。$S_{\bar{X}}$越小,其样本均数越接近总体均数,即样本均数估计总体均数时更为可靠。②变异系数(CV)常用于比较度量单位不同或均数相差较大的两组观察值的变异程度,而本例两个样本来源于同一总体,故不答B。③标准差(S)是描述一组观察值离散程度的指标。$t_{0.05/2}$表示95%可信区间内的t界值。$\bar{X}$为样本均数。

30. ABCDE　①在医学研究中,绝大多数情况是由样本信息推断总体特征。由于个体存在差异,因此通过样本推论总体时会存在一定的误差。这种由抽样造成的样本统计量与总体参数的差异,称为抽样误差。抽样误差的大小可用样本均数的标准误($\sigma_{\bar{X}}$)来衡量。②标准差是反映资料变异程度的指标。变异系数常用于比较度量单位不同或均数相差较大的两组(或多组)观察值的变异程度。极差和四分位数间距都是反映偏态资料离散程度的指标。

31. ABCDE　对于抽样研究来说,抽样误差是不可避免的。抽样误差的大小可用样本均数的标准误($\sigma_{\bar{X}}$)来衡量。标准误是指样本均数的标准差,其计算公式为

$$\sigma_{\bar{X}}=\frac{\sigma}{\sqrt{n}}$$

式中,σ为总体标准差,n为样本例数,$\sigma_{\bar{X}}$为标准误。可见标准误与样本含量的平方根($\sqrt{n}$)成反比,说

第十八篇 医学统计学试题答案及详细解答

明在同一总体中随机抽样,样本含量 n 越大,标准误越小。因此,增加样本含量可减小抽样误差。

32. **ABCDE** 从同一个总体中进行随机抽样,样本含量越大,则抽样误差越小。由于甲县样本含量为 1 万人,乙县样本含量为 2 万人,故甲县的抽样误差高于乙县。甲、乙两县 HBsAg 的阳性率相等。

33. A**BCDE**

$$样本均数的标准误 S_{\bar{x}} = \frac{S}{\sqrt{n}} = \frac{标准差}{\sqrt{样本例数}} = \frac{0.7920}{\sqrt{100}} = 0.0792$$

34. ABC**D**E A、B、C、E 均属于假设检验的基本步骤,D 不是。

35. A**B**CDE ①参数估计是指用样本指标推断总体指标值,主要有两种方法,即点估计和区间估计,故可首先排除 A、D、E。②总体均数的点估计是直接用随机样本的样本均数作为总体均数的点估计值,总体均数的区间估计是按预先给定的概率(1-α)所确定的包含未知总体参数的一个范围。由于题干要求回答的是"总体均数所在的范围",故答 B 而不是 C。

36. ABCD**E** t 检验是一种假设检验,其目的是比较总体参数之间有无差别。两样本均数比较的 t 检验是由两样本均数去推断总体均数,比较两样本所属的总体均数是否相等。

37. **A**BCDE ①两样本均数进行 t 检验的目的是推断两样本所代表的总体均数是否相等,因此无效假设应为 $H_0:\mu_1=\mu_2$,即两总体均数相等。备择假设应为 $H_1:\mu_1\neq\mu_2$,即两总体均数不相等。②然后计算检验统计量,确定 P 值,判断两总体均数差异有无统计学意义。

38. ABC**D**E 正态分布的数值变量,两独立大样本(n>50)均数的比较,采用 μ 检验,μ 值的计算公式为

$$\mu = \frac{\bar{X}_1 - \bar{X}_2}{S_{\bar{X}_1 - \bar{X}_2}}$$

39. A**B**CDE ①同一名成年女子用两种方法测定最大呼吸率,属于配对设计资料,故首先排除 C、D、E。②t 检验主要适用于两小样本资料(n<50)均数的比较,Z 检验主要适用于大样本资料(n>50)均数的比较,本例样本数 n=18,故选用配对设计的 t 检验。

40. ABC**D**E 本例属于两独立样本均数的 t 检验,其目的是检验两样本所来自总体的均数是否相等。可见,t 检验了解的是两样本所代表的各自总体均数(而不是两样本的均数)是否存在差异,即不是检验甲、乙两组样本的均数(175cm 和 179cm)是否有差异,而是检验甲、乙两组样本数所代表的甲、乙两地所有正常成年男子的总体均数是否相等,因此正确答案为 D。

41. ABCD**E** 概率(P)是描述某事件发生可能性大小的度量。在统计学上,统计推断的结论都是基于一定概率得出的,习惯上将 P≤0.05 的事件称为小概率事件,表示在一次试验中发生的可能性很小。做两样本均数差别的 t 检验时,P 越小,说明当前试验结果显示的差别是由于"偶然"所致的可能性越小,那么就越有理由说两总体均数不同。

42. ABCD**E** 统计学中,假设检验无论是拒绝无效假设(H_0),还是不拒绝 H_0,都可能犯错误,其错误分为两类:①Ⅰ类错误即假阳性错误,是指拒绝了实际上成立的 H_0,属于"弃真"的错误,其统计学符号为检验水准 α。若取 α=0.05,则犯Ⅰ类错误的概率为 0.05,即理论上每 100 次抽样有 5 次发生这类错误。②Ⅱ类错误为假阴性错误,即没有拒绝实际上不成立的 H_0,属于"存伪"的错误,其统计学符号为 β。当样本含量 n 固定时,α 越小则 β 越大,反之,α 越大则 β 越小。

43. ABCD**E** 统计学中,假设检验无论是拒绝无效假设(H_0),还是不拒绝 H_0,都可能犯错误,其错误分为两类:①Ⅰ类错误即假阳性错误,是指拒绝了实际上成立的 H_0,属于"弃真"的错误,其统计学符号为 α。②Ⅱ类错误为假阴性错误,即没有拒绝实际上不成立的 H_0,属于"存伪"的错误,其统计学符号为 β。同时减小 α 和 β 的唯一方法是增加样本量。

44. **A**BCDE ①率表示在一定范围内某现象的发生数与可能发生的总数之比,说明某现象出现的强度或频度。通常以百分率(%)、千分率(‰)、万分率(/万)、十万分率(/10 万)表示,答案为 A。

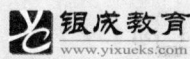

1381

$$率 = \frac{某事物或现象发生的实际数}{某事物或某现象发生的所有可能数} \times 比例基数$$

②构成比表示事物内部各个组成部分所占的比重,各部分相对数之和应为100%。相对比表示有关事物指标之对比。均数和标准差常用于描述定量资料,而题干要求的是变量资料的描述,故不答D、E。

45. ABCDE 率表示在一定范围内某现象的发生数与可能发生的总数之比,说明某现象出现的强度或频度。率=(某事物或现象发生的实际数/某事物或某现象发生的所有可能数)×比例基数。某一部分率的变化并不影响其他部分率的变化,且其平均率不能简单地将各率相加后平均求得。

46. ABCDE 表中的数据都是构成比而不是发病率,不能将"构成比"与"率"混为一谈。构成比只能说明某事物内部各组成部分的比重和分布,不能说明该事物某一部分发生的强度和频率。说明某现象出现的强度或频率的指标是率,具体到本题就是"发病率",答案为B。

47. ABCDE ①在比较两个不同人群的患病率、发病率、死亡率等资料时,为消除其内部构成(如年龄、性别、病程长短、病情轻重等)对率的影响,可以使用标化率进行比较。如本例由于甲、乙两地老年人组成比例不同,而年龄又是影响冠心病死亡的主要因素之一,因此不能用甲、乙两地的死亡率直接进行比较,而应计算标化率后再进行比较,以消除甲、乙两组年龄构成不同对死亡率的影响,故A对E错。②秩和检验主要适用于资料总体分布未知,或不符合参数检验条件资料的统计分析。两个率比较的χ^2检验、率的Z检验主要适用于资料总体分布已知的统计分析。

48. ABCDE ①比数比(OR)也称优势比,常用于流行病学中病例对照研究资料,估计某因素与疾病的联系程度。设P是某事件的发生率或发生概率,则比数$Odds = P/(1-P)$。比数比是一种情况下,比数$Odds_1$与另一种情况下的比数$Odds_2$之比,其计算公式为

$$OR = \frac{P_1/(1-P_1)}{P_0/(1-P_0)} = \frac{疾病组的暴露数}{对照组的暴露数}$$

②相对危险度(RR)是流行病学中常用的指标,表示在两种不同条件下某疾病发生的概率之比。

49. ABCDE 样本率与总体率比较,常采用u检验,其适用条件如下:样本含量n足够大,样本率P和$(1-P)$均不接近0。此时P的分布近似正态分布,统计量u值的计算公式为

$$u = \frac{|P-\pi|}{\sigma_P} = \frac{|P-\pi|}{\sqrt{\frac{\pi(1-\pi)}{n}}}$$

50. ABCDE ①四格表资料中两个样本总体率的比较,多采用χ^2检验。
进行χ^2检验时,首先建立假设,确定检验水准:
$H_0: \pi_1 = \pi_2$,两个样本的总体率相等。
$H_1: \pi_1 \neq \pi_2$,两个样本的总体率不等;$\alpha = 0.05$
②然后计算统计量χ^2值。
③最后,查χ^2界值表,确定P值,推断结论。本例$\chi^2 > \chi^2_{0.05}$,故按$\alpha = 0.05$的水准,$P < 0.05$,即两样本总体率有统计学差异,拒绝H_0,接受H_1,答案为D。

51. ABCDE 此为行×列表资料的χ^2检验,自由度ν=(行数-1)(列数-1)=(4-1)(2-1)=3。

52. ABCDE 进行χ^2检验时,计算得出的统计量$\chi^2 > \chi^2_{0.05}$,以$\alpha = 0.05$为水准,则推断$P < 0.05$,即两样本总体率有统计学差异,拒绝$H_0(\pi_1 = \pi_2)$,接受$H_1(\pi_1 \neq \pi_2)$,答案为B。

53. ABCDE ①行×列表资料是指有两个或两个以上比较的组,记录的观察结果也有两个或两个以上。行×列表资料的χ^2检验用于两个以上率(或构成比)差异的比较。试题要求回答的是4组人群4种血型的分布是否有差别,即每组人群4种血型的构成比有无差别,此为4行×4列资料总体率的统计学检验。故可以使用4×4列表资料的χ^2检验,答案为E。②u检验主要适用于大样本率与总体率的比较,或

第十八篇 医学统计学试题答案及详细解答

两个样本率的比较,即不能进行多组比较,故不答 A。回归分析主要研究分类反应变量与诸多自变量之间的相互关系。秩和检验主要适用于多个样本均数的比较,但任意两总体方差不齐。t 检验主要适用于小样本均数与总体均数的比较,或两个小样本均数的比较,不能进行多组比较,故不答 D。

54. ABCDE 55. ABCDE 56. ABCDE ①本例属于两个样本总体率的比较。
本例中,$n_1 = 2110, X_1 = 226, P_1 = 226/2110 = 0.1071$
$n_2 = 7440, X_2 = 310, P_2 = 310/7440 = 0.0417$

$$P_C = \frac{X_1 + X_2}{n_1 + n_2} = \frac{226 + 310}{2110 + 7440} = 536/9550 = 0.0561$$

因 $n > 50$,且样本率 P 和 $(1-P)$ 均不接近 0,故用两个大样本率的 u 检验。
首先应建立假设,确定检验水准:
$H_0 : \pi_1 = \pi_2$,即 BMI ≥ 25kg/m^2 者糖尿病患病率与 BMI < 25kg/m^2 者糖尿病患病率两者相同。
$H_1 : \pi_1 > \pi_2$,即 BMI ≥ 25kg/m^2 者糖尿病患病率高于 BMI < 25kg/m^2 者糖尿病患病率。
$\alpha = 0.05$
由于题干要求作答"BMI ≥ 25kg/m^2 者糖尿病患病率是否高于 BMI < 25kg/m^2 者",故 H_1 假设应为 $\pi_1 > \pi_2$,即单侧检验;若题干要求作答的是"两者患病率是否相等",则 H_1 假设为 $\pi_1 \neq \pi_2$,行双侧检验。
②两总体率的假设检验主要是通过在两个总体中分别进行抽样所得的样本率 P_1 和 P_2,来推断总体率 π_1 和 π_2 是否相等。根据二项分布的正态近似原理,两个大样本率的 u 检验的统计量:

$$u = \frac{|P_1 - P_2|}{S_{P_1 - P_2}}$$

③已知 $u_{0.05} = 1.96$ 时,对应 $P = 0.05$;$u_{0.01} = 2.58$ 时,对应 $P = 0.01$。本例计算出的 u 值 = 2.95,即计算所得 u 值 $> u_{0.01}$,故 $P < 0.01$。

57. ABCDE 58. ABCDE 59. ABCDE ①这是从 5 个样本率(5 种不同职业人群)推导出的 5 个总体率的比较,可以选用行×列表资料的 χ^2 检验。首先建立假设,确定检验水准:
$H_0 : \pi_1 = \pi_2 = \pi_3 = \pi_4 = \pi_5$,即 5 种职业冠心病患病率的总体率相等。
$H_1 : \pi_1 \neq \pi_2 \neq \pi_3 \neq \pi_4 \neq \pi_5$,即 5 种职业冠心病患病率的总体率不等。
$\alpha = 0.05$
②直条图是用等宽直条的长短来表示相互独立的统计指数数值大小和它们之间的对比关系。题干要求图示对比 5 种不同职业人群的冠心病患病率的高低,可采用单式直条图。普通线图是用线段的升降来表现指标的连续变化趋势,适用于描述一个变量随另一个变量变化的趋势。直方图常用于描述一组资料的频数分布。圆图常用于描述构成比的资料。散点图常用于描述两指标之间的直线相关关系。

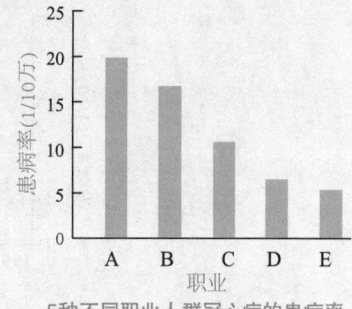

5种不同职业人群冠心病的患病率

60. ABCDE 61. ABCDE 62. ABCDE ①统计学中,通常将 $P > \alpha$ 称为差异不显著,说明两样本所代表的总体均数无显著差异(C);将 $P < \alpha$ 称为差异显著,说明两样本所代表的总体均数有显著差异(B、D)。A、E 显然不是正确的统计学说法。②成组设计是将实验对象随机分组,每组接受不同的处理。配对设计是将实验对象进行配对,然后对每一对实验对象进行不同的处理。根据题干,本研究属于成组设计而不是配对设计,故可首先排除 A、C。本研究为两样本率的比较,应选用四个表 χ^2 检验,故答 B。t 检验常用于两样本总体均数的检验,故不答 D。秩和检验常用于两样本分别来自方差不等的偏态分布总体的假设检验。③R×C 列联表资料的 χ^2 检验,其自由度 $\nu = (R-1)(C-1)$。

63. ABCDE 实验结果统计分析显示身高和体重的相关系数 $r = 0.39$ 且 $P < 0.01$,说明身高和体重之间存

在直线相关关系,而且是正相关。

64. ABCD**E**　根据题意,因变量Y与自变量X的直线回归方程为$Y=a+bX$,其中b为回归系数,即直线的斜率,表示变量X每改变一个单位,Y平均改变b个单位。本题中回归系数$b=0.2$,为正数,因此含义为X增大一个单位,Y增大0.2个单位。

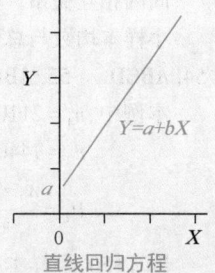

直线回归方程

65. ABCD**E**　两直线相关变量X、Y的相关系数(r)的计算公式为

$$r = \frac{l_{XY}}{\sqrt{l_{XX}l_{YY}}}$$

式中分母只能为正数,故相关系数的正负取决于分子l_{XY},答案为E。

66. AB**C**DE　①公式$Y=7+2X$的适用范围是年龄X为2~7岁,显然0岁、11岁儿童不适合该公式,故可首先排除A、B、E。②将年龄与体重数据代入公式$Y=7+2X$运算可知C为正确答案,D是错误答案。

67. A**B**CDE　由样本资料计算的回归系数b和其他统计量一样,存在抽样误差,即使总体回归系数$\beta=0$,由样本资料计算的回归系数b也不能恰好等于0。因此无论计算出来的回归系数b为多少,都需要对线性回归方程进行假设检验,故答B。

68. ABCD**E**　①统计表需要有标题,放在表上方的中间位置,简明扼要地说明表的主要内容。表中的数字用阿拉伯数字表示,位数对齐,同一指标的小数位数应保持一致。表内不留空格,无数字用"-"表示,缺失数字用"…"表示。②统计表一般采用"三线表"的格式,即一张表格以三条线为基础,根据内容需要在表内可以适当附加1~2条细线。表的顶线和底线把表的主要内容与标题分隔开,中间一条线把纵标目与数据分隔开,不宜使用竖线和斜线,故答E。

69. **A**BCDE　①线图用线段的升降来表示变量的连续变化情况,适用于描述一个变量随另一个变量的变化趋势。通常纵坐标是统计指标,横坐标是时间变量。②条图适用于分类资料各组之间指标的比较。圆图适用于描述计数资料的构成比。直方图适用于描述连续变量频数分布情况。散点图是指用点的密集程度和变化趋势来描述两指标之间有无相关关系。

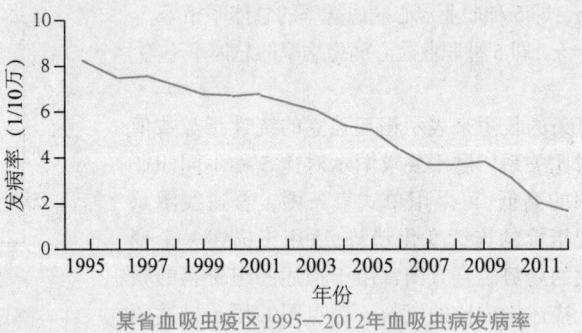

某省血吸虫疫区1995—2012年血吸虫病发病率

70. AB**C**DE　①散点图可用点的密集程度和变化趋势来描述两指标(肺活量和体重)之间有无相关关系,故答C。②直方图常用于描述一组资料的频数分布。直条图是用等宽直条的长短来表示相互独立的统计指标数值大小和它们之间的对比关系。线图是用线段的升降来表示变量的连续变化情况,适用于描述一个变量随另一个变量的变化趋势。圆图适用于描述计数资料的构成比,将圆的总面积作为100%,表示事物的全部,而圆内各扇形面积用来表示事物内部各组成部分所占的比例。

71. **A**BCDE　①本例只有1个统计指标(死亡率)和1个分组标志(死因),宜选用直条图。②圆图主要用于描述全体中各部分所占的比例。散点图常用于描述两个指标之间的相关关系。直方图主要用于描述连续变量的频数分布情况。线条图主要用于描述一个变量随另一个变量变化的趋势和波动情况。

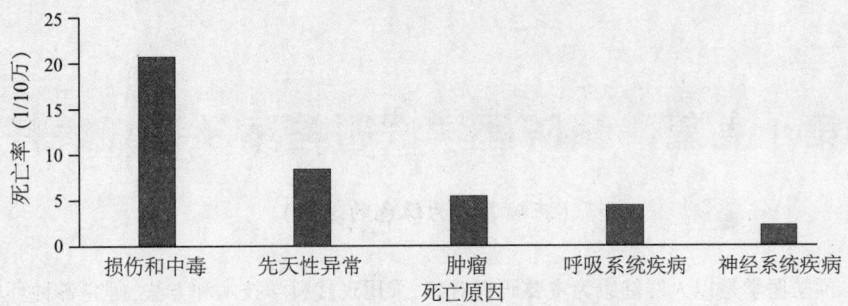

2007年我国城市儿童1~4岁前5位死亡原因的死亡率

72. ABCDE 73. ABCDE 74. ABCDE ①直方图用直条矩形面积代表各组频数,各矩形面积总和代表频数的总和,主要用于描述连续变量频数分布情况。②散点图用点的密集程度和变化趋势表示两指标之间的相关关系。③圆图适用于描述计数资料的构成比,将圆的总面积作为100%,表示事物的全部,而圆内各扇形面积用来表示事物内部各组成部分所占的比例。④直条图是用等宽直条的长短来表示相互独立的统计指标数值大小和它们之间的对比关系。线图是用线段的升降来表示指标(变量)的连续变化情况,适用于描述一个变量随另一个变量变化的趋势。

75. ABCDE 76. ABCDE ①直条图用等宽直条的长短来表示相互独立的统计学指标数值大小和它们之间的对比关系。若用横坐标表示年份,纵坐标表示患者年龄,即可使用单式直条图表示某地1990—1994年肝炎病例的年龄分布。②圆图是将圆的总面积作为100%,表示事物的全部,而圆内各扇形面积用来表示全体中各部分所占的比例。5种病毒性肝炎作为总体100%,每种病毒性肝炎所占的百分比以圆图表示。③线图用线段的升降来表示变量的连续变化情况,适用于描述一个变量随另一个变量变化的趋势。散点图主要用点的密集程度和变化趋势表示两指标之间的直线或曲线关系。直方图主要用于表示连续变量频数分布情况。

77. ABCDE ①对于单向有序的$R×2$列联表资料,若R是等级资料,比较的目的是推断两处理组之间的等级是否不同时,不宜采用χ^2检验,通常选用两组等级资料比较的秩和检验,参阅2版8年制《医学统计学》P173。②t检验、Z检验、方差分析均只适合正态分布资料的统计检验,而本例资料呈偏态分布,故不宜选用。

78. ABCDE ①疗效评定为"很有效、较有效、效果一般、基本无效",此为等级资料。根据题意本例为单向有序的$R×2$列联表资料(两组等级资料)的统计学处理,宜选用的统计学方法为秩和检验。②χ^2检验常用于四格表资料的统计学分析。方差分析主要用于多个样本均数的比较。回归分析多用于二分类因变量或多分类因变量与一组自变量的关系。

79. ABCDE ①对于单向有序的$R×2$列联表资料,若R是等级资料,比较的目的是推断两处理组之间的等级是否不同,不宜采用χ^2检验,而应采用两组等级资料的秩和检验。②四格表χ^2检验常用于推断两个总体率和构成比之间有无差异。线性回归主要用于描述两个变量间依存变化的数量关系。直线相关常用于分析双变量正态分布资料。两样本t检验常用于正态分布的两样本均数的比较。

第十九篇　预防医学试题答案及详细解答

（正确答案为绿色的选项）

1. **A**BCDE　预防医学是以人群健康为主要研究对象,采用现代科学技术和方法,研究各种环境因素对人群健康和疾病的作用规律,分析和评价环境中致病因素对人群健康的影响,提出改善不良环境因素的卫生要求,并通过公共卫生措施达到预防疾病、增进健康的一门学科。根据该定义,预防医学的研究重点为人群健康与环境因素之间的关系,答案为 A。

2. AB**C**DE　预防医学不同于临床医学,其特点如下：①预防医学的研究对象包括个体及确定的群体,主要着眼于健康和无症状患者；②研究方法上注重微观和宏观相结合,但更侧重于影响健康的因素与人群健康的关系；③采取的对策更具积极的预防作用,具有较临床医学更大的人群健康效益。预防医学的研究重点在群体而不是个体治疗,研究个体治疗的是临床医学,故答 C。

3. A**B**CDE　①恶性肿瘤的第一级预防是指病因预防,包括控制吸烟、合理膳食、控制感染及消除职业危害。第二级预防是指早期发现、早期诊断、早期治疗。第三级预防是指对癌症患者提供规范化康复指导。②用巴氏涂片法进行宫颈癌的筛查,有利于早期诊断,为宫颈癌的第二级预防措施。

4. **A**BCDE　①疾病的一级预防是指针对病因所采取的预防措施；二级预防是指在疾病的临床前期做好早期发现、早期诊断、早期治疗的"三早"预防措施；三级预防是指对已患疾病者,采取及时的、有效的治疗和康复措施。定期监测血压可早期发现高血压患者,属于二级预防措施。②A、B、D、E 均属于高血压的一级预防措施。

5. ABC**D**E　①疾病的第二级预防是指在疾病的临床前期通过采取早发现、早诊断、早治疗的"三早"预防措施,以控制疾病的发展。"对高危人群进行筛查"可以尽早发现疾病,属于第二级预防措施。②A、B、C、E 均属于第一级预防措施。

6. A**B**CDE　①健康体检属于疾病的第二级预防。②B、C、E 均属于疾病的第三级预防,孕妇补充叶酸属于疾病的第一级预防。

7. **A**BCDE　①肺癌的发病与吸烟关系密切,戒烟和控烟措施均属于肺癌的一级预防措施,可降低肺癌的发生率,故答 A。②加强肺癌筛查属于二级预防措施,可降低肺癌的死亡率,并不是降低发生率,故不答 B。改善治疗方法属于肺癌的三级预防措施,可延长寿命、改善生活质量。D、E 显然不是正确答案。

8. ABCD**E**　①临床医学以出现症状的患者个体为研究对象,而流行病学则从群体宏观的角度研究医学问题,遵循群体原则。②A、B、C、D 都是预防医学的研究特点。

9. A**B**CDE　①描述流行病学主要用于揭示人群中疾病或健康状况的分布现象,描述某些因素与疾病或健康状况之间的关联,以逐步建立病因假设。②队列研究主要用于验证病因假设、确定病因。

10. ABCD**E**　医学研究中设立对照组的目的是通过与对照组效应对比,鉴别出实验组的效应大小。只有设立了对照组,才能消除非处理因素对实验结果的影响,使处理因素的效应得以体现。

11. A**B**CDE　①安慰剂对照是指对照组使用一种不含药物有效成分的"伪药物",即安慰剂,其外观、气味、剂型均与试验药物相同,不能为受试对象所识别,故答 B。②空白对照是指对照组不给予任何处理。标准对照是指以标准值或正常值作为对照。自身对照是指对照与试验在同一受试对象身上进行。相互对照是指各试验组之间互为对照。

12. ABCD**E**　实验设计的三大原则包括对照原则、随机化原则、重复原则。只有设立了对照组,才能消除非

第十九篇　预防医学试题答案及详细解答

处理因素对实验结果的影响,从而使处理因素的效应得以体现。临床上有许多疾病,如感冒等不经药物治疗,也会自愈,因此必须设立对照组。本研究未设立对照组,因此所得出的结论不能肯定。

13. **ABCDE**　盲法临床试验分类如下:①单盲——研究对象不知道自己被分在哪组和接受干预措施的具体内容;②双盲——研究对象和观察者均不知道患者分组情况和接受治疗措施的具体内容;③三盲——研究对象、观察者和资料分析者均不知道患者的分组情况和接受治疗措施的具体内容。本例属于随机单盲试验,因此接受治疗的患者不了解试验分组情况。

14. **ABCDE**　临床试验中为了控制偏倚,应严格遵循随机化原则,不能更换已经随机分组的研究样本,故答 A。

15. **ABCDE**　16. **ABCDE**　17. **ABCDE**　①该药物的有效率 =(有效数/治疗总数)×100% =(40/60)×100% =66.7%(D)。②治疗组有效率为 66.7%,对照组有效率 =(20/60)×100% =33.3%,经统计学检验,两组差异具有统计学意义,说明治疗组有效率高于对照组有效率,故答 D。③双盲是指观察者和受试者均处于盲态。单盲是指受试者处于盲态。三盲是指观察者、受试者、资料收集和分析者均处于盲态。非盲是指观察者和受试者均知道患者采用何种处理。根据题干,本例应属于双盲。

18. **ABCDE**　①罹患率是指小范围、短时间内监测人群新发病例的频率。②发病率是指在一定期间内,特定人群中某病新病例出现的频率。发病比为累积发病率。如对于一个包含 1000 人的未患病风险人群进行为期 2 年的观察后,发现有 28 人患病,则发病率为 14 人/千人年,发病比为 28 例/千人,可见发病率是按时人计算,而发病比是按人计算的。患病率是指某特定时间内,总人口中现患某病新旧病例数所占的比例。感染率是指在某个时间内被检查的人群中,某病现有感染者人数占的比例。

19. **ABCDE**　罹患率是监测人群新病例发生频率的指标,适用于小范围、短时间内疾病频率的监测,常用于疾病暴发流行期间的调查,用以描述暴发疫情的严重性。

20. **ABCDE**　①病死率表示一定时期(一般为 1 年)内患某病的全部病人中因该病而死亡病人所占的比例。该指标表示确诊疾病的死亡概率,它既可表明疾病的严重程度,又可评价临床抢救效果,常用于急性传染病。②患病率是指某特定时间内被观察总人口中某病新旧病例所占的比例。死亡率是指某人群在一定期间内的死亡人数在该人群中所占的比例。罹患率主要用于衡量小范围人群在较短期间内某病新发病例的发生频率。发病率是指在一定期间内特定人群中某病新病例出现的频率。

21. **ABCDE**　患病率是指某特定时间内,总人口中现患某病新旧病例数所占的比例。

$$患病率 = \frac{某特定时间内一定人群中现患某病的新旧病例数}{同期的平均人口数(被观察人口数)} \times k(k = 100\%, 1000‰ \cdots)$$

患病率主要用于描述病程较长的慢性病的发生或流行情况。

22. **ABCDE**　①发病率是指一定时间(一般为 1 年)内,特定人群中某病新发病例出现的频率。罹患率与发病率一样,也是测量人群新病例发生频率的指标,主要适用于小范围、短时间内(多以日、周、旬、月为单位)疾病频率的测量。患病率是指特定时间内一定人群中现患某病新旧病例数占同期平均人口数的比例,主要用于描述病程较长的慢性病的发病情况。可见,发病率、罹患率、患病率均可反映发病情况,故答 E。②死亡率、病死率均是反映死亡情况的指标。流行率为不规范化的名称。

23. **ABCDE**　患病率 = 某特定时间内一定人群中现患某病的新旧病例数/同期的平均人口数(被观察人口数) =(136+12)/[(11500+8500)÷2] =148/10000。

24. **ABCDE**　①患病率常用于描述慢性病的发生或流行情况,近视眼为慢性病,故应使用患病率来描述发生频率。②累积发病率是指已知无某种疾病的人群,经过一定特定的观察期(超过 1 年)之后,发生某病的频率。病残率是指一定期间内,某人群中实际存在病残人数的比例。发病率常用于描述急性感染性疾病的发生频率。罹患率常用于传染病、食物中毒等暴发的调查。

25. **ABCDE**　患病率 =(某特定时间内一定人群中现患某病的新旧病例数/同期被观察人口数)× k(k = 100%, 1000‰, 或 10000/万 …)。

26. **ABCDE**　①疾病的流行强度是指某疾病在某地区、某人群中,一定时期内发病数量的变化及各病例间联系的程度,常用散发、流行、大流行、暴发等指标来表示。②短期波动是描述疾病时间分布特征的指标之一,不是表示疾病流行强度的指标。

27. **ABCDE** ①散发是指某病发病率维持在历年的一般水平。流行是指某病在某地区的发病率显著超过历年散发的发病率水平。大流行是指疾病迅速蔓延,涉及地域广,短时间内可跨越省界、国界或洲界。暴发是指一个局部地区或集体单位中,短时间内,突然出现大量相同患者的现象。②短时间内一个幼儿园出现大量手足口病患者,称为暴发。

28. **ABCDE** ①疾病的三间分布是指疾病在不同时间、不同地区和不同人群中的存在状态及发生、发展规律。②国家、地区和城乡分布属于疾病的地区分布。短期波动、季节性和周期性分布属于疾病的时间分布。

29. **ABCDE** 现况研究是应用普查或抽样调查的方法收集特定时间、特定人群中疾病、健康状况以及有关因素的资料,并对资料的分布特征加以描述。因为它得到的率是在特定时间、特定人群中的患病率,因此现况研究也称为患病率研究。

30. **ABCDE** ①现况研究是针对某一特定时点的特定范围人群,研究某病的患病率,因而也称为患病率研究。②病例对照研究和队列研究均属于分析性研究,前者按是否患病将研究对象分组,了解他们对研究对象的暴露有无差别;后者则按是否暴露于所研究的因素将研究对象分组,前瞻性地观察他们发病水平有无差异。临床试验和现场试验主要用于评价药物或措施的临床疗效。

31. **ABCDE** ①观察法是指不对研究对象施加任何干预或实验措施,观察人群在自然状态下疾病、健康状况及有关因素的分布情况。实验法是指对研究对象有所介入或干预,并前瞻性地观察介入手段或措施的效应。因此,观察法与实验法的根本区别在于是否有人为干预。②A、B、D、E 均属于实验设计的范畴。

32. **ABCDE** ①分析流行病学是在选择的人群中观察可疑病因与疾病和健康状况之间有无关联的研究方法,包括队列研究、病例对照研究。②暴发调查可以采用描述性研究、病例对照研究、特殊病例调查等多种方法。现况研究、普查、抽样调查均属于描述流行病学。

33. **ABCDE** ①现况研究属于描述性研究,是一种观察性研究,并不对研究对象人为施加干预措施。②现况研究也称横断面研究,只能在同一时间横断面上获得疾病、健康状态等有关资料,因而只能判断它们之间是否有关联,但不能确定因果关联。③由于现况研究强调在一定时间内完成,因此不会随访观察研究对象。④现况研究是将所获得的资料按照不同地区、不同时间、不同人群特征进行分组,因此研究对象不是随机分组,也无须特设对照组。

34. **ABCDE** ①分层抽样是将调查的总体按某种特征分为若干层,然后在每层中进行随机抽样的方法。分层变量应是导致总体内部变异的主要因素。本例已知山区、丘陵、湖区是影响婴幼儿体格发育的主要因素,因此可将调查对象先按山区、丘陵、湖区进行分层,然后在各层中随机抽样。这样可保证总体中每一层都有相应比例的个体被抽到,所以抽样误差较其他抽样方法小,答案为 D。②整群抽样的抽样误差较大,不宜采用。单纯随机抽样、系统抽样(机械抽样)均不适合大型流行病学调查,因为抽到的个体分散,不易组织实施。

35. **ABCDE** ①4万人,分为约1万个单位(约1万户),然后按照一定的顺序机械地每隔若干单位抽取1个单位(每间隔10户抽1户),属于系统抽样。②若4万人以每个人为单独对象,随机抽样,则属于单纯随机抽样。4万人,约1万户,若以1万户为群组进行随机抽样,则属于整群抽样。

36. **ABCDE** 影响抽样调查中样本含量的因素包括干预措施的效应大小、Ⅰ类错误的概率、把握度、单侧或双侧检验、研究对象分组数量等,而与调查者的数量无关,答案为 B。

37. **ABCDE** ①队列研究是先将人群按是否暴露于危险因素,分为不同的亚组,然后追踪观察各组的结局,需长期追踪观察,因此是前瞻性研究,是由因到果的研究。②病例对照研究是先将人群分为病例组和对照组,然后调查各组人群过去暴露于某种危险因素的水平,是回顾性研究,是由果到因的研究。

第十九篇 预防医学试题答案及详细解答

生态学研究属于描述性研究的一种类型，它是在群体水平上研究某种因素与疾病之间的关系，以群体为观察和分析单位，通过描述不同人群中某因素的暴露状况与疾病的频率，分析该暴露因素与疾病之间的关系。筛检也称筛查，是运用快速简便的检验、检查或其他措施，在健康人群中，发现那些表面健康，但可疑有病或有缺陷的人。现状研究又称横断面研究，是应用普查或抽样调查的方法对特定时间、特定人群中的疾病、健康状况进行研究，是对某个特定时间点的研究。

38. **ABCDE**　①队列研究是按照研究对象的暴露状态分组，观察各组的结局并比较其差异，从而判定暴露因素与结局之间有无关联及其关联强度的大小。研究对象一旦出现预期结局，则达到观察终点之后将不再对其继续随访。②未达到观察终点而脱离随访的情况称为失访，某研究对象死于非研究疾病也视为失访，故不答 B、D、E。③研究的随访工作截止时间是观察终止时间，而不是观察的终点，故不答 C。

39. **ABCDE**　①病例对照研究是先将人群分为病例组和对照组，然后调查各组人群过去暴露于某种危险因素的水平，是回顾性研究，是由果至因的研究。队列研究是先将人群按是否暴露于危险因素，分为不同的亚组，然后追踪观察各组的结局，需长期追踪观察，因此是前瞻性研究，是由因到果的研究。本例先将人群按是否饮酒分为两组，然后追踪观察多年，比较其心血管疾病死亡率，故属于队列研究，答案为 C。②横断面研究是应用普查或抽样调查的方法，对特定时间、特定人群的健康状况进行研究，是对某个特定时间点的研究，无须长期追踪观察。临床试验是在医院进行的试验，常以临床病人为研究对象。生态学研究是在群体水平上研究某种因素与疾病之间的关系，以群体为观察和分析单位，通过描述不同人群中某因素的暴露状况与疾病的频率，分析该暴露因素与疾病之间的关系。

40. **ABCDE**　本研究先将人群按饮食习惯不同分为两组，然后追踪观察两组发生结肠癌的情况，这种由因到果的研究属于队列研究。

41. **ABCDE**　①本研究将 HIE 患儿和正常新生儿分为两组，回顾性研究其可能的暴露因素，为由果至因的病例对照研究。②实验研究为不规范的流行病学名称。现况研究是应用普查或抽样调查的方法，对特定时间、特定人群的健康状况进行的研究。本研究没有进行随访，因此不属于临床随访研究。

42. **ABCDE**　病例对照研究是一种回顾性研究方法，主要用于探索疾病与潜在危险因素之间的关联。通过比较病例组和对照组中危险因素的暴露比例，经统计学检验，如果两组存在差异，则可以认为暴露因素（糖尿病）与疾病（胰腺癌）之间存在统计学上的关联。本研究没有作假设检验，故不能得出糖尿病在胰腺癌发病中起病因作用的结论。

43. **ABCDE**　OR 也称比值比，是指某事物发生的可能性与不发生的可能性之比。在病例对照研究中：

$$OR = \frac{\text{病例组的暴露比值}}{\text{对照组的暴露比值}} = \frac{a/c}{b/d} = \frac{ad}{bc} = \frac{300 \times 700}{100 \times 500} = 4.2$$

	病例组	对照组
有暴露史	300(a)	100(b)
无暴露史	500(c)	700(d)

44. **ABCDE**　①归因危险度是指暴露组发病率（或死亡率）与对照组发病率（或死亡率）的差值，是衡量某疾病的原因归因于暴露于某危险因素程度的最好指标。②归因危险度百分比是指暴露人群因某因素暴露所致的某病发病或死亡占该人群该病全部发病或死亡的百分比。人群归因危险度是指人群中某病发病（死亡）率与非暴露人群该病发病（死亡）率的差值。人群归因危险度百分比是指总人群因暴露于某因素所致的某病发病（死亡）占总人群该病全部发病（死亡）的百分比。相对危险度是指暴露组发病率（死亡率）与非暴露组发病率（死亡率）的比值。

45. **ABCDE**　相对危险度（RR）是指暴露组发病率（死亡率）与非暴露组发病率（死亡率）的比值，表示暴露组发病或死亡的危险是非暴露组的多少倍。RR 值越大，暴露与结局关联强度越大，因此 RR 是衡量某病和某暴露因素间联系强度的最佳指标。

46. **ABCDE**　　相对危险度(relative risk)简称就是 RR，因此答案为 E。

47. **ABCDE**　　归因危险度(AR)是指暴露组发病率与对照组发病率的差值，其计算公式为
$$AR = I_e - I_0 = (a/n_1) - (c/n_0)$$
其中，a 为暴露组病例数，c 为非暴露组病例数，n_1 为暴露组总例数，n_0 为非暴露组总例数。
故 $AR = (a/n_1) - (c/n_0) = (30/200) - (15/150) = 0.15 - 0.1 = 0.05$，答案为 D。

48. **ABCDE**　　相对危险度(RR)是指暴露组发病率(死亡率)与非暴露组发病率(死亡率)的比值。
$$RR = \frac{I_e}{I_0} = \frac{a/n_1}{c/n_0}$$
其中，a 为暴露组病例数，c 为非暴露组病例数，n_1 为暴露组总例数，n_0 为非暴露组总例数。
故 $RR = (a/n_1) \div (c/n_0) = (45/500) \div (10/500) = 4.5$。

49. **ABCDE**　　临床试验是临床医学中最常用的研究方法，它以患者为研究对象，评价药物或措施的临床疗效。随机分组的目的是将研究对象分配到试验组和对照组，使比较组间具有相似的临床特征和预后因素，即两组具备充分的可比性。

50. **ABCDE**　　A、B、C 是实验设计的基本要求。评价临床疗效应该有明确的疗效判断标准，故不答 D。

51. **ABCDE**　52. **ABCDE**　　①系统抽样又称机械抽样，是按照一定顺序，机械地每隔若干单位从总体中抽取一个调查单位的抽样方法。②分层抽样是将调查的总体按照某种特征分成若干层(组群)，然后在每层(组群)中进行随机抽样。③整群抽样是指将总体分成若干群，以群组为抽样单位进行随机抽样，被抽到的群组中的全部个体均作为调查对象。单纯随机抽样是指从总体 N 个对象中，利用抽签、随机数字等方法抽取 n 个对象组成一个样本。普查是对总体中所有个体均进行调查。

53. **ABCDE**　54. **ABCDE**　55. **ABCDE**　　①现况调查研究是指研究某一特定时间点和特定范围内人群中的有关变量(因素)与疾病或健康状况的关系。因此对于短期内发生的不明原因的腹泻，为寻找病因，首先应进行现况调查研究。②病例对照研究是以目前已经确诊的患者作为病例，以不患该病但具有对比性的个体作为对照，研究各种可能危险因素的暴露史，找出危险因素与疾病之间是否存在统计学上的关联。为明确腹泻是否与某厂饮料有关，应采取病例对照研究。③若要证实导致腹泻的病因，只能进行病例调查。

56. **ABCDE**　57. **ABCDE**　58. **ABCDE**　　①队列研究是指根据是否暴露于所研究的因素，将研究对象分组，前瞻性观察它们的发病水平有无差别。本研究按有无高脂肪饮食分为高脂肪摄入组和低脂肪摄入组，前瞻性观察 10 年，看两组之间发病率有无差别，应属于队列研究。病例对照研究是指按是否患病将研究对象分组，了解它们对研究因素的暴露有无差别。现况调查是应用普查或抽样调查的方法收集特定时间、特定人群中的疾病、健康状况及有关因素的资料，对资料的分布特征加以描述的方法。实验研究是指将来自同一总体的研究对象，随机分为实验组和对照组，实验组给予实验因素，对照组不给予该因素，然后前瞻性地随访各组的结局，并比较其差别的程度，从而判断实验因素的效果。生态学研究是描述性研究的一种，分为生态比较研究和生态趋势研究。②相对危险度(RR) = $(a/n_1) \div (c/n_0) = (20/200) \div (10/200) = 2.0$(D)。③特异危险度也称归因危险度($AR$)，是指暴露组发病率与对照组发病率的差值。
$$AR = I_e - I_0 = (a/n_1) - (c/n_0) = (20/200) - (10/200) = 5/100$$
其中，a 为暴露组病例数，c 为非暴露组病例数，n_1 为暴露组总例数，n_0 为非暴露组总例数。

59. **ABCDE**　　①偏倚是指在研究或推论过程中所获得的结果系统地偏离真实值。偏倚可分为选择性偏倚、信息偏倚和混杂偏倚三类。选择性偏倚是指由于研究对象的确定、诊断、选择等方法不正确，被选入的研究对象与目标人群的重要特征具有系统的差异，因此从样本得到的结果推及总体时出现了系统的偏倚。选择性偏倚包括入院率偏倚、检出症候偏倚、现患病例-新发病例偏倚、无应答偏倚、易感

第十九篇　预防医学试题答案及详细解答

性偏倚、时间效应偏倚、领先偏倚等。②回忆偏倚属于信息偏倚,而不属于选择性偏倚,故答 B。

60. **ABCDE**　推论病因与疾病因果关联的判断标准:①关联的强度;②关联的重复性;③关联的特异性;④关联的时间性;⑤剂量-反应关系;⑥关联的合理性;⑦实验证据;⑧相似性。无关联的地区性。

61. **ABCDE**　①流行病学的三角模型也称流行病学三角,该模型强调疾病的产生是宿主、环境和致病因子三大要素相互作用的结果。三个因素各占等边三角形的一个角,当三者处于相对平衡状态时,人体保持健康。当模型中某一因素发生变化时,三者平衡状态被打破,则疾病产生。②不要误答 A,因为有些疾病的产生并无病原体,如甲状腺功能减退症即为碘缺乏所致,故 A 并不严谨。

62. **ABCDE**　63. **ABCDE**　①在病例对照研究中,研究对象一般为某病的现患病例或存活病例,不包括死亡病例和病程短的病例。选用确诊一年的糖尿病患者作为病例组,此为现患病例,和新发病例的疾病情况会有差别,所得到的研究结果会出现偏倚,称为现患病例-新发病例偏倚。②采用医院患者作为研究对象的病例对照研究,易发生入院率偏倚。这种偏倚主要来自患者入院风险同患者的多种情况有关,由于疾病症状的严重程度、患者就医条件、人群对某一疾病的认识程度、医疗保健制度、社会文化经济等多种因素的差异,患者出现了不同的住院率,因而可能会夸大或掩盖某因素与某疾病的真实联系。③回忆偏倚是指在病例对照研究、回顾性队列研究中,研究对象不真实的回忆所导致的误差。由于所调查的因素发生于过去,其准确性必然受回忆间期长短的影响。失访偏倚常常存在于队列研究、干预性研究这些观察时间较长的研究中。

64. **ABCDE**　筛检是运用快速简便的检验、检查或其他措施,在健康人群中,发现那些表面健康,但可疑有病或有缺陷的人。筛检的目的包括:①早期发现可疑患者,做到早诊断、早治疗,提高治愈率,实现疾病的二级预防;②发现高危人群,以便实施相应的干预,降低人群的发病率,实现疾病的一级预防;③了解疾病自然史;④进行疾病监测。

65. **ABCDE**　疾病的筛检是指运用快速简便的检验、检查或其他措施,在健康人群中,发现那些表面健康,但可疑有病或有缺陷的人。筛检的目的是早期发现可疑患者,做到早诊断、早治疗,提高治愈率,实现疾病的二级预防。

66. **ABCDE**　①灵敏度是指"金标准"确诊的病例中,筛检试验也判断为阳性者所占的百分比。特异度是指"金标准"确诊的非病例中,筛检试验也判断为阴性者所占的百分比。为筛检出更多的病人,当然需要提高筛检试验的灵敏度,以减少漏诊,故答 A。②提高筛检试验的特异度,可减少误诊,但筛检出的病人将减少。往往提高筛检试验的灵敏度,就会降低试验的特异度;提高筛检试验的特异度,将降低试验的灵敏度。

67. **ABCDE**　①筛检试验的特异度也称真阴性率,是指"金标准"确诊的非病例中被评试验也判断为阴性者所占的百分比,即实际无病,筛检试验被确定为无病的百分比。②B 为灵敏度(真阳性率),C 为漏诊率,E 为假阳性率(误诊率)。

68. **ABCDE**　69. **ABCDE**　70. **ABCDE**　为保证资料的准确无误,评价试验结果整理如下表。

筛检试验	乳腺癌	非乳腺癌	合计
阳性	a(真阳性)[180]	b(假阳性)[10]	a+b
阴性	c(假阴性)[20]	d(真阴性)[190]	c+d
合计	a+c　[200]	b+d　[200]	n(a+b+c+d)

①灵敏度指"金标准"确诊的病例中筛检试验也判断为阳性者所占的百分比,灵敏度 = [a/(a+c)] × 100% = (180/200) × 100% = 0.9,答案为 C。②特异度(真阴性率)是指"金标准"确诊的非病例中筛检试验也判断为阴性者所占的百分比,特异度 = [d/(b+d)] × 100% = (190/200) × 100% = 0.95,答案为 A。③联合筛检试验分为串联试验和并联试验。串联试验是指全部筛检试验结果均为阳性者才定为阳性,该法可以提高试验的特异度,但试验的灵敏度降低,导致漏诊的可能性增大。并联试验是指在

全部筛检试验中,任何一项筛检试验结果阳性就可定为阳性,该法可以提高筛检试验的整体灵敏度,但会降低特异度。为减少漏诊,应提高筛检整体的灵敏度,故答A而不是B。

71. ABCDE ①下级监测单位按照常规上报监测资料,而上级监测单位被动接受,称为被动监测。我国法定传染病报告属于被动监测。上级监测单位专门组织调查或者要求下级监测单位严格按照规定收集资料,称为主动监测。传染病漏报调查属于主动监测(C对)。②横断面研究是现况研究,而不是疾病监测,故不答A。哨点监测与被动监测属于疾病监测的不同分类方法,故不答B。疾病监测是连续地、系统地收集疾病的资料,经过分析、解释后及时将信息反馈给所有应该知道的人,并且利用监测信息的过程,故E错。

72. ABCDE 疾病监测是连续地、系统地收集疾病的资料,经过分析、解释后及时将信息反馈所有应该知道的人。疾病监测属于描述性研究,其目的是描述疾病分布及变化趋势,预测疾病流行,监测疾病暴发,确定主要卫生问题,有针对性地开展疾病预防和干预,并评价疾病预防效果,并不是为了验证病因假设。

73. ABCDE ①公共卫生监测包括主动监测、被动监测和哨点监测,可首先排除D、E。②被动监测是从下至上的监测,是指下级单位按照规定要求常规向上级单位报告监测需要的数据,而上级单位被动地接受。③主动监测是从上至下的监测,是指上级单位主动地、有计划地组织到下级单位收集资料。④哨点监测是指选择若干个有代表性的地区和人群作为监测点,按照统一规定要求收集资料。

74. ABCDE ①Meta分析的统计方法包括固定效应模型和随机效应模型。固定效应模型假设各个研究的效应指标统计量是同质的,即都是基于来自同一总体的独立随机样本,各个研究效应指标统计量之间的差异仅仅来自抽样误差,不同研究间的变异很小,各个研究的效应指标统计量与总体参数 θ 的差异均由抽样误差所致。随机效应模型则是假设各个研究的效应指标统计量是不同质的,即是基于来自不同总体的独立随机样本,各个研究效应指标之间的差异不能用抽样误差来解释,各个研究间的变异很大。②Meta分析时,进行异质性检验的目的就是检验各个独立研究的结果是否同质:若 $P \leq 0.05$,则拒绝 H_0,可认为各个研究间异质性大,应采用随机效应模型;若 $P > 0.05$,则不拒绝 H_0,可认为各个研究间具有同质性,应采用固定效应模型,答案为B。

75. ABCDE 偏倚是指在资料收集、分析、解释和发表时任何可能导致结论系统地偏离真实结果的情况。Meta分析中的偏倚分类如下。①抽样偏倚:包括研究结果没有统计学意义导致文献未能发表,可产生发表偏倚;数据库中数据标引不准确可产生索引偏倚;检索词不准确可产生查找偏倚;收集文献时依赖综述可产生引用偏倚;检索文献时限定英语可产生语种偏倚;同一组研究对象的观察结果被作者分为2篇或多篇论文发表可产生多次发表偏倚。②选择偏倚:指根据文献纳入和剔除标准选择符合Meta分析的文献时产生的各种偏倚,包括纳入标准偏倚、筛选者偏倚等。③研究内偏倚:指在纳入研究中提取用于Meta分析的数据信息阶段产生的各种偏倚。Meta分析中常见的偏倚不包括失访偏倚。

76. ABCDE ①临床预防服务是指医务人员在临床场所对健康者和无症状患者的健康危险因素进行评价,实施个性化的预防干预措施来预防疾病和促进健康。临床预防服务的提供者是临床医务人员,服务对象是健康人和无症状患者(E对)。②临床预防服务并不是医学的基础学科,也不属于三级预防。临床医学的主要目的是治疗疾病,促进康复。预防医学的重点是影响健康的因素与人群健康的关系。

77. ABCDE ①实施临床预防服务时,应先收集危险因素(成年人的首位死因为心脏病);然后医患双方共同决策;以健康咨询为先导;合理选择健康筛查;开展有针对性的临床预防服务。②B为临床医师的服务职责,而不是预防医师的职责,故答B。

78. ABCDE ①临床预防服务的内容包括求医者的健康咨询、健康筛检、免疫接种和化学预防。②慢性病的自我管理属于社区公共卫生范畴,不属于临床预防服务,答案为A。

79. ABCDE 临床预防服务的实施原则:①重视危险因素的收集;②医患双方共同决策;③注重综合性和连续性;④以健康咨询与教育为先导;⑤合理选择健康筛检的内容;⑥根据不同年龄阶段的特点开展针对性的临床预防服务。

第十九篇　预防医学试题答案及详细解答

80. **ABCDE**　根据美国《临床预防服务指南》中推荐的临床预防服务,结合费效比,制订出有效临床预防服务的优先次序为阿司匹林化学预防心脑血管病、儿童计划免疫接种、烟草干预计划、结直肠癌筛查、高血压筛检、流感的免疫接种、肺炎球菌的免疫接种、酗酒者指导、成人视力筛检、血脂异常筛检、乳腺癌筛检等,故答 A。参阅 5 版《预防医学》P149 表 9-1。

81. **ABCDE**　健康维护计划是指在明确个人健康危险因素分布的基础上,有针对性地制订将来一段时间内个体化的维护健康的方案,并以此来实施个性化的健康指导。健康维护计划的制订应遵循的原则:①健康为导向的原则;②个性化的原则;③综合性利用原则;④动态性原则;⑤个人积极参与的原则。

82. **ABCDE**　健康管理是针对个体或群体健康进行全面监测、分析、评估、提供健康咨询和指导以及对健康危险因素进行干预的全过程。健康管理有以下三个基本步骤。①收集服务对象的健康信息:包括个人一般情况、目前健康状况、疾病家族史、生活方式、体格检查、血尿实验室检查等。②健康与疾病的风险评估;③健康干预:在前两步的基础上,以多种形式帮助个人采取行动,纠正不良生活方式和习惯、控制健康危险因素,实现个人健康管理计划。因此,健康管理的首要步骤是收集健康信息。

83. **ABCDE**　84. **ABCDE**　①临床预防服务内容包括健康咨询、筛查、免疫接种、化学预防、预防性治疗。医务人员对 30 岁女性进行巴氏涂片检查,目的是筛查子宫颈癌,属于健康筛查。②孕妇为叶酸缺乏的好发人群,因此指导孕妇服用叶酸属于化学预防。化学预防是指对无症状者使用药物、营养素、生物制剂或其他天然物质作为一级预防措施,提高人群抵抗疾病的能力,防止某些疾病的发生。

85. **ABCDE**　促进健康行为可分为如下 5 类。①日常健康行为:日常生活中有益于健康的基本行为,如合理营养、充足的睡眠、适量运动等。②避免环境危害行为:避免暴露于自然环境和社会环境中有害健康的危险因素,如离开污染的环境、不接触疫水等。③戒除不良嗜好:戒除日常生活中对健康有害的个人偏好,如吸烟、酗酒、滥用药物等。④预警行为:对可能发生的危害健康事件的预防性行为,以预防事件的发生,并在事故发生后正确处置的行为,如驾车使用安全带、预防火灾或车祸等。⑤合理利用卫生服务:有效、合理地利用现有卫生保健服务,以实现三级预防,维护自身健康的行为,如定期体检、预防接种、患病后及时就诊等。

86. **ABCDE**　①健康促进是指增加人们对健康及其决定因素的控制能力,从而促进健康的过程。在居民小区建设健康步道,改善小区绿化环境,可通过创造健康的支持性环境,进行健康促进。②卫生宣传是指宣传一般科普知识。临床预防服务是指医务人员在临床场所对"健康者"和无症状"患者"的健康危险因素进行评价,实施个性化的预防干预措施来预防疾病和促进健康。健康教育是指有计划地运用循证的教学原理与技术,为学习者提供获取科学的健康知识、树立健康观念、掌握健康技能的机会,帮助他们做出有益健康的决定和有效且成功地执行有益健康的生活行为方式的过程。社区启蒙不是规范化的预防医学名称。

87. **ABCDE**　影响健康行为的因素包括倾向因素、促成因素和强化因素三类。强化因素是指对象实施某行为后所得到的加强或减弱该行为的因素,这些因素常来自行为者周围的人;也包括行为者自己对行为后果的感受,如社会效益(如得到尊重)、生理效益(高血压患者在按医嘱服药后血压得到有效控制)、经济效益(如得到经济奖励或节省开支)、心理收益(如感到充实愉快)等。

88. **ABCDE**　①影响健康行为的三大因素包括倾向因素、促成因素和强化因素,可首先排除 A、B。②倾向因素是指为行为改变提供理由或动机的先行因素,常与个体的认知、态度有关。促成因素是指允许行为或愿望得以实现的先行因素,包括所需社会资源、技术(如本例的工间操制度)等。强化因素是指对象实施某行为后得到的加强或减弱该行为的因素,如自我激励。本例中,健康教育人员为高脂血症和超重人员制定工间操制度属于影响健康行为的促成因素。

89. **ABCDE**　①健康信念模式认为要使患者接受医生的建议而采取某种有益健康的行为或放弃某种危害健康的行为,需要以下几个方面的认识:对疾病严重性和易感性的认识、对行为有效性的认识、自我效能、行为线索。②行为线索是指诱发健康行为发生的因素,是导致个体行为改变的最后推动力,指任何与健康问题有关的促进个体行为改变的关键事件和暗示。行为线索越多，权威性越高，个体采纳健康行为的可能性越大。

90. **ABCDE**　①吸烟时间越长，吸烟量越大，肺癌的发病率和死亡率越高，故不答 A、B。多环芳香烃是烟草焦油中的主要成分，CO 是烟草燃烧时烟雾中的致癌物质之一，故不答 D、E。②尼古丁是烟草成瘾的主要物质，与肺癌的发病无关。

91. **ABCDE**　①一氧化碳是烟草烟雾的主要成分，与血红蛋白结合，既可降低氧合血红蛋白的数量，也可降低红细胞的携氧能力，抑制血红蛋白中氧的释放，从而加剧机体组织缺氧。②二氧化碳、一氧化氮是卷烟燃烧时产生的物质。焦油为烟草致癌的主要物质。尼古丁是烟草成瘾的主要物质。

92. **ABCDE**　①尼古丁是引起吸烟上瘾的主要物质。尼古丁吸入肺部后数秒到达大脑，作用于大脑中的尼古丁受体，刺激多巴胺释放，产生快感。②烟酸也称维生素 B_3，并不是烟草中的有害物质。苯并芘、烟草焦油中的多环芳香烃都是常见的致癌物质。一氧化碳是烟草烟雾中的主要成分，可降低红细胞的携氧能力，从而导致机体处于相对低氧状态。

93. **ABCDE**　①对于本次有戒烟意愿的患者，应提供简单的戒烟帮助，如提供戒烟方法咨询、推荐到戒烟门诊、拨打戒烟热线、帮助制订戒烟计划、必要时推荐戒烟药物。②对于本次没有准备好戒烟的患者，应采取 5R 动机访谈，以提高戒烟动机。B、C、D 显然不是正确答案。

94. **ABCDE**　①行为维持阶段是指已经维持新行为状态长达 6 个月以上，已达到预期目的。在行为维持阶段，应改变环境来消除或减少诱惑，通过帮助建立自我强化、学会信任来支持行为改变。②A、B 为准备阶段和行动阶段应采取的干预措施。E 为无打算阶段、打算阶段应采取的干预措施。

95. **ABCDE**　①5A 戒烟法也称简短戒烟干预，包括：Ask 询问患者关于吸烟的问题，Advise 建议吸烟者戒烟，Assess 评估吸烟者的戒烟意愿，Assist 提供戒烟药物或者行为咨询治疗，Arrange 安排随访。②"你想戒烟吗？"应属于评估吸烟患者的戒烟意愿。

96. **ABCDE**　①社会认知理论属于人际水平的行为改变理论，是可以用来解释广泛人类行为(包括健康行为)的综合行为理论。社会认知理论由 Bandura 于 1986 年提出，其主要观点：个体的行为既不是单由内部因素驱动，也不是单由外部刺激控制，而是行为、个人的认知和其他内部因素、环境三者之间交互作用决定的。因此社会认知理论也称为"交互决定论"，这是一种综合性的人类行为理论。②健康信念模式、知-信-行模式均属于个体水平的健康行为改变理论。创新扩散理论、社区组织理论均属于社区和群体水平的健康行为改变理论。

97. **ABCDE**　98. **ABCDE**　99. **ABCDE**　①影响健康行为的因素包括倾向因素、促成因素和强化因素三类，因此可首先排除 D、E。倾向因素是指为行为改变提供理由或动机的先行因素，是产生某种行为的动机或愿望，或诱发产生某行为的因素。促成因素是指允许行为动机或愿望得以实现的先行因素，即实现或达到某行为所必需的技术和资源，包括干预项目、服务、行为和环境改变的必需资源、行为改变所需的新技能等。强化因素是指对象实施某行为后所得到的加强或减弱该行为的因素。可见，倾向因素和促成因素都属于先行因素，强化因素属于后行因素。本例中患者还没有开始戒烟，因此不可能为强化因素，故不答 C。"家人的督促戒烟"为促成因素，"戒烟后得到家人的鼓励"属于强化因素，故正确答案为 B。②行为改变阶段模式分为无打算阶段、打算阶段、准备阶段、行动阶段和行为维持 5 个阶段。无打算阶段是指患者没有在 6 个月中改变自己行为的考虑，或有意坚持不改。患者目前不考虑戒烟，也就是有意坚持不改，故属于无打算阶段。③对于没有戒烟意愿的吸烟者，应提供"5R"法动机干预，即相关性→危险性→益处→障碍→反复。相关性是动机干预的第一步，是指使吸烟者认识到戒烟与他们密切相关，越个体化越好，如患者目前的健康状态或发生某种疾病的危险性、家庭或周围环境、年龄、性别等。本例患者处于无打算戒烟阶段，因此首先应进行相关性干预。A 不属于"5R"法的干预措施，故不答 A。B 属于第四步干预措施(即障碍)，D 属于第二步干预措施(即危险性)，故不答 B、D。E 属于第三步干预措施(即益处)，故不答 E。

第十九篇　预防医学试题答案及详细解答

100. **ABCDE**　①人体的蛋白质在不断地进行分解与合成,组织细胞也在不断地更新,但机体的蛋白质总量却以动态的形式维持不变。若在一定时间内,摄入的氮量等于排出的氮量,即为氮平衡,常见于健康的成人。若摄入量的氮量大于排出的氮量,称为正氮平衡,如婴幼儿、妊娠期间为了满足组织细胞增长的需要,需处于正氮平衡,其摄入氮量大于排出氮量。②若摄入氮量小于排出氮量,称为负氮平衡,如饥饿、疾病状态(贫血、出血、创伤等)。

101. **ABCDE**　①食物蛋白质营养价值的高低主要从食物蛋白质的含量、被消化吸收的程度和被人体利用的程度三方面进行评价。②氨基酸模式是指某种蛋白质中各种必需氨基酸的构成比例。食物蛋白质氨基酸模式与人体的越接近,必需氨基酸被机体利用的程度越高,食物中蛋白质的营养价值也就越高。

102. **ABCDE**　①食物频率法:收集调查对象过去一段时间(数天、数周、数月、一年或数年)内各种食物消费频率和消费量,从而获得个人长期食物和营养素平均摄入量。食物频率法可快速得到平时各种食物的摄入种类和数量,反映长期膳食行为,其结果可作为研究慢性疾病与膳食模式关系的依据,故答A。②称重法:调查期间称量每日每餐所吃各种主副食、生食、熟食的重量及剩余食物的重量,详细记录每日就餐人数,求出平均每餐每人摄取食物的重量,最终计算出被调查单位每人每日对食物和营养素的平均摄入量。③记账法:记录被调查对象一定时期内的食物消耗量,同时登记就餐人数,从而得到每人每日各种食物的消耗量。④化学分析法:通过实验室化学分析方法,测定调查对象在一定时间内所摄入食品的能量和营养素的数量及质量。⑤24 小时膳食回顾法:通过询问被调查对象过去 24 小时实际的膳食情况,可对其食物摄入量进行计算和评价。参阅 7 版《预防医学》P199。

103. **ABCDE**　《中国居民膳食指南(2022)》设计了中国居民平衡膳食宝塔。平衡膳食宝塔共分 5 层,从塔底至塔尖算起,每人每日应摄入的主要食物种类如下图。

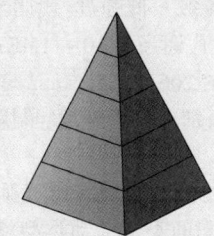

塔尖	盐<5g、油25～30g
第四层	奶及奶制品300～500g、豆及坚果类25～35g
第三层	动物性食物120～200g（每周至少2次水产品、每天1个鸡蛋）
第二层	蔬菜类300～500g,水果类200～350g
第一层	谷类200～300g（全谷物和杂豆50～150g）、薯类50～100g

水1500～1700ml
中国居民平衡膳食宝塔

104. **ABCDE**　豆类及其制品是我国居民膳食中蛋白质的重要来源。大豆蛋白质含量较高,一般为20%～40%,是植物性食品中蛋白质含量最高的食品。大豆含有多种必需氨基酸和非必需氨基酸,除甲硫氨酸、胱氨酸等不足外,其氨基酸模式接近人体氨基酸模式,为植物中的优质蛋白质。在"平衡膳食宝塔"中第四层要求每人大豆及其制品的摄入量为 30~50g/d,是为了提高膳食蛋白质质量。

105. **ABCDE**　患者长期夜间视物不清,应考虑夜盲症,为维生素 A 缺乏所致。胡萝卜素富含维生素 A,故答 B。

106. **ABCDE**　①7～8 月龄婴儿血红蛋白水平降低,常见于缺铁性贫血,应及时补充含铁丰富且铁吸收率高的辅食,如肉、血、肝、鱼等。添加辅食时,4～6 月龄婴儿采用泥状食物,7～9 月龄婴儿采用末状食物,10～12 月龄婴儿采用碎食物,故答 C。②A、B、D、E 含铁量均低,不宜采用。

107. **ABCDE**　孕妇长期乏力,血红蛋白低于正常,应考虑贫血。临床上最常见的贫血是缺铁性贫血,应及时补含铁丰富且铁吸收率高的食物,如猪肝、猪血、肉类、鱼等。

108. **ABCDE**　老年人摄入纤维素(蔬菜富含纤维素)过少,不足以刺激肠道的正常蠕动,可导致便秘。

109. **ABCDE**　牛奶、海产品都是含钙丰富的食物。患者腿软,抽筋,骨密度低,应考虑低钙血症,故应补钙。

110. **ABCDE**　①育龄妇女孕前或孕早期叶酸摄入不足,可导致胎儿神经管畸形,如无脑儿、脑积水、脊柱裂等。在围孕期及孕期补充叶酸 400μg/d,可明显降低神经管畸形的发生率。叶酸主要来自肝脏、豆类、深绿色蔬菜等。参阅 8 版《诸福棠实用儿科学》P106。②孕期缺乏维生素 A 常导致胎儿早产、胎儿发育延缓等。③孕期摄入充足的锌可促进胎儿生长发育、预防先天畸形。钙为胎儿骨骼发育必不可少的矿物质。孕期缺乏碘可影响胎儿体格和智力发育。

111. **ABCDE** 体质指数(BMI)=体重(kg)/[身高(m)]²。BMI<18.5kg/m² 为消瘦,BMI 18.5~23.9kg/m² 为正常,BMI 24.0~27.9kg/m² 为超重,BMI≥28kg/m² 为肥胖。本例 BMI=72/1.8²=22.2kg/m²,属于正常范围。

112. **ABCDE** ①对于心血管疾病的患者,应禁烟限酒(即禁止吸烟、限制饮酒),故答 C。②高血压患者应限制钠盐的摄入,以免水钠潴留。每天钠盐摄入量不应超过 6g。③膳食中应限制脂肪摄入,维持脂肪摄入量占总热量的 20%~25%,不应超过 30%。④高血压患者只要没有禁忌证,身体活动推荐量与正常人相当,即 18~64 岁成年人每周至少 150 分钟中等强度有氧活动。⑤高血压患者应定期进行血压监测。参阅 7 版《预防医学》P202、P209。

113. **ABCDE** ①有氧运动是指人们躯干、四肢等大腿肌肉群参与为主的、有节律、时间较长,能够维持在一个稳定状态的身体活动。②阻力活动也称强壮肌肉活动,是指肌肉对抗阻力的重复运动,具有保持或增强肌肉力量、体积和耐力的作用。体适能是指人们拥有或获得的、与完成身体活动的能力相关的一组要素或特征。协调性活动是指改善人体协调性的组合活动,可改善人体运动能力。无氧运动是指以无氧代谢为主要供能途径的身体活动形式,一般为肌肉的强力收缩活动。

114. **ABCDE** ①身体活动总量=身体活动强度×频率×每次活动持续时间。国际上常采用梅脱·分钟(MET-min)来度量一定时间内某项身体活动的能量消耗水平或身体活动总量。本案例中,1 周的总能量消耗为 1000MET-min,则每次的能量消耗总量为 250MET-min,其代谢当量=250(MET-min)÷30(min)=8.3(MET)。②根据代谢当量不同,可将身体活动强度分为以下 4 级。低强度:代谢当量<3MET;中强度:代谢当量 3~6MET;高强度:代谢当量 6~10MET;极高强度:代谢当量 10~11MET。本案例中,代谢当量为 8.3MET,属于高强度身体活动。参阅 7 版《预防医学》P206、P207。

115. **ABCDE** 身体活动强度可分为低强度、中等强度、高强度、极高强度 4 个级别。每天拖地、早操属于中等强度活动。参阅 7 版《预防医学》P206。

116. **ABCDE** ①18~64 岁成年人每周至少参与 5 次(共 150 分钟)中等强度有氧体力活动。②高强度身体活动对心、肺功能有更好的改善作用,但也更容易引起身体伤害。③不同的身体活动类型、时间、强度、频率、总量促进健康的作用不相同。中等强度身体活动,如 4~7km/h 的快走、<7km/h 的慢跑,可以降低心血管病、糖尿病、结肠癌、乳腺癌等慢性病的风险和病死率。④高血压患者应该进行有氧、中低强度、持续 10 分钟以上的身体活动,运动形式以大肌肉群参与的有氧耐力运动为主,故答 D。⑤适度增加身体活动量(时间、频率、强度)可以获得更大的健康效益。

117. **ABCDE** 中年男性,体质指数(BMI)>28kg/m²,属于肥胖体形。由于肥胖本身就是运动损伤的危险因素,因此肥胖者运动时应采取保护措施。游泳、自行车等运动由于下肢关节的承重小,发生关节损伤的风险相对较小,应鼓励肥胖者进行这类活动。参阅 7 版《预防医学》P216。

118. **ABCDE** 119. **ABCDE** 120. **ABCDE** ①BMI 是评价成人营养状况的常用指标。BMI<18.5 kg/m² 为消瘦,BMI 18.5~23.9kg/m² 为正常,BMI 24.0~27.9kg/m² 为超重,BMI≥28kg/m² 为肥胖。本例 BMI=26.6kg/m²,应诊断为超重。②血清甘油三酯正常值为 0.56~1.7mmol/L,血清胆固醇正常值为 2.86~5.98mmol/L。根据题干,本例应诊断为高血压、超重、血清甘油三酯增高,故应严格控制总能量和脂肪摄入,保持理想体重。心血管疾病患者可适量摄入蛋白质,少吃甜食(糖类食物),故不答 A、E。患者血清胆固醇正常,故不答 B、C。③单纯性肥胖患者的身体活动量,至少要达到一般成年人的推荐量。减控体重每天需达到 3.5MET·h 的身体活动量。运动频率至少每周 5 次,每天 30~60 分钟,故答 B。建议中等强度至高强度运动,这样效果更佳。为增加能量消耗,提倡进行多种形式和强度的身体活动,运动形式以大肌肉群参与的有氧运动为主,辅以平衡训练和抗阻训练。肥胖者运动

第十九篇　预防医学试题答案及详细解答

中产热较多,易发生脱水和中暑,故应合理安排补液。

121. **ABCDE**　①机会性筛检是指利用人们(往往是一些高危人群)就医的机会,进行某些针对性的检查,以早期发现可疑疾病。②特殊性体检为不规范的名词,故不答A。健康体检是指对健康人进行身体的全面检查,即应用体检手段对健康人群的体格检查。社会性体检是指办理入职、入学、入伍、驾照、出国、结婚、保险等手续时进行的体检。医疗性体检是指以疾病诊治为目的的体检。

122. **ABCDE**　①医疗性体检是指以疾病诊治为目的的体检。患者到医院看病,医生帮他测量血压,即属于医疗性体检。②社会性体检是指办理入职、入学、入伍、驾照、出国、结婚、保险等手续时进行的体检。机会性筛检是指利用一些高危人群就医的机会,进行某些针对性的检查,以早期发现可疑疾病。定期健康检查是指按一定时间间隔进行的健康检查。随机性筛查是不规范的名称。

123. **ABCDE**　人群健康策略强调的是全人群策略和高危人群相结合的策略。在全人群中进行一级预防,对高危人群进行三级预防,答案为E。

124. **ABCDE**　①疫苗接种后流行病学效果评价的最好指标是疫苗保护率和疫苗效果指数。疫苗保护率(%)=[(对照组发病率−接种组发病率)/对照组发病率]×100%;疫苗效果指数=对照组发病率/接种组发病率。②发病率、感染率、死亡率、病死率均属于描述疾病分布的常用指标。

125. **ABCDE**　①疫苗效果评价包括免疫学效果评价和流行病学效果评价。免疫学效果评价指标包括接种后人群抗体阳转率、抗体平均滴度和抗体持续时间。抗体阳转是指疫苗接种前后保护性抗体滴度增高4倍以上者,因此观察甲肝疫苗预防的效果,应选择无免疫力的人群,即观察接种前抗体阴性的人群在接种后抗体阳转率。②流行病学效果评价指标包括疫苗保护率和疫苗效果指数。疫苗保护率(%)=[(对照组发病率−接种组发病率)/对照组发病率]×100%;疫苗效果指数=对照组发病率/接种组发病率。因此评价流行病学效果的指标均与发病率有关,若选择甲肝高发区进行研究,则可减少样本例数,节约工作量,故答B而不是C。③近期甲肝暴发地区的人群,其特异性抗体已阳性,无须再次接种甲肝疫苗,故不答A。D、E显然不是正确答案。

126. **ABCDE**　①疾病管理是以疾病发展的自然过程为基础的、综合的、一体化的保健和费用支付管理体系。其特点是以人群为基础,重视疾病发生、发展的全过程,强调预防、保健、医疗等多学科的合作,提倡资源的早利用,减少发病之后非必需的医疗花费,提高卫生资源和资金的使用效率。②健康维护计划是指在明确个人健康危险因素分布的基础上,有针对性地制订将来一段时间内个体化的维护健康的方案,并以此来实施个性化的健康指导。B、D、E均属于不规范的名称。

127. **ABCDE**　①高血压属于慢性病,所有慢性病的健康教育都按照"全人群策略和高危人群策略并重"进行,故答案为A。②目前我国高血压的流行特点是:"三高、三低",即发病率高、并发症发生率高和死亡率高,检出率低、服药率低、控制率低。因此高血压防治中健康教育的主要目标是在一般人群中预防高血压的发生,在高危人群中降低血压水平。

128. **ABCDE**　慢性病的防治原则包括:①强调在社区和家庭水平上降低最常见慢性病的4种共同危险因素(吸烟、饮酒、不健康饮食、静坐生活方式),进行生命全程预防;②三级预防并重,采取以健康教育、健康促进为主要手段的综合措施;③全人群策略和高危人群策略并重,故答A。

129. **ABCDE**　慢性病自我管理的三大任务如下。①所患疾病的医疗和行为管理:如按时服药、加强锻炼、就诊、改变不良饮食习惯等;②角色管理:如维持日常角色、做家务、工作、社会交往等;③情绪管理:如愤怒、对未来担心、挫折感或偶尔的情绪低落等。

130. **ABCDE**　污染物是指进入环境并引起环境污染的有害物质。一次污染物又称原生污染物,是指污染源直接排入环境,其物理和化学性质未发生变化的污染物。相对于二次污染物,后者由前者转化而来。某些污染物既可能是由污染源直接排放的一次污染物,也可能是在排入环境后转化而成的二次污染物。如空气中的SO_3和NO_2,既可能是燃煤或汽车尾气排放的一次污染物,也可能是由排放的SO_2和NO在空气中经氧化而生成的二次污染物。

131. **ABCDE** ①大气污染物分为一次污染物和二次污染物。从污染源排入大气后,直接污染空气的,称为一次污染物。二次污染物是由阳光照射污染物、污染物间相互发生化学反应、污染物与大气成分发生化学反应生成的有害物质,其理化性状与一次污染物完全不同。二次污染物的毒性一般比一次污染物大。②光化学烟雾是汽车尾气中NO_x和烃类污染物在强烈日光作用下,经过一系列光化学反应,产生的以氧化剂(如O_3、甲醛、丙烯醛)为主的二次污染物。③沉降的污染物因刮风再次进入大气,其理化性质没有改变,仍属于一次污染物,而不是二次污染物,故答E。

132. **ABCDE** ①碘缺乏可导致先天性甲状腺功能低下,表现为生长发育落后、智力障碍,故答E。②砷中毒、铅中毒、氟中毒均为常见疾病,故砷缺乏、铅缺乏、氟缺乏显然不是正确答案。硒缺乏主要表现为心律失常、心脏扩大、心力衰竭、心源性休克等,故不答D。

133. **ABCDE** 生物地球化学性疾病是指由于地球地壳表面化学元素分布不均匀,使某些地区的水和/或土壤中某些元素过多或过少,而引起的某些特异性疾病。如碘缺乏病、地方性克汀病等。

134. **ABCDE** 大气污染对人体健康的危害包括直接危害和间接危害,直接危害如下。①急性中毒:如煤烟型烟雾事件和光化学烟雾事件等;②变态反应:甲醛、SO_2、某些洗涤剂等具有致敏作用,可引起变态反应性疾病;③机体免疫力下降:严重污染地区居民唾液溶菌酶、SIgA含量降低,使机体免疫力下降;④致癌作用:苯并芘、石棉、镍、铬等可引起肺癌。儿童维生素D缺乏病是维生素D摄入不足导致的营养不良性疾病,并不属于大气污染对健康的直接损害,故答E。

135. **ABCDE** ①燃料燃烧产生大量CO_2排入大气,使大气中CO_2含量上升,导致全球气候变暖,称为温室效应。②大气中棕色云团是区域范围的大气污染物所致,这些污染物包括颗粒物、煤烟、硫酸盐、硝酸盐等。酸雨是指pH小于5.6的酸性降水,包括雨、雪、冰、雹等所有降水。大气中存在氟氯烃(氟利昂)、氮氧化物等物质时,可导致臭氧层破坏。光化学烟雾是指汽车尾气中氮氧化物、挥发性有机物在强烈日光紫外线照射下,经过一系列光化学反应而生成的浅蓝色烟雾。

136. **ABCDE** ①羊肉中蛋白质和油脂在炭火的直接烘烤燃烧下,会分解为苯并芘、杂环胺类化合物等,这些物质都是活性很高的致癌物。②CO为木炭不完全燃烧产生的气体,CO_2是物质完全燃烧的产物,故不答A、D。黄曲霉素是霉变食品产生的有害物质。二氧化硫是污染空气的有害物质。

137. **ABCDE** ①氯氟烃(CFCs)对环境的危害主要是产生温室效应。氟氯烃对环境的危害主要是破坏臭氧层。氯氟烃与氟氯烃不同,参阅7版《预防医学》P284、P285。②SO_2、NO_x对环境的危害主要是形成酸雨。

138. **ABCDE** ①光化学烟雾是汽车尾气中氮氧化物(NO_x)和挥发性有机物(VOCs)在强烈日光紫外线照射下,经过一系列光化学反应,生成的浅蓝色烟雾,常见于夏秋季。这种烟雾具有很强的刺激性,受害者的主要症状为眼睛红肿、流泪、咽喉痛、严重上呼吸道感染等。根据题干,本例应诊断为光化学烟雾事件。参阅3版8年制《预防医学》P39。②CO急性中毒常表现为胸闷、气短、呼吸困难、昏迷、口唇黏膜呈樱桃红色。B、E显然不是正确答案。煤烟型烟雾事件是由烟煤和工业废气大量排入大气且得不到充分扩散所致,主要污染物为SO_2和烟尘,多发生于冬春季节。

139. **ABCDE** ①有害物质危险度评价包括危害鉴定、暴露评价、剂量-反应关系评定、危险度特征分析4种。暴露评价属于有害物质的危险度评价,可以估计人群对某化学物质暴露的强度、频率和持续时间,与评价该化学物质毒性效应的诱发时间、潜伏期有关。②评估某化学物质是否对机体健康产生危害效应,属于危害鉴定。研究某化学物质的浓度与对机体产生危害程度的关系,属于剂量-反应关系评定。

140. **ABCDE** 141. **ABCDE** ①酸雨是指pH<5.6的酸性降水,包括雨、雪、冰、雹等降水。形成酸雨的主要原因是大气中的SO_2、氮氧化物(NO_x)等物质溶于水汽中,经过氧化、凝结而成。②光化学烟雾

第十九篇 预防医学试题答案及详细解答

是指汽车尾气中的氮氧化物(NO_x)、挥发性有机物(VOC_s)在强烈日光紫外线照射下,经过一系列光化学反应,生成的浅蓝色烟雾。其成分极为复杂,主要含有臭氧、过氧酰基硝酸酯、醛类、酮类、过氧化氢等二次污染物。③硝酸盐为食品中常见的污染物。水体富营养化是指水体受磷、氮污染导致藻类过度生长所致。甲基汞常导致水俣病。

142. **ABCDE** ①生产性毒物中,窒息性气体包括氢氰酸、一氧化碳、硫化氢、甲烷等。窒息性气体可使空气中氧含量明显降低,使肺内氧分压下降或使血液运送氧的能力或组织利用氧的能力降低,引起机体缺氧。②氯气、一氧化氮为刺激性气体。苯、氯乙烯为有机溶剂。

143. **ABCDE** ①粮食烘干机的核心部件是微波加热设备,其频率固定在2450MHz。微波对眼睛具有独特的伤害作用,长期接触大强度微波的工人,可出现眼晶状体混浊、视网膜改变,造成放射性白内障。②虽然紫外线辐射也可以造成白内障,但常见于电焊工、气焊工、电炉炼钢厂工人,而不是从事粮食烘干工作的工人,故不答E。参阅2版8年制《预防医学》P119、P120。B、C、D显然不是正确答案。

144. **ABCDE** 空气动力学直径(AED)<15μm的粉尘可进入呼吸道,称为可吸入粉尘。直径<5μm的粉尘可到达呼吸道深部和肺泡区,称为呼吸性粉尘。

145. **ABCDE** 职业卫生服务(OHS)是以保护和促进职业从事者的安全与健康为目的,以职业人群和工作环境为对象的一种特殊形式的卫生服务。其实施原则如下。①保护和预防原则:保护职工健康,预防工作中的危害;②适应原则:使工作和环境适合人的能力;③健康促进原则:增进职工的躯体和心理健康以及社会适应能力;④治疗与康复原则:使职业危害、事故损伤、职业病和工作有关疾病的影响降低到最低程度;⑤全面的初级卫生保健原则:为职工及其家属提供全面的卫生保健服务。

146. **ABCDE** 就业前健康检查是指用人单位对作业人员从事某种有害作业前进行的健康检查,目的在于掌握作业人员就业前的健康状况及有关健康基础资料、发现职业禁忌证。

147. **ABCDE** 我国防尘的八字经验为革、水、密、风、护、管、教、查。①革:改革工艺过程,革新生产设备,这是消除粉尘危害的根本措施;②水:采用湿式作业;③密:密闭尘源,防止粉尘外逸;④风:抽风除尘;⑤护:加强粉尘作业的个人防护;⑥管:加强粉尘设备、防尘制度的监督管理;⑦教:加强宣传教育;⑧查:接尘工人的健康检查。参阅3版8年制《预防医学》P117。

148. **ABCDE** ①劳动者在职业活动中,组织器官受到工作场所毒物的毒性作用而引起的功能性和/或器质性疾病,称为职业中毒,属于职业病细分类别。接触职业性有害因素的职业史是诊断职业病的先决条件。参阅3版8年制《预防医学》P94。②职业病的诊断依据还包括生产环境劳动卫生学调查、临床资料(疾病史、体格检查、实验室检查)。

149. **ABCDE** 对职业人群进行医学检查和医学实验以确定其处在职业危害中是否出现职业性疾患,称为医学监护。包括:①就业前健康体检;②定期健康检查;③离岗或转岗时体格检查;④职业病的健康筛查。职业有害因素监测属于职业环境监测,不属于医学监护,答案为C。

150. **ABCDE** 职业人群健康监护以预防为目的,通过对职业人群健康状况的各种检查,以及系统、定期地收集、整理、分析和评价有关健康资料,掌握职业人群健康状况,及时发现损害征象,并连续地监控职业病、工作有关疾病等的分布和发展趋势,以便适时地采取相应的预防措施,防止有害因素所致疾患的发生和发展。

151. **ABCDE** 印刷厂工人体检发现血苯超标,应怀疑非急性职业病。《职业病防治法》规定,任何医疗卫生机构发现或怀疑非急性职业病患者时,应及时转诊到取得职业病诊断资质的医疗卫生机构明确诊断,并按规定向卫生行政主管部门报告。

152. **ABCDE** 职业病是指与工作有关并直接与职业性有害因素有因果关系的疾病,职业性有害因素是其唯一病因。职业相关疾病的发生虽与工作之间存在关联,但其发生通常涉及多种因素,职业性有害因素并不是唯一的直接病因。如消化性溃疡属于职业相关疾病,而不属于法定职业病。

153. **ABCDE** 职业病应遵循三级预防原则。①一级预防(病因预防):从根本上阻止职业性有害因素对人体的损害作用,为最有效的预防措施,如:a.通过生产工艺改革和生产设备改进,合理利用防护设施及个人防护用品,使劳动者尽可能不接触或少接触职业性有害因素;b.通过制定职业接触限值,控制作业场所有害因素在职业安全卫生标准允许限度内;c.针对高危个体进行职业禁忌证检查。②二级预防(临床前期预防):对职业病早期发现、早期诊断、早期治疗。③三级预防(临床预防):及时治疗职业病患者。A、B、D、E均属于一级预防措施。C属于二级预防措施。

154. ABCDE 155. ABCDE ①急性苯中毒多因短时间内吸入大量苯蒸气所致,主要表现为神经系统症状,如头晕、头痛、恶心、呕吐、兴奋或醉酒状态,严重者意识模糊、昏迷、抽搐,甚至因呼吸和循环衰竭而死亡。②慢性苯中毒主要损害造血系统,早期多表现为白细胞计数持续降低,随后出现血小板减少,严重者可发生再生障碍性贫血,甚至白血病。参阅3版8年制《预防医学》P101、P102。

156. ABCDE ①食品污染是在各种条件下,有害物质进入食物,造成食品安全性、营养性、感官性状发生改变的过程。其污染性质包括生物性污染、化学性污染和物理性污染。A、D、E为化学性污染,B为生物性污染。②河豚自身含有河豚毒素,可导致食物中毒,并不属于食品污染,答案为C。

157. ABCDE 食物中毒是指食用了被有毒有害物质污染的食品或者食用了含有毒有害物质的食品后出现的急性、亚急性疾病。其发病特点如下。①暴发性:潜伏期多在24~48小时,呈暴发性发病。②特定性:发病与特定的食物有关,发病范围局限于食用同样有毒有害食物的人群中(A对)。③相似性:临床表现相似,常表现为恶心、呕吐、腹痛、腹泻。④非传染性:人与人之间无直接传染,中毒事件的发病曲线呈突然上升之后又迅速下降之趋势,无传染病流行时发病曲线之余波。

158. ABCDE 食物中毒的发病特点如下。①暴发性:潜伏期多在24~48小时,发病急,来势猛,呈暴发性,短时间内可能有多人同时发病。②特定性:发病与特定的食物有关,发病范围局限在食用同样有毒有害食物的人群中,故答B。③相似性:临床表现基本相似,常以恶心、呕吐、腹痛、腹泻等胃肠道症状为主,或伴有神经系统症状。④非传染性:一般人与人之间无直接传染。

159. ABCDE A、B、C、D、E均属于食物中毒范畴,在我国以细菌性食物中毒最常见,病原菌依次为沙门菌属、变形杆菌、葡萄球菌肠毒素、副溶血性弧菌、其他细菌或毒素。

160. ABCDE ①导致食物中毒的副溶血性弧菌最容易污染的食品主要是海产品,以墨鱼、带鱼、虾蟹多见。②剩米饭易导致葡萄球菌食物中毒。禽肉类及其制品易导致沙门菌食物中毒。

161. ABCDE ①食物中毒的发病与特定食物有关,患者都曾进食同一批某种食物,发病范围局限在食用该食物的人群中,其他急性疾病不具备此特点,故答E。②很多疾病都具有急性胃肠道症状,故不答A。发病场所集中、很多人同时发病、潜伏期短很可能是某些传染病的特点,故不答B、C、D。

162. ABCDE ①副溶血性弧菌主要存在于海产品中,其食物中毒好发于6~9月。批量患者食用海鲜食品后出现腹痛、腹泻、粪便呈洗肉水样,应诊断为副溶血性弧菌食物中毒。②沙门菌食物中毒常见于进食动物性食品后。葡萄球菌食物中毒多于进食奶制品、熟肉制品后发生。肉毒梭菌食物中毒多于进食自制豆类食品后发生。李斯特菌食物中毒多于进食鲜奶后发生。

163. ABCDE 肉毒梭菌食物中毒并不是肉毒梭菌直接感染机体所致,而是它产生的肉毒毒素通过污染食物引起。肉毒梭菌抵抗力强,需180℃加热5~15分钟,或121℃高压蒸汽加热30分钟才能将其杀死。胃肠道消化酶很难破坏肉毒毒素的活性。肉毒毒素是一种毒性很强的神经毒素,所致食物中毒主要表现为弛缓性瘫痪,而胃肠道症状少见。

164. ABCDE 豆类食物被肉毒梭菌污染的机会很多,误食后将造成肉毒梭菌食物中毒,表现为头晕、无力、视物模糊、眼睑下垂、咀嚼无力、张口困难、咽喉阻塞感、吞咽困难、呼吸困难。治疗措施包括催吐、洗胃、及早使用多价抗肉毒毒素血清。

165. ABCDE ①腌制食物时,若亚硝酸盐使用过量,可使血液中正常携带氧的低铁血红蛋白氧化为高铁血红蛋白,从而失去携带氧的能力,引起组织缺氧,导致亚硝酸盐中毒,故答E。②肉类食物易引起沙门菌食物中毒。海鲜易引起副溶血性弧菌食物中毒。剩菜剩饭易引起葡萄球菌肠毒素食物中毒。

第十九篇　预防医学试题答案及详细解答

罐头制品易引起肉毒梭菌食物中毒。

166. **ABCDE**　①个别地区井水硝酸盐含量高，俗称"苦井"水，这种水加热后放置过久，可造成亚硝酸盐含量增高，饮用后可导致亚硝酸盐中毒，引起高铁血红蛋白血症。②A 主要引起一氧化碳中毒，B 主要影响婴幼儿的生长发育、损伤大脑和性器官，C 主要引起水俣病，E 主要引起有机磷农药中毒。

167. **ABCDE**　①黄曲霉素为真菌毒素，广泛存在于霉变食品中，以霉变的花生、玉米、谷类含量最高。黄曲霉毒素主要损害肝脏，中毒后常表现为厌食、恶心呕吐、黄疸、腹水、下肢水肿等。根据题干，本例应诊断为黄曲霉毒素中毒，故答 D。②急性镉中毒常表现为恶心呕吐、腹痛腹泻及中枢神经系统中毒症状，故不答 A。多环芳烃造成的急性损害常表现为日光性皮炎、痤疮性皮炎、毛囊炎等，故不答 B。有机磷农药中毒常表现为毒蕈碱样症状、烟碱样症状与中枢神经系统症状，故不答 C。玉米中混进了有毒植物种子，无特定含义，故不答 E。

168. **ABCDE**　①四季豆含有皂素和植物凝血素，皂素对消化道黏膜具有强烈的刺激性，凝血素具有凝血作用。四季豆毒素在100℃经30分钟可被破坏，若食用未煮熟煮透的四季豆，毒素未被破坏，则易导致食物中毒。②食用荷兰豆、绿豆、赤豆、豌豆一般不会导致食物中毒。

169. **ABCDE**　①确定食物中毒的可疑食物主要是根据实验室检查，包括对可疑食物或患者样品（呕吐物、粪便、血样）等进行实验室检查，如细菌学培养、分离鉴定菌型、细菌毒素检测等。②A、B、C 均为诊断食物中毒的临床依据，不能作为确定可疑食物的依据。

170. **ABCDE**　①鱼类引起的组胺中毒是指摄入大量含组胺的鱼类所引起的以急性过敏反应为主的食物中毒，其潜伏期为10分钟至2小时，常表现为面部、胸部或全身皮肤潮红，眼结膜充血，头痛头晕，心慌胸闷，呼吸加快。根据题干，本例应诊断为组胺中毒。②河豚中毒常表现为恶心呕吐，腹痛腹泻，便血，口唇、舌尖及肢端麻痹，眼睑下垂等。肉毒梭菌毒素中毒常表现为头晕，无力，视物模糊，眼睑下垂，复视，咀嚼无力，饮水发呛，张口和伸舌困难等。麻痹性贝类中毒的临床表现以神经系统麻痹为主，如四肢肌肉麻痹、运动失调、呼吸困难等。副溶血性弧菌中毒常表现为恶心呕吐，腹泻，发热，水样便、黏液便或脓血便，里急后重不明显。

171. **ABCDE**　172. **ABCDE**　①葡萄球菌食物中毒是因进食被金黄色葡萄球菌肠毒素污染的食品引起的，导致中毒的食物主要是乳及乳制品、肉类、剩饭等。②引起沙门菌食物中毒的食品主要为动物性食品，特别是畜肉类及其制品，其次为禽肉、蛋类、乳类，由植物性食物引起者少见。

173. **ABCDE**　174. **ABCDE**　175. **ABCDE**　①食用污染的乳制品（奶油蛋糕等）最易引起金黄色葡萄球菌肠毒素食物中毒，本病好发于夏秋季，潜伏期一般为2~5小时，起病急，有恶心呕吐、中上腹部疼痛和腹泻，体温正常或有低热。副溶血性弧菌食物中毒多由进食海产品引起，好发于青壮年，7~9月为高发季节，潜伏期多为14~20小时，常表现为上腹部疼痛，粪便水样、血水样、黏液或脓血等。肉毒梭菌毒素食物中毒好发于冬春季，多以家庭或个体形式发病，很少集体暴发，潜伏期一般为1~7天，主要表现为头晕、无力、视物模糊、眼睑下垂、咀嚼困难、吞咽困难、呼吸困难等。蜡样芽胞杆菌食物中毒多因进食淀粉类食品引起，常表现为呕吐、腹泻，病情轻，病程短，很少超过12小时。②引起金黄色葡萄球菌肠毒素食物中毒的食品，除奶制品外，还有肉类、剩饭等。进食海产品常引起副溶血性弧菌中毒。进食蔬菜、水果不易引起食物中毒。进食罐头制品易引起肉毒梭菌毒素食物中毒。③金黄色葡萄球菌肠毒素食物中毒的治疗措施为对症治疗，及时纠正水、电解质代谢紊乱。目前尚无针对金黄色葡萄球菌肠毒素的抗体，故不答 A。服用改变肠道菌群的制剂，为婴幼儿腹泻的治疗措施。应用止痛剂为对症治疗措施。彻底洗胃、灌肠为有机磷农药中毒的治疗措施。

176. **ABCDE**　①医院常见的有害因素包括 B、C、D、E 4 项，故可首先排除 A。②医院专业因素也称医源性因素，主要是指医务人员在专业操作过程中的不当或过失行为，给患者造成的不安全感或者不安全结果。医院专业因素是临床上造成患者医疗不安全的主要因素。③医院管理因素是指由于医院的各项组织管理措施不到位或不落实，运行机制不顺畅等造成的患者或医务人员安全受到威胁的因素。医院社会因素是指可能引发患者和医务人员健康危害的医院相关的外界社会因素。医院环境因素是医院建筑卫生、卫生工程、消毒隔离、环境卫生、营养卫生、作业劳动卫生诸多环境卫生学因素对患者和医务人员健康和安全的潜在威胁。

177. ABCDE　①医务人员职业暴露环境中的危险因素主要有物理因素、化学因素、生物因素、社会因素等与工作有关的因素。锐器伤是医务人员，特别是护理人员最常见的职业事故。调查表明，护理人员每年针刺伤发生率为80%。②辐射也是造成医务人员职业危害的一个重要物理因素。

178. ABCDE　"三查七对"制度的三查是指操作前、操作中、操作后；七对是指床号、姓名、药名、浓度、剂量、用法、时间。

179. ABCDE　"三查七对"的七对是指床号、姓名、药名、浓度、剂量、用法、时间。

180. ABCDE　①患者安全是指将卫生保健相关的不必要伤害风险降低到可以接受的最低水平。可用系统思维来保证患者安全，在分析患者安全问题的原因时，除了考虑个人的责任外，更应该深挖系统的内部缺陷，从各级层面找出系统的原因，提高系统的设计水平，才能有效地防止错误的再次发生。②A、B、C、D 都是医疗不良事故发生后的处理措施。

181. ABCDE　突发公共卫生事件的特点包括突发性、普遍性和非常规性，答案为 A。

182. ABCDE　"大气污染造成居民肺癌死亡率上升"这种慢性事件不属于突发公共卫生事件。A、C、D、E 均属于突发公共卫生事件。

183. ABCDE　我国卫生事业的性质是政府实行一定福利政策的社会公益事业。在社会主义市场经济体制下，我国的卫生事业是由国家、集体和个人共同投资、共同受益的公益事业，不以营利为目的。同时，政府对卫生事业实行一定的福利政策，各级政府都应明确给予卫生事业合理的投入，并随着经济的发展而不断提高投入的比例。

184. ABCDE　卫生系统的功能：①卫生服务提供；②公平对待所有人；③满足人群非卫生服务的期望。

185. ABCDE　公共卫生的功能包括：①预防疾病的发生和传播；②保护环境免受破坏；③预防意外伤害；④促进和鼓励健康行为；⑤对灾难做出应急反应，并帮助社会从灾难中恢复；⑥保证卫生服务的有效性和可及性。"研究具体的临床治疗措施"为临床执业医师的功能，不属于公共卫生的功能。

186. ABCDE　公共卫生的核心功能是：①评价，即定期系统地收集、整理、分析社区的健康信息，做出社区诊断；②制定政策，即推进公共卫生决策中科学知识的运用和引领公共卫生政策的形成，服务大众的利益；③保障人群健康，即通过委托、管理，或直接提供公共卫生服务来确保个人和社区获得必要的卫生服务，达到公众同意预设的目标。

187. ABCDE　在公共卫生政策制定和调整的过程中，核心伦理问题是如何妥善处理个体权益和公共利益之间的关系。这两者之间的关系构成了公共卫生伦理决策的基础，要求政策制定者在保障公共健康的同时，也要尊重和保护个体的自主性、隐私权等基本权益。

188. ABCDE　卫生系统反应性是指卫生系统能够满足人们合理期望的程度，分为主观性指标和客观性指标两个部分。主观性指标是指对人的尊重，包括人的尊严、保密性、自主性和医患交流。客观性指标是指以卫生服务对象为中心，包括及时性、社会支持、基本设施和服务者的选择。

189. ABCDE　①卫生服务需要主要取决于居民的自身健康状况，是依据人们的实际健康状况与"理想健康状态"之间存在差距而提出的对预防、保健、医疗、康复等服务的客观要求。②消费者的购买愿望和支付能力是卫生服务需求形成的两个条件。

190. ABCDE　卫生服务需求是从经济和价值观念出发，在一定时期内和一定价格水平上，人们愿意而且有能力消费的卫生服务量。卫生服务需求分为两类。①第一类是由需要转化而来的需求：人们的卫生服务需要只有转化为需求，才有可能去利用卫生服务。但在现实生活中，并不是所有的卫生服务都能转化为需求。需要能否转化的需求，除了与居民本身是否觉察到有卫生服务需要相关外，还与多种因素如收入水平、享有的健康保障制度、交通便利程度、风俗习惯及卫生机构提供的服务类型和

第十九篇　预防医学试题答案及详细解答

质量有关。②第二类是没有需要的需求：通常由不良的就医和行医两种行为造成。有时候居民提出的一些"卫生服务需求"，可能经医疗卫生专家按服务规范判定是不必要的，或被认为是过分的要求。另外，在不规范的卫生服务市场条件下，由于经济利益的驱动，某些医疗卫生人员对就诊者实施一些不必要的检查、治疗等，诱导病患过度的服务需求。答案为D。

191. **ABCDE**　①卫生服务需求的形成必须具备两个条件：消费者的购买愿望和消费者的支付能力（C、D）。卫生服务需求分为两类，即由需要转化而来的需求、没有需要的需求，可见需求可以由需要转化而来。有些需求不是必要的，如有些医务人员为了经济利益对就诊者实施一些不必要的检查、治疗等。②卫生服务需要主要取决于居民的自身健康状况，是依据人们的实际健康状况与"理想健康状态"之间存在差距而提出的对预防、保健、医疗、康复等服务的客观要求。卫生服务需求是从经济和价值观念出发，在一定时期内和一定价格水平上，人们愿意而且有能力消费的卫生服务量。需求与需要有相互联系，也有区别，故答A。

192. **ABCDE**　卫生服务需求分为两类。①第一类是由需要转化而来的需求，人们的卫生服务需要只有转化为需求，才有可能去利用卫生服务。②第二类是没有需要的需求：通常由不良的就医和行医两种行为造成（B对）。有时候居民提出的一些"卫生服务需求"，可能经医疗卫生专家按服务规范判定是不必要的，或被认为是过分的要求。另外，在不规范的卫生服务市场条件下，由于经济利益的驱动，某些医疗卫生人员对就诊者实施一些不必要的检查、治疗等，诱导病患过度的服务需求。

193. **ABCDE**　卫生服务需求是从经济和价值观念出发，在一定时期内和一定价格水平上，人们愿意而且有能力消费的卫生服务量。卫生服务需求的形成必须具备两个条件：消费者的购买愿望和消费者的支付能力。

194. **ABCDE**　卫生领域中的公平性是指生存机会的分配应以需求为导向，而不是取决于社会特权或者收入差异公平性；应该是社会进步的成果，而不是分摊不可避免的不幸和健康权利的损失。

195. **ABCDE**　①国家医疗保险模式的优点包括：资金来源稳定，全民医保，覆盖范围广，共济能力强，医疗服务免费或低收费，体现社会公平性和福利性。②国家医疗保险模式的缺点是医疗服务效率低下。

196. **ABCDE**　①目前，德国的医疗保险模式主要属于社会医疗保险模式。②英国、加拿大为国家医疗保险模式；美国为商业医疗保险模式；新加坡、斯里兰卡为储蓄医疗保险模式。

197. **ABCDE**　①医疗保险制度通常由国家立法，强制实施，建立基金制度，作为社会保障的一个重要组成部分，资金由国家、集体、个人三方面共同筹集。②医疗保险费由医疗保险机构支付。社会医疗保险基金由七部分组成，即雇主（单位）资助、雇员（个人）出资、国家补贴、利息收入、调剂收入、转移收入、其他收入（滞纳金及财政部门核准的其他收入）。

198. **ABCDE**　①城镇职工基本医疗保险的参保范围覆盖城镇所有用人单位和职工，不同性质单位的职工都能享受基本医疗保险，基本医疗保险费由用人单位和职工个人双方共同缴纳。②补充医疗保险是由单位、企业或特定人群，根据自己的经济承担能力，在基本医疗保险制度基础上自愿参加的各种辅助性医疗保险，主要解决参保人员基本医疗保险支付范围以外的医疗费用。城镇居民基本医疗保险属于自愿参保，参保范围为不属于城镇职工基本医疗保险制度覆盖范围的中小学阶段的学生（包括职业高中、中专、技校学生）、少年儿童和其他非从业城镇居民。社会医疗救助是在政府支持下，依靠社会力量建立的针对特殊困难群体的医疗费用实施补助的制度。商业医疗保险是由商业保险公司开办，以营利为目的的，参保人员自愿参加的一种医疗保险。

199. **ABCDE**　我国农村新型合作医疗（新农合）一般以县（市）为单位进行统筹。

200. **ABCDE**　①社会医疗保险是国家通过立法形式强制实施的一种社会保险制度。医疗保险基金的来源主要由雇主和雇员按一定比例缴纳，政府适当补贴。②国家医疗保险的保险基金由国家财政预算支出。储蓄医疗保险是通过立法，强制劳方或劳资双方缴费，以雇员或家庭的名义建立保健储蓄账户，并逐步积累，用以支付个人及家庭成员日后患病所需的医疗费用。商业医疗保险是由商业保险公司承办,以营利为目的的一种医疗保险形式,主要通过市场机制来筹集费用和提供服务。补充医疗保险是由单位、企业或特定人群,根据自己的经济承受能力,在基本医疗保险制度基础上自愿参加的各种辅助性医疗保险。

201. ABCDE ①城镇职工基本医疗保险是为补偿企事业单位职工因疾病风险遭受经济损失而建立的一项社会保险制度,基本医疗保险费由用人单位和职工个人双方共同缴纳。其中,用人单位缴费为工资总额的6%,个人缴费为工资总额的2%。②由国家财政缴纳医疗保险费的是国家医疗保险。

202. ABCDE ①起付线又称扣除保险,是指医疗保险开始支付医疗费用的最低标准,低于起付线的医疗费用由被保险人自负,超过起付线的医疗费用由医疗保险按规定支付。②封顶线也称最高支付限额,低于封顶线的医疗费用由医疗保险支付,超出封顶线的医疗费用由被保险人自己负担,这种方式称为最高支付限额方式。A、B、E都是不规范的名称。

203. ABCDE ①目前城镇职工基本医疗保险统筹基金的共付措施包括起付线、共付比例、封顶线三种,故可首先排除C、D。②起付线是指医疗保险开始支付医疗费用的最低标准,低于起付线的医疗费用由被保险人自负,超过起付线的医疗费用由医疗保险按规定支付,如本例中的800元即为起付线。共付比例是指医疗保险机构按照合同或政府的规定对被保险人的医疗费用按一定的比例进行补偿,剩余比例的费用由个人自己负担,称为共同付费方式,又称按比例分担。如本例中的7000元即为共同付费。③封顶线也称最高支付限额,低于封顶线的医疗费用由医疗保险支付,超出封顶线的医疗费用由被保险人自己负担。

204. ABCDE ①控制医疗服务需方的共付措施包括起付线、共付比例和封顶线。封顶线也称最高支付限额,低于封顶线的医疗费用由医疗保险支付,超出封顶线的医疗费用由被保险人自己负担。②起付线是指医疗保险开始支付医疗费用的最低标准,低于起付线的医疗费用由被保险人自负,超过起付线的医疗费用由医疗保险按规定支付。共同付费是指医疗保险机构按照合同或政府的规定对被保险人的医疗费用按一定的比例进行补偿,剩余比例的费用由个人自己负担。

205. ABCDE 城镇职工基本医疗保险统筹基金的共付措施包括起付线、共付比例、封顶线三种。①起付线是指医疗保险开始支付医疗费用的最低标准,低于起付线的医疗费用由被保险人自负,超过起付线的医疗费用由医疗保险按规定支付。②共付比例是指医疗保险机构按照合同或政府的规定对被保险人的医疗费用按一定的比例进行补偿,剩余比例的费用由个人自己负担,也称为共同付费。③封顶线也称最高支付限额,低于封顶线的医疗费用由医疗保险支付,超出封顶线的医疗费用由被保险人自己负担。如本例中的50000元即为封顶线。

206. ABCDE 疾病保险付费方式包括按病种付费、按总额预付、按人头预付、按服务单元付费(而不是按病种单元付费)。为控制医疗费用的不合理利用,有时需划定封顶线,即限定最高支付金额。

207. ABCDE 城乡居民大病保险是在基本医疗保险的基础上,对大病患者发生的高额医疗费用给予进一步保障的一项制度性安排。保障对象为城镇居民基本医疗保险、新型农村合作(新农合)医疗保险的参保人。资金来源是从城镇居民医保基金、新农合基金中划出一定比例或额度作为大病保险资金。

208. ABCDE 209. ABCDE 210. ABCDE ①卫生服务利用是指需求者实际利用卫生服务的数量(即有效需求量),是人群卫生服务需要量和卫生资源供给量相互制约的结果。②卫生服务需求是指从经济和价值观念出发,在一定时期内、一定价格水平上,人们愿意而且有能力消费的卫生服务量。卫生服务需求的形成必须具备两个条件:消费者的购买欲望,消费者的支付能力。③卫生服务需要主要取决于居民的自身健康状况,是依据人们的实际健康状况与"理想健康状态"之间存在差距而提出的对预防、保健、医疗、康复等服务的客观要求,包括个体觉察到的需要和由医疗卫生专业人员判定的需要。

第二十篇　卫生法规试题答案及详细解答

（正确答案为绿色的选项）

1. **ABCDE**　①行政处罚是指行政机关对违反行政法律规范的单位或者个人予以制裁的行为。2021版《中华人民共和国行政处罚法》第九条规定，行政处罚的种类包括警告、通报批评；罚款、没收违法所得、没收非法财物；暂扣或者吊销许可证；责令停产停业、责令关闭、限制从业；行政拘留等。②按2021版《中华人民共和国行政处罚法》规定，行政拘留也属于行政处罚，故本题无正确答案可供选择。2020年、2022年均考到此题，且选项未做修正。

2. **ABCDE**　《职业病防治法》规定，职业病诊断证明书应当由参与诊断的取得职业病诊断资格的执业医师签署，并经承担职业病诊断的医疗卫生机构审核盖章。

3. **ABCDE**　《职业病防治法》规定，职业病诊断，应当综合分析下列因素：①病人的职业史；②职业病危害接触史和工作场所职业病危害因素情况；③临床表现以及辅助检查结果等。

4. **ABCDE**　《职业病防治法》规定，当事人对职业病诊断有异议的，可以向作出诊断的医疗卫生机构所在地地方人民政府卫生行政部门申请鉴定。

5. **ABCDE**　《医师法》规定，被吊销医师执业证书不满2年的，不予注册。

6. **ABCDE**　《医师法》规定，医师注册后有下列情形之一的，注销注册，废止医师执业证书：①死亡；②受刑事处罚；③被吊销医师执业证书；④医师定期考核不合格，暂停执业活动期满，再次考核仍不合格；⑤中止医师执业活动满2年；⑥法律、行政法规规定不得从事医疗卫生服务或者应当办理注销手续的其他情形。某医师中止执业活动满2年，卫生计生行政部门可给予该医师注销注册。

7. **ABCDE**　《医师法》规定，医师中止医师执业活动2年以上或者《医师法》规定不予注册的情形消失，申请重新执业的，应当由县级以上人民政府卫生健康主管部门或者其委托的医疗卫生机构、行业组织考核合格，并依照《医师法》规定重新注册。

8. **ABCDE**　《医师法》规定，在乡、民族乡、镇和村医疗卫生机构以及艰苦边远地区县级医疗卫生机构中执业的执业助理医师，可以根据医疗卫生服务情况和本人实践经验，独立从事一般的执业活动。

9. **ABCDE**　《医师法》规定，医师在执业活动中享有的权利包括：①在注册的执业范围内，按照有关规范进行医学诊查、疾病调查、医学处置、出具相应的医学证明文件，选择合理的医疗、预防、保健方案；②获取劳动报酬，享受国家规定的福利待遇，按照规定参加社会保险并享受相应待遇；③获得符合国家规定标准的执业基本条件和职业防护装备；④从事医学教育、研究、学术交流；⑤参加专业培训，接受继续医学教育；⑥对所在医疗卫生机构和卫生健康主管部门的工作提出意见和建议，依法参与所在机构的民主管理；⑦法律、法规规定的其他权利。A、B、C、D均属于医师在执业活动应中履行的义务。

10. **ABCDE**　《医师法》规定，医师在执业活动中应履行的义务包括：①树立敬业精神，恪守职业道德，履行医师职责，尽职尽责救治患者，执行疫情防控等公共卫生措施；②遵循临床诊疗指南，遵守临床技术操作规范和医学伦理规范等；③尊重、关心、爱护患者，依法保护患者隐私和个人信息；④努力钻研业务，更新知识，提高医学专业技术能力和水平，提升医疗卫生服务质量；⑤宣传推广与岗位相适应的健康科普知识，对患者及公众进行健康教育和健康指导；⑥法律、法规规定的其他义务。E属于医师在执业活动中享有的权利。

11. **ABCDE**　在医疗活动中，尊重原则是指对患者的人格尊严及其自主权的尊重。但若患者的自主性决定会对他人、社会利益造成严重危害时,医务人员要协助患者进行调整,以履行对他人、对社会的责任,同时使患者的损失降低到最低限度。如果患者的选择会对他人的健康和生命构成威胁或对社会造成严重危害,医务人员对患者的不当选择进行必要的限制是符合伦理的。

12. ABCDE 《医师法》规定的执业要求:对需要紧急救治的患者,医师应当采取紧急措施进行诊治,不得拒绝急救处置。A为医师在执业活动中应履行的义务。B、C、D为医师在执业活动中享有的权利。

13. ABCDE 《医师法》规定,国家实行医师定期考核制度。县级以上人民政府卫生健康主管部门或者其委托的医疗卫生机构、行业组织应当按照医师执业标准,对医师的业务水平、工作业绩和职业道德状况进行考核,考核周期为3年。受委托的机构或者组织应当将医师考核结果报准予注册的卫生健康主管部门备案。

14. ABCDE 《医师法》规定,国家实行医师定期考核制度。县级以上人民政府卫生健康主管部门或者其委托的医疗卫生机构、行业组织应当按照医师执业标准,对医师的业务水平、工作业绩和职业道德状况进行考核,考核周期为3年。

15. ABCDE 《医师法》规定,对定期考核不合格的医师,县级以上人民政府卫生健康主管部门应当责令其暂停执业活动3个月至6个月,并接受相关专业培训。暂停执业活动期满,再次进行考核,对考核合格的,允许其继续执业。

16. ABCDE 《医师法》规定,执业医师出具虚假医学证明文件,或者未经亲自诊查、调查,签署诊断、治疗、流行病学等证明文件或者有关出生、死亡等证明文件的,由县级以上人民政府卫生健康主管部门责令改正,给予警告,没收违法所得,并处一万元以上三万元以下的罚款;情节严重的,责令暂停六个月以上一年以下执业活动,直至吊销医师执业证书。

17. ABCDE 《医师法》规定,医师在执业活动中有下列行为之一的,由县级以上人民政府卫生健康主管部门责令改正,给予警告,没收违法所得,并处10000元以上30000元以下的罚款;情节严重的,责令暂停6个月以上1年以下执业活动直至吊销医师执业证书:①泄露患者隐私或者个人信息;②出具虚假医学证明文件,或者未经亲自诊查、调查,签署诊断、治疗、流行病学等证明文件或者有关出生、死亡等证明文件;③隐匿、伪造、篡改或者擅自销毁病历等医学文书及有关资料;④未按照规定使用麻醉药品、医疗用毒性药品、精神药品、放射性药品等;⑤利用职务之便,索要、非法收受财物或者牟取其他不正当利益,或者违反诊疗规范,对患者实施不必要的检查、治疗造成不良后果;⑥开展禁止类医疗技术临床应用。

18. ABCDE 《医师法》规定,医师在执业活动中有下列行为之一的,由县级以上人民政府卫生健康主管部门责令改正,给予警告,没收违法所得,并处10000元以上30000元以下的罚款;情节严重的,责令暂停6个月以上1年以下执业活动直至吊销医师执业证书:未按照规定使用麻醉药品、医疗用毒性药品、精神药品、放射性药品等。

19. ABCDE 20. ABCDE 《医师法》规定的参加执业医师资格考试的条件:①具有高等学校相关医学专业专科学历,取得执业助理医师执业证书后,在医疗卫生机构中执业满2年;②具有高等学校相关医学专业本科以上学历,在执业医师指导下,在医疗卫生机构中参加医学专业工作实践满1年。

21. ABCDE ①《医疗机构管理条例》规定,医疗机构执业,必须进行登记,领取《医疗机构执业许可证》。任何单位或者个人,未取得《医疗机构执业许可证》,不得开展诊疗活动。②《设置医疗机构批准书》为医疗机构向登记机关申请《医疗机构执业许可证》时必须提供的文件。《设置医疗机构备案回执》为登记机关收到《设置医疗机构备案书》后给予医疗机构的回执。《医疗机构校验申请书》为医疗机构向登记机关申请校验时的专用表格。《医疗机构申请变更登记注册书》为医疗机构申请变更登记事项的表格。

22. ABCDE E为《医疗机构管理条例》规定的医疗机构执业规则之一。A、B、C、D均不属于医疗机构的执业规则。

第二十篇 卫生法规试题答案及详细解答

23. ABCDE 《医疗机构管理条例》规定,床位不满100张的医疗机构,其《医疗机构执业许可证》每年校验1次;床位在100张以上的医疗机构,其《医疗机构执业许可证》每3年校验1次。三级医院床位在100张以上,故答B。

24. ABCDE 《医疗机构管理条例》规定,医疗机构工作人员上岗工作,必须佩带载有本人姓名、职务或者职称的标牌。

25. ABCDE ①《医疗机构管理条例》规定,医疗机构不得使用非卫生技术人员从事医疗卫生技术工作。②A、C、D、E 均为非医疗卫生技术工作,可以由非卫生技术人员从事。

26. ABCDE 《医疗机构管理条例》规定,医疗机构对危重病人应当立即抢救。

27. ABCDE 《医疗机构管理条例》规定,医疗机构对危重病人应当立即抢救。对限于设备或者技术条件不能诊治的病人,应当及时转诊。

28. ABCDE 《医疗机构管理条例》规定,未经医师(士)亲自诊查病人,医疗机构不得出具疾病诊断书、健康证明书或者死亡证明书等证明文件;未经医师(士)、助产人员亲自接产,医疗机构不得出具出生证明书或者死产报告书。

29. ABCDE 《医疗机构管理条例》规定,医务人员在诊疗活动中应当向患者说明病情和医疗措施。需要实施手术、特殊检查、特殊治疗的,医务人员应当及时向患者具体说明医疗风险、替代医疗方案等情况,并取得其明确同意;不能或者不宜向患者说明的,应当向患者的近亲属说明,并取得其明确同意。因抢救生命垂危的患者等紧急情况,不能取得患者或者其近亲属意见的,经医疗机构负责人或者授权的负责人批准,可立即实施相应的医疗措施。

30. ABCDE 《医疗机构管理条例》规定,医疗机构执业必须进行登记,领取《医疗机构执业许可证》。医疗机构应当于校验期满前3个月向登记机关申请办理校验手续。

31. ABCDE 《医疗机构管理条例实施细则》规定,医疗机构应当于校验期满前3个月向登记机关申请办理校验手续。卫生行政部门应当在受理校验申请后的30日内完成校验。

32. ABCDE 《医疗机构管理条例实施细则》规定,医疗机构非因改建、扩建、迁建原因停业超过1年的,视为歇业。医疗机构歇业,必须向原登记机关办理注销登记或者向原备案机关备案。经登记机关核准后,收缴《医疗机构执业许可证》。

33. ABCDE 《医疗事故处理条例》规定,医务人员在医疗活动中发生或者发现医疗事故、可能引起医疗事故的医疗过失行为或者发生医疗事故争议的,应当立即向所在科室负责人报告,科室负责人应当及时向本医疗机构负责医疗服务质量监控的部门或者专(兼)职人员报告;负责医疗服务质量监控的部门或者专(兼)职人员接到报告后,应当立即进行调查、核实,将有关情况如实向本医疗机构的负责人报告,并向患者通报、解释。

34. ABCDE 《医疗事故处理条例》规定:①因抢救急危患者,未能及时书写病历的,有关医务人员应当在抢救结束后6小时内据实补记,并加以注明。②医疗机构有下列情形之一的,由卫生行政部门责令改正;情节严重的,对负有责任的主管人员和其他直接责任人员依法给予行政处分或者纪律处分:没有正当理由,拒绝为患者提供复印或者复制病历资料服务的;未在规定时间内补记抢救工作病历内容的。本例补记病历时间超过规定的6小时时限,且医疗机构不予查阅病历资料,故卫生局应责令该医院改正。

35. ABCDE 《医疗事故处理条例》规定,涂改、伪造、隐匿、销毁病历资料的,由卫生行政部门责令改正,给予警告;对负有责任的主管人员和其他直接责任人员依法给予行政处分或者纪律处分;情节严重的,由原发证部门吊销其执业证书或者资格证书。

36. ABCDE 37. ABCDE ①《医疗事故处理条例》规定,医务人员发生医疗事故的,依照刑法关于医疗事故罪的规定,依法追究刑事责任;尚不够刑事处罚的,依法给予行政处分或者纪律处分。对发生医疗事故的有关医务人员,除依照规定处罚外,卫生行政部门可以责令暂停6个月以上1年以下执业活动;情节严重的,吊销其执业证书。②《医疗事故处理条例》规定,医疗机构没有正当理由,拒绝为患者提供复印或者复制病历资料服务的,由卫生行政部门责令改正;情节严重的,对负有责任的主管人员和其他直接责任人员依法给予行政处分或者纪律处分。

38. **ABCDE** 《医疗纠纷预防和处理条例》规定,医疗机构应当按照国务院卫生行政部门规定的要求,书写并妥善保管病历资料。因抢救急危患者,未能及时书写病历的,有关医务人员应当在抢救结束后6小时内据实补记,并加以注明。

39. **ABCDE** 《医疗纠纷预防和处理条例》规定,患者死亡,医患双方对死因有异议的,应当在患者死亡后48小时内进行尸检。

40. **ABCDE** 《医疗纠纷预防和处理条例》规定,患者死亡,医患双方对死因有异议的,应当在患者死亡后48小时内进行尸检;具备尸体冻存条件的,可以延长至7日。

41. **ABCDE** 42. **ABCDE** 43. **ABCDE** ①A、B、C是常见的医患关系模式。在指导-合作型模式中,患者作为有意识、有思想的人,具有一定的主动性,能配合检查和治疗,但对医师的诊治措施既不提出异议,也不提出反对意见,医师具有权威性,居于主导地位。这种模式适用于大多数患者。在主动-被动型模式中,医患双方不是双向作用,而是医师对患者单向发生作用。医师处于主动地位,患者处于被动地位,并以服从为前提。在共同参与型模式中,医患双方在医疗决策中有近似同等的权利,共同参与医疗方案的决定和实施。Robert Veatch 提出的契约模式、J. J. Branmsteim 提出的人道模式,目前已很少使用。②医师指责患者"素质低下",显然没有关心、爱护、尊重患者,故答A、B、C、D、E不是正确答案。③《医疗纠纷预防和处理条例》规定,发生医疗纠纷需要封存、启封病历资料的,应当在医患双方在场的情况下进行。封存的病历资料可以是原件,也可以是复印件,由医疗机构保管。

44. **ABCDE** 《传染病防治法》规定,国家对传染病防治实行预防为主的方针,防治结合、分类管理、依靠科学、依靠群众的原则。可见"预防为主"为传染病防治的"方针",而不是"原则",故答B。

45. **ABCDE** 《传染病防治法》规定,国家对传染病防治实行预防为主的方针,防治结合、分类管理、依靠科学、依靠群众。

46. **ABCDE** ①《传染病防治法》规定,甲类传染病包括鼠疫、霍乱。②麻疹、新生儿破伤风、血吸虫病均属于乙类传染病。风疹属于丙类传染病。

47. **ABCDE** ①《传染病防治法》规定,人感染高致病性禽流感属于乙类传染病。②鼠疫、霍乱属于甲类传染病。流行性感冒、黑热病属于丙类传染病。

48. **ABCDE** 《传染病防治法》规定,严重急性呼吸综合征、肺炭疽,虽然属于乙类传染病,但应采取甲类传染病的预防、控制措施。简称"乙类甲管"。

49. **ABCDE** 《传染病防治法》规定,根据传染病的暴发、流行情况和危害程度,需要列入乙类、丙类传染病的,由国务院卫生行政部门决定并予以公布。

50. **ABCDE** 《传染病防治法》规定,国家对传染病菌种、毒种的采集、保藏、携带、运输和使用实行分类管理,建立健全严格的管理制度,答案为C。

51. **ABCDE** 《传染病防治法》规定,在国家确认的自然疫源地计划兴建水利、交通、旅游、能源等大型建设项目的,应当事先由省级以上疾病预防控制机构对施工环境进行卫生调查。建设单位应当根据疾病预防控制机构的意见,采取必要的传染病预防、控制措施。

52. **ABCDE** 《传染病防治法》规定,在国家确认的自然疫源地计划兴建水利、交通、旅游、能源等大型建设项目的,应当事先由省级以上疾病预防控制机构对施工环境进行卫生调查。

53. **ABCDE** ①《传染病防治法》规定,医疗机构在预防传染病院内传播中的职责包括:承担医疗活动中与医院感染有关的危险因素监测、安全防护、消毒、隔离和医疗废物处置工作。②B、C、D、E均属于各级疾病预防控制机构在传染病预防控制中应履行的职责。

54. **ABCDE** 《传染病防治法》规定,疾病预防控制机构、医疗机构和采供血机构及其执行职务的人员,为

第二十篇 卫生法规试题答案及详细解答

责任疫情报告人,在发现传染病疫情或者发现其他传染病暴发、流行以及突发原因不明的传染病时,应当遵循疫情报告属地管理原则,按规定报告。

55. **ABCDE** 按照传染病疫情报告的属地管理原则,任何单位和个人发现疫情,均应及时向所在地的疾病预防控制机构报告。

56. **ABCDE** 《传染病防治法》规定,法定传染病的责任报告人包括疾病预防控制机构、医疗机构和采供血机构及其执行职务的人员。医疗机构的就诊者为义务疫情报告人,故答A。

57. **ABCDE** 《传染病防治法》规定,任何单位和个人发现传染病病人或疑似传染病病人时,应当及时向附近的疾病预防控制机构或医疗机构报告。

58. **ABCDE** 流行性出血热属于乙类传染病,按《传染病防治法》规定,疑诊病人应在24小时内向当地疾病预防控制机构报告。医疗机构不具备相应救治能力的,应当让患者携带其病历记录复印件一并转院。

59. **ABCDE** 《传染病防治法》规定,医疗机构违反规定,有下列情形之一的,由县级以上人民政府卫生行政部门责令改正,通报批评,给予警告;造成传染病传播、流行或者其他严重后果的,对负有责任的主管人员和其他直接责任人员,依法给予降级、撤职、开除的处分,并可以依法吊销有关责任人员的执业证书;构成犯罪的,依法追究刑事责任:①未按照规定承担本单位的传染病预防、控制工作,医院感染控制任务和责任区域内的传染病预防工作的;②未按照规定报告传染病疫情,或者隐瞒、谎报、缓报传染病疫情的;③发现传染病疫情时,未按照规定对传染病病人、疑似传染病病人提供医疗救护、现场救援、接诊、转诊的,或者拒绝接受转诊的;④未按照规定对本单位内被传染病病原体污染的场所、物品以及医疗废物实施消毒或者无害化处置的;⑤未按照规定对医疗器械进行消毒,或者对按照规定一次使用的医疗器具未予销毁,再次使用的;⑥在医疗救治过程中未按照规定保管医学记录资料的;⑦故意泄露传染病病人、病原携带者、疑似传染病病人、密切接触者涉及个人隐私的有关信息、资料的。

60. **ABCDE** ①本例应疑诊为霍乱,属于法定甲类传染病。按修订后的《传染病防治法》规定,甲类传染病的报告时限为2小时。②乙类传染病的报告时限为24小时。

61. **ABCDE** 《传染病防治法》规定,医疗机构发现甲类传染病时,应当及时采取下列措施:①对病人、病原携带者,予以隔离治疗;②对疑似病人,确诊前在指定场所单独隔离治疗(C对);③对医疗机构内的病人、病原携带者、疑似病人的密切接触者,在指定场所进行医学观察;④拒绝隔离治疗或隔离期未满擅自脱离隔离治疗的,可由公安机关协助医疗机构进行强制隔离治疗。

62. **ABCDE** 《传染病防治法》规定,医疗机构的职责:①必须严格执行国务院卫生行政部门规定的管理制度、操作规范,防止传染病的医源性感染和医院感染。②医疗机构应当确定专门的部门或者人员,承担传染病疫情报告,本单位的传染病预防、控制以及责任区域内的传染病预防工作。③承担医疗活动中与医院感染有关的危险因素监测、安全防护、消毒、隔离和医疗废物处置工作。④医疗机构使用的血液和血液制品,必须遵守国家有关规定,防止因输入血液、使用血液制品引起经血液传播疾病的发生。开展流行病学调查为疾病预防控制机构的职责,并不是医院的职责,故答A。

63. **ABCDE** ①8版《传染病学》老观点:人感染高致病性禽流感属于乙类传染病,需按甲类传染病进行处理。对疑似病人,确诊前在指定场所单独隔离治疗。②9版《传染病学》P16新观点已将"人感染高致病性禽流感"从甲类管理的乙类传染病中去除。此题为老旧试题,按老观点答C。

64. **ABCDE** ①《传染病防治法》规定,省、自治区、直辖市人民政府可以决定对本行政区域内的甲类传染病疫区实施封锁。②对已经发生甲类传染病病例的场所或者该场所内的特定区域的人员,所在地的县级以上地方人民政府可以实施隔离措施。③当传染病暴发、流行时,县级以上地方人民政府报经上一级人民政府决定,可以采取停工、停业、停课等紧急措施。④甲类、乙类传染病暴发、流行时,县级人民政府报经上一级人民政府决定,可以宣布本行政区域部分或者全部为疫区。可施行紧急措施,并可以对出入疫区的人员、物资和交通工具实施卫生检疫。

65. **ABCDE** ①《传染病防治法》第四十二条规定,当传染病暴发、流行时,县级以上地方人民政府应当立

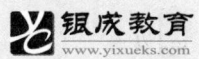

1409

即组织力量,按照预防、控制预案进行防治,切断传染病的传播途径。②县级以上地方人民政府宣布疫区,限制或者停止集市、集会、停业、停工、停课,均需报经上一级人民政府决定,故不答A、B、C。D不属于传染病暴发流行时的紧急措施,故不答D。

66. ABCDE 《传染病防治法》规定,甲类、乙类传染病暴发、流行时,县级以上人民政府报经上一级人民政府决定,可以宣布本行政区域部分或者全部为疫区。

67. ABCDE 人感染H1N9禽流感为乙类传染病。《传染病防治法》规定,医疗机构未按照规定报告传染病疫情的,或者隐瞒、谎报、缓报传染病疫情的,由县级以上人民政府卫生行政部门责令改正,通报批评,给予警告;造成传染病传播、流行或者其他严重后果的,对负有责任的主管人员和其他直接责任人员,依法给予降级、撤职、开除的处分,并可以依法吊销有关责任人员的执业证书;构成犯罪的,依法追究刑事责任。

68. ABCDE 69. ABCDE 70. ABCDE ①严重急性呼吸综合征虽然属于乙类传染病,但必须采取甲类传染病的报告、控制措施。纪某诊断为疑似严重急性呼吸综合征,应行隔离治疗。《传染病防治法》规定,拒绝隔离治疗或隔离期未满擅自脱离隔离治疗的,可由公安机关协助医疗机构进行强制隔离治疗。显然,A、B、C、D均不能采取强制措施。②角色行为减退是指个体进入病人角色后,由于某种原因又重新承担起本应免除的社会角色的责任,放弃了病人角色去承担其他角色的活动。如纪某隔离治疗2天后,溜出医院并回家,即属于角色行为减退。角色行为强化是指小病大养。角色行为冲突是指当多种社会地位和角色集于一人时,在其自身内部产生的冲突。角色行为缺如是指病人未进入病人角色,不承认自己有病。角色行为异常是指病人无法承受患病或不治之症的挫折和压力,对病人角色感到厌倦、绝望。③在医疗活动中,病人应履行的道德义务包括配合医师诊治的义务、遵守医院规章制度和尊重医务人员及其劳动的义务、给付医疗费用的义务、保持和恢复健康的义务、支持临床实习和医学发展的义务。纪某从医院溜出回家,显然未履行配合医师诊治的义务。

71. ABCDE 《艾滋病防治条例》规定,国家实行艾滋病自愿咨询和自愿检测制度。县级以上地方人民政府卫生主管部门指定的医疗卫生机构,为自愿接受艾滋病咨询、检测的人员免费提供咨询和初筛检测。

72. ABCDE ①《艾滋病防治条例》第四十三条规定,医疗卫生机构应当对孕产妇提供艾滋病防治咨询和检测,对感染艾滋病病毒的孕产妇及其婴儿,提供预防艾滋病母婴传播的咨询、产前指导(D对)、阻断、治疗、产后访视、婴儿随访和检测等服务。②A、B、C、E均属于有偿服务,D为无偿服务。

73. ABCDE ①隐私权为患者的道德权利之一。《艾滋病防治条例》规定,未经本人或者其监护人同意,任何单位或者个人不得公开艾滋病病毒感染者、艾滋病患者及其家属的姓名、住址、工作单位、肖像、病史资料以及其他可能推断出其具体身份的信息。医师在业务交流过程中,未征得患者同意,公开其工作单位信息,侵犯了患者的隐私权。②A、B、C、D均为患者的权利。

74. ABCDE 《艾滋病防治条例》规定,国家实行艾滋病自愿咨询和自愿检测制度。县级以上地方人民政府卫生主管部门指定的医疗卫生机构,为自愿接受艾滋病咨询、检测的人员免费提供咨询和初筛检测。

75. ABCDE 严重急性呼吸综合征属于乙类传染病。《突发公共卫生事件应急条例》第四十一条规定,对传染病和疑似传染病病人,应当采取就地隔离、就地观察、就地治疗的措施。

76. ABCDE 《突发公共卫生事件应急条例》规定,国家建立突发事件的信息发布制度。国务院卫生行政主管部门负责向社会发布突发事件的信息。必要时,可以授权省、自治区、直辖市人民政府卫生行政主管部门向社会发布本行政区域内突发事件的信息。

77. ABCDE 重大食物中毒事件属于突发公共卫生事件。按《突发公共卫生事件应急条例》规定,医疗卫生机构发现重大食物中毒事件后,应当在2小时以内向所在地县级人民政府卫生行政主管部门报告。

78. ABCDE 《突发公共卫生事件应急条例》规定,在突发事件应急处理工作中,有关单位和个人未依照规定履行报告职责,隐瞒、缓报或者谎报,阻碍突发事件应急处理工作人员执行职务,拒绝国务院卫生行政主管部门或者其他有关部门指定的专业技术机构进入突发事件现场,或者不配合调查、采样、技

第二十篇　卫生法规试题答案及详细解答

术分析和检验的,对有关责任人员依法给予行政处分或者纪律处分;违反治安管理行为的,由公安机关依法予以处罚;构成犯罪的,依法追究刑事责任。

79. **ABCDE**　《突发公共卫生事件应急条例》规定,医疗卫生机构有下列行为之一的,由卫生行政主管部门责令改正、通报批评、给予警告;情节严重的,吊销《医疗机构执业许可证》;对主要负责人、负有责任的主管人员和其他直接责任人依法给予降级或撤职的纪律处分;造成传染病传播、流行或者对社会公众健康造成其他严重危害后果,构成犯罪的,依法追究刑事责任:①未依照规定履行报告职责,隐瞒、缓报或者谎报的;②未依照规定及时采取控制措施的;③未依照规定履行突发事件监测职责的;④拒绝接诊病人的;⑤拒不服从突发事件应急处理指挥部调度的。

80. **ABCDE**　《突发公共卫生事件应急条例》规定,医疗卫生机构拒绝接诊突发公共卫生事件病人的,由卫生行政主管部门责令改正、通报批评、给予警告;情节严重的,吊销《医疗机构执业许可证》。

81. **ABCDE**　《药品管理法》规定,有下列情形之一的,为假药:①药品所含成分与国家药品标准规定的成分不符;②以非药品冒充药品或者以他种药品冒充此种药品;③变质的药品;④药品所标明的适应证或者功能主治超出规定范围。本例中,保健食品不属于药品,以非药品冒充药品出售给患者,故属于假药。

82. **ABCDE**　药品所含成分与国家药品标准规定的成分不符,应判定为假药。《药品管理法》规定,有下列情形之一的,为劣药:①药品成分的含量不符合国家药品标准;②被污染的药品;③未标明或者更改有效期的药品;④未注明或者更改产品批号的药品;⑤超过有效期的药品;⑥擅自添加防腐剂、辅料的药品;⑦其他不符合药品标准的药品。A、B、C、D均属于劣药,而不是假药。

83. **ABCDE**　D属于劣药,A、B、C、E属于假药。

84. **ABCDE**　《药品管理法》规定,国家对药品实行处方药与非处方药分类管理制度。处方药是指凭执业医师和执业助理医师处方方可购买、调配和使用的药品。非处方药是指由国务院药品监督管理部门公布的,不需要凭执业医师和执业助理医师处方,消费者可以自行判断、购买和使用的药品。

85. **ABCDE**　《药品管理法》规定,国家对药品实行处方药和非处方药分类管理制度。国家根据非处方药的安全性,将非处方药分为甲类非处方药和乙类非处方药。

86. **ABCDE**　《药品管理法》规定,医疗机构的负责人、药品采购人员、医师、药师等有关人员收受药品上市许可持有人、药品生产企业、药品经营企业或者代理人给予的财物或者其他不正当利益的,由卫生健康主管部门或者本单位给予处分,没收违法所得;情节严重的,还应当吊销其执业证书。

87. **ABCDE**　《麻醉药品和精神药品管理条例》规定,医疗机构应当将具有麻醉药品和第一类精神药品处方资格的执业医师名单及其变更情况,定期报送所在地设区的市级人民政府卫生主管部门,并抄送同级药品监督管理部门。

88. **ABCDE**　《麻醉药品和精神药品管理条例》规定,具有麻醉药品和第一类精神药品处方资格的执业医师,违反规定开具麻醉药品和第一类精神药品处方的,由其所在医疗机构取消其麻醉药品和第一类精神药品处方资格;造成严重后果的,由原发证部门吊销其执业证书。

89. **ABCDE**　《处方管理办法》规定,每张西药、中成药处方开具的药品种类不得超过5种。

90. **ABCDE**　①《处方管理办法》规定,书写处方时必须字迹清楚,不得涂改;如需修改,应当在修改处签名并注明修改日期。②《处方管理办法》规定,药品用法可用规范的中文、英文、拉丁文或者缩写体书写,但不得使用"遵医嘱""自用"等含混不清字句。③《处方管理办法》规定,西药和中成药可以分别开具处方,也可以开具一张处方,中药饮片应当单独开具处方。

91. **ABCDE**　①《处方管理办法》规定,经注册的执业医师在执业地点取得相应的处方权。②进修医师由接受进修的医疗机构认定后授予相应的处方权。医师资格考试合格后取得执业资格证。执业医师在本单位进行麻醉药品和精神药品使用知识和规范化管理的培训,经考试合格后,取得麻醉药品和第一类精神药品的处方权。

92. ABCDE 《处方管理办法》规定:门(急)诊癌症疼痛患者和中、重度慢性疼痛患者需长期使用麻醉药和第一类精神药品的,首诊医师应当亲自诊查患者,建立相应的病历,要求其签署"知情同意书"。病历中应当留存下列材料复印件:①二级以上医院开具的诊断证明;②患者户籍、身份证或者其他相关有效身份证明文件;③为患者代办人员身份证明文件。

93. ABCDE 《处方管理办法》规定,处方开具当日有效。特殊情况下需延长有效期的,由开具处方的医师注明有效期限,但最长不得超过3天。

94. ABCDE ①《处方管理办法》规定,处方开具当日有效。特殊情况下需延长有效期的,由开具处方的医师注明有效期限,但最长不得超过3天,故答D。②A、B、C、E均符合处方书写规则。

95. ABCDE 《处方管理办法》规定,医疗机构应当对超常处方3次以上,且无正当理由的医师提出警告,限制其处方权。限制处方权后,仍连续2次以上出现超常处方且无正当理由的,取消其处方权。

96. ABCDE 《处方管理办法》规定,为门(急)诊患者开具的麻醉药品或第一类精神药品:注射剂每张处方1次常用量;控缓释制剂,每张处方不得超过7日常用量;其他剂型,每张处方不得超过3日常用量。哌醋甲酯虽然属于第一类精神药品,但用于治疗儿童多动症时,每张处方不得超过15日常用量。

97. ABCDE 98. ABCDE 《处方管理办法》规定,急诊处方一般不得超过3日用量,普通处方一般不得超过7日用量。

99. ABCDE 100. ABCDE 101. ABCDE 102. ABCDE ①《医师法》规定,执业医师中止执业活动满2年的,应当注销注册,废止医师执业证书。②《处方管理办法》规定,处方保存期限为普通处方、急诊处方、儿科处方为1年;医疗用毒性药品、第二类精神药品处方为2年;麻醉药品和第一类精神药品处方为3年。

103. ABCDE 《献血法》规定,国家实行无偿献血制度,提倡18至55周岁的健康公民自愿献血。

104. ABCDE 《献血法》规定,医疗机构临床用血应当制订用血计划,遵循合理、科学的原则,不得浪费和滥用血液。

105. ABCDE 为保障公民临床急救用血的需要,国家提倡并指导择期手术的患者自身储血,动员家庭、亲友、所在单位以及社会互助献血。

106. ABCDE ①公民临床用血时只交付用于血液的采集、储存、分离、检验等费用。②无偿献血的血液不得买卖,故答D。

107. ABCDE ①《献血法》规定,血站对献血者每次采血量一般为200ml,最多不得超过400ml,两次采集间隔不少于6个月。②刘某现在50周岁,至55岁,还可无偿献血5年,最多可献血10次。

108. ABCDE 《献血法》规定,医疗机构的医务人员违反规定,将不符合国家规定标准的血液用于患者的,由县级以上地方人民政府卫生行政部门责令改正;给患者健康造成损害的,应当依法赔偿,对直接负责的主管人员和其他直接责任人员,依法给予行政处分;构成犯罪的,依法追究刑事责任。

109. ABCDE 《献血法》规定,医疗机构的医务人员违反规定,将不符合国家规定标准的血液用于患者的,由县级以上地方人民政府卫生行政部门责令改正;给患者健康造成损害的,应当依法赔偿,对直接负责的主管人员和其他直接责任人员,依法给予行政处分;构成犯罪的,依法追究刑事责任。

110. ABCDE 《献血法》规定,医疗机构出售无偿献血的血液的,由县级以上地方人民政府卫生行政部门予以取缔,没收违法所得,可以并处10万元以下的罚款;构成犯罪的,依法追究刑事责任。

111. ABCDE 《献血法》规定,血站违反规定,向医疗机构提供不符合国家规定标准血液的,由县级以上地方人民政府卫生行政部门责令改正;情节严重,造成经血液途径传播的疾病传播或者有传播严重危险的,限期整顿,对直接负责的主管人员和其他直接责任人员,依法给予行政处分;构成犯罪的,依法追究刑事责任。

112. ABCDE 113. ABCDE 血站对献血者每次采血量一般为200ml,最多不得超过400ml。

114. ABCDE 《医疗机构临床用血管理办法》规定,医疗机构应当加强组织管理,明确岗位职责,健全管

第二十篇 卫生法规试题答案及详细解答

理制度。医疗机构法定代表人为临床用血管理第一责任人。

115. **ABCDE** 《医疗机构临床用血管理办法》规定,医疗机构应当建立临床用血申请管理制度:①同一患者一天申请备血量少于 800ml 的,由具有中级以上专业技术职务任职资格的医师提出申请,上级医师核准签发后,方可备血。②同一患者一天申请备血量在 800ml 至 1600ml 的,由具有中级以上专业技术职务任职资格的医师提出申请,经上级医师审核,科室主任核准签发后,方可备血。③同一患者一天申请备血量达到或超过 1600ml 的,由具有中级以上专业技术职务任职资格的医师提出申请,科室主任核准签发后,报医务部门批准,方可备血。

116. **ABCDE** 《医疗机构临床用血管理办法》规定,同一患者一天申请备血量≥1600ml 的,由具有中级以上专业技术职务任职资格的医师提出申请,科室主任核准签发后,报医务部门批准,方可备血。

117. **ABCDE** 《医疗机构临床用血管理办法》规定,同一患者一天申请备血量在 800~1600ml 的,由具有中级以上专业技术职务任职资格的医师提出申请,经上级医师审核,科室主任核准签发后,方可备血。

118. **ABCDE** 《医疗机构临床用血管理办法》规定,为保证应急用血,医疗机构可以临时采集血液,但在临时采集血液后 10 日内应将情况报告县级以上人民政府卫生行政部门。

119. **ABCDE** 《医疗机构临床用血管理办法》规定,为保证应急用血,医疗机构可以临时采集血液,但必须同时符合以下条件:①危及患者生命,急需输血;②所在地血站无法及时提供血液,且无法及时从其他医疗机构调剂血液,而其他医疗措施不能替代输血治疗;③具备开展交叉配血及乙型肝炎病毒表面抗原、丙型肝炎病毒抗体、艾滋病病毒抗体和梅毒螺旋体抗体的检测能力;④遵守采供血相关操作规程和技术标准。

120. **ABCDE** 《医疗机构临床用血管理办法》规定,为保证应急用血,医疗机构可以临时采集血液,但必须具备开展交叉配血及乙型肝炎病毒表面抗原、丙型肝炎病毒抗体、艾滋病病毒抗体和梅毒螺旋体抗体的检测能力。

121. **ABCDE** 《医疗机构临床用血管理办法》规定,为保证应急用血,医疗机构可以临时采集血液,但必须检测乙型肝炎病毒表面抗原、丙型肝炎病毒抗体、艾滋病病毒抗体和梅毒螺旋体抗体。

122. **ABCDE** 《医疗机构临床用血管理办法》规定,医疗机构应当建立临床用血医学文书管理制度,确保临床用血信息客观真实、完整、可追溯。医师应当将患者输血适应证的评估、输血过程和输血后疗效评价情况记入病历;临床输血治疗知情同意书、输血记录单等随病历保存,故答 B。

123. **ABCDE** 《中华人民共和国民法典·医疗责任损害》规定,患者在诊疗活动中受到损害,医疗机构及其医务人员有过错的,由医疗结构承担赔偿责任。

124. **ABCDE** 《中华人民共和国民法典·医疗责任损害》规定,医务人员在诊疗活动中应当向患者说明病情和医疗措施。需要实施手术、特殊检查、特殊治疗的,医务人员应当及时向患者具体说明医疗风险、替代医疗方案等情况,并取得其明确同意。医务人员未尽到前款义务,造成患者损害的,医疗机构应当承担赔偿责任。

125. **ABCDE** 《中华人民共和国民法典·医疗责任损害》规定,医疗机构承担赔偿责任的情形:①未尽到说明义务:医务人员在诊疗活动中应当向患者说明病情和医疗措施,并取得其书面同意。②医务人员在诊疗活动中未尽到与当时的医疗水平相应的诊疗义务,造成患者损害的。③医疗机构及其医务人员泄露患者隐私和个人信息,或者未经患者同意公开其病历资料的。

126. **ABCDE** 《中华人民共和国民法典·医疗责任损害》规定,患者在诊疗活动中受到损害,有下列情形之一的,推定医疗机构有过错:①违反法律、行政法规、规章以及其他有关诊疗规范的规定;②隐匿或者拒绝提供与纠纷有关的病历资料;③遗失、伪造、篡改或者违法销毁病历资料。

127. **ABCDE** 《中华人民共和国民法典·医疗责任损害》规定,患者有损害,但因下列情形之一的,医疗机构不承担赔偿责任:①患者或者其近亲属不配合医疗机构进行符合诊疗规范的诊疗;②医务人员在抢救生命垂危的患者等紧急情况下已经尽到合理诊疗义务;③限于当时的医疗水平难以诊疗。

A、B、C、E 医疗机构均要承担赔偿责任。

128. **ABCDE** 《中华人民共和国民法典·医疗责任损害》规定,医疗机构承担赔偿责任的情形包括:①医务人员在诊疗活动中应当向患者说明病情和医疗措施,医务人员未尽到说明义务,造成患者损害的;②医务人员在诊疗活动中未尽到与当时的医疗水平相应的诊疗义务,造成患者损害的;③医疗机构及其医务人员泄露患者的隐私和个人信息,或者未经患者同意公开其病历资料的。

129. **ABCDE** ①《人体器官移植条例》规定,捐献人体器官的公民应当具有完全民事行为能力,且需有书面形式的捐献意愿;任何组织或个人不得摘取未满18周岁公民的活体器官用于移植,故可排除 B、C、E。②《人体器官移植条例》规定,实施人体器官移植手术的医疗机构及其医务人员应当对人体器官捐献人进行医学检查,对接受人因人体器官移植感染疾病的风险进行评估,并采取措施,降低风险。接受乙肝患者捐献的肾脏很可能造成接受人感染乙肝,故正确答案为 A 而不是 D。

130. **ABCDE** 我国提倡的活体供体器官获取方式是自愿捐赠。《人体器官移植条例》规定,人体器官捐献应当遵循自愿、无偿的原则。

131. **ABCDE** 《放射诊疗管理规定》指出:①装有放射性同位素和放射性废物的设备、容器,应设置电离辐射标志;②放射性同位素和放射性废物储存场所,应设置电离辐射警告标志及必要的文字说明;③放射诊疗工作场所的入口处,应设置电离辐射警告标志;④放射诊疗工作场所应当按照有关标准的要求分为控制区、监督区,在控制区进出口及其他适当位置,应设置电离辐射警告标志和工作指示等。

132. **ABCDE** 《放射诊疗管理规定》明确指出,非特殊需要,对受孕8至15周的育龄妇女,不得进行下腹部放射影像检查。

133. **ABCDE** ①《放射诊疗管理规定》指出,放射诊疗工作场所应当按照有关标准的要求分为控制区、监督区。在控制区进出口,应当设有电离辐射警告标志和工作指示灯。②根据《放射诊疗管理规定》,放射性同位素储存场所、放射性废物储存场所,应当设有电离辐射警告标志及必要的文字说明。

134. **ABCDE** 《放射诊疗管理规定》指出,医疗机构违反规定,未按照规定使用安全防护装置和个人防护用品的,由县级以上卫生行政部门给予警告,责令限期改正,并可处1万元以下的罚款。

135. **ABCDE** 《抗菌药物临床应用管理办法》规定:①具有高级职称的医师,可授予特殊使用级抗菌药物处方权。②具有中级职称的医师,可授予限制使用级抗菌药物处方权。③具有初级职称的医师、助理医师以及乡村医生,可授予非限制使用级抗菌药物处方权。

136. **ABCDE** 《抗菌药物临床应用管理办法》规定:①主要目标细菌耐药率>30%的抗菌药物,应当将预警信息通报本机构医务人员;②主要目标细菌耐药率>40%的抗菌药物,应当慎重经验用药;③主要目标细菌耐药率>50%的抗菌药物,应当参照药敏试验结果选用;④主要目标细菌耐药率>75%的抗菌药物,应当暂停针对此目标细菌的临床应用。

137. **ABCDE** 《抗菌药物临床应用管理办法》规定,医疗机构应当开展细菌耐药监测工作,建立细菌耐药预警机制,并采取相应措施:①主要目标细菌耐药率>30%的抗菌药物,应当及时将预警信息通报本机构医务人员;②主要目标细菌耐药率>40%的抗菌药物,应当慎重经验用药;③主要目标细菌耐药率>50%的抗菌药物,应当参照药敏试验结果选用;④主要目标细菌耐药率>75%的抗菌药物,应当暂停针对此目标细菌的临床应用,根据追踪细菌耐药监测结果,再决定是否恢复临床应用。

138. **ABCDE** 《抗菌药物临床应用管理办法》规定,二级以上医院医师,经本机构抗菌药物临床应用知识和规范化管理的培训,并考核合格后,方可获得抗菌药物的处方权。

139. **ABCDE** 《抗菌药物临床应用管理办法》规定,预防感染、治疗轻度或者局部感染应当首选非限制使用级抗菌药物;严重感染、免疫功能低下合并感染或者病原菌只对限制使用级抗菌药物敏感时,方可选用限制使用级抗菌药物。

140. **ABCDE** ①《抗菌药物临床应用管理办法》规定,医疗机构应当对出现抗菌药物超常处方3次以上且无正当理由的医师提出警告,限制其特殊使用级和限制使用级抗菌药物处方权。②限制处方权

第二十篇 卫生法规试题答案及详细解答

后,仍出现超常处方且无正当理由的,医疗机构应当取消其处方权。

141. **ABCDE** 《抗菌药物临床应用管理办法》规定,医疗机构应当对出现抗菌药物超常处方3次以上且无正当理由的医师提出警告,限制其特殊使用级和限制使用级抗菌药物处方权。

142. **ABCDE** 《抗菌药物临床应用管理办法》规定,医疗机构应当对出现抗菌药物超常处方3次以上且无正当理由的医师提出警告,限制其特殊使用级和限制使用级抗菌药物处方权。

143. **ABCDE** 144. **ABCDE** ①《抗菌药物临床应用管理办法》规定,医疗机构应当对出现抗菌药物超常处方3次以上且无正当理由的医师提出警告,限制其特殊使用级和限制使用级抗菌药物处方权。②《抗菌药物临床应用管理办法》规定,医师出现下列情形之一的,医疗机构应当取消其处方权:抗菌药物考核不合格的;限制处方权后,仍出现超常处方且无正当理由的;未按照规定开具抗菌药物处方,造成严重后果的;未按照规定使用抗菌药物,造成严重后果的;开具抗菌药物处方牟取不正当利益的。

145. **ABCDE** 《精神卫生法》规定,精神障碍医学鉴定的要求包括:①鉴定人应当到收治精神障碍患者的医疗机构面见、咨询患者,该医疗机构应当予以配合;②鉴定人本人或者近亲属与鉴定事项有利害关系,可能影响其独立、客观、公正进行鉴定的,应当回避;③鉴定机构、鉴定人应当遵守有关法律、法规、规章的规定,尊重科学,恪守职业道德,按照精神障碍鉴定的实施程序、技术方法和操作规范,依法独立进行鉴定,出具客观、公正的鉴定报告;④鉴定人应当对鉴定过程进行实时记录并签名。

146. **ABCDE** 《精神卫生法》规定,承担再次诊断的医疗机构应当在接到再次诊断要求后指派2名初次诊断以外的精神科执业医师进行再次诊断,并及时出具再次诊断结论。

147. **ABCDE** 《精神卫生法》规定,精神障碍的住院治疗应实行自愿原则。有下列情形之一的,应当住院治疗:①已经发生伤害自身的行为,或者有伤害自身危险的;②已经发生危害他人安全的行为,或者有危害他人安全危险的。住院治疗需经监护人同意;监护人不同意的,医疗机构不得对患者实施住院治疗。

148. **ABCDE** 《精神卫生法》规定,再次诊断结论或者鉴定报告表明,精神障碍患者已经发生危害他人安全的行为,其监护人应当同意对患者实施住院治疗。监护人阻碍实施住院治疗的,可以由公安机关协助医疗机构采取措施对患者实施住院治疗。

149. **ABCDE** ①《精神卫生法》规定,精神障碍患者已经发生危害他人安全的行为,患者或者其监护人对需要住院治疗的诊断结论有异议的,可以要求再次诊断。②患者或者其监护人依照规定要求再次诊断的,应当自收到诊断结论之日起3日内,向原医疗机构或者其他具有合法资质的医疗机构提出。承担再次诊断的医疗机构应当在接到再次诊断要求后,指派2名初次诊断医师以外的精神科执业医师进行再次诊断,并及时出具再次诊断结论。③患者或其监护人对再次诊断结论有异议的,可以自主委托依法取得执业资质的鉴定机构进行精神障碍医学鉴定。

150. **ABCDE** 《精神卫生法》规定,医疗机构及其工作人员有下列行为之一的,由县级以上人民政府卫生行政部门责令改正,对直接责任的主管人员和其他直接责任人员依法给予或责令给予降低岗位等级或者撤职的处分;对有关医务人员,暂停6个月以上1年以下执业活动;情节严重的,给予或责令给予开除的处分,并吊销有关医务人员的执业证书:①违反规定实施约束、隔离等保护性医疗措施的;②违反规定,强迫精神障碍患者劳动的;③违反规定对精神障碍患者实施外科手术或者实验性临床医疗的;④违反规定,侵害精神障碍患者的通讯和会见探访者等权利的;⑤违反精神障碍诊断标准,将非精神障碍患者诊断为精神障碍患者的。

151. **ABCDE** 152. **ABCDE** 153. **ABCDE** ①《精神卫生法》规定,精神障碍患者在医疗机构内发生或者将要发生伤害自身、危害他人安全、扰乱医疗秩序的行为,医疗机构及其医务人员在没有其他可替代措施的情况下,可以实施约束、隔离等保护性医疗措施。②实施保护性医疗措施应当遵循诊断标准和治疗规范,并在实施后告知患者的监护人。《医疗机构管理条例实施细则》规定,"医疗机构应当尊重患者对自己的病情、诊断、治疗的知情权利。在实施手术、特殊检查、特殊治疗时,应向患者作必要的解释。因实施保护性医疗措施不宜向患者说明情况的,应当将有关情况通知患者家属"。③医患关系分为主动-被动型、指导-合作型、共同参与型三型,故不答 C、D。主动-被动型主要适用于休克、昏迷、精神障碍、难以表达主观意见的患者,本例为精神障碍患者,故答 A。指导-合作型主要适用于病情较轻的患者,如阑尾炎手术后。共同参与型主要适用于大多数慢性病的治疗。

154. ABCDE　预防接种异常反应是指合格的疫苗在实施规范接种过程中或者实施规范接种后造成受种者机体组织器官、功能损害,相关各方均无过错的药品不良反应。A、C、D、E 均不属于预防接种异常反应。

155. ABCDE　《疫苗管理法》规定,国家对儿童实行预防接种证制度。在儿童出生后 1 个月内,其监护人应当到儿童居住地承担预防接种工作的接种单位或者出生医院为其办理预防接种证。

156. ABCDE　《疫苗管理法》规定,预防接种记录保存时间不得少于 5 年。

157. ABCDE　《疫苗管理法》规定,国家实行预防接种异常反应补偿制度。实施接种过程中或者实施接种后出现受种者死亡、严重残疾、器官组织损伤等损害,属于预防接种异常反应或者不能排除的,应当给予补偿。接种免疫规划疫苗所需的补偿费用,由省、自治区、直辖市人民政府财政部门在预防接种经费中安排;接种非免疫规划疫苗所需的补偿费用,由相关疫苗上市许可持有人承担。

158. ABCDE　159. ABCDE　160. ABCDE　①多名小学生接种疫苗后突然出现头痛、呕吐、四肢无力,但经医护人员解释、安抚后,大多数症状很快消失,说明不是器质性疾病,故可首先排除 A、D、E,应诊断为预防接种引起的群体性心因性反应。《疫苗管理法》规定,因心理因素发生的个体或群体的心因性反应不属于预防接种异常反应,故不答 C。②首诊医师及时处置并报告医院有关部门所遵循的伦理要求是恪守职责,因为这是他的职责所在。A、B、C、E 与题干所述无关。③对于群体性心因性反应,应分散治疗,进行心理疏导,必要时可给予暗示治疗、催眠治疗。

161. ABCDE　《药品不良反应报告和监测管理办法》规定,医疗机构应当主动收集药品不良反应,获知或者发现药品不良反应后,应当在 15 日内报告,其中死亡病例须立即报告。

162. ABCDE　①《母婴保健法》规定,婚前医学检查的疾病包括:严重遗传性疾病;指定传染病(如艾滋病、淋病、梅毒、麻风病);有关精神病(如精神分裂症、躁狂抑郁型精神病及其他重型精神病)。②A、B、C、D 均为婚前保健服务内容,不属于婚前医学检查服务。

163. ABCDE　①《母婴保健法》规定,婚前医学检查的疾病包括严重遗传性疾病、指定传染病、有关精神病。②"指定传染病"是指艾滋病、淋病、梅毒、麻风病 4 种疾病,并不等于法定传染病。"有关精神病"不等于重型精神病,而是指精神分裂症、躁狂抑郁型精神病及其他重型精神病。

164. ABCDE　①《母婴保健法》规定,婚前医学检查的疾病包括:严重遗传性疾病、指定传染病、有关精神病。②"指定传染病"是指艾滋病、淋病、梅毒、麻风病 4 种疾病,不包括肺结核。

165. ABCDE　《母婴保健法》规定,孕产期保健服务的内容包括母婴保健指导、孕妇、产妇保健、胎儿保健、新生儿保健,不包括胎儿性别诊断。《母婴保健法》规定,严禁采用技术手段对胎儿进行性别鉴定,但医学上确有需要的除外。

166. ABCDE　《母婴保健法》第十七条规定,经产前检查,医师发现或者怀疑胎儿异常的,应当对孕妇进行产前诊断。B、C、D、E 均属于孕产期保健服务的内容。

167. ABCDE　《母婴保健法》规定,对于依法接受终止妊娠或者结扎手术的,应当给予免费服务。

168. ABCDE　《母婴保健法》规定,经产前诊断,有下列情形之一的,医师应当向夫妻双方说明情况,并提出终止妊娠的医学意见:①胎儿患严重遗传性疾病的;②胎儿有严重缺陷的;③因患严重疾病,继续妊娠可能危及孕妇生命安全或者严重危害孕妇健康的。

169. ABCDE　《母婴保健法》规定,县级以上地方人民政府可以设立医学技术鉴定组织,负责对婚前医学检查、遗传病诊断和产前诊断结果有异议的进行医学技术鉴定。

170. ABCDE　《母婴保健法》规定,从事遗传病诊断、产前诊断的人员,必须经过省、自治区、直辖市人民

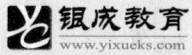

第二十篇 卫生法规试题答案及详细解答

政府卫生行政部门的考核,并取得相应的合格证书。从事婚前医学检查、施行结扎手术和终止妊娠手术的人员以及从事家庭接生的人员,必须经过县级以上地方人民政府卫生行政部门的考核,并取得相应的合格证书。

171. ABCDE　《母婴保健法》规定,从事遗传病诊断、产前诊断的人员,必须经过省、自治区、直辖市人民政府卫生行政部门的考核,并取得相应的合格证书。从事婚前医学检查、施行结扎手术和终止妊娠手术的人员以及从事家庭接生的人员,必须经过县级以上地方人民政府卫生行政部门的考核,并取得相应的合格证书。

172. ABCDE　《母婴保健法》规定,违反规定进行胎儿性别鉴定的,由卫生行政部门给予警告,责令停止违法行为;对医疗、保健机构直接负责的主管人员和其他直接责任人员,依法给予行政处分。进行胎儿性别鉴定两次以上的或者以营利为目的进行胎儿性别鉴定的,由原发证机关撤销相应的母婴保健技术执业资格或者医师执业证书。

173. ABCDE　①《母婴保健法》规定,医疗保健机构或者人员未取得母婴保健技术许可,擅自从事婚前医学检查、遗传病诊断、产前诊断、终止妊娠手术和医学技术鉴定或出具有关医学证明的,由卫生行政部门给予警告,责令停止违法行为,没收违法所得,并处罚款。②A、C、D、E 都是普通医院妇产科都可进行的执业项目。

174. ABCDE　《母婴保健法》规定,从事母婴保健技术服务的人员出具虚假医学证明文件的,依法给予行政处分;有下列情形之一的,由原发证部门撤销其母婴保健技术执业资格或医师执业证书:①因延误诊治,造成严重后果的;②给当事人身心健康造成严重后果的;③造成其他严重后果的。

175. ABCDE 176. ABCDE 177. ABCDE　①《母婴保健法》规定,从事遗传病诊断、产前诊断的人员,必须经过省、自治区、直辖市人民政府卫生行政部门的考核,并取得相应的合格证书。从事婚前医学检查、施行结扎手术和终止妊娠手术的人员,必须经过县级以上地方人民政府卫生行政部门的考核,并取得相应的合格证书。②《母婴保健法实施办法》规定,严禁采用技术手段对胎儿进行性别鉴定。医师拒绝告知胎儿性别,体现医务人员的行为是遵纪守法,规范行医。③本案例中,医师的沟通技巧是积极应对。A、B、D、E 显然不是正确答案。

178. ABCDE　《基本医疗卫生与健康促进法》规定,国家推进基本医疗服务实行分级诊疗制度,引导非急诊患者首先到基层医疗卫生机构就诊,实行首诊负责制和转诊审核责任制,逐步建立基层首诊、双向转诊、急慢分治、上下联动的机制,并与基本医疗保险制度相衔接。

第二十一篇　中医学基础试题答案及详细解答

（正确答案为绿色的选项）

1. **ABCDE**　①中医学的基本特点是整体观念和辨证论治。整体观念是中医学关于人体自身的完整性及人与自然、社会环境的统一性的认识。辨证论治是中医诊治的基本特点，分辨证和论治两个阶段。②同病异治和异病同治属于辨证论治的基本内容。阴阳学说、五行学说和藏象学说为中医基础理论。

2. **ABCDE**　①证候是指机体在疾病发展过程中某一阶段的病理概括，反映了疾病某一阶段的病因、病位、性质以及邪正关系和发展趋势，揭示了疾病的本质。参阅10版《中医学》P28。②症状是指机体因发生疾病而表现出来的异常状态。疾病是指有特定的致病因素、发病规律、病理演变的一个完整的异常生命过程，常有固定的临床表现。病机是指疾病发生、发展、变化及其结局的机制，包括病因、病性、病位、病势等的变化及其机制。

3. **ABCDE**　五行包括金、木、水、火、土，其特性为"水曰润下，火曰炎上，木曰曲直，金曰从革，土爱稼穑"。

4. **ABCDE**　①根据五行相克规律确立的治法包括抑木扶土、培土制水、泻南补北(泻火补水)。②抑木扶土：以疏肝/平肝兼健脾法治疗肝旺脾虚或木旺乘土之证，如临床出现胸闷胁胀、脘痞腹胀、纳呆嗳气、腹痛肠鸣、大便不溏或秘、矢气等症状。据此建立的疏肝健脾法、平肝和胃法、调理肝脾法均属抑木扶土原则的具体运用。

5. **ABCDE**　①五脏是指心、肺、脾、肝、肾的总称。②六腑是指胆、胃、小肠、大肠、膀胱、三焦的总称。

6. **ABCDE**　①脾主统血，是指脾具有统摄、控制血液在脉中正常运行，以防止逸出脉外的生理功能。②肝主藏血。心主血脉。肾主水。肺主气。

7. **ABCDE**　①气分为元气、宗气、营气、卫气四种，可首先排除B。②宗气由脾胃运化的水谷之精气与肺从自然界吸入的清气相互结合而成。③元气主要由肾中所藏的先天之精化生。营气主要来自脾胃运化的水谷精微，由水谷精微中的精华部分所化生。卫气主要来自脾胃运化的水谷精微，由水谷精微中的剽悍滑利部分所化生。

8. **ABCDE**　①脾虚患者的常见面色为黄色。②赤色主热证。黑色主肾虚、寒证。白色主虚证(包括血虚、气虚、阳虚)、寒证、失血证。青色主寒证、气滞、血瘀等。

9. **ABCDE**　舌淡胖大而润，舌边有齿痕，多属寒湿壅盛，或阳虚水湿内停。

10. **ABCDE**　①咳声重浊沉闷，多属实证，是寒痰湿浊停聚于肺，肺失肃降所致。②咳声不扬，痰稠色黄，不易咳出，多属热证，为热邪犯肺所致。③咳声低微，多属虚证，为久病肺气虚损所致。④咳有痰声，痰多易咳，多属痰湿阻肺所致。⑤咳声如犬吠，伴声音嘶哑，吸气困难，为肺肾阴虚所致，多见于白喉。

11. **ABCDE**　①绞痛为有形实邪阻滞气机所致。②胀痛为气滞所致。隐痛多为精血亏虚，或阳虚有寒所致。刺痛为瘀血所致。灼痛为邪热亢盛所致。

12. **ABCDE**　①滑脉主痰饮、食积、实热。②浮脉主表证、虚证。细脉主气血两虚。迟脉主寒证。洪脉主气分热盛。